Rettungssanitäter

Unter Mitarbeit von
Alice Brand, Arne Conrad, Diana Drache, Kathrin Feyl,
Jeannette Frenzel, Heike Heinrich, Oliver Knappe, Attila Koszik,
Andreas Krebs, Yvonne Lenhardt-Pfeiffer, Martin Rief, Jens Schäper,
Jan Frederik Schlie, Alexander Schultz, Marco Steinkrauß,
Maik Thomas, Jannis Patrik Trier, Michael Unseld, Marcus Wuttke

Fachbeiräte
Sara-Lena Bürkle, Johannes Gärtner, Jochen Hinkelbein,
Sebastian Koch, Marco Schwarz

510 Abbildungen

Georg Thieme Verlag
Stuttgart • New York

Impressum

Bibliografische Information der Deutschen Nationalbibliothek
Die Deutsche Nationalbibliothek verzeichnet diese Publikation in der Deutschen Nationalbibliografie; detaillierte bibliografische Daten sind im Internet über http://dnb.d-nb.de abrufbar.

Deine Meinung ist uns wichtig! Bitte schreib uns unter

www.thieme.de/service/feedback.html

Wichtiger Hinweis: Wie jede Wissenschaft ist die Medizin ständigen Entwicklungen unterworfen. Forschung und klinische Erfahrung erweitern unsere Erkenntnisse, insbesondere was Behandlung und medikamentöse Therapie anbelangt. Soweit in diesem Werk eine Dosierung oder eine Applikation erwähnt wird, darf der Leser zwar darauf vertrauen, dass Autoren, Herausgeber und Verlag große Sorgfalt darauf verwandt haben, dass diese Angabe **dem Wissensstand bei Fertigstellung des Werkes** entspricht.

Für Angaben über Dosierungsanweisungen und Applikationsformen kann vom Verlag jedoch keine Gewähr übernommen werden. **Jeder Benutzer ist angehalten,** durch sorgfältige Prüfung der Beipackzettel der verwendeten Präparate und gegebenenfalls nach Konsultation eines Spezialisten festzustellen, ob die dort gegebene Empfehlung für Dosierungen oder die Beachtung von Kontraindikationen gegenüber der Angabe in diesem Buch abweicht. Eine solche Prüfung ist besonders wichtig bei selten verwendeten Präparaten oder solchen, die neu auf den Markt gebracht worden sind. **Jede Dosierung oder Applikation erfolgt auf eigene Gefahr des Benutzers.** Autoren und Verlag appellieren an jeden Benutzer, ihm etwa auffallende Ungenauigkeiten dem Verlag mitzuteilen.

© 2017 Georg Thieme Verlag KG
Rüdigerstr. 14
70469 Stuttgart
Deutschland
www.thieme.de

Printed in Germany
Zeichnungen: anchin mabel, Stuttgart/Zürich; Christine Lackner, Ittlingen
Anatomische Aquarelle aus: Schünke M, Schulte E, Schumacher U. Prometheus. LernAtlas der Anatomie. Illustrationen von M. Voll und K. Wesker
Mind-Maps: Julia Böger, Stuttgart
Umschlaggestaltung: Thieme Verlagsgruppe
Umschlagillustration: Grafik: M. Maisur Amin; Foto: Thaut images/Fotolia
Satz: L42 AG, Berlin
Druck: Aprinta Druck GmbH, Wemding

ISBN 978-3-13-240231-7   1 2 3 4 5 6

Auch erhältlich als E-Book:
eISBN (PDF) 978-3-13-240232-4
eISBN (epub) 978-3-13-240233-1

Rettungssanitäter werden!

Damit haben Sie sich für einen Beruf entschieden, in dem Sie mit den unterschiedlichsten Menschen zu tun haben. Alle diese Menschen erwarten von Ihnen eines: Dass Sie ihnen in einer Notlage **effektiv und kompetent helfen**.

Voraussetzung dafür ist eine fundierte und passgenaue Ausbildung. Dies gilt umso mehr, als im Rahmen der Ausbildung zum Notfallsanitäter mehr Kompetenzen auf die nichtärztlichen Mitarbeiter übergehen. Das bedeutet auch für Sie als Rettungssanitäter ein **Mehr an Verantwortung**. Sie werden nach dem Notfallsanitäter die 2. Frau, der 2. Mann im Rettungswagen sein. Unser „Medienpaket" geht daher zum Teil bewusst über das seit mehreren Jahrzehnten mehr oder weniger festgeschriebene Standardwissen für Rettungssanitäter hinaus. Es will Sie fit machen für höhere Anforderungen, die ein Berufsbild im Wandel mit sich bringt.

Zentrale Säule ist das **Lehrbuch**. Es stellt sicher, dass Sie sich im oft ganz neuen Stoff optimal orientieren und diesen auf Anhieb verstehen können. Jedes Kapitel beginnt mit einer Mindmap mit den wichtigsten Inhalten und der entsprechenden Seitenzahl. In den Kapiteln sind die Inhalte **klar strukturiert** und mit **zahlreichen Abbildungen** illustriert – so werden auch komplexe Abläufe und Inhalte verständlich und nachvollziehbar. Zentrale Fakten sind in „**Retten to go**"-Lernboxen zusammengefasst und farbig hervorgehoben. Mit Hilfe dieser Schnelllernstrecke können Sie sich die vielen Einzelheiten gut merken und z.B. vor einer Prüfung die wesentlichen Informationen rasch wiederholen.

Die Beschreibung der einzelnen Notfälle beginnt grundsätzlich mit den **wichtigen Leitsymptomen**: Die Patienten präsentieren Ihnen ja keine fertige Diagnose, sondern schildern ihre individuellen Beschwerden. Auch die therapeutischen Maßnahmen orientieren sich an dem, was Ihnen im Alltag hilft. **Basismaßnahmen** beschreiben, was im konkreten Notfall eigentlich immer und grundsätzlich zu tun und zu beachten ist – sie fallen häufig in Ihren Tätigkeitsbereich als Rettungssanitäter. Die **erweiterten Maßnahmen** hingegen umfassen eher invasive, weiterführende Tätigkeiten oder eine Anpassung der Therapie an besondere Gegebenheiten. Im Buch wird bewusst auf ganz konkrete Rollenzuschreibungen verzichtet, da es vom jeweiligen Notfall und vom jeweiligen Rettungsdienstteam abhängt, wer welche

Aufgaben übernimmt bzw. übernehmen darf. Bislang gibt es keine überregionalen Regelungen, die dies allgemeingültig festlegen. Ein „Mehr" an Wissen schadet jedoch in keinem Fall, da das oberste Ziel die bestmögliche Patientenversorgung sein muss und deshalb jedes Teammitglied ausreichend kompetent sein sollte.

Um Ihnen den Übergang von der Theorie in die rettungsdienstliche Praxis zu erleichtern, sind immer wieder **Fallbeispiele** in den Text eingestreut. Sie werden zunächst nur angerissen und erst am Ende eines Notfallbildes „aufgelöst". Dies gibt Ihnen die Chance, erst einmal selbst zu überlegen: Was sollte ich in dieser Situation tun? Was wären meine nächsten sinnvollen Maßnahmen? Ihre eigenen Überlegungen können Sie dann mit der im Anschluss präsentierten „offiziellen" Lösung vergleichen und die Grundlagen im Kapitel nochmals nachlesen. So gewinnen Sie Sicherheit und haben konkrete Notfallsituationen im Kopf, die Ihnen im realen Fall helfen, die richtigen Entscheidungen zu treffen.

„Rettungssanitäter" ist jedoch mehr als ein Buch! Mit der **Retten-to-go-App** können Sie auf sämtliche Retten-to-go-Inhalte zugreifen und haben so die Essenz des Buches immer auf Ihrem Smartphone dabei. So können Sie die Kerninhalte jederzeit nachschlagen, Lücken schließen und Wissen festigen.

Zu wichtigen Arbeitstechniken finden Sie außerdem **ständig aktualisierte Videos** im Netz, die Ihnen über die Texte und Fotoserien im Buch hinaus helfen, das korrekte Vorgehen zu erfassen.

All dies konnte nur realisiert werden, weil sich viele Menschen dafür begeistert haben. Von Verlagsseite möchten wir uns ganz herzlich bei unseren Autoren, Fachbeiräten, Fotomodellen und Grafikern bedanken – und natürlich auch bei den Rettungsdienstschulen, bei denen wir unsere Fotoshootings durchführen konnten. Wir sind sehr dankbar für die gute Zusammenarbeit mit Herrn Sebastian Koch von der SRH-Hochschule für Gesundheit in Gera sowie mit Herrn Marco Schwarz und Herrn Armin Hess sowie Herrn Rico Kuhnke von der DRK Landesschule Baden-Württemberg. Nur mit der Unterstützung und dem großen Engagement aller Beteiligten konnte das Buch in der vorliegenden Qualität realisiert werden.

Bei Ihrer Ausbildung und Tätigkeit im Rettungsdienst wünschen wir Ihnen viel Freude und Erfolg!

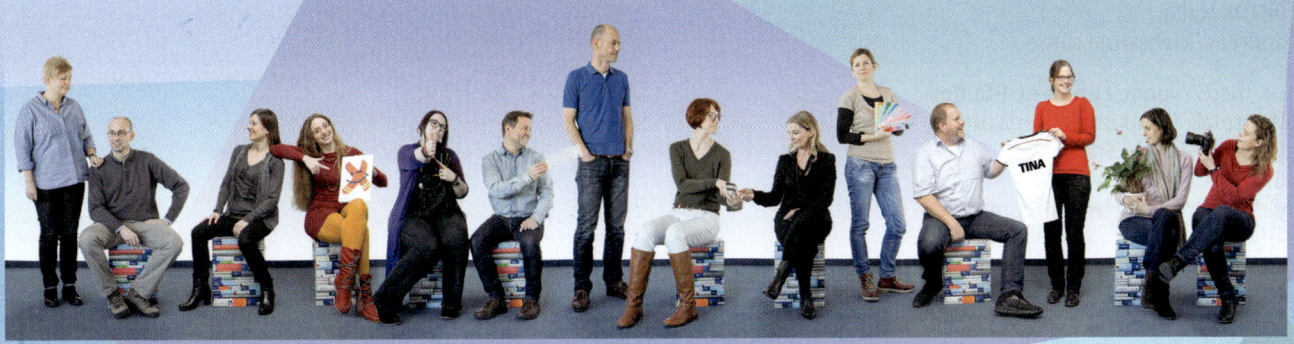

Ihr Verlagsteam

Anschriften

Mitarbeiter

Alice **Brand**
ems & medi-Z gGmbH – Standort Halle
Grenzstr. 28
06112 Halle
a.brand@ems-medi-z.de

Dr. med. Arne **Conrad**
Rettungssanitäter, Polizeiarzt, Arzt für Notfallmedizin
Kontaktadresse:
Georg Thieme Verlag KG
Rüdigerstraße 14
70469 Stuttgart
arne.conrad@gmx.net

Diana **Drache**
SRH Hochschule für Gesundheit Gera
Neue Straße 28–30
07548 Gera
d.drache@drkpirna.de

Dr. med. Kathrin **Feyl**
Brehmestraße 4
13187 Berlin
k.feyl@eccelibro.de

Jeannette **Frenzel**
Weskower Allee 33
03130 Spremberg

Heike **Heinrich**
ecolea
Private Berufliche Schule
Nonnenhofer Str. 24–26
17033 Neubrandenburg
heike.heinrich@ecolea.de

Oliver **Knappe**
Hauptstr. 72b
76316 Malsch

Attila **Koszik**
DRK-Kreisverband Erfurt e. V.
Mühlhäuser Str. 76
99092 Erfurt
Publikation.Koszik@t-online.de

Andreas **Krebs**
Landesrettungsschule der DRK- und ASB-Landesverbände
Sachsen-Anhalt gGmbH
Herrenstr. 20
06108 Halle
andreas_krebs@me.com

Dr. med. Yvonne **Lenhardt-Pfeiffer**
Westpfalz Klinikum Kaiserslauten
Hellmut Hartert Str. 1
67655 Kaiserslautern
ylenhardtpfeiffer@gmail.com

Dr. med. Martin **Rief**
Universitätsklinik für Anästhesiologie und Intensivmedizin
Klinische Abteilung für Allgemeine Anästhesiologie, Notfall-
und Intensivmedizin
Auenbruggerplatz 29/I
8036 Graz
Österreich
martin.rief@medunigraz.at

Jens **Schäper**
Thieme DokuFORM GmbH
Willy-Brandt-Allee 31a
23554 Lübeck

Jan Frederik **Schlie**
Thieme DokuFORM GmbH
Willy-Brandt-Allee 31a
23554 Lübeck

Alexander **Schultz**
Nachtigallenweg 13
67742 Lauterecken
schultzalexander@web.de

Marco **Steinkrauß**
SRH Hochschule für Gesundheit Gera
Neue Straße 28–30
07548 Gera

Maik **Thomas**
Landesrettungsschule der DRK- und ASB-Landesverbände
Sachsen-Anhalt gGmbH
Herrenstr. 20
06108 Halle

Jannis Patrik **Trier**
Malteser Hilfsdienst gGmbH
Ludwig-Erk-Platz 5
35578 Wetzlar
jannis.trier@malteser.org

Dr. med. Michael **Unseld**
Enzkreiskliniken Neuenbürg
Marxzeller Str. 46
75305 Neuenbürg
m.unseld@online.de

Marcus **Wuttke**
Hangelsberger Weg 26
15537 Grünheide
marcus.wuttke@gmx.de

Fachbeiräte

Sara-Lena **Bürkle**
Klinikum Esslingen
Abteilung Anästhesiologie und operative Intensivmedizin
Hirschlandstr. 97
73730 Esslingen

Dr. med. Johannes **Gärtner**, FEBU
Brucknerstr. 40
70195 Stuttgart

Prof. Dr. med. Jochen **Hinkelbein**, DESA, EDIC, FAsMA
Universitätsklinikum Köln
Klinik für Anästhesiologie und operative Intensivmedizin
Kerpenerer Straße 62
50937 Köln
jochen.hinkelbein@uk-koeln.de

Sebastian **Koch**
SRH Hochschule für Gesundheit Gera
Neue Staße 28–30
07548 Gera
sebastian.koch@srh.de

Marco **Schwarz**
Landesschule Baden-Württemberg
Deutsches Rotes Kreuz
Karl-Berner-Straße 6
72285 Pfalzgrafenweiler
m.schwarz@drk-ls.de

Inhaltsverzeichnis

1 Berufsfeld

2 Medizinische Grundlagen

4 Pharmakologie 118

M. Unseld

5 Infektionen und Hygiene 160

M. Rief

3 Methoden und Arbeitstechniken

4 Notfälle

Rahmenbedingungen

Interessantes zum Schluss

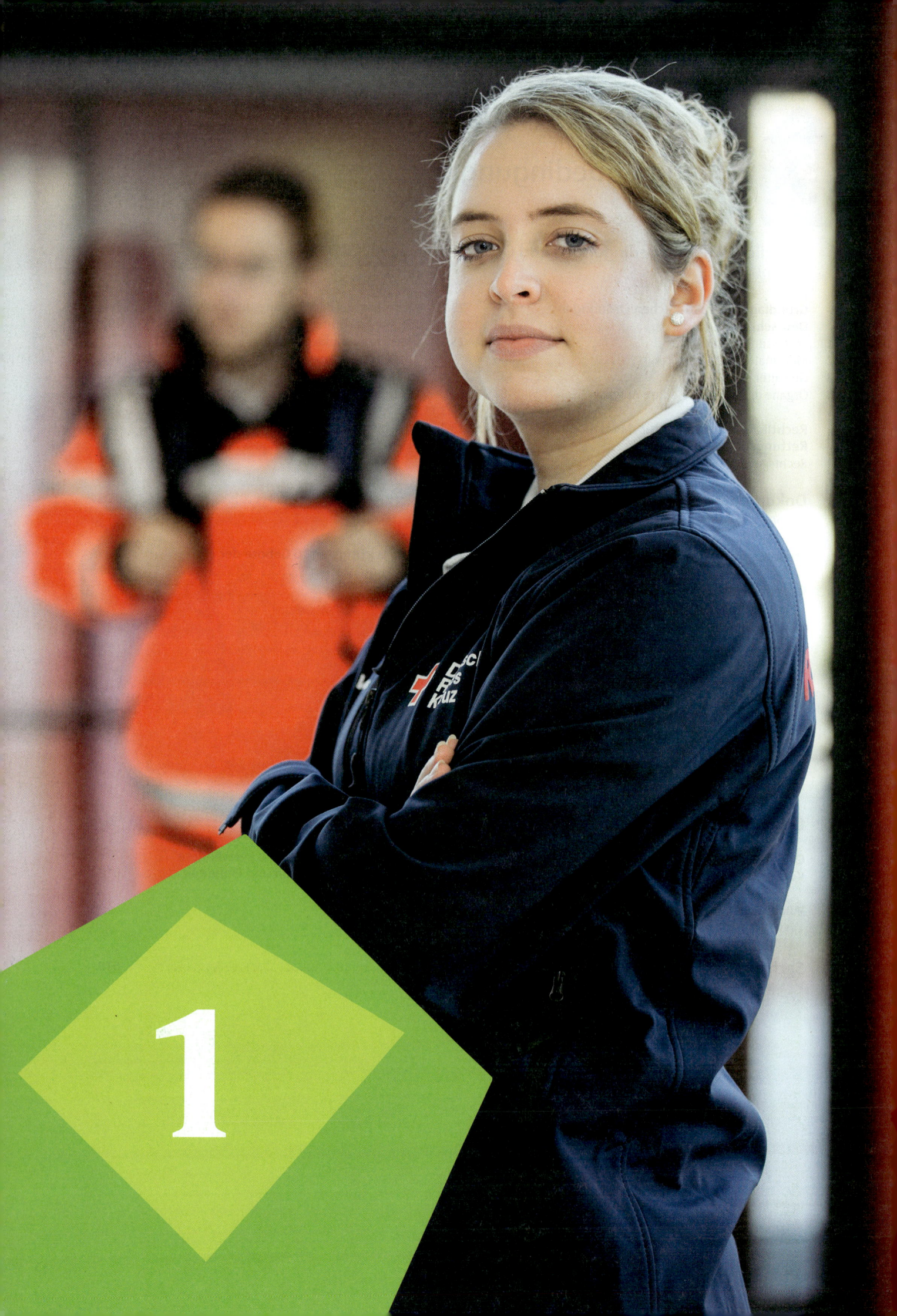

Berufsfeld

1 Berufsbild und psychologische Aspekte

1.1 Rettungsdienstpersonal

In Deutschland gibt es im Wesentlichen 3 Berufsbilder im Rettungsdienst (RD):

- den Rettungssanitäter (RS),
- den Rettungsassistenten (RA, Ausbildung hierzu nicht mehr möglich, ersetzt durch NFS) und
- den Notfallsanitäter (NFS).

Neben diesen Berufsbildern werden in einigen Bundesländern noch **Rettungshelfer (RH)** im Bereich des Krankentransports eingesetzt.

1.1.1 Rettungshelfer (RH)

Der Rettungshelfer ist die Basisqualifikation im Rettungsdienst, wobei es nicht in allen Bundesländern Rettungshelfer gibt (in Sachsen-Anhalt gibt es z. B. keine mehr). „Rettungshelfer" ist also keine bundesweit einheitliche Qualifikationsmöglichkeit und keine offizielle Berufsbezeichnung.

! Merken Rettungshelfer (RH)

Rettungshelfer werden v. a. als Fahrzeugführer im Krankentransport eingesetzt, vereinzelt auch in der Notfallrettung, wo sie dem höher qualifizierten Rettungsdienstpersonal assistieren.

Die **Ausbildung zum Rettungshelfer** gliedert sich in 3 Teile: Grundlehrgang (160 h an einer Rettungsdienstschule), Klinikpraktikum (80 h) sowie ein Rettungswachenpraktikum (80 h).

1.1.2 Rettungssanitäter (RS)

Dies ist die bundesweit einheitlich geregelte Mindestqualifikation im Rettungsdienst. Grundlage der Ausbildung sind landesrechtliche Regelungen (wie die zur „Ausbildung des Personals im Rettungswesen" des Bund-Länder-Ausschusses ‚Rettungswesen' vom 20. September 1977) oder Ausbildungsordnungen der Hilfsorganisationen. Dementsprechend werden Rettungssanitäter – je nach Bundesland – im qualifizierten Krankentransport und in der Notfallrettung eingesetzt.

Ziel der Ausbildung ist u. a. im **Rettungsdienst** die Fahrzeugführung, d. h. die Führung eines Rettungswagens (RTW) bzw. eines Krankentransportwagens (KTW), in einigen Bundesländern auch eines Notarzteinsatzfahrzeuges (NEF) Notarzteinsatzfahrzeug (S. 35) und die Patientenbetreuung. In der **Notfallrettung** assistiert der fertig ausgebildete Rettungssanitäter dem Notfallsanitäter bzw. Notarzt und führt darüber hinaus eigenständig Maßnahmen durch. Die **Ausbildungszeit** beträgt 520 h und gliedert sich in

- einen Grundlehrgang von 160 h an einer Rettungsdienstschule,
- ein Klinikpraktikum von 160 h,
- ein Rettungswachenpraktikum von 160 h und
- einen Lehrgang zu Prüfungsvorbereitung (40 h).

Die Ausbildung zum Rettungssanitäter endet mit der Abschlussprüfung zum Rettungssanitäter.

1.1.3 Rettungsassistent (RA)

Mit Einführung der Ausbildung zum Rettungsassistenten wurde 1989 eine bundesrechtliche Ausbildung eingeführt, die den Entwicklungen und Bedürfnissen der Notfallrettung angepasst ist.

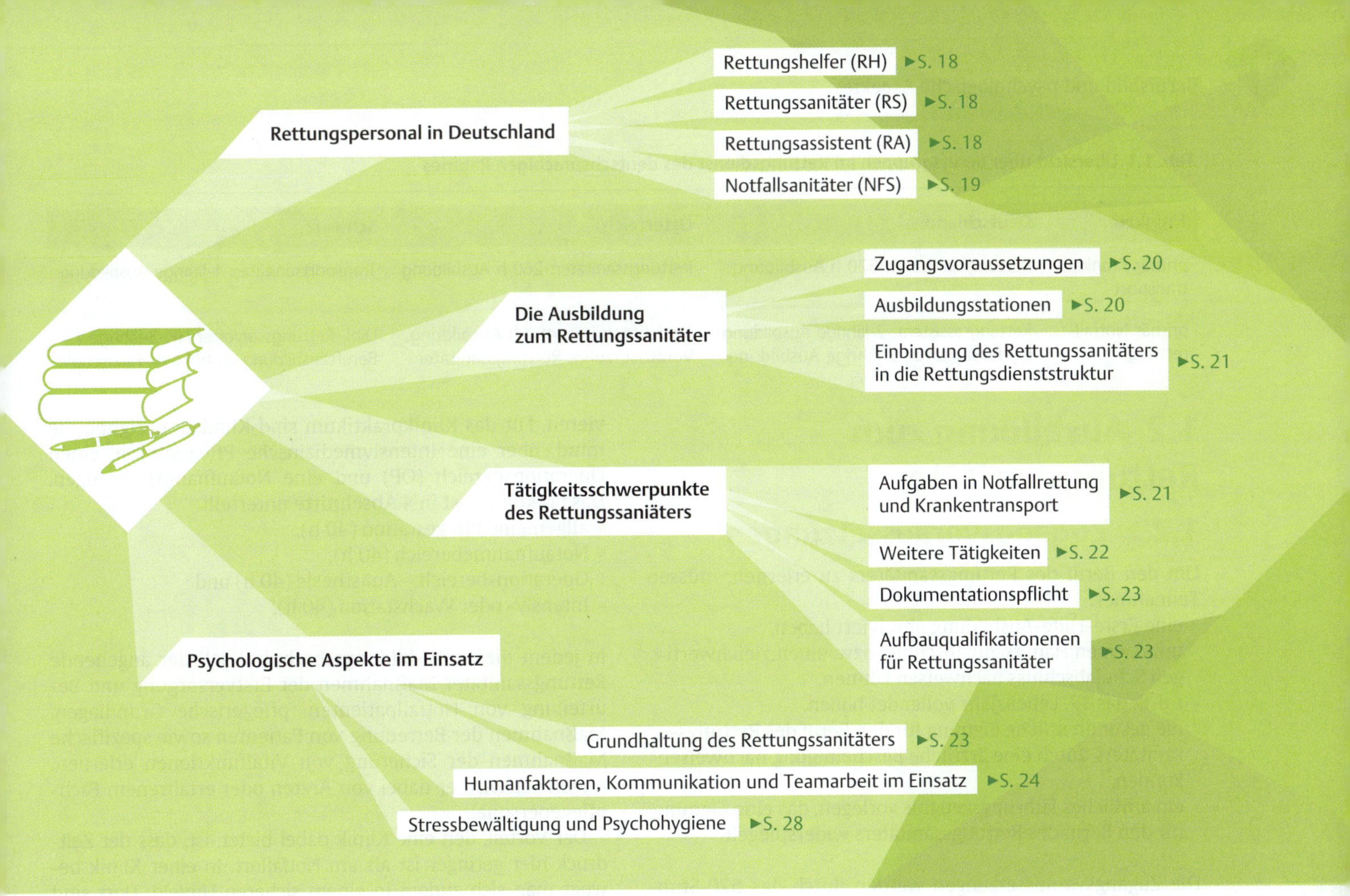

!Merken Rettungsassistent (RA)

Rettungsassistenten werden mit Stichtag 01.01.2015 nicht mehr ausgebildet, aber natürlich weiterhin im Einsatz sein. Sie sind v. a. in der Notfallrettung tätig.

Neben dem vorrangigen Einsatz in der Notfallrettung sind RA auch als **Patientenbetreuer** auf einem Rettungswagen (RTW) oder als **Fahrzeugführer** auf einem Notarzteinsatzfahrzeug (NEF). Zusätzlich fordert das Rettungsdienstgesetz des Bundeslandes Sachsen-Anhalt einen Einsatz von Rettungsassistenten zur **Patientenbetreuung im qualifizierten Krankentransport**. Dabei ist der Rettungsassistent Helfer des Arztes, führt lebensrettende Sofortmaßnahmen durch und hilft, Notfallpatienten transportfähig zu machen.

Damit Rettungsassistenten all dies so effizient und im Interesse des Patienten so gut wie möglich tun können, hat die Bundesärztekammer ihnen 1992 die sog. „Notkompetenz" zugesprochen. Das bedeutet, dass Rettungsassistenten im Notfall bestimmte Aufgaben übernehmen dürfen, die eigentlich in den Tätigkeitsbereich des Notarztes fallen. Es wird ihnen also die Kompetenz, die Fähigkeit, zugesprochen, den Notarzt in ausgewählten Situationen zu „vertreten", wenn dieser nicht rechtzeitig verfügbar ist. Zu den **Maßnahmen der Notkompetenz** gehören die endotracheale Intubation, das Legen peripherer venöser Zugänge, die Frühdefibrillation (= Defibrillation am Notfallort), die Gabe von kristalloiden Infusionslösungen sowie die Verabreichung bestimmter Notfallmedikamente.

1.1.4 Notfallsanitäter (NFS)

Mit Einführung des Notfallsanitätergesetzes im Jahr 2014 wurde im Rettungsdienst der Bundesrepublik Deutschland ein neues Berufsbild eingeführt. Der Beruf des Notfallsanitä-

ters ist der erste eigenständige medizinische Fachberuf in Deutschland.

!Merken Notfallsanitäter (NFS)

Notfallsanitäter führen eigenständig medizinische Notfallmaßnahmen durch, bis der Patient von einem weiterbehandelnden Arzt übernommen wird.

Dabei werden Notfallsanitäter primär als **Patientenbetreuer auf einem Rettungstransportwagen** oder als **Fahrzeugführer eines Notarzteinsatzfahrzeuges** eingesetzt (►Tab. 1.1). Die Ausbildung zum Notfallsanitäter umfasst 3 Jahre und gliedert sich in eine theoretisch-praktische Ausbildung an einer Rettungsdienstschule (1920 h), eine praktische Ausbildung in einer Klinik (720 h) und eine praktische Ausbildung in einer Rettungswache (1960 h).

RETTEN TO GO

Übersicht „Rettungsdienstpersonal"

In Deutschland gibt es im Wesentlichen 3 Berufsbilder im Rettungsdienst:
- den **Rettungssanitäter (RS)**,
- den **Rettungsassistenten (RA**, Ausbildung hierzu nicht mehr möglich, ersetzt durch NFS) und
- den **Notfallsanitäter (NFS)**: erster eigenständiger medizinischer Fachberuf im Rettungsdienst; NFS dürfen **eigenständig medizinische Notfallmaßnahmen** durchführen, bis der Patient von einem weiterbehandelnden Arzt übernommen wird).

Neben diesen Berufsbildern werden in einigen Bundesländern noch **Rettungshelfer (RH)** eingesetzt, hauptsächlich im **Krankentransport**.

19

Tab. 1.1 Übersicht über Berufsgruppen im Rettungsdienst des deutschsprachigen Raumes

Tätigkeit	Deutschland	Österreich	Schweiz
primär Kranken- transport	Rettungssanitäter: 520 h Ausbildung	Rettungssanitäter: 260 h Ausbildung	Transportsanitäter: 1-jährige Ausbildung
primär Notfall- rettung	Rettungsassistent: 2-jährige Ausbildung Notfallsanitäter: 3-jährige Ausbildung	Notfallsanitäter: 480 h Ausbildung, Voraussetzung: Rettungssanitäter	Dipl. Rettungssanitäter HF: 3-jährige Berufsausbildung an höherer Fachschule

1.2 Ausbildung zum Rettungssanitäter

1.2.1 Zugangsvoraussetzungen

Um den Beruf des Rettungssanitäters zu erlernen, müssen Teilnehmer:

- eine Erste-Hilfe-Ausbildung absolviert haben,
- mind. einen Hauptschulabschluss bzw. einen gleichwertigen Schulabschluss nachweisen können,
- i. d. R. das 17. Lebensjahr vollendet haben,
- die gesundheitliche Eignung für den Beruf des Rettungssanitäters durch eine ärztliche Bescheinigung nachweisen können,
- ein amtliches Führungszeugnis vorlegen, das eine Eignung für den Beruf des Rettungssanitäters widerspiegelt.

Die Zugangsvoraussetzungen werden durch das 520-Stunden-Programm des Bund-Länder-Ausschusses „Rettungswesen" von 1977 sowie die jeweiligen landesrechtlichen Bestimmungen oder Vorgaben der ausbildungsverantwortlichen Organisation vorgegeben. Dabei kann es in einigen Bundesländern Abweichungen bezüglich des Mindestalters – vollendetes 18. Lebensjahr in Sachsen-Anhalt – oder der Gültigkeit der Erste-Hilfe-Ausbildung – Durchführung max. 1 oder 2 Jahre vor Kursbeginn – kommen.

1.2.2 Ausbildungsstationen

Theoretische Ausbildung (160 h)

Die theoretische Ausbildung ist Voraussetzung für die darauffolgenden praktischen Ausbildungsabschnitte in einer Klinik und auf einer Rettungswache. Der Inhalt richtet sich nach dem 520-Stunden-Programm des Bund-Länder-Ausschusses „Rettungswesen" und wird regelmäßig durch die zuständigen Hilfsorganisationen oder Bundesländer an aktuelle Gegebenheiten angepasst. Inhaltlich ist die Ausbildung auf die spätere Tätigkeit des Rettungssanitäters ausgerichtet. Vermittelt werden anatomische und physiologische Grundlagen des menschlichen Körpers, mögliche Störungen der Vitalfunktionen, mögliche chirurgische Notfallbilder, mögliche Notfallbilder der Inneren Medizin, mögliche Notfallbilder der Pädiatrie, notfallrelevante psychische Krankheitsbilder, Erkrankungen der Augen, Maßnahmen der Geburtshilfe sowie rettungsdienstliche relevante Aspekte der Organisation und Einsatzführung und rechtlichen Grundlagen.

Klinikpraktikum (160 h)

An die theoretische Ausbildung schließt sich (nach Regelung durch das erwähnte 520-Stunden-Programm) der 1. Teil der praktischen Ausbildung an, das Klinikpraktikum. Grundsätzlich ist es jedoch genauso möglich, im Anschluss an die Theorie zunächst das Rettungswachenpraktikum zu absol-

vieren. Für das Klinikpraktikum sind Kliniken geeignet, die mind. über eine intensivmedizinische Pflegestation, einen Operationsbereich (OP) und eine Notaufnahme verfügen. Das Praktikum ist in **4 Abschnitte** unterteilt:

- allgemeine Pflegestation (40 h),
- Notaufnahmebereich (40 h),
- Operationsbereich – Anästhesie (40 h) und
- Intensiv- oder Wachstation (40 h).

In jedem dieser Ausbildungsabschnitte soll der angehende Rettungssanitäter Maßnahmen der Erstversorgung und Beurteilung von Notfallpatienten, pflegerische Grundlagen, Maßnahmen der Betreuung von Patienten sowie spezifische Maßnahmen der Sicherung von Vitalfunktionen erlernen. Angeleitet wird er dabei von Ärzten oder erfahrenem Fachpflegepersonal.

Der Vorteil, den eine Klinik dabei bietet, ist, dass der Zeitdruck hier geringer ist als am Notfallort. In einer Klinik bewegt man sich zudem in einem sicheren Umfeld. Dort sind alle Geräte und ausreichend Personal vorhanden, um sofort reagieren zu können, wenn sich der Zustand eines Patienten plötzlich verschlechtert (medizinische Rückfallebene = Rezidiv). In der „Hektik" eines Notfalleinsatzes ist es kaum möglich, nebenbei noch einen angehenden Rettungssanitäter anzuleiten. Nach Beendigung des Klinikpraktikums erhält der angehende Rettungssanitäter eine Teilnahmebescheinigung. Die Teilnahmebescheinigung umfasst eine Gesamtbeurteilung der Leistungen sowie eine Bescheinigung über die Eignung des Praktikanten für den Beruf des Rettungssanitäters. Die Bescheinigung der Eignung ist Voraussetzung zur Teilnahme am Abschlusslehrgang und zur Prüfung zum Rettungssanitäter.

Rettungswachenpraktikum (160 h)

Das Rettungswachenpraktikum muss innerhalb eines Zeitraums von 1 Jahr durchgeführt werden. Das zuvor theoretisch Erlernte soll nun vertieft und praktisch angewendet werden.

Das Praktikum findet in einer sog. **Lehrrettungswache** statt, also einer Rettungswache, die in besonderem Maße für die Ausbildung von angehendem Rettungsdienstpersonal geeignet ist. Lehrrettungswachen verfügen über speziell ausgebildetes Rettungsdienstpersonal (Lehrrettungsassistenten oder Praxisanleiter im Rettungsdienst) und entsprechende Ausbildungsmaterialien. Der Status „Lehrrettungswache" wird durch die jeweils zuständige Landesbehörde erteilt und überwacht.

Während des Rettungswachenpraktikums wird der angehende Rettungssanitäter von einem erfahrenen Lehrrettungsassistenten oder Praxisanleiter im Rettungsdienst betreut. Dieser weist ihn in die Arbeitsabläufe auf der Rettungswache ein und leitet ihn bei praktischen Maßnahmen an. Inhaltlich werden dabei alle Themenbereiche abgedeckt, die in der theoretischen Ausbildung behandelt wurden. Art und Umfang der Ausbildungsinhalte sind in einem **Nachweisheft** aufgelistet. Um **praktische Einsatzerfahrung** zu erlangen, wird der Auszubildende während des Rettungswachenpraktikums im Krankentransport und in der Notfallrettung eingesetzt. Dabei muss er je nach landesrechtlicher Regelung eine Mindestanzahl von Einsätzen nachweisen. Die Anzahl der Einsätze und der abgeleisteten Praktikumsstunden muss dokumentiert werden. Zusätzlich ist eine gewisse Anzahl von Einsätzen in Form eines detaillierten **Einsatzberichtes** nachzuweisen. Die Anzahl dieser Einsatzberichte variiert je nach landesrechtlicher Regelung und umfasst 5–20 Berichte.

Nach Beendigung des Rettungswachenpraktikums erhält der angehende Rettungssanitäter eine **Teilnahmebescheinigung**. Sie umfasst eine Gesamtbeurteilung der Leistungen sowie eine **Bescheinigung über die Eignung des Praktikanten für den Beruf des Rettungssanitäters**. Die Bescheinigung der Eignung ist Voraussetzung zur Teilnahme am Abschlusslehrgang und an der Prüfung zum Rettungssanitäter.

Lehrgang zur Prüfungsvorbereitung (40 h)

Nach der erfolgreichen Teilnahme an den 3 Ausbildungsabschnitten folgt eine **Prüfungsvorbereitungswoche** an der Rettungsdienstschule. In dieser Woche werden relevante Inhalte der theoretischen Ausbildung und der Praktika wiederholt und vertieft. Dabei erhalten die Auszubildenden die Möglichkeit, offene Fragen zu klären und rettungsdienstliche Maßnahmen zu trainieren. Die Teilnahme am Lehrgang zur Prüfungsvorbereitung ist Voraussetzung für die Zulassung zur staatlichen Prüfung zum Rettungssanitäter.

RETTEN TO GO

Ausbildung zum Rettungssanitäter (RS)

Grundlagen: 520-Stunden-Programm des Bund-Länder-Ausschusses „Rettungswesen" von 1977 sowie Regelungen des jeweiligen Bundeslandes oder der ausbildenden Hilfsorganisation. **Zugangsvoraussetzungen:** Erste-Hilfe-Ausbildung, Hauptschulabschluss (oder gleichwertig), i. d. R. vollendetes 17. Lebensjahr (im Einzelfall in einem Bundesland anders geregelt), ärztliche Bescheinigung über die gesundheitliche Eignung für den Beruf, amtliches Führungszeugnis.

Aufbau der Ausbildung: 160 h Theorie: Anatomie, Physiologie, Störungen der Vitalfunktionen, Notfallbilder (Innere Medizin, Chirurgie etc.). **160 h Klinikpraktikum:** Erstversorgung, Beurteilung von Notfallpatienten, pflegerische Grundlagen, Betreuung von Patienten, Sicherung von Vitalfunktionen. **160 Stunden Rettungswachenpraktikum:** Tätigkeiten und Abläufe auf der Rettungswache; erste Erfahrungen in Krankentransport und Notfallrettung (Nachweis durch Einsatzberichte). Danach: **Prüfungsvorbereitungswoche** zum Wiederholen und Vertiefen der Ausbildungsinhalte **(40 Stunden)**.

Staatliche Prüfung zum Rettungssanitäter

Die staatliche Prüfung zum Rettungssanitäter erfolgt, wie die Ausbildung, auf Grundlage des „520-Stunden-Programms des Bund-Länder-Ausschusses Rettungswesen vom 20. September 1977" und der jeweiligen landesrechtlichen Regelungen oder denjenigen der ausbildenden Hilfsorganisation. Sie umfasst einen theoretischen und einen praktischen Teil:

- Der **theoretische Teil** besteht aus einer **schriftlichen Prüfung von mind. 2 h** und einer **mündlichen Prüfung von mind. 20 min.** Dabei werden anatomische und physiologische Grundlagen, Inhalte der Krankheitslehre, Maßnah-

men der rettungsdienstlichen Versorgung und organisatorische Besonderheiten des Rettungsdienstes geprüft.
- Im **praktischen Teil** werden die praktischen Fertigkeiten des angehenden Rettungssanitäters geprüft. Dies erfolgt **anhand von Fallbeispielen**.

Die **Prüfungskommission** besteht aus Vertretern der Rettungsdienstschule (Lehrkräfte), einem Arzt mit Erfahrung in der Notfallmedizin und einem Vertreter der zuständigen Behörde. Nach dem Bestehen der staatlichen Prüfung erhält der Teilnehmer ein Zeugnis und darf die Berufsbezeichnung „Rettungssanitäter" tragen. Sollte ein Bestandteil der Prüfung mit „nicht bestanden" bewertet werden, hat der Teilnehmer die Möglichkeit, den Prüfungsbestandteil einmal zu wiederholen.

1.2.3 Einbindung in die Rettungsdienststrukturen

Die Einbindung des Rettungssanitäters in die Strukturen des örtlichen Rettungsdienstes erfolgt in erster Linie durch landesrechtliche Regelungen (Rettungsdienstgesetze oder Landesrettungsdienstplanverordnungen). Sie legen die personelle Besetzung der Rettungsmittel (Krankentransportwagen, Rettungswagen, Notarzteinsatzfahrzeug) fest.

Darüber hinaus gibt es Dienstanweisungen und Stellenbeschreibungen der jeweiligen Leistungserbringer im Rettungsdienst (S. 30) (Rettungsdienstorganisationen). Sie regeln die fachliche und organisatorische Unter- und Überstellung des Rettungsdienstpersonals. **Fachlich** sind Rettungssanitäter dem Rettungshelfer sowie dem Sanitätsdiensthelfer überstellt und dem Rettungsassistenten, dem Notfallsanitäter sowie dem Arzt unterstellt. Die **organisatorische** Unter- und Überstellung beschreiben die Einbindung des Rettungsdienstpersonals im täglichen Dienst auf der Rettungswache. Dort sind die Rettungsdienstmitarbeiter dem jeweiligen Rettungswachenleiter oder dem „Leiter Rettungsdienst" unterstellt.

RETTEN TO GO

Rettungssanitäter-Prüfung

Die **staatliche Prüfung zum Rettungssanitäter** testet **schriftlich und mündlich** theoretische Kenntnisse (Anatomie, Physiologie, Notfallbilder, rettungsdienstliche Versorgung und Organisation) und, anhand von **Fallbeispielen**, praktische Fertigkeiten. Nach bestandener Prüfung erhält der Teilnehmer ein Zeugnis und darf die **Berufsbezeichnung „Rettungssanitäter"** tragen. Nicht bestandene Teile der Prüfung dürfen **einmal** wiederholt werden.

Fachlich sind RS Rettungs- und Sanitätsdiensthelfern überstellt, RAs, NFS und Ärzten dagegen unterstellt. **Organisatorisch**, im Dienst auf der Rettungswache, sind RS dem Rettungswachenleiter oder dem „Leiter Rettungsdienst" unterstellt.

1.3 Tätigkeitsschwerpunkte

1.3.1 Aufgaben in Notfallrettung und Krankentransport

Rettungssanitäter werden gemäß ihren Kompetenzen und den jeweiligen landesrechtlichen Regelungen als **Fahrzeugführer** oder **Patientenbetreuer** im qualifizierten Krankentransport oder als Fahrzeugführer des Rettungswagens oder Notarzteinsatzfahrzeuges eingesetzt. Die Besetzung der Rettungsmittel regeln die jeweiligen Landesrettungsdienstgesetze.

Rettungssanitäter sind – wie alle anderen Berufsgruppen des Rettungsdienstes – dazu verpflichtet, Patienten gemäß aktuellem Stand der medizinischen Forschung und Technik zu behandeln.

! *Merken* Notfallrettung

*Der Rettungssanitäter führt seiner Ausbildung entsprechend **lebensrettende Sofortmaßnahmen** durch und **assistiert** Rettungsassistenten, Notfallsanitätern und Notärzten **bei weiterführenden Maßnahmen** der Behandlung von Notfallpatienten.*

Lebensrettende Sofortmaßnahmen sind insbesondere die Basismaßnahmen der Wiederbelebung, sog. Basic-Life-Support (S. 298), das Freimachen und Freihalten der Atemwege sowie das Stillen lebensbedrohlicher Blutungen. Assistenz bei weiterführenden Maßnahmen heißt, dass der Rettungssanitäter höher ausgebildetes Rettungsdienstpersonal wie z. B. Notfallsanitäter oder Notärzte bei weiterführenden Maßnahmen der Notfallversorgung unterstützt und sog. **invasive Maßnahmen** (S. 200) wie eine endotracheale Intubation oder einen peripheren venösen Zugang **vorbereitet**. Zur Assistenz gehört es auch, dass der Rettungssanitäter ggf. Notfallmedikamente zubereitet, d. h. z. B. Glukose aus Fertigampullen herrichtet. (Die Verantwortung für diesen Vorgang obliegt in jedem Fall dem, der das Medikament verabreicht.)

Maßnahmen, die in den Bereich der sog. „**Notkompetenz**" fallen, darf **grundsätzlich nur** der **Rettungsassistent** oder der **Notfallsanitäter** vornehmen. Der Grund hierfür ist, dass diese Maßnahmen sehr sicher beherrscht werden müssen und derjenige, der sie anwendet, die Gefahren und Komplikationen, die damit verbunden sind, sicher erkennen und behandeln können muss. Die kurze Ausbildungszeit des Rettungssanitäters kann dieses Wissen um Komplikationen und Gefahren nicht garantieren. Dementsprechend greift der „rechtfertigende Notstand" (§ 34 StGB), der die Maßnahmen der Notkompetenz erlaubt, im Falle des Rettungssanitäters grundsätzlich nicht. Es gibt jedoch **Ausnahmen**, denn letztlich legt der ärztliche Leiter Rettungsdienst fest, welche Maßnahmen das Rettungsdienstteam in Notkompetenz vornehmen darf. Er kann daher auch dem Rettungssanitäter eine **schriftliche Genehmigung** für diese Maßnahmen erteilen, ist dann allerdings (wie beim Rettungsassistenten und Notfallsanitäter auch) dazu verpflichtet, regelmäßig zu überprüfen, ob der RS für diese Maßnahmen ausreichend kompetent ist.

Durch den demografischen Wandel in Deutschland ist eine **Überalterung der Gesellschaft** zu erkennen. Mit zunehmendem Alter der Gesellschaft steigt auch die Anzahl altersbedingter Erkrankungen. Dies führt zu einem **höheren Einsatzaufkommen im Krankentransport** wie auch in der Notfallrettung. Eine Studie der Rettungsdienstkooperation in Schleswig-Holstein (RKiSH) hat ergeben, dass 55 % der Bevölkerung in Schleswig-Holstein im Jahr 2025 älter als 75 Jahre sein werden. Dementsprechend ist im Jahr 2025 gegenüber dem Jahr 2010 eine Steigerung des Einsatzaufkommens im Krankentransport und in der Notfallrettung um 56 % zu erwarten.

1.3.2 Weitere Tätigkeitsbereiche

Neben der Tätigkeit im öffentlichen Rettungsdienst (Krankentransport und Notfallrettung) werden Rettungssanitäter auch innerhalb des betrieblichen Rettungsdienstes, in Einheiten der polizeilichen und militärischen Gefahrenabwehr, im Katastrophenschutz und in Kliniken eingesetzt.

In Unternehmen mit erhöhtem Gefahrenpotenzial (Bergbau, chemische Industrie u. a.) kann ein **betrieblicher Rettungsdienst** notwendig sein. Die zuständige Berufsgenossenschaft (BG) legt hierbei fest, wie die Erste Hilfe im jeweiligen Betrieb organisiert ist und ab welcher Betriebsgröße oder ab welchen Gefahrenbereichen ein betrieblicher Rettungsdienst in einem Betrieb überhaupt notwendig ist. Aufgabe des betrieblichen Rettungsdienstes ist es, erkrankte und verletzte Personen sachkundig zu versorgen und zu transportieren. Der betriebliche Rettungsdienst unterstützt den Arzt innerhalb der betriebsärztlichen Versorgung. Dazu werden u. a. auch Rettungssanitäter eingesetzt.

Ein weiteres Einsatzgebiet für Rettungssanitäter ist der Einsatz innerhalb des **Sanitätsdienstes der Polizei und der Bundeswehr**. Dabei werden Rettungssanitäter zur Eigensicherung und Erstversorgung der Einsatzkräfte eingesetzt.

Auch innerhalb der erweiterten nichtpolizeilichen Gefahrenabwehr (**Katastrophenschutz**) werden Rettungssanitäter eingesetzt, und zwar innerhalb der Medizinischen Task Force (MTF) des Bundesamts für Bevölkerungsschutz und in der Katastrophenhilfe auf Notfallkrankentransportwagen Typ-B (KTW-B, ► Abb. 1.1a) oder Gerätewagen Sanitätsdienst (GW-SAN, ► Abb. 1.1b). Rettungswagen und Krankentransportwagen werden im Übrigen unter Organisation des Rettungsdienstes besprochen (S. 30).

Darüber hinaus werden Rettungssanitäter in **Krankenhäusern** eingesetzt. Dort sind sie primär in Notaufnahmen tätig und unterstützen Ärzte und Pflegepersonal bei der Erstversorgung von Notfallpatienten. Aufgrund ihrer Ausbildung und Tätigkeit im Rettungsdienst können Rettungs-

Abb. 1.1 Fahrzeuge für Sondereinsätze.

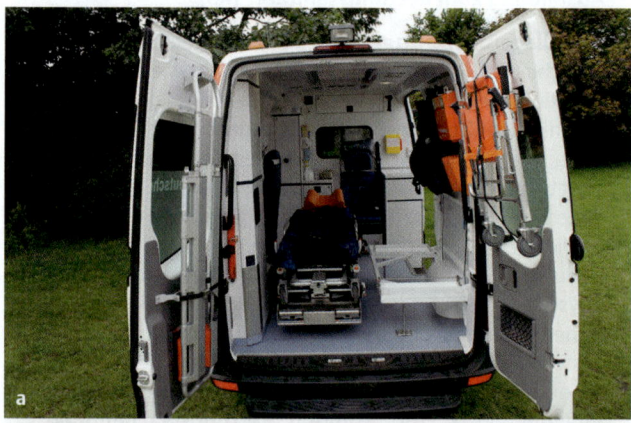

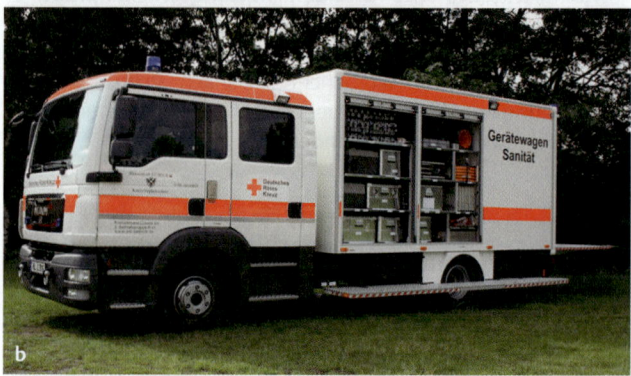

a Innenansicht eines Notfallkrankentransportwagens Typ-B (KTW-B).

b Gerätewagen Sanitätsdienst (GW-SAN).

Aus: Wnent J. Schnelleinsatzgruppen. In: Scholz et al. Notfallmedizin, Thieme; 2013 (Quelle: Deutsches Rotes Kreuz, Kreisverband Lübeck e. V., Fotos: H. Maurer, mit freundlicher Genehmigung)

sanitäter die Bedürfnisse der beteiligten präklinischen und innerklinischen Berufsgruppen sowie der Notfallpatienten besonders gut einschätzen. Dies kann sich positiv auf die Versorgung von Notfallpatienten innerhalb der Schnittstelle Notaufnahme auswirken.

1.3.3 Dokumentationspflicht

Zu den Nebenpflichten des Rettungssanitäters gehört das selbstständige Durchführen oder die Mitwirkung bei der Dokumentation. Die Dokumentation bezieht sich dabei auf patienten- und einsatzbezogene Daten. Zu den **patientenbezogenen Daten** gehören die Beschreibung der Notfallsituation, die Behandlungs- oder Verdachtsdiagnose, festgestellte Vitalparameter sowie die Dokumentation aller durchgeführten Maßnahmen. Zu den **einsatzbezogenen Daten** zählen u. a. eingesetzte Verbrauchsmittel, Einsatzdaten (wie z. B. Einsatz-/Auftragsnummer), Einsatzzeiten (Übernahme, Ausrücken, Ankunft am Einsatzort, Abfahrt vom Einsatzort, Ankunft am Klinikum), Patientendaten (Name, Anschrift, Krankenkasse etc.) sowie durchgeführte Reinigungs- und Desinfektionsmaßnahmen. Alle Daten werden auf Patienten- oder Einsatzprotokollen festgehalten.

❗ *Merken* Dokumentation

§ 630h des BGB („Beweislast bei Haftung für Behandlungs- und Aufklärungsfehler") besagt u. a., dass die fehlende Dokumentation von Maßnahmen vermuten lässt, dass die Maßnahmen nicht durchgeführt wurden: „If you didn't document it, you didn't do it!" (= Wenn du es nicht dokumentiert hast, hast du es nicht gemacht).

Ziel der Dokumentation ist es, alle patientenrelevanten Daten zu erfassen und Fehler bei der Übergabe von Patienten (Weitergabe von Informationen vergessen) an weiterführende medizinische Behandlungseinrichtungen zu vermeiden. Eine unvollständige oder fehlende Dokumentation kann haftungsrechtliche Konsequenzen für das Rettungsdienstpersonal haben. Zu weiteren Details der Dokumentation (S. 496).

1.3.4 Aufbauqualifikationen

Innerhalb des Rettungsdienstes gibt eine Vielzahl von Weiterqualifizierungsmöglichkeiten für Rettungssanitäter. Rettungssanitäter können so mehr Verantwortung innerhalb des Rettungsdienstes übernehmen. Zu den Aufbauqualifikationen zählen u. a. die Weiterbildung zum Organisatorischen Leiter Rettungsdienst, zum Medizinproduktebeauftragten und zum Hygienebeauftragten. Die Weiterqualifizierung basiert auf landes- und bundesrechtlichen Regelungen oder auf Ausbildungskurrikula der Hilfsorganisationen.

Organisatorischer Leiter Rettungsdienst (OrgL RD)

Hierbei handelt es sich um eine taktische Führungskraft bei Einsätzen, die mit einer großen Anzahl von Erkrankten oder Verletzten (S. 474) einhergehen (MANV). Dabei leitet er, gemeinsam mit einem leitenden Notarzt (LNA), den medizinischen Einsatzabschnitt. Der Organisatorische Leiter Rettungsdienst muss zu jeder Zeit in der Lage sein, alltägliche, aber auch große und schwierige Rettungseinsätze erfolgreich zu bewältigen. Bei jedem Einsatz besteht die Gefahr, dass Hektik und Chaos an einer Einsatzstelle entstehen. Aufgabe des OrgL RD ist es, die eingesetzten Einsatzkräfte an der Einsatzstelle zu koordinieren.

Medizinproduktebeauftragter im Rettungsdienst

Der Medizinproduktebeauftragte ist für die Wartung von medizinischen Geräten (z. B. Defibrillator und Beatmungsgerät) mitverantwortlich und weist andere Mitarbeiter gemäß Medizinproduktegesetz in diese Geräte ein (S. 492). Er ist dabei für die Einhaltung der allgemeinen und besonderen Rechtsvorschriften sowie für Maßnahmen im Umgang mit Medizinprodukten (z. B. Einweisung von Mitarbeitern) mitverantwortlich. Der Medizinproduktebeauftragte arbeitet eng mit Leitungskräften des Rettungsdienstes zusammen.

Hygienebeauftragter im Rettungsdienst

Der Hygienebeauftragte ist für die Umsetzung gesetzlicher Hygienestandards im Rettungsdienst mitverantwortlich. Er berät Mitarbeiter und Leitungskräfte des Rettungsdienstes bei Fragen der Hygiene und Desinfektion (S. 165) und wirkt bei der Erstellung von Hygieneplänen mit. Dabei ist er für die Einhaltung und Umsetzung von allgemeinen und speziellen Hygienevorschriften und -maßnahmen mitverantwortlich.

RETTEN TO GO

Tätigkeitsbereiche und Aufbauqualifikationen

Haupttätigkeitsbereiche: Fahrzeugführer oder **Patientenbetreuer** im qualifizierten Krankentransport sowie Fahrzeugführer des Rettungswagens oder Notarzteinsatzfahrzeuges. RS führen **lebensrettende Sofortmaßnahmen** durch und **assistieren** Rettungsassistenten, Notfallsanitätern und Notärzten **bei weiterführenden Maßnahmen** (z. B. Vorbereiten einer Intubation). Sie müssen außerdem patienten- und einsatzbezogene Daten dokumentieren.

   Weitere Tätigkeitsbereiche

- **Betrieblicher Rettungsdienst:** Versorgung und Transport Erkrankter/Verletzter in Unternehmen mit erhöhtem Gefahrenpotenzial (Bergbau, chemische Industrie u. a.). Unterstützung des Arztes innerhalb der betriebsärztlichen Versorgung.
- **Sanitätsdienst der Polizei und der Bundeswehr:** Eigensicherung und Erstversorgung der Einsatzkräfte.
- **Katastrophenschutz:** Einsatz innerhalb der Medizinischen Task Force (MTF) des Bundesamts für **Bevölkerungsschutz** und in der **Katastrophenhilfe** auf Notfallkrankentransportwagen Typ-B (KTW-B) oder Gerätewagen Sanitätsdienst (GW-SAN).
- **Krankenhaus:** Unterstützung von Ärzten und Pflegepersonal bei der Erstversorgung von Notfallpatienten in der Notaufnahme.

Aufbauqualifikationen: u. a. Weiterbildung zum Organisatorischen Leiter Rettungsdienst (OrgL RD), zum Medizinproduktebeauftragen und zum Hygienebeauftragten.

1.4 Psychologische Aspekte im Einsatz

1.4.1 Grundhaltung

Im Einsatz ist das Rettungspersonal Helfer in der Not. Sein Auftreten sollte in jedem Fall professionell sein. Dazu gehört eine positive Grundhaltung gegenüber dem hilfesuchenden Patienten.

Wertschätzung des Patienten heißt, dass die Hilfsbedürftigkeit des Patienten im Vordergrund steht, ganz egal, welcher ethnischen Gruppe, welchem Geschlecht oder welcher sozialen Schicht er angehört. **Empathie** bedeutet, dass die Mitarbeiter des Rettungsdienstes Einfühlungsvermögen haben und sich in die Notsituation des Patienten und sein Gefühl der Hilflosigkeit hineinversetzen können. Darüber hinaus ist es wichtig, dass die Rettungsmitarbeiter dem Patienten immer „echt", also **glaubwürdig** und **unverstellt** gegenübertreten. Das bedeutet, dass sie keine übertriebenen Versprechungen machen oder falsche Hoffnungen beim Patienten wecken, also nicht versuchen, die Situation „schönzureden". Sätze wie „Das wird schon wieder", obwohl der Patient ganz offensichtlich in äußerster Lebensgefahr schwebt oder sich gerade vor Schmerzen krümmt, wirken nicht glaubwürdig, sondern eher so, als würde der jeweilige Rettungsdienstmitarbeiter den Patienten und seine Situation nicht ernst nehmen.

1.4.2 Humanfaktoren, Kommunikation und Teamarbeit

Humanfaktoren

„Humanfaktoren" („menschliche Faktoren") sind, grob gesagt, die **„typisch menschlichen Eigenschaften"**, die das Handeln des Einzelnen und seine Reaktionen auf die jeweilige Umgebung und die jeweiligen Mitmenschen bestimmt, der oft zitierte **„Faktor Mensch"**. Hierzu gehören physische (körperliche), psychische (seelische), kognitive (intellektuelle) und soziale Faktoren.

Die Forschung im Bereich der „human factors" beschäftigt sich seit den 1980er-Jahren mit dem Zusammenhang von menschlichem Verhalten und Fehlleistungen, mit der menschlichen Leistungsfähigkeit in Notfällen und der Frage, wie Menschen unter schwierigen Bedingungen Entscheidungen fällen. So können z. B. Hunger, Durst und Müdigkeit des Rettungsdienstteams den Einsatz negativ beeinflussen und zu Fehlern führen. Dagegen sorgen eine gute Ausbildung und regelmäßige Fortbildungen für Sicherheit im Einsatz und helfen, Fehler zu vermeiden. Auch die Qualität der **Zusammenarbeit im Team** hat große Bedeutung, so z. B. die gute Kommunikation, also z. B. gezielte Ansprache und klare Aufträge. Bei alledem spielt natürlich auch die technische Ausstattung, die zur Verfügung steht, eine wichtige Rolle: Je besser die technische Ausstattung ist, desto effektiver kann das Rettungsdienstteam im Notfall zusammenarbeiten. Stehen z. B. Spineboard **und** Vakuummatratze als Alternative zur Verfügung, kann das Rettungsgerät eingesetzt werden, das für den jeweiligen Patienten in der jeweiligen Situation das beste ist (= patientenorientierte Rettung).

Stress als Humanfaktor

Stress hat innerhalb der Humanfaktoren einen besonderen Stellenwert. Er ist einerseits eine sehr **sinnvolle physiologische Reaktion** des Körpers, die uns aus unserer Evolution erhalten geblieben ist, andererseits aber auch eine mögliche **Ursache für Fehler und Überlastungsreaktionen**.

Bei Stress schüttet der Körper vermehrt Adrenalin aus. Herzfrequenz und Blutdruck (RR) steigen, die Atemtätigkeit nimmt zu, sodass Gehirn und Skelettmuskulatur besser durchblutet werden. Der Körper ist damit in der Lage, eine drohende Gefahr zu bekämpfen oder vor ihr zu flüchten („fight or flight" – kämpfen oder flüchten). Diese Reaktion sicherte im Laufe der Evolution das Überleben des Einzelnen.

In der heutigen Zeit ist dies meist nicht nötig, typische Folgen dieser „Fluchtreaktion" sind jedoch geblieben und können sich auch negativ auswirken: Bei der Flucht konzentriert man sich auf eine Handlung, z. B. das Wegrennen vor einer Gefahr. Alles andere wird ausgeblendet. Es entsteht der sog. **„Tunnelblick"**. Dies kann gerade bei der medizinischen Versorgung von Notfallpatienten eine Fehlerquelle sein. Man konzentriert sich z. B. auf eine stark blutende Wunde und übersieht, dass der Patient ein massives und lebensbedrohliches Atemproblem hat. Dies ist einer der Gründe, warum das systematische und reglementierte Vorgehen nach dem ABCDE-Schema (S. 191) im Rettungsdienst so wichtig ist.

Die **physiologische, positive Stressreaktion** wird auch als **Eustress** bezeichnet („eu" = griech. = „gut"). Dabei unterscheidet man folgende Phasen:

- **Orientierungsphase:** Der Stressor (Stressauslöser) wirkt auf den menschlichen Körper, er nimmt ihn wahr.
- **Aktivierungsphase:** Der Körper stößt vermehrt Adrenalin aus und steigert so seine Leistungsfähigkeit.
- **Anpassungsphase:** Der Organismus hat sich auf den Stressor eingestellt, sodass der Adrenalinausstoß verringert wird, gleichzeitig bleibt die Leistungsfähigkeit auf hohem Niveau.
- **Erholungsphase:** In dieser letzten Phase des physiologischen Stressverlaufs nimmt die Leistungsfähigkeit ab und der Körper kann verbrauchte Ressourcen erneuern. Es wirkt der parasympathische Ast des vegetativen Nervensystems (S. 113).

Physiologischer und pathologischer Stressverlauf

Physiologischer Stressverlauf

Im Rettungsdienst kann man den physiologische Stressverlauf **anhand eines Einsatzes** beschreiben:
- Die Einsatzalarmierung ist mit der Orientierungsphase vergleichbar,
- die Anfahrt zum Einsatzort und das Erfassen der Notfallsituation mit der Aktivierungsphase,
- die Notfallbehandlung mit der Anpassungsphase.
- Die Zeit nach dem Einsatz dient als Erholungsphase.

Pathologischer Stressverlauf

Ist keine Erholung möglich oder wird der Organismus mit zu vielen Stressoren konfrontiert, hat Stress auf Dauer eine schädigende Wirkung. An die Stelle der Erholungsphase tritt dann die **Phase der Überforderung**. Durch die Aktivierung weiterer Ressourcen ist zwar noch eine kurzzeitige Leistungssteigerung möglich, dennoch besteht die Gefahr der Erschöpfung. In der **Erschöpfungsphase** bricht die Leistung auf ein Minimum ein, da der Organismus den einwirkenden Stress nicht mehr kompensieren kann. Diese Art von Stress wird auch als **pathologischer Stress** oder „Disstress" bezeichnet (► Abb. 1.2).

Abb. 1.2 Stressverlauf.

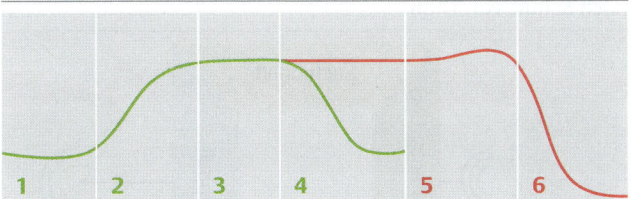

1–4 beschreiben den physiologischen Stressverlauf. 1 = Orientierungsphase, 2 = Aktivierungsphase, 3 = Anpassungsphase, 4 = Erholungsphase. Wenn auf eine Stressphase keine Erholungsphase folgt, kommt es zu Überforderung (5) und pathologischem Stress. Statt Leistung steht dann die Erschöpfung (6) im Vordergrund.

Belastungsreaktion und posttraumatische Belastungsstörung

Durch die schnelllebige Zeit und die stetige Zunahme von Stressoren im Arbeits- und Privatleben werden immer mehr Menschen regelmäßig mit den Wirkungen des pathologischen Stressverlaufs konfrontiert. Dabei spielt auch eine Rolle, wie hoch die **individuelle Kompensationsstufe** für Stress ist, d. h., wie gut der Einzelne mit Stress „fertig wird". Bei Menschen, die belastende Ereignisse nicht oder nur schlecht verarbeiten können, wird dies z. B. anhand der sog. **Belastungsreaktion** sichtbar. Sie ist von kurzer Dauer und setzt meist nur Minuten bis wenige Stunden nach dem Einwirken der Stressoren ein (▶ Tab. 1.2). Eine Belastungsreaktion äußert sich typischerweise durch Aktivitätsüberschuss, starke emotionale Anspannung (sichtbar in Form von Schreien, Weinen oder übertriebenem Lustigsein als Verdrängungsreaktion), auffallenden Rededrang, Erschöpfungszustand oder Einschlafprobleme.

Wenn solche Belastungsreaktionen auftreten, ist es sinnvoll, den Stress durch Stressbewältigungsstrategien zu verarbeiten (S. 28). Wenn dies nicht gelingt oder weitere Stressoren hinzukommen, besteht die Gefahr einer **posttraumatischen Belastungsstörung (PTBS)**.

! Merken Posttraumatische Belastungsstörung (PTBS)

Eine PTBS ist eine verzögerte Reaktion des Organismus auf unverarbeitete Situationen und Stressoren. Sie löst beim Betroffenen oft das Gefühl der Ausweglosigkeit und Verzweiflung aus.

Tab. 1.2 Nicht beeinflussbare und beeinflussbare Stressoren im Rettungsdienst

nicht beeinflussbare Stressoren	beeinflussbare Stressoren
Alarmierung	Hunger
Art des Einsatzes	Müdigkeit
Anfahrt zur Einsatzstelle	fehlendes Fachwissen
Situation vor Ort	mangelnde Kompetenz
besondere Gefahren (Feuer, Absturz …)	Hilflosigkeit
Kollegen	Kontrollverlust
Angehörige	
Zuschauer	
Vorgesetzte	

Eine PTBS kann mehre Monate andauern. Wenn die PTBS behandelt wird, ist eine vollständige Heilung jedoch sehr wahrscheinlich. Auch im Rettungsdienst nehmen die posttraumatischen Belastungsstörungen zu. Die Berufsgenossenschaften und Unfallkassen behandeln die **PTBS als Psychotrauma wie einen Arbeitsunfall** und übernehmen daher bei entsprechender Unfallmeldung die Kosten für eine psychotherapeutische Behandlung.

📱 RETTEN TO GO

Grundhaltung und Humanfaktoren

Zur positiven **Grundhaltung des RS** gehören Wertschätzung des Patienten, Empathie für ihn und seine Situation (Einfühlungsvermögen), Glaubwürdigkeit und Verschwiegenheit (RS haben gemäß § 201 StGB **Schweigepflicht**).

Als **Humanfaktoren** („menschliche Faktoren") bezeichnet man die „**typisch menschlichen Eigenschaften**", die das Handeln des Einzelnen und seine Reaktionen auf Umgebung und Mitmenschen bestimmen. Hierzu gehört u. a. die **Stressreaktion** des Einzelnen:

- Die **physiologische, positive Stressreaktion (= Eustress)** endet mit einer Erholungsphase: Der Körper „tankt auf", er erneuert verbrauchte Ressourcen.
- Bei der **pathologischen Stressreaktion (= Disstress)** tritt die Überlastung an die Stelle der Erholung mit der möglichen Folge „**posttraumatische Belastungsreaktion (PTBS)**" (= verzögerte Reaktion des Organismus auf unverarbeitete Situationen und Stressoren). Die Berufsgenossenschaften und Unfallkassen behandeln die **PTBS als Psychotrauma wie einen Arbeitsunfall** und übernehmen die Kosten für eine psychotherapeutische Behandlung.

Team Resource Management (TRM) und Crisis Resource Management (CRM)

Team Resource Management (TRM) und Crisis Resource Management (CRM) befassen sich mit den „nichttechnischen Fähigkeiten" der einzelnen Mitarbeiter in Hochrisikobereichen, den sog. „**Soft Skills**". TRM und CRM beschreiben also, wie sich diese Fähigkeiten (diese Humanfaktoren) des Einzelnen auf die Kommunikation und Interaktion innerhalb eines Teams auswirken.

Ob TRM und CRM erfolgreich sind oder nicht, hängt von verschiedenen Faktoren ab, die wichtigsten sind: **Kommunikation**, **Teamarbeit** und **Fehlermanagement**. Diese Faktoren sind eng miteinander verzahnt. Wenn alle im Team wissen, wie erfolgreiche Kommunikation aussieht und wie wichtig sie in Krisensituationen ist, wird auch die Teamarbeit erfolgreicher sein. Ebenso positiv wirkt es sich auf die Teamarbeit aus, wenn alle Teammitglieder die Hauptursachen von Fehlern kennen und wissen, wie mit Fehlern umzugehen ist.

Kommunikationsmodelle

Im Bereich der Teamkommunikation sind daher Kenntnisse von Kommunikationsgrundlagen und -modellen notwendig. Zwei **grundlegende Kommunikationsmodelle** sind das nachrichtentechnische Modell nach Shannon und Weaver sowie das Modell der 4 Seiten einer Nachricht nach Schulz von Thun.

Abb. 1.3 Nachrichtentechnisches Kommunikationsmodell nach Shannon und Weaver.

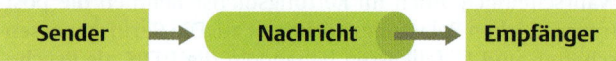

Nach diesem Modell besteht Kommunikation aus 3 Komponenten: Sender, Übertragungskanal und Empfänger.

Nachrichtentechnisches Modell nach Shannon und Weaver • Nach diesem Modell besteht Kommunikation aus 3 Komponenten – einem **Sender**, dem **Übertragungskanal** und dem **Empfänger** (▶ Abb. 1.3). Dabei schickt der Sender eine Nachricht über einen Übertragungskanal zum Empfänger. Am nachrichtentechnischen Modell lassen sich gleichzeitig grundlegende Störungen der Kommunikation erklären. So ist eine erfolgreiche Kommunikation nur dann möglich, wenn die Nachricht von Sender und Empfänger mit einem identischen Zeichensatz kodiert und dekodiert wird und die Übertragung der Nachricht fehlerfrei ist. Ursachen für eine fehlerhafte Kodierung oder Dekodierung können Sprachbarrieren, wie das Verwenden der medizinischen Fachsprache, sein. Als **Beispiel für eine fehlerhafte Übertragung** der Nachricht dient der Funkverkehr im Rettungsdienst. Ist der Funkverkehr gestört, kann dies zur Folge haben, dass nur Teile einer Nachricht empfangen werden.

Kommunikationsmodell der 4 Seiten einer Nachricht nach Schulz von Thun (1981) • Dieses Modell geht davon aus, dass eine Nachricht 4 Aspekte oder eben Seiten hat (▶ Abb. 1.4) die von Sender und Empfänger unterschiedlich wahrgenommen werden können. Im Einzelnen sind dies:

- **Sachinhaltsseite:** Dies ist die eigentliche Information, die übermittelt wird.
- **Beziehungsseite:** In der Nachricht gibt der Sender auch Informationen preis, die sein Verhältnis zum Empfänger der Nachricht beschreiben.
- **Appellseite:** Sie beschreibt, inwiefern der Sender der Nachricht den Empfänger zu beeinflussen versucht.
- **Selbstoffenbarungsseite:** Hier gibt der Sender Informationen über sich preis, wie z. B. eigene Gefühle oder Absichten.

Ein Beispiel für die **4 „Ohren"**, mit denen man eine Nachricht aufnimmt: Folgender Nachrichteninhalt ergibt sich aus dem Satz „Herr Müller hat den RTW nicht gereinigt" (Chef zu Mitarbeiter, Herrn Müller):

- Sachinhalt: Der RTW ist nicht gereinigt.
- Beziehungsebene: Ich bin der Vorgesetzte, du der Mitarbeiter (Chef wünscht, dass Aufträge ausgeführt werden).
- Appell: Mach das nächste Mal den RTW sauber!
- Selbstoffenbarung (Chef): Ich fühle mich in meiner Autorität übergangen.

Herr Müller oder der Leser dieser Nachricht wird die Aussage des Chefs primär nur auf einem dieser 4 „Ohren" hören.

Kommunikationskanäle

Darüber hinaus ist bekannt, dass Kommunikation aus 3 Anteilen oder Kommunikationskanälen besteht, den **verbalen Anteilen** (also aus dem, was tatsächlich gesprochen wird) sowie den nonverbalen und den paraverbalen Anteilen. Der **nonverbale Kommunikationsanteil** beschreibt alles, was nicht in Worten (nicht verbal) ausgedrückt wird, also die Körpersprache (Mimik, Gestik) und die Körperhaltung (aufrecht, gebückt etc). Der **paraverbale Anteil** umfasst die

Abb. 1.4 Kommunikationsmodell der 4 Seiten einer Nachricht nach Schulz von Thun.

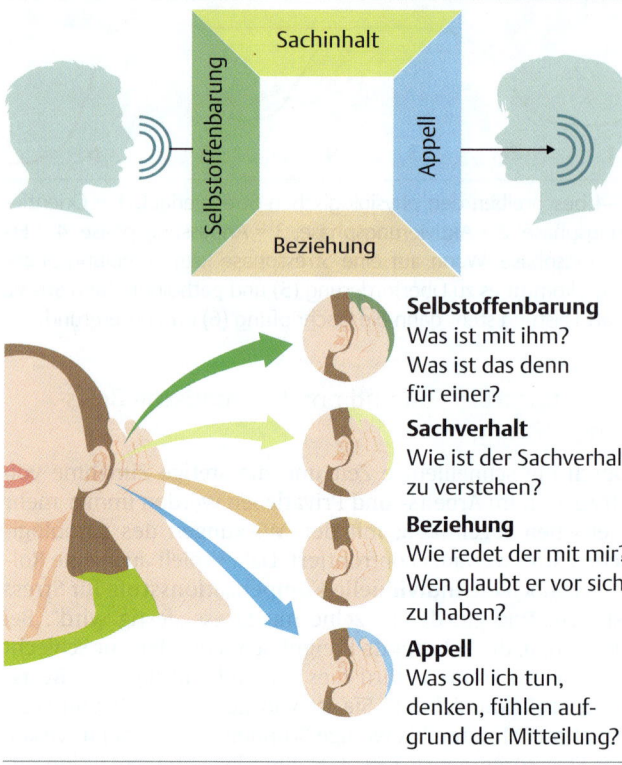

Selbstoffenbarung
Was ist mit ihm?
Was ist das denn
für einer?

Sachverhalt
Wie ist der Sachverhalt
zu verstehen?

Beziehung
Wie redet der mit mir?
Wen glaubt er vor sich
zu haben?

Appell
Was soll ich tun,
denken, fühlen aufgrund der Mitteilung?

Das Kommunikationsmodell von Schulz von Thun geht davon aus, dass jede Nachricht 4 Seiten oder Aspekte hat, die Sender und Empfänger unterschiedlich wahrnehmen können. *Abbildung: Julia Böger*

stimmlichen Aspekte der Sprache, also Lautstärke, Betonung und Sprechgeschwindigkeit. Dabei wird den nonverbalen und paraverbalen Kommunikationsanteilen ein höherer Stellenwert eingeräumt als dem gesprochenen Wort. Beide wirken vorrangig auf der Appell-, Beziehungs- und Selbstoffenbarungsebene einer Nachricht. Der Sender übermittelt sie meist **unbewusst** an den Empfänger. Sofern die nonverbal und paraverbal gesendeten Aspekte mit der verbal vermittelten Nachricht übereinstimmen, bekräftigen sie den Sachinhalt der Nachricht, die Nachricht ist in sich stimmig (kongruent). Stimmt der verbale (gesprochene) Inhalt nicht mit den nonverbalen und paraverbalen Anteilen überein, ist die Nachricht nicht in sich stimmig (inkongruent). Die nonverbalen und paraverbalen Kommunikationsanteile bekommen dann eine größere Bedeutung als die verbal übermittelte Nachricht. Bei inkongruenten Nachrichten ist die Gefahr groß, dass der Empfänger die Botschaft fehlerhaft dekodiert, also nicht so, wie der Sender sie verstanden haben möchte. Dies führt schnell zu Missverständnissen.

„Closing-Loop"-Strategie in Krisensituationen

Neben dem Wissen über die Grundlagen der Kommunikation ist es notwendig, dass alle Teammitglieder Möglichkeiten der eindeutigen, gezielten **Kommunikation in Krisensituationen** kennen. Eine solche Möglichkeit ist die „Closing-Loop"-Strategie. Beim „Closing Loop" (▶ Abb. 1.5) gibt der Empfänger wieder, welche Information bei ihm eingegangen ist. Der Sender der Information erhält dadurch eine Rückkopplung, ob die Information vom Empfänger korrekt empfangen und verarbeitet wurde. Ziel des „Closing Loop" ist es, Kommunikationsfehler zu minimieren, also so weit wie möglich zu verhindern.

Abb. 1.5 „Closing-Loop"-Strategie.

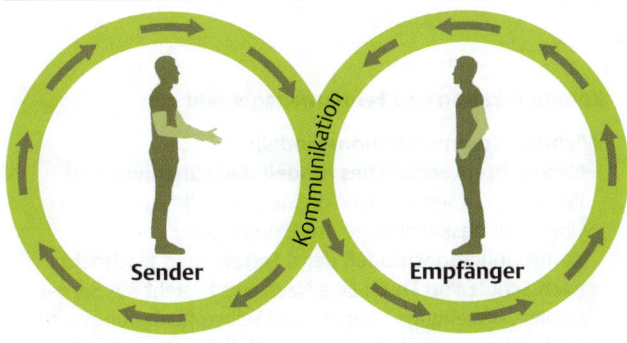

Die Closing-Loop-Strategie ist eine Möglichkeit der gezielten Kommunikation in Krisensituationen. Der Empfänger sagt, welche Information bei ihm eingegangen ist, der Sender erhält dadurch sofort eine Rückmeldung, ob seine Botschaft richtig angekommen ist.

Teamarbeit

Hauptbestandteil von TRM und CRM ist jedoch die **Teamarbeit** selbst. Bei der Arbeit im Team ist genau festgelegt, wer welche Rolle hat und welche Aufgaben er übernimmt (definierte Rollen- und Aufgabenverteilung). Teamarbeit ist also ein Managementwerkzeug, um eine Aufgabe zusammen optimal zu erledigen.

Rollen und Aufgaben werden so verteilt, dass **die speziellen Fähigkeiten der einzelnen Teammitglieder effektiv genutzt werden**, z. B. beim Notfalleinsatz: Der Notarzt kann gut intubieren, der Notfallsanitäter beherrscht den i. v.-Zugang perfekt, aber auch Alternativen zur Intubation, der Rettungssanitäter beherrscht das Ankleben der Elektroden für das EKG perfekt und weiß, dass der Verunfallte schnell in die Klinik muss, er kennt außerdem alle „Schleichwege" ins Klinikum.

Schlechtes Management wäre jetzt: Der Notarzt versucht 5 min lang zu intubieren und lässt sich nicht helfen. Die EKG-Elektroden klebt der Notfallsanitäter auf, obwohl der Rettungssanitäter das genauso gut kann. Der Rettungssanitäter assistiert stattdessen dem Notarzt bei der Intubation, hat damit aber kaum Erfahrung.

Gutes Management wäre dagegen: Der Notarzt hat Probleme bei der Intubation, der Notarzt/NFS/oder RS erkennt das, kommuniziert das Problem, sodass der NFS einen alternativen Atemweg (Larynxmaske) vorbereitet und selbst legt oder dem Notarzt assistiert. Gleichzeitig klebt der RS die EKG-Elektroden auf und teilt mit, wann die Ableitung komplett ist, damit das EKG ausgewertet werden kann. Alle oder zumindest einer im Team erkennt die Zeitnot des Notfallpatienten und kommuniziert, dass der Patient eine Therapie in der Klinik braucht und Zeitverlust (durch Behandlung am Notfallort) unbedingt zu vermeiden ist. Der RS fährt los, während NFS und Notarzt auf der Fahrt ins Klinikum den Patienten weiterversorgen.

Fehlermanagement

Dritter Bestandteil von TRM und CRM ist das Fehlermanagement. Es dient dazu, Ursachen von Fehlern zu erkennen und zu verstehen. Gleichzeitig kann das Team Strategien erarbeiten, mit denen sich Fehlhandlungen bewältigen oder von vornherein vermeiden lassen. Es ist mehrfach wissenschaftlich belegt, dass 70 % der Fehlerursachen in der Medizin im Bereich der Humanfaktoren zu suchen sind.

Tab. 1.3 CRM-Leitsätze

Leitsatz	Beschreibung
1.	Kenne Deine Arbeitsumgebung.
2.	Antizipiere und plane voraus.
3.	Hilfe anfordern, lieber früh als spät.
4.	Übernimm die Führungsrolle oder sei ein gutes Teammitglied.
5.	Verteile die Arbeitsbelastung (10 s für 10 min).
6.	Mobilisiere alle verfügbaren Ressourcen (Personen und Technik).
7.	Kommuniziere sicher und effektiv – sage, was Dich bewegt.
8.	Beachte und verwende vorhandene Information.
9.	Verhindere und erkenne Fixierungsfehler.
10.	Habe Zweifel und überprüfe genau („double check", nie etwas annehmen).
11.	Verwende Merkhilfen und schlage nach.
12.	Reevaluiere die Situation immer wieder (wende das 10-Sekunden-für-10-Minuten-Prinzip an).
13.	Achte auf gute Teamarbeit – andere unterstützen und sich koordinieren.
14.	Lenke Deine Aufmerksamkeit bewusst.
15.	Setze Prioritäten dynamisch.

nach Rall M, Gaba DM. Human Performance and Patient Safety: in Miller's Anaesthesia 6. Auflage, S. 3 021–3 072. © Elsevier 2005

CRM-Grundsätze • Um Teamarbeit erfolgreich zu gestalten und Fehler zu vermeiden, wurden 15 CRM-Grundsätze definiert (▶ Tab. 1.3).

Fehlerkettenmodell • Im Fehlerkettenmodell nach Reason (▶ Abb. 1.6) wird sichtbar, dass erst sog. „latente (verborgene) Vorbedingungen", wie z. B. eine fehlende Vorbildung, eine aktive Fehlhandlung verursachen. **Latente Bedingungen** beschreiben Fehler und Schwachstellen innerhalb einer Organisation oder innerhalb definierter Prozessabläufe. Das Fehlerkettenmodell zeigt außerdem, dass Fehler nur dann entstehen, wenn die Abwehrkomponenten versagen. Erkennt der Einzelne oder ein Mitglied eines Teams das Entstehen eines aktiven Fehlers, so kann er durch den Einsatz seiner „Humanfaktoren" (Erfahrung, Wissen, Fertigkeiten) den Fehler korrigieren, ohne dass der Fehler einen negativen Einfluss auf nachfolgende Ereignisse hat, vgl. das Beispiel „gutes Management" (S. 27).

Das 10-Sekunden-für-10-Minuten-Prinzip • In Hochrisikobereichen, besonders in der Medizin, muss man schnell auf sich verändernde Situationen reagieren können. Dies leistet das sog. 10-Sekunden-für-10-Minuten-Prinzip.

Abb. 1.6 Fehlerkettenmodell nach Reason.

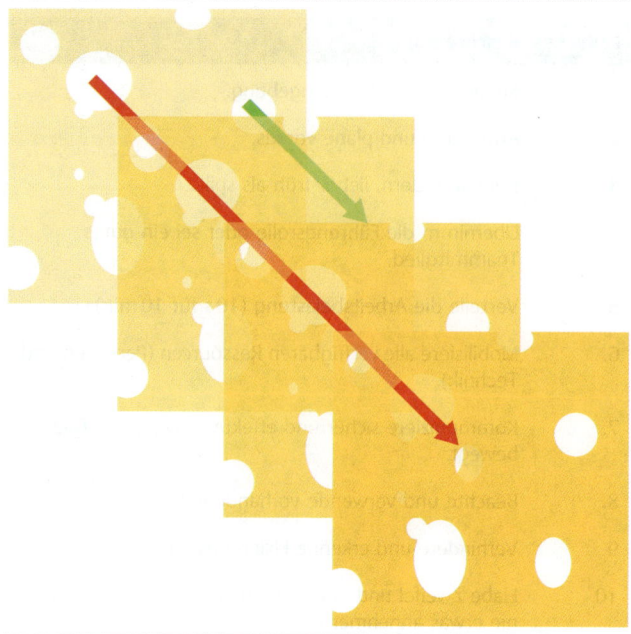

Das Modell zeigt, dass Fehler erst dann entstehen, wenn es, z. B. innerhalb eines Ablaufs, Schwachstellen gibt und gleichzeitig die Abwehrkomponenten versagen. Dies verdeutlicht der rote Pfeil, der, ungebremst, durch alle „Käsescheiben" des Modells hindurchgeht.

! Merken 10-Sekunden-für-10-Minuten-Prinzip

Das 10-Sekunden-für-10-Minuten-Prinzip besagt, dass man innerhalb von 10 s alle möglichen Handlungsschritte und alle evtl. Komplikationen bespricht, die in den nächsten 10 min relevant sind. Dabei sollte das 10-Sekunden-für-10-Minuten-Prinzip immer zu Beginn einer kritischen Situation oder bei negativen Veränderungen während der kritischen Situation angewendet werden.

Ein **Beispiel:** Der NAt/NFS hat Probleme, den Patienten zu intubieren. 10-for-10 bedeutet: Das Team oder einer im Team wird sich der Situation bewusst und teilt dies dem restlichen Team mit. Er „fordert" eine kurze Lagebesprechung ein. Alle werden sich der Situation der schwierigen Intubation bewusst. Innerhalb von 10 Sekunden werden jetzt alle Handlungsoptionen und Möglichkeiten (inkl. Risiken) besprochen und klare Aufgaben verteilt. Das Team/der Teamführer entscheidet folgendermaßen:

- Der Notarzt unternimmt einen weiteren Intubationsversuch, vorher wird der Patient erneut mittels O_2 und Beatmungsbeutel präoxygeniert.
- Der NFS bereitet gleichzeitig eine Alternative zur Atemwegssicherung (Larynxtubus/-maske) vor.
- Der RS informiert die aufnehmende Klinik über den Zustand des Patienten und bereitet gleichzeitig den Transportbeginn mit dem RTW vor.
- Gleichzeitig werden folgende Risiken/Alternativen besprochen: Funktioniert die Intubation erneut nicht, besteht das Risiko einer Hypoxie, der Patient wird dann erneut mittels Beatmungsbeutel und O_2 beatmet. In der Zeit wird dann der Larynxtubus vorbereitet. Ist auch diese Form der Atemwegssicherung unmöglich, muss der Patient entweder mittels Beatmungsbeutel weiterbeatmet werden oder der Notarzt entscheidet sich für eine chirurgische Atemwegssicherung (Koniotomie). Diese muss er in diesem Fall beherrschen.

RETTEN TO GO

Kommunikation und Fehlermanagement

Wichtige Kommunikationsmodelle
- **Nachrichtentechnisches Modell nach Shannon und Weaver:** Ein Sender schickt eine Nachricht über einen Übertragungskanal zu einem Empfänger.
- **Kommunikationsmodell der 4 Seiten einer Nachricht nach Schulz von Thun:** Eine Nachricht besteht aus Sach-inhalts-, Beziehungs-, Appell- und Selbstoffenbarungsseite.

„Closing-Loop"-Strategie: in **Notfallsituation** bewährt, um Kommunikationsfehler zu vermeiden: Der Empfänger wiederholt, welche Information bei ihm eingegangen ist, damit der Sender weiß, ob der Empfänger alles richtig verstanden hat (Rückkoppelung).

Das **Fehlerkettenmodell nach Reason** zeigt, dass Fehler erst entstehen, wenn 2 Faktoren zusammenwirken: Schwachstellen (innerhalb einer Organisation oder eines Arbeitsablaufs) und Versagen der Abwehrkomponenten.

Um Fehler zu vermeiden, haben Rall und Gaba 15 **„CRM-Grundsätze"** definiert. Dazu gehört die Verteilung der Arbeitsbelastung durch das sog. **10-Sekunden-für-10-Minuten-Prinzip:** Innerhalb von 10 s werden alle möglichen Handlungsschritte und alle evtl. Komplikationen besprochen, die in den nächsten 10 min von Bedeutung sind.

1.4.3 Stressbewältigung und Psychohygiene

Um Stressreaktionen zu verarbeiten und posttraumatischen Belastungsreaktionen vorzubeugen (S. 25), muss man Möglichkeiten der Stressbewältigung kennen und nutzen können. Um Stress im Einsatzdienst vorzubeugen, ist außerdem die sog. Psychohygiene wichtig.

Möglichkeiten der Stressbewältigung

Zu Kompensation und Bewältigung von Stress gibt es 3 mögliche Strategien – die schützende, die öffnende und die stabilisierende Bewältigungsstrategie.

Schützende Stressbewältigungsstrategie

Die schützende Bewältigungsstrategie beginnt bereits vor einer möglichen Stressreaktion mit der **mentalen (geistigen) Vorbereitung** auf das anstehende Ereignis und einer positiven Selbstanleitung: „Ich schaffe das schon." Gleichzeitig beinhaltet diese Art der Stressbewältigung, dass der Betroffene sich bewusst macht, dass es im Rettungsdienst Situationen gibt, die er nicht beeinflussen kann und in denen er an seine Leistungsgrenzen kommt, also letztlich nicht mehr helfen kann. Ein Beispiel: Ein Kind hat einen Verkehrsunfall, evtl. mit schwersten Verletzungen. Der Rettungsdienstmitarbeiter sollte sich bewusst machen, dass er diese Tatsache nicht ändern kann. Dies bewahrt ihn auch davor, sich allzu große „Vorwürfe" zu machen, wenn die rettungsdienstliche Versorgung keinen Erfolg hat.

Durch eine rationale Betrachtung der Situation beginnt die subjektive Distanzierung zum Erlebten. Durch das Aneignen von Berufsjargon und „schwarzem" Humor erfolgt eine weitere Distanzierung. Diese Art der Stressbewältigung wird im Rettungsdienst meist in Form von Zynismus sichtbar.

Öffnende Stressbewältigungsstrategie

Die öffnende Bewältigungsstrategie hilft, das Erlebte zu verarbeiten und zu verinnerlichen. Dabei wird das Erlebte in Form von **Einsatznachgesprächen** verarbeitet. Dem Betroffenen ist es so möglich, Stress im Gespräch mit Kollegen zu verarbeiten.

Stabilisierende Stressbewältigungsstrategie

Die stabilisierende Bewältigungsstrategie wird oft **nach Extremsituationen** eingesetzt. Sie hilft dem Betroffenen, zur Normalität zurückzukehren, indem er versucht, die Sinnhaftigkeit der belastenden Situation für sich zu erkennen. Darüber hinaus besteht die Möglichkeit, durch gezielte Ablenkung (z. B. körperliche Aktivität) zur Normalität zurückzukehren.

Psychohygiene

Psychohygiene beschäftigt sich mit der **Gesundheit der Seele (Psyche)**. Grundsätzlich gilt, dass nur eine stabile Psyche Stress bewältigen und Folgeerkrankungen von Stress (S. 25) verhindern kann. Zu den **Faktoren**, die **die seelische Gesundheit fördern**, gehört z. B. ein intaktes soziales Umfeld. **Soziale Kontakte** können Stress ausgleichen, indem sie Ablenkung vom Arbeitsalltag bieten und in psychischen Extremsituationen Halt geben. Eine gesunde Psyche ist zudem untrennbar mit einer gewissen körperlichen Fitness verbunden. Die viel zitierte lateinische Redewendung „Mens sana in corpore sano" – „Ein gesunder Geist in einem gesunden Körper" – besagt genau dies. Je besser die körperliche Kondition ist, desto weniger können Stressfaktoren im Arbeitsleben körperliche Symptome wie z. B. Rückenschmerzen verursachen.

Darüber hinaus tragen eine **gute Ausbildung**, eine **angenehme Form der Zusammenarbeit im Team** sowie eine **gute Teamführung**, d. h. ein gutes Management (S. 27), in Stresssituationen dazu bei, dass auf den Einzelnen weniger Stressoren einwirken. Denn eine angenehme Arbeitsatmosphäre im Team wirkt sich nicht nur positiv auf das Gefühl der eigenen Kompetenz aus, sondern trägt auch dazu bei, dass man in Stresssituationen Verständnis füreinander hat. Gleichzeitig verhindern gute Teamkommunikation und gute Arbeit Fehler und vermindern auf diese Weise ebenfalls Stress.

RETTEN TO GO

Stressbewältigung und Psychohygiene

Es gibt verschiedene **Möglichkeiten der Stressbewältigung**:
- **Schützende Stressbewältigungsstrategie:** mentale (geistige) Vorbereitung im Voraus, also vor der zu erwartenden Stresssituation und positive Selbstanleitung: „Ich schaffe das schon."
- **Öffnende Stressbewältigungsstrategie:** Verarbeitung des Erlebten im Nachhinein durch Einsatznachgespräche mit Kollegen.
- **Stabilisierende Stressbewältigungsstrategie:** Versuch, eine Extremsituation im Nachhinein zu verstehen. Darüber hinaus besteht die Möglichkeit, durch gezielte Ablenkung (z. B. körperliche Aktivität) zur Normalität zurückzukehren.

Um Stress im Einsatzdienst vorzubeugen, ist außerdem die sog. **Psychohygiene** wichtig. Sie beschäftigt sich mit der **Gesundheit der Seele (Psyche)**. Grundsätzlich gilt, dass nur eine stabile Psyche Stress bewältigen und Folgeerkrankungen von Stress verhindern kann.

Zu den Faktoren, die **seelische Gesundheit fördern**, gehören z. B. **soziale Kontakte** und eine gewisse **körperliche Fitness**.

2 Organisation des Rettungsdienstes

2.1 Notfallrettung und Krankentransport

2.1.1 Was bedeuten Notfallrettung und Krankentransport?

Definition **Notfallpatient, Notfallrettung und Krankentransport**

*Das Rettungsdienstgesetz definiert **Notfallpatienten** als Kranke oder Verletzte, die sich in Lebensgefahr (vitale Bedrohung) befinden oder bei denen schwere gesundheitliche Schäden zu befürchten sind, wenn sie nicht umgehend medizinische Hilfe erhalten. Die **Notfallrettung** erhält dementsprechend das Leben des Notfallpatienten und vermeidet Gesundheitsschäden. Der **Krankentransport** ist für Kranke, Verletzte oder andere Hilfsbedürftige zuständig, die unter fachgerechter Betreuung befördert werden müssen. Der Rettungsdienst ist in Deutschland Teil des Gesundheitssystems.*

- Gegenstand der **Notfallrettung** ist es, durch organisierte Hilfe Maßnahmen einzuleiten, die das Leben des Notfallpatienten erhalten (Stabilisierung der Vitalparameter) und Gesundheitsschäden vermeiden. Zur Notfallrettung gehört es außerdem, Notfallpatienten transportfähig zu machen und unter fachgerechter Betreuung in eine medizinische Einrichtung zu befördern, die für die weitere Versorgung geeignet ist (Krankenhaus). Der Begriff „Notfallrettung" umfasst auch Hilfe bei psychosozialen Notfällen, in denen die Vitalparameter nicht gestört sind. (z. B. Depressionen mit Suizidabsichten, Schizophrenie, Denkstörungen).
- Der **Krankentransport** ist die organisierte Hilfe für Kranke, Verletzte oder andere hilfsbedürftige Menschen, die evtl. Erste Hilfe benötigen und unter fachgerechter Betreuung befördert werden müssen. Der Arzt hat hier als Grundlage die Richtlinien des Gemeinsamen Bundesausschusses über die Verordnung von Krankenfahrten, Krankentransportleistungen und Rettungsfahrten nach § 92 Abs. 1 Satz 2 Nr. 12 SGB V (Krankentransport-Richtlinien) zu beachten.

Der Krankentransport darf nicht mit Krankenfahrten verwechselt werden. **Krankenfahrten** werden mit öffentlichen Verkehrsmitteln, privaten Kraftfahrzeugen, Mietwagen oder Taxen durchgeführt. Diese Verkehrsmittel verfügen nicht über medizinisch ausgebildetes Fachpersonal oder das Equipment, das nötig ist, um nicht gehfähige Patienten zu transportieren oder evtl. benötigten Sauerstoff zu verabreichen.

Auch der **Intensivtransport** (S. 35) ist ein Bestandteil der Notfallrettung.

2.1.2 Hilfsfristen

Definition **Hilfsfrist**

Die Hilfsfrist ist die Zeitspanne, die zwischen Alarmierung der rettungsdienstlichen Fachkräfte und ihrer Ankunft beim Patienten vergehen darf. Sie beginnt also mit dem Eingang der Notrufmeldung in der Leitstelle und endet mit dem Eintreffen des Rettungsdienstes am Notfallort. Wenn dieser an öffentlichen Straßen/Plätzen gelegen ist und/oder die Anfahrt ohne Schwierigkeiten möglich ist, beträgt die Hilfsfrist je nach Bundesland 8–15 min.

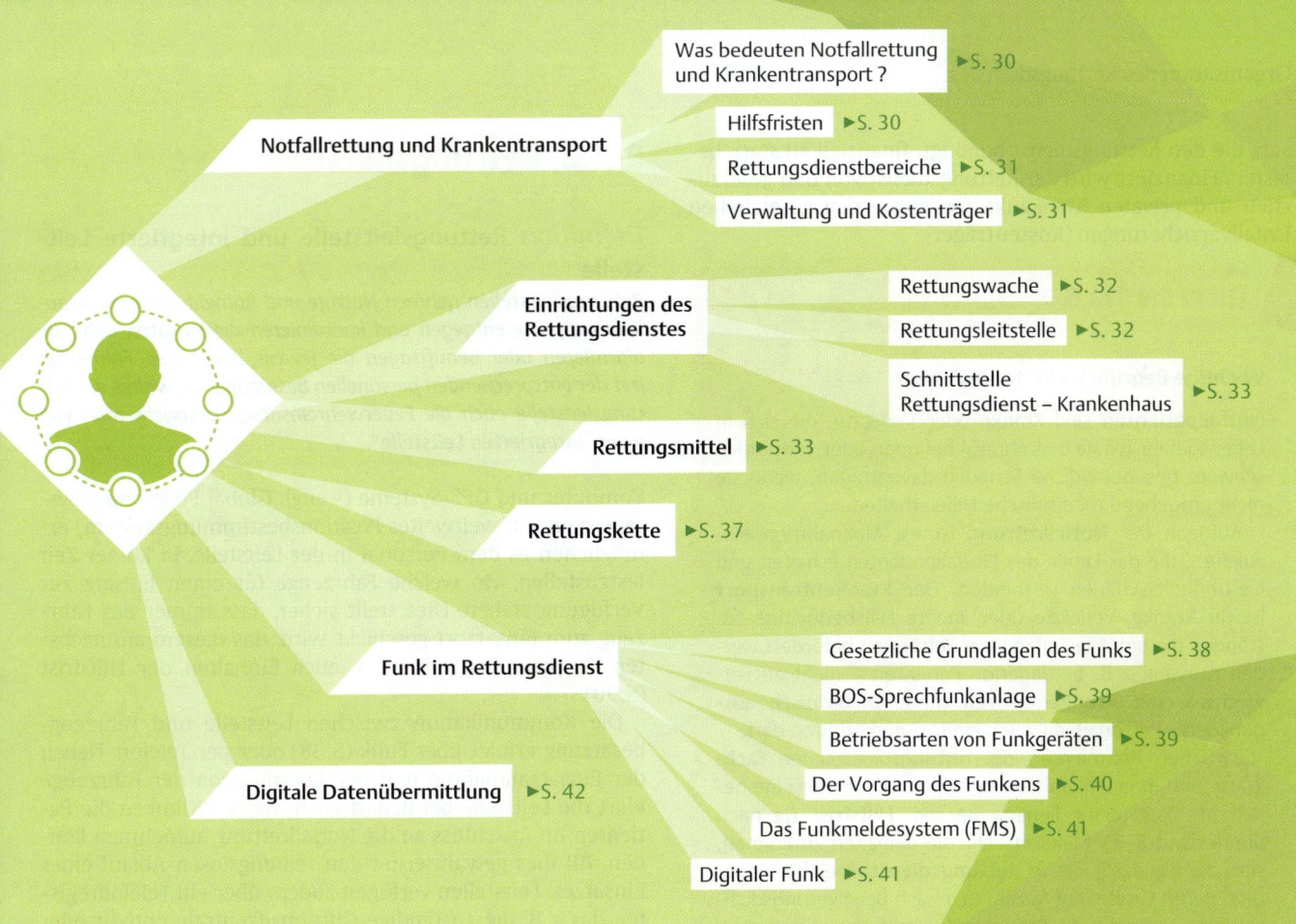

Die Länge dieser Hilfsfrist ist im jeweiligen **Landesrettungsdienstgesetz** geregelt, denn als Teil des Gesundheitssystems fällt der Rettungsdienst in Deutschland in den Verantwortungsbereich der Bundesländer. Das bedeutet, dass die Kommunen, also Landkreise und kreisfreie Städte, Träger des Rettungsdienstes sind. Sie stellen die Vorschriften und Regeln auf, nach denen der Rettungsdienst zu organisieren und durchzuführen ist (Landesrettungsdienstgesetz). Ziel ist die **flächendeckende rettungsdienstliche Versorgung** der Bevölkerung.

Die **Hilfsfrist** lässt sich in „**nicht planbar**" und „**planbar**" einteilen. Nicht planbar ist, wann ein Notfall passiert, wann er beobachtet und ein entsprechender Notruf abgesetzt wird. Sobald der Notruf jedoch in der Leitstelle eingeht, gilt die Hilfsfrist als planbar. So kann die Leitstelle durch gezieltes Abfragen, um welche Art von Notfall es sich handelt, wie viele Personen betroffen sind usw., nach etwa 2 min ein geeignetes Rettungsmittel (z. B. RTW) alarmieren. Dazu entsendet sie immer das nächstgelegene Fahrzeug. Auch das Rettungsdienstteam unterbricht die momentane Beschäftigung auf der Rettungswache und rückt sofort aus. Zur Anfahrt wird der kürzeste Weg gewählt. So lässt sich die Hilfsfrist von max. 15 min planen.

! Merken Hilfsfrist
Die Hilfsfristen müssen bei 95 % aller Einsätze im Jahr eingehalten werden und soll max. 15 min umfassen.

2.1.3 Rettungsdienstbereiche

Um die Hilfsfrist einhalten zu können, ist das Land/sind die Bundesländer in Rettungsdienstbereiche eingeteilt. Größe und Anzahl des einzelnen Rettungsdienstbereiches richten sich danach, wie viele Menschen im jeweiligen Bundesland bzw. im jeweiligen Landkreis oder in der jeweiligen Stadt leben (= Bevölkerungsdichte), und nach der Häufigkeit der dort notwendigen Rettungsdiensteinsätze (= Einsatzzahlen). Wenn sich Bevölkerungsdichte und/oder Einsatzzahlen ändern, muss sich auch die Anzahl der Rettungsdienstbereiche ändern.

2.1.4 Verwaltung und Kostenträger

Innerhalb der Rettungsdienstbereiche ist der **Bereichsausschuss** das maßgebliche Organisations- und Planungsorgan für den Rettungsdienst. Dem Bereichsausschuss obliegt die planerische Sicherstellung der rettungsdienstlichen und notärztlichen Versorgung.

Pro Rettungsdienstbereich gibt es eine bestimmte Menge von Rettungswachen und Rettungsleitstellen; wie viele im Einzelnen, regelt der jeweilige **Rettungsdienstplan.** Die Rettungsleitstellen werden von den **Trägern des Rettungsdienstes**, also den Landkreisen und kreisfreien Städten, errichtet und unterhalten, die Rettungswachen von den jeweiligen **Leistungserbringern**, das sind die Organisationen, die dann Notfallrettung und Krankentransport durchführen, also die geforderte Leistung erbringen. Meist sind dies gemeinnützige Hilfsorganisationen wie das Deutsche Rote Kreuz (DRK), der Arbeiter-Samariter-Bund (ASB), die Johanniter-Unfall-Hilfe (JUH) oder der Malteser Hilfsdienst (MHD). Auch die Feuerwehr kann Leistungserbringer sein. Ehrenamtliche Helfer und Helferinnen unterstützen die rettungsdienstliche Versorgung, z. B. Spezialkräfte der Berg-, Höhen- und Wasserrettung oder der Hundestaffel.

Die **Kosten des Rettungsdienstes** müssen, wie auch die Kosten des Gesundheitswesens insgesamt, sozial tragbar sein, also weder den Staat insgesamt noch die einzelne Person, die den Rettungsdienst benötigt, finanziell zu stark belasten. Finanziert wird der Rettungsdienst von den gesetzlichen und privaten Krankenkassen sowie den gesetzlichen Unfallversicherungen (**Kostenträger**).

RETTEN TO GO

Wichtige Begriffe im Rettungsdienst

Notfallpatienten sind Kranke oder Verletzte, die sich in Lebensgefahr (vitale Bedrohung) befinden oder vermutlich schwere gesundheitliche Schäden davontragen, wenn sie nicht umgehend medizinische Hilfe erhalten.

Aufgabe der **Notfallrettung** ist es, Maßnahmen einzuleiten, die das Leben des Notfallpatienten erhalten und Gesundheitsschäden vermeiden. Der **Krankentransport** ist für Kranke, Verletzte oder andere Hilfsbedürftige zuständig, die unter fachgerechter Betreuung befördert werden müssen, z. B. bettlägerige Patienten – nicht zu verwechseln mit **Krankenfahrten** (ohne medizinisch ausgebildetes Personal), die auch ein Taxi durchführen darf.

Zwischen Alarmierung der rettungsdienstlichen Fachkräfte und ihrer Ankunft beim Patienten darf nur eine bestimmte Zeitspanne liegen, die sog. **Hilfsfrist** (je nach Bundesland 8–15 Minuten). Um sie einhalten zu können, sind die Bundesländer in **Rettungsdienstbereiche** eingeteilt, deren Größe und Anzahl sich nach Bevölkerungsdichte und Häufigkeit der Rettungsdiensteinsätze unterscheidet.

2.2 Einrichtungen des Rettungsdienstes

2.2.1 Rettungswache

Definition **Rettungswache und Lehrrettungswache**
Rettungswachen stellen das Personal und mind. ein Rettungsmittel (i. d. R. den RTW = Rettungswagen, ▶ Abb. 2.1) zur Verfügung, das rund um die Uhr eingesetzt werden kann. Werden an der Rettungswache zusätzlich Notfallsanitäter ausgebildet, bezeichnet man sie als „Lehrrettungswache".

Auf Lehrrettungswachen leitet pädagogisch ausgebildetes Personal Auszubildende und Praktikanten im Einsatz und auf der Wache an. Aufgrund der vielfältigen Tätigkeiten des Rettungsdienstes muss es in einer **Rettungswache** unterschiedliche **Räume** geben:
- eine Garage für die Fahrzeuge, die an das Stromnetz angeschlossen werden müssen (wie z. B. Rettungswagen, weil die medizinischen Geräte wie EKG geladen sein müssen),
- Wasch- und Desinfektionsräume für die Fahrzeuge und die Ausrüstung,
- Lagerraum für Kfz-Zubehör und medizinische Geräte,
- nach Geschlechtern getrennte Umkleideräume, in denen die Dienstkleidung bereitliegt und Duschen möglich ist,
- Sozial- und Ruheräume für die Mitarbeiter zur Entspannung und zum gegenseitigen Austausch,
- Schulungsraum, wenn es sich um eine Lehrrettungswache handelt,
- ein Arbeitszimmer für das Nachbereiten der Einsätze und die Pflege der Protokolle (= Dokumentation).

2.2.2 Rettungsleitstelle

Definition **Rettungsleitstelle und integrierte Leitstelle**
Rettungsleitstellen nehmen Notrufe und Anmeldungen für Krankentransporte entgegen und koordinieren die Einsätze, d. h., sie alarmieren oder beauftragen die jeweils benötigten Fahrzeuge mit der entsprechenden personellen Besatzung. Verwaltet die Rettungsleitstelle auch die Feuerwehreinsätze, so spricht man von einer „integrierten Leitstelle".

Computer und GPS-Systeme (= engl. Global Positioning System, deutsch: weltweites Positionsbestimmungssystem) ermöglichen es dem Personal in der Leitstelle, in kurzer Zeit festzustellen, wo welche Fahrzeuge für einen Einsatz zur Verfügung stehen. Dies stellt sicher, dass immer das Fahrzeug zum Einsatzort geschickt wird, das diesem am nächsten ist (kein Zeitverlust), s. auch Einhalten der Hilfsfrist (S. 30).

Die Kommunikation zwischen Leitstelle und Fahrzeugbesatzung erfolgt über Funk (S. 38) oder per Telefon. Neben der Einsatzaufnahme und der Koordination der Fahrzeuge klärt die Leitstelle bei Bedarf auch, welche Kliniken die Patienten im Anschluss an die Notfallrettung aufnehmen können. All dies gewährleistet den reibungslosen Ablauf eines Einsatzes. Leitstellen verfügen zudem über ein Telefonregister, das z. B. die zuständige Giftnotrufzentrale enthält oder die Telefonnummern der Leitstellen in ganz Deutschland.

!Merken **Rettungsleitstelle**
Eine Rettungsleitstelle muss rund um die Uhr mit Personal besetzt und über Funk oder Telefon erreichbar sein. Nur so kann sie bei Bedarf jederzeit Personal, Fahrzeuge und Geräte (wie z. B. Zusatzmaterial bei Großschadensereignissen oder spezielle Reanimationshilfen oder ein Ersatz-EKG bei technischem Defekt oder Ersatz-Sauerstoff u. a.) an den Notfallort entsenden.

Die Mitarbeiter in Leitstellen haben zusätzlich zur Koordination der Einsätze **administrative** (**verwaltungstechnische**) **Aufgaben** (▶ Tab. 2.1). Dazu gehören Datenspeicherung (gespeichert wird z. B. der Verlauf eines Einsatzes: Wer wurde wann und wohin alarmiert?) und Datenpflege, das Wechseln von Tonbändern (mit Aufzeichnung der eingehenden Anrufe) oder die Verwaltung von Notnummern (z. B. Giftnotrufnummer oder die Nummer vom ärztlichen Notdienst, der Notdienstapotheke, der Stadtwerke bei Stromausfall).

Ein Tag auf der Leitstelle kann sehr anstrengend sein. Wenn z. B. zu Spitzenzeiten die Transportmittel knapp werden, ist dies eine enorme **logistische Herausforderung** für das Personal. Es muss dann u. a. Folgendes klären: Wer muss wann wie verständigt oder alarmiert werden, um auch bei großer Nachfrage nach Fahrzeugen und Personal reibungslose Abläufe zu garantieren und die Hilfsfrist (S. 30) einzuhalten? Um langfristig ein Burnout des Leitstellenpersonals zu vermeiden, ist sog. Gesundheitsmanagement nötig. Dazu gehört es z. B., über Stressmomente zu reden und so Stressoren (Dinge, die Stress auslösen) erkennbar zu machen. Der Spruch „Reden macht frei" ist also wörtlich zu nehmen. Massagen, autogenes Training, genügend Pausen und ein Ausgleich im Privatleben durch Hobbys sind zusätzliche Möglichkeiten, Stress abzubauen.

Tab. 2.1 Aufgaben der Rettungsleitstelle

Entgegennahme eingehender Gespräche	Steuerung von Notfallsituationen	Koordination und Pflege aller Nicht-Notfall-Einsätze
Notrufe entgegennehmen	zuständige Behörden und Einrichtungen (Gesundheitsamt, Krankenhaus usw.) verständigen	Krankentransporte und luftgebundene Rettungsmittel koordinieren
sonstige Gespräche (wie z. B. Auskunft über die jeweils diensthabende Apotheke einholen) führen, entgegennehmen und vermitteln (z. B. an den Notdienst, den Zahnarzt usw.)	Rettungseinsätze lenken	Bettennachweise (welches Krankenhaus hat wie viele Betten?) führen und koordinieren
Auskunft erteilen (gegenüber Hausarzt, Notdienst usw.)	Einsätze im Katastrophenschutz lenken	alle Fahrzeugbewegungen und Einsatzdaten (wie z. B. Name, Adresse, Anrufer ...) dokumentieren und die Daten entsprechend pflegen
Einsatzmittel alarmieren und nachalarmieren	Feuerwehreinsätze lenken	Hausnotruf abwickeln und dokumentieren

2.2.3 Schnittstelle Rettungsdienst – Krankenhaus

Die Schnittstelle Rettungsdienst – Krankenhaus ist die häufigste im Rettungswesen. Zum einen befindet sich der **Notarzt i. d. R. in einem Krankenhaus** (und nur in wenigen Landkreisen auf der Rettungswache) und wird von dort von der Rettungsleitstelle zum Notfallort abgerufen – zum anderen übergibt das Rettungsdienstteam die Notfallpatienten, die in einem Krankenhaus weiterbehandelt werden müssen, der Notfallaufnahme des zuständigen Krankenhauses.

Einsatzindikationen für den Notarzt (Beispiele) • Hierzu gehören u. a. (in Anlehnung an den Indikationskatalog Rheinland-Pfalz, MdI 1999):
- Bewusstseinsstörung (z. B. bei Schädel-Hirn-Trauma, Vergiftung, Apoplex),
- Atemstörung (z. B. bei Asthmaanfall, Lungenödem, Aspiration),
- Kreislaufstörung (z. B. bei Herzinfarkt, Herzrhythmusstörungen, hypertensiver Krise, Schock),
- schwere Verletzung, schwere Blutung oder starke akute Schmerzen (z. B. Amputationen, Verbrennungen, dislozierte Frakturen),
- schwerer Verkehrsunfall etc.

! Merken Notarzt alarmieren
Die Leitstelle wird immer dann einen Notarzt alarmieren, wenn der Notruf eine der Indikationen des jeweiligen Indikationskatalogs beinhaltet. Darüber hinaus kann jedes Rettungsmittel, jeder andere Arzt und jeder Rettungsdienstmitarbeiter einen Notarzt nachalarmieren.

Ein bereits nachalarmierter Notarzt (NA) sollte nie ohne Begründung abbestellt werden. Es ist jedem Notarzt selbst überlassen, ob er (nach entsprechender Rückmeldung durch die Rettungsmittel vor Ort) die Einsatzstelle dennoch anfährt. Juristisch liegt der Sachverhalt so, dass mit dem Zeitpunkt der Alarmierung des Notarztes – sofern es einen behandlungsbedürftigen Patienten gibt – ein **Arzt-Patienten-Vertrag** geschlossen wurde, der nur durch den Arzt, den Patienten oder einen anderen geeigneten Arzt (der vor Ort die Behandlung des Patienten übernimmt) gelöst oder ersetzt werden kann.

 RETTEN TO GO

Einrichtungen des Rettungsdienstes

Der **Rettungsdienstplan** regelt, wie viele Rettungswachen und Rettungsleitstellen es in einem Rettungsdienstbereich gibt. Die **Rettungswachen** stellen das Personal und rund um die Uhr mindestens ein Rettungsmittel zur Verfügung. Auf einer sog. **„Lehrrettungswache"** werden außerdem Notfallsanitäter ausgebildet. **Rettungsleitstellen** nehmen Notrufe und Anmeldungen für Krankentransporte entgegen und alarmieren/beauftragen die jeweils benötigten Fahrzeuge mit der entsprechenden personellen Besetzung. Eine sog. **„integrierte Leitstelle"** verwaltet außerdem die Feuerwehreinsätze.

Die Rettungsleitstellen werden von den **Trägern des Rettungsdienstes** (= Landkreise und kreisfreie Städte) errichtet und unterhalten, die Rettungswachen von den jeweiligen **Leistungserbringern**, also z. B. vom DRK.

Finanziert wird der Rettungsdienst als Teil des Gesundheitssystems von den gesetzlichen und privaten Krankenkassen sowie den gesetzlichen Unfallversicherungen (= Kostenträger).

2.3 Rettungsmittel

2.3.1 Kurzbeschreibung

***Definition* Rettungsmittel**
Für die Versorgung von Notfallpatienten stehen verschiedene Rettungsmittel (Fahrzeuge) zur Verfügung. Sie sind boden- oder luftgebunden, also auf dem Boden oder in der Luft einsetzbar. Alle Rettungsmittel sind entsprechend ihrer Bestimmung eingerichtet. Die DIN-EN-Norm (EN = europäische Norm) 1789 stellt sicher, dass Fahrzeuge eines bestimmten Typs innerhalb Europas immer über die gleiche Ausrüstung zur Versorgung des Patienten verfügen.

Einen Überblick über die am häufigsten anzutreffenden Rettungsmittel gibt ▶ Tab. 2.2.

KTW (Krankentransportwagen)

Der KTW (▶ Abb. 2.1a) ist für den **Transport von „Nicht-Notfall"-Patienten** vorgesehen. Das sind Patienten, die aus

Organisation des Rettungsdienstes

Abb. 2.1 Rettungswagen (RTW) und Krankentransportwagen (KTW).

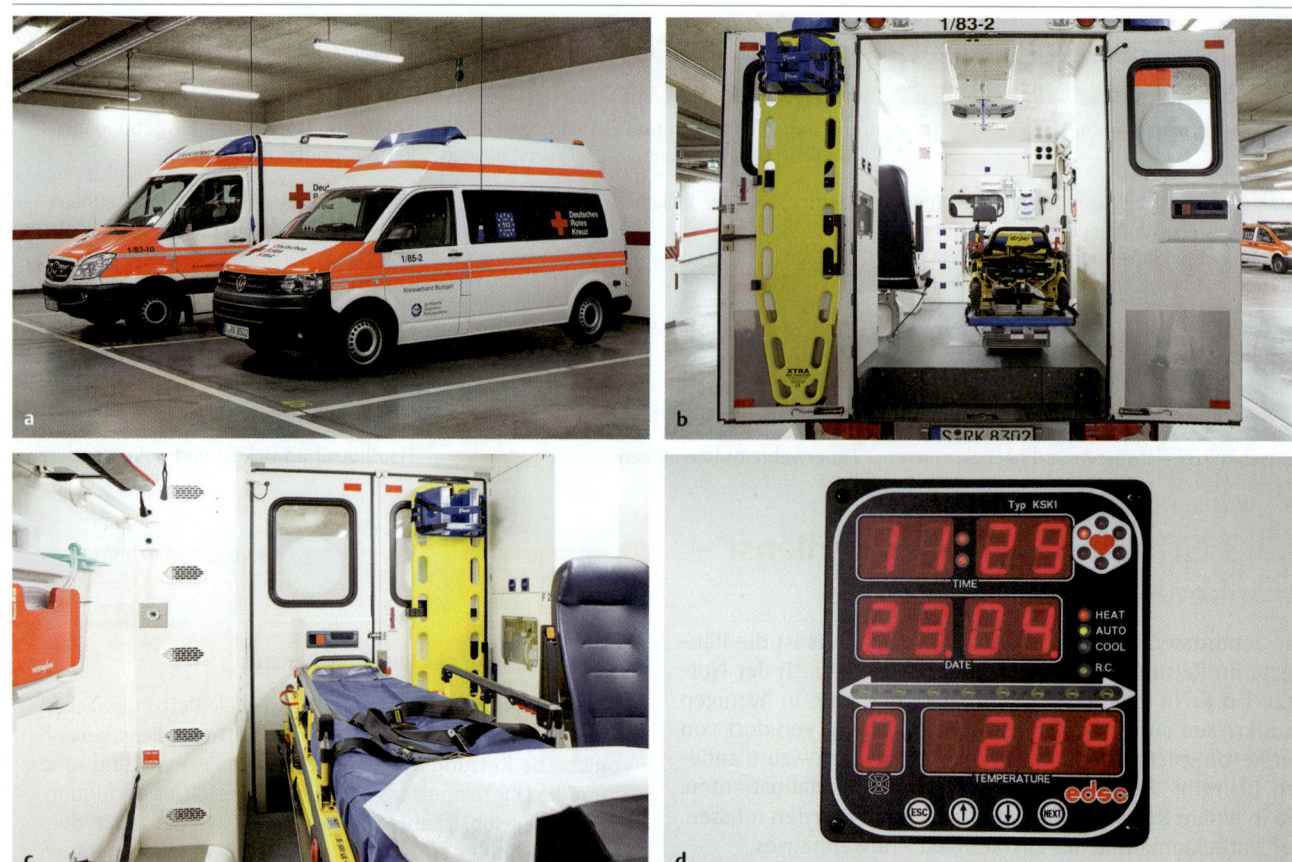

a Der RTW, hinten im Bild, ist größer als der KTW, da mit dem RTW Notfallpatienten transportiert werden (mit dem KTW nicht). Im KTW fehlen auch medizinische Großgeräte, wie z. B. ein EKG.

b RTW mit geöffneter Flügeltür. Die 2-flügelige Tür schafft Raum für das Be- und Entladen von Patienten mithilfe der Fahrtrage. Die Fahrtrage selbst befindet sich auf einem hydraulischen Tisch, der nach hinten ausgefahren und anschließend abgesenkt wird. Auf diese Weise kann das Rettungsdienstpersonal rückenschonend arbeiten.

c Patientenraum eines RTW. Der Patient fährt immer mit dem Kopf voraus, damit das Rettungsdienstpersonal ihn optimal versorgen kann. Hinten an der Tür fehlt der zum Arbeiten notwendige Platz. Neben den Sitzmöglichkeiten für Notfallsanitäter oder Notarzt befinden sich an der Wand Geräte wie EKG, Absaugpumpe oder Beatmungsgerät und Profuser (Spritzenpumpe, mit der man intravenös Medikamente verabreichen kann). Am Fußteil der Trage befindet sich ein Schrank für O_2-Flaschen. Diese müssen gut gesichert transportiert werden.

d Klimaregler im Patientenraum eines RTW. Zusätzlich zur Innentemperatur werden Uhrzeit und Datum angezeigt. So lässt sich z. B. dokumentieren, wann exakt ein Patient intubiert wurde oder eine Geburt erfolgte.

Fotos: Kirsten Oborny

Tab. 2.2 Häufig eingesetzte Rettungsmittel inklusive ihrer Transportkapazität und Besatzung

Rettungsmittel	Krankentransport-wagen (KTW)	Rettungswagen (RTW)	Notarztwagen (NAW)	Notarzteinsatz-fahrzeug (NEF)	Rettungshub-schrauber (RTH)
Patienten-Transportkapazität	1 liegend plus 1 sitzend	1 liegend	1 liegend	0	1 liegend
Besatzung (ist Ländersache; RDG)	1 RS 1 RH/RS	1 RA (ab 2021 1 NFS) 1 RS	1 RA (ab 2021 1 NFS) 1 RS 1 NA	1 RA (ab 2021 1 NFS) 1 NA	1 RA (ab 2021 1 NFS) 1 NA 1 Pilot

RDG = Rettungsdienstgesetz; RS = Rettungssanitäter, RH = Rettungshelfer, RA = Rettungsassistent, NFS = Notfallsanitäter; NA = Notarzt

medizinischen Gründen nicht in der Lage sind, öffentliche Verkehrsmittel, Taxen oder Mietwagen zu benutzen, z. B. weil sie bettlägerig sind oder an ansteckenden Krankheiten leiden (es reicht schon der Verdacht). Hier wird zwischen Typ A1 (Platz für einen Nicht-Notfall-Patienten) und Typ A2 (Platz für mehrere Nicht-Notfall-Patienten) unterschieden.

RTW (Rettungswagen)

Der RTW (▶ Abb. 2.1) ist für die **Erstversorgung und den Transport von Notfallpatienten** vorgesehen (Wiederherstellung/Aufrechterhaltung der Vitalfunktionen). Er ist dementsprechend mit dem notwendigen Material zur ersten medizinischen Versorgung sowie für den Transport ins Kranken-

Abb. 2.2 Rendezvous-System.

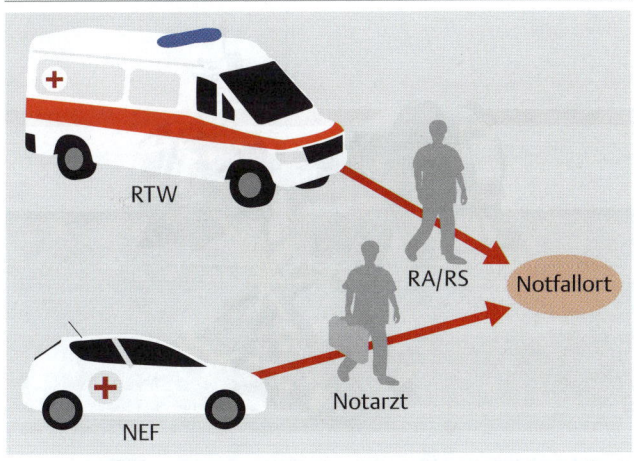

Rettungswagen (RTW) und Notarzteinsatzfahrzeug (NEF) werden parallel alarmiert, fahren getrennt zum Notfallort und treffen sich erst dort (Rendezvous-System). *Nach: Secchi A, Ziegenfuß T. Checkliste Notfallmedizin. Thieme; 2009*

Abb. 2.3 Notarzteinsatzfahrzeug (NEF).

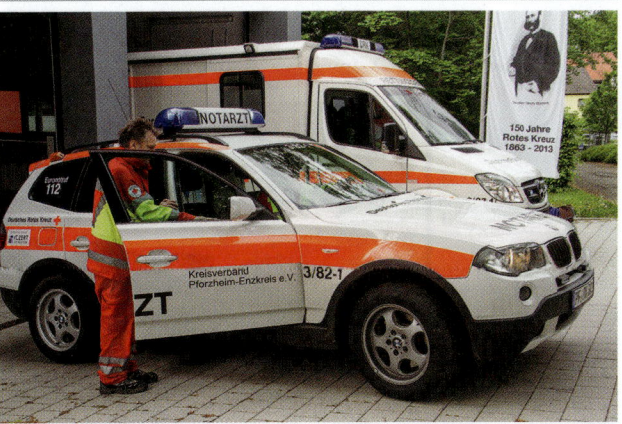

Notfallsanitäter bzw. Rettungsassistenten sind mit dem NEF auf der Rettungswache stationiert. Sie holen den Notarzt von der Klinik ab, um zum Einsatzort zu fahren. Die medizinische Ausstattung befindet sich im Kofferraum des NEF. In einigen Kreisverbänden gibt es z. B. die Regelung, dass der Notarzt Betäubungsmittel (starke Schmerzmedikamente) an den Einsatzort bringt. *Foto: Kirsten Oborny*

haus ausgestattet, also u. a. mit Pflaster, Mullbinden, RR-Messgerät, Pulsoxymeter zum Messen der O_2-Sättigung, EKG, Defibrillator zur Wiederbelebung sowie Transportmaterial wie Schaufeltrage und Schienungsmaterial wie Vakuummatratze. In einem RTW ist genügend Platz vorhanden, um einen Patienten nicht nur auf der Trage liegend zu transportieren, sondern ihn auch von drei Seiten aus zu versorgen, also sowohl vom Kopf aus als auch von beiden Seiten des Körpers.

Notarztwagen (NAW) und Rendezvous-System

Hierbei handelt es sich um einen RTW mit „festem" Notarzt (= **stationäres Notarztsystem**). Dieses System wurde vielerorts zugunsten des sog. **Rendezvous-Systems** von RTW und NEF (= Notarzteinsatzfahrzeug) aufgegeben (▶ Abb. 2.2). Das bedeutet, RTW und NEF werden parallel alarmiert, fahren dann aber getrennt zum Notfallort und treffen sich dort, deshalb „Rendezvous".

Ein solches System kann noch in Großstädten eingesetzt werden, wo es viele Notarzteinsätze gibt. Vorteile sind ein meist eingespieltes Team und eine bekannte Ausstattung. Ein Nachteil ist, dass im Gegensatz zum RTW- und NEF-System hier nur 3 Personen vor Ort sind. Das Haupteinsatzgebiet sind die **Erstversorgung und der Transport von Notfallpatienten**, die vor und/oder während des Transports lebensrettende und erweiterte lebensrettende Maßnahmen durch einen Arzt benötigen. Lebensrettende Maßnahmen sind die Maßnahmen, die sofort nötig sind, um die Vitalfunktionen (Kreislauf, Atmung etc.) des Patienten aufrechtzuerhalten bzw. wiederherzustellen. Erweitert lebensrettende Maßnahmen halten die Vitalfunktionen längerfristig aufrecht. Hierzu gehören u. a. das Legen eines venösen Zugangs oder die Intubation.

Notarzteinsatzfahrzeug (NEF)

Das NEF (▶ Abb. 2.3) ist eine Ausnahme unter den Rettungsmitteln, da es **ausschließlich** den **Notarzt** zum Einsatzort transportiert, aber **keine Patienten** aufnehmen kann. Die inhaltliche Minimalausrüstung (bestimmte Medikamente und medizinische Geräte) sowie ein bestimmtes Fahrwerk oder auch eine gewisse Mindestbeschleunigung regelt die

DIN 75079. Das NEF wurde eingeführt, um den Einsatz eines Notarztes in ländlichen Gebieten flexibler zu gestalten. Der entscheidende Vorteil liegt nicht im schnelleren Transport des Notarztes zur Einsatzstelle, sondern darin, dass der Notarzt einen Patienten vor Ort behandeln und ihn – sofern sich die Vitalfunktion des Patienten stabilisieren – mit dem RTW ins Krankenhaus schicken kann, während er selbst bereits zu einem anderen Notfall an einem anderen Ort fährt.

RETTEN TO GO

Rettungsmittel

Krankentransportwagen (KTW): Transport von „Nicht-Notfall"-Patienten = Patienten, die aus medizinischen Gründen keine öffentlichen Verkehrsmittel, Taxen oder Mietwagen benutzen können, also z. B. weil sie bettlägerig sind oder an ansteckenden Krankheiten leiden (es reicht schon der Verdacht).

Rettungstransportwagen (RTW): Erstversorgung und Transport von Notfallpatienten (Wiederherstellung/Aufrechterhaltung der Vitalfunktionen), größer als der KTW und mit Material für die Erstversorgung von Patienten ausgerüstet.

Notarztwagen (NAW): RTW mit „festem" Notarzt (= **stationäres Notarztsystem**), oft zugunsten des sog. **Rendezvous-Systems** von RTW und NEF (= Notarzteinsatzfahrzeug) aufgegeben = RTW und NEF werden parallel alarmiert, fahren aber getrennt zum Notfallort und treffen sich dort.

Notarzteinsatzfahrzeug (NEF): kann **ausschließlich NA zum Einsatzort transportieren**, aber **keine Patienten** aufnehmen.

Intensivtransportwagen (ITW)

Der sog. Intensivtransportwagen (▶ Abb. 2.4) dient speziell dem Transport von intensivpflichtigen Patienten. Er ist deutlich besser ausgestattet (u. a. mit einem Beatmungsgerät mit vielen Beatmungsmöglichkeiten/-formen) und größer als ein RTW, sodass mit ihm auch ein Intensivbett transportiert werden kann.

Abb. 2.4 Intensivtransportwagen (ITW).

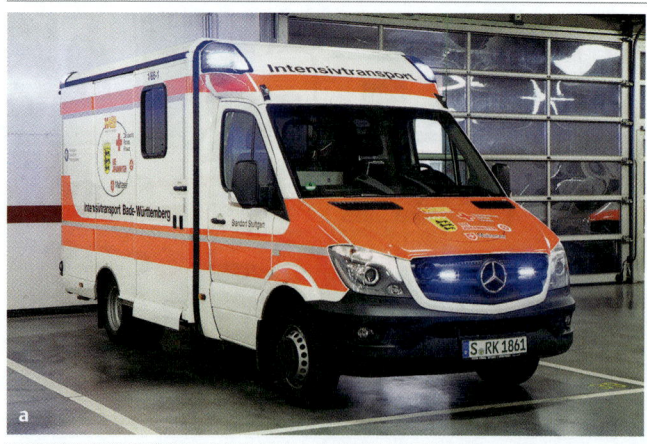
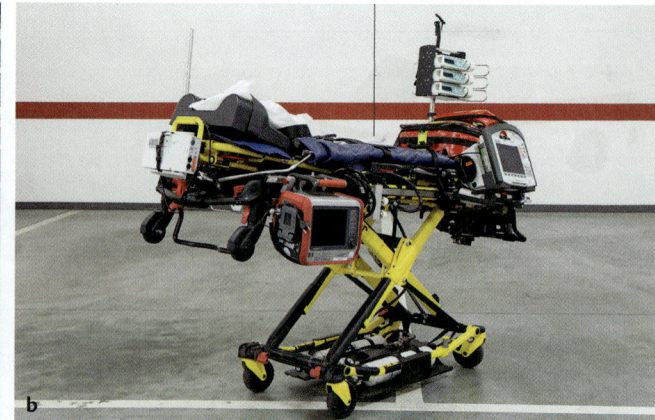

a Rein äußerlich ist der Intensivtransportwagen, bis auf den Schriftzug „Intensivtransport", nicht vom Rettungswagen (RTW) zu unterscheiden. Lediglich die Ausstattung im Innenraum ist anders, da sie speziell auf Intensivpatienten ausgerichtet ist.

b Fahrtrage für Intensivpatienten. An dieser speziellen Fahrtrage können alle Geräte befestigt werden, die nötig sind, um die Vitalfunktionen des Patienten aufrechtzuerhalten. Genügend Sauerstoff auf der Bodenhalterung ermöglicht den Transport von beatmungspflichtigen Patienten von der Intensivstation bis zum Auto.

Fotos: Kirsten Oborny

Schwerlastrettungswagen (S-RTW)

Der Schwerlastrettungswagen ist genauso geräumig wie ein ITW. Mit ihm werden adipöse (fettleibige und damit schwergewichtige) Patienten transportiert. Zu diesem Zweck ist die Fahrtrage im S-RTW mit elektrohydraulischem Antrieb ausgestattet und hat eine besonders große Liegefläche. Davon abgesehen ist die Ausstattung jedoch dieselbe wie die des RTWs.

Rettungshubschrauber und Spezialfahrzeuge

Rettungshubschrauber (RTH): erfordern als luftgebundenes Notarztsystem neben dem NA speziell fliegerisch ausgebildetes Personal. Die wichtigsten Vorteile sind Schnelligkeit und größere Unabhängigkeit von Verkehrs- und Geländebedingungen. Bei Langstrecken und Einsatzstellenerkundung aus der Luft sowie schwer zugänglichen Einsatzstellen ist der RTH von unschätzbarem Wert. Seine Nachteile sind der hohe Geräuschpegel und die räumliche Enge im Inneren des Hubschraubers, die den Zugang zum Patienten erschwert. Außerdem ist der RTH von Wetter und Tageszeit abhängig: Die meisten RTHs können nur auf Sicht fliegen und sind daher nachts und bei schlechtem Wetter nicht einsetzbar.

Bei sog. Großschadenslagen (Hochwasser, Busunglück, Zugentgleisung ...) unterstützen Katastrophenschutz (KatSchutz) und sog. schnelle Einsatzgruppen (SEG) den Rettungsdienst mit **Spezialfahrzeugen**. Sie können mehrere Patienten gleichzeitig transportieren, haben Material zur Absicherung des Notfallortes und v. a. ausreichend Personal dabei.

2.3.2 Rettungsdienstgesetz und Kassenärztlicher Notdienst

An dieser Stelle muss angemerkt werden, dass die einzelnen Bundesländer **unterschiedliche Rettungsdienstgesetze** haben und darin auch eine unterschiedliche Personalausstattung der Rettungsmittel vorgesehen ist.

So ist es z. B. in Rheinland-Pfalz erlaubt, einen geeigneten Rettungssanitäter auf dem NEF einzusetzen, in Thüringen

muss dies mind. ein Rettungsassistent sein. Darüber hinaus erfordern manche Situationen ein Abweichen von der grundsätzlichen Regelung. So sind KTWs grundsätzlich nicht für den Primäreinsatz als Rettungsmittel vorgesehen. Falls jedoch gerade kein anderes geeignetes Rettungsmittel zur Verfügung steht, wird auch ein KTW (evtl. auch nur zur Erst-/Primärversorgung) eingesetzt. Das Gleiche gilt bei einer größeren Schadenslage, bei der auch leicht Verletzte transportiert werden müssen (z. B. Verkehrsunfall mit mehreren Verletzten). Auch dann kann ein KTW eingesetzt werden.

Neben dem Rettungsdienst, der für die Rettung von Notfallpatienten zuständig ist, gibt es noch einen **Kassenärztlichen Notdienst** (oder Vertretungsdienst), der nach Ende der Sprechzeiten in den niedergelassenen Arztpraxen für die Versorgung von Kranken zuständig ist. Tagsüber führen die niedergelassenen Ärzte Hausbesuche durch. Dabei kommt es vor, dass ein Patient so schwer erkrankt ist, dass er zu einer stationären Behandlung (ins Krankenhaus) eingewiesen werden muss. Diese Fahrten werden oft von KTWs erledigt. Bei akuter vitaler Bedrohung (z. B. Gallenkoliken) kann auch ein RTW angefordert werden.

RETTEN TO GO

Spezielle Rettungsmittel

Intensivtransportwagen (ITW): Transport **intensivpflichtiger Patienten**; deutlich besser ausgestattet (u. a. mit Beatmungsgerät) und größer als ein RTW (Transport eines Intensivbetts möglich).

Schwerlastrettungswagen (S-RTW): Transport schwergewichtiger Patienten, Fahrtrage daher mit elektrohydraulischem Antrieb ausgestattet.

Rettungshubschrauber (RTH): luftgebundenes Notarztsystem mit NA und speziell fliegerisch ausgebildetem Personal.

Spezialfahrzeuge: Einsatz bei sog. **Großschadenslagen** (Hochwasser, Busunglück, Zugentgleisung ...); können mehrere Patienten gleichzeitig transportieren, verfügen über ausreichend Personal und Material zur Absicherung des Notfallortes.

2.4 Rettungskette

Definition Rettungskette

Die Rettungskette beschreibt eine bestimmte Reihenfolge von Maßnahmen und Stationen bei der Notfallrettung. Wenn diese Maßnahmen und Stationen optimal aufeinanderfolgen, ist die bestmögliche Versorgung von Notfallpatienten gewährleistet.

Bei der Versorgung von Notfallpatienten kommt es auf das Zeitmanagement an. Um einen reibungslosen Ablauf der Rettungsmaßnahmen zu gewährleisten, wurde die von Friedrich Wilhelm Ahnefeld entwickelte Rettungskette (▶ Abb. 2.5) in den Ablauf der Notfallrettung integriert. Nur wenn alle Glieder dieser Kette ineinandergreifen, können Patienten lückenlos und ohne Zeitverlust versorgt und Folgeschäden und -kosten (langjährige Arbeitsuntauglichkeit, Rehabilitationsmaßnahmen etc.) verhindert werden.

2.4.1 Sofortmaßnahmen

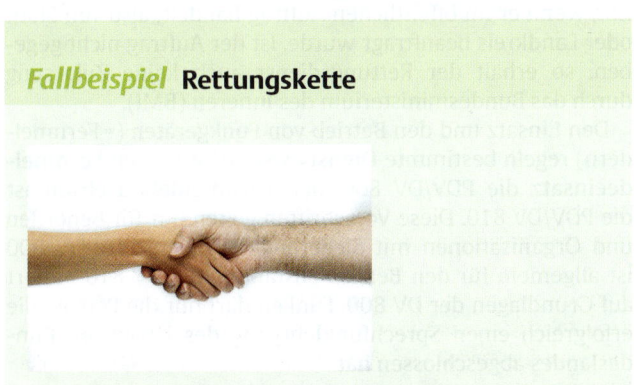

Thieme Verlagsgruppe; Fotograf: Michael Zimmermann

Herr Maier, 72 Jahre alt, und seine Frau haben heute ihre Kinder zum Sonntagsessen eingeladen. Tochter Monika, 49 Jahre alt, kommt etwas früher, um in der Küche zu helfen. Als Herr Maier Kartoffeln schält, fühlt er plötzlich einen Druck auf der Brust und muss sich hinsetzen. Wegen eines solchen Druckgefühls war Herr Maier bereits vor 4 Wochen beim Hausarzt. Dieser verschrieb ihm ein Spray für den Fall, dass die Beschwerden erneut auftreten würden. Heute sind die Beschwerden jedoch anders. Der Druck wird stärker, der Schmerz strahlt in die linke Schulter aus und Herr Maier bekommt panische Angst. Seine Tochter reagiert sofort. Sie öffnet das Fenster und sorgt dafür, dass sich ihr Vater den Pullover auszieht. Danach reicht sie ihm sein Spray. Anschließend wählt sie die Notrufnummer.

Die Sofortmaßnahmen werden von Laienhelfern durchgeführt. Sie können Leben retten! Neben der Lagerung der Patienten oder der Blutstillung gehören dazu auch die Absicherung einer Unfallstelle und die psychische Betreuung.

2.4.2 Notruf

Der Notruf geht bei einer Leitstelle (S. 32) ein. Dort nimmt ihn der sog. Leitstellendisponent entgegen. Bevor der Leitstellendisponent professionelle Hilfe, also medizinisches Fachpersonal an den Notfallort entsendet, fragt er wichtige Informationen ab:

- **Wo** ist der Einsatzort?
- **Was** ist passiert?
- **Wie** viele Verletzte oder Erkrankte gibt es?
- **Welche** Verletzung oder Erkrankung liegt vor?
- **Wer** meldet den Notfall?

Abb. 2.5 Glieder der Rettungskette.

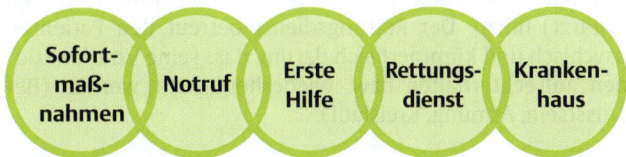

Nur wenn alle Glieder der Rettungskette optimal ineinandergreifen, sind reibungslose und zeitsparende Notfallrettung und Patientenversorgung möglich.

Wenn der Disponent alle diese Informationen abgefragt hat, alarmiert er zunächst die **Helfer vor Ort** (kurz HvO) oder auch „**First Responder**" (engl. wörtlich für die zuerst Reagierenden, also die zuerst eintreffenden Helfer). Ersthelfer können auch Privatpersonen sein.

2.4.3 Erste Hilfe

Es klingelt an der Tür. Frau Maier öffnet und ist sichtlich erleichtert. So schnell hätte sie nicht mit dem Rettungsdienst gerechnet. Die zwei Helfer stellen sich als Helfer vor Ort (HvO) vor und laufen mit ihrem Rucksack und einigen Geräten zu Herrn Maier. Sie messen den Blutdruck und verabreichen Sauerstoff, stellen viele Fragen und beruhigen die Angehörigen.

Die Erste Hilfe durch **Helfer vor Ort** (HvO) nutzt die Zeit, bis der geforderte Rettungsdienst eintrifft (= therapiefreies Intervall). Die eingeleiteten Maßnahmen können das Ergebnis der Behandlung, das sog. „Outcome" (engl. = Ergebnis, Resultat), erheblich verbessern. Die Helfer vor Ort sind fester Bestandteil der Rettungskette und in ganz Deutschland im Einsatz, wobei sie in einigen Bundesländern anders heißen, in Bayern z. B. „Ersthelfergruppen", in Hessen „Voraushelfer".

2.4.4 Rettungsdienst

10 min nach dem Notruf trifft der Rettungsdienst ein. Nach der Übergabe des Patienten durch die HvO übernimmt das Rettungsdienstpersonal die medizinische Versorgung des Patienten. Das Rettungsteam schreibt ein 12-Kanal-EKG („großes EKG", s. ▶ Abb. 9.8) und legt (nach Herrn Maiers Zustimmung) einen venösen Zugang für Medikamente. Der mitalarmierte Notarzt trifft ebenfalls ein. Er stellt die Verdachtsdiagnose „Herzinfarkt" (S. 281) und verabreicht entsprechende Medikamente. Parallel meldet das Rettungsteam den Patienten in einer Klinik an. Nachdem sich Herr Maiers Zustand stabilisiert hat, wird er für den Transport vorbereitet. Dabei arbeiten alle Mitarbeiter Hand in Hand: Die Helfer vor Ort kümmern sich um die psychische Betreuung der Angehörigen, das Rettungsdienstpersonal hebt Herrn Maier auf die Transportliege und platziert ihn im Rettungswagen, der Notarzt informiert die Ehefrau über die aufnehmende Klinik und erklärt auch dem Patienten kurz, welche Untersuchungen im Krankenhaus folgen werden. Danach verabschiedet sich das Rettungsteam und fährt los.

Der Rettungsdienst ist für die **akute Gefahrenabwehr** zuständig. Wenn nötig, zieht er weitere Fachkräfte (z. B. den Notarzt) hinzu. Der Rettungsdienst betreut den Patienten psychisch und kümmert sich darum, dass seine Vitalfunktionen aufrechterhalten bzw. wiederhergestellt werden (Bewusstsein, Atmung, Kreislauf).

2.4.5 Krankenhaus

Die Übergabe des Patienten an ein Krankenhaus (die Zielklinik) ist das letzte Glied der Rettungskette.

Fallbeispiel **Fortsetzung – Rettungskette**

Herr Maier wird in das nächstgelegene Krankenhaus mit integriertem Herzkatheterlabor transportiert. Dort empfängt ihn das klinische Personal, dem Herr Maier durch die Voranmeldung bereits angekündigt wurde. Der Notarzt verabschiedet sich von Herrn Maier, nachdem er das klinische Personal über alle bereits geleisteten Versorgungsmaßnahmen (Pulswerte, RR-Werte, Medikamente, die verabreicht wurden etc.) und Ergebnisse der Anamnese (Allergien und bekannte Vorerkrankungen des Patienten etc.) informiert hat.

 RETTEN TO GO

Rettungskette

Optimale **Reihenfolge von Maßnahmen und Stationen bei der Notfallrettung**, um die bestmögliche Versorgung von Notfallpatienten zu gewährleisten. **„Glieder" der Rettungskette** sind:

- **Sofortmaßnahmen durch Laienhelfer**, z. B. bestimmte Lagerung eines Patienten, können lebensrettend sein.
- Der **Notruf** geht bei einer Leitstelle ein. Dort nimmt ihn der Leitstellendisponent entgegen und sendet medizinisches Fachpersonal an den Notfallort.
- **Erste Hilfe durch Helfer vor Ort** (HvO, auch „Ersthelfergruppe" oder „Voraushelfer", können auch Laien sein): Die HvOs nutzen die Zeit, bis der Rettungsdienst eintrifft. Die von ihnen eingeleiteten Maßnahmen können das Ergebnis der Behandlung (= „Outcome") erheblich verbessern.
- Der **Rettungsdienst** ist für die **akute Gefahrenabwehr** (Aufrechterhalten der Vitalfunktionen, psychische Betreuung u. a.) zuständig. Wenn nötig, zieht er weitere Fachkräfte (z. B. den Notarzt) hinzu.
- **Krankenhaus:** Die Übergabe des Patienten an eine geeignete Zielklinik ist die letzte Station in der Rettungskette.

2.5 Funk im Rettungsdienst

Definition **Funk**

Funk ist das Übermitteln von Informationen mithilfe elektromagnetischer Wellen. Sie breiten sich drahtlos im Raum aus, der Mensch kann sie nicht wahrnehmen. Die elektromagnetischen Wellen sind lediglich Transportmittel für die Sprache oder für digitalisierte Informationen.

Die Informationsaufnahme in der Leitstelle erfolgt zumeist per Telefon durch die Notrufnummer 112. Nach der Informationsverarbeitung, d. h. der Auswahl der geeigneten Rettungsmittel und ihrer Alarmierung, wird die Information dann jedoch per Funk weitergegeben. Der Funk ist damit aus dem Rettungsdienst nicht wegzudenken. Da die Anforderungen wachsen, wird der sog. analoge Funk heute allmählich vom digitalen Funk (S. 41) abgelöst.

2.5.1 Gesetzliche Grundlagen des Funks

Die gesetzliche Grundlage des Funks ist das **Telekommunikationsgesetz (TKG)**. Auf Basis des § 57 (Abs. 4) TKG hat das Bundesministerium des Inneren die **BOS-Funkrichtlinie** erlassen (BOS = **B**ehörden und **O**rganisationen mit **S**icherheitsaufgaben). Sie regelt insbesondere, wer zu den Berechtigten des BOS-Funks gehört (wie z. B. die Polizei). Der Rettungsdienst ist rein formal nicht berechtigt, BOS-Funk zu nutzen (▶ Abb. 2.6). Zum Funk zugelassen ist der Rettungsdienst nur, wenn er im öffentlichen Auftrag handelt, also von Stadt oder Landkreis beauftragt wurde. Ist der Auftrag nicht gegeben, so erhält der Rettungsdienst auch keine Zulassung durch das Bundesministerium des Inneren (BMI).

Den Einsatz und den Betrieb von Funkgeräten (= Fernmeldern) regeln bestimmte **Dienstvorschriften** – den **Fernmeldeeinsatz** die PDV/DV 800, den **Fernmeldebetriebsdienst** die PDV/DV 810. Diese Vorschriften gelten nur für Behörden und Organisationen mit Sicherheitsaufgaben. PDV/DV 800 ist allgemein für den Betrieb zuständig, die DV 810 basiert auf Grundlagen der DV 800. Funken darf nur die Person, die erfolgreich einen Sprechfunklehrgang des jeweiligen Bundeslandes abgeschlossen hat.

Abb. 2.6 Behörden und Organisationen mit Sicherheitsaufgaben (BOS) im Überblick.

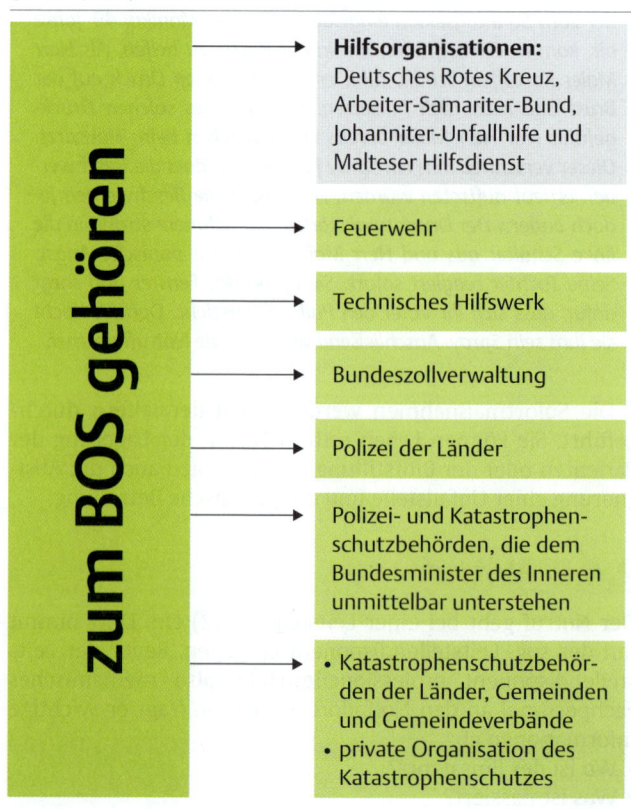

Der Rettungsdienst benötigt eine Zulassung durch das Bundesministerium des Inneren, um zum BOS dazuzugehören.

! *Merken* Verschwiegenheitspflicht

Die Teilnehmer des Sprechfunkverkehrs unterliegen der Verschwiegenheitspflicht (s. § 11 (1) Nr. 2 und 4 StGB). Schon ein neugieriges Abhören des Funkverkehrs der Feuerwehr oder der Polizei durch rettungsdienstliches Personal kann mit Bußgeld oder einer Freiheitsstrafe geahndet werden.

2.5.2 BOS-Sprechfunkgeräte

Die DV (= Dienstvorschrift) 810 regelt insbesondere die Durchführung des Sprechfunkverkehrs. Um sie zu verstehen, benötigt man genaue Information darüber, wie ein Funkgerät aussieht. Die Anforderungen an ein BOS-Sprechfunkgerät sind in der technischen Richtlinie BOS (TR BOS) geregelt. Der Sprechfunk im Rettungsdienst wird überwiegend mit Funkgeräten durchgeführt, die fest im jeweiligen Fahrzeug eingebaut sind (▶ Abb. 2.7). Rettungsdienstmitarbeiter bezeichnen sie häufig als „4-m-Sprechfunkgeräte". 4 m bezieht sich dabei auf die Wellenlänge, die beim Funken genutzt wird:

- **Sprechfunkgeräte im 4-m-Wellenbereich** (4-m-Band) werden hauptsächlich zur Kommunikation zwischen Rettungsleitstelle und Einsatzfahrzeugen eingesetzt (größere Entfernung).
- **Sprechfunkgeräte im 2-m-Wellenbereich** (2-m-Band) werden überwiegend als Handsprechfunkgeräte eingesetzt, die der Kommunikation an Einsatzstellen dienen (geringere Entfernung).

Ein Funkgerät besteht aus einem Sendeteil, einem Empfangsteil, einem Bedienfeld, einer Antenne und der Energieversorgung. An der Bedienstation, an der man zusätzliche Dinge einstellen kann (wie z. B. eine weitere Unterteilung der Wellenbereiche/Frequenzen in ein Ober- oder Unterband), befindet sich außerdem eine Verbindung zu einem Handapparat, in den ein Sprechmikrofon integriert ist.

2.5.3 Betriebsarten von Funkgeräten

Doch wie funktioniert nun das analoge Funken? Dazu muss man zunächst wissen, wie das Funkgerät einzustellen ist, also die unterschiedlichen Betriebsarten von Funkgeräten kennen, vgl. auch digitales Funken (S. 41).

Richtungsverkehr

In dieser Betriebsart (am jeweiligen Funkgerät voreingestellt) kann nur einer sprechen oder senden. Alle anderen hören zu. Richtungsverkehr findet statt, wenn die **Rettungsleitstelle Rettungsmittel alarmiert**. Empfangen wird über einen Funkmeldeempfänger (FME oder auch „Piepser" genannt).

Wechselsprechen

Hier steht der Schalter am Funkgerät auf „W". Nun ist ein abwechselndes Senden und Empfangen von Informationen möglich. Wichtig in dieser Sprechart ist die sog. **Sprechtaste**. Ein störungsfreies Übermitteln von Nachrichten ist gewährleistet, wenn man die Sprechtaste gedrückt hält, während man spricht. Am Ende der Nachricht lässt man die Taste einfach los.

Abb. 2.7 Funkgerät.

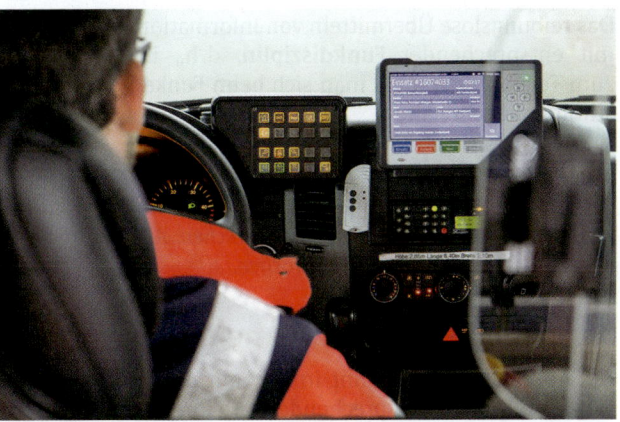

Fahrerkabine eines Rettungswagens (RTW) mit Sicht auf das eingebaute (digitale) Funkgerät. Der Bildschirm zeigt die Einsatzdaten an, die die Leitstelle übertragen hat (Einsatzmeldung und Adresse) und leitet (navigiert) den Fahrer automatisch zum Einsatzort. Unterhalb des Bildschirms befindet sich das Bedienfeld mit den Tasten für Statusmeldungen (▶ Tab. 2.5). *Foto: Kirsten Oborny*

Gegensprechen

Hier wird der Austausch von Informationen über **2 Bänder (2 Leitungen)** mit **unterschiedlichen Frequenzbereichen** geregelt. Hierfür ist eine sog. Relaisstation nötig, also eine Sendestation, die ein Signal aufnimmt, verstärkt und dann wieder ausstrahlt. Dabei steht der Schalter auf dem Funkgerät auf „G". Nun kann über das **Unterband (U)** auf einer bestimmten Frequenz gesendet werden und **gleichzeitig** auf dem **Oberband (O)** mit einer anderen Frequenz empfangen werden. Rettungsleitstellen haben ihren Funk meist im Oberband eingestellt, die Rettungsmittel entsprechend das Unterband.

RETTEN TO GO

Funk im Rettungsdienst

Funk ist das **Übermitteln von Informationen mithilfe elektromagnetischer Wellen**, die sich drahtlos im Raum ausbreiten. **Gesetzliche Grundlage** ist das **Telekommunikationsgesetz (TKG)**, auf dessen Basis das Bundesministerium des Inneren die **BOS-Funkrichtlinie** (BOS = **B**ehörden und **O**rganisationen mit **S**icherheitsaufgaben) erlassen hat (sog. „BOS-Funk"). Die Teilnehmer des Sprechfunkverkehrs unterliegen der **Verschwiegenheitspflicht**.

Im Rettungsdienst wird überwiegend mit sog. „4-m-Sprechfunkgeräten" (4 m bezieht sich auf die Wellenlänge) gefunkt (analoger Funk). Sie sind fest im Rettungsfahrzeug eingebaut und für die Kommunikation über eine größere Entfernung, z. B. zwischen Rettungsleitstelle und Einsatzfahrzeug, geeignet. Die Handfunkgeräte sind sog. 2-m-Geräte und für kürzere Entfernungen vorgesehen.

Je nach Betriebsart des Geräts spricht man beim **analogen Funken** von:
- **Richtungsverkehr:** Informationsfluss **nur in eine Richtung** = nur eine Person spricht oder sendet, alle anderen hören zu.
- **Wechselsprechen:** Eine Person spricht, die andere hört zu und umgekehrt (eben **abwechselnd**).
- **Gegensprechen:** Eine Person spricht und sendet, die andere empfängt die Informationen **gleichzeitig**.

2.5.4 Vorgang des Funkens

Das reibungslose Übermitteln von Informationen gelingt nur mit entsprechender **Funkdisziplin**, d. h., im Unterschied zum Telefonieren muss man sich beim Funken exakt an bestimmte Regeln halten.

!Merken Grundsatz beim Funken

Beim Funken gilt generell der Grundsatz: erst zuhören und denken, dann Taste drücken, dann erst sprechen. Alle Gesprächsteilnehmer werden mit „Sie" angesprochen.

Aufbau eines Funkrufnamens

Der Sprechverkehr beginnt immer mit dem Rufnamen der Gegenstelle. Der entsprechende Rufname ist im **Funkrufrahmenkatalog** geregelt.

Der Rufname setzt sich folgendermaßen zusammen: Kennwort der Hilfsorganisation (▶ Tab. 2.3), z. B. „Rotkreuz" für „Deutsches Rotes Kreuz", Bezeichnung des Standorts der Rettungswache (z. B. Stuttgart 1, 2 oder 3 – je nachdem, wie viele Rettungswachen es im Leitstellenbereich Stuttgart gibt) sowie aus Kennziffern für den Fahrzeugtyp (z. B. steht 85 für einen KTW; gibt es davon mehrere auf einer Rettungswache, werden sie durchnummeriert, also 85–1, 85–2 usw.) Der komplette Rufname eines Fahrzeugs sieht dann z. B. so aus: Rotkreuz Stuttgart 1/85–2. Weitere Kennwörter für Fahrzeuge sind: 83 für den RTW, 82 für das NEF und 81 für den NAW.

RETTEN TO GO

Funkdisziplin und Rufname

Beim Funken gilt: **erst zuhören und denken**, dann Taste drücken, dann erst sprechen. Alle Gesprächsteilnehmer werden mit „Sie" angesprochen.

Ein **Rufname** im Funkverkehr besteht aus:
- Kennwort der Hilfsorganisation (z. B. „Rotkreuz" für „Deutsches Rotes Kreuz"),
- Standort der Rettungswache (z. B. Stuttgart 1, 2 oder 3 – je nachdem, wie viele Rettungswachen es im Leitstellenbereich Stuttgart gibt),
- Kennziffern für den Fahrzeugtyp (z. B. steht 85 für einen KTW, wenn es davon mehrere auf einer Rettungswache gibt, werden sie durchnummeriert, also 85–1, 85–2 usw.).

Tab. 2.3 Kennwörter von Organisationen

Organisation	4-m-Band	2-m-Band
Feuerwehr	Florian	Florentine
Deutsches Rotes Kreuz	Rotkreuz	Äskulap
Johanniter-Unfall-Hilfe	Akkon	Jonas
Arbeiter-Samariter-Bund	Sama	Samuel
Malteser Hilfsdienst	Johannes	Malta
Rettungsleitstelle	Leitstelle	

Die behördlich festgelegte Unterscheidung zwischen Kennwörtern für den 4-m- und den 2-m-Bereich ermöglicht es z. B., zwischen den Helfern an der Einsatzstelle (haben 2-m-Band-Handfunksprechgeräte) und den Helfern auf den Fahrzeugen (haben 4-m-Band-Funksprechgeräte im Auto) zu unterscheiden (wichtig z. B. bei Großschadenslagen).

Aufbau eines Funkspruchs

Der **Sender** beginnt mit dem Rufnamen der Gegenstelle, die er kontaktieren möchte. Dann folgt:
- das Wort „von",
- der eigene Rufname und
- die Aufforderung mit dem Wort „kommen".

Die Bestätigung des **Empfängers** beginnt mit:
- dem Wort „hier",
- dem eigenen Rufnamen und
- der Aufforderung mit dem Wort „kommen".

Jetzt kann die eigentliche **Nachricht** übermittelt werden. Sie sollte kurz und sachlich sein, damit der Funkverkehr nicht unnötig lange blockiert wird. Der Empfänger bestätigt die Aufnahme der Nachricht wie folgt:
- Er beginnt mit dem Wort „hier", gefolgt vom eigenen Rufnamen.
- Der Empfänger bestätigt mit dem Wort „verstanden" und dem Betriebswort „kommen".

Abgeschlossen wird der Informationsaustausch über Funk immer mit dem Wort „Ende".

Beispiel für einen kompletten **Funkspruch**:
- Sender: „Rotkreuz Stuttgart 1/85–2 von Rotkreuz Stuttgart 1/85–1, kommen."
- Empfänger: „Hier Rotkreuz Stuttgart 1/85–2 hört. Kommen."
- Nachricht des Senders: „Achtung: Die Hindenburgstraße ist gesperrt. Fahren Sie über die Benzstraße an. Kommen."
- Antwort des Empfängers hierauf: „Hier Rotkreuz Stuttgart 1/85–2 verstanden, Ende."

Um Missverständnisse zu vermeiden, können schwierige Wörter in einer Nachricht buchstabiert werden. Dafür gibt es eine Buchstabiertafel (▶ Tab. 2.4).

Tab. 2.4 Buchstabiertafel für den Funk im Rettungsdienst

Buch-stabe	für den Buchstaben zu verwendendes Wort	Buch-stabe	für den Buchstaben zu verwendendes Wort
A	Anton	Q	Quelle
B	Berta	R	Richard
C	Cäsar	S	Samuel
D	Doris	T	Theodor
E	Emil	U	Ulrich
F	Friedrich	V	Viktor
G	Gustav	W	Wilhelm
H	Heinrich	X	Xanthippe
I	Ida	Y	Ypsilon
J	Julius	Z	Zacharias
K	Kaufmann	Ä	Ärger
L	Ludwig	Ö	Ökonom
M	Maria	Ü	Übermut
N	Nordpol	CH	Charlotte
O	Otto	SCH	Schule
P	Paula		

2.5.5 Das Funkmeldesystem (FMS)

An einem Arbeitstag werden viele Informationen über Funk ausgetauscht. Nicht immer findet dieser Austausch verbal statt. Seit Anfang der 80er-Jahre wird im BOS-Funk das sog. Funkmeldesystem (FMS) eingesetzt. Es dient der **Übermittlung von Kurzinformationen zwischen Fahrzeug und Leitstelle** (Fahrzeugnummer, Fahrzeugstatus, Meldungen der Leitstelle). Diese Übermittlungen sind sinnvoll, weil sie den Funkverkehr deutlich entlasten, indem sie die Frequenzen von Standardmeldungen freihalten. Das Funkgerät hat – wie das Telefon – ein Nummernfeld mit den Tasten 1–9 und der Null. Die Bedeutung der jeweiligen Statusmeldung ist in ► Tab. 2.5 aufgelistet.

Auch die Leitstelle kann nonverbal, also mit Statusmeldungen, Anweisungen per Funk versenden. Auf dem Display des Funkgeräts im jeweiligen Rettungsmittel erscheint dann ein Buchstabe (s. ► Tab. 2.6).

Tab. 2.5 Vom Fahrzeug an die Rettungsleitstelle versandte Statusmeldungen und ihre Bedeutung im Funkmeldesystem (FMS)

Status- nummer	Bedeutung
Status 1	frei über Funk
Status 2	einsatzbereit auf der Rettungswache
Status 3	Einsatzauftrag angenommen und unterwegs zum Einsatzort
Status 4	am Einsatzort angekommen (Besatzung ist nicht mehr im Fahrzeug, sondern beim Patienten)
Status 5	Sprechwunsch mit der Rettungsleitstelle
Status 6	das Fahrzeug/die Fahrzeugbesatzung ist nicht einsatzbereit
Status 7	mit Patient auf dem Weg zum Transportziel (z. B.: Krankenhaus oder Arztpraxis)
Status 8	am Zielort angekommen. Der Patient wird momentan z. B. an das weiterversorgende Personal übergeben
Status 9	individuell belegbar (z. B.: dringender Sprechwunsch oder das Öffnen von Einfahrtsschranken, Notarzt aufgenommen, Anmeldung im Fremdkreis usw.)
Status 0	Notruf (sofortige Freischaltung zur Rettungsleitstelle)

Tab. 2.6 Von der Leitstelle an das Fahrzeug gesendete Statusmeldungen im FMS

angezeigter Status auf dem Funkdisplay	Bedeutung
C	Melden Sie sich für den Einsatzauftrag!
E	Einrücken/Einsatz abbrechen!
F	Kommen Sie über Telefon!
H	Fahren Sie Ihre Rettungswache an!
J	Sprechaufforderung nach Status 5.
L	Geben Sie eine Lagemeldung ab!
U	unerlaubte Statusfolge
c	Korrigieren Sie Ihren Status!
o	Halten Sie Ihren momentanen Standort!
h	Transportziel/Klinik informiert.

2.5.6 Digitaler Funk

Da der analoge Funk den heutigen Leistungsanforderungen oft nicht mehr gerecht wird, konzentrieren sich die Hersteller von Kommunikationstechniken auf den Ausbau der digitalen Funktechnik in Deutschland. Für den Digitalfunk sind **Basisstationen** erforderlich, die das Funksignal empfangen und aussenden. Eine Basisstation hat nur eine regional begrenzte Reichweite, sodass für das bundesweite Digitalfunknetz einige Tausend Basisstationen notwendig sind.

Abgesehen von diesem Mehraufwand, den der Digitalfunk kurzfristig erfordert, bringt er langfristig entscheidende **Vorteile**. Das Netz teilt dem Benutzer automatisch einen Kommunikationsbereich zu, am Funkgerät selbst muss nur eine Gruppe ausgewählt werden, d. h., man legt die Gesprächsberechtigten fest – also z. B. die Mitarbeiter des Rettungsdienstes aus einem bestimmten Kreisverband.

Im digitalen Funk nutzen alle Behörden und Organisationen mit Sicherheitsaufgaben (BOS) für die Sprach- und Datenkommunikation ein **bundesweit einheitliches, flächendeckendes Netz**. Diese behördenübergreifende Kommunikation ermöglicht neue Formen der Zusammenarbeit und bietet erhebliche Vorteile bei der Einsatzorganisation und ihrer Steuerung. Digitale Handfunksprechgeräte und Fahrzeugfunkgeräte arbeiten im gleichen Netz. Eine Unterscheidung zwischen z. B. 2 m und 4 m gibt es nicht mehr. Jedes

Gerät hat eine eigene Kennung und ist fest im Netz registriert. Das ermöglicht das gezielte Rufen einzelner Gesprächspartner.

Für den Kontakt einzelner Gesprächspartner untereinander ist damit **keine sog. Relaisstation (Umwandler oder Weiterleiter) mehr nötig**. Bei einem Großschadensfall kann man mit mehreren Gesprächsgruppen funken, bundesweit und organisationsübergreifend (z. B. der Rettungsdienst mit der Feuerwehr).

Der digitale Funkverkehr beinhaltet außerdem eine **abhörsichere Verschlüsselung**, d. h., dass Privatpersonen den Funkverkehr nicht mithören können. Die festgelegten Gesprächsgruppen funken untereinander und kein anderer kann dem Gespräch „lauschen".

Selbstverständlich kann über das digitale Funknetz auch ein **Notruf** abgesetzt werden. Mit dem Digitalfunk sind ebenfalls Telefonieren, eine GPS-Ortung, das FMS und das Versenden von short data service (ähnlich SMS) möglich.

Wird ein Digitalfunkgerät eingeschaltet, läuft automatisch ein **Anmeldevorgang**. Während dieser Zeit ist das Funkgerät nicht bereit. Dies muss im Einsatz unbedingt beachtet werden. Beim Drücken der Sprechtaste muss ein kurzer Moment (bis zu 0,3 Sek.) bis zum Ertönen eines Signaltons abgewartet werden. Erst danach ist die Informationsübertragung möglich. Während gesprochen wird, können alle anderen Teilnehmer grundsätzlich nur hören. Nur die Leitstelle kann das Gespräch unterbrechen. Notrufe der Benutzer haben außerdem höchste Priorität und unterbrechen laufende Gespräche ebenfalls.

Die digitalen Funkgeräte lassen sich in einen **Direktmodus (DMO)** umschalten. Damit kann man auch ohne Netzanbindung in einem örtlich begrenzten Raum (Einsatzstelle) kommunizieren.

Beim digitalen Funkverkehr gilt ebenfalls die DV 810 (S. 38). Da der digitale Funk Gespräche zwischen nur 2 Personen oder zwischen mehreren Personen innerhalb einer Gruppe oder auch zwischen mehreren Gruppen (bei Großschadensereignissen) untereinander möglich macht, erfordert er noch **deutlich mehr Sprechfunkdisziplin** als der analoge Funk. Zum einen müssen die Informationen so kurz wie möglich gehalten werden, damit jeder Gesprächspartner die Chance hat, zu sprechen; zum anderen dürfen keine Abkürzungen verwendet werden, um keine Missverständnisse hervorzurufen. Es ist wichtig, nicht zu schnell und gleichzeitig laut und deutlich zu sprechen (schwierige Wörter ggf. buchstabieren, s. ▶ Tab. 2.4). Auch Zahlen müssen unmissverständlich ausgesprochen werden, also z. B. „zwo" statt „zwei", weil „zwei" beim Hören leicht mit „drei" verwechselt wird. All dies gilt selbstverständlich auch für den analogen Funkverkehr, im digitalen Funk ist es aber noch wichtiger, da eben mehrere Gesprächspartner gleichzeitig möglich sind. Der digitale Funkspruch ist im Übrigen genauso aufgebaut wie der analoge (S. 40).

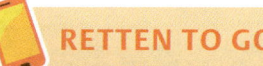
2.6 Digitale Datenübermittlung

Mit Hilfe eines digitalen Datenübertragungssystems z. B. dem **NOAH (Notfall-Organisations-und-Arbeits-Hilfe)** können Rettungsdienstteam oder Notarzt schnell und sicher **Voranmeldungen an die Notaufnahme der Krankenhäuser** senden. Mit einem solchen Datenübertragungssystem ist es möglich, auch Bilder vom Einsatzort oder von Patienten und deren Verletzungen sowie Abschnitte aus dem 12-Kanal-EKG mitzuschicken. Dies ermöglicht eine gezielte Alarmierung und Vorbereitung in der Klinik. Dadurch ist ein reibungsloses Aneinanderreihen aller Glieder der Rettungskette (S. 37) gewährleistet, sodass sich das Outcome der Patienten deutlich verbessert.

Noch können nicht alle Rettungsmittel Daten in eine Klinik transferieren, der wissenschaftliche Forschungsbedarf ist jedoch erkannt. Wenn es möglich ist, Daten vom Notfallort direkt in die aufnehmende Klinik zu versenden, kann sich das **Klinikpersonal schon im Vorfeld gezielt vorbereiten**, z. B. ein EKG bereits ansehen und auswerten, bevor der Patient da ist. Sobald der Patient dann in der Notaufnahme ankommt, kann die gezielte Behandlung sofort beginnen. Dies spart nicht nur Zeit, sondern erhöht die Heilungs- und Überlebenschancen (z. B. bei einem Herzinfarkt) erheblich. Die Patienten genesen schneller, können rascher in den Alltag zurückkehren. Nicht zuletzt spart dieses Vorgehen auch Behandlungskosten, weil sofort und gezielt das Richtige getan werden kann.

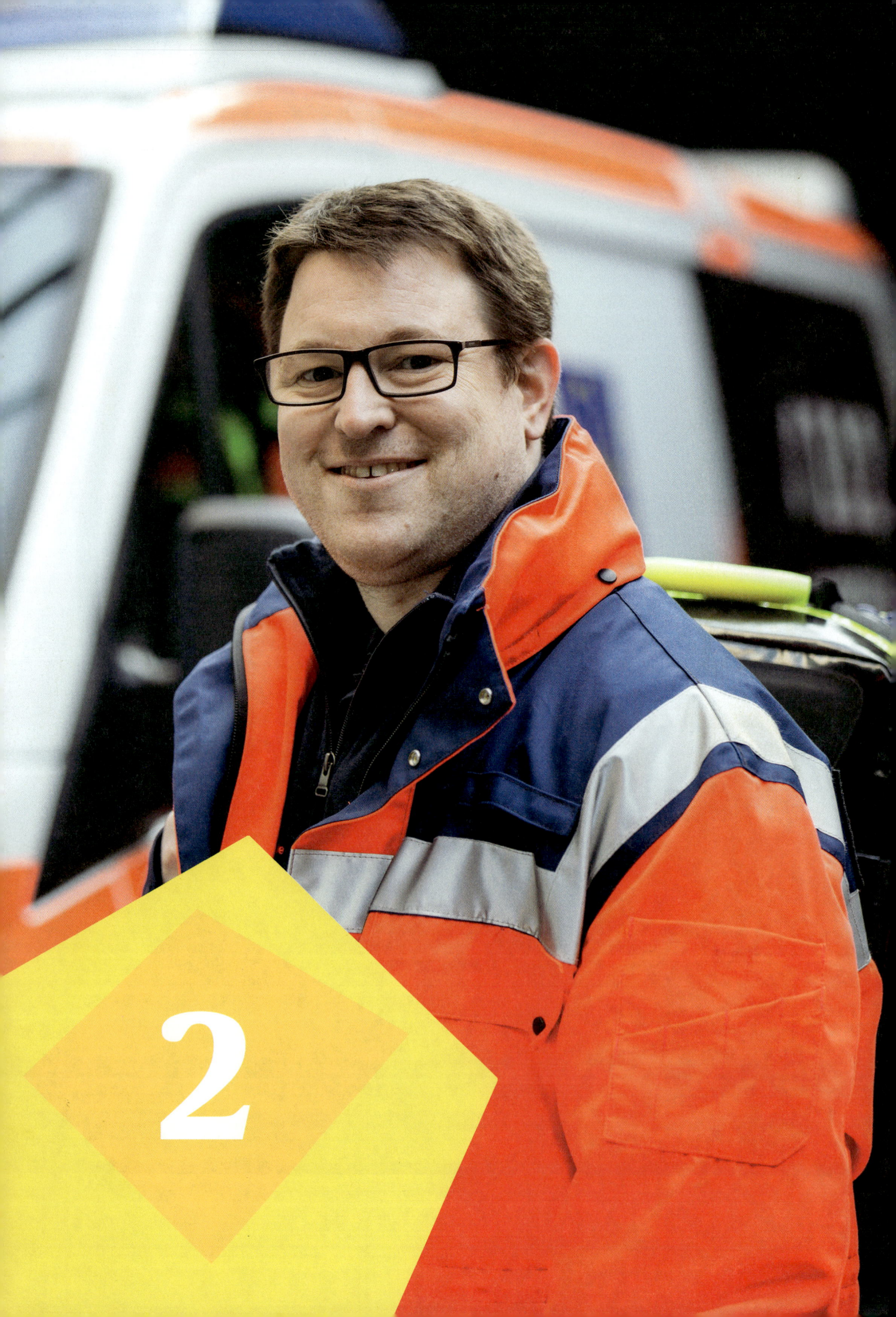

Medizinische Grundlagen

3 Anatomie und Physiologie

3.1 Aufbau des Körpers

3.1.1 Organisationsebenen des Körpers

Auf allerkleinster Ebene finden sich **Atome** (z. B. Wasserstoff-, Kohlenstoff- oder Sauerstoffatome). Atome sind die Grundbausteine jeder Materie; das gilt nicht nur für Lebewesen, sondern auch für unbelebte Gegenstände. **Moleküle** sind Verbindungen einzelner Atome (z. B. Wasser = Verbindung von Wasserstoff und Sauerstoff).

Zellen (S. 46) sind die kleinste Einheit eines belebten Organismus. In diesen Zellen finden sich verschiedene Organellen, die jeweils unterschiedliche Funktionen haben.

Einzelne Zellen schließen sich zu Zellverbänden zusammen und können sich spezialisieren. Auf diese Weise entstehen verschiedene **Gewebearten** (S. 47) (z. B. Muskel- oder Bindegewebe).

Die sinnvoll zusammengeschlossenen spezialisierten (= differenzierten) Gewebe bilden in ihrer Gesamtheit abgeschlossene Funktionseinheiten – die **Organe** (z. B. Lunge, Herz, Magen).

Einzelne Organe, die eine gemeinsame Funktion haben, lassen sich zu sog. **Organsystemen** zusammenfassen. Beispiele hierfür sind:

- Herz-Kreislauf-System (Herz, Lunge, Blutgefäße)
- Atmungssystem (Nase, Kehlkopf, Luftröhre, Bronchien, Lunge)
- Verdauungssystem (Magen, Dünn-/Dickdarm, Bauchspeicheldrüse, Gallenblase)
- Harnsystem (Nieren, Harnleiter, Blase, Harnröhre)
- Nervensystem (zentrales Nervensystem mit Gehirn und Rückenmark, periphere Nerven, vegetatives Nervensystem mit Sympathikus und Parasympathikus).

3.1.2 Die Zelle

Der Mensch besteht aus etwa **10–100 Billionen Zellen** (10^{13}–10^{14}), die nicht alle genau gleich sind. Je nach der Funktion, die sie erfüllen, haben sie eine unterschiedliche Form oder Gestalt (Morphologie). Drei Hauptstrukturen haben alle Zellen allerdings gemein: die Zellmembran, das Zytoplasma und den Zellkern (▶ Abb. 3.1).

Abb. 3.1 Aufbau einer Körperzelle.

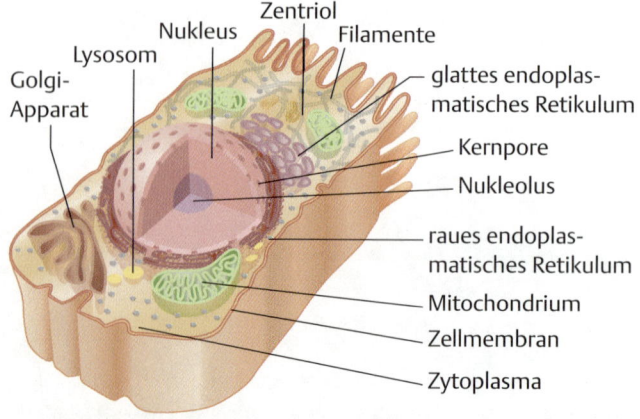

Zu den wichtigsten Zellstrukturen zählen der Zellkern (Nukleus) mit dem Kernkörperchen (Nukleolus), das raue und das glatte endoplasmatische Retikulum, der Golgi-Apparat und die Mitochondrien. *Aus: Aumüller G et al. Duale Reihe Anatomie. Thieme; 2010*

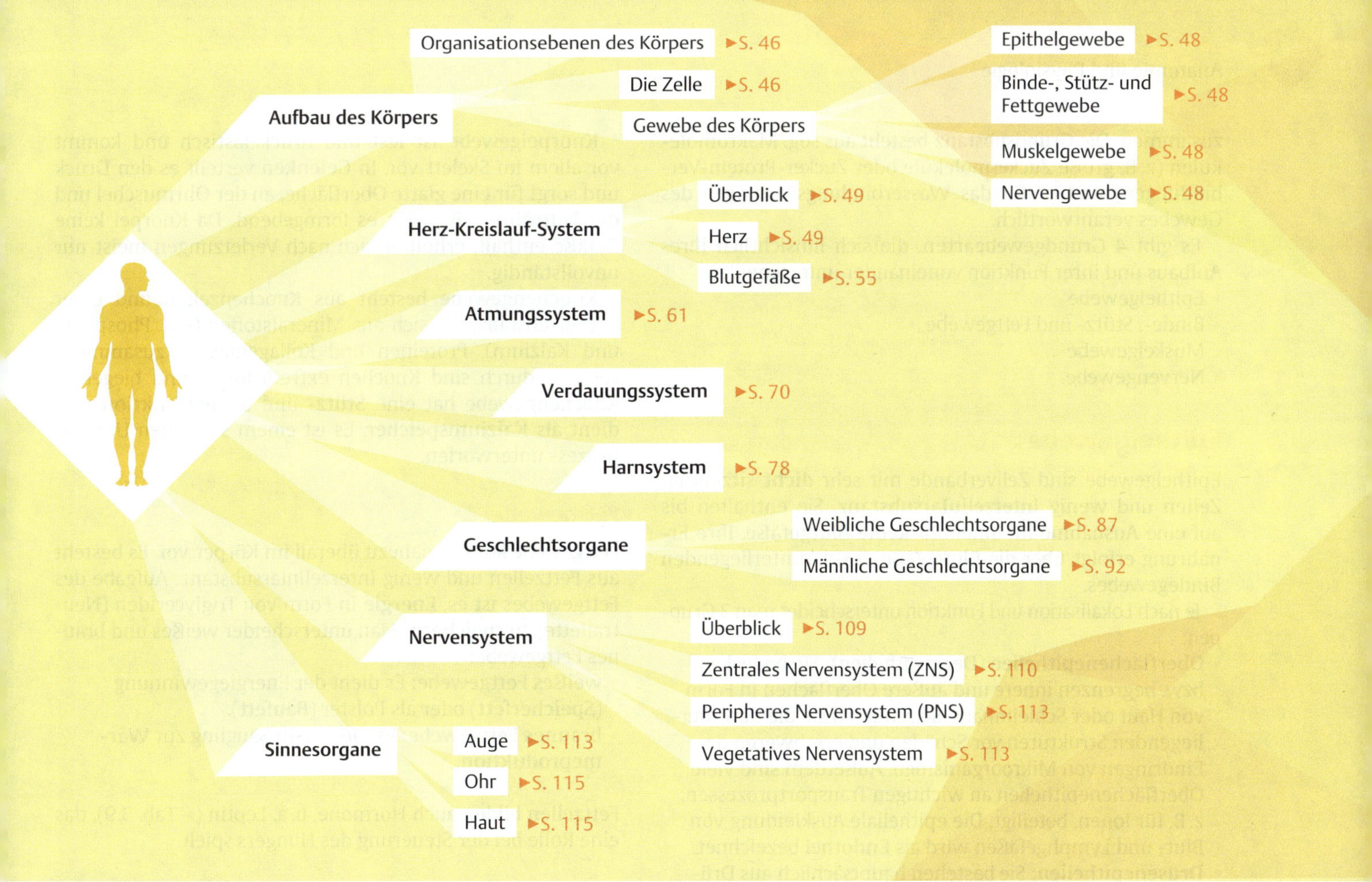

Die **Zellmembran** (Plasmalemm) begrenzt die Zelle. Sie bildet eine Barriere zwischen dem Zellinneren (Intrazellularraum) und dem Raum außerhalb der Zelle (Extrazellularraum) und schützt die Zelle vor mechanischer und chemischer Schädigung. Die Zellmembran besteht aus einer zweilagigen Schicht, der Lipiddoppelschicht.

Das **Zytoplasma** füllt das Zellinnere aus und enthält die Zellorganellen, die „Organe der Zelle". Es setzt sich aus dem Zytosol und dem Zytoskelett zusammen. Das **Zytosol** besteht aus Wasser, Proteinen, Fetten, Zuckern sowie Kationen und Anionen. Das **Zytoskelett** besteht aus verschiedenen Proteinfasern (Filamente) und bildet das Stützgerüst der Zelle.

Der **Zellkern** (Nukleus) enthält Erbinformationen und kontrolliert die Aktivität und Funktion der Zelle. Er ist das größte Organell der Zelle. Der Kern wird durch die Kernmembran vom Zytoplasma abgegrenzt. In seinem Inneren befinden sich die Kernflüssigkeit (Karyoplasma), die Kernkörperchen (Nukleoli) und die Chromosomen.

Die **Zellorganellen** sind quasi die Organe der Zellen. Jedes Organell übt eine bestimmte Funktion innerhalb der Zelle aus (► Tab. 3.1).

RETTEN TO GO

Die Zelle

Zellen sind die kleinste Einheit eines belebten Organismus. Allen gemeinsam sind eine **Zellmembran**, die die Zelle umschließt, das **Zytoplasma**, in dem die Zellorganellen liegen, und der **Zellkern**, der die Erbinformation enthält. Zu den Zellorganellen gehören das **endoplasmatische Retikulum**, **Ribosomen**, der **Golgi-Apparat**, **Lysosomen** und **Mitochondrien**.

Tab. 3.1 Funktionen der Zellorganellen

Zellorganellen	Funktion
Zellkern (Nukleus)	„Schaltzentrale der Zelle", enthält die Erbinformationen (in Form von DNA)
endoplasmatisches Retikulum (ER)	raues ER: Proteinsynthese glattes ER: Bildung von Hormonen, Fettsäuren und Lipiden, Kalziumspeicher in Muskelzellen
Ribosomen	Proteinsynthese
Golgi-Apparat	„Sortier- und Verpackungsstation von Proteinen", sortiert und verpackt die vom ER gebildeten Proteine für den Transport innerhalb der Zelle oder aus der Zelle heraus
Lysosomen	„Müllabfuhr und die Recyclinganlagen der Zellen", bauen überalterte Zellbestandteile oder aufgenommene Fremdstoffe ab
Mitochondrien	„Kraftwerke der Zellen", bilden Energie in Form von ATP (Adenosintriphosphat)

3.1.3 Gewebe des Körpers

Nur wenige Zellen, wie z. B. die Blut- oder die Immunzellen, können ihren Aufenthaltsort im Körper verändern. Die meisten Zellen sind in **Zellverbänden** angeordnet und durch Kontakte mit benachbarten Zellen oder umliegenden Strukturen fest an ihrem Platz fixiert. Diese Zellen bilden zusammen mit der Interzellularsubstanz die Gewebe des Körpers. Unter **Interzellularsubstanz** werden alle Gewebebestandteile zusammengefasst, die sich zwischen den Zellen befinden. Sie setzt sich aus **Wasser**, **Fasern** und der **Grundsubstanz** zusammen. Die Grundsubstanz besteht aus sog. Makromolekülen (z. B. große Zuckermoleküle oder Zucker-Protein-Verbindungen) und ist für das Wasserbindungsvermögen des Gewebes verantwortlich.

Es gibt **4 Grundgewebearten**, die sich hinsichtlich ihres Aufbaus und ihrer Funktion voneinander unterscheiden:
- Epithelgewebe
- Binde-, Stütz- und Fettgewebe
- Muskelgewebe
- Nervengewebe.

Epithelgewebe

Epithelgewebe sind Zellverbände mit sehr **dicht sitzenden Zellen** und **wenig Interzellularsubstanz**. Sie enthalten bis auf eine Ausnahme im Innenohr **keine Blutgefäße**. Ihre Ernährung erfolgt über die Blutgefäße des darunterliegenden Bindegewebes.

Je nach Lokalisation und Funktion unterscheidet man 3 Gruppen:
- **Oberflächenepithelien** (Deckepithelien): Sie bedecken bzw. begrenzen innere und äußere Oberflächen in Form von Haut oder Schleimhaut. So schützen sie die darunterliegenden Strukturen vor Schäden und erschweren das Eindringen von Mikroorganismen. Außerdem sind viele Oberflächenepithelien an wichtigen Transportprozessen, z. B. für Ionen, beteiligt. Die epitheliale Auskleidung von Blut- und Lymphgefäßen wird als **Endothel** bezeichnet.
- **Drüsenepithelien:** Sie bestehen hauptsächlich aus Drüsenzellen. Die Hauptaufgabe einer Drüsenzelle besteht darin, ein **Sekret** (z. B. Schweiß, Talg oder Hormone) zu bilden und abzugeben. Je nachdem, wohin das Sekret abgegeben wird, unterscheidet man:
  - **exokrine** Drüsen: Abgabe der Sekrete über Ausführungsgänge zur **Oberfläche** der Haut oder Schleimhaut (z. B. Schweißdrüse, Speicheldrüse, exokriner Teil der Bauchspeicheldrüse)
  - **endokrine** Drüsen: Abgabe der Sekrete (Hormone) in die **Blutbahn** (z. B. Hypophyse, Schilddrüse, Langerhans-Inseln der Bauchspeicheldrüse)
- **Sinnesepithelien:** Hierbei handelt es sich um spezielle Epithelzellen, die **Sinnesreize** aufnehmen und als elektrische Signale **über Nerven** an das zentrale Nervensystem weiterleiten. Zu diesen Sinneszellen gehören z. B. die Geschmacksknospen der Zunge oder die Riechschleimhaut in der Nase.

Binde-, Stütz- und Fettgewebe

Binde-, Stütz- und Fettgewebe erfüllen unterschiedliche Aufgaben im Körper, daher ist auch ihr Aufbau recht unterschiedlich. Allen gemein ist aber, dass sie aus **viel Interzellularsubstanz** und nur **wenigen Zellen** bestehen.

Bindegewebe

Beim Bindegewebe im eigentlichen Sinne unterscheidet man hauptsächlich lockeres, straffes und retikuläres Bindegewebe. Das **lockere** Bindegewebe kommt im Körper am häufigsten vor. Es füllt die Zwischenräume zwischen benachbarten Strukturen aus. **Straffes** Bindegewebe kommt u. a. in Sehnen und Bändern vor. Aus **retikulärem** Bindegewebe sind die Milz, die Lymphknoten, die Mandeln und das rote Knochenmark aufgebaut.

Stützgewebe

Zu den Stützgeweben zählen das Knorpel- und das Knochengewebe.

Knorpelgewebe ist fest und druckelastisch und kommt vor allem im Skelett vor. In **Gelenken** verteilt es den Druck und sorgt für eine glatte Oberfläche, an der Ohrmuschel und der Luftröhre z. B. wirkt es formgebend. Da Knorpel keine Gefäße enthält, erholt er sich nach Verletzungen meist nur unvollständig.

Knochengewebe besteht aus Knochenzellen und einer Grundsubstanz, die sich aus Mineralstoffen (v. a. Phosphate und Kalzium), Proteinen und Kollagenfasern zusammensetzt. Dadurch sind Knochen extrem form- und biegefest. Knochengewebe hat eine **Stütz-** und **Schutzfunktion** und dient als **Kalziumspeicher**. Es ist einem ständigen Umbauprozess unterworfen.

Fettgewebe

Fettgewebe kommt nahezu überall im Körper vor. Es besteht aus Fettzellen und wenig Interzellularsubstanz. Aufgabe des Fettgewebes ist es, **Energie** in Form von Triglyceriden (Neutralfette) zu **speichern**. Man unterscheidet weißes und braunes Fettgewebe:
- **weißes Fettgewebe:** Es dient der Energiegewinnung (**Speicherfett**) oder als Polster (**Baufett**).
- **braunes Fettgewebe:** Es dient dem Säugling zur **Wärmeproduktion**.

Fettzellen bilden auch Hormone, u. a. Leptin (▸ Tab. 3.9), das eine Rolle bei der Steuerung des Hungers spielt.

Muskelgewebe

Muskelzellen (**Myozyten**) haben die Fähigkeit, sich zusammenzuziehen (**Kontraktion**) und zu entspannen (**Relaxation**). Dadurch entstehen Bewegungen. Ermöglicht wird die Kontraktion durch die Interaktion zweier Muskelproteine: **Aktin** und **Myosin**. Je nach deren Anordnung unterscheidet man 3 Arten von Muskelgewebe:
- **quergestreifte Skelettmuskulatur:** Sie besteht aus langgestreckten, vielkernigen Muskelzellen, den sog. **Muskelfasern** (S. 104). Ihre Kontraktion wird **willentlich** vom zentralen Nervensystem gesteuert. Das Signal zur Muskelkontraktion wird in Form eines elektrischen Impulses gegeben, der über einen Nerv die Muskelzelle erreicht.
- **quergestreifte Herzmuskulatur:** Sie besteht aus verzweigten Zellen. Diese sind über sog. **Glanzstreifen** verbunden, über die ein Reiz direkt von Zelle zu Zelle weitergegeben werden kann. Im Gegensatz zur Skelettmuskulatur ist die Herzmuskulatur (Myokard) **nicht dem Willen** unterworfen. Sie wird vielmehr über ein **eigenes Erregungsbildungssystem** (S. 54) gesteuert, das aus spezialisierten Herzmuskelzellen besteht.
- **glatte Muskulatur:** Die glatte Muskulatur befindet sich v. a. in den Wänden von **Hohlorganen**. So werden Organe bezeichnet, die in ihrem Inneren einen Hohlraum haben, wie z. B. der Magen, der Darm, die Harnblase, die Speiseröhre oder die Gebärmutter. Auch die **Gefäßwände** haben eine Schicht aus glatter Muskulatur. Die glatte Muskulatur kann **nicht willentlich** beeinflusst werden. Ihre Kontraktion kann durch Nerven, Dehnung, Hormone oder sonstige Reize ausgelöst werden.

Nervengewebe

Das gesamte Nervengewebe des Körpers steht miteinander in Verbindung und bildet ein eigenes Organsystem, das **Nervensystem** (S. 109). Es nimmt Informationen auf, verarbeitet sie, steuert Bewegungen und die Organfunktionen und ermöglicht höhere Leistungen wie z. B. Bewusstsein, Gedächtnis, Emotionen und Denken.

Das Nervengewebe ist aus 2 Zellarten aufgebaut:
- **Neurone:** Sie stellen die eigentlichen Nervenzellen dar und sind für die Informationsübermittlung zuständig.
- **Gliazellen:** Sie umhüllen, stützen und ernähren die Neurone und sind damit für deren Funktion notwendig.

Jedes Neuron setzt sich aus einem Zellkörper (Perikaryon) und mehreren Fortsätzen zusammen (▶ Abb. 3.2):
- **Dendriten:** Über diese kurzen, verzweigten Fortsätze werden Informationen aufgenommen.
- **Zellkörper:** Er bildet die „Zentrale" des Neurons und enthält die Zellorganellen.
- **Axon:** Über diesen bis zu 1 m langen Fortsatz gibt die Nervenzelle die Information weiter. An seinem Ende verzweigt sich das Axon und bildet Kontaktstellen (**Synapsen**) mit seinen Zielzellen, über die Informationen weitergegeben werden.

Das Axon eines Neurons und seine Gliazellschicht bilden gemeinsam eine **Nervenfaser.** Lagern sich mehrere Nervenfasern zusammen, entsteht ein **Nerv.**

Abb. 3.2 Aufbau eines Neurons.

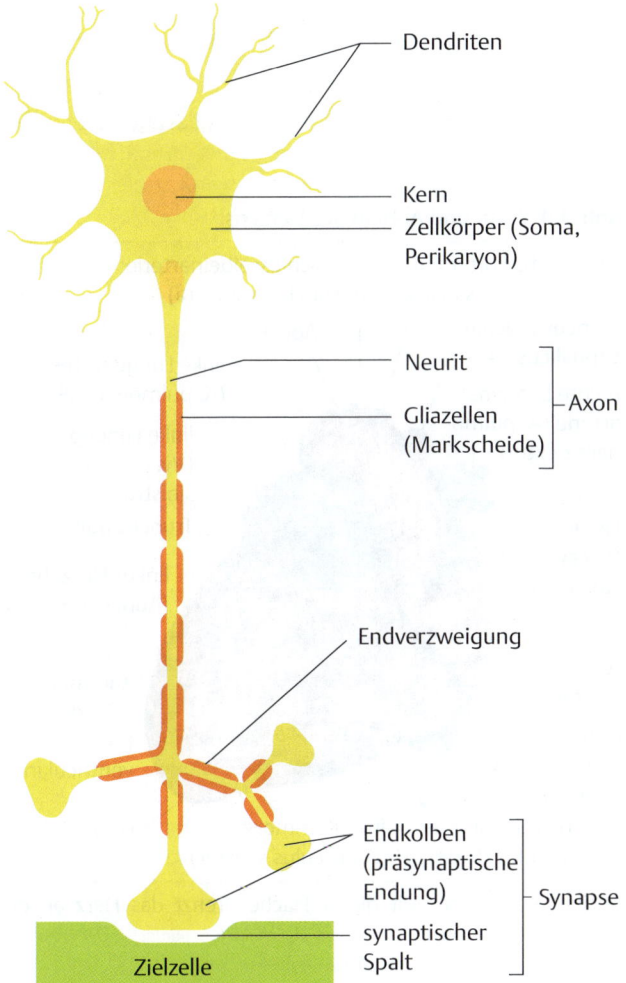

Dendriten

Kern

Zellkörper (Soma, Perikaryon)

Neurit

Gliazellen (Markscheide)

Axon

Endverzweigung

Endkolben (präsynaptische Endung)

Synapse

synaptischer Spalt

Zielzelle

Ein Neuron hat mehrere Dendriten und 1 Axon, das von einer Markscheide umgeben ist. Seine Enden verzweigen sich zu Endkolben, die Teil einer Synapse sind. Der Zellkörper wird als Perikaryon bezeichnet. *Nach: I care – Anatomie, Physiologie. Thieme; 2015*

RETTEN TO GO

Gewebe des Körpers

Man unterscheidet 4 **Grundgewebearten:**
- **Epithelgewebe:** Man unterscheidet 3 Formen: **Oberflächenepithel** bedeckt innere und äußere Oberflächen in Form von Haut oder Schleimhaut. **Drüsenepithel** bildet Drüsen und Sekret. **Sinnesepithel** nimmt Reize auf.
- **Bindegewebe:** Man unterscheidet lockeres, straffes und retikuläres Bindegewebe.
- **Stützgewebe:** Zu den Stützgeweben zählen das **Knorpel-** und das **Knochengewebe.** Neben Stütz- und Schutzfunktionen dient das Knochengewebe auch als Kalziumspeicher.
- **Fettgewebe:** Es besteht überwiegend aus Fettzellen und dient in erster Linie als **Energiespeicher.**
- **Muskelgewebe:** Es gibt 3 Arten von Muskelgewebe: die **quergestreifte Skelettmuskulatur,** die **quergestreifte Herzmuskulatur** und die **glatte** Muskulatur (v. a. in den Wänden von Hohlorganen und Gefäßen).
- **Nervengewebe:** Es ist aus 2 Zellarten aufgebaut: den Neuronen und den Gliazellen. Die **Neurone** sind die eigentlichen Nervenzellen und gliedern sich in Dendriten, Zellkörper und Axon. Die **Gliazellen** umhüllen, stützen und ernähren die Neurone.

3.2 Herz-Kreislauf-System

3.2.1 Überblick: Herz-Kreislauf-System

Herz und Blutgefäße bilden das Herz-Kreislauf-System (**kardiovaskuläres System**). Es versorgt die Körperzellen mit Sauerstoff und Nährstoffen und transportiert deren Abbauprodukte (wie Kohlendioxid) ab. Dabei ist das **Herz** der zentrale Motor (Muskelpumpe) und die Blutgefäße sind die Transportwege.

Das Herz sorgt durch seine Pumpleistung dafür, dass das Blut ständig im **Blutkreislauf** zirkuliert. Das Kreislaufsystem besteht aus 2 hintereinandergeschalteten Kreisläufen, in die das Herz als zentrale Pumpe eingebaut ist (▶ Abb. 3.12). Im **Körperkreislauf** wird das O_2-reiche Blut aus dem linken Herzen im gesamten Körper verteilt. Nach erfolgtem Stoffaustausch in den Körperzellen fließt das O_2-arme Blut zurück zum rechten Herzen. Dort wird das Blut in den **Lungenkreislauf** gepumpt, wo es wieder mit Sauerstoff angereichert und schließlich zum linken Herz geleitet wird.

Als **Vorlast** (Preload) bezeichnet man das Blutvolumen, das dem Herzen zum Weiterpumpen angeboten wird und eine Vorspannung im rechten Herz erzeugt. Der Begriff **Nachlast** (Afterload) dagegen beschreibt den Widerstand, gegen den das linke Herz anpumpen muss, um das Blutvolumen in den Körperkreislauf auszuwerfen. Der Widerstand wird vor allem durch die Weite der Blutgefäße bestimmt.

3.2.2 Herz

Funktion

Das Herz arbeitet als **Pumpe** und hält dadurch den Blutkreislauf in Bewegung. Es pumpt O_2-armes Blut zur Lunge (rechtes Herz) und O_2-reiches Blut in den Körper (linkes Herz). Dadurch werden alle Körpergewebe mit Sauerstoff

Abb. 3.3 Lage des Herzens im Brustkorb.

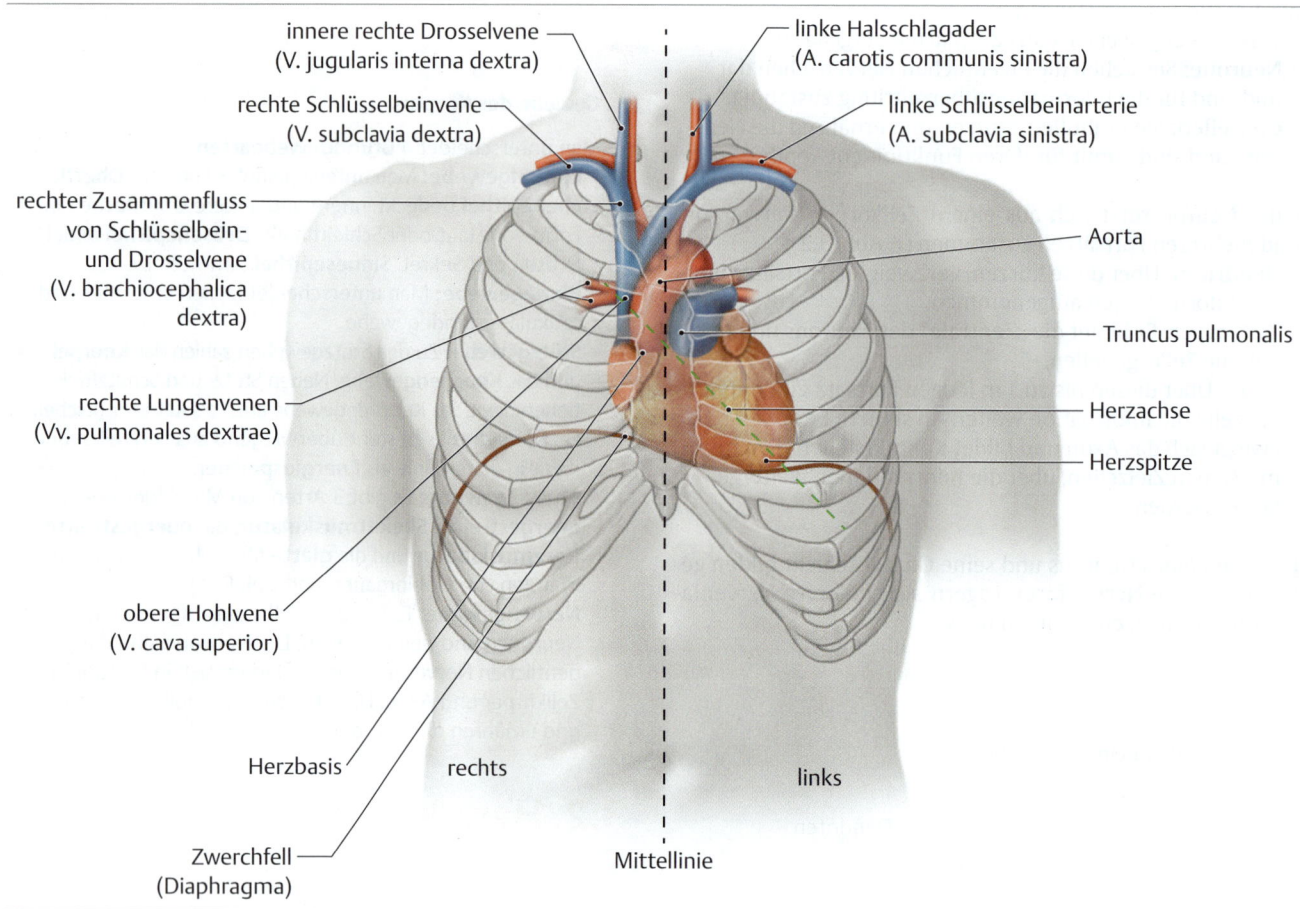

innere rechte Drosselvene
(V. jugularis interna dextra)

rechte Schlüsselbeinvene
(V. subclavia dextra)

rechter Zusammenfluss
von Schlüsselbein-
und Drosselvene
(V. brachiocephalica
dextra)

rechte Lungenvenen
(Vv. pulmonales dextrae)

obere Hohlvene
(V. cava superior)

Herzbasis

Zwerchfell
(Diaphragma)

linke Halsschlagader
(A. carotis communis sinistra)

linke Schlüsselbeinarterie
(A. subclavia sinistra)

Aorta

Truncus pulmonalis

Herzachse

Herzspitze

rechts

links

Mittellinie

Nach: Schünke M, Schulte E, Schumacher U. Prometheus LernAtlas der Anatomie. Thieme; 2015. Grafiker: M. Voll

und den notwendigen Nährstoffen versorgt. Der Antrieb für die Herztätigkeit wird im Herzen selbst erzeugt, im sog. Erregungsbildungs- und Erregungsleitungssystem (S. 54).

Lage

Das Herz befindet sich im **Brustkorb** (Thorax), und zwar zwischen den beiden Lungenflügeln im sog. Mittelfellraum (**Mediastinum**). Dabei liegt es zu etwa ⅔ in der **linken** Brustkorbhälfte und zu etwa ⅓ in der **rechten** (▸ Abb. 3.3). Seitlich grenzt es an die Lungenflügel, vorne an das Brustbein (Sternum), hinten an die Speiseröhre (Ösophagus) sowie an die Luftröhre (Trachea) und unten an das Zwerchfell (Diaphragma).

Aufbau

Äußere Form

Das Herz (▸ Abb. 3.4) ist etwa faustgroß und wiegt beim Erwachsenen ca. 300 g. Es hat die Form eines Kegels, der schräg im Brustkorb liegt. Dabei zeigt die **Herzbasis** nach hinten-oben und die **Herzspitz** nach vorne-unten.

An der Herzbasis münden bzw. entspringen 4 große Gefäße:
- die **Hauptschlagader** (Aorta)
- der **Lungenarterienstamm** (Truncus pulmonalis)
- die **untere Hohlvene** (V. cava inferior)
- die **obere Hohlvene** (V. cava superior).

Verbindet man die Herzspitze mit der Herzbasis, so erhält man eine Linie, die als **Herzachse** bezeichnet wird. Sie verläuft von hinten-oben-rechts nach vorne-unten-links. Die

Abb. 3.4 Form und Aufbau des Herzens.

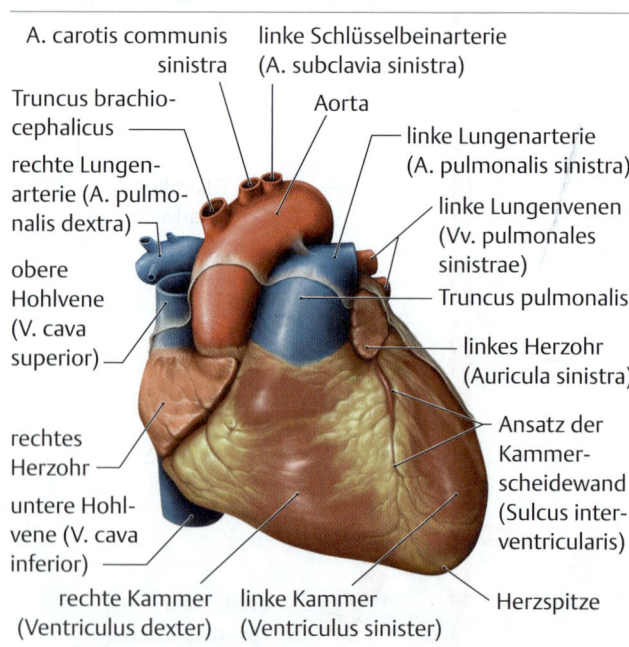

A. carotis communis
sinistra

Truncus brachio-
cephalicus

rechte Lungen-
arterie (A. pulmo-
nalis dextra)

obere
Hohlvene
(V. cava
superior)

rechtes
Herzohr

untere Hohl-
vene (V. cava
inferior)

rechte Kammer
(Ventriculus dexter)

linke Schlüsselbeinarterie
(A. subclavia sinistra)

Aorta

linke Lungenarterie
(A. pulmonalis sinistra)

linke Lungenvenen
(Vv. pulmonales
sinistrae)

Truncus pulmonalis

linkes Herzohr
(Auricula sinistra)

Ansatz der
Kammer-
scheidewand
(Sulcus inter-
ventricularis)

Herzspitze

linke Kammer
(Ventriculus sinister)

Ansicht von vorne. Mit dieser Fläche grenzt das Herz an das Brustbein (Sternum). *Aus: Schünke M, Schulte E, Schumacher U. Prometheus LernAtlas der Anatomie. Thieme; 2015. Grafiker: M. Voll*

Herzspitze liegt etwa auf Höhe des 5. Zwischenrippenraums (Interkostalraum = ICR).

Innenräume

Das Herz ist ein muskuläres Hohlorgan, das durch die **Herzscheidewand** (Septum) in eine **rechte** und eine **linke Herzhälfte** geteilt wird. Jede Herzhälfte hat 2 unterschiedliche Räume, einen **Vorhof** (Atrium) und eine **Kammer** (Ventrikel), die durch Herzklappen voneinander getrennt sind (▶ Abb. 3.6):

Die **Vorhöfe** leiten das Blut aus den zuführenden Gefäßen in die jeweilige Kammer weiter.

- In den **rechten** Vorhof münden die **obere** und die **untere Hohlvene** aus dem Körperkreislauf. Mit der rechten Herzkammer ist der rechte Vorhof über die Trikuspidalklappe (s. u.) verbunden.
- In den **linken** Vorhof münden die **Lungenvenen** aus dem Lungenkreislauf, die Öffnung zur Kammer ist die Bikuspidalklappe (s. u.).

Die **Kammern** pumpen das Blut in den Kreislauf:
- Die **rechte** Kammer leitet das Blut über den **Truncus pulmonalis** in den Lungenkreislauf.
- Die **linke** Kammer leitet das Blut in die **Aorta** und weiter in den Körperkreislauf zu den Organen.

Die **Vorderfläche** des Herzens wird v. a. von der rechten Herzkammer gebildet, die **Unterfläche** v. a. von der linken Kammer und die **Hinterfläche** v. a. vom linken Vorhof und von der linken Kammer.

Herzklappen

Zwischen den Kammern und den Vorhöfen bzw. den Kammern und den großen Gefäßen (Aorta und Truncus pulmonalis) befinden sich insgesamt **4 Klappen** (▶ Abb. 3.5):
- **Mitralklappe** (**Bikuspidalklappe**): zwischen linkem Vorhof und linker Kammer
- **Trikuspidalklappe:** zwischen rechtem Vorhof und rechter Kammer
- **Pulmonalklappe:** zwischen rechter Kammer und Truncus pulmonalis
- **Aortenklappe:** zwischen linker Kammer und Aorta.

Bei der Mitral- und der Trikuspidalklappe handelt es sich um **Segelklappen.** Die Mitralklappe besteht aus 2, die Trikuspidalklappe aus 3 Segeln. Da die Segelklappen zwischen Vorhof (**A**trium) und Kammer (**V**entrikel) liegen, nennt man sie auch Atrioventrikularklappen oder kurz **AV-Klappen.**

Die Pulmonal- und Aortenklappe sind vom Typ her sog. **Taschenklappen.** Sie werden wegen der halbmondförmigen Bauweise ihrer Anteile (Taschen) auch Semilunarklappen genannt.

Die Herzklappen **regulieren den Blutfluss** innerhalb des Herzens und sorgen dafür, dass das Blut nur in eine Richtung fließt. Da die Klappen somit wie Ventile arbeiten, wird die Ebene, in der die Klappen liegen, auch als **Ventilebene** bezeichnet.

Blutstrom im Herzen

Das venöse Blut des Körperkreislaufs strömt über die obere und untere **Hohlvene** (V. cava superior und inferior) in den **rechten Vorhof** und von dort in die **rechte Kammer.** Die rechte Kammer pumpt das Blut über den Truncus pulmonalis in die **Lunge,** wo es mit Sauerstoff angereichert wird. Das O_2-reiche Blut strömt über den **linken Vorhof** in die **linke Kammer** und wird von dort im Körperkreislauf verteilt (▶ Abb. 3.6).

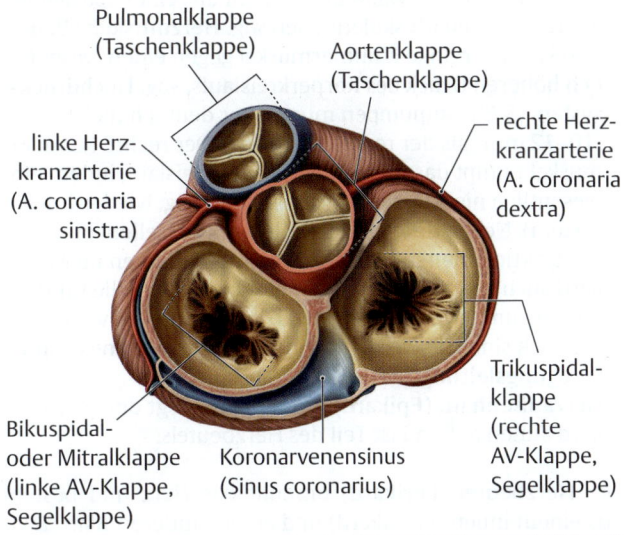

Abb. 3.5 Ventilebene mit den 4 Herzklappen.

Blick von oben. Im Bild sind die beiden Taschenklappen (Aorten- und Pulmonalklappe) geschlossen, die jeweils 3 Taschen sind gut zu erkennen. Die beiden Segelklappen sind geöffnet. Die Trikuspidalklappe hat 3 Segel, die Bikuspidalklappe 2 Segel. Die Bikuspidalklappe wird auch Mitralklappe genannt, weil ihre Form an eine Bischofsmütze erinnert (griechisch: mitra). *Aus: Schünke M, Schulte E, Schumacher U. Prometheus LernAtlas der Anatomie; Thieme; 2015. Grafiker: M. Voll*

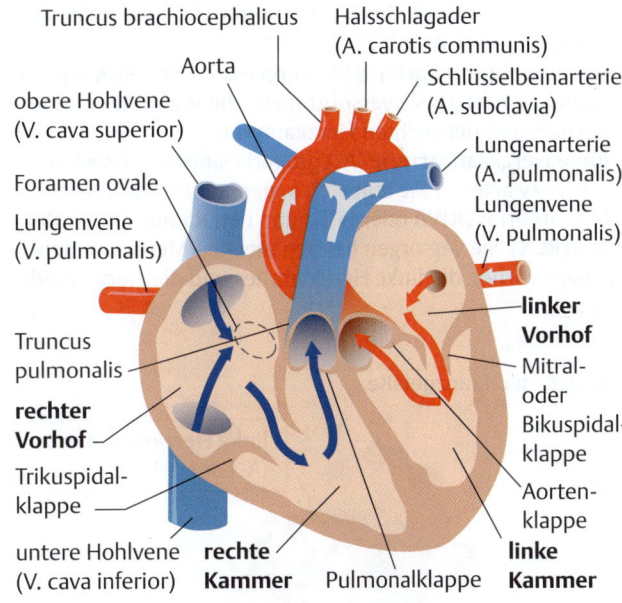

Abb. 3.6 Weg des Blutes durch das Herz.

Die Pfeile stellen die Fließrichtung dar: blaue Pfeile = O_2-armes Blut, rote Pfeile = O_2-reiches Blut. *Aus: I care – Anatomie, Physiologie. Thieme; 2015*

Hüllen und Wandaufbau

Von innen nach außen besteht die **Herzwand** aus 3 Schichten:
- **Herzinnenhaut** (**Endokard**): Das Endokard ist eine dünne Gewebeschicht, die alle 4 Herzhöhlen auskleidet. Sie sorgt für eine glatte, regelmäßige Oberfläche, die einen gleichmäßigen Blutfluss ermöglicht. Bei den **Herzklappen** handelt es sich um Ausstülpungen des Endokards.

- **Herzmuskelschicht** (**Myokard**): Das Myokard ist die dickste Schicht der Herzwand und besteht aus einer speziellen quergestreiften Muskulatur, den sog. **Herzmuskelzellen** (S. 48). Da der linke Kammermuskel gegen einen wesentlich höheren Druck des Körperkreislaufs, sog. Hochdrucksystem (S. 60), anpumpen muss, ist er deutlich dicker (**10–12 mm**) als der rechte (**3–4 mm**). Der rechte Kammermuskel pumpt das Blut in den Lungenkreislauf, indem ein wesentlich niedrigerer Druck herrscht (sog. Niederdrucksystem). Neben den normalen Herzmuskelzellen, die der Kontraktion dienen (**Arbeitsmyokard**), kommen im Myokard auch spezialisierte Herzmuskelzellen vor, die für die Bildung und Weiterleitung elektrischer Impulse verantwortlich sind. Sie werden beim **Erregungsbildungs- und Erregungsleitungssystem** (S. 54) besprochen.
- **Herzaußenhaut** (**Epikard**): Das Epikard liegt dem Myokard außen auf und ist Teil des Herzbeutels.

Der **Herzbeutel** (**Perikard**) umhüllt das Herz und besteht aus einem inneren (Epikard) und einem äußeren Blatt. Zwischen den beiden Blättern befindet sich ein schmaler Spalt, die **Perikardhöhle** (Cavitas pericardium). Sie enthält eine geringe Menge an Flüssigkeit, die ein reibungsloses Gleiten während der Herzaktion ermöglicht.

Blutversorgung

Das Herz wird nicht direkt mit dem Blut versorgt, das durch die Innenräume hindurchfließt, sondern über eigene, kranzförmig angeordnete Gefäße, die sog. **Herzkranzgefäße** oder **Koronargefäße**. Die Versorgung mit O_2-reichem Blut erfolgt über die rechte und die linke Herzkranzarterie (Koronararterie), die beide direkt hinter der Aortenklappe aus der Aorta entspringen (▶ Abb. 3.7):

- **rechte Herzkranzarterie** (A. coronaria dextra, **RCA** = right coronary artery): Sie versorgt meist die Wand des rechten Vorhofs und der rechten Herzkammer.
- **linke Herzkranzarterie** (A. coronaria sinistra, **LCA** = left coronary artery): Sie teilt sich in den Ramus interventricularis anterior (**RIVA** oder **LAD**) und den Ramus circumflexus (**RCX**). Sie versorgen bei den meisten Menschen den linken Vorhof, die linke Herzkammer und die Herzscheidewand.

Abb. 3.7 Herzkranzgefäße.

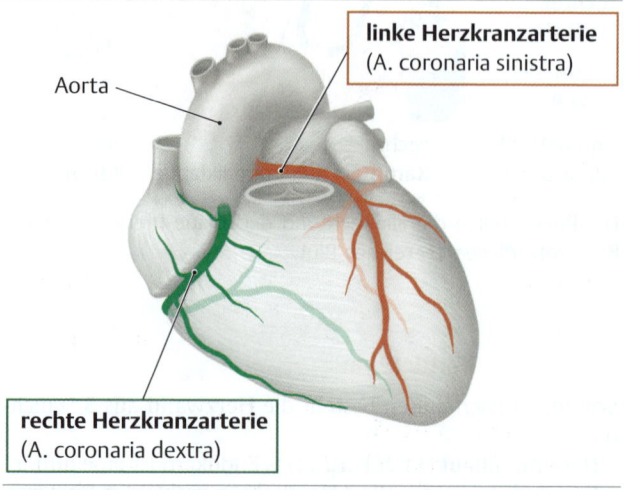

linke Herzkranzarterie (A. coronaria sinistra)

Aorta

rechte Herzkranzarterie (A. coronaria dextra)

Nach: Schünke M, Schulte E, Schumacher U. Prometheus LernAtlas der Anatomie. Thieme; 2015. Grafiker: M. Voll

Die Durchblutung der Herzkranzarterien erfolgt hauptsächlich während der **Diastole** (S. 53), da die Gefäße durch die Kontraktion der Herzkammern während der Systole (S. 52) komprimiert werden.

Die **Herzvenen** sammeln das O_2-arme Blut und führen es über eine große Sammelvene (Sinus coronarius) in den rechten Vorhof.

Klinik Herzinfarkt

Beim vollständigen Verschluss einer Herzkranzarterie wird die O_2-Versorgung des betroffenen Gebietes unterbrochen und man spricht vom Herzinfarkt bzw. Myokardinfarkt (S. 281). Dabei kommt es innerhalb weniger Minuten durch Absterben von Herzmuskelzellen zu einem Funktionsverlust des Herzmuskels.

RETTEN TO GO

Funktion und Anatomie des Herzens

Funktion: Das Herz arbeitet als **Pumpe**, die O_2-armes Blut zur Lunge (rechtes Herz) und O_2-reiches Blut in den Körper (linkes Herz) pumpt.

Lage: Das Herz liegt im **Brustkorb** (Thorax), und zwar zwischen den beiden Lungenflügeln im sog. Mittelfellraum (**Mediastinum**).

Aufbau: Man unterscheidet eine rechte und eine linke Herzhälfte, die durch die **Herzscheidewand** (Septum) getrennt sind. Jede Herzhälfte hat einen **Vorhof** (Atrium) und eine **Kammer** (Ventrikel).

Zwischen rechtem Vorhof und rechter Kammer liegt die **Trikuspidalklappe**, zwischen rechter Kammer und Lungenarterie die **Pulmonalklappe**. Zwischen linkem Vorhof und linker Kammer liegt die **Bikuspidalklappe (Mitralklappe)**, zwischen linker Kammer und Aorta liegt die **Aortenklappe**. Die Herzklappen sorgen dafür, dass das Blut nur in eine Richtung fließt.

Das Blut durchfließt das Herz in folgender Reihenfolge: obere/untere Hohlvene → **rechter Vorhof** → **rechte Herzkammer** → Truncus pulmonalis („Lungenarterienstamm") → Lungenvenen → **linker Vorhof** → **linke Herzkammer** → Hauptschlagader (Aorta).

Die Wand des Herzens besteht von innen nach außen aus **Endokard** (Herzinnenhaut), **Myokard** (Herzmuskel) und **Epikard** (Herzaußenhaut). Das Epikard ist an der Bildung des **Herzbeutels** (Perikard) beteiligt.

Blutversorgung: Die Blutversorgung des Herzens erfolgt durch die rechte und die linke **Herzkranzarterie**, die von der Aorta abgehen. Die Herzvenen sammeln das Blut und leiten es in den rechten Vorhof.

Mechanische Herzaktion

Ein Herzschlag kann in mehrere Phasen unterteilt werden, deren regelmäßiger Ablauf als **Herzzyklus** bezeichnet wird. Er besteht aus einer Kontraktionsphase (**Systole**) und einer Erschlaffungsphase (**Diastole**). Dabei hört man beim Gesunden gewöhnlich **2 Herztöne**, die beim Verschluss von Herzklappen entstehen (▶ Abb. 3.8).

Systole

Während der Systole ziehen sich die Herzmuskelzellen zusammen und pressen das Blut aus den Kammern in die Aorta bzw. den Truncus pulmonalis. Dabei werden eine Anspannungsphase und eine Austreibungsphase unterschieden:

Abb. 3.8 Phasen der Herztätigkeit.

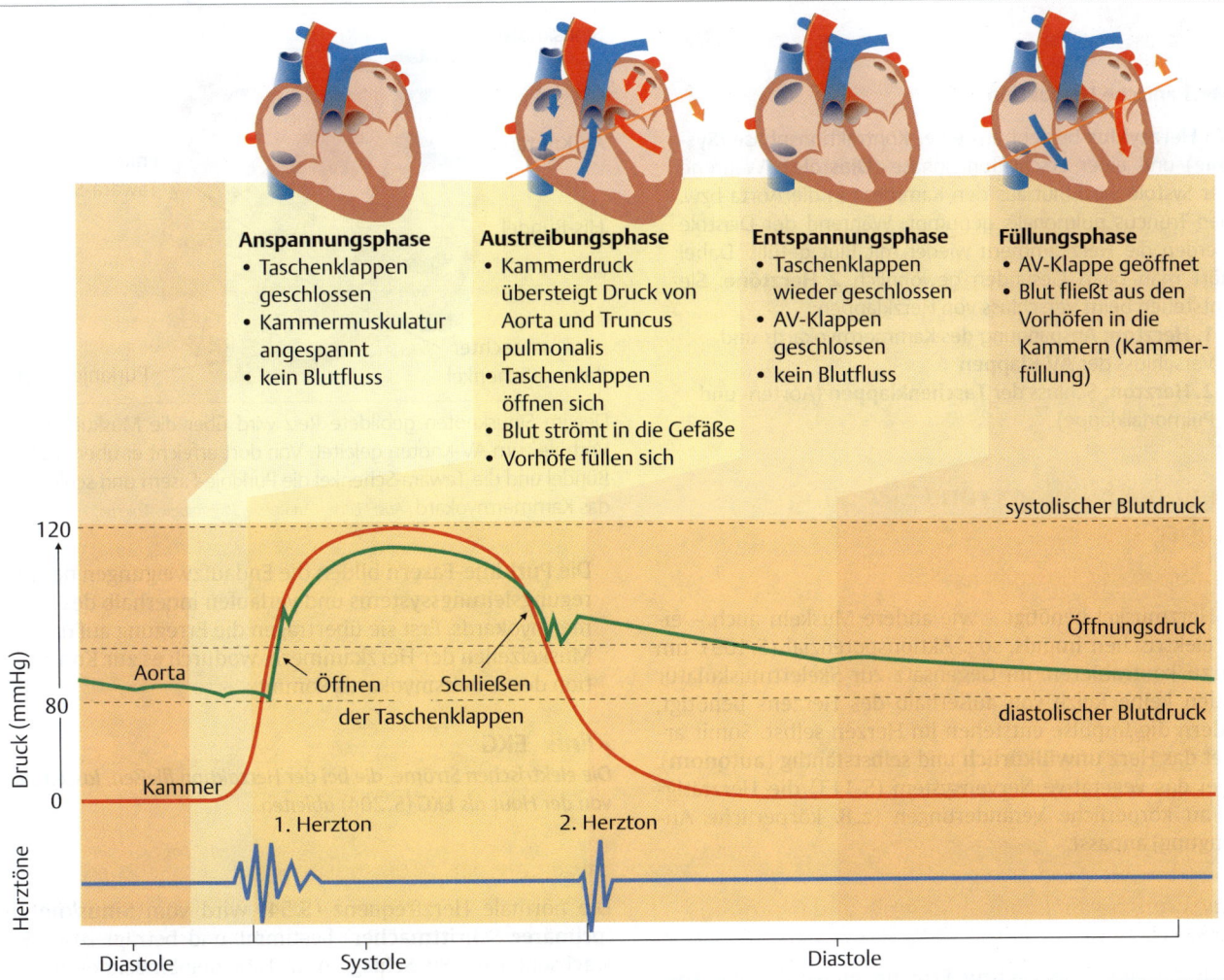

Anspannungs- und Austreibungsphase gehören zur Systole, Entspannungs- und Füllungsphase zur Diastole. Die untere Hälfte der Abbildung zeigt die Druckverhältnisse in der linken Herzkammer (**rot**) und in der Aorta (**grün**) während der Herzaktion. Überschreitet in der Anspannungsphase der Druck in der Herzkammer denjenigen in der Aorta, geht die Aortenklappe auf und die Austreibungsphase beginnt. Dieser Zeitpunkt fällt mit dem 1. Herzton zusammen (unterste Spur, blau). Der 2. Herzton entsteht beim Schließen der Aortenklappe am Ende der Austreibungsphase. Am rechten Herzen laufen die Phasen analog und fast zeitgleich ab. *Aus: I care – Anatomie, Physiologie. Thieme; 2015*

- **Anspannungsphase:** Die Kammern sind mit Blut gefüllt und alle Klappen sind geschlossen. Durch Anspannung der Kammermuskulatur baut sich Druck in den Kammern auf.
- **Austreibungsphase:** Der Druck in den Kammern übersteigt den Druck in der Aorta bzw. dem Truncus pulmonalis. Die Taschenklappen (Aorten- und Pulmonalklappe) öffnen sich und das Blut wird in die abführenden Gefäße ausgeworfen. Während der Austreibungsphase kommt es auch zur Füllung der Vorhöfe.

Diastole

In der auf die Systole folgenden Diastole entspannen sich die Herzmuskelzellen wieder, sodass Blut aus den Vorhöfen in die Herzkammern strömt. Die Diastole besteht aus Entspannungs- und Füllungsphase:

- **Entspannungsphase:** Sie beginnt, wenn der Druck in den Herzkammern wieder unter den Druck in der Aorta bzw. im Truncus pulmonalis gefallen ist und die Taschenklappen geschlossen sind. Da auch die AV-Klappen (Mitral- und Trikuspidalklappe) geschlossen sind, fließt in der Entspannungsphase noch kein Blut vom Vorhof in die Kammer.

- **Füllungsphase:** Der Druck in den Vorhöfen übersteigt den Druck in den Kammern, die AV-Klappen öffnen und die Kammern füllen sich mit dem Blut aus den Vorhöfen.

Herztöne

Im Rahmen der mechanischen Herzaktion entstehen Schallwellen, die man beim Abhören des Patienten mit dem Stethoskop (Auskultation) wahrnehmen kann. Beim Gesunden hört man i. d. R. 2 Herztöne, die beide beim Schließen von Herzklappen entstehen:

- **1. Herzton:** Anspannung des Kammermyokards und Verschluss der **AV-Klappen**
- **2. Herzton:** Schluss der **Taschenklappen** (Aorten- und Pulmonalklappe).

Klinik Herzgeräusche

Geräusche, die zusätzlich zu den beiden Herztönen bei der Auskultation zu hören sind, weisen auf krankhafte Veränderungen hin. Diese sind meist an den Herzklappen lokalisiert.

RETTEN TO GO

Mechanische Herzaktion

Ein **Herzzyklus** besteht aus einer Kontraktionsphase (**Systole**) und einer Erschlaffungsphase (**Diastole**). Während der Systole wird Blut aus den Kammern in die Aorta bzw. den Truncus pulmonalis gepumpt. Während der Diastole werden die Herzkammern wieder mit Blut gefüllt. Dabei hört man beim Gesunden gewöhnlich **2 Herztöne**. Sie entstehen beim Verschluss von Herzklappen:
- **1. Herzton:** Anspannung des Kammermyokards und Verschluss der **AV-Klappen**
- **2. Herzton:** Schluss der **Taschenklappen** (Aorten- und Pulmonalklappe).

Erregungsbildungs- und Erregungsleitungssystem

Autonomie des Herzens

Der Herzmuskel benötigt – wie andere Muskeln auch – einen elektrischen Impuls, sog. Aktionspotenzial (S. 109), um sich zu kontrahieren. Im Gegensatz zur Skelettmuskulatur werden keine Reize von außerhalb des Herzens benötigt, sondern die Impulse entstehen im Herzen selbst. Somit arbeitet das Herz **unwillkürlich** und selbstständig (**autonom**), wobei das vegetative Nervensystem (S. 113) die Herztätigkeit an körperliche Veränderungen (z. B. körperliche Anstrengung) anpasst.

Strukturen des Erregungsbildungs- und Erregungsleitungssystems

Die elektrischen Impulse bzw. Erregungen werden von **spezialisierten Herzmuskelzellen** gebildet und weitergeleitet, daher spricht man auch vom sog. Erregungsbildungs- und Erregungsleitungssystem. Dieses System ist hierarchisch organisiert und gliedert sich in mehrere **Abschnitte**, die vom rechten Vorhof über das Kammerseptum bis zur Herzspitze reichen (▶ Abb. 3.9).
- Der **Sinusknoten** ist das Schrittmacherzentrum des Herzrhythmus (sog. Sinusrhythmus). Er liegt in der Wand des rechten Vorhofs direkt neben der Einmündungsstelle der oberen Hohlvene (V. cava superior). Die dort entstehende Erregung breitet sich über die Muskelzellen des Vorhofs aus und erreicht ein weiteres Schrittmacherzentrum, den AV-Knoten.
- Der **AV-Knoten** (**Atrioventrikularknoten**) liegt am Boden des rechten Vorhofs im Grenzbereich zwischen Vorhof (Atrium) und Kammer (Ventrikel). Er leitet die Impulse in Richtung Kammer an das sog. His-Bündel weiter. Die Überleitung erfolgt dabei **verzögert**, damit die Kammern ausreichend Zeit haben, sich mit Blut zu füllen, bevor die Kammerkontraktion beginnt.
- Das **His-Bündel** zieht vom AV-Knoten durch die Ventilebene zur Kammerscheidewand. Es ist die einzige muskuläre Verbindung zwischen Vorhof und Kammer und somit die einzige Möglichkeit der Überleitung von Impulsen, denn Vorhöfe und Kammern werden durch nichtleitendes Bindegewebe des Herzskeletts getrennt. An der Kammerscheidewand teilt sich das His-Bündel in die beiden Kammerschenkel auf.
- Die **Kammerschenkel** (**Tawara-Schenkel**) ziehen in der Kammerscheidewand abwärts zur Herzspitze, wo sie sich weiter aufzweigen.

Abb. 3.9 Erregungsbildungs- und Erregungsleitungssystem.

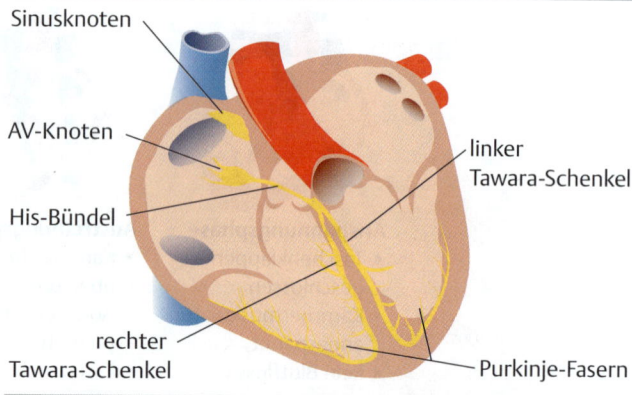

Der im Sinusknoten gebildete Reiz wird über die Muskulatur der Vorhöfe zum AV-Knoten geleitet. Von dort erreicht er über das His-Bündel und die Tawara-Schenkel die Purkinje-Fasern und schließlich das Kammermyokard. *Aus: I care – Anatomie, Physiologie. Thieme; 2015*

- Die **Purkinje-Fasern** bilden die Endaufzweigungen des Erregungsleitungssystems und verlaufen innerhalb des Kammermyokards. Erst sie übertragen die Erregung auf die Muskelzellen der Herzkammern, wodurch es zur Kontraktion des Arbeitsmyokards kommt.

Klinik EKG

Die elektrischen Ströme, die bei der Herzaktion fließen, lassen sich von der Haut als EKG (S. 204) ableiten.

Hierarchie der Erregungsbildung

Die normale Herzfrequenz (S. 54) wird vom **Sinusknoten** (**primärer Schrittmacher**) bestimmt und beträgt beim Erwachsenen 60–80 Schläge/min. Fällt der Sinusknoten aus, springt erst der **AV-Knoten** (**sekundärer Schrittmacher**, Frequenz 40–50 Schläge/min) und dann das **His-Bündel** (**tertiärer Schrittmacher**, Frequenz 20–30 Schläge/min) ein.

Bei Bedarf passt das vegetative Nervensystem (S. 55) die Herzleistung an die aktuellen Umstände an.

RETTEN TO GO

Erregungsbildungs- und Erregungsleitungssystem

Spezialisierte Herzmuskelzellen erzeugen elektrische Impulse bzw. leiten diese weiter. Sie bilden das sog. Erregungsbildungs- und Erregungsleitungssystem und sind dafür verantwortlich, dass das Herz schlägt. Die Bestandteile des Systems sind **Sinusknoten**, **AV-Knoten**, **His-Bündel**, **Tawara-Schenkel** und **Purkinje-Fasern**.

Herzleistung

Wichtige Begriffe rund um die Herzleistung sind die Herzfrequenz, das Schlagvolumen und das Herzzeitvolumen. Die Anpassung der Herzleistung an aktuelle Umstände erfolgt durch das vegetative Nervensystem.

Herzfrequenz

Die Herzfrequenz (HF) bezeichnet die Anzahl der Herzschläge pro Minute. Das Herz eines gesunden Erwachsenen schlägt im Ruhezustand etwa **60–80** Mal **pro Minute** (sog. Normofrequenz). Bei Neugeborenen und Säuglingen ist sie mit 120–150 Schlägen/min fast doppelt so hoch.

! *Merken* Herzfrequenz

- *Bradykardie: zu langsamer Herzschlag*
- *Tachykardie: zu schneller Herzschlag.*

Schlagvolumen

Das Schlagvolumen (SV) ist die **Menge an Blut**, die **bei einem Herzschlag** (Kontraktion) aus jeder Herzkammer in den Lungen- bzw. Körperkreislauf gepumpt wird. Beim gesunden Erwachsenen beträgt das Schlagvolumen in Ruhe ca. **70 ml**.

Herzzeitvolumen

Das Herzzeitvolumen (HZV) oder Herzminutenvolumen (HMV) ist die Menge an Blut, die in einer Minute von einer Herzkammer in den Kreislauf gepumpt wird. Es errechnet sich aus dem Produkt der Herzfrequenz (HF) und des Schlagvolumens (SV): **HZV = HF × SV**. Beim gesunden Erwachsenen beträgt das HZV ca. **5 l/min**.

Einfluss durch das vegetative Nervensystem

Das vegetative Nervensystem (S. 113) (Sympathikus und Parasympathikus) passt die Herzleistung an den aktuellen Bedarf an. Dabei werden beeinflusst:
- die Herzfrequenz (sog. **Chronotropie**)
- die Kontraktionskraft (Kontraktilität) des Herzens und damit das Schlagvolumen (sog. **Inotropie**)
- Überleitungsgeschwindigkeit im AV-Knoten (sog. **Dromotropie**).

Während der Sympathikus alle Anteile des Herzens innerviert, beeinflusst der Parasympathikus überwiegend die Vorhöfe inkl. Sinus- und AV-Knoten.

Die Aktivität des **Sympathikus** steigt z. B. bei körperlicher Anstrengung, psychischer Erregung oder Stresssituationen. Er bewirkt eine Steigerung der Herzfrequenz (**positiv chronotrop**), eine Erhöhung der Kontraktionskraft (**positiv inotrop**) und eine schnellere Überleitung im AV-Knoten (**positiv dromotrop**).

Die Wirkungen des **Parasympathikus** sind denen des Sympathikus entgegengesetzt. Die Aktivität des Parasympathikus überwiegt hauptsächlich in ruhigeren Situationen, wie z. B. im Schlaf. Er bewirkt eine Abnahme der Herzfrequenz (**negativ chronotrop**) und eine langsamere Überleitung im AV-Knoten (**negativ dromotrop**). Da der Parasympathikus nur die Vorhöfe und nicht die Ventrikel innerviert, hat er keinen direkten Einfluss auf die Kontraktionskraft des Herzens. Seine negativ inotrope Wirkung beschränkt sich auf die Vorhöfe.

ACHTUNG

*Die **Herzleistung** wird durch den Sympathikus **gesteigert** und durch den Parasympathikus **verringert**.*

Klinik Herzfrequenz und Medikamente

*Eine **Erhöhung** der Herzfrequenz und der Schlagkraft erreicht man mit Medikamenten,*
- *welche die Aktivität des Sympathikus verstärken, z. B. Adrenalin (S. 141), Noradrenalin oder Dobutamin) oder*
- *oder welche dämpfend auf den Einfluss des Parasympathikus wirken, z. B. Atropin (S. 144).*
*Die **Senkung** von Herzfrequenz und Schlagkraft gelingt mit Medikamenten, die die Aktivität des Sympathikus drosseln, z. B. β-Blocker (S. 144).*

RETTEN TO GO

Herzleistung

Beim gesunden Erwachsenen beträgt die normale **Herzfrequenz** (HF) ca. 60–80 Schläge/min, das **Schlagvolumen** (SV) ca. 70 ml und das **Herzzeitvolumen** (HZV) ca. 5 l/min.

Das **vegetative Nervensystem** passt die Pumpleistung des Herzens an die körperliche Belastung an:
- **Wirkung des Sympathikus:** gesteigerte Herzfrequenz (positiv chronotrop), erhöhte Kontraktionskraft (positiv inotrop), schnellere Überleitung im AV-Knoten (positiv dromotrop).
- **Wirkung des Parasympathikus:** geringere Herzfrequenz (negativ chronotrop) und langsamere Überleitung im AV-Knoten (negativ dromotrop).

3.2.3 Blutgefäße

Funktion

Blutgefäße bilden die **Transportwege**, auf denen das Blut durch den Körper strömt. Sie sind die Voraussetzung dafür, dass das Blut jedes Organ erreicht und von dort zurück zum Herzen transportiert wird. Im Organ selbst sorgen sehr kleine Blutgefäße (Kapillaren) für den **Stoffaustausch** zwischen Blut und Körperzellen, d. h., sie versorgen das Gewebe mit Sauerstoff und anderen Stoffen und transportieren dort entstehende Substanzen (z. B. Kohlendioxid, Stoffwechselprodukte, Hormone) aus dem Gewebe ab.

Wandaufbau

Die Wand größerer Gefäße besteht grundsätzlich aus 3 Schichten (▶ Abb. 3.10):
- **Intima** (innere Schicht): Sie kleidet den inneren Hohlraum des Gefäßes (Gefäßlumen) aus und besteht aus Endothelzellen, sog. Endothel (S. 48), und Bindegewebe.

Abb. 3.10 Aufbau der Gefäßwand.

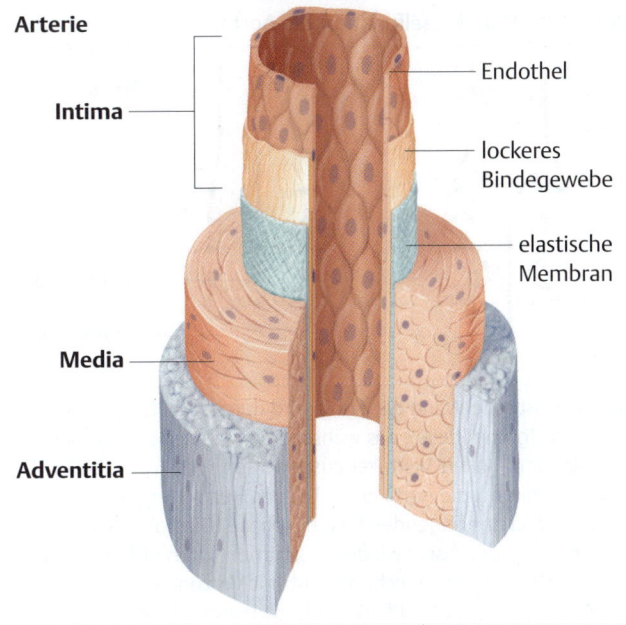

Gefäßwand am Beispiel einer Arterie (ausgeprägte Media). *Aus: Aumüller G et al. Duale Reihe Anatomie. Thieme; 2014*

- **Media** (mittlere Schicht): Sie setzt sich aus glatter Muskulatur und elastischen Fasern zusammen.
- **Adventitia** (äußere Schicht): Sie besteht aus Bindegewebe.

Je nachdem, an welcher Stelle im Körper die Gefäße verlaufen und welche Anforderungen sie erfüllen müssen, können diese Schichten unterschiedlich ausgeprägt sein.

Blutgefäßarten

Man unterscheidet **Arterien** und **Venen**. Das Verbindungsglied zwischen Arterien und Venen sind die **Kapillaren** (Haargefäße). Während Arterien und Venen für den Transport des Blutes verantwortlich sind, dienen Kapillaren dem Stoffaustausch.

Arterien

Die Arterien (▶Tab. 3.2) leiten das Blut **vom Herzen weg** und verteilen es im Körper. In den Arterien des Körperkreislaufs fließt O$_2$-reiches (hellrotes), in den Arterien des Lungenkreislaufs O$_2$-armes (dunkelrotes) Blut.

ACHTUNG
*In Arterien fließt **nicht immer** O$_2$-reiches Blut!*

Die Arterien des Körperkreislaufs zählen zum **Hochdrucksystem** (S. 60), in ihnen herrscht ein Blutdruck von durchschnittlich **100 mmHg**. Da die Arterien einem großen Druck standhalten müssen, sind ihre **Wände relativ dick**.

Die Wände der **herznahen** Arterien (z. B. Aorta oder Lungenarterien) enthalten viele elastische Fasern, man spricht daher auch von Arterien vom **elastischen Typ**. Sie gewährleisten durch ihre sog. **Windkesselfunktion** (▶Abb. 3.11) den gleichmäßigen Blutfluss im Körper, obwohl es vom Herzen stoßweise gepumpt wird.

Bei den **herzfernen** Arterien dagegen überwiegen in der Media die glatten Muskelzellen. Bei diesen Gefäßen spricht man von Arterien vom **muskulären Typ**. Durch die ausgeprägte Muskelschicht sind sie in der Lage, sich zu verengen und damit den Widerstand für den Blutfluss zu erhöhen. Sie werden daher auch als **Widerstandsgefäße** bezeichnet. Ihre Funktion ist es, die Durchblutung der von ihnen versorgten Organe zu steigern oder zu drosseln.

Abb. 3.11 Windkesselfunktion der Aorta.

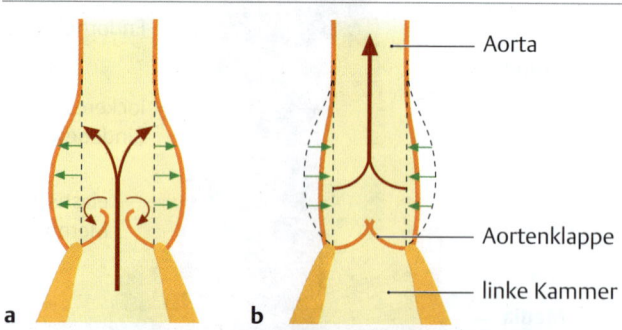

- Aorta
- Aortenklappe
- linke Kammer

a b

a Die elastische Wand der Aorta wird durch das Blutvolumen gedehnt (grüne Pfeile), das während der Austreibungsphase (Systole) vom linken Ventrikel ausgeworfen wird (rote Pfeile). Dadurch nimmt die Aorta einen Teil des Herzschlagvolumens auf.
b Während der folgenden Füllungsphase (Diastole) zieht sich die Wand der Aorta wieder zusammen (grüne Pfeile) und befördert so das gespeicherte Blut mit Verzögerung in den großen Kreislauf (roter Pfeil). Dadurch werden RR-Spitzen gemildert und die Blutströmung wird gleichmäßiger.

Aus: Behrends JC et al. Duale Reihe Physiologie. Thieme; 2016.

! *Merken* **Vasodilatation und Vasokonstriktion**
Vasodilatation bezeichnet die Erweiterung der Blutgefäße, Vasokonstriktion die Verengung der Blutgefäße.

Klinik Aneurysma
Ein Aneurysma ist eine krankhafte, umschriebene Erweiterung einer Arterie. Mit zunehmender Aussackung steigt die Gefahr, dass die Wand des Aneurysmas einreißt und eine lebensgefährliche Blutung entsteht.

Die Arterien verzweigen sich in ihrem Verlauf, wobei der Gefäßdurchmesser immer weiter abnimmt. Sehr kleine Arterien (**Arteriolen**) gehen schließlich in die Kapillaren über.

Kapillaren

Die Kapillaren bilden im gesamten Körper ein stark verzweigtes Netzwerk aus feinsten Blutgefäßen. Sie schließen sich im Blutverlauf an die Arteriolen an und gehen in kleine Venenäste (Venolen) über. Ihre Aufgabe ist der **Stoffaustausch** im Gewebe.

Die Wand der Kapillaren ist **einschichtig** und besteht nur aus einer sehr dünnen Schicht aus Endothelzellen, die Poren aufweist. Durch die Gefäßwandlücken können die Moleküle beim Nährstoff- und Atemgasaustausch aus dem Blut ins Gewebe bzw. andersherum gelangen.

Venen

Kleine Venenäste (**Venolen**) sammeln das Blut aus den Kapillaren und leiten es in größere Venen, die das Blut schließlich **zurück zum Herzen** transportieren (▶Tab. 3.2). In den Venen des Körperkreislaufs fließt O$_2$-armes, in den Venen des Lungenkreislaufs O$_2$-reiches Blut. Die Venen zählen zum **Niederdrucksystem** (S. 60), in ihnen herrscht ein Blutdruck von **< 20 mmHg**.

Da der Blutdruck in den Venen wesentlich geringer ist als in den Arterien, sind ihre **Wände** im Verhältnis zu denen der Arterien **relativ dünn**. Ihre **Muskelschicht** ist eher **gering** ausgeprägt. Eine dünnere Wand bei gleichem Umfang bedeutet, dass der vom Gefäß umschlossene Hohlraum (Gefäßlumen) bei den Venen größer ist als bei den entsprechenden Arterien. Daher befindet sich ein Großteil des Gesamtblutvolumens (ca. 80 %) im venösen Abschnitt des Blutgefäßsystems. Venen werden deshalb auch als **Kapazitätsgefäße** bezeichnet. Das Blutreservoir der Venen macht man sich bei der **Schocklagerung** (S. 272) zunutze. Durch die Hochlagerung der Beine wird das Blutvolumen umverteilt, wodurch die Organe besser versorgt werden.

Tab. 3.2 Unterschiede zwischen Arterien und Venen.

Arterien	Venen
leiten das Blut vom Herzen weg	führen das Blut zum Herzen hin
dickere Wand (stark ausgeprägte Muskelschicht)	dünnere Wand (gering ausgeprägte Muskelschicht)
Gefäßlumen gering	Gefäßlumen groß
Besonderheit: Windkesselfunktion der herznahen Gefäße	Besonderheit: Ventilfunktion der Venenklappen
Hochdrucksystem (Körperkreislauf)	Niederdrucksystem

Eine Besonderheit der Venenwand stellen die **Venenklappen** dar. Sie verhindern ein Zurückfließen des Blutes und ermöglichen so den zielgerichteten Transport des Blutes zum Herzen hin (sog. **Ventilfunktion**).

Der **Blutfluss** in den Venen wird dadurch erzeugt, dass die Vene kurz zusammengedrückt wird. Dies geschieht durch zwei Mechanismen:

- durch die Pulsation einer direkt neben der Vene verlaufenden Arterie (**arteriovenöse Kopplung**)
- durch die Bewegungen der Skelettmuskulatur (**Muskelpumpe**).

Außerdem wird der Rückfluss durch die Sogwirkung des Herzens und durch die Druckunterschiede im Brustraum beim Atmen unterstützt.

RETTEN TO GO

Blutgefäße

Funktion:
- Blutleitung (Arterien und Venen)
- Stoffaustausch zwischen Blut und Gewebe (Kapillaren).

Wandaufbau: Die Wand größerer Gefäße besteht aus **3 Schichten**:
- innere Schicht = **Intima** (Endothel und Bindegewebe),
- mittlere Schicht = **Media** (Muskelzellen und elastische Fasern),
- äußere Schicht = **Adventitia** (Bindegewebe).

Blutgefäßarten: Arterien und **Venen** sind für den **Transport des Blutes** verantwortlich sind. Arterien leiten das Blut vom Herzen weg und verteilen es im Körper (**Verteilungssystem**), Venen sammeln das Blut und transportieren es zum Herzen zurück (**Sammelsystem**). In den Arterien des Körperkreislaufs fließt O_2-reiches, in den Venen des Körperkreislaufs O_2-armes Blut. Die Wand der Venen ist dünner als die der Arterien. Die **Kapillaren** verbinden das arterielle mit dem venösen Blutsystem. Im Bereich der Kapillaren findet der **Stoffaustausch** mit dem Gewebe statt.

3.2.4 Blutkreislauf

Körperkreislauf und Lungenkreislauf

Der Blutkreislauf ist ein geschlossenes Gefäßsystem. Er besteht aus zwei hintereinandergeschalteten Kreisläufen, dem **Körperkreislauf** (= großer Kreislauf) und dem **Lungenkreislauf** (= kleiner Kreislauf). Zwischen den beiden Kreisläufen ist das Herz als zentrale Pumpe eingebaut (▶ Abb. 3.12).

Körperkreislauf

Funktion • Der Körperkreislauf (= großer Kreislauf) versorgt die Organe und Gewebe mit Sauerstoff und Nährstoffen und transportiert die entstehenden Stoffwechselprodukte ab.

Aufbau • Er beginnt in der **linken Herzkammer**. Von dort aus wird das O_2-reiche Blut durch die Aortenklappe in die **Aorta** und deren Abgänge gepumpt. Über die sich immer weiter verzweigenden **Arterien** und Arteriolen gelangt das Blut in die **Kapillaren**, an denen der Stoffaustausch zwischen Blut und Gewebe stattfindet. Das nun O_2-arme, kohlendioxidreiche Blut fließt über die Venolen und **Venen** schließlich in die **obere** bzw. **untere Hohlvene**, die es in den **rechten Vorhof** und von dort durch die Trikuspidalklappe in

Abb. 3.12 Körperkreislauf und Lungenkreislauf.

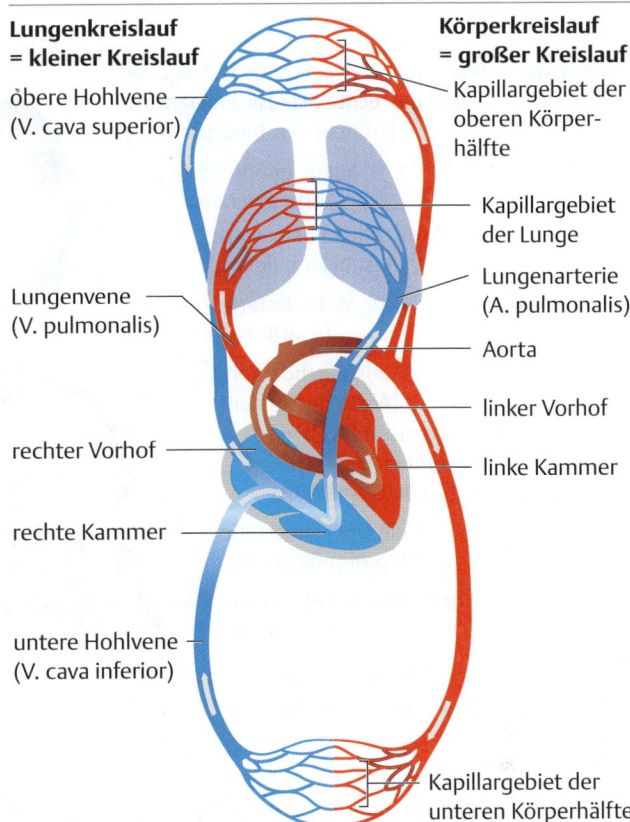

Gefäße, die O_2-reiches Blut führen, sind rot gezeichnet, Gefäße, die O_2-armes Blut führen, blau. Die Pfeile geben die Richtung des Blutflusses an. Die Darstellung ist vereinfacht, gezeigt werden nur die großen Gefäße. *Aus: Aumüller G et al. Duale Reihe Anatomie. Thieme; 2014*

die **rechte Herzkammer** transportiert. Von dort gelangt das Blut in den Lungenkreislauf.

Der **Pfortaderkreislauf** ist ein „Nebensystem" des großen Körperkreislaufs. Die Pfortader (V. portae) sammelt das nährstoffreiche Blut aus den Verdauungsorganen, führt es aber nicht direkt zum Herzen zurück, sondern zur Leber. Dort werden die Nährstoffe aufgenommen und schädliche Substanzen entsorgt.

Große Arterien des Körperkreislaufs • Die **Aorta** (Hauptschlagader) ist die zentrale Arterie des Körpers, aus der alle anderen Arterien des Körperkreislaufs hervorgehen. Sie verläuft vom Herzen aus nach oben (**aufsteigende Aorta** = Aorta ascendens), macht dann einen Bogen (**Aortenbogen**) und zieht anschließend abwärts (**absteigende Aorta** = Aorta descendens), zunächst im Brustraum (Brustaorta = Aorta thoracica) und ab dem Zwerchfell im Bauch-Becken-Raum (Bauchaorta = Aorta abdominalis).

Vom Aortenbogen gehen 3 große Gefäße zur Versorgung von Kopf, Hals und Armen ab. Zuerst entspringt ein Gefäßstamm (Truncus brachiocephalicus), der sich kurz darauf in die **rechte Halsschlagader** (A. carotis communis dextra) und die **rechte Schlüsselbeinarterie** (A. subclavia dextra) teilt. Die **linke Halsschlagader** (A. carotis communis sinistra) und die **linke Schlüsselbeinarterie** (A. subclavia sinistra) gehen dagegen jeweils direkt aus dem Aortenbogen hervor.

Im absteigenden Teil der Brustaorta entspringen Arterien zur Versorgung der Brustorgane und der Brustwand. Von der Bauchaorta gehen Arterien für die Bauch- und Beckeneingeweide ab.

Abb. 3.13 Große Arterien des Körperkreislaufs.

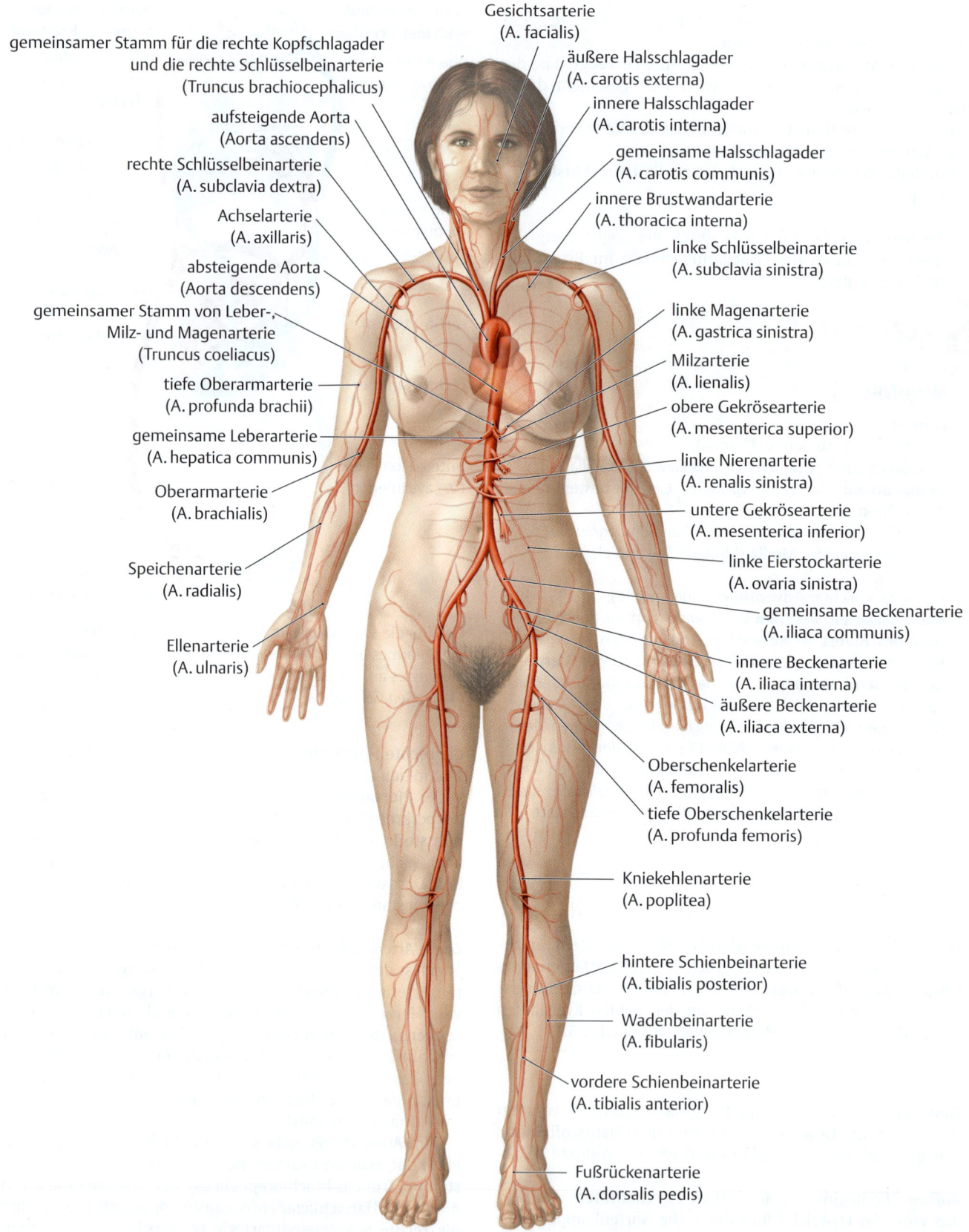

gemeinsamer Stamm für die rechte Kopfschlagader
und die rechte Schlüsselbeinarterie
(Truncus brachiocephalicus)

aufsteigende Aorta
(Aorta ascendens)

rechte Schlüsselbeinarterie
(A. subclavia dextra)

Achselarterie
(A. axillaris)

absteigende Aorta
(Aorta descendens)

gemeinsamer Stamm von Leber-,
Milz- und Magenarterie
(Truncus coeliacus)

tiefe Oberarmarterie
(A. profunda brachii)

gemeinsame Leberarterie
(A. hepatica communis)

Oberarmarterie
(A. brachialis)

Speichenarterie
(A. radialis)

Ellenarterie
(A. ulnaris)

Gesichtsarterie
(A. facialis)

äußere Halsschlagader
(A. carotis externa)

innere Halsschlagader
(A. carotis interna)

gemeinsame Halsschlagader
(A. carotis communis)

innere Brustwandarterie
(A. thoracica interna)

linke Schlüsselbeinarterie
(A. subclavia sinistra)

linke Magenarterie
(A. gastrica sinistra)

Milzarterie
(A. lienalis)

obere Gekrösearterie
(A. mesenterica superior)

linke Nierenarterie
(A. renalis sinistra)

untere Gekrösearterie
(A. mesenterica inferior)

linke Eierstockarterie
(A. ovaria sinistra)

gemeinsame Beckenarterie
(A. iliaca communis)

innere Beckenarterie
(A. iliaca interna)

äußere Beckenarterie
(A. iliaca externa)

Oberschenkelarterie
(A. femoralis)

tiefe Oberschenkelarterie
(A. profunda femoris)

Kniekehlenarterie
(A. poplitea)

hintere Schienbeinarterie
(A. tibialis posterior)

Wadenbeinarterie
(A. fibularis)

vordere Schienbeinarterie
(A. tibialis anterior)

Fußrückenarterie
(A. dorsalis pedis)

Aus: Schünke M, Schulte E, Schumacher U. Prometheus LernAtlas der Anatomie. Thieme; 2014. Grafiker: M. Voll

Knapp unterhalb des Bauchnabels teilt sich die Aorta in die rechte und linke **gemeinsame Beckenarterie** (A. iliaca communis dextra und sinistra). Diese verzweigen sich kurz oberhalb der Leiste in einen äußeren (A. iliaca externa) und einen inneren Ast (A. iliaca interna), der zu den Beckenorga-nen zieht. Der äußere Ast verläuft über die Leiste als **Ober-schenkelarterie** (A. femoralis) weiter zum Bein und in Rich-tung Fuß.

Einen Überblick über die wichtigsten Arterien des Körper-kreislaufs bietet ▶ Abb. 3.13.

Abb. 3.14 Große Venen des Körperkreislaufs.

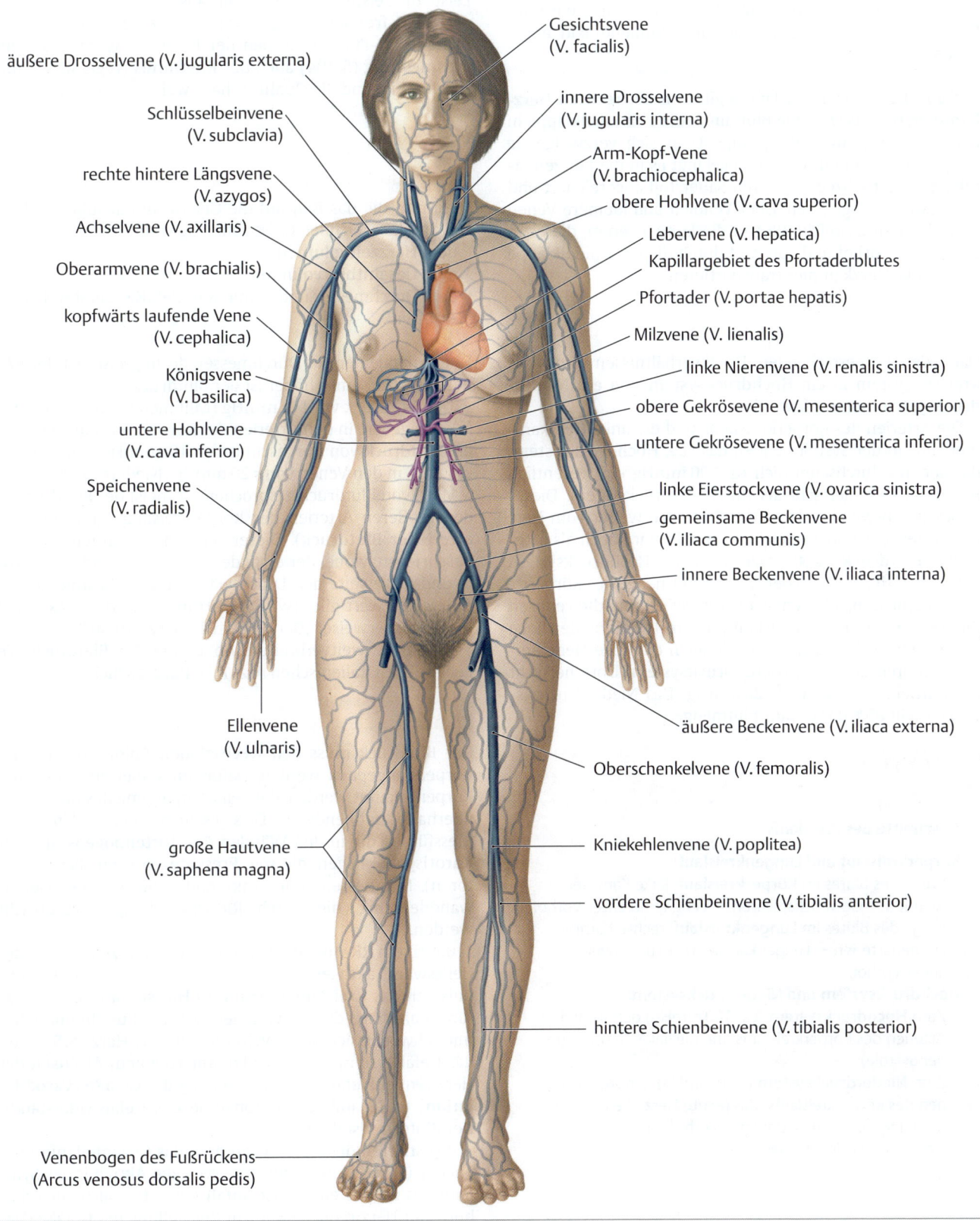

äußere Drosselvene (V. jugularis externa)

Gesichtsvene
(V. facialis)

innere Drosselvene
(V. jugularis interna)

Schlüsselbeinvene
(V. subclavia)

Arm-Kopf-Vene
(V. brachiocephalica)

rechte hintere Längsvene
(V. azygos)

obere Hohlvene (V. cava superior)

Achselvene (V. axillaris)

Lebervene (V. hepatica)

Oberarmvene (V. brachialis)

Kapillargebiet des Pfortaderblutes

kopfwärts laufende Vene
(V. cephalica)

Pfortader (V. portae hepatis)

Milzvene (V. lienalis)

Königsvene
(V. basilica)

linke Nierenvene (V. renalis sinistra)

obere Gekrösevene (V. mesenterica superior)

untere Hohlvene
(V. cava inferior)

untere Gekrösevene (V. mesenterica inferior)

Speichenvene
(V. radialis)

linke Eierstockvene (V. ovarica sinistra)

gemeinsame Beckenvene
(V. iliaca communis)

innere Beckenvene (V. iliaca interna)

Ellenvene
(V. ulnaris)

äußere Beckenvene (V. iliaca externa)

Oberschenkelvene (V. femoralis)

große Hautvene
(V. saphena magna)

Kniekehlenvene (V. poplitea)

vordere Schienbeinvene (V. tibialis anterior)

hintere Schienbeinvene (V. tibialis posterior)

Venenbogen des Fußrückens
(Arcus venosus dorsalis pedis)

Am linken Bein ist die V. femoralis gezeigt, am rechten die V. saphena magna. Die V. saphena parva ist nicht zu sehen, da sie auf der Unterschenkelrückseite verläuft. *Aus: Schünke M, Schulte E, Schumacher U. Prometheus LernAtlas der Anatomie. Thieme; 2014. Grafiker: M. Voll*

Große Venen des Körperkreislaufs • Die meisten Venen verlaufen als Begleitvenen parallel zu den entsprechenden Arterien. Ins Herz zurück gelangt das Blut entweder über die **obere Hohlvene** (V. cava superior) oder die **untere Hohlvene** (V. cava inferior), die getrennt in den rechten Vorhof münden. Dabei sammelt die obere Hohlvene das Blut der oberen Körperhälfte und die untere Hohlvene das Blut der unteren Körperhälfte (Bereiche unterhalb des Herzens).

Einen Überblick über die wichtigsten Venen des Körperkreislaufs bietet ▸ Abb. 3.14.

Lungenkreislauf

Funktion • Im Lungenkreislauf (= kleiner Kreislauf) wird das Blut mit Sauerstoff angereichert und Kohlendioxid abgegeben.

Aufbau • Der Lungenkreislauf beginnt in der **rechten Herzkammer**, die das O_2-arme Blut durch die Pulmonalklappe in den **Truncus pulmonalis** pumpt. Über sich verzweigende **Lungenarterien** und Arteriolen gelangt es in die **Lungenkapillaren**. Dort wird das Blut mit Sauerstoff angereichert und Kohlendioxid abgegeben. Über Venolen und kleinere Venen fließt das nun O_2-reiche Blut in die **Lungenvenen**, die es in den linken Vorhof und von dort durch die Bikuspidalklappe in die linke Herzkammer transportieren.

Hochdrucksystem und Niederdrucksystem

Nach den vorherrschenden Druckverhältnissen kann das Kreislaufsystem in ein **Hochdrucksystem** und ein **Niederdrucksystem** unterteilt werden.

Die Arterien des Körperkreislaufs und die linke Herzkammer (nur in der Systole) bilden das sog. **Hochdrucksystem**, da hier mit durchschnittlich ca. **100 mmHg** ein wesentlich höherer Druck herrscht als im Niederdrucksystem. Dieser Druck ist notwendig, damit das Blut auch weiter vom Herzen entfernte Organe erreichen kann. Er wird auch als **arterieller Blutdruck** (S.60) bezeichnet. Im Hochdrucksystem befinden sich etwa 15 % der Gesamtblutmenge des Körpers.

Die Kapillaren, alle Venen, die arteriellen und die venösen Blutgefäße des Lungenkreislaufs, das rechte Herz, der linke Vorhof und während der Diastole auch die linke Herzkammer gehören zum sog. **Niederdrucksystem**. Dort herrscht ein mittlerer Druck von **< 20 mmHg**. Das Niederdrucksystem enthält 85 % der Gesamtblutmenge.

RETTEN TO GO

Abschnitte des Kreislaufs

Körperkreislauf und Lungenkreislauf:
- Wege des Blutes im **Körperkreislauf**: linke Kammer → Arterien → Gewebekapillaren → Venen → rechter Vorhof
- Wege des Blutes im **Lungenkreislauf**: rechte Kammer → Lungenarterien → Lungenkapillaren → Lungenvenen → linker Vorhof.

Hochdrucksystem und Niederdrucksystem:
- Zum **Hochdrucksystem** (ca. 100 mmHg) gehören: die Arterien des Körperkreislaufs und die linke Kammer (in der Systole).
- Zum **Niederdrucksystem** (< 20 mmHg) gehören: die Venen des Körperkreislaufs, das rechte Herz, die Gefäße des Lungenkreislaufs, der linke Vorhof und die linke Herzkammer (in der Diastole).

Puls

Wenn das Blut während der Systole aus dem Herzen geworfen wird, entsteht ein Druckanstieg, der sich als **Druckwelle** von der Aorta über das gesamte **arterielle System** ausbreitet. Die Druckwelle entsteht durch das Ausdehnen und Zusammenziehen der Arterienwand. An Stellen, an denen größere Arterien dicht unter der Haut liegen, kann sie als **Puls** mit den Fingern gefühlt werden. Geeignete Tastpunkte sind z. B. am Handgelenk die Speichenarterie (A. radialis), am Hals die Halsschlagader (A. carotis communis) oder in der Leiste die Leistenarterie (A. femoralis).

Die **Pulsfrequenz** entspricht i. d. R. der Herzfrequenz (d. h. in Ruhe 60–80/min). Neben der Frequenz werden bei der **Pulsmessung** (S. 194) auch der **Rhythmus** (regelmäßig, unregelmäßig) und die **Qualität** (hart, weich) beurteilt.

Blutdruck

Entstehung und Einflussfaktoren des Blutdrucks

Die Kraft, die das Blut auf die Gefäßwand ausübt, wird als Blutdruck bezeichnet. Er ist abhängig von:
- dem **Herzzeitvolumen**
- dem **Gesamtblutvolumen**
- dem Durchmesser und damit dem **Gefäßwiderstand** der Arterien.

Es gilt: Je kleiner der Durchmesser, desto größer ist der Widerstand und umso höher ist der Blutdruck.

Der Blutdruck wird in **mmHg** (Millimeter Quecksilbersäule) angegeben. In den Arterien des Körperkreislaufs herrscht ein Blutdruck von durchschnittlich 100 mmHg (Hochdrucksystem), in den Venen von < 20 mmHg (Niederdrucksystem).

Wird von Blutdruck gesprochen, ist meist der Blutdruck in den größeren Arterien des Körperkreislaufs gemeint (sog. **arterieller Blutdruck**). Dieser wird immer durch 2 Werte beschrieben, wobei der erste den Druck während der **Systole** und der zweite den Druck während der **Diastole** angibt. Als Normalwert gilt etwa **120/80 mmHg**. In der Praxis sagt man üblicherweise: „Der Blutdruck ist 120 zu 80."

RR ist die weitverbreitete Abkürzung für Blutdruck. Sie geht auf den italienischen Arzt **R**iva **R**occi zurück.

Regulation des Blutdrucks

Der Blutdruck muss den wechselnden Anforderungen des Körpers angepasst werden. Dafür muss aber zunächst vom Körper erkannt werden, dass eine Anpassung des Blutdrucks überhaupt notwendig ist. Dies geschieht in erster Linie über Messfühler, die in den Wänden des **Aortenbogens** und der **Karotisgabel** liegen, die sog. **Pressorezeptoren** (Barorezeptoren). Sie messen sehr exakt Änderungen in der Gefäßwanddehnung, die durch RR-Schwankungen verursacht werden.

Bei einem **RR-Anstieg** werden die Pressorezeptoren in der Gefäßwand aktiviert und senden über Nervenbahnen Impulse an das **Kreislaufzentrum** im Hirnstamm (S. 111). Das führt dazu, dass die Aktivität des Sympathikus abnimmt. Somit schwächt sich seine Wirkung auf das Herz (S. 55) und das Gefäßsystem ab und es kommt zu einem Absinken der Herzfrequenz und einer Weitstellung der Gefäße (**Vasodilatation**) und damit einer Abnahme des Gefäßwiderstands. Der Blutdruck sinkt wieder.

Registrieren die Pressorezeptoren das Gegenteil, nimmt – wieder über das Kreislaufzentrum – die Aktivität des Sympathikus zu. Bei einem **RR-Abfall** kommt es also zur Erhöhung der Herzfrequenz und zur Engstellung der Gefäße (**Vasokonstriktion**), wodurch der Gefäßwiderstand zunimmt. Der Blutdruck steigt wieder.

Nach dem Prinzip der Pressorezeptoren arbeiten auch die **Volumenrezeptoren** in der Wand des rechten Vorhofs.

! *Merken* **Blutdruck**
- *Hypotonie: zu niedriger Blutdruck*
- *Hypertonie: zu hoher Blutdruck.*

Tab. 3.3 Mechanismen der längerfristigen RR-Regulation.

Hormone	Bildungsort und Aktivierung	Wirkung bei Aktivierung
Renin-Angiotensin-Aldoste-ron-System (**RAAS**)	Renin- und Angiotensin-II-Bildung in der Niere bei verminderter Nierendurchblutung → Aldosteron-Bildung in der Nebenniere	Vasokonstriktion durch Angiotensin II, verminderte Flüssigkeitsausscheidung in der Niere durch Aldosteron → RR-**Steigerung**
antidiuretisches Hormon (**ADH**)	im Hypothalamus, ist Teil des Zwischenhirns, bei geringer Füllung des Vorhofs (Blutdruckabfall)	verminderte Flüssigkeitsausscheidung in der Niere → RR-**Steigerung**
atriales natriuretisches Hormon (**ANP**)	in den Herzvorhöfen bei vermehrter Dehnung des Vorhofs (Blutdrucksteigerung)	Vasodilatation und Hemmung von Aldosteron → RR-**Senkung**

Die **kurzfristige RR-Regulation** (z. B. beim Übergang vom Liegen zum Stehen) wird hauptsächlich über die Pressorezeptoren vermittelt. Diese beeinflussen den Blutdruck über die Herzfrequenz und den Gefäßdurchmesser (s. o.).

Anders ist es bei der **längerfristigen** RR-Regulation. Diese beruht hauptsächlich auf einer Veränderung der Gesamtblutmenge durch eine vermehrte oder verminderte Flüssigkeitsausscheidung in der Niere. Diese Volumenregulation erfolgt über verschiedene Hormone (▶ Tab. 3.3).

RETTEN TO GO

Puls und Blutdruck

Der **Puls** entsteht durch die Druckwelle, die vom Herzen fortgeleitet wird. Geeignete Tastpunkte sind z. B. die Speichenarterie (A. radialis), die Halsschlagader (A. carotis communis) oder die Leistenarterie (A. femoralis).

Die Kraft, die das Blut auf die Gefäßwand ausübt, wird als **Blutdruck** bezeichnet. Der arterielle Blutdruck ist der Druck, der nach Auswurf des Blutes aus dem Herzen in den großen Arterien herrscht. Er beträgt beim gesunden Erwachsenen ca. **120/80 mmHg**, wobei 120 mmHg dem systolischen Wert und 80 mmHg dem diastolischen Wert entsprechen.

Die **Regulation des Blutdrucks** erfolgt über **Pressorezeptoren** in den Wänden des Aortenbogens und der Karotisgabel. Sie messen die Wanddehnung und senden ihre Informationen über Nervenbahnen an das Kreislaufzentrum im Hirnstamm. Bei **RR-Abfall** wird der Sympathikus aktiviert und der Blutdruck steigt. Bei **RR-Anstieg** wird der Sympathikus gehemmt und der Blutdruck sinkt.

3.3 Atmungssystem

3.3.1 Überblick: Atmungssystem

Alle Zellen des menschlichen Körpers sind auf eine kontinuierliche Zufuhr von Sauerstoff (O_2) angewiesen. Den Sauerstoff erhalten sie über das Atmungssystem (**respiratorisches System**).

Atmung

Unter Atmung versteht man den Austausch der Atemgase **Sauerstoff** (O_2) und **Kohlendioxid** (CO_2). In der Lunge wird der eingeatmete O_2 im Austausch gegen CO_2 in das Blut aufgenommen (= **äußere Atmung** oder Lungenatmung) und zu den Körperzellen transportiert. Dort wird O_2 aufgenommen

und verbraucht und CO_2 als Abfallprodukt in das Blut abgegeben (= **innere Atmung** oder Zellatmung).

Für den Gesamtprozess der äußeren Atmung müssen folgende Voraussetzungen erfüllt sein:
- ausreichende **Belüftung** der Lungen (**Ventilation**)
- ausreichende **Durchblutung** der Lunge (**Perfusion**)
- ungehinderter **Austausch der Atemgase** zwischen Lunge und Blut (**Diffusion**).

Klinik Lungenfunktion

Entsprechend den Teilfunktionen der Lunge unterscheidet man folgende Störungen der Lungenfunktion:
- *Ventilationsstörungen: mangelnde Belüftung der Lunge oder einzelner Lungenabschnitte, z. B. durch eine Verengung der Bronchien bei einem Asthmaanfall (S. 249).*
- *Perfusionsstörungen: mangelhafte Durchblutung der Lunge, z. B. durch den Verschluss eines Lungengefäßes durch einen Embolus, sog. Lungenembolie (S. 284).*
- *Diffusionsstörungen: mangelhafter Gasaustausch durch die Wand der Lungenbläschen, z. B. bei einem Lungenödem (S. 254).*

Atmungsorgane

Das Atmungssystem (▶ Abb. 3.15) gliedert sich anatomisch in zwei Bereiche:
- obere Atemwege:
  - **Nasenhöhle** (Cavitas nasi)
  - **Rachen** (Pharynx)
- untere Atemwege:
  - **Kehlkopf** (Larynx)
  - **Luftröhre** (Trachea)
  - **Bronchien** (Hauptbronchien bis Bronchioli)
  - **Lunge** (Pulmo) mit **Lungenbläschen** (Alveolen).

Funktionell unterscheidet man luftleitende und gasaustauschende Abschnitte:
- Die **luftleitenden** Atemwege (Nasenhöhle bis Bronchioli) sorgen zum einen für den **Transport der Atemgase** und zum anderen für Erwärmung, Befeuchtung und Reinigung der Atemluft. Da sie nicht am Gasaustausch teilnehmen, zählen sie zum sog. **anatomischen Totraum** (▶ Tab. 3.5).
- Die **gasaustauschenden** (**respiratorischen**) Bereiche (Bronchioli, Lungenbläschen) sind für den **Austausch der Atemgase** zuständig, d. h. für die Aufnahme von O_2 aus den Lungenbläschen (bzw. der Atemluft) in die Blutgefäße und die Abgabe von CO_2 aus den Blutgefäßen in die Lungenbläschen.

Abb. 3.15 Atmungssystem.

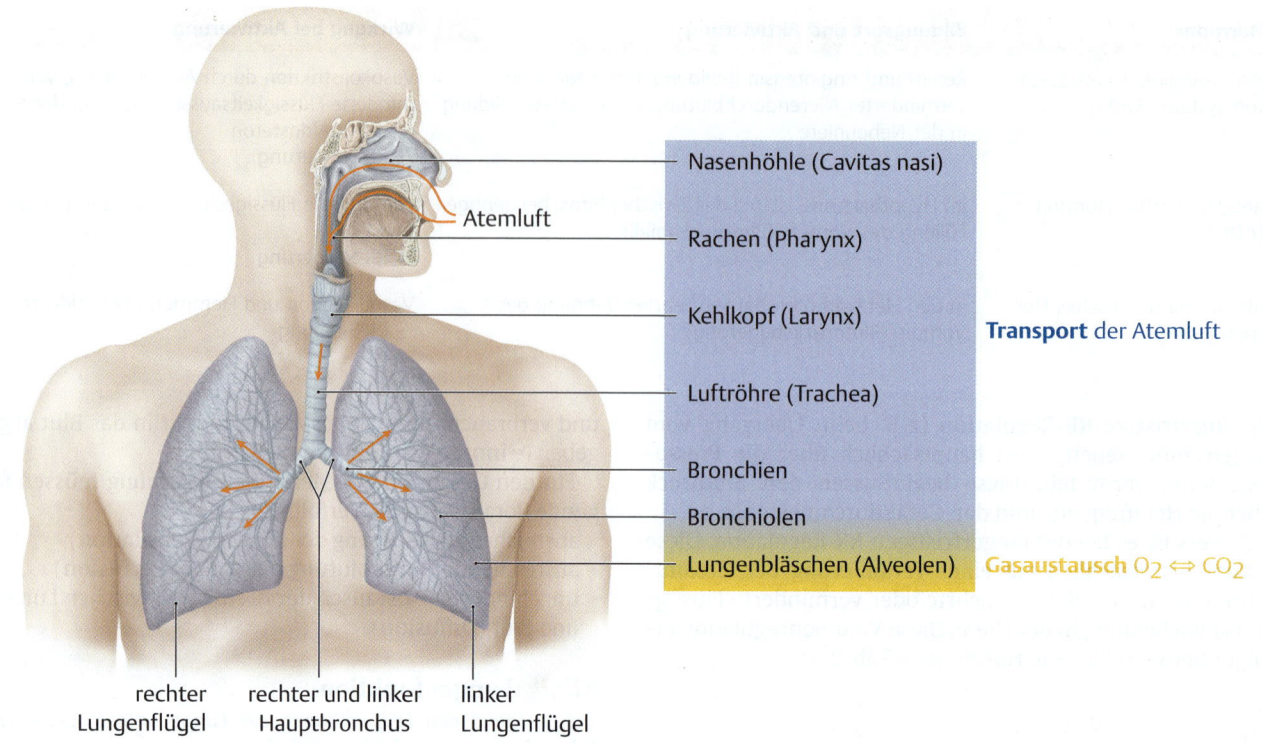

Die eingeatmete Luft gelangt über Nase oder Mund in die Luftröhre (Trachea) und von dort weiter über die beiden Hauptbronchien in die beiden Lungenflügel. Die Hauptbronchien verzweigen sich baumartig in immer kleinere Bronchien und bilden einen Bronchialbaum. Die kleinsten Verzweigungen (Bronchiolen) münden schließlich in den Lungenbläschen (Alveolen). *Nach: Schünke M, Schulte E, Schumacher U. Prometheus LernAtlas der Anatomie. Thieme; 2015*

RETTEN TO GO

Überblick: Atmungssystem

Unter **Atmung** versteht man den Austausch der Atemgase Sauerstoff (O_2) und Kohlendioxid (CO_2). Bei der **äußeren Atmung** (= Lungenatmung) wird in der Lunge der eingeatmete O_2 im Austausch gegen CO_2 in das Blut aufgenommen. Bei der **inneren Atmung** (= Zellatmung) wird O_2 in die Körperzellen aufgenommen und verbraucht und CO_2 als Abfallprodukt in das Blut abgegeben.

Das Atmungssystem gliedert sich in 2 Bereiche:
- **obere Atemwege:** Nasenhöhle, Rachen (Pharynx)
- **untere Atemwege:** Kehlkopf (Larynx), Luftröhre (Trachea), Bronchien, Lunge (Pulmo) mit Lungenbläschen (Alveolen).

3.3.2 Nase

Funktion • In der Nase wird die **Atemluft angewärmt, gereinigt** und **angefeuchtet**. Außerdem befindet sich in der Nase das **Riechorgan**, das für den Geruchssinn verantwortlich ist.

Lage und Aufbau • Die Nase (▸ Abb. 3.16) umschließt die **Nasenhöhle** (Cavitas nasi), die durch die **Nasenscheidewand** (Septum nasi) geteilt wird. An den Seitenwänden der Nasenhöhle befinden sich jeweils 3 knöcherne Strukturen, die sog. **Nasenmuscheln** (▸ Abb. 3.57b). Sie gliedern die Nasenhöhle in einen oberen, mittleren und unteren Nasengang. Die **Nasengänge** stehen über Öffnungen mit den **Nasennebenhöh-**

Abb. 3.16 Nasen- und Rachenraum.

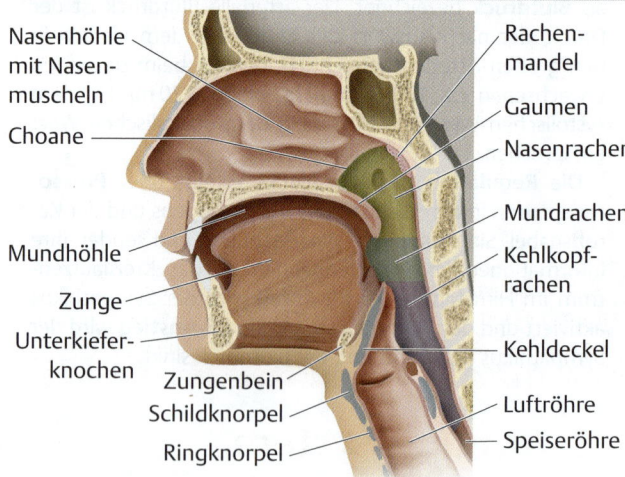

Aus: Schewior-Popp S, Sitzmann F, Ullrich L. Thiemes Pflege. Thieme; 2012

len (Kiefer-, Stirn-, Siebbein- und Keilbeinhöhle) in Verbindung. Nach hinten öffnet sich die Nase in den Rachen.

Das Gerüst der äußeren Nase und der vorderen Nasenscheidewand besteht aus **Knorpel**, die übrigen Strukturen haben eine **knöcherne** Grundlage. Die Nasenhöhle wird von Schleimhaut ausgekleidet. Im oberen Anteil befindet sich die sog. **Riechschleimhaut** mit den Riechzellen, die Gerüche wahrnehmen.

3.3.3 Rachen (Pharynx)

Funktion • Der Rachen (Schlund, Pharynx) ist die gemeinsame **Wegstrecke von Atemluft und Nahrung**. Er leitet die Atemluft aus Nase und Mund in die Luftröhre (Trachea) und die Nahrung vom Mund in die Speiseröhre (Ösophagus). Zusammen mit dem Kehlkopf sorgt er dafür, dass beim **Schluckvorgang** keine Nahrung in die Luftröhre gelangt. Durch Berührung der hinteren Rachenwand kann der Würgereflex ausgelöst werden. Im Rachen liegen außerdem die Rachenmandeln, die eine wichtige Rolle bei der **Immunabwehr** spielen.

Lage und Aufbau • Der Rachen besteht aus **Muskulatur** und hat die Form eines 12–15 cm langen Schlauchs. Die Hinterwand des Rachens grenzt an die **Halswirbelsäule**. Vorne steht er mit der Nasen- und der Mundhöhle in Verbindung. Der Rachen wird in **3 Abschnitte** unterteilt (▶ Abb. 3.16):

- **Nasenrachen** (Nasopharynx): Er bildet den oberen Abschnitt des Rachens und steht mit der Nasenhöhle in Verbindung. Außerdem mündet hier die Ohrtrompete, die das Mittelohr (S. 115) belüftet.
- **Mundrachen** (Oropharynx): Der mittlere Abschnitt reicht vom Gaumensegel bis zur Spitze des Kehldeckels.
- **Kehlkopfrachen** (Laryngopharynx/Hypopharynx): Er bildet den unteren Abschnitt des Rachens und grenzt an den Kehlkopf und die Speiseröhre.

RETTEN TO GO

Rachen

Funktion:
- Transport von Atemluft (in die Luftröhre) und Nahrung (in die Speiseröhre)
- Schluckvorgang
- Immunabwehr.

Aufbau: Der Rachen ist ein muskulärer Schlauch, der sich in 3 Abschnitte gliedert: **Nasenrachen** (Nasopharynx), **Mundrachen** (Oropharynx) und **Kehlkopfrachen** (Laryngopharynx/Hypopharynx).

3.3.4 Kehlkopf (Larynx)

Funktion • Durch den Kehlkopf (Larynx) gelangt die **Atemluft** vom Rachen in die Luftröhre. Eine weitere wichtige Aufgabe des Kehlkopfs ist die **Stimmbildung**. Außerdem verhindert der Kehlkopf beim **Schluckvorgang**, dass Nahrung in die Luftröhre gelangt (Aspiration).

ACHTUNG

Der Begriff „Aspiration" hat in der Medizin zwei Bedeutungen:
1. *das unabsichtliche Eindringen bzw. Einatmen von Flüssigkeiten oder festen Substanzen (Nahrung, Fremdkörper) in die unteren Atemwege*
2. *Ansaugen von Flüssigkeiten in eine Spritze (z. B. vor der Injektion eines Medikaments in ein Blutgefäß, um sicherzustellen, dass die Kanüle im Blutgefäß liegt).*

Lage und Aufbau • Der Kehlkopf verbindet den Rachen mit der Luftröhre. Er liegt vor der Speiseröhre. Vorne und seitlich wird der Kehlkopf teilweise von der Schilddrüse bedeckt.

Abb. 3.17 Kehlkopf.

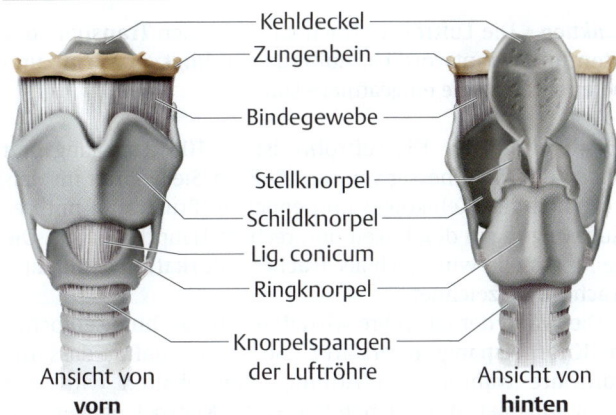

Kehldeckel
Zungenbein
Bindegewebe
Stellknorpel
Schildknorpel
Lig. conicum
Ringknorpel
Knorpelspangen der Luftröhre
Ansicht von **vorn**
Ansicht von **hinten**

Kehlkopfskelett in der Ansicht von vorne und von hinten. Der Stellknorpel wird in der Vorderansicht vom Schildknorpel verdeckt. *Nach: Schünke M, Schulte E, Schumacher U. Prometheus LernAtlas der Anatomie. Thieme; 2014. Grafiker: M. Voll*

Das Grundgerüst des Kehlkopfs wird von 4 großen **Knorpeln** gebildet (▶ Abb. 3.17):
- **Schildknorpel** (Cartilago thyroidea): Er ist der größte Knorpel des Kehlkopfs und bildet den beim Mann auch von außen sichtbaren **Adamsapfel**.
- **Ringknorpel** (Cartilago cricoidea): Er sieht aus wie ein Siegelring, dessen Verdickung nach hinten zeigt.
- **Stellknorpel** (Cartilago arytenoidea): An ihm sind die **Stimmbänder** befestigt, er ist für die linke und die rechte Seite einzeln angelegt.
- **Kehldeckel** (Epiglottis): Er hat in etwa die Form eines Löffels und verschließt den Kehlkopf beim **Schluckvorgang**.

Mehrere Bänder und Muskeln fixieren den Kehlkopf beweglich im Hals und ermöglichen so die Verschieblichkeit beim Schlucken und bei der Stimmbildung. Zwischen Ring- und Schildknorpel befindet sich an der Vorderseite ein starkes Band, das sog. **Lig. conicum** (auch: Lig. cricothyroideum).

Klinik Kehlkopfschnitt (Koniotomie)

Wenn bei akuter Erstickungsgefahr alle Maßnahmen zur Atemwegssicherung versagt haben, kann als letzter Ausweg (!) ein Kehlkopfschnitt, sog. Koniotomie (S. 220), vorgenommen werden. Dabei wird das Lig. conicum durchtrennt und ein Tubus eingeführt.

RETTEN TO GO

Kehlkopf

Funktion:
- Transport der Atemluft
- Stimmbildung
- Schutzfunktion beim Schluckvorgang.

Aufbau: Das Grundgerüst des Kehlkopfs wird von 4 großen **Knorpeln** gebildet:
- **Schildknorpel** (Adamsapfel)
- **Ringknorpel**
- **Stellknorpel** (an ihm sind die Stimmbänder befestigt)
- **Kehldeckel** (verschließt den Kehlkopf beim Schluckvorgang).

3.3.5 Luftröhre (Trachea)

Funktion • Die Luftröhre (Trachea) ist für den **Transport der Atemluft** verantwortlich. Außerdem **reinigt**, **erwärmt** und **befeuchtet** sie die eingeatmete Luft.

Lage und Aufbau • Die Luftröhre ist ca. 10–12 cm lang und hat einen Durchmesser von ca. 1,5–2 cm. Sie beginnt im Hals unterhalb des Kehlkopfes und endet im Brustraum mit der Aufzweigung in den linken und rechten Hauptbronchus. Die Teilungsstelle wird auch als **Trachealbifurkation** (Bifurcatio tracheae) bezeichnet.

Die Wand der Luftröhre wird durch 16–20 hufeisenförmige **Knorpelspangen** verstärkt. Sie sorgen dafür, dass die Luftröhre während der Atmung offengehalten wird und nicht kollabiert. Die offenen Enden der Knorpelspangen zeigen nach dorsal und werden durch Binde- und Muskelgewebe verschlossen. In Längsrichtung sind die Knorpelspangen durch sog. **Ringbänder** verbunden (▶ Abb. 3.18).

Klinik Luftröhrenschnitt (Tracheotomie)

Beim Luftröhrenschnitt (Tracheotomie) wird das Ringband zwischen zwei Knorpelspangen durchtrennt und eine Kanüle eingesetzt. Die Luft gelangt dann nicht mehr durch Nase und Kehlkopf, sondern direkt über die künstliche Öffnung (Tracheostoma) in die Luftröhre. Diese Maßnahme wird z. B. vorübergehend bei Patienten eingesetzt, die über eine lange Zeit beatmet werden müssen.

Auf der Innenseite ist die Luftröhre von einer Schleimhaut mit beweglichen **Flimmerhärchen** und schleimbildenden **Becherzellen** überzogen (sog. **respiratorisches Flimmerepithel**). Kleine Schmutzpartikel der Atemluft bleiben in dem Schleim haften und werden durch die rhythmisch schlagenden Flimmerhärchen zum Rachen transportiert, um dort verschluckt, ausgehustet oder ausgespuckt zu werden.

3.3.6 Bronchien

Funktion • Die Bronchien **erwärmen**, **befeuchten** und **reinigen** die Atemluft und **transportieren** sie in die Lunge (luftleitender Abschnitt). Mit den kleinsten Aufzweigungen der Bronchien (Bronchioli respiratorii) beginnt der respiratorische Abschnitt, in dem der **Gasaustausch** zwischen Blut und Atemluft stattfindet.

Lage und Aufbau • An der Trachealbifurkation teilt sich die Luftröhre in den rechten und linken **Hauptbronchus**, wobei der linke Hautbronchus etwas stärker abgewinkelt und dünner ist als der rechte.

Klinik Fremdkörperaspiration

Versehentlich aspirierte (eingeatmete) Fremdkörper gelangen häufiger in den rechten Hauptbronchus, da dieser wesentlich steiler verläuft.

Die beiden **Hauptbronchien** liegen noch außerhalb der Lunge im Mittelfellraum (Mediastinum). Nach dem Eintritt in die beiden Lungenflügel an der sog. **Lungenpforte** (Lungenhilum) teilen sie sich in die kleineren **Lappenbronchien** auf (▶ Abb. 3.18):

- Der **linke** Hauptbronchus teilt sich in **2** Lappenbronchien (für die 2 Lappen der linken Lunge).
- Der **rechte** Hauptbronchus in **3** Lappenbronchien (für die 3 Lappen der rechten Lunge).

Abb. 3.18 Luftröhre und Bronchialbaum.

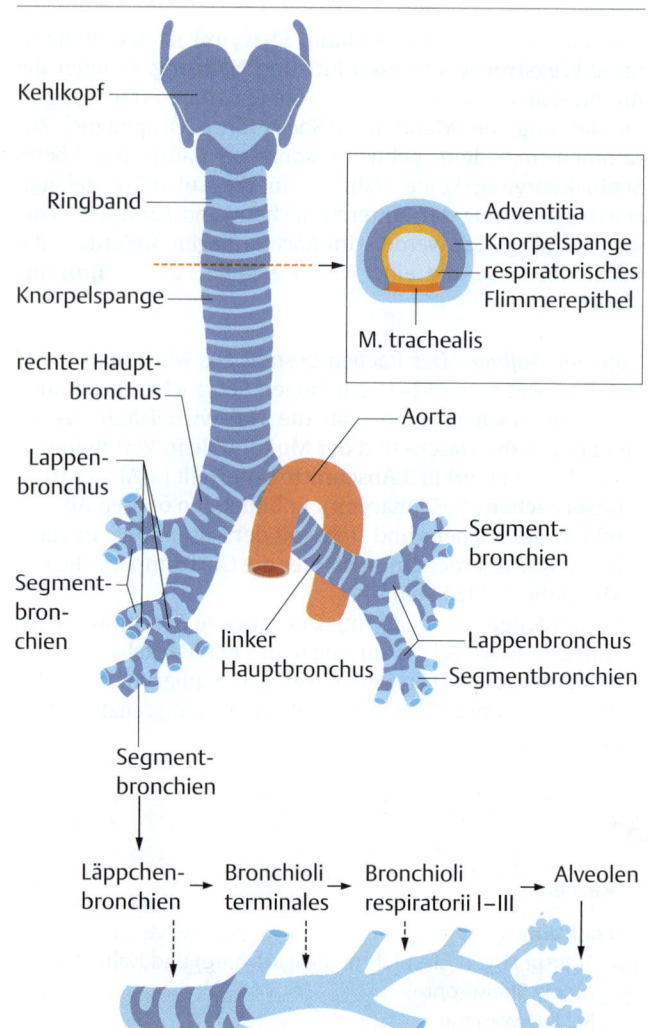

Die Luftröhre teilt sich in 2 Hauptbronchien (kleines Bild: Wandaufbau der Luftröhre). Der rechte Hauptbronchus verzweigt sich erst in 3 Lappenbronchien, die sich in insgesamt 10 Segmentbronchien aufteilen. Links sind es 2 Lappenbronchien und insgesamt 9 Segmentbronchien. Aus den Segmentbronchien gehen die Läppchenbronchien hervor, die durch weitere Aufzweigungen erst zu den Bronchioli terminales und dann zu den Bronchioli respiratorii werden. Deren Ende bilden die Alveolargänge mit den Lungenbläschen (Alveolen). *Nach: Bommas-Ebert U, Teubner P, Voß R. Kurzlehrbuch Anatomie und Embryologie. Thieme; 2011*

Die Lappenbronchien verzweigen sich in die **Segmentbronchien**, von denen jeder ein Lungensegment versorgt. Durch weitere Aufzweigungen entstehen **Läppchenbronchien** und schließlich die kleinsten Äste, die **Bronchioli**. Zunächst entstehen die Bronchioli terminalis (letzter luftleitender Abschnitt) und dann die Bronchioli respiratorii (Beginn des gasaustauschenden Abschnitts). Da sich die Bronchien wie die Äste eines Baumes verzweigen, spricht man auch vom sog. **Bronchialbaum**. Die Bronchiolen münden schließlich in die Lungenbläschen (Alveolen), die das Ende des Bronchialbaums traubenförmig umgeben.

Die Wand der größeren Bronchien wird durch unregelmäßige Platten aus **Knorpel** verstärkt. In der Wand der Bronchiolen befinden sich keine Knorpelplatten mehr. Sie verfügen aber über eine kräftige Schicht aus **glatter Muskulatur**, die ein Eng- und Weitstellen der Bronchiolen ermöglichen.

Abb. 3.19 Rechter und linker Lungenflügel.

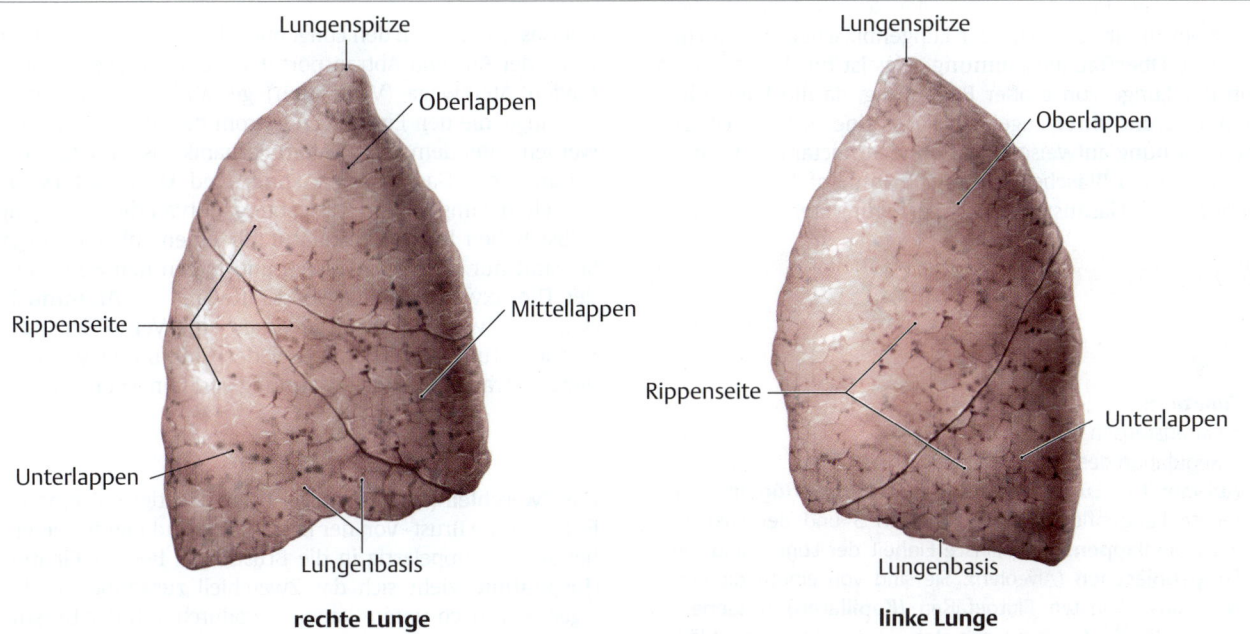

Durch Einschnitte wird der rechte Lungenflügel in 3 Lungenlappen, der linke Lungenflügel in 2 Lungenlappen geteilt. *Aus: Schünke M, Schulte E, Schumacher U. Prometheus LernAtlas der Anatomie. Thieme; 2015. Grafiker: M. Voll*

Klinik Asthmaanfall

Beim Asthmaanfall (S. 249) *zieht sich die Bronchialmuskulatur plötzlich stark zusammen und die Bronchien verengen sich. Dem Patienten fällt dann vor allem das Ausatmen schwer.*

Die Innenseite der Bronchien ist wie die Trachea mit **respiratorischem Flimmerepithel** (S. 64) ausgekleidet. Erst ab den Bronchioli respiratorii hat das Epithel keine Flimmerhärchen mehr.

RETTEN TO GO

Luftröhre und Bronchien

Funktion:
- Transport der Atemluft
- Erwärmung, Befeuchtung und Reinigung der Atemluft.

Aufbau: Die Luftröhre teilt sich am unteren Ende in die beiden **Hauptbronchien**, die in den rechten und linken Lungenflügel eintreten. Die Bronchien verästeln sich im weiteren Verlauf baumartig in immer kleinere Äste: **Lappen-**, **Segment-** und **Läppchenbronchien** und schließlich **Bronchioli**, die in die Lungenbläschen (Alveolen) münden.

3.3.7 Lunge (Pulmo)

Funktion • Die Aufgabe der Lunge (Pulmo) ist der **Gasaustausch** (Sauerstoff und Kohlendioxid) zwischen Atemluft und Blut. Außerdem ist die Lunge daran beteiligt, den **pH-Wert des Blutes** (S. 85) konstant zu halten.

Lage und Aufbau • Die Lunge besteht aus 2 **Lungenflügeln**, die jeweils in einer eigenen Brustfellhöhle (S. 66) liegen. Der rechte Lungenflügel gliedert sich in 3, der linke in 2 **Lungenlappen** (▶ Abb. 3.19):
- Der **rechte** Lungenflügel besteht aus **Ober-, Mittel-** und **Unterlappen**.
- Der **linke** Lungenflügel besteht aus **Ober-** und **Unterlappen**.

Abb. 3.20 Lungenbläschen.

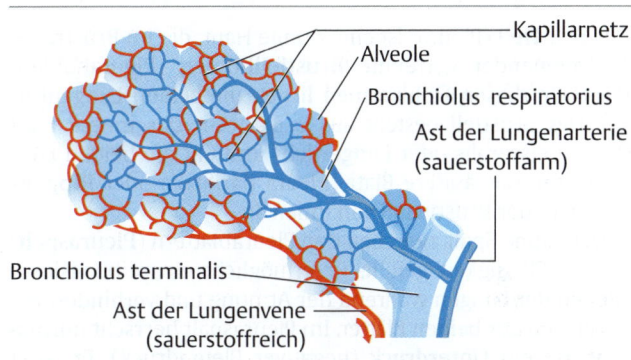

Die Lungenbläschen sind von einem dichten Kapillarnetz umgeben. Die Pfeile zeigen die Richtung des Blutflusses an. *Aus: I care – Anatomie, Physiologie. Thieme; 2015*

Die Lungenlappen teilen sich in **Lungensegmente** auf. Die nächstkleinere Einheit sind die **Lungenläppchen**, die wiederum aus **Lungenbläschen** (Alveolen) bestehen. Jede Lunge hat ca. 300–400 Millionen Lungenbläschen. Sie bilden eine Gesamtoberfläche von ca. 60–100 m² für den Gasaustausch.

Die Lungenbläschen sind von einem dichten Netz aus kleinsten Blutgefäßen (**Kapillaren**) umgeben (▶ Abb. 3.20). Die Wand der Lungenbläschen (**Alveolarepithel**) ist sehr dünn und wird von speziellen Zellen (Typ-I-Pneumozyt) gebildet, die stellenweise mit der Kapillarwand verschmolzen sind. Über diese Zellen findet der **Gasaustausch** (S. 68) statt. Die dünne Gewebeschranke zwischen Kapillaren und Lungenbläschen wird als **Blut-Luft-Schranke** bezeichnet.

ACHTUNG

Die Lunge hat 2 Blutgefäßsysteme: zum einen für die „private" Eigenversorgung mit Sauerstoff (Vasa privata), zum anderen für den Gasaustausch, die Vasa publica = Lungenkreislauf (S. 60).

Ein anderer Zelltyp des Alveolarepithels (Typ-II-Pneumozyt) bildet ein Fett-Eiweiß-Gemisch, den sog. **Surfactant**. Dieser überzieht die Innenfläche der Lungenbläschen und vermindert ihre **Oberflächenspannung**. Dies ist für die Atemfunktion der Lunge von großer Bedeutung, da die Lungenbläschen aufgrund ihrer kugeligen Form eine so hohe Oberflächenspannung aufweisen, dass ohne Surfactant insbesondere die kleinen Bläschen in sich zusammenfallen und nicht mehr für den Gasaustausch zur Verfügung stehen würden.

RETTEN TO GO

Lunge

Funktion:
- Gasaustausch
- Regulation des Blut-pH-Wertes.

Aufbau: Die Lunge besteht aus 2 **Lungenflügeln**. Der rechte Lungenflügel gliedert sich in 3 und der linke in 2 **Lungenlappen**. Die kleinste Einheit der Lunge sind die **Lungenbläschen** (Alveolen). Sie sind von einem dichten Netz aus kleinsten Blutgefäßen (**Kapillaren**) umgeben. Hier findet der Gasaustausch statt. Damit die Lungenbläschen nicht zusammenfallen, sind sie von innen mit **Surfactant** überzogen.

3.3.8 Brustfell (Pleura)

Das **Brustfell** (Pleura) ist eine dünne Haut, die im Brustraum 2 voneinander getrennte **Brustfellhöhlen** (Pleurahöhlen) bildet. In diesen Hohlräumen liegen die beiden Lungenflügel. Das Brustfell besteht aus 2 Blättern: Das innere Blatt (Pleura visceralis oder **Lungenfell**) umhüllt die beiden Lungenflügel, das äußere Blatt (Pleura parietalis oder **Rippenfell**) liegt der Brustwand von innen an.

Der kleine Spalt zwischen den Pleurablättern (**Pleuraspalt**) ist mit Flüssigkeit gefüllt. Er ermöglicht ein reibungsloses Gleiten der Lungen während der Atmung und verhindert ein Verkleben der beiden Blätter. Im Pleuraspalt herrscht normalerweise ein **Unterdruck** (negativer Pleuradruck). Er sorgt dafür, dass die Lunge an der Brustwandinnenseite anhaftet. Ohne diesen Unterdruck würde die Lungen in sich zusammenfallen (kollabieren), da sie aufgrund ihres elastischen Gewebes die Tendenz haben sich zusammenzuziehen.

Klinik Brustfellerguss (Pleuraerguss)

Bei verschiedenen Erkrankungen (z. B. Herzinsuffizienz oder Lungenentzündung) kann sich die Flüssigkeit im Pleuraspalt stark vermehren, es entsteht ein Brustfellerguss (Pleuraerguss). Große Ergüsse können die Lunge verdrängen und dadurch die Atmung behindern. Daher muss die Flüssigkeit über eine Nadel abgesaugt werden.

Zwischen den beiden Brustfellhöhlen befindet sich der sog. **Mittelfellraum** (Mediastinum), in dem neben dem Herz und dem Thymus auch die Luftröhre liegt.

RETTEN TO GO

Brustfell (Pleura)

Das Brustfell umhüllt die beiden Lungenflügel und besteht aus 2 Blättern (Lungen- und Rippenfell). Zwischen den beiden Blättern befindet sich der **Pleuraspalt**. Die **Unterdruck** im Pleuraspalt und die enthaltene **Flüssigkeit** sind für die Atembewegungen wichtig.

3.3.9 Atemmechanik

Der Gasaustausch in den Lungenbläschen kann nur stattfinden, wenn der An- und Abtransport der Atemgase über die luftleitenden Atemwege (Ventilation) gewährleistet werden. Alle Vorgänge, die den Ein- und Ausstrom der Atemluft bewirken, werden unter dem Begriff Atemmechanik zusammengefasst.

Damit ein Gas strömen kann, sind **Druckunterschiede** zwischen Lungen und Umgebung notwendig. Die Lungen selbst haben keine Muskulatur für einen solchen Vorgang. Sie sind nur passiv beweglich und folgen den Bewegungen der Thoraxwand. Die aktiven Kräfte sind die **Atemmuskeln** (v. a. das Zwerchfell). Sie bewirken eine Vergrößerung und Verkleinerung des Thorax. Bei der Einatmung weitet sich der Brustraum, bei der Ausatmung verkleinert er sich.

Einatmung

Das **Zwerchfell** (Diaphragma) ist der wichtigste Atemmuskel. Er trennt die Brust- von der Bauchhöhle und ragt in seiner Ruheposition kuppelartig in die Brusthöhle. Bei der Einatmung (**Inspiration**) zieht sich das Zwerchfell zusammen und verlagert sich nach unten (kaudal), wodurch sich der Brustraum erweitert (▸ Abb. 3.21). Da das Lungenfell und das Rippenfell durch einen dünnen Flüssigkeitsfilm im Pleuraspalt (S. 66) aneinanderhaften, muss das Lungengewebe dieser Bewegung folgen und wird gedehnt. Dadurch entsteht in der Lunge ein **Unterdruck** und Luft wird eingesogen. Eine entspannte Atmung beruht fast ausschließlich auf den Bewegungen des Zwerchfells. Sie ist am Heben und Senken der Bauchdecke zu erkennen und wird deshalb auch als **Bauchatmung** bezeichnet.

Neben dem Zwerchfell sind auch die sog. **äußeren Zwischenrippenmuskeln** (Mm. intercostales externi) an der Einatmung beteiligt. Sie unterstützen das Zwerchfell, wenn die Atmung vertieft werden soll. Ihre Fasern verlaufen zwischen zwei benachbarten Rippen und zwar schräg von hinten-oben nach vorne-unten. Wenn sie sich zusammenziehen, werden die Rippen leicht angehoben, wodurch sich der Durchmesser des Brustkorbs vergrößert. Diese Form der Atmung ist an den Bewegungen des Brustkorbs erkennbar, man bezeichnet sie auch als **Brustatmung**. Da bei Säuglingen die Rippen noch waagerecht stehen, können sie durch die Muskeln nicht angehoben werden. Deshalb herrscht bei Säuglingen immer die Bauchatmung vor.

Abb. 3.21 Atemmuskeln.

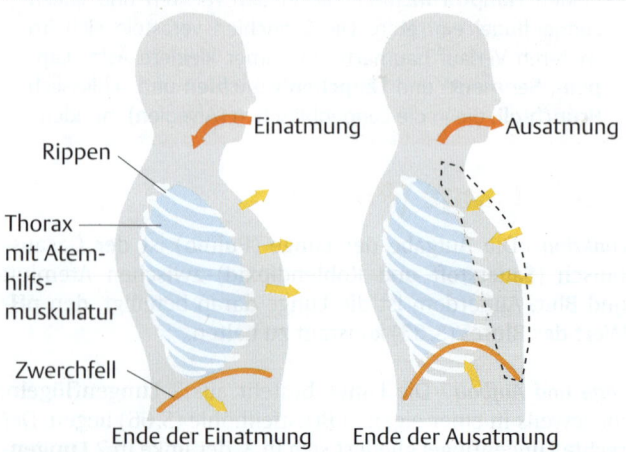

Rippen

Thorax mit Atemhilfsmuskulatur

Zwerchfell

Einatmung — Ausatmung

Ende der Einatmung — Ende der Ausatmung

Bei der **Einatmung** flacht das Zwerchfell ab und die Rippen erweitern den Brustkorb. Der Brustraum wird damit größer und die Lunge wird gedehnt. Bei der **Ausatmung** erschlaffen die Inspirationsmuskeln und die Lunge zieht sich zusammen. *Aus: I care – Anatomie, Physiologie. Thieme; 2015*

Bei besonders großer Atemanstrengung, z. B. bei starker körperlicher Belastung, unterstützen weitere Muskeln an Hals, Brust und Rücken die Einatmung (inspiratorische **Atemhilfsmuskeln**).

Ausatmung

Die Ausatmung (**Exspiration**) ist ein überwiegend **passiver** Vorgang, der ohne Muskelbeteiligung abläuft. Da das Lungengewebe viele elastische Fasern enthält und die Lungenbläschen eine hohe Oberflächenspannung haben, hat die Lunge immer die Neigung, sich zusammenzuziehen (sog. **Rückstellkräfte**). Wenn nun die Atemmuskeln erschlaffen, überwiegen diese Rückstellkräfte und die Lunge verkleinert sich wieder. Dabei strömt die Luft aus der Lunge über die Atemwege nach außen, es kommt zur Ausatmung. Den Rückstellkräften der Lunge wirkt der Unterdruck im Pleuraspalt (negativer Pleuradruck) entgegen.

Klinik Pneumothorax

Entsteht durch eine Verletzung, z. B. einem Messerstich, ein Loch in der Brustwand, wird durch den negativen Pleuradruck so lange Luft in den Pleuraspalt gesaugt, bis der negative Druck beseitigt ist. Es entsteht ein sog. offener Pneumothorax (S. 352). Damit steht den Rückstellkräften der Lunge nichts mehr entgegen und der Lungenflügel zieht sich maximal zusammen. Dabei kollabieren die Lungenbläschen und der Lungenflügel kann sich nicht mehr mit Luft füllen.

Bei größerer Atemanstrengung kann die Ausatmung durch **exspiratorische Hilfsmuskeln** unterstützt werden. Hierzu zählen die sog. inneren Zwischenrippenmuskeln (Mm. intercostales interni) und die Bauchmuskulatur. Der Faserverlauf der inneren Zwischenrippenmuskeln ist dem der äußeren Zwischenrippenmuskeln entgegengesetzt: Sie verlaufen von hinten-unten nach vorne-oben. Wenn sie sich zusammenziehen, senken sich die Rippen ab.

3.3.10 Atemfrequenz und Atemvolumina

Der Zyklus von einer Einatmung mit der folgenden Ausatmung wird als Atemzug bezeichnet. Die **Atemfrequenz** ergibt sich aus der Anzahl der Atemzüge pro Minute und ist

Tab. 3.4 Atemfrequenz in verschiedenen Lebensabschnitten.

Alter	Atemfrequenz
Säuglinge	40–50 Atemzüge/min
Kinder	12–35 Atemzüge/min
Erwachsene	14–16 Atemzüge/min

abhängig vom Lebensalter (▸ Tab. 3.4). Beim Erwachsenen beträgt sie 14–16 Atemzüge/min.

! Merken Abweichungen von der Atemfrequenz
- *Tachypnoe: beschleunigte Atmung*
- *Bradypnoe: verlangsamte Atmung*
- *Apnoe: Atemstillstand.*

Die Luftmengen, die während der Ein- und Ausatmung bewegt werden, werden als **Atemvolumina** bezeichnet (▸ Tab. 3.5, ▸ Abb. 3.22). Atemvolumina geben Hinweise auf die Lungenfunktion und sind bei vielen Erkrankungen des Atmungssystems diagnostisch wichtig. Sie können durch Lungenfunktionsprüfungen (S. 192) gemessen werden.

RETTEN TO GO

Atemmechanik und Atemvolumina

Bei der **Einatmung** (Inspiration) kontrahieren sich die Atemmuskeln, wodurch sich der Brustraum erweitert. Da die Lunge der Bewegung der Brustwand folgt, wird sie gedehnt. Dadurch entsteht in der Lunge ein **Unterdruck** und Luft wird eingesogen. Der wichtigste Atemmuskel ist das **Zwerchfell**.

Die **Ausatmung** (Exspiration) erfolgt ohne Muskelanstrengung, weil sich die Lunge wegen ihrer elastischen Eigenschaften (sog. Rückstellkräfte) zusammenzieht. Nur bei verstärkter Ausatmung beteiligen sich auch Muskeln an der Ausatmung, indem sie den Brustraum verengen.

Die **Atemfrequenz** ergibt sich aus der Anzahl der Atemzüge pro Minute und ist abhängig vom Lebensalter. Die Luftmengen, die während der Ein- und Ausatmung bewegt werden, werden als **Atemvolumina** bezeichnet.

Abb. 3.22 Atemvolumina.

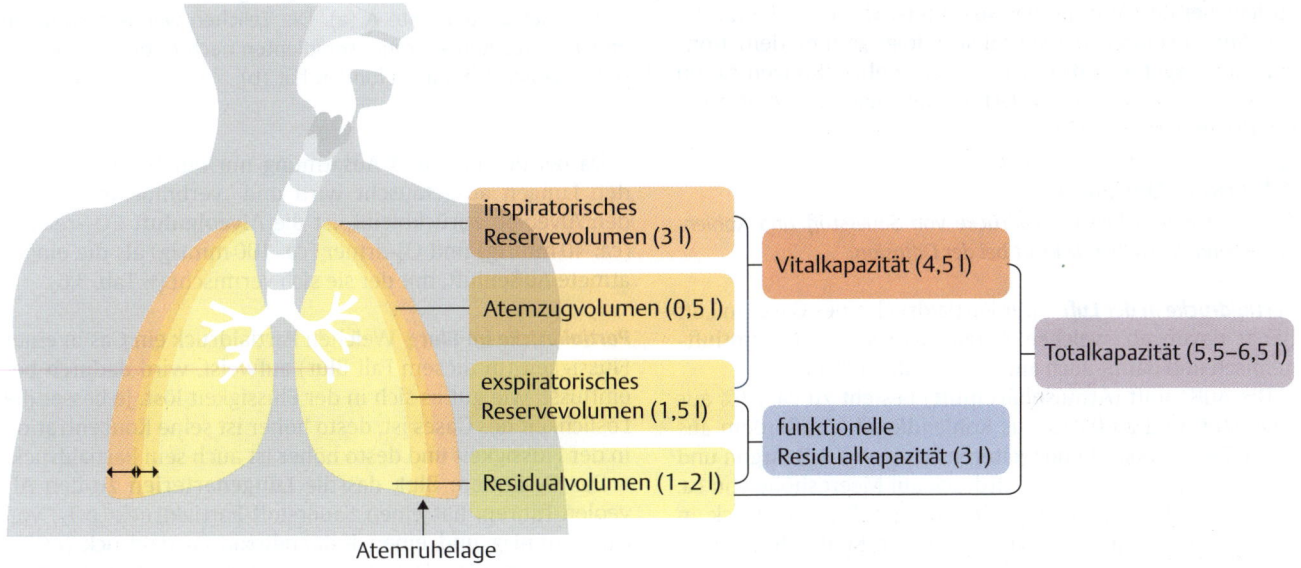

inspiratorisches Reservevolumen (3 l)

Atemzugvolumen (0,5 l)

exspiratorisches Reservevolumen (1,5 l)

Residualvolumen (1–2 l)

Vitalkapazität (4,5 l)

funktionelle Residualkapazität (3 l)

Totalkapazität (5,5–6,5 l)

Atemruhelage

Zur weiteren Erklärung s. ▸ Tab. 3.5. *Aus: I care – Anatomie, Physiologie. Thieme; 2015*

Tab. 3.5 Atemvolumina.

Atemvolumen	Definition	Wert*
Atemzugvolumen (AZV)	Luftmenge, die **pro Atemzug** ein- und ausgeatmet wird	500 ml
Atemminutenvolumen	Luftmenge, die **pro Minute** ein- und ausgeatmet wird = Atemzugvolumen × Atemfrequenz	7–8 l/min
inspiratorisches Reservevolumen (IRV)	Luftmenge, die durch stärkere Dehnung von Brustkorb und Lunge **zusätzlich** zum Ruhe-Atemzugvolumen eingeatmet werden kann	3 l
exspiratorisches Reservevolumen (ERV)	Luftmenge, die nach der normalen Ausatmung **zusätzlich** ausgeatmet werden kann	1,5 l
Vitalkapazität (VC)	größtmögliche Luftmenge, die bei der Atmung **bewegt** werden kann = Atemzugvolumen + inspiratorisches und exspiratorisches Reservevolumen	4,5 l
Totraumvolumen	Luftvolumen, das sich in den Abschnitt der Atemwege befindet, an denen **kein** Gasaustausch stattfindet	150 ml**
Residualvolumen (RV)	Luftmenge, die auch unter größter Atemanstrengung nicht abgeatmet werden kann und **immer** in der Lunge bleibt	1–2 l
Totalkapazität (TLC)	größtmögliches Volumen, das sich **in der Lunge befinden** kann = Vitalkapazität + Residualvolumen	5,5–6,5 l
funktionelle Residualkapazität (FRC)	Luftmenge, die bei **Ruheatmung** in der Lunge zurückbleibt = Residualvolumen + exspiratorisches Reservevolumen	3 l

* Die Werte entsprechen einem jungen, gesunden Menschen in Ruhe.
** Das Totraumvolumen ist abhängig von der Atemtiefe: Bei flacher Atmung nimmt es zu, bei tiefer Atmung nimmt es ab.

3.3.11 Gasaustausch und Transport der Atemgase

Gasaustausch

Allgemeines · In der Lunge nimmt das Blut **Sauerstoff** (O_2) auf und gibt **Kohlendioxid** (CO_2) ab. Der Sauerstoff wird von den Körperzellen benötigt, um Energie zu gewinnen. Dabei entsteht als Abfallprodukt Kohlendioxid. Den Prozess der O_2-Aufnahme und der CO_2-Abgabe in der **Lunge** bzw. in den Lungenbläschen nennt man **Gasaustausch**.

Der Austausch der Atemgase zwischen Blut und Atemluft erfolgt durch **Diffusion** (▶ Abb. 3.23). Allgemeine Grundvoraussetzung für Diffusion ist, dass der Stoff (= Atemgase) auf beiden Seiten einer durchlässigen Membran in unterschiedlicher Konzentration (= Partialdruck bzw. Teildruck der Atemgase) vorkommt. Die durchlässige Membran entspricht bei der Atmung der sog. Blut-Luft-Schranke (S. 65). Der Stoffaustausch (Gasaustausch) folgt immer dem **Konzentrationsgefälle**, d. h. von Orten **hoher** Konzentration (hoher Partialdruck) **zu** Orten **niedriger** Konzentration (niedriger Partialdruck).

! Merken Diffusion
Die unterschiedlichen Partialdrücke von Sauerstoff und Kohlendioxid sind die treibende Kraft bei der Diffusion.

Partialdrücke in der Luft · Der Partialdruck eines Gases in Luft hängt davon ab, welchen Anteil das Gas am Gesamtluftgemisch und damit auch am Gesamtluftdruck hat.

Die Außenluft (**Atmosphärenluft**) besteht zu ca. 21 % aus Sauerstoff und zu 0,03 % aus Kohlendioxid – außerdem aus zu ca. 78 % Stickstoff und weiteren Gasen wie z. B. Argon und Helium. Bei einem Gesamtluftdruck auf Meereshöhe von ca. 760 mmHg beträgt deshalb der Sauerstoff-Partialdruck in der Außenluft ca. 150 mmHg und der Kohlendioxid-Partialdruck ca. 0,2 mmHg.

Abb. 3.23 Prinzip der Diffusion.

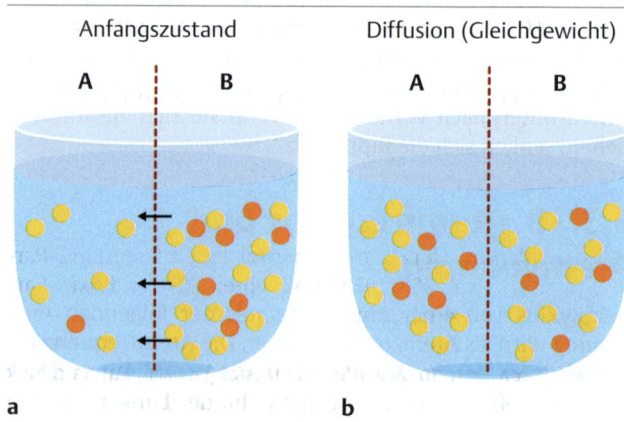

Anfangszustand — Diffusion (Gleichgewicht)

A   B   A   B

a   b

In der Schale ist die Konzentration der gelösten Teilchen auf Seite B höher als auf Seite A (**a**). Die Teilchen wandern so lange entlang ihres Konzentrationsgradienten nach A, bis ein Konzentrationsausgleich stattgefunden hat (**b**). *Aus: I care – Anatomie, Physiologie. Thieme; 2015*

Da bei der Ein- und Ausatmung nur ein Teil der Luft in den Lungen ausgetauscht wird und „verbrauchte" Luft in den Alveolen zurückbleibt, ist die **Alveolenluft** CO_2-reicher (ca. 40 mmHg) und O_2-ärmer (ca. 100 mmHg) als die eingeatmete Außenluft, mit der sie sich vermischt (▶ Tab. 3.6).

Partialdrücke im Blut · Welchen Partialdruck ein Gas in einer Flüssigkeit (in diesem Fall Blut) aufweist, wird dadurch beeinflusst, wie gut es sich in der Flüssigkeit löst. Je besser die Löslichkeit des Gases ist, desto höher ist seine Konzentration in der Flüssigkeit und desto höher ist auch sein Partialdruck.

Das O_2-ärmere Blut, das die **Lungenarterien** zu den Alveolen führen, hat einen Sauerstoff-Partialdruck (pO_2) von ca. 40 mmHg und einen Kohlendioxid-Partialdruck (pCO_2) von ca. 46 mmHg. Das O_2-reichere Blut, das die **Lungenve-**

Abb. 3.24 Gasaustausch in den Alveolen.

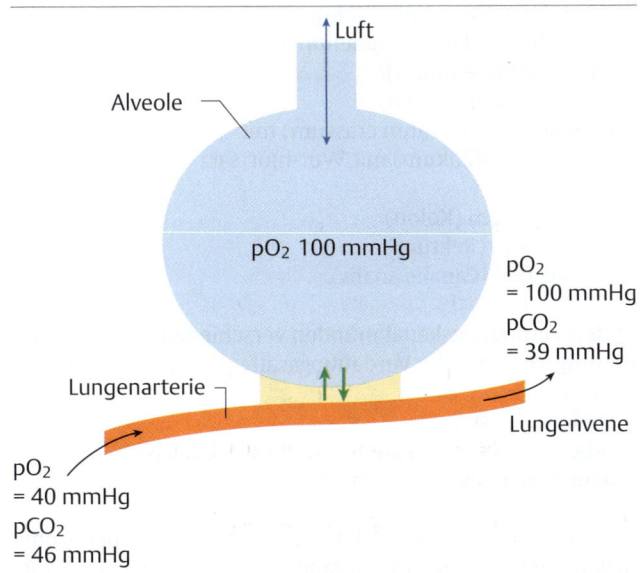

Aus: Behrends et al. Duale Reihe Physiologie. Thieme; 2016

Tab. 3.6 Typische Partialdruckwerte der Atemgase.

	O₂-Partialdruck	CO₂-Partialdruck
Atmosphärenluft	ca. 150 mmHg	ca. 0,2 mmHg
Alveolarluft	ca. 100 mmHg	ca. 40 mmHg
Lungenarterie (O₂-armes Blut)	ca. 40 mmHg	ca. 46 mmHg
Lungenvenen (O₂-reiches Blut)	ca. 90–100 mmHg	ca. 40 mmHg

Sämtliche Werte gelten für junge Erwachsene, die sich auf Meereshöhe befinden.

nen zurück zum Herz führen, besitzt einen Sauerstoff-Partialdruck von ca. 90 mmHg und einen Kohlendioxid-Partialdruck von ca. 40 mmHg (▶ Tab. 3.6).

Gasaustausch in den Alveolen (Diffusion) • Der Partialdruck für Sauerstoff ist also im O₂-armen Blut der **Lungenarterien** niedriger als in der **Alveolarluft**. Dagegen ist der Partialdruck für Kohlendioxid höher als in der Luft der Alveolen (▶ Tab. 3.6). Die Gasmoleküle folgen diesem Druckgefälle, und Sauerstoff diffundiert aus der Alveolenluft ins Blut, während Kohlendioxid aus dem Blut in die Alveolen abgegeben wird (▶ Abb. 3.24). Dies geschieht so lange, bis sich die Partialdrücke auf beiden Seiten weitgehend angeglichen haben (sog. **Diffusionsgleichgewicht**).

Atemgastransport im Blut

Da bei der Energiegewinnung der Sauerstoff von den Zellen verbraucht wird, muss über das Blut stetig neuer Sauerstoff zu den Körperzellen transportiert und gleichzeitig das entstandene Kohlendioxid abtransportiert werden. Auch in den Körperzellen erfolgt der Gasaustausch nach den Prinzipien der Diffusion.

Sauerstofftransport • Der Sauerstoff wird im Blut fast vollständig (**99 %**) an den Blutfarbstoff der roten Blutkörperchen, das **Hämoglobin** (S. 97), gebunden transportiert. Nur ein geringer Teil befindet sich in gelöster Form im Blut.

Kohlendioxidtransport • Im Gegensatz zum Sauerstoff wird der überwiegende Teil (**70 %**) des Kohlendioxids in den roten Blutkörperchen zu **Bikarbonat** (HCO₃⁻) umgewandelt, das dann **im Blutplasma gelöst** transportiert wird. Erreicht das Blut die Lunge, entsteht daraus wieder Kohlendioxid, das in die Lungenbläschen abgegeben wird. Etwa 20 % des Kohlendioxids werden an Hämoglobin gebunden und 10 % in gelöster Form transportiert.

RETTEN TO GO

Gasaustausch und Transport der Atemgase

Der Gasaustausch in der Lunge erfolgt über **Diffusion**: In der Luft der Lungenbläschen herrschen ein höherer **O₂-Partialdruck** und ein niedrigerer **CO₂-Partialdruck** als im Blut. Dieses **Druckgefälle** sorgt dafür, dass Sauerstoff aus der Luft in das Blut und Kohlendioxid aus dem Blut in die Luft diffundieren.

Der **Sauerstoff** wird im Blut fast vollständig an den Blutfarbstoff (**Hämoglobin**) der roten Blutkörperchen gebunden transportiert. Das **Kohlendioxid** wird in den roten Blutkörperchen überwiegend zu **Bikarbonat** umgewandelt, das dann im Blutplasma gelöst transportiert wird.

3.3.12 Atmungsregulation

Die Atmung wird vom **Atemzentrum** im verlängerten Mark (Medulla oblongata) des Hirnstamms (S. 111) reguliert, das den Atemrhythmus und die Atemfrequenz steuert. Seine Aufgabe ist es, die Atmung so an die Bedürfnisse des Körpers anzupassen, dass im Blut der O₂-Partialdruck (pO₂), der CO₂-Partialdruck (pCO₂) und der pH-Wert (S. 85) möglichst gleich bleiben.

Informationen über diese Werte erhält das Atemzentrum von **Chemorezeptoren**, die in der Aorta, der Halsschlagader und im verlängerten Mark selbst sitzen. Die gemessenen Werte werden anschließend über Nerven an das Atemzentrum weitergegeben, das je nach gemessenem Wert die Atemfrequenz und Atemtiefe verändert (▶ Tab. 3.7).

Tab. 3.7 Veränderung der Atmung bei Rückmeldung der Chemorezeptoren.

Messgröße	Ergebnis	Folge
CO₂-Partialdruck	erhöht (**Hyperkapnie**)	→ **Anstieg** von Atemfrequenz und Atemtiefe
	erniedrigt (**Hypokapnie**)	→ **Verminderung** von Atemfrequenz und Atemtiefe
O₂-Partialdruck	erhöht	→ **Verminderung** von Atemfrequenz und Atemtiefe
	erniedrigt (**Hypoxämie**)	→ **Anstieg** von Atemfrequenz und Atemtiefe
pH-Wert	erhöht (**Alkalose**)	→ **Verminderung** von Atemfrequenz und Atemtiefe
	erniedrigt (**Azidose**)	→ **Anstieg** von Atemfrequenz und Atemtiefe

Der **stärkste Atemreiz** für eine Steigerung der Atmung ist ein **erhöhter pCO₂** im Blut, der zweitstärkste ein sinkender pH-Wert. Auch ein erniedrigter pO₂ bewirkt einen Atemantrieb, aber nicht ganz so ausgeprägt.

ACHTUNG

Wenn z. B. aufgrund einer Lungenerkrankung über längere Zeit ein erhöhter pCO₂ besteht, wirkt dieser nicht mehr als Atemantrieb. Bei diesen Patienten stellt der erniedrigte pO₂ den einzigen Atemantrieb dar. Daher darf zur Linderung der Atemnot nur sehr vorsichtig Sauerstoff verabreicht werden, da ihnen sonst der letzte Atemantrieb genommen wird und ein Atemstillstand droht.

Neben den Chemorezeptoren haben auch die **Dehnungsrezeptoren** im Lungengewebe eine wichtige Aufgabe bei der Regulation der Atmung. Sie messen, wie stark die Lunge während des Einatmens gedehnt wird, und stoppen das Einatmen bei zu starker Dehnung (sog. **Hering-Breuer-Reflex**). Die Signale der Dehnungsrezeptoren werden vom N. vagus an das Atemzentrum weitergeleitet.

Verstärkend auf die Atmung wirken außerdem Fieber, eine geringe Unterkühlung des Körpers (Hypothermie), Schmerz, Adrenalin, ein RR-Abfall sowie Emotionen wie Angst, Schreck oder Freude.

RETTEN TO GO

Atmungsregulation

Die Regulation der Atmung erfolgt über das **Atemzentrum** im verlängerten Rückenmark. Es reagiert auf Informationen, die es über verschiedene Messstellen im Körper (Chemo- und Dehnungsrezeptoren) erhält:

- **Chemorezeptoren:** Sie registrieren pCO₂, pO₂ und pH-Wert im Blut
- **Dehnungsrezeptoren:** Sie registrieren Dehnung des Lungengewebes.

Eine verstärkte Atemtätigkeit wird ausgelöst durch einen erhöhten pCO₂ (Hyperkapnie), einen erniedrigten pO₂ (Hypoxämie) und einen erniedrigten pH-Wert (Azidose). Der pCO₂ hat den größten Einfluss auf die Atmungsregulation.

3.4 Verdauungssystem

3.4.1 Überblick: Verdauungssystem

Verdauung

Bei der Verdauung werden die zugeführten Nährstoffe (Kohlenhydrate, Fette, Eiweiße) zunächst **mechanisch** und dann **chemisch** (enzymatisch) **zerkleinert**, sodass diese über die Darmschleimhaut aufgenommen (resorbiert) werden können. Unverdauliche Nahrungsbestandteile durchlaufen den Verdauungstrakt bis zu seinem Ende und werden über den Stuhl ausgeschieden.

Verdauungsorgane

Die Verdauungsorgane bilden einen zusammenhängenden Schlauch (**Verdauungskanal**), der an der Mundhöhle beginnt und am After endet.

Nahrung durchläuft den Verdauungskanal von der Aufnahme bis zur Ausscheidung in folgender Reihenfolge:

- **Mundhöhle** (Cavitas oris) und **Rachen** (S. 63), sog. Pharynx
- **Speiseröhre** (Ösophagus)

- **Magen** (Gaster)
- **Dünndarm** (Intestinum tenue) mit
  – Zwölffingerdarm (Duodenum)
  – Leerdarm (Jejunum)
  – Krummdarm (Ileum)
- **Dickdarm** (Intestinum crassum) mit
  – Blinddarm (Zäkum) mit Wurmfortsatz (Appendix vermiformis)
  – Grimmdarm (Kolon)
  – Mastdarm (Rektum)
  – Analkanal (Canalis analis).

In den Verdauungskanal münden verschiedene Drüsen (**Verdauungsdrüsen**), die Verdauungssäfte produzieren und ausscheiden:

- **Speicheldrüsen**
- **Leber** (Hepar) mit **Gallenblase** (Vesica biliaris)
- **Bauchspeicheldrüse** (Pankreas).

Bis auf die Mundhöhle und den größten Teil der Speiseröhre liegen alle Verdauungsorgane im Bauch-Becken-Raum (▶ Abb. 3.25).

Von der Speiseröhre bis zum Dickdarm ist die **Wand des Verdauungskanals** ähnlich aufgebaut: Von innen nach außen besteht sie aus einer Schleimhautschicht (Mukosa), einer Bindegewebsschicht (Submukosa) und einer Muskelschicht (Muskularis). Die äußerste Schicht wird bei einigen Organen oder Organteilen vom Bauchfell gebildet und als Serosa bezeichnet.

Abb. 3.25 Verdauungssystem.

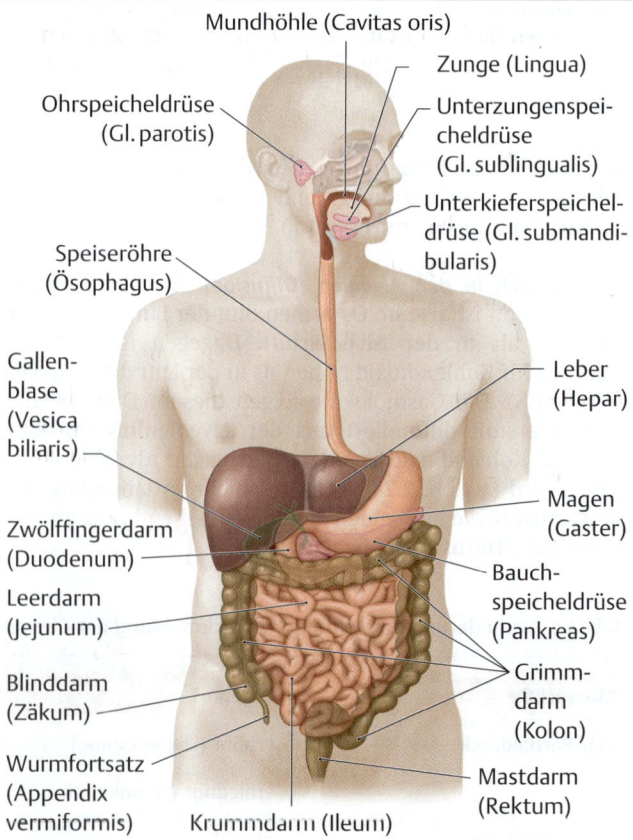

Die Verdauung findet in der Mundhöhle, dem Magen und dem Darm statt. Die Leber, die Bauchspeicheldrüse und die Speicheldrüsen bilden die Verdauungssäfte. *Aus: Schünke M, Schulte E, Schumacher U. Prometheus LernAtlas der Anatomie. Thieme; 2015. Grafiker: M. Voll*

Überblick: Verdauungssystem

Bei der **Verdauung** werden die zugeführten Nährstoffe mechanisch und chemisch zerkleinert, sodass diese über die Darmschleimhaut aufgenommen werden können.

Der **Verdauungskanal** besteht aus Mundhöhle und Rachen, Speiseröhre, Magen, Dünndarm (Zwölffingerdarm, Leerdarm, Krummdarm) und Dickdarm (Blinddarm, Grimmdarm, Mastdarm, Analkanal).

Verschiedene **Verdauungsdrüsen** münden in den Verdauungskanal. Dazu zählen Speicheldrüsen, Leber mit Gallenblase, Bauchspeicheldrüse (Pankreas).

3.4.2 Mundhöhle (Cavitas oris)

Funktion • In der Mundhöhle (Cavitas oris) werden die **Speisen zerkleinert**, damit sie geschluckt werden können. Während des Kauens werden sie **mit Speichel vermischt** und so auf die Verdauung vorbereitet. Außerdem wird die Nahrung auf ihre Genießbarkeit überprüft, u. a. durch den Geschmacks- und Geruchssinn. Darüber hinaus ist die Mundhöhle an **Sprechen, Atmen** und durch die Gaumenmandeln an der **Abwehr von Krankheitserregern** beteiligt.

Lage und Aufbau • Die Mundhöhle ist der Anfangsteil des Verdauungskanals. Sie gliedert sich in den Mundvorhof und die eigentliche Mundhöhle (▶ Abb. 3.26):

- Der **Mundvorhof** (Vestibulum oris) ist der Raum zwischen der Innenseite der Lippen (Labia) bzw. Wangen (Buccae) und den **Zähnen** (Dentes).
- Die eigentliche **Mundhöhle** (Cavitas oris propria) reicht von den Zähnen bis zum Rachen (S. 63). Nach oben trennt der **Gaumen** (Palatum) die Mundhöhle von der Nasenhöhle. Der Mundboden besteht aus verschiedenen Muskeln und schließt die Mundhöhle nach unten ab. In der Mund-

höhle liegen die **Zunge** (Lingua) und die Ausführungsgänge der **Speicheldrüsen**.

Klinik Lippenfärbung

*Zu **blauen Lippen**, sog. Zyanose (S. 247), kommt es, wenn die Lippen mit weniger Sauerstoff versorgt werden. Dies kann zum einen durch Kälte und Frieren entstehen (z. B. kaltes Wasser im Schwimmbad), zum anderen kann aber auch eine Herz- oder Lungenerkrankung die Ursache sein. Zu **leuchtend hellroten** Lippen kommt es bei einer **Vergiftung mit Kohlenmonoxid**, wie sie z. B. entsteht, wenn bei einem Brand Rauch eingeatmet wird.*

Zähne (Dentes)

Funktion • Mit den Zähnen (Dentes, Einzahl: Dens) wird feste Nahrung aufgenommen (Abbeißen) und zerkleinert.

Aufbau • Alle Zähne gemeinsam werden als **Gebiss** bezeichnet. Beim **Erwachsenen** besteht das Gebiss aus **32 Zähnen**: 8 Schneidezähne, 4 Eckzähne, 8 Backenzähne, 12 Mahlzähne (davon 4 Weisheitszähne). Das **Milchgebiss** der Kinder setzt sich aus **20 Zähnen** zusammen. Es fehlen die Backen- und die Weisheitszähne.

Jeder **Zahn** besteht aus einer Zahnkrone, einem Zahnhals und einer Zahnwurzel (▶ Abb. 3.27). Im Inneren des Zahns gibt es einen kleinen Hohlraum, die sog. **Pulpahöhle**. Die **Zahnkrone** (Corona dentis) ist der sichtbare Teil des Zahns. Als **Zahnhals** (Cervix dentis) wird der schmale Bereich zwischen Zahnkrone und Zahnwurzel bezeichnet. Mit der **Zahnwurzel** (Radix dentis) ist der Zahn im Kieferknochen verankert. Kieferknochen, Wurzelhaut, Zahnfleischsaum und das Zement bilden den **Zahnhalteapparat**.

Zähne sind aus 3 Hartsubstanzen aufgebaut: Das **Zahnbein** (Dentin) bildet die Hauptmasse des Zahns und setzt sich aus Mineralien und Kollagenfasern zusammen. Der **Zahnschmelz** (Enamelum) ist die härteste Substanz im ganzen Körper und überzieht die Zahnkrone. Das **Zahnzement** (Cementum) umgibt die Wurzelhaut und ist ähnlich aufgebaut wie Knochen.

Abb. 3.26 Mundhöhle.

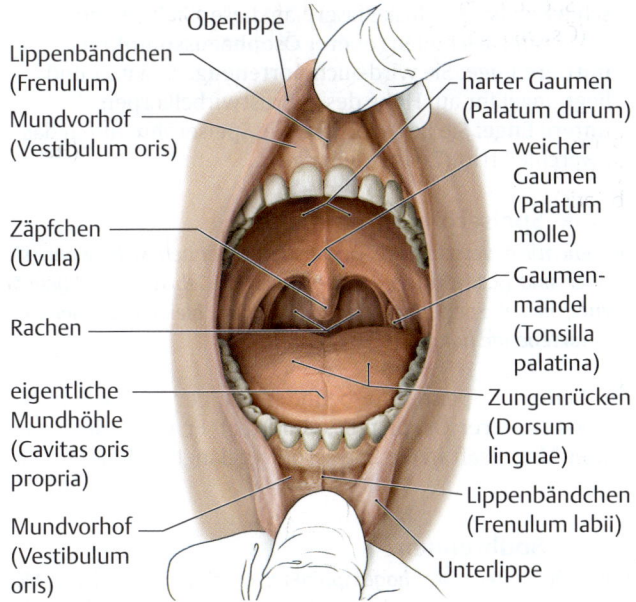

Oberlippe
Lippenbändchen (Frenulum)
Mundvorhof (Vestibulum oris)
harter Gaumen (Palatum durum)
weicher Gaumen (Palatum molle)
Zäpfchen (Uvula)
Rachen
Gaumenmandel (Tonsilla palatina)
eigentliche Mundhöhle (Cavitas oris propria)
Zungenrücken (Dorsum linguae)
Mundvorhof (Vestibulum oris)
Lippenbändchen (Frenulum labii)
Unterlippe

Sie gliedert sich in einen Mundvorhof, der zwischen Lippen bzw. Wangen und Zahnbogen liegt, und die eigentliche Mundhöhle. *Aus: Schünke M, Schulte E, Schumacher U. Prometheus LernAtlas der Anatomie. Thieme; 2015. Grafiker: K. Wesker*

Abb. 3.27 Längsschnitt durch einen Schneidezahn.

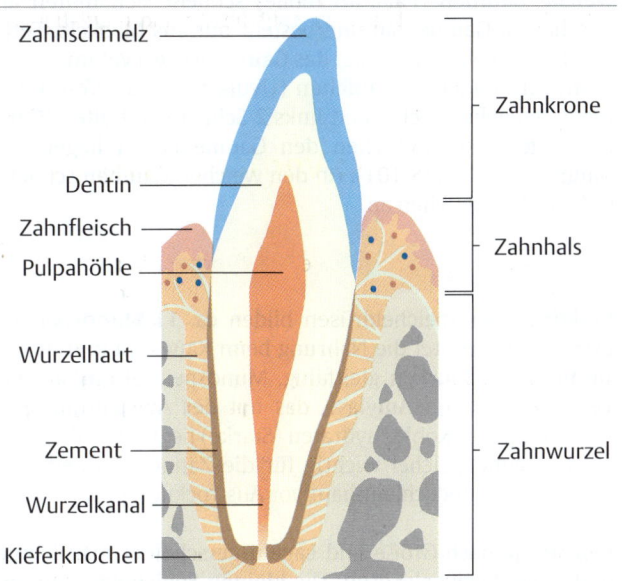

Zahnschmelz
Zahnkrone
Dentin
Zahnfleisch
Pulpahöhle
Zahnhals
Wurzelhaut
Zement
Zahnwurzel
Wurzelkanal
Kieferknochen

Die Zahnkrone ragt über das Zahnfleisch hinaus, der Zahnhals wird vom Zahnfleisch bedeckt. Die Zahnwurzel liegt innerhalb des Kieferknochens. Knochen, Wurzelhaut, Zahnfleischsaum und das Zement bilden den Zahnhalteapparat. *Aus: I care – Anatomie, Physiologie. Thieme; 2015*

Zunge (Lingua)

Funktion • Die Zunge (Lingua) durchmischt zusammen mit der Wangenmuskulatur die Nahrung beim **Kauen**. Außerdem ist sie wichtig für das **Schlucken** und das **Sprechen**. Über die Zunge wird auch der **Geschmack** wahrgenommen.

Aufbau • Die Zunge besteht überwiegend aus **Muskulatur** und ist sehr beweglich. Sie gliedert sich in **Zungenspitze**, **Zungenkörper**, **Zungenrücken** und **Zungenwurzel**. Der Zungenkörper ist über das **Zungenbändchen** mit dem Mundboden verbunden.

Die Schleimhaut der Zungenoberseite enthält zahlreiche kleine Erhebungen, die sog. **Zungenpapillen**. Dort enden Nerven, die der Sinneswahrnehmung dienen. Je nach Papillentyp haben sie unterschiedliche Aufgaben: Zerkleinerung der Nahrung, Tastsinn, Geschmackswahrnehmung (süß, sauer, salzig, bitter, umami [= „gut schmeckend", ausgelöst durch Glutamat]) oder Temperaturempfindung. Die Schleimhaut der Zungenunterseite ist glatt und papillenfrei.

Klinik Sublinguale Applikation

Da die Zunge stark durchblutet ist, können Medikamente auch sublingual, d. h. unter („sub") der Zunge („lingual") verabreicht werden. Durch die schnelle Aufnahme über die Mundschleimhaut in den Blutkreislauf wird eine rasche Wirkung erreicht. Daher eignet sich diese Applikationsart besonders für den Rettungsdienst, z. B. Verabreichung von Nitroglycerin als Kapsel oder Spray bei einem Angina-pectoris-Anfall (S. 281).

Gaumen (Palatinum)

Funktion • Der Gaumen (Palatinum) spielt eine wichtige Rolle beim **Schluckvorgang** und bei der Bildung der Laute beim **Sprechen**.

Aufbau • Der Gaumen besteht aus 2 Anteilen: dem harten Gaumen (vorderer Anteil) und dem weichen Gaumen (hinterer Anteil) (► Abb. 3.26). Der **harte Gaumen** (Palatum durum) reicht von den Schneidezähnen bis etwa auf Höhe der Weisheitszähne und hat eine knöcherne Grundlage. Der **weiche Gaumen** (Palatum molle) schließt sich hinten an den harten Gaumen an und besteht nur aus Muskeln, Fett- und Bindegewebe. Er bildet das **Gaumensegel** (Velum palatinum) und endet im **Zäpfchen** (Uvula palatina). Vom Gaumensegel gehen rechts und links 2 Schleimhautfalten (Gaumenbögen) aus. Zwischen den Gaumenbögen liegen die Gaumenmandeln (S. 101). An den weichen Gaumen schließt sich der Mundrachen an.

Speicheldrüsen

Funktion • Die Speicheldrüsen bilden ca. **1 l** Mundspeichel pro Tag. Er feuchtet die Nahrung beim Kauen an und macht sie für das Schlucken gleitfähig. Mundspeichel enthält das Verdauungsenzym Amylase, das mit der Aufspaltung und Verdauung von Kohlenhydraten (Stärke) beginnt. Außerdem ist der Mundspeichel wichtig für die Zahngesundheit und schützt die Mundschleimhaut vor Austrocknung.

Aufbau • Je nach Größe und Lage unterscheidet man kleine und große Speicheldrüsen: Die **kleinen Speicheldrüsen** liegen verstreut in der Mundschleimhaut. Die **großen Speicheldrüsen** liegen dagegen außerhalb der Mundschleimhaut. Zu ihnen zählen:
• die **Ohrspeicheldrüse** (Glandula parotidea oder Parotis)

• die **Unterkieferspeicheldrüse** (Glandula submandibularis)
• die **Unterzungenspeicheldrüse** (Glandula sublingualis).

Die Ohrspeicheldrüse liegt auf beiden Seiten vor dem Ohr und mündet in den Mundvorhof. Die beiden Unterkieferspeicheldrüsen liegen unterhalb der Parotis im Kieferwinkel, die beiden Unterzungenspeicheldrüsen im Mundboden. Unterkiefer- und Unterzungenspeicheldrüsen münden gemeinsam am Mundboden links und rechts des Unterzungenbändchens.

RETTEN TO GO

Mundhöhle

Die Mundhöhle ist der Anfangsteil des Verdauungskanals. Hier werden die Speisen durch die **Zähne** zerkleinert und mit Speichel vermischt. Der Speichel wird von den **Mundspeicheldrüsen** gebildet. Er hält die Mundschleimhaut feucht und macht die Nahrung für das Schlucken gleitfähig. Außerdem enthält er das Enzym Amylase, das mit der Aufspaltung von Kohlenhydraten (Stärke) beginnt.

3.4.3 Speiseröhre (Ösophagus)

Funktion • Die Speiseröhre (Ösophagus) dient dem **Transport der Nahrung** von der Mundhöhle bzw. dem Rachen in den Magen. Dies gelingt durch peristaltische Wellenbewegungen der Speiseröhrenmuskulatur.

Lage und Aufbau • Die Speiseröhre ist ein ca. 25 cm langer, elastischer Muskelschlauch, der den Rachen (Pharynx) mit dem Magen verbindet. Sie beginnt am Kehlkopf mit dem sog. Ösophagusmund und verläuft abwärts zwischen Luftröhre und Wirbelsäule. Schließlich zieht sie durch eine Öffnung im Zwerchfell in die Bauchhöhle, wo sie nach kurzem Verlauf in den Magen übergeht (► Abb. 3.28).

Die Speiseröhre gliedert sich in einen Hals-, Brust- und Bauchteil. Im Verlauf gibt es **3 Engstellen** (► Abb. 3.28):
• **obere Enge:** Sie liegt am **Ösophagusmund** (Ösophaguseingang), der im Ruhezustand bis auf einen kleinen Spalt geschlossen ist, da Muskelfasern an dieser Stelle einen Schließmuskel bilden (**oberer Ösophagussphinkter**).
• **mittlere Enge:** Sie wird auch **Aortenenge** genannt und liegt ungefähr auf Höhe des 9. Brustwirbelkörpers.
• **untere Enge:** Sie liegt dort, wo die Speiseröhre durch das Zwerchfell tritt (**Zwerchfellenge**).

Klinik Speiseröhrenfremdkörper

Versehentlich verschluckte Gegenstände können sich, wenn sie größer sind (z. B. Gräten, Hühnerknochen, Gebisse oder Pfirsichkerne), in der Speiseröhre verkeilen. Dabei bleiben sie meist an der Aortenenge hängen.

Am Ende der Speiseröhre befindet sich der untere Schließmuskel (**unterer Ösophagussphinkter**). Er verhindert, dass saurer Magensaft in die Speiseröhre gelangt und diese schädigt.

Klinik Sodbrennen

*Wenn der untere Ösophagussphinkter geschwächt ist, kann Magensäure in die Speiseröhre zurückfließen (**gastroösophagealer Reflux**). Die Betroffenen spüren hierbei meist ein schmerzhaftes Brennen (sog. Sodbrennen).*

Abb. 3.28 Speiseröhre.

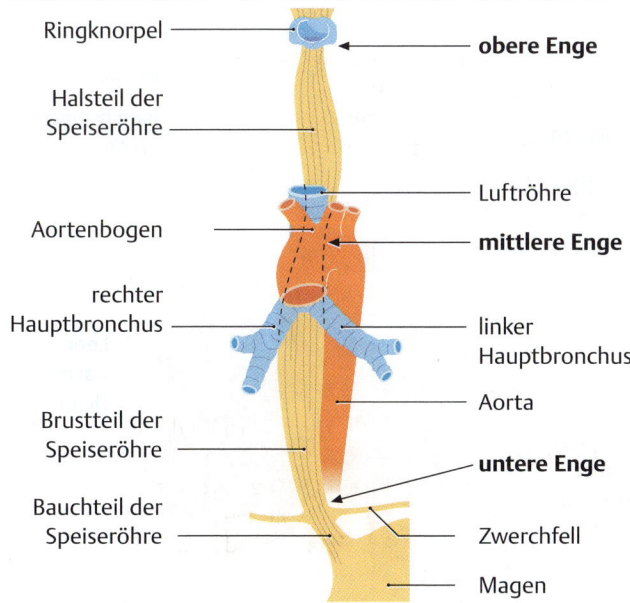

Zur besseren Übersicht wurde die Luftröhre, die vor dem Halsteil der Speiseröhre verläuft, teilweise entfernt. *Nach: Schünke M, Schulte E, Schumacher U. Prometheus LernAtlas der Anatomie. Thieme; 2015*

Abb. 3.29 Magen.

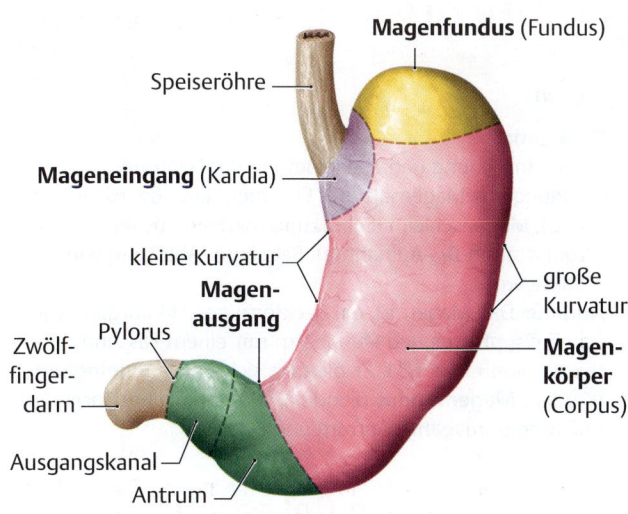

Nach: Schünke M, Schulte E, Schumacher U. Prometheus LernAtlas der Anatomie. Thieme; 2015

3.4.4 Magen (Gaster)

Funktion • Im Magen (Gaster oder Ventriculus) wird die Nahrung durch die Magenperistaltik weiter **zerkleinert** und **mit dem Magensaft vermischt**. Es entsteht der Speisebrei (**Chymus**), der im Magen gespeichert und nach etwa 2 h portionsweise in den Dünndarm abgegeben wird. Der vom Magen gebildete Magensaft enthält Enzyme für die Eiweißverdauung. Da er sehr sauer ist (pH 1–3), tötet er auch Keime ab.

Lage und Aufbau • Der Magen ist ein sackförmiges Hohlorgan zwischen Speiseröhre und Dünndarm mit einem Fassungsvermögen von etwa 1,5 l. Er liegt im linken Oberbauch direkt unter dem Zwerchfell und verläuft leicht gebogen. Dadurch bildet sich an seiner linken Seite eine große konvexe Kurve (**große Kurvatur**) und an seiner rechten Seite eine kleine konkave Kurve (**kleine Kurvatur**).

Am Magen werden verschiedene **Abschnitte** unterschieden (▶ Abb. 3.29):

- **Mageneingang** (Kardia): Am Mageneingang mündet die Speiseröhre in den Magen.
- **Magenfundus** (Fundus): Er liegt oberhalb der Kardia direkt unter dem Zwerchfell. Hier sammelt sich beim stehenden Menschen die beim Essen mitgeschluckte Luft.

- **Magenkörper** (Corpus): Unterhalb der Kardia schließt sich der Magenkörper an. Er bildet den Hauptteil des Magens.
- **Magenausgang:** Er besteht aus dem weiten **Pförtnervorraum** (Antrum), der sich zu einem Ausgangskanal verengt. Den Abschluss bildet der Schließmuskel des Magens (**Magenpförtner** oder Pylorus), der den Magen in Richtung Dünndarm (Zwölffingerdarm) verschließt.

Die **Magenwand** besteht hauptsächlich aus Muskulatur, die durch Kontraktionen die Nahrung durchmischt und weitertransportiert. Die Innenseite des Magens ist mit einer Schleimhaut ausgekleidet. In der Magenschleimhaut liegen die **Magendrüsen**. Sie produzieren täglich ca. 2 l Magensaft. Seine wichtigsten Bestandteile sind:

- **Salzsäure (HCl):** Sie zerstört die räumliche Struktur von Eiweißen und tötet Bakterien ab.
- **Pepsinogen:** Pepsinogen wird durch die Salzsäure zum aktiven Pepsin umgewandelt. Pepsin ist ein Enzym für die Eiweißverdauung.
- **Magenschleim:** Er wird zum Schutz vor der aggressiven Magensäure gebildet.
- **Intrinsic Faktor:** Er ist für die Aufnahme von Vitamin B_{12} im Dünndarm notwendig.

Die Salzsäure und der Instrinsic Faktor werden von den sog. **Belegzellen** produziert, Pepsinogen von den **Hauptzellen** und der Magenschleim von den **Nebenzellen**.

Klinik Folgen einer Schleimhautschädigung im Magen

*Wenn das Gleichgewicht zwischen schützendem Magenschleim und Salzsäureproduktion gestört ist, können sich **Schleimhautschäden**, wie z.B. ein **Magengeschwür** (Magenulkus), bilden. Reicht ein Geschwür in tiefere Schichten der Magenwand und schädigt Blutgefäße, kann es zu **Blutungen** kommen.*

RETTEN TO GO

Magen

Funktion:
- Durchmischung und Zerkleinerung der Nahrung
- Bildung von Magensaft: mit Enzymen (Eiweißverdauung), Magenschleim (Schutzfunktion) und Intrinsic Faktor (Vitamin-B_{12}-Aufnahme), Salzsäure (Abtötung von Bakterien).

Aufbau: Der Magen ist ein sackförmiges Hohlorgan zwischen Ösophagus und Dünndarm mit einem Fassungsvermögen von etwa 1,5 l. Er gliedert sich in **Mageneingang** (Kardia), **Magenfundus** (Fundus), **Magenkörper** (Corpus), und **Magenausgang** (Antrum und Pylorus).

3.4.5 Dünndarm (Intestinum tenue)

Funktion • Im Dünndarm (Intestinum tenue) wird die Nahrung **verdaut**. Das heißt, sie wird in ihre einzelnen Bestandteile (Zucker, Proteine, Fette, Vitamine, Elektrolyte, Ballaststoffe usw.) zerlegt, die dann vom Körper aufgenommen (**resorbiert**) werden können. Der restliche Verdauungsbrei wird in Richtung Dickdarm **transportiert**.

Die **Verdauungsenzyme** stammen größtenteils aus der Bauchspeicheldrüse (Pankreas), zur Aufnahme der Fette ist die **Galle** notwendig, die in der Leber gebildet wird. Beide Verdauungsflüssigkeiten (Pankreassaft und Galle) werden in den Dünndarm abgegeben.

Lage und Aufbau • Der Dünndarm folgt auf den Magen und ist 3–5 m lang. Seine Schleimhautoberfläche ist durch zahlreiche Ausstülpungen (**Zotten**) stark vergrößert. Dadurch steht für die Resorption der Nährstoffe eine wesentlich größere Oberfläche zur Verfügung.

Der Dünndarm besteht aus **3 Abschnitten** (▶ Abb. 3.30):
- **Zwölffingerdarm (Duodenum):** Er bildet den ersten und kürzesten Abschnitt des Dünndarms (25–30 cm). In seinem Verlauf windet er sich c-förmig um den Kopf der Bauchspeicheldrüse. Im absteigenden Teil mündet der meist gemeinsame Ausführungsgang von Leber und Bauchspeicheldrüse, der dem Dünndarm wichtige Verdauungssäfte zuführt.
- **Leerdarm (Jejunum):** Er ist 1–2 m lang und reicht von der linken oberen Hälfte des Bauchraums bis in die Nabelregion. Zwischen Leerdarm und Krummdarm gibt es keine klare Grenze.
- **Krummdarm (Ileum):** Er liegt überwiegend in der rechten unteren Bauchhöhle und im großen Becken. Seine Länge beträgt ca. 2–3 m. An der sog. **Bauhin-Klappe** (Ileozäkalklappe) mündet er in den Dickdarm.

Jejunum und Ileum bilden in der Bauchhöhle viele Schlingen und Windungen. Dieses sog. **Dünndarmkonvolut** ist über sein Gekröse (**Mesenterium**) an der hinteren Bauchwand befestigt. Im Mesenterium verlaufen die Gefäße und Nerven zu den beiden Darmabschnitten.

ACHTUNG
*Die beiden Begriffe **Ileum** und **Ileus** unterscheiden sich zwar nur in einem Buchstaben, haben aber ganz unterschiedliche Bedeutungen: Während das Ileum ein Teil des Dünndarms ist, handelt es sich beim Ileus um einen Darmverschluss* (S. 325)*. Also: nicht verwechseln!*

Abb. 3.30 Dünndarm.

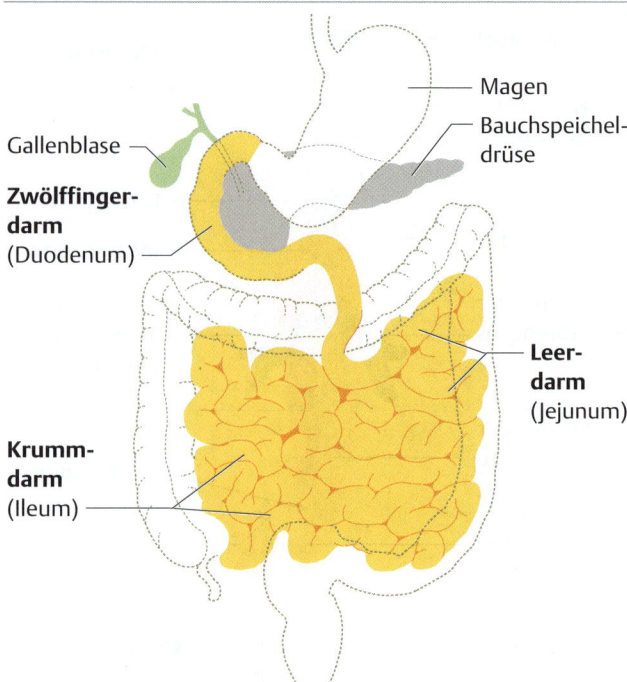

Der Dünndarm gliedert sich in Zwölffingerdarm (Duodenum), Leerdarm (Jejunum) und Krummdarm (Ileum). *Nach: Arastéh et al. Duale Reihe Innere Medizin. Thieme; 2013*

RETTEN TO GO

Dünndarm

Funktion:
- Verdauung und Resorption der Nährstoffe
- Weitertransport des Verdauungsbreis in Richtung Dickdarm.

Aufbau: Der Dünndarm folgt auf den Magen und ist 3–5 m lang. An der sog. Bauhin-Klappe (Ileozäkalklappe) mündet er in den Dickdarm. Er besteht aus:
- **Zwölffingerdarm** (Duodenum): 25–30 cm
- **Leerdarm** (Jejunum): ca. 1–2 m
- **Krummdarm** (Ileum): ca. 2–3 m.

3.4.6 Dickdarm (Intestinum crassum)

Funktion • Im Dickdarm (Intestinum crassum) entsteht aus dem Speisebrei (Chymus) der **Stuhl** (Fäzes). Dies geschieht dadurch, dass dem Chymus **Wasser entzogen** und der Darminhalt durch die Bakterien, die sich im Dickdarm befinden (sog. **Dickdarmflora**), zersetzt wird. Der Darminhalt bleibt 1–3 Tage im Dickdarm, bevor er ausgeschieden wird (Defäkation).

Lage und Aufbau • Der Dickdarm ist etwa 1,5 m lang. Er beginnt im rechten Unterbauch an der Bauhin-Klappe, die den Rückfluss von Dickdarminhalt zurück in den Dünndarm verhindert. Anschließend umrahmt der Dickdarm das Dünndarmkonvolut, macht im linken Unterbauch eine kleine Kurve und endet schließlich am After.

Abb. 3.31 Dickdarm.

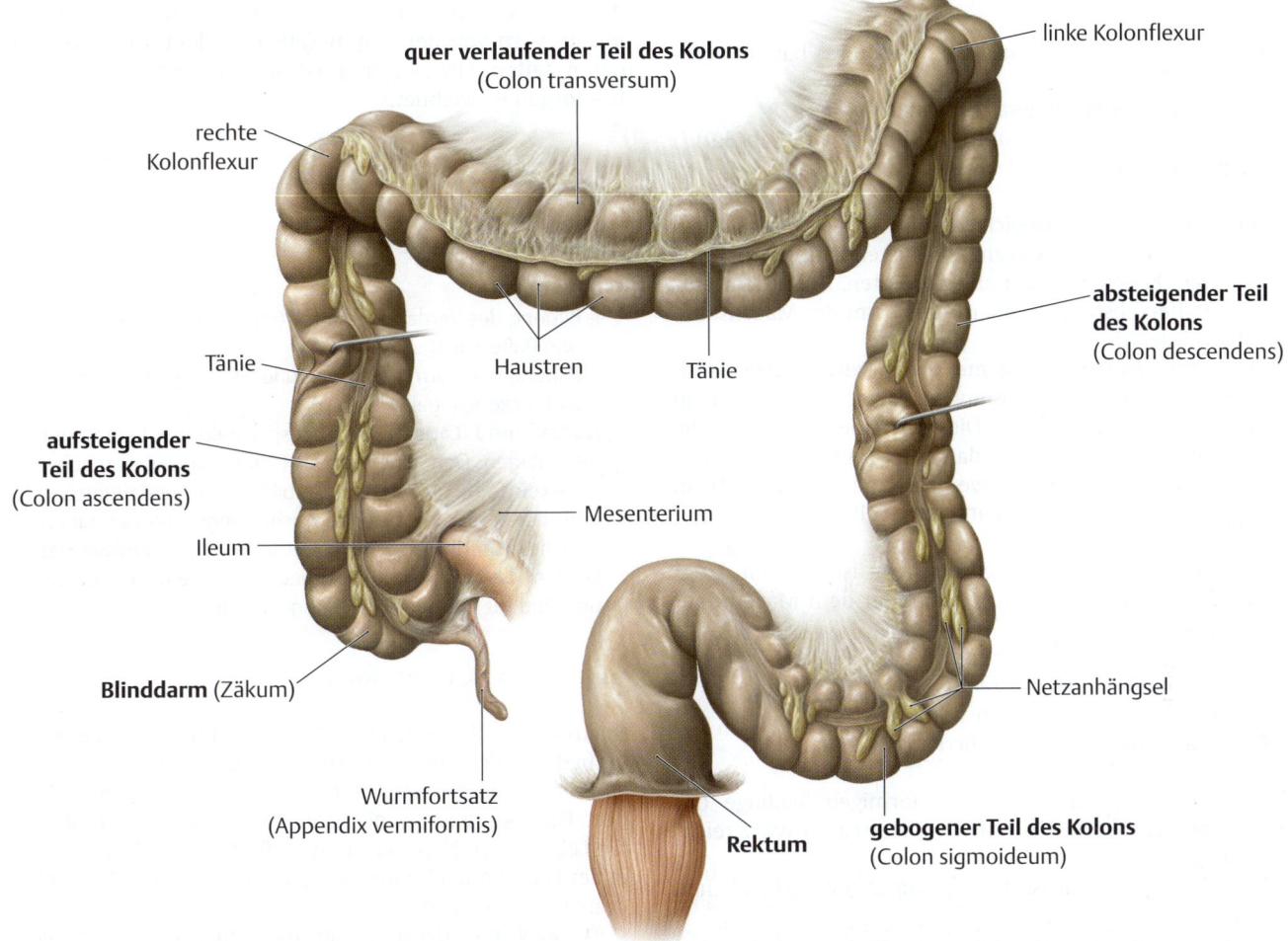

Der Dickdarm besteht aus Blinddarm (Zäkum), Grimmdarm (Kolon) und Mastdarm (Rektum). *Nach: Schünke M, Schulte E, Schumacher U. Prometheus LernAtlas der Anatomie. Thieme; 2015. Grafiker: M. Voll*

Der Dickdarm gliedert sich in folgende **Abschnitte** (▶ Abb. 3.31):

- **Blinddarm (Zäkum):** Der Blinddarm ist der erste Teil des Dickdarms und ca. 7 cm lang. Er endet „blind" (daher der Name) und trägt am unteren Ende ein dünnes Anhängsel, den **Wurmfortsatz** (Appendix vermiformis). Nach oben geht er in den Grimmdarm über.
- **Grimmdarm (Kolon):** Der Grimmdarm umgibt das Dünndarmkonvolut wie ein Rahmen. Der **aufsteigende Teil** (Colon ascendens) verläuft vom rechten Unterbauch nach oben, der **quer verlaufende Teil** (Colon transversum) zieht annähernd waagerecht nach links und der **absteigende Teil** (Colon descendens) verläuft auf der linken Seite nach unten. Daran schließt sich noch ein **gebogener Teil** (Sigma oder Colon sigmoideum) an, der vom linken Unterbauch in die Mitte zieht, wo er in den Mastdarm übergeht.
- **Mastdarm (Rektum):** Der Mastdarm liegt im Becken und ist etwa 15 cm lang. Hier wird der Stuhl gespeichert, bis es zur Entleerung kommt. Auf Höhe des Beckenbodens geht der Mastdarm in den **Analkanal** (Canalis analis) über, der schließlich mit der Analöffnung (After oder Anus) endet.

ACHTUNG

*Man spricht zwar umgangssprachlich von einer **Blinddarmentzündung**, aber eigentlich handelt es sich hier um eine Entzündung des Wurmfortsatzes (**Appendizitis**).*

Der Dickdarm hat im Gegensatz zum Dünndarm keine glatte Oberfläche. Typisch sind zum einen die Ausbuchtungen (sog. **Haustren**), die durch das Zusammenziehen der Ringmuskulatur entstehen, und zum anderen 3 Längsmuskelbündel (sog. **Tänien**), die auf der Oberfläche verlaufen.

RETTEN TO GO

Dickdarm

Funktion:
- Bildung von Stuhl (Fäzes) durch Wasserentzug und bakterielle Zersetzung
- Speicherung des Stuhls bis zur Defäkation.

Aufbau: Der Dickdarm ist der letzte Teil des Verdauungstrakts und ca. 1,5 m lang. Er gliedert sich in folgende **Abschnitte:**
- **Blinddarm** (Zäkum) mit dem Wurmfortsatz (Appendix vermiformis)
- **Kolon** (Grimmdarm)
- **Rektum** (Mastdarm) und **Analkanal**, der mit dem Anus endet.

3.4.7 Bauchspeicheldrüse (Pankreas)

Funktion • Die Bauchspeicheldrüse (Pankreas) hat 2 Hauptaufgaben:
- Bildung des **Verdauungssaftes** (Pankreassaft)
- Bildung der Hormone **Insulin** und **Glukagon** (▶ Tab. 3.9), die den Blutzuckerspiegel steuern.

Pro Tag stellt die Bauchspeicheldrüse) **1,5–2l Verdauungssaft** her. Dieser enthält **Enzyme** für die endgültige Spaltung von Fetten, Eiweißen und Kohlenhydraten. Außerdem enthält er Puffersubstanzen (**Bikarbonat**), um die Magensäure zu neutralisieren.

Die eiweißspaltenden Enzyme (**Proteasen**) werden als inaktive Vorstufen (u. a. Trypsinogen, Chymotrypsinogen) in den Pankreassaft abgegeben. Dies verhindert, dass sich die Bauchspeicheldrüse selbst verdaut. Erst im Dünndarm werden die Proteasen in ihre aktive und damit wirksame Form (u. a. Trypsin, Chymotrypsin) umgewandelt.

Lage und Aufbau • Die Bauchspeicheldrüse ist ein langgestrecktes Organ (ca. 15 cm), das hinter dem Magen quer im Oberbauch liegt.

Man unterscheidet 3 Abschnitte (▶ Abb. 3.32):
- **Pankreaskopf** (Caput pancreatis)
- **Pankreaskörper** (Corpus pancreatis)
- **Pankreasschwanz** (Cauda pancreatis).

Der Pankreaskopf liegt in der C-förmigen Schlinge des Zwölffingerdarms (Duodenum), der Pankreasschwanz reicht bis zur Milz.

Die Bauchspeicheldrüse besteht aus 2 unterschiedlichen Drüsen:
- Drüsen mit äußerer Sekretion (**exokrine** Drüsen) zur Bildung des **Verdauungssaftes**
- Drüsen mit innerer Sekretion (**endokrine** Drüsen) zur Bildung der **Hormone** Insulin und Glukagon.

Die **exokrinen** Drüsen machen dabei den Hauptanteil des Pankreasgewebes aus. Von ihnen gelangt der Verdauungssaft über kleine Ausführungsgänge in den Hauptausführungsgang der Bauchspeicheldrüse (Ductus pancreaticus), der in den Zwölffingerdarm mündet.

Den **endokrinen** Anteil stellen die **Langerhans-Inseln** dar. Sie liegen verstreut im exokrinen Gewebe. Ihre Zellen produzieren Hormone, die direkt ins Blut abgegeben werden. Insulin wird von den sog. **B-Zellen** gebildet, Glukagon von den **A-Zellen**. Alle Langerhans-Inseln zusammen werden als **Inselorgan** bezeichnet.

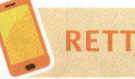

RETTEN TO GO

Bauchspeicheldrüse

Funktion:
- Bildung des Verdauungssaftes (mit Verdauungsenzymen und Puffersubstanzen)
- Bildung der Hormone Insulin und Glukagon (steuern den Blutzuckerspiegel).

Aufbau und Lage: Die Bauchspeicheldrüse liegt hinter dem Magen. Den Hauptteil des Pankreasgewebes machen die **exokrinen** Drüsen aus. Sie bilden den Verdauungssaft und geben diesen über den Ausführungsgang der Bauchspeicheldrüse in den Zwölffingerdarm ab. Die **endokrinen** Drüsen (**Langerhans-Inseln**) liegen verstreut im Gewebe und sind für die Hormonbildung zuständig.

3.4.8 Leber (Hepar)

Funktion • Die Leber (Hepar) steht im Mittelpunkt des **Kohlenhydrat-**, **Protein-** und **Fettstoffwechsels**. Über die Pfortader erhält sie die Nährstoffe, die im Darm resorbiert wurden. Darüber, wie sie die Stoffe weiterverarbeitet, steuert die Leber deren Konzentration im Blut. Die Leberzellen sind in der Lage, Kohlenhydrate in Fett und Proteine in Kohlenhydrate umzuwandeln.

Als exokrine Drüse bildet die Leber Gallenflüssigkeit (kurz: **Galle**), die der **Fettverdauung** dient. Die Galle enthält neben Wasser u. a. Gallensäuren, Bilirubin (Gallenfarbstoff), Cholesterin und andere fettlösliche Substanzen. Sie wird in der Gallenblase gespeichert und von dort bei Bedarf ins Duodenum geleitet.

Abb. 3.32 Bauchspeicheldrüse.

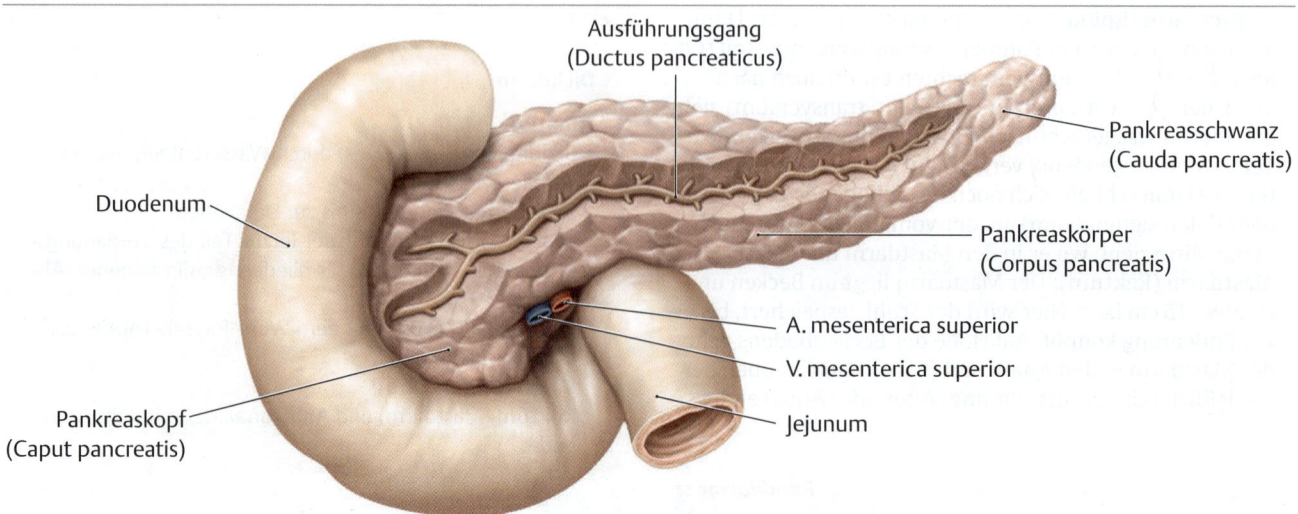

Ein Teil des Pankreasgewebes wurde entfernt, um den Ausführungsgang sichtbar zu machen. *Aus: Schünke M, Schulte E, Schumacher U. Prometheus LernAtlas der Anatomie. Thieme; 2015. Grafiker: M. Voll*

Klinik Hyperbilirubinämie

Bilirubin entsteht beim Abbau roter Blutkörperchen (Erythrozyten) und wird mit der Galle ausgeschieden. Es hat eine gelbbräunlich Farbe. Ist der Abbau oder die Ausscheidung des Bilirubins gestört, erhöht sich die Bilirubinkonzentration im Blut (sog. Hyperbilirubinämie). Ab einem bestimmten Wert tritt Bilirubin in die Körpergewebe aus und färbt diese gelb, sog. Gelbsucht bzw. Ikterus (S. 332).

Eine weitere wichtige Aufgabe der Leber ist die **Entgiftung**: Stoffe, die aus dem Körper entfernt werden müssen (z.B. Ammoniak, der beim Eiweißabbau anfällt, oder auch Medikamente), werden in der Leber so umgewandelt, dass sie entweder über die **Niere** oder die **Galle** ausgeschieden werden können.

In der Leber werden auch wichtige **Bluteiweiße**, sog. Plasmaproteine (S. 98), gebildet, wie z.B. Albumin oder die Gerinnungsfaktoren, die für die Blutgerinnung (S. 99) benötigt werden.

Außerdem dient die Leber als **Speicherorgan**, z.B. für Glukose in Form von **Glykogen**, für Vitamine und für Eisen.

Lage und Aufbau • Die Leber befindet sich überwiegend im **rechten Oberbauch** direkt unter dem Zwerchfell. Die gesunde Leber ist rot-braun und wiegt beim Erwachsenen ca. **1,5– 2 kg**.

Von außen betrachtet gliedert sich die Leber in **4 Leberlappen**. Der rechte und der linke Leberlappen (Lobus dexter und Lobus sinister) machen den größten Teil der Leber aus (▶ Abb. 3.33). Die beiden kleineren Leberlappen, die dazwischenliegen, heißen Lobus quadratus und Lobus caudatus.

An der Unterseite der Leber befindet sich die sog. **Leberpforte** (Porta hepatis). Hier treten 3 wichtige Strukturen in die Leber ein bzw. aus:

- **Pfortader** (V. portae), die das nährstoffreiche Blut des Darms zur Leber führt.
- **Leberarterie** (A. hepatica) für die arterielle Versorgung der Leber.
- **Gallengang** (Ductus hepaticus communis), der die gebildete Galle von der Leber wegleitet und nach Vereinigung mit dem Gallenblasengang als Hauptgallengang (Ductus choledochus) bezeichnet wird.

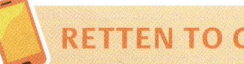

RETTEN TO GO

Leber

Funktion:
- Kohlenhydrat-, Protein- und Fettstoffwechsel
- Bildung der Galle
- Entgiftung und Ausscheidung
- Bildung der Blutweiße (Albumin, Gerinnungsfaktoren etc.)
- Speicherung von Nährstoffen.

Aufbau und Lage: Die Leber liegt im rechten Oberbauch direkt unter dem Zwerchfell. Sie besteht aus **4 Leberlappen**, wobei der rechte und der linke Lappen den größten Teil ausmachen. An der **Leberpforte** treten die Pfortader und die Leberarterie in die Leber ein und der Gallengang leitet die gebildete Galle von der Leber weg.

3.4.9 Gallenblase (Vesica biliaris)

Funktion • Die Gallenblase (Vesica biliaris) **speichert** und **konzentriert** die von der Leber gebildete Gallenflüssigkeit (kurz: **Galle**) und gibt diese bei Bedarf ab. Die Galle ist wichtig für die **Fettverdauung**. Sie verbessert die Verteilung des Nahrungsfettes im Chymus, sodass die Enzyme der Fettverdauung besser angreifen können. Täglich werden etwa 850 ml Galle von den Leberzellen gebildet. Davon fließt etwa die Hälfte direkt in den **Zwölffingerdarm** (Duodenum), die andere wird in der **Gallenblase** gespeichert.

Lage und Aufbau • Die Gallenblase liegt an der Unterseite der Leber. Sie hat in etwa die Form einer Birne, ist ca. 10 cm lang und 4–5 cm breit. Im Normalzustand fasst sie etwa **50 ml** Galle.

An der Gallenblase kann man 3 Abschnitte unterscheiden (▶ Abb. 3.34): **Gallenblasenhals** (Collum), **Gallenblasenkörper** (Corpus) und **Gallenblasengrund** (Fundus).

Der Zu- und Abflussweg der Gallenblase ist der **Gallenblasengang** (Ductus cysticus). Er mündet in den gemeinsamen Gallengang (Ductus hepaticus communis); nach dieser Vereinigung spricht man vom **Ductus choledochus**, der auch Hauptgallengang oder großer Gallengang genannt wird. Der Ductus choledochus vereinigt sich meist mit dem Ausführungsgang der Bauchspeicheldrüse (**Ductus pancreaticus**) und mündet auf einer kleinen Erhebung der Duodenalschleimhaut, der **Papilla Vateri** (Papilla duodeni major), in das Duodenum.

Abb. 3.33 Leber.

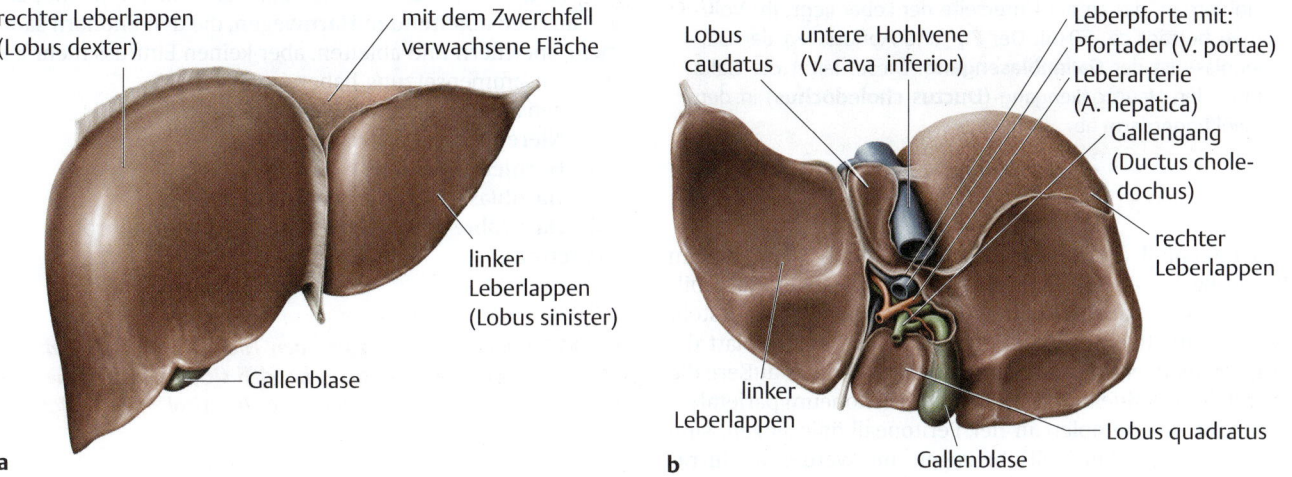

rechter Leberlappen (Lobus dexter)

mit dem Zwerchfell verwachsene Fläche

linker Leberlappen (Lobus sinister)

Gallenblase

Lobus caudatus

untere Hohlvene (V. cava inferior)

Leberpforte mit: Pfortader (V. portae)

Leberarterie (A. hepatica)

Gallengang (Ductus choledochus)

rechter Leberlappen

linker Leberlappen

Gallenblase

Lobus quadratus

a Vorderfläche der Leber mit rechtem und linkem Leberlappen. **b** Unterseite mit den beiden kleineren Leberlappen (Lobus quadratus und Lobus caudatus) und der Leberpforte. *Aus: Schünke M, Schulte E, Schumacher U. Prometheus LernAtlas der Anatomie. Thieme; 2015. Grafiker: M. Voll*

Abb. 3.34 Gallenblase und Gallenwege.

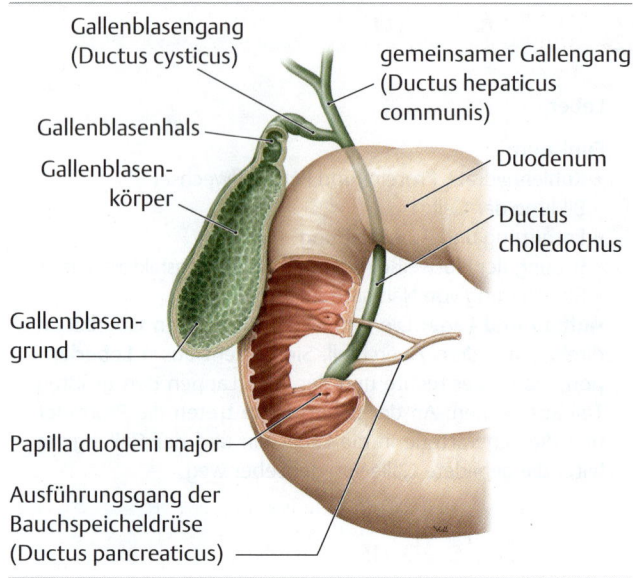

Gallenblasengang
(Ductus cysticus)

gemeinsamer Gallengang
(Ductus hepaticus
communis)

Gallenblasenhals

Gallenblasen-
körper

Duodenum

Ductus
choledochus

Gallenblasen-
grund

Papilla duodeni major

Ausführungsgang der
Bauchspeicheldrüse
(Ductus pancreaticus)

Die in der Leber produzierte Galle fließt aus dem gemeinsamen Gallengang entweder über den Ductus choledochus direkt ins Duodenum oder gelangt über den Gallenblasengang in die Gallenblase. Diese kann sie bei Bedarf über den Gallenblasengang verlassen und dann ebenfalls über den Ductus choledochus ins Duodenum gelangen. In das Endstück des Ductus choledochus mündet der Ausführungsgang der Bauchspeicheldrüse. *Aus: Schünke M, Schulte E, Schumacher U. Prometheus LernAtlas der Anatomie. Thieme; 2015. Grafiker: M. Voll*

Klinik Gallenkolik

*Gallensteine (S. 324) in der Gallenblase bleiben oft über Jahre unbemerkt. Wenn ein Stein aber in die abführenden Gallengänge geschwemmt wird, kann es zu **heftigen, krampfartigen Oberbauchschmerzen** kommen (sog. Gallenkolik). Diese können in den Rücken und in die rechte Schulter ausstrahlen.*

RETTEN TO GO

Gallenblase

Funktion:
- Eindickung der Gallenflüssigkeit
- Speicherung der Gallenflüssigkeit.

Aufbau und Lage: Die Gallenblase ist ein birnenförmiges Hohlorgan, das an der Unterseite der Leber liegt. Ihr Volumen beträgt ca. 50 ml. Der Zu- und Abflussweg der Gallenblase ist der **Gallenblasengang**. Dieser leitet die Galle über den Hauptgallengang (**Ductus choledochus**) in den Zwölffingerdarm ab.

3.4.10 Bauchfell (Peritoneum)

Das **Bauchfell** (Peritoneum) ist eine dünne Haut, die im Bauch-Becken-Raum einen in sich geschlossenen Sack bildet, die sog. **Bauchfellhöhle** (Peritonealhöhle). Es besteht wie das Brustfell aus 2 Blättern, wobei das innere Blatt die Organe überzieht (Peritoneum viscerale) und das äußere die Wand der Bauchfellhöhle auskleidet (Peritoneum parietale).

Organe, die komplett in der Peritonealhöhle liegen, sind vollständig mit Bauchfell überzogen und werden als **intraperitoneale** Organe bezeichnet. Sie sind über Bindegewebs-

stränge mit der hinteren Bauchwand verbunden, die als **Gekröse** (Meso) bezeichnet werden. Innerhalb des Gekröses verlaufen Blut- und Nervenbahnen zur Versorgung der Organe.

Klinik Bauchfellentzündung (Peritonitis)

Die Peritonealhöhle ist normalerweise steril. Gelangen Bakterien in die Peritonealhöhle, kann sich eine Bauchfellentzündung (S. 355) entwickeln. Der Patient leidet dabei unter starken Bauchschmerzen und das Abdomen wirkt beim Abtasten „bretthart" (durch den reflektorisch erhöhten Bauchmuskeltonus).

Der schmale Raum hinter der Pertionealhöhle wird Retroperitonealraum genannt. Die Organe, die dort liegen, bezeichnet man als **extra**- oder **retroperitoneale** Organe (z. B. Teile des Duodenums und des Dickdarms, Bauchspeicheldrüse).

RETTEN TO GO

Bauchfell (Peritoneum)

Das Bauchfell bildet einen in sich geschlossenen Sack im Bauch-Becken-Raum, die sog. **Bauchfellhöhle**. Organe, die vollständig von Bauchfell überzogen sind, liegen **intraperitoneal**, d. h. vollständig in der Bauchfellhöhle. Organe, die hinter der Bauchfellhöhle liegen, bezeichnet man als **extra**- oder **retroperitoneal**.

3.5 Harnsystem

3.5.1 Überblick: Harnsystem

Harnbildung und Harnausscheidung

Die Hauptaufgabe des Harnsystems sind Bildung, Speicherung und Ausscheidung von Harn. Mit dem Harn (**Urin**) werden neben Wasser und Elektrolyten nicht mehr benötigte Abbauprodukte des Stoffwechsels (v. a. Harnstoff aus dem Eiweißstoffwechsel und Kreatinin aus dem Muskelstoffwechsel) und Fremdsubstanzen (z. B. Medikamente oder Umweltgifte) ausgeschieden. Nur durch das regelmäßige Entfernen dieser Stoffe kann das „innere Milieu" aufrechterhalten werden.

Harnorgane

Das Harnsystem besteht aus den beiden **Nieren** (Renes), deren Aufgabe die Harnbildung und -konzentration sind, sowie aus den **ableitenden Harnwegen**, die den Endharn sammeln, speichern und ableiten, aber keinen Einfluss mehr auf seine Zusammensetzung haben (▶ Abb. 3.35).

Zu den ableitenden Harnwegen gehören:
- die **Nierenbecken** (Pelvis renalis)
- die **Harnleiter** (Ureter)
- die **Harnblase** (Vesica urinaria)
- die **Harnröhre** bzw. beim Mann die **Harnsamenröhre** (Urethra).

ACHTUNG

*Die **Nebennieren** sitzen zwar den Nieren oben auf, gehören aber nicht zum Harnsystem. Es handelt sich um **endokrine Drüsen**, die lebenswichtige Hormone (Kortisol, Katecholamine, ▶ Tab. 3.9) produzieren.*

Abb. 3.35 Harnsystem.

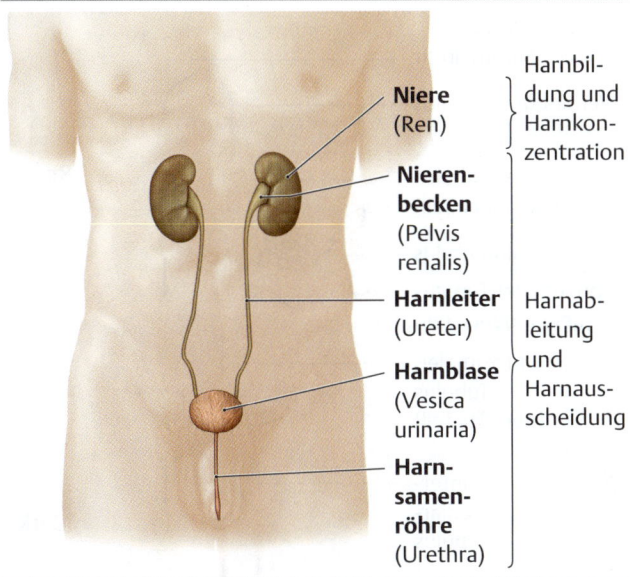

Niere
(Ren)

Nieren-
becken
(Pelvis
renalis)

Harnbil-
dung und
Harnkon-
zentration

Harnleiter
(Ureter)

Harnblase
(Vesica
urinaria)

Harnab-
leitung
und
Harnaus-
scheidung

Harn-
samen-
röhre
(Urethra)

Nach: Schünke M, Schulte E, Schumacher U. Prometheus LernAtlas der Anatomie. Thieme; 2015. Grafiker: M. Voll

3.5.2 Niere (Ren)

Funktion

Die Hauptaufgabe der Niere ist die **Harnproduktion**. Hierüber reguliert sie:

- den Wasser- und Elektrolythaushalt (S. 82)
- den Säure-Basen-Haushalt (S. 85)
- die Reinigung und Entgiftung des Körpers.

Außerdem produziert die Niere einige **Hormone**, die im Körper verschiedene Aufgaben erfüllen:

- **Renin** ist Teil des Renin-Angiotensin-Aldosteron-Systems (RAAS) und beeinflusst die RR-Regulation (S. 60).

- **Erythropoetin** reguliert die Blutbildung im Knochenmark und stimuliert die Produktion roter Blutkörperchen (S. 97).
- **Vitamin D** ist wichtig für den Knochenstoffwechsel.

Aufbau und Lage

Die beiden Nieren liegen rechts bzw. links neben der Wirbelsäule unterhalb des Zwerchfells und außerhalb bzw. hinter der Bauchfellhöhle (Retroperitonealraum). Ihr oberer Rand befindet sich etwa auf Höhe des letzten (12.) Brustwirbels, wobei die linke Niere etwas weiter oben liegt als die rechte.

Eine Niere ist ca. 12 cm lang, hat die Form einer Bohne und ist von einer **Bindegewebskapsel** umgeben. Die Gefäße (Nierenarterie und -vene) und der Harnleiter treten an der **Nierenpforte** (Nierenhilum) in die Niere ein bzw. aus der Niere aus.

Gliederung • Schneidet man die Niere längs durch, sind 2 Anteile erkennbar: das eigentliche Nierengewebe (sog. **Nierenparenchym**) und ein zentral gelegenes **Hohlraumsystem**.

Das Nierenparenchym gliedert sich in die äußere **Nierenrinde** (Cortex renalis) und das innere **Nierenmark** (Medulla renalis). Von der Nierenrinde ziehen stellenweise Ausläufer in das Nierenmark, die sog. **Nierensäulen** (Columnae renales). Sie unterteilen das Nierenmark in 8–12 **Markpyramiden** (Pyramides renales). An der Spitze der Markpyramide befinden sich die **Nierenpapillen** (Papillae renales). Diese öffnen sich in das Hohlraumsystem der Niere, und zwar zunächst in die **Nierenkelche** (Calices renales), die sich wiederum im **Nierenbecken** (Pelvis renalis) vereinigen (► Abb. 3.36). Die Nierenkelche und das Nierenbecken gehören bereits zu den ableitenden Harnwegen (S. 82).

Feinbau • Die sog. **Nephrone** sind die kleinsten funktionellen Einheiten des Nierengewebes. Hier findet die Harnbildung statt. Beide Nieren enthalten zusammen ca. 2–3 Mio. Nephrone. Jedes Nephron setzt sich aus einem Nierenkörperchen und einem dazugehörigen Nierenkanälchen zusammen.

Abb. 3.36 Aufbau der Niere.

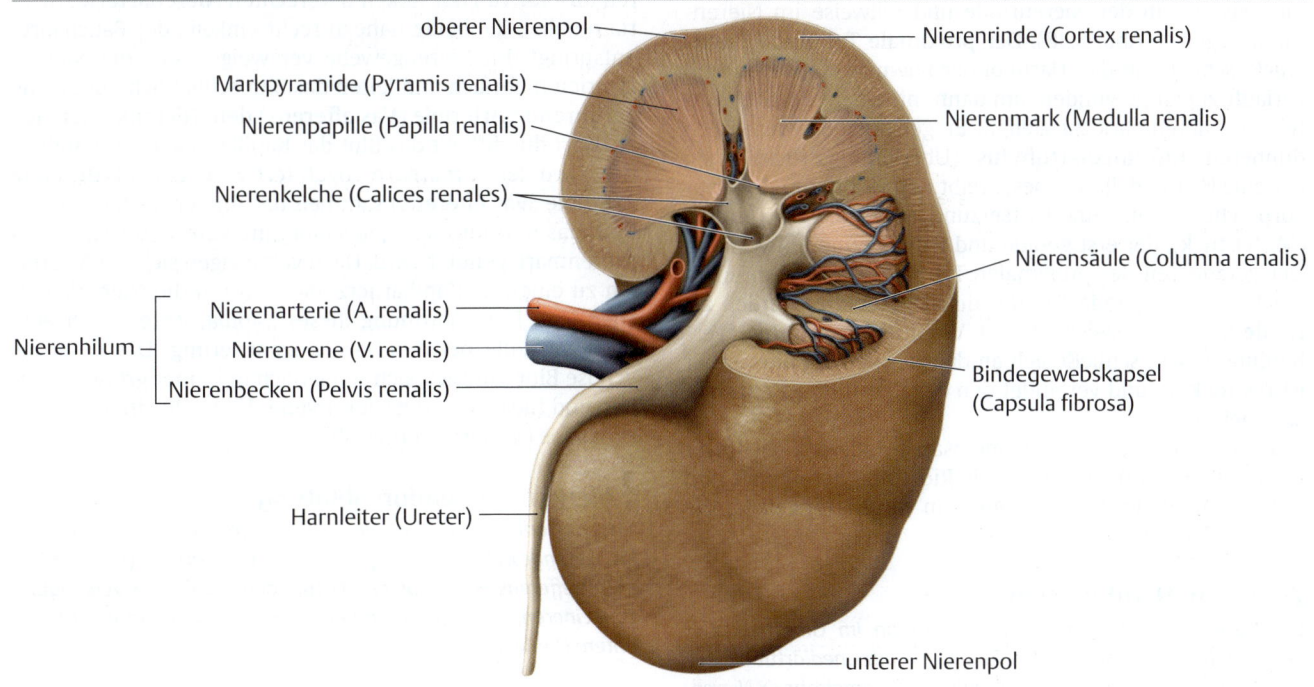

oberer Nierenpol

Markpyramide (Pyramis renalis)

Nierenpapille (Papilla renalis)

Nierenkelche (Calices renales)

Nierenarterie (A. renalis)

Nierenvene (V. renalis)

Nierenbecken (Pelvis renalis)

Nierenhilum

Harnleiter (Ureter)

Nierenrinde (Cortex renalis)

Nierenmark (Medulla renalis)

Nierensäule (Columna renalis)

Bindegewebskapsel
(Capsula fibrosa)

unterer Nierenpol

Rechte Niere von hinten betrachtet. Ein Teil des Nierengewebes wurde entfernt, um die Innenstruktur besser sichtbar zu machen. *Aus: Schünke M, Schulte E, Schumacher U. Prometheus LernAtlas der Anatomie. Thieme; 2015. Grafiker: M. Voll*

Abb. 3.37 Nierenkörperchen.

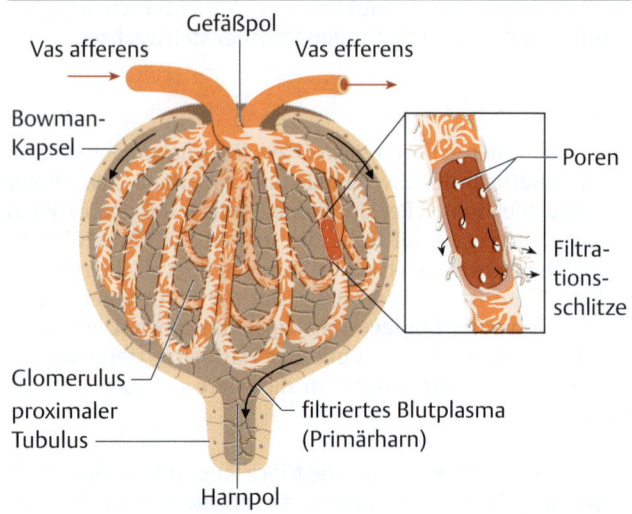

Abb. 3.38 Nephron.

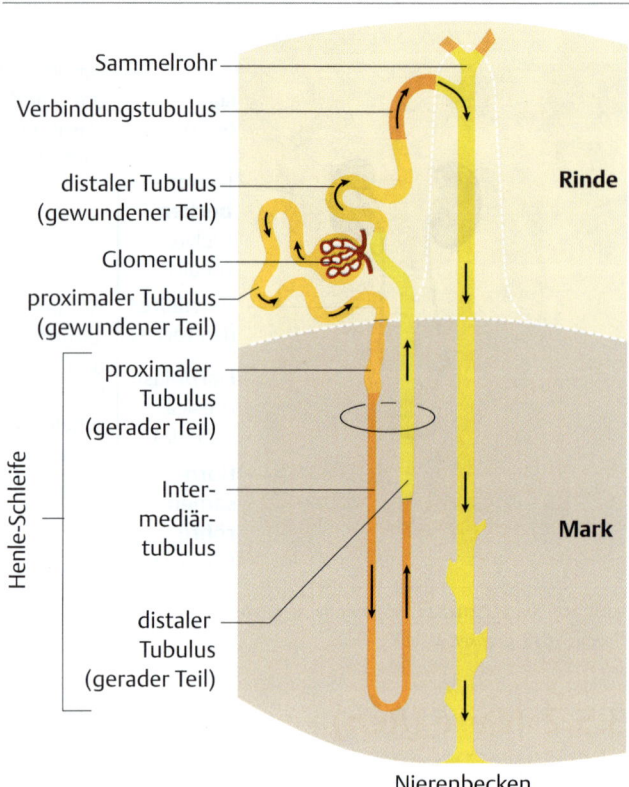

Das **Nierenkörperchen** (▸ Abb. 3.37) liegt in der Nierenrinde und besteht aus einem Kapillarknäuel (**Glomerulus**), das von einer Kapsel, der sog. **Bowman-Kapsel**, umhüllt wird. Die Bowman-Kapsel besteht aus 2 Blättern: Das innere Blatt liegt den Kapillaren direkt auf und dient als Filter, das äußere Blatt grenzt den Glomerulus zum umgebenden Gewebe ab. Am sog. **Gefäßpol** tritt das **zuführende Gefäß** (Vas afferens) in das Nierenkörperchen ein und verzweigt sich zu den Kapillarschlingen des Glomerulus. Die Kapillaren vereinigen sich schließlich zum **abführenden Gefäß** (Vas efferens), das das Nierenkörperchen am Gefäßpol verlässt. Aus dem Blut, das durch die Kapillaren hindurchfließt, wird Flüssigkeit durch Poren des Endothels und durch kleine Lücken im inneren Blatt der Bowman-Kapsel (sog. Filtrationsschlitze) abgepresst. So entsteht der sog. **Primärharn**. Er wird zwischen den beiden Blättern der Bowman-Kapsel aufgefangen und am sog. **Harnpol** in die Nierenkanälchen abgeleitet.

Das **Nierenkanälchen** (sog. Tubulusapparat) bildet ein Schlauchsystem aus gestreckten und gewundenen Anteilen, die teilweise in der Nierenrinde und teilweise im Nierenmark liegen (▸ Abb. 3.38). Der **proximale Tubulus** (Hauptstück) schließt an den Harnpol der Bowman-Kapsel an und verläuft zuerst gewunden, um dann mit einem geraden Anteil ins Nierenmark zu ziehen. Er geht in den wesentlich dünneren **Intermediärtubulus** (Überleitungsstück) über, der eine Haarnadelkurve beschreibt und in Richtung Nierenkörperchen zieht. Seine Fortsetzung ist der **distale Tubulus** (Mittelstück), der erst gerade und dann gewunden verläuft. Der gerade Teil des proximalen Tubulus, das Überleitungsstück und der gerade Teil des distalen Tubulus werden als **Henle-Schleife** bezeichnet. Der **Verbindungstubulus** (Verbindungsstück) schließt sich an den distalen Tubulus an. Er ist relativ kurz und verbindet den distalen Tubulus mit dem Sammelrohr.

Sammelrohre sind das gemeinsame Endstück mehrerer Nephrone. Sie verlaufen gerade in Richtung Nierenmark und münden über die Nierenpapillen in die Nierenkelche, die sich im Nierenbecken vereinigen.

❗ Merken Harnfiltration
Der Harn nimmt folgenden Weg: Filtration im Glomerulus → Bowman-Kapsel → proximaler Tubulus → Intermediärtubulus → distaler Tubulus → Verbindungstubulus → Sammelrohr → Nierenkelch → Nierenbecken.

Blutversorgung

Die Nieren gehören zu den am stärksten durchbluteten Organen. Pro Minute fließen etwa 1–1,2 l Blut (ca. 20 % des Herzzeitvolumens) durch die Niere.

Im Gegensatz zu Lunge und Herz hat sie nur **ein Gefäßsystem**, das sowohl für die **Eigenversorgung** als auch die Funktion (**Harnbildung**) des Organs zuständig ist.

Der Weg des Blutes ist dabei folgender: Die Nieren erhalten ihr Blut von der linken und rechten **Nierenarterie** (Arteria renalis), die beide nahezu rechtwinkelig der Bauchaorta entspringt. Im Nierengewebe verzweigen sich die Nierenarterien mehrfach und leiten das Blut schließlich durch eine **zuführende** Arteriole (**Vas afferens**) dem Nierenkörperchen zu. Dort durchfließt das Blut das Kapillarknäuel (1. Kapillarnetz), wo der Primärharn abgefiltert wird. Eine **abführende** Arteriole (**Vas efferens**) sammelt das immer noch O₂-reiche Blut, das nun für die Eigenversorgung von Nierenrinde und Nierenmark genutzt wird. Dazu verzweigen sich die Arteriolen zu einem 2. Kapillarnetz, das sich um die Nierenkanälchen legt. Die Anordnung dieses Kapillarnetzes spielt eine wichtige Rolle bei der Harnkonzentrierung. Das O₂-arme, venöse Blut sammelt sich schließlich in immer größeren Venen und fließt über die **Nierenvene** (V. renalis) in die untere Hohlvene (V. cava inferior) ab.

❗ Merken Nierendurchblutung
Nierenarterie (entspringt der Aorta) → mehrere Verzweigungen im Nierengewebe → Vas afferens → 1. Kapillarnetz (Glomerulus) → Vas efferens → 2. Kapillarnetz (um den Tubulus) → Vereinigung zu kleineren, dann größeren Venen → Nierenvene (mündet in die untere Hohlvene).

Harnbildung

Bei der Bildung des Harns kann man 2 Schritte unterscheiden:
- die Bildung des Primärharns in den Nierenkörperchen über die sog. **glomeruläre Filtration**
- die Bildung des Sekundärharns bzw. Endharns in den Nierenkanälchen über **Sekretion** (Abgabe) und **Resorption** (Aufnahme) von Wasser und anderen Substanzen.

Glomeruläre Filtration

Die Gefäßwand der Glomeruluskapillaren weist Lücken auf. Wenn nun das Blut mit einem gewissen Druck durch das Kapillarknäuel fließt, werden Wasser und Moleküle durch diese Lücken gepresst. Diesen Vorgang nennt man **glomeruläre Filtration**, die abgepresste Flüssigkeit **Primärharn**. Zu den Molekülen, die durch den glomerulären Filter in den Primärharn übertreten können, zählen u. a. Zucker, Aminosäuren, kleine Proteine, Harnstoff, Harnsäure und Ionen.

Pro Tag werden ca. **180 l** Primärharn von allen Glomeruli beider Nieren gebildet. Als **glomeruläre Filtrationsrate (GFR)** bezeichnet man die Menge Primärharn, die pro Minute von allen Glomeruli beider Nieren zusammen produziert wird. Sie beträgt bei einem jungen Erwachsenen ca. **120 ml/min**.

Würde der Primärharn unverändert ausgeschieden, würde der Körper so viel Flüssigkeit und so viele Elektrolyte verlieren, dass sie über die Nahrung nicht mehr ersetzt werden könnten. Deshalb muss der Körper in den Nierenkanälchen Wasser und andere Inhaltsstoffe aus dem Primärharn zurückgewinnen.

Tubuläre Sekretion und Resorption

Im Tubulussystem und in den Sammelrohren werden Wasser, Elektrolyte und andere Substanzen aus dem Primärharn entweder resorbiert oder sezerniert.
- **Resorption** bedeutet die Aufnahme von Stoffen aus dem Primärharn in das umgebende Nierengewebe: Die Substanzen bleiben also im Körper.
- **Sekretion** bedeutet die Abgabe aus dem umgebenden Nierengewebe in den Primärharn: Die Substanzen werden mit dem Urin ausgeschieden.

Diese Vorgänge erfolgen entweder **passiv** aufgrund eines Konzentrationsgefälles zwischen Tubuluslumen und Gewebe oder **aktiv** durch energieverbrauchende Pumpen in der Wand des Tubulus.

Durch die Resorptions- und Sekretionsvorgänge wird der **Harn konzentriert**, es entsteht der Sekundärharn bzw. **Endharn**. Pro Tag werden ca. **1,5 l** Urin ausgeschieden – das ist nur etwa 1 % des ursprünglich filtrierten Primärharns.

Zusammensetzung des Urins

Der Urin besteht zu **95 % aus Wasser**, die restlichen **5 %** machen vor allem die sog. **harnpflichtigen Substanzen** aus. Das sind Stoffe, die der Körper zwingend über die Niere ausscheiden muss. Die wichtigsten harnpflichtigen Substanzen sind:
- **Harnstoff:** ein Abbauprodukt der Eiweiße, das in der Leber gebildet wird
- **Harnsäure:** ein Abbauprodukt der Purinbasen (Bausteine der Nukleinsäuren)
- **Kreatinin:** stammt aus dem Muskelstoffwechsel und aus fleischhaltiger Nahrung.

Klinik Urämie (Harnvergiftung)

Wenn die Niere nicht mehr in der Lage ist, die harnpflichtigen Substanzen über den Urin auszuscheiden, z. B. bei akutem Nierenversagen (S. 449), steigt deren Konzentration im Körper und es entsteht eine Harnvergiftung, eine sog. Urämie (S. 449).

Zusätzlich sind im Urin Phosphate, Säuren und Salze enthalten.

3.5.3 Ableitende Harnwege

Nierenbecken (Pelvis renalis)

Das Nierenbecken (Pelvis renalis, ▶ Abb. 3.35) bildet den zentralen Hohlraum der Niere. Hier sammelt sich der Endharn und fließt in den Harnleiter.

Harnleiter (Ureter)

Der Harnleiter (Ureter, ▶ Abb. 3.35) ist eine ca. 25 cm lange, muskuläre Röhre mit einem Durchmesser von ca. 5 mm. Er leitet den Endharn vom Nierenbecken in die Harnblase und verläuft dabei hinter dem Bauchfell an der hinteren Bauch- bzw. Beckenwand. Peristaltische Wellen der Harnleitermuskulatur sorgen dafür, dass der Harn in Richtung Harnblase geleitet wird. Die Mündungsstellen an der Harnblase haben einen ventilartigen Mechanismus. Dieser verhindert, dass der Urin aus der Harnblase zurück in den Harnleiter fließt.

Im Verlauf des Harnleiters gibt es **3 Engstellen**:

- **obere Enge:** bei seinem Austritt aus dem Nierenhilum
- **mittlere Enge:** an der Überkreuzungsstelle mit den Beckenarterien
- **untere Enge:** an der Durchtrittsstelle durch die Muskelwand der Harnblase.

Klinik Nierensteine

Die 3 Engstellen sind besonders bei Nierensteinen von Bedeutung: Wenn die Nierensteine aus dem Nierenbecken in die ableitenden Harnwege gelangen, können sie sich an diesen Engstellen festsetzen. Die Harnleitermuskulatur versucht dann durch aktive Kontraktionen den Stein auszutreiben, was mit heftigen Schmerzen (Nierenkolik) verbunden ist.

Harnblase (Vesica urinaria)

Die Harnblase (Vesica urinaria, ▶ Abb. 3.35) ist ein muskulöses Hohlorgan, das im kleinen Becken hinter der Schambeinfuge liegt. Bei der **Frau** grenzt hauptsächlich die Gebärmutter an die Harnblase (▶ Abb. 3.42), beim **Mann** sind es die Prostata, der Samenleiter, die Bläschendrüsen und der Enddarm (▶ Abb. 3.47).

Die Harnblase sammelt und speichert den Urin bis zu ihrer Entleerung in die Harnröhre. Ihr maximales Fassungsvermögen beträgt ca. 1000 ml Urin. Der Harndrang setzt aber bereits ein, wenn die Blase 150–300 ml Urin enthält. Ihre Entleerung wird im Normalfall (außer bei Säuglingen und Kleinkindern) willentlich gesteuert.

Harnröhre (Urethra)

Die Harnröhre (Urethra, ▶ Abb. 3.35) beginnt am Blasenhals mit der inneren Harnröhrenöffnung und endet mit der äußeren Harnröhrenöffnung. Ihr Verlauf ist je nach Geschlecht unterschiedlich:

- Die **Harnröhre des Mannes** misst ca. 20 cm und endet an der Penisspitze. Sie zieht durch die Harnblasenwand, die Prostata, den Beckenboden und den Penisschwellkörper und dient auch dem Ejakulat als Weg nach außen (**Harnsamenröhre**).
- Die **Harnröhre der Frau** ist 4–5 cm lang. Sie zieht zwischen Symphyse (Schambeinfuge) und Vorderwand der Scheide zum Scheidenvorhof, wo sie hinter der Klitoris endet. Aufgrund der deutlich kürzeren Harnröhre können Bakterien schneller in die Harnblase gelangen, weshalb Frauen häufiger an Blasenentzündungen erkranken als Männer.

3.5.4 Wasser-Elektrolyt-Haushalt

Wasserräume und Wasserverteilung im Körper

Der Mensch besteht zu ca. **60 %** aus Wasser. Der Anteil des Wassers ist abhängig vom **Alter**, vom **Fettanteil** und vom **Geschlecht**. Bei Säuglingen liegt der Wasseranteil bei ca. 75 %, im Alter sinkt er auf ca. 50 %. Da Fettgewebe relativ wenig Wasser enthält, ist der Wasseranteil von übergewichtigen Personen geringer als von normalgewichtigen. Frauen haben einen niedrigeren Wasseranteil als Männer, da sie mehr Körperfett und einen geringeren Muskelanteil haben.

Das **Gesamtkörperwasser** verteilt sich im Körper auf verschiedene Räume (▶ Abb. 3.39):

- ⅔ innerhalb der Zellen (**intrazellulär**) im sog. Intrazellularraum (IZR)
- ⅓ außerhalb der Zellen (**extrazellulär**) im sog. Extrazellularraum (EZR).

Das extrazelluläre Wasser befindet sich zu ¾ im Gewebe zwischen den Zellen (**interstitiell**) im sog. Interstitium und zu ¼ in den Blutgefäßen (**intravasal**) im sog. Intravasalraum. Der flüssige Anteil des Blutes ist das Blutplasma (S. 98). Zum extrazellulären Wasser zählen u. a. auch die Pleuraflüssig-

Abb. 3.39 Wasserverteilung im menschlichen Körper.

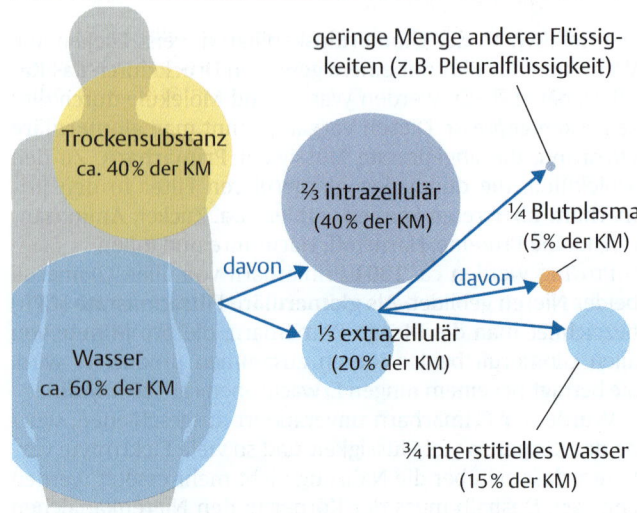

Der Mensch besteht zu 60 % aus Wasser, von dem sich wiederum ⅔ in den Zellen befinden. KM = Körpermasse. *Aus: I care – Anatomie, Physiologie. Thieme; 2015*

keit, die Gehirn-Rückenmark-Flüssigkeit, sog. Liquor cerebrospinalis (S. 113), und das Wasser in den Augenkammern. Diese Mengen sind aber gering.

! Merken Hydratations- und Volumenstörung

*Eine Verminderung der Flüssigkeit im **Extrazellularraum** heißt **Dehydratation**; eine Vermehrung nennt man **Hyperhydratation** (s. u.). Davon zu unterscheiden sind Veränderungen des Blutvolumens (S. 97) – d. h. Veränderungen des Flüssigkeitsgehalts im **Intravasalraum**. Unter einer **Hypovolämie** versteht man eine **Verminderung** des Blutvolumens; eine **Erhöhung** des Blutvolumens heißt **Hypervolämie**.*

Der Flüssigkeitsgehalt im Intravasalraum hängt zwar mit dem Flüssigkeitsgehalt im gesamten extrazellulären Raum zusammen – die o. g. Begriffe dürfen jedoch nicht gleichgesetzt werden.

Wasserbilanz

Das Verhältnis zwischen Wasseraufnahme und Wasserausscheidung bezeichnet man als Flüssigkeits- oder Wasserbilanz. Normalerweise ist sie ausgeglichen, d. h., Ein- und Ausfuhrmenge sind gleich.

Die durchschnittliche **Wasseraufnahme** eines Erwachsenen pro Tag beträgt ca. 2,5 l. Davon entfallen ca. 1,5 l auf Getränke und ca. 1 l auf die Nahrung. Die durchschnittliche **Wasserausscheidung** pro Tag liegt ebenfalls bei ca. 2,5 l. Sie setzt sich aus ca. 1,5 l Urin, 0,1 l Stuhlwasser und ca. 0,4 l Schweiß zusammen, 0,5 l Wasser gehen über die Atmung verloren.

Einflüsse auf die Flüssigkeitsverteilung im Körper

Die Flüssigkeitsverteilung im Körper wird durch verschiedene Faktoren beeinflusst:
- den osmotischen Druck
- den kolloidosmotischen Druck
- den hydrostatischen Druck.

Der **osmotische Druck** entsteht, wenn 2 Flüssigkeitskompartimente durch eine semipermeable Membran – d. h. eine Gewebsschicht, die nur für bestimmte Teilchen durchlässig ist – getrennt sind und sich die Konzentration von gelösten Teilchen auf beiden Seiten unterscheidet. Der osmotische Druck sorgt für eine Flüssigkeitsbewegung in Richtung der Seite mit der höheren Konzentration (▶ Abb. 3.40). Man spricht auch von einer **höheren Osmolalität** (Osmolalität = Konzentration **gelöster Teilchen** in einer Lösung in Bezug auf 1 kg des Lösungsmittels).

! Merken Osmotischer Druck

*Natrium ist hauptverantwortlich für den osmotischen Druck im **Extrazellularraum** und **Kalium** für den osmotischen Druck im Intrazellularraum.*

*Im Zustand der sog. **Homöostase** – d. h., wenn sich der Organismus im Gleichgewicht befindet – herrscht extra- und intrazellulär derselbe osmotische Druck.*

Unter dem **kolloidosmotischen** (= onkotischen) **Druck** versteht man den durch große Moleküle hervorgerufenen Druck an Membranen, die für kleine Moleküle undurchlässig sind. Der kolloidosmotische Druck hält Flüssigkeit in einem Flüssigkeitskompartiment zurück und wirkt so dem hydrostatischen Druck entgegen.

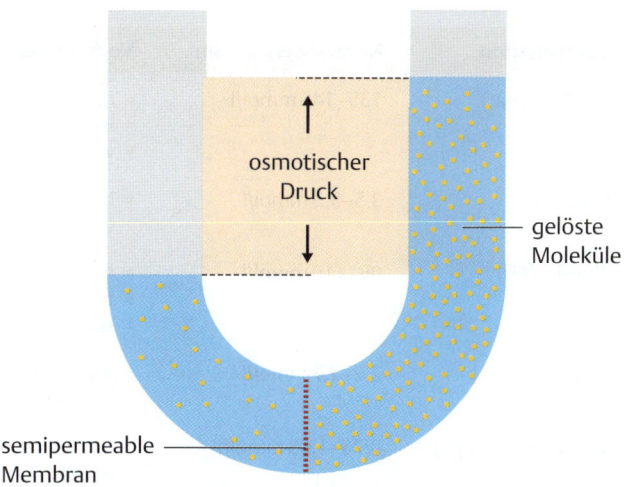

Abb. 3.40 Osmotischer Druck.

osmotischer Druck

gelöste Moleküle

semipermeable Membran

Der osmotische Druck baut sich auf, wenn gelöste Moleküle eine semipermeable Membran nicht durchdringen können. Um den Konzentrationsunterschied zwischen beiden Seiten auszugleichen, fließt das Lösungsmittel (hier: Wasser) durch die Membran so lange zum Ort der höheren Teilchenkonzentration, bis ein Konzentrationsausgleich stattgefunden hat. *Aus: Schünke M, Faller A. Der Körper des Menschen. Thieme; 2016*

! Merken Kolloidosmotischer Druck

*Im **Blut** halten insbesondere Eiweiße – v. a. **Albumin** – den kolloidosmotischen Druck aufrecht.*

Der **hydrostatische Druck** drückt Flüssigkeit aus dem Blutgefäß heraus. Er wird durch die Schwerkraft beeinflusst und ist bei einem Blutstau im Gefäßsystem – z. B. bei Herzinsuffizienz (S. 287) – erhöht.

Ein weiterer Faktor, der den Flüssigkeitsstrom beeinflusst, ist die **Durchlässigkeit** der **Blutgefäße**.

RETTEN TO GO

Wasserräume und Wasserverteilung

Der Mensch besteht zu ca. **60 %** aus Wasser. Davon befinden sich ⅔ **intrazellulär** und ⅓ **extrazellulär**. Das extrazelluläre Wasser verteilt sich zu ¼ auf das Blutplasma (intravasal) und zu ¾ auf das Gewebe (interstitiell). Bei Säuglingen liegt der Wasseranteil am Körpergewicht bei ca. 75 %. Im Alter sinkt der Wasseranteil auf ca. 50 %.

Die Flüssigkeitsverteilung im Körper wird durch den **osmotischen Druck**, den **kolloidosmotischen Druck** und den **hydrostatischen Druck** beeinflusst. **Natrium** ist hauptverantwortlich für den osmotischen Druck im **Extrazellularraum** und **Kalium** für den osmotischen Druck im **Intrazellularraum**.

Wichtige Elektrolyte

Elektrolyte sind **positiv** (Kation) oder **negativ** (Anion) geladene Teilchen. Sie zählen zu den Mineralstoffen und werden hauptsächlich über Nahrung und Getränke aufgenommen. Ihre Ausscheidung erfolgt über Niere, das Verdauungssystem und die Haut (Schweiß). Die wichtigsten Elektrolyte im menschlichen Körper sind Natrium, Kalium, Chlorid, Kalzium, Magnesium und Phosphat. Zu Normalwerten im Blut und wichtigen Funktionen s. ▶ Tab. 3.8.

Tab. 3.8 Normalwerte, Vorkommen und Funktionen der Elektrolyte.

Elektrolyt/Ion	Normalwert im Blut	Vorkommen und Funktion
Natrium (Na^+)	135–145 mmol/l	• häufigstes Kation im **Extrazellularraum** • ist entscheidend für den osmotischen Druck im Extrazellularraum • wichtig bei der Erregung von Nerven- und Muskelzellen
Kalium (K^+)	3,5–5,5 mmol/l	• häufigstes Kation im **Intrazellularraum** • wichtig bei der Erregung von Nerven- und Muskelzellen
Chlorid (Cl^-)	95–110 mmol/l	• häufigstes Anion im Extrazellularraum • trägt nach Natrium am meisten zum osmotischen Druck im Extrazellularraum bei • spielt eine wichtige Rolle für den Säure-Basen-Haushalt (S. 85)
Kalzium (Ca^{2+})	2,2–2,7 mmol/l	• wichtig bei der Erregung von Nerven- und Muskelzellen • am Aufbau von Knochen und Zähnen beteiligt
Magnesium (Mg^{2+})	0,75–1,05 mmol/l	• spielt eine wichtige Rolle bei der Erregung von Nerven- und Muskelzellen • wichtig für die Funktion vieler Enzyme
Phosphat (PO_4^{3-})	0,8–1,6 mmol/l	• an der Mineralisierung des Knochens beteiligt • gehört als Puffersystem zu den Regulatoren des pH-Werts des Körpers

RETTEN TO GO

Elektrolyte

Elektrolyte sind **positiv** (Kation) oder **negativ** (Anion) geladene Teilchen. Die wichtigsten Elektrolyte im menschlichen Körper sind Natrium, Kalium, Chlorid, Kalzium, Magnesium und Phosphat. Das häufigste Kation im Extrazellularraum ist **Natrium**, im Intrazellularraum ist es **Kalium**.

Regulation des Wasser-Elektrolyt-Haushalts

Da das Wasser den Elektrolyten als Lösungsmittel dient, sind der Wasser- und der Elektrolythaushalt eng miteinander gekoppelt. Das heißt: Ist der Wasserhaushalt verändert, wirkt sich dies auch auf den Salzhaushalt aus und umgekehrt.

Die Regulation des Wasser-Elektrolyt-Haushalts erfolgt über die **Niere**, und zwar im Wesentlichen über ihr Ausscheidungsverhalten von Wasser und Elektrolyten. Die Niere kann dabei direkt nur das Flüssigkeitsvolumen und die Elektrolytkonzentration des Extrazellularraums beeinflussen.

Veränderungen des Extrazellularvolumens oder der Natriumkonzentration werden von **Volumenrezeptoren** (rechter Vorhof) und **Osmolalitätssensoren** (Gehirn, Leber) gemessen. Bei Abweichungen bewirken sie die Freisetzung von ADH und ANP (▸ Tab. 3.9) und die Aktivierung des RAAS (▸ Tab. 3.3) und steuern so die Wasser- und Natriumrückresorption.

Wichtig für den Flüssigkeitsausgleich ist außerdem das **Durstgefühl**. Es wird über die Osmolalitätssensoren im Gehirn, über Angiotensin II (▸ Tab. 3.3) und ein vermindertes Extrazellularvolumen ausgelöst.

Die Elektrolytkonzentration kann von verschiedenen **Hormonen** beeinflusst werden:
- **Natrium:** ADH und Aldosteron (extrazelluläre Konzentration ↑), ANP (extrazelluläre Konzentration ↓),
- **Kalium:** Aldosteron und Insulin (extrazelluläre Konzentration ↓),
- **Kalzium:** Parathormon (extrazelluläre Konzentration ↑), Kalzitriol (extrazelluläre Konzentration ↓),
- **Phosphat:** Parathormon (extrazelluläre Konzentration ↓),
- **Magnesium:** Parathormon und ADH (extrazelluläre Konzentration ↑).

RETTEN TO GO

Regulation des Wasser-Elektrolyt-Haushalts

Volumen- und **Osmolalitätssensoren** messen das Extrazellularvolumen und die Natriumkonzentration und bewirken bei Abweichungen die Freisetzung von regulierenden Hormonen. Wichtig ist außerdem das **Durstgefühl**.

Störungen des Wasser-Elektrolyt-Haushalts

Störungen in der Regulation des Wasser- und Elektrolythaushaltes können dazu führen, dass sich im Körper zu wenig oder zu viel **Wasser** befindet. Man spricht dann von einer De- oder einer Hyperhydratation. Je nachdem, ob auch der **osmotische Druck** verändert ist, kann man eine isotone, hypertone oder hypotone Hyperhydratation bzw. Dehydratation unterscheiden.

! Merken Wasser-Elektrolyt-Haushalt
- **Dehydratation („Wassermangel"):** Das Flüssigkeitsvolumen im Körper ist vermindert.
- **Hyperhydratation („Überwässerung"):** Das Flüssigkeitsvolumen im Körper ist erhöht.
- **isoton:** Der osmotische Druck ist unverändert.
- **hyperton:** Der osmotische Druck ist erhöht.
- **hypoton:** Der osmotische Druck ist erniedrigt.

Ist der osmotische Druck verändert, ist zunächst der **Extrazellularraum** betroffen. Hier ist wieder die **Natriumkonzentration** entscheidend. Durch den Ein- oder Ausstrom von Wasser ändert sich auch der osmotische Druck im **Intrazellularraum**:
- Bei **hypertonen** Störungen wird Wasser aus den Zellen in den Extrazellularraum verlagert.
- Bei **hypotonen** Störungen strömt Wasser aus dem Extrazellularraum in die Zellen.
- Bei **isotonen** Veränderungen kommt es zu keiner Flüssigkeitsverschiebung zwischen Extra- und Intrazellularraum, weil der osmotische Druck unverändert ist.

Klinik Hautfaltentest

Wenn eine am Handrücken oder am Unterarm gezogene Hautfalte nicht verstreicht, sondern stehen bleibt, kann dies ein Hinweis auf eine stärkere Dehydratation sein.

Dehydratation

Isotone Dehydratation • Sie tritt beispielsweise bei Erbrechen, Blutverlust oder Durchfall auf. Hierbei kommt es in gleichem Ausmaß zu einem Verlust von Wasser und Salz. Dadurch sinkt das Flüssigkeitsvolumen im Extrazellularraum, wobei die **Osmolalität** sowohl extra- als auch intrazellulär unverändert ist. Deshalb kommt es zu keinem Ein- oder Ausstrom von Wasser und das **Flüssigkeitsvolumen** im Intrazellularraum ändert sich nicht.

Hypertone Dehydratation • Sie kann z. B. auftreten, wenn über einen längeren Zeitraum nichts getrunken wurde. Hier kommt es zu einem größeren Wasser- als Salzverlust. Zunächst ist dadurch das Flüssigkeitsvolumen im Extrazellularraum vermindert, gleichzeitig ist dort die Osmolalität erhöht. Deshalb strömt so lange Wasser aus dem Intra- in den Extrazellularraum, bis ein osmotisches Gleichgewicht hergestellt ist. Am Ende ist sowohl extra- als auch intrazellulär das **Flüssigkeitsvolumen** vermindert und die **Osmolalität** erhöht.

Hypotone Dehydratation • Sie tritt vor allem bei chronischem Erbrechen auf, auch ein Zuviel an Entwässerungsmedikamenten (Diuretika) oder Abführmitteln (Laxanzien) kann eine Ursache sein. Es kommt dabei zu einem größeren Salz- als Wasserverlust. Zunächst sind sowohl das Flüssigkeitsvolumen als auch die Osmolalität im Extrazellularraum vermindert. Wegen der niedrigeren Osmolalität strömt Wasser aus dem Extra- in den Intrazellularraum. Am Ende ist das Gesamtflüssigkeitsvolumen vermindert, das **Flüssigkeitsvolumen** im Intrazellularraum aber erhöht. Die **Osmolalität** ist sowohl im Extra- als auch im Intrazellularraum vermindert.

Hyperhydratation

Isotone Hyperhydratation • Zu einer übermäßigen Aufnahme sowohl von Wasser als auch von Salz kann es z. B. kommen, wenn versehentlich große Mengen einer isotonen Kochsalzlösung über eine Infusion verabreicht werden. Das **Flüssigkeitsvolumen** im Extrazellularraum ist dann erhöht. Die **Osmolalität** ist extra- und intrazellulär unverändert, deshalb bleibt das Flüssigkeitsvolumen im Intrazellularraum gleich.

Hypertone Hyperhydratation • Sie kann verursacht werden durch das Trinken von stark salzhaltigem Wasser (z. B. Meerwasser) oder durch die Infusion großer Mengen einer hypertonen Kochsalzlösung. Dabei kommt es zu einer übermäßigen Aufnahme von Wasser und Salz, wobei die Salzaufnahme überwiegt. Zunächst sind sowohl das Flüssigkeitsvolumen als auch die Osmolalität im Extrazellularraum erhöht. Wegen der erhöhten Osmolalität strömt Wasser aus dem Intra- in den Extrazellularraum. Am Ende ist das Gesamtflüssigkeitsvolumen erhöht, das **Flüssigkeitsvolumen** im Intrazellularraum aber vermindert. Die **Osmolalität** ist sowohl im Extra- als auch im Intrazellularraum erhöht.

Hypotone Hyperhydratation • Sie kann z. B. auftreten, wenn viel destilliertes (mineralfreies) Wasser getrunken wird. Durch die übermäßige Aufnahme von salzarmem Wasser erhöht sich zunächst das Flüssigkeitsvolumen im Extrazellularraum, gleichzeitig ist dort die Osmolalität vermindert. Deshalb strömt so lange Wasser aus dem Extra- in den Intra-

zellularraum, bis ein osmotisches Gleichgewicht zwischen Intra- und Extrazellularraum hergestellt ist. Am Ende ist sowohl extra- als auch intrazellulär das **Flüssigkeitsvolumen** erhöht und die **Osmolalität** vermindert.

RETTEN TO GO

Dehydratation und Hyperhydratation

Man unterscheidet 3 Arten der **Dehydratation** („Wassermangel"):
- **isoton:** Wasser extrazellulär ↓, Natrium extrazellulär gleich wie intrazellulär.
- **hyperton:** Wasser extrazellulär ↓, Natrium extrazellulär ↑, Gefahr der Zellschrumpfung, da Wasser aus der Zelle wandert.
- **hypoton:** Wasser extrazellulär ↓, Natrium extrazellulär ↓, Gefahr der Zellschwellung, da Wasser in die Zelle wandert.

Dementsprechend gibt es auch 3 Arten der **Hyperhydratation** („Überwässerung"):
- **isoton:** Wasser extrazellulär ↑, Natrium extrazellulär gleich wie intrazellulär.
- **hyperton:** Wasser extrazellulär ↑, Natrium extrazellulär ↑, Gefahr der Zellschrumpfung, da Wasser aus der Zelle wandert.
- **hypoton:** Wasser extrazellulär ↑, Natrium extrazellulär ↓, Gefahr der Zellschwellung, da Wasser in die Zelle wandert.

3.5.5 Säure-Basen-Haushalt

Säure-Basen-Gleichgewicht

Säuren sind als Stoffe definiert, die Protonen (H^+-Ionen) abgeben, während **Basen** Protonen aufnehmen. Oder anders gesagt: Säuren sind **Protonendonatoren** (von lat. donare: schenken), die ihrem Reaktionspartner, der Base, ein Proton abgeben. Die Base nimmt das Proton von der Säure an (**Protonenakzeptor**), wobei ein Wassermolekül entsteht.

Je mehr H^+-Ionen in einer Lösung sind, desto saurer ist diese, und je leichter eine Säure H^+-Ionen abgibt, desto stärker ist sie. Säure und Base sind Gegenspieler, d. h., bei gleicher Konzentration heben sie sich gegenseitig auf und werden neutral (Säure-Basen-Gleichgewicht).

Der Säuregehalt von Lösungen wird mit dem **pH-Wert** angegeben. Die Skala reicht von **0 bis 14**.
- **pH-Wert = 7,0:** neutrale Lösung (z. B. reines Wasser hat einen pH-Wert von 7,4)
- **pH-Wert < 7,0:** saure Lösung
- **pH-Wert > 7,0:** alkalische (basische) Lösung.

! Merken pH-Wert

Es gilt: Je saurer die Lösung, desto niedriger ist der pH-Wert, und je alkalischer (basischer) eine Lösung, desto höher ist der pH-Wert.

Regulation des Säure-Basen-Haushalts

Zusammen mit der **Lunge** reguliert die **Niere** auch den Säure-Basen-Haushalt. Dies ist wichtig, da Zellen und Organe nur in einem sehr kleinen pH-Wert-Bereich optimal arbeiten können.

Der **pH-Wert** ist abhängig von der Menge der Wasserstoff-Ionen (H^+). Wasserstoff-Ionen entstehen in den **Zellen** bei Stoffwechselvorgängen, z. B. dem Abbau von Zuckern, Fetten und Eiweißen. Damit sie sich intrazellulär nicht anhäufen und die Zelle schädigen, werden sie aus der Zelle und über das umgebende Gewebe ins **Blut** transportiert. Mit dem Blut gelangen sie in Niere und Lunge. Dort wird über Sekretions- und Rückresorptionsvorgänge bzw. die Abatmung von Kohlendioxid der Säure-Basen-Haushalt ausgeglichen.

Der **Blut-pH-Wert** beträgt arteriell normalerweise **7,4** (mit Schwankungen zwischen 7,37 und 7,43). Würden die Wasserstoff-Ionen frei im Blut transportiert, würde sein pH-Wert deutlich sinken. Damit dies nicht geschieht, werden die Wasserstoff-Ionen neutralisiert, indem sie im Blut in sog. **Puffersystemen** gebunden werden. Fast die gesamte Wasserstoff-Ionen werden auf diese Weise abgefangen, nur etwa 0,01 % wird im Blut gelöst transportiert. Bei Bedarf können die Puffersysteme die Wasserstoff-Ionen freisetzen.

Das wichtigste Puffersystem im Blut ist der **Bikarbonat-Puffer**. Seine Grundlage bilden die im Blut frei transportierten Bikarbonat-Ionen (HCO_3^-). Sie reagieren mit den Wasserstoff-Ionen zu Kohlensäure (H_2CO_3). Diese wiederum zerfällt zu **Kohlendioxid** (CO_2) und **Wasser** (H_2O).

$$HCO_3^- + H^+ \leftrightarrow H_2CO_3 \leftrightarrow CO_2 + H_2O$$

Das so entstandene Kohlendioxid kann über die **Lunge** abgeatmet werden. Damit spielt die **Atmung** eine wichtige Rolle in der Regulation: Über eine vermehrte oder verminderte Atmung kann schnell ein kurzfristiger Ausgleich des Säure-Basen-Haushalts erfolgen. Ein **sinkender Blut-pH-Wert** ist nach einem erhöhten Kohlendioxid-Partialdruck der zweitstärkste **Atemreiz**.

Die Regelmechanismen der **Niere** setzen erst etwas später ein. Sie bestehen hauptsächlich in:
- der Neubildung und Rückresorption von Bikarbonat und
- der Ausscheidung von Wasserstoff-Ionen.

Der Bikarbonat-Gehalt des Blutes wird über die Rückresorption in der Niere reguliert. Dabei spielt der **Kohlendioxid-Partialdruck** (S. 68) im Blut eine Rolle: Ist er hoch, wird mehr Bikarbonat zurückgewonnen, ist er niedrig, weniger. Außerdem sind die Zellen des proximalen Tubulus in Lage, Bikarbonat neu zu bilden.

Wasserstoff-Ionen werden über die Niere nur zu einem kleinen Teil in freier Form als H^+ ausgeschieden. Die überwiegende Menge liegt im Urin entweder an **Ammoniak** oder an **Phosphat** gebunden vor.

Neben dem Bikarbonat-Puffer gibt es 2 weitere Puffersysteme:
- den **Phosphat-Puffer** und
- den **Protein-Puffer**.

Da die Konzentration an anorganischen Phosphaten und Proteinen im Blut relativ niedrig ist, spielen die beiden Systeme vor allem **intrazellulär** eine Rolle. Dort liegen Phosphate und Proteine in höherer Konzentration vor. Der Phosphat-Puffer ist außerdem bei der Säureausscheidung über den Urin wichtig. Für die Protein-Pufferung im Blut ist das Hämoglobin (S. 69) verantwortlich.

Der Ziel-pH-Wert von 7,4 gilt in erster Linie für das Blut. Der Magensaft z. B. kann einen pH-Wert von 1 haben, der Pankreassaft einen pH-Wert von 8,2. Der pH-Wert des Urins kann bis auf 4,5 absinken. Intrazellulär liegt der pH-Wert bei 7,2 (▶ Abb. 3.41).

Klinik Blutgasanalyse

Den pH-Wert im Blut kann man am besten über eine arterielle Blutgasanalyse (BGA) bestimmen, bei der neben dem pH-Wert auch noch der O_2- und der CO_2-Gehalt des Blutes gemessen werden.

Abb. 3.41 pH-Wert.

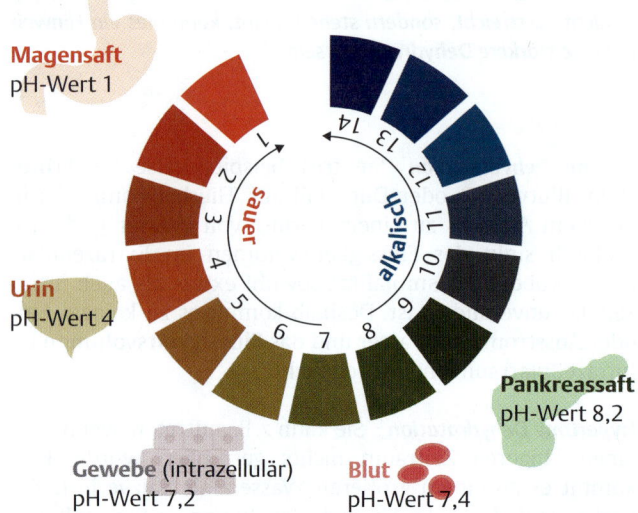

Der pH-Wert in einzelnen Körperflüssigkeiten ist unterschiedlich. *Aus: I care – Anatomie, Physiologie. Thieme; 2015*

 RETTEN TO GO

Säure-Basen-Haushalt

Der **pH-Wert** gibt die Konzentration von H^+-Ionen in Lösungen wieder. Ein **pH-Wert** von **7,0** bedeutet, die Lösung ist **neutral**. Bei einem **pH-Wert < 7,0** handelt es sich um eine **saure Lösung**, bei einem **pH-Wert > 7,0** um eine **alkalische** (basische) **Lösung**.

Der **pH-Wert** des Blutes liegt bei **7,4** (7,37–7,43). Schwankungen des pH-Wertes werden kurzfristig v. a. vom **Bikarbonat-Puffer** und von der **Lunge** abgefangen, die langfristige Regulation erfolgt über die **Niere**.

Störungen des Säure-Basen-Haushalts

Der normale arterielle pH-Wert liegt bei ca. 7,40 (**7,37–7,43**). Bei einer **Azidose** liegt er **unter 7,37**: Der Körper ist übersäuert; die Konzentration an H^+-Ionen ist zu hoch. Bei einer **Alkalose** liegt der arterielle pH-Wert **über 7,43**: Die Konzentration an H^+-Ionen ist zu niedrig (▶ Tab. 9.2).

Bei einer Azidose oder Alkalose befinden sich Säuren und Basen nicht mehr im Gleichgewicht. **Ursachen** im Bereich der Atmung bezeichnet man als **respiratorisch**: Wenn Säuren nicht mehr ausreichend in Form von CO_2 (Kohlenstoffdioxid) abgeatmet werden, entsteht eine respiratorische Azidose. Stoffwechselbedingte Störungen heißen **metabolisch**: Wenn z. B. die Nieren aufgrund einer Insuffizienz nicht mehr genügend Säuren ausscheiden, kommt es zur metabolischen Azidose.

Für die Störungen im Säure-Basen-Haushalt existieren verschiedene **Kompensationsmechanismen**:
- **respiratorisch:** Eine metabolische **Azidose** kann kompensiert werden, indem vermehrt CO_2 abgeatmet wird. Umgekehrt kann eine **Alkalose** in begrenztem Maße durch eine verminderte CO_2-Abatmung – und somit Rückhaltung von Säuren – ausgeglichen werden.
- **metabolisch:** Eine **Azidose** kann über eine vermehrte Ausscheidung von H^+ über die Nieren kompensiert werden; umgekehrt wird die **Alkalose** über eine verminderte H^+-Ausscheidung ausgeglichen. Der gegenteilige Effekt ent-

steht über die Regulation von **Bikarbonat** (HCO_3^-): Eine **Azidose** wird kompensiert, indem weniger Bikarbonat ausgeschieden wird. Eine **Alkalose** wird durch eine erhöhte Bikarbonatausscheidung ausgeglichen.

Azidose

Respiratorische Azidose • Eine respiratorische Azidose ist durch eine **gestörte Atmung** bedingt: Ursächlich können **Lungenkrankheiten** sein, bei denen CO_2 nicht mehr in ausreichendem Maße abgeatmet werden kann – z. B. eine **COPD** (S. 252). Auch eine Lähmung der **Atemmuskulatur** oder eine Hemmung des Atemantriebs (durch Medikamente oder bei Intoxikationen) können dazu führen, dass nicht genug CO_2 abgeatmet wird.

Metabolische Azidose • Für eine metabolische Azidose können 2 Mechanismen verantwortlich sein:
- **Säuren:**
  – erhöhtes Aufkommen: z. B. bei Diabetes mellitus im Rahmen einer sog. **Ketoazidose** (S. 330), bei Intoxikationen
  – vermindertes Ausscheiden: z. B. bei Niereninsuffizienz
- Verlust von **Bikarbonat** (→ weniger Pufferbasen): z. B. über den Magen-Darm-Trakt (starkes Erbrechen, Durchfall) oder über die Nieren bei bestimmten Nierenerkrankungen.

Alkalose

Respiratorische Alkalose • Bei der respiratorischen Alkalose ist eine **Hyperventilation** (S. 258) ursächlich: Diese kann durch verschiedene **Herz-Kreislauf-** und **Lungenerkrankungen** hervorgerufen werden – z. B. eine **Herzinsuffizienz** (S. 287) oder eine Lungenembolie. Auch bei **Fieber** oder im Rahmen eines **Schocks** hyperventilieren die Patienten. Darüber hinaus kann eine Hyperventilation **psychische** Ursachen haben.

Es wird vermehrt CO_2 abgeatmet, wodurch die Konzentration an **H^+-Ionen abfällt**. Folge ist eine verstärkte Bindung von Kalzium an Proteine; die Konzentration von freiem, ionisiertem – d. h. aktivem – Kalzium fällt ab.

Metabolische Alkalose • Eine metabolische Alkalose entsteht bei einem Verlust von Säuren: z. B. über den Magen-Darm-Trakt (bei **Erbrechen**) oder über die Nieren; Letzteres kann durch **Mineralokortikoide** hervorgerufen werden – z. B. bei einer Überfunktion der Nebenniere (sog. Hyperaldosteronismus). Bei einer Hypokaliämie – z. B. im Rahmen einer **Diuretikatherapie** – kommt es über eine erhöhte Ausscheidung von H^+ ebenfalls zur Alkalose.

Eine weitere Ursache ist eine **erhöhte Bikarbonat-Zufuhr**.

RETTEN TO GO

Störungen des Säure-Basen-Haushalts

Bei Störungen des Säure-Basen-Haushalts unterscheidet man die **Azidose** (pH-Wert < 7,37) und die **Alkalose** (pH-Wert > 7,43). Je nach Ursache spricht man von:
- **respiratorischer** Azidose bzw. Alkalose: Ihr liegt eine Störung der **Atmung** zugrunde.
- **metabolischer** (nichtrespiratorischer) Azidose bzw. Alkalose: Hier können eine gestörte **Nierenfunktion** oder auch **Stoffwechselstörungen** (z. B. Diabetes mellitus, lang dauernder Hunger oder Aldosteronmangel) die Ursachen sein.

3.6 Geschlechtsorgane

3.6.1 Weibliche Geschlechtsorgane

Überblick: weibliche Geschlechtsorgane

Die weiblichen Geschlechtsorgane (▶ Abb. 3.42) lassen sich unterteilen in die äußeren Geschlechtsorgane, die man schon von außen sehen kann, und die inneren Geschlechtsorgane, die in der **Beckenhöhle** liegen:
- Die **äußeren** weiblichen Geschlechtsorgane werden unter dem Begriff **Vulva** zusammengefasst.
- Zu den **inneren** weiblichen Geschlechtsorganen zählen die **Scheide** (Vagina), die **Gebärmutter** (Uterus), die beiden **Eileiter** (Salpingen oder Tubae uterinae) und die beiden **Eierstöcke** (Ovarien).

Eierstöcke und Eileiter bezeichnet man auch als **Adnexe**. Bei der Frau wird auch die **Brust** (Mamma) zu den Geschlechtsorganen gerechnet

RETTEN TO GO

Überblick: weibliche Geschlechtsorgane

Zu den weiblichen Geschlechtsorganen gehören die **Vulva**, die **Scheide** (Vagina), die **Gebärmutter** (Uterus), die **Eierstöcke** (Ovarien) und die **Eileiter** (Tuben).

Vulva

Funktion • Die Vulva umgibt mit den Schamlippen schützend den Eingang zu den inneren Geschlechtsorganen. In der Klitoris liegen viele sensiblen Nervenendigungen. Wird sie gereizt, entsteht ein Lustempfinden.

Lage und Aufbau • Die Vulva bildet die **äußeren** weiblichen Geschlechtsorgane und umfasst den Schamhügel, die Schamlippen, die Klitoris und den Scheidenvorhof (▶ Abb. 3.43). Der **Schamhügel** (Mons pubis) wölbt sich oberhalb der Symphyse und trägt die Schambehaarung. Die **4 Schamlippen** (Labia pudendi) umgeben den Scheideneingang. Die innenliegenden **kleinen** Schamlippen umschließen dabei den Scheidenvorhof. Sie treffen vorn an der **Klitoris** (Kitzler) zusammen, die einen Schwellkörper enthält und deren Aufbau dem des Penis ähnelt. Die **großen** Schamlippen liegen den kleinen Schamlippen außen auf. In den **Scheidenvorhof** (Vestibulum vaginae) münden die Scheide (Vagina) und die Harnröhre (Urethra). Am Übergang vom Scheidenvorhof zur Scheide liegt das **Jungfernhäutchen** (Hymen). Es verschließt den Scheideneingang teilweise und reißt meist beim ersten Geschlechtsverkehr ein.

RETTEN TO GO

Vulva

Funktion:
- Schutz des Scheideneingangs
- Klitoris: Lustempfinden

Aufbau: Die Vulva stellt die **äußeren Geschlechtsorgane** der Frau dar. Zur Vulva zählen der **Schamhügel** (oberhalb der Symphyse), die **Schamlippen** (umgeben den Scheidenvorhof), die **Klitoris** (enthält einen Schwellkörper) und der **Scheidenvorhof**. Am Übergang vom Scheidenvorhof zur Scheide liegt das **Jungfernhäutchen** (Hymen).

Abb. 3.42 Die Lage der Geschlechtsorgane bei der Frau.

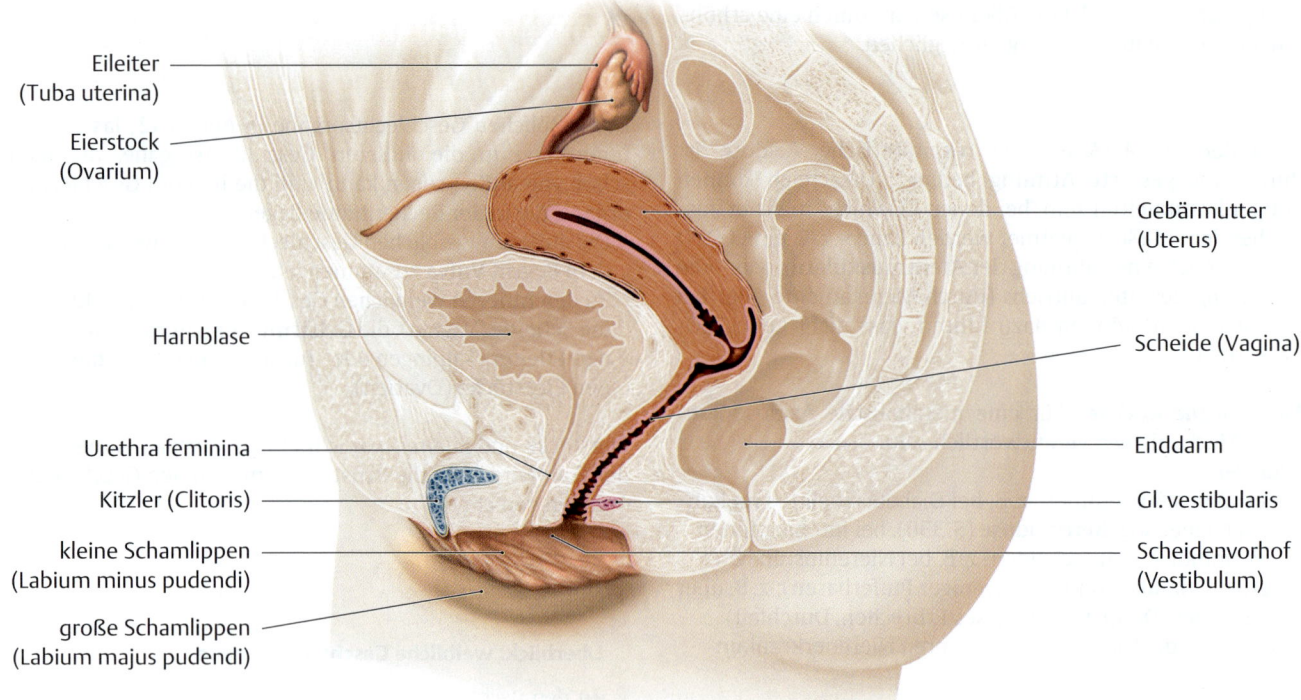

Eileiter
(Tuba uterina)

Eierstock
(Ovarium)

Harnblase

Urethra feminina

Kitzler (Clitoris)

kleine Schamlippen
(Labium minus pudendi)

große Schamlippen
(Labium majus pudendi)

Gebärmutter
(Uterus)

Scheide (Vagina)

Enddarm

Gl. vestibularis

Scheidenvorhof
(Vestibulum)

Schnitt durch die weibliche Beckenhöhle. *Aus: Schünke M, Schulte E, Schumacher U. Prometheus LernAtlas der Anatomie. Thieme; 2015. Grafiker: M. Voll*

Abb. 3.43 Vulva.

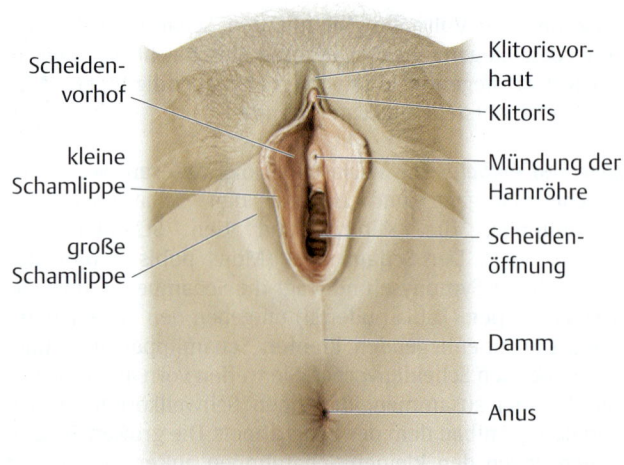

Scheiden-
vorhof

kleine
Schamlippe

große
Schamlippe

Klitorisvor-
haut

Klitoris

Mündung der
Harnröhre

Scheiden-
öffnung

Damm

Anus

Die Schamlippen wurden gespreizt, um den Scheidenvorhof sichtbar zu machen. *Aus: Schwegler J, Lucius R. Der Mensch – Anatomie und Physiologie. Thieme; 2011*

Scheide (Vagina)

Funktion • Die Scheide (Vagina) nimmt beim Geschlechtsverkehr den Penis auf und ist somit ein sog. **Kopulationsorgan** (Begattungsorgan). Bei der Geburt gibt die Scheide den Weg vor, den das Kind nehmen muss (**Geburtsweg**). Während der Periode fließt das Menstruationsblut aus der Gebärmutter über die Scheide ab. Der **saure pH-Wert**, der im Inneren der Scheide herrscht, hilft bei der Keimabwehr.

Lage und Aufbau • Die Scheide ist ein ca. 6–8 cm langer Muskelschlauch, der die Gebärmutter mit dem Scheidenvorhof verbindet (▶ Abb. 3.42). Sie liegt in der Beckenhöhle zwischen Harnblase und Mastdarm und ist in ihrem Verlauf leicht nach hinten geneigt.

Innen ist die Scheide von einer **Schleimhaut** ausgekleidet, in deren oberflächliche Zellen **Glykogen** eingelagert ist. Dieses Glykogen wird von der sog. Döderlein-Flora der Scheide zu Milchsäure abgebaut. Unter dem Begriff **Döderlein-Flora** werden diejenigen Bakterien zusammengefasst, die natürlicherweise die Vaginalschleimhaut besiedeln. Die von ihnen gebildete Milchsäure senkt den pH-Wert in der Scheide auf etwa 4–4,5, was eindringenden Erregern das Überleben und die Vermehrung erheblich erschwert.

Die Vaginalwand besteht aus **glatten Muskelfasern**. Ihre gitterförmige Anordnung erlaubt eine starke Dehnung der Scheide während der Geburt.

> 📱 **RETTEN TO GO**
>
> **Scheide**
>
> **Funktion:**
> - Kopulationsorgan
> - Geburtsweg
> - saurer pH-Wert: Keimabwehr.
>
> **Aufbau:** Die Scheide ist ein ca. 6–8 cm langer Muskelschlauch, der die Gebärmutter mit dem Scheidenvorhof verbindet und während der Geburt stark gedehnt werden kann. Die Vaginalschleimhaut wird von Bakterien besiedelt (sog. **Döderlein-Flora**), die Milchsäure bilden und damit in der Scheide für einen niedrigen pH-Wert (4–4,5) sorgen.

Gebärmutter (Uterus)

Funktion • Die Gebärmutter (Uterus) ist der Ort der **Embryonal-** und **Fetalentwicklung.** Sie schützt und versorgt das Kind während dessen Entwicklung von der befruchteten Eizelle zum Fetus. Während der **Geburt** zieht sich ihre Muskelschicht zusammen, wodurch die **Wehen** entstehen. Die Vorgänge während Schwangerschaft und Geburt werden genauer im Kap. „Geburt" (S. 437) beschrieben.

Abb. 3.44 Gebärmutter, Eileiter und Eierstöcke.

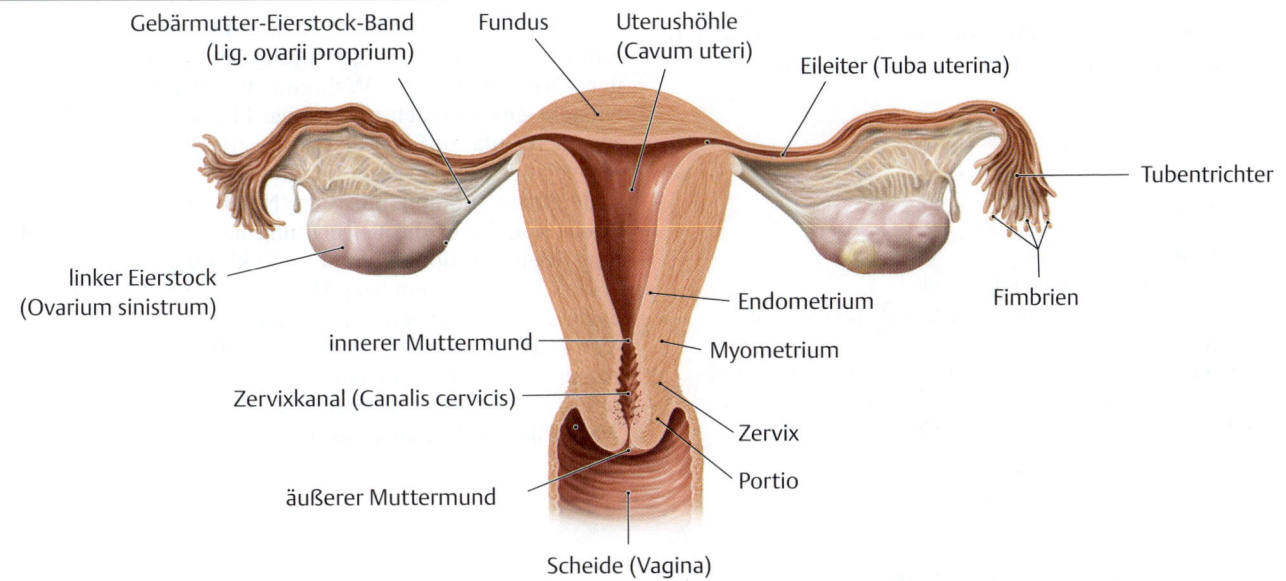

Gebärmutter-Eierstock-Band
(Lig. ovarii proprium)

Fundus

Uterushöhle
(Cavum uteri)

Eileiter (Tuba uterina)

Tubentrichter

linker Eierstock
(Ovarium sinistrum)

Endometrium

Fimbrien

innerer Muttermund

Myometrium

Zervixkanal (Canalis cervicis)

Zervix

äußerer Muttermund

Portio

Scheide (Vagina)

Längsschnitt durch Uterus, Eileiter und Scheide. Die Eierstöcke sind komplett dargestellt. *Aus: Schünke M, Schulte E, Schumacher U. Prometheus LernAtlas der Anatomie. Thieme; 2015. Grafiker: M. Voll*

Lage und Aufbau • Die Gebärmutter liegt nach vorne geneigt zwischen Harnblase und Mastdarm (▶ Abb. 3.42). Sie hat die Form einer umgedrehten Birne und ist etwa 7 cm lang und 5 cm breit.

Bei der Gebärmutter unterscheidet man verschiedene Abschnitte (▶ Abb. 3.44):

- Der **Gebärmutterkörper** (Corpus uteri) bildet den oberen Teil der Gebärmutter und macht etwa ⅔ des Organs aus. Das obere abgerundete Ende wird als **Fundus uteri** bezeichnet. Die Wände des Gebärmutterkörpers bestehen aus einer kräftigen Muskelschicht (**Myometrium**), die die Gebärmutterhöhle (Cavum uteri) umschließen. Die Gebärmutterhöhle wird von einer Schleimhautschicht (**Endometrium**) ausgekleidet, die sich im Verlauf des Menstruationszyklus (S. 90) aufbaut. Nistet sich keine befruchtete Eizelle ein, wird diese als Monatsblutung abgestoßen.
- Der **Gebärmutterhals** (Zervix) bildet den unteren Anteil der Gebärmutter. Er ragt mit seinem Abschluss, der sog. **Portio**, in die Vagina hinein. Innerhalb der Zervix befindet sich ein Kanal, der sog. **Zervixkanal**. Dieser beginnt an der Portio mit dem äußeren Muttermund und endet am inneren Muttermund. Die Drüsen der Zervix bilden einen zähen Schleim, der die meiste Zeit des Zyklus den Gebärmutterhals verschließt. Während der fruchtbaren Tage wird der Schleim dünnflüssiger und somit für Spermien passierbar.

RETTEN TO GO

Gebärmutter

Funktion:
- Schutz und Versorgung des Embryos bzw. Fetus
- Myometrium: Wehen.

Aufbau: Die Gebärmutter gliedert sich in 2 Abschnitte: Der **Gebärmutterkörper** bildet die oberen ⅔ des Organs und besteht aus einer kräftigen Muskelschicht (Myometrium). Im Inneren befindet sich die Gebärmutterhöhle, die von einer Schleimhautschicht (Endometrium) ausgekleidet wird. Der **Gebärmutterhals** (Zervix) bildet den unteren Anteil und ragt mit der Portio in die Scheide hinein. Er umschließt den Zervixkanal.

Eileiter (Salpingen)

Funktion • Der Eileiter (Salpinx oder Tuba uterina) transportiert die Eizelle nach dem Eisprung vom Eierstock zur Gebärmutter. Während des Transports im Eileiter findet ggf. auch die **Befruchtung** der Eizelle statt.

Lage und Aufbau • Die beiden Eileiter sind ca. 10–16 cm lange Muskelschläuche, die Gebärmutter und Eierstock verbinden (▶ Abb. 3.44). Sie gehen rechts und links im oberen Bereich der Gebärmutter ab. Ihr anderes Ende ist dem Eierstock zugewandt. Es ist trichterartig erweitert (**Tubentrichter**) und trägt feine Fransen (**Fimbrien**), die das Ei nach dem Eisprung einfangen. Durch aktive Bewegungen der Muskelschicht wird das Ei in Richtung Gebärmutter transportiert.

RETTEN TO GO

Eileiter

Funktion:
- Transport der Eizelle zum Uterus
- Ort der Befruchtung.

Aufbau: Die beiden Eileiter verbinden die Gebärmutter mit dem Eierstock. Das dem Eierstock zugewandte Ende ist trichterartig erweitert und fängt das Ei nach dem Eisprung ein.

Eierstöcke (Ovarien)

Funktion • Die Eierstöcke (Ovarien) enthalten die weiblichen Keimzellen (**Eizellen**). Pro Menstruationszyklus reift dort (meist) 1 Eizelle zum sprungreifen Follikel heran. Beim Eisprung verlässt die Eizelle den Follikel und damit den Eierstock und wandert durch den Eileiter in Richtung Gebärmutter. Die Follikel bilden außerdem die **weiblichen Geschlechtshormone** (Östrogene und Gestagene) und sind damit wesentlich am Ablauf des Menstruationszyklus beteiligt.

Lage und Aufbau • Die Eierstöcke liegen beidseits der Gebärmutter im kleinen Becken innerhalb des Bauchfells (intraperitoneal). Sie sind oval und zeigen eine höckerige Oberfläche

(►Abb. 3.44), ihre Größe beträgt bei erwachsenen Frauen etwa 3,5 × 1,5 × 1 cm. Über elastische Bänder sind die Eierstöcke mit der Gebärmutter (Gebärmutter-Eierstock-Band) und anderen benachbarten Strukturen verbunden.

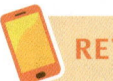

RETTEN TO GO

Eierstöcke

Funktion:
- Reifung und Freisetzung der Eizelle
- Bildung von Geschlechtshormonen (Östrogene und Gestagene)

Aufbau: Die Eierstöcke sind etwa pflaumengroß und liegen beidseits der Gebärmutter. Über elastische Bänder sind sie mit den benachbarten Strukturen verbunden.

Menstruationszyklus

Ein Menstruationszyklus (►Abb. 3.45) umfasst den Zeitraum vom 1. Tag der Regelblutung bis zum letzten Tag vor der nächsten Blutung. Während des Menstruationszyklus entsteht eine **befruchtungsfähige Eizelle**, die mit dem Eisprung (**Ovulation**) den Eierstock verlässt und in den Eileiter gelangt. Gleichzeitig bereitet sich die Gebärmutterschleimhaut auf die Einnistung (**Nidation**) der befruchteten Eizelle vor. Bleibt die Befruchtung aus, setzt die Regelblutung (**Menstruation**) ein und der Zyklus beginnt von vorne.

Die 1. Menstruation (sog. **Menarche**) setzt meist zwischen dem 12. und 15. Lebensjahr ein. Sie markiert den Zeitpunkt, von dem an das Mädchen Kinder bekommen kann. Ab einem Alter von ca. 45 Jahren beginnt die Funktionsfähigkeit der Eierstöcke nachzulassen. Diese Phase wird als Wechseljahre (**Klimakterium**) bezeichnet und dauert bis

Abb. 3.45 Weiblicher Zyklus.

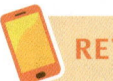

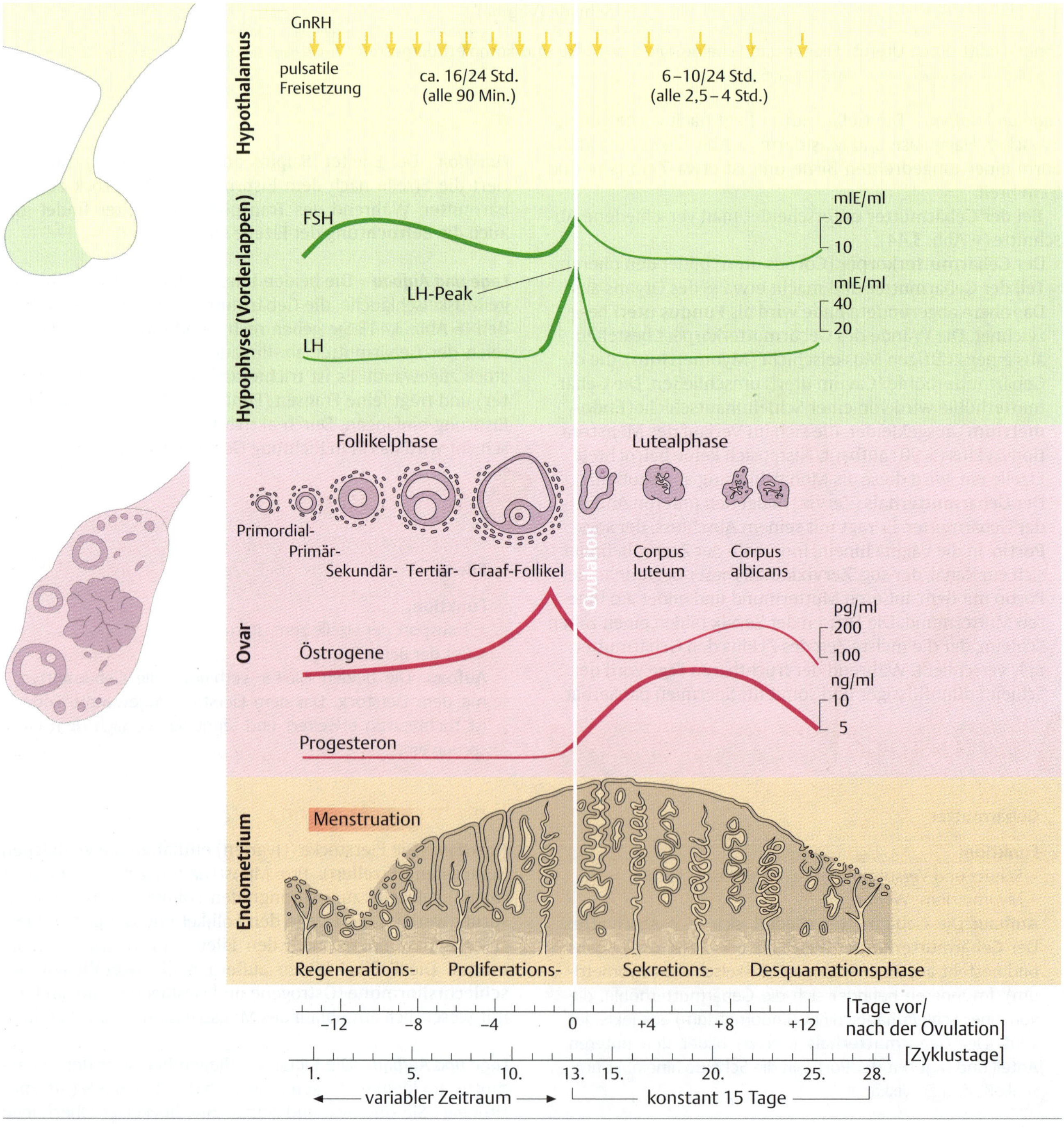

Hypothalamus
GnRH
pulsatile Freisetzung
ca. 16/24 Std. (alle 90 Min.)
6–10/24 Std. (alle 2,5–4 Std.)

Hypophyse (Vorderlappen)
FSH
LH-Peak
LH
mIE/ml 20 10
mIE/ml 40 20

Ovar
Follikelphase
Lutealphase
Primordial- Primär- Sekundär- Tertiär- Graaf-Follikel
Ovulation
Corpus luteum
Corpus albicans
Östrogene
Progesteron
pg/ml 200 100
ng/ml 10 5

Endometrium
Menstruation
Regenerations- Proliferations- Sekretions- Desquamationsphase

−12 −8 −4 0 +4 +8 +12 [Tage vor/ nach der Ovulation]

1. 5. 10. 13. 15. 20. 25. 28. [Zyklustage]

◄ variabler Zeitraum ► konstant 15 Tage

Nach: I care – Anatomie, Physiologie. Thieme; 2015

etwa zum 55. Lebensjahr. Später bleibt dann die Blutung komplett aus. Die letzte Blutung einer Frau ist die sog. **Menopause**.

Die Zykluslänge beträgt ca. **28 d**, wobei Schwankungen zwischen 21 und 35 d häufig sind. Die Zykluslänge kann sich dabei von Frau zu Frau unterscheiden, sie kann aber auch von Zyklus zu Zyklus bei derselben Frau variieren.

Gesteuert wird der Menstruationszyklus von **Hormonen**, die vom Hypothalamus (S. 111), von der Hypophyse (S. 111) und von den Eierstöcken gebildet werden:

- Hypothalamus: **GnRH** (Gonadotropin-Releasing-Hormon)
- Hypophyse: **FSH** (follikelstimulierendes Hormon) und **LH** (luteinisierendes Hormon)
- Eierstock (Ovar): **Östrogene** und **Progesteron**.

Dabei reguliert GnRH die Ausschüttung von FSH und LH, die wiederum die Freisetzung von Östrogenen und Progesteron steuern.

Der Menstruationszyklus gliedert sich in **3 Phasen**:

- **Follikelphase** (1. bis ca. 12. Zyklustag): Sie beginnt am 1. Tag der Regelblutung und endet kurz vor dem Eisprung. Während dieser Zeit reift ein **Follikel** zum sprungbereiten, sog. Graaf-Follikel (▶ Abb. 3.46) heran. Dieser Prozess wird durch das **FSH** aus der Hypophyse gesteuert. FSH regt außerdem die Ausschüttung von **Östrogenen** im heranreifenden Follikel an. Östrogene sind neben der Follikelreifung auch für den Aufbau der Gebärmutterschleimhaut (Endometrium) verantwortlich (Proliferationsphase).
- **Ovulationsphase** (ca. 13.–15. Zyklustag): Etwa am 12. Tag des Zyklus steigt die **Östrogenkonzentration** stark an. Dadurch kommt es zu einem sprunghaften Anstieg der **LH**-Konzentration (sog. LH-Peak) im Blut, wodurch der **Eisprung** ausgelöst wird. Dabei reißt die Hülle des Follikels ein und das Ei gelangt in den Eileiter. Die Reste des Graaf-Follikels wandeln sich zum **Gelbkörper** (Corpus luteum) um, der **Progesteron** freisetzt.
- **Lutealphase** (ca. 16.–28. Zyklustag): Unter dem Einfluss von **Progesteron** baut sich das Endometrium weiter auf und bereitet sich so auf die Einnistung einer befruchteten Eizelle vor (Sekretionsphase). Findet keine Befruchtung der Eizelle statt, bewirken die Östrogene und Progesteron eine Rückbildung des Gelbkörpers, wodurch auch ihre Konzentrationen im Blut schnell absinken. Da die Gebärmutterschleimhaut auf Progesteron angewiesen ist, geht sie zugrunde und wird mit der Regelblutung abgestoßen.

Abb. 3.46 Befruchtung und Einnistung.

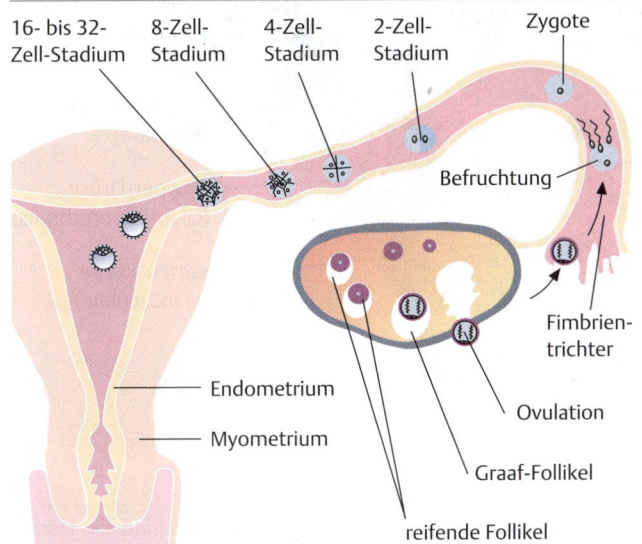

RETTEN TO GO

Menstruationszyklus

Der Menstruationszyklus umfasst den Zeitraum vom 1. Tag der Regelblutung bis zum letzten Tag vor der nächsten Regelblutung. Ein Zyklus dauert durchschnittlich 28 d (21–35 d). Die 1. Menstruation (**Menarche**) setzt meist zwischen dem 12. und 15. Lebensjahr ein, zur letzten Menstruation (**Menopause**) kommt es etwa um das 55. Lebensjahr. Der Zeitraum vor der Menopause, in der die Funktionsfähigkeit der Eierstöcke nachlässt, ist das **Klimakterium** (Wechseljahre).

Der Menstruationszyklus gliedert sich in **3 Phasen**:

- **Follikelphase** (1. bis ca. 12. Zyklustag): Unter dem Einfluss von FSH und Östrogen reift ein Follikel heran. Die Gebärmutterschleimhaut bildet sich neu.
- **Ovulationsphase** (ca. 13.–15. Zyklustag): Ein LH-Peak löst den Eisprung aus.
- **Lutealphase** (ca. 16.–28. Zyklustag): Progesteron sorgt für den weiteren Aufbau der Gebärmutterschleimhaut. Findet keine Befruchtung statt, wird sie mit der Menstruationsblutung abgestoßen (Desquamationsphase).

Befruchtung, Einnistung und Entwicklung

Befruchtung und Einnistung

Nach dem Eisprung (Ovulation) gelangt die **Eizelle** in den Eileiter (▶ Abb. 3.46). Ab dem Zeitpunkt der Ovulation ist sie für **12 bis max. 24 h** befruchtungsfähig. Die Befruchtungsfähigkeit der **Spermien** dagegen beträgt bis zu **5 d**. Deshalb kann eine Befruchtung auch dann stattfinden, wenn der Geschlechtsverkehr einige Tage **vor** der Ovulation stattfand.

Durch die Ejakulation gelangen rund 500 Mio. **Spermien** in die Scheide. Sie bewegen sich mithilfe ihres Schwanzes aktiv vorwärts. Es gelingt allerdings nicht allen, durch den Zervixkanal und die Gebärmutterhöhle den Eileiter zu erreichen, sodass dort letztlich nur etwa 500 befruchtungsfähige Spermien ankommen.

Trifft das Spermium im Eileiter auf die Eizelle, kann es zur **Befruchtung** (**Konzeption**) kommen. Dabei dringt das Spermium in die Eizelle ein und setzt dort seine Chromosomen frei, die dann mit den mütterlichen Chromosomen zu einem Kern verschmelzen. Die Eizelle wird nun als **Zygote** bezeichnet. Sie hat insgesamt 46 Chromosomen (23 mütterliche und 23 väterliche) und somit einen doppelten (diploiden) Chromosomensatz.

Etwa 24 h nach der Befruchtung beginnt sich die Zygote zu teilen. Mit jeder Teilung verdoppelt sich die Anzahl der Zellen. Dabei wandert sie in Richtung Gebärmutter und erreicht diese am 3. oder 4. Tag nach der Befruchtung. Mithilfe von Enzymen dringt der Keimling in die Gebärmutterschleimhaut ein. Diese sog. **Einnistung** (**Nidation**) ist am 10. Tag nach der Befruchtung abgeschlossen.

Klinik Eileiterschwangerschaft

Manchmal ist die Wanderung der Eizelle durch den Eileiter in den Uterus erschwert. Dann besteht die Gefahr, dass sich die befruchtete Eizelle im Eileiter anstatt in der Gebärmutterhöhle einnistet und eine Eileiterschwangerschaft, eine sog. Tubargravidität (S. 428), entsteht. Wird die Eileiterschwangerschaft nicht erkannt, besteht die Gefahr, dass der Eileiter reißt. Dabei kommt es zu lebensbedrohenden Blutungen.

Entwicklungsphasen

Mit der Einnistung des Keimlings ist die Keimentwicklung und somit die sog. **Keimphase** abgeschlossen. Es beginnt die **Embryonalphase**, in der sich die Organe des **Embryos** ausbilden. Sie dauert bis zur 8. Entwicklungswoche. Anschließend befindet sich das Kind bis zur Geburt in der **Fetalphase** und wird entsprechend **Fetus** genannt. In dieser Phase reifen die in der Embryonalphase angelegten Organe weiter aus. Der Fetus legt, besonders ab dem 7. Monat, stark an Größe und Gewicht zu. Bei der **Geburt** (S. 437) sind die Kinder im Durchschnitt 51 cm groß und 3,5 kg schwer.

! Merken Schwangerschaftsdauer

Berechnet man die Schwangerschaftsdauer von der Befruchtung der Eizelle bis zur Geburt, dauert sie 38 Wochen. Hier entsprechen die Wochen den Entwicklungswochen des Kindes.

Im Alltag wird aber meist der 1. Tag der letzten Regelblutung als Schwangerschaftsbeginn gewertet. Bei dieser Berechnung dauert die Schwangerschaft 40 Wochen und man spricht von Schwangerschaftswochen (SSW).

Plazenta und Nabelschnur

Die **Plazenta** (**Mutterkuchen**) bildet sich am 6.–8. Tag nach der Befruchtung mit der Einnistung des Keimes in die Gebärmutterschleimhaut. Sie hat in etwa die Form einer Scheibe und im voll entwickelten Zustand einen Durchmesser von ca. 20 cm.

Über die Plazenta wird eine Verbindung zwischen Mutter und Kind hergestellt. Diese ermöglicht die **Versorgung** des Embryos bzw. Fetus mit Sauerstoff und Nährstoffen. Gleichzeitig werden Kohlendioxid und Abfallprodukte des Stoffwechsels entfernt. Außerdem bildet sie **Hormone**, die für die Schwangerschaft wichtig sind, z. B. das hCG (S. 426), das für den Schwangerschaftsnachweis genutzt wird.

Die **Nabelschnur** verbindet den Fetus mit der Plazenta. Sie ist bei Geburt ca. 50 cm lang und enthält **1 Nabelvene**, die das Blut aus der Plazenta zum Fetus transportiert, und **2 Nabelarterien**, die das Blut vom Fetus zur Plazenta bringen.

Befruchtung, Einnistung und Entwicklung

Nach dem Eisprung gelangt die **Eizelle** in den Eileiter, wo sie 12 bis max. 24 h befruchtungsfähig ist. Trifft die Eizelle im Eileiter auf ein Spermium, kann es zur **Befruchtung** (**Konzeption**) kommen. Dabei dringt das Spermium in die Eizelle ein und setzt seine Chromosomen frei, die dann mit den mütterlichen Chromosomen zu einem Kern verschmelzen. Damit hat sich die Eizelle in die **Zygote** mit diploidem Chromosomensatz umgewandelt.

Während die Zygote im Eileiter in Richtung Gebärmutter wandert, teilt sie sich mehrmals. Am 4. Tag nach der Befruchtung erreicht sie die Gebärmutter und beginnt mit der **Einnistung** (**Nidation**). Mit der Einnistung ist die sog. **Keimphase** abgeschlossen. Es folgt die **Embryonalphase** und ab der 9. Entwicklungswoche die **Fetalphase**.

Die Versorgung des Kindes mit Nährstoffen und Sauerstoff erfolgt während der Schwangerschaft über die **Plazenta**. Sie bildet sich am 6.–8. Tag nach der Befruchtung. Die Verbindung zwischen Plazenta und Embryo bzw. Fetus stellt die **Nabelschnur** dar.

3.6.2 Männliche Geschlechtsorgane

Überblick: männliche Geschlechtsorgane

Bei den männlichen Geschlechtsorgane (▶ Abb. 3.47) unterscheidet man ebenfalls äußere und innere Geschlechtsorgane:
- Zu den **äußeren** männlichen Geschlechtsorganen gehören das Glied (**Penis**), die **Harnsamenröhre** (Urethra masculina) und der **Hodensack** (Skrotum).
- Zu den **inneren** männlichen Geschlechtsorganen zählen die **Nebenhoden** (Epididymides), die **Samenleiter** (Ductus deferentes) und die **akzessorischen Geschlechtsdrüsen** (Bläschendrüse, Prostata und Cowper-Drüse). Auch die

Abb. 3.47 Die Lage der Geschlechtsorgane beim Mann.

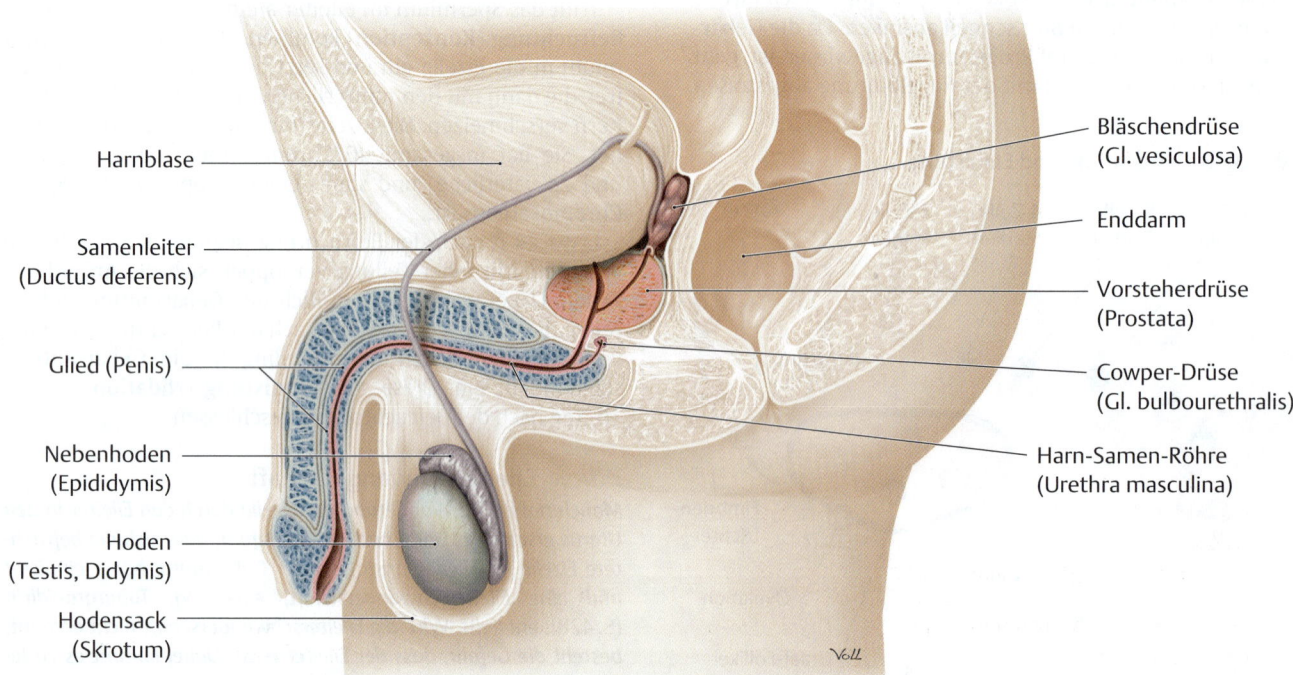

- Harnblase
- Samenleiter (Ductus deferens)
- Glied (Penis)
- Nebenhoden (Epididymis)
- Hoden (Testis, Didymis)
- Hodensack (Skrotum)
- Bläschendrüse (Gl. vesiculosa)
- Enddarm
- Vorsteherdrüse (Prostata)
- Cowper-Drüse (Gl. bulbourethralis)
- Harn-Samen-Röhre (Urethra masculina)

Schnitt durch die männliche Beckenhöhle. Da die Schnittebene direkt durch das Septum des Hodensacks verläuft, sind die Hoden nicht sichtbar. *Nach: Schünke M, Schulte E, Schumacher U. Prometheus LernAtlas der Anatomie. Thieme; 2015. Grafiker: M. Voll*

Hoden (Testes) werden zu den inneren Geschlechtsorganen gerechnet, obwohl sie außen am Körper und damit außerhalb der Beckenhöhle liegen. Dies kommt daher, dass sie sich in der Beckenhöhle entwickeln und kurz vor der Geburt durch den Leistenkanal in den Hodensack absteigen. Der **Leistenkanal** ist eine tunnelartige Verbindung zwischen innerer und äußerer Bauchwand.

RETTEN TO GO

Überblick: männliche Geschlechtsorgane

Zu den männlichen Geschlechtsorganen gehören der **Penis**, die **Harnsamenröhre** (Urethra masculina), die **Hoden** (Testes), die **Nebenhoden** (Epididymides), der **Hodensack** (Skrotum), die **Samenleiter** (Ductus deferentes) und die **akzessorischen Geschlechtsdrüsen**.

Penis

Funktion • Der Penis dient als Begattungsorgan (**Kopulationsorgan**) und sorgt dafür, dass die Spermien in die Scheide möglichst nah an den Muttermund gelangen. Vor allem die Eichel ist mit Berührungsrezeptoren ausgestattet, deren Aktivierung dazu beträgt, dass der Mann zum Orgasmus kommt, und das Sperma aus dem Penis austritt (**Ejakulation**). Da das Endstück der Harnröhre (S. 93) im Penis verläuft, dient er auch zum **Wasserlassen**.

Lage und Aufbau • Am Penis unterscheidet man 3 Abschnitte: Peniswurzel, Penisschaft und Eichel. Über die **Peniswurzel** ist der Penis an Bauchwand, Schambeinfuge (Symphyse) und Schambein befestigt. Der **Penisschaft** (Corpus penis) ist von außen sichtbar und endet mit der **Eichel** (Glans penis). Bei erschlafftem Penis ist die Eichel von der **Vorhaut** (Präputium) bedeckt. An ihrer Spitze endet die Harnsamenröhre.

Klinik Beschneidung
Bei der Beschneidung wird die Vorhaut mit einem ringförmigen Schnitt entfernt. Sie wird meist aus religiösen (v. a. bei jüdischen und muslimischen Jungen) oder hygienischen (bes. in den USA) Gründen durchgeführt, seltener mit medizinischer Indikation (z. B. wenn die Vorhaut nicht zurückgeschoben werden kann).

Der Penis besteht aus 3 Schwellkörpern: dem paarigen **Penisschwellkörper** (Corpus cavernosum penis) und dem **Harnröhrenschwellkörper** (Corpus spongiosum penis), durch den die Harnsamenröhre verläuft. Bei Erregung füllen sich die Schwellkörper stärker mit Blut und schwellen an. Dadurch versteift sich der Penis; es kommt zur **Erektion**.

RETTEN TO GO

Penis

Funktion:
- Kopulationsorgan
- Urinausscheidung.

Aufbau: Der Penis gliedert sich in **Peniswurzel**, **Penisschaft** und **Eichel**. Je nach Erektionszustand ist die Eichel von der **Vorhaut** bedeckt. Im Inneren des Penis befinden sich 3 Schwellkörper, die sich bei der Erektion mit Blut füllen und anschwellen.

Hoden (Testes), Nebenhoden (Epididymides) und Hodensack (Skrotum)

Funktion • Die Hoden (Testes) bilden die Samenzellen (**Spermien**) und das männliche Geschlechtshormon **Testosteron**. Im Nebenhoden (Epididymis; Plural: Epididymides) erlangen die Spermien ihre Befruchtungsfähigkeit und werden anschließend dort gespeichert.

Lage und Aufbau • Die beiden Hoden liegen außerhalb der Bauch- und Beckenhöhle im Hodensack. Diese Lage ist wichtig, da Spermien nur bei einer Temperatur ungestört gebildet werden können, die etwas unter der Körperkerntemperatur liegt.

Der **Hodensack** (Skrotum) ist ein Hautsack, der denselben Aufbau wie die äußere Haut (S. 115) hat, allerdings fehlt die subkutane Fettschicht. Häufig ist die Skrotalhaut dunkler pigmentiert.

Beim erwachsenen Mann sind die **Hoden** etwa 4 cm lang, 3 cm breit und 2 cm dick. Sie bestehen aus geschlängelt verlaufenden Samen- und Hodenkanälchen, über die die gebildeten Spermien in den Nebenhoden gelangen.

Die **Nebenhoden** liegen den Hoden schweifartig obenauf. Sie sind aus einem stark geschlängelten Gangsystem aufgebaut, das schließlich am unteren Ende in den Samenleiter übergeht.

RETTEN TO GO

Hoden

Funktion:
- Hoden: Spermienbildung, Hormonbildung (Testosteron)
- Nebenhoden: Spermienreifung und -speicherung.

Aufbau: Die beiden **Hoden** liegen außerhalb der Bauch- und Beckenhöhle im **Hodensack** (Skrotum). Sie bestehen aus geschlängelt verlaufenden Kanälchen. Diese leiten die gebildeten Spermien in das Gangsystem des **Nebenhodens**, das schließlich in den Samenleiter mündet.

Samenleiter (Ductus deferens)

Funktion • Der Samenleiter (Ductus deferens) transportiert beim Samenerguss (Ejakulation) die Spermien aus dem Nebenhodengang in die Harnsamenröhre.

Lage und Aufbau • Der Samenleiter ist etwa 50 cm lang. Er zieht vom Nebenhoden durch den **Leistenkanal** und durch die **Prostata** zur Harnröhre. Er leitet die Spermien aus dem Nebenhoden in die Harnröhre. Außerdem mündet der Ausführungsgang der Bläschendrüse in den Samenleiter. Der Abschnitt zwischen Mündungsstelle und Vereinigung mit der Harnröhre wird **Spritzkanal** (Ductus ejaculatorius) genannt. Nach der Einmündung des Samenleiters wird die Harnröhre zur **Harnsamenröhre**.

RETTEN TO GO

Samenleiter (Ductus deferens)

Funktion: Transport der Spermien in die Harnsamenröhre.

Aufbau: Der Samenleiter ist etwa 50 cm lang und zieht vom Nebenhoden durch den Leistenkanal und die Prostata zur Harnröhre.

Akzessorische Geschlechtsdrüsen

Funktion • Die akzessorischen Geschlechtsdrüsen bilden Sekrete, die sie während der Ejakulation abgeben. Zusammen mit den Spermien bilden diese Sekrete das **Sperma** (Ejakulat, Samenflüssigkeit).

Lage und Aufbau • Es gibt 5 akzessorische Geschlechtsdrüsen:
- 2 Bläschendrüsen
- 1 Vorsteherdrüse (Prostata)
- 2 Cowper-Drüsen.

Etwa 70 % der Flüssigkeit werden von den beiden **Bläschendrüsen** (Glandulae vesiculosae) gebildet. Deren Sekret enthält viel **Fruktose**, die den Spermien als Energiequelle dient. Die Bläschendrüsen liegen beidseits zwischen Harnblase, Mastdarm, Harnleiter und Samenleiter. Sie münden in den Samenleiter.

Das Sekret der **Prostata** (Vorsteherdrüse) trägt hauptsächlich zur Beweglichkeit der Spermien bei. Es macht knapp 30 % des Spermas aus. Die Prostata umgibt die Harnröhre; unten grenzt sie an den Beckenboden, hinten an das Rektum. Ihre Ausführungsgänge münden direkt in die Harnröhre.

Die kleinen **Cowper-Drüsen** (Glandulae bulbourethrales) münden unterhalb der Ausführungsgänge der Prostata ebenfalls direkt in die Harnröhre. Sie entlassen nur geringe Sekretmengen, die die Harnsamenröhre für das nachfolgende Sperma gleitfähig machen.

3.7 Hormonsystem

Nervensystem und Hormonsystem beeinflussen gemeinsam die Körperfunktionen, gesteuert werden beide Systeme vom Gehirn. Während das Nervensystem (S. 109) zur Informationsweiterleitung vorwiegend elektrische Reize nutzt, die sich mit hoher Geschwindigkeit entlang der Nervenzellen fortpflanzen, verwendet das **Hormonsystem** zur Informationsweitergabe ausschließlich **chemische Botenstoffe**, die sog. Hormone.

3.7.1 Hormone und hormonbildende Organe

Als „**klassische**" Hormone gelten die Botenstoffe, die von ihrem Bildungsort auf dem **Blutweg** zu den Zielorganen transportiert werden. Diese Art der Informationsvermittlung nennt man „endokrin". Organe, die Hormone produzieren, werden daher auch **endokrine Drüsen** genannt. Zu den klassischen endokrinen Drüsen zählen z. B. die Hypophyse, die Schilddrüse, die Nebenschilddrüsen, die Nebennieren und die Geschlechtsdrüsen. Daneben gibt es auch endokrin aktive Zellen, die nur vereinzelt oder in kleinen Gruppen im Gewebe eines Organs vorkommen (sog. **diffuses endokrines Gewebe**). Dazu zählen z. B. der Hypothalamus, die Zirbeldrüse, der Magen-Darm-Trakt, die Niere, das Herz und das Fettgewebe.

Die Hormone werden gemeinsam mit den Organen bzw. Geweben, von denen sie produziert werden, auch als „**Endokrines System**" bezeichnet.

Die klassischen Hormone regulieren in erster Linie Abläufe auf der Ebene des **Gesamtorganismus**, wie Stoffwechsel, Homöostase, Sexualverhalten, psychisches Befinden usw.

Die wichtigsten hormonbildenden Organe sind (▸ Abb. 3.48):

Abb. 3.48 Hormone.

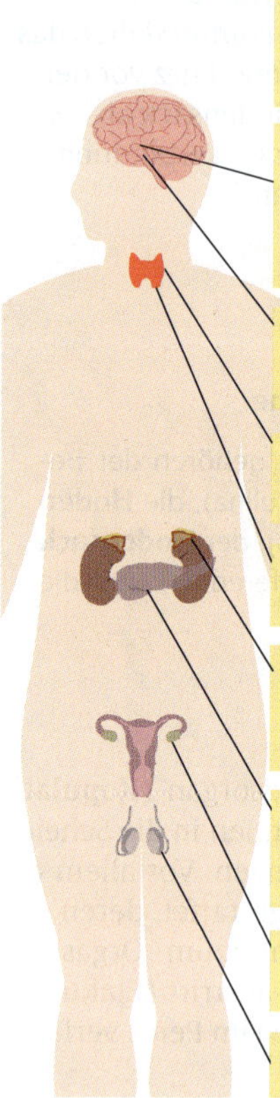

Hormondrüse	Hormon
Hypothalamus	ADH, Oxytocin, Releasing-Hormone, Release-Inhibiting-Hormone
Hypophyse	ACTH, FSH, LH, TSH Prolaktin, GH
Schilddrüse	Schilddrüsenhormone, Kalzitonin
Nebenschilddrüsen	PTH
Nebennieren	Aldosteron, Kortisol, Androgene, (Nor-)Adrenalin
Inselorgan der Bauchspeicheldrüse	Insulin, Glukagon
Eierstöcke	Östrogen, Progesteron
Hoden	Testosteron

Eingezeichnet sind die wichtigsten hormonbildenden Organe.

Aus: I care – Anatomie, Physiologie. Thieme; 2015

- **Gehirn** mit Hypothalamus, Hypophyse (Hirnanhangdrüse) und Zirbeldrüse (Epiphyse)
  - **Hypothalamus:** Er ist maßgeblich an der Aufrechterhaltung der Körperfunktionen beteiligt. Neben der Bildung zahlreicher Hormone (▸ Tab. 3.9) ist er für die Körperkerntemperatur, die Steuerung des vegetativen Nervensystems, das Sozialverhalten und den Tag-Nacht-Rhythmus verantwortlich.
  - **Hypophyse:** Sie ist mit dem Hypothalamus verbunden und besteht aus 2 Teilen: dem **Hypophysenvorderlappen** (HVL) und dem **Hypophysenhinterlappen** (HHL). Der HVL ist eine echte **Hormondrüse**, er produziert die Hypophysenhormone (▸ Tab. 3.9).
  - **Epiphyse:** Sie bildet lichtabhängig **Melatonin**: Tagsüber wird weniger, nachts wird mehr Melatonin produziert. Sie spielt eine wichtige Rolle im Tag-Nacht-Rhythmus des Körpers.
- **Schilddrüse:** Sie liegt im Halsbereich, direkt vor und seitlich der Luftröhre. In ihrer Form erinnert sie an einen Schmetterling. Neben den **Schilddrüsenhormonen** produziert sie das Hormon **Kalzitonin**. Damit ist sie an vielen Regulationsprozessen der Homöostase beteiligt, so z. B. an der Steuerung des Gesamtstoffwechsels, der Herzleistung und des Energie-, Wärme- und Kalziumhaushalts.
- **Nebenschilddrüsen:** Sie liegen an der Rückseite der Schilddrüse und werden auch als **Epithelkörperchen** bezeichnet. Es sind meist **4** Nebenschilddrüsen ausgebildet, davon ist jede etwa so groß wie ein Reiskorn. Die zentrale Aufgabe der Nebenschilddrüsen (Glandulae parathyroidea) besteht darin, den **Kalziumspiegel** im Blut auf einem konstanten Niveau zu halten. Dazu bilden sie als endokrine Drüsen das **Parathormon**, das die Kalziumkonzentration im Blut erhöht.

- **Nebennieren:** Die beiden Nebennieren sitzen wie kleine Kappen oben auf den Nieren. Sie gliedern sich in eine äußere **Nebennierenrinde** (NNR) und ein inneres **Nebennierenmark** (NNM). Rinde und Mark produzieren unterschiedliche Hormone (▶ Tab. 3.9):
  - NNR: Glukokortikoide, Mineralokortikoide und männliche Sexualhormone
  - NNM: Katecholamine (Adrenalin, Noradrenalin)
- **Bauchspeicheldrüse:** Das **Inselorgan** ist eine Ansammlung von hormonproduzierenden Zellen (**Inselzellen**), die verstreut im Gewebe der Bauchspeicheldrüse (S. 76) liegen. Die Inselzellen steuern über die Hormone Insulin und Glukagon in erster Linie den Kohlehydratstoffwechsel und regulieren so den **Blutzuckerspiegel** (▶ Tab. 3.9).
- **Geschlechtsorgane:** Von den Geschlechtsorganen bilden nur die **Eierstöcke** (S. 89) und die **Hoden** (S. 93) Hormone. Während der Schwangerschaft setzt auch die Gebärmutter, genauer gesagt die **Plazenta** (S. 92) (Mutterkuchen), Hormone frei. Die Wirkungen der Geschlechtshormone sind vielfältig: In erster Linie spielen sie eine Rolle bei der **Fortpflanzung**, z. B. der Steuerung des Menstruationszyklus (S. 90), der Spermienbildung und der Schwangerschaft (S. 427), der Entwicklung der **Geschlechtsmerkmale** während der Embryonalphase und in der Pubertät und beim Wachstum und Knochenaufbau. Außerdem beeinflussen sie die Blutfette, die Blutgerinnung und den Wasser- und Elektrolythaushalt.

3.7.2 Steuerung der Hormonbildung

Die Bildung der meisten Hormone wird durch die sog. **Hypothalamus-Hypophysen-Achse** reguliert. Die Steuerung der Hormonfreisetzung erfolgt dabei über 4 Stufen (▶ Abb. 3.49):
1. Der **Hypothalamus** schickt Hormone an die Hypophyse (sog. **Releasing-Hormone**).
2. Die **Hypophyse** setzt daraufhin Hormone frei, die an endokrinen Drüsen wirken (sog. **glandotrope Hormone**).
3. Auf dieses Signal hin setzen nun die **endokrinen Drüsen** die Hormone frei, die die Funktion des Zielorgans beeinflussen (**effektorische Hormone**).
4. Die effektorischen Hormone erreichen ihre **Zielorgane** bzw. **Zielzellen** und verändern deren Funktion so, dass die vom Hypothalamus gewünschte Wirkung erzielt wird.

Es gibt aber auch endokrine Organe, die unabhängig vom hypothalamisch-hypophysären System arbeiten. Dies trifft beispielsweise auf die Nebenschilddrüsen und den Inselapparat der Bauchspeicheldrüse zu. Die Inselzellen sind in ihrer Hormonproduktion hauptsächlich von der Blutglukosekonzentration abhängig.

Um einer überschießenden Hormonproduktion vorzubeugen, folgt ihre Steuerung einem recht einfachen Prinzip: Ist die Konzentration eines Stoffwechselprodukts, das durch eine Hormonwirkung entsteht (z. B. Blutzucker), oder des Hormons (z. B. Schilddrüsenhormon) selbst zu hoch, wird die Bildung des betreffenden Hormons vermindert. Die Substanzen wirken damit hemmend auf ihre eigene Bildung, was als **negative Rückkopplung** bezeichnet wird (▶ Abb. 3.49).

Abb. 3.49 Steuerung der Hormonbildung am Beispiel der Schilddrüsenhormone.

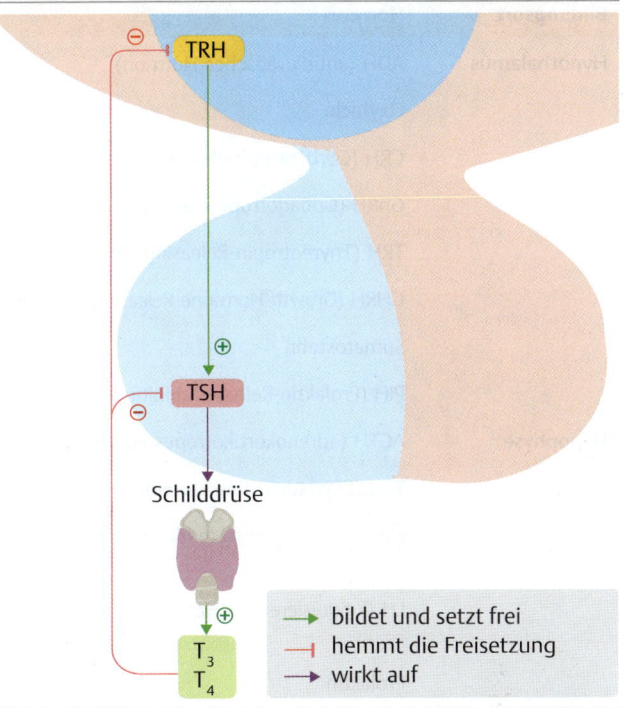

→	bildet und setzt frei
⊢	hemmt die Freisetzung
➤	wirkt auf

Der Hypothalamus setzt das Releasing-Hormon **TRH** (Thyreotropin-Releasing-Hormon) frei. Dessen Ziel ist die Hypophyse, an der es die Ausschüttung von **TSH** (Thyroidea-stimulierendes Hormon) hervorruft. Das Ziel von TSH ist die Schilddrüse (TSH ist also das glandotrope Hormon), an der es die Freisetzung der **Schilddrüsenhormone** (T 3, T 4) bewirkt. Die Schilddrüsenhormone wiederum wirken an vielen verschiedenen Organen, wie z. B. an den Knochen oder am Herzen. Sie sind die effektorischen Hormone. Damit es nicht zu einer überschießenden Bildung von Schilddrüsenhormonen kommt, hemmen die Schilddrüsenhormone ihre eigene Freisetzung, indem sie die Freisetzung von TRH aus dem Hypothalamus und von TSH aus der Hypophyse hemmen (negative Rückkopplung). *Nach: I care – Anatomie, Physiologie. Thieme; 2015*

3.7.3 Wirkung von Hormonen

Eine Übersicht über die wichtigsten klassischen Hormone und ihre Wirkung bietet ▶ Tab. 3.9.

3.8 Blut und Immunsystem

3.8.1 Blut

Funktion

Das Blut übernimmt im Körper 3 wesentliche Aufgaben:
- **Transport:** Über das Blut gelangen Atemgase (Sauerstoff und Kohlendioxid), Nährstoffe, Stoffwechselprodukte, Elektrolyte und Hormone an ihre Zielorte. Außerdem dient es dem Transport von Wärme.
- **Blutstillung:** Blut hat die Fähigkeit zu gerinnen. So kann es die Gefäßwand bei kleineren Verletzungen abdichten und den Blutverlust stoppen.
- **Erregerabwehr:** Einige Blutbestandteile sind gleichzeitig Teil des Immunsystems. Sie sind in der Lage, Krankheitserreger unschädlich zu machen, die in den Körper eingedrungen sind.

Tab. 3.9 Hormone und ihre Wirkung

Bildungsort	Hormon	Wirkung
Hypothalamus	ADH (antidiuretisches Hormon)	steigert die Wasserrückresorption in der Niere
	Oxytocin	während der Stillzeit und Schwangerschaft von Bedeutung
	CRH (Corticotropin-Releasing-Hormon)	Freisetzung von ACTH in der Hypophyse
	GnRH (Gonadotropin-Releasing-Hormon)	Freisetzung von LH und FSH in der Hypophyse
	TRH (Thyreotropin-Releasing-Hormon)	Freisetzung von TSH in der Hypophyse
	GHRH (Growth-Hormone-Releasing-Hormon)	Freisetzung von GH in der Hypophyse
	Somatostatin	Hemmung der TSH- und GH-Freisetzung in der Hypophyse
	PIH (Prolaktin-Release-Inhibiting-Hormon)	Hemmung der Prolaktinausschüttung in der Hypophyse
Hypophyse	ACTH (adrenokortikotropes Hormon)	Freisetzung der Glukokortikoide in der Nebenniere
	TSH (Thyroidea-stimulierendes Hormon)	Freisetzung der Schilddrüsenhormone (T 3, T 4) in der Schilddrüse
	FSH (Follikel-stimulierendes Hormon)	Frau: Follikelreifung und Östrogenbildung in den Eierstöcken, Mann: Entwicklung der Spermien
	LH (luteinisierendes Hormon)	Frau: wie FSH + Auslösung des Eisprungs Mann: Freisetzung von Testosteron in den Hoden
	Prolaktin	Milchbildung in der Brustdrüse
	GH (Growth Hormone) auch: Wachstumshormon, Somatotropin, somatotropes Hormon (STH)	Längenwachstum des Knochens, Muskelaufbau
Epiphyse	Melatonin	Steuerung des Tag-Nacht-Rhythmus des Körpers
Schilddrüse	Trijodthyronin (T_3), Thyroxin (T_4)	Wachstum, Entwicklung, Steigerung der Organfunktionen, der Stoffwechselaktivität und der Wärmeproduktion
	Kalzitonin	Kalziumspiegel ↓
Nebenschilddrüse	PTH (Parathormon)	Kalziumspiegel ↑
Nebennieren	Mineralokortikoide (v. a. Aldosteron)	verminderte Flüssigkeitsausscheidung in der Niere → RR-Erhöhung
	Glukokortikoide (v. a. Kortisol)	Energiebereitstellung in Stresssituationen, Entzündungshemmung, Unterdrückung der Immunabwehr
	Androgene	Frau: Umwandlung in weibliche Sexualhormone in den Eierstöcken
	Katecholamine (Adrenalin, Noradrenalin)	Bewältigung von Stresssituationen (Blutzucker ↑, Herzleistung ↑, Blutdruck ↑, erhöhte Aufmerksamkeit etc.)
Bauchspeicheldrüse (Inselorgan)	Insulin	Blutzuckerspiegel ↓
	Glukagon	Blutzuckerspiegel ↑
Keimdrüsen (Hoden, Eierstöcke) und Gebärmutter	Östrogene	fördern den Knochenaufbau Frau: Entwicklung der Geschlechtsmerkmale, Steuerung des Menstruationszyklus (S. 90)
	Gestagene (Progesteron)	Frau: Entwicklung der Geschlechtsmerkmale, Steuerung des Menstruationszyklus (S. 90)
	Androgene (u. a. Testosteron)	fördern Knochen- und Muskelwachstum Mann: Entwicklung der Geschlechtsmerkmale, fördert den Geschlechtstrieb (Libido) und die Spermienbildung
	hCG (humanes Choriogonadotropin)	Schwangerschaftshormon
Niere	EPO (Erythropoetin)	stimuliert die Erythrozytenbildung im Knochenmark
	Renin	wandelt Angiotensinogen in Angiotensin I um, daraus entsteht Angiotensin II, das eine Ausschüttung von Aldosteron bewirkt → RR-Steigerung
Herz	ANP (atriales natriuretisches Peptid)	Vasodilatation der Gefäße und Hemmung von Aldosteron → RR-Senkung
Fettgewebe	Leptin	hemmt das Hungerzentrum im Gehirn

Blutvolumen

Das **Blutvolumen**, d. h. die Gesamtmenge an Blut im Körper, beträgt bei einem Erwachsenen **6–8 % des Körpergewichts**. Bei einem Körpergewicht von 70 kg hat man dann etwa **5 l Blut**. Männer haben im Verhältnis zu ihrem Körpergewicht ein größeres Blutvolumen als Frauen. Neben dem Geschlecht spielt auch das Alter eine Rolle. So verfügen

- **Frauen** über ca. 60 ml Blut/kg Körpergewicht,
- **Männer** über ca. 70 ml Blut/kg Körpergewicht,
- **Kleinkinder** über ca. 85 ml Blut/kg Körpergewicht und
- **Neugeborene** über ca. 90 ml Blut/kg Körpergewicht.

❗ *Merken* Blutvolumen

Entspricht das Blutvolumen dem Normalwert, spricht man von einer Normovolämie. Ein vermindertes Blutvolumen in den Blutgefäßen wird als Hypovolämie bezeichnet. Gründe hierfür können innere oder äußere Blutungen sein. Auch ein größerer Flüssigkeitsverlust, z. B. bei Durchfall oder bei Einnahme von entwässernden Medikamenten, kommt als Ursache infrage. Die Hypervolämie, also ein erhöhtes Blutvolumen, tritt seltener auf. Sie entsteht im Rahmen einer Hyperhydratation (S. 85), z. B. durch Infusion einer zu großen Flüssigkeitsmenge.

Klinik Blutverluste

Geringe Blutverluste, z. B. eine Blutspende von 450 ml, kann der Körper ohne Schwierigkeiten oder klinische Symptome ausgleichen. Problematisch wird es ab einem Verlust von ca. 30 % des Gesamtvolumens: Die Herzfrequenz steigt, der Blutdruck sinkt, die Urinausscheidung nimmt ab. Der Patient ist blass, unruhig, schwitzt kalt und bekommt Angst, er kann auch das Bewusstsein verlieren. Diese durch den Blutverlust bedingte Kreislaufsituation wird als Volumenmangelschock (S. 272) oder hypovolämischer Schock bezeichnet.

Zusammensetzung des Blutes

Das Blut besteht zu etwa 55 % flüssigen Bestandteilen, dem **Blutplasma**, und zu etwa 45 % aus festen Bestandteilen, den **Blutzellen**. Zu den Blutzellen gehören:

- die roten Blutkörperchen (**Erythrozyten**)
- die weißen Blutkörperchen (**Leukozyten**)
- die Blutplättchen (**Thrombozyten**).

Der Anteil der Blutzellen am Blutvolumen wird als **Hämatokrit** (Hkt) bezeichnet. Da Erythrozyten den Großteil der Blutzellen ausmachen, kann man den Hämatokrit mit dem Anteil der Erythrozyten am Blutvolumen gleichsetzen. Je höher der Hämatokrit, desto höher ist auch die **Viskosität** des Blutes, d. h. desto zäher fließt es.

Klinik Hämatokrit-Wert

Ein erniedrigter Hämatokrit-Wert kann ein Hinweis auf eine verminderte Bildung von Erythrozyten (Blutarmut) sein. Ein erhöhter Hämatokrit-Wert kann z. B. bei Flüssigkeitsmangel auftreten.

Blutzellen

Bildung der Blutzellen • Die Bildung der Blutzellen (**Hämatopoese**) findet im **roten Knochenmark** statt. Da die Blutzellen nur eine beschränkte Lebensdauer haben und immer wieder ersetzt werden müssen, dauert die Hämatopoese ein Leben lang an (▶ Abb. 3.50). Vom Knochenmark werden **täglich** gebildet:

- 200 Milliarden Erythrozyten,
- 120 Milliarden Leukozyten und
- 150 Milliarden Thrombozyten.

Erythrozyten • Die Erythrozyten machen etwa **99 % der Blutzellen** aus. Die normale Erythrozytenzahl liegt bei etwa 4–5,5 Mio./µl Blut. Hauptaufgabe der Erythrozyten ist der **Transport der Atemgase** (S. 69) (Sauerstoff, Kohlendioxid) vom Gewebe zur Lunge bzw. umgekehrt.

Ihre Bildung im Knochenmark wird durch ein Hormon gesteuert, das in der Niere gebildet wird, das sog. **Erythropoetin**. Sinkt der Sauerstoffgehalt im Blut, wird vermehrt Erythropoetin gebildet, wodurch die Erythrozytenbildung stimuliert wird. Die Lebensdauer von Erythrozyten liegt bei etwa **120 d**. Danach werden sie in Leber und Milz abgebaut.

Erythrozyten sind kernlose Zellen und haben die Form einer **bikonkaven Scheibe**, d. h., sie sind beidseitig eingedellt. Bestimmte Merkmale an ihrer Oberfläche legen fest, um welche **Blutgruppe** (S. 98) es sich handelt.

Wichtigster Bestandteil der Erythrozyten ist der rote Blutfarbstoff, das **Hämoglobin** (Hb). Bei Männern liegt der Hämoglobingehalt bei 13–18 g/dl Blut, bei Frauen bei 11,7–16 g/dl Blut. Im Hämoglobin ist Eisen enthalten, das den Sauerstoff binden kann. Jedes Hämoglobinmolekül hat 4 Bindungsstellen für Sauerstoff. Wie viele dieser Bindungsstellen im arteriellen Blut durch ein O_2-Atom besetzt sind, wird mit der **O_2-Sättigung** angegeben. Deren Normalwert liegt bei 98 %, d. h., dass an nur 2 % der Hämgruppen kein Sauerstoff gebunden ist. Die O_2-Sättigung im venösen Blut liegt bei ca. 75 %.

Je nachdem, ob das Hämoglobin Sauerstoff gebunden hat oder nicht, ändert das Hämoglobin seine Farbe: Wenn Sauerstoff an die Eisenatome gebunden ist, wirkt es **hellrot**, ist kein Sauerstoff gebunden, **dunkelrot**.

Klinik Anämien

Liegt der Hämatokrit, die Erythrozytenzahl und/oder der Hämoglobingehalt unterhalb des Normbereichs, spricht man von einer Anämie (Blutarmut). Anzeichen für eine Anämie sind eine blasse Haut und blasse Schleimhäute. Wegen des verminderten O_2-Transports kommt es bei den Patienten außerdem zu Müdigkeit, Leistungsabfall und einem erhöhten Puls. Häufig treten auch Kopfschmerzen, Schwindelgefühl und Ohrensausen auf.

Leukozyten • Die Gesamtleukozytenzahl im Blut gesunder Erwachsener liegt bei **4 000–10 000 Leukozyten pro µl Blut**. Allerdings befindet sich der Großteil der Leukozyten im Gewebe, was mit ihrer Funktion zusammenhängt. Die Leukozyten sind für die **Abwehr** von Erregern und körperfremden

Abb. 3.50 Blutzellen.

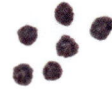 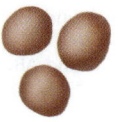 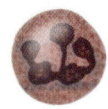 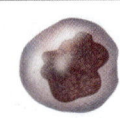 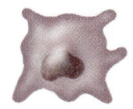 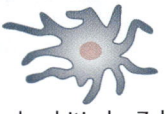

| Thrombozyt | Erythrozyt | Granulozyt | Monozyt | Makrophage | dendritische Zelle | Lymphozyt |

Nach: Aumüller et al. Duale Reihe Anatomie. Thieme; 2014

Stoffen zuständig und an der Entstehung von **Entzündungen** beteiligt. Sie nutzen die Blutbahn, um an ihren Zielort (z. B. einem Entzündungsherd) zu gelangen. Dort angekommen wandern sie durch die Gefäßwand ins Gewebe. Ihre Lebensdauer reicht von wenigen Tagen bis zu vielen Jahren.

Im Gegensatz zu den roten Blutkörperchen bilden die weißen Blutkörperchen keine einheitliche Zellgruppe, sondern bestehen aus **mehreren Zelltypen**, die sich in ihrer Gestalt und Funktion unterscheiden. Zu den Leukozyten zählen:

- **Granulozyten** (Blut und Gewebe)
- **Monozyten** (Blut) und **Makrophagen** (Gewebe)
- **Lymphozyten** (Blut und Gewebe)
- **Mastzellen** (Gewebe)
- **dendritische Zellen** (Gewebe).

Thrombozyten • Die Thrombozytenzahl liegt bei **150 000–350 000** Thrombozyten **pro µl Blut**. Wegen ihrer flachen Form werden die Thrombozyten auch **Blutplättchen** genannt. Sie sind wie die Erythrozyten kernlos. Ihre Aufgabe ist die **Blutstillung**. Sie bilden bei kleineren Gefäßverletzungen einen Pfropf, der den Defekt abdichtet, und setzen die **Blutgerinnung** (S. 99) in Gang. Die Lebensdauer der Thrombozyten beträgt 7–10 d. Anschließend werden sie in Leber und Milz abgebaut.

Blutplasma

Blut ohne Blutzellen wird als **Blutplasma** bezeichnet. Es besteht zu **90 %** aus **Wasser**, zu ca. **8 %** aus **Plasmaproteinen** (Bluteiweiße) und zu ca. **2 %** aus **Elektrolyten**. In geringerer Menge enthält das Blutplasma außerdem Nährstoffe (Glukose, Aminosäuren, Fettsäuren), Stoffwechselprodukte, Hormone und gelöste Atemgase. Seine Gesamtmenge beträgt 2,5–3 l.

Die meisten Plasmaproteine werden in der **Leber** gebildet. Sie setzen sich aus **Albumin** (60 %) und **Globulinen** (40 %) zusammen. Sie sind so groß, dass sie die Gefäße nicht verlassen können, und sind hauptverantwortlich für den **kolloidosmotischen Druck** (S. 83). Außerdem dienen sie Stoffen, die nicht wasserlöslich sind, als **Transportproteine**. Auch Bestandteile des Gerinnungssystems zählen zu den Plasmaproteinen. Sie machen aber nur einen geringen Anteil aus. Plasma ohne **Gerinnungsfaktoren** wird als **Blutserum** bezeichnet. Eine Untergruppe der Globuline werden **Immunglobuline** oder **Antikörper** genannt und sind Teil des Immunsystems (S. 99).

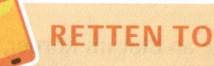

RETTEN TO GO

Funktion und Zusammensetzung des Blutes

Das Blut **transportiert** Atemgase, Nährstoffe, Stoffwechselprodukte, Elektrolyte und Hormone zu den Zielorganen. Mit seiner Fähigkeit zur **Gerinnung** verschließt es bei kleineren Gefäßverletzungen die Wunde. Viele seiner Bestandteile sind außerdem an der **Immunabwehr** beteiligt.

Das **Blutvolumen** eines Erwachsenen beträgt **6–8 %** des Körpergewichts (bei 70 kg also **ca. 5 l**). Das Blut besteht zu **55 %** aus **Blutplasma** und zu **45 %** aus **Blutzellen**.

Zu den Blutzellen gehören:

- die roten Blutkörperchen (**Erythrozyten**): 4–5,5 Mio./µl Blut (ca. 99 % aller Blutzellen)
- die weißen Blutkörperchen (**Leukozyten**): 4 000–10.000/µl Blut
- die Blutplättchen (**Thrombozyten**): 150 000–350 000/µl Blut.

Hauptaufgabe der Erythrozyten ist der Transport der Atemgase. Leukozyten sind Teil des Immunsystems. Thrombozyten spielen eine wichtige Rolle bei der Blutgerinnung.

Das Blutplasma besteht zu **90 %** aus **Wasser**, zu ca. **8 %** aus **Plasmaproteinen** (Albumin und Globuline) und zu ca. **2 %** aus **Elektrolyten**.

Blutgruppen

Welcher Blutgruppe man angehört, hängt davon ab, was für Strukturen an der Oberfläche der Erythrozyten vorhanden sind. Diese Oberflächenstrukturen werden als **Blutgruppenantigene** bezeichnet. Die wichtigsten Blutgruppensysteme sind das AB0- und das Rhesus-System.

Beim **AB0-System** bestimmen die Oberflächenantigene A und B, welche Blutgruppe vorliegt. Je nachdem, ob nur A-Antigen, nur B-Antigen, A- und B-Antigen oder weder A- noch B-Antigen vorhanden sind, unterscheidet man die 4 Blutgruppen A, B, AB und 0 (Null), wobei A und 0 die häufigsten sind. Gegen die Blutgruppenantigene, die auf den Erythrozyten **nicht** vorhanden sind, bilden sich in den ersten Lebenswochen automatisch **Antikörper** (▶ Tab. 3.10):

- **Blutgruppe A:** Die Erythrozyten tragen das Blutgruppenantigen A, im Plasma befinden sich Anti-B-Antikörper.
- **Blutgruppe B:** Die Erythrozyten tragen das Blutgruppenantigen B, im Plasma befinden sich Anti-A-Antikörper.
- **Blutgruppe AB:** Die Erythrozyten tragen das Blutgruppenantigen A und B, das Plasma enthält keine Blutgruppenantikörper.
- **Blutgruppe 0:** Die Erythrozyten tragen weder das Blutgruppenantigen A noch B, im Plasma befinden sich Anti-A- und Anti-B-Antikörper.

Tab. 3.10 Eigenschaften der Blutgruppen.

Blutgruppe (Häufigkeit)	Antigen	Serum-Antikörper	kann Erythrozyten empfangen von	kann Plasmaspende empfangen von
A (44 %)	A	Anti-B	A und 0	A und AB
B (10 %)	B	Anti-A	B und 0	B und AB
AB (4 %)	A und B	keine	A, B, AB und 0	AB
0 (42 %)	weder A noch B	Anti-A und Anti-B	nur 0	A, B, AB und 0

Bei **Blut-** bzw. **Plasmatransfusionen** müssen die Blutgruppen von Spender und Empfänger unbedingt so kombiniert werden, dass es **nicht** zu einem Aufeinandertreffen der Blutgruppenantigene mit den passenden Blutgruppenantikörpern kommt (wie es beispielsweise bei einer Blutgruppen-A-Übertragung auf einen Blutgruppen-B-Empfänger geschehen würde). Andernfalls würde das Blut verklumpen (sog. **Agglutination**).

Klinik Universalspender und -empfänger

*Menschen mit der **Blutgruppe 0** haben Erythrozyten ohne Oberflächenantigene. Deshalb sind sie:*
- *Universalspender für rote Blutkörperchen*
- *Universalempfänger für Blutplasma*

*Bei Menschen mit der **Blutgruppe AB** kommen keine Blutgruppen-Antigene im Plasma vor. Deshalb sind sie:*
- *Universalspender für Blutplasma*
- *Universalempfänger für rote Blutkörperchen.*

Die Einteilung im **Rhesus-Blutgruppensystem** ist abhängig davon, ob auf der Erythrozytenmembran das **Antigen D** ausgeprägt ist oder nicht. Ist das Antigen D vorhanden, ist man **Rhesus-positiv** (Rh⁺), fehlt es, ist man **Rhesus-negativ** (rh⁻). 85 % der Bevölkerung sind Rhesus-positiv. Rhesus-Antikörper werden nur von Rhesus-negativen Menschen gebildet und das auch nur dann, wenn ihr Blut in Kontakt mit Rhesus-positivem Fremdblut kam (z. B. bei der Geburt eines Rhesus-positiven Kindes oder einer Bluttransfusion).

RETTEN TO GO

Blutgruppen

Welche Blutgruppe man hat, hängt von den Oberflächenstrukturen der roten Blutkörperchen ab, den sog. **Blutgruppenantigenen**. Nach dem **AB0-System** werden die 4 Blutgruppen **A, B, 0 und AB** unterschieden. Gegen die Blutgruppenantigene, die auf den Erythrozyten **nicht** vorhanden sind, bilden sich automatisch Antikörper. Bei Blut- bzw. Plasmatransfusionen muss darauf geachtet werden, dass Antikörper **nicht** auf passende Antigene treffen (z. B. darf Antikörper gegen A nicht auf Antigen A treffen).

Blutgerinnungssystem

Das Blutgerinnungssystem sorgt dafür, dass bei einem Gefäßwandschaden die Lücke in der Gefäßwand abgedichtet und damit die **Blutung gestoppt** wird. Gleichzeitig leitet es die Wundheilung ein.

Man unterscheidet 2 nacheinander ablaufende Schritte, die Blutstillung und die Blutgerinnung.

Bei der **Blutstillung** bildet sich innerhalb von ca. 3 min ein Pfropf aus **Thrombozyten**, der die Gefäßverletzung vorübergehend verschließt. Zuerst verengt sich das Blutgefäß (**Vasokonstriktion**), was es den Thrombozyten erleichtert, sich an der verletzten Gefäßwand anzulagern. Anschließend kommt es zu einer Vernetzung der Thrombozyten (**Thrombozytenaggregation**), wodurch sich ein nicht allzu stabiler Pfropf bildet.

Während der **Blutgerinnung** wird der Thrombozytenpfropf durch einen stabilen Thrombus (sog. **Fibrinthrombus**) ersetzt. Hierfür muss eine Reihe von Reaktionen ablaufen, die zwischen verschiedenen **Gerinnungsfaktoren** stattfinden. Am Ende dieser sog. **Gerinnungskaskade** steht die Umwandlung des inaktiven Gerinnungsfaktors **Fibrinogen**

in seine aktive Form **Fibrin**. Fibrin bildet im Thrombozytenpropf ein Fasernetz, in das sich Blutzellen einlagern. So entsteht ein stabiler Thrombus, der die Wunde so lange abdichtet, bis der Gefäßwandschaden durch Heilungsprozesse behoben ist.

Nach der Wundheilung wird der Fibrinthrombus aufgelöst (**Fibrinolyse**). Diese Aufgabe übernimmt das Enzym **Plasmin**.

Klinik Gerinnungsstörungen

*So nützlich die Blutgerinnung bei Gefäßverletzungen ist, so gefährlich kann sie sein, wenn sie dort abläuft, wo sie nicht benötigt wird. Die entstandenen Thromben können dann die Gefäße am Entstehungsort verstopfen (**Thrombose**, z. B. Beinvenenthrombose, ▶ Abb. 12.5) oder durch den Blutfluss mitgerissen werden und weiter entfernt gelegene Gefäße verschließen, sog. **Embolie**, z. B. Lungenembolie (S. 284).*

RETTEN TO GO

Blutgerinnung

Man unterscheidet 2 nacheinander ablaufende Phasen:
- Bei der **Blutstillung** kommt es innerhalb von ca. 3 min zu einer vorläufigen Abdichtung des Gefäßschadens durch einen Thrombozytenpfropf.
- Während der **Blutgerinnung** wird der Thrombozytenpfropf durch einen stabilen Fibrinthrombus ersetzt. Dieser dichtet die Wunde so lange ab, bis der Gefäßwandschaden behoben ist.

3.8.2 Immunsystem

Funktion

Das Immunsystem muss Erreger, schädliche körperfremde Stoffe oder veränderte Körperzellen (z. B. Tumorzellen) erkennen und beseitigen, darf aber gleichzeitig gesunde körpereigene Strukturen **nicht** angreifen. Die Strukturen, die vom Immunsystem als „fremd" erkannt werden, bezeichnet man als **Antigene**.

Aufbau

Einteilung

Das Immunsystem besteht aus einer angeborenen und einer erworbenen Abwehr, die miteinander verbunden sind:

Die **angeborene Abwehr** ist sofort einsatzbereit und reagiert als Erstes auf eingedrungene Antigene. Sie unterscheidet aber nicht zwischen den einzelnen Erregern, sondern im Wesentlichen nur zwischen „körperfremd" und „körpereigen". Weil sie alle Erreger mit denselben „Waffen" bekämpft, wird sie auch als **unspezifische Abwehr** bezeichnet. Die angeborene Abwehr funktioniert von Geburt an. Ein weiterer Name ist „natürliche Abwehr".

Die **erworbene Abwehr** kann zwischen den einzelnen Erregern unterscheiden und passt ihre „Waffen" (u. a. Antikörper) dem jeweiligen Erreger an. Daher wird sie auch als **spezifische** oder **adaptive Abwehr** bezeichnet. Wenn der Erreger das erste Mal im Körper auftaucht, kann dieser Prozess allerdings bis zu 7 d dauern. Daher ist die erworbene Abwehr langsamer als die angeborene Abwehr. Da sie über ein **Gedächtnis** verfügt, kann sie allerdings bei einem Zweitkontakt mit dem Erreger die Antikörper deutlich schneller zur

Verfügung stellen als beim Erstkontakt. Das bedeutet, dass man eine schützende **Immunität** gegen den Erreger hat. Für die Aktivierung der erworbenen Abwehr sind u. a. bestimmte Zellen der angeborenen Abwehr verantwortlich.

Zelluläre und humorale Bestandteile

An beiden Systemen sind sowohl **Abwehrzellen** als auch nichtzelluläre, lösliche Stoffe, die sog. **humoralen Anteile**, beteiligt.

Die Abwehrzellen gehören zur Gruppe der **Leukozyten** (S. 97). An der angeborenen Abwehr sind **Granulozyten, Monozyten, Makrophagen, dendritische Zellen, natürliche Killerzellen** (eine Gruppe der Lymphozyten) und **Mastzellen** beteiligt. Zellen, die bei der erworbenen Abwehr eine Rolle spielen, sind die **B- und T-Lymphozyten**. Alle Leukozyten werden im Knochenmark gebildet und reifen hier auch teilweise aus. Danach wandert ein Teil in die Gewebe und bleibt dort, andere zirkulieren in den Blut- und Lymphgefäßen.

Die humoralen Anteile zählen verschiedene Proteine, Enzyme und die Antikörper. Sie können Informationen zwischen den Abwehrzellen weitergeben (z. B. Botenstoffe wie **Zytokine**) oder die Antigene direkt bekämpfen (z. B. **Antikörper**).

Ablauf einer Immunantwort

Wenn es Antigenen (z. B. Erregern) gelungen ist, in den Körper einzudringen, treffen sie zunächst auf die Fresszellen, die sog. **Phagozyten**. Dazu gehören Granulozyten, Monozyten, Makrophagen und dendritische Zellen. Sie können Antigene vernichten, indem sie diese in ihr Inneres aufnehmen (Phagozytose). Sie phagozytieren aber nicht nur, sondern setzen auch Botenstoffe (**Zytokine**) frei, die weitere Leukozyten aktivieren und anlocken. Die natürlichen Killerzellen (NK-Zellen) sind v. a. in der Abwehr von Virusinfektionen aktiv. Sie entdecken befallene Zellen und vernichten diese, indem sie zellschädigende Substanzen (sog. **Zytotoxine**) ausschütten.

Gelingt es der angeborenen Abwehr allein nicht, die Erreger unschädlich zu machen, tritt die erworbene Abwehr auf den Plan. Dazu wird zunächst die Information über das eingedrungene Antigen den Zellen der erworbenen Abwehr, also den Lymphozyten, präsentiert. Erkennen die Lymphozyten das Antigen, gehen sie in einen aktivierten Zustand über und teilen sich in identische Zellen. **T-Lymphozyten** helfen entweder anderen Abwehrzellen, den Erreger zu bekämpfen (sog. T-Helferzellen), oder wirken direkt auf befallene Zellen ein und zerstören diese (zytotoxische T-Zellen). **B-Lymphozyten** eliminieren Antigene u. a. durch die Bildung von **Antikörpern**.

Im Zuge der Immunantwort werden auch Zellen gebildet, die in einen langlebigen Zustand übergehen (sog. **B- und T-Gedächtniszellen**). Taucht nun das Antigen erneut im Organismus auf, trifft es auf Lymphozyten, die bereits auf die Abwehr genau dieses Antigens vorbereitet sind. Daher läuft die Immunantwort wesentlich schneller ab als beim Erstkontakt. Außerdem sind etwa 10- bis 1000-mal so viele Lymphozyten mit einem passenden Rezeptor vorhanden als bei der Erstantwort.

RETTEN TO GO

Immunsystem

Funktion:
- Abwehr von Antigenen (Erreger, körperfremde Substanzen)
- Erkennen körpereigener Strukturen
- Beseitigung veränderter, körpereigener Zellen.

Einteilung:
- **angeborene (unspezifische) Abwehr:** Sie ist sofort einsatzbereit und reagiert als Erstes auf eingedrungene Antigene. Sie unterscheidet aber nicht zwischen den einzelnen Erregern. Daran beteiligt sind u. a. **Phagozyten** (Fresszellen).
- **erworbene (spezifische) Abwehr:** Sie produziert für jedes Antigen passende Abwehrmittel. Da dies einige Zeit in Anspruch nimmt, reagiert sie beim Erstkontakt später als die angeborene Abwehr. Daran beteiligt sind **B-Lymphozyten**, die **Antikörper** bilden, und **T-Lymphozyten**.

3.8.3 Lymphatisches System

Zum lymphatischen System zählen die lymphatischen Organe und das Lymphgefäßsystem.

Lymphatische Organe

Am Immunsystem sind nicht nur die Immunzellen und die humoralen Anteile, sondern auch Organe beteiligt. Dabei unterscheidet man die primären von den sekundären lymphatischen Organen.

Primäre lymphatische Organe

In den primären lymphatischen Organen finden keine Immunreaktionen statt, sie sind vielmehr der Ort, an dem die Immunzellen gebildet werden und heranreifen. Zu ihnen gehören **Knochenmark** und **Thymus**.

Das **Knochenmark** liegt in der Spongiosa und der Markhöhle der Knochen (S. 102). Man unterscheidet rotes und gelbes Knochenmark. Im roten Mark werden **alle Blutzellen** gebildet; zusätzlich ist es der Ort, an dem die **B-Lymphozyten** heranreifen. Im Laufe des Lebens stellt ein Teil des **rotes** Marks die Blutbildung ein und wandelt sich in **gelbes** Mark (Fettmark) um.

Der **Thymus** ist ein kleines Organ hinter dem oberen Brustbein. Er ist für die **Reifung der T-Lymphozyten** verantwortlich.

Sekundäre lymphatische Organe

Die sekundären lymphatischen Organe werden von den Lymphozyten besiedelt, die nach ihrer Reifung die primären lymphatischen Organe verlassen haben. Hier treffen die Lymphozyten auf ihre Antigene, d. h., hier finden Immunreaktionen statt. Zu den sekundären lymphatischen Organen zählen die **Lymphknoten**, die **Milz** und das sog. **MALT** (mucosa-associated lymphoid tissue).

Lymphknoten finden sich über den ganzen Körper verteilt. Sie sind zwischen die Lymphgefäße eingeschaltet und filtern Antigene aus der Lymphflüssigkeit. Außerdem sind sie der „Treffpunkt" für Antigene und Lymphozyten.

Die **Milz** befindet sich auf der linken Seite direkt unterhalb des Zwerchfells, noch innerhalb des knöchernen Brustkorbs. Mit einer Länge von ca. 12 cm, einer Breite von ca. 8 cm und einer Dicke von 3–4 cm ist sie das größte lymphatische Organ des Körpers. Sie dient der Vermehrung der Lymphozyten, speichert Monozyten und baut überalterte Erythrozyten ab.

Unter der Abkürzung **MALT** wird das lymphatische Gewebe zusammengefasst, das in den Schleimhäuten des Nasen-Rachen-Raums (Mandeln), des Darms, der Bronchien und des Harn- und Geschlechtssystems vorkommt. Die Lymphozyten liegen direkt unter dem Schleimhautepithel, entweder als Einzelzellen oder in größeren Ansammlungen (z. B. die Mandeln). Zu den **Mandeln** (Tonsillen) zählen die Gaumenmandeln (Tonsillae palatinae), die Rachenmandel (Tonsilla pharyngea), die Zungenmandel (Tonsilla lingualis), die Tubenmandeln (Tonsillae tubariae) und die Seitenstränge. Zusammen bilden sie den **Waldeyer-Rachenring**. Sie fangen vor allem solche Antigene ab, die über Nahrung und Atemluft aufgenommen werden.

RETTEN TO GO

Primäre und sekundäre lymphatische Organe

In den **primären lymphatischen Organen** entstehen und reifen die Abwehrzellen. Hierzu zählen Knochenmark und Thymus. Die **sekundären lymphatischen** Organe sind die Orte, an denen die Lymphozyten auf ihre Antigene treffen. Dazu zählen Lymphknoten, Milz und MALT (z. B. Mandeln).

Lymphgefäßsystem

Das Lymphgefäßsystem ist kein geschlossener Kreislauf. Die **Lymphgefäße** beginnen mit Lymphkapillaren frei im Gewebe, vereinigen sich zu immer größeren Gefäßen und münden schließlich in das venöse Blutgefäßsystem. Im Verlauf größerer Lymphgefäße befinden sich **Lymphknoten**, in denen die Lymphe auf Krankheitserreger untersucht wird (▶ Abb. 3.51).

Abb. 3.51 Lymphabfluss.

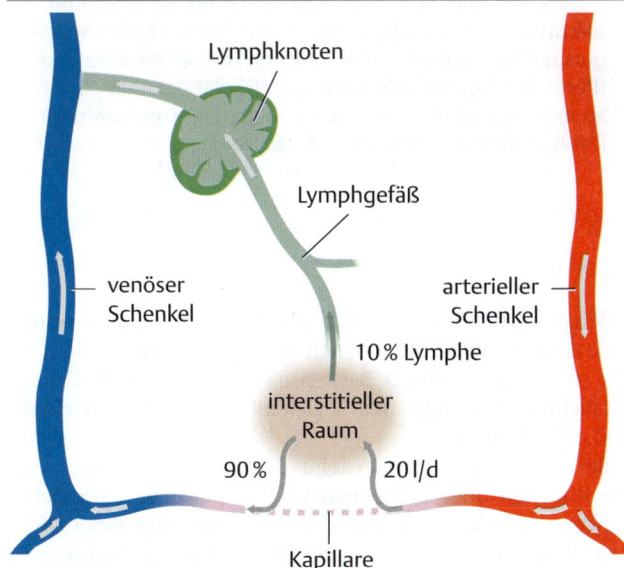

An den Blutkapillaren tritt Flüssigkeit ins Gewebe aus. 90 % davon werden wieder aufgenommen, der Rest fließt als Lymphe über mind. einen Lymphknoten ins venöse Blutsystem. *Aus: I care – Anatomie, Physiologie. Thieme; 2015*

Das Lymphgefäßsystem hat folgende Aufgaben:
- Es nimmt die **Flüssigkeit**, die aus den Blutkapillaren ins **Gewebe** (Interstitium) austritt, auf und führt sie wieder dem Blutkreislauf zu. Außerdem werden aus dem Interstitium auch Stoffe abtransportiert, die z. B. aufgrund ihrer Größe nicht von den Blutkapillaren resorbiert werden können. Lymphflüssigkeit und die darin gelösten Stoffe werden als **Lymphe** bezeichnet.
- Es transportiert die im **Darm** aufgenommenen **Fette** in das Blut.
- Es transportiert **Lymphozyten** und spielt daher eine wichtige Rolle bei der Abwehr von Krankheitserreger.

3.9 Bewegungssystem

3.9.1 Überblick: Bewegungssystem

Das Bewegungssystem besteht aus dem Skelettsystem und der Skelettmuskulatur.

Das **Skelettsystem** setzt sich aus **Knochen, Knorpel, Gelenken** und **Bändern** zusammen und wird auch als **Stützapparat** bezeichnet. Die Knochen bilden das Skelett und damit den **passiven** Teil des Bewegungssystems: Es stellt das „Gerüst" des Körpers dar, das von der Skelettmuskulatur bewegt wird. Es verleiht dem Körper Stabilität und schützt wichtige Organe.

Die **Skelettmuskulatur** zählt zur quergestreiften Muskulatur und kann – im Gegensatz zur glatten Muskulatur der inneren Organe – willentlich gesteuert werden. Sie ist der **aktive** Teil des Bewegungssystems: Dadurch, dass sie sich anspannt bzw. zusammenzieht, verändert oder stabilisiert sich die Stellung der Gelenke und des gesamten Körpers. Damit ist die Muskulatur dafür verantwortlich, dass **Bewegungen** entstehen oder der Körper in einer bestimmten Position gehalten wird.

3.9.2 Knochen

Funktion

Die Knochen **stabilisieren** den Körper und **schützen** die Organe, z. B. das Gehirn durch den Schädel, das Rückenmark durch die Wirbelsäule oder das Herz und die Lunge durch den knöchernen Brustkorb. Außerdem speichern Knochen nahezu das gesamte **Körperkalzium**. Das Knochenmark im Inneren der Knochen ist für die **Blutbildung** verantwortlich.

Knochenformen

Je nachdem, wo sich Knochen im Körper befinden und welche Aufgabe sie dort erfüllen, haben sie verschiedene Formen:
- **Röhrenknochen (lange Knochen)**: z. B. Oberarm- oder Unterarmknochen
- **kurze Knochen**: z. B. Hand- und Fußwurzelknochen
- **platte Knochen**: z. B. Schulterblatt, Brustbein, Schädelknochen, Beckenknochen.

Röhrenknochen gliedern sich in mehrere Abschnitte (▶ Abb. 3.52). Die sog. **Epiphysen** sind die beiden Enden des Knochens, an denen sich die Gelenkflächen befinden. Die sog. **Diaphyse** (Knochenschaft) verbindet die beiden Epiphysen miteinander. Im Inneren der Diaphyse befindet sich die **Markhöhle** mit dem Knochenmark. An den Übergangsstellen von Dia- in Epiphysen liegt die sog. **Metaphyse**, die eine wichtige Rolle bei der Knochenentwicklung spielt. Während

Abb. 3.52 Allgemeiner Aufbau eines Röhrenknochens.

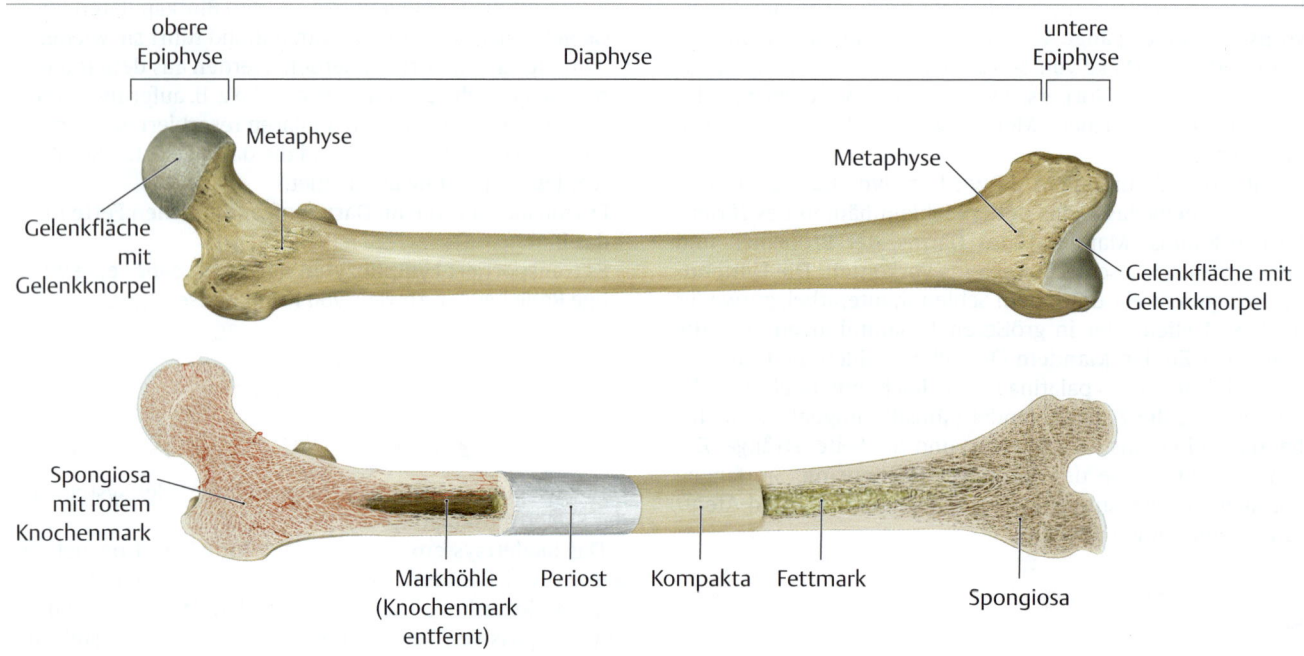

Das Bild zeigt den Oberschenkelknochen eines Erwachsenen. In der oberen Epiphyse findet sich zwischen den Bälkchen der Spongiosa noch rotes Knochenmark, in Richtung untere Epiphyse ist es in Fettmark umgebildet. Das Knochenmark ist teilweise entfernt, damit die Markhöhle besser zu erkennen ist. *Aus: Schünke M, Schulte E, Schumacher U. Prometheus LernAtlas der Anatomie. Thieme; 2014. Grafiker: K. Wesker*

der Wachstumsphase befindet sich hier eine knorpelige Zone (**Wachstums-** oder **Epiphysenfuge**), die nach Abschluss des Skelettwachstums verknöchert.

An den **anderen Knochentypen** ist diese Gliederung nur schlecht bis gar nicht erkennbar. Kurze Knochen sind meist so kurz, dass sie die Form eines Würfels oder Quaders haben.

Aufbau der Knochen

Knochen setzen sich aus zwei Hauptschichten zusammen (▶ Abb. 3.52):
- einer äußeren, harten und dichten Rindenschicht (**Kompakta**) und
- einer inneren, „schwammartigen" Schicht (**Spongiosa**).

Die Spongiosa besteht aus feinen Knochenbälkchen (Trabekeln), zwischen denen sich kleine Hohlräume befinden. Die Trabekel sind in Richtung der größten Belastung (Druck und Zug) ausgerichtet. In den Diaphysen der Röhrenknochen ist keine Spongiosa ausgebildet, sodass ein zusammenhängender Hohlraum entsteht, die **Markhöhle**.

Von außen wird der Knochen von der Knochenhaut (**Periost**) umgeben. Sie überzieht mit Ausnahme der Gelenkflächen den gesamten Knochen. In ihr verlaufen Nerven und Gefäße, die der Versorgung des Knochens dienen.

In der Spongiosa und der Markhöhle liegt das **Knochenmark**. Das **rote** Mark bildet die Blutzellen (S. 97). Im Laufe der Zeit wandelt es sich in **gelbes** Mark (Fettmark) um. Beim Erwachsenen enthalten nur noch die kurzen und die platten Knochen und einige Röhrenknochenepiphysen rotes Mark.

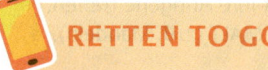
RETTEN TO GO

Knochen

Funktion:
- Stütz- und Schutzfunktion
- Kalziumspeicher
- Blutbildung.

Knochenformen:
Man unterscheidet **Röhrenknochen** (z. B. Oberarmknochen), **kurze Knochen** (z. B. Handwurzelknochen) und **platte Knochen** (z. B. Schulterblatt).

Aufbau eines Knochens:
Knochen besteht aus einer dichten Außenschicht (**Kompakta**) und einer „schwammartigen" Innenschicht (**Spongiosa**). Von außen wird der Knochen von der Knochenhaut (**Periost**) umgeben, die Nerven und Gefäße enthält. In der Spongiosa und der Markhöhle liegt das **Knochenmark**. Das rote Knochenmark dient der Blutbildung.

3.9.3 Gelenke

Funktion

Gelenke verbinden zwei oder mehr Knochen miteinander, sodass eine **Bewegung** möglich wird. Je nach Art des Gelenkes ist das Ausmaß der Bewegung unterschiedlich. Grundsätzlich unterscheidet man 2 Gelenkarten: unechte Gelenke und echte Gelenke.

Bei **unechten** Gelenken fehlt der Gelenkspalt. Hier sind die Knochen über Bindegewebe, Knorpel oder Verknöcherungen miteinander verbunden, wodurch ihre **Beweglichkeit** eher **gering** ist. Beispiele: Schambeinfuge (Symphyse), Gelenke zwischen Brustbein und Rippen, Verbindungen zwischen den Schädelknochen.

Bei **echten** Gelenken dagegen sind die Gelenkflächen durch einen **Gelenkspalt** getrennt. Die meisten echten Gelenke (wie z. B. das Schulter- oder das Hüftgelenk) sind recht beweglich. Je nach **Gelenktyp** (s. u.) können unterschiedliche Formen der Bewegung durchgeführt werden. Es gibt aber auch echte Gelenke, die durch viele straffe Bänder und eine eng anliegende Gelenkkapsel so stark fixiert sind, dass sie nur noch einen sehr geringen Bewegungsspielraum haben. Zu diesen sog. **straffen Gelenken** (Amphiarthrosen) zählen z. B. die Zwischengelenke der Hand- und Fußwurzel.

Aufbau der Gelenke

Echte Gelenke bestehen aus mind. zwei Gelenkpartnern. Bei vielen Gelenken ist die Gelenkfläche des einen Gelenkpartners eher kugelig, während die des anderen eine dazu passende Mulde aufweist (▸ Abb. 3.53). Man spricht deshalb auch von **Gelenkkopf** und **Gelenkpfanne**. Beide Gelenkflächen sind mit Knorpel überzogen. Zwischen den Gelenkpartnern befindet sich der **Gelenkspalt**.

Gelenkkopf, Gelenkpfanne und Gelenkspalt werden von der **Gelenkkapsel** umschlossen. Sie setzt oberhalb des Gelenkkopfs und unterhalb der Gelenkpfanne am Periost des entsprechenden Knochens an und umgibt das Gelenk mehr oder weniger straff. Zusammen mit den Bändern, Muskeln und Sehnen ist sie für die Stabilität des Gelenks verantwortlich.

Abb. 3.53 Aufbau eines echten Gelenks.

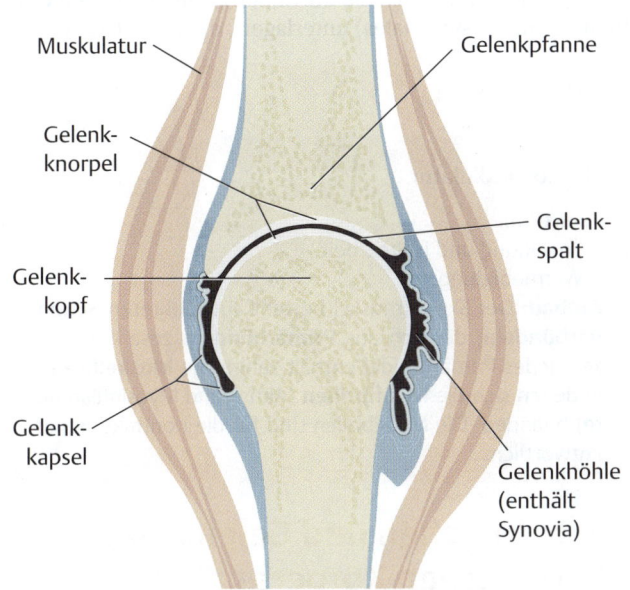

Bei den meisten Gelenken wird die Gelenkkapsel durch Bänder verstärkt, die hier aber nicht dargestellt sind. *Nach: Schünke M, Schulte E, Schumacher U. Prometheus LernAtlas der Anatomie. Thieme; 2014*

Der Raum, den die Gelenkkapsel umgibt, wird als **Gelenkhöhle** bezeichnet. Hier befindet sich die gelbliche, zähe Gelenkflüssigkeit (**Synovia**), die zusammen mit den glatten Gelenkknorpeln für die Gleitfähigkeit der beteiligten Knochenenden sorgt. Außerdem dient sie der Ernährung des Gelenkknorpels und wirkt mit ihm zusammen geringfügig stoßdämpfend.

Gelenktypen

Nach der Form der Gelenkpartner unterscheidet man 6 Typen:
- **Kugelgelenk** (z. B. Schultergelenk, Hüftgelenk)
- **Sattelgelenk** (z. B. Daumengrundgelenk)
- **Eigelenk** (z. B. oberes Handwurzelgelenk)
- **Scharniergelenk** (z. B. Ellenbogengelenk)
- **Radgelenk** (z. B. unteres Kopfgelenk)
- **planes Gelenk** (z. B. einige Gelenke der Hand- und Fußwurzel).

Je nach „Bauart" können sie sich um unterschiedliche Achsen bewegen (▸ Abb. 3.54). Es gibt 3 **Hauptbewegungsachsen**: nach oben/nach unten, nach vorne/nach hinten bzw. nach rechts/nach links und um die eigene Achse (Drehbewegungen). Entsprechend unterscheidet man einachsige (z. B. Scharniergelenk), zweiachsige (z. B. Sattel- und Eigelenk) und dreiachsige Gelenke (z. B. Kugelgelenk). Die größtmögliche Beweglichkeit haben dreiachsige Gelenke.

RETTEN TO GO

Gelenke

Funktion und Aufbau: Gelenke verbinden zwei oder mehr Knochen miteinander.

Die **echten Gelenke** setzen sich aus **Gelenkkopf, Gelenkpfanne** und **Gelenkspalt** zusammen und sind von einer **Gelenkkapsel** umgeben, die die **Gelenkflüssigkeit** (Synovia) enthält. Bei den meisten Gelenken wird die Kapsel durch Bänder verstärkt. Unter **straffen Gelenken** (Amphiarthrosen) versteht man echte Gelenke, die wegen einer engen Kapsel nur einen sehr geringen Bewegungsspielraum haben.

Die **unechten Gelenke** haben **keinen** Gelenkspalt. Hier sind die Knochen über Bindegewebe, Knorpel oder Verknöcherungen miteinander verbunden.

Gelenktypen: Nach der Form der Gelenkpartner unterscheidet man Kugelgelenk, Sattelgelenk, Eigelenk, Scharniergelenk, Radgelenk und planes Gelenk. Je nach „Bauart" können sie sich um unterschiedliche Achsen bewegen. Dreiachsige Gelenke wie das Kugelgelenk haben die größtmögliche Beweglichkeit.

Abb. 3.54 Gelenktypen und ihre Bewegungsachsen.

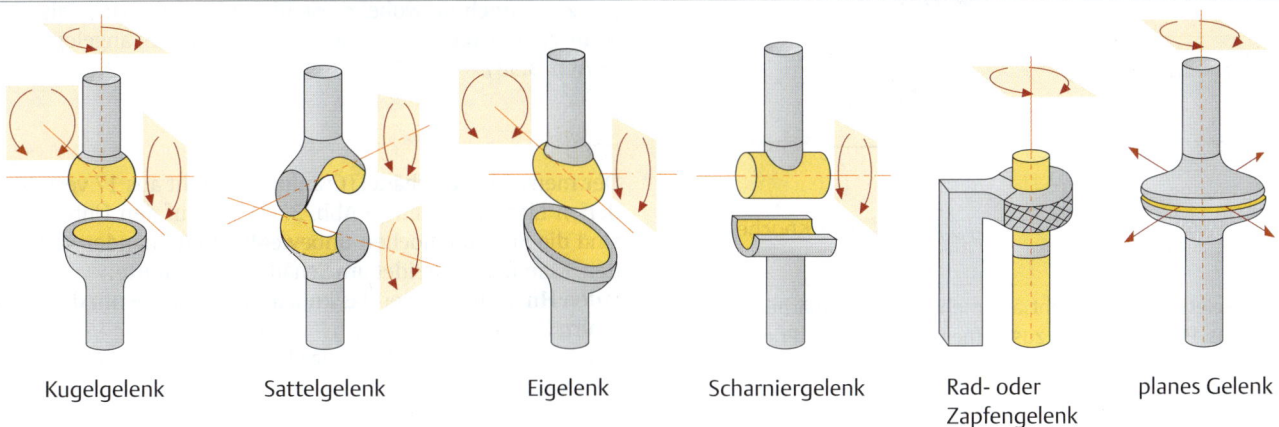

Nach: Schünke M, Schulte E, Schumacher U. Prometheus LernAtlas der Anatomie. Thieme; 2014

3.9.4 Skelettmuskulatur

Funktion

Die Skelettmuskulatur dient dazu, den Körper zu **bewegen** oder in einer bestimmten Position zu **halten**, z.B. bei der aufrechten Körperhaltung oder beim Halten eines Gegenstandes. Da bei der Muskelarbeit ein großer Teil der Energie als Wärme frei wird, ist die Skelettmuskulatur auch am **Wärmehaushalt** beteiligt.

Aufbau eines Skelettmuskels

Ein einfacher Muskel besteht aus der Ursprungssehne, einem **Muskelbauch** und der Ansatzsehne. Der Muskelbauch und dessen Ursprungssehne werden zusammen als **Muskelkopf** bezeichnet. Je nach Aufbau können Muskeln auch mehrköpfig (z.B. Bizeps oder Trizeps) oder mehrbäuchig (z.B. gerade Bauchmuskel) sein.

Bei der Skelettmuskulatur handelt es sich ausnahmslos um **quergestreifte Muskulatur**, die willentlich gesteuert werden kann. Die kleinste Einheit des Skelettmuskels ist die **Muskelfaser** (▶ Abb. 3.55). Jede Muskelfaser entspricht einer

Abb. 3.55 Aufbau eines Skelettmuskels.

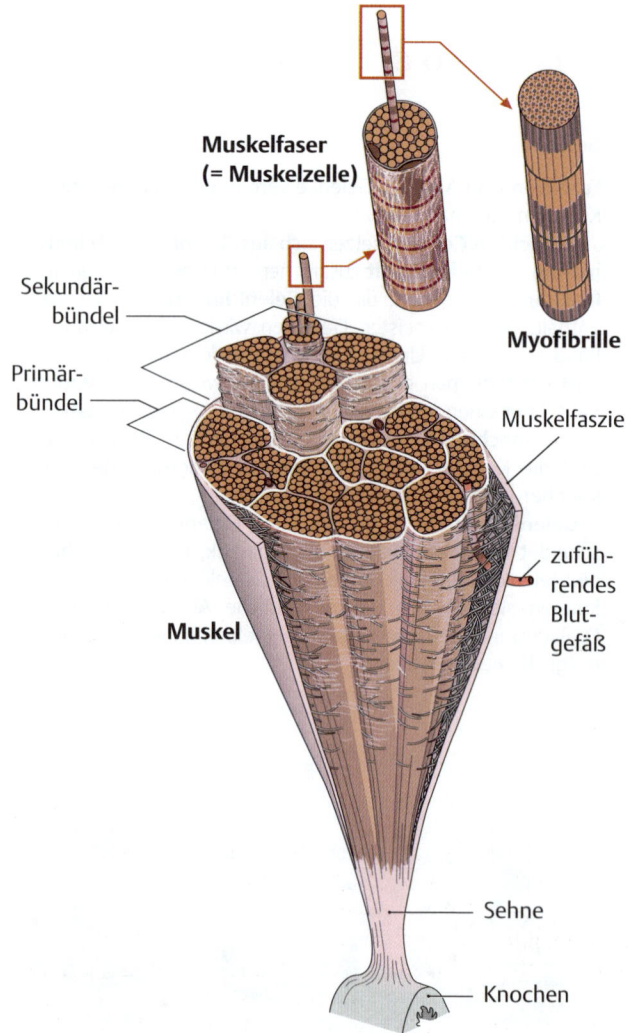

Der Skelettmuskel besteht aus mehreren Sekundärbündeln, die sich aus Primärbündeln zusammensetzen. Jedes Primärbündel enthält zahlreiche Muskelfasern, die wiederum aus Myofibrillen bestehen. *Nach: Schünke M, Schulte E, Schumacher U. Prometheus LernAtlas der Anatomie. Thieme; 2014*

Muskelzelle (Myozyt), die im quergestreiften Muskel eine Länge bis zu 30 cm haben kann. Innerhalb der Muskelfasern befinden sich parallel angeordnete, fadenförmige Elemente, die die Muskelfaser in Längsrichtung durchziehen. Diese sog. **Myofibrillen** sind für die Kontraktion verantwortlich. Sie setzen sich aus den **Aktin**- und **Myosin**filamenten zusammen, die sich in einer regelmäßigen Abfolge wiederholen. Dadurch entsteht unter dem Lichtmikroskop der Eindruck einer Querstreifung.

Mehrere Muskelfasern werden durch bindegewebige Hüllen im sog. **Primärbündel** und mehrere Primärbündel zu sog. **Sekundärbündeln** zusammengefasst. Alle Sekundärbündel gemeinsam bilden den Muskel, der wiederum von einer äußeren Bindegewebshülle, der **Muskelfaszie**, umgeben wird. Über die verschiedenen Muskelhüllen wird der Zug, der bei der Kontraktion des Muskels entsteht, auf die Sehnen übertragen. Außerdem verlaufen hier Gefäße und Nerven.

Die meisten Muskeln sind über **Ursprungs**- und **Ansatzsehnen** mit dem Knochen verbunden. Einige Sehnen verlaufen streckenweise in Bindegewebshüllen. Diese **Sehnenscheiden** (Vagina tendines) schützen die Sehnen und dienen als Führungskanal. Auch **Haltebänder** sichern den korrekten Verlauf einer Sehne, indem sie dafür sorgen, dass die Sehne dicht am Knochen bleibt. Wenn Sehnen über Knochenvorsprünge ziehen, werden sie dort häufig von einem **Schleimbeutel** (Bursae synoviales) unterlagert, der als Polster dient.

RETTEN TO GO

Skelettmuskulatur

Funktion:
- Bewegung und Haltearbeit
- Wärmebildung.

Aufbau: Der Skelettmuskel besteht aus mehreren **Sekundärbündeln**, die sich aus **Primärbündeln** zusammensetzen. Jedes Primärbündel enthält zahlreiche **Muskelfasern**, in denen sich die **Myofibrillen** (Aktin- und Myosinfilamente) befinden. Die Myofibrillen sind für die Kontraktion verantwortlich.

3.9.5 Knochen und Gelenke des menschlichen Körpers

Der Körper des Menschen gliedert sich in Kopf, Rumpf und Gliedmaßen (Extremitäten). Entsprechend kann das Skelett in die Bereiche **Schädel**, **Rumpf** sowie **obere Extremität** (Arme) und **untere Extremität** (Beine) gegliedert werden. Insgesamt besteht das menschliche Skelett eines Erwachsenen aus **223 Knochen**, wobei diese überwiegend paarig (also jeweils auf der rechten und auf der linken Seite) angelegt sind (▶ Abb. 3.56).

Schädel

Der menschliche Schädel (Cranium) besteht aus 17 verschiedenen Einzelknochen (▶ Abb. 3.57). Bis auf den Unterkiefer sind die Schädelknochen unbeweglich miteinander verbunden. Man unterscheidet am Schädel 2 Abschnitte:
- den **Hirnschädel**, der das knöcherne Gehäuse um das Gehirn bildet
- den **Gesichtsschädel**, der das knöcherne Gerüst des Gesichts bildet.

Abb. 3.56 Skelettsystem.

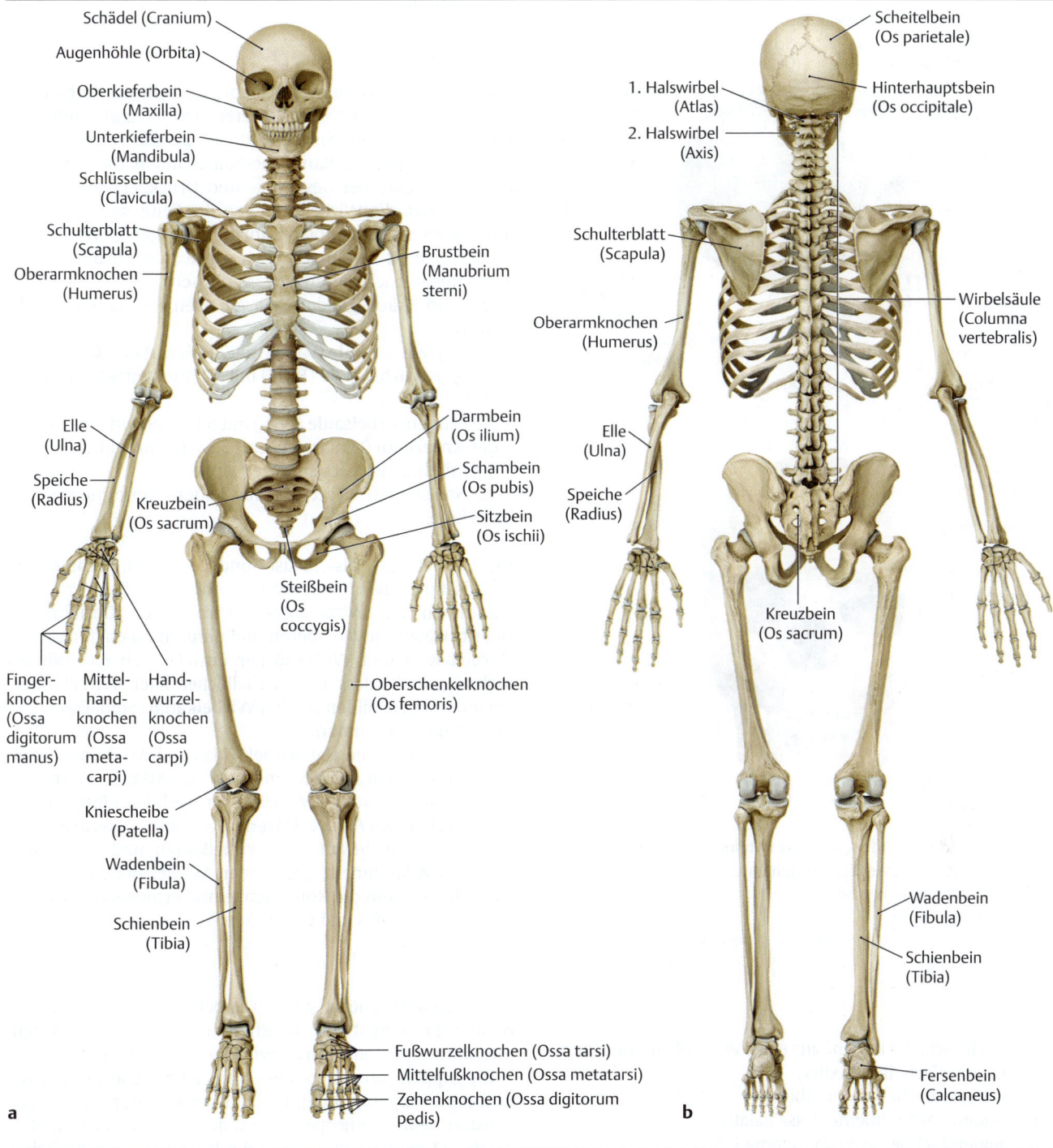

Schädel (Cranium)
Augenhöhle (Orbita)
Oberkieferbein (Maxilla)
Unterkieferbein (Mandibula)
Schlüsselbein (Clavicula)
Schulterblatt (Scapula)
Oberarmknochen (Humerus)
Elle (Ulna)
Speiche (Radius)
Kreuzbein (Os sacrum)
Finger-knochen (Ossa digitorum manus)
Mittel-hand-knochen (Ossa meta-carpi)
Hand-wurzel-knochen (Ossa carpi)
Kniescheibe (Patella)
Wadenbein (Fibula)
Schienbein (Tibia)

Brustbein (Manubrium sterni)
Darmbein (Os ilium)
Schambein (Os pubis)
Sitzbein (Os ischii)
Steißbein (Os coccygis)
Oberschenkelknochen (Os femoris)
Fußwurzelknochen (Ossa tarsi)
Mittelfußknochen (Ossa metatarsi)
Zehenknochen (Ossa digitorum pedis)

Scheitelbein (Os parietale)
1. Halswirbel (Atlas)
2. Halswirbel (Axis)
Hinterhauptsbein (Os occipitale)
Schulterblatt (Scapula)
Oberarmknochen (Humerus)
Elle (Ulna)
Speiche (Radius)
Kreuzbein (Os sacrum)
Wirbelsäule (Columna vertebralis)
Wadenbein (Fibula)
Schienbein (Tibia)
Fersenbein (Calcaneus)

a
b

a Übersicht von vorne.
b Übersicht von hinten.

Aus: Schünke M, Schulte E, Schumacher U. Prometheus LernAtlas der Anatomie. Thieme; 2014. Grafiker: K. Wesker

Hirnschädel

Der Hirnschädel gliedert sich nochmals in **Schädeldach** und **Schädelbasis**. Beide Teile umschließen die **Schädelhöhle**, in der das Gehirn liegt. Zum Hirnschädel gehören 7 Knochen:
- das **Stirnbein** (Os frontale)
- die beiden **Scheitelbeine** (Ossa parietalia)
- die beiden **Schläfenbeine** (Ossa temporalia)
- das **Keilbein** (Os sphenoidale)
- das **Hinterhauptsbein** (Os occipitale).

Die platten Schädelknochen (alle außer Keilbein) sind über die sog. **Schädelnähte** (Suturen) miteinander verbunden.

Diese Schädelnähte bestehen beim Kind nur aus Bindegewebe und verknöchern erst im Lauf des Lebens.

An der Schädelbasis befindet sich ein großes Loch (**Foramen magnum**). Durch diese Öffnung tritt das Rückenmark aus der Schädelhöhle aus. Durch zahlreiche weitere Öffnungen, Löcher und Gänge im Hirnschädel gelangen Gefäße und Nerven in die Schädelhöhle oder ziehen aus ihr heraus.

Die Hirnschädelknochen bilden nicht nur die Schädelhöhle. Viele von ihnen begrenzen zusammen mit den Knochen des Gesichtsschädels noch weitere **Hohlräume** wie z. B. die Nasennebenhöhlen, die Nasenhöhle, die Mundhöhle und die Augenhöhle (Orbita).

Abb. 3.57 Schädelknochen.

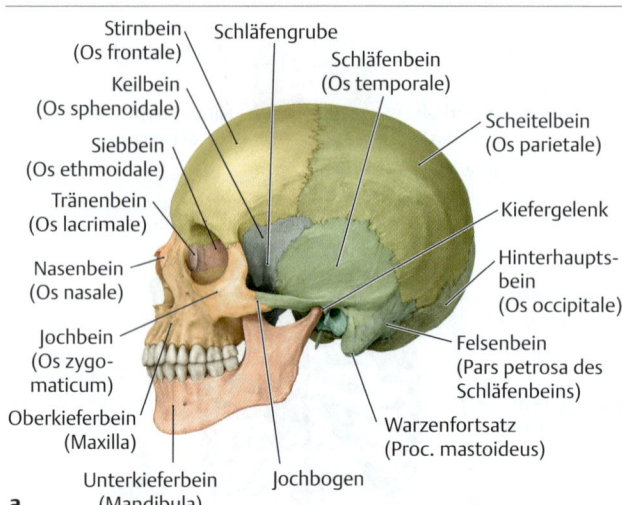

a Ansicht von der linken Seite.

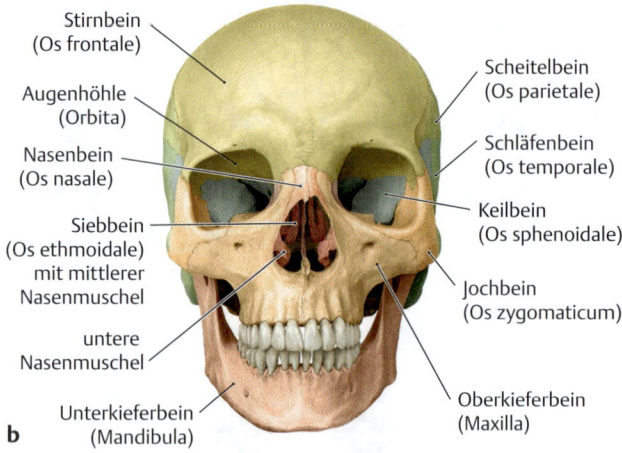

Die Knochen des Schädels sind fest miteinander verbunden, nur der Unterkiefer ist beweglich aufgehängt.

a Ansicht von der linken Seite.

b Ansicht von vorne.

Aus: Schünke M, Schulte E, Schumacher U: Prometheus LernAtlas der Anatomie. Thieme 2014

Gesichtsschädel

Der Gesichtsschädel besteht aus einer Vielzahl von Knochen:

- das **Oberkieferbein** (Maxilla)
- das **Unterkieferbein** (Mandibula)
- die beiden **Gaumenbeine** (Ossa palatina)
- die beiden **Jochbeine** (Ossa zygomatica)
- die beiden **Nasenbeine** (Ossa nasalia)
- die beiden **Tränenbeine** (Ossa lacrimalia)
- die beiden **untere Nasenmuscheln** (Conchae nasales inferiores)
- das **Siebbein** (Os ethmoidale)
- das **Pflugscharbein** (Vomer).

Das Unterkieferbein ist als einziger Schädelknochen beweglich. Das Jochbein („Wangenknochen") bildet zusammen mit dem Schläfenbein den **Jochbogen**, das Gaumenbein und das Oberkieferbein den **harten Gaumen** (S. 72).

Rumpf

Als Rumpf (Truncus) wird der Teil des Körpers bezeichnet, der übrig bleibt, wenn man sich Kopf, Hals, Arme und Beine wegdenkt. Das Rumpfskelett besteht aus dem **Brustkorb** (Thorax), dem **Becken** (Pelvis) und der **Wirbelsäule** (Columna vertebralis).

Wirbelsäule

Die Wirbelsäule (Columna vertebralis) stellt die Verbindung zwischen Kopf, Ober- und Unterkörper dar und ermöglicht Rumpfbewegungen. Sie besteht aus **32–33 Wirbeln**, zwischen denen sich die **Bandscheiben** befinden. Diese polstern die Wirbelsäule bei Gewichts- und Druckbelastungen. Betrachtet man die Wirbelsäule von der Seite, so ist sie beim aufrechten Stand **doppelt-S-förmig** gebogen (▶ Abb. 3.58). Dabei zeigen 2 Biegungen nach vorne (sog. **Lordosen**) und 2 Biegungen nach hinten (sog. **Kyphosen**).

Die Wirbelsäule gliedert sich von oben nach unten in 5 **Abschnitte**:

- die **Halswirbelsäule** (HWS) mit **7** Halswirbeln (C 1–C 7)
- die **Brustwirbelsäule** (BWS) mit **12** Brustwirbeln (Th 1–Th 12)
- die **Lendenwirbelsäule** (LWS) mit **5** Lendenwirbeln (L 1–L 5)
- das **Kreuzbein** (Os sacrum) mit **5** Sakralwirbeln (S 1–S 5), die miteinander verschmolzen sind
- das **Steißbein** (Os coccygis) aus **3 oder 4** verkümmerten Wirbeln.

Die **Wirbel** der Hals-, Brust- und Lendenwirbelsäule sind grundsätzlich gleich aufgebaut (▶ Abb. 3.58). Sie setzen sich zusammen aus: Wirbelkörper, Wirbelbogen, Dornfortsatz, Querfortsätzen sowie oberen und unteren Gelenkfortsätzen. Wirbelbogen und Wirbelkörper umschließen das **Wirbelloch**. Dadurch, dass die Wirbellöcher aller Wirbel übereinanderliegen, bilden sie den **Wirbelkanal** (Spinalkanal). Er enthält das Rückenmark.

Die beiden ersten Halswirbel (Atlas und Axis) unterscheiden sich deutlich von den anderen. Der **Atlas** (C 1) ist ringförmig und hat weder Wirbelkörper noch Dornfortsatz. Die Besonderheit des **Axis** (C 2) ist der Axiszahn (Dens axis). Dieser sitzt senkrecht auf dem Wirbelkörper und ragt in den Ring des Atlas hinein. Die beiden Wirbel bilden mit dem Hinterhauptsbein die Kopfgelenke und ermöglichen v. a. das Drehen des Kopfes und das Nicken.

Brustkorb (Thorax)

Der Brustkorb schützt wie ein knöcherner Käfig die Brustorgane. Er besteht aus **12 Rippenpaaren**, dem **Brustbein** (Sternum) und den **12 Brustwirbeln** (▶ Abb. 3.56).

Die **Rippen** (Costae) bestehen aus einem knöchernen Teil und dem Rippenknorpel. Ihr knöchernes Ende ist mit den Brustwirbeln, ihr knorpeliges mit dem Brustbein verbunden. An der 11. und 12. Rippe fehlt der Rippenknorpel, sie haben keine Verbindung zum Brustbein. Die Rippen verlaufen schräg nach unten in Richtung Brustbein. Bei der Einatmung heben sie sich an und der Brustkorb erweitert sich.

Das **Brustbein** (Sternum) ist ein länglicher, flacher Knochen. Außer mit den Rippen ist er auch mit den Schlüsselbeinen verbunden.

Becken (Pelvis)

Das Becken verbindet den Rumpf mit den Beinen und beherbergt die Beckenorgane. Es besteht aus den beiden **Hüftbeinen** (Ossa coxae) und ist über das sog. Iliosakralgelenk mit dem Kreuzbein verbunden. Die beiden Hüftbeine werden zusammen auch als **Beckengürtel**, Hüftbeine und Kreuzbein gemeinsam als **Beckenring** bezeichnet.

Jedes Hüftbein besteht aus 3 verschiedenen Knochen: **Darmbein** (Os ilium), **Sitzbein** (Os ischii) und **Schambein**

Abb. 3.58 Wirbelsäule.

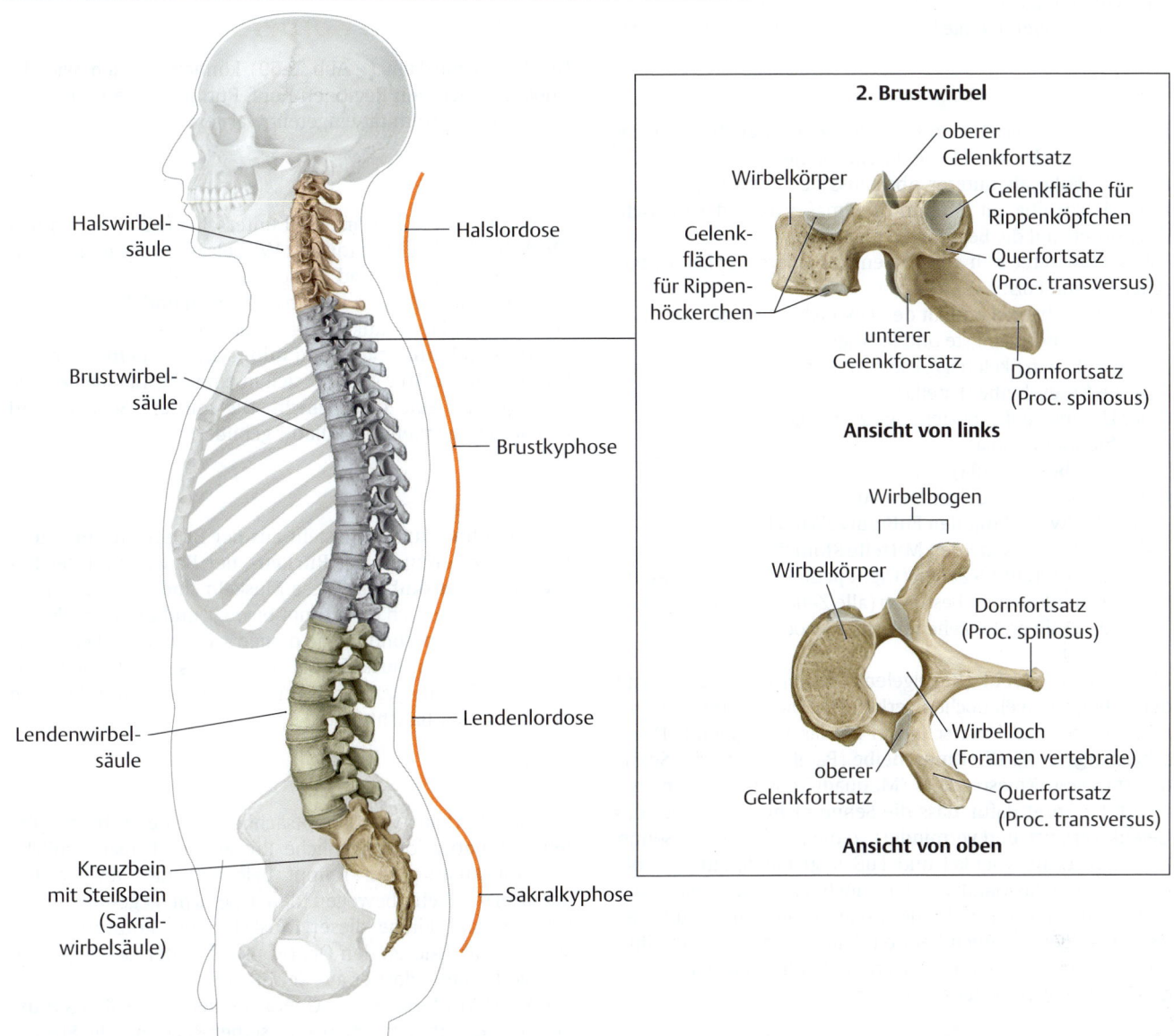

2. Brustwirbel

oberer Gelenkfortsatz

Wirbelkörper

Gelenkfläche für Rippenköpfchen

Gelenkflächen für Rippenhöckerchen

Querfortsatz (Proc. transversus)

unterer Gelenkfortsatz

Dornfortsatz (Proc. spinosus)

Ansicht von links

Wirbelbogen

Wirbelkörper

Dornfortsatz (Proc. spinosus)

oberer Gelenkfortsatz

Wirbelloch (Foramen vertebrale)

Querfortsatz (Proc. transversus)

Ansicht von oben

Halswirbelsäule

Halslordose

Brustwirbelsäule

Brustkyphose

Lendenwirbelsäule

Lendenlordose

Kreuzbein mit Steißbein (Sakralwirbelsäule)

Sakralkyphose

Einteilung in Hals-, Brust-, Lenden- und Sakralwirbelsäule. Die Biegungen der einzelnen Abschnitte (Kyphosen und Lordosen) sind gut zu erkennen. Rechts im Bild ist der typische Aufbau eines Wirbels gezeigt. *Nach: Schünke M, Schulte E, Schumacher U. Prometheus LernAtlas der Anatomie. Thieme; 2014. Grafiker: K. Wesker*

(Os pubis) (▶ Abb. 3.56). Das linke und das rechte Schambein sind über eine knorpelige Verbindung, die sog. **Schambeinfuge** (Symphyse), miteinander verbunden.

Der Raum, den der Beckenring umschließt, teilt sich in ein oberes **großes Becken**, das noch zur Bauchhöhle zählt und Darmteile enthält, und ein unteres **kleines Becken**, das die Beckenhöhle mit den Beckenorganen umschließt. Dort, wo beide ineinander übergehen, liegt der **Beckeneingang**. Der **Beckenausgang** wird von Schambein, Sitzbein und Steißbein gebildet.

Obere Extremität

Die obere Extremität umfasst den **Schultergürtel** und den **Arm**.

Der **Schultergürtel** verbindet den Arm mit dem Rumpf. Er besteht aus **Schlüsselbein** (Clavicula) und **Schulterblatt** (Scapula).

Der **Arm** gliedert sich in Oberarm, Unterarm und Hand:
- Der Oberarm enthält den **Oberarmknochen** (Humerus).

- Der Unterarm besteht aus 2 Knochen: der **Elle** (Ulna) und der **Speiche** (Radius).
- Die Hand setzt sich zusammen aus:
  – der Handwurzel mit **8 Handwurzelknochen**, die in 2 Reihen angeordnet sind
  – der Mittelhand mit **5 Mittelhandknochen**
  – den 5 Fingern mit **14 Fingerknochen** (mit Ausnahme des Daumens bestehen alle Finger jeweils aus 3 Knochen, der Daumen hat nur 2).

Die Verbindung zwischen Schultergürtel und Oberarm ist das **Schultergelenk** (Kugelgelenk). Es hat das größte Bewegungsausmaß aller menschlichen Gelenke, wodurch es allerdings auch zu Ausrenkungen bzw. Auskugelungen (**Luxationen**) neigt. Oberarm und Unterarm werden durch das **Ellenbogengelenk** (Drehscharniergelenk) verbunden. Das umgangssprachlich als **Handgelenk** bezeichnete Gelenk zwischen Unterarm und Hand besteht aus 2 **Handwurzelgelenken**: Das obere Handwurzelgelenk liegt zwischen den Unterarmknochen und der oberen Reihe der Handwurzelknochen, das untere Handwurzelgelenk zwischen der oberen und der unteren Handwurzelknochenreihe. Außer dem Daumen ist jeder Finger über 3 **Fingergelenke** beweglich (der Daumen hat nur 2).

Untere Extremität

Die untere Extremität umfasst den **Beckengürtel** und das **Bein**. Der Beckengürtel (beide Hüftbeine) spielt also nicht nur eine Rolle als unterer Abschluss des Rumpfes, sondern zählt gleichzeitig zur unteren Gliedmaße, da er das Gewicht des Körpers auf die Beine überträgt.

Das **Bein** setzt sich zusammen aus Oberschenkel, Unterschenkel und Fuß:

- Der Oberschenkel enthält den **Oberschenkelknochen** (Femur). Er ist der längste und kräftigste Knochen des menschlichen Skeletts. An seinem unteren Ende liegt vorne die **Kniescheibe** (Patella).
- Der Unterschenkel besteht aus 2 Knochen:
  - **Schienbein** (Tibia)
  - **Wadenbein** (Fibula)
- Der Fuß setzt sich zusammen aus:
  - der Fußwurzel mit den **Fußwurzelknochen**
  - dem Mittelfuß mit den **Mittelfußknochen**
  - dem Vorfuß mit 5 Zehen (Digiti pedis), die aus insgesamt **14 Zehenknochen** bestehen (alle Zehen bestehen aus jeweils 3, die große Zehe nur aus 2 Knochen).

Über das **Hüftgelenk** (Kugelgelenk) ist der Beckengürtel mit dem Oberschenkelknochen verbunden. Die Verbindung zwischen Ober- und Unterschenkel ist das **Kniegelenk** (Drehscharniergelenk). Die **Kniescheibe** (Patella) ist in die Sehne des stärksten Kniestreckers (M. quadriceps femoris) eingelagert. Sie sorgt dafür, dass die Sehne nicht direkt über das Gelenk verläuft, und vermindert so die Belastung der Sehne. Zwischen Unterschenkel und Fuß liegt das **Sprunggelenk**. Genauso wie das Handgelenk ist auch das Sprunggelenk aus mehreren Knochen und einem oberen und einem unteren Gelenk aufgebaut. Auch bei den Zehen verhält es sich ähnlich wie bei den Fingern: Der große Zeh hat nur 2, die übrigen Zehen jeweils 3 **Zehengelenke**.

RETTEN TO GO

Knochen des menschlichen Körpers

Das Skelett kann in die Bereiche Schädel, Rumpf sowie obere Extremität (Arme) und untere Extremität (Beine) gegliedert werden.

- **Schädel:** Er gliedert sich in den **Hirnschädel** (bildet das knöcherne Gehäuse um das Gehirn) und den **Gesichtsschädel** (bildet das knöcherne Gerüst des Gesichts).
- **Rumpf:** Das Rumpfskelett besteht aus dem **Brustkorb** (Thorax), dem **Becken** (Pelvis) und der **Wirbelsäule** (Columna vertebralis).
- **Obere Extremität:** Sie umfasst den **Schultergürtel** (Schlüsselbein, Schulterblatt) und den **Arm** (Oberarmknochen, Elle, Speiche, Handknochen).
- **Untere Extremität:** Sie umfasst den **Beckengürtel** (Hüftbeine) und das **Bein** (Oberschenkelknochen, Schien- und Wadenbein, Fußknochen).

Aufbau: Der Skelettmuskel besteht aus mehreren **Sekundärbündeln**, die sich aus **Primärbündeln** zusammensetzen. Jedes Primärbündel enthält zahlreiche **Muskelfasern**, in denen sich die **Myofibrillen** (Aktin- und Myosinfilamente) befinden. Die Myofibrillen sind für die Kontraktion verantwortlich.

3.9.6 Skelettmuskulatur des menschlichen Körpers

Die Skelettmuskeln (▶Abb. 3.59) können ähnlich wie die Knochen nach den Regionen Kopf, Rumpf, obere Extremität und untere Extremität eingeteilt werden.

Kopf und Hals

Am Kopf kann man prinzipiell unterscheiden zwischen den Muskeln, die den Kopf mit der Wirbelsäule oder dem Schultergürtel verbinden, und denjenigen, bei denen sowohl Ursprung als auch Ansatz am Schädel liegen und die sich daher auf den Kopf beschränken. Letztgenannte werden nach ihrer Funktion in **Kaumuskeln** und **mimische Muskeln** eingeteilt. Die Halsmuskulatur gliedert sich in eine oberflächliche, eine mittlere und eine tiefe Schicht. Die mittlere Schicht wird von der Zungenbeinmuskulatur gebildet.

Rumpf

Die Rumpfmuskulatur besteht aus der **Brustwandmuskulatur**, dem **Zwerchfell**, der **Rücken-**, der **Bauch-** und der **Beckenbodenmuskulatur**. Diese Muskeln sind nicht nur dafür zuständig, dass sich der Rumpf bewegt und die Wirbelsäule stabilisiert wird, sondern sie dienen – je nach Muskelgruppe – auch als Atemmuskeln, als Bauchpresse oder der Stuhl- und Harnkontinenz. Das Zwerchfell trennt außerdem die Brust- von der Bauchhöhle.

Obere Extremität

Das Schulterblatt wird hauptsächlich von der **Schultergürtelmuskulatur** (oberflächliche Rücken- und oberflächliche Brustmuskulatur) am Rumpf befestigt und bewegt. Die **Schultermuskeln** bewegen den Oberarm gegenüber dem Schulterblatt. Einige dieser Muskeln, sog. **Rotatorenmanschette** stabilisieren den Oberarmkopf in der Gelenkpfanne und verhindern, dass er aus der Pfanne springt.

An der Vorderseite des Oberarms liegen die **Beugemuskeln des Ellenbogengelenks**, an seiner Rückseite die **Streckmuskeln**. Die Muskeln, die für die Bewegungen der Hand- und Fingergelenke verantwortlich sind, liegen am **Unterarm**. An der Hand gibt es eine ganz Reihe von kleinen Muskeln, die sog. **kurzen Handmuskeln**. Sie steuern zusammen mit der Unterarmmuskulatur die **Feinmotorik** der Hand und Finger.

Untere Extremität

Die **Hüftgelenkmuskeln** bewegen den Oberschenkel gegenüber dem Becken bzw. umgekehrt. Die meisten **Muskeln des Kniegelenks** liegen am Oberschenkel. Die Strecker befinden sich dabei an der Vorderseite, die Beuger an der Rückseite des Oberschenkels. Die Muskeln, die für die **Bewegung der Sprung- und Zehengelenke** verantwortlich sind, liegen am Unterschenkel. Auch am Fuß gibt es zahlreiche kleine Muskeln (**kurze Fußmuskeln**). Ihre Hauptaufgabe besteht darin, das **Fußgewölbe** zu stabilisieren. Außerdem polstern sie den Fuß beim Gehen. Die Beweglichkeit der einzelnen Zehen spielt nur eine geringe Rolle.

Abb. 3.59 Skelettmuskulatur.

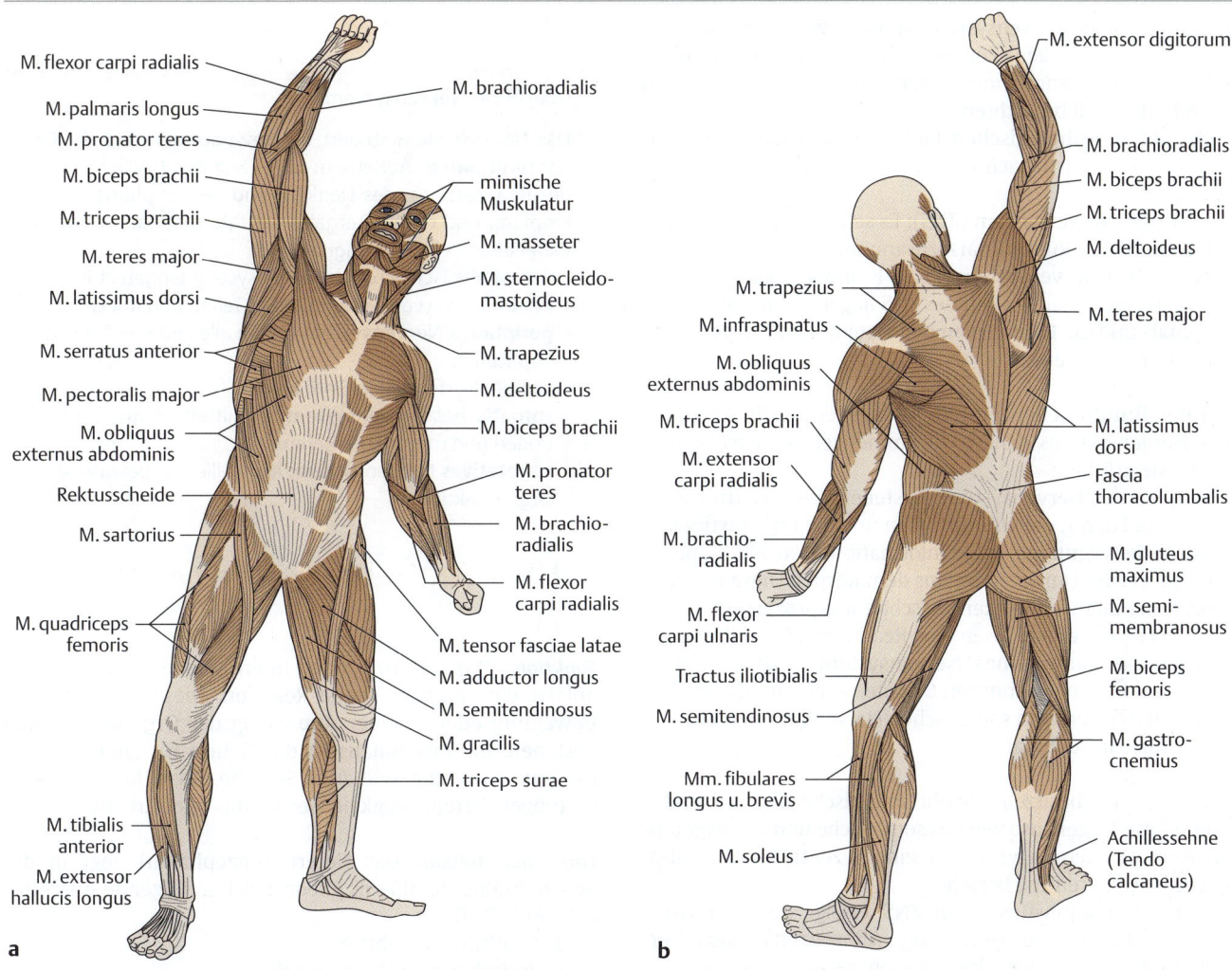

M. flexor carpi radialis
M. palmaris longus
M. pronator teres
M. biceps brachii
M. triceps brachii
M. teres major
M. latissimus dorsi
M. serratus anterior
M. pectoralis major
M. obliquus externus abdominis
Rektusscheide
M. sartorius
M. quadriceps femoris
M. tibialis anterior
M. extensor hallucis longus

M. brachioradialis
mimische Muskulatur
M. masseter
M. sternocleido-mastoideus
M. trapezius
M. deltoideus
M. biceps brachii
M. pronator teres
M. brachio-radialis
M. flexor carpi radialis
M. tensor fasciae latae
M. adductor longus
M. semitendinosus
M. gracilis
M. triceps surae

a

M. trapezius
M. infraspinatus
M. obliquus externus abdominis
M. triceps brachii
M. extensor carpi radialis
M. brachio-radialis
M. flexor carpi ulnaris
Tractus iliotibialis
M. semitendinosus
Mm. fibulares longus u. brevis
M. soleus

M. extensor digitorum
M. brachioradialis
M. biceps brachii
M. triceps brachii
M. deltoideus
M. teres major
M. latissimus dorsi
Fascia thoracolumbalis
M. gluteus maximus
M. semi-membranosus
M. biceps femoris
M. gastro-cnemius
Achillessehne (Tendo calcaneus)

b

Auf den Bildern sind nicht alle Muskeln des Körpers zu sehen, sondern nur die der oberflächlichen Muskelschicht.
a Übersicht von vorne.
b Übersicht von hinten.

Aus: Schünke M, Schulte E, Schumacher U: Prometheus LernAtlas der Anatomie. Thieme 2007. Grafiker: M. Voll

3.10 Nervensystem

3.10.1 Überblick: Nervensystem

Funktion

Das Nervensystem steuert die Bewegungen und die Organfunktionen. Es nimmt Informationen (Sinnesreize) aus der Umwelt und aus dem Körper selbst auf, leitet sie weiter und verarbeitet sie. Falls notwendig löst es eine Reaktion auf den Reiz aus, die bewusst oder unbewusst sein kann. Gleichzeitig kann es die Informationen auch speichern (Gedächtnis). Das Nervensystem ist außerdem der Sitz des Bewusstseins, des Denkens, des Lernens und des Empfindens.

Reizleitung

Nervenzellen (▶ Abb. 3.2) tauschen ihre Informationen über **elektrische Signale** aus. Dabei läuft der Informationsfluss in folgende Richtung: Eintreffende Reize werden von den **Dendriten** aufgenommen, zum **Zellkörper** weitergeleitet und über das **Axon** an eine weitere Nervenzelle oder an eine andere Zielzelle (z. B. Muskel- oder Drüsenzelle) weitergegeben.

Voraussetzung für die Reizleitung ist, dass an den Zellmembranen der Neurone eine elektrische Spannung herrscht, die sich verändern kann. Die Spannung, die an der Membran einer ruhenden, also nicht erregten, Zelle vorliegt, wird als **Ruhemembranpotenzial** bezeichnet. Bei der Reizweiterleitung verändert sich diese Spannung, die Zellmembran **depolarisiert**. Aus dem Ruhemembranpotenzial wird ein sog. **Aktionspotenzial**.

Erreicht ein solches Aktionspotenzial die Endkolben eines Axons und damit die **Synapse**, werden von der Synapse Überträgersubstanzen (sog. **Transmitter**) ausgeschüttet. Dadurch wird das elektrische Signal in ein **chemisches Signal** umgewandelt. Die Transmitter binden an die Membran der nachgeschalteten Zelle (z. B. die Dendriten einer weiteren Nervenzelle) und lösen dort ein Aktionspotenzial aus. Dieses jetzt wieder elektrische Signal wird über die Dendriten zum Zellkörper geleitet, wo die Information verarbeitet wird.

An den verschiedenen Synapsen des Nervensystems kommen unterschiedliche **Transmitter** zum Einsatz. **Acetylcholin** ist ein Transmitter, der die Erregung bzw. Kontraktion der Skelettmuskulatur vermittelt. Er kommt aber auch im vegetativen Nervensystem vor. **Noradrenalin** ist überwiegend ein Transmitter des Sympathikus.

Einteilung des Nervensystems

Man kann das Nervensystem anhand verschiedener Gesichtspunkte einteilen: Zum einen gibt es eine morphologische Einteilung, zum anderen kann man das Nervensystem auch funktionell betrachten.

Bei der **morphologischen** Einteilung werden die einzelnen Bestandteile danach eingeteilt, wo im Körper sie sich befinden:

- **zentrales Nervensystem (ZNS):** Es setzt sich aus dem **Gehirn** und dem **Rückenmark** zusammen.
- **peripheres Nervensystem (PNS):** Es umfasst alle Nervenstrukturen, die außerhalb des ZNS liegen. Dabei bilden die **Spinal-** und die **Hirnnerven** den Hauptanteil des peripheren Nervensystems.

Bei der **funktionellen Einteilung** werden die Bestandteile des Nervensystems danach zusammengefasst, welche Aufgaben sie erfüllen:

- **somatisches Nervensystem:** Es steuert die Skelettmuskulatur und damit die **willkürlichen** und die **reflexartigen Körperbewegungen**. Seine Informationen erhält es über Reize aus der Umwelt oder aus dem Körper. Diese werden dann in einem komplexen Verschaltungsprozess im Gehirn verarbeitet und lösen eine Reaktion auf den Reiz aus.
- **vegetatives (autonomes) Nervensystem:** Es kontrolliert die Funktionen der **inneren Organe**. Seine Impulse sind im Unterschied zum somatischen Nervensystem **nicht willkürlich** steuerbar.

ZNS und PNS besitzen sowohl somatische als auch autonome Anteile, genauso wie das somatische und das vegetative Nervensystem jeweils aus einem zentralen wie auch einem peripheren Teil bestehen.

Der Informationsfluss zum ZNS erfolgt durch **sensible** (sensorische) Nervenfasern (sog. **Afferenzen**). Nach Verarbeitung der sensiblen Information gelangen die „Anweisungen" des ZNS über **motorische** Nervenfasern (sog. **Efferenzen**) zu den Skelettmuskeln und Organen.

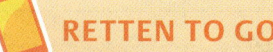

RETTEN TO GO

Überblick: Nervensystem

Das Nervensystem steuert die **Bewegungen** und die **Organfunktionen**. Außerdem ist es Sitz des Gedächtnisses, des Bewusstseins, des Denkens und des Empfindens. Der Empfang und die Weitergabe der Informationen erfolgen dabei über elektrische Signale.

Morphologisch wird das Nervensystem eingeteilt in:

- **zentrales Nervensystem (ZNS):** Gehirn und Rückenmark
- **peripheres Nervensystem (PNS):** alle anderen Nervenstrukturen.

Funktionell erfolgt eine Einteilung in:

- **somatisches Nervensystem:** vermittelt bewusste Reaktionen und motorische Reflexe
- **vegetatives Nervensystem:** kontrolliert unbewusst die Organfunktionen.

3.10.2 Zentrales Nervensystem (ZNS)

Gehirn

Funktion • Das Gehirn wertet Informationen aus und veranlasst eine entsprechende Reaktion. Diese kann in einer **Bewegung** oder in einer Anpassung der **Organfunktionen** bestehen. Darüber hinaus ist das Gehirn für „höhere Leistungen" zuständig, wie etwa Sprache, Lernfähigkeit, Denkvermögen, Urteilsfähigkeit, Gedächtnis oder Kreativität.

Lage und Aufbau • Das Gehirn (Enzephalon) liegt in der **Schädelhöhle** (S. 105). Es gliedert sich in folgende Abschnitte (▶ Abb. 3.60):

- das **Großhirn** (Cerebrum)
- das **Zwischenhirn** (Diencephalon)
- den **Hirnstamm** (Truncus encephali)
- das **Kleinhirn** (Cerebellum).

Abb. 3.60 Das Gehirn und seine Abschnitte.

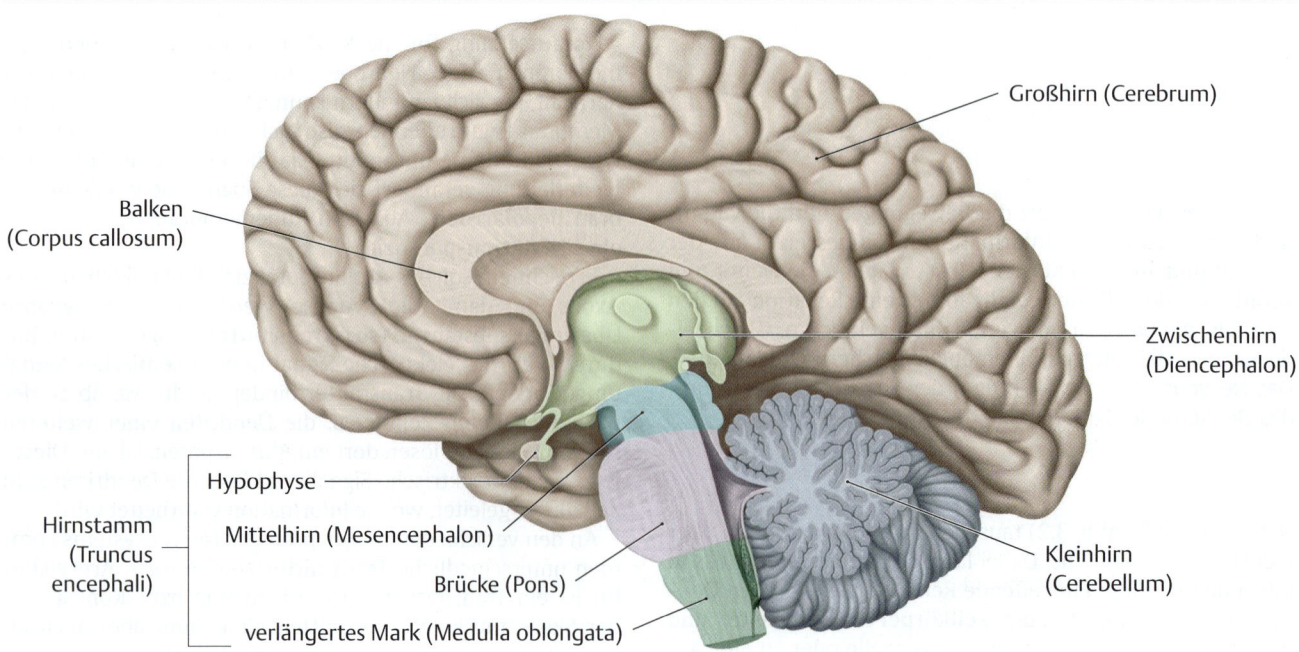

Längsschnitt durch das Gehirn. Das Gehirn gliedert sich in Großhirn, Zwischenhirn, Hirnstamm und Kleinhirn. *Aus: Schünke M, Schulte E, Schumacher U. Prometheus LernAtlas der Anatomie. Thieme; 2015. Grafiker: M. Voll*

Den Hauptanteil des Gehirns bildet das **Großhirn**, dessen Oberfläche in zahlreiche **Windungen** (Gyri) gelegt ist. Es besteht aus **2** Hälften (**Großhirnhemisphären**), die über den sog. **Balken** (Corpus callosum) in Verbindung stehen. Jede Großhirnhemisphäre gliedert sich in einen **Stirn-**(Frontal-), einen **Scheitel-**(Parietal-), einen **Schläfen-**(Temporal-) und einen **Hinterhaupts-**(Okzipital-)Lappen. Die beiden Großhirnhälften werden durch den **Balken** (Corpus callosum) miteinander verbunden. Von den Hirnleistungen übernimmt das Großhirn folgende Aufgaben:

- Es ist der Sitz des Bewusstseins.
- Es vollbringt höhere Hirnleistungen und ist verantwortlich für Erinnerungen.
- Es kontrolliert die Emotionen.
- Es enthält das Sprachzentrum.
- Es plant Bewegungen.

Willkürliche Bewegungen werden vom Großhirn über die sog. **Pyramidenbahn** zur Muskulatur geleitet. Die meisten Nervenfasern der Pyramidenbahn kreuzen im Hirnstamm zur Gegenseite (sog. Pyramidenkreuzung), sodass die Bahnen der rechten Großhirnhälfte die linke Körperseite und die linke Großhirnhälfte die rechte Körperseite versorgen.

Das **Zwischenhirn** liegt zwischen Großhirn und Hirnstamm. Zum Zwischenhirn zählen der Thalamus, der Hypothalamus und die Hypophyse. Der **Thalamus** verarbeitet hauptsächlich sensible Reize und filtert die Informationen für die Weiterleitung ans Großhirn. Der **Hypothalamus** steuert das Hormonsystem (S. 95), die Körpertemperatur und den Tag-Nacht-Rhythmus. Die **Hypophyse** ist ebenfalls an der Steuerung des Hormonsystems beteiligt. Im Zwischenhirn liegt außerdem die Epiphyse (Zirbeldrüse), die eine wichtige Rolle im Tag-Nacht-Rhythmus spielt.

Der **Hirnstamm** gliedert sich in das Mittelhirn, die Brücke und das verlängerte Mark. Das **Mittelhirn** (Mesencephalon) enthält die Seh- und die Hörbahn. Die **Brücke** (Pons) liegt zwischen Mittelhirn und verlängertem Mark. Das **verlängerte Mark** (Medulla oblongata) verbindet das Gehirn mit dem Rückenmark. Hier liegen das Atem- und das Kreislaufzentrum. Die meisten **Hirnnerven** (S. 113) entspringen im Bereich des Hirnstamms.

Das **Kleinhirn** liegt im Dreieck zwischen Hinterhauptslappen des Großhirns und Hirnstamm, dem es an dessen Rückseite aufsitzt. Es besteht aus **2 Kleinhirnhemisphären**, die über den sog. **Kleinhirnwurm** verbunden werden. Es arbeitet mit dem Großhirn zur Feinabstimmung der Körperbewegungen zusammen und mit dem Innenohr zum Erhalt des Gleichgewichts.

Blutversorgung • Das Gehirn benötigt große Mengen an Sauerstoff und Glukose. Da es nur über einen geringen Energievorrat verfügt, ist es auf eine regelmäßige Blutzufuhr angewiesen. Für die **arterielle** Versorgung sind 2 Arterienpaare verantwortlich:

- die rechte und linke innere Halsschlagader (**A. carotis interna**)
- die rechte und linke Wirbelarterie (**A. vertebralis**).

Die inneren Halsschlagadern ziehen über einen Kanal im Felsenbein in die Schädelhöhle. Die Wirbelarterien verlaufen entlang der Halswirbelsäule und treten durch das Foramen magnum (S. 105) in die Schädelhöhle ein. Beide Arterienpaare sind an der Hirnbasis über einen Gefäßring (**Circulus arteriosus Willisii**) miteinander verbunden und geben rechts und links 3 große Hirnarterien ab: die vordere, mittlere und hintere Hirnarterie (**A. cerebri anterior, media** und **posterior**).

Das **venöse** Blut fließt über oberflächliche oder tiefe Hirnvenen in die venösen Blutleiter, die sog. **Hirnsinus**. Diese leiten das Blut in die V. jugularis interna, die durch ein Loch in der Schädelgrube (Foramen jugulare) die Schädelhöhle verlässt.

RETTEN TO GO

Gehirn

Funktion:
- Steuerung der Organfunktionen und Bewegungen
- „höhere Leistungen" (z. B. Sprache, Lernen, Gedächtnis, Kreativität).

Aufbau: Das Gehirn gliedert sich in:
- **Großhirn** (Cerebrum)
- **Zwischenhirn** (Diencephalon)
- **Hirnstamm** (Truncus encephali)
- **Kleinhirn** (Cerebellum).

Das Großhirn bildet den Hauptanteil des Gehirns. Es besteht aus 2 Hälften, die durch den **Balken** miteinander verbunden sind. Jede Großhirnhemisphäre gliedert sich in einen **Stirn-**, einen **Scheitel-**, einen **Schläfen-** und einen **Hinterhauptslappen**.

Blutversorgung: Die Hirnarterien stammen aus der **A. carotis interna** und der **A. vertebralis**.

Rückenmark

Funktion • Das Rückenmark **leitet** die **Informationen** von der Peripherie (PNS) zum Gehirn bzw. umgekehrt. Einige **Reflexe** laufen auch direkt im Rückenmark ab, ohne dass das Gehirn in den Vorgang einbezogen wird. Bei einem Reflex handelt es sich um eine unwillkürliche Reaktion auf einen Reiz, die immer gleich abläuft.

Lage und Aufbau • Das Rückenmark liegt im **Wirbelkanal** innerhalb der Wirbelsäule (S. 106). Es schließt sich an den Hirnstamm an und reicht vom Hinterhauptsbein bis zum 2. Lendenwirbel.

Man unterteilt das Rückenmark in **32 Segmente** (▶ Abb. 3.61): 8 Halssegmente, 12 Brustsegmente, 5 Lendensegmente, 5 Kreuzbeinsegmente, 2 Steißbeinsegmente. Jedem Rückenmarksegment entspringen auf beiden Seiten die sog. Rückenmarks- bzw. **Spinalnerven**. Sie gehören bereits zum PNS. Obwohl das Rückenmark kürzer ist als die Wirbelsäule, verlassen die Spinalnerven den Wirbelkanal erst auf Höhe des entsprechenden Wirbels.

RETTEN TO GO

Rückenmark

Funktion:
- Reizleitung zwischen Gehirn und PNS
- Reflexe.

Aufbau: Das Rückenmark stellt die Verbindung zwischen dem Gehirn und den Rückenmarksnerven (Spinalnerven) her. Es gliedert sich in **32 Segmente**. Pro Rückenmarksegment entspringt 1 Spinalnervenpaar.

Abb. 3.61 Rückenmark.

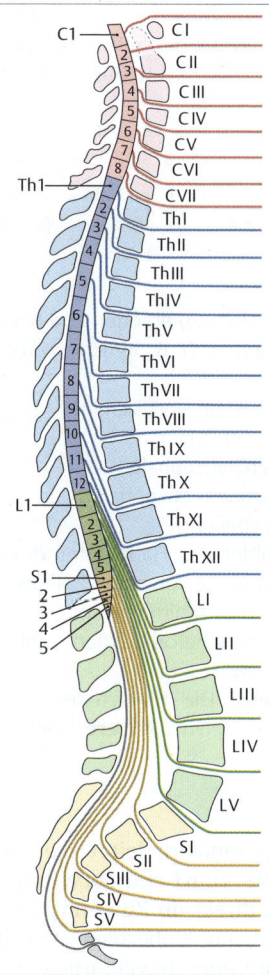

Schematische Darstellung, Ansicht von rechts. Das Rückenmark besteht aus 8 Hals- (rot), 12 Brust- (blau), 5 Lenden- (grün) und 5 Kreuzbeinsegmenten. Die Steißbeinsegmente sind nicht dargestellt. Die Segmente tragen die Nummer desjenigen Wirbels, unter dem ihr Spinalnerv austritt. *Nach: Schünke M, Schulte E, Schumacher U. Prometheus LernAtlas der Anatomie. Thieme; 2015. Grafiker: M. Voll*

Hirn- und Rückenmarkshäute

Gehirn und Rückenmark haben keinen direkten Kontakt zu den Schädelknochen bzw. den Wänden des Wirbelkanals. Ihre direkte Hülle wird vielmehr von den sog. Hirn- bzw. Rückenmarkshäuten (**Meningen**) gebildet (▸ Abb. 3.62). Von außen nach innen sind dies:

- harte Hirn- bzw. Rückenmarkshaut (**Dura mater**)
- Spinnengewebshaut (**Arachnoidea**)
- weiche Hirn- bzw. Rückenmarkshaut (**Pia mater**).

Die **Dura mater** besteht aus straffem Bindegewebe und liegt der Wand der Schädelhöhle bzw. des Wirbelkanals direkt an. Sie besteht aus 2 Schichten bzw. Blättern, die im Bereich des Gehirns miteinander verwachsen sind. Im Bereich des Rückenmarks liegt zwischen beiden Schichten ein Zwischenraum, der sog. **Epi-** oder **Periduralraum**, in dem sich Fettzellen und Venen befinden.

Klinik Periduralanästhesie

Bei der Periduralanästhesie (auch Epiduralanästhesie genannt) wird ein Lokalanästhetikum auf Höhe der Lendenwirbelsäule in den Periduralraum injiziert. Diese Methode ist das Standardverfahren zur Schmerztherapie bei Geburten.

Abb. 3.62 Hirnhäute.

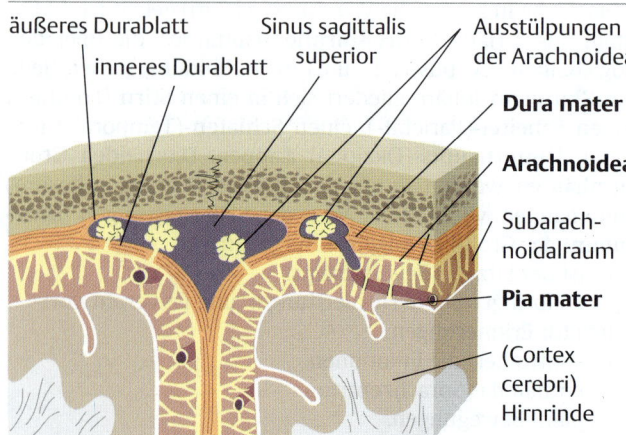

Frontalschnitt durch den Schädel etwa in Höhe der Zentralfurche. Das Gehirn ist von 3 Hüllen umgeben: der Dura mater, der Arachnoidea und der Pia mater. Die beiden Blätter der Dura mater sind im Bereich des Gehirns fest miteinander verbunden. Ausnahmen bilden nur die Stellen, an denen venöse Sinus oder Gefäße liegen. Im Bereich des Rückenmarks liegt zwischen den beiden Durablättern der Epiduralraum. *Aus: Bommas-Ebert U, Teubner P, Voß R. Kurzlehrbuch Anatomie und Embryologie. Thieme; 2011*

Die **Arachnoidea** ist eine zarte, nahezu durchsichtige Haut aus lockerem Bindegewebe. Sie ist von der Dura mater nur durch einen sehr dünnen Spalt (sog. **Subduralraum**) getrennt.

Die **Pia mater** besteht ebenfalls aus lockerem Bindegewebe. Sie liegt dem Gewebe von Hirn und Rückenmark direkt auf und ist mit diesem verwachsen. Dadurch folgt die Pia mater im Gegensatz zu den anderen Hirnhäuten allen Windungen und Einkerbungen der Gehirnoberfläche. Zwischen Pia mater und Arachnoidea liegt ein Zwischenraum, der **Subarachnoidalraum**. Hier verlaufen zahlreiche oberflächliche Gefäße für Gehirn und Rückenmark. Der restliche Subarachnoidalraum ist von Gehirn- bzw. Rückenmarksflüssigkeit (Liquor) ausgefüllt.

Klinik Blutung zwischen Hirnhäuten

Häufig liegen die Blutungsquellen von Hirnblutungen im Bereich der Hirnhäute. Einblutungen zwischen Dura mater und Schädelknochen heißen Epiduralblutungen. Eine Subduralblutung (S. 347) ist eine Blutung zwischen Dura mater und Arachnoidea. Eine Subarachnoidalblutung (S. 380) befindet sich zwischen Arachnoidea und Pia mater.

 RETTEN TO GO

Hirn- und Rückenmarkshäute

Gehirn und Rückenmark werden schützend von 3 Bindegewebshüllen (**Meningen**) umgeben. Die äußerste Hülle ist die **Dura mater**. Sie besteht aus 2 Schichten, die im Bereich des Gehirns fest miteinander verbunden sind. Im Bereich des Rückenmarks liegt zwischen beiden Schichten der sog. **Epiduralraum**. Die mittlere Hülle ist die **Arachnoidea** (Spinnengewebshaut). Sie liegt der Dura mater direkt an. Von der inneren Hülle, der Pia mater, ist sie durch den **Subarachnoidalraum** getrennt, der zahlreiche Gefäße enthält. Die **Pia mater** liegt der Oberfläche von Gehirn und Rückenmark unmittelbar auf.

Liquor und Liquorräume

Gehirn und Rückenmark werden von einer Flüssigkeit umgeben, die man Liquor cerebrospinalis oder kurz **Liquor** nennt. Der Liquor, der das ZNS außen umgibt, befindet sich im Subarachnoidalraum. Dieser wird auch als **äußerer Liquorraum** bezeichnet. Innerhalb des Gehirns und des Rückenmarks befinden sich weitere Hohlräume, die ebenfalls mit Liquor gefüllt sind. Sie werden unter dem Begriff **innere Liquorräume** zusammengefasst. Zu ihnen zählen 4 Hirnkammern (**Ventrikel**) und ein Kanal in der Mitte des Rückenmarks (sog. **Zentralkanal**). Die einzelnen Liquorräume stehen untereinander in Verbindung.

Liquor ist eine klare, farblose Flüssigkeit, die in den Hirnventrikeln gebildet wird. Er ist eiweißarm und enthält nur wenige Zellen, meist Leukozyten. Insgesamt enthalten die Liquorräume ca. 130 ml Liquor. Liquor steht im Austausch mit der Gewebsflüssigkeit des ZNS, die sich zwischen den Nervenzellen befindet, und transportiert Stoffwechselprodukte aus dem Nervengewebe ab. Dadurch, dass der Liquor das ZNS wie ein Wasserkissen umgibt, **schützt** er es außerdem vor Schäden durch z. B. Erschütterungen oder Stößen.

RETTEN TO GO

Liquor und Liquorräume

Der **Liquor cerebrospinalis** umgibt das Gehirn und das Rückenmark. Er befindet sich im Subarachnoidalraum (= **äußerer Liquorraum**), in den Hirnventrikeln und im Zentralkanal des Rückenmarks (= **innere Liquorräume**), wobei die einzelnen Liquorräume untereinander in Verbindung stehen. Liquor dient dem Stoffwechsel des ZNS und schützt es außerdem vor Erschütterungen.

3.10.3 Peripheres Nervensystem (PNS)

Das periphere Nervensystem umfasst alle Nervenstrukturen, die außerhalb von Gehirn und Rückenmark liegen. Es besteht aus 3 Anteilen: den Hirnnerven, den Spinalnerven und den peripheren Nerven.

Es gibt insgesamt 12 **Hirnnervenpaare**. Sie entspringen direkt im Gehirn (größtenteils im Hirnstamm), verlaufen bis auf den X. Hirnnerv (N. vagus) im Bereich des Kopfes und erfüllen dort unterschiedliche Aufgaben. Der N. oculomotorius (III. Hirnnerv) bewirkt u. a. eine Verengung der Pupille. Der Gesichtsnerv, der N. facialis (VII. Hirnnerv), versorgt die mimische Muskulatur. Der N. vagus (X. Hirnnerv) reguliert als Hauptnerv des Parasympathikus die Funktionen der Brust- und Bauchorgane.

Den Rückenmarksegmenten entspringen 32 **Spinalnervenpaare**. Bereits nach kurzem Verlauf teilen sie sich in ihre Äste auf. Ihre Fortsetzungen sind die **peripheren Nerven**. Diese ziehen zu ihren jeweiligen Zielstrukturen, wobei sie z. T. noch mehrere Äste abgeben.

RETTEN TO GO

Peripheres Nervensystem (PNS)

Das periphere Nervensystem setzt sich aus den **Hirnnerven**, den **Spinalnerven** und den **peripheren Nerven** zusammen. Dabei besteht es überwiegend aus Nervenfasern.

3.10.4 Vegetatives Nervensystem

Das vegetative (autonome) Nervensystem steuert die **Organfunktionen**. Es gliedert sich in Sympathikus und Parasympathikus. Der **Sympathikus** hat seinen Ursprung in den Rückenmarksegmenten C 8–L 2. Er bildet rechts und links der Wirbelsäule eine Kette aus Ganglien, den sog. **Grenzstrang** (Truncus sympathicus). Der **Parasympathikus** entspringt zum einen im Hirnstamm und zum anderen in den Rückenmarksegmenten S 2–S 4. Der **N. vagus** ist der wichtigste parasympathische Hirnnerv.

Sympathikus und Parasympathikus haben an vielen Organen gegenteilige **Effekte** haben.

- Der **Sympathikus** versetzt den Körper in **Alarmbereitschaft**. So nimmt z. B. die Herzfrequenz zu, die Muskeldurchblutung steigt und die Bronchien werden weitgestellt.
- Der **Parasympathikus** versetzt den Körper in einen eher **entspannten Zustand**. Er senkt z. B. die Herzfrequenz und steigert die Tätigkeit des Verdauungstraktes.

▶ Tab. 3.11 zeigt die Wirkungen von Sympathikus und Parasympathikus im Vergleich.

 ! Merken **Vegetatives Nervensystem**
*Der **Sympathikus** ist zuständig für „fight and flight" (kämpfen und fliehen). Der **Parasympathikus** ist zuständig für „rest and digest" (ruhen und verdauen).*

RETTEN TO GO

Vegetatives Nervensystem

Das vegetative Nervensystem steuert die **Organfunktionen**. Es gliedert sich in **Sympathikus** und **Parasympathikus**, die an vielen Organen gegenteilige Effekte. Während der Sympathikus den Körper in **Alarmbereitschaft** versetzt, bewirkt der Parasympathikus einen eher **entspannten Zustand**.

3.11 Sinnesorgane

Die Sinnesorgane nehmen die Reize aus der Umwelt auf und wandeln sie in elektrische Impulse um, die zum ZNS geleitet werden. Entsprechend den „klassischen" Sinnen Sehen, Hören, Riechen, Schmecken und Tasten werden 5 Sinnesorgane unterschieden:

- **Augen** (Sehen)
- **Ohren** (Hören und Gleichgewicht)
- **Nase** (S. 62) (Geruch)
- **Zunge** (S. 72) (Geschmack)
- **Haut** (Tasten, Schmerz- und Temperaturwahrnehmung).

3.11.1 Auge

Funktion • Die Aufgabe des Auges ist die **optische Wahrnehmung** unserer Umwelt. Dabei muss zunächst das einfallende Licht so gebrochen bzw. gebündelt werden, dass auf der Netzhaut ein scharfes Bild entsteht. Die visuellen Reize (Lichtsignale) werden in der Netzhaut in elektrische Impulse (Aktionspotenziale) umgewandelt und über den Sehnerv zum Gehirn geleitet.

Tab. 3.11 Wirkungen von Sympathikus und Parasympathikus an verschiedenen Organen (Auswahl).

Organ/Organsystem	Sympathikus	Parasympathikus
Herz	• Frequenz steigt (positiv chronotrop) • Kontraktionskraft steigt (positiv inotrop)	• Herzfrequenz sinkt (negativ chronotrop) • Kontraktionskraft der Vorhöfe sinkt
Blutgefäße	• Vasokonstriktion • Koronararterien und Gefäße der Skelettmuskulatur: Vasodilatation	• Vasodilatation der Blutgefäße der Geschlechtsorgane, des Gehirns und der Speicheldrüsen • keine direkte Beeinflussung der Blutgefäße der übrigen Organe (sie erweitern sich, wenn der Einfluss des Sympathikus nachlässt)
Bronchien	• keine direkte Beeinflussung der Bronchialmuskulatur (Bronchodilatation durch Adrenalin aus dem Nebennierenmark)	• Bronchokonstriktion • Schleimsekretion nimmt zu
Verdauungssystem	• Peristaltik sinkt • Sekretion (Speichel, Salzsäure, Schleim, Verdauungsenzyme) sinkt • Schließmuskel kontrahiert	• Peristaltik steigt • Sekretion (Speichel, Salzsäure, Schleim, Verdauungsenzyme) steigt • Schließmuskel erschlafft (Stuhlgang)
Bauchspeicheldrüse	• Insulinausschüttung sinkt	• Insulinausschüttung steigt
Schweißdrüsen	• Schweißbildung steigt	• keine parasympathische Wirkung
Augen	• Pupille weitet sich (Mydriasis)	• Pupille verengt sich (Miosis)
Nebennieren	• Freisetzung von Adrenalin und in geringerem Maße Noradrenalin	• keine parasympathische Wirkung

Lage und Aufbau • Jedes Auge bzw. jeder Augapfel (Bulbus oculi) liegt – eingebettet in Fettgewebe – in einer Augenhöhle (**Orbita**), die von verschiedenen Schädelknochen gebildet wird. Von vorne sichtbar ist nur ein kleiner Teil des Auges. Hier bedecken die **Augenlider** und die **Bindehaut** (Konjunktiva) das Auge und schützen vor äußeren Einwirkungen und Fremdkörpern. Die Bewegung der Augen erfolgt durch 6 Muskeln, die außen am Augapfel befestigt sind.

Die **Wand des Augapfels** besteht aus einer äußeren, mittleren und inneren Augenhaut (▶ Abb. 3.63):

• Die **äußere Augenhaut** wird von der Hornhaut (Kornea) und der Lederhaut (Sklera) gebildet. Dabei umgibt die weiße, gefäßreiche **Sklera** den größten Teil des Bulbus. Nur in dem Bereich, der vor der Pupille liegt, wird sie durch die durchsichtige **Kornea** ersetzt. Die äußere Augenhaut schützt den Augapfel vor Verformung. Die Kornea ist außerdem für die Lichtbrechung verantwortlich. Im Gegensatz zur Linse (s. u.) kann sie ihre Form nicht verändern.

• Die **mittlere Augenhaut** wird auch als **Uvea** oder Gefäßhaut bezeichnet. Sie besteht aus 3 Anteilen: der Iris, dem Ziliarkörper und der Aderhaut. Die **Iris** (Regenbogenhaut) bildet den farbigen Ring um die Pupille. Sie enthält kleine Muskelfasern, über die die Weite der Pupille gesteuert wird. Der **Ziliarkörper** liegt unter dem äußeren Rand der Iris. Er ist über die sog. **Zonulafasern** mit der **Linse** verbunden und reguliert über den sog. Ziliarmuskel (M. ciliaris) die Form und somit die Brechkraft der Linse. Dadurch kann sowohl in der Nähe als auch in der Ferne scharf gesehen werden.

• Die **innere Augenhaut** ist **die Netzhaut** (Retina). Sie enthält die sog. **Photorezeptoren** (Zapfen und Stäbchen), die ankommende Lichtreize aufnehmen und in elektrische Signale umwandeln. Die Axone nachgeschalteter Nervenzellen vereinigen sich zum Sehnerv, der das Auge auf der Rückseite verlässt.

Abb. 3.63 Aufbau des Auges.

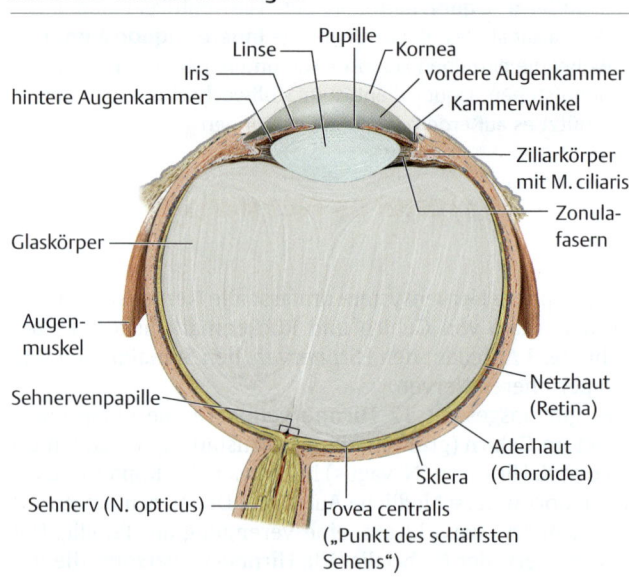

Der Augapfel wurde auf der Horizontalebene geteilt, Blick von oben auf die untere Hälfte des rechten Auges. *Aus: Schünke M, Schulte E, Schumacher U. Prometheus LernAtlas der Anatomie. Thieme; 2015. Grafiker: K. Wesker*

Das **Innere des Augapfels** gliedert sich in 3 Räume: vordere und hintere Augenkammer und Glaskörperraum. Der kugelige **Glaskörper** füllt nahezu den gesamten Augapfel aus. Er enthält eine Gallertmasse, die zu 99 % aus Wasser besteht. Die hintere Augenkammer enthält die **Linse**.

3.11.2 Ohr

Funktion • Das Ohr hat 2 Hauptaufgaben:

- **Hörsinn:** Das Hörorgan des Ohrs nimmt akustische Reize (Schallwellen) auf und wandelt sie in Aktionspotenziale um.
- **Gleichgewichtssinn:** Über das Gleichgewichtsorgan des Ohrs werden Informationen darüber erzeugt, in welcher Lage sich der Körper befindet.

Lage und Aufbau • Das Ohr gliedert sich in 3 Abschnitte (▶ Abb. 3.64):

Das **Außenohr** besteht aus der **Ohrmuschel**, die überwiegend aus Knorpel aufgebaut ist, und dem **äußeren Gehörgang**, der mit dem **Trommelfell** endet. Die Ohrmuschel fängt die Schallwellen wie ein Trichter auf und leitet sie in den äußeren Gehörgang.

Das **Mittelohr** liegt hinter dem Trommelfell. Es umfasst die mit Luft gefüllte **Paukenhöhle**, in der die **Gehörknöchelchen** (Hammer, Amboss, Steigbügel) liegen. Die Gehörknöchelchen bilden eine Kette und leiten die Schwingungen des Trommelfells an das Innenohr weiter. Dabei ist der Hammer mit der Rückseite des Trommelfells und der Steigbügel am

Abb. 3.64 Aufbau des Ohrs.

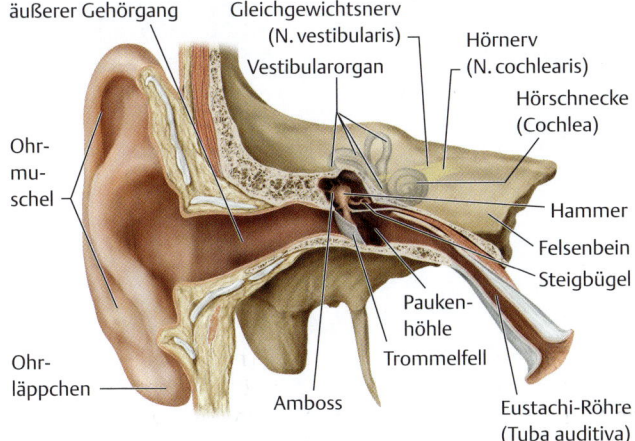

äußerer Gehörgang
Gleichgewichtsnerv (N. vestibularis)
Vestibularorgan
Hörnerv (N. cochlearis)
Hörschnecke (Cochlea)
Ohrmuschel
Hammer
Felsenbein
Steigbügel
Paukenhöhle
Trommelfell
Ohrläppchen
Amboss
Eustachi-Röhre (Tuba auditiva)

Frontalschnitt durch das rechte Ohr. Das Außenohr mit Ohrmuschel und äußerem Gehörgang endet am Trommelfell. Zum Mittelohr zählen Paukenhöhle und Gehörknöchelchen, die Tuba auditiva verbindet es mit der Rachenhöhle. Das Innenohr besteht aus dem Hör- und dem Vestibularorgan. *Nach: Schünke M, Schulte E, Schumacher U. Prometheus LernAtlas der Anatomie. Thieme; 2015. Grafiker: K. Wesker*

sog. ovalen Fenster mit dem Innenohr verbunden. Über die Ohrtrompete (**Eustachi-Röhre** oder Tuba auditiva) ist die Paukenhöhle mit dem Rachenraum verbunden. Sie ist normalerweise geschlossen. Durch Gähnen, Schlucken oder das Ausatmen gegen die zugehaltene Nase kann der Eingang der Eustachi-Röhre geöffnet werden, was für einen Druckausgleich (z. B. bei Flügen) hilfreich ist.

Im **Innenohr** liegen die Hörschnecke, das eigentliche Hörorgan, und das Gleichgewichtsorgan. Die **Hörschnecke** (**Cochlea**) besteht aus einem kleinen Knochenkanal, der mit Flüssigkeit gefüllt ist und die Sinneszellen (sog. **Haarzellen**) enthält. Die vom Mittelohr übertragenen Schallwellen erzeugen in der Flüssigkeit eine Druckwelle. Diese wird von den Haarzellen wahrgenommen und in einen elektrischen Reiz umgewandelt, der über den Hörnerv zum Gehirn geleitet wird. Das **Gleichgewichtsorgan** (**Vestibularorgan**) besteht aus 3 **Bogengängen** und 2 weiteren Hohlräumen (**Utriculus** und dem **Sacculus**). Alle Abschnitte enthalten Flüssigkeit und Sinneszellen. Während die Bogengänge auf Dreh- und Winkelbeschleunigungen reagieren, werden in Utriculus und Sacculus lineare Beschleunigungen wahrgenommen.

3.11.3 Haut

Funktion • Die Haut bildet die äußere Oberfläche des Körpers. Eine ihrer wichtigsten Aufgaben ist der **Schutz vor äußeren Einflüssen**. Hierzu gehören:

- Schutz vor Unterkühlung bzw. Überwärmung
- Schutz vor Austrocknung
- Schutz der darunterliegenden Strukturen, z. B. der Gefäße
- Schutz vor dem Eindringen von Krankheitserregern
- Schutz vor Chemikalien oder Strahlung (z. B. Sonnenstrahlung).

Als **Sinnesorgan** dient die Haut der Wahrnehmung von **Berührungen, Druck, Vibration, Schmerz** und **Temperatur**, die von verschiedenen **Rezeptoren** der Haut registriert und über Nervenbahnen zum Gehirn geleitet werden.

Außerdem ist die Haut für die **Temperaturregulation** (Durchblutung, Schweißbildung) verantwortlich.

Größe und Aufbau • Die Haut ist das größte Organ unseres Körpers. Bei Erwachsenen hat sie ausgebreitet eine Fläche von ca. 1,5–2 m². Je nach Körperregion beträgt die Dicke der Haut ca. 1–2 mm.

Die Haut gliedert sich in mehrere Schichten (▶ Abb. 3.65):
- Die **Oberhaut** (Epidermis) besteht aus **Epithelgewebe**, dessen oberste Schicht von **Hornzellen** (Korneozyten) gebildet wird. Sie enthält keine Blutgefäße und wird durch Diffusion aus Blutgefäßen der Lederhaut ernährt.

Abb. 3.65 Aufbau der Haut.

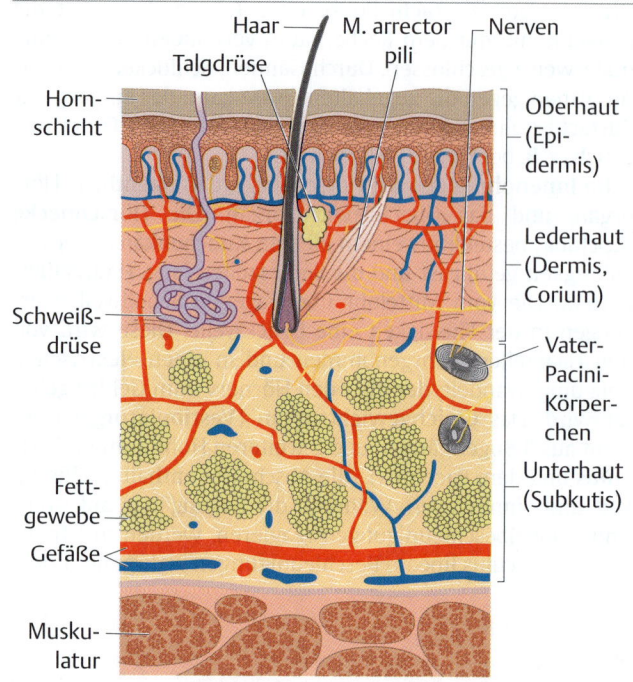

Horn-schicht — Talgdrüse — Haar — M. arrector pili — Nerven — Oberhaut (Epidermis) — Lederhaut (Dermis, Corium) — Vater-Pacini-Körper-chen — Unterhaut (Subkutis) — Schweiß-drüse — Fett-gewebe — Gefäße — Musku-latur

Mit Oberhaut, Lederhaut und Unterhaut besteht die Haut aus 3 Schichten. *Aus: Schwegler JS, Lucius R. Der Mensch – Anatomie und Physiologie. Thieme; 2011*

- Die **Lederhaut** (**Dermis**) besteht aus **Bindegewebe** und ist für die Festigkeit und die Elastizität der Haut verantwortlich. Sie enthält Blutgefäße, Haarwurzeln, Nerven sowie Talg- und Schweißdrüsen. Oberhaut und Lederhaut werden zusammen als **Cutis** bezeichnet.
- Die **Unterhaut** (**Subcutis**) besteht zum größten Teil aus **Fettgewebe**. Es dient zum einen als mechanisches Polster und zum anderen als Vorratsspeicher für Energie.

Klinik Subkutane Injektion

*Bei der sog. subkutanen Injektion wird eine Flüssigkeit unter die Haut in das **subkutane Fettgewebe** gespritzt. Die Methode wird z. B. von Diabetikern genutzt, die Insulin spritzen müssen, oder wenn nach einer Operation das blutverdünnende Medikament Heparin gegeben wird, um Thrombosen zu vermeiden. Als Injektionsort wird meist der Bauch gewählt.*

Temperaturregulation • Der Mensch versucht, seine **Körperkerntemperatur** konstant auf ca. **37 °C** zu halten. Dabei spielen die **Hautgefäße** und die **Schweißbildung** eine große Rolle. Das **Regulationszentrum** für den Wärmehaushalt liegt im Hypothalamus und damit im Gehirn. Der Hypothalamus erhält seine Informationen über die sog. **Thermorezeptoren**, die sowohl im Hypothalamus selbst als auch in der Haut liegen.

Bei **Wärme** steigert die Haut die Wärmeabgabe durch Weitstellung der Hautgefäße. Zusätzlich beginnt der Körper, Schweiß zu produzieren.

Bei **Kälte** vermeidet die Haut unnötige Wärmeabgabe, indem die Hautgefäße enggestellt werden. Als Isolatoren dienen das subkutane Fettgewebe und Kleidung. Durch **Kältezittern** wird durch Muskelarbeit zusätzliche Wärme produziert.

! *Merken* Körperkerntemperatur
- *Bei einer Hypothermie* (S. 364) *liegt die Körperkerntemperatur unter 36 °C.*
- *Bei einer Hyperthermie* (S. 387) *steigt die Körperkerntemperatur auf bis zu 40 °C an.*

RETTEN TO GO

Haut

Funktion:
- Schutzfunktion
- Sinnesorgan (Berührung und Druck, Temperatur, Schmerz)
- Temperaturregulation (über Hautgefäße und Schweißbildung).

Aufbau: Die Haut ist das größte Organ unseres Körpers. Sie besteht aus 3 Schichten:
- **Oberhaut** (Epidermis): aus Epithelgewebe, ohne Blutgefäße
- **Lederhaut** (Dermis): aus Bindegewebe
- **Unterhaut** (Subcutis): größtenteils aus Fettgewebe.

4 Pharmakologie

4.1 Allgemeine Pharmakologie – Grundlagen der Medikamententherapie

4.1.1 Einführung und Begriffsdefinitionen

Die **Pharmakologie** ist die Wissenschaft von den Wechselwirkungen zwischen körperfremden Stoffen (Arzneimitteln) und Lebewesen (Mensch und Tier). Ein **Pharmakon** ist der eingesetzte Wirkstoff (= Arzneistoff), der mit einem Lebewesen wechselwirkt, die Endung **logie** [logos = Lehre] beschreibt den sich damit befassenden Wissenschaftszweig. Diese Wechselwirkungen erfolgen immer in 2 Richtungen: Die **Pharmakokinetik** (S. 125) beschreibt die Wirkung des Lebewesens auf einen Arzneistoff, die **Pharmakodynamik** (S. 127) die Wirkung eines Arzneistoffes auf ein Lebewesen.

Die **Toxikologie** (toxikologia = „Giftkunde") untersucht die gesundheitsschädlichen Auswirkungen von Stoffen auf den Organismus. Wesentlich ist dabei die **Dosis** (S. 119) eines Stoffes, die für seine giftige Wirkung oder auch Unschädlichkeit relevant ist. Schon Paracelsus stellte fest: „Die Dosis macht das Gift."

Ein **Arzneistoff**, der in eine zur Anwendung am Menschen geeignete Arzneiform gebracht wurde, wird als **Arzneimittel** bezeichnet (▶ Tab. 4.1). Die gewählte **Arzneiform** (= Darreichungsform) (▶ Abb. 4.1) ist dabei für die Wirksamkeit des Arzneimittels entscheidend. Die meisten Notfallmedikamente werden flüssig und in Ampullenform (Stech- oder Brechampullen) oder in bzw. als Infusionen (S. 222) zur intravenösen Applikation angeboten.

Damit Arzneimittel haltbar und lagerfähig sind, werden zusätzlich zum Wirkstoff häufig **Zusatzstoffe** verwendet, die selbst eine Wirkung im Organismus entfalten können. Die Pharmaka, die heute im Rettungsdienst Anwendung finden, sind meist sog. **Fertigarzneimittel**, d. h. gebrauchsfertige Einheiten.

Tab. 4.1 Verschiedene Arzneiformen (Überblick)

Form	Beispiele*
flüssig	Saft, Sirup, **Infusionslösung**, **Injektionslösung**, **Inhalationslösung**, **Spray**, Tropfen
fest	Pulver, Granulat, Brausetablette, Tablette, Kapsel, Dragee
halbfest	**Zäpfchen** (= Suppositorium), **Bukkaltablette**, Emulsion, Suspension, Creme, Salbe, Gel, Lotion
weitere	(transdermale) Pflaster

* Die fett markierten Formen kommen im Rettungsdienst bevorzugt zum Einsatz.

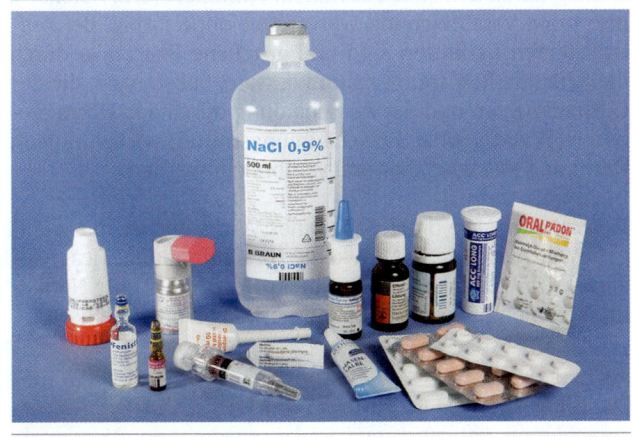

Abb. 4.1 Verschiedene Arzneiformen.

Foto: Kirsten Oborny

Damit eine Wechselwirkung zwischen Pharmakon und Lebewesen zustande kommen kann, muss der Arzneistoff in Kontakt mit dem Lebewesen treten. Diesen Vorgang bezeichnet man als **Applikation** (Verabreichung) eines Wirkstoffes. Die Verabreichung kann sowohl durch Aufbringen auf die Körperoberfläche und Aufnahme über die Haut, durch Einbringen über das Epithel des Nasen-Rachen-Raumes, Schlucken des Wirkstoffes oder durch direktes Einbringen in tiefere Körperregionen (z. B. intravenös) erfolgen = **Applikationsformen** (S. 120).

! Merken Applikationszeitpunkt
Mit dem Zeitpunkt der Applikation beginnen Pharmakokinetik und Pharmakodynamik des Arzneistoffs.

- **Indikationen** beschreiben die Einsatzgebiete für das Arzneimittel, **Kontraindikationen (KI)** die Gegenanzeigen, das Arzneimittel zu verabreichen, da es zu Schädigungen des Organismus führen könnte. Unterschieden werden **absolute KI** (= absoluter Einsatzverbot) und **relative KI** (Einsatz des Arzneistoffs verbietet sich eigentlich, nutzt aber in der vorliegenden Situation voraussichtlich mehr, als dass er schadet).
- Neben speziellen und erwünschten Effekten durch die Gabe eines Arzneimittels (= **Wirkung** des Arzneimittels) kann dieses auch **unerwünschte** (ggf. schädliche) **Wirkungen** hervorrufen. Werden mehrere Medikamente gleichzeitig eingenommen, können sie sich in ihrer Wirkung hemmen oder verstärken, man spricht dann von **Wechselwirkungen.**
- **Paradoxe Wirkungen** liegen vor, wenn ein Medikament eine entgegengesetzte Wirkung zu der erwarteten entfaltet (z. B. ein Bronchospasmolytikum löst einen Bronchospasmus aus oder Sedativa, die den Patienten beruhigen sollen, führen zu Erregungszuständen).
- **Dosis und Dosierung:** Damit ein Wirkstoff die gewünschte Wirkung erzielt, muss er im Blut in einer bestimmten Konzentration vorliegen. Ein wichtiger Aspekt bei der Arzneimittelverabreichung ist daher die Ermittlung der richtigen **Dosis**. Diese zeigt z. B. eine Abhängigkeit von Alter, Körperoberfläche oder Gewicht. Man kann für die meisten Arzneistoffe eine sog. **Dosis-Wirkungs-Beziehung** ermitteln, d. h. seine Wirksamkeit nachweisen und die Dosis angeben, bei der die erwünschte Wirkung eintritt (**Schwellendosis**). Demgegenüber steht die **Maximaldosis**. Ab einer Dosishöchstgrenze entfaltet das Medikament keine zusätzlich erwünschte Wirkung mehr, es treten dann aber verstärkt unerwünschte Wirkungen oder gar Vergiftungserscheinungen auf. Eine **Überdosierung** kann aus einem

Arzneistoff einen für den Organismus schädlichen oder giftigen Stoff machen. Die Herstellerangaben zur Dosierung eines Wirkstoffs geben einen verbindlichen Rahmen vor.

Die Differenz zwischen der Dosis, die die volle gewünschte Wirkung erzielt und der, bei der es zu toxischen Wirkungen kommt, nennt man **therapeutische Breite**. Bei einem Medikament mit **geringer therapeutischer Breite** besteht demnach nur ein geringer Abstand zwischen der therapeutischen Dosierung und der toxischen Wirkung nach Dosissteigerung.

- Jeder Arzneistoff hat einen, seinen Einsatz begründenden **Wirkmechanismus**. Die meisten Arzneistoffe wirken über Rezeptoren nach dem sog. **Schlüssel-Schloss-Prinzip** (S. 127).
- Ein Effekt der Arzneimittelgabe kann eine eintretende **Gewöhnung** an den Wirkstoff sein (= **Toleranzentwicklung**). Hier müssen immer höhere Dosen zur Erzielung des Effektes gegeben werden. Dies ist durch die Toxizität und das Auftreten von unerwünschten Wirkungen begrenzt.
- Den Zeitraum, nachdem eine in den Körper eingebrachte Arzneimittelmenge, von ihrem Höchstwert ausgehend, durch biologische Prozesse (Stoffwechsel, Ausscheidung etc.) nur noch zur Hälfte am Wirkort vorhanden ist, bezeichnet man als **Halbwertszeit** (HWZ). Die HWZ von Medikamenten variiert sehr stark (Minuten bis Tage).
- Chemisch definierte Arzneistoffe werden weltweit mit einem von der WHO festgelegten **Freinamen** (z. B. Metamizol), dem sog. **„generic name"**, bezeichnet. Hersteller geben den Arzneimitteln zur Vermarktung **Handelsnamen** (**HN**), das sind „Fantasienamen" (z. B. Novalgin®). Läuft der Patentschutz eines solch neu zugelassenen Medikaments ab, kann es als sog. **Generikum** auf den Markt gebracht werden. Generika enthalten i. d. R. den Freinamen und den Herstellernamen im Handelsnamen (z. B. Metamizol Hexal®) und sind meist billiger als das Originalpräparat.

RETTEN TO GO

Wichtige Begriffe in der Pharmakologie

Die **Pharmakokinetik** beschreibt die Wirkung des Lebewesens auf einen Arzneistoff, die **Pharmakodynamik** die Wirkung eines Arzneistoffes auf ein Lebewesen.

Ein **Arzneistoff**, der in eine zur Anwendung am Menschen geeignete **Arzneiform** (= Darreichungsform) gebracht wurde, wird als **Arzneimittel** bezeichnet. Die Arzneiform ist für die Wirksamkeit des Arzneimittels entscheidend. Die meisten Notfallmedikamente werden flüssig und in **Ampullenform** angeboten (Brech- oder Stechampullen).

Die **Indikationen** geben das Anwendungsgebiet des Präparats an, die **Kontraindikationen** umfassen Faktoren, bei deren Vorliegen das Präparat nicht angewendet werden darf. Die meisten Arzneistoffe wirken über Rezeptoren nach dem sog. **Schlüssel-Schloss-Prinzip**.

Der **Freiname** (generic name) bezeichnet den Wirkstoff des Arzneimittels, der **Handelsname** das Präparat. Nachahmerpräparate entsprechen dem Originalpräparat weitestgehend, sie werden als **Generika** bezeichnet.

4.1.2 Applikationsformen von Arzneimitteln

Allgemeines

Die Applikationsform eines Arzneimittels beschreibt die **Möglichkeiten seiner Verabreichung**. Arzneimittel können **enteral**, also über den Verdauungstrakt, oder **parenteral**, d. h. unter Umgehung des Magen-Darm-Trakts (= alle Formen außer der oralen und rektalen) verabreicht werden.

ACHTUNG

Rettungssanitäter dürfen Medikamente grundsätzlich nur nach Anweisung und niemals eigenmächtig verabreichen.

Enterale Applikation

Orale Applikation

Bei der oralen Gabe eines Medikaments (Syn.: per os [p. o.] = durch den Mund) wird dieses über den Magen-Darm-Trakt absorbiert. Dieser Prozess erfordert Zeit, um das Pharmakon in der gewünschten Konzentration (Wirkstärke) in das Blut aufzunehmen (d. h. langsamer Wirkungseintritt). Der Wirkstoff gelangt dann über die Pfortader zur Leber und wird dort metabolisiert. Bei diesem sog. **First-Pass-Effekt** kann sich durch die Um- bzw. Abbauvorgänge der Anteil des Wirkstoffs, der am Zielort noch wirken kann, reduzieren. Über den großen Körperkreislauf gelangt der Wirkstoff dann zu seinem Zielorgan.

Die Verstoffwechselung des Medikaments hängt von der Leberleistung ab, die z. B. bei **Lebererkrankungen** stark eingeschränkt sein kann. Manche Pharmaka werden fast vollständig durch den First-Pass-Effekt eliminiert (z. B. Naloxon), ihre orale Verabreichung wäre somit ohne Erfolg. Bei **zentralisierten Patienten** sind oral gegebene Pharmaka durch die fehlende Resorption kaum wirksam. Substanzen, die der Giftbindung im und der Ausscheidung durch den Darm dienen (z. B. Aktivkohle, Entschäumungsmittel) wirken nur im Darm und *müssen* daher oral verabreicht werden.

Indikationen • Die orale Gabe eines Wirkstoffs ist mit wenigen Ausnahmen (z. B. Aktivkohle zur Giftbindung, Ticagrelor zur Thrombozytenhemmung beim Herzinfarkt) für Notfallindikationen ungeeignet, da die Wirkung langsam einsetzt.

ACHTUNG

Die orale Gabe eines Pharmakons erfordert den wachen, ansprechbaren Patienten und ist wegen der Aspirationsgefahr beim Bewusstseinsgetrübten oder Bewusstlosen kontraindiziert.

Rektale Applikation

Bei der rektalen Applikation (▸ Abb. 4.2) wird der Wirkstoff in das Blut der Analvenen aufgenommen. Diese transportieren das Medikament direkt in die untere Hohlvene (also nicht zur Leber), sodass ein First-Pass-Effekt vermieden wird und ein rascherer Wirkungseintritt als bei oraler Applikation gewährleistet ist.

Indikationen • Die rektale Gabe wird als Notfalltherapie z. B. zur Fiebersenkung (z. B. Paracetamol-Zäpfchen), beim Krupp-Syndrom (Kortison-Zäpfchen) oder zur Krampfbehandlung (z. B. Diazepam als Rektiole) angewendet und ist auch beim bewusstseinsgestörten Patienten möglich.

Abb. 4.2 Rektiole zur Einführung in den Enddarm.

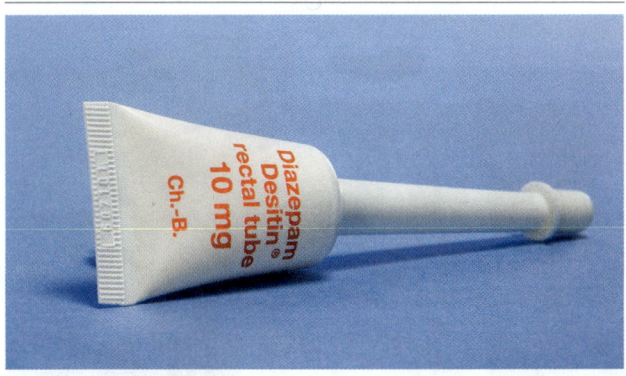

Foto: Kirsten Oborny

Durchführung • Zur Verabreichung von Zäpfchen oder Rektiolen wird der Patient möglichst in Seitenlage verbracht. Bei Gabe einer Rektiole wird die Schutzkappe abgezogen und die Rektiole vorsichtig in den After eingeführt (bei Säuglingen nur bis ca. zur Hälfte einführen). Mit einem kräftigen Druck zwischen Daumen und Zeigefinger wird die Rektiole ganz entleert und dann noch im **zusammengedrückten Zustand** herausgezogen, um ein Zurücksaugen des applizierten Wirkstoffs in die Rektiole zu verhindern. Nach der Verabreichung sollten dem Patienten einige Minuten lang die Gesäßbacken zusammengedrückt werden, um ein Zurücklaufen des Wirkstoffes zu vermeiden.

RETTEN TO GO

Orale und rektale Applikation

Oral: Einnahme über den Mund (per os = p. o.). Langsamer Wirkungseintritt, daher wird diese Applikationsform in der Notfallmedizin selten genutzt. Ausnahme sind Wirkstoffe, die direkt im Verdauungssystem wirken sollen (z. B. Aktivkohle). Oral aufgenommene Wirkstoffe werden in der Leber verstoffwechselt (**First-Pass-Effekt**), was ihre Wirksamkeit verändern kann.

Rektal: Applikation in das Rektum (in Seitenlage), häufig in Form eines Zäpfchens oder einer Rektiole. Keine Verstoffwechselung in der Leber. Rascherer Wirkungseintritt als bei oraler Applikation, daher gut in der Notfallmedizin einsetzbar (z. B. zur Fiebersenkung oder bei Krampfanfällen). Kann auch beim bewusstseinsgetrübten Patienten angewandt werden.

Parenterale Applikation

Die Aufnahme eines Medikaments **unter Umgehung des Magen-Darm-Traktes** nennt man parenterale Applikation. Es gibt mehrere Möglichkeiten, ein Pharmakon auf diese Weise effektiv ins Blut bzw. an sein Zielorgan zu bringen.

Zu den parenteralen Applikationsformen, die mit einer **Verletzung der Haut** einhergehen, zählen die intravenöse (s. u.), intraossäre (S. 122), intramuskuläre (S. 123) und subkutane Applikation (S. 123). Um das Medikament verabreichen zu können, muss intakte Körperoberfläche verletzt werden mit der Gefahr der **Keimeinschleppung** (z. B. Bakterien, Viren). Ausreichende Hygiene- und Desinfektionsmaßnahmen (Haut- [Patient] und Händedesinfektion [Anwender]) sind unbedingt zu beachten, um einer möglichen **Infektion vorzubeugen.**

Zu weiteren im RD relevanten Applikationsformen (ohne Verletzung der Haut) zählen die inhalative (S. 123), intranasal, bukkale und sublinguale (S. 124) Applikation.

Intravenöse Applikation

Indikationen • Der i. v.-Zugang ist der Zugang der **ersten Wahl** zur **Notfalltherapie,** da die applizierten Medikamente direkt in den Blutkreislauf gelangen und damit einen **schnellen Wirkungseintritt** haben. Ein venöser Zugang ist zu legen, wenn mit einer Zustandsverschlechterung des Patienten zu rechnen ist bzw. wenn Medikamente und/oder Infusionen (z. B. Volumentherapie) intravenös verabreicht werden müssen.

Kontraindikationen • Kontraindikationen für einen i. v.-Zugang sind massive Weichteilverletzungen und offensichtliche Gefäßverletzungen an derselben Extremität proximal, Entzündungen im Punktionsgebiet und der „Shuntarm" von Dialysepatienten. Zu den relativen KI im Notfall zählen die Anlage an der gelähmten Extremität nach Schlaganfall und Z. n. Brustoperation (z. B. Mamma-Karzinom) auf der gleichen Körperseite.

Zugangswege • Die intravenöse (i. v.) Applikation eines in Lösung gebrachten Medikaments erfolgt über den direkten Gefäßzugang, im Rettungsdienst üblicherweise mittels einer **Venenverweilkanüle,** in eine periphere Vene. Besonders geeignet sind hierfür v. a. die Venen des **Handrückens** oder innenseitigen **Unterarms.** Sind diese Venen nicht punktierbar, z. B. im Rahmen eines Schockgeschehens (→ mangelnde Volumenfüllung der Gefäße) oder bei langjährig Drogenabhängigen, kann alternativ die **V. jugularis externa** am Hals punktiert werden. Ein venöser Zugang im **Fußrücken- oder Knöchelbereich** kann bei Traumata bzw. Verbrennungen der oberen Körperhälfte oder auch bei Unmöglichkeit der Punktion einer Armvene (z. B. Vernarbungen nach i. v.-Drogenmissbrauch) in Betracht gezogen werden.

Als venöser Zugangsweg beim **Säugling** eignen sich, neben den o. g. Punktionsstellen, v. a. Venen unter der Kopfhaut (bei schreienden Kindern besser sichtbar!) (▶ Abb. 4.3). Wenn möglich ist beim Kind eine weniger invasive Medikamentenapplikation (z. B. rektal, nasal) zu wählen.

Nur noch theoretische Bedeutung hat die Punktion zentraler Venen (V. jugularis interna, V. subclavia). Sie wird für den präklinischen Bereich nicht empfohlen.

Vorbereitung und Durchführung • Zur Vorbereitung und Durchführung der peripheren Venenpunktion, möglichen Komplikationen und Besonderheiten beim Kind siehe Kapitel „Injektionen und Infusionen" (S. 224).

Die entsprechenden Medikamente werden über die o. g. Zugangswege mittels **Injektion bzw. Infusion** verabreicht. Die Einspülung eines injizierten Medikaments in den Kreislauf sollte durch Nachinjektion/-infusion von NaCl 0,9 % und bei schlechten Kreislaufverhälnissen ggf. durch das Anheben der Extremität unterstützt werden.

! *Merken* i. v.-Injektion von Notfallmedikamenten
Viele in der Notfallmedizin eingesetzte Injektionslösungen reizen die Venenwand, v. a., wenn der Wirkstoff zu schnell injiziert wird. Zudem können bei zu schneller Injektion mancher Medikamente schwere RR-Abfälle oder Herzrhythmusstörungen auftreten. Deswegen müssen Notfallmedikamente innerhalb eines für das jeweilige Medikament definierten Zeitraumes unter Beobachtung und möglichst unter Monitoring des Patienten verabreicht werden.

Abb. 4.3 Zur Venenpunktion und Infusion geeignete Venen beim Säugling.

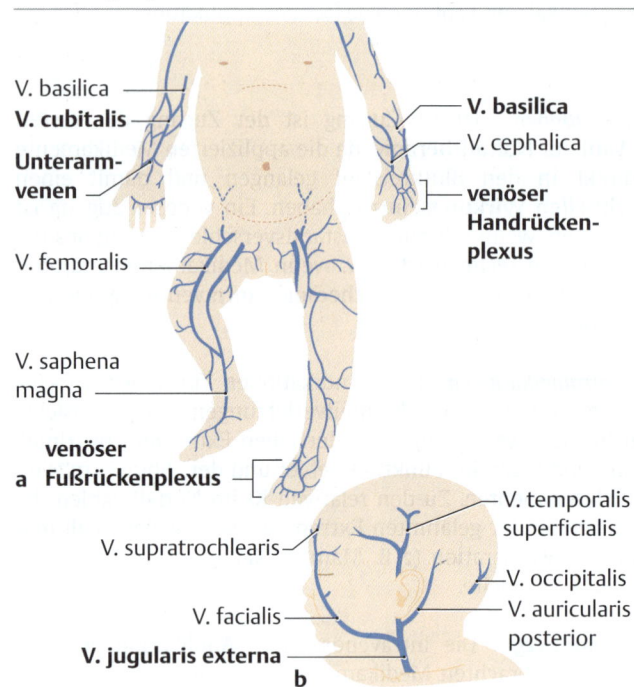

Die in der Beschriftung hervorgehobenen Venen eignen sich außerdem bevorzugt zur Venenpunktion beim Erwachsenen. *Nach: Kerbl R et al. Checkliste Pädiatrie. Thieme; 2015*

RETTEN TO GO

Intravenöse Applikation

Die Applikation erfolgt über eine Vene (bevorzugt Handrücken oder Unterarm, alternativ V. jugularis externa oder Fußrücken, bei Säuglingen auch Kopfvenen), meist mittels **Venenverweilkanüle. Schneller Wirkungseintritt**, deshalb von großer Bedeutung in der Notfalltherapie. Die für die i. v.-Injektion gewählte Gliedmaße sollte frei von größeren Verletzungen oder Entzündungen sein. Bei einigen Medikamenten ist das **Injektionstempo** zu beachten (nicht zu schnell!).

Den Applikationsformen, die eine Verletzung der Haut erfordern, müssen **Desinfektionsmaßnahmen** (Haut des Patienten, Hände des Ausführenden) vorausgehen.

Intraossäre Applikation

Indikationen • Das rote Knochenmark hat eine direkte Verbindung zum Blutgefäßsystem. Die intraossäre (= innerhalb des Knochens, i.o.) Applikation von Infusionen oder Medikamenten kommt als gute Alternativmethode für jede Altersgruppe zum Einsatz, wenn das Legen eines venösen Zugangs zur Verabreichung zwingend notwendig, aber nicht bzw. nicht schnell genug möglich ist.

- Bei nicht auffindbaren Venen oder schlechten peripheren Venenverhältnissen, z. B. im Schock oder bei Verbrennungen.
- Bei **reanimationspflichtigem Erwachsenen**, nach 90 s oder wenn nach 3 erfolglosen Punktionsversuchen kein venöser Zugang zu schaffen ist.
- Bei **Neugeborenen, Säuglingen und Kleinkindern**, wenn nicht innerhalb von 1 min ein i. v.-Zugang geschaffen werden kann und eine Notfallsituation vorliegt. Im Falle einer Reanimationssituation sollte der i.o. Zugang als primärer Zugangsweg erwogen werden.

Abb. 4.4 Material zur intraossären Punktion.

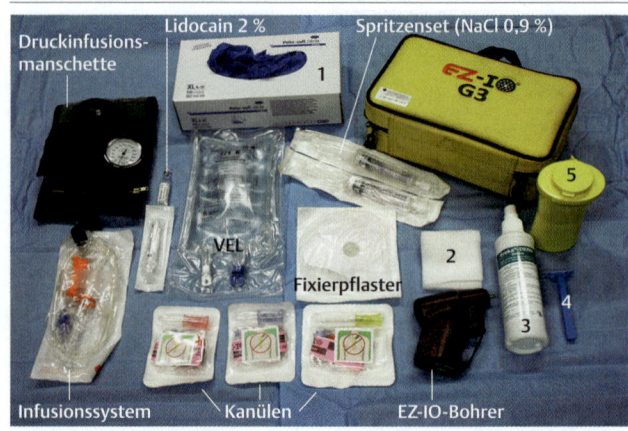

Neben den direkt im Bild beschrifteten notwendigen Materialien, benötigt man: (je nach eingesetztem System sterile) Handschuhe (1), sterile Tupfer (2), Hautdesinfektionsmittel (3), ggf. Einmalrasierer (4) und einen Kanülenabwurfbehälter (5). *Aus: Bornemann P, Reu HP. Schritt für Schritt – Intraossäre Punktion. retten! 2013; 2(2): 132–135*

Die i.o. Applikation ist der i. v.-Gabe gleichwertig; alle Medikamente und Infusionen können in der gleichen Dosierung, wie sie auch für die i. v.-Applikation gilt, verabreicht werden.

Kontraindikationen und Komplikationen • Zu den relativen **Kontraindikationen** einer Punktion zählen **Knochenfrakturen oder Gefäßverletzungen** an oder proximal der (geplanten) Punktionsstelle sowie Implantate an der geplanten Punktionsstelle. Bei korrekter Durchführung und sterilem Vorgehen sind Komplikationen selten (am häufigsten **Osteomyelitis** durch **Keimeinschleppung**).

Zugangswege • Für Erwachsene und Kinder (für Säuglinge und NG gelten andere Werte) besonders geeignet ist der Zugangsweg über das **Schienbein (Tibia)**.

- **Proximale Tibia:** 2–3 cm Querfinger unterhalb der Patellaunterkante und medial auf Höhe der Tuberositas tibiae.
- **Distale Tibia:** 3 Querfinger oberhalb des Sprunggelenks auf der Mitte der Unterschenkelinnenfläche (dieser Zugang ist für manuelle Systeme ggf. geeigneter).
- **Alternative Zugangswege** sind der proximale Oberarm und der distale Oberschenkel.

Benötigtes Material und Vorbereitung • Alle Geräte bzw. Materialien für die i.-o.-Punktion müssen vom RS vorbereitet werden. Hierzu zählen (▸ Abb. 4.4):

- EZ-IO-Bohrer, Kanülen (je nach Alter, Größe und Gewicht des Patienten) und Fixierpflaster
- Spritzenset, Lidocain 2 %
- VEL, Druckinfusionsmanschette, Infusionssystem
- zudem (je nach eingesetztem System sterile) Handschuhe, sterile Tupfer, Einmalrasierer und Behälter zum Kanülenabwurf.

Eine weitere wesentliche Aufgabe des RS besteht darin, dem NFS oder NA bei der i.o.-Punktion zu assistieren.

Durchführung • Zur Durchführung wird mittels einer speziell geeigneten Nadel bzw. eines Bohrersystems (z. B. BIG, F.A.S.T. oder EZ-IO) an dem gewählten Knochenpunkt ein Zugang in den Knochenmarksraum geschaffen.

Die **EZ-IO-Bohrmaschine** ist einfach und sicher anzuwenden und stellt den **aktuellen Standard** dar. Das Verfahren ist schmerzarm und kann auch am nicht bewusstlosen Kind bzw. Erwachsenen durchgeführt werden (▸ Abb. 4.5). Dislokations- und Infektionsgefahr sind gering.

Abb. 4.5 Intraossäre Punktion.

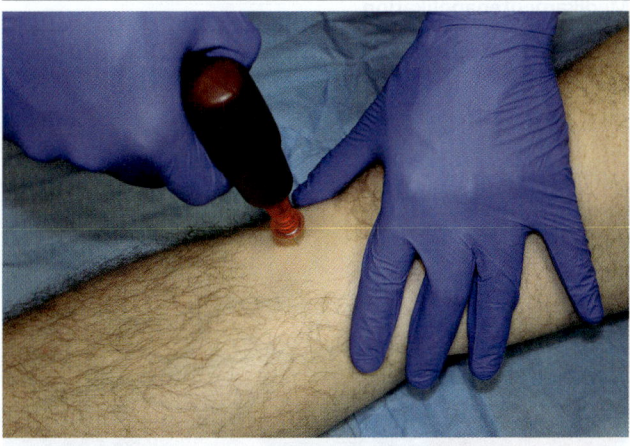

Punktion der Tibia unter aseptischen Bedingungen. *Aus: Bornemann P, Reu HP. Schritt für Schritt – Intraossäre Punktion. retten! 2013; 2(2): 132–135*

- Die Extremität wird stabil und sicher gelagert, i. d. R. das Bein.
- Auffinden der Punktionsstelle, ggf. Rasur, gründliche Hautdesinfektion, Handschuhe (sterile Bedingungen!).
- Bei bewusstseinsklaren Patienten: Lokalanästhesie der Einstichstelle bis zum Periost.
- Vorbereitete Bohrmaschine senkrecht zum Knochen ansetzen und bohren bis Widerstandsverlust.
- Eine Hand fixiert die Nadel, die andere Hand nimmt die Bohrmaschine ab und der Trokar wird gegen den Uhrzeigersinn ausgedreht.
- Das rechtwinklige, entlüftete Winkelstück mit Dreiwegehahn wird an die Nadel befestigt.
- Nach der Punktion **Lageüberprüfung**: Stabile, leicht federnde Fixierung der Nadel? Problemlose Injizierbarkeit von NaCl 0,9 % (vor Infusion mit NaCl spülen!)? Läuft die Infusion?
- Die auf die Punktion folgende **Injektion** ist deutlich **schmerzhafter**, als die Punktion selbst. Deswegen wird bei Wachpatienten zur Schmerzreduktion die initiale Gabe von **Lidocain** im Bolus durch den liegenden Zugang empfohlen.
- Abschließend wird eine **Druckinfusion** angeschlossen. Damit der Zugang z. B. durch Lagerungsmanöver keine Fehllage erfährt, wird er **systemabhängig fixiert** und **steril abgedeckt**.
- Der Zeitpunkt der Punktion wird dokumentiert.

RETTEN TO GO

Intraossäre Applikation

Medikamenteninjektion ins rote Knochenmark als Alternative **für jede Altersgruppe**, wenn eine i. v.-Injektion nicht oder nicht schnell genug möglich ist. Wirkstoffe und Dosierungen können identisch zur i. v.-Injektion gewählt werden. **Zugang** meist über das **Schienbein** (medial 2–3 Querfinger unter der Kniescheibenunterkante). Zu den primären Aufgaben des RS zählen die Vorbereitung der Materialien sowie die Assistenz bei der Punktion.

Der Zugang zur Knochenhöhle wird nach Lokalanästhesie mittels spezieller **Bohrmaschinen** hergestellt (z. B. **EZ-IO**). Nach vorheriger Lidocaingabe wird dann eine Druckinfusion angeschlossen. Der Punktionszeitpunkt muss dokumentiert werden.

Die Komplikationsrate ist gering (v. a. **Osteomyelitis**).

Intramuskuläre Applikation

Grundlagen • Die intramuskuläre (i. m.) Gabe beschreibt das Einbringen eines Medikamentenwirkstoffs in den Skelettmuskel mittels Injektion. Diese Applikationsform wird gewählt, wenn der Wirkstoff des verabreichten Medikaments kontinuierlich und langsam abgegeben werden soll (**Depotwirkung**). Für den Rettungsdiensteinsatz, bei dem i. d. R. ein schneller Wirkungseintritt notwendig ist, **eignet sie sich** daher meist **nicht**.

Ausnahme: **i. m.-Injektion von Adrenalin** für Patienten im **anaphylaktischen Schock**, (eine Verzögerung dieser Maßnahme führt zu einer erhöhten Sterblichkeit). Ansonsten ist die i. m.-Injektion im Schockzustand sinnlos.

Durchführung • Zur i. m.-Injektion wird der Punktionsort, meist Oberschenkel- (M. vastus lateralis) oder Oberarmmuskel (M. deltoideus), aufgesucht, gründlich desinfiziert und in sicherer Tiefe injiziert, um den Muskel zu erreichen (vorher Aspiration der Spritze, um eine Fehlpunktion in einem Gefäß auszuschließen). Anschließend steriles Pflaster.

Subkutane Applikation

Grundlagen • Die subkutane (s. c.) Gabe von Medikamenten beschreibt die Injektion eines Medikaments in das **Unterhautfettgewebe**. Die Resorption verläuft hierbei deutlich verlangsamt, da die Dichte der Blutgefäße im Unterhautfettgewebe gering ist. Der Wirkungseintritt ist damit verzögert. Diese Applikationsform spielt im RD eigentlich keine Rolle. Sie begegnet dem angehenden Rettungssanitäter aber z. B. im Rahmen seiner Ausbildung im Klinikpraktikum (z. B. Clexane- oder Insulin-Gabe s. c.).

Durchführung • Zur s. c.-Injektion wird zwischen Daumen sowie Zeige- und Mittelfinger eine Hautfalte am Bauch oder Oberschenkel gebildet, in die der Wirkstoff injiziert wird.

RETTEN TO GO

Intramuskuläre und subkutane Injektion

Intramuskulär (i. m): Injektion z. B. in den Oberschenkel- oder Oberarmmuskel (Depotwirkung).

Subkutan (s. c.): Injektion in das Unterhautfettgewebe (meist Bauch oder Oberschenkel).

Beide Injektionsformen spielen wegen ihres langsamen Wirkungseintritts in der Notfallmedizin eigentlich keine Rolle. **Ausnahme**: Adrenalin i. m. bei anaphylaktischem Schock.

Inhalative Applikation

Grundlagen • Die **Inhalation** von Medikamenten ist ein Applikationsweg, der den Wirkstoff als **Aerosol** oder **Pulver** mit dem Atemstrom in die **tieferen Luftwege** transportiert.

Es gibt für zahlreiche Wirkstoffe sog. **Fertiginhalatoren** oder **Sprays**, die entweder flüssige oder pulverförmige Medikamentenzubereitungen enthalten. Medikamente können zusätzlich über spezielle **Vernebler** mittels einer O_2-Maske (S. 213) verabreicht werden. Die Absorption der Wirkstoffe erfolgt über das Bronchial- und/oder Alveolarepithel.

Es gibt Medikamente, die nur örtlich (**topisch**) wirken und solche, die über das Blut im Körper ihre (**systemische**) Wirksamkeit – und damit auch unerwünschte Wirkungen – entfalten. Als Beispiel für eine örtliche Wirkung sind **inhalative Kortikoide** (z. B. Novopulmon®) zu nennen. Als inhalative

Medikamente, die systemische Wirkung entfalten, können die bronchienerweiternden β-Sympathomimetika (z. B. Salbutamol®) gelten, die neben der gewünschten Bronchodilatation z. B. zu einem Herzfrequenzanstieg führen können. Da ein Teil der verabreichten Wirkstoffe auch verschluckt werden kann, können zusätzlich systemische Wirkungen auftreten.

Ein **Vorteil** dieser Applikationsform ist, dass die verabreichten Medikamente an ihrem Zielorgan (Atemwege) eine erhöhte Konzentration und damit Wirkstärke erreichen.

Indikationen

- Erkrankungen, die mit einem Bronchialspasmus einhergehen (**Asthma bronchiale**, AECOPD → inhalativ → β₂-Sympathomimetika).
- Erkrankungen mit einer akuten Schwellung im Bereich der oberen Atemwege (z. B. **Krupp-Syndrom** → ggf. Adrenalin vernebeln).
- Die früher angewandte endobronchiale (endotracheale) Applikation von Medikamenten (also über den liegenden Tubus) zur Reanimation wird heute *nicht* mehr empfohlen!

Kontraindikationen • Dazu zählen bekannte **Unverträglichkeitsreaktionen** wie z. B. eine Verstärkung der Symptomatik durch das eingesetzte Medikament (z. B. Inhalation von Ipratropiumbromid kann zu einer paradoxen Verstärkung eines Bronchospasmus führen) und eine **Intoleranz** dieser Methode durch den Patienten (manche Patienten mit einer schweren Atemwegsobstruktion tolerieren eine Maske nicht, hier kann eine milde Sedierung helfen). Des Weiteren sind die **substanzspezifischen Kontraindikationen** zu beachten.

Durchführung

- Während der Inhalation mit einem **Pulverinhalator bzw. Dosieraerosol** (▶ Abb. 4.6) sollte der Patient den Mund fest um das Mundstück schließen (Hubanzahl variiert je nach Medikament und Symptomatik). Das Aerosol (das vor der Benutzung gut zu schütteln ist) bzw. Pulver ist dann während der tiefen Inspiration abzugeben und der Patient sollte für ca. 5 s die Luft anhalten, damit der Wirkstoff nicht abgeatmet wird.
- **Maskensysteme** mit speziellem Vernebler zur Medikamenteninhalation kann man vor Mund und Nase halten oder mit der angebrachten Haltevorrichtung (Gummizug) am Kopf befestigen. Viele Patienten empfinden das Vorhalten der Maske als angenehmer! Der angeschlossene O₂-Flow muss so gewählt werden, dass sich ein Aerosol bildet (6–10 l/min).

Intranasale, sublinguale und bukkale Applikation

Grundlagen • Die Nasen- und Mundschleimhaut sind sehr gut durchblutete Areale, die nach dem Auftragen eines geeigneten Wirkstoffs diesen rasch resorbieren und ins Blutgefäßsystem transportieren. Mit dieser Applikationsform können einfach, schmerzfrei und schnell wirksame Medikamentenspiegel im Blut erreicht und damit einen **schneller Wirkungseintritt** erzielt werden.

Indikationen • Diese Applikationswege haben sich als Alternative bei fehlendem i. v.-Zugang und/oder speziellen Krankheitsbildern gut bewährt und spielen im RD eine relevante Rolle.

Abb. 4.6 Pulverinhalator bzw. Dosieraerosol zur inhalativen Medikamentenapplikation.

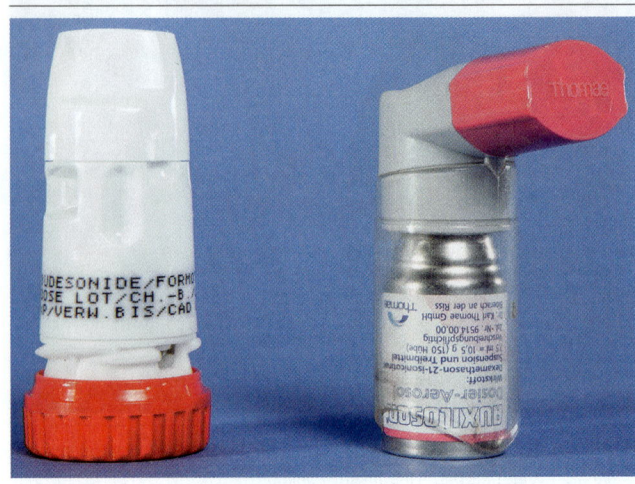

Foto: Kirsten Oborny

- **intranasal:**
  – Morphin, Fentanyl, Esketamin: zur Sedierung/Analgosedierung/Analgesie
  – Naloxon: bei Opioidintoxikation
  – Flumazenil: bei Benzodiazepinintoxikation
  – Midazolam: bei zerebralem Krampfanfall, zur Sedierung
  – Glukagon: bei Hypoglykämie
- **sublingual und bukkal:**
  – Nitroglycerin-Spray: z. B. bei Angina pectoris/ACS.
  – Zerbeißkapseln (z. B. Nifedipin, wie Adalat®): z. B. bei schwangerschaftsbedingter Hypertonie.
  – Schmelztabletten (z. B. Lorazepam, wie Tavor Expidet®): z. B. bei Krampfanfällen, akuten Angst- oder Erregungszuständen.

Hinweis: Zahlreiche Medikamente, die zur i. v.-, i. m.- oder s. c.-Gabe zugelassen sind, sind zurzeit noch off-label, d. h. ohne Zulassung für diesen Applikationsweg. Das heißt, der Anwender handelt nach Risiko-Nutzen-Abwägung auf eigene Verantwortung, ob er das Medikament verabreicht.

ACHTUNG

*Der intranasale, sublinguale und bukkale Applikationsweg eignet sich **nicht bei Schockzuständen** oder einer Reanimation.*

Durchführung

- **Intranasal:** Für diese Anwendung stehen geeignete **Zerstäuber**, sog. **MAD** (mucosal atomization devices) zur Verfügung, z. B. LMA NAD Nasal™, die auf eine handelsübliche Spritze aufgesetzt werden können und eine zuverlässige Medikamentengabe gewährleisten. Mittels des auf alle Spritzensysteme passenden Aufsatzes wird der Wirkstoff in der für das entsprechende Medikament angepassten Dosierung über eine Injektionsspritze in der Nasenhöhle zerstäubt (▶ Abb. 4.7). Der Einsatz des MAD garantiert durch Mikrozerstäubung eine optimale Resorption des Medikaments (ggf. Patienten Nase im Vorfeld putzen lassen oder Nase absaugen). Es sollte die Medikamentenzubereitung mit höchster Konzentration gewählt (= kleinstes Volumen) und die Dosis auf beide Nasenlöcher gleichmäßig verteilt werden. Eine Menge von **0,5 bis max. 1 ml/Nasenloch** sollte dabei nicht überschritten werden (wird mehr benötigt, fraktioniertes Vorgehen). Bei Schnupfen oder Nasenbluten hat man keine sichere Medikamentenwirkung.

Abb. 4.7 Nasale Medikamenten-Applikation mittels MAD-Zerstäuber.

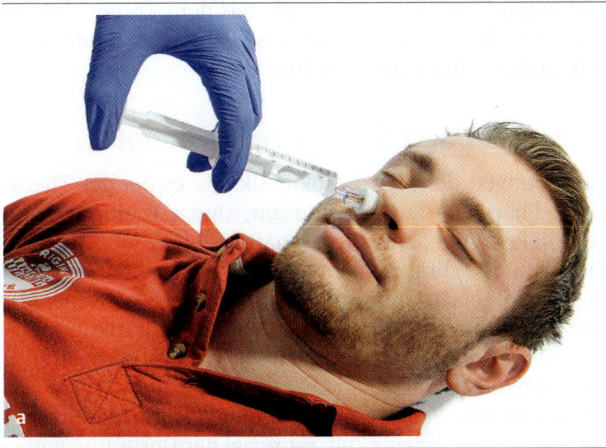
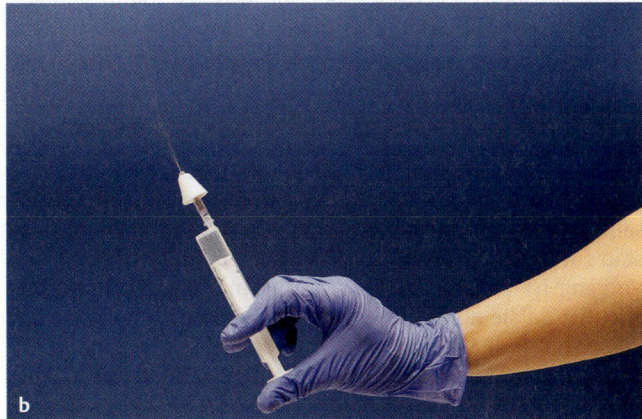

a MAD-Zerstäuber auf handelsüblicher Spritze.
b Abgabe der feinen Medikamentenpartikel.

Fotos: Kirsten Oborny

Sublingual und bukkal: Zur Applikation eines Medikaments auf die Mundschleimhaut kann dieses in Form eines Sprays unter die Zunge (=**sublingual**, s. l.) oder als Schmelztablette **bukkal** (= in eine Backentasche) eingebracht werden. Bei der **sublingualen Gabe** von Medikamenten wird der Patient aufgefordert, ein langes L mit geöffnetem Mund zu sprechen. Dann wird das Medikament auf die **Mundschleimhaut** aufgesprüht. Die Bukkaltablette wird in einer **Backentasche** platziert (Eigenschutz beachten). **Kapseln** werden **aufgestochen** und in die Mundhöhle ausgedrückt oder **zerbissen** (ausgetretener Inhalt verteilt sich dann in der Mundhöhle), die leere Kapsel kann der Patient schlucken.

RETTEN TO GO

Inhalation, nasale, sublinguale und bukkale Applikation

Inhalation: Wirkstoff wird als Aerosol oder Pulver eingeatmet, meist mithilfe eines Fertiginhalators oder einer Maske. Wirkung an den Atemwegen (primär lokal über Aufnahme über das Atemwegsepithel; ggf. aber auch systemische Wirkungen). Anwendung bei bestimmten Atemwegserkrankungen (z. B. Salbutamol bei Asthma oder Adrenalin vernebelt bei Krupp-Syndrom).

Intranasal: Aufnahme über die **Nasenschleimhaut**, schnelle Resorption ins Blut und damit schneller Wirkungseintritt. Applikation meist über sog. **MAD-Zerstäuber** (z. B. Midazolam bei zerebralem Krampfanfall).

Sublingual und bukkal: Aufnahme über die **Mundschleimhaut**, schnelle Resorption ins Blut und damit schneller Wirkungseintritt. Applikation über **Sprays** (unter die Zunge, z. B. Nitrospray bei Angina pectoris), als **Kapseln** (zum Zerbeißen) oder **Schmelztabletten** (in die Backentasche, z. B. Lorazepam bei Angstzuständen).

4.1.3 Allgemeine Pharmakokinetik

Die **Pharmakokinetik** gibt Auskunft darüber, wie der Wirkstoff zum Wirkort gelangt und wie er abgebaut und ausgeschieden wird. Die aus dem englischsprachigen Raum abgeleitete Abkürzung **LADME** fasst diese Vorgänge wie folgt zusammen:

- **L**iberation – Freisetzung
- **A**bsorption – Aufnahme ins Blut
- **D**istribution – Verteilung im Organismus
- **M**etabolismus – Stoffwechselvorgänge, Veränderungen des Stoffes
- **E**xkretion – Ausscheidung des Stoffes über Leber, Niere, Dickdarm oder Lunge, Haut/Haare (z. B. Drogennachweis in Haaren), Ausscheidung in Muttermilch (bei Stillenden zu beachten).

Freisetzung

Nach der Verabreichung =**Applikation** (S. 120) eines Arzneistoffs erfolgten sein Eintritt in den Organismus und die **Freisetzung** aus seiner Zubereitung (z. B. Tablette) =**Liberation**. Wie schnell ein Wirkstoff freigesetzt wird und wie lange er seine Wirkung entfaltet, hängt dabei, neben der Arzneiform des Medikaments, von der **Applikationsform** ab. Ein injizierter Wirkstoff wirkt i. d. R. sehr schnell. Auch aus Schmelztabletten, Sprays oder Zäpfchen wird der Wirkstoff, im Gegensatz z. B. zu Tabletten, schnell freigesetzt.

Die parenterale Applikation eines Wirkstoffs hat (im Gegensatz zur enteralen) den Vorteil, dass kein sog. **First-Pass-Effekt** (S. 120) auftritt.

Aufnahme und Verteilung

Nach der Freisetzung des Wirkstoffs erfolgt seine Aufnahme =**Absorption** (bzw. Resorption) ins Körperinnere, womit i. d. R. die Aufnahme des Arzneistoffs vom Ort seiner Freisetzung ins Blut (bzw. Plasma) des Körperkreislaufs gemeint ist. Wird der Wirkstoff also nicht direkt ins Blut injiziert, müssen zunächst „Barrieren", wie Haut, Nasen-, Mund-, Magen- oder Darmschleimhaut überwunden werden. Die häufigste Form der Durchdringung von Membranen geschieht mittels **Diffusion**, aber auch andere Prozesse, wie z. B. der **aktive Transport** eines Arzneistoffes, spielen eine Rolle.

Nach der Aufnahme ins Blutplasma wird der Wirkstoff in die Gewebe zu den Zellen verteilt (=**Distribution**). Hierzu brauchen fast alle Pharmaka ein **Transportvehikel** (Arzneistoffe werden gebunden transportiert), das der Körper v. a. in Form von **Albumin** zur Verfügung stellt. Eigenschaften, wie etwa Molekülgröße oder Bindungsfähigkeit an Wasser (**Hydrophilie**) oder Fett (**Lipophilie**), bestimmen wesentlich, in welche Verteilungsräume (S. 82) der Arzneistoff gelangt. Reichert er sich aufgrund seiner chemischen Eigenschaften in bestimmten Geweben an (z. B. fettlösliche Substanzen im

Fettgewebe), bezeichnet man das als **Speicherung**. Fettbindende Substanzen verlassen den intravasalen Raum schnell und gelangen z. B. rasch über die Blut-Hirn-Schranke in das ZNS.

Verstoffwechselung und Ausscheidung

Die Verstoffwechselung bzw. der chemische Umbau (= **Metabolisierung**) eines Pharmakons reduziert dessen Wirksamkeit meist deutlich und findet vorwiegend in der **Leber** statt (in geringem Maß auch schon im Darmepithel). Dieser Vorgang ist zudem für die Wirkung mancher Arzneistoffe wichtig, da sie zunächst in Form wenig oder unwirksamer Vorstufen in den Organismus eingebracht und erst dann in den **eigentlichen Wirkstoff umgewandelt** werden (▶ Abb. 4.8). In der Leber sind spezialisierte Enzymsysteme beteiligt, Medikamente um- oder abzubauen. Das wichtigste ist das **Cytochrom P₄₅₀-System**.

Während der Verteilung, Speicherung und der Um- und Abbauvorgänge eines Arzneistoffes beginnt auch bereits seine **Entfernung**. Wird der Arzneistoff ausgeschieden, spricht man von **Exkretion**. Nach ihrer Vorbereitung zur Ausscheidung werden die Substanzen entweder über die Gallenflüssigkeit in den Darmtrakt sezerniert (= **biliäre Exkretion**) oder über die Nieren in den Harn abgegeben (= **renale Ex-** kretion). Die Ausscheidung über die **Nieren** ist der Hauptausscheidungsweg für Arzneistoffe aus dem Körper. Bei Patienten mit Nierenerkrankungen ist daher ggf. eine Dosisanpassung des Pharmakons notwendig.

Veränderungen der Pharmakokinetik

Veränderungen der Pharmakokinetik, die es bei der Therapie mit Pharmaka zu beachten gilt, sind z. B. durch **Alter**, **Fettleibigkeit** oder **Schwangerschaft** bedingt.

- **Kinder** (S. 129) brauchen im Regelfall eine weitaus höhere Dosis, bezogen auf ihr Körpergewicht, als Erwachsene. **Ältere Patienten** (S. 130) und solche mit Einschränkungen ihrer Organfunktionen, kommen mit weitaus geringeren Dosierungen als der gesunde Erwachsene aus.
- Das Auftreten z. T. extremer **Fettleibigkeit**, ein zunehmendes Phänomen unserer Zeit, muss bei der Dosierung von Medikamenten, die körpergewichtsadaptiert dosiert werden sollen, berücksichtigt werden.
- In der **Schwangerschaft** kann der Extrazellulärraum um bis zu 10 l zunehmen. Es findet eine „Verdünnung" verschiedener Körperkompartimente mit den darin enthaltenen Arzneistoffen statt, daher nimmt auch die Albuminkonzentration im Plasma ab. Dies ist, neben der Berücksichtigung von ggf. schädigenden Medikamenten-Einflüssen auf das Kind, bei der Pharmakotherapie Schwangerer zu beachten.

Bezüglich der medikamentösen Therapie Schwangerer existieren nur wenige aussagekräftige Studien, sodass verlässliche Aussagen zu Dosierungen und Wirkungen verschiedener Medikamente kaum möglich sind.

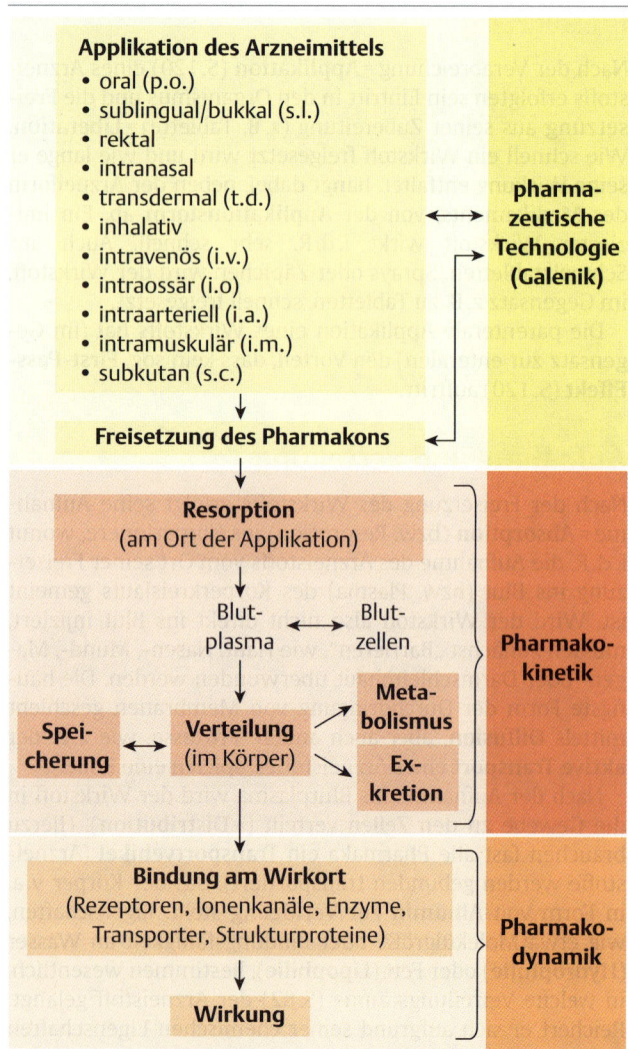

Abb. 4.8 Von der Applikation des Arzneimittels zur Wirkung des Pharmakons.

Nach: Graefe KH et al. Duale Reihe Pharmakologie und Toxikologie. Thieme; 2016

RETTEN TO GO

Allgemeine Pharmakokinektik

Die Pharmakokinetik umfasst die Freisetzung, Aufnahme, Verteilung, Verstoffwechselung und Ausscheidung des Wirkstoffes.

Die **Freisetzung** (Liberation) ist abhängig von der Darreichungs- und Applikationsform (bei Tabletten z. B. langsam, bei Injektionslösungen schnell). Die **Aufnahme ins Blut** (Absorption) bzw. deren Geschwindigkeit ist davon abhängig, wo der Wirkstoff freigesetzt wird und welche Membranen er – meist durch Diffusion – durchdringen muss.

Die **Verteilung** (Distribution) des Wirkstoffs im Körper erfolgt mit dem Blutstrom. Je nach seinen chemischen Eigenschaften (fett- oder wasserliebend) reichert er sich in unterschiedlichen Geweben an.

Gelangt der Wirkstoff über den Blutweg in die Leber (v. a. bei enteraler Gabe), wird er dort enzymatisch **verstoffwechselt** (**First-Pass-Effekt**). Dies kann bei einigen Wirkstoffen zu einem Wirkverlust führen, andere Wirkstoffe werden jedoch durch diese Umbauvorgänge ggf. erst aktiviert.

Die meisten Wirkstoffe werden über die **Nieren** ausgeschieden. Es gibt aber auch andere Exkretionswege (z. B. über die Galle mit dem Stuhl).

Die Pharmakokinetik ist **altersabhängig**, weshalb z. B. ältere Menschen andere Dosierungen benötigen als Kinder. Auch **Fettleibigkeit**, **Schwangerschaft** sowie **Leber- oder Nierenerkrankungen** können die Pharmakokinetik beeinflussen.

Tab. 4.2 Rezeptoren, ihr Vorkommen und ihre Wirkung im Körper (Auswahl)

Rezeptor	Vorkommen	Wirkung	physiologischer Agonist
α_1-Rezeptor	glatte Muskulatur der Blutgefäße, ZNS u. a.	Vasokonstriktion, sympathomimetisch	Adrenalin, Noradrenalin
α_2-Rezeptor	Nervensystem, peripher und zentral	sympatholytisch, „Gegenspieler" zum α_1-Rezeptor	Adrenalin, Noradrenalin
β_1-Rezeptor	Herz	Steigerung von Herzfrequenz, Herzkraft und Erregungsbildung/-leitung	Adrenalin (Noradrenalin weniger)
β_2-Rezeptor	Herz, glatte Muskulatur, Nervenzellen	Relaxation glatter Muskulatur (Gefäße, Bronchien, Uterus, Darm), „Gegenspieler" zum α_1-Rezeptor	Adrenalin (Noradrenalin weniger)
Acetylcholin-Rezeptoren	muskarinische Rezeptoren: glatte Muskulatur, Herz, Bronchien, ZNS u. a. nikotinische Rezeptoren: Skelettmuskulatur, neuromuskuläre Endplatte	Abnahme von Herzfrequenz, Herzkraft und Erregungsbildung/-leitung, Steigerung der glatten Muskelaktivität (z. B. Bronchien) Muskeltätigkeit der Skelettmuskulatur	Acetylcholin

4.1.4 Allgemeine Pharmakodynamik

Die **Pharmakodynamik** beschäftigt sich mit der Frage, was der Wirkstoff mit dem Körper macht, also wie er den Organismus beeinflusst, wo und wie er wirkt (erwünschte und unerwünschte Wirkungen) und welche biochemischen Prozesse die Wirkung ermöglichen.

Arzneistoffe können nach ihrer Applikation sowohl auf den **menschlichen Organismus** selbst als auch auf **Fremdorganismen** (z. B. Bakterien, Viren, Pilze) wirken. Die weitaus meisten Arzneimittelwirkungen werden über sog. **Rezeptoren** vermittelt. Diese Rezeptoren, oder Bindungsstellen für Pharmaka, können z. B. Enzyme, Hormon- oder Neurotransmitterrezeptoren oder spannungsgesteuerte Ionenkanäle sein.

Agonisten

Substanzen, die einen Rezeptor und dessen Funktion aktivieren, werden als **Agonisten** zu diesem Rezeptor bezeichnet. Das vereinfachte Bild des **Schlüssel-Schloss-Prinzips** eignet sich gut zum grundlegenden Verständnis pharmakologischer Wechselbeziehungen. Nach Erreichen des Wirkortes erfolgt die Bindung eines Arzneistoffes (Schlüssel) an seinen passenden und spezifischen Bindungsort, den **Rezeptor** (Schloss). Rezeptoren können in allen Geweben und an allen Zellen gefunden werden. Nach der Bindung einer Substanz an ihren passenden spezifischen Rezeptor erfolgt die Aktivierung der diesem Rezeptor zugewiesenen Funktion = **spezielle Zellantwort**. So können sich z. B. Ionenkanäle an der Zelloberfläche öffnen und Elektrolyte einströmen lassen. Substanzen, die ihren spezifischen Rezeptor auch in hoher Konzentration nur gering aktivieren, also nur eine geringe Wirkung erzielen, nennt man **partielle Agonisten**. Die Eigenschaft, mehr oder weniger fest an einen Rezeptor zu binden, nennt man **Rezeptoraffinität** einer Substanz.

Beispiele für Rezeptoren, deren Vorkommen und Wirkung im Körper und physiologische Agonisten zeigt ▶ Tab. 4.2.

Antagonisten

Agonisten und Antagonisten (▶ Abb. 4.9) konkurrieren um den gleichen Rezeptor (▶ Tab. 4.3). Verbindet sich eine Sub-

Tab. 4.3 Beispiele für Rezeptoren und ihre Antagonisten (Auswahl)

Rezeptor	Antagonisten
α_1-Rezeptor	α_1-Rezeptorenblocker (z. B. Urapidil zur RR-Senkung)
α_2-Rezeptor	Antidepressiva (z. B. Mianserin)
β-Rezeptoren	β-Blocker (z. B. Metoprolol)
Acetylcholin-Rezeptoren	muskarinische Rezeptoren: Atropin nikotinische Rezeptoren: Muskelrelaxanzien, Curare

Abb. 4.9 Agonist und Antagonist.

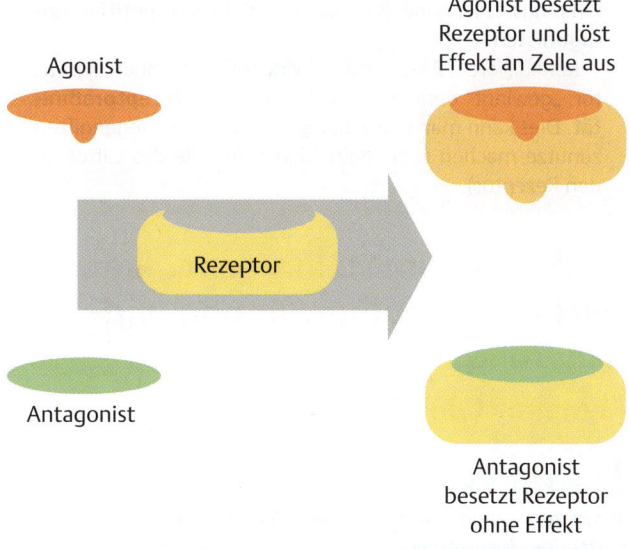

Agonist

Rezeptor

Antagonist

Agonist besetzt Rezeptor und löst Effekt an Zelle aus

Antagonist besetzt Rezeptor ohne Effekt

stanz mit demselben Rezeptor, die Bindung der Substanz löst aber keine Aktivierung aus und blockiert dazu noch die Bindung eines Agonisten an diesen Rezeptor, spricht man von **kompetitiven Antagonisten** (engl.: competition = Wettbewerb). Dieses „Konkurrenzverhalten" spielt z. B. bei der Therapie von Vergiftungen eine Rolle. Mittels geeigneter Gegengifte (**Antidote**) (S. 157) kann man Giftsubstanzen, durch Verabreichung eines Gegenspielers, am Rezeptor verdrängen und damit deren Wirkung aufheben.

Agonisten und Antagonisten verlassen den Rezeptor je nach ihrer Konzentration vor Ort auch: Sie dissoziieren ab und werden metabolisiert bzw. ausgeschieden. Man nennt diese Rezeptorbindung daher **reversibel**. Bezüglich der erneuten Besetzung um den dann wieder freien Rezeptor konkurrieren Agonist und Antagonist dann wieder. Die große Mehrzahl der Medikamentensubstanzen gehen reversible, d. h. umkehrbare Verbindungen zum Rezeptor ein.

Nicht kompetitive Antagonisten binden an eine andere Bindungsstelle des Rezeptors als der Agonist und verhindern oder schwächen somit die Wirkung des Agonisten an diesem Rezeptor. Auch Substanzen, die **irreversibel** an einen Rezeptor binden, gelten als nicht kompetitiv (z. B. Azetylsalizylsäure). Die irreversible Bindung erlischt nicht, erst mit der Neusynthese des Rezeptors kann die Zelle die Rezeptorfunktion wiederherstellen.

RETTEN TO GO

Allgemeine Pharmakodynamik

Die Pharmakodynamik beschreibt die Wirkung des Stoffs auf den Organismus, sie verändert sich im Alter. Die meisten Arzneimittelwirkungen werden über **Rezeptoren** vermittelt. Bindet ein Wirkstoff („Schlüssel") an den entsprechenden Rezeptor („Schloss"), löst dieser eine bestimmte Zellantwort, z. B. die Öffnung von Ionenkanälen, aus („Schlüssel-Schloss-Prinzip").

Als **Agonisten** bezeichnet man die Wirkstoffe, die einen bestimmten Rezeptortyp aktivieren. Danach lösen sie sich meist vom Rezeptor. **Antagonisten** binden ebenfalls an einen bestimmten Rezeptortyp, lösen dort aber keine Reaktion aus. Sie verhindern oder schwächen damit die Wirkung des Agonisten. Besetzen Wirkstoffe dieselbe Bindungsstelle des Rezeptors wie der Agonist, handelt es sich um **kompetitive Antagonisten**, besetzen sie eine andere Bindungsstelle, handelt es sich um **nicht kompetitive Antagonisten**.

Konkurrieren 2 oder mehr Wirkstoffe um einen Rezeptor, „gewinnt" derjenige mit der größeren **Rezeptoraffinität**. Dies kann man sich z. B. bei der Gabe von Gegengiften zunutze machen (Gegengift bindet anstelle des Giftes an den Rezeptor).

4.1.5 Arzneimittelumgang, -kennzeichnung, -aufbewahrung und -lagerung

Arzneimittelumgang

! Merken 8 Rs
Merke zum Umgang mit Medikamenten die 8 „Rs":
- *Richtiges Medikament,*
- *beim richtigen Patienten,*
- *in der richtigen Dosierung,*
- *mit der richtigen Verdünnung,*
- *in der richtigen Applikationsart,*
- *nachdem es richtig gelagert wurde,*
- *die richtige Temperatur hat und*
- *richtig vorbereitet wurde.*

Abb. 4.10 Arzneimittelkennzeichnung.

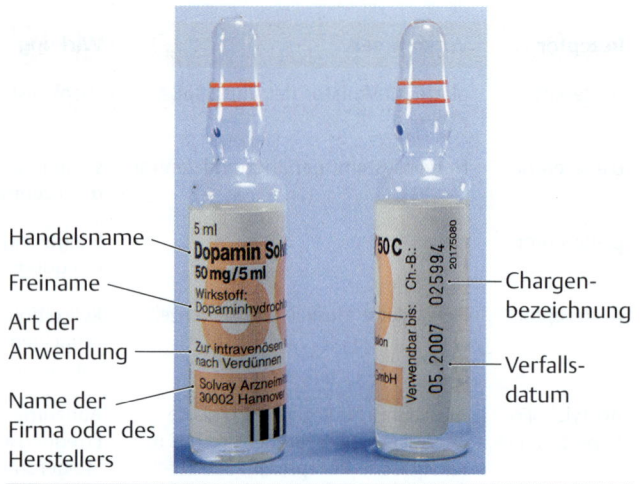

Handelsname
Freiname
Art der Anwendung
Name der Firma oder des Herstellers
Chargenbezeichnung
Verfallsdatum

Foto: Kirsten Oborny

Abb. 4.11 Gekennzeichnete Injektionsspritze.

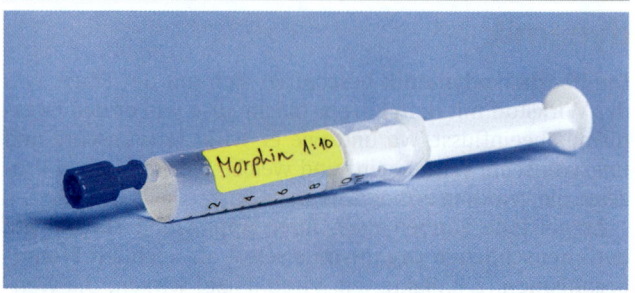

Foto: Kirsten Oborny

Um gefährliche Verwechslungen zu vermeiden ist bei der Zubereitung und Verabreichung von Medikamenten das **Vier-Augen-Prinzip** obligat. Vor jedem Richten ist die **Händehygiene** einzuhalten.

Arzneimittelkennzeichnung

Medikamente, die in Deutschland zum Verkehr freigegeben sind, müssen vom Hersteller eindeutig gekennzeichnet werden (▶ Abb. 4.10). Dazu gehören die Angabe des **Frei- und Handelsnamens** sowie der **Chargenbezeichnung**. Das Mindesthaltbarkeitsdatum (**Verfalldatum**) muss auf der Verpackung/der Ampulle aufgedruckt sein. Die Wirksamkeit von Medikamenten garantiert der Hersteller nur, wenn die in der Packungsbeilage angegebenen Bedingungen zur Lagerung (s. u.) eingehalten werden.

Wenn Medikamente nach Anforderung durch den Notarzt aufgezogen und zur Injektion vorbereitet werden, ist die **Injektionsspritze** ebenfalls eindeutig zu **kennzeichnen**, d. h. der Name des Notfallmedikamentes sowie die aufgezogene Konzentration müssen deutlich lesbar aufgetragen werden. Dafür sind vorgefertigte, bedruckte Farbetiketten, die auf die Spritze aufgeklebt werden können, besonders geeignet (▶ Abb. 4.11). Die Ampulle ist nach dem Füllen zusammen mit der Spritze vorzuzeigen, um Verwechslungen sicher auszuschließen.

Arzneimittelaufbewahrung und -lagerung

Hier sind folgende Punkte zu beachten:

- Im Rettungsdienst unterliegen die Medikamente besonderen Bedingungen, die die Haltbarkeit gefährden können, z. B. **Temperaturschwankungen** oder **Erschütterungen**. **Niemals** sollten Medikamente **großer Hitze oder Frost** ausgesetzt werden. Lagerungstemperatur von Arzneimitteln gemäß Herstellerangaben sind zu beachten, z. B. Raumtemperatur: 15–25 °C oder Kühlung bei 2–8 °C in speziellen, in Rettungsfahrzeugen vorhandenen Kältefächern.
- **Lichtgeschützte, trockene Aufbewahrung** (Lichteinfluss und Feuchtigkeit können die Wirksamkeit des Medikaments ebenfalls beeinflussen).
- Aufbewahrung **sicher vor Fremdzugriffen** → abschließbarer Medikamentenschrank.
- Lagerung zum schnellen **Auffinden** von Medikamenten → alphabetische Sortierung.
- **Hygieneregeln** auch bei der Lagerung beachten.
- Ausflockungen oder Trübungen von Medikamenten- und Infusionslösungen oder aufgeblähte Verpackungen deuten auf ein **verdorbenes Präparat** hin. Beschädigte oder verdorbene Medikamente können die Gesundheit des Patienten gefährden und dürfen nicht gegeben werden. Sie müssen über die Apotheke entsorgt werden. Arzneimittel dürfen zudem nicht über die Dauer des **Verfalldatums** hinaus gegeben werden (→ beeinträchtigte/reduzierte Wirksamkeit anzunehmen).
- Verbrauchte oder entsorgte Medikamente müssen immer direkt **ersetzt** werden. Übrig gebliebene Reste in einer Injektionsspritze müssen sachgerecht **entsorgt** und dürfen nicht weiter verwendet werden.
- Der **Medikamentenbestand** muss regelmäßig auf Brauchbarkeit, Verfalldatum etc. hin überprüft und dokumentiert werden (täglicher Check).
- Eine **Dokumentationspflicht** besteht für die Beschaffung, den Bestand sowie den Verbrauch durch einen Verantwortlichen des RD.
- Die Rahmenvorgabe von **Medikamentenlisten** zur Vorhaltung für einen Rettungsdienstbereich kann vom Ärztlichen Leiter Rettungsdienst (oder gleichgestellter Person) auf regionale Gegebenheiten bzw. Erfordernisse adaptiert werden.

Aufbewahrung von Betäubungsmitteln

Arzneistoffe, die eine Sucht erzeugen können (**Betäubungsmittel**), unterliegen **besonderen Bestimmungen**. Zunächst gelten auch für Betäubungsmittel die allgemeinen Lagervorschriften (s. o.). Um den Zugriff Unbefugter zu verhindern, müssen Betäubungsmittel darüber hinaus gemäß § 15 BtMG **getrennt von den übrigen Arzneimitteln** in verschlossenen Schränken gelagert werden. Ihr Verkehr wird gesondert überwacht, der Nachweis über Lagerung und über Zu- und Abgänge im Bestand wird im Betäubungsmittelbuch dokumentiert. § 13 der Betäubungsmittel-Verschreibungs-Verordnung (BtMVV) fordert eine umgehende **Eintragung jedweder Bestandsänderung** mit Unterschrift (durch den Notarzt) ins Betäubungsmittelbuch, das einem amtlichen Formblatt entspricht und im NEF/RTH/NAW mitgeführt wird. Es muss 3 Jahre aufbewahrt werden.

RETTEN TO GO

Arzneimittelkennzeichnung und -lagerung

Beim Richten und Applizieren von Medikamenten muss das **Vier-Augen-Prinzip** gelten und die **Handhygiene** eingehalten werden.

Die **Kennzeichnungspflicht** des Herstellers umfasst den Freinamen, den Handelsnamen, die Chargenbezeichnung und das Mindesthaltbarkeitsdatum. Spritzen, die Sie zur Injektion aufgezogen haben, müssen Sie mit dem **Medikamentennamen** und der **Dosierung** beschriften und zusammen mit der Ampulle vorzeigen.

Medikamente müssen nach **Herstellerangaben** und **sicher vor Fremdzugriffen** gelagert werden. Bei sichtbaren Mängeln und nach Ablauf des Mindesthaltbarkeitsdatums dürfen sie nicht mehr verabreicht werden. Der Medikamentenbestand muss täglich geprüft und verbrauchte oder aussortierte Medikamente müssen **sofort** ersetzt werden. Für Beschaffung, Bestand und Verbrauch besteht Dokumentationspflicht.

Betäubungsmittel müssen separat und in verschlossenen Schränken aufbewahrt und Bestandsänderungen im Betäubungsmittelbuch dokumentiert werden.

4.1.6 Besonderheiten bei Kindern

Medikamentendosierung • Die Medikamentendosierung bei Kindern bedarf der besonderen Aufmerksamkeit. So ist bei Kindern, v. a. bei Früh- und Neugeborenen, die Organreife von Niere und Leber noch nicht abgeschlossen und einzelne Enzymsysteme sind noch nicht ausgereift, was bei der Gabe von Pharmaka berücksichtigt werden muss.

Die **Kompartimente** (S. 82), die für die Verteilung von Arzneimitteln im kindlichen Körper maßgeblich sind, entwickeln sich im Verlauf von wenigen Jahren mit großer Variabilität. Zudem bestehen extreme **Gewichts- und Größenunterschiede** im Kindesalter. Man hat festgestellt, dass für die kleinen Patienten weniger das Körpergewicht als die **Körperoberfläche** entscheidend ist.

! Merken **Kinder sind keine kleinen Erwachsenen!**
Bei Kindern ist es hilfreich, pädiatrische Notfalllineale zu verwenden, auf denen u. a. auch Dosierungsempfehlungen für häufig eingesetzte Notfallmedikamente enthalten sind (▶ Abb. 23.2).

Psychologische Faktoren • Zu diesen physiologischen Besonderheiten kommen noch eine Reihe psychologischer Faktoren (S. 180), die den Rettungsdienst bei der Behandlung der kleinen Notfallpatienten vor Herausforderungen stellen.

Zugangswege zur Medikamentenapplikation • Bei Kindern eignen sich besonders der **nasale** (S. 124) und (eingeschränkt) der **rektale** Weg (S. 120). Man kann die Eltern zur Beruhigung des Kindes beitragen lassen, indem sie selbst z. B. die rektale Medikamentengabe vornehmen. Die i. m.-Verabreichung von Medikamenten (S. 123) im Kindesalter gilt, außer bei schwierigen Zugangsbedingungen (z. B. bei Einklemmung), als obsolet. Eine wichtige **Ausnahme** hiervon ist die **i. m.-Applikation von Adrenalin** (0,1 ml/10 kg KG unverdünnt) im anaphylaktischen Schock (S. 274)!

Bei kritisch kranken Kindern sollten periphere Punktionsversuche nach 1 min abgebrochen und ein **intraossärer Zugangsweg** (S. 122) gewählt werden. Im Falle einer Reanimationssituation kann die primäre i. o. Anlage erwogen werden.

4.1.7 Besonderheiten bei alten Menschen

Mit zunehmendem Alter kommt es zu Veränderungen im Körper, die die Pharmakokinetik und -dynamik und somit die Wirksamkeit von Arzneimitteln stark beeinflussen können. In der Physiologie des alten Menschen zeigen sich v. a. folgende Veränderungen:

- Abnahme der Durchblutung und Aktivität der Magen-Darm-Schleimhaut.
- Abnahme der Körpermuskulatur und Zunahme des Körperfettanteils.
- Abnahme von Leber- und Nierenleistung.

Diese Veränderungen können z. B. zu höheren Wirkstoffspiegeln im Blut und einer längeren Wirkungsdauer von Medikamenten führen. Bei der medikamentösen Therapie im Alter muss daher mit folgenden Phänomenen gerechnet und ggf. eine altersgerechte Dosierungsanpassung vorgenommen werden:

- **Überdosierungsphänomene** aufgrund der geänderten Verteilung, Speicherung und des verzögerten Abbaus und der Ausscheidung von Medikamenten.
- **Erhöhte Empfindlichkeit** v. a. gegenüber zentralnervös wirksamen und gerinnungsaktiven Substanzen.
- **Paradoxe Medikamentenwirkung** (S. 119).

RETTEN TO GO

Besonderheiten bei Kindern und alten Menschen

Notfallmedikamente werden bei **Kindern** meist i. v., rektal oder nasal verabreicht. Wenn das Legen eines i. v.-Zugangs nicht innerhalb von 1 min möglich ist, muss in vital bedrohlichen Situationen ein i. o. Zugang gelegt werden. Im Falle einer Reanimationssituation wird die primäre i. o. Anlage empfohlen.

Die Pharmakodosierung richtet sich bei Kindern weniger nach dem Körpergewicht als vielmehr nach der **Körperoberfläche**.

Bei **älteren Patienten** kann es wegen einer veränderten Stoffwechsel- und Durchblutungssituation und aufgrund einer abnehmenden Leber- und Nierenleistung zu abweichenden Reaktionen auf den Wirkstoff kommen (z. B. erhöhte Empfindlichkeit, paradoxe Reaktion, Überdosierungsphänomene). Die Dosierung sollte dem Alter angepasst werden.

4.2 Spezielle Pharmakologie

Im Folgenden wird eine Auswahl von **typischen Notfallmedikamenten** beschrieben, die im Rettungsdienst eine Rolle spielen und die sich entsprechend ihrem Einsatzgebiet bestimmten Gruppen zuordnen lassen. Diese Auswahl ist nicht vollständig und die ausgewählten Gebrauchsinformationen zu den einzelnen Medikamenten erheben keinen Anspruch auf eine umfassende Darstellung, da diese den Rahmen dieses Lehrbuches sprengen würde. Kinderdosierungen sind nur bei für diese Altersgruppe besonders wichtigen Wirkstoffen angegeben. Für Kinder gibt es Dosierungstabellen, die an das jeweilige Lebensalter und die Körperoberfläche bzw. das Körpergewicht angepasst sind. Sofern in den Kurzprofilen nicht anders angegeben, sollte das Medikament vor Licht geschützt und bei Zimmertemperatur gelagert werden.

Für die aktuelle Richtigkeit der Angaben und für deren Vollständigkeit muss der Anwender immer die entsprechenden Fachinformationen der Hersteller berücksichtigen.

Die medikamentöse Therapie des Notfallpatienten ist eine Einzelfallentscheidung, bei der derjenige, der Medikamente verabreicht, die Verantwortung trägt.

4.2.1 Pharmakologie des zentralen und peripheren Nervensystems

Einführung

Zentral wirksame Substanzen entfalten ihre Wirkung am zentralen Nervensystem (ZNS). Hierfür müssen sie die Eigenschaft, haben die Lipidmembranen der Blut-Hirn-Schranke zu durchdringen, sie zeichnen sich daher durch ihre besondere **Fettlöslichkeit** aus. Zu ihnen zählen **Sedativa** (S. 130), **Antiemetika** (S. 132) und **Neuroleptika** (S. 132). **Analgetika** (S. 132) entfalten sowohl zentrale als auch periphere Wirkungen, weswegen man die früher übliche strenge Unterscheidung in zentral und peripher wirksame Analgetika verlassen hat zugunsten der Einteilung in Opioid- und Nichtopioid-Analgetika. Weiterhin zählen **Narkotika** (S. 139) zu zentral wirksamen Substanzen und werden zur Durchführung von präklinischen Narkosen im RD eingesetzt.

Sedativa: Benzodiazepine

Wirkung • Benzodiazepine sind **Beruhigungsmittel** und werden der Gruppe der Sedativa zugeordnet. Diese Substanzgruppe entfaltet ihre Wirkung in Gehirn und Rückenmark am Rezeptor des Neurotransmitters **GABA** (γ-Aminobuttersäure). Der Rezeptortyp führt bei seiner Aktivierung zu **Beruhigung (Sedierung)** und **Schlaf (Hypnose)**. Durch eine sichere **Dämpfung der elektrischen Überaktivität** von Nervenzellen wirken Benzodiazepine beim krampfenden Patienten **antikonvulsiv** und haben einen **zentral muskelrelaxierenden** Effekt.

Benzodiazepine gehören zu den am **häufigsten verschriebenen Psychopharmaka**, können aber zahlreiche unerwünschte Wirkungen verursachen, abhängig machen und zu Missbrauch führen.

Indikationen und Wirkstoffe • Aufgrund ihrer antikonvulsiven Wirkung werden Benzodiazepine bei **zerebralen Krampfanfällen** und **Epilepsien** eingesetzt. Wegen ihrer sedierenden und angstlösenden (anxiolytisch) Wirkung sind sie auch bei **Angst-, Erregungs- und Spannungszuständen** indiziert. In der Notfallmedizin sind Benzodiazepine eine wichtige Komponente der **Analgosedierung** und **Narkose** (S. 138).

Zu den im RD häufig eingesetzten Wirkstoffen dieser Substanzgruppe zählen **Diazepam**, **Midazolam**, **Clonazepam** und **Lorazepam**, die sich in Indikation, Wirkungsweise, Kontraindikationen und unerwünschten Wirkungen ähneln. Große Unterschiede bestehen bei den HWZ und Darreichungsformen.

Die unterschiedlichen Wirkstoffe kommen im RD schwerpunktmäßig wie folgt zum Einsatz:

- **Midazolam** (z. B. Dormicum®) **und Diazepam** (z. B. Valium®) werden oft zur **Sedierung** und bei **zerebralen Krampfanfällen** eingesetzt. **Diazepam** steht im RD neben der intravenös zu applizierenden Form auch als **Rektaltube** (z. B. Diazepam Desitin®) v. a. für pädiatrische Patienten (z. B. bei Fieberkrampf) in einer Dosierung von 5 oder 10 mg zur Verfügung. Das im Kurzprofil genauer dargestellte **Midazolam** (▶ Tab. 4.4), zeichnet sich durch seine

Tab. 4.4 Benzodiazepin – Kurzprofil Midazolam

Freiname (Handelsname)	Midazolam (z. B. Dormicum®)
Darreichungsform	1 Amp. à 5 ml/5 mg, 1 Amp. à 3 ml/15 mg Midazolam; auch als Nasenspray
Wirkmodus	dosisabhängig zentral wirksames Sedativum, Hypnotikum, **schlafanstoßend**, **angstlösend**, **muskelrelaxierend** und **antikonvulsiv**. Verursacht eine anterograde **Amnesie** (Auslöschung der Erinnerung). • Wirkungseintritt: 2 min • Wirkungsdauer: 45–60 min • HWZ: 1,5–2,5 h
Indikation	Sedierung, Narkose, Co-Medikation zu Esketamin (▶ Tab. 4.13), zerebrale Krampfanfälle
Kontraindikation	bekannte Überempfindlichkeit, schwere Atemstörungen, schwere Leberinsuffizienz, Myasthenia gravis (Rezeptorerkrankung der quergestreiften Muskulatur mit Ermüdung, Gefahr der Atemlähmung)
unerwünschte Wirkungen	Schwindel, Bewusstseinsstörungen, paradoxe Wirkungen (zeigen sich in psychiatrischen Störungen wie Verwirrung, Aggression und Wahnvorstellungen), Sehstörungen, Atemdepression, Hautreaktionen und Muskelschwäche, RR-Abfall
Wechselwirkungen	Wirkungsverstärkung durch zentral dämpfende und atemdepressive Arzneimittel, Alkohol, Opioide und Muskelrelaxanzien
Bemerkungen	• **Paradoxe Wirkungen** sind im höheren Alter häufiger. • Die Analgosedierung kann unbemerkt zu tiefer Sedierung führen mit Verlust der Schutzreflexe und Atemwegskontrolle → Notfallausrüstung für Atemwegssicherung (Beatmungsbeutel und passende Maske) und Absauger bereithalten. Monitoring ist obligat. • Langsam bis zum Erreichen der gewünschten Wirkung titrieren (Titrationsdosis max. 1 mg). • Gute Wasserlöslichkeit, mischbar mit vielen Medikamenten.
Dosierung	• **Erwachsene:** < 60 Jahre: 2–7,5 mg, > 60 Jahre: initial 0,5–1 mg i. v./i. o. bzw. < 50 kg KG: 5 mg intranasal, > 50 kg KG: 10 mg intransal • **Kinder:** Analgosedierung (Auswahlbeispiel): 6 Monate bis 5 Jahre: 0,2–0,5 mg/kg KG intranasal; 0,3–0,5 mg/kg KG rektal; 0,05–0,1 mg/kg KG i. v./i.o.

im Vergleich zu Diazepam kurze HWZ aus und kann intravenös wie auch intransal verabreicht werden, was es zu einem häufig eingesetzten Medikament im RD macht. Es wird oft in **Kombination mit Esketamin** (z. B. Ketanest S®) zur **Analgosedierung** genutzt. In Co-Medikation mit einem Opioid kommt es zu Sedierung und **Aufrechterhaltung der Narkose** zum Einsatz.

• **Clonazepam** (z. B. Rivotril®) wirkt gut antikonvulsiv und kann im RD bei zerebralem Krampfanfall und Epilepsie intravenös verabreicht werden.

• **Lorazepam** (z. B. Tavor®) wird im RD bevorzugt bei akuten Spannungs-, Angst- und Erregungszuständen (hohe anxiolytische Wirkung!) eingesetzt, ist aber auch bei zerebralen Krampfanfällen und beim Status epilepticus geeignet. Es kann intravenös (Ampullen sind im Kühlschrank aufzubewahren) oder als **Schmelztablette** (z. B. Tavor expidet®) verabreicht werden, die Tablette zergeht augenblicklich im Mund.

Antagonist • Die Wirkung von Benzodiazepinen kann im Falle einer Überdosierung mit dem spezifischen kompetitiven Antagonisten **Flumazenil** (S. 159) aufgehoben werden.

RETTEN TO GO

Sedativa: Benzodiazepine

Benzodiazepine gehören zur Gruppe der Sedativa (Beruhigungsmittel). Sie binden an die GABA-Rezeptoren des ZNS und wirken sedierend, krampf- und angstlösend und zentral muskelrelaxierend.

Einsatzgebiete in der Notfallmedizin sind demnach die **Sedierung**, **Krampflösung** (z. B. bei **Epilepsie**, **Fieberkrampf**) und **Angstlösung** (z. B. bei akuten **Angststörungen**). Häufig im RD verwendete Wirkstoffe sind Midazolam (z. B. Dormicum®, das auch intranasal verabreicht werden kann), Lorazepam (z. B. Tavor Expidet®, v. a. bei akuten Angst- und Erregungszuständen, auch als Schmelztablette verfügbar) und Diazepam (z. B. Valium®). Letzteres kommt oft in Form einer Rektaltube häufig bei Kindern mit Krampfanfällen bzw. Fieberkrampf zum Einsatz. Zudem spielen Benzodiazepine im Rahmen der **Analgosedierung** und bei der Aufrechterhaltung der **Narkose** eine wichtige Rolle.

Die Wirkung der Benzodiazepine kann durch **Flumazenil** antagonisiert werden.

Antiemetika

Wirkung • Antiemetika sind Übelkeit und Brechreiz unterdrückende Medikamente. **Übelkeit (Nausea)** und **Erbrechen (Emesis)** sind sehr unangenehme vegetative Begleitsymptome vieler Notfallerkrankungen. Das übergeordnete Steuerzentrum, das sog. Brechzentrum, sitzt im Hirnstamm und reguliert den reflexhaften Prozess des Erbrechens, der z. B. zur Beseitigung von verdorbener Nahrung aus dem Körper sinnvoll ist.

Häufige Auslöser von Übelkeit und Erbrechen sind:
- Erkrankungen des ZNS (SHT, SAB, Tumore, Hirndruck ↑)
- Erkrankungen des Herz-Kreislauf-Systems (z. B. Herzinfarkt)
- Erkrankungen des Magen-Darm-Traktes (z. B. Lebensmittelvergiftungen, Infekte, Ileus)
- Schwangerschaft, Innenohrerkrankungen, Kinetosen, Alkohol
- Stoffwechselerkrankungen (z. B. Urämie, diabetische Ketoazidose) und Medikamente (z. B. Opioide).

Aufgrund ihrer Wirkungsweise werden H_1-Antihistaminika (Dimenhydrinat), $Dopamin_2$-Antagonisten (Metoclopramid) und zentrale Serotonin-Antagonisten (Odansetron) unterschieden.

Indikationen und Wirkstoffe • Im RD wird **Dimenhydrinat** (z. B. Vomex A®) als Antiemetikum mit Erfolg angewendet (▶ Tab. 4.5) und ist auch gegen Schwindel wirksam. Bei Magenentleerungsstörungen, wie auch bei Übelkeit und Brechreiz, sind Prokinetika wie **Metoclopramid** (z. B. Paspertin®) geeignet. Ebenfalls als Antiemetikum geeignet ist **Ondansetron** (z. B. Zofran®), v. a. bei Chemotherapie induziertem Erbrechen.

Tab. 4.5 Antiemetikum – Kurzprofil Dimenhydrinat

Freiname (HN)	Dimenhydrinat (z. B. Vomex A®)
Darreichungsform	1 Amp. à 10 ml/62 mg Dimenhydrinat
Wirkmodus	Die Effekte beruhen u. a. auf dem Antagonismus an zentralen Histamin-Rezeptoren und muscarinischen Acetylcholin-Rezeptoren. Dimenhydrinat wirkt **antiemetisch, anticholinerg, zentral dämpfend, gegen Schwindel** und hat antihistamine Eigenschaften. • Wirkungseintritt: wenige Minuten • Wirkdauer: 3–6 h • HWZ: 5–10 h
Indikation	Übelkeit, Brechreiz, Erbrechen, Schwindelzustände
Kontraindikation	Krampfanfall, Epilepsie, erhöhter Augeninnendruck (Glaukom), Asthmaanfall, letzte Schwangerschaftswoche
unerwünschte Wirkungen	Schläfrigkeit, Benommenheit, Schwindel, Muskelschwäche, Sehstörungen, Mundtrockenheit, Erhöhung des Augeninnendrucks, schneller Herzschlag, senkt die Krampfschwelle
Wechselwirkungen	Verstärkung der Wirkung von zentral dämpfenden Arzneimitteln, Antidepressiva, Parasympatholytika, Antihypertensiva, Alkohol
Bemerkungen	Bei Kindern und älteren Menschen nur mit Vorsicht anwenden.
Dosierung	Erwachsene: 62 mg (≙ 1 Ampulle zu 10 ml) i. v./i. o.

RETTEN TO GO

Antiemetika

Antiemetika unterdrücken zentral **Übelkeit** und **Brechreiz**. Symptome, die häufig bei Notfallerkrankungen auftreten (z. B. SHT, Herzinfarkt, diabetische Ketoazidose). Man unterscheidet H_1-Antihistaminika (Dimenhydrinat, z. B. Vomex A®), $Dopamin_2$-Antagonisten (Metoclopramid, z. B. Paspertin®) und zentrale Serotonin-Antagonisten (Odansetron, z. B. Zofran®). Im RD kommen die Wirkstoffe **Dimenhydrinat** und **Metoclopramid** häufig zum Einsatz.

Neuroleptika

Neuroleptika (Syn.: **Antipsychotika**) sind Substanzen, die ihre Wirkung hauptsächlich im ZNS entfalten. Dort wirken sie v. a. antagonistisch an Dopamin-Rezeptoren in bestimmten Regionen des Gehirns. Ihr Haupteffekt ist die **antipsychotische Wirkung**, d. h. die Wirkung gegen wahnhafte Wahrnehmungen. Ist diese sehr ausgeprägt, spricht man von **hochpotenten Neuroleptika**, zu denen beispielsweise **Haloperidol** zählt (z. B. Haldol®-Jansen).

Haloperidol kommt vorwiegend in der Notfallpsychiatrie zum Einsatz, und zwar zur Behandlung **akuter Spannungs-, Angst- und Erregungszustände**, und **bei akuten und chronischen Psychosen** (Schizophrenie, Manie). Die intravenöse Gabe von Haloperidol wird seit 2010 wegen kardialer Komplikationen nicht mehr vom Hersteller empfohlen. Alternativ kommen bei den genannten Indikationen z. B. Benzodiazepine i. v. (S. 130) infrage.

RETTEN TO GO

Neuroleptika

Neuroleptika sind als Dopamin-Antagonisten zentral wirksam. Sie haben eine **antipsychotische Wirkung**. Der Wirkstoff Haloperidol bspw. kommt in der Notfallpsychiatrie zum Einsatz (die i. v.-Gabe von Haloperidol wird vom Hersteller nicht empfohlen). Alternativ können z. B. Benzodiazepine i. v. verabreicht werden.

Analgetika

Grundlagen: Schmerz und Schmerztherapie

Akute und chronische Schmerzen • Schmerz (griech.: Algos) ist ein unangenehmes Sinnes- und Gefühlserlebnis als Folge einer Gewebeschädigung. Er erfüllt in seiner **akuten Form** eine wichtige Warn- und Schutzfunktion für den Organismus, der z. B. das Bewusstsein auf eine verletzte oder erkrankte Körperregion lenkt oder die Schonhaltung einer verletzten Extremität bedingt. Akute Schmerzen können sich aber auch verselbstständigen und zu einer eigenen Erkrankung, dem **chronischen Schmerz**, führen, der keine Warnfunktion mehr ausübt, sondern ein eigenständiges Krankheitsbild darstellt und i. d. R. für Körper und Seele belastend ist. Daneben können Schmerzen auch ohne schädigende Ursache entstehen, also **psychogen** sein.

! *Merken* **Schmerzen = häufiger Einsatzgrund**

Schmerzen sind ein Kardinalsymptom für den RD und führen häufig zu Einsätzen. Vorwiegend handelt es sich dann um Krankheitsbilder, die mit akuten Schmerzen einhergehen.

Schmerzarten, Schmerzentstehung und Schmerzweiterleitung • Entsprechend ihrer Entstehungsursache werden verschiedene Schmerzarten unterschieden: der somatische, viszerale (S. 316) und neurogene (neuropathische) Schmerz (S. 385). Der somatische und der viszerale Schmerz werden, im Gegensatz zum neurogenen Schmerz, über spezialisierte Schmerzrezeptoren übertragen

Diese Schmerzrezeptoren (**Nozizeptoren**) finden sich in den meisten Geweben und werden durch eine starke Erregung, z. B. durch einen **mechanischen, thermischen, elektrischen oder chemischen Reiz,** wie er bei Gewebeschädigungen oder Verletzung vorkommt, aktiviert.

Eine **Gewebeschädigung** führt zur lokalen Freisetzung von **Gewebehormonen** (u. a. Prostaglandinen), die eine Entzündungsreaktion und **Schmerzsensibilisierung** zur Folge haben, die über freigesetzte Enzyme (z. B. Cyclooxygenase) bewirkt werden. Die **Erregung der Nozizeptoren wird,** über Nervenfasern zum Rückenmark und über den Hirnstamm, **ins Gehirn übertragen.** Im Gehirn kommt es zum **Schmerzerleben** und zur bewussten **Wahrnehmung von Schmerzen,** was zu Schmerzlokalisation und Handlungen zur Schmerzabwehr, Schonhaltung etc. führt. Durch die Miteinbeziehung übergeordneter vegetativer Zentren sind sowohl das vegetative Nervensystem als auch das endokrine System an der Schmerzverarbeitung beteiligt (Hypothalamus, Hypophyse). So findet bei akuten Schmerzen eine Aktivierung des Sympathikus statt mit Blutdruck- und Herzfrequenzsteigerung, vermehrtem Schwitzen und erhöhtem O_2-Bedarf.

Bereits auf seinem Weg zum Gehirn wird der Reiz über absteigende Nervenbahnen abgeschwächt, indem körpereigene Opioide (**Endorphine**) ausgeschüttet werden, wodurch der **Schmerzreiz** nur noch **abgeschwächt** weitergeleitet werden kann. Alle Teilbereiche des nozizeptiven Systems wirken zu einem komplexen, sich gegenseitig beeinflussenden Ganzen zusammen.

! *Merken* **Teufelskreislauf Schmerz**

Schmerz bedeutet Stress für den Organismus. Daraus resultiert ein erhöhter O_2-Bedarf, der eine evtl. bestehende vitale Bedrohung (z. B. nach Herzinfarkt) zusätzlich verstärkt. Diese Reaktion löst beim Betroffenen vermehrt Angst aus, die wiederum zu vermehrtem Stress führt. Ein Teufelskreislauf entsteht.

Schmerzbeurteilung • Wichtig ist neben der Erfassung von Dauer (Schmerzbeginn?), Lokalisation und Qualität die Beurteilung der **Intensität** von Schmerzen. Zur Messung der Schmerzintensität eignen sich die **Numerische Rating Schmerzskala** (NRS) (▶ Abb. 4.13**a**) oder die **Visuelle Analogskala** (VAS) (▶ Abb. 4.13**b**), die auch bei Patienten mit Sprach- oder Verständigungsproblemen und bei Kindern ab dem 5. Lebensjahr gut eingesetzt werden können.

! *Merken* **Schmerzintensität und Analgesie**

Mäßig starke bis starke Schmerzen (ab Skala 4) sind präklinisch analgetisch zu behandeln und stellen eine Notarztindikation dar.

Abb. 4.12 Schmerzentstehung, -weiterleitung und Wirkorte verschiedener Analgetika.

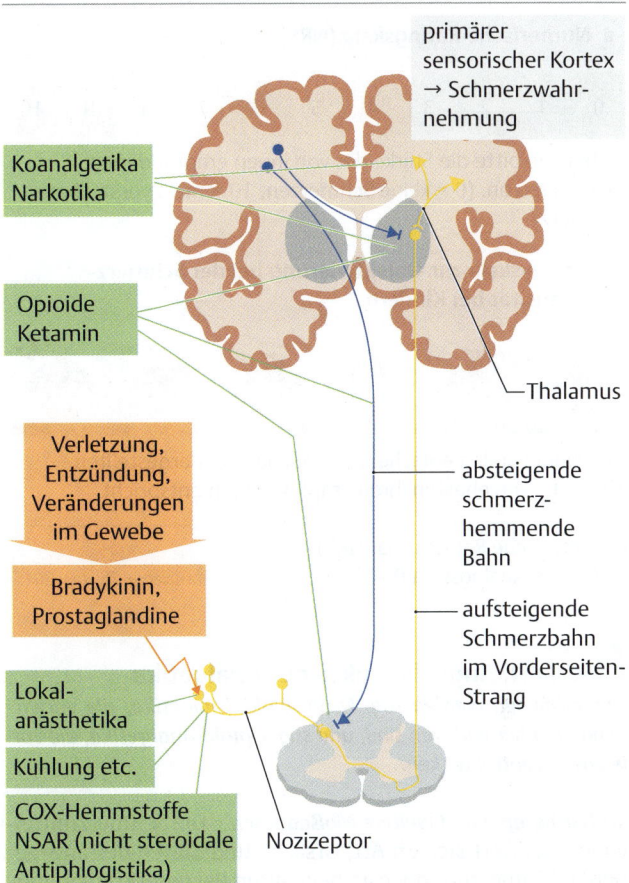

Aus: I care – Krankheitslehre. Thieme; 2015

RETTEN TO GO

Schmerzentstehung und Schmerzbeurteilung

Spezielle Schmerzrezeptoren (**Nozizeptoren**) kommen an zahlreichen Stellen im Körper vor. Bei schädigenden Einflüssen (z. B. Gewebsschädigungen) werden sie aktiviert und geben Meldung ans Gehirn. Dort wird eine entsprechende Reaktion (z. B. Schonhaltung, Wegziehen des Fußes) eingeleitet. Diese kann von vegetativen Veränderungen (Anstieg der Herzfrequenz, Schwitzen etc.) begleitet sein.

Schmerz bedeutet **Stress** für den Organismus. Daraus resultiert ein **erhöhter O_2-Bedarf,** der eine evtl. bestehende vitale Bedrohung (z. B. nach Herzinfarkt) zusätzlich verstärken und somit einen Teufelskreislauf bei Schmerzen auslösen kann!

Um die Schmerzintensität erfassen zu können, werden sog. **Schmerzskalen** (Numerische Rating Schmerzskala oder Visuelle Analogskala) verwendet.

Angriffspunkte der Analgetika • Im Rahmen der medikamentösen Schmerztherapie kommen verschiedene **Schmerzmittel (Analgetika)** zum Einsatz, die an unterschiedlichen Stationen der Schmerzleitung und -verarbeitung angreifen bzw. wirken (▶ Abb. 4.12).

Abb. 4.13 Beispiele für Ratingskalen zur Feststellung der Schmerzintensität.

a Numerische Ratingskala (NRS)

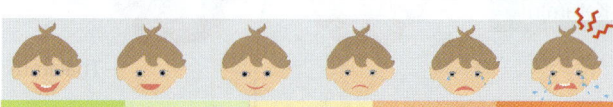

| 0 | 1 | 2 | 3 | 4 | 5 | 6 | 7 | 8 | 9 | 10 |

Geben Sie bitte die Stärke der von Ihnen empfundenen Schmerzen an. (0 = keine Schmerzen, 10 = max. vorstellbarer Schmerz)

b Smileyskala zur Objektivierung bei der Schmerzintensität bei Kindern

Die Kinder sollen entscheiden, welches der dargestellten Gesichter am ehesten ihren Empfindungen entspricht.

a Numerische Ratingskala (NRS).
b Visuelle Analogskala (VAS). *Aus: I care – Krankheitslehre. Thieme; 2015*

! Merken Angriffspunkte der Analgetika

Unterschieden werden sog. Nichtopioid-Analgetika, die vorwiegend peripher wirksam sind, und sog. Opioid-Analgetika, die vorwiegend zentral wirken.

Stufentherapie und weitere Maßnahmen · Die Schmerzmittelgabe orientiert sich an Art, Ursache und Stärke der angegebenen Schmerzen sowie an bekannten Begleiterkrankungen.

Abhängig davon werden Analgetika i. d. R. **stufenförmig** eingesetzt und miteinander **kombiniert**. Ist die analgetische Wirkung unter **Stufe 1** (Gabe eines Nichtopioid-Analgetikum, z. B. Paracetamol, Metamizol) nicht ausreichend, folgt **Stufe 2** (schwach wirksames Opioid-Analgetikum, z. B. Tramadol, Tilidin, oft in Kombination mit einem Nichtopioid-Analgetikum). Kann auch damit keine ausreichende Analgesie erreicht werden, folgt die **3. Stufe** der Schmerztherapie (Gabe eines stark wirksamen Opioid-Analgetikums, z. B. Morphin oder Fentanyl, ggf. in Kombination mit einem Nichtopioid-Analgetikum). Der RD wird vorwiegend mit Schmerzen der 2. und 3. Stufe konfrontiert!

Neben der medikamentösen Schmerztherapie, die durch den NFS oder NA erfolgt, spielen im RD – auch als wesentliche Aufgabe für den Rettungssanitäter – die **psychische Betreuung** des Patienten und **physikalische Maßnahmen** (z. B. Kühlung, Lagerung, Schienung) eine wichtige Rolle, die erheblich zur Schmerzlinderung beitragen und den Teufelskreislauf Schmerz durchbrechen können.

Nichtopioid-Analgetika

Zu diesen Analgetika zählen **NSAR** (nicht steroidale Antiphlogistika), deren typische Vertreter Azetylsalizylsäure, Diclofenac und Ibuprofen sind. Weiter sind **Paracetamol** (z. B. Ben-u-ron®) und **Metamizol** (z. B. Novalgin®) Vertreter von Nichtopioiden.

Sie kommen, im Gegensatz zu den Opioden, v. a. bei **leichten bis mittelschweren Schmerzen** zum Einsatz. Neben ihrem schmerzlindernden Effekt haben diese Analgetika auch eine **fiebersenkende** (antipyretische) Wirkung. NSAR wirken außerdem **entzündungshemmend** (antiphlogistisch), Metamizol zudem **krampflösend** (spasmolytisch) (▶ Tab. 4.6).

Tab. 4.6 Nichtopioid-Analgetika (vorwiegend peripher wirksame Analgetika)

Wirkung	NSAR (z. B. ASS)	Metamizol	Paracetamol
schmerzlindernd (analgetisch)	+ +	+ + +	+
fiebersenkend (antipyretisch)	+	+ +	+
abschwellend (antiinflammatorisch)	+ +	(+)	–
krampflösend (spasmolytisch)	–	+	–

+ + + stark, + + mäßig, + leicht, – keine

! Merken Nichtopioid-Analgetika

Diese vorwiegend peripher wirksamen Analgetika sind bei leichten bis mäßigen Schmerzen indiziert, Metamizol auch bei starken Schmerzen.

NSAR · Sie wirken vorwiegend durch die **Hemmung** des Enzyms **Cyclooxygenase (COX)** und damit hemmend auf die **Prostaglandinsynthese** (▶ Abb. 4.12). Da diese Hemmung unspezifisch erfolgt, kommt es z. T. zu erheblichen unerwünschten Wirkungen, wie z. B. zur Bildung von Magengeschwüren (Prostaglandine sorgen u. a. normalerweise für die Magenschleimbildung) und zum Asthmaanfall (sog. Analgetika-Asthma).

Azetylsalizylsäure (ASS): In den Blutplättchen (Thrombozyten) sorgen COX für die Bildung von Thromboxan, das die Thrombozytenaggregation aktiviert. Durch die Hemmung der COX kommt es zur irreversiblen **Hemmung der Thrombozytenaggregation**. ASS (▶ Tab. 4.7) wird im Rettungsdienst vorwiegend aufgrund seiner **thrombozytenaggregationshemmenden** Wirkung im Rahmen eines **akuten Myokardinfarkts** (S. 281) eingesetzt.

Ibuoprofen und Diclofenac · Sind weitverbreitete Schmerzmittel, die im RD keine Rolle als Schmerztherapeutika spielen.

Paracetamol · Paracetamol gilt als besser verträglich als die NSAR (▶ Tab. 4.8). Im RD kommt es v. a. zur Fiebersenkung beim Kind, meist als Zäpfchen zum Einsatz.

Metamizol · Metamizol (z. B. Novalgin®) wirkt unter den Nichtopioid-Analgetika am **stärksten** analgetisch und antipyretisch und darüber hinaus auch **spasmolytisch** (▶ Tab. 4.9). Es kommt daher bei **starken Schmerzen, hohem Fieber** wie auch bei **Kolikschmerzen** (z. B. einer Gallenkolik) zum Einsatz.

Bei kolikartigen Schmerzen kann neben Metamizol auch das Spasmolytikum **Butylscopolamin** (z. B. Buscopan®) verabreicht werden. Butylscopolamin zählt *nicht* zu den Analgetika, sondern zu den Parasympatholytika und wird bevorzugt bei Spasmen des Magen-Darm-Trakts und Gallen- oder Harnleiterkoliken gegeben.

Tab. 4.7 Nichtopioid-Analgetikum – NSAR – Kurzprofil Azetylsalizylsäure (ASS)

Freiname (HN)	Azetylsalizylsäure (z. B. Aspisol®, Aspirin®)
Darreichungsform	1 Amp. à 500 mg, Auflösung mit 5 ml H_2O für Injektionszwecke
Wirkmodus	**schmerzlindernd, fiebersenkend, entzündungshemmend** durch Hemmung der COX → Hemmung der Prostaglandinsynthese. Zudem **Hemmung der Thrombozytenaggregation** (irreversibel). • Wirkungseintritt: 2–3 min • Wirkdauer: variabel, die Thrombozytenhemmung hält bis zu deren Neubildung (6–8 d). • HWZ: 20–30 min
Indikation	Schmerzen, Fieber, KHK, Herzinfarkt, Embolieprophylaxe
Kontraindikation	Magen-Duodenal-Geschwüre, Blutungen, erhebliche Blutungsneigung, schwere Nierenfunktionsstörung, bekannte Unverträglichkeit von Salizylaten, Kinder mit Virusinfekten, Schwangerschaft im letzten Trimenon
unerwünschte Wirkungen	Bronchokonstriktion bis hin zum Asthmaanfall, Blutungen (aus Magen-Darm-Ulzera!), Übelkeit, Ohrensausen, Schwindel, fetale Schädigung, Hemmung der Gebärmutterkontraktion, verminderte Nierendurchblutung. Kinder mit Virusinfekt können ein lebensbedrohliches Reye-Syndrom entwickeln.
Wechselwirkungen	Bei gleichzeitiger bzw. vorbestehender Gabe von Substanzen zur Hemmung der Blutgerinnung (Heparin/Fibrinolytika/Antikoagulanzien) Verstärkung der Blutungswirkung, Wirkungsverstärkung von bestimmten Sulfonylharnstoffen (Antibiotika) und Antidiabetika (Hypoglykämiegefahr ↑).
Bemerkungen	ASS findet weniger als Analgetikum Verwendung, dafür ist eine Substanz der ersten Wahl beim ACS bzw. Myokardinfarkt
Dosierung (Erwachsene)	Myokardinfarkt: 300–500 mg i. v. Schmerzzustände: 500–1000 mg i. v./oral

Tab. 4.8 Nichtopioid-Analgetikum – Kurzprofil Paracetamol

Freiname (HN)	Paracetamol (Ben-u-ron®, Perfalgan®)
Darreichungsform	Saft, Tabletten; Zäpfchen, Infusionslösung
Wirkmodus	Die Wirkungsweise von Paracetamol ist nicht genau geklärt: **schmerzlindernd und fiebersenkend.** • Wirkungseintritt: 20–30 min (oral, rektal) • Wirkungsdauer: mehrere Stunden • HWZ: 1–4h
Indikation	leichte bis mäßig starke Schmerzen, Fieber
Kontraindikation	schwere Leber- (Hepatitis) oder Nierenfunktionsstörungen
unerwünschte Wirkungen	gelten als selten (u. a. Leberenzyme ↑, Blutbildveränderungen, Überempfindlichkeitsreaktionen, Hautreaktionen)
Wechselwirkungen	Wirkungsverstärkung von Antikoagulanzien, Alkohol und Arzneimittel, die die Leberfunktion beeinträchtigen, können die Lebertoxizität verstärken.
Dosierung	• Erwachsene: 500–1000 mg oral, rektal, i. v. • Säuglinge: 75–125 mg, Kleinkinder 1–6 J.: 250 mg, Schulkinder > 6 J.: 500 mg oral, rektal, i. v.
Bemerkungen	In hohen Dosen (Erwachsene: > 6–10 g/d) schwere **Leberschäden** bis zum Leberversagen.

RETTEN TO GO

Nichtopioid-Analgetika

Diese vorwiegend peripher wirksamen Analgetika kommen v. a. bei **leichten bis mittelstarken Schmerzen** zum Einsatz und wirken zudem **fiebersenkend**. Zu dieser Gruppe zählen:

NSAR: Die nichtsteroidalen Antiphlogistika hemmen das Enzym Cyclooxygenase (mit z. T. erheblichen unerwünschten Wirkungen). Der Wirkstoff **Azetylsalizäure** (ASS) verhindert dadurch die Thrombozytenaggregation, weshalb er im RD meist beim akuten Herzinfarkt Verwendung findet. Zu den NSAR gehören weiterhin **Diclofenac** und **Ibuprofen**.

Paracetamol: Einsatz bei leichten bis mäßigen Schmerzen. Besser verträglich als NSAR.

Metamizol: Wirkt unter den Nichtopioid-Analgetika am stärksten analgetisch und antipyretisch und kann daher bei **mäßigen bis starken Schmerzen** und **hohem Fieber** eingesetzt werden. Zudem wirkt Metamizol **spasmolytisch**.

Tab. 4.9 Nichtopioid-Analgetikum – Kurzprofil Metamizol

Freiname (HN)	Metamizol (z. B. Novalgin®, Novaminsulfon®)
Darreichungsform	1 Amp. à 1 ml/1 g, 5 ml/2,5 g
Wirkmodus	**schmerzlindernd, fiebersenkend, krampflösend.** Der Wirkmechanismus ist nicht vollständig geklärt. • Wirkungseintritt: 20–30 min • Wirkdauer: 3–5 h • HWZ: 3–10 h
Indikation	mäßige bis starke Schmerzen, Kolikschmerzen (Lösung von Krämpfen der glatten Muskulatur), (hohes) Fieber
Kontraindikation	bekannte Überempfindlichkeit, Allergie oder Blutbildungsstörung, parenterale Verabreichung bei instabilem Kreislauf oder Hypotonie, 1. und 3. Schwangerschaftsdrittel, Kinder < 3 Monate
Wechselwirkungen	unverträglich mit Alkohol! Zahlreiche Medikamenteninteraktionen
unerwünschte Wirkungen	Anaphylaxie/Schock, schwere RR-Abfälle bei schneller i. v.-Gabe, schwere Schädigung der Blutbildung (sehr selten!), Reaktion an der Injektiosstelle, Urin färbt sich rot (harmlos)
Dosierung	1–2,5 g langsam (!) als Kurzinfusion
Bemerkungen	stärkstes schmerzwirksames Medikament der Nichtopioid-Analgetika

Tab. 4.10 Opioid-Analgetikum – Kurzprofil Morphin

Freiname (HN)	Morphin (z. B. Morphin Merck®)
Darreichungsform	1 Amp. à 1 ml/10 mg, 1 Amp. à 1 ml/20 mg Morphiumhydrochlorid
Wirkmodus	Opiatrezeptor-Agonist: **sedierend,** zentral **schmerzhemmend** und **euphorisierend** • Wirkungseintritt: 5 min, max. Wirkung nach 30 min • Wirkdauer: 4–5 h • HWZ: ca. 2–5 h
Indikation	schwere bis schwerste Schmerzen (z. B. Herzinfarkt)
Kontraindikation	Kolikschmerzen, Pankreatitis, Atemdepression, Schwangerschaft und Geburt
unerwünschte Wirkungen	Atemdepression, Übelkeit, Erbrechen, Spasmen der glatten Muskulatur (z. B. Gallenkoliken), Bronchospasmus, Harnverhalt, Euphorie, Dysphorie, Miosis
Wechselwirkungen	Zentral dämpfende Arzneimittel (z. B. Sedativa, Neuroleptika) sowie Alkohol führen zu einer Wirkungsverstärkung und können die Atemdepression verstärken! Keine Kombination mit MAO-Hemmern!
Dosierung	• Erwachsene: Einzeldosis: 5–10 mg i. v./i. o. • Kinder: 0,05–0,1 mg/kg KG i. v./i. o. (Verdünnung mit isotonischer NaCl-Lösung ist zu empfehlen, z. B. 1 mg/ml)
Bemerkungen	Ältere und Patienten in schlechtem AZ können empfindlicher auf Morphin reagieren (→ vorsichtige Dosiseinstellung). Naloxon hebt die Morphinwirkung vollständig auf. Morphin unterliegt dem BtmG.

Opioid-Analgetika

Hierzu zählen **Opiate** bzw. **Opioide,** die die tragenden Säulen in der modernen Schmerztherapie **starker und stärkster Schmerzen** sind. Die zentrale Substanz, von der sich die **chemisch synthetisierten Opioide** ableiten, ist das Opiat **Morphin,** das aus der getrockneten Milch des Schlafmohns gewonnen wird. Neben Morphin kommen im RD unter anderem Fentanyl (▸ Tab. 4.11), Sufentanil oder Piritramid (z. B. Dipidolor®) zum Einsatz.

! *Merken* **Opioid-Analgetika**
Diese vorwiegend zentral wirksamen Analgetika sind bei starken bis stärksten Schmerzen indiziert.

Wirkung • Opiate/Opioide wirken über **spezifische Opioidrezeptoren** hauptsächlich über das ZNS (▸ Abb. 4.14). Man unterscheidet 4 spezifische Rezeptoren, an denen die verschiedenen Opiode unterschiedlich wirken. Diese Rezeptoren sind auch die Bindungsstellen für körpereigene Stoffe, wie z. B. Endorphine, die an der Schmerzverarbeitung und -empfindung beteiligt sind. Hauptwirkung ist die **Analgesie,** wobei Opioide nicht den Schmerz beseitigen, aber die Schmerzverarbeitung, Wahrnehmung und Bewertung des Schmerzes verändern und den Schmerz dadurch erträglich machen. Über die Rezeptorbindung werden weitere Wirkungen vermittelt, bei denen es sich dann meist um unerwünschte Wirkungen handelt, wie z. B. Atemdepression und Erbrechen. Opiate/Opioide führen zu Toleranzentwicklung und Abhängigkeit. Im Rahmen ihres Einsatzes im RD, ist jedoch mit keiner erhöhten Suchtgefahr zu rechnen.

Indikationen • Morphin (▸ Tab. 4.10), **Piritramid** und **Fentanyl** stehen bei **starken und stärksten Schmerzen** zur Ver-

Tab. 4.11 Opioid-Analgetikum – Kurzprofil Fentanyl

Freiname (HN)	Fentanyl (z. B. Fentanyl-Jansen®)
Arzneimittelform	1 Amp. à 2 ml/0,1 mg, 1 Amp. à 10 ml/0,5 mg Fentanylhydrogencitrat
Wirkmodus	Opioidrezeptor-Agonist: **analgetisch, sedierend** Die analgetische Potenz ist 75–100 × größer als die von Morphin (→ Verabreichung geringerer Dosen). • Wirkungseintritt: 10–20 s • Wirkdauer: 20–30 min • HWZ: 1–6 h
Indikation	starke und stärkste Schmerzen, Narkose
Kontraindikation	Schwangerschaft und Geburt; ateminsuffiziente Patienten, unbehandelte Kreislaufinstabilität
unerwünschte Wirkungen	Atemdepression, RR-Abfall, Bradykardie (bis zur Asystolie), Übelkeit, Erbrechen, Miosis, allergische Reaktionen
Wechselwirkungen	siehe Morphin ▶ Tab. 4.10
Dosierung	• Erwachsene: 1–4 µg/kg KG i. v., zur Narkose: 0,05–0,1 mg i. v./i. o. • Kinder: 1,5 µg/kg KG intranasal, 1–3 µg/kg KG i. v./i. o.
Bemerkungen	Ältere und Patienten in schlechtem AZ können empfindlicher auf Fentanyl reagieren. In Intubationsbereitschaft verabreichen! Sog. „Narkose-Opioid", unterliegt dem BtmG. Naloxon hebt die Fentanylwirkung vollständig auf.

Abb. 4.14 Organeffekte der Opioide.

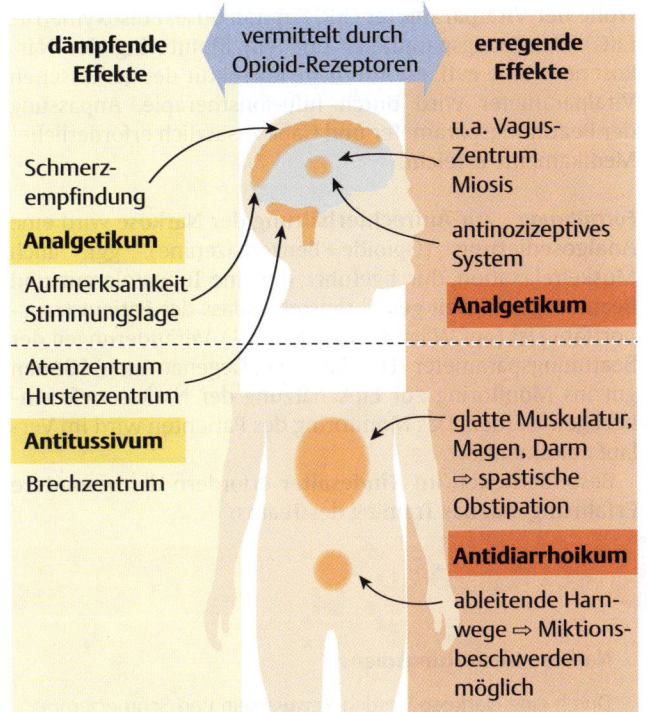

fügung. **Fentanyl** (▶ Tab. 4.11) wird hauptsächlich nach Trauma oder bei Tumorschmerzen sowie zur **Analgosedierung** und **Aufrechterhaltung der Narkose** (zusammen mit einem Benzodiazepin, z. B. Midazolam) eingesetzt. Fentanyl hat eine bis zu 100-mal stärkere Wirkung als Morphin.

Opioid-Antagonisten • Es gibt es Substanzen, die eine den Opioiden entgegengesetzte, d. h. **antagonistische Wirkung** (S. 127) am Rezeptor entfalten. **Naloxon** (z. B. Narcanti®) zur Therapie einer **Opioidintoxikation** (z. B. Heroinintoxikation) ist ein Beispiel für einen reinen Opioid-Antagonisten, der die Opioidwirkung an allen Opioidrezeptoren kompetitiv aufhebt. Die **zentrale Atemlähmung** durch eine Opioid-

überdosierung wird durch Naloxon (S. 159) innerhalb kurzer Zeit aufgehoben (Wirkungseintritt nach 1–2 min). Aufgrund der kurzen HWZ (ca. 1–1,5 h) kann eine Nachmedikation notwendig werden, da Opioide eine längere HWZ haben. Nach Naloxon-Gabe kann es bei Opioidabhängigen zu akuten **Entzugssymptomen** (z. B. RR-Anstieg, Krampfanfall) kommen!

!Merken **Opioide wirken atemdepressiv**
Opioide reduzieren die Ansprechbarkeit des Atemzentrums auf CO_2 (CO_2 ist Antrieb für die Atmung), zudem wird durch den Wegfall des Schmerzes (Schmerz als starker Atemantrieb) der Atemantrieb zusätzlich reduziert → eine Atemdepression kann tödliche Folge der Therapie sein.

📱 RETTEN TO GO

Opioid-Analgetika

Ausgangssubstanz dieser Gruppe von Analgetika, die vorwiegend zentral wirksam sind, ist das natürlich vorkommende **Opiat Morphin**. Hiervon leiten sich die synthetisch hergestellten **Opioide** ab. Sie wirken im ZNS an spezifischen Opioidrezeptoren und dienen der Linderung **starker und stärkster Schmerzen**. Als gefährliche Nebenwirkung kann eine **Atemdepression** auftreten. Wichtige Wirkstoffe in der Notfallmedizin sind neben **Morphin** die Opioide **Fentanyl** und **Piritramid**.

Wichtiger **Opioidantagonist** ist **Naloxon**, der bei Opioidintoxikationen (z. B. zu hohe Opioid-Dosierung, Heroinintoxikation) eingesetzt wird. Bei Abhängigen kann der Naloxoneinsatz zu Entzugssymptomen führen.

Narkotika

Als Narkotika werden patientenabhängig folgende Substanzgruppen eingesetzt: **Hypnotika, Muskelrelaxanzien, Opioid-Analgetika und Benzodiazepine.**

Details siehe unten „Narkose im Rettungsdienst".

4.2.2 Narkose im Rettungsdienst

Ziele der Narkose

Die Narkose (griech.: narkodes = erstarrt) ist das reversible Ergebnis einer generalisierten **Dämpfung der Aktivität des ZNS**. Sie kann durch Medikamente völlig verschiedener chemischer Struktur erzeugt werden.

! Merken Präklinische Narkose
Die präklinische Narkose stellt das Rettungsteam vor besondere Herausforderungen und sollte daher von allen Teilnehmern gut beherrscht werden. Besonderheiten sind der nicht nüchterne Patient mit oft unbekannten Vorerkrankungen.

Ziel der Narkose sind die Ausschaltung des Bewusstseins, der Schmerzempfindung und die Dämpfung der vegetativen Reflexe. In manchen Fällen ist zusätzlich eine Muskelrelaxation notwendig, die dem erfahrenen Anwender vorbehalten bleibt. Die Durchführung einer **Narkose** im RD bedeutet immer einen erheblichen Eingriff in die Vitalfunktionen des Patienten und bedingt die **Notwendigkeit zur Beatmung**. Umgekehrt bedeutet die Notwendigkeit einer **Beatmung** eines nicht bewusstlosen Patienten immer auch die **Notwendigkeit einer Narkose**, da Intubation und Beatmung vom Patienten ohne Narkose nicht toleriert werden.

Indikationen zur präklinischen Narkose

Hauptindikationen einer präklinischen Narkose sind:
- akute respiratorische Insuffizienz (Hypoxie und/oder Atemfrequenz < 6 oder > 29/min) und
- Kontraindikationen gegen eine NIV oder Versagen einer NIV und Vorliegen nicht rasch reversibler Ursachen wie schwere Verletzungen von Mittelgesicht und Rachen, Atemwegsverlegung mit respiratorischer Insuffizienz, schweres Thoraxtrauma, schweres Inhalationstrauma mit zunehmendem Stridor, großflächige Verbrennungen, schweres Lungenödem
- Hypoxie mit SpO_2 < 90 %, *trotz* O_2-Gabe, berücksichtigt werden müssen: Vorerkrankungen, Zustandsverschlechterung, Erschöpfung etc.
- Bewusstseinsstörungen/Bewusstlosigkeit/neurologisches Defizit mit Aspirationsgefahr (GCS < 9 Punkte)
- Polytrauma bzw. schweres Trauma mit Kreislaufinstabilität, stärkste Schmerzen
- anhaltender Status epilepticus
- Z. n. Reanimation (Analgosedierung), v. a. bei Hypothermie und zur Krampfkontrolle.

! Merken Narkosedurchführung
Die Durchführung einer präklinischen Narkose sollte in sicherer Umgebung (am besten im RTW) erfolgen, da ggf. auftretende Komplikationen dann besser beherrscht werden können.

Vorbereitung, Einleitung und Fortführung der Narkose

Vorbereitung
- (Rasche) Anamnese/Fremdanamnese (Vorerkrankungen, Dauermedikation, Allergien, letzte Nahrungsaufnahme).
- Legen von 2 (sicheren) venösen Zugängen (i. v. oder i. o.).
- Standardisierte Vorbereitung aller zu Narkose, Intubation und Beatmung benötigten Materialien (S. 215), Absaugbereitschaft herstellen.

- Narkose- und Notfallmedikamente vor der Notfallnarkose aufziehen und Spritzen mit Wirkstoff und Konzentration kennzeichnen.
- Standardmonitoring: EKG, RR-Messung, Pulsoxymetrie und Kapnometrie.

! Merken Aufgaben des RS
Die Narkosedurchführung ist Aufgabe des NA, der RS muss aber die erforderlichen Geräte, Abläufe und Medikamente kennen, um situationsgerecht assistieren zu können. Hauptaufgaben des RS bestehen in der Vorbereitung der notwendigen Utensilien und Medikamente, Assistenz des NA und engmaschigen Überwachung der Vitalparameter des Patienten.

Einleitung • Zur **Narkoseeinleitung** muss der Patient nach intubationsgerechter Positionierung ausreichend **präoxigeniert** werden (Gabe von 100 % O_2 für 3–4 min). Die Notfallmedikamente (z. B. Hypnotikum, Opioid-Analgetikum + ggf. Muskelrelaxans, s. u.) werden dann nach Anweisung des NA verabreicht, in der angeordneten Reihenfolge und Menge und unter Wiederholung der ärztlichen Anweisung durch das RD-Personal. Während Bewusstseinsverlust und Relaxanzienwirkung werden Laryngoskop und Tubus mit Führungsstab angereicht und dann zügig intubiert (S. 215). Sofort nach Narkoseeinleitung werden die Kreislaufparameter gemessen (RR-Abfall möglich!).

Unter laufender Narkose erfolgt die **engmaschige Kontrolle der Vitalparameter** (RR, Kapnometrie, Pulsoxymetrie, EKG), Beatmungsparameter und ein Monitoring der Narkosetiefe. Eine evtl. erforderliche Korrektur der gemessenen Vitalparameter wird durch Infusionstherapie, Anpassung der Beatmungsparameter und Gabe zusätzlich erforderlicher Medikamente erreicht.

Fortführung • Zur **Aufrechterhaltung der Narkose** wird eine **Analgosedierung** (Opioide + Benzodiazepine), ggf. auch Muskelrelaxation, durchgeführt, die eine Tubustoleranz und Beatmungsfähigkeit gewährleistet, sodass der Patient transportfähig ist (auf Wärmeerhalt achten!). Veränderungen der Beatmungsparameter (Druckanstieg, Gegenatmung) können gut ins Monitoring zur Einschätzung der Narkosetiefe einbezogen werden. Das Monitoring des Patienten wird im Verlauf dokumentiert.

Besonderheiten **im Kindesalter** erfordern die **besondere Erfahrung** und das Training des Teams.

RETTEN TO GO

Narkose im Rettungsdienst

Durch eine **Narkose** werden Bewusstsein und Schmerzempfindung ausgeschaltet und die vegetativen Reflexe gedämpft. Narkotisierte Patienten müssen beatmet und Patienten, die intubiert werden sollen, narkotisiert werden. Die Transportfähigkeit (Tubustoleranz und Beatmungsfähigkeit) des Patienten wird durch eine **Analgosedierung** gewährleistet.

Zu den **Indikationen** einer präklinischen Narkose zählen u. a.: anhaltende respiratorische Insuffizienz (z. B. Atemwegsverlegung, schweres Inhalationstrauma), Aspirationsgefahr bei Bewusstseinsstörung, Polytraumata oder schwere Traumata mit Kreislaufinstabilität und stärkste Schmerzen.

Die präklinische Narkose sollte wenn möglich im **RTW** durchgeführt werden. Die Aufgaben des RS sind dabei in erster Linie das Bereitlegen aller notwendigen Materialien und Medikamente (aufgezogene, gekennzeichnete Spritzen), Assistenz des NA und die Überwachung der Vitalparameter des Patienten.

Eingesetzte Substanzen

Folgende **Substanzgruppen** werden eingesetzt:
- **Hypnotika:** → Bewusstseinsverlust, tiefer Schlaf:
  – Propofol (► Tab. 4.12), Esketamin (► Tab. 4.13) und ggf. Barbiturate (oder Etomidate).
- **Opioid-Analgetika:** (S. 136) → Schmerzverlust, Aufrechterhaltung der Narkose (Analgosedierung zusammen mit einem Benzodiazepin)
  – Fentanyl (► Tab. 4.11), Sufentanil
- **Muskelrelaxanzien:** → Erschlaffung der quergestreiften Skelettmuskulatur
  – Succinylcholin (depolarisierendes Muskelrelaxans) (► Tab. 4.14), zur Intubation, bei notwendiger schneller Narkoseinleitung.
  – Rocuronium (► Tab. 4.15), Vecuronium (nicht depolarisierende Muskelrelaxanzien) in Einzelfällen zur Aufrechterhaltung der Tubustoleranz und besseren Beatmungsfähigkeit.
- **Benzodiazepine:** (S. 130) → Zu Sedierung und Aufrechterhaltung der Narkose (zusammen mit einem Opioid oder Esketamin).

Hypnotika

Grundlagen • Der Begriff Hypnose (grech.: Hypnos = Schlaf) beschreibt den Zustand eines erzwungenen und reversiblen Schlafes. Hypnotika bewirken einen raschen Bewusstseinsverlust und führen in einen tiefen Schlaf- bzw. komatösen Zustand, aus dem der Patient bis nach Abklingen der Wirkung nicht erweckbar ist. Die genauen Wirkmechanismen sind nicht für alle Substanzen vollständig geklärt. Mit Ausnahmen von Esketamin haben Hypnotika keinen analgetischen, d. h. schmerzausschaltenden Effekt.

Propofol • (► Tab. 4.12).

Propofol wird häufig zur **Narkoseeinleitung** verabreicht (wirkt aber **nicht analgetisch!**). Seine Wirkung setzt unmittelbar nach Applikation ein, die Wirkdauer ist mit ca. 6 min kurz. Eine Besonderheit der Hypnotika ist, dass es bisher keinen Antagonisten gibt, um ihre Wirkung aufzuheben.

Ketamin/Esketamin • Ketamin, das im Handel auch als **Esketamin** erhältlich ist (► Tab. 4.13), ist ein Wirkstoff aus der Gruppe der Anästhetika mit **anästhetischen, analgetischen** (= **schmerzlindernden**) und **psychotropen Eigenschaften**. Es verursacht eine sog. „dissoziative Anästhesie", d. h., der Patient ist bewusstlos bei geöffneten Augen und befindet sich in einer Art Trance.

Ketamin/Esketamin (Ketamin kommt präklinisch kaum mehr zum Einsatz) wird in der **Anästhesie und Notfallmedizin** als **Analgetikum** oder zu Einleitung und **Aufrechterhaltung einer Narkose** verwendet und wirkt, im Gegensatz zu vielen anderen Anästhetika, wenig atemdepressiv. Da es unangenehme **Halluzinationen** auslösen kann, sollte es mit einem Benzodiazepin (z. B. Midazolam) kombiniert werden.

Barbiturate und Etomidat • Alternativ können als Hypnotika zur Narkoseeinleitung Barbiturate wie **Thiopental** (z. B. Trapanal®) oder **Etomidat** (z. B. Hypnomidate®) verwendet werden. **Barbiturate** zeichnen sich, wie Esketamin, durch eine **wenig ausgeprägte Atemdepression** aus. Sie haben eine starke neuroprotektive Wirkung und eignen sich besonders für Patienten im **Status epilepticus** oder bei **erhöhtem Hirndruck**. Bei Myokardinfarkt oder im Schock sind sie kontraindiziert, da sie u. a. negativ inotrop und stark RR-senkend wirken. **Etomidat** führt nach Injektion rasch zu einer **tiefen Hypnose**. Durch unerwünschte Wirkungen und da es bewährte Alternativen gibt, kann auf dieses Medikament im RD verzichtet werden.

Muskelrelaxanzien

Wirkung und Wirkstoffe • Muskelrelaxanzien (lat.: relaxatio = Entspannung) sind Substanzen, die an den **Acetylcholin-Rezeptoren** der motorischen Endplatte der Muskelzellen wirken, indem sie die neuromuskuläre Übertragung blockieren und damit eine schlaffe **Lähmung der quergestreiften Skelettmuskulatur** (und damit auch der Atemmuskulatur!) auslösen. Man unterscheidet depolarisierende von nicht depolarisierenden Muskelrelaxanzien:

Depolarisierende Wirkstoffe, wie z. B. **Succinylcholin** (► Tab. 4.14), führen an der motorischen Endplatte, wie der natürliche Überträgerstoff Acetylcholin (ACh), zu einer Aktivierung der ACh-Rezeptoren. Succinylcholin bleibt aber, im

Tab. 4.12 Hypnotikum – Kurzprofil Propofol

Freiname (HN)	Propofol (z. B. Disoprivan®, Propofol-Lipuro®)
Darreichungsform	Ampulle, Stechampulle 20 ml 1 % oder 2 %ige Sojaöl-Emulsion
Wirkmodus	Bindung an GABA-Rezeptoren → ZNS-Dämpfung: **sedierend, amnestisch, zentral dämpfend, antikonvulsiv** • Wirkungseintritt: unmittelbar nach Gabe • Wirkdauer: 5–8 min • HWZ: 1 h
Indikation	zur Narkoseeinleitung, (Analgo-)Sedierung zusammen mit einem Opioid
Kontraindikation	Schock, dekompensierte Herzinsuffizienz, Propofolallergie, Allergie gegen Soja oder Erdnuss. Vorsicht bei: Hypovolämie, Herzinsuffizienz, akuter Phase des Myokardinfarkts, instabiler Angina pectoris, Schwangerschaft
unerwünschte Wirkungen	Unverträglichkeitsreaktion, ggf. erheblicher RR-Abfall (v. a. bei Hypovolämie/Schock), Atemdepression, Atemstillstand, ggf. unangenehme Träume, Brennen der Injektionsstelle
Wechselwirkungen	Emulsionen sind nur mit 5 %iger Glukose kompatibel! Wirkungsverstärkung durch zentral dämpfende Medikamente, in Kombination mit Opioiden → Atemdepression ↑
Dosierung	• Erwachsene: Narkoseeinleitung: 1–2,5 mg/kg KG i. v./i. o., Narkoseführung: 4 mg/kg KG/h i. v. (via Perfusor) oder i. o. • Kinder: anhängig von Körpergewicht und -größe
Bemerkung	Nach Öffnen zeitnahe Verwendung.

Tab. 4.13 Hypnotikum – Kurzprofil Esketamin

Freiname (HN)	Esketamin (z. B. Ketanest S®)*
Darreichungsform	1 Amp. à 2 ml/50 mg Ketaminhydrochlorid
Wirkmodus	Die Wirkungen (**anästhetisch, analgetisch, amnestisch**) beruhen auf dem Antagonismus an NMDA-Rezeptoren. Esketamin wirkt zudem dissoziativ, sedierend, lokalanästhetisch, antikonvulsiv, bronchienerweiternd und sympathomimetisch (→ RR und Herzfrequenz ↑). • Wirkungseintritt: 30–60 s • Wirkdauer: 10–15 min • HWZ: 80 min
Indikation	Analgesie beim Traumapatienten; als Kurznarkotikum; bei therapieresistentem Status asthmaticus zur Intubation, Narkoseeinleitung bei hypotoner Kreislaufsituation
Kontraindikation	SHT und Hirndruck ↑, bekannte Überempfindlichkeit, art. Hypertonie, Herzinsuffizienz, KHK, frischer Myokardinfarkt, Augenverletzungen, Glaukom, Präeklampsie und Eklampsie, drohende Uterusruptur, Nabelschnurvorfall
unerwünschte Wirkungen	RR-Anstieg, Tachykardie (→ erhöhter O_2-Bedarf am Herzen), Bronchodilatation, Albträume, Halluzinationen, Erregungszustände, erhöhter Speichelfluss, Hirndruck ↑, Augeninnendruck ↑
Wechselwirkungen	Verlängerung und Verstärkung der Wirkung von Opioiden, Schlafmitteln, Alkohol
Dosierung	Erwachsene: Narkose: 0,5–1 mg/kg KG i. v./i. o.; Analgesie: 0,125–0,25 mg/kg KG i. v./i. o.; 0,25–0,5 mg/kg KG i. m.

*Ketamin, das präklinisch kaum mehr zum Einsatz kommt, hat die gleiche Wirkung wie das hier dargestellte Esketamin, die Dosierungen müssen aber für Ketamin vedoppelt werden.

Tab. 4.14 Muskelrelaxans – Kurzprofil Succinylcholin

Freiname (HN)	Suxamethonium/Succinylcholin (z. B. Pantolax®, Lysthenon-siccum®)
Arzneimittelform	1 Amp. à 10 ml/100 mg Succinylcholin
Wirkmodus	depolarisierendes **Muskelrelaxans**: initiale Erregung und anschließende Blockierung der Muskelzellen • Wirkungseintritt: 30–45 s nach Gabe • Wirkdauer: 5–8 min • HWZ: 1 h
Indikation	zur Intubation bei Narkoseeinleitung
Kontraindikation	bekannte Überempfindlichkeit, Zustände, die zu einer Hyperkaliämie disponieren, vorbestehende Hyperkaliämie. Succinylcholin ist bei primären Myopathien absolut kontraindiziert, v. a. bei Kindern!, Querschnittsyndrom, nach schweren Verbrennungen oder Verletzungen > 24–48 h, fehlende Beatmungsmöglichkeit, Disposition zu maligner Hyperthermie
unerwünschte Wirkungen	HRS, Bradykardie bis Asystolie, Bronchospasmus, maligne Hyperthermie, Azidose, Erhöhung des Augeninnendrucks, Kaliumfreisetzung aus der Muskulatur, Muskelschmerzen, Myoglobinfreisetzung
Wechselwirkungen	verstärkte Wirkung durch Alkohol, erhöhtes Risiko von HRS bei Digoxintherapie, mit anderen Medikamenten nicht mischbar
Bemerkungen	Einsatz nur bei Intubations- und Beatmungsmöglichkeit! Abbau von Succinylcholin verzögert bei Cholinesterasemangel. Bei Kindern und Jugendlichen mit neuromuskulärer Erkrankung Herzstillstand möglich.
Dosierung	1–1,5 mg/kg KG
Lagerung	Lagerung bei 2–8 °C im Kühlschrank, vor Licht zu schützen

Gegensatz zu ACh, länger bzw. weiter an den Rezeptor gebunden und führt so zu einer anhaltenden **Depolarisation** → d. h., die Muskulatur kann damit nicht mehr erregt werden. Dieser Effekt ist nicht von langer Dauer, die neuromuskuläre Funktion erholt sich rasch. Succinylcholin spielt heute immer noch eine Rolle in der Notfallmedizin, auch wenn es einige erhebliche unerwünschte Wirkungen hat (z. B. schwere Herzrhythmusstörungen, RR-Abfall), da sein **Wirkungseintritt** der **schnellste** unter den Muskelrelaxanzien ist.

Dagegen wirken **nichtdepolarisierende Muskelrelaxanzien**, wie z. B. **Rocuronium** (▶ Tab. 4.15), direkt hemmend am ACh-Rezeptor, d. h., sie binden ohne Wirkung an den Rezeptor und blockieren die neuromuskuläre Übertragung (▶ Abb. 4.15). Ihr **Wirkungseintritt** erfolgt **langsam** und ihre Wirkung ist **antagonisierbar** (z. B. durch Neostigmin oder Sugammadex).

Indikationen • Die Indikaton für den Einsatz von Muskelrelaxanzien ist ausschließlich die **Narkose**. Muskelrelaxanzien sind eine wichtige Voraussetzung zur **präklinischen Intubation** und **Beatmung**; ihr Einsatz bleibt dem erfahrenen Anwender vorbehalten.

Abb. 4.15 Wirkungsweise nichtdepolarisierender Muskelrelaxanzien.

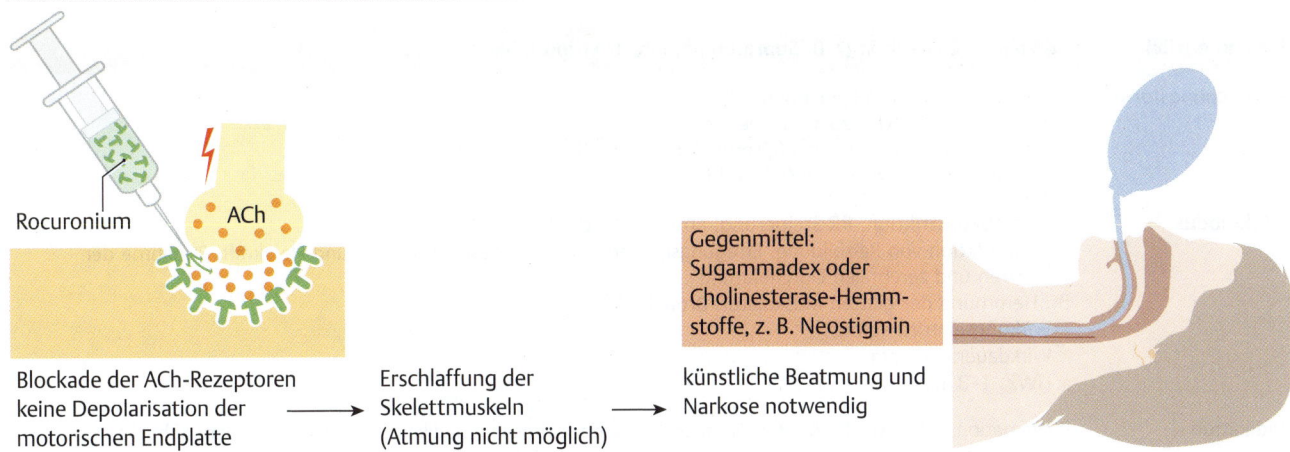

Rocuronium

ACh

Gegenmittel: Sugammadex oder Cholinesterase-Hemmstoffe, z. B. Neostigmin

Blockade der ACh-Rezeptoren keine Depolarisation der motorischen Endplatte → Erschlaffung der Skelettmuskeln (Atmung nicht möglich) → künstliche Beatmung und Narkose notwendig

Tab. 4.15 Muskelrelaxans – Kurzprofil Rocuronium

Freiname (HN)	Rocuronium (z. B. Esmeron®)
Arzneimittelform	1 Amp. à 5 ml/50 mg Rocuroniumbromid
Wirkmodus	• Wirkungseintritt: Intubationsbereit nach 90 s • Wirkdauer: 30–50 min • HWZ: 70 min
Indikation	Narkoseeinleitung, zu Intubation und Beatmung, Narkoseführung, Intensivtransport. Bei Succinylunverträglichkeit auch zur RSI – Narkoseeinleitung (RSI = Rapid Sequence Induction = schneller Ablauf der Narkoseeinleitung) geeignet
Kontraindikation	bekannte Überempfindlichkeit, fehlende Beatmungsmöglichkeit
unerwünschte Wirkungen	HRS, Histaminfreisetzung: Gesichtsödem, Bronchospasmus, Hypotonie, Tachykardie
Wechselwirkungen	Wirkungsverlust durch Pyridostigmin, Neostigmin, Behandlung mit Phenytoin + Carbamazepin; Succinuylcholin kann Wirkungsverstärkung oder -abschwächung bewirken.
Bemerkungen	Einsatz nur bei Intubations- und Beatmungsmöglichkeit, vollständig mit Sugammadex antagonisierbar.
Dosierung	Erwachsene: 0,6 mg/kg KG i. v./i.o., RSI: 1–1,5 mg/kg KG Kinder: > 1 Monat: 0,6 mg/kg KG (0,6 ml/10 kgKG), RSI: 1–1,5 mg/kg KG

RETTEN TO GO

Medikamente für die präklinische Narkose

Für die Narkose und deren Aufrechterhaltung werden folgende 4 Substanzgruppen eingesetzt: **Hypnotika, Opioid-Analgetika, ggf. Muskelrelaxanzien und Benzodiazepine.**

Das **Hypnotikum** bewirkt einen Bewusstseinsverlust. Häufig Anwendung finden **Propofol** (Narkoseeinleitung, kurze Wirkdauer) und **Esketamin** (Einleitung und Aufrechterhaltung der Narkose, zusätzlich analgetische Wirkung). Die Schmerzausschaltung wird über das **Opioid-Analgetikum** erreicht. Das **Muskelrelaxans**, dessen Einsatz dem erfahrenen Anwender vorbehalten bleibt, verursacht eine Erschlaffung der Skelettmuskulatur inkl. der Atemmuskulatur, die für die Intubation gewünscht ist. Zur Aufrechterhaltung der Narkose wird ein **Benzodiazepin** mit einem Opioid-Analgetikum oder Esketamin kombiniert.

4.2.3 Pharmakologie des Herz-Kreislauf-Systems

Katecholamine

Wirkung und Wirkstoffe • Katecholamine sind Wirkstoffe, die entweder im Körper (Noradrenalin, Adrenalin, Dopamin) oder chemisch (z. B. Dobutamin) synthetisiert werden. Sie spielen an zahlreichen Regulations- und Übertragungsvorgängen des Körpers als **Neurotransmitter** und/oder **Hormone** eine zentrale Rolle. Ausgangssubstanz ist die Aminosäure **Tyrosin**, aus der das Katecholamin **Dopamin, daraus Noradrenalin** und aus diesem wiederum **Adrenalin** synthetisiert wird. Herstellungsorte der Katecholamine sind das **Nebennierenmark** und spezialisierte **Nervenzellen**.

Hauptfunktion der Katecholamine ist die Signalübertragung zur **vegetativen Regulation** (S. 113). **Noradrenalin** und **Adrenalin** sind die wichtigsten **sympathomimetischen Überträgerstoffe** (= **Sympathomimetika**). Sie sind wesentlich für die **Leistungssteigerung** und **Stressantwort** unseres Körpers. Ihre Wirkung entfalten sie an den **Katecholamin-Rezeptoren** (Dopamin-, α- und β-Rezeptoren), die zahlreich

Tab. 4.16 Katecholamin (Sympathomimetikum) – Kurzprofil Adrenalin (= Epinephrin)

Freiname (HN)	Adrenalin = Epinephrin (z. B. Suprarenin®, Infectokrupp Inhal®)
Darreichungsform	• 1 Amp. à 1 ml/1 mg Epinephrin • 1 Stechamp. à 25 ml/25 mg Epinephrin • Fertigspritze (z. B. Fastjekt®) 0,3 ml/0,3 mg Epinephrin • Inhalationslösung 4 mg/ml, 0,56 mg Epinephrin/Hub
Wirkmodus	α_1: **Gefäßkonstriktion, RR-Steigerung, abschwellende Wirkung** β_1: **Stimulation** von Reizbildung, Erregungsleitung, Erregungsgeschwindigkeit und Herzkraft, Zunahme der koronaren und zerebralen Durchblutung β_2: Hemmung der glatten Muskulatur: **Bronchodilatation** • Wirkungseintritt: sofort • Wirkdauer: 1–5 min • HWZ: 1–3 min
Indikation	Reanimation, anaphylaktischer und kardiogener Schock (Reservemedikament bei kardiogenem Schock) Inhalativ bei: Bronchospasmus, Krupp-Syndrom, anderen Schwellungen im Bereich der Atemwege
Kontraindikation	bei notwendiger Reanimation: keine KI; ansonsten: Hypertonie, KHK, Glaukom, Tachykardien, Hyperthyreose, Phäochromozytom, Cor pulmonale, HOCM
unerwünschte Wirkungen	Tachykardien, Rhythmusstörungen bis zum Kammerflimmern, myokardialer O_2-Verbrauch ↑, RR-Steigerung, Muskelzittern, Krampfanfall, Angst, Kopfschmerzen, Halluzinationen, Blutzucker ↑, Gewebeuntergang bei i.a.- oder s. c.-Injektion
Wechselwirkungen	verstärkte Wirkung durch Kalzium-Präparate, Antidepressiva → Tachykardie bis Kammerflimmern
Dosierung	**Erwachsene:** • Reanimation: 1 mg Bolus, ggf. Wiederholung alle 3–5 min i. v./i. o. • Anaphylaxie: 0,5 mg i. m. (primär!); 0,1 mg i. v./i.o., Wiederholung nach 5 min möglich • kardiogener Schock: 0,025–0,3 µg/kg KG/min i. v./i.o., über Perfusor: 5 mg (= 5 ml) + 45 ml NaCl 0,9 % (nach Wirkung Dosierung ggf. steigern) • Atemwegsobstruktion (allergisch/entzündlich): 1 : 1000 pur 2–5 mg (vernebeln) **Kinder:** • Reanimation: 0,01 mg/kg KG, ggf. Wiederholung alle 3–5 min i. v./i. o. • Anaphylaxie: 6–12 J.: 0,3 mg i. m., Wiederholung nach 5 min möglich, <6 J.: 0,15 mg i. m., Wiederholung nach 5 min möglich • Atemwegsobstruktion (allergisch/entzündlich): 1 : 1000 pur 3–5 ml (vernebeln)
Lagerung	im Kühlfach bei 2–8 °C, vor Licht zu schützen

Abb. 4.16 Auswahl wichtiger Organeffekte der Katecholamine (Sympathikus-Aktivierung) mit den beteiligten Katecholamin-Rezeptoren.

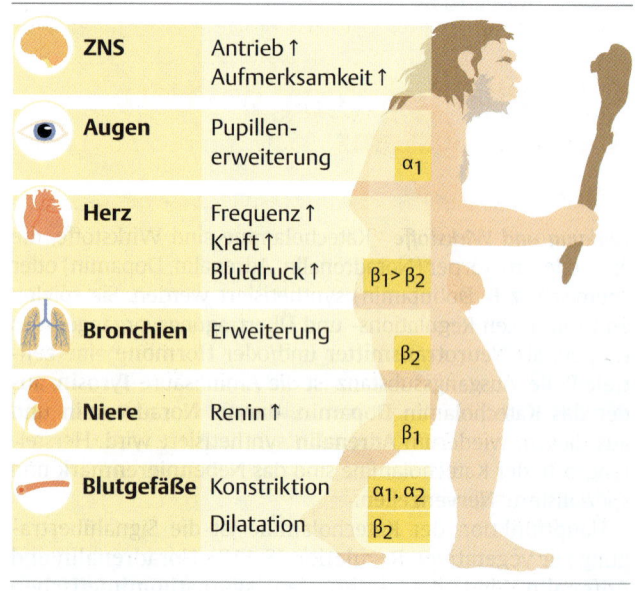

ZNS	Antrieb ↑ Aufmerksamkeit ↑	
Augen	Pupillenerweiterung	α_1
Herz	Frequenz ↑ Kraft ↑ Blutdruck ↑	$\beta_1 > \beta_2$
Bronchien	Erweiterung	β_2
Niere	Renin ↑	β_1
Blutgefäße	Konstriktion Dilatation	α_1, α_2 β_2

an vielen Organen lokalisiert sind. Dopamin-Rezeptoren finden sich im Gehirn, in den Gefäßen von Bauchorganen und Nieren. α- und β-Rezeptoren sind z.B. am Herzen (v. a. β_1-Rezeptoren), an den Bronchien (v. a. β_2-Rezeptoren) und den Blutgefäßen (α- und β-Rezeptoren) lokalisiert (▶ Abb. 4.16).

• **Noradrenalin** (▶ Tab. 4.17) wirkt durch seine Affinität zu α-Rezeptoren bevorzugt **RR-steigernd**.
• **Adrenalin** (▶ Tab. 4.16) wirkt an β_1-Rezeptoren v. a. herzkraftsteigernd (**positiv inotrop**) und positiv auf die Erregungsweiterleitung (**positiv dromotrop**) sowie über β_2-Rezeptoren bronchialerweiternd (**Bronchodilatation**).
• **Dopamin** steigert dosisabhängig die Herzkraft (**positiv inotrop**) und Herzfrequenz (**positiv chronotrop**) und wirkt an den Nieren durchblutungsfördernd. Darüber hinaus spielt es als Neurotransmitter im ZNS, durch seine **hemmende Wirkung auf die Muskelerregung**, eine wesentliche Rolle. Ist dieser Prozess gestört, kommt es zu einer gesteigerten Erregbarkeit der Muskeln, die sich in einer Muskeltonuszunahme (**Rigor**), Muskelzittern (**Tremor**) und gestörten willkürlichen Bewegungen (**Akinese**) äußern (= Morbus Parkinson).
• Neben den genannten Substanzen, die auch natürlich im Körper vorkommen, spielen **künstlich hergestellte Katecholamine**, wie **Dobutamin**, die primär auf β_1-Rezeptoren am Herzen wirken (**positiv inotrop, positiv chronotrop** sowie **Erhöhung des HMV** und **Steigerung der Koronardurchblutung**), therapeutisch eine Rolle. Im RD wird der Wirkstoff bevorzugt bei der akuten Herzinsuffizienz bzw. beim kardiogenen Schock mit Rückwärtsversagen eingesetzt. KI sind: Tachyarrhythmie, Dehydratation, Hypertonie, Sulfit-Allergie und eine bestehende Aortenstenose.

Tab. 4.17 Katecholamin (Sympathomimetikum) – Kurzprofil Noradrenalin (= Norepinephrin)

Freiname (HN)	Noradrenalin = Norepinephrin (z. B. Arterenol®)
Arzneimittelform	1 Amp. à 1 ml/1 mg Norepinephrin, 1 Stechampulle à 25 ml/25 mg Norepinephrin
Wirkmodus	Wirkung hauptsächlich auf α_1- und β_1-, schwach auf β_2-Rezeptoren α_1: **Gefäßkonstriktion** (auch in Skelettmuskulatur, im Gegensatz zum Adrenalin), **RR-Steigerung** β_1: **Stimulation** von Reizbildung, Erregungsleitung, Erregungsgeschwindigkeit und Herzkraft, Zunahme der koronaren und zerebralen Durchblutung • Wirkungseintritt: sofort • Wirkdauer: 1–2 min • HWZ: 1–3 min
Indikation	schwere Hypotonie; Schockzustände, sofern durch alleinige Volumengabe keine Kreislaufstabilisierung zu erreichen ist
Kontraindikation	Hypertonie; Abwägungssache: KHK, Glaukom, Tachykardien, Hyperthyreose, Phäochromozytom, Cor pulmonale, schwere Nierenfunktionsstörung, Sulfitüberempfindlichkeit
unerwünschte Wirkungen	Empfindlichkeitsreaktionen, Asthmaanfall, Tachykardien, Rhythmusstörungen bis zum Kammerflimmern, myokardialer O_2-Verbrauch ↑, Angina pectoris, exzessive RR-Steigerung, Reflexbradykardie, Muskelzittern, Krampfanfall, Angst, Kopfschmerzen, Psychose, Blutzucker ↑, Gewebeuntergang bei i.a.- oder s.c.-Injektion
Wechselwirkungen	u. a. Wirkungsverstärkung durch Antidepressiva, Antihistaminika und Alkohol, verstärkte Rhythmusstörungen durch Digitalis und Diuretika, Patienten mit α-Blocker-Therapie zeigen Wirkungsumkehrung: → RR-Abfall
Bemerkungen	Azidose und Volumenmangel vermindern die Noradrenalinwirkung
Dosierung	Erwachsene: 0,014–0,28 µg/kg KG/min i. v./i. o., über Perfusor: 5 mg (= ml) + 45 ml NaCl 0,9 % bei einer Laufgeschwindigkeit von 0,6–12 ml/h, nach Wirkung anpassen
Lagerung	im Kühlfach bei 2–8 °C, vor Licht zu schützen

Indikationen • Entsprechend der erwünschten Wirkung können Katecholamine therapeutisch u. a. im Rahmen der kardiopulmonalen Reanimation (S. 298), bei anaphylaktischem (S. 274) und kardiogenem Schock (S. 273) (v. a. Adrenalin) eingesetzt werden. Bei schwerer Hypotonie bei Volumenmangelschock (S. 272) werden Katecholamine als Ergänzung zur Volumentherapie gegeben (v. a. Noradrenalin).

In höherer Dosierung führen Katecholamine, neben anderen unerwünschten Wirkungen, zu HRS (v. a. Dopamin).

RETTEN TO GO

Katecholamine

Die körpereigenen (endogenen) Katecholamine **Noradrenalin** und **Adrenalin** aktivieren das sympathische Nervensystem und versetzen den Körper dadurch in Alarmbereitschaft (Herzleistung und RR↑, Bronchien erweitern sich). **Dopamin** wirkt ebenfalls herzkraftsteigernd und spielt zudem eine wichtige Rolle als Überträgerstoff im Gehirn.

Dobutamin wird ein synthetisch hergestellt und wirkt primär auf β_1-Rezeptoren und damit v. a. auf das Herz.

Katecholamine werden in der Notfallmedizin im Rahmen der **kardiopulmonalen Reanimation**, bei **anaphylaktischem und kardiogenem Schock** und bei **schwerer Hypotonie bei Volumenmangelschock** eingesetzt. Als unerwünschte Wirkung können u. a. HRS auftreten.

Antihypertonika

Grundlagen • Antihypertonika sind blutdrucksenkende Medikamente. Der Blutdruck (RR) ist eine Regelgröße, die in physiologischen Grenzen dem aktuellen Sauerstoff- und Durchblutungsbedarf des Organismus angepasst wird. Im Ruhezustand liegt er physiologischerweise bei etwa **120/80 mmHg**. Die Regelgrößen zur RR-Regulation sind die **Gefäßweite** sowie die **Herzarbeit**. Beide können über das vegetative Nervensystem oder die Nebennierenhormone beeinflusst und angepasst werden. Anhaltende RR-Werte **> 140/90 mmHg** bezeichnet man als **(arterielle) Hypertonie** (= Bluthochdruck). Diese wird häufig über lange Zeit nicht wahrgenommen und kann schwere Schädigungen des Herz-Kreislauf-Systems (z. B. KHK, Arteriosklerose) und anderer Organe nach sich ziehen.

Stark erhöhte RR-Werte oder ein **krisenhafter RR-Anstieg** (> 230/120 mmHg) müssen notfallmedizinisch therapiert werden. Die therapeutisch eingesetzten Substanzen, die zu einer kurzfristigen RR-Senkung genutzt werden, wirken wie folgt:
- Gefäßerweiterung und Herzkraftminderung über Senkung des Sympathikotonus (**Sympatholytika**) zentral und peripher
- Gefäßerweiterung über andere Mechanismen (**Kalziumantagonisten, Stickstoffmonoxid NOx**).

Wirkstoffe und Wirkung • Urapidil (▶ Tab. 4.18), ein **Sympathikolytikum**, bewirkt über eine Blockade der α_1-Rezeptoren durch eine Gefäßerweiterung eine Abnahme des peripheren Gefäßwiderstands und damit eine RR-Senkung. Da zusätzlich auch der zentrale Sympathikus durch Urapidil blockiert wird, ist keine reaktive Tachykardie zu erwarten, wie dies ansonsten im Rahmen einer deutlichen RR-Senkung (kompensatorisch) der Fall wäre.

Nifedipin (z. B. Adalat®), ein **Kalziumantagonist**, führt über eine Erschlaffung der glatten Muskulatur der Gefäße zu einer starken RR-Senkung. Adalat kann dem Patienten als Zerbeißkapsel oral oder als Injektion mittels Perfusor zugeführt werden. Die RR-senkende Wirkung dieser Substanzgruppe ist schwer abschätzbar und oft überschießend → es kann zu ausgeprägten Hypotonien kommen. Es besteht eine

Tab. 4.18 Sympathikolytikum – Kurzprofil Urapidil

Freiname (HN)	Urapidil (z. B. Ebrantil®, Urapidil®)
Darreichungsform	1 Amp. à 5 ml = 25 mg, à 10 ml = 50 mg Urapidil
Wirkmodus	periphere Blockade von α_1-Rezeptoren → Abnahme des peripheren Widerstandes durch Gefäßerweiterung, Senkung des syst. und diast. RR, zusätzlich zentrale Sympathikusblockade über α_2-Rezeptoren • Wirkungseintritt: 2–5 min • Wirkdauer: 1–3 h • HWZ: 3 h
Indikation	hypertensive Notfälle, arterielle Hypertonie
Kontraindikation	Aortenisthmusstenose, arteriovenöser Shunt (nicht: Dialyseshunt)
unerwünschte Wirkungen	Empfindlichkeitsreaktionen, Tachy- oder Bradykardie, Übelkeit, Schwindel, Kopfschmerzen, Ruhelosigkeit, Druckgefühl in der Brust, Schweißausbruch, Einschränkung der Reaktionsfähigkeit
Wechselwirkungen	Wirkungsverstärkung durch andere Antihypertonika, Alkohol, Volumenmangel
Bemerkungen	Monitoring und engmaschige RR-Kontrollen obligat.
Dosierung	10–50 mg langsam i. v./i. o. Perfusor: initial bis 2 mg/min, dann 9 mg/h Erhaltungsdosis

Reihe weiterer unerwünschter Wirkungen, wie z. B. die Auslösung von Tachykardien und Angina-pectoris-Anfällen, die mit einer erhöhten Sterblichkeit verknüpft sind. Nifedipin kommt im Rahmen **hypertensiver Schwangerschaftserkrankungen** noch zum Einsatz, in anderen Fällen wird die präklinische Gabe oft nicht mehr empfohlen.

Diuretika und β-Blocker werden ebenfalls als Antihypertensiva verabreicht, im RD allerdings i. d. R. nicht zur Akuttherapie der Hypertonie.

RETTEN TO GO

Antihypertonika

In der Notfallmedizin spielt v. a. der **krisenhafte RR-Anstieg** mit Werten > 230/120 mmHg eine Rolle (Normalwert 120/80 mmHg, Hypertonie ab > 140/90 mmHg).

Sympatholytika blockieren bestimmte Rezeptoren des sympathischen Nervensystems. Dadurch sinkt die Herzkraft und die Gefäße erweitern sich, der Blutdruck sinkt. In der Notfallmedizin wird bei hypertensiven Notfällen häufig der Wirkstoff Urapidil (z. B. Ebrantil®) verwendet.

Der Einsatz von **Kalziumantagonisten** wie Nifedipin wird wegen möglicher schwerer Nebenwirkungen in der Notfalltherapie kaum noch empfohlen.

Koronartherapeutika

Im RD spielt hier **Nitroglycerin** (▸ Tab. 4.19) eine wesentliche Rolle. Es setzt bei seinem Abbau **Stickstoffmonoxid** frei und bewirkt so eine Entspannung der glatten Muskulatur, die zu einer Gefäßerweiterung und damit zur RR-Senkung führt. Die **Koronararterien werden besser durchblutet** und die Vorlast des Herzens gesenkt, was zu einer Entlastung des Herzens führt. Im RD kommt Nitroglycerin als Sublingualspray z. B. beim ACS zum Einsatz.

RETTEN TO GO

Koronartherapeutika

Nitroglycerin führt über die Freisetzung von Stickstoffmonoxid zu einer Entspannung der Gefäßmuskulatur und damit einer Gefäßweitstellung mit RR-Abfall, die Vorlast wird gesenkt und die **Koronararterien besser durchblutet**. Es wird im RD als Sublingualspray z. B. beim ACS eingesetzt.

Antiarrhythmika

Ursachen für Herzrhythmusstörungen (HRS) • Antiarrhythmika werden zur Behandlung von HRS angewandt. Diese Störungen können völlig harmlos, aber auch Ausdruck einer kardialen oder extrakardialen Erkrankung (z. B. Elektrolytstörung, Hyperthyreose) (S. 289) und lebensbedrohend sein.

Das **EKG** ergibt, zusammen mit dem zeitlichen **Verlauf** der HRS (S. 288) und in Verbindung mit den **Symptomen**, die Grundlage zur Erkennung der Ursache und zeigt damit mögliche Therapieansätze auf.

Ursprung von HRS • Alle Orte der Reizbildung und Reizleitung am Herzen (S. 54) können Ursprung von HRS sein, sodass medikamentös gezielt therapiert werden muss.

Die Größen, auf die pharmakologisch Einfluss genommen wird, sind:
• die Erregbarkeit von Herzmuskelzellen (**Bathmotropie**)
• die Herzfrequenz (**Chronotropie**)
• die atrioventrikuläre (**AV-**)Überleitungszeit
• die Herzkraft (**Inotropie**).

Klassifikation • Antiarrhythmika werden bezüglich ihrer Wirkungsweise in **4 Klassen** eingeteilt:
• **Klasse I: Na⁺-Kanalblocker** (z. B. Ajmalin, Lidocain)
• **Klasse II: β-Blocker** (z. B. Metoprolol) (▸ Tab. 4.24)
• **Klasse III: K⁺-Kanalblocker** (z. B. Amiodaron) (▸ Tab. 4.23)
• **Klasse IV: Ca⁺⁺-Kanalblocker** (z. B. Verapamil) (▸ Tab. 4.25).

Tab. 4.19 Stickstoffmonoxid – Kurzprofil Nitroglycerin

Freiname (HN)	Nitroglycerin (z. B. Nitrolingual – Spray®)
Darreichungsform	Dosierspray 0,4 mg pro Hub Glyceroltrinitrat (auch als Zerbeißkapsel)
Wirkmodus	**Dilatation der Koronargefäße und venöser Kapazitätsgefäße** (sog. venöses Pooling), Herzvorlast ↓: Verringerung des links- und rechtsventrikulären Füllungsdrucks und Abnahme des enddiastolischen Füllungsdrucks. Erhöhte Perfusion der Innenschichten des Myokards. Senkung des Drucks im Lungenkreislauf. • Wirkungseintritt: 1 min (sublingual) • Wirkdauer: 30 min • HWZ: wenige Minuten
Indikation	Angina pectoris, Myokardinfarkt, akute Linksherzinsuffizienz mit kardialem Lungenödem, Spasmen von Hohlorganen
Kontraindikation	Hypotonie < 90 mmHg, Schock, Volumenmangel, bis 48 h nach Einnahme von **Sildenafil** (Viagra) und verwandten Substanzen (da diese ebenfalls gefäßdilatierend wirken)
unerwünschte Wirkungen	Übelkeit, Schwindel, Kopfschmerzen (Nitratkopfschmerz), Flush, Reflextachykardie, RR-Abfall, Kollaps, Synkope
Wechselwirkungen	Wirkungsverstärkung durch Antihypertonika, Alkohol, Volumenmangel
Bemerkungen	Monitoring und engmaschige RR-Kontrollen obligat. RR-Abfall nicht exakt zu quantifizieren. Nitrolingual darf nicht inhaliert werden. Strenge Indikation bei Schwangerschaft und Stillzeit.
Dosierung	1–2–3 Hübe sublingual

Zu den **nicht weiter klassifizierten Antiarrhythmika** zählen:
- **Vagolytikum Atropin** (z. B. Atropinsulfat®) (▶ Tab. 4.22)
- **Adenosin** (z. B. Adrekar®) (▶ Tab. 4.21)
- **Magnesium** 10 %
- **Sympathomimetika** wie Orciprenalin (z. B. Alupent®) und **Digitalispräparate** wie Digoxin (z. B. Lanicor®), die beide im RD kaum mehr zum Einsatz kommen.

! Merken Therapieziel bei HRS

*Ziel der Therapie ist es, die Herzarbeit zu ökonomisieren, d. h. die durch die HRS entstandene **Verminderung der Auswurfleistung** und ggf. den **erhöhten O₂-Bedarf** (z. B. durch Tachykardie) zu normalisieren.*

Indikationen • Behandlungsindikationen für Antiarrhythmika sind demnach HRS mit
- ausgeprägter Symptomatik und beeinträchtigter Hämodynamik,
- Gefahr oder Vorliegen einer tachykardiebedingten Herzinsuffizienz,
- erhöhtem Risiko eines plötzlichen Herztodes bei
  – Z. n. oder unter Reanimation und Kammerflimmern,
  – Z. n. Reanimation und schneller ventrikulärer Tachykardie,
  – ventrikulärer Rhythmusstörung und Vorliegen einer schweren kardialen Grunderkrankung (Kardiomyopathie).

! Merken Antiarrhythmikatherapie

- *Die Behandlung mit Antiarrhythmika ist nicht unproblematisch und gehört in die Hand des **erfahrenen Arztes**. Zu beachten ist deren potenziell die **Arrhythmie verstärkende Wirkung**, d. h., ihre Gabe kann Arrhythmien ggf. verstärken (z. B. durch Verlängerung der QT-Dauer).*
- *Grundsätzlich sollte nur **ein Antiarrhythmikum** zum Einsatz kommen, da Kombinationen mehrerer Substanzen gefährliche Summationseffekte auslösen können.*

Die folgende Tabelle gibt einen Überblick über die Einsatzmöglichkeiten der gebräuchlichen Antiarrhythmika im RD (▶ Tab. 4.20).

RETTEN TO GO

Antiarrhythmika

Antiarrhythmika werden zur Behandlung von **Herzrhythmusstörungen** (HRS) angewandt. HRS können harmlos, aber auch lebensbedrohliche kardiale (z. B. ventrikuläre Tachykardie) oder extrakardiale (z. B. Elektrolytstörungen) Ursachen haben.

Therapieziel ist, die Herzarbeit wieder zu ökonomisieren, d. h. die durch die HRS entstandene **Verminderung der Auswurfleistung** sowie den ggf. erhöhten O₂-Bedarf wieder zu **normalisieren**.

Im RD werden hämodynamisch relevante Arrhythmien behandelt.

Grundsätzlich gilt: Es sollte nur **1 Antiarrhythmikum** zum Einsatz kommen! Je nach Ursache der Arrhythmie muss das geeignete Medikament vom NA aus folgenden Gruppen ausgewählt werden:

Na⁺-Kanalblocker: senken den Na⁺-Einstrom ins Myokard und damit die Erregbarkeit. Einsatz v. a. bei ventrikulären und supraventrikulären Tachykardien. Eingesetzt werden z. B. Ajmalin und Lidocain.

β-Blocker (z. B. Metoprolol): Hemmen den Sympathikus und senken so die Herzfrequenz. Sie werden z. B. bei Vorhoftachykardien eingesetzt.

K⁺-Kanalblocker: Senken den K⁺-Ausstrom aus dem Myokard und damit die Erregbarkeit. Einsatz z. B. bei Kammertachykardien, ventrikulären Extrasystolen oder bei Kammerflimmern unter CPR. Häufig eingesetzt wird Amiodaron.

Ca⁺⁺-Kanalblocker (z. B. Verapamil): Senken den Ca²⁺-Einstrom in das Myokard und hemmen so die Reizbildung und -leitung. Sie werden beispielsweise bei supraventrikulären Tachykardien verabreicht.

Vagolytika (z. B. Atropin): Steigern die Wirkung des Sympathikus durch Hemmung seines Gegenspielers und damit die Herzfrequenz. Einsatz z. B. bei bradykarden HRS.

Adenosin unterbricht im AV-Knoten kreisende Erregungen und wird z. B. bei plötzlichen Vorhoftachykardien gegeben. Es hat eine sehr kurze Wirkzeit.

Tab. 4.20 Herzrhythmusstörungen und medikamentös therapeutische Strategien (Auswahl)

Rhythmusstörung	Pathophysiologie	Antiarrhythmikum	Wirkung
Störungen der Reizbildung			
• Sinusbradykardie (<60/min)	bradykarde HRS im Sinusknoten	Atropin	Vagolyse, Sympathikuswirkung ↑, Herzfrequenz ↑
• Sinustachykardie (>100/min)	physiologisch oder reaktiv, tachykarde HRS im Sinusknoten	ggf. β-Blocker (wichtig ist die Behandlung der Grunderkrankung, z. B. Schock, Schmerz)	Sympathikolyse, Herzfrequenz ↓
• Vorhof-/AV-Knoten-Tachykardien	getriggerte Aktivität, kreisende Erregung, gesteigerte Automatien in Vorhöfen und AV-Knoten	Adenosin	Unterbrechung der kreisenden Erregung im AV-Knoten, Wiederherstellung des Sinusrhythmus
		β-Blocker	Sympathikolyse, Reizleitungsverzögerung im AV-Knoten, Herzfrequenz ↓
		Amiodaron	Hemmung der Reizbildung und -leitung in Vorhöfen und Kammern, Rhythmusnormalisierung und Herzfrequenz ↓
• Vorhofflattern (tachykard)	Makro-Reentry mit kreisender Erregungsausbreitung der Vorhöfe	Amiodaron	s. o.
• Vorhofflimmern (tachykard)	Mikro-Reentry mit kreisender Erregungsausbreitung der Vorhöfe	Amiodaron	s. o.
		β-Blocker	Sympathikolyse, Reizleitungsveröderung im AV-Knoten, Herzfrequenz ↓
• ventrikuläre Extrasystolen (VES), Salven • ventrikuläre Tachykardien • Kammerflattern • Kammerflimmern	gesteigerte Automatie, kreisende Erregung in HIS-Bündel, Tawara-Schenkeln und Kammermyokard	Amiodaron bei Kammerflimmern: Lidocain, wenn Amiodaron nicht verfügbar	s. o.
Störungen der Reizleitung			
• AV–Block II° (III° = Schrittmacherindikation)	Reizleitungsstörung ilm AV-Knoten	Atropin	Vagolyse, Hemmung der bremsenden Wirkung des Parasympathikus am AV-Knoten, Steigerung der AV-Überleitung, Herzfrequenz ↑

AV (atrioventrikular), HRS (Herzrhythmusstörung)

Tab. 4.21 Unklassifiziertes Antiarrhythmikum – Kurzprofil Adenosin

Freiname (HN)	Adenosin (Adrekar®)
Darreichungsform	1 Amp. à 1 ml/3 mg Adenosin, 1 Stechamp. à 2 ml/6 mg Adenosin
Wirkmodus	Körpereigenes Nukleosid, wirkt über α_1-Rezeptoren und hemmt K⁺-Kanäle in den Vorhöfen und am AV-Knoten. Unterbricht kreisende Erregungen durch Blockade der Reizleitung im AV-Knoten. • Wirkungseintritt: sofort, <20 s (sehr kurze Wirkzeit!) • Wirkdauer: ca. 1 min • HWZ: 10 s
Indikation	plötzliche (paroxysmale) Vorhof- und AV-Knoten-Reentry-Tachykardien
Kontraindikation	AV-Block II° + III°, Sick-Sinus-Syndrom (außer Schrittmacher-Träger), QT-Verlängerung, Asthma bronchiale, ACS
unerwünschte Wirkungen	Übelkeit, Thoraxschmerzen, kurzfristige Asystolie, EKG-Blockbilder, Flush, Arrhythmien, Schwindel, Synkope
Wechselwirkungen	Koffein und Theophyllin reduzieren die Wirkung
Bemerkungen	EKG-Monitoring und engmaschige RR-Kontrollen obligat. Reanimationsbereitschaft herstellen.
Dosierung	1. Dosis: 6 mg*, bei Nichtansprechen der Therapie Folgedosen: 2. Dosis: 12 mg*, 3. Dosis: 12 mg* * jeweils i. v. oder i. o., schnell injizieren und mit NaCl nachspülen

Tab. 4.22 Unklassifiziertes Antiarrhythmikum – Vagolytikum – Kurzprofil Atropin

Freiname (HN)	Atropin (z. B. Atropinsulfat Braun®)
Darreichungsform	1 Amp. à 1 ml/0,5 mg Atropinsulfat; Antidot: 10 ml/100 mg Atropinsulfat
Wirkmodus	Kompetitiver Antagonist von Acetylcholin an muskarinergen Rezeptoren, wirkt zentral und peripher. Vagolyse am Herzen → Erhöhung der Reizbildung und -leitung in Sinus- und AV-Knoten → Herzfrequenzsteigerung • Wirkungseintritt: innerhalb von 30–40 s • Wirkdauer: 4 h • HWZ: 2,5 h
Indikation	symptomatisch Bradykardie bzw. bradykarde HRS, Intoxikation mit Alkylphosphaten und Carbamaten (S. 461)
Kontraindikation	Tachykardien (Vorsicht bei Patienten, für die eine Tachykardie gefährlich ist, z. B. bei Herzklappenerkrankungen), paralytischer Ileus, Schwangerschaftstoxikose, Glaukom. Im Vergiftungsfall mit Alkylphosphaten/Carbamaten keine Kontraindikationen!
unerwünschte Wirkungen	• **periphere** Vagolyse: Mundtrockenheit, Bronchialerweiterung, Sehstörungen, tachykarde HRS • **zentrale** Vagolyse: Reizbarkeit, geistige Verwirrung, Delirium, Verlust der neuromuskulären Koordination, Mydriasis Cave: Atropin kann einen AV-Block II° in AV-Block III° überführen (→ Schrittmacherindikation)
Wechselwirkungen	Wirkungsverstärkung u. a. durch die gleichzeitige Verabreichung von anderen atropinähnlichen Substanzen, trizyklischen Antidepressiva, H_1-Antihistaminika und Neuroleptika. Wirkungsminderung durch gleichzeitige Gabe von Parasympathomimetika.
Bemerkungen	EKG- und RR-Überwachung obligat. Atropin kommt z. B. in Tollkirsche und Stechapfel vor → Vergiftungen möglich. Atropin geht in die Muttermilch über → Vergiftungserscheinungen des Säuglings. Bei Überdosierung: 1–2 mg Physostigmin i. v.
Dosierung	Erwachsene: • Bradykardie: 0,5–3 mg i. v., i. o. oder i. m. • als Antidot: 2–5 mg alle 10 min bis Erfolg i. v., i. o. oder i. m.

Tab. 4.23 Klasse-III-Antiarrhythmikum – Kurzprofil Amiodaron

Freiname (HN)	Amiodaron (Cordarex®, Amiodarex®)
Darreichungsform	1 Amp. à 3 ml/150 mg Amiodaronhydrochlorid
Wirkmodus	Hemmung der Erregungsbildung und Weiterleitung an allen Strukturen der Reizbildung und -leitung des Herzens. Hemmt den K^+-Ausstrom aus der Herzmuskelzelle und führt zu Repolarisationsverlängerung und Refraktärzeit des Aktionspotenzials. Wirkt nur wenig negativ inotrop. • Wirkungseintritt: wenige Minuten, max. Wirkung nach 15 min • Wirkdauer: variabel, lang • HWZ: sehr lange, 20–100 d
Indikation	Vorhof-/AV-Knoten-Tachykardien, Vorhofflattern/-flimmern, WPW-Syndrom, Kammertachykardien, Kammerflimmern bei CPR
Kontraindikation	Bradykardien, schwere Hypotonien, schwere Herzinsuffizienz, Hypokaliämie, Jodallergie, Schilddrüsenerkrankungen u. a. Im Reanimationsfall keine Kontraindikationen.
unerwünschte Wirkungen	zahlreich: Anaphylaxie, Asystolie, Bradykardie. Kammerflimmern, Hypotonie, Flush, metallischer Geschmack, weitere NW betreffen z. B. Lunge, Schilddrüse und Nervensystem
Wechselwirkungen	Verstärkung durch andere Antiarrhythmika oder bradykardisierende Medikamente. Nach Gabe von Narkosemitteln ggf. atropinresistente Bradykardien.
Bemerkungen	EKG- und Kreislaufmonitoring obligat. Nur mit Glukoselösung mischbar.
Dosierung	Erwachsene*: • symptomatische ventrikuläre Tachykardie: 300 mg über mind. 20 min, anschließend über Perfusor 900 mg/24 h • symptomatische supraventrikuläre Tachykardie: 5 mg/kg KG über 3 min, erneute Gabe erst nach 15 min möglich • Reanimation: nach 3. Schock 300 mg als Bolus *jeweils i. v. oder i.o.-Gabe

Tab. 4.24 Klasse-II-Antiarrhythmikum – β-Blocker – Kurzprofil Metoprolol

Freiname (HN)	Metoprolol (z. B. Beloc®, Lopresor®)
Darreichungsform	1 Amp. à 5 ml/5 mg Metoprolol
Wirkungsweise	β-Blocker bzw. β-Rezeptor-Antagonist: Blockade der sympathoadrenergen Katecholamine am Herzen (Vorhöfe) → Senkung der Herzfrequenz und -kraft, RR ↓, Herz schlägt „im Schongang" • Wirkungseintritt: wenige Minuten • Wirkdauer: 8–15 h • HWZ: 3–4 h
Indikation	Vorhoftachykardien, Vorhofflattern/-flimmern. Kardioprotektion („Herzschutz") beim ACS
Kontraindikation	bekannte Überempfindlichkeit, Bradykardien, AV-Block > II°, Schock, Hypotonie (syst. RR < 90 mmHg), schwere Herzinsuffizienz, pAVK u. a. Keine gleichzeitige Gabe von Ca^{++}-Antagonisten vom Verapamiltyp!
unerwünschte Wirkungen	Bradykardie, AV-Block, Hypotonie, Arrhythmien, Bronchospasmus (Asthmatiker!)
Wechselwirkungen	Verstärkung v. a. der RR-senkenden Wirkung durch zahlreiche Medikamente. Kombination mit Verapamil kann zum totalen AV-Block führen.
Bemerkungen	EKG- und Kreislaufmonitoring obligat. Die Wirksamkeit von Metorpolol ist im Alter vermindert.
Dosierung	initial 5 mg (1–2 ml/min) i. v./i.o., Wiederholung nach 5–10 min möglich

Tab. 4.25 Klasse-IV-Antiarrhythmikum – Ca^{++}-Kanalblocker – Kurzprofil Verapamil

Freiname (HN)	Verapamil (z. B. Isoptin®)
Darreichungsform	1 Amp. à 2 ml/5 mg Verapamil
Wirkungsweise	verlangsamt den Kalziumeinstrom in die Zellen und damit die Reizbildung und AV-Überleitung, senkt die Herzkraft • Wirkungseintritt: wenige Minuten • Wirkdauer: 4 h • HWZ: 4–5 h
Indikation	supraventrikuläre Tachykardien, Vorhoftachykardien, Vorhofflattern/-flimmern
Kontraindikation	bekannte Überempfindlichkeit, Bradykardien, AV-Block > II°, Schock, Hypotonie, schwere Herzinsuffizienz, Myokardinfarkt mit Komplikationen, ventrikuläre Tachykardien. Schwangerschaft und Stillzeit. Gleichzeitige Gabe von β-Blockern.
unerwünschte Wirkungen	Bradykardie bis Asystolie, Hypotonie, Arrhythmien, AV-Block, Bronchospasmus, Flush, Missempfindungen
Wechselwirkungen	Verstärkung durch zahlreiche Medikamente, v. a.: Antiarrhythmika, Muskelrelaxanzien, Verstärkung einer Myasthenia gravis. Kombination mit β-Blockern kann zum totalen AV-Block führen.
Bemerkungen	EKG- und Kreislaufmonitoring obligat.
Dosierung	Erwachsene: • 2,5–5 mg i. v./i.o, Wiederholung nach 5–10 min möglich, max. 20 mg

4.2.4 Pharmakologie der Atmung

Grundlagen • Notfälle mit einer schweren Beeinträchtigung der Atemfunktion sind häufige Gründe für einen RD-Einsatz. Die Störung der Vitalfunktion Atmung wird von den Patienten als äußerst quälend und dramatisch empfunden.

Ursächlich für eine **akute Atemnot** sind oft vorbekannte chronisch-entzündliche Erkrankungen der Atemwege wie die **COPD** (S. 252) oder ein, oft allergisch bedingtes, **Asthma bronchiale** (S. 249).

Wirkung • Die glatte Muskulatur der Bronchialschleimhaut verfügt über adrenerge α_1- und β_2-Rezeptoren und choliner-ge Rezeptoren. Eine Stimulation der α_1- bzw. **cholinergen** (muskarinergen) **Rezeptoren** bewirkt eine **Konstriktion**, eine Stimulation der β_2-**Rezeptoren eine Erschlaffung der glatten Bronchialmuskulatur** (▶ Abb. 4.16) sowie eine verminderte Histaminfreisetzung.

Therapeutische Ziele sind die pharmakologische
• Lösung des Bronchospasmus und
• Kontrolle der Entzündungsreaktion.

Oftmals kann dadurch eine rasche Besserung der Symptome beobachtet werden.

Bronchospasmolytika

Zur Therapie des Bronchospasmus kommen Bronchospasmolytika zum Einsatz:

- **β₂-Sympathomimetika** (wie z. B. Salbutamol inhalativ oder Reproterol [z. B. Bronchospasmin®] i. v./i.o.) führen zur Erschlaffung der Bronchialmuskulatur und damit zur Lösung des Bronchospasmus. Entscheidend bei schwerem Verlauf bzw. schlechtem Therapieansprechen sind eine kontinuierliche Inhalationstherapie mit β₂-Sympathomimetikum und Geduld (▶ Tab. 4.26). Die i. v.-Gabe von Reproterol ist eine Alternative, wenn keine Möglichkeit zur Inhalation besteht (z. B. unter NIV) und stets mit großer Vorsicht anzuwenden (Rhythmusstörungen!)
- **Parasympatholytika** (Ipatropiumbromid) hemmen kompetitiv die muskarinergen Acetylcholinrezeptoren und führen damit ebenfalls zur Lösung des Bronchospasmus. Für den RD stehen gebrauchsfertige Lösungen zur Inhalation (z. B. Atrovent® 250 µg/ml Inhalationslösung) zur Verfügung. Als unerwünschte Wirkungen können Tachykardien oder HRS auftreten, die ggf. einen Abbruch der Inhalation notwendig machen. Daher sind EKG und RR-Monitoring obligat. Andere bronchodilatierende Substanzen (z. B. Salbutamol) führen zu einer Wirkungsverstärkung. β₂-Sympathomimetika und Parasympatholytika können aber kombiniert werden.
- **Theophyllin** (z. B. Bronchoparat® 200 mg Amp.) hat entzündshemmende, bronchien- und gefäßerweiternde Eigenschaften. Aufgrund der geringen therapeutischen Breite (S. 120) des Wirkstoffs kann es schnell zu einer Überdosierung/Intoxikation kommen. HRS gehören zu den häufigsten unerwünschten Wirkungen. Das Medikament gilt heute nicht mehr als Medikament der 1. Wahl im RD. Es kann bei unzureichendem Effekt der Therapie mit β₂-Sympathomimetika + Ipratropiumbromid eingesetzt werden.

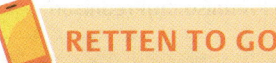

RETTEN TO GO

Bronchospasmolytika

Ein Bronchospasmus mit **akuter Atemnot** ist ein häufiger Grund für einen RD-Einsatz. Häufige Ursachen sind z. B. eine COPD oder ein Asthma bronchiale.

Folgende Wirkstoffe stehen zur Bronchospasmolyse zur Verfügung:

β₂-Sympathomimetika: Sie führen über das Aktivieren der β₂-Rezeptoren des sympathischen Nervensystems zu einer Erschlaffung der Bronchialmuskulatur. Häufig verwendet wird Salbutamol (inhalativ), alternativ Reproterol (i. v. oder i.o.).

Parasympatholytika: Hemmen die Wirkung des Parasympathikus und stellen so die Bronchien weit. Häufig verwendet wird Atrovent (inhalativ).

Theophyllin hat entzündshemmende, bronchien- und gefäßerweiternde Eigenschaften und kommt zum Einsatz, wenn die Therapie mit den o. g. Wirkstoffen ohne Erfolg bleibt.

4.2.5 Pharmakologie von Entzündung und Allergie

Entzündung

Grundlagen und Verlauf • Der Begriff Entzündung beschreibt eine Reaktion des Organismus auf einen ihn gefährdenden Reiz (z. B. Verletzung). Diese Reaktion kann lokal (z. B. kleinflächige Hautverletzungen) oder generalisiert (z. B. Sepsis) im Körper ablaufen.

Man unterscheidet im zeitlichen Verlauf verschiedene Phasen der Entzündung. Diese können **perakut**, d. h. plötzlich einsetzend und schwer und ggf. nach wenigen Tagen tödlich (z. B. bakterielle Meningitis), **akut**, z. B. nach der

Tab. 4.26 Bronchospasmolytikum – β₂-Sympathomimetikum – Kurzprofil Salbutamol inhalativ

Freiname (HN)	Salbutamol (z. B. Sultanol® Inhalationslösung, Sultanol forte® Fertiginhalat)
Darreichungsform	Inhalationslösung 1 ml/5 mg Sultanol, Fertiginhalat: 1 Amp. à 2,5 ml/5 mg Sultanol
Wirkmodus	**Erschlaffung glatter Muskulatur in Bronchien**, Gefäßen und Gebärmutter durch vorwiegende Wirkung auf β₂-Rezeptoren. In höheren Dosen auch Stimulation der β₁-Rezeptoren. Hemmt die Histaminfreisetzung. • Wirkungseintritt: 3–5 min • Wirkdauer: 4 h • HWZ: 4–6 h
Indikation	bronchospastische Zustände, Status asthmaticus
Kontraindikation	bekannte Überempfindlichkeit. Vorsicht: schwere Hyperthyreose, Herzfehler, für die Tachykardien gefährlich sind, Phäochromozytom, Engwinkelglaukom
unerwünschte Wirkungen	Muskelzittern, Tachykardien bei Gabe höherer Dosen, Arrhythmien und pektanginöse Beschwerden
Wechselwirkungen	Wirkungsabschwächung durch β-Blocker, Wirkungsverstärkung durch Theophyllin (Arrhythmie, Tachykardie).
Bemerkungen	kontinuierliches Monitoring von Herz und Kreislauf, wehenhemmender Effekt, strenge Indikationsstellung in Schwangerschaft und Stillzeit
Dosierung	**Erwachsene:** • 1,25–2,5 mg (5–10 Trpf.) in 3 ml NaCl 0,9 % zur Inhalation, ggf. Wiederholung **Kinder:** • 4–11 Jahre: 0,25 mg/Lebensjahr (1 Trpf./Lebensjahr) bis max. 2 mg (8 Trpf.) in 3 ml NaCl 0,9 % zur Inhalation. Wiederholung möglich, solange Herzfrequenz < 200/min.

Tab. 4.27 Glukokortikoid – Kurzprofil Prednisolon/Prednison

Freiname (HN)	Prednisolon/Prednison (z. B. Solu Decortin® [Prednisolon]/Rectodelt® [Prednison])
Darreichungsform	1 Stechamp. à 250 mg/500 mg Prednisolon; 1 Zäpfchen (Supp.) à 100 mg Prednison
Wirkmodus	synthetisches Glukokortikoid (4-fach stärkere Wirkung als körpereigenes Cortisol): Unterdrückung entzündlicher Prozesse, abschwellend bei Schleimhautödem, Hemmung der Bronchialobstruktion, Reduktion der Schleimproduktion • Wirkungseintritt: nach ca. 30 min • Wirkdauer: 12–36 h • HWZ: 18–36 h
Indikation	allergische Reaktion und Anaphylaxie, exazerbierte COPD/Asthma bronchiale, Krupp-Syndrom
Kontraindikation	bekannte Überempfindlichkeit, sonst im Notfall keine
unerwünschte Wirkungen	Hyperglykämie, Venenreizung. Bei Langzeittherapie: Magen-Darm-Blutungen, Thrombosen, Störungen des Glukosestoffwechsels, Immunsuppression.
Wechselwirkungen	Zusammen mit Atropin → Augeninnendruckerhöhung, Verstärkung der Wirkung nichtdepolarisierender Muskelrelaxanzien
Dosierung	Erwachsene: • Anaphylaxie*: 1000 mg i. v./i.o. (Medikament der 2. Wahl!) • Status asthmaticus: 250 mg i. v./i.o. • exazerbierte COPD: 100 mg–(250 mg) i. v./i.o. Kinder: • Krupp-Syndrom 5–30 kg KG: 100 mg rektal oder 2 mg/kg KG i. v./i.o. • Anaphylaxie*: 1–2 mg/kg KG i.v./i.o. (Medikament der 2. Wahl!) *sofortige Volumenzufuhr und Adrenalin i. m. (= Medikament der 1. Wahl und entscheidende Therapiemaßnahme!)
Lagerung	nicht über 25 °C lagern, vor Licht zu schützen

Fraktur eines Knochens, oder auch **chronisch**, wie bei der chronischen Bronchitis oder COPD, verlaufen. Je nach Ausmaß der Entzündungsreaktion bleibt diese **lokal begrenzt** oder weitet sich auf verschiedene Organ- und Vitalfunktionen aus (**generalisiert**). Diese können dann in ihrer Funktion eingeschränkt werden und bei einer schweren generalisierten Entzündungsreaktion (**Sepsis**) in ein Organversagen münden.

Symptomatik • **Klinische Kennzeichen einer lokalen Entzündungsreaktion** sind: Schwellung, Rötung, Überwärmung, Schmerz und eingeschränkte Funktion.

Kennzeichen einer allgemeinen Entzündungsreaktion sind u. a.: Fieber, schweres Krankheitsgefühl, Schweißausbruch, RR-Abfall bis zum Schock, Anstieg der weißen Blutzellen, (generalisierte) Gerinnungsaktivierung, schwere Stoffwechselstörungen, verstärkter Eiweißabbau, eingeschränkte Organleistungen von Gehirn, Herz, Lungen, Nieren und Leber.

Die **medikamentöse Therapie** ist ein wesentlicher Baustein bei der Behandlung von Entzündungsreaktionen (z. B. Antibiotikagabe bei Infektionen). Die hochwirksame antientzündliche Medikamentenapplikation im Rettungsdienst beschränkt sich im Wesentlichen auf die **Glukokortikoide**.

Glukokortikoide

Wirkung und Wirkstoffe • Die im RD verwendeten Glukokortikoide sind chemisch mit dem körpereigenen Botenstoff **Cortisol** (Cortison) verwandt. Die körpereigenen Kortikoide sind sog. **Steroidhormone**, die in der Nebennierenrinde aus Cholesterin synthetisiert werden. Es handelt sich um wichtige Botenstoffe (Hormone) zur Regulierung zahlreicher Vorgänge im Organismus, die an allen Körperzellen wirken. Die-se Wirkung entfalten sie über Aktivierung spezifischer intrazellulär gelegener **Glukokortikoidrezeptoren** (GR). Sie beeinflussen auch den **Glukosestoffwechsel**, woher sich ihre Bezeichnung herleitet.

In der Notfallmedizin und im RD nutzt man ihre **antientzündliche Wirkung**. Glukokortikoide können eine **Entzündungsreaktion** auf nahezu allen Ebenen **hemmend beeinflussen** (▶ Tab. 4.27). Sie wirken **membranstabilisierend** und **abschwellend** (durch Verminderung der Gefäßweite und Verringerung der Gefäßpermeabilität im entzündeten Areal, was zu einem verminderten Flüssigkeitsaustritt ins Gewebe und zu einem verringerten Ödem führt). Sie **hemmen** zusätzlich die **Histaminfreisetzung** aus Mastzellen und sind daher zur Behandlung **allergischer Reaktionen** besonders geeignet.

 RETTEN TO GO

Entzündung und Glukokortikoide

Zur Notfallbehandlung von Entzündungen werden in erster Linie **Glukokortikoide** eingesetzt. Sie wirken entzündungshemmend, abschwellend und gefäßabdichtend, sodass weniger Flüssigkeit ins betroffene Gewebe austreten kann. Außerdem wirken sie antiallergisch, indem sie die Histaminfreisetzung aus den Mastzellen hemmen. Häufig verwendete Wirkstoffe sind Prednisolon (z. B. Solu Decortin®) und Prednison (z. B. Rectodelt®). Indikationen sind: allergische Reaktionen und Anaphylaxie (2. Wahl), AE-COPD, Asthma bronchiale, Krupp-Syndrom.

Soweit möglich muss der Patient vor Medikamentengabe nach entsprechenden Unverträglichkeiten oder allergischen Reaktionen gefragt werden!

Allergische Reaktionen

Die Allergie ist eine **Reaktion des Immunsystems** auf körperfremde und nicht infektiöse Stoffe (meist Eiweiße) aus der Umwelt, wobei potenziell zahlreiche Stoffe, u. a. auch Medikamente, als Auslöser infrage kommen.

ACHTUNG

Unbedingt zu beachten sind Unverträglichkeiten oder allergische Reaktionen, die potenziell durch jeden Arzneistoff oder durch in einem Medikament enthaltene Zusatzstoffe ausgelöst werden können. Diese können schwer, manchmal auch tödlich, verlaufen. Daher ist (sofern möglich), neben dem Monitoring, vor der Medikamentenverabreichung eine sorgfältige Anamnese bezüglich bekannter Unverträglichkeiten oder Allergien zu erheben.

Verlauf und Symptomatik • Es gibt verschiedene Allergieformen, diese können **sofort** klinisch in Erscheinung oder **verzögert** auftreten mit den typischen, u. a. durch das Gewebehormon **Histamin** ausgelösten Symptomen:

- Schwellungen von Haut und Schleimhäuten (Urtikaria, Quincke-Ödem), Juckreiz, Augen-, Nasen- und Rachenschwellung
- Gefäßdilatation, RR-Abfall bis zum Schock (anaphylaktischer Schock)
- allergischer Bronchospasmus/Asthmaanfall.

! Merken Typ-I-Allergie

Für den RD von Bedeutung ist die Allergie vom Soforttyp (sog. Typ-I-Allergie).

Antihistaminika

Antihistaminika können das auslösende Histamin von seinem Rezeptor verdrängen (kompetitive Hemmung) und so eine überschießende Reaktion verhindern. Zur Notfalltherapie der Allergie vom Soforttyp werden H_1-Rezeptorenblocker (z. B. Dimetinden, ▶ Tab. 4.28) mit einem H_2-Rezeptorenblocker (z. B. Ranitidin, wie z. B. Ranitic®) und einem **Glukokortikoid** (z. B. Prednisolon) kombiniert.

ACHTUNG

Im anaphylaktischen Schock gelten Antihistaminika und Glukokortikoide als Medikamente der 2. Wahl, da ihre Wirkung verzögert einsetzt, hier ist Adrenalin als Mittel der 1. Wahl einzusetzen.

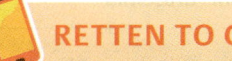

RETTEN TO GO

Allergische Reaktionen und Antihistaminika

Für den RD relevant sind v. a. Allergien vom Soforttyp (**Typ-I-Allergien**). Sie gehen meist mit Haut- und Schleimhautschwellungen, RR-Abfall und Bronchospasmus einher. Verantwortlich für diese Reaktionen ist das Gewebehormon **Histamin**. **Antihistaminika** (H_1- und H_2-Blocker) hemmen die Histaminrezeptoren und heben so die Histaminwirkung auf. Sie werden mit einem **Glukokortikoid** kombiniert. Häufig verwendet werden der H_1-Blocker Dimetinden (z. B. Fenistil®) und Ranitidin (H_2-Blocker).

Beim anaphylaktischen Schock gelten Antihistaminika und Glukokortikoide als Medikamente der 2. Wahl (1. Wahl = Adrenalin)!

4.2.6 Pharmakotherapie des Wasser-Elektrolyt-Haushalts

Grundlagen • Der ausgewogene Wasser-Elektrolyt-Haushalt (S. 82) des Menschen stellt eine **wichtige Vitalfunktion** dar. Seine gleichbleibende und in engen Grenzen regulierte Zusammensetzung garantiert den Ablauf der extra- und intrazellulären biochemischen Lebensprozesse. Eng verknüpft mit dem **Wasser-Elektrolyt-Haushalt** ist der **Säure-Basen-Haushalt** (S. 85).

Die **Verteilung des Körperwassers** (S. 82) wird durch osmotische, hydrostatische und kolloidosmotische Druckgefälle bestimmt. Die **Verteilung der Elektrolyte** (S. 84) folgt zum Teil energieaufwendigen Transportprozessen. Zur Regulation bedient sich der Organismus zahlreicher Mechanismen, die im ZNS, in endokrinen Organen, dem Herzen und v. a. an den Nieren stattfinden.

Störungen der Homöostase • Als Endpunkte einer bedrohlichen Störung der Homöostase stehen **Mangel, Überschuss oder Fehlverteilung von Elektrolyten und Wasser** im Organismus, die ein therapeutisches Eingreifen erfordern. Hierzu zählen:

- **Hyperkaliämie** (Kaliumüberschuss): z. B. durch Nierenerkrankung.
- **Hypokaliämie** (Kaliummangel): z. B. durch Diuretikatherapie.

Tab. 4.28 Antihistaminikum/Antiallergikum – Kurzprofil Dimetinden

Freiname (HN)	Dimetinden (Fenistil®)
Darreichungsform	1 Amp. à 4 ml/4 mg Dimetindenmaleat
Wirkmodus	Kompetitive Hemmung von H_1-Rezeptoren → blockiert die Wirkung von freigesetztem Histamin an den Geweben. • Wirkungseintritt: innerhalb 30 min • Wirkdauer: 4–5 h • HWZ: 6 h
Indikation	allergische Reaktion (z. B. Juckreiz, Quaddeln), Anaphylaxie (2. Wahl bei schweren allergischen Reaktionen)
Kontraindikation	Säuglinge (< 1 Jahr)
unerwünschte Wirkungen	Verminderung der Reaktionsfähigkeit, Müdigkeit, Sehstörungen, Brustbeklemmungen, Kopfschmerz, Schwindel, Erregungszustände, Geschmacksstörungen, Muskelzittern, Atemstörungen
Wechselwirkungen	mit trizyklischen Antidepressiva ggf. Auslösung eines Glaukomanfalls, Wirkungsverstärkung durch zentral dämpfende und anticholinerg wirkende Substanzen, Alkohol
Dosierung	Erwachsene: 4 mg langsam i. v./i. o.

Tab. 4.29 Schleifendiuretikum – Kurzprofil Furosemid

Freiname (HN)	Furosemid (z. B. Lasix®, Furosemid-ratiopharm®)
Darreichungsform	1 Amp. à 2 ml/20 mg, 1 Amp. à 4 ml/40 mg Furosemid
Wirkmodus	Hemmt vorwiegend die Rückresorption von Na⁺, Cl⁻ und K⁺-Ionen an der Henle'schen Schleife der Nieren → Harn-/Wasserausscheidung steigt (→ **entwässernd**). Furosemid **erweitert die venösen Kapazitätsgefäße** und bewirkt **RR↓** durch direkte Gefäßwirkung und Volumenreduktion. • Wirkungseintritt: 5–15 min • Wirkdauer: 4–6 h • HWZ: 1 h
Indikation	**Lungenödem** (z. B. aufgrund einer akuten Herzinsuffizienz), Hypertonie; daneben: Ödeme durch Nieren- oder Lebererkrankungen, periphere Ödeme, Aszites
Kontraindikation	bekannte Überempfindlichkeit, schwere Leberinsuffizienz, schwere Hypokaliämie bzw. Hyponatriämie, Dehydratation, Hypovolämie, Stillzeit, Nierenversagen mit fehlender Harnproduktion (Anurie), Unverträglichkeit von Sulfonamiden
unerwünschte Wirkungen	RR-Abfall, allergische Reaktionen, Anaphylaxie, Hyponatriämie, -kaliämie und -kalzämie, Dehydraration mit Verdickung des Blutes und schlechterer Fließeigenschaft, Gichtanfall (Harnsäurespiegel ↑), Übelkeit, Erbrechen, Verwirrtheit, Störungen der Blutbildung, Störung des BZ-Spiegels
Wechselwirkungen	NW von Herzmedikamenten werden bei Elektrolytmangel verstärkt, Verstärkung curareartiger Muskelrelaxanzien, zusammen mit ACE-Hemmern schwere RR-Abfälle möglich
Bemerkungen	EKG und RR-Monitoring, Vorsicht bei Harnabflussbehinderungen (Nierenschäden möglich), ototoxisch (Schädigung des Innenohrs).
Dosierung	Erwachsene: 20–40 mg i. v./i. o., ggf. wiederholen, langsame (!) Injektion (4 mg/min)

- **Hypernatriämie** (Natriumüberschuss): z. B. durch Dehydratation, Nierenerkrankungen.
- **Hyponatriämie** (Natriummmangel): z. B. durch Diuretikatherapie, zentrale Regulationsstörung.
- **Hypovolämie** (intravasaler Flüssigkeits-/Volumenmangel): z. B. durch Blutung → Verminderung des zirkulierenden Volumens und Veränderung der Blutviskosität → RR-Abfall und verminderte Organdurchblutung → Schock.
- **Hyperhydratation** (Flüssigkeitsvolumen im Körper erhöht): z. B. durch Herzinsuffizienz mit Ausbildung peripherer Ödeme oder bei Nierenerkrankungen.
- **Lungenödem** (hydrostatisches): z. B. durch Linksherzversagen → Rückstau in die Lungengefäße → Druckanstieg → Austritt von Flüssigkeit in das Lungengewebe.

Übersicht der Therapieoptionen • Die therapeutischen Möglichkeiten beschränken sich präklinisch bei einer **Hypovolämie** auf den raschen **Ersatz fehlenden intravasalen Volumens** vorwiegend durch **Vollelektrolyt-** oder ggf. auch **kolloidale Lösungen.** Die Korrektur eines regionalen und generalisierten **Wasserüberschusses** kann durch **Diuretika** erfolgen. **Elektrolytstörungen** (S. 84) können präklinisch nur bedingt therapiert werden. Die Korrektur des **Säure-Basen-Haushalts** (S. 85) ist präklinisch praktisch unmöglich und sollte in der Klinik erfolgen.

! Merken Volumensubstitution
Grundsätzlich ist die Wiederauffüllung des zirkulatorischen Systems bei schwerem Volumenmangel das wichtigste (!) Ziel der Therapie.

Diuretika
Wirkung • Zur Ausschwemmung von Flüssigkeit und zur Reduzierung von Ödemen nutzt man **wasserausscheidende Substanzen** (= Diuretika). Sie verhindern die Rückresorption von Elektrolyten aus dem Primärharn durch die Nieren

oder sezernieren diese über die Nieren und scheiden sie aus. Die Elektrolyte ihrerseits binden Wasser, das dann über den Harn ausgeschieden wird.

Wirkstoffe und Indikationen • Sogenannte **Schleifendiuretika** (Furosemid), die an der Henle'schen Schleife (S. 79) die Elektrolytrückresorption hemmen und damit Wasser ausschwemmen, sind besonders **effektiv** und finden daher im RD, z. B. im Rahmen einer dekompensierten Herzinsuffizienz mit Ausbildung eines **Lungenödems**, Verwendung (▸ Tab. 4.29).

RETTEN TO GO

Diuretika

Diuretika erhöhen die **Wasserausscheidung**, indem sie an der Niere die Ausscheidung von Elektrolyten steigern, denen das Wasser dann osmotisch folgt. Im RD werden sie v. a. bei akuter Herzinsuffizienz mit **Lungenödem** eingesetzt. Häufig verwendeter Wirkstoff ist Furosemid (z. B. Lasix®).

Infusionslösungen
Einsatzgebiete und Zusammensetzung • Infusionslösungen spielen im Rettungsdienst eine wichtige Rolle. Sie werden regelmäßig zum **Offenhalten intravenöser Zugänge**, zur **Medikamentenverdünnung** und zum **Zumischen eines Arzneistoffs** zu einer Infusionslösung (sog. Trägerlösung) genutzt. Weiterhin kommen sie als **Volumenersatzmittel** sowie in Form kohlenhydratreicher Lösungen bei **Hypoglykämien** und ggf. als Pufferlösungen bei Vorliegen einer **schweren Azidose** zum Einsatz. Bezüglich ihrer Zusammensetzung unterscheidet man kristalloide (▸ Tab. 4.30), kolloidale (S. 154), kohlenhydrathaltige (S. 154), korrigierende sowie hyperosmolare NaCl-Lösungen. Letztere kommen im RD nicht mehr zum Einsatz und werden daher nicht weiter besprochen.

Tab. 4.30 Kristalloide Lösung – Kurzprofil Vollelektrolytlösungen (VEL)

Freiname (HN)	Vollelektrolytlösungen (z. B. Ionosteril®, Sterofundin®, Ringer-Acetat-Lösung®)
Darreichungsform	Fertiggebinde 500 ml/1000 ml Plastikflaschen oder Beutel, isotone VEL, kohlenhydratfrei (zuckerfrei)
Wirkungsweise	wässrige Lösung: Lösungen mit annähernd physiologischer Elektrolytzusammensetzung des EZR **= isotonische Lösungen**, Lösungen mit zusätzlichen Puffersubstanzen (Acetat/Laktat/Malat) werden als **balancierte Lösungen** bezeichnet (z. B. Sterofundin® enthält Malat). • Wirkungseintritt: sofort • Wirkdauer: verbleiben ca. 20 min intravasal, dann Verteilung in das Interstitium und zellulär
Indikation	**Volumenmangelzustände** durch Blutungen, Schock, Dehydratation. **Druckinfusion**, zum **Offenhalten von venösen Zugängen**, zur Erwärmung/Kühlung bei Hypo-/Hyperthermie
Kontraindikation	Volumenüberladung, Hyperhydratation, Hyperkaliämie (z. B. durch schwere Nierenfunktionsstörungen), Hypernatriämie (auch hypertone Dehydratation)
unerwünschte Wirkungen	Überempfindlichkeit/Anaphylaxie (bei balancierten Lösungen selten), Venenreizung; laktathaltige Lösungen sind wegen vermehrter unerwünschter Wirkungen weniger geeignet.
Wechselwirkungen	Wechselwirkungen mit einer vorbestehenden Medikamententherapie möglich
Bemerkungen	Balancierte Lösungen werden vom Organismus besser als unbalancierte vertragen, da sie kaum Einwirkung auf den SBH haben. Vorsichtiger Einsatz malathaltiger Lösungen bei Vorliegen schwerer Lebererkrankungen.
Dosierung	**Erwachsene:** • bis 40 ml/kg KG; bei Volumenmangel durch Blutung: bis zur 4-fachen Menge des geschätzten/tatsächlichen Volumenverlusts **Kinder:** • Säuglinge 29 d bis 12 Monate: 6–8 ml/kg KG/h • Kleinkinder 2–6 Jahre: 4–6 ml/kg KG/h • Schulkinder 7–12 Jahre: 2–4 ml/kg KG/h • Schocktherapie: initial 20 ml/kg KG, ggf. über Perfusorspritze, evtl. mehrfach wiederholen bis 60–100–150 ml/kg KG/h (Besserung = Normalisierung der Rekapillarisierungs-Zeit). Bei Verbrennungen (S. 360) gibt es spezielle Dosierungsschemata (z. B. Parkland-Formel) für wässrige Lösungen: 4 ml Ringerlösung × kg KG × % verbrannte Oberfläche in 24 h, davon die Hälfte in den ersten 8 h.
Lagerung	vorgewärmte Lagerung oder Lagerung bei Zimmertemperatur, vor Licht zu schützen, Ringer-Acetat nicht > 30 °C erwärmen

Abb. 4.17 Fertige Infusionslösungen.

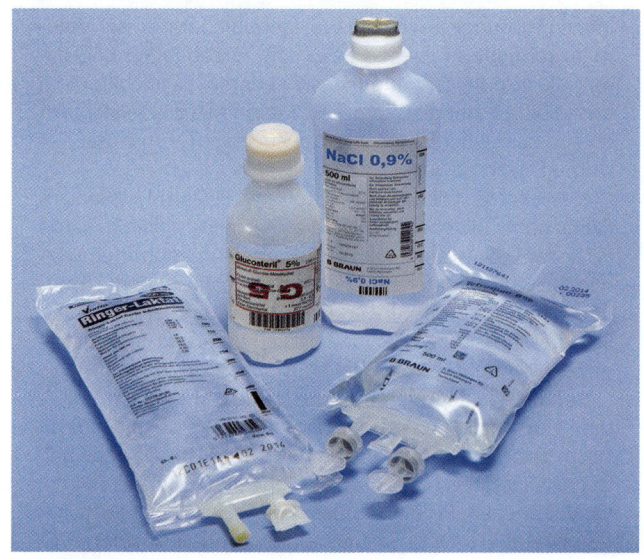

Foto: Kirsten Oborny

Kristalloide und kolloidale Lösungen

Wirkung kristalloider Lösungen • Hierbei handelt es sich um **isotone Vollelektrolytlösungen** (VEL, ▸ Tab. 4.30). Diese enthalten Elektrolyte und Wasser (aber kein Bikarbonat) etwa im physiologischen Verhältnis des Extrazellulärraums

(EZR) und führen nach Gabe zur nur sehr geringen Veränderung der Plasmaosmolalität in den Blutgefäßen (= Intravasalraum). Sie verweilen nur kurz in den Gefäßen und werden rasch ins Gewebe aufgenommen (= Zwischenzellraum), der Volumeneffekt ist dadurch deutlich geringer als bei den kolloidalen Lösungen (s. u.).

Bevorzugt werden heute sog. **balancierte Lösungen** eingesetzt, sie enthalten neben dem physiologischen Elektrolyten (v. a. Na^+, K^+, Ca^{++}, Mg^+) metabolisierbare Anionen wie Malat, Acetat oder Laktat und wirken so einer sog. Dilutionsazidose entgegen.

Wirkung kolloidaler Lösungen • Hochmolekulare Zucker (sog. Kolloide) gelöst in einer isotonen NaCl-Lösung führen nach Gabe zur **Erhaltung** (HES 6 %) oder **Erhöhung** (HES 10 %) **der Plasmaosmolalität** im Blutgefäßsystem (= Intravasalraum). Daraus resultiert eine Wasserbindung bzw. Wasserrekrutierung nach intravasal mit einem hohen Volumeneffekt, der länger als bei VEL anhält, da das gebundene Wasser durch den kolloidosmotischen Druck nicht ins Gewebe „abwandert". Gebräuchlich sind **Hydroxyethylstärke** (HES, ▸ Tab. 4.31) oder **Gelatinelösungen**. Zu Beginn der Therapie ist auf eine eintretende Anaphylaxie zu achten. Beide werden im Blut abgebaut und über die Nieren ausgeschieden.

HES und Gelatine sind weder Blut- noch Plasmaersatzmittel, weil sie weder Sauerstoff transportieren noch Gerinnungskomponenten enthalten.

Tab. 4.31 Kolloidale Lösung – Plasmaexpander – Kurzprofil Hydroxyethylstärke (HES) 6 %

Freiname (HN)	Hydroxyethylstärke (z. B. Haes-steril®, Vita-HES®, Volute®, Voluven®)
Darreichungsform	Fertiggebinde 500 ml/1000 ml Plastikflaschen oder Beutel 6 % HES 130/04, mittleres Molekulargewicht 130 000 Dalton, Substitutionsgrad 40 %, Lösungen enthalten NaCl
Wirkmodus	**Plasmaersatzmittel = 6 %ige Lösungen** (isokolloidal = isoonkotisch): → Flüssigkeit wird im Intravasalraum gebunden → Intravasales Volumen wird stabilisiert. • Wirkungseintritt: sofort • Wirkdauer: Lösungen verbleiben bis zu ihrem Abbau intravasal. Der Volumenwirkeffekt hält ca. 2–3 h an.
Indikation	Volumenmangel und Schock durch Blutungen.
Kontraindikation	Hypervolämie bzw. Hyperhydratation, dekompensierte Herzinsuffizienz, eingeschränkte Nierenfunktion, schwere Hyperkaliämie und -chlorämie, schwere Verbrennungen, Sepsis, intrakranielle Blutungen
unerwünschte Wirkungen	Überempfindlichkeit/Anaphylaxie, Juckreiz, verstärkte Blutungen durch Verdünnung von Gerinnungsfaktoren möglich
Wechselwirkungen	verstärkte Blutungsneigung bei Patienten mit vorbestehender Antikoagulanzientherapie
Bemerkungen	Nach neueren Studien führt HES bei bestimmten Indikationen (Sepsis) zu einem erhöhten Auftreten von Nierenschäden und einer erhöhten Sterblichkeit. Bei bestimmten Patientengruppen darf es daher nicht weiter angewendet werden (s. Kontraindikationen).
Dosierung	6 %ige Lösungen: niedrigste zur Erreichung der therapeutischen Ziele notwendige Dosis: 30–50 ml/kg KG
Lagerung	Bei 37 °C für 3 Monate lagerfähig.

Indikationen • Als **Volumenersatzmittel** kommen im RD ganz **überwiegend kristalloide Lösungen** zum Einsatz, die verlorenes intravasales Volumen (z. B. nach einer stärkeren Blutung) zur **Vermeidung oder Therapie einer Hypovolämie** ersetzen. Sie werden also vorwiegend bei Patienten mit Volumenmangelzuständen oder (drohendem) **hypovolämischem Schock** sowie bei Patienten mit septischem, kardialem, neurogenem oder kardialem Schock (nach Rechtsherzinfarkt, sog. „fluid resuscitation") eingesetzt. Sie können nach Bedarf auch als **Druckinfusion** verabreicht werden, wenn z. B. große Volumenmengen rasch appliziert werden müssen; Venenverweilkatheter mit großem Innendurchmesser gewährleisten hohe Flussraten. Für die Druckinfusion mit Manschette muss der Infusionslösungsbehälter kollabierbar und frei von Luft sein, um eine Luftembolie zu verhindern.

Der Einsatz von **kolloidalen Lösungen** sollte **nur** erfolgen, wenn kristalloide Infusionslösungen therapeutisch zur Hypovolämiebehandlung bei massiven Blutverlusten nicht ausreichen.

Zum **Ausgleich** des intravasalen Volumenverlusts benötigt man bei **kristalloiden isotonen** Lösungen eine therapeutische Menge ca. **3–4-mal** größer als der intravasale Volumenverlust, bei **isoton-kolloidalen** Lösungen (HES 6 %) eine etwa **gleich große** therapeutische Menge.

Bei **nicht beherrschbaren bzw. unstillbaren Blutungen** (z. B. nach einem Thoraxtrauma mit Aortenruptur oder Zerreißung anderer großer Gefäße) ist jedoch eine zurückhaltende Infusionstherapie (syst. Zielblutdruck 90 mmHG) angezeigt, da bei übermäßigem RR-Anstieg die Gefahr besteht, dass bestehende Blutungen sich verstärken.

Kohlenhydrat-Infusionslösungen

Glukosehaltige Lösungen haben einen Glukoseanteil von 5 %, 20 % oder 40 %. Die 5 %ige Lösung dient als Trägerlösung für Medikamente, die 20- und 40 %igen Lösungen der Korrektur einer Hypoglykämie. Das Gehirn ist zur Energiegewinnung auf Blutglukose angewiesen. Eine akute Hypoglykämie ist daher vital bedrohlich und die schnelle Glukosezufuhr mit 20- oder 40 %iger Glukoselösung erforderlich (▶ Tab. 4.32).

Korrigierende Lösungen

Dies sind **Pufferlösungen**, die Natriumhydrogencarbonat (NaHCO$_3$) 8,4 % enthalten und zur **Korrektur von Azidosen** dienen. Sie werden präklinisch *nur* zur Alkalisierung des Blutes bei **Überdosierung von trizyklischen Antidepressiva** und **lebensbedrohlicher Hyperkaliämie** und daraus resultierender Reanimationspflicht (und nur dann!) verwendet.

RETTEN TO GO

Infusionslösungen

Infusionslösungen werden v. a. genutzt, um einen **Volumenmangel** zu beheben bzw. ihm vorzubeugen und damit die Kreislaufsituation des Patienten zu stabilisieren. Kristalloide Lösungen kommen zudem oft als Druckinfusion und zum Offenhalten von i. v.-Zugängen zum Einsatz.

Im RD werden verwendet:

Kristalloide Lösungen: Isotone Vollelektrolytlösungen (VEL) ohne Bikarbonat, die die Plasmaosmolalität kaum verändern. Da sie schnell ins Gewebe aufgenommen werden, hält ihr Volumeneffekt nur kurz an. Balancierte Lösungen, die bevorzugt verwendet werden, enthalten zusätzlich metabolisierbare Anionen. Die Dosierung beträgt ca. das 3–4-Fache des Volumenverlusts.

Kolloidale Lösungen: Isotone NaCl-Lösungen mit Kolloiden (hochmolekularem Zucker), die einen kolloidosmotischen Druck erzeugen und so das Wasser im Gewebe halten bzw. zusätzlich aus dem Gewebe in die Gefäße ziehen. Ihr Volumeneffekt hält deutlich länger an als bei kristalloiden Lösungen. Ihr Einsatz ist aber nur indiziert, sofern VEL therapeutisch zur Hypovolämiebehandlung bei starken Blutungen nicht ausreichen.

Kohlenhydrat-Lösungen dienen je nach Konzentration der Glukose als Trägerlösung für Medikamente (5 %) oder zur Hypoglykämiekorrektur (20 % und 40 %).

Korrigierende Lösungen enthalten 8,4 % NaHCO$_3$. Ihr Einsatz beschränkt sich präklinisch auf eine **Alkalisierung** des Blutes bei schwerer Hyperkaliämie und bei Überdosierung von trizyklischen Antidepressiva.

Tab. 4.32 Glukoselösungen – Kurzprofil Glukose 40 %

Freiname (HN)	Glukoselösung (z. B. G40 % Braun®)
Darreichungsform	1 Amp. G40 % enthält 400 mg/ml Glukose (= 4 000 mg in 10 ml Lösg. ≙ 4 g Glukose)
Wirkmodus	korrigierende Lösung: erhöht den BZ-Spiegel bei Hypoglykämie, liefert Energieträger für den Stoffwechsel, v. a. für das Gehirn, Zufuhr freien Wassers • Wirkungseintritt: sofort nach Gabe • Wirkdauer: abhängig von benötigter Menge
Indikation	Hypoglykämie, lebensbedrohliche Hyperkaliämie (Azidose)
Kontraindikation	Hyperglykämie, Hyperhydratationszustände, hypotone Dehydratation, Hypokaliämie
unerwünschte Wirkungen	Auslösung/Verstärkung einer Hypokaliämie, Auslösung einer Hyperglykämie
Wechselwirkungen	Thromboembolierisiko durch orale Antikonzeptiva (Pille) erhöht
Bemerkungen	• Schnelle Injektion kann Gefäßschäden verursachen (langsam injizieren!). • Die Lösung **muss verdünnt werden** (z. B. 10 ml 40 %ige Glukose und 10 ml NaCl 0,9 %/Aqua auf eine 20-ml-Spritze). • Glukose ist stark **venenreizend** und muss über einen korrekt liegenden i. v.-Zugang injiziert und mit VEL „nachgespült" werden; bei **Paravasat**, also wenn Injektionsflüssigkeit in das Gewebe gelangt, drohen **Gewebsnekrosen**!
Dosierung	Je nach Schweregrad der Hypoglykämie nach Bedarf z. B. 8–40 g Glukose (≙ 2–10 Amp.) i. v., bei Nichtansprechen bzw. fortbestehenden, zu niedrigen BZ-Werten Mehrfachgaben unter **engmaschiger BZ-Kontrolle**.

Abb. 4.18 Gerinnungssystem und pharmakologische Ansatzpunkte (stark vereinfachte schematische Darstellung).

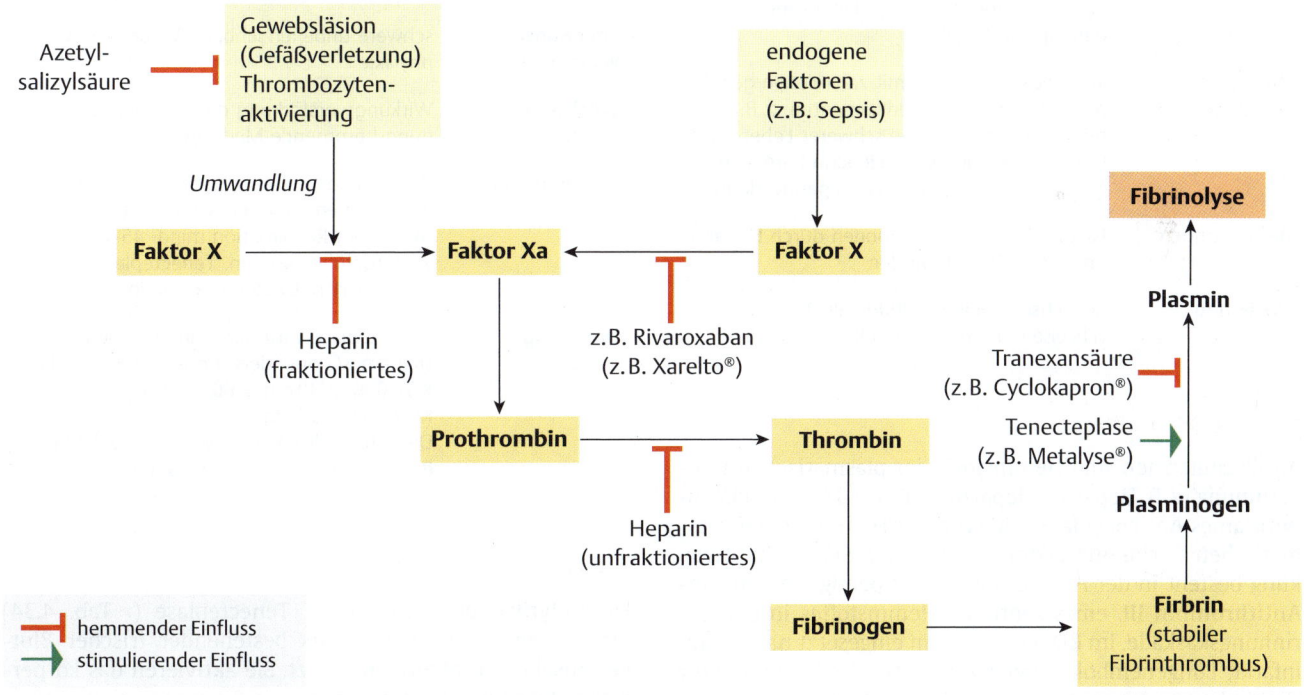

4.2.7 Pharmakologie der Gerinnung

Grundlagen • Als **Hämostase** bezeichnet man alle physiologischen Vorgänge, die zur **Beendigung einer Blutung** führen (Hämostase = Blutungsstillung). Beteiligt sind sowohl zelluläre Komponenten des Blutes, die **Blutplättchen** (= Thrombozyten), als auch plasmatische Faktoren, die sog. **Gerinnungsfaktoren**. Diese sind ein Enzymsystem, das in einer bestimmten Reihenfolge bei Bedarf im Blut aktiviert wird. Das Produkt der Blutgerinnung ist ein **stabiler Thrombus** (sog. **Fibrinthrombus**). Der Fibrinthrombus wird nach erfolgter Wundheilung in einem weiteren Schritt, den man Fi-

brinolyse (S. 99) nennt, durch das Enzym **Plasmin** aufgelöst. Da auch beim Gesunden regelmäßig kleine Gefäßlecks abzudichten sind, ist das Gerinnungs- wie auch das Fibrinolysesystem fortwährend in einem Gleichgewichtszustand im Blut aktiv (▶ Abb. 4.18).

In der Notfallmedizin stehen verschiedene Substanzen zur **Therapie von Störungen des Gerinnungssystems** zur Verfügung: Antikoagulanzien (S. 156), Thrombozytenaggregationshemmer (S. 156), Fibrinolytika (S. 156) und Antifibrinolytika (S. 156).

Tab. 4.33 Antikoagulans – Kurzprofil Heparin

Freiname (HN)	Heparin (z. B. Liquemin®, Heparin-Calcium 5 000 ratiopharm®)
Darreichungs-form	1 Amp. à 5 ml/25 000 IE Heparin (1 ml/5 000 IE Heparin)
Wirkmodus	Heparin wirkt über die Bindung an Antithrombin III (AT III) gerinnungshemmend auf die plasmatische Gerinnung, zusätzlich hemmt es zahlreiche weitere Gerinnungsfaktoren im Blut. • Wirkungseintritt: sofort bei i. v.-/i.o.-Bolus • Wirkdauer: dosisabhängig ein bis mehrere Stunden • HWZ: dosisabhängig
Indikation	v. a. ACS und Herzinfarkt, Lungenembolie, Thromboseprophylaxe und- therapie
Kontraindikation	Heparinunverträglichkeit (sog. heparininduzierte Thrombozytopenie = HIT) und KI durch erhöhte Blutungsneigung, wie: aktive Blutungen oder offene Wunden, Magen-Darm-Geschwüre, chirurgische Eingriffe an ZNS bzw. Augen, schwere Leber-, Nieren-, oder Bauchspeicheldrüsenerkrankungen
unerwünschte Wirkungen	Überempfindlichkeit: Ausschlag, Bronchospasmus, RR-Abfall, Anaphylaxie; erhöhte Blutungsneigung, heparininduzierte Thrombozytopenie (HIT), Hämatome an den Injektionsstellen
Wechsel-wirkungen	Wirkungsverstärkung mit zahlreichen gerinnungshemmenden Medikamenten: z. B. Fibrinolytika und ASS. Bei schwerer Leber- und Nierenerkrankung kann Heparin kumulieren. Nitroglycerin schwächt die Heparinwirkung.
Bemerkungen	Laboruntersuchungen können durch Heparin im Blut verfälscht werden.
Dosierung	Erwachsene: initial 5 000 IE als Bolus, anschließend Perfusor 1000 IE/h i. v./i.o.

Antikoagulanzien

Antikoagulanzien sind Hemmstoffe der plasmatischen Blutgerinnung (z. B. Heparin). **Heparin** (▶ Tab. 4.33) ist ein hochwirksames Antikoagulans und wird zur Hemmung der plasmatischen Gerinnungsfaktoren eingesetzt. Seine Hauptwirkung besteht in der Aktivierung des körpereigenen Enzyms **Antithrombin III**, eines zentralen Hemmstoffes in der Gerinnungskaskade. Im RD wird Heparin eingesetzt nach Herzinfarkt, Lungenembolie sowie zur Thrombosetherapie (zur Verhinderung des weiteren Thrombuswachstums).

Thrombozytenaggregationshemmer

Hierzu zählt z. B. **Azetylsalizylsäure (ASS)**, die eine Aktivierung und Verklumpung der Blutplättchen verhindert. ASS ist das Mittel der ersten Wahl bei ACS, nach Herzinfarkt und zur Vorbeugung arterieller Thromben und Embolien. ASS wirkt zudem fiebersenkend und schmerzlindernd, Details siehe ▶ Tab. 4.7.

Tab. 4.34 Fibrinolytikum – Kurzprofil Tenecteplase

Freiname (HN)	Tenecteplase (z. B. Metalyse®)
Darreichungs-form	1 Stechampulle enthält 10 000 IU (50 mg) Tenecteplase. 1 Fertigspritze enthält 10 ml Wasser für Injektionszwecke.
Wirkmodus	Tenecteplase aktiviert das körpereigene Plasminogen, das in das aktive Plasmin überführt wird. Dieses führt zur körpereigenen Fibrinolyse → Auflösung und Zerfall eines Thrombus. • Wirkungseintritt: schneller Wirkungseintritt, Thrombusauflösung verzögert • Wirkdauer: ca. 1 h • HWZ: 20 min
Indikation	Reperfusionstherapie bei Herzinfarkt, schwerer Lungenembolie, ggf. unter Reanimation
Kontraindikation	zahlreich, z. B. bekannte Überempfindlichkeit, Blutungsneigung, schwere Blutung < 6 Monate, Therapie mit Antikoagulanzien, SHT, Schlaganfall in den letzten 6 Monaten sowie jeder Schlaganfall mit Blutung, kürzlich stattgehabte größere OP, schwere Leber- oder Nierenfunktionsstörung, bekannte Ösophagusvarizen oder Gefäßaneurysmen, Magen-Darm-Geschwüre, schwere Hypertonie, Überschreitung des Zeitfensters zur Lyse
unerwünschte Wirkungen	schwere unbeherrschbare Blutungen, Anaphylaxie
Wechselw-irkungen	Wirkungsverstärkung durch andere gerinnungshemmende Medikamente
Bemerkungen	Wenn Tenecteplase während Reanimationsmaßnahmen appliziert wird, muss eine (frustrane) Reanimation mind. 45–60 min weitergeführt werden. Tenecteplase wird kombiniert mit ASS und Heparin eingesetzt.
Dosierung	Tenecteplase wird nach einem Schema, das sich am KG orientiert, dosiert, z. B.: < 60 kg KG 6 000 IU/30 mg, > 60 – < 70 kg KG 7 000 IU/35 mg Die erforderliche Dosis wird als i. v.-Einfach-Bolus innerhalb ca. 10 s verabreicht.

Fibrinolytika

Fibrinolytika, wie das Enzym Tenecteplase (▶ Tab. 4.34) werden zur Auflösung bereits bestehender frischer Blutgerinnsel (Thromben) eingesetzt. Sie aktivieren das körpereigene Fibrinolysesystem, indem sie Plasminogen in **aktives Plasmin** überführen, das ein Fibringerinnsel in kleinere Bruchstücke verwandelt und so ein verstopftes Gefäß frei machen kann. Eingesetzt werden sie z. B. bei Herzinfarkt oder Lungenembolie.

Antifibrinolytika

Antifibrinolytika, wie beispielsweise Tranexamsäure (z. B. Cyklokapron®), **hemmen eine überschießende Fibrinolyse** (Hyperfibrinolyse), siehe ▶ Abb. 4.18. Sie werden zur Therapie von Blutungen im Rahmen einer Hyperfibrinolyse sowie zur Blutungsprophylaxe (z. B. beim Polytrauma oder intraabdominellen Blutungen) eingesetzt.

RETTEN TO GO

Pharmakologie der Gerinnung

Antikoagulanzien: Hemmen die plasmatische Blutgerinnung und werden nach Herzinfarkt, bei Lungenembolie und zur Thrombosevorbeugung und -therapie eingesetzt. Häufig verwendet wird Heparin. Es aktiviert das körpereigene Antithrombin III, einen Hemmstoff der Gerinnungskaskade.

Thrombozytenaggregationshemmer: Verhindern die Aktivierung und Verklumpung der Thrombozyten. **Azetylsalizylsäure** (ASS) ist Mittel der 1. Wahl bei ACS, nach Herzinfarkt und zur Thrombose- und Emboliprophylaxe.

Fibrinolytika: Lösen frische Thromben auf, indem sie Plasmin aktivieren. Häufig verwendet wird **Tenecteplase**.

Antifibrinolytika: Hemmen eine überschießende Fibrinolyse. Anwendung bei Hyperfibrinolyse und zur Blutungsprophylaxe. Häufig verwendet wird **Tranexamsäure**.

4.2.8 Sauerstofftherapie

Sauerstoff wird im rettungsdienstlichen Notfall im Rahmen **hypoxischer Zustände** sowie bei der **Beatmung** eingesetzt und spielt im RD eine wesentliche Rolle (▶ Tab. 4.35); siehe dazu auch „Verabreichung von Sauerstoff" (S. 213).

RETTEN TO GO

O₂-Therapie

Sauerstoff wird im rettungsdienstlichen Notfall im Rahmen **hypoxischer Zustände** sowie bei der **Beatmung** eingesetzt und spielt im Rettungsdienst eine wesentliche Rolle (S. 212).

4.2.9 Gegengifte (Antidote)

Antidote sind Substanzen, die gegen Vergiftungen (Intoxikationen) eingesetzt werden. Man unterscheidet Antidote, die das Gift binden und **chemisch verändern** (= sog. **chemischer Antagonist**), von solchen, die denselben **Rezeptor** wie der

Tab. 4.35 Kurzprofil Sauerstoff

Freiname	Sauerstoff (O₂)		
Darreichungsform	Gas – O₂ in Flaschen mit 200 bar Fülldruck		
Wirkmodus	Atemgas, das über die Lungenalveolen ins Blut diffundiert, dort in löslicher Form (kleiner Anteil) und an Hämoglobin gebunden (Hauptanteil) zu den Zellen des Körpers transportiert wird. O₂ wird zur aeroben/oxidativen Energiegewinnung der Körperzellen benötigt. • Wirkungseintritt: nach wenigen Atemzügen		
Indikation	Zur **Beatmung** oder Anreicherung der Atemluft mit O₂ bei Notfällen, die – unabhängig von ihrer Ursache – mit **hypoxischen Zuständen** einhergehen.		
Kontraindikation	Im Notfall keine, außer bei Intoxikation mit Paraquat.		
Verabreichung (möglicher Flow ([l/min] und max. erzielbare inhalative O₂-Konzentration [FiO₂] sind in Klammern angegeben)	bewusstseinsklarer, gut spontan atmender Patient: • Nasensonde (2–4 l/min; 0,2–0,3) • Nasenbrille (max. 6 l/min; 0,3–0,4) • O₂-Maske (mit oder ohne Reservoir + Nichtrückatemventil) (8–15 l/min; 0,7–1,0) • O₂-Maske mit Demandventil (bis 1,0) • nichtinvasive Ventilation (NIV) (30–40 l/min; bis 1,0)	bewusstseinsgetrübter, ausreichend spontan atmender Patient: • O₂-Maske (6–15 l/min; 0,4–1,0)	bewusstloser (GCS < 9), insuffizient atmender Patient: • Maske + Beatmungsbeutel • Tubus + Beatmungsgerät (Flow geräteabhängig; FiO₂ bis 1,0)
unerwünschte Wirkungen	Sauerstoff ist potenziell toxisch, v. a. in hoher Konzentration und bei Zufuhr über längere Zeit, im Notfall ist das jedoch ohne Bedeutung (siehe Bemerkungen)		
Bemerkungen	Eine „blinde" O₂-Gabe für jeden Notfallpatienten wird nicht empfohlen, man sollte sich an den Zielwerten der Pulsoximetermessung orientieren, ein SpO₂ von 94–98 % ist i. d. R. ausreichend. Ausnahme: Rauchgasinhalation, schwere Anämie (hier maximal hohes O₂-Angebot) Bei Patienten mit dem Risiko eines hyperkapnischen Atemversagens ist eine vorsichtige O₂-Gabe angezeigt, eine zurückhaltende O₂-Gabe ist zudem indiziert bei: • ROSC (return of spontaneous circulation) • Akutem Koronarsyndrom • Neugeborenen (Lungen- und Augenschäden möglich)		
Dosierung	SpO₂-abhängige O₂-Gabe: üblicherweise werden im Notfall bei SpO₂ ≥ 90 % 2–4 l/min über Sonde oder Brille SpO₂ < 90 % 6–15 l/min über Maske verabreicht (S. 213) mit einer Zielsättigung von 94–98 %. Bei Patienten, bei denen ein erhöhter O₂-Partialdruck im Blut zur Verminderung des Atemantriebs führt (z. B. COPD-Patienten), sollte die angestrebte SpO₂ auf 88–92 % reduziert werden. Hier werden bei einer SpO₂ < 80 % 6–10 l/min, bei > 80 % max. 4 l/min verabreicht. Bei einer CO-Intoxikation (S. 262): ggf. hyperbare O₂-Therapie anstreben.		
Lagerung	vor Hitze schützen		

Tab. 4.36 Übersicht unspezifischer Antidote (Auswahl)

Freiname (Handelsname)	Wirkmodus	Indikation
Aktivkohle = Carbo medicinalis (z. B. Kohle-Pulvis®)	Aus Pflanzen gewonnener Wirkstoff, der eine hohe Oberfläche hat, selbst nicht im Magen-Darm-Trakt resorbiert wird und dort zur Giftbindung eingesetzt werden kann → verhindert die Resorption von Giftstoffen (v. a. wirksam bei Giften, die einem enterohepatischen Kreislauf unterliegen).	orale Giftaufnahme zahlreicher Substanzen (z. B. Vergiftung mit Antiarrhythmika, Antikonvulsiva)
Polyethylenglykol (z. B. Roticlean®)	Entzug von Wasser und Gift aus den oberen Hautschichten.	Zur äußerlichen Anwendung bei Hautkontamination mit fettlöslichen Substanzen: Dioxine, Furane, Paraquat, Alkylphosphate, Phenole, Carbamate, Säuren- und Laugenverätzung der Haut

Giftstoff besetzen (sog. **spezifischer Antagonist**) und somit die Giftwirkung vermindern.

Zur Behandlung vieler Vergiftungen stehen spezifische Gegenmittel zur Verfügung. Die Vorratshaltung in unterschiedlichen Einrichtungen, wie z. B. im RD, in Kliniken oder beim Katastrophenschutz, hängt davon ab, wie häufig und bedrohlich verschiedene Vergiftungen auftreten, und auch von der Notwendigkeit einer schnellen Verabreichung eines Antidots im Vergiftungsfall. Preis und Haltbarkeit eines Antidots sind ebenfalls Kriterien, die eine Lagerbevorratung limitieren.

Im Folgenden wird ein **alphabetischer und tabellarischer Überblick** über im RD verwendete Medikamente (inkl. Wirkmodus und Indikationen) zur Behandlung von Vergiftungen geboten (▶ Tab. 4.36, ▶ Tab. 4.37). Zu weiteren Details siehe auch Kap. „Intoxikationen" (S. 457), dort finden sich auch Informationen zu den Giftinformationszentralen, die Sie über Ihre zuständige Rettungsdienstleitstelle kontaktieren sollten.

RETTEN TO GO

Gegengifte

Gegengifte (**Antidote**) binden entweder das Gift und machen es so weniger schädlich oder besetzen denselben Rezeptor wie das Gift und mindern so dessen Wirkung. Meist werden nur Gegengifte für in der jeweiligen Region gängige Vergiftungen bevorratet. Nehmen Sie über Ihre zuständige Rettungsleitstelle Kontakt zu einer Giftnotrufzentrale auf!

Beispiele für häufiger eingesetzte Antidote sind:
Naloxon: Opiat-/Opioidvergiftung (z. B. Heroin), **Atropin:** Vergiftung mit Alkylphosphaten (Pflanzenschutzmittel, z. B. Parathion), **Hydroxycobalamin:** Vergiftung durch Brandgase (Mischintoxikation, Zyanide) und **Sab simplex:** Entschäumer bei Ingestion von Tensiden.

4.3 Rechtliche Grundlagen der Medikamententherapie

Den Umgang mit Arzneimitteln regelt in Deutschland das **Arzneimittelgesetz (AMG)**. Besondere, v. a. suchterzeugende Arzneimittel, unterliegen speziellen Bestimmungen wie z. B. die Opiate/Opioide dem **Betäubungsmittelgesetz (BtMG)**.

Das Arzneimittelgesetz von 1976 gilt für alle Arzneimittel und besteht aus 18 Abschnitten. Unter anderem regelt es:
- die Definition des Arzneimittelbegriffs
- die Anforderungen an Arzneimittel
- die Herstellung von Arzneimitteln
- die Zulassung und Registrierung von Fertigarzneimitteln
- die Abgabe von Arzneimitteln
- den Schutz des Menschen bei der klinischen Prüfung
- die Sicherung und Kontrolle der Qualität
- die Beobachtung, Sammlung und Auswertung von Arzneimittelrisiken
- die Überwachung
- die Haftung für Arzneimittelschäden.

In Deutschland dürfen nur speziell geschulte Personen mit Arzneimitteln verkehren und diese anwenden.

Grundsätzlich ist die Verabreichung von Pharmaka eine **ärztliche Aufgabe**, dieser legt Indikation, Dosis, Ort und Zeitpunkt der Gabe fest.

Die Verabreichung von **Notfallmedikamenten durch Rettungsassistenten/Notfallsanitäter** soll nach dem Willen des Bundesgesetzgebers durch Länderrecht geregelt werden. In Ländern, in denen ein Ärztlicher Leiter Rettungsdienst gesetzlich etabliert ist, werden diesem die Aufsicht und die Verantwortung über die im Einzelnen festzulegenden invasiven Maßnahmen, die Notfallsanitäter durchführen dürfen, auferlegt. In Ländern ohne einen Ärztlichen Leiter Rettungsdienst gibt es bisher keine gesetzliche Regelung.

Für Rettungshelfer und Rettungssanitäter gibt es keine Erlaubnis zur Medikamentengabe. Zu begründeten Ausnahmen und rechtlichen Details siehe unter „Aufgaben in Notfallrettung und Krankentransport" (S. 21).

RETTEN TO GO

Rechtliche Grundlagen der Medikamententherapie

Den Umgang mit Arzneimitteln regelt in Deutschland das **Arzneimittelgesetz (AMG)**. Laut deutschem Arzneimittelgesetz ist die Verabreichung von Medikamenten grundsätzlich eine **ärztliche Aufgabe**. Für Rettungshelfer und Rettungssanitäter gibt es keine Erlaubnis zur Medikamentengabe. Ob und, wenn ja, welche Notfallmedikamente auch von Rettungsassistenten bzw. Notfallsanitätern verabreicht werden dürfen, regelt das Länderrecht. In Ländern, in denen es einen **Ärztlichen Leiter Rettungsdienst** gibt, bestimmt dieser die entsprechenden Zuständigkeiten.

Tab. 4.37 Übersicht spezifischer Antidote (Auswahl)

Freiname (Handelsname)	Wirkmodus	Indikation
Acetylcystein (ACC) (z. B. Fluimucil® Antidot 20 %)	ACC liefert „Bausteine" zur Synthese von Glutathion. Glutathion wiederum kann lebertoxische Stoffe, die beim Abbau von Paracetamol entstehen, umwandeln und so neutralisieren.	Paracetamol-Intoxikation (beim Erwachsenen ab ca. 6 g Paracetamol/d, beim Kleinkind kann bereits 1 g/d tödlich sein!)
Atropin (z. B. Atropinsulfat Braun®)	Atropin gehört zu den Parasympatholytika und ist ein kompetitiver Antagonist von Acetylcholin, konkurriert also an den muskarinergen Rezeptoren (wirkt zentral und peripher).	Intoxikation mit bestimmten Pflanzenschutzmitteln bzw. Insektiziden (Alkylphosphaten und Carbamaten).
Biperiden (Akineton®)	hemmt zentral den muskarinergen Acetylcholinrezeptor	Vergiftung mit Medikamenten, die extrapyramidale Symptome hervorrufen (z. B. Neuroleptika, Metoclopramid), Nikotin (z. B. Zigaretten, bei Kindern nicht selten!) und org. Phosphorverbindungen.
Calciumgluconat (z. B. Calciumgluconat B.Braun®)	antientzündliche, gefäßabdichtende und zellmembranstabilisierende Wirkung	Verätzungen mit Flusssäure, Oxalsäure, Fluor
Dimeticon (z. B. Sab Simplex®)	Entschäumer: Unterdrückung der Schaumbildung → Verminderung der Aspirationsgefahr. (Anmerkung: Tenside, die u. a. eine schaumbildende Wirkung haben, sind i. d. R. nicht toxisch)	Verschlucken von Tensiden (z. B. Seife) und Vergiftungen mit Spül- und Waschmitteln.
4-DMAP (4-Dimethylaminophenol) (4-DMAP®)	Zyanide verhindern die O_2-Verwertung in den Zellen. 4-DMAP verwandelt Hämoglobin (II-wertiges Eisen) in Methämoglobin (III-wertiges Eisen) und entkoppelt dadurch die Zyanide vom Eisen.	Zyanidvergiftung (z. B. mit Blausäure in Verbindung mit Na^+-Thiosulfat), nicht bei Brandgasen!
Flumazenil (Anexate®)	Hebt die Wirkung von Benzodiazepinen am GABA-Rezeptor auf (Benzodiazepinantagonist). HWZ ist geringer als die von Benzodiazepinen, daher ggf. Nachinjektionen notwendig.	Intoxikation mit Benzodiazepinen (z. B. Midazolam, Diazepam)
Hydroxycobalamin (z. B. Cyanokit®)	bildet stabile Komplexe mit Zyanidionen und bindet diese, es entsteht eine stabile ungiftige Substanz, die über die Nieren ausgeschieden wird (färbt den Urin rot)	Zyanidvergiftungen, Mischintoxikationen bei Brandgasen
Naloxon (z. B. Narcanti®)	Naloxon (S. 137) ist ein reiner Opiatantagonist → es hebt die Wirkung der Opioide an den Opioidrezeptoren auf.	Opiatintoxikation (Heroin), Medikamentenüberdosierung (Opioide), Atemdepression und zentrale Dämpfung durch Opiate und Narkotika; Atemdepression beim Neugeborenen durch Gabe von Opiaten an die Mutter während der Geburt
Natriumhydrogencarbonat ($NaHCO_3$) (z. B. Natriumhydrogencarbonat Braun®)	Durch die Alkalisierung des Blutes kommt es zu Elektrolytverschiebungen, z. B. wird Kalium vom Extrazellulärraum nach intrazellulär verschoben.	Azidosekorrektur und Abmilderung der kardiotoxischen Effekte bei Vergiftungen mit trizyklischen Antidepressiva (S. 154)
Orciprenalin (z. B. Alupent®)	Orciprenalin ist ein β-Sympathomimetikum → Bronchospasmolyse durch Stimulation der β-Rezeptoren. Es steigert HZV, Herzkraft und Herzfrequenz und wirkt positiv auf Reizbildung- und -leitung am Herzen. Bei Schrittmacherausfall wird die Reizbildung im HIS-Bündel angeregt.	Intoxikation mit β-Blockern
Physostigmin (z. B. Anticholium®)	Physostigmin hemmt reversibel die Cholinesterase und erhöht die Acetylcholinkonzentration im ZNS.	Vergiftungen mit Substanzen, die ein anticholinerges Syndrom verursachen: z. B. Atropinvergiftung (Tollkirsche, Medikamente), Antihistaminika, Antidepressiva, Phenothiazine (Neuroleptika), Alkohol, Narkotika
Toloniumchlorid (z. B. Toluidinblau®)	Redoxfarbstoff: beschleunigt die Reduktion von Methämoglobin, dadurch wieder mehr O_2-Träger und aktiver O_2-Transport	Vergiftungen mit Methämoglobinbildnern jeglicher Genese: z. B. Nitroverbindungen, Nitrate, Nitrite, Schwefelwasserstoff und Rauchgasen bei Kunststoff- oder Schwelbränden, Anilin, Chlorate, Perchlorate, Phenole

5.1 Allgemeines

Rettungseinsätze bringen zwangsläufig den Kontakt mit potenziell infektiösem Material wie z. B. Blut, Schweiß, Speichel und Urin mit sich. Aber wie werden Infektionen eigentlich ausgelöst, wie stecke ich mich im Rahmen eines Einsatzes möglicherweise an? Welche Infektionen sind im Rettungsdienst von besonderer Bedeutung und welche Maßnahmen schützen mich vor einer Infektion? Das nachfolgende Kapitel soll Antworten auf diese Fragen liefern. Es gliedert sich in drei Abschnitte:

- Infektionen
- Hygiene
- Infektionstransport.

5.2 Infektionen

5.2.1 Grundlagen der Infektionslehre

Wichtige Begriffe

Damit man sich fachlich korrekt über Krankheitserreger und Infektionskrankheiten austauschen kann, sollte man die hierfür notwendigen Begriffe kennen. Die wichtigsten sind in ▶ Tab. 5.1 zusammengefasst.

Krankheitserreger

Zu den 4 großen Gruppen der Krankheitserreger gehören Bakterien, Viren, Pilze und Parasiten (▶ Abb. 5.1).

Bakterien

Merkmale, Therapie und Prophylaxe • Bakterien sind Einzeller, die sich durch Zellteilung vermehren und meist zwischen 0,3 und 5 μm groß sind. Nach ihrem Aussehen kann man kugel-, stäbchen- und spiralförmige Bakterien unterscheiden, nach ihrem Färbeverhalten für die Klassifizierung unter dem Lichtmikroskop gramnegative und grampositive Bakterien. Darüber hinaus gibt es Bakterien, die für ihr Überleben Sauerstoff benötigen (Aerobe), und solche, die keinen Sauerstoff benötigen (Anaerobe). Bakterien sind nicht nur Krankheitserreger, sondern es gibt auch Bakterien, die für den Körper von Nutzen sind (z. B. die Bakterien der Hautflora oder Darmkeime). Beispiele für bakterielle Erkrankungen sind die Gastritis (Magenschleimhautentzündung, z. B. durch Staphylokokken oder Helicobacter), Pneumonie (Lungenentzündung, z. B. durch Streptokokken) sowie Meningitis (Hirnhautentzündung, z. B. durch Meningokokken). **Therapie** der Wahl sind **Antibiotika** wie Penicilline, Cephalosporine, Chinolone, Tetracycline und viele andere. Als **prophylaktische Maßnahmen** kommen insbesondere Expositionsprophylaxe, Hygienemaßnahmen und Impfungen infrage.

Multiresistente Erreger (MRE) • Multiresistente Erreger (MRE) spielen eine immer größere Rolle. Insbesondere Krankenhauspatienten, deren Immunsystem geschwächt ist (v. a. auf Intensivstationen), sind besonders gefährdet für eine Infektion und Erkrankung. Die Hauptursache für die zunehmende Verbreitung der MRE wird in einem (zu) unkritischen Einsatz von Antibiotika gesehen, insbesondere auch im Rahmen der Lebensmittelproduktion (Tierzucht und hier v. a. die Geflügelzucht).

Die MRE sind gegen Betalaktam-Antibiotika und häufig auch Aminoglykoside, Gyrasehemmer und weitere Antibio-

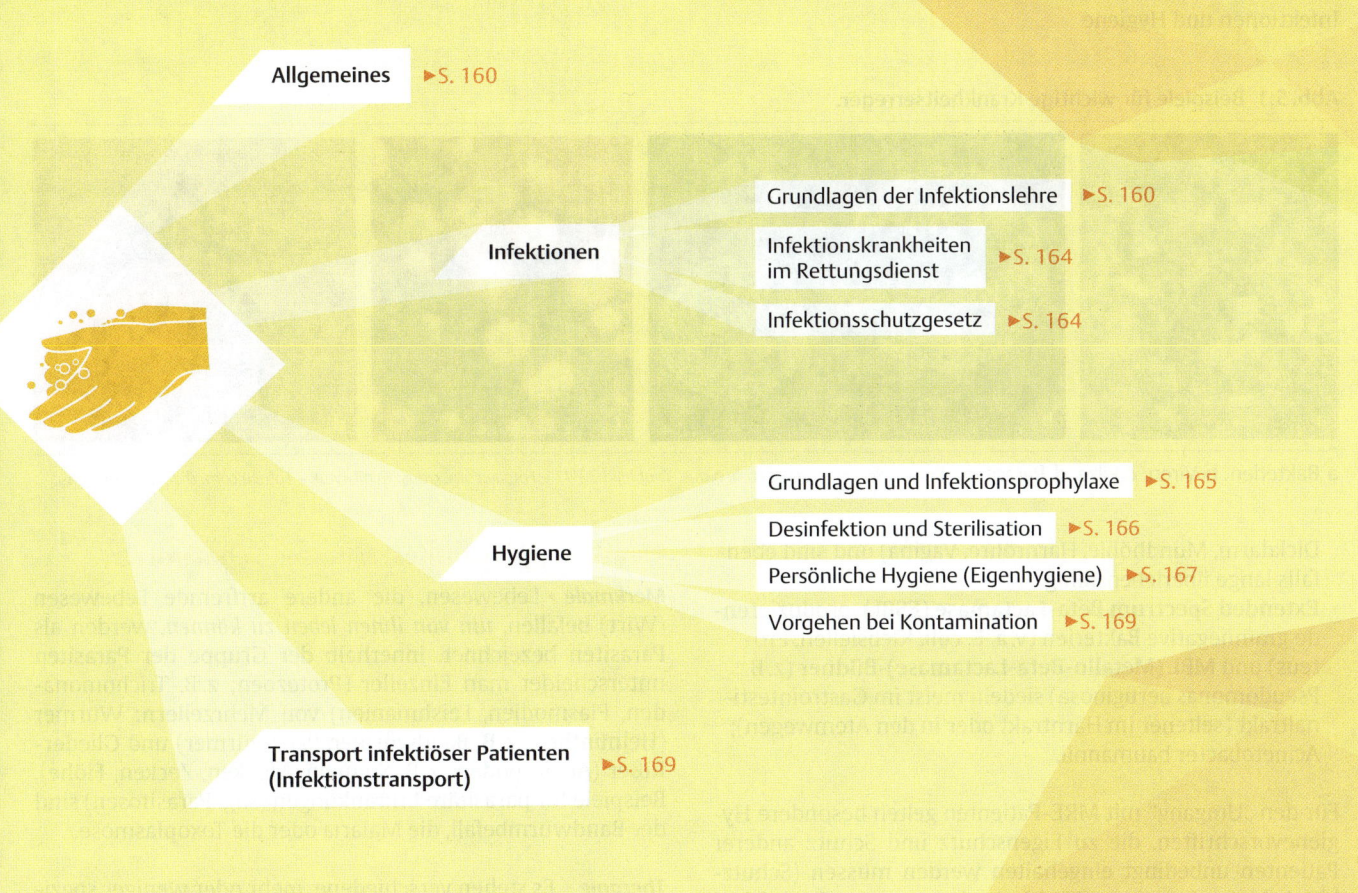

Allgemeines ▶S. 160

Infektionen
- Grundlagen der Infektionslehre ▶S. 160
- Infektionskrankheiten im Rettungsdienst ▶S. 164
- Infektionsschutzgesetz ▶S. 164

Hygiene
- Grundlagen und Infektionsprophylaxe ▶S. 165
- Desinfektion und Sterilisation ▶S. 166
- Persönliche Hygiene (Eigenhygiene) ▶S. 167
- Vorgehen bei Kontamination ▶S. 169

Transport infektiöser Patienten (Infektionstransport) ▶S. 169

Tab. 5.1 Wichtige Begriffe aus der Infektionslehre.

Begriff	Definition
Infektionskrankheit	Krankheit, die als Folge der Besiedlung des Organismus mit für den Menschen krank machenden Erregern auftritt. (Der Begriff *Infektion* sagt nichts darüber aus, ob die Krankheit ansteckend ist oder nicht.)
Inkubationszeit	Zeit vom ersten Eindringen eines Krankheitserregers in den Körper bis zum Auftreten erster Krankheitssymptome. Die Zeitspanne ist sehr variabel und kann von wenigen Stunden (z. B. Norovirus) bis hin zu mehreren Jahren oder Jahrzehnten (z. B. HPV-Viren) reichen. Meist liegt sie aber im Bereich von wenigen Tagen bis zu 3 Wochen.
Inzidenz	Häufigkeit von Neuerkrankungen an einer Krankheit in einem bestimmten Zeitraum.
Kontamination	Verunreinigung eines Objekts durch Mikroorganismen oder andere Schadstoffe.
Krankheitserreger	Mikroorganismen, die beim Menschen eine Infektion bzw. Krankheit auslösen können.
Letalität	„Tödlichkeit" einer Erkrankung = Zahl der Todesfälle im Verhältnis zur Zahl der Erkrankten (Verhältnis Verstorbene : Erkrankte).
Morbidität	Häufigkeit einer Erkrankung innerhalb einer Bevölkerungsgruppe (Verhältnis Erkrankte : Bevölkerung).
Mortalität	Häufigkeit der Sterbefälle innerhalb einer Bevölkerungsgruppe (z. B. Säuglingssterblichkeit) (Verhältnis Verstorbene : Bevölkerung).
Pathogenität	grundsätzliche Fähigkeit eines Krankheitserregers, in einem Organismus eine Krankheit auszulösen.
Prävalenz	Anzahl der zum Untersuchungszeitpunkt erkrankten Personen in einer definierten Gruppe (Krankheitshäufigkeit).
Virulenz	Ausmaß der Pathogenität eines Erregers (Aggressivität eines Erregers).

tika resistent, sodass diese Wirkstoffe keine (ausreichende) Wirkung mehr zeigen. Wichtige Erregergruppen sind:
- **Methicillin-resistente Staphylococcus aureus (MRSA):** Sie siedeln v. a. im Nasen-Rachen-Raum und können durch Hände, Gegenstände und Tröpfchen (Husten, Niesen) übertragen werden. Sie halten Wärme und Trockenheit sehr gut aus und können auch unter schwierigen Bedin-

gungen bis zu mehrere Wochen überleben. Beim Krankenhauspersonal kommen MRSA oft symptomlos im Nasenbereich vor. MRSA kann sich prinzipiell auf allen Geweben des menschlichen Körpers ansiedeln.
- **Vancomycin-resistente Enterokokken (VRE) oder Glykopeptid-resistente Enterokokken (GRE):** Infektionsquelle sind v. a. infizierte Menschen (die Erreger siedeln meist in

Abb. 5.1 Beispiele für wichtige Krankheitserreger.

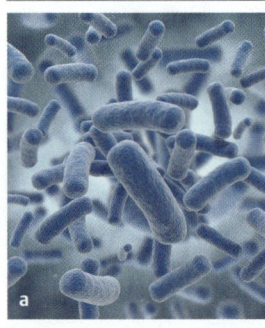 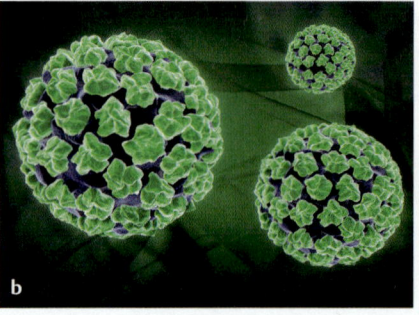 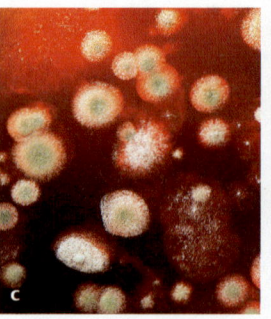 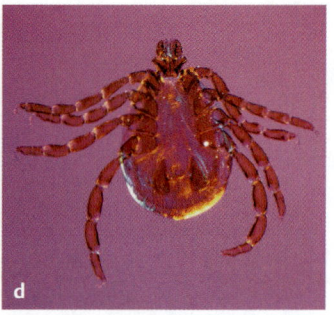

a Bakterien. **b** Viren. **c** Pilze. **d** Parasiten. *a aus: © Jezper – Fotolia.com. b aus: © abhijith3 747 – Fotolia.com. c aus: © nikkytok – Fotolia.com. d aus: © PhotoDisc.*

Dickdarm, Mundhöhle, Harnröhre, Vagina) und sind ebenfalls lange überlebensfähig.

- **Extended Spectrum Beta-Lactamase (ESBL)** produzierende gramnegative Bakterien (v. a. E. coli, Klebsiellen, Proteus) und **MBL (Metallo-Beta-Lactamase)-Bildner** (z. B. Pseudomonas aeruginosa) siedeln meist im Gastrointestinaltrakt (seltener im Harntrakt oder in den Atemwegen); Acinetobacter baumannii.

Für den „Umgang" mit MRE-Patienten gelten besondere Hygienevorschriften, die zu Eigenschutz und Schutz anderer Patienten unbedingt eingehalten werden müssen (Schutzkittel, Atemschutz bzw. FFP-Maske, konsequente Desinfektionsmaßnahmen, s. auch „Infektionstransport").

Viren (lat. virus: Schleim, Saft, Gift)

Merkmale • Viren haben keinen eigenen Stoffwechsel und stellen somit im klassischen Sinn keine Lebewesen dar. Sie benötigen immer eine Zelle (Wirt), um sich vermehren zu können. Viren sind etwa um den Faktor Hundert kleiner als Bakterien. Der Grundbaustein ist die Erbinformation in Form von Nukleinsäuren, wobei man RNA- von DNA-Viren und unbehüllte von behüllten Viren (Lipidhülle) unterscheiden kann. Beispiele für virale Erkrankungen sind Röteln (Rubeola), Windpocken (Varizellen), Mumps (Parotitis epidemica), Kinderlähmung (Poliomyelitis), HIV, Grippe (Influenza).

Therapie und Prophylaxe • Meist steht die symptomatische Therapie im Vordergrund, weil es kaum virusspezifische Virostatika zur Hemmung der Neuproduktion von Viren im Organismus gibt (z. B. Aciclovir gegen Herpesviren). Aus diesem Grund sind **Maßnahmen zur Prophylaxe** besonders wichtig (Expositionsprophylaxe, Hygienemaßnahmen, Impfungen).

Pilze (lat. Fungi: Pilze)

Merkmale • Pilze haben einen Zellkern und Zellorganellen. Abhängig von der Pilzart vermehren sie sich durch Sprossung oder Pilzsporen. Häufige Erreger von Pilzkrankheiten sind Sprosspilze (Hefepilze) und Fadenpilze (Dermatophyten und Schimmelpilze). Menschen mit einem geschwächten Immunsystem sind anfälliger für Pilzinfektionen. Häufige Pilzkrankheiten (sog. Mykosen) sind der Fußpilz und der Nagelpilz (ausgelöst durch Dermatophyten) sowie der Soor, z. B. der Mundhöhle (meist ausgelöst durch Hefepilze).

Therapie • Hier stehen unterschiedliche Antimykotika zur Verfügung wie Clotrimazol und Bifonazol (z. B. gegen Vulvovaginalpilz), Amphotericin B, Nystatin (z. B. gegen Pilzinfektionen des Magen-Darm-Trakts), Ciclopirox (z. B. gegen Nagelpilz).

Parasiten (gr. parasitos: Mitesser, Schmarotzer)

Merkmale • Lebewesen, die andere artfremde Lebewesen (Wirt) befallen, *um von ihnen leben zu können*, werden als Parasiten bezeichnet. Innerhalb der Gruppe der Parasiten unterscheidet man Einzeller (Protozoen; z. B. Trichomonaden, Plasmodien, Leishmanien) von Mehrzellern: Würmer (Helminthen; z. B. Bandwürmer, Saugwürmer) und Gliederfüßer (Arthropoden; z. B. Spinnen, Mücken, Zecken, Flöhe). Beispiele für parasitäre Erkrankungen (sog. Parasitosen) sind der Bandwurmbefall, die Malaria oder die Toxoplasmose.

Therapie • Es stehen verschiedene, mehr oder weniger spezifische Wirkstoffgruppen bzw. Wirkstoffe zur Verfügung wie z. B. Antibiotika und Anthelminthika. Zur **Prophylaxe** spielen auch hier Hygienemaßnahmen die zentrale Rolle.

RETTEN TO GO

Krankheitserreger

Bakterien sind einzellig, haben einen eigenständigen Stoffwechsel und sind damit eigenständige Lebewesen. Sie haben keinen Zellkern. Einteilungskriterien sind ihre Färbbarkeit (grampositiv oder gramnegativ), ihre Form (kugel-, stäbchen- oder spiralförmig) und ihr Bedarf an Sauerstoff (Aerobier oder Anaerobier). Eine häufige bakterielle Erkrankung ist die Pneumonie (Lungenentzündung). Therapeutisch kommen Antibiotika infrage.

Viren bestehen aus DNA oder RNA, die von einer Hülle umgeben ist. Sie haben keinen eigenen Stoffwechsel, sodass sie immer eine Wirtszelle benötigen, um sich zu vermehren. Viren sind also keine eigenständigen Lebewesen. Eine häufige virale Erkrankung ist die Influenza (Grippe). Die Therapie erfolgt meist symptomatisch oder auch mittels Virostatika.

Pilze führen i. d. R. nur dann zur Erkrankung (Mykose), wenn das Immunsystem geschwächt ist. Ist die Abwehrschwäche gering ausgeprägt, sind die Haut oder die Schleimhäute betroffen, in schweren Fällen der gesamte Körper. Eine häufige Pilzerkrankung ist der Nagelpilz, eine Dermatophytose. Zur Therapie stehen Antimykotika zur Verfügung.

Parasiten leben auf Kosten ihres Wirts und können Krankheiten hervorrufen. Man unterscheidet Einzeller (Protozoen) von Mehrzellern (Würmern und Gliederfüßern). Eine häufige parasitäre Erkrankung ist der Bandwurmbefall. Therapeutisch kommen mehr oder weniger spezifische Antiinfektiva infrage.

Abb. 5.2 Infektionsquellen, Übertragungswege und Eintrittspforten.

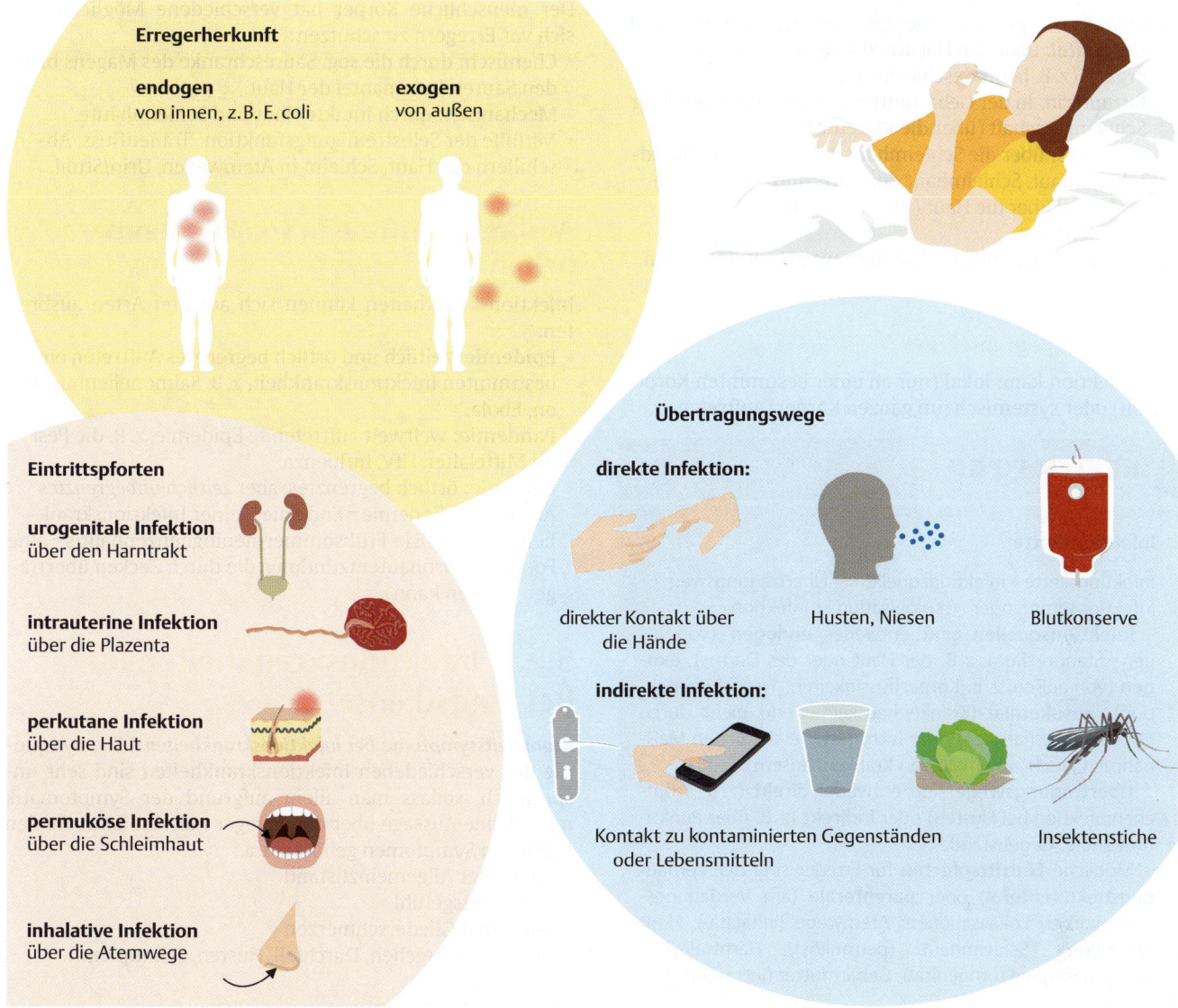

Erregerherkunft, Übertragungswege und Eintrittspforten. *Aus: I care – Krankheitslehre. Thieme; 2015*

Infektionskette

Definition Infektionskette

Ein Erreger wird von der Infektionsquelle auf einem bestimmten Übertragungsweg auf einen anderen Organismus (Infektionsempfänger) übertragen und löst dort evtl. eine Kolonisation oder Infektion aus.

Infektionsquellen (Herkunft der Erreger)

Man unterscheidet **endogene, exogene, nosokomiale und iatrogene** Infektionsquellen (▶ Abb. 5.2).

- Bei **endogenen Infektionen** entstammen die Erreger der eigenen, normalerweise ungefährlichen Darm- oder Hautflora. Bei einem geschwächten Immunsystem können diese sonst harmlosen Keime jedoch eine Infektion auslösen. Beim gesunden resultiert evtl. nur eine harmlose Kolonisation.
- Bei **exogenen Infektionen** sind die Erreger in der Umgebung und man infiziert sich meist über Körperflüssigkeiten, infizierte Gegenstände/Oberflächen oder Tröpfchen. „Spezialfälle" sind hier:

– **Nosokomiale Infektionen:** Sie werden im Rahmen eines Krankenhausaufenthaltes erworben, d. h., es sind krankenhaustypische Erreger involviert. Ein (ärztlicher) Eingriff ist nicht notwendig.
– **Iatrogene Infektionen:** Sie entstehen im Rahmen von ärztlichen Maßnahmen. Im Unterschied zu den nosokomialen Infektionen können hier jedoch auch nicht krankenhaustypische Erreger beteiligt sein.

Übertragungswege und Eintrittspforten

Infektionen können **direkt** (z. B. von Mensch zu Mensch oder von Tier zu Mensch) oder **indirekt** (über eine Zwischenstation, z. B. eine Punktionskanüle, Lichtschalter oder andere Utensilien) übertragen werden (▶ Abb. 5.2). Bezüglich der Eintrittspforten für Erreger unterscheidet man folgende Hauptgruppen:

- **Enterale Infektion** („énteron" = Darm): Die Infektion erfolgt über den Verdauungstrakt, z. B. Wasser, Blut, Mutter-/Tiermilch, Urin, Ejakulat, Stuhl. Bei einer *fäkal-oralen* Infektion gelangen Erreger aus menschlichen oder tierischen Ausscheidungen (= Fäkalien) über den Mund, also oral, in den Körper.

- **Parenterale Infektion** (von „par enteral" = neben dem Darm/am Darm vorbei): Die Infektion erfolgt am Verdauungstrakt vorbei, die Erreger gelangen also direkt ins Blut:
  - *Urogenital:* über den Harntrakt bzw. die Geschlechtsorgane (z. B. beim Geschlechtsverkehr)
  - *Intrauterin:* in der Gebärmutter (= Uterus) während der Schwangerschaft (über die Plazenta)
  - *Permukös:* über die Schleimhaut (= Mukosa, z. B. Mundschleimhaut, Schleimhaut der Harnröhre, der Augen)
  - *Perkutan:* über die Haut (= Cutis; z. B. Insektenstich, Wunden)
  - *Aerogen-inhalativ:* über die Atemwege (z. B. Tröpfchen, Staub).

Ausdehnung der Infektion

Eine Infektion kann **lokal** (nur an einer bestimmten Körperregion) oder **systemisch** (im ganzen Körper) auftreten.

> **RETTEN TO GO**
>
> **Infektionskette**
>
> Infektionskette = Infektionsquelle → Übertragungsweg → Infektionsempfänger → Kolonisation → Infektion.
>
> **Infektionsquellen** sind entweder **endogen** (von innen = Standortflora, z. B. der Haut oder des Darms), **exogen** (von außen, z. B. Körperflüssigkeiten, Tröpfcheninfektion), **nosokomial** (Krankenhauskeime und nicht durch ärztliche Maßnahmen) oder **iatrogen** (bei ärztlichen Maßnahmen, auch außerhalb von Krankenhäusern).
>
> **Übertragungswege** sind entweder **direkt** (z. B. Tröpfcheninfektion bei Husten) oder **indirekt** (z. B. über Punktionskanüle, Gegenstände).
>
> Mögliche **Eintrittspforten** für Erreger sind der Verdauungstrakt (**enteral**) oder **parenterale** (am Verdauungstrakt vorbei) Lokalisationen: Atemwege (inhalativ), Haut (perkutan), Schleimhaut (permukös), Harntrakt/Geschlechtsorgane (urogenital), Gebärmutter (intrauterin).

Infektionsrisiko

Erhöhtes Infektionsrisiko

Grundsätzlich kommt es immer erst dann zu einer Infektionskrankheit, wenn die Erreger in der Lage sind, das Immunsystem des „Empfängers" zu überwinden. Deshalb gilt: je schwächer die Immunabwehr des betroffenen Organismus, desto höher das Risiko, sich zu infizieren. Mögliche Gründe für eine unzureichende Immunabwehr sind grundsätzliche Störungen des Immunsystems (z. B. Antikörpermangelsyndrom) oder eine aus anderen Gründen geschwächte Abwehrfunktion (z. B. während einer Chemotherapie, bei schweren, ggf. chronischen Grunderkrankungen). Dabei können sowohl Erreger der normalen, physiologischen Haut- oder Darmflora als auch sog. opportunistische Erreger (diese lösen nur eine Infektion aus, wenn die Umstände es zulassen) eine Erkrankung auslösen. Aber auch ein „normales" Immunsystem ist möglicherweise bei einem besonders aggressiven (= virulenten) Erreger überfordert, sodass auch hier ein erhöhtes Infektionsrisiko besteht.

Schutzmöglichkeiten des Körpers

Der menschliche Körper hat verschiedene Möglichkeiten, sich vor Erregern zu schützen:

- Chemisch: durch die sog. Säureschranke des Magens bzw. den Säureschutzmantel der Haut.
- Mechanisch: durch intakte Haut und Schleimhäute.
- Mithilfe der Selbstreinigungsfunktion: Tränenfluss, Abschilfern der Haut, Schleim in Atemwegen, Urin/Stuhl.

Ausbreitungsformen von Infektionskrankheiten

Infektionskrankheiten können sich auf drei Arten ausbreiten:

- **Epidemie:** zeitlich und örtlich begrenztes Auftreten einer bestimmten Infektionskrankheit, z. B. Salmonelleninfektion, Ebola.
- **Pandemie:** weltweit auftretende Epidemie, z. B. die Pest im Mittelalter, HIV, Influenza.
- **Endemie:** örtlich begrenztes, aber *zeitlich unbegrenztes* Auftreten („Endemie = Ende nie") einer Infektionskrankheit; z. B. FSME (= Frühsommermeningoenzephalitis = eine Form der Hirnhautentzündung, die durch Zecken übertragen werden kann).

5.2.2 Infektionskrankheiten im Rettungsdienst

Krankheitssymptome bei Infektionskrankheiten • Die Symptome der verschiedenen Infektionskrankheiten sind sehr unspezifisch, sodass man allein aufgrund der Symptomatik meist keine Aussage über den Erreger machen kann. Zu den typischen Symptomen gehören u. a.:

- schlechter Allgemeinzustand
- Krankheitsgefühl
- Kopf- und Gliederschmerzen
- Übelkeit, Erbrechen, Durchfall, Husten, Schnupfen
- Fieber
- Schwitzen, Unruhe.

Im Rettungsdienst ist es deshalb im Allgemeinen nicht möglich, die exakte Infektionskrankheit zu erkennen – für die genaue Diagnosestellung ist ein Erregernachweis unerlässlich. Dennoch ist es hilfreich, einige wichtige Infektionskrankheiten zu kennen, da man als Rettungssanitäter auch sog. **Infektionstransporte** übernimmt, also Patienten mit z. T. hochansteckenden (= hochkontagiösen) Krankheiten ins Krankenhaus bringt. ▶ Tab. 5.2 gibt einen Überblick über einige wichtige Infektionskrankheiten, ihren Übertragungsweg und spezielle Hygienemaßnahmen.

5.2.3 Infektionsschutzgesetz

Das Infektionsschutzgesetz (IfSG) aus dem Jahr 2001 regelt in Deutschland die Meldepflicht von Infektionserkrankungen sowie die Meldekette zwischen Behörden, Ärzten und Kliniken. Ziel ist die frühzeitige Erkennung, Vorbeugung und Verhinderung von Infektionskrankheiten. Meldepflichtig sind z. B. Botulismus, Cholera, Diphtherie, akute Virushepatitis, virusbedingtes hämorrhagisches Fieber, Masern, Meningokokkenmeningitis, Milzbrand, Poliomyelitis, Pest, Tollwut, Typhus und Tuberkulose.

Tab. 5.2 Im Rettungsdienst relevante Infektionserkrankungen. Immer auf persönliche Schutzausrüstung achten (z. B. Handschuhe, Maske u. a.).

Infektions-krankheit	Erreger	Übertragungsweg	spezielle Hygienemaßnahmen
Hepatitis	Hepatitis-A-, -B- oder -C-Virus	• Hepatitis A: direkte und indirekte Kontakt-infektion: kontaminierte Lebensmittel oder Wasser, fäkal-oral • Hepatitis B und C: direkte Kontaktinfekti-on = Kontakt mit Blut, Blutprodukten, Ge-schlechtsverkehr, Schnitt- oder Nadelstichverletzungen	Hepatitis A (Isolation), Hepatitis B und C (keine Isolation, Handschuhe, evtl. Schutzbrille und Mund-Nasen-Schutz)
HIV, AIDS	Human Immun-deficiency Virus	direkte Kontaktinfektion: Kontakt mit Blut, bluthaltigem Sekret, Sperma, beim Ge-schlechtsverkehr, durch Schnitt- und Nadel-stichverletzungen, beim Stillen, bei der Geburt	keine Isolierung, Handschuhe, evtl. Schutzbrille und Mund-Nasen-Schutz
Meningokokken-meningitis	kugelförmige Bakterien (Me-ningokokken)	Tröpfcheninfektion	Isolation bis 24 h nach Antibiotikagabe, Schutz-maßnahmen (z. B. Handschuhe, FFP2/3-Maske), danach keine Isolation mehr notwendig; an Antibiotikaprophylaxe und -therapie bei Exposi-tion denken!
Salmonellen	Bakterium Sal-monella	indirekte Kontaktinfektion: fäkal-orale Übertra-gung, v. a. durch Geflügel, rohe Eier, Softeis	Händehygiene, nur eigene Toilette verwenden
Norovirus	Noroviren	direkte und indirekte Kontaktinfektion, aeroge-ne Übertragung	Isolation, Schutzmaßnahmen (z. B. Handschuhe, FFP2/3-Maske), Händedesinfektion mit virus-wirksamen Händedesinfektionsmitteln
Tuberkulose	Mykobakterien	aerogene Übertragung	Isolation, Handschuhe, Mund-Nasen-Schutz für Patient, FFP2/3-Maske für Personal
Influenza	Influenza-A- und -B-Viren und In-fluenza H1N1	Tröpfcheninfektion	Isolation bereits bei Verdacht, Handschuhe, Schutzbrille, FFP2/3-Maske
Masern	Masern-Virus	aerogene Übertragung, direkte und indirekte Kontaktinfektion	Isolation, Handschuhe, Schutzbrille, FFP2/3-Maske

5.3 Hygiene

5.3.1 Grundlagen, Infektions-prophylaxe

Definition Hygiene
Hygiene ist die Lehre von der Verhütung von Krankheiten und der Förderung der Gesundheit. Sie beschäftigt sich u. a. mit Maßnah-men zur Vorbeugung von Infektionskrankheiten, mit denen po-tenzielle Krankheitserreger reduziert oder komplett beseitigt wer-den.

In allen medizinischen Berufen ist die Hygiene von besonde-rer Bedeutung und auch im Rettungsdienst kann nur die ge-wissenhafte Durchführung von Hygienemaßnahmen dazu beitragen, dass es nicht zu einer Übertragung von Krank-heitserregern kommt. Folgende Aspekte sind von Bedeu-tung:

Expositionsprophylaxe

Durch geeignete nicht medikamentöse Maßnahmen vermei-det man, dass man sich möglichen Krankheitserregern ge-genüber „exponiert", d. h., man vermeidet jeglichen Kontakt mit potenziell infektiösen Materialien oder man hält sich nicht an Örtlichkeiten auf, wo mit Krankheitserregern zu rechnen ist. Expositionsprophylaktische Maßnahmen sind z. B. eine ausreichende Händehygiene, die Verwendung von Mundschutz und Handschuhen sowie von sterilen „Werk-zeugen" (z. B. Instrumente, Kanülen, Spritzen), die Isolierung (komplette Abschirmung eines Patienten) sowie die Des-infektion und Sterilisation von Flächen und Instrumenten.

Dispositionsprophylaxe

Darunter versteht man Maßnahmen, die das individuelle Ri-siko (die eigene „Disposition") für eine Infektionskrankheit reduzieren, z. B. durch einen gesunden Lebensstil, Impfun-gen (Immunisierungen) oder die vorbeugende Einnahme von antiinfektiven Medikamenten:

Aktive Immunisierung • Hier werden entweder noch lebende und vermehrungsfähige, aber abgeschwächte Krankheits-erreger oder tote (bzw. Teile davon) Krankheitserreger ver-abreicht (sog. Lebend- oder Totimpfstoff). Der geimpfte Or-ganismus bildet dann selbst Antikörper (deshalb heißt die Impfung „aktiv") gegen den Krankheitserreger. Vorteil ist ein langer Immunschutz, wobei die Wirkung erst nach eini-ger Zeit und ggf. nach weiteren Impfungen eintritt (die Anti-körper müssen erst produziert werden). Beispiel: Impfung gegen Keuchhusten (Pertussis).

Passive Immunisierung • Mit der Impfung werden fertige Antikörper verabreicht, der Körper muss diese nicht mehr selbst bilden (deshalb heißt die Impfung „passiv"). Vorteil: Der Schutz vor der jeweiligen Krankheit besteht sofort, hält aber nicht lange an. Beispiel: passive Impfung gegen Röteln. Diese Art der Immunisierung funktioniert übrigens auch bereits im Mutterleib, der Fetus bekommt hier über die Plazenta von der Mutter Antikörper gegen eine Reihe von Krankheiten und anschließend über die Muttermilch durch das Stillen (sog. Nestschutz).

Chemoprophylaxe • Durch die prophylaktische Einnahme eines Antiinfektivums (z. B. Antibiotikum, Virostatikum) soll der Ausbruch einer Infektionskrankheit oder die Verbreitung von Erregern im Organismus verhindert werden. Am wichtigsten ist die **Postexpositionsprophylaxe** – dabei findet die Einnahme des Medikaments statt, *nachdem* man potenziell Kontakt mit Krankheitserregern hatte. Eine **Präexpositionsprophylaxe** (PrEP) gibt es definitionsgemäß nur im Rahmen von HIV-Infektionen, wo durch rechtzeitige Einnahme antiviraler Medikamente vor einem geplanten Sexualkontakt eine Infektion verhindert werden soll (wobei Safer-Sex-Maßnahmen hier sicherlich sinnvoller sind).

RETTEN TO GO

Infektionsprophylaxe

Mit einer ausreichenden **Expositionsprophylaxe** vermeidet man den Kontakt mit Erregern, z. B. durch ausreichende Händehygiene, Schutzkleidung, Isolierung, Verwendung steriler Arbeitsmaterialien.

Durch **dispositionsprophylaktische** Maßnahmen senkt man sein individuelles Risiko für eine Infektion, z. B. durch Impfungen (aktiv oder passiv) oder durch eine Chemoprophylaxe (Einnahme eines Antiinfektivums vor Erregerkontakt).

5.3.2 Desinfektion und Sterilisation

Desinfektion

Definition Desinfektion
Bei der Desinfektion werden krankheitserregende (pathogene) und apathogene Mikroorganismen auf thermischem oder chemischem Weg bzw. durch Bestrahlung gezielt entfernt.

Folgende Methoden werden unterschieden:
- **Thermische Desinfektion** (Waschen mit hohen Temperaturen): Bettwäsche, Kleidung, Geschirr.
- **Chemische Desinfektion:** Durch Alkohole (Ethanol, Isopropanol, N-Propanol), Aldehyde (für Instrumente, Flächen, Geräte) oder Halogene (Chlor für Trink-, Bade- und Abwasser, Jod für Haut, Hände, Schleimhaut, Brom für kleine Wunden und Schleimhaut).
- **Desinfektion durch Bestrahlung**, z. B. mit UV-Licht oder ionisierenden Strahlen.

❗ *Merken* Desinfektion im Rettungsdienst
- *Sowohl die thermische als auch die chemische Desinfektion sind brauchbare Verfahren für die Inaktivierung von Mikroorganismen. Im Rettungsdienst wird jedoch meistens die chemische Variante mit Alkoholen angewendet, weil sie einfacher und schneller als die thermische Desinfektion durchgeführt werden kann.*

- *Für die jeweils in den Rettungswachen relevanten Reinigungs- und Desinfektionsmittel sowie deren Anwendung sollte es genaue Reinigungsvorschriften geben. Die Hygienebeauftragten der Wache sind dafür verantwortlich, diese Vorschriften zu erarbeiten und an alle relevanten Personen zu kommunizieren (z. B. auch in Form von Aushängen mit Checklisten und Abbildungen).*

Hautdesinfektion

- **Wunden, invasive Eingriffe:** Ist die Haut verletzt, so bildet diese Wunde eine Eintrittspforte für mögliche Krankheitserreger. Aus diesem Grund muss man nach einer Verletzung oder vor einem invasiven Eingriff (Injektionen, Punktionen, Operationen) den Bereich um die Wunde oder den geplanten Eingriff desinfizieren. Sofern es der Vitalzustand des Patienten erlaubt, sollte die Einwirkzeit des Desinfektionsmittels abgewartet werden.
- **Hygienische Händedesinfektion.**

Instrumentendesinfektion

Medizinische Instrumente (Laryngoskope, Absaugpumpen, Beatmungsmasken etc.) sollten unmittelbar nach deren Gebrauch desinfiziert werden. In der Regel werden diese Instrumente in einem Behälter mit Desinfektionsmittel (Dosierung beachten!) benetzt und der Behälter abgedeckt (da sich reizende Gase bilden können). Anschließend (Einwirkzeit beachten!) werden die desinfizierten Instrumente abgespült und zum Trocknen an einem dafür gekennzeichneten Ort abgelegt. Nach der Desinfektion muss eine Funktionsüberprüfung erfolgen. Bezüglich des genauen Vorgehens gibt es spezielle Reinigungspläne. Um eine Kontamination und Keimübertragung sicher zu verhindern, sollten möglichst Einmalmaterialien verwendet werden.

Oberflächendesinfektion des Rettungswagens

Vor der Desinfektion von Oberflächen (Ablageflächen, Boden, Wände in einem Rettungswagen etc.) müssen grobe Verunreinigungen entfernt werden. Anschließend wird das Desinfektionsmittel aufgetragen – bewährt haben sich hierfür folgende Maßnahmen (dabei auf Schutzmaßnahmen gemäß TRBA 250 achten; TRBA = technische Regeln für biologische Arbeitsstoffe):
- **Wisch-Scheuer-Methode:** Mit Wisch-Scheuer-Bewegungen wird das Desinfektionsmittel auf der Fläche verteilt.
- **Zwei-Eimer-Wischmethode:** Zwei Eimer werden mit der Desinfektionslösung befüllt. In den ersten Eimer taucht man das Desinfektionstuch ein und verteilt das Desinfektionsmittel auf der zu desinfizierenden Fläche, zum Auswaschen taucht man das Desinfektionstuch dann aber in den zweiten Eimer, um die Mehrzahl der Keime im zweiten Eimer aus dem Tuch auszuwaschen. Danach taucht man das Tuch wieder in den ersten Eimer und verteilt wieder das Desinfektionsmittel auf der Fläche usw.

Bei beiden Methoden sollte ein leichter Flüssigkeitsfilm auf der Oberfläche verbleiben. Wichtig ist, dass die notwendige Einwirkzeit eingehalten und die desinfizierte Oberfläche nicht abgetrocknet wird. Während der Desinfektion sollte für eine gute Belüftung gesorgt werden. (Auch hier gibt es bezüglich des genauen Vorgehens spezielle Reinigungspläne.)

ACHTUNG
Um Schleimhaut- und/oder Hautirritationen zu vermeiden, sollte man immer speziell für die Desinfektion geeignete (!) Schutzhandschuhe, eine Schutzbrille sowie einen Schutzkittel tragen.

Wann wird desinfiziert?

Laufende Desinfektion • Im Rahmen von „Desinfektions-Routinen" werden zuvor verunreinigte Flächen (möglichst sofort), der Patientenraum (täglich) und der gesamte Rettungswagen (wöchentlich) desinfiziert.

Schlussdesinfektion • Sie erfolgt im Anschluss an einen Transport oder eine Behandlung. Nach einem **normalen** Transport müssen alle Gegenstände, Instrumente und Flächen, die der Patient berührt hat, sowie die patientennahe Umgebung desinfiziert werden. Einweglaken, Kissenbezüge und Decken müssen nach jedem Transport gewechselt werden.
Nach einem **Infektionstransport** müssen spezielle Desinfektionsmittel (Einwirkzeiten beachten!) und Konzentrationen im Patientenraum angewendet werden. Bewährt hat sich hier die Zwei-Eimer-Methode, nur in sehr seltenen Fällen (hochansteckende Krankheiten) muss das gesamte Fahrzeug mittels Dampfreinigungsverfahren etc. aufbereitet werden.

ACHTUNG
Nach einer durchgeführten Schlussdesinfektion darf vom Innenraum des Rettungswagens keine Infektionsgefahr mehr ausgehen.

Sterilisation

Definition Sterilisation
*Bei einer Sterilisation werden **alle** vermehrungsfähigen Mikroorganismen und deren Dauerformen (z. B. Sporen) auf thermischem, chemischem oder physikalischem Weg irreversibel inaktiviert bzw. abgetötet.*

Eine Sterilisation kann nur in speziellen Sterilisationsabteilungen erfolgen (meist in einem Krankenhaus).

! *Merken* Was muss im Rettungsdienst steril sein?
Alle Instrumente oder Materialien, mit denen man unter die Haut vorstößt (Nadeln, sterile Handschuhe, Instrumente etc.), sowie das gesamte Wundversorgungsmaterial müssen steril sein.

Steril verpackte Gegenstände sollten unbeschädigt sein, das Verfallsdatum darf noch nicht erreicht sein und der farbige Indikatorstreifen als Hinweis auf Sterilität muss gut erkennbar sein. Wenn diese Punkte nicht erfüllt sind, müssen die Gegenstände entsorgt oder – wenn überhaupt möglich – erneut sterilisiert werden.

RETTEN TO GO

Desinfektion und Sterilisation

Bei der **Desinfektion** werden Erreger auf thermischem oder chemischem Weg entfernt bzw. abgetötet mit dem Ziel, dass keine Infektionsgefahr mehr von ihnen ausgeht.
Die **Sterilisation** zielt darauf ab, alle vermehrungsfähigen Mikroorganismen und deren Dauerformen (z. B. Sporen) auf thermischem, chemischem oder physikalischem Weg (Bestrahlung) irreversibel zu inaktivieren bzw. abzutöten.

5.3.3 Persönliche Hygiene (Eigenhygiene)
Allgemeine persönliche Hygiene

Durch eine sorgfältige persönliche Hygiene des Rettungsdienstpersonals lässt sich die Infektionsgefahr stark reduzieren (darüber hinaus ist ein gepflegtes äußeres Erscheinungsbild auch im Rettungsdienst ein wichtiger Faktor). Grundsätzlich soll sich jeder im Rettungsdienst Tätige an folgende Regeln der Körperhygiene halten:

Nach jedem Schichtende duschen und Haare waschen • Beim Duschen und bei der Haarwäsche werden die auf der Haut bzw. den Haaren befindlichen Mikroorganismen abgespült (Vorteil gegenüber einem Vollbad). Haare sollten im Dienst geschlossen getragen werden.

Fingernägel kurz halten und nicht lackieren
- Kurze Fingernägel reduzieren das Verletzungsrisiko von Patienten (z. B. beim Umlagern, Anlegen einer O_2-Inhalationsmaske und Verbänden).
- Mit Nagellack sind Verunreinigungen unter den Nägeln nicht mehr erkennbar und durch chemische Desinfektionsmittel wird der Nagellack abgelöst und spröde (= Keimnische für Mikroorganismen und Schmutz).

Auf regelmäßige Hautpflege achten • Die durch häufiges Duschen, Händewaschen und Desinfizieren strapazierte Haut sollte regelmäßig gepflegt werden, damit sie elastisch und geschmeidig und somit widerstandsfähig bleibt. Deshalb gibt es in Rettungswachen oder Krankenhäusern häufig Cremespender neben den Waschbecken.

Auf Schmuck verzichten • Schmuck (Ohrringe, Fingerringe, Halsketten, Piercings, Uhren etc.) sollte zum Dienst abgenommen werden: Patient und Kollegen könnten verletzt werden, durch Fingerringe kann es zur Beschädigung der darüber getragenen Schutzhandschuhe kommen. Darüber hinaus stellen potenzielle „Schmuck-Keimnischen" eine zusätzliche Infektionsgefahr für den Patienten dar.

Dienstkleidung bzw. persönliche Schutzausrüstung (PSA) tragen
- Die notwendige und für den Rettungsdienst-Alltag geeignete Arbeits-, Berufs- bzw. Dienstkleidung muss der Arbeitgeber kostenlos zur Verfügung stellen: Diensthose, Dienstjacke, Pullover, Sweatshirt, Poloshirt sowie geschlossene, knöchelhohe rutsch- und säurefeste Sicherheitsschuhe (geregelt durch die gesetzliche Unfallversicherung, Regel 2106). Darüber hinaus muss die Möglichkeit zur entsprechenden Reinigung (Wäschedesinfektion, Waschen bei hohen Temperaturen) gegeben sein (▸ Abb. 5.3).
- Abhängig von der Art des Einsatzes kommen spezielle Schutzausrüstungen zum Einsatz, z. B. Kleidungsstücke oder Ausrüstungsgegenstände, die zusätzlich vor Infektionen oder Verletzungen schützen sollen, insbesondere Einmalhandschuhe, Atemschutz bzw. FFP-Maske, Schutzbrille, Helm; bei Infektionstransporten kommen zusätzlich spezielle Schutzhandschuhe, Plastiküberschuhe, Einmaloverall sowie eine Filtermaske zum Einsatz.

Abb. 5.3 Rettungssanitäter mit Dienstkleidung.

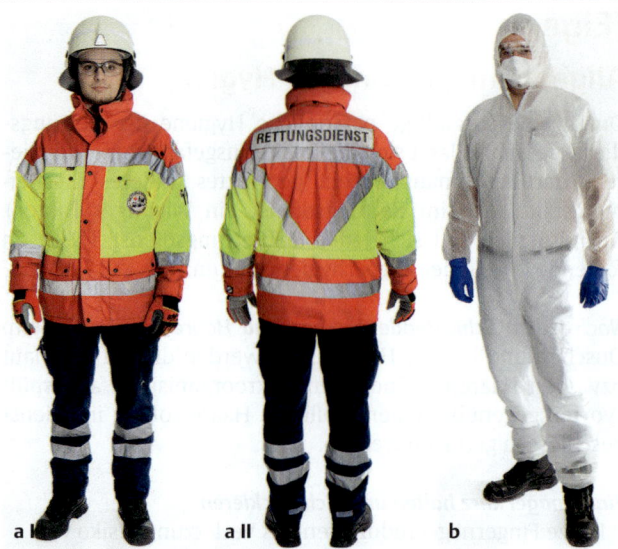

a Persönliche Schutzausrüstung: Helm, geschlossene Dienstjacke, geschlossene Schuhe, Dienstkleidung mit Reflektorstreifen.

b Schutzanzug (Einmaloverall) zum Transport infektiöser Patienten (Einmalhandschuhe, Atemschutz und Schutzbrille).

Fotos: Kirsten Oborny

RETTEN TO GO

Allgemeine Kleiderregeln für den Rettungsdienst

- Jeden Dienst mit einer frisch gewaschenen Uniform starten.
- Die Dienstkleidung möglichst immer geschlossen tragen, um eine Kontamination der Unterkleidung bzw. der Haut zu verhindern.
- Kontaminierte Kleidung so schnell wie möglich nach dem Einsatz wechseln; kontaminierte Schuhe so schnell wie möglich desinfizieren.
- Dienstkleidung und private Kleidung konsequent trennen! Dienstkleidung nach jedem Dienst ausziehen und reinigen lassen, um eine mögliche Verschleppung der anhaftenden Keime in den privaten Bereich zu vermeiden.
- Die Reinigung/Wäsche muss in der Wache oder in einer externen Wäscherei mit einem desinfizierenden Waschverfahren erfolgen.
- Schutzkleidung darf nicht zu Hause gewaschen werden.
- Auch die Schuhe müssen regelmäßig gereinigt, ggf. desinfiziert werden.
- Bei stärkeren Verunreinigungen oder nach Infektionstransporten muss die Wäsche durch hierfür beauftragte Fremdfirmen aufbereitet werden (am besten in reißfesten und flüssigkeitsdichten Säcken lagern bzw. anliefern).

Händehygiene

Die Händehygiene ist eine ganz entscheidende Maßnahme zur Verhütung von Infektionen (Kontakt- und Schmierinfektion). Das Ziel sind die Verhinderung einer Übertragung von Infektionserregern bei der Behandlung von Patienten sowie der persönliche Schutz. Grundsätzlich wird unterschieden zwischen

- **Händewaschen** und
- **hygienischer Händedesinfektion** (▶ Abb. 5.4). (Die chirurgische Händedesinfektion vor Operationen entfällt im Rettungsdienst, weil unnötig und zu zeitaufwendig).

Händewaschen

Beim Händewaschen werden Mikroorganismen nicht abgetötet, sondern lediglich abgewaschen und deren Zahl vermindert, sodass eine Kontamination der Umgebung (Waschbecken oder Dienstkleidung) möglich ist. Obwohl es zu einer signifikanten Reduktion der Keimzahl kommt, ist das Händewaschen keine Alternative zur hygienischen Händedesinfektion. Bei grob verschmutzten Händen ist das Händewaschen vor der Händedesinfektion sinnvoll. Ansonsten ist die hygienische Händedesinfektion vor dem Händewaschen durchzuführen, um z. B. das Waschbecken nicht mit evtl.en Keimen zu kontaminieren.

Hygienische Händedesinfektion

Ziel ist die Reduktion unerwünschter Keime auf der Hautoberfläche der Hände, um deren Übertragung nach Möglichkeit zu verhindern. 3–5 ml alkoholisches Händedesinfektionsmittel aus Flaschen oder Wandspendern werden hierzu auf die trockenen (!) Hände gegeben und anschließend so lange verrieben, bis die Haut trocken ist. Dabei müssen auch „schwierige Stellen" wie die Fingernägel, Fingerzwischenräume und Falten der Handinnenfläche sorgfältig benetzt werden. Die Herstellerangaben bezüglich der Einwirkzeit des Desinfektionsmittels (meist 30 s) müssen genau beachtet werden, sodass man ggf. eine weitere Portion Desinfektionsmittel verwenden muss (▶ Abb. 5.4). Normalerweise genügen 1–2 Hübe aus dem Desinfektionsmittelspender, um die gewünschte Menge von 3–5 ml zu erhalten.

ACHTUNG

Das Tragen von (Einmal-)Handschuhen ersetzt nicht die hygienische Händedesinfektion!

RETTEN TO GO

Händehygiene

Händewaschen:

- Bei Dienstbeginn und nach Dienstende.
- Nach dem Toilettengang.
- Bei sichtbarer Verschmutzung.
- Vor und nach dem Rauchen.
- Mit hautverträglicher, rückfettender Flüssigseife; mit lauwarmen Wasser gründlich abspülen.
- Zum Abtrocknen Einmalpapierhandtuch benutzen.
- Danach Hände mit Hautschutzcreme pflegen.

Hygienische Händedesinfektion:

- VOR und NACH jedem Patientenkontakt.
- VOR aseptischen Tätigkeiten, z. B. Verbandwechsel.
- NACH Kontakt mit potenziell infektiösem Material, z. B. Ausscheidungen, Müll.
- NACH Kontakt mit Oberflächen der unmittelbaren Patientenumgebung.
- NACH dem Ausziehen von Schutzhandschuhen.
- Die Einwirkzeit beträgt i. d. R. 30 s (▶ Abb. 5.5).

Sterile Handschuhe • Auch als Rettungssanitäter kann es notwendig sein (z. B. bei der Assistenz von Notfalleingriffen des Notarztes – Thorakotomie etc.), sterile Handschuhe anzuziehen. Dieser Vorgang muss geübt werden, um die Gefahr einer möglichen Kontamination bereits beim Anziehen der sterilen Handschuhe möglichst gering zu halten (▶ Abb. 5.6).

Abb. 5.4 Hygienische Händedesinfektion Schritt für Schritt.

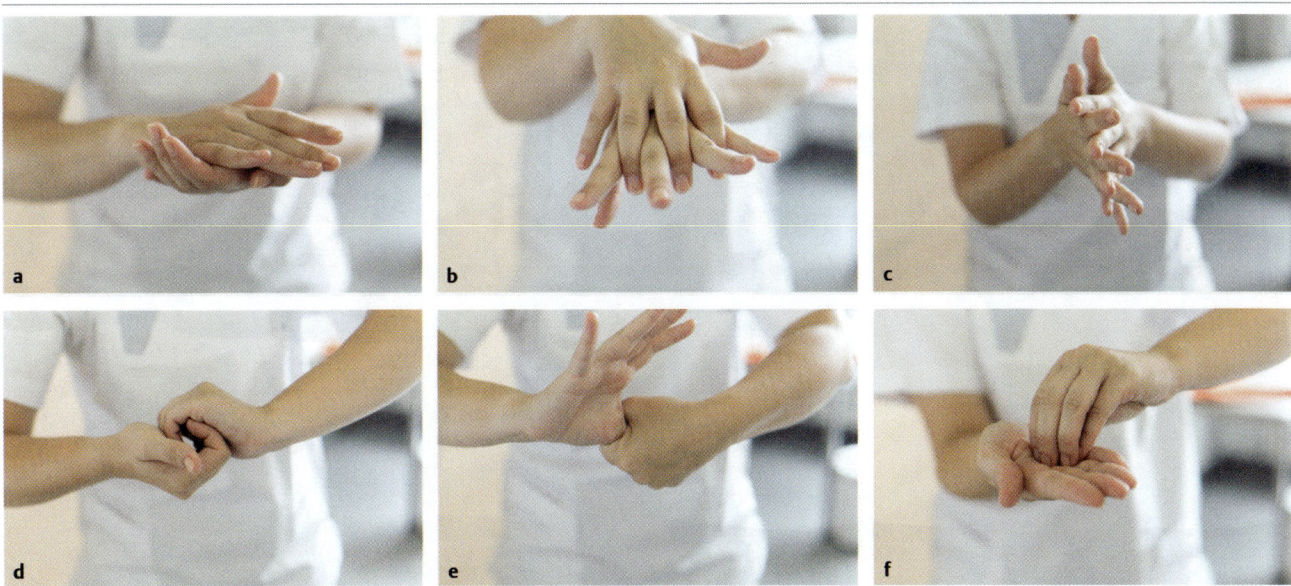

a Handfläche auf Handfläche.
b Rechte Handfläche über linkem Handrücken, linke Handfläche über rechtem Handrücken.
c Handfläche auf Handfläche mit verschränkten, gespreizten Fingern.
d Außenseite der Finger auf gegenüberliegenden Handflächen mit verschränkten Fingern.
e Kreisendes Reiben des rechten Daumens in der geschlossenen linken Handfläche und umgekehrt.
f Kreisendes Reiben mit geschlossenen Fingerkuppen der linken Hand in der rechten Handfläche und umgekehrt.
Aus: I care – Pflege. Thieme; 2015

Abb. 5.5 Erfolg der Händedesinfektion.

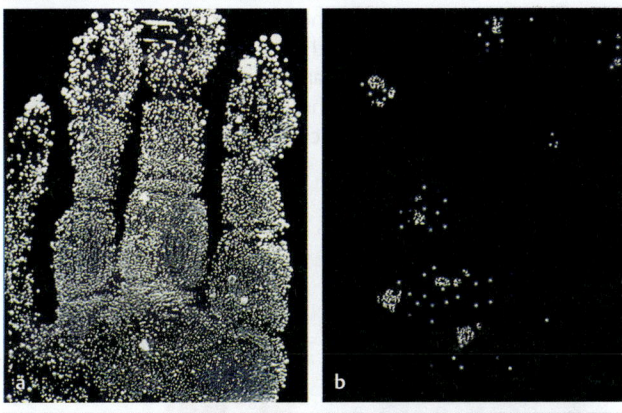

Keimbelastung der Finger **a** vor und **b** nach einer Händedesinfektion mit einem alkoholischen Desinfektionsmittel (Einwirkzeit 30s). *Aus: Hof et al. Duale Reihe Medizinische Mikrobiologie. Thieme; 2014*

5.3.4 Vorgehen bei Kontamination

Maßnahmen bei Hautkontamination bzw. Nadelstich- oder Schnittverletzung

- Kontaminiertes Material mit Antiseptikum-getränktem Tupfer entfernen und betroffene Stelle gründlich mit getränktem Tupfer abreiben.
- Bei Verletzung manuell Blutung induzieren (für mind. 1 Minute), anschließend desinfizieren und mit Antiseptikum-getränktem Tupfer feucht halten bzw. Wunde mit steriler Wundauflage versorgen.
- Nach dem Patiententransport Meldung an den Dienstführenden bzw. an das ärztliche Personal im Krankenhaus.
- Gegebenenfalls postexpositionelle Prophylaxe (PEP).
- Dokumentation (Versicherungsschutz! „Verbandbuch").

ACHTUNG

Kanülen nie in die Schutzkappe zurückstecken (sog. Recapping)! Gebrauchte Nadeln nicht herumliegen lassen, für eine Blutabnahme nur sichere Systeme verwenden (Stichschutz, „automatische Schutzhülle"), Handschuhe tragen und jeden Patienten als potenziell infektiös betrachten. Abwurfboxen nutzen. Durchstichfeste und flüssigkeitsfeste Nadelabwurfbehälter sind im Rettungsdienst unerlässlich und dürfen nicht mehr zum Entleeren geöffnet werden (▶ Abb. 5.7).

Sollten Sie sich im Dienst mit einem kontaminierten Gegenstand verletzt haben und nicht sicher sein, wie Sie weiter vorgehen, unbedingt sofort ärztliches Personal oder den Dienstführenden ansprechen, um eine evtl. Infektion so schnell wie möglich erkennen und bekämpfen zu können.

Maßnahmen bei Schleimhautexposition

- Schleimhäute (Mund, Augen) ausgiebig mit Wasser spülen.
- Mit schleimhautverträglichem Desinfektionsmittel spülen.
- Meldung an den Dienstführenden bzw. an das ärztliche Personal im Krankenhaus nach dem Transport.
- Gegebenenfalls postexpositionelle Prophylaxe (PEP).
- Dokumentation (Versicherungsschutz!).

5.4 Transport infektiöser Patienten (Infektionstransport)

Bei Infektionstransporten ist die Diagnose einer Infektionskrankheit in den meisten Fällen bereits gesichert. Es gibt jedoch auch Fälle, in denen lediglich ein Verdacht auf eine bestimmte Infektionskrankheit besteht.

Abb. 5.6 Korrektes Anziehen von sterilen Handschuhen.

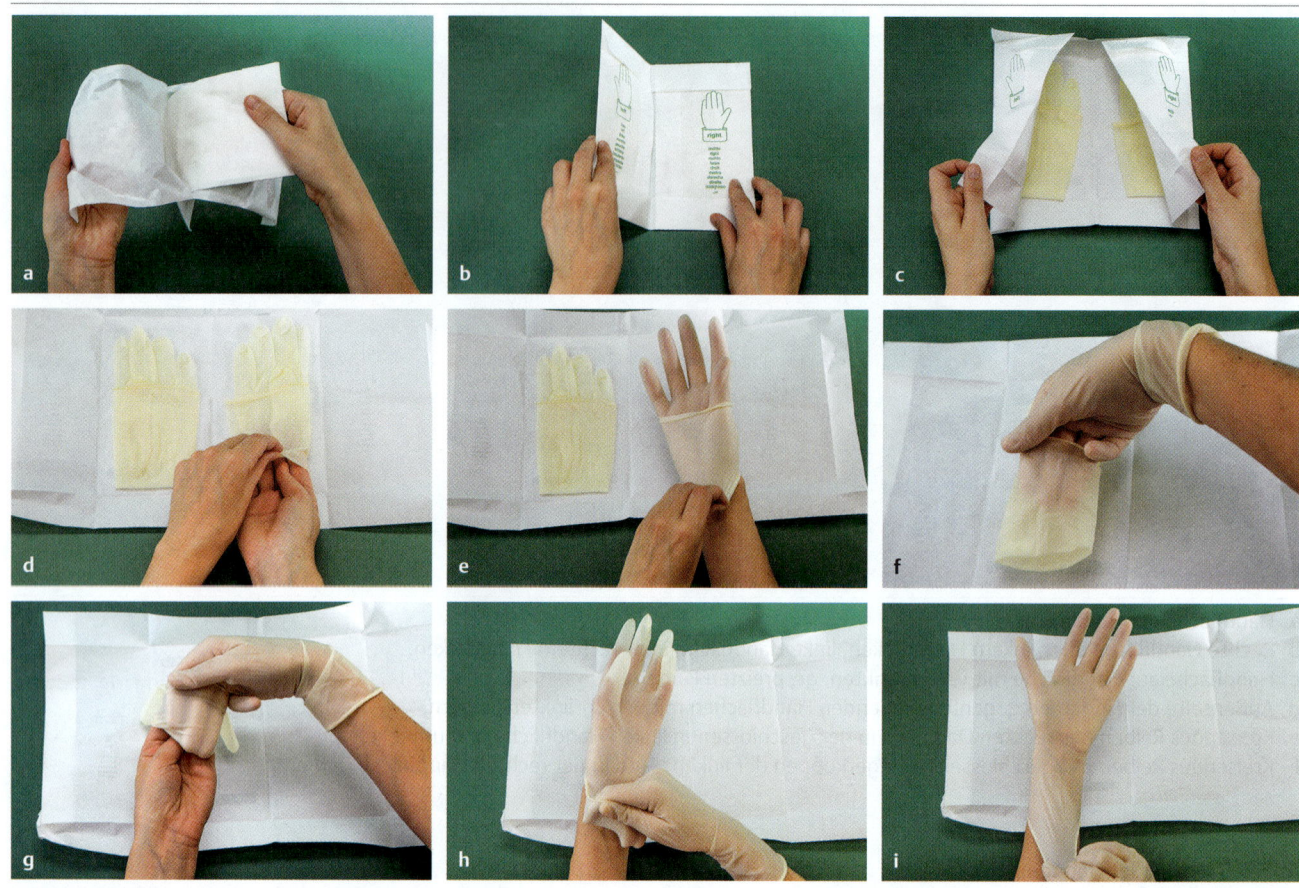

a Packung öffnen und sterile „Innentasche" mit Handschuhen entnehmen. **b** „Innentasche" auf einen Tisch legen und aufklappen. **c** Die Tasche öffnen, ohne die Handschuhe zu berühren. **d** In den ersten Handschuh schlüpfen und dabei nur die Stulpe berühren. **e** Den Handschuh nach hinten ziehen, dass er gut sitzt. **f** Beim anderen Handschuh mit dem bereits angezogenen sterilen Handschuh in die Stulpe greifen und eine Öffnung für die zweite Hand bilden. **g** Die Hand in die Öffnung einführen und darauf achten, dass die bereits sterile Hand nicht mit unsterilen Flächen in Kontakt kommt. **h** Den zweiten Handschuh nach hinten ziehen, ohne unsterile Flächen zu berühren. **i** Die Stulpe des zweiten Handschuhs umstülpen. *Fotos: Kirsten Oborny*

Abb. 5.7 Entsorgung einer Punktionskanüle, Stichschutz.

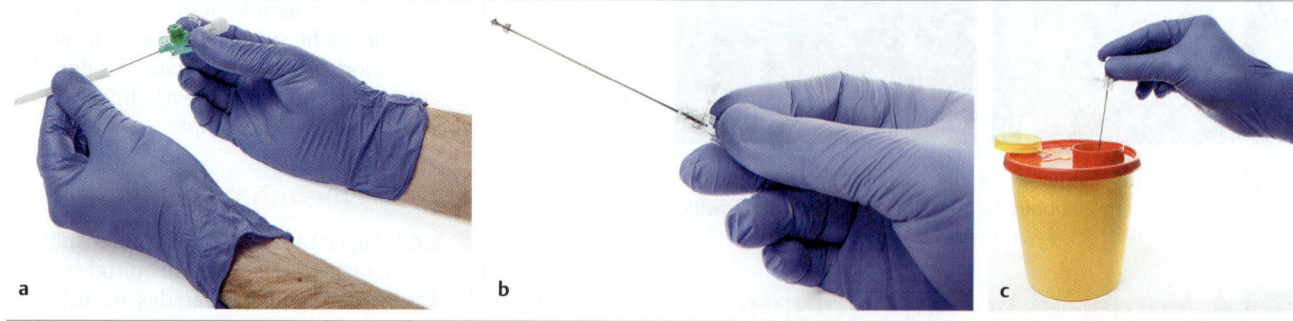

a Recapping unbedingt vermeiden. **b** Venenverweilkanüle mit Stichschutz (nach Rückzug der Punktionsnadel wird die Kanülenspitze automatisch umschlossen). **c** Abwurf einer Kanüle in den dafür vorgesehenen Behälter.

Video

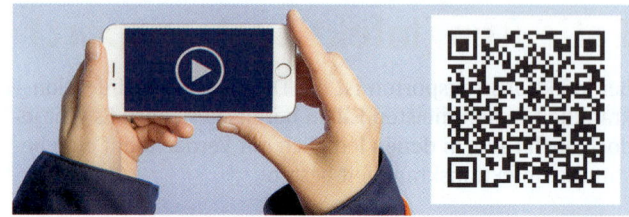

Über das Anziehen steriler Handschuhe gibt es auch ein Video!

5.4.1 Planung eines Infektionstransports

Ein Infektionstransport muss geplant werden, um den reibungslosen und sicheren Transport gewährleisten zu können.

Welche Infektionskrankheit bzw. welcher Verdacht liegt vor? •
Ziel ist die Abklärung der notwendigen Sicherheitsmaßnahmen (Schutzkleidung und weitere Schutzmaßnahmen). Die genauen Schutzmaßnahmen bei den verschiedenen Krank-

heiten sowie die Fahrzeugaufbereitung (Desinfektion und Reinigung) und persönliche Hygiene sind den entsprechenden Richtlinien für Infektionstransporte der Rettungswachen zu entnehmen (Einteilung in Kategorien und entsprechende Hygienemaßnahmen; zu Details siehe auch die AWMF-Leitlinie).

Abstimmung mit dem Zielkrankenhaus • Im Idealfall wird der Infektionstransport vorab mit einer Kontaktperson des Zielkrankenhauses abgeklärt, damit sich das Klinikpersonal auf diese Situation einstellen kann und der für den Rettungsdienst optimale Transportweg (möglichst kurz und ohne Unterbrechung) sowie der konkrete „Anlieferort" koordiniert werden können. In manchen Krankenhäusern stehen für infektiöse Patienten spezielle Eingänge zur Verfügung, damit sie von anderen Patienten und vom Personal isoliert werden können.

5.4.2 Der Infektionstransport mit dem Rettungswagen

Bei entsprechender Planung (s. o.) lässt sich ein Infektionstransport prinzipiell mit jedem Rettungswagen durchführen, vorausgesetzt, man hält die jeweiligen Sicherheitsvorschriften ein (Schutzanzug, Schutzmaske, Schutzhaube, Schutzhandschuhe, Überschuhe tragen, ▶ Abb. 5.7b). Ein normaler Rettungswagen muss allerdings „abgerüstet" werden, bevor man ihn für einen Infektionstransport einsetzen kann, d. h., alle Geräte und Utensilien, die nicht benötigt werden, sind aus dem Innenraum zu entfernen (damit man sie im Anschluss nicht mühsam reinigen muss).

ACHTUNG
Alle nicht benötigten Geräte stellen ein zusätzliches Risiko für eine Besiedelung mit Keimen dar.

Besser ist es natürlich in jedem Fall, wenn für Infektionstransporte spezielle Fahrzeuge zur Verfügung stehen (mit spezieller Klimaanlage und Inneneinrichtung). Für den Sonderfall „hochinfektiöse Patienten" werden in der Regel speziell ausgebildetes Personal und spezielle Fahrzeuge für Hochinfektionstransporte bereitgestellt.

Vor dem Transport
- Spezielles Fahrzeug wählen oder „Standard-Fahrzeug" entsprechend vorbereiten (s. o.).
- Schutzausrüstung laut Hygienemaßnahmenplan bereitlegen und vor Patientenkontakt anlegen.
- Bei Infektionskrankheiten, die über Tröpfcheninfektion übertragen werden können, sollte dem Patienten(!) bei erstmaligem Kontakt eine Mund-Nasen-Schutzmaske angelegt werden. Das Rettungsdienst-Personal sollte dagegen geeignete FFP-Masken tragen (FFP steht für filtering facepiece).

Während des Transports
- Wenn der Patient erbrechen muss, sollte dies in einen Plastikbeutel erfolgen, da man diesen luftdicht verschließen kann (im Krankenhaus entsorgen).
- Eine Kontamination der Umgebung durch den Patienten sollte verhindert werden.
- Das Verhalten der Rettungssanitäter muss taktvoll sein, um dem Patienten nicht das Gefühl zu vermitteln, er sei aufgrund seiner Infektion „unerwünscht" – wichtig sind vor allem ausreichende menschliche Zuwendung und Aufklärung über die Hygienemaßnahmen.

- Gegebenenfalls laufende Desinfektion durchführen.
- Nach Möglichkeit auf Klimaanlage und/oder Heizung verzichten (Verwirbelung und Verteilung von Keimen im gesamten Fahrzeug), adäquate Desinfektion nicht möglich.

Nach dem Transport • Nach dem Transport muss das Fahrzeug ggf. bei der Leitstelle als „nicht einsatzklar gemeldet" und zur jeweiligen Rettungswache gebracht und gereinigt werden, siehe Schlussdesinfektion (S. 167). Dabei ist Schutzkleidung zu tragen und entsprechend dem Desinfektionsplan (Aufbereitungsplan) der jeweiligen Rettungswache vorzugehen. Bei hochinfektiösen Krankheiten kann es notwendig sein, dass ein staatlich geprüfter Desinfektor die Reinigung übernimmt.

Nach der Reinigung des Fahrzeugs muss die Schutzkleidung fachgerecht entsorgt werden – als medizinischer Sondermüll in Kleidersäcken, die mit dem Verdachtserreger beschriftet sind. Das Personal sollte die entsprechende Körperhygiene durchführen (Duschen, Desinfektion) und die normale Dienstkleidung wechseln.

Anschließend muss der gesamte Einsatz (inkl. Reinigungsmethoden etc.) dokumentiert werden.

Sogenannter nachträglicher Infektionstransport • Sollte sich im Nachhinein herausstellen (z. B. Identifikation einer Infektionskrankheit im Krankenhaus nach dem Transport), dass ein Patient mit einer Infektionskrankheit transportiert wurde, sind folgende Maßnahmen notwendig:
- Meldung an Leitstelle bzw. Dienstführenden.
- Personal des Rettungswagens und Transportmittel außer Dienst stellen, damit Hygienemaßnahmen durchgeführt werden können (Duschen, Desinfektion, Kleidungswechsel).
- Eventuell Einnahme von Medikamenten zur Postexpositionsprophylaxe (S. 166), um gezielt bestimmten möglichen Infektionen vorzubeugen.
- Reinigung des Transportmittels/Fahrzeugs (Schlussdesinfektion).
- Dokumentation.

RETTEN TO GO

Infektionstransport

Planung: Der Transport infektiöser Patienten sollte geplant werden: Welche Krankheit bzw. welcher Verdacht liegt vor? Ist das Zielkrankenhaus vorab informiert, gibt es dort spezielle Eingänge?

Transport: Im Prinzip sind auch normale RTW für einen Infektionstransport geeignet, sie müssen aber entsprechend vorbereitet werden (alles entfernen, was nicht unbedingt gebraucht wird und kontaminiert werden könnte); besser geeignet sind spezielle Fahrzeuge. Sehr wichtig ist eine spezielle Schutzausrüstung (Schutzanzug, -maske, -haube, -handschuhe, Überschuhe). Der Patient sollte so wenig Kontakt wie möglich mit Gegenständen im Fahrzeug haben, Ausscheidungen (z. B. Erbrochenes) sollten in luftdicht verschlossenen Plastikbeuteln entsorgt werden. Ggebenenfalls laufende Desinfektion.

Nach dem Transport: Der RTW muss sorgfältig gereinigt und desinfiziert werden. Anschließend muss die Schutzkleidung als medizinischer Sondermüll entsorgt werden. Auf adäquate Körperhygiene (Duschen, Desinfektion) und Dokumentation achten.

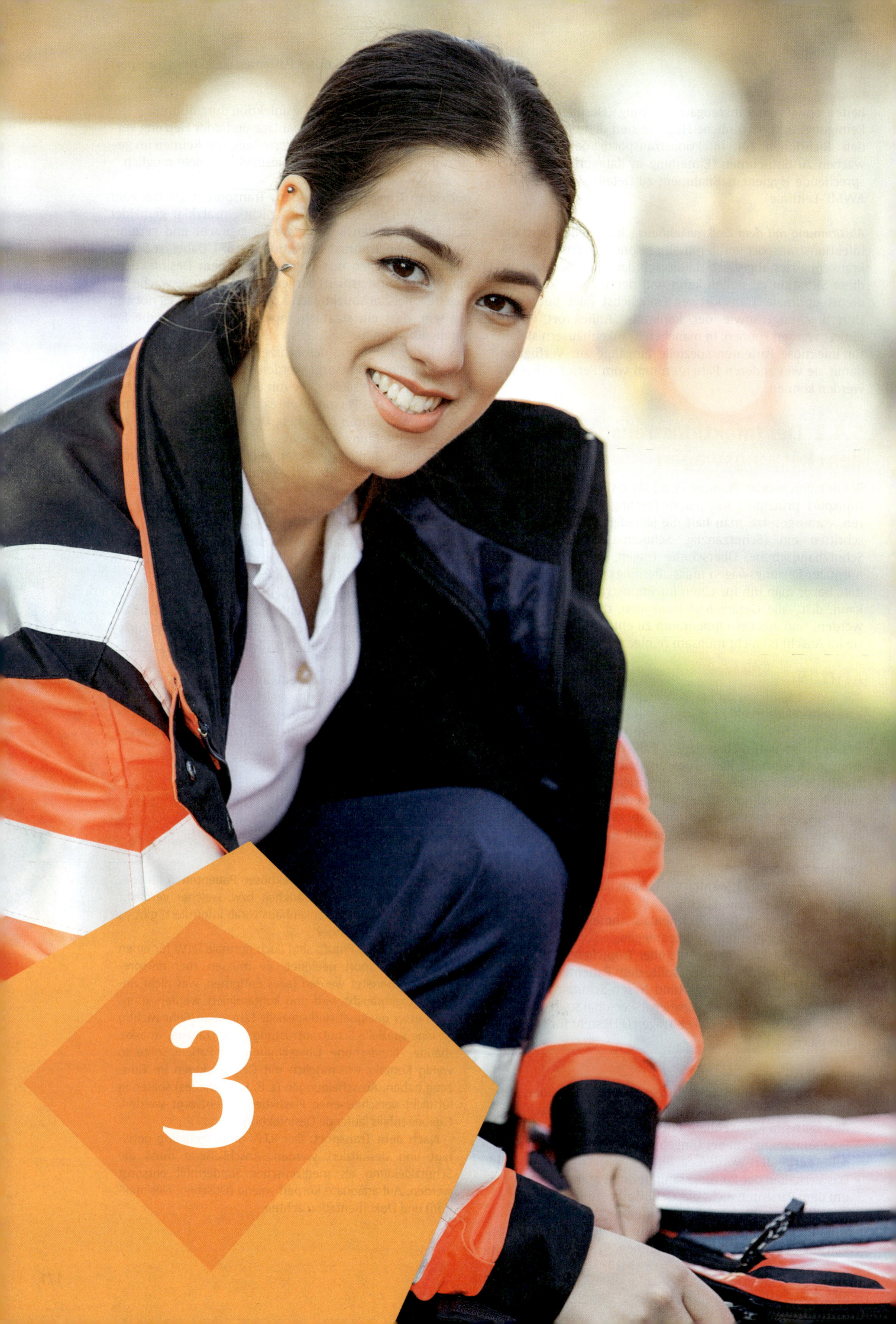

3

Methoden und Arbeitstechniken

6 Kommunikation und Verhalten in der Notfallsituation

6.1 Die Notfallsituation

Eine Notfallsituation ist in vielerlei Hinsicht besonders, sowohl für die Betroffenen als auch für die Helfer. Natürlich bekommen Helfer Erfahrung und eine gewisse Routine im Umgang mit typischen Notfallsituationen (Patient mit Herzinfarkt, Schlaganfall, Asthma …). Trotzdem wird jeder, sei er auch noch so lange im Rettungsdienst tätig, bestätigen, dass sich Notfallsituationen so gut wie nie wiederholen. Genau das macht den Notfall aus. Jede Notfallsituation ist anders und damit, wie eingangs gesagt, besonders. Das vorliegende Kapitel beschäftigt sich mit Verhalten und Kommunikation speziell in der Notfallsituation. Zu den generellen Grundlagen der Kommunikation, zu denen auch Kommunikationsmodelle zählen, siehe unter „Team Resource Management" (S. 25).

Fallbeispiel Die Notfallsituation

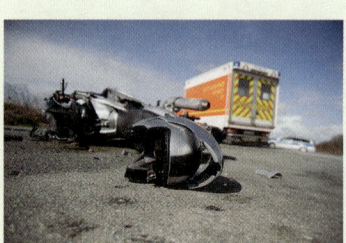

© Benjamin Nolte – Fotolia.com

An einem sonnigen Samstagvormittag Anfang Mai sitzen ein junger Kollege und seine Ausbilderin auf der Rettungswache. Sie wollen gerade gemeinsam den Ausbildungsnachweis durchgehen, als der Funkmelder mit lautem Piepen ihren Puls in die Höhe treibt: „Notfalleinsatz für den RTW Retthausen, Verkehrsunfall mit Motorrad auf der B333", knarrt die funkverzerrte Stimme aus dem Lautsprecher.

Schon die Alarmierung eines Rettungsmittels löst bei der Besatzung eine Stressreaktion aus – sowohl eine körperliche (z. B. Anstieg von Blutdruck, Atem- und Pulsfrequenz) als auch eine seelische (Anspannung, Orientierung, Schärfung der Wahrnehmung bis hin zum sprichwörtlichen „Tunnelblick").

Ausbilderin und RS stehen auf und gehen zügig zum Fahrzeug. „Oje", denkt sich der junge Kollege: „Das kann ja heiter werden. Meine Ausbilderin hält doch sowieso nix von mir – und jetzt auch noch ein VU (= Verkehrsunfall)." Auf der Anfahrt versucht sich der RS auf mögliche Szenarien vorzubereiten und überlegt sich, ob das Motorrad wohl unter der Leitplanke durchgerutscht oder gar frontal mit einem anderen PKW zusammengestoßen ist. Je mehr er darüber nachdenkt, desto mulmiger wird ihm, während seine Ausbilderin den RTW mit Sondersignal geschickt durch den zäh fließenden Verkehr lenkt.

Die Reaktion des jungen Rettungssanitäters ist eine normale Stressreaktion. Sobald unser Organismus wahrgenommen hat (und dazu zählt insbesondere auch die psychische Wahrnehmung!), dass eine Aufgabe zu bewältigen ist, versucht er sich

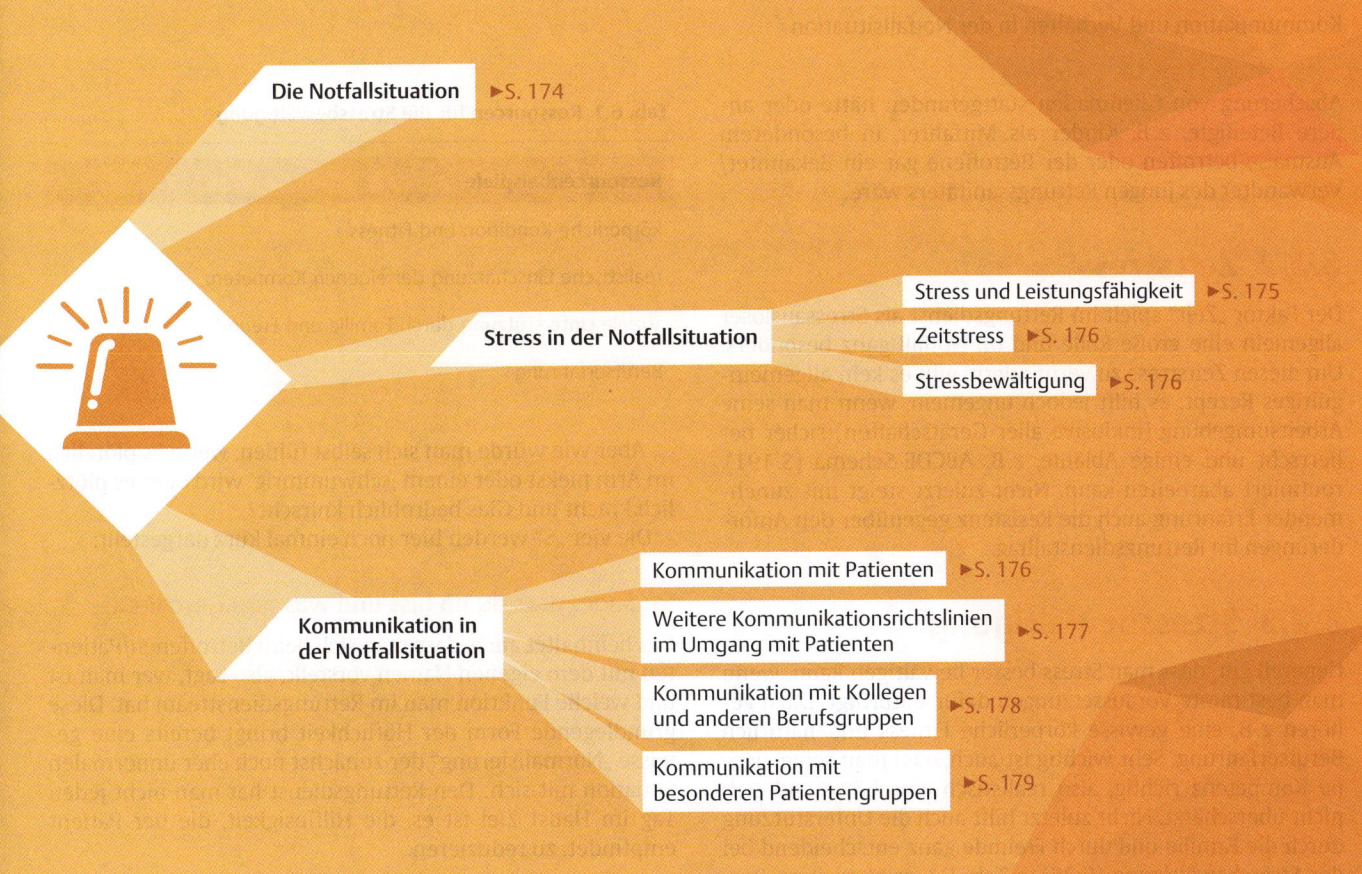

Die Notfallsituation ► S. 174

Stress in der Notfallsituation
- Stress und Leistungsfähigkeit ► S. 175
- Zeitstress ► S. 176
- Stressbewältigung ► S. 176

Kommunikation in der Notfallsituation
- Kommunikation mit Patienten ► S. 176
- Weitere Kommunikationsrichtlinien im Umgang mit Patienten ► S. 177
- Kommunikation mit Kollegen und anderen Berufsgruppen ► S. 178
- Kommunikation mit besonderen Patientengruppen ► S. 179

---

darauf vorzubereiten: körperlich, indem er den sympathischen Teil des vegetativen Nervensystems aktiviert, und seelisch („intrapsychisch"), indem wir uns automatisch an vergleichbare Ereignisse erinnern und dementsprechend „ausloten", welche Handlungsspielräume die momentane Situation bietet. Das ist ein wenig bis gar nicht bewusst gelenkter Prozess und er ist auch dadurch gekennzeichnet, dass man sich dabei oft den

größten anzunehmenden Unfall (= „GAU") ausmalt. Dass dieser in der Realität nur sehr selten eintrifft, spielt dabei keine Rolle, denn wir sind sprichwörtlich gerne „auf alles" vorbereitet.

Leider verstärkt das Nachdenken über solche Katastrophen oft auch die körperliche Reaktion auf die Belastung. In unserem Beispiel führt also schon der Gedanke, dass die Kollegin einen nur geringschätzt, zu einer zunehmenden Belastung.

6.2 Stress in der Notfallsituation

6.2.1 Stress und Leistungsfähigkeit

Bei Stress kommt es sozusagen auf die richtige „Dosierung" an. Diesen engen Zusammenhang zwischen Stress und Leistungsfähigkeit beschreibt das Yerkes-Dodson-Gesetz, ► Abb. 6.1. Zu wenig Stress birgt ein hohes Risiko für schlechtere Leistung durch Flüchtigkeitsfehler – das wäre der Fall, wenn man „ultra-cool" an der Einsatzstelle herumflanieren und dabei einen Patienten mit lebensbedrohlicher Bewusstseinseintrübung fälschlich als „einschlafenden Patienten" abtun würde. Umgekehrt ist eine „Überstressung" oft durch hektisches und unkoordiniertes Verhalten charakterisiert, das den Einsatzablauf eher behindert.

Extremer Stress führt häufig zum völligen Stillstand, auch „Blackout" genannt. Ein solcher „Blackout" ist Zeichen einer maximalen Überbeanspruchung und mit einem hohen Risiko für Folgeerkrankungen verbunden (S. 25). Wichtig ist, dass dieser Extremstress keine Schwäche darstellt, sondern viel eher die normale Reaktion auf die „außernormale" Situation.

In unserem Fallbeispiel wäre also eine ausgeprägte Stressreaktion normal, wenn z. B. der Motorradfahrer tatsächlich bewusstlos und polytraumatisiert wäre. Extremer Stress könnte entstehen, wenn z. B. durch den Unfallhergang eine

Abb. 6.1 Yerkes-Dodson-Gesetz.

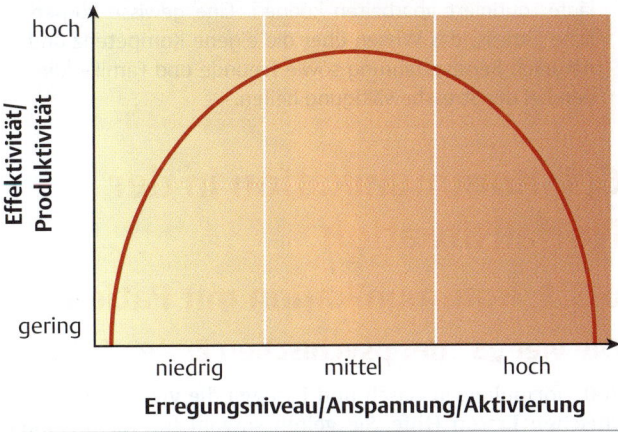

Stress und Leistungsfähigkeit hängen eng miteinander zusammen. Sowohl ein deutliches Zuviel als auch ein deutliches Zuwenig an Stress verringert die Leistungsfähigkeit. Dazwischen liegt der Bereich, in dem der Stress die Leistung optimal steigert.
Nach: Karutz H, Blank-Gorki V. Psychische Belastungen und Bewältigungsstrategien in der präklinischen Notfallversorgung. Notfallmedizin up2date 2014; 9(04): 355–374

Absicherung von Gliedmaßen stattgefunden hätte oder andere Beteiligte, z. B. Kinder als Mitfahrer, in besonderem Ausmaße betroffen oder der Betroffene gar ein Bekannter/Verwandter des jungen Rettungssanitäters wäre.

6.2.2 Zeitstress

Der Faktor „Zeit" spielt im Rettungsdienst als Stressauslöser allgemein eine große Rolle und im Notfall ganz besonders. Um diesen Zeitstress zu vermindern, gibt es kein allgemeingültiges Rezept, es hilft jedoch ungemein, wenn man seine Arbeitsumgebung (inklusive aller Gerätschaften) sicher beherrscht und einige Abläufe, z. B. ABCDE-Schema (S. 191), routiniert abarbeiten kann. Nicht zuletzt steigt mit zunehmender Erfahrung auch die Resistenz gegenüber den Anforderungen im Rettungsdienstalltag.

6.2.3 Stressbewältigung

Generell gilt, dass man Stress besser bewältigen kann, wenn man bestimmte Voraussetzungen dafür mitbringt. Dazu gehören z. B. eine gewisse körperliche Fitness und natürlich Berufserfahrung. Sehr wichtig ist auch, dass man seine eigene Kompetenz richtig, also realistisch einschätzt und sich nicht überschätzt. Nicht zuletzt hilft auch die Unterstützung durch die Familie und durch Freunde ganz entscheidend bei der Stressbewältigung (S. 28). ▶ Tab. 6.1 zeigt weitere Ressourcen, die für Rettungskräfte bei der Bewältigung von Stress wichtig sind.

RETTEN TO GO

Stress in Notfallsituationen

Bei Stress kommt es auf die **richtige „Dosierung"** an (Yerkes-Dodson-Gesetz). Zu wenig Stress birgt ein hohes Risiko für schlechtere Leistung. „Überstressung" dagegen kann zu unkoordiniertem Verhalten führen und den Einsatzablauf behindern. Extremer Stress kann zum völligen Stillstand führen („Blackout").

Um den **Zeitstress im Notfall zu vermindern**, sollte man seine Arbeitsumgebung sicher beherrschen und Abläufe routiniert abarbeiten können. Eine gewisse körperliche Fitness, das Wissen über die eigene Kompetenz und natürlich Berufserfahrung sowie Freunde und Familie können bei der Stressbewältigung helfen.

6.3 Kommunikation in der Notfallsituation

6.3.1 Kommunikation mit Patienten

Die vier „S" der psychischen Ersten Hilfe

2002 formulierten Gasch und Lasogga die **vier „S" der psychischen Ersten Hilfe**. Sie gelten sowohl für Fachpersonal als auch für Laienhelfer und entstanden aus dem Gedanken, dass Unterstützung und Hilfe bei Unfällen sich nicht nur auf das korrekte medizinische Handeln beziehen dürfen. Man stelle sich nur einmal kurz vor, wie es sich anfühlen würde, wenn man selbst einen Unfall hätte und eingeklemmt im Fahrzeug säße. Ein gut eingespieltes Team aus professionellen Helfern kann einen solchen Einsatz sicher abwickeln, ohne auch nur ein Wort mit dem Betroffenen zu wechseln

Tab. 6.1 Ressourcen für die Stressbewältigung

Ressourcenbeispiele
körperliche Kondition und Fitness
realistische Einschätzung der eigenen Kompetenz
soziale Unterstützung durch Familie und Freunde
Berufserfahrung

… Aber wie würde man sich selbst fühlen, wenn es plötzlich im Arm piekst oder einem ‚schwummrig' wird oder es plötzlich kracht und Glas bedrohlich knirscht?

Die vier „S" werden hier noch einmal kurz dargestellt:

S_1: Sage, dass du da bist und was nun geschieht!

Das beinhaltet auch, dass man sich beim Betroffenen/Patienten mit dem eigenen Namen vorstellt, also sagt, wer man ist und welche Funktion man im Rettungsdienstteam hat. Diese grundlegende Form der Höflichkeit bringt bereits eine gewisse „Normalisierung" der zunächst noch eher unnormalen Situation mit sich: Den Rettungsdienst hat man nicht jeden Tag im Haus! Ziel ist es, die Hilflosigkeit, die der Patient empfindet, zu reduzieren.

S_2: Schirme den Verletzten ab!

Das gilt sowohl für neugierige Blicke von Zuschauern bei einem Verkehrsunfall als auch für unerwünschte Personen im häuslichen Umfeld (z. B. lästiger Nachbar, der es „nur gut meint"!). Meist ist es schon damit getan, dass man die Störer deutlich anweist, z. B. „Bitte treten Sie zurück!" oder „Bitte halten Sie Zuschauer fern!". Insbesondere bei Unfällen im öffentlichen Raum kann man die Feuerwehr oder die Polizei um Übernahme dieser Aufgabe bitten.

S_3: Suche vorsichtigen Körperkontakt!

Dies wird im Rettungsdienst bei vielen Untersuchungen, z. B. Puls fühlen, gar nicht anders möglich sein, aber es ist wichtig, dass es **vorsichtig** geschieht und an **„unverfänglicher"** Stelle, z. B. an Hand und Schulter. Wenn möglich, sollte der Kontakt auch so erfolgen, dass der/die Patient/in den Kontakt auch wieder unterbrechen kann, wenn er ihm oder ihr unangenehm ist. So kann man oft auch während des Transports nochmals „Puls fühlen" und dabei darauf achten, ob der Kontakt aufrechterhalten (Patient lässt Hand liegen) oder beendet wird (Patient nimmt seine Hand weg). Als angenehm wird oft das Zudecken empfunden, gerade auch, wenn die Kleidung durch den Unfallhergang in Mitleidenschaft gezogen wurde oder die Patienten ihrer Ansicht nach nicht „zum Rausgehen" gekleidet sind.

S_4: Sprich und höre zu!

Dies ist die schwierigste Form der Hilfe, denn sie hängt sehr stark vom Betroffenen ab. Die einen möchten selbst reden und beruhigen sich dabei, andere wiederum möchten nur ihren Gedanken nachhängen. Wichtig ist zu fragen, ob man jemanden benachrichtigen soll. Warum dies eine solche Bedeutung hat, wird schnell klar, wenn man sich bewusst macht, dass Menschen durch einen Notfall oft bei einer Handlung unterbrochen werden, z. B. die Mutter, die einen Verkehrsunfall erleidet, während sie auf dem Weg ist, ihr Kind vom Kindegarten abzuholen.

! *Merken* **Vier „S" der psychischen Ersten Hilfe**

- S_1: *Sage, dass du da bist und was nun geschieht!*
- S_2: *Schirme den Verletzten ab!*
- S_3: *Suche vorsichtigen Körperkontakt!*
- S_4: *Sprich und höre zu!*

An Rettungsdienstmitarbeiter werden selbstverständlich höhere Anforderungen gestellt, als sie die psychische Erste Hilfe umfasst. Diese Form der ersten Hilfe ist jedoch sehr wichtig und noch immer gibt es Kollegen und Ärzte, die eine gewisse Wortknappheit im Umgang mit Patienten als „professionelle Distanz" präsentieren. Daran sollte man sich keinesfalls orientieren.

6.3.2 Weitere Kommunikationsrichtlinien im Umgang mit Patienten

Patienten miteinbinden

Das wichtigste Instrument der Kommunikation ist das **sichere Auftreten**, das man nur dann hat, wenn man sich selbst sicher fühlt. Das heißt, in jeder Notfallsituation ist es wichtig, sich zuallererst einen Überblick über die Einsatzsituation zu verschaffen und bis dahin auch Rettungsmaßnahmen zu verschieben (S. 182).

Ob man selbst den Überblick hat oder nicht, zeigt sich auch daran, wie man die Patienten in die Versorgung miteinbindet. Nur wenn man selbst weiß, was warum als Nächstes zu tun ist, kann man diese klaren Gedanken auch (in verständlicher Form!) dem Patienten vermitteln und ihn tatsächlich in das Geschehen einbinden.

! *Merken* **Maßnahmen besprechen**

Das Besprechen der jeweiligen Maßnahmen in einer Form, die dem Patienten angemessen ist, trägt wesentlich dazu bei, die Angst des Patienten zu verringern!

Nehmen wir als Beispiel das Legen eines peripheren Venenzuganges. Hier könnte das Rettungsdienstpersonal z. B. Folgendes fragen und erläutern: *„Herr Maier, darf ich Ihnen am Unterarm einen Venenzugang legen, damit wir notfalls Medikamente spritzen können? Das piekt normalerweise einmal – so, wie sie es sicherlich vom Blutabnehmen kennen."* Dieses Vorgehen erleben die meisten Patienten sehr positiv, weil es ihnen ein wenig das Gefühl vermittelt, Kontrolle über die Situation zu haben. Immerhin könnten sie theoretisch „Nein" sagen – was jedoch in der Realität nach der Erfahrung des Autors noch nie vorgekommen ist.

Abb. 6.2 Übergabe des Patienten an die Zielklinik.

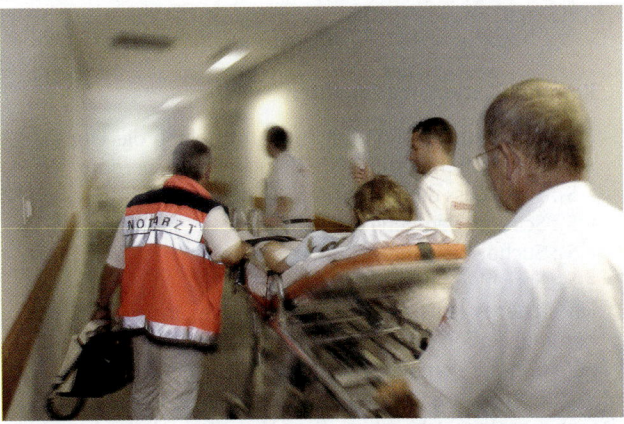

Auch in einer Notsituation ist der ruhige Übergang vom Rettungswagen in das weiterbehandelnde Krankenhaus sehr wichtig. Dies verhindert zum einen unnötige Ängste beim Patienten, zum anderen das Entstehen von Informationslücken. *Foto: Thomas Möller, Thieme Verlagsgruppe*

Übergabe des Patienten an die Zielklinik

Die „letzte" Situation im Ablauf eines Rettungsdiensteinsatzes ist die Übergabe des Patienten im Krankenhaus (▶ Abb. 6.2). Der Patient hat sich auf der Fahrt in Krankenhaus nun gerade mit der „neuen" Situation arrangiert – jetzt wird er erneut mit einer neuen Situation, neuen Menschen und meist auch neuen Örtlichkeiten konfrontiert. All dies löst im Grunde wieder die gleiche Angst aus wie die Ankunft des Rettungsdienstes zu Hause. Es ist daher sehr wichtig, einen ruhigen Übergang vom Rettungswagen ins Krankenhaus zu schaffen und den Patienten nicht einfach in der zentralen Patientenaufnahme auf eine Liege umzulagern, während man sich höflich verabschiedet.

Optimal ist eine Übergabe, z. B. nach SAMPLER-Schema (S. 198), an die weiterbetreuende Pflegekraft, die sich dem Patienten dann auch gleich persönlich vorstellen kann. Im Psychologen-Deutsch nennt man das „psychischen Ersatz" schaffen. Für diesen „Ersatz" muss man im Übrigen auch sorgen, wenn man sich während des Einsatzes vom Patienten entfernen muss, um z. B. noch benötigtes Material zu holen. In der Regel sollte das ohnehin derjenige erledigen, der während eines Einsatzes nicht den primären Patientenkontakt hat. Nur in absoluten Ausnahmefällen (wie z. B., wenn es andere Schwerverletzte gibt, die dringender versorgt werden müssen) darf man einen Patienten allein lassen. ▶ Tab. 6.2 fasst einige „Todsünden" im Umgang mit Patienten zusammen.

Tab. 6.2 „Todsünden" im Umgang mit Patienten

negative Verhaltensweise	Beispiel
Vorwürfe machen	„Warum mussten Sie auch so rasen! Und Sie stinken nach Alkohol!"
„Fürchterliche" (angsteinflößende) Diagnosen stellen	„Das sieht nach Amputation aus" oder „Sie haben ein schweren Infarkt"
Abgestumpftheit zeigen	„Haben Sie sich nicht so – Sie sind doch nicht der Erste, der einen Unfall hat!"
Kombination	„Sie haben doch Ihr ganzes Leben geraucht, also jammern Sie jetzt nicht wegen Luftnot!"

Kommunikation mit Patienten

Bei der Kommunikation mit Patienten sollten die **vier „S"
der psychischen Ersten Hilfe** berücksichtigt werden:
- S_1: Sage, dass du da bist und was nun geschieht!
- S_2: Schirme den Verletzten ab!
- S_3: Suche vorsichtigen Körperkontakt!
- S_4: Sprich und höre zu!

Ein **sicheres Auftreten** ist ein wichtiges Instrument der
Kommunikation. Alle Maßnahmen müssen in angemesse-
ner Form mit dem Patienten besprochen werden.

Vorwürfe oder angsteinflößende Diagnosen sowie betont „cooles", abgestumpftes Verhalten sind absolute
„Todsünden" im Umgang mit Patienten!

Um den psychischen Stress des Patienten zu reduzieren,
ist ein ruhiger **Übergang** vom Rettungswagen ins Krankenhaus zu schaffen. Optimal ist eine Übergabe an die weiterbetreuende Pflegekraft.

6.3.3 Kommunikation mit Kollegen und anderen Berufsgruppen

Gegenseitige Wertschätzung und Respekt voreinander sind
die Grundlagen für eine vertrauensvolle Zusammenarbeit
im rettungsdienstlichen Umfeld. Aber auch der Rettungsdienst ist in Hierarchien unterteilt und viele unterschiedliche Charaktere finden sich dort wieder.

Die Kommunikation im Einsatz ist oft von Stress und Zeitnot gekennzeichnet. Daher wird in einer solchen Situation
niemand auf unnötigen Höflichkeitsfloskeln bestehen, die
die Patientenversorgung nur behindern und verzögern würden.

!Merken Klar und deutlich sprechen
*Eine deutliche und präzise Sprache, so wie sie auch im Funk- und
Flugverkehr gefordert ist, sollte die Einsatzsituation kennzeich-
nen.*

Leider spielen auch bei der Kommunikation im Rettungsdienst **Hierarchieebenen** oft eine wesentliche Rolle. Gerade
im Umgang mit Ärzten kann es schwierig sein, sich nicht
von einem evtl. subjektiv als unhöflich empfundenen Umgangston „anstecken" zu lassen und dann ebenso unfreund-
lich oder unhöflich zu antworten. Es ist oft von Vorteil, in
einer angespannten Situation weniger zu sagen und sich nur
auf das Einsatzgeschehen und patientenrelevante Informationen zu beschränken. Eine Diskussion mit anderen Einsatzkräften an der Einsatzstelle wird von niemandem als
professionelles Verhalten wahrgenommen.

Konflikte lassen sich oft von vornherein vermeiden, wenn
man berücksichtigt, welche Aufgaben für andere am Einsatz
beteiligte Berufsgruppen jeweils im Vordergrund stehen:
Die Feuerwehr möchte z. B. bei einem Verkehrsunfall optimale Sicherheit herstellen und sieht die technische Rettung
im Vordergrund, wohingegen die Polizei oft schon bei gesi-
cherter Unfallstelle mit der Beweisaufnahme und Dokumentation beginnt und dabei evtl. übersieht, dass die Rettung
noch Vorrang hat. Bei der Übergabe im Krankenhaus scheint
es gelegentlich die „unmotivierte" Schwester der Notaufnahme zu geben, die aber vielleicht schon seit mehreren
Stunden ununterbrochen im Dienst ist und nun gerade von

der Ankunft des aktuellen Patienten überfordert ist oder im
Nebenzimmer noch einen instabilen Patienten mitversorgen
muss. Wenn man sich dies alles bewusst macht, wird man
von vornherein Verständnis für das Verhalten der anderen
Einsatzkräfte haben und keine unnötigen Diskussionen beginnen oder Aggressionen aufbauen.

!Merken Sachlich bleiben
*In jedem Fall ist es zu empfehlen, auch in „aufgeheizten" Situatio-
nen, sich nicht von der Unruhe und/oder Aggressivität anderer
„anstecken" zu lassen, sondern sachlich zu bleiben.*

**Kommunikation mit Kollegen und anderen
Berufsgruppen**

Gegenseitige **Wertschätzung** und **Respekt** voreinander
sind die Grundlagen für eine vertrauensvolle Zusammenarbeit im rettungsdienstlichen Umfeld. Eine deutliche und
präzise Sprache sollte die Einsatzsituation kennzeichnen.
Niemand wird auf unnötige Höflichkeitsfloskeln bestehen,
die die Patientenversorgung behindern. In jedem Fall ist es
zu empfehlen, sich auch in „aufgeheizten" Situationen
nicht von der Unruhe und/oder Aggressivität anderer „anstecken" zu lassen.

6.3.4 Kommunikation mit Angehörigen

Bei der Patientenversorgung sind häufig Angehörige des Patienten anwesend. Oft zeigen sie ähnliche Reaktionen und
fühlen sich ebenso hilflos und ausgeliefert wie die Patienten
selbst. Das sichere Auftreten des Rettungsdienstteams
(S. 176) ist also nicht nur für die Patienten, sondern auch für
die Angehörigen wichtig. Manchmal sind die Angehörigen
auch in der Konfliktsituation, dass der Betroffene uneinsich-
tig ist und keine Hilfe in Anspruch nehmen möchte (z. B. bei
bestimmten psychischen Erkrankungen), oder sie sind sehr
fordernd, weil vielleicht eine langjährige häusliche Pflegesi-
tuation sie an die Grenzen der eigenen Leistungsfähigkeit
gebracht hat.

Fragen kann man so weit möglich beantworten – Diagnosen oder Ähnliches sollte man nicht gegenüber Patienten
und/oder Angehörigen äußern. Aggressive Angehörige sind
ein Grund, sich aus dem Einsatz zurückzuziehen, vgl. Eigenschutz (S. 185). Wenn möglich kann man die Angehörigen
auch in die Patientenversorgung miteinbinden (z. B. eine Infusion halten lassen), aber auch nur, wenn diese das möchten. Diese kleinen Aufgaben geben den Angehörigen das Gefühl, die Situation zu kontrollieren.

Eine besondere Situation ist der Tod des Patienten, der
i. d. R. eine akute Belastungssituation für die Angehörigen
darstellt. Es ist nicht primär die Aufgabe des Rettungsdienstes, an dieser Stelle Krisenintervention zu leisten, wohl aber,
Angehörige einer adäquaten Versorgung zuzuführen. Die
Regelungen sind oft von Landkreis zu Landkreis verschieden
und es ist wichtig, sich im Vorfeld auf der eigenen Rettungswache zu informieren, wer die Aufgabe der Krisenintervention übernimmt.

6.3.5 Kommunikation mit besonderen Patientengruppen

Es ist schwierig, verschiedene „Typen" von Notfallpatienten zu beschreiben, und es ist auch nicht Ziel dieses Abschnitts, „Schubladen" für bestimmte Situationen zu erfinden oder eine Art „Schema F", nach dem zu handeln ist. Es gibt aber Besonderheiten im Umgang mit bestimmten Menschen in bestimmten Situationen, die an dieser Stelle kurz erläutert werden sollen. Sie entbinden nicht von der Verpflichtung, in der jeweiligen Situation individuell auf den einzelnen Patienten einzugehen.

Alte Menschen

Diese Patientengruppe hat oft schon Erfahrung mit dem Gesundheitswesen gemacht und kennt sich häufig auch mit den eigenen Erkrankungen sehr gut aus. Gerade wenn sie z. B. Hausnotrufteilnehmer sind, haben sie oft sehr genaue Vorstellungen von der geforderten Hilfeleistung. Andererseits bedürfen ältere Menschen zunehmend der Geduld und Ruhe im Umgang. Im Alter nehmen die Sinnesbeeinträchtigungen, z. B. Sehschwäche, Schwerhörigkeit, Gedächtnisschwäche bis hin zu Demenz und körperliche Gebrechlichkeit, zu. Eine Unsitte ist es, alte Menschen ungefragt zu duzen oder gar als „Oma/Opa" zu bezeichnen.

Ausländische Mitbürger/Immigranten

Hier sind oft Sprachprobleme das größte Problem in der Kommunikation. Wenn möglich, können Personen im Umfeld übersetzen, aber auch dabei können Fehler und Missverständnisse entstehen. In vielen Fällen ist eine Kommunikation über Gestik und Mimik möglich, um die entscheidenden Informationen zu erhalten.

! Merken Korrekt und deutlich sprechen
Auch mit ausländischen Patienten und Angehörigen ist in korrekter Grammatik und mit deutlicher Betonung zu sprechen.

Der oben empfohlene Körperkontakt muss bei Menschen mit anderem kulturellem Hintergrund auf jeden Fall hinterfragt werden. So ist z. B. bei strenggläubigen Muslimen der Kontakt zwischen einer erwachsenen Frau und einem männlichen Rettungsdienstmitarbeiter häufig problematisch.

Nicht zuletzt ist im „mediterranen" Kulturkreis oft ein starkes Beistandsbedürfnis seitens der Angehörigen vorhanden, dem im Einsatz Rechnung getragen werden muss.

Schwerstpflegefälle

Das Einsatzspektrum des Rettungsdienstes nimmt auch im Bereich der Hilfe für Pflegefälle zu. Auch hier ist je nach Schweregrad die Kommunikation nur eingeschränkt möglich und „die" Diagnose bei verschiedenen Grunderkrankungen mit sich überschneidenden Symptomen oft auch nicht festzumachen. Dennoch bedürfen diese Menschen der besonderen Hinwendung und Aufmerksamkeit, da sie nicht alle Befindlichkeiten äußern können und oft nur noch minimale Kommunikationsmöglichkeiten haben. Ein ruhiges Verhalten und langsames Vorgehen transportieren in solchen Fällen nonverbal Sicherheit und im Zweifelsfalle ist Geduld der beste Berater.

Intoxikierte Patienten

Die klassischen Vergiftungsnotfälle sind zunehmend seltener, wohingegen Alkohol- und Drogennotfälle immer öfter zu Einsätzen des Rettungsdienstes führen (S. 457). In den meisten Fällen steht die Stabilisierung der Vitalfunktionen unter Berücksichtigung des Eigenschutzes im Vordergrund des Einsatzes. Intoxikierte Patienten haben aber oft nur eine eingeschränkte Willensbildung und sind selten einsichtsfähig. Der Umgangston sollte möglichst sachlich sein und die Kommunikation sich auf das offensichtlich vorliegende Problem beschränken. Unkooperative oder gar aggressive Patienten sind nur mit entsprechender Unterstützung durch ggf. Notarzt und/oder Polizei zu behandeln.

Wenn man schon eine Weile im Rettungsdienst tätig ist und über eine gewisse Berufserfahrung verfügt, sind z. B. „bekannte Alkoholiker" ein „wenig beliebtes" Einsatzstichwort, da es sich gewöhnlich um (manchmal sogar persönlich) bekannte Patienten handelt, d. h., man hat den Patienten „schon wieder". Das kann bis hin zu dem Bewusstsein führen, dass man sich als Rettungsdienst „missbraucht" fühlt, weil sich dieser oder jener „immer, wenn es kalt wird" in die Klinik einweisen lässt.

ACHTUNG
Die größte Gefahr bei Patienten, die man bereits kennt, ist die Nachlässigkeit, denn auch ein schon zigmal transportierter Patient mit offensichtlichem Alkoholproblem kann dieses Mal an einem Unterzucker leiden, weil die Glukoneogenese (= die Neubildung von Zucker) in der Leber durch den hohen Blutalkoholspiegel blockiert wird (S. 458).

Aggressive Patienten

Im Rettungsdienst ist heutzutage zunehmend mit aggressiven und gewaltbereiten Patienten zu rechnen. Pro Jahr werden etwa 4 000 Fälle gemeldet, in denen Helfer im Gesundheitswesen von Patienten attackiert oder gar verletzt wurden – von einer höheren Dunkelziffer ist auszugehen. Woher die Aggressivität kommt, ist in vielen Fällen nicht sicher festzustellen. Sehr oft spielt **übermäßiger Alkoholkonsum** eine Rolle. Darüber hinaus wird aber auch eine **wachsende Zahl prinzipiell gewaltbereiter Menschen** registriert, die das Ausüben von Gewalt offenbar zu ihrer Freizeitbeschäftigung erklärt haben und sich dazu sogar „anlassbezogen verabreden" (z. B. Hooligans zweier rivalisierender Fußballvereine). Mögliche **Angriffsformen** sind:

- Anpöbeln (verbale Attacke bis hin zu sexueller Belästigung),
- Anspucken (mit möglicher Ansteckungsgefahr),
- Wegschubsen (einfache Gewalt),
- Schlagen oder Treten (tätliche Gewalt),
- Angriffe mit Waffen (Knüppel, Messer etc.).

Um sich vor solchen Übergriffen zu schützen, gibt es im Rettungsdienst verschiedenste **Hilfsmittel** wie Schutzbrillen oder Gesichtsmasken. Ob man diese bei Bedarf allerdings schnell genug zur Hand hat, um sie entsprechend einzusetzen, ist fraglich. Umgekehrt reagieren sicher viele Patienten mit großem Unverständnis, wenn man ihnen bei einem Einsatz prinzipiell mit einer kompletten Schutzausrüstung gegenübertritt.

Momentan gibt es Überlegungen, gefährdetes Personal in **körperlichen Abwehrtechniken** auszubilden – solche Maßnahmen fördern jedoch nur die Gewaltspirale und sind daher kaum hilfreich. Es bleiben also wenig **konkrete Empfehlungen**, wie man sich angesichts aggressiver Patienten verhalten soll. Die wichtigsten Maßnahmen sind sicher, **sich zurückzuziehen**, auch andere möglichst vor gewalttätigen Ausschreitungen zu bewahren und die **Polizei zu alarmieren**. Auf alle Fälle müssen entsprechende Vorkommnisse gemeldet und ggf. auch zur Anzeige gebracht werden.

Manchmal ist es außerdem notwendig, eine **Gewalterfahrung im Nachhinein psychologisch aufzuarbeiten**. Denn der Umgang mit aggressiven Patienten ist für jemanden, der helfen möchte, generell nicht leicht. Die Aggression des Gegenübers signalisiert ja nicht nur sofort: „Ich möchte keine Hilfe!", sondern scheint die helfende Person auch gleich mit abzulehnen. Außerdem muss das bedrohliche Erlebnis, offen mit Gewalt konfrontiert worden zu sein, verarbeitet werden. Wenn dies nicht geschieht, bauen Betroffene möglicherweise verstärkt Ängste vor zukünftigen Einsätzen auf. Es sollte daher in jedem Bereich **Ansprechpartner** geben, die Gespräche mit Betroffenen führen und auch weitere Hilfen vermitteln. Nicht über die Gewalterfahrung zu sprechen ist in den seltensten Fällen hilfreich oder gar zielführend.

Kinder

Kinder sind ein besonders schützenswertes Gut und lösen bei fast allen Erwachsenen besondere Emotionen aus. Kinder sind aber auch selten allein in der Notfallsituation und daher ist es wichtig, die **primäre Bezugsperson** (meist die Mutter) in möglichst günstiger Weise in das Einsatzgeschehen miteinzubinden, also auch der Mutter klarzumachen, warum welche Maßnahmen notwendig sind.

Kinder denken erst mit zunehmendem Lebensalter rational und sind unangenehmen oder gar schmerzhaften Maßnahmen gegenüber – verständlicherweise – nicht zugänglich. Aber auch ihre Fragen müssen altersgerecht beantwortet werden. Ein Kuscheltier als Geschenk oder ein aufgeblasener Handschuh kann in vielen Fällen ein Türöffner sein (▶ Abb. 6.3). Ein **unkooperatives Kind** mit Gewalt zu behandeln ist nur in Betracht zu ziehen, wenn Lebensgefahr für das Kind besteht, es also z. B. aus einem für das Kind nicht erkennbaren Gefahrenbereich gerettet werden muss.

Abb. 6.3 Kommunikation mit Kindern.

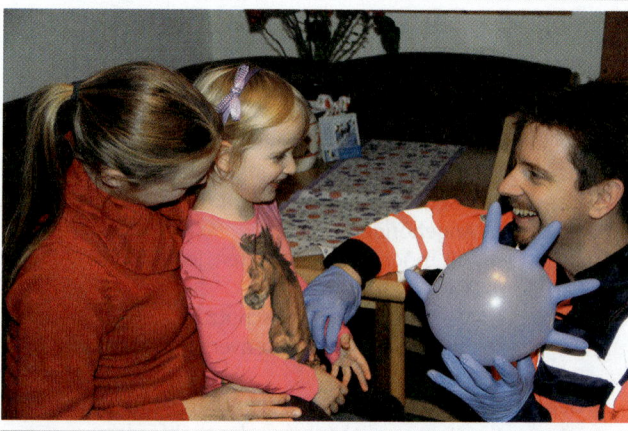

Ein aufgeblasener Handschuh kann das Kind ablenken und so die Kontaktaufnahme und die weitere Behandlung deutlich erleichtern. *Aus: Ahne T et al. Kinder als Patienten – richtig kommunizieren und handeln. retten! 2013; 2(02): 80–83; Bildnachweis: Susanne Feuerstein*

Kinder, die z. B. einen Schulunfall erlitten haben und zunächst **keine Bezugsperson vor Ort** haben, sind in besonderer Weise auf Zuwendung angewiesen. In manchen Fällen kann z. B. bei einem verunglückten Teenager auch der beste Freund/die beste Freundin mitgenommen werden, um die Unsicherheit des Kindes zu vermindern.

Chronisch kranke Kinder haben sich oft sehr genau über ihre Erkrankung und den Umgang damit informiert und wissen – ähnlich wie ihre Eltern – sehr genau, was in einem speziellen Notfall zu tun ist und hilft. Eine medizinische Fachdiskussion über die weitere Versorgung und evtl. geeignete Krankenhäuser ist in vielen dieser Fälle eher frustrierend und nicht zielführend.

 RETTEN TO GO

Kommunikation mit besonderen Patientengruppen

Alte Menschen bedürfen besonderer Ruhe und Geduld. Sinnesbeeinträchtigungen, Demenz und körperliche Gebrechlichkeit müssen berücksichtigt werden.

Ausländische Mitbürger/Immigranten: Sprachproblemen kann mit korrekter und deutlicher Sprache sowie erklärender Mimik und Gestik begegnet werden. Körperkontakt zwischen männlichen Rettungsdienstmitarbeitern und Musliminnen muss auf das absolut Notwendigste reduziert werden.

Schwerstpflegefälle: Ruhiges, geduldiges Verhalten und langsames Vorgehen vermittelt Sicherheit.

Intoxikierte Patienten haben meist nur eine eingeschränkte Willensbildung und Fähigkeit zur Einsicht. Der Umgangston sollte möglichst sachlich sein. Unkooperative oder **aggressive Patienten** sind nur nach Anfordern von Unterstützung (z. B. Polizei) zu behandeln.

Kinder müssen altersgerecht informiert werden und die primäre Bezugsperson (meist die Mutter) muss möglichst in das Einsatzgeschehen miteingebunden werden. Die Anwendung von Gewalt ist als letztes Mittel nur zur Lebensrettung in Betracht zu ziehen.

7 Einsatztaktik und -ablauf

7.1 Definition und Ablauf eines Einsatzes

Definition Einsatztaktik und -ablauf

Unter Einsatztaktik versteht man die Koordination, also das Aufeinanderabstimmen aller Rettungsmaßnahmen am Notfallort. Nur so ist eine rasche und effiziente Rettung möglich. Einsatztaktik und -ablauf umfassen sowohl das Handeln entsprechend bestimmten Standards, wie z. B. dem ABCDE-Schema (S. 191), als auch Kenntnisse über Führungsstil und mögliche Gefahren am Einsatzort. Zur Einsatztaktik bei einem Massenanfall von Verletzten oder Erkrankten vgl. MANV/MANE (S. 474).

So unterschiedlich Einsätze im Rettungsdienst ablaufen, so wiederkehrend ist eine bestimmte **Reihenfolge der Ereignisse** während eines Einsatzes:

- Die **Leitstelle alarmiert**, je nach Art der Meldung, die bei ihr eingeht, ein oder mehrere Rettungsmittel mit entsprechender Besetzung (S. 33).
- **Anfahrt:** Die Rettungsmittel fahren zum jeweiligen Notfallort, der sog. Einsatzstelle.
- An der Einsatzstelle verschaffen sich die Rettungsdienstmitarbeiter einen **Überblick über den Notfallort**, also über mögliche Gefahren der Einsatzstelle, die Art des Notfalls und die Zahl der Beteiligten. Je nachdem fordern sie auch weitere Rettungsmittel oder einen Notarzt nach, sofern dieser nicht von der Leitstelle von vornherein mit entsendet wurde.
- Die Sofortmaßnahmen, die **Akutversorgung der Betroffenen vor Ort (präklinisch)** haben das Ziel, die Vitalparameter zu stabilisieren und die Transportfähigkeit herzustellen, um die Patienten zur weiteren Versorgung in ein geeignetes Krankenhaus (Zielklinik) zu transportieren.
- Der **Transport** findet unter entsprechender fachlicher Betreuung und ggf. Fortführung der medizinischen Maßnahmen statt (**erweiterte Maßnahmen**). Das bedeutet einerseits, dass der Notarzt einen wieder stabilen Patienten an einen Rettungsdienstmitarbeiter „übergeben" kann und für einen neuen Notfalltransport bereitsteht, andererseits ist es sogar denkbar, einen Patienten unter „laufender Reanimation" ins Krankenhaus zu transportieren. Die Entscheidung obliegt letzten Endes dem Arzt, sollte aber in gegenseitigem Einverständnis von Notarzt und Rettungsdienstteam getroffen werden.
- Die **Übergabe des Patienten an die Notaufnahme der Zielklinik** erfolgt z. B. entsprechend ABCDE- und SAMPLER-Schema. Bei weniger „dramatischen" Einsätzen genügt auch eine einfache Mitteilung der Diagnose und der aktuellen Beschwerden. Die strukturierte Mitteilung nach den genannten Schemata vermindert im Stressfall auf jeden Fall, dass etwas vergessen wird.

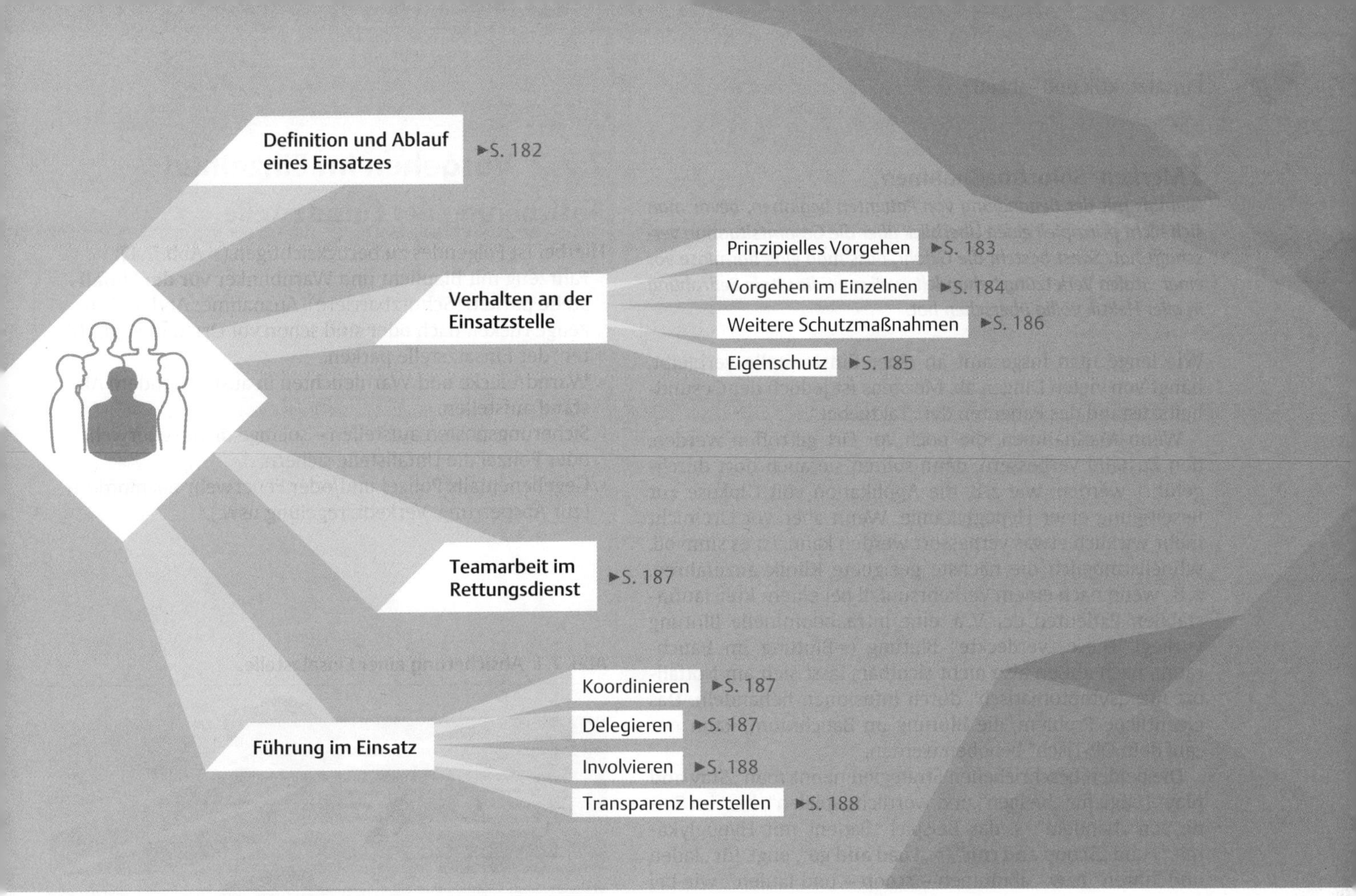

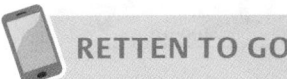

RETTEN TO GO

Einsatz im Rettungsdienst

Einsatztaktik und -ablauf umfassen das Handeln entsprechend bestimmten Standards (z. B. ABCDE-Schema) sowie Kenntnisse über Führungsstil und mögliche Gefahren am Einsatzort.

Einsatzablauf:
- Die **Leitstelle alarmiert** ein Rettungsmittel.
- Das **Rettungsmittel fährt** zur Einsatzstelle, verschafft sich einen **Überblick** und fordert über die Leitstelle evtl. weitere Rettungsmittel oder auch einen Notarzt nach.
- An der Einsatzstelle erfolgt eine **Akutversorgung** (immer erst nachdem man sich einen Überblick verschafft hat!). Ziel: Vitalparameter des Patienten stabilisieren und ihn für die Übergabe an eine geeignete Zielklinik transportfähig machen.
- Transport des Patienten unter fachlicher Betreuung und ggf. Fortführung medizinischer Maßnahmen in die **Zielklinik**, dort Übergabe an die Notaufnahme, z. B. entsprechend ABCDE- und SAMPLER-Schema, damit keine Informationen verloren gehen.

7.2 Verhalten an der Einsatzstelle

7.2.1 Prinzipielles Vorgehen

Keine Einsatzstelle gleicht der anderen. Oft ist der Einsatzort des Rettungsdienstes die Wohnung des Patienten. Je nach Situation sind dort verschiedene „Stolperfallen" und außerge-

wöhnliche bauliche Gegebenheiten vorzufinden, die an dieser Stelle unmöglich alle aufgezählt werden können.

Bei Verkehrsunfällen sind die Wetterbedingungen häufig entscheidend und im ländlichen Raum sind bei Unfällen in der Land- und Fortwirtschaft die Einsatzstellen manchmal entweder schwer zu finden oder überhaupt nicht mit den für öffentliche Straßen ausgelegten Rettungsmitteln zu erreichen. Diese Aufzählung ließe sich unendlich fortführen und wird dennoch nie vollständig sein.

Die vier „S"

Als „Richtschnur" für das Vorgehen an einer Einsatzstelle hat sich folgendes Vorgehen bewährt. Zunächst ist es entscheidend, sich eine **Übersicht** zu verschaffen. Dabei helfen die sog. 4 S:
- **S**cene (engl. für „Schauplatz, Szenerie"): Beurteilung der Einsatzstelle, d. h.: Gibt es Besonderheiten der Einsatzstelle?
- **S**afety (engl. für „Sicherheit"): Fremd- und Eigengefährdung (s. Eigenschutz) feststellen.
- **S**ituation (engl. für „Lage, Umstände, Situation"): Beurteilung von Verletzungsmechanismus und Kinematik (Unfallhergang): Wie viele Patienten sind betroffen? Wie viele davon sind vital bedroht? Ist eine Aufgabenteilung sinnvoll oder möglich (S. 475)?
- **S**upport (engl. für „Unterstützung"): Sind weitere Rettungsmittel oder andere Fachdienste (Feuerwehr u. a.) nötig? Nachfordern weiterer Einsatzkräfte, wenn nötig.

Sofortmaßnahmen und Strategien

Mit den Sofortmaßnahmen beginnen die Rettungsdienstmitarbeiter erst, wenn sie sich eine Übersicht über den Notfallort verschafft haben.

! *Merken* Sofortmaßnahmen

Niemals mit der Behandlung von Patienten beginnen, bevor man sich nicht prinzipiell einen Überblick über die Gesamtsituation verschafft hat. Sonst besteht die Gefahr, dass man eine harmlose vor einer vitalen Verletzung behandelt, weil man die vitale Bedrohung in aller Hektik völlig übersehen hat.

Wie lange man insgesamt an einer Einsatzstelle verbleibt, hängt von vielen Dingen ab. Meistens ist jedoch der Gesundheitszustand des Patienten der „Taktgeber".

Wenn Maßnahmen, die noch vor Ort getroffen werden, den Zustand verbessern, dann sollten sie auch dort durchgeführt werden, wie z. B. die Applikation von Glukose zur Beseitigung einer Hypoglykämie. Wenn aber vor Ort nicht mehr wirklich etwas verbessert werden kann, ist es sinnvoll, schnellstmöglich die nächste geeignete Klinik anzufahren, z. B., wenn nach einem Verkehrsunfall bei einem kreislaufinstabilen Patienten der V. a. eine intraabdominelle Blutung vorliegt. Diese „verdeckte" Blutung (= Blutung im Bauchraum, nach außen also nicht sichtbar) lässt sich am Notfallort nur „symptomatisch" durch Infusionen behandeln. Das eigentliche Problem, die Blutung im Bauchraum, kann nur „auf dem OP-Tisch" behoben werden.

Die beiden beschriebenen Strategien nennt man **„Stay and play"** (engl. für „bleiben" und wörtlich „spielen", hier im Sinne von „handeln", s. das Beispiel „Patient mit Hypoglykämie") und **„Scoop and run"** (= **„Load and go"**, engl. für „laden und fahren" bzw. „abräumen – scoop – und laufen", wie bei dem erwähnten Patienten mit intraabdomineller Blutung). Die meisten Einsätze spielen sich irgendwo dazwischen ab, aber bei Schlaganfällen, Herzinfarkten und den eben schon erwähnten nicht stillbaren Blutungen (auch bei intrakraniellen Blutungen) gilt die sog. „golden hour" (= goldene Stunde) oft als Maß der Dinge. Das ist, vereinfacht ausgedrückt, die 1 Stunde, die man nach der Alarmierung Zeit hat, um den Patienten einer adäquaten Versorgung zuzuführen.

Es gilt also im Einzelfall immer abzuwägen, welche Strategie zum vermeintlich besten Ergebnis für die Patienten führt.

RETTEN TO GO

Prinzipielles Vorgehen an der Einsatzstelle

Vor der Behandlung von Patienten immer **Überblick über die Gesamtsituation verschaffen**, da sonst Gefahr, einen vital bedrohten Patienten zu übersehen.

Für den Überblick: 4 „S". Die 4 „S" stehen für Scene, Safety, Situation und Support (engl. in etwa für Szenerie, Sicherheit, nähere Umstände und Unterstützung) und bezeichnen das Beurteilen von Einsatzstelle, Fremd- und Eigengefährdung sowie Unfallhergang und Nachforderungsbedarf an weiteren Rettungsmitteln/weiterer personeller Unterstützung.

Maßnahmen, die den Zustand des Patienten bereits an der Einsatzstelle bessern, sollten auch dort durchgeführt werden = **„Stay and play"** (engl. für „bleiben" und – wörtlich – „spielen", hier im Sinne von „handeln").

Wenn an der Einsatzstelle nichts für den Patienten getan werden kann, sollte er schnellstmöglich in die nächste geeignete Klinik transportiert werden = **„Scoop and run"** oder auch **Load and go** (engl. für „laden und fahren" bzw. „abräumen – scoop – und laufen").

7.2.2 Vorgehen im Einzelnen

Absicherung der Einsatzstelle

Hierbei ist Folgendes zu berücksichtigen (▶ Abb. 7.1):
- Fahrzeug mit Blaulicht und Warnblinker **vor der Unfallstelle parken** (Schutzbarriere). Ausnahme: Andere Fahrzeuge rücken nach oder sind schon vor Ort, dann ggf. „hinter" der Einsatzstelle parken.
- Warndreiecke und Warnleuchten in ausreichendem Abstand aufstellen.
- Sicherungsposten aufstellen – solange nicht Feuerwehr oder Polizei die Unfallstelle sichern.
- Gegebenenfalls Polizei und/oder Feuerwehr nachfordern (zur Absperrung, Verkehrsregelung usw.).

Abb. 7.1 Absicherung einer Einsatzstelle.

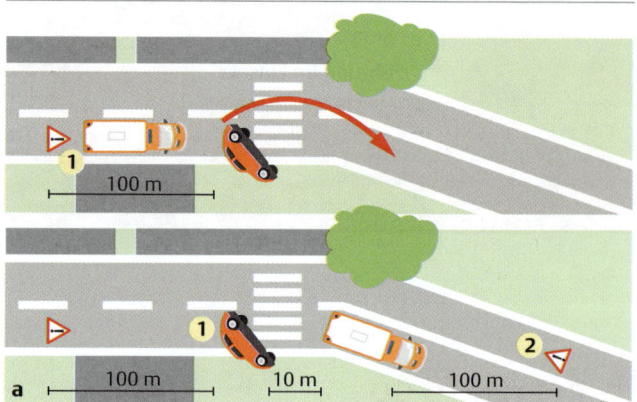

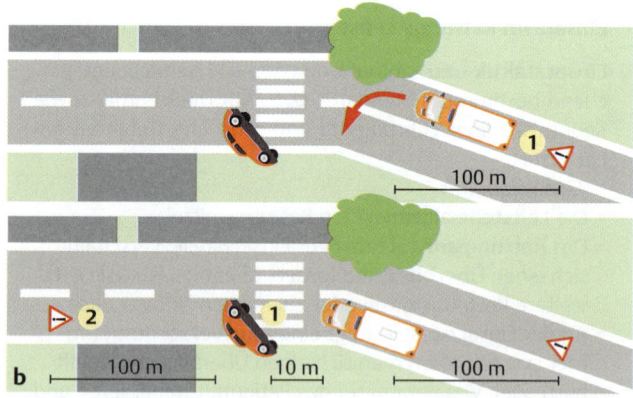

a Einsatzstelle auf der rechten Seite der Fahrbahn. Der Beifahrer (1) in Warnkleidung steigt auf der linken Fahrbahnseite aus. Er stellt das Warndreieck in ausreichendem Abstand vom Unfallfahrzeug auf, auf Landstraßen z. B. in einer Entfernung von 100 m. Der Fahrer (2) parkt den RTW mind. 10 m hinter dem Unfallfahrzeug und sichert die Einsatzstelle in die entgegengesetzte Richtung mit einem Warndreieck ab.
b Einsatzstelle auf der linken Seite der Fahrbahn. Der Beifahrer (1) in Warnkleidung steigt auf der rechten Fahrbahnseite aus und stellt das Warndreieck in ausreichendem Abstand auf. Der Fahrer (2) parkt den RTW in mind. 10 m Entfernung vor dem Unfallfahrzeug auf der linken Fahrbahnseite, bevor er die Unfallstelle mit dem Warndreieck in die Gegenrichtung absichert.

Nach: Ruopp D. Sichern, sichten, retten – Risiko Straßenverkehr. retten! 2016; 5 (02): 82–86

Abb. 7.2 Rettung unter Einsatz von Rettungsgeräten.

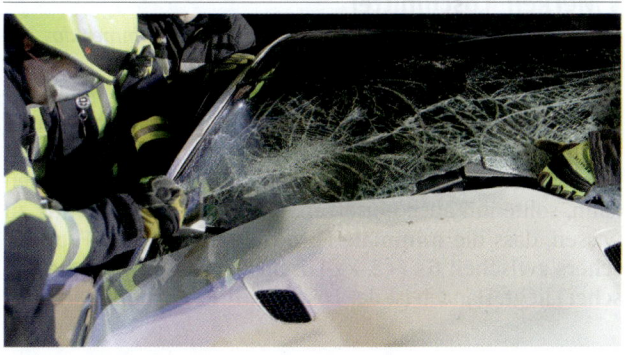

Auch bei der Rettung von Verletzten aus Lebensgefahr darf der Eigenschutz, u. a. in Form geeigneter Schutzkleidung, nicht außer Acht gelassen werden (Bildstelle Feuerwehr Köln). *Aus: Ventzke M-M, Ziegler B. Technische Rettung beim Verkehrsunfall. Der Notarzt 2016; 32: 284–291*

Rettung von Verletzten aus Lebensgefahr

Die Rettung vital bedrohter Patienten muss unbedingt unter **Beachtung des Eigenschutzes** (S. 185) erfolgen, d. h.

- Beim Einsatz von Rettungsgeräten (z. B. Brecheisen) geeignete Schutzkleidung anlegen (z. B. Helm mit Visier, Schutzhandschuhe, ▶ Abb. 7.2).
- Rettungsversuch nur, wenn risikoarm und schnell möglich; sonst erst Rückmeldung an die Leitstelle mit Nachforderung von Fachdiensten!

Ersthelfer einbeziehen

Falls Ersthelfer anwesend sind, kann man diese bitten, nachrückende Fahrzeuge einzuweisen. Dies ist besonders bei versteckten Einsatzorten (Hinterhof, Wald etc.) sehr wichtig, um nicht unnötig Zeit zu verlieren.

Für Ordnung und Schutz vor Schaulustigen sorgen

- Zum Beispiel Schaulustige als Ordner einsetzen, die andere Schaulustige entfernen.
- Platz schaffen und Verletzte mit Decken als Sichtschutz umgeben lassen (Schutz vor Zuschauern).
- Bei allen (faszinierenden) technischen Dingen (z. B. Hubschrauberlandung) den Patienten nicht vergessen.

Kooperation als Team

- Keine Diskussionen führen, nicht vor Patienten und nicht vor Angehörigen oder gar Dritten (wie z. B. der Presse).
- Nur notwendige Anweisungen geben, also z. B. nicht „Zugang fixieren" anweisen, wenn der Kollege das entsprechende Material schon in der Hand hat und möglichst delegieren (S. 187).
- Sachlichkeit, Eindeutigkeit und Deutlichkeit sind wichtige Kommunikationsgrundlagen.
- Kooperation mit anderen (z. B. Feuerwehr, Polizei), um das gemeinsame Ziel, die Rettung aller Notfallpatienten, zu erreichen.
- Einordnen in vorhandene Struktur (z. B. bei Feuerwehreinsätzen obliegt die Gesamteinsatzleitung dem Einsatzleiter der Feuerwehr).

RETTEN TO GO

An der Einsatzstelle

Einsatzstelle absichern, z. B. indem man das Fahrzeug als Schutzbarriere vor der Unfallstelle parkt.

Nie den Eigenschutz vergessen, auch nicht, wenn Verletzte aus Lebensgefahr zu retten sind!

Eventuell vorhandenen **Ersthelfern Aufgaben zuteilen**, wie das Einweisen nachrückender Fahrzeuge.

Patienten vor **Schaulustigen** abschirmen.

Effektiv und zielorientiert mit anderen im Team zusammenarbeiten und **keinesfalls Diskussionen** vor Patienten, Angehörigen oder anderen Personen führen.

7.2.3 Eigenschutz

Eine besondere Rolle bei Notfalleinsätzen spielt der Eigenschutz. Organisationen wie Polizei oder Feuerwehr werden an der Einsatzstelle häufig mit ganz offensichtlichen Gefahren konfrontiert. Schon deshalb widmen sie dem Eigenschutz meist mehr Aufmerksamkeit als Rettungsdienstmitarbeiter. So sieht man auf Fotos von Einsatzstellen immer wieder, dass Feuerwehreinsatzkräfte mit Helm und Handschuhen unterwegs sind, wogegen direkt daneben ein Rettungsdienstmitarbeiter mit dem Helm in der Hand (statt auf dem Kopf) steht und der Notarzt sogar „in Schlappen" unterwegs ist.

! Merken Eigenschutz

Helfer im Rettungsdienst dürfen sich nie selbst in Gefahr bringen!

Bei jedem Einsatz ist vorher zu klären, ob Gefahren für die Einsatzkräfte selbst bestehen. Ein Hinweis darauf kann z. B. eine rote Warntafel am verunfallten Fahrzeug sein, d. h. ein Hinweis auf Gefahrguttransport (S. 479) oder eine aufgeheizte Stimmung an Einsatzorten wie einem Bierzelt.

Bei unübersichtlichen Großschadenslagen sind neu eintreffende Einsatzkräfte zunächst an die Weisungen der Feuerwehr gebunden. Gibt es keine Anweisungen, so lohnt es sich, die entsprechenden Informationen beim Einsatzleiter der Feuerwehr zu erfragen.

Ein paar **Regeln** sind grundsätzlich zu beherzigen:

- **Sicherheitsabstand halten!** Das gilt besonders bei Strahlen-, Strom- oder Gefahrgutunfällen (S. 478). Auch bei Feuer, Gasgeruch und Gewalttätigkeiten (z. B. Schlägerei) geht der Eigenschutz in jedem Fall vor. Auch eine scheinbare Banalität, wie ein frei laufender Hund, kann dazu führen, dass man sich zunächst noch nicht einmal aus dem Auto begeben kann – und der Hinweis „Der tut nichts!" kommt von so ziemlich jedem Hundebesitzer. Aber auch Tiere spüren die Ausnahmesituation und neigen zu unvorhersehbarem Verhalten.
- **Schutzkleidung tragen!** Der Arbeitgeber ist verpflichtet, die entsprechende Schutzkleidung zu stellen (▶ Abb. 7.3). Auch wenn diese im Einzelfall nicht den persönlichen modischen Vorstellungen entsprechen mag – getragen werden muss die Schutzkleidung in jedem Fall! Ein Verstoß gegen die UVV (= Unfallverhütungsvorschrift) kann dazu führen, dass ein im Einsatz entstandener Schaden zu eigenen Lasten geht!
- **Schutzausrüstung einsatzbereit halten und im Zweifel tragen!** Was selbstverständlich klingt, wird oft übersehen. Auch wenn das Aufsetzen eines Helmes die morgendliche

Abb. 7.3 Schutzkleidung.

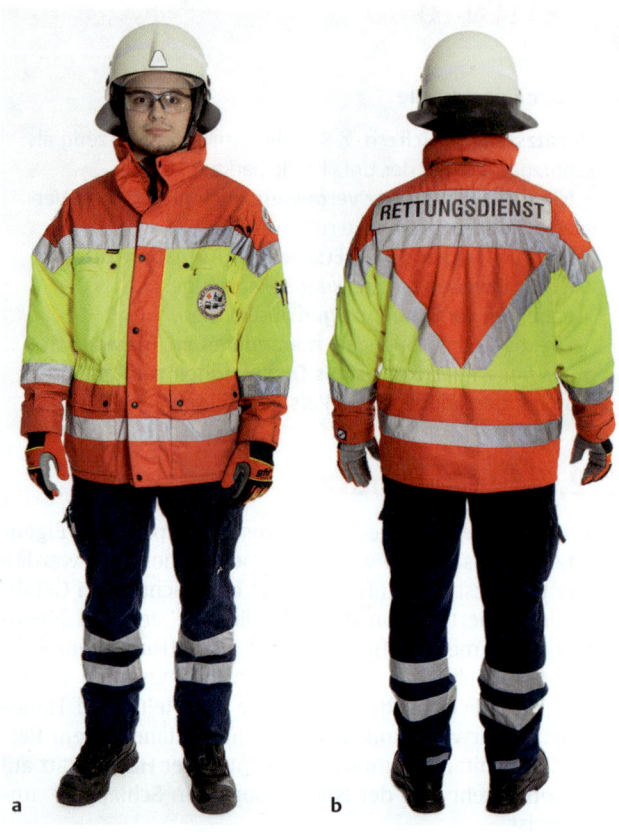

a

b

a Persönliche Schutzausrüstung mit Helm, geschlossener Dienstjacke und geschlossenen Schuhen sowie Handschuhen von vorne. Die Dienstkleidung hat Reflektorstreifen.
b Persönliche Schutzausrüstung von hinten.
Fotos: Kirsten Oborny

Zeitinvestition in die Frisur vernichtet, so ist der Helm bei Brandeinsätzen oder auf Baustellen unumgänglich! Gleiches gilt für das Tragen der Schutzstiefel, auch wenn es im Sommer mitunter sehr unangenehm sein kann. Im Einsatz sind sie obligatorisch!

- **Nachalarmieren/Hilfe anfordern (auch von Fachdiensten, wie z. B. der Feuerwehr)!** Es ist immer vernünftig, sich fachliche Hilfe zu holen, wenn man selbst nicht mehr weiterweiß. Wenn man Fachdienste nachalarmiert, weil z. B. ein Verkehrsunfall in der Nähe eine Umspannhäuschens passiert ist, dann muss man natürlich auf deren Eintreffen warten – egal was die Umstehenden sagen und was sie vom Rettungsdienst erwarten.

7.2.4 Weitere Schutzmaßnahmen

Brandschutz

Rettungsdienstpersonal sollte in der Brandbekämpfung ebenso „gut" handeln können, wie jeder andere Bürger auch (man sollte also z. B. zumindest in der Lage sein, einen Feuerlöscher sicher zu bedienen). Eine akute Bedrohung durch Feuer muss korrekt eingeschätzt und ggf. an die Leitstelle rückgemeldet werden und es gilt immer: **Personenrettung vor Löschversuch**!

Prinzipiell können Pulverlöscher auch zur Löschung von Kleiderbränden eingesetzt werden. Dies ist jedoch eine absolute Ausnahmesituation!

! Merken Löschmittel
Beim Einsatz von Löschmitteln am Menschen ist immer das Gesicht auszusparen und vom Boden aufwärts zu löschen!

So oft wie möglich sollte an Brandschutzinstruktionen und Übungen zum Umgang mit Feuerlöschern teilgenommen werden, denn nur wer mit einem Feuerlöscher umgehen kann, sollte ihn auch einsetzen. Es ist außerdem wichtig zu wissen, dass die **minimale Funktionsdauer eines Feuerlöschers zwischen 6 s (< 3-kg-Löscher) und 15 s (> 10-kg-Löscher) liegt**. Danach ist der Löscher i. d. R. erschöpft.

Umgang mit Airbags

Die wachsende Zahl von Airbags auch an unüblichen Stellen (wie z. B. rechts und links der Kopfstützen oder im Fußraum bei den Pedalen) stellt ebenfalls eine besondere Gefahr dar, sowohl bei der Behandlung verunglückter Personen in ihrem Fahrzeug als auch bei deren Rettung aus dem Unfallfahrzeug. In Zukunft wird es Airbagsysteme möglicherweise auch für die Rücksitze geben. Zunächst ist es wichtig, an einen evtl. **nicht ausgelösten Airbag** überhaupt zu **denken**! Während der Rettungsarbeiten kann es unter Umständen zu einer Zündung kommen und Retter wie verunglückte Person schwer verletzt werden. In den meisten Fällen schaltet die Bordelektronik die nicht ausgelösten Airbags nach einem Unfall ab, aber Ausnahmen bestätigen auch hier die Regel. Vorhandene Airbags sind meist **an einem Schriftzug (meist „SRS") zu erkennen**. Bei nicht ausgelöstem Airbag müssen folgende **Vorsichtsmaßnahmen** beachtet werden:

- Nie zwischen Airbag und Patient aufhalten!
- Gegebenenfalls Sicherungssysteme (Octopus®) benutzen (▶ Abb. 7.4).
- Autobatterie abklemmen, dies verhindert die Zündung. Allerdings gibt es Fahrzeuge mit mehreren Batterien und nach Unterbrechung der Batterieverbindung kann noch einige Zeit die Gefahr der Zündung bestehen (Kondensatorwirkung, z. T. bis zu ca. 20 min).
- Keine Schneid- oder Bohrarbeiten (Hitze vermeiden!) im Bereich des Airbagsystems!
- Keine Gegenstände auf oder über Airbagtaschen ablegen (z. B. Beifahrerseite vor Frontscheibe)!

Abb. 7.4 Airbagsicherungssystem „Octopus".

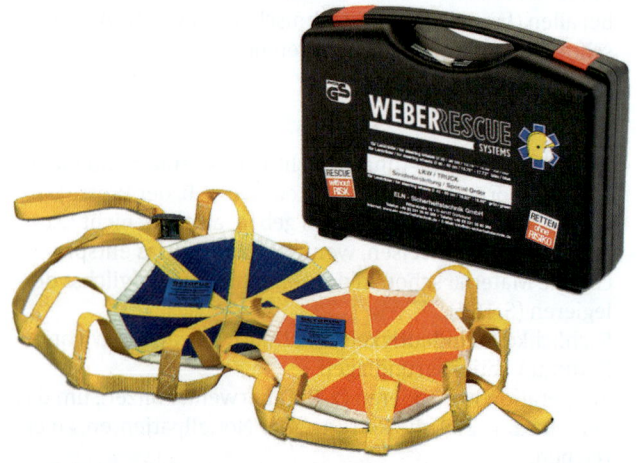

Airbagsicherungssysteme schützen sowohl Retter als auch Unfallopfer vor Airbags, die plötzlich und unkontrolliert zünden. Das abgebildete System ist auf der Fahrerseite zu installieren, also auf dem Lenkrad. Dazu legt man es auf die Mitte des Lenkrads und befestigt es mit den Gurten hinter dem Lenkradkranz.
Mit freundlicher Genehmigung Weber Hydraulik GmbH, Güglingen

Notfälle im Gleisbereich der Bahn

Bei Notfällen im Gleisbereich der Deutschen Bahn (DB) gibt es besondere **Gefahren an der Einsatzstelle**, z. B.:

- Gefahrgut.
- Herabhängende Oberleitungen (CAVE: Hochspannung bis 15 000 V Wechselspannung !!!)
- Auf dem Gegengleis verkehrende Züge.
- Erschwerte Rettung aus Zügen bei schlechter Zugänglichkeit im Gelände, auf Brücken oder gar in Tunneln!

Bei Notfällen im Gleisbereich ist immer das **Eintreffen der Fachdienste abzuwarten** (Feuerwehr, THW, Bundespolizei und Notfallmanager der Bahn) und vor Arbeiten im Bereich des Bahngleises ist die **Strecke sperren** zu lassen.

ACHTUNG

Der normale Mindestabstand zu einer intakten Oberleitung sollte 1,50 m nicht unterschreiten (z. B. auch bei Menschenrettung!). Bei Oberleitungsschaden sollte der Abstand jedoch auf 10–15 m zu allen potenziell spannungsführenden Teilen betragen, da in diesem Spannungstrichter sonst lebensgefährliche Lichtbögen entstehen können! Ein Betreten der Einsatzstelle ist in jedem Fall nur nach ausdrücklicher Genehmigung durch eine Fachkraft (z. B. Notfallmanager) möglich.

RETTEN TO GO

Schutzmaßnahmen an der Einsatzstelle

Eigenschutz:

- Sicherheitsabstand halten, v. a. bei Strahlen-, Strom- oder Gefahrgutunfällen.
- Schutzkleidung tragen, auch spezielle Schutzausrüstung ggf. einsatzbereit halten und tragen!
- Gegebenenfalls zusätzliche Hilfe anfordern (auch von Fachdiensten, wie z. B. der Feuerwehr)!

Brandschutz:

- Akute Bedrohung durch Feuer der **Leitstelle** melden.
- **Immer Personenrettung vor Löschversuch!** Beim Einsatz von Löschmitteln am Menschen immer Gesicht aussparen und vom Boden an aufwärts löschen!

Umgang mit Airbags: Immer daran denken, dass ein Airbag gezündet werden könnte und Vorsichtsmaßnahmen beachten, z. B. nie zwischen Airbagsystem und Patient aufhalten.

Notfälle im Gleisbereich der Bahn:

- **Eintreffen der Fachdienste abwarten** (Feuerwehr, THW, Bundespolizei und Notfallmanager der Bahn)!
- Einsatzstelle nur betreten, wenn es eine Fachkraft genehmigt hat: **Lebensgefahr durch Schäden an Oberleitungen!**
- Vor Arbeiten im Gleisbereich **Strecke sperren** lassen!

7.3 Teamarbeit im Rettungsdienst

Teamarbeit wurde schon vor vielen Tausend Jahren erfunden, als die Menschen feststellten, dass sie gemeinsam größere Ziele (z. B. einen Mammut erlegen) erreichen konnten als jeder für sich allein. Fester Bestandteil der Teamarbeit sind die **Aufgabenteilung** und das **bestmögliche Erledigen einer Aufgabe** mit dem Ziel, ein optimales Ergebnis zu erreichen. Dies schließt ein, dass jedes Teammitglied jede Positi-

on/Aufgabe im Team erfüllen können sollte. Im Rettungsdienst ist dies aufgrund unterschiedlicher Qualifikationen und gesetzlich geregelter Kompetenzen nicht immer möglich.

! Merken Teamarbeit

Um im Rettungsdienst eine gute Teamleistung zu erbringen, muss man nicht alles selbst können, man sollte aber die Aufgaben aller Teammitglieder kennen und sich selbst in den Ablauf eines Einsatzes integrieren können.

Besonders wichtig ist dies, wenn bereits eine Versorgung begonnen wurde und nun weitere Kollegen zum Team hinzukommen. Das heißt z. B., dass man nicht alles können muss, was ein Notarzt kann, aber wissen sollte, wann dieser welche Schritte tun wird und welche Rolle man selbst dabei einnehmen kann. Wenn man die Abfolge des Trauma-ABCDE-Schemas (S.191) genau kennt, weiß man, wann der Notarzt ggf. die Halskrause benötigt oder einen Zugang legen wird, und kann beides rechtzeitig vorbereiten.

Um die Teamleistung zu optimieren, ist es entscheidend, diese **Abläufe gemeinsam zu trainieren** und sich an die vereinbarten **Standards wie z. B. ABCDE** zu halten. Dies verhindert, dass der eine plötzlich nicht mehr weiß, was der andere tut! Wenn möglich, kann man sich auch auf der Anfahrt absprechen, wer welche Rolle im aktuellen Einsatz übernehmen möchte, z. B. wer den Einsatz im Sinne des primären Patientenkontaktes „leiten" soll – also zunächst der Hauptansprechpartner sein möchte.

Diese Möglichkeiten werden oft durch gesetzliche Vorgaben oder Dienstanweisungen begrenzt, die sinngemäß so lauten können: „Der höher Qualifizierte muss zum Patienten!" Die Realität und die unterschiedlichen Anforderungen der Einsätze gewähren ab und zu einen gewissen Spielraum.

7.4 Führung im Einsatz

7.4.1 Koordinieren

! Merken Zweck der Führung

Zweck der Führung in Organisationen ist es, durch Koordinieren (Aufeinanderabstimmen) der Einzelleistungen die gemeinsame Leistung zu steigern. Das Ganze ist mehr als nur die Summe der Teile.

Die Gesamtarbeit einer Organisation kann bei ineinander verschachtelten Teilleistungen nur so gut sein wie die Arbeit jedes Einzelnen. Im Rettungsdienst treffen viele Standpunkte aufeinander, die dem gemeinsamen Ziel „optimale Notfallversorgung" untergeordnet sind.

Den Notarzt z. B. interessiert v. a. die optimale Notfalltherapie des Patienten. Entsprechend koordiniert er die Arbeit der nichtärztlichen Mitarbeiter vor dem Hintergrund dieser Zielsetzung. Den Einsatzleiter der Feuerwehr interessiert aber oft die persönliche Sicherheit der Beteiligten und die Abwendung weiteren Schadens z. B. auch von übergeordneten Sachwerten (z. B. großen Gebäuden).

7.4.2 Delegieren

Je mehr Aufgaben an eine Person herangetragen werden, desto mehr Aufgaben sollte sie zu delegieren versuchen, um die eigene Überforderung zu vermeiden. In der Regel gibt der Notarzt dem Mitarbeiter klare Handlungsanweisungen, die dieser ohne Rückfragen durchführen kann. Das Delegieren setzt Mitarbeiter voraus, die sowohl kompetent genug sind, die an sie delegierten Aufgaben zu übernehmen, als auch offensichtlich falsche oder widersinnige Aufträge zu erkennen und auf diesen Mangel hinzuweisen.

! *Merken* Keine Eskalation

Eine Eskalation muss in der Notfallsituation immer vermieden werden, denn sie kostet die Lebenszeit des uns anvertrauten Patienten.

7.4.3 Involvieren

Involvieren bedeutet: andere in das eigene Handeln miteinbeziehen und dabei Handlungsspielräume lassen. Der Notarzt, von dem bereits die Rede war, soll seinem Mitarbeiter Freiheiten und Handlungsspielraume belassen, solange der von ihnen beschrittene Weg ohne Umschweife zum Ziel führt. Auch hierbei ist die **Kompetenz des Mitarbeiters zwingende Voraussetzung**.

Ein Beispiel: „Bereite doch bitte alles für die Intubation vor!" Ob der Mitarbeiter nun damit beginnt, das Laryngoskop zu richten, oder erst den Tubus mit dem Führungsstab bestückt, spielt keine Rolle! Es zählt allein, dass in kürzester Zeit alle notwendigen Dinge für die Intubation bereit sind. Eine solche Beteiligung steigert die Motivation des Mitarbeiters! Der gegenseitige Respekt spielt dabei ebenfalls eine große Rolle.

7.4.4 Transparenz herstellen

Dem Mitarbeiter (wie auch dem betroffenen Patienten) muss klar sein, wie der Notarzt sein Behandlungsziel erreichen will. Dabei ist wichtig, dass der Notarzt diese **Behandlungsschritte auch kurz erläutert** (= transparent macht), damit der Mitarbeiter die Zielrichtung des Notarztes versteht. Beispiel bei der Narkoseeinleitung: „Ich gebe jetzt zunächst das Opiat, um den Patienten zu beruhigen und die Schmerzen zu lindern. Dann gebe ich das Narkotikum, und erst wenn der Patient sicher schläft, das Relaxans, um die Intubation sicher zu gestalten."

Transparenz dient auch der **Selbstkontrolle**, denn bei gutem Teamklima kann ein kompetenter Mitarbeiter z. B. ein anderes Narkotikum empfehlen, dass sich weniger kreislaufdepressiv auswirkt – insbesondere, wenn der Patient schon einen schwachen Blutdruck hat. Viele junge Notärzte können von erfahrenden Rettungsdienstmitarbeiten lernen, wenn sie sich bewusst machen, dass es genau diese Erfahrung ist, die ihnen selbst noch fehlt.

Am besten – v. a. für den Patienten – ist es, wenn die unterschiedlichen Ausbildungs-, Wissens- und Reifestadien der Mitarbeiter in einem Team berücksichtigt und optimal eingesetzt werden.

RETTEN TO GO

Teamarbeit und Führung im Einsatz

Effektive Teamarbeit setzt voraus,
- dass man die **Aufgaben aller Teammitglieder kennt** und sich dementsprechend sinnvoll in den Ablauf eines Einsatzes integrieren kann;
- dass man gängige **Abläufe immer wieder gemeinsam trainiert** und sich an **Standards, wie z. B. ABCDE,** hält.

Führung im Einsatz hat das Ziel, **Einzelleistungen optimal aufeinander abzustimmen,** um so die Gesamtleistung zu steigern und ein gutes Klima im Team zu schaffen. Dabei helfen folgende Maßnahmen:
- **Aufgaben delegieren,** um eigene Überforderung zu vermeiden; setzt Mitarbeiter voraus, die sowohl kompetent genug sind, die an sie delegierten Aufgaben zu übernehmen, als auch falsche oder widersinnige Aufträge als solche zu erkennen und darauf hinzuweisen.
- **Mitarbeiter involvieren,** d. h. sie in das eigene Handeln miteinbeziehen und ihnen dabei Handlungsspielräume lassen; setzt ebenfalls zwingend die Kompetenz der Mitarbeiter voraus.
- **Behandlungsschritte kurz erläutern (= transparent machen),** um klarzumachen, wie welches Behandlungsziel erreicht werden soll.

8 Die Untersuchung des Notfallpatienten

8.1 Einführung

In Notfallsituationen geht es darum, *rasch* das Richtige zu tun, um die Vitalfunktionen **Bewusstsein**, **Atmung** und **Kreislauf** des Patienten zu beurteilen und evtl. Störungen zu beseitigen. Diese initiale Einschätzung bezeichnet man als **Five-second-round** (dt. Fünf-Sekunden-Überblick). Beim bewusstlosen Patienten wird z. B. ein verlegter Atemweg mit einem Eschmarch-Handgriff freigemacht oder eine aussetzende Atmung durch Beatmung ersetzt. Außerdem achtet man beim Five-second-round darauf, ob grobe Achsenfehlstellungen der Extremitäten vorliegen oder eine starke Blutung erkennbar ist, die man sofort (meist mit Druck von außen) zum Stillstand bringen muss, um den Patienten zu retten.

Diese Ersteinschätzung ist die Minimalform des international bewährten **ABCDE-Schemas**. Basierend auf dem Grundsatz *„treat first what kills first"* – behandele also zuerst, was den Patienten am schnellsten umbringt –, enthält es klare Handlungsanweisungen für die strukturierte Erstuntersuchung des Notfallpatienten. Mit dem ABCDE-Schema werden also Störungen erkannt, die für den Patienten akut bedrohlich sind. Oftmals wird auch vom C-ABCDE gesprochen. Dabei steht das vorangestellte „C" für eine kritische, akut lebensbedrohliche Blutung, deren Behandlung oberste Priorität hat. Bei offensichtlich verunfallten Personen oder wenn ein Trauma nicht ausgeschlossen werden kann, wird das ABCDE-Schema durch bestimmte „Traumaaspekte" (**Trauma-ABCDE**) ergänzt (▶ Abb. 8.1).

Die Erstuntersuchung nach ABCDE wird auch als **primary survey** (= primary assessment) bezeichnet. Sie sollte durch eine **Notfallanamnese** erweitert werden, die in der Akutsituation vor allem Informationen über aktuelle Geschehnisse, z. B. einen Unfallhergang liefert.

> **! Merken ABCDE-Schema**
> *Ist das ABCDE-Schema einmal abgearbeitet, sollte man sich nicht zufrieden zurücklehnen, sondern wachsam bleiben. Diese Reevaluation verhindert, dass man eine Veränderung des Patientenzustandes „verpasst".*

Je nach Verlauf des Einsatzes wird sie während oder nach Anwendung des ABCDE-Schemas um eine genauere Anamnese nach **SAMPLER-Schema** (S. 198) erweitert. Diese kann (wie jede Anamnese) aus einer **Eigenanamnese** und/oder einer **Fremdanamnese** bestehen. Bei der Eigenanamnese wird der Patient selbst befragt, man bekommt also einen subjektiven Eindruck über den aktuellen Zustand und die Beschwerden. Bei der Fremdanamnese werden Dritte befragt: Angehörige, Augenzeugen oder der Hausarzt.

> **ACHTUNG**
> *Manchmal ist eine Fremdanamnese die einzige Möglichkeit, etwas über den Patienten zu erfahren. Sie kann allerdings auch absichtlich (z. B. bei Gewaltdelikten) oder unabsichtlich (falsche oder fehlende Erinnerung) verfälscht werden.*

Auch die körperliche Untersuchung des Notfallpatienten erfolgt (je nach Krankheitsbild) im weiteren Verlauf ggf. genauer, dann als sog. **secondary survey** nach dem **ABCDE-Schema**. Mögliche Untersuchungstechniken sind in der Reihenfolge IPPAF möglich (▶ Tab. 8.6) und bei den einzelnen Körperregionen in den entsprechenden Kapiteln genauer beschrieben.

8.2 Das ABCDE-Schema

Abb. 8.1 Das ABCDE-Schema.

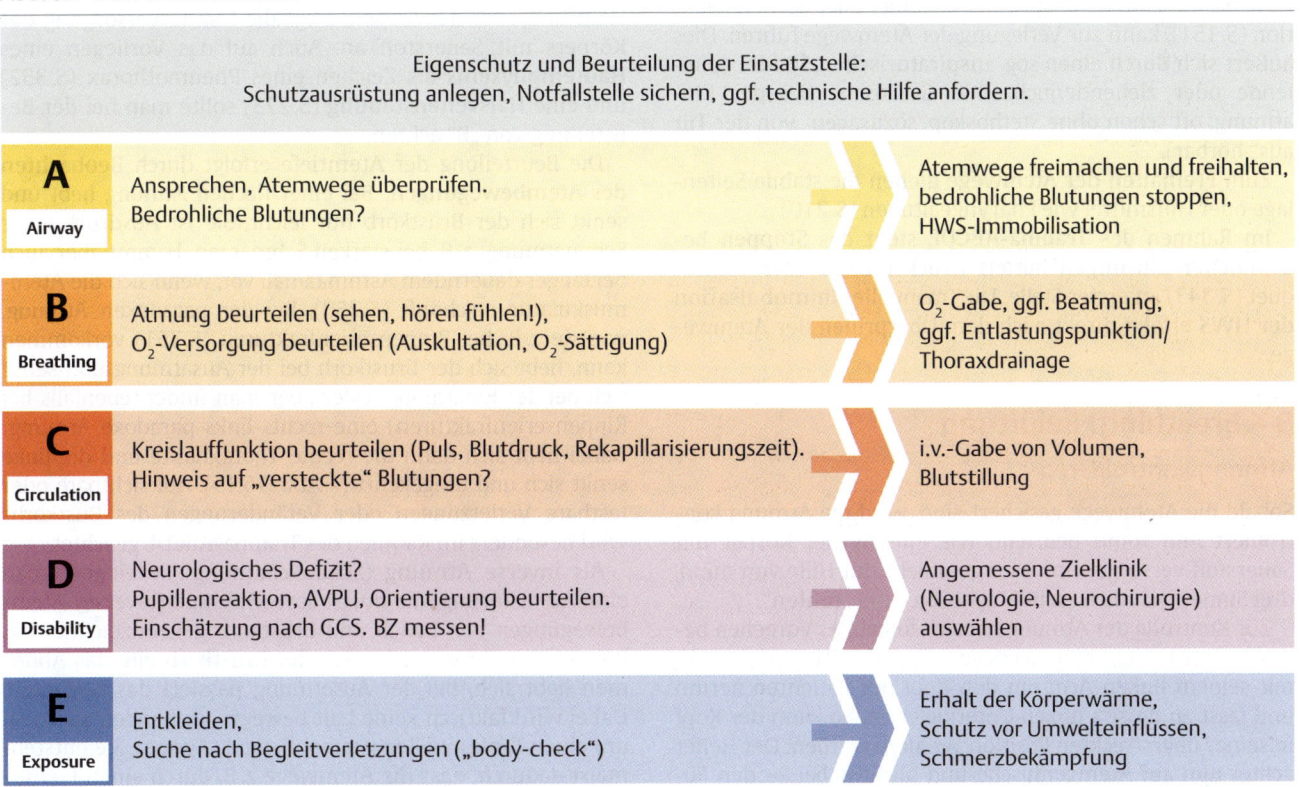

	Eigenschutz und Beurteilung der Einsatzstelle: Schutzausrüstung anlegen, Notfallstelle sichern, ggf. technische Hilfe anfordern.	
A Airway	Ansprechen, Atemwege überprüfen. Bedrohliche Blutungen?	Atemwege freimachen und freihalten, bedrohliche Blutungen stoppen, HWS-Immobilisation
B Breathing	Atmung beurteilen (sehen, hören fühlen!), O$_2$-Versorgung beurteilen (Auskultation, O$_2$-Sättigung)	O$_2$-Gabe, ggf. Beatmung, ggf. Entlastungspunktion/ Thoraxdrainage
C Circulation	Kreislauffunktion beurteilen (Puls, Blutdruck, Rekapillarisierungszeit). Hinweis auf „versteckte" Blutungen?	i.v.-Gabe von Volumen, Blutstillung
D Disability	Neurologisches Defizit? Pupillenreaktion, AVPU, Orientierung beurteilen. Einschätzung nach GCS. BZ messen!	Angemessene Zielklinik (Neurologie, Neurochirurgie) auswählen
E Exposure	Entkleiden, Suche nach Begleitverletzungen („body-check")	Erhalt der Körperwärme, Schutz vor Umwelteinflüssen, Schmerzbekämpfung

8.2.1 Vorgehen nach ABCDE-Schema

!Merken Eigenschutz!

Auch beim „Abarbeiten" des ABDCE-Schemas gilt der Grundsatz der Eigensicherung: Neben der persönlichen Schutzausrüstung (Einmalhandschuhe und Einsatzkleidung) haben ein kurzer Überblick über die Situation und die Einschätzung möglicher Gefahren für die eigene Person oberste Priorität.

A – Airway: Atemwege kontrollieren, freimachen, freihalten

Beim ersten Kontakt zum Patienten wird zunächst kurz der Bewusstseinszustand erfasst. Dies erfolgt zunächst durch **Anschauen** und **Ansprechen**. Hat der Patient die Augen geschlossen und antwortet nicht, kann ihn ein Mitglied des Rettungsteams zusätzlich vorsichtig an der Schulter **anfassen** und Rütteln. Als bewusstlos gilt ein Patient dann, wenn er weder auf Ansprache noch auf das Anfassen und rütteln reagiert.

Als Nächstes werden die Atemwege kontrolliert und ggf. freigemacht. Hierzu fordert man den **bewusstseinsklaren Patienten** auf, den **Mund zu öffnen** und die **Zunge herauszustrecken**. Wenn nötig, kann man auch enge Kleidung, z. B. eine eng sitzende Krawatte oder einen Hemdkragen öffnen, und für Frischluft durch offene Fenster sorgen.

Beim **Bewusstlosen** wird zunächst der Mund mit dem **Kreuzgriff** geöffnet, die Mundhöhle inspiziert und evtl. Fremdkörper entfernt, ggf. durch Absaugen oder mithilfe einer Magill-Zange (S. 208). Die nicht einsehbaren Atemwege werden durch das **Überstrecken des Kopfes** oder den **Esmarch-Handgriff** (S. 210) freigemacht. Auch eine **Verengung** (Obstruktion) der **oberen bzw. großen Luftwege** (Mund/Nase bis hin zum Kehlkopf), z. B. bei einer allergischen Reaktion (S. 151), kann zur Verlegung der Atemwege führen. Dies äußert sich durch einen sog. **inspiratorischen Stridor** (pfeifende oder ziehende/juchzende Geräusche bei der Einatmung, oft schon ohne Stethoskop, sozusagen „von der Tür aus" hörbar).

Zum **Freihalten der Atemwege** dienen die stabile Seitenlage oder Hilfsmittel wie Pharyngealtuben (S. 210).

Im Rahmen des **Trauma-ABCDE** steht das **Stoppen bedrohlicher Blutungen** mittels Druckverband oder Tourniquet (S. 343) an erster Stelle. Die (manuelle) **Immobilisation der HWS** erfolgt direkt nach dem Überprüfen der Atemwege.

B – Breathing: Belüftung

Atmung kontrollieren

Sobald die Atemwege gesichert sind, wird die Atmung kontrolliert und somit beurteilt, wie effektiv der Körper mit Sauerstoff versorgt wird. Dies geschieht mit Hilfe von mind. drei Sinnen, nämlich „sehen", „hören" und „fühlen".

Zur Kontrolle der Atmung hat sich folgendes Vorgehen bewährt: Der Helfer kniet rechts vom Kopf des Patienten, greift mit seinem linken Arm um den Kopf des Patienten herum und fasst an dessen linken Unterkiefer an. So kann der Kopf in seiner überstreckten Position gehalten werden. Der Helfer achtet nun auf Atemgeräusche und blickt dabei zu den Füßen des Patienten. Die rechte Hand legt er sanft auf den Übergang von Brustkorb zu Bauch (▶ Abb. 8.2). So kann er auch möglicherweise sehr leise Atemgeräusche **hören**, den

Abb. 8.2 Kontrolle der Atmung.

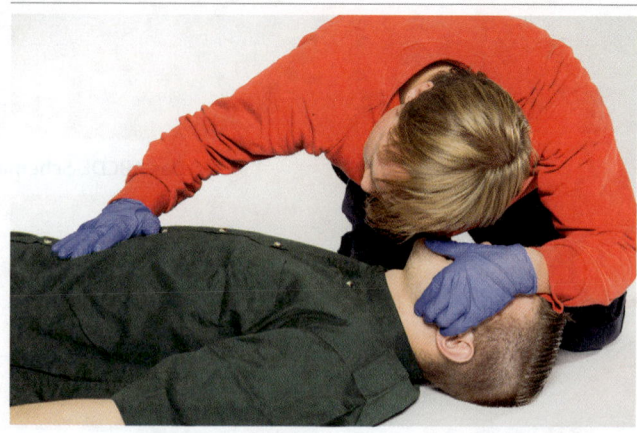

Foto: Kirsten Oborny

Atemzug am Ohr oder Atembewegungen des Brustkorbes oder des Bauches **fühlen.** Außerdem kann er **sehen**, ob Brustkorb oder Bauchdecke sich bewegen. Alternativ kann mit der rechten Hand (statt sie auf den Bauch zu legen) auch der Puls der A. carotis getastet werden (S. 194).

Atmung beurteilen

Wichtig ist dabei nicht nur, *ob* der Patient überhaupt atmet, sondern auch *wie* er atmet. Hierbei achtet man zunächst auf die **Atemfrequenz**, d. h. die Anzahl der Atemzüge pro Minute. Eine Atemfrequenz von 12–15/min ist bei Erwachsenen normal (**Normopnoe**). Atmet der Patient zu schnell, spricht man von einer **Tachypnoe**. Die häufigsten Ursachen sind Schmerzen, Angst, Fieber und Atemnot.

Leidet der Patient unter **Atemnot** (S. 246), setzt er möglicherweise zur Erleichterung der Atmung die Atemhilfsmuskulatur ein. Eine **Zyanose** (S. 247), d. h. eine Blaufärbung der Haut und/oder der Lippen, zeigt die Minderversorgung des Körpers mit Sauerstoff an. Auch auf das Vorliegen eines **Hautemphysems** als Zeichen eines Pneumothorax (S. 352) und eine **Halsvenenstauung** (S. 273) sollte man bei der Beurteilung von „B" achten.

Die Beurteilung der **Atemtiefe** erfolgt durch **Beobachten der Atembewegungen**: Bei einer flachen Atmung hebt und senkt sich der Brustkorb nur leicht. Sie ist Ausdruck einer Schonatmung, z. B. bei starken Schmerzen, kommt aber auch bei länger dauerndem Asthmaanfall vor, wenn sich die Atemmuskulatur erschöpft (S. 250). Bei der paradoxen Atmung, wie sie z. B. bei Rippenserienfrakturen (S. 351) vorkommen kann, hebt sich der Brustkorb bei der Ausatmung und senkt sich bei der Einatmung. Oder aber man findet (ebenfalls bei Rippenserienfrakturen) eine rechts-links paradoxe Atmung: Dabei hebt sich dann die rechte Thoraxhälfte und die linke senkt sich und umgekehrt (▶ Abb. 15.15). Auf sichtbare oder tastbare Verletzungen oder Veränderungen des Bustkorbs wird besonders im Rahmen des Trauma-ABCDE geachtet.

Als **inverse Atmung** (Schaukelatmung) bezeichnet man eine Atemstörung, die durch abwechselnde (inverse) Atembewegungen von Bauch und Brustkorb gekennzeichnet ist: Bei der Einatmung zieht sich der Brustkorb ein, das Abdomen hebt sich, bei der Ausatmung passiert das Gegenteil. Dabei wird faktisch keine Luft bewegt – es handelt sich also um einen funktionellen Atemstillstand (Apnoe). Sie entsteht meist dadurch, dass die Atemwege z. B. durch einen Fremdkörper (Bolus) verlegt sind. In dieser Situation ist schnelles Handeln geboten.

Tab. 8.1 Verschiedene Atemtypen

Atemtyp	Charakterisiert durch	Auftreten bei	
Normale Atmung	Atemfrequenz 8–20/min	Gesunden	
Tachypnoe	Atemfrequenz > 20/min	Normal bei erhöhtem O_2-Bedarf (Anstrengung, Hitze). Pathologisch bei Hyperventilation, Fieber, Herz- und Lungenerkrankungen	
Bradypnoe	Atemfrequenz < 8/min	Normal im Schlaf und tiefen Entspannungsphasen. Pathologisch bei Schädigung des ZNS, Vergiftung mit Beruhigungsmitteln	
Kußmaul-Atmung	Vertiefte, regelmäßige Atmung	Metabolische Azidose, z. B. Hyperglykämie (S. 329)	
Cheyne-Stokes-Atmung	Periodisch an- und abschwellende Atemzüge, von kurzen Pausen unterbrochen	Durchblutungsstörungen des Gehirns, Vergiftungen (→ Störung des Atemzentrums)	
Biot-Atmung	Vereinzelte tiefe und kräftige Atemzüge, plötzlich von längeren Pausen unterbrochen	Häufig bei Patienten mit erhöhtem Hirndruck, z. B. bei SHT (→ Störung des Atemzentrums)	
Schnappatmung	Vereinzelte tiefe Atemzüge mit anschließenden, langen Atempausen	Kurz vor dem Tod	

Eher selten fallen Störungen im **Atemrhythmus** (▶ Tab. 8.1) auf – sind aber dann immer Ausdruck einer schwerwiegenden Erkrankung.

Charakteristische Atemgerüche lassen sich bei bestimmten Erkrankungen wahrnehmen. Bei der Hyperglykämie (S. 329) riecht die Ausatemluft z. B. häufig nach Aceton (Nagellack).

Auskultation

Beim spontan atmenden Patienten erfasst man grundsätzlich auch die **Belüftung der verschiedenen Lungenabschnitte mit dem Stethoskop**. Dazu genügt es meist, die Brust über vier Quadranten (oben und unten jeweils rechts und links) abzuhören (▶ Abb. 8.3). Wird dabei ein „B-Problem" (= Belüftungsstörung) erkannt, muss auch der Rücken abgehört werden. Der Normalbefund ist ein gleich starkes Atemgeräusch über der gesamten Lunge. Abgeschwächte oder gar fehlende Atemgeräusche sind ein Hinweis auf eine lebensbedrohliche Situation wie z. B. einen **Spannungspneumothorax** (S. 352). Zu den Atemnebengeräuschen siehe ▶ Tab. 10.1. Bei Traumapatienten genügt oft auch ein „seitenvergleichendes" Abhören der rechten und der linken Lunge. Zudem wird auch kurz das Herz abgehört, um evtl. ein „schmatzendes" Geräusch, das bei einer Herzbeuteltamponade entsteht, nicht zu „überhören".

Abb. 8.3 Auskultation der Lunge.

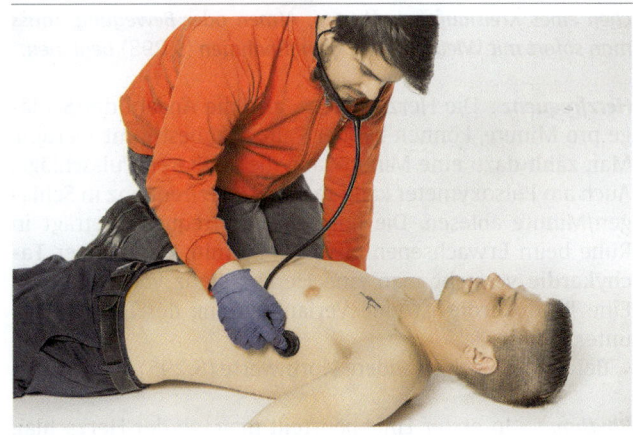

Foto: Kirsten Oborny

Pulsoxymetrie

Die **Pulsoxymetrie** (S. 203) misst die O_2-Partialsättigung (SpO_2) des Blutes und ist somit ein Maß für die O_2-Versorgung des Körpers. Da sie nur aus einer Pulskurve errechnet werden kann, ist sie auch ein Indikator für die mechanische Herzfrequenz. Zugleich kennzeichnet sie praktisch den Übergang von „B" nach „C".

Maßnahmen bei Störungen von „B"

Die **Maßnahmen bei Störungen von „B"** richten sich nach Schwere der Beeinträchtigung und sind im Kapitel Arbeitstechniken (S. 208) ausführlich beschrieben. Sie reichen von der atemerleichternden Lagerung mit erhöhtem Oberkörper über die O_2-Gabe zur assistierten Beatmung und ggf. Intubation. Ein- oder beidseitig fehlende Atemgeräusche können auf einen (Spannungs-)Pneumothorax hindeuten (beim Spannungspneumothorax sofortige Entlastungspunktion oder Thoraxdrainage!).

C – Circulation: Kreislaufkontrolle

Pulspalpation

Mit „C" beurteilt man die Herzfunktion und die Kreislaufsituation. Dabei wird zunächst der **Puls getastet**.

Bei bewusstseinsklaren Patienten erfolgt die Pulspalpation am einfachsten durch Ertasten der **A. radialis**. Dafür werden Zeige- und Mittelfinger an der radialen Seite des Handgelenks aufgelegt.

ACHTUNG

Manchmal passiert es, dass man statt dem Puls des Patienten die eigene Pulsation im palpierenden Finger tastet. Zwischendurch also ruhig mal die Position verändern und die Palpation der A. carotis anschließen.

Bei bewusstlosen, verletzten oder vermutlich „schockigen" Notfallpatienten sollte die Pulspalpation „zentral" an der **A. carotis** (▶ Abb. 8.4) oder der **A. femoralis** erfolgen. Hier ist bei erhaltenem Kreislauf auch bei einer Zentralisation und niedrigem Blutdruck bis ca. 70 mmHg noch ein Puls zu tasten. Dies geschieht durch sanftes Auflegen von Zeige-, Mittel- und Ringfinger auf den Hals direkt seitlich der hart tastbaren Luftröhre oder bei der A. femoralis direkt unterhalb des Leistenbandes. Ist ein Puls tastbar, werden anschließend Frequenz, Rhythmus und Pulsqualität beurteilt.

! *Merken* Fehlende Kreislaufzeichen

Ist am Hals kein Puls tastbar und gibt es auch keine weiteren Zeichen eines Kreislaufs wie Husten, Atmen oder Bewegung, muss man sofort mit Wiederbelebungsmaßnahmen (S. 298) beginnen.

Herzfrequenz • Die Herzfrequenz, also die Anzahl der Schläge pro Minute, können bei der Palpation bestimmt werden. Man zählt dazu eine Minute lang die tastbaren Pulsschläge. Auch am Pulsoxymeter kann man die Herzfrequenz in Schlägen/Minute ablesen. Die normale Herzfrequenz beträgt in Ruhe beim Erwachsenen etwa 60–80/min. Unter einer **Tachykardie** versteht man eine Herzfrequenz von > 100/min. Eine **Bradykardie** ist eine Verlangsamung des Herzschlags unter 60/min.

Bei Kindern gelten andere Normwerte (S. 295).

Rhythmus • In erster Linie beurteilt man, ob der Herzschlag regelmäßig oder unregelmäßig ist. Ein unregelmäßiger Herzschlag ist ein Zeichen für eine Herzrhythmusstörung (S. 288).

Bei manchen Herzrhythmusstörungen oder einer schweren Herzinsuffizienz kann es vorkommen, dass nicht alle Herzaktionen als Pulsschläge peripher ankommen. Im EKG erkennt man dann mehr elektrische Impulse, als Pulsschläge peripher tastbar sind oder als die Pulsoxymetrie am Finger anzeigt (sog. **Pulsdefizit**).

Abb. 8.4 Palpation des zentralen Pulses.

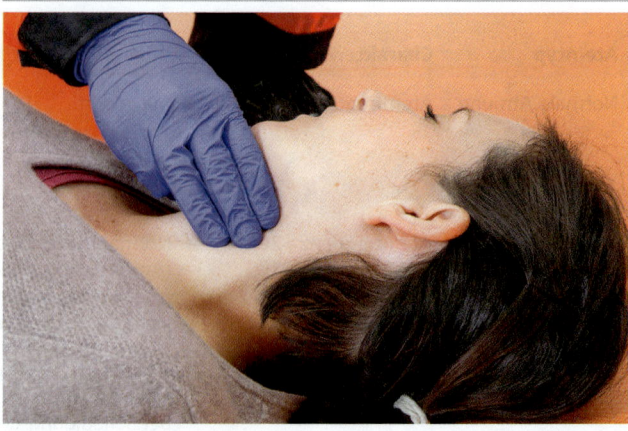

Der Puls der A. carotis wird am Hals mit 3 Fingern getastet.
Foto: Kirsten Oborny

Video

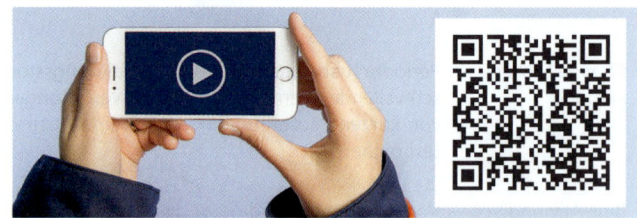

Über die Atemkontrolle und Pulspalpation gibt es auch ein Video!

Blutdruck

Der Blutdruck wird nach der Methode von Riva-Rocci gemessen (S. 200). Eine Blutdruckmessung erfolgt nur dann, wenn ein Puls tastbar ist.

Nagelbettprobe

Die **Nagelbettprobe** ist ein einfacher Test (▶ Abb. 8.5), mit dem man die periphere Durchblutung und somit die Kreislauffunktion des Patienten einschätzen kann. Eine **verlängerte Rekapillarisierungszeit** (> 2 Sek.) deutet auf eine **periphere Minderdurchblutung**, z. B. im Rahmen einer Zentralisation bei Schock (S. 268). Als Begleitbefund findet sich hier häufig eine blasse, fahle Gesichtshaut.

ACHTUNG

Der Test ist fehleranfällig: Ist es kalt oder hat der Patient gerade eben geraucht, ist die Kapillardurchblutung dadurch gestört und man kann den Test nicht verwerten.

„Versteckte Blutungen"

Bei sicher oder möglicherweise verunfallten Patienten versucht man außerdem, bedrohliche „versteckte" Blutungen zu erkennen. So deutet eine Abwehrspannung bei Palpation des Abdomens auf eine intraabdominelle Blutung (S. 321) und Schmerzen bei Kompression des Beckens auf eine Beckenfraktur (S. 356) hin. Auch Frakturen großer Röhrenknochen, v. a. des Oberschenkels, können zu lebensbedrohlichen Blutverlusten führen.

Abb. 8.5 Nagelbettprobe.

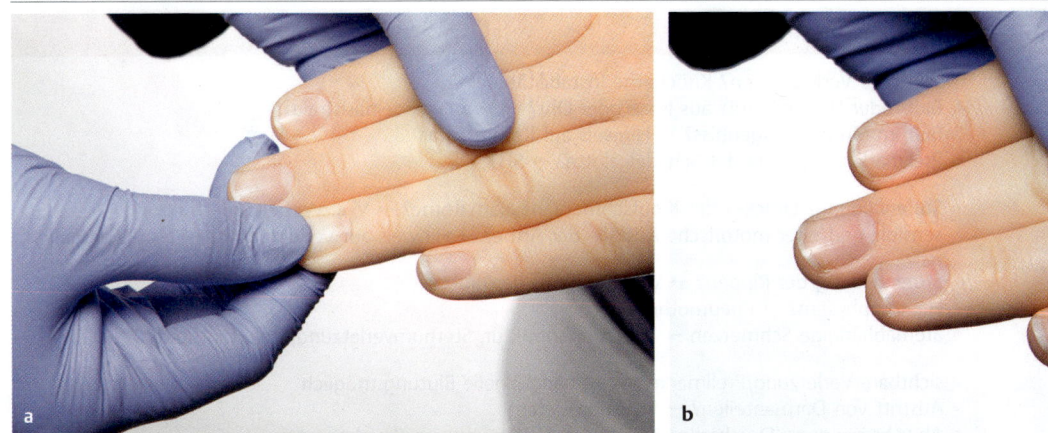

a Zunächst drückt man etwa 2 Sekunden fest auf den vorderen Teil eines Fingernagels des Patienten. Das Blut wird so aus dem Gewebe gedrückt, dieses färbt sich dabei unter dem Fingernagel weißlich.

b Nun lässt man den Fingernagel los und das Gewebe unter dem Fingernagel wird wieder durchblutet (sog. Rekapillarisierungszeit, CRT = capillary refill time) und färbt sich wieder rosig. Normalerweise dauert das weniger als 2 Sekunden.

Fotos: Kirsten Oborny

Video

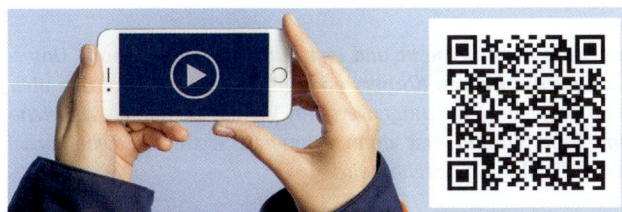

Über die Nagelbettprobe gibt es auch ein Video!

Maßnahmen bei Störungen von „C"

Die Maßnahmen, um Störungen von „C" zu beheben, reichen je nach Schwere der Beeinträchtigung vom Etablieren eines i. v.-Zugangs und Volumenersatz über die Katecholamingabe (z. B. Adrenalin) bis zur CPR (S. 298).

D – Disability: neurologisches Defizit?

Es folgt nun die Beurteilung von „D" – **Disability**. Zwar wird der grobe Bewusstseinszustand bei der Beurteilung von „A" und „B" meist durch die Kontaktaufnahme und „Anschauen, Ansprechen, Anfassen" erfasst. Dennoch beurteilt man diesen bei „D" noch einmal gezielt und fokussiert. Das geschieht orientierend initial meist anhand des **AVPU-Schemas** (▶ Tab. 8.2). Gegebenenfalls kommt dann noch die **Glascow Coma Score** (GCS) zur Anwendung – eine genauere Skala zur Beurteilung von Patienten mit Schädel-Hirn-Trauma (S. 346). Die Orientierung eines Patienten prüft man nach Zeit, Ort, Person, Situation: Welcher Tag ist heute? Wo sind wir hier? Wie heißen Sie? Was ist gerade passiert?

ACHTUNG

Bei Bewusstlosigkeit („unresponsive" nach AVPU) muss man davon ausgehen, dass die Schutzreflexe ausgefallen sind. Es dürfen unter keinen Umständen oral Medikamente (z. B. Tabletten) verabreicht werden (Aspirations- und Erstickungsgefahr!).

Regelhaft getestet wird außerdem die **Pupillenreaktion** auf Lichteinfall (Testung der Hirnnerven II und III). Dazu leuchtet man mit einer Diagnostikleuchte in ein Auge des Patien-

Abb. 8.6 Anisokorie.

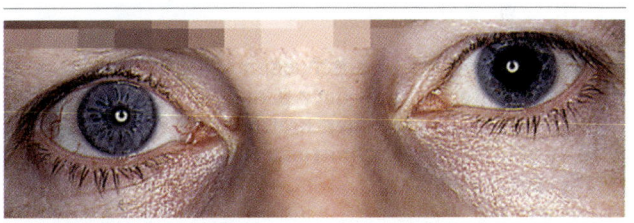

Aus: Füeßl H, Middeke M. Duale Reihe Anamnese und klinische Untersuchung. Thieme; 2014

Tab. 8.2 AVPU-Schema

AVPU	Reaktion des Patienten
A (Alert)	Patient ist ansprechbar und orientiert
V (Verbal Stimuli)	Patient reagiert nur auf (laute) Ansprache
P (Painful Stimuli)	Patient reagiert nur auf Schmerzreiz
U (Unresponsive)	Patient ist nicht ansprechbar, er ist bewusstlos

ten. Als normale Reaktion kann man beobachten, dass sich sowohl die Pupille des Auges, in das man leuchtet, als auch die Pupille des anderen Auges verengt (= konsensuelle Lichtreaktion). Der Normalbefund sind also gut lichtreagible, kreisrunde Pupillen. Pathologische Befunde wären lichtstarre, weite Pupillen (keine Reaktion auf Lichteinfall), entrundete oder unterschiedlich weite Pupillen (Pupillendifferenz = Anisokorie, vgl. ▶ Abb. 8.6)

! Merken Störung der Pupillenreaktion

*Eine **Pupillendifferenz** oder eine fehlende **Lichtreaktion** sind bei nicht am Auge operierten Patienten (die also weder ein Glasauge noch eine Kunstlinse haben) ein deutlicher Hinweis auf ein intrakranielles Geschehen/intrakranielle Drucksteigerung, bei dem höchste Eile geboten ist.*

Tab. 8.3 Mögliches Vorgehen und mögliche Untersuchungsbefunde beim Body-Check

Körperregion	Untersuchung auf
Kopf	• sichtbare Verletzungen? Knöcherne Instabilitäten? • Blut- oder Liquoraustritt aus Nase oder Ohr? → V. a. Schädelbasisfraktur • Blut im Mund? Zungenbiss? → Hinweis auf Krampfanfall • Prellmarken? Stufe in der Schädelkalotte? → SHT
Wirbelsäule (v. a. HWS!)	• Stufenbildung? Druck- oder Klopfschmerzen? Hämatome? → V. a. Wirbelkörperfraktur • sensible und/oder motorische Ausfälle der Arme? → Hinweis auf Verletzung des Halsrückenmarks
Thorax	• Stufenbildung der Rippen? → V. a. Rippen(serien)fraktur • Hautemphysem? → Pneumothorax • atemabhängige Schmerzen → V. a. Rippenfraktur, Sternumverletzung, Pneumothorax
Abdomen	• sichtbare Verletzung/Prellmarke? → intraadominelle Blutung möglich • Austritt von Darmanteilen? → Infektionsgefahr! • Abwehrspannung/Druckschmerz? → V. a. Verletzung von Bauchorganen • Klopfschmerzen an der Nieren → V. a. Nierenquetschung
Becken	• Kompressionsschmerz? → V. a. Beckenfraktur • Blutaustritt aus der Harnröhre? → V. a. Verletzung von Blase, Harnröhre oder Nieren • unkontrollierter Abgang von Stuhl/Urin → spinales Trauma DD Krampfanfall
Extremitäten	• Fehlstellungen? Druckschmerz? Krepitation? → V. a. Fraktur • Amputation? • motorische und/oder sensible Ausfälle an den Beinen → V. a. LWS-Trauma

Je nach Situation erfolgt anschließend eine körperlich-**neurologische Untersuchung**, die z. B. die Prüfung von Reflexen und die Einschätzung einer Kraftminderung umfasst. Sie wird ausführlich im Abschnitt neurologische Erkrankungen (S. 374) besprochen.

ACHTUNG

Bei der neurologischen Untersuchung ist es sehr wichtig, den vorherigen Zustand des Patienten zu berücksichtigen: Bereits bestehende neurologische Defizite wie z. B. eine Demenzerkrankung oder eine Halbseitenlähmung müssen von neu aufgetretenen Symptomen abgegrenzt werden. Das gelingt oft nur durch Befragen der Angehörigen und anderer anwesender Personen, wie z. B. Pflegepersonal im Altenheim.

Zu „D" gehört auch immer eine **Blutzuckermessung**: Sie ist einfach durchzuführen und Störungen des Blutzuckerspiegels („Unterzucker" und „Überzucker") sind eine häufige Ursache von Bewusstseinsstörungen (S. 375).

E – Exposure, Environment

Der Untersuchungsschritt „E" beinhaltet mehrere Aspekte. An erster Stelle steht dabei „**exposure**", was wörtlich übersetzt „Enthüllung" heißt. Mithilfe einer **strukturierten Ganzkörperuntersuchung** (auch **Body-Check** oder Trauma-Check) wird der ganze Körper des Patienten beurteilt und auf Verletzungen untersucht. Hierbei sollte die Würde des Betroffenen so gut wie möglich gewahrt bleiben. Das bedeutet, dass man also ggf. nacheinander erst den Ober- und dann den Unterkörper entkleidet oder beispielsweise den Intimbereich nur kurz inspiziert und dann wieder bedeckt. Beispielhaft sind Vorgehen und Untersuchungsbefunde beim Body-Check ▶ Tab. 8.3 zu entnehmen.

! Merken Body-Check

Der Befund des Body-Checks darf bei der Übergabe im Krankenhaus nicht unterschlagen werden. Oft werden „kleine" Begleitverletzungen wie Prellungen und Schürfungen zu Anfang von den

Patienten nicht bemerkt und erst durch eine wiederholte Untersuchung des ganzen Körpers erkannt. Gelegentlich werden aber auch schwere Verletzungen erst im Verlauf bemerkt, z. B. wenn eine Leberblutung erst dann schmerzt, wenn die Leberkapsel durch die Blutung gedehnt wird.

Außerdem spielen bei „E" der **Erhalt der Körperwärme** (S. 366), der **Schutz vor Umwelteinflüssen** („environment") und die **Schmerzbekämpfung** (S. 132) eine entscheidende Rolle.

Video

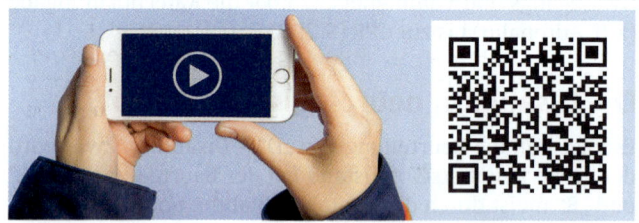

Über den Body-Check gibt es auch ein Video!

8.2.2 Vorgehen nach ABCDE: Fallbeispiel

Da der Ablauf und das Abarbeiten des ABCDE-Schemas zentraler Bestandteil sowohl der täglichen Arbeit als auch der Prüfungen im Rettungsdienst sind, wird das ABCDE-Schema im Folgenden anhand eines Fallbeispiels eingehend erläutert. Grundsätzlich gilt, dass der Untersuchungsaufwand der Situation anzupassen ist. Bei einem Patienten, der die Tür öffnet und sich unterhält, müssen nicht explizit alle Prioritäten des ABCDE-Schemas **im Detail** abgearbeitet werden (= symptomorientierte Untersuchung/Vorgehen). Gleichwohl sollte das Schema im Hinterkopf durchgegangen werden, um nicht doch etwas zu vergessen oder zu übersehen.

Fallbeispiel Folgenschwerer Toilettengang

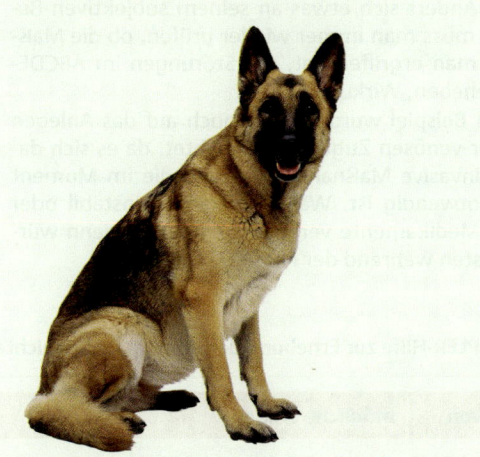

© PhotoDisc

Ein sonniger Morgen. Nach kurzer Fahrt mit dem RTW erreicht das Team eine Reihenhaussiedlung. Das Einsatzstichwort lautet Synkope. Das RTW-Team „rennt" die schon offen stehende Haustür mit dem Namensschild „Fam. Sauer" ein und ruft laut „Hallo! Hier ist der Rettungsdienst! Wo sind Sie denn?" Aus dem oberen Stockwerk antwortet eine Frauenstimme: „Hierher! Im Bad! Hier liegt mein Mann!" Die Kollegen stürzen die Treppe hinauf, nehmen dabei immer zwei Stufen auf einmal. Oben angekommen sehen sie durch die geöffnete Badezimmertür einen Mann auf dem Boden liegen. Er ist mit einem Bademantel bekleidet, ca. 70 Jahre alt und normal gebaut. Neben ihm kniet eine Frau im gleichen Alter. Davor steht ein ausgewachsener Schäferhund, der umgehend heftig zu bellen beginnt.

Unter der Annahme, dass Schutzkleidung und Einmalhandschuhe schon im Fahrzeug getragen werden, besteht die erste Maßnahme darin, den Hund „ruhig zu stellen". Das Rettungsteam fordert daher zunächst die Frau auf, den Hund in ein anderes Zimmer zu bringen, damit er die Arbeit des Rettungsteams nicht behindert. Hunde reagieren oft verunsichert und aufgrund dessen aggressiv, wenn plötzlich Fremde in der eigenen Wohnung auftauchen. Dies gilt umso mehr, wenn diese Personen, z. B. durch Untersuchungen, auch noch Schmerzäußerungen bei ihrem „Herrchen" verursachen. Die Besitzer der Tiere denken in Notfallsituationen oft nicht an diese Reaktionsmöglichkeit ihres Vierbeiners, sind aber meist schnell einsichtig und folgen dann den Anweisungen des Rettungsdienstes.

Nebenbei bemerkt, ist es zwar „sportlich", eine Treppe doppelt so schnell hochzurennen wie im Normalfall, ber man stolpert und stürzt auch häufiger. Prinzipiell sollte man sich zügig, aber nicht hastig zum Einsatzort hin bewegen und alles vermeiden, was zusätzlichen Stress für den Notfallpatienten verursacht. Dazu gehört auch unnötig lautes Rufen an der Haustür, um auf sich aufmerksam zu machen.

Nachdem der Hund kurzfristig im Schlafzimmer „untergebracht" wurde, erkennt das RTW-Team, dass im Badezimmer keine weiteren Gefahrenquellen vorhanden sind. Beispielsweise ist der Boden trocken und es sind keine Elektrogeräte in Steckdosen eingesteckt. Die Kollegin sieht Herrn Wagner an, er ist blass und etwas zittrig. Sie kniet sich neben den am Boden liegenden Patienten und sagt: „Guten Tag, meine Name ist Wagner vom Rettungsdienst. Was ist denn passiert?"

Dieses scheinbar banale Vorgehen ist in Notfallsituation essenziell, da dieses „normale Verhalten" der Notfallsituation ein wenig den Stress nimmt. Im Übrigen gehört es auch zum „guten Ton", sich vorzustellen, wenn man einem fremden Menschen begegnet (S. 176).

Herr Sauer blickt Frau Wagner an und antwortet: „Ich weiß auch nicht. Ich war auf der Toilette fertig und bin aufgestanden, um mir die Hände zu waschen – und dann werde ich wach, als meine Frau neben mir kniet und mich rüttelt wie verrückt."

Die **Atemwege** sind also „frei" und, da Herr Sauer normal sprechen kann, ist auch die Atmung („*Breathing*") als „normal" anzusehen. Das **Bewusstsein** ist erhalten, was bei dem Einsatzstichwort „Synkope" von großer Bedeutung ist. Als Nächstes wird die **Circulation**, also die Herz-Kreislauf-Funktion des Patienten eingeschätzt.

„Aha", antwortet die Kollegin Wagner. „Mein Kollege wird Ihnen nun einen O_2-Sensor am Finger anbringen und ein EKG auf die Brust kleben. Ich messe in der Zwischenzeit Ihren Blutdruck. Ist das in Ordnung?" Herr Sauer nickt eifrig und meint: „Ich war erst letzte Woche beim Hausarzt und da war alles okay!"

Es ist sehr wichtig, dem Patienten verständlich zu erklären, warum welche Maßnahmen ergriffen werden. Dies mindert Angst und Stress, was wiederum den Kreislauf stabilisiert. Zudem gebietet es der Respekt gegenüber dem Patienten, ein Schema nicht wortlos abzuarbeiten.

Die SpO_2 beträgt 98 %, die HF 96 Schläge/min. Der Blutdruck liegt bei 110/70 mmHg. Das EKG zeigt einen Sinusrhythmus. „Ihre Werte sind in Ordnung, Herr Sauer", fasst Kollegin Wagner zusammen. „Ich würde Ihnen jetzt noch mal kurz in die Augen leuchten und Sie am ganzen Körper untersuchen. Mein Kollege müsste Sie kurz in die Fingerspitze stechen, um Ihren Blutzucker zu messen." Herr Sauer nickt wieder. „Wissen Sie, ich hab nur ein wenig Bluthochdruck und sonst nix. Ich halt mich fit! Wir fahren viel Fahrrad und achten auch auf gesunde Ernährung."

Die leicht erhöhte Herzfrequenz von Herrn Sauer ist wohl der Aufregung geschuldet. Der Blutdruck ist für einen Menschen mit sonst eher höheren Werten etwas niedrig. Da der Patient sich aber bereits wieder erholt, ist eine Infusionsgabe nicht sofort angezeigt. Die darauffolgende Untersuchung der Pupillenreaktion und das Messen des Blutzuckers gehören zur Beurteilung des neurologischen Status (**Disability**).

Bei Herrn Sauer ist die Pupillenreaktion beidseits positiv auf Lichteinfall und er kann alle Gliedmaßen auf Aufforderung bewegen. Der Blutzucker liegt bei 95 mg/dl. „Haben Sie heute schon gefrühstückt?", fragt Frau Wagner. „Nein ... ich bin heute mal ein wenig später aufgestanden. Die Nacht war so warm und ich bin erst spät eingeschlafen. Sagen Sie, könnte ich mich hinsetzen? Die Fliesen sind ganz schön hart und mir geht es doch wieder gut."

In diesem konkreten Fall lassen sich also hinsichtlich des neurologischen Status keine Probleme feststellen. Dennoch sollte dem Wunsch des Patienten, sich hinzusetzen, im Moment noch nicht entsprochen werden, denn es fehlt noch die Beurteilung der Kategorie **Exposure**. Diese Untersuchung kann, wie im Fallbeispiel beschrieben, fast gleichzeitig mit der neurologischen Untersuchung erfolgen. Wenn der Patient – wie hier – die Extremitäten bewegen kann und keine Schmerzen hat, ist es unwahrscheinlich, dass eine Fraktur vorliegt, die versorgt werden muss. Dennoch ist Herr Sauer ja offenbar gestürzt, und da es in einem Badezimmer ausreichend harte Ecken und Kanten gibt, an denen man sich verletzen kann, könnte er sich eine Schürfwunde oder Prellung zugezogen haben.

„Also, Herr Sauer: Ich fasse noch einmal zusammen: Sie können tief durchatmen, Ihr Kreislauf ist stabil, Sie haben so weit keine neurologischen Auffälligkeiten und wir können bei Ihnen keine äußeren Verletzungen feststellen. Wenn Sie möchten, helfen wir Ihnen jetzt vorsichtig beim Hinsetzen und sehen mal, wie Ihr

Kreislauf darauf reagiert." Herr Sauer nickt erneut und sagt: „O ja, das wäre für meinen Rücken eine Wohltat. Wissen Sie, ich hab viel mit dem Kreuz gearbeitet als Maschinenschlosser."

Auch beim Aufsetzen verändert sich der Zustand des Patienten nicht, außer dass sein Blutdruck auf 120/80 mmHg steigt. Dies ist jedoch eine normale Reaktion auf das Aufrichten. Die Herzfrequenz von Herrn Sauer bleibt stabil: Der besonnene Umgang des RTW-Teams mit ihm und seine insgesamt nachlassende Aufregung wirken beruhigend.

Die Untersuchung nach ABCDE-Schema ist damit beendet. Ein einmal abgearbeitetes ABCDE-Schema sollte aber nicht als „abgehakt und fertig" betrachtet werden. Vielmehr muss man die Situation immer wieder neu einschätzen und bewerten (*Reevaluation*, Reassessment). Dabei sollte das Augenmerk auf auffällige Befunde gelegt werden: Wird dem Patienten in den nächsten Minuten erneut schwindelig? Ändert sich etwas an seinem subjektiven Befinden? Auch muss man immer wieder prüfen, ob die Maßnahmen, die man ergriffen hat, um Störungen im ABCDE-Schema zu beheben, Wirkung zeigen.

In unserem Beispiel wurde bisher noch auf das Anlegen eines peripher-venösen Zuganges verzichtet, da es sich dabei um eine invasive Maßnahme handelt, die im Moment noch nicht notwendig ist. Wäre der Patient instabil oder müssten gar Medikamente verabreicht werden, dann würde das am besten während der Phase „C" erfolgen.

! Merken Regeln für das ABCDE

- *Jeder Patient wird nach dem ABCDE-Schema beurteilt – egal, wie gesund er scheinen mag.*
- *Probleme immer in der Reihenfolge des ABCDE-Schemas beheben, also immer A vor B vor C vor D vor E.*
- *Störungen nach ABCDE werden vorrangig behandelt – eine Verdachtsdiagnose kann warten.*
- *Einfache Maßnahmen zuerst, aufwendigere danach (also den Puls fühlen, bevor man ein EKG anlegt).*
- *Jedes Problem im Bereich ABCDE muss sofort gelöst werden, bevor man weiter untersucht. Verschlechtert sich der Zustand des Patienten oder hat man die Übersicht über den Zustand des Patienten verloren, muss man mit der Beurteilung wieder bei A beginnen.*

RETTEN TO GO

ABCDE-Schema

Das ABCDE-Schema ist ein international bewährtes Schema mit klaren Handlungsanweisungen für die Erstversorgung von Notfallpatienten. Es beinhaltet:

A – Airway: Atemwege kontrollieren, freimachen, freihalten, bedrohliche Blutungen stoppen, HWS immobilisieren

B – Breathing: Atmung beurteilen, O_2-Versorgung sicherstellen, ggf. Beatmung, Entlastungspunktion/Thoraxdrainage

C – Circulation: Kreislauffunktion beurteilen. Hinweis auf versteckte Blutungen?

D – Disability: neurologisches Defizit? AVPU, ggf. GCS, BZ messen.

E – Exposure, Environment: Body-Check, Schutz vor Umwelteinflüssen, Wärmeerhalt, Schmerzbekämpfung

Probleme nach ABCDE werden grundsätzlich vorrangig und in der Reihenfolge des Schemas behandelt (also A vor B vor C ...). Das ABCDE-Schema muss regelmäßig reevaluiert, also neu abgearbeitet werden, um keine Zustandsänderung des Patienten zu übersehen.

8.3 Anamnese nach SAMPLER

In unserem Fallbeispiel stellt sich nun die Frage, ob Herr Sauer überhaupt ins Krankenhaus möchte oder sollte. Da er anscheinend im Vollbesitz seiner geistigen Kräfte ist, steht es ihm auch frei, weitere Behandlungen und Untersuchungen abzulehnen (S. 488). Um dahin gehend eine zuverlässigere Entscheidungsbasis zu haben, ist es sinnvoll, etwas mehr über den Patienten zu erfahren. Auch für diese erweiterte Anamnese gibt es eine Merkhilfe, das sog. **SAMPLER-Schema** (▶ Tab. 8.4).

Tab. 8.4 SAMPLER-Hilfe zur Erhebung der Krankheitsgeschichte

Beurteilung von	mögliche Fragen
Symptome und Befunde (Messwerte)	aktuelle Beschwerden? Wann begonnen? Wie stark? Wo genau? Wohin ausstrahlend? Begleitbeschwerden?
Allergien	Bestehen Allergien, insbesondere auf Medikamente, Pflaster, Latex?
Medikamente (auch pflanzliche und nicht verschreibungspflichtige Präparate)	Welche Medikamente werden eingenommen? Wurden vor Kurzem Medikamente eingenommen (z. B. Schmerzmittel, potenzsteigernde Mittel, gerinnungshemmende Mittel)? Wurde evtl. vergessen, notwendige Medikamente zu nehmen? Wurden Medikamente verwechselt? Wurden zu viele Medikamente eingenommen? (Überdosierung?) Wurden in letzter Zeit Drogen konsumiert oder besteht eine Abhängigkeit? Gegebenenfalls kann in der Klinik direkt ein Antidot bereitgestellt werden.
Patienten-Vorgeschichte	Bestehen relevante Vorerkrankungen oder wurde der Patient kürzlich operiert? Ist der Patient aktuell in Behandlung? Bei Frauen: Besteht die Möglichkeit einer Schwangerschaft?
Letzte Mahlzeit	Wann und was hat der Patient zuletzt zu sich genommen? Wichtig für mögliche Operation. Letzter Stuhlgang/letzte Miktion?
Ereignisse, die zum Notfall führten	Gibt es bestimmte Ereignisse, die den Notfall ausgelöst haben oder die ihm vorangingen?
Risikofaktoren	Gibt es Lebensgewohnheiten, die bestimmte Erkrankungen wahrscheinlicher machen, wie Diabetes, Übergewicht oder eine Schwangerschaft?

*„Ach, Frau Wagner ... mir geht es schon viel besser. Ich glaube, ich muss nicht mit Ihnen ins Krankenhaus fahren. Das dauert immer so lange und macht so viele Umstände für meine Frau. Das letzte Mal hab ich fast 3 h auf dem Gang gelegen und musste so dringend auf Toilette." Frau Wagner nickt verständnisvoll: „Das kann ich gut verstehen und wir werden Ihren Wunsch auch respektieren, aber vorher würde ich gerne noch ein wenig mehr über Sie erfahren, damit wir nichts übersehen." „Na dann ... ich hab Ihnen ja schon gesagt, ich bin kerngesund mache viel Sport für mein Alter!" – „Okay. Aber hatten Sie, bevor Sie ohnmächtig wurden, auf der Toilette oder gestern Nacht bereits irgendwelche Besonderheiten oder Veränderungen bei sich festgestellt (**S**ymptome)? – „Nein", antwortet Herr Sauer. „Die Nacht war heiß und ich habe viel geschwitzt, aber sonst war nichts." „In Ordnung. Haben sie **A**llergien und welche **M**edikamente nehmen sie regelmäßig ein? Sie erwähnten da was gegen Blutdruck." „Allergien hab ich keine, aber gegen den Blutdruck nehme ich Exforge® – aber das ist nur eine Tablette! Es entsteht eine Pause. „Ach ja, und dann habe ich noch diese zusätzlichen Wassertabletten für morgens ... die hatte ich aber gestern Morgen vergessen und dann zum Abend genommen."*

Exforge® ist ein kombiniertes RR-Mittel und die zusätzliche Wassertablette deutet darauf hin, dass bei Herrn Sauer doch ein schwerer Bluthochdruck vorzuliegen scheint.

*„Okay. Waren Sie sonst schon mal in Behandlung oder sind Sie operiert worden? Oder sind Sie regelmäßig bei einem Arzt in Behandlung?" (**P**atientenvorgeschichte). „Nein – nur bei meinem Hausarzt. Der checkt immer alles durch, mit Blutprobe, und sagt, ich bin so fit wie ein Vierzigjähriger!"*

Eine Frage nach der **l**etzten Mahlzeit („**L**") erübrigt sich fast, da Herr Sauer schon gesagt hatte, dass er noch nicht gefrühstückt hatte. Streng genommen muss man aber nach der letzten Nahrungsaufnahme fragen, insbesondere, wenn eine Intubation zur Sicherung der Atemwege anstehen könnte.

*„Und auf dem Weg zur Toilette heute Morgen war auch nichts anders als sonst? Kein Schwindel oder Schwarzwerden vor den Augen?", fragt Kollegin Wagner ruhig weiter. (**E**reignisse direkt vor dem Notfall). „Na ja ... wenn Sie so fragen ..." sagt Herr Sauer langsam. „Mir war nach dem Aufstehen schon kurz schwindelig, sodass ich mich nochmal auf den Kleiderstuhl im Schlafzimmer gesetzt hab. Dann war mir auch ein wenig übel und ich dachte, bevor ich mich übergeben muss, geh ich mal schnell ins Bad ..."*

„Da können Sie sich aber noch dran erinnern?", fragt Frau Wagner weiter. „Ja. Ich hatte ja noch den Deckel hochklappen müssen, und solange ich saß, ging es eigentlich auch wieder." – „Was heißt das genau? Weniger oder gar kein Schwindel mehr?" Frau Wagner lässt nicht locker und bohrt nach. „Ein wenig schwindelig war mir die ganze Zeit, aber das ist doch mal normal in meinem Alter, oder?" „Na dann wäre es vielleicht doch besser, wir nehmen Sie mit, damit Sie nicht noch mal umfallen und sich dann noch was brechen." Frau Wagner blickt dabei Herrn Sauer aufmunternd in die Augen. „Und wenn im Krankenhaus alles in Ordnung ist, sind Sie ja auch in null Komma nichts wieder zu Hause."

Das Abfragen nach SAMPLER hat ergeben, dass bei Herr Sauer wohl am ehesten eine orthostatische Synkope (S. 382) vorlag, wahrscheinlich verursacht durch den Wasserverlust durch starkes Schwitzen.

8.4 Anamnese nach OPQRST

Mithilfe der Anamnese nach OPQRST kann man noch gezielter nach den Beschwerden fragen und mögliche Ursachen eingrenzen. Sie findet v. a. bei Erkrankungen des Abdomens und des Herz-Kreislauf-Systems Anwendung.

Tab. 8.5 Die Anamnese nach OPQRST

Beurteilung von	mögliche Fragen
Onset	Wann haben die Beschwerden angefangen? Entwickelten sie sich plötzlich oder eher schleichend? Gab es einen Auslöser für die Schmerzen?
Provocation/ Palliation	Was verstärkt und was lindert die Beschwerden?
Qualität	Wie fühlt sich der Schmerz an? Stechend, drückend, brennend?
Region/Radiation	Wo genau befindet sich der Schmerz? Strahlt er in andere Körperregionen aus?
Severity (Stärke)	Wie stark sind die Schmerzen (Skala von 1–10)? 1 bedeutet geringer Schmerz, 10 stärkster vorstellbarer Schmerz.
Time	Traten diese Beschwerden schon öfter auf?

8.5 Untersuchung nach IPPAF

Tab. 8.6 Vollständige Notfalluntersuchung nach IPPAF

Abkürzung	Bedeutung	beispielhafte Befunde
Inspektion	Betrachtung	fahle Haut (Schock, Blutarmut), trockene Schleimhäute (Exsikkose)
Palpation	Abtasten	bretthartes Abdomen (Peritonitis), Ödeme (Herzinsuffizienz)
Perkussion	Beklopfen	abgeschwächter Klopfschall über der Lunge (Erguss)
Auskultation	Abhören	▶ Tab. 10.1, fehlende Darmgeräusche (paralytischer Ileus)
Funktion	Überprüfen der Funktion	Funktionseinschränkung (Frakturen, Lähmung bei Schlaganfall)

9 Notfallmedizinische Arbeitstechniken und Monitoring

9.1 Monitoring und apparative Diagnostik

Die **klinische Diagnostik** hat als oberstes Ziel, Informationen mittels unserer „Sinne" bei gleichzeitiger Beziehungsaufnahme zum Patienten zu gewinnen. Durch die Entwicklung technischer Hilfsmittel konnte die Patientenbeobachtung in den letzten Jahrzehnten durch **apparative** Diagnostik weiter unterstützt werden.

Das **Basismonitoring** ist ein im Rettungsdienst üblicherweise bei jedem Patienten angewandtes Verfahren zur Überwachung der Vitalwerte und deren Verlauf. Darunter versteht man zuallererst die Patienten**beoachtung**, die **Pulsoxymetrie**, die nichtinvasive **RR-Messung** und das „kleine" **EKG** zur Rhythmusdarstellung.

> **! Merken** „Treat your patient, not your equipment"
> *Gemäß dem Aspekt „Treat your patient, not your equipment" ist das absolute Augenmerk auf den Patienten und nicht auf den Monitor zu richten. Denn selbst wenn die Technik einmal nicht einsatzbereit ist oder einen Defekt aufweisen sollte, so können wir immer noch mit unseren Sinnen für die Behandlung wichtige Vitalparameter oder Zustände des Patienten erkennen.*

9.1.1 Blutdruckmessung

Grundlagen • Die Blutdruckmessung (auch: RR-Messung) ist ein wichtiges Verfahren zur Beurteilung der Herz-Kreislauf-Situation, das bei jedem Notfallpatienten angewendet wird.

Da der Blutdruck (S. 60) synchron zur Herzaktion innerhalb eines bestimmten Bereichs schwankt, besteht seine Angabe i. d. R. aus 2 Werten (der aktuellen Ober- und Untergrenze dieses Bereichs):

- Der **systolische Wert** entspricht dem aktuell höchsten Druck in den Arterien. Er wird v. a. von der Auswurfleistung des Herzens beeinflusst. Er gibt Auskunft darüber, ob der Patient **hyperton**, **normoton** oder **hypoton** ist.
- Der **diastolische Wert** ist die aktuelle Druckuntergrenze. Er entspricht im Prinzip dem dauerhaft in den Arterien herrschenden Druck (zu dem in der Systole noch die Druckwelle aus dem Herzen hinzukommt). Der diastolische Wert ist abhängig von der Dehnbarkeit und dem Füllungszustand der Blutgefäße. Er gibt somit Auskunft über den **peripheren Gefäßwiderstand**.

Ein weiterer Parameter, der im klinischen Alltag eine Rolle spielt, ist der **mittlere arterielle Druck** (**MAD**; auch: „arterieller Mitteldruck"). Er gilt als zuverlässiger Indikator für die **Organdurchblutung**. Man berechnet ihn nach folgender Formel:

$$MAD = \text{diastolischer Druck} + \frac{1}{3} (\text{systolischer Druck} - \text{diastolischer Druck})$$

Beispiel: Bei einem Blutdruck von 120/80 mmHg beträgt der MAD = 80 + ⅓ (120−80) = ca. 93 mmHg.

Durchführung • Die RR-Messung kann auf 3 verschiedene Arten erfolgen – **palpatorisch** (durch Tasten), **auskultatorisch** (mit einem Stethoskop) oder **oszillatorisch** (mithilfe eines Geräts, das Schwingungen darstellt).

Zur **palpatorischen** RR-Messung wird eine luftleere **RR-Manschette** um den entkleideten Oberarm des Patienten gelegt, sodass sich die untere Kante 2 Fingerbreit oberhalb der Ellenbeuge befindet. Zunächst wird der **Puls** an der Arteria radialis (= Speichenarterie) **getastet** und dann die Manschette mit dem Blasebalg aufgepumpt. Sobald der Manschettendruck den Blutdruck übersteigt, ist der Radialispuls nicht mehr tastbar. Pumpen Sie die Manschette ca. 30 mmHg über den Druck auf, an dem Sie keinen Puls mehr fühlen. Durch Öffnen des Ventils wird der Druck langsam abgelassen und der der **systolische Wert** auf einem Manometer der RR-Manschette abgelesen. Der Wert, der beim ersten Pulsschlag wahrgenommen wird, ist der systolische Druck des Patienten.

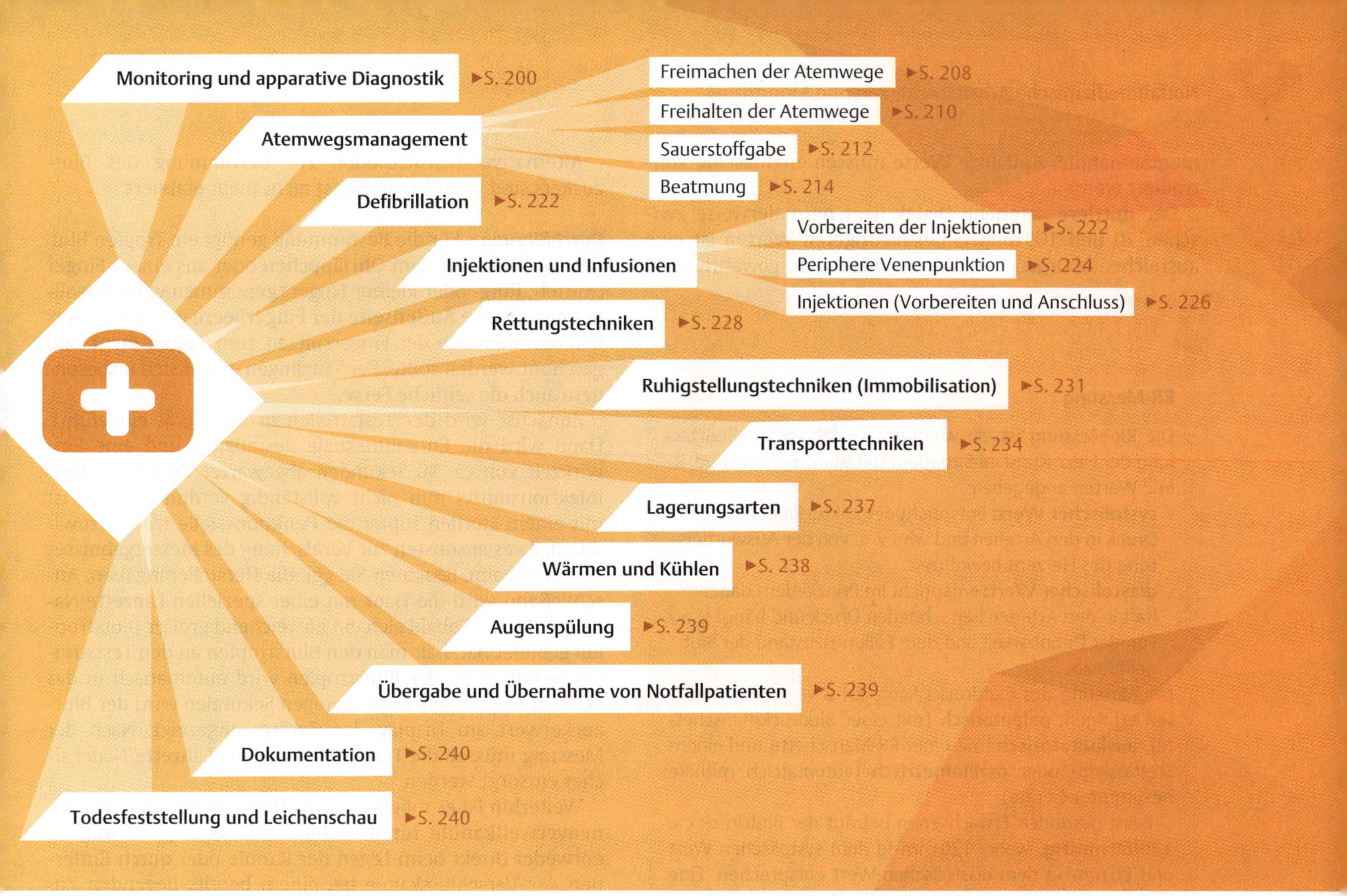

! Merken Palpatorische RR-Messung

Mit der palpatorischen Messung kann nur der systolische Wert festgestellt werden. Dieses Verfahren wird daher in erster Linie für die schnelle Einschätzung der Kreislaufsituation eingesetzt oder wenn starker Umgebungslärm die auskultatorische Messung erschwert.

Bei der **auskultatorischen** Methode (►Abb. 9.1) benötigt man eine **RR-Manschette** und ein **Stethoskop**. Bei dieser Messung beginnen Sie genau wie oben beschrieben. Bevor der Druck nun langsam abgelassen wird, müssen Sie sich die Ohroliven des **Stethoskops** in ihre äußeren Gehörgänge stecken und die Membran des Stethoskops auf die **Ellenbeuge** des Patienten legen. Nun können Sie den Druck langsam ablassen. Behalten Sie dabei das Manometer im Auge. Das erste hörbare Klopfgeräusch (Korotkow-Geräusch) entspricht dem **systolischen Wert**. Der Manschettendruck, unterhalb dessen die Klopfgeräusche verschwinden, entspricht dem **diastolischen** Druck.

Die **oszillometrische** Messung erfolgt automatisch mithilfe bestimmter Geräte, die mittels Drucksensoren die Pulswelle über Druckschwankungen (Oszillationen) in der Man-

Abb. 9.1 Auskultatorische Blutdruckmessung.

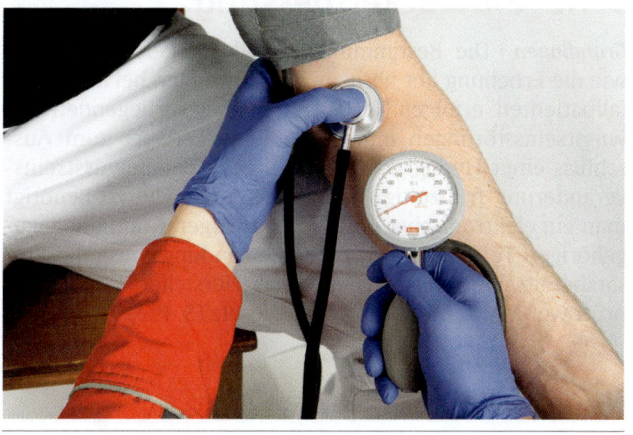

Foto: Kirsten Oborny

schette registrieren und daraus die RR-Werte ableiten. Diese Methode ist sehr genau, allerdings auch störanfällig, da Bewegungen (Armbewegungen, Muskelkontraktionen) und Erschütterungen (Fahrt im Rettungswagen) zu Fehlmessungen führen können.

Bewertung • Der Blutdruck beträgt beim gesunden Erwachsenen ca. **120/80 mmHg**, wobei 120 mmHg dem systolischen Wert und 80 mmHg dem diastolischen Wert entsprechen. Eine **Hypotonie** (zu niedriger Blutdruck) liegt vor, wenn die gemessenen RR-Werte unter 100/60 mmHg liegen. Werte ab 140/90 mmHg gelten als **Hypertonie** (zu hoher Blutdruck, s. ►Tab. 12.2). Bei der Interpretation der gemessenen Werte muss man diese Einflussfaktoren berücksichtigen – es handelt sich im Grunde immer nur um eine Momentaufnahme. Auffällige Werte müssen engmaschig kontrolliert werden.

Der **mittlere arterielle Druck** liegt normalerweise zwischen 70 und 105 mmHg. Bei niedrigeren Werten ist eine ausreichende Organdurchblutung nicht mehr gewährleistet.

📱 RETTEN TO GO

RR-Messung

Die RR-Messung ist ein wichtiges Verfahren zur Beurteilung der Herz-Kreislauf-Situation. Der Blutdruck wird i. d. R. in 2 Werten angegeben:

- **systolischer Wert:** entspricht dem aktuell höchsten Druck in den Arterien und wird v. a. von der Auswurfleistung des Herzens beeinflusst.
- **diastolischer Wert:** entspricht im Prinzip dem dauerhaft in den Arterien herrschenden Druck und hängt v. a. von der Dehnbarkeit und dem Füllungszustand der Blutgefäße ab.

Die Messung des Blutdrucks kann auf 3 verschiedene Arten erfolgen: **palpatorisch** (mit einer Bludruckmanschette), **auskultatorisch** (mit einer RR-Manschette und einem Stethoskop) oder **oszillometrisch** (automatisch mithilfe bestimmter Geräte).

Beim gesunden Erwachsenen beträgt der Blutdruck ca. **120/80 mmHg**, wobei 120 mmHg dem systolischen Wert und 80 mmHg dem diastolischen Wert entsprechen. Eine **Hypotonie** (zu niedriger Blutdruck) liegt bei Werten < 100/60 mmHg, eine **Hypertonie** (zu hoher Blutdruck) bei Werten > 140/90 mmHg vor.

9.1.2 Blutzuckermessung

Grundlagen • Die Bestimmung des Blutzuckers (BZ) sollte, wie die Erhebung der übrigen Vitalparameter, bei allen Notfallpatienten erfolgen. Insbesondere bei vorliegenden Bewusstseinsstörungen muss der Blutzuckerwert zum Ausschluss einer Hypoglykämie als Ursache der Bewusstseinsveränderung frühzeitig bestimmt werden. Hierzu benötigt man ein elektronisches **Blutzuckermessgerät** und die dazugehörigen **Teststreifen**. Vor der Anwendung muss die Einsatzbereitschaft entsprechend den Herstellerangaben geprüft werden, s. Medizinproduktegesetz (S. 492).

Alternative Testmethoden zur Bestimmung des Blutzuckers sind im Rettungsdienst nicht mehr etabliert.

Durchführung • Für die Bestimmung genügt ein Tropfen Blut, der entweder aus dem **Ohrläppchen** oder aus einem **Finger** (Mittel-, Ring- oder kleiner Finger) genommen wird. Es sollte immer in die **Außenseite der Fingerbeere** gestochen werden, da die Mitte der Fingerspitzen zum Tasten dient und geschont werden sollte. Bei Säuglingen eignet sich insbesondere auch die seitliche **Ferse**.

Zunächst wird der Teststreifen in das Gerät eingeführt. Dann wird die Entnahmestelle desinfiziert und eine Einwirkzeit von ca. 30 Sekunden abgewartet. Sollte das Desinfektionsmittel nun nicht vollständig verdunstet sein, ist mit einem sterilen Tupfer die Punktionsstelle trockenzuwischen, da es ansonsten zur Verfälschung des Messergebnisses kommen kann. Beachten Sie ggf. die Herstellerangaben. Anschließend wird die Haut mit einer speziellen Lanzette/Nadel punktiert. Sobald sich ein ausreichend großer Blutstropfen gebildet hat, hält man den Blutstropfen an den Teststreifen (▶ Abb. 9.2). Der Blutstropfen wird automatisch in das Testfeld eingesogen. Nach wenigen Sekunden wird der Blutzuckerwert am Display des Gerätes angezeigt. Nach der Messung müssen die Teststreifen und die Lanzette/Nadel sicher entsorgt werden.

Weiterhin ist es möglich, einen Tropfen Blut aus einer **Venenverweilkanüle** für die Blutzuckermessung zu nutzen, entweder direkt beim Legen der Kanüle oder durch Entfernen der Verschlusskappe bei einem bereits liegenden Zugang (bevor Infusionen oder Medikamente verabreicht werden).

Bewertung • Prinzipiell muss zwischen **Nüchternblutzucker** und **Nichtnüchternblutzucker** unterschieden werden. Normwerte liegen nüchtern **unter 5,6 mmol/l** (100 mg/dl) und nach einer Mahlzeit bei **unter 7,8 mmol/l** (140 mg/dl). In der Notfallmedizin darf man diese Werte jedoch nicht als absolut verstehen. Ein Patient, der aufgrund seiner Erkrankung permanent an einen Blutzucker von 9 mmol/l gewöhnt ist, der wird auch bei augenscheinlich physiologischen Werten von 5 mmol/l Symptome einer Hypoglykämie entwickeln.

Abweichungen von normalen Blutzuckerwerten (Normoglykämie) bezeichnet man als Blutzuckerentgleisung. Eine **Hypoglykämie** (S. 331) ist charakterisiert durch ein Absinken des BZ auf < 2,8 mmol/l (50 mg/dl) bei Erwachsenen. Un-

Abb. 9.2 Blutzuckermessung.

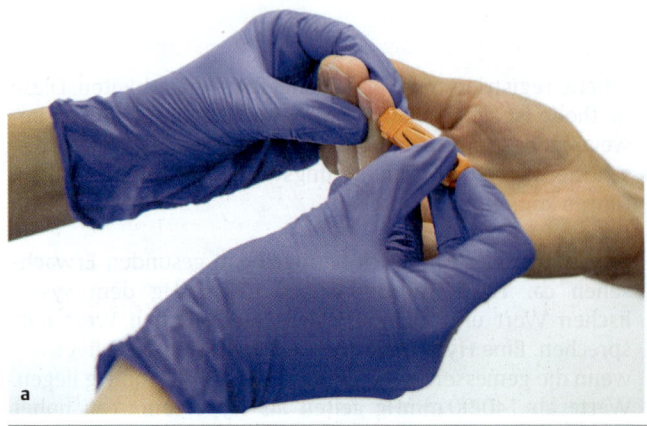
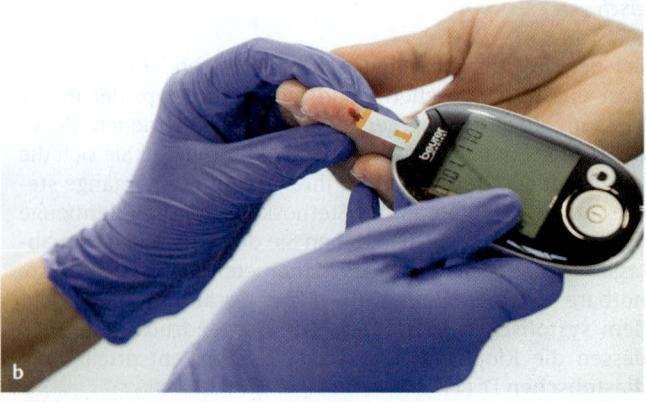

a Der Einstich zur Blutentnahme erfolgt an der Außenseite der Fingerbeere.
b Blutstropfen wird an den ins Messgerät eingelegten Teststreifen gehalten.

Fotos: Kirsten Oborny

ter einer **Hyperglykämie** (S. 329) hingegen versteht man das Ansteigen des BZ auf > 13,9 mmol/l (> 250 mg/dl).

! Maßeinheit des Blutzuckerwertes

Der Blutzuckerwert kann in **mmol/l** *(Millimol pro Liter) oder in* **mg/dl** *angegeben werden. 1 mmol/l entspricht dabei 18,02 mg/dl. Die meisten Blutzuckermessgeräte können von einer Einheit in die andere umprogrammiert werden.*

RETTEN TO GO

Blutzuckermessung

Die Bestimmung des Blutzuckers (BZ) sollte bei allen Notfallpatienten erfolgen. Hierzu benötigt man ein elektronisches **Blutzuckermessgerät** und die dazugehörigen **Teststreifen**. Für die Bestimmung genügt ein Tropfen Blut, der durch einen Stich in die Haut (Ohrläppchen, seitliche Fingerbeere) oder einer liegenden Venenverweilkanüle entnommen werden kann.

Der Blutzuckerwert kann in **mmol/l** oder in **mg/l** angegeben werden (1 mmol/l entspricht dabei 18,02 mg/dl). Er liegt **nüchtern** unter 5,6 mmol/l (100 mg/dl) und **nach einer Mahlzeit** bei unter 7,8 mmol/l (140 mg/dl).

9.1.3 Pulsoxymetrie

Grundlagen • Die Pulsoxymetrie ist ein **nicht**invasives Verfahren, mit dem die **O₂-Sättigung** (S. 97) des arteriellen Blutes bestimmt werden kann. Die arterielle O_2-Sättigung (SaO₂) entspricht dem Anteil der roten Blutkörperchen, der mit Sauerstoff beladen ist. Mit der Pulsoxymetrie kann man also indirekt den O₂-Austausch (Oxygenierung) in der Lunge beurteilen. Neben der O₂-Sättigung lässt sich außerdem die **Pulsfrequenz** (S. 60) beurteilen.

Durchführung • Dem Patienten wird ein **Clipsensor** am **Finger** (▶ Abb. 9.3) oder am **Ohrläppchen** angelegt. Bei Kindern oder sehr unruhigen Patienten (z. B. im epileptischen Anfall) sollten **Klebesensoren** verwendet werden.

Der Sensor enthält auf der einen Seite eine **Lichtquelle**, die rote und infrarote Lichtwellen aussendet, und auf der gegenüberliegenden Seite einen Photodetektor. Das Licht, das er abgibt, wird vom **Hämoglobin** (S. 97) – abhängig von dem gebundenen Sauerstoff – unterschiedlich aufgenommen. Der **Photodetektor** registriert dann das Licht, das bei ihm

Abb. 9.3 Pulsoxymetrie.

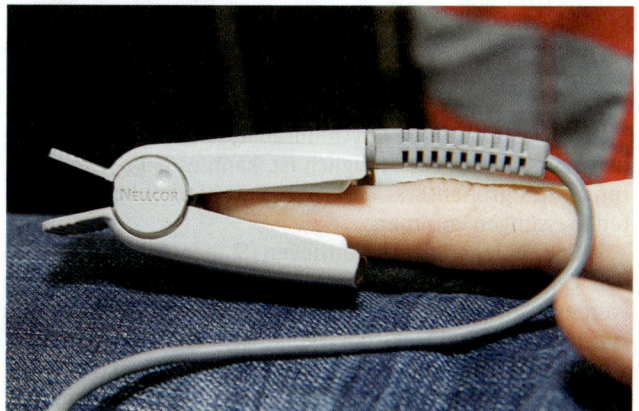

Foto: Kirsten Oborny

ankommt. Durch den Vergleich der erhaltenen Messergebnisse mit Referenzwerten wird ermittelt, wie viel Prozent der roten Blutkörperchen mit Sauerstoff beladen sind. Dieser Wert entspricht der O₂-Sättigung. Für die pulsoxymetrisch gemessene O₂-Sättigung wird die Abkürzung **SpO₂** verwendet.

Bewertung • Der Zielwert für die **O₂-Sättigung** liegt bei ca. **94–98 %** (abhängig vom Krankheitsbild werden auch andere Werte toleriert/angestrebt). Bei Werten unter 94 % (**Hypoxämie**) ist eine O₂-Gabe indiziert.

Fehlerquellen • Es ist wichtig, die O₂-Sättigung nicht nur anhand der Pulsoxymetrie zu beurteilen, sondern immer den Gesamtzustand des Patienten zu berücksichtigen. Ein **Nagellack** oder ein **Nagelpilz** können z. B. die gemessenen Werte verfälschen und auch bei einer **eingeschränkten Durchblutung** (Schock, peripherer Gefäßverschluss) oder **Unterkühlung** sind die gemessenen Werte zu niedrig. Auch Fremdlichtquellen (z. B. Leuchtstoffröhren, Sonneneinstrahlung) können die Messwerte verfälschen. Eine **Kohlenmonoxidvergiftung** kann man mit der Pulsoxymetrie nicht feststellen, da die meisten Geräte nicht zwischen Kohlenmonoxid und Sauerstoff unterscheiden können.

RETTEN TO GO

Pulsoxymetrie

Mithilfe der Pulsoxymetrie wird die **arterielle O₂-Sättigung** bestimmt. Die Messung erfolgt durch einen **Clipsensor**, der am Finger oder am Ohrläppchen angebracht wird. Die normale **p**ulsoxymetrisch gemessene O₂-Sättigung (SpO₂) sollte zwischen **94 und 98 %** liegen. Neben der O₂-Sättigung lässt sich außerdem die **Pulsfrequenz** beurteilen.

9.1.4 Kapnometrie und Kapnografie

Grundlagen • Mit der Kapnometrie wird der **Kohlendioxidgehalt in der Ausatemluft** (sog. endexspiratorisches bzw. endtidales $CO_2 = etCO_2$) gemessen. Als Kapnografie werden die Aufzeichnung und grafische Darstellung der gemessenen CO₂-Werte im zeitlichen Verlauf (also über mehrere Atemzüge hinweg) bezeichnet.

Kohlendioxid entsteht in der Zelle, vor allem als Endprodukt der Energiegewinnung aus Sauerstoff und mehrwertigen Kohlenstoffverbindungen (wie z. B. Zucker), und wird mit der Atemluft abgeatmet.

Die Kapnometrie hat ihre Hauptaufgabe in der **Überprüfung der korrekten Tubuslage** nach einer **Intubation** (S. 215). Kann kein CO₂ über den Tubus in der Ausatemluft gemessen werden, wird mit Sicherheit nicht die Lunge des Patienten beatmet. Dies ist der Fall, wenn der Tubus versehentlich in der Speiseröhre zum Liegen kommt und der Magen beatmet wird. Bei der **kardiopulmonalen Reanimation** (S. 298) kann sie zur „Erfolgskontrolle" genutzt werden, da nur bei guter Perfusion der Lungen CO₂ abgeatmet werden kann.

Durchführung • Technisch werden zwei unterschiedliche Messverfahren unterschieden:

- Beim **Hauptstromverfahren** oder „Inlineverfahren" wird der Messsensor, bestehend aus Infrarotlicht oder einem chemischen Gemisch, Messkammer und Detektor, **direkt** in den Atemstrom des Patienten eingebracht. Dort wird

entweder spektrometrisch oder über einen Farbindikator der CO_2-Gehalt der Atemluft bestimmt.
- Beim **Nebenstromverfahren** wird mittels einer Bypassleitung Luft aus dem eigentlich geschlossenen Beatmungssystem angesaugt und in einem **separaten Gerät** der CO_2-Gehalt gemessen. Hierzu wird eine spezielle Messleitung entweder an einem auf den Tubus aufgesetzten Adapter oder an den Beatmungsfilter angeschlossen.

Bewertung • Der Normalbereich des **etCO₂** liegt bei **35–45 mmHg** (4,5–6 %).

Ein **erhöhtes etCO₂** deutet auf eine Hypoventilation, ein **erniedrigtes etCO₂** auf eine Hyperventilation des Patienten hin. In diesen Fällen muss die Beatmung während des Transports angepasst werden.

Ein **fehlender Nachweis** von endtidalem CO_2 kann mehrere Ursachen haben, die umgehend behoben werden müssen. Hierzu zählen:
- ösophageale Fehlintubation
- Leckagen im Beatmungssystem durch Diskonnektionen oder Materialfehler
- versehentliche Extubation
- mangelnde Lungenperfusion beim Herzkreislaufstillstand.

RETTEN TO GO

Kapnometrie

Mit der Kapnometrie wird der **Kohlendioxidgehalt in der Ausatemluft** (sog. endexspiratorisches bzw. **endt**idales CO_2 = **etCO₂**) gemessen. Dazu wird ein Messsensor entweder direkt im Atemstrom des Patienten eingebracht oder ein Teil der Atemluft zu einem in separaten Gerät geleitet und dort gemessen.

Der Normalbereich des **etCO₂** liegt bei **35–45 mmHg** (4,5–6 %). Ein **erhöhtes etCO₂** deutet auf eine Hypoventilation, ein **erniedrigtes etCO₂** auf eine Hyperventilation des Patienten hin.

9.1.5 Elektrokardiogramm (EKG)

Grundlagen • Das EKG ist ein nichtinvasives Gerät, mit dem die **elektrische Aktivität des Herzens** aufgezeichnet werden kann. Es gehört zu den rettungsdienstlichen Standardmaßnahmen bei Notfallpatienten.

Bei jedem Herzschlag fließt ein schwacher Strom durch das Herz und verändert dadurch die Herzmuskulatur. Diese Spannungen können dann an der Körperoberfläche mit **Elektroden** gemessen werden. Diese so erhaltene **Herzstromkurve** heißt Elektrokardiogramm (EKG).

EKG-Kurve • ► Abb. 9.4 zeigt den Verlauf der EKG-Kurve eines herzgesunden Menschen.

Die einzelnen Ausschläge werden mit Buchstaben von P bis T bezeichnet und kennzeichnen jeweils eine bestimmte Phase des Herzzyklus:
- **P-Welle:** Erregungsausbreitung in den Vorhöfen, Vorhofkontraktion (Beginn der Systole)
- **PQ-Strecke:** Überleitung der Erregung von den Vorhöfen auf die Kammern
- **QRS-Komplex:** Erregungsausbreitung in den Kammern, Kammerkontraktion
- **ST-Strecke:** Beginn der Erregungsrückbildung in den Kammern (Beginn der Diastole)
- **T-Welle:** Abschluss der Erregungsrückbildung in den Kammern.

Abb. 9.4 Herzzyklus im normalen EKG.

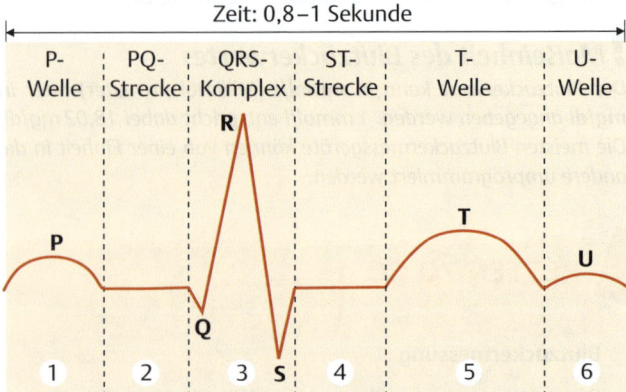

① Erregungsausbreitung im Vorhofmyokard
② Das gesamte Vorhofmyokard ist erregt. Erregungsüberleitung auf die Kammern im AV-Knoten
③ Erregungsausbreitung im Kammermyokard
④ Beginn der Erregungsrückbildung in den Kammern
⑤ Abschluss der Erregungsrückbildung in den Kammern
⑥ nicht immer vorhanden

Nach: Schewior-Popp et al., Thiemes Pflege. Thieme; 2012

Die Erregungsrückbildung in den Vorhöfen findet zeitgleich mit der Erregungsausbreitung in den Kammern statt und lässt sich nicht separat ablesen.

In Ausnahmefällen ist nach der T-Welle noch eine **U-Welle** erkennbar. Ihre Entstehung ist unklar; sie hat i. d. R. keine pathologische Bedeutung. Wenn sie sehr ausgeprägt ist, kann sie jedoch z. B. auf eine Elektrolytstörung hinweisen.

EKG-Ableitungen • Man unterscheidet bei der Ableitung der elektrischen Erregung
- die Extremitätenableitungen nach **Einthoven** (I, II und III) und **Goldberger** (aVR, aVL und aVF) und
- die Brustwandableitungen nach **Wilson** (V_1 bis V_6).

Extremitätenableitungen • Bei den Extremitätenableitungen nach Einthoven und Goldberger werden die Elektroden nach dem Ampelprinzip wie folgt angebracht:
- **rot** → rechter Arm (RA)
- **gelb** → linker Arm (LA)
- **grün** → linkes Bein (LL).

Die **schwarze** Elektrode wird zur Erdung am rechten Bein (RL) befestigt.

Abweichend hiervon werden die **Extremitätenableitungen im Rettungsdienst** oftmals am Körperstamm des Patienten angebracht. Hierbei ist zu beachten, dass die Elektroden möglichst weit voneinander entfernt angebracht werden: rot → rechte Schulter, gelb → linke Schulter, grün → linker Unterbauch, schwarz → rechter Unterbauch.

Während eine reine Rhythmusanalyse auch in dieser Klebevariante problemlos möglich ist, kann es bei der Auswertung eines großen EKG (s. ► Abb. 9.8) hierbei zu fehlerhaften Messungen kommen.

Bei der Ableitung nach **Einthoven** (Standardableitung) handelt es sich um eine bipolare Extremitätenableitung. Dabei werden 3 Ableitungen erfasst, die als Spannungsdifferenzen zwischen jeweils 2 Elektroden gemessen werden (► Abb. 9.5):
- **Ableitung I:** zwischen rechtem und linkem Arm (RA – LA)
- **Ableitung II:** zwischen rechtem Arm und linkem Bein (RA – LF)
- **Ableitung III:** zwischen linkem Arm und linkem Bein (LA – LF).

Abb. 9.5 Extremitätenableitung nach Einthoven.

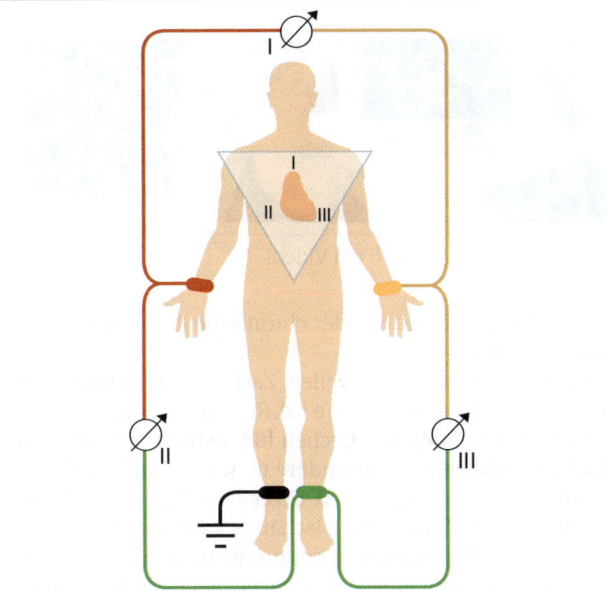

Nach: Behrends JC et al. Duale Reihe Physiologie. Thieme; 2016

Abb. 9.6 Extremitätenableitung nach Goldberger.

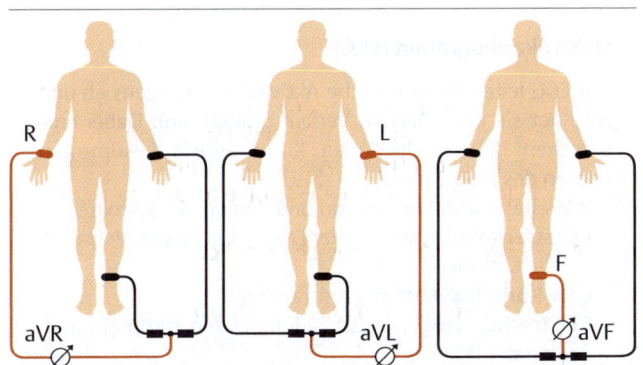

Nach: Behrends JC et al. Duale Reihe Physiologie. Thieme; 2016

Bei der Ableitung nach **Goldberger** handelt es sich um eine Extremitätenableitung. Die Spannungsdifferenzen werden hier gemessen zwischen einer einzelnen Elektrode (= **differente** Elektrode) und einem „elektrischen Nullpunkt" (= **indifferente** Elektrode), der durch den Zusammenschluss zweier Ableitungspunkte entsteht. Dabei entstehen folgende 3 Ableitungen (▸ Abb. 9.6):

- **aVR** (augmented Voltage Right): RA gegen LA und LF
- **aVL** (augmented Voltage Left): LA gegen RA und LF
- **aVF** (augmented Voltage Foot): LF gegen LA und RA.

Brustwandableitungen • Bei der Ableitung nach **Wilson** handelt es sich um unipolare Brustwandableitungen. Dabei werden 6 Elektroden (V1–V6) auf dem Brustkorb angebracht (▸ Abb. 9.7):

- **V1** → 4. ICR (Interkostalraum) am rechten Rand des Sternums.
- **V2** → 4. ICR am linken Rand des Sternums.
- **V3** → Auf der 5. Rippe zwischen V2 und V4.
- **V4** → Schnittpunkt des 5. ICR mit der linken Medioklavikularlinie.
- **V5** → Gleiche Höhe wie V4, auf der vorderen Axillarlinie.
- **V6** → Gleiche Höhe wie V4, auf der mittleren Axillarlinie.

Abb. 9.7 Brustwandableitung nach Wilson.

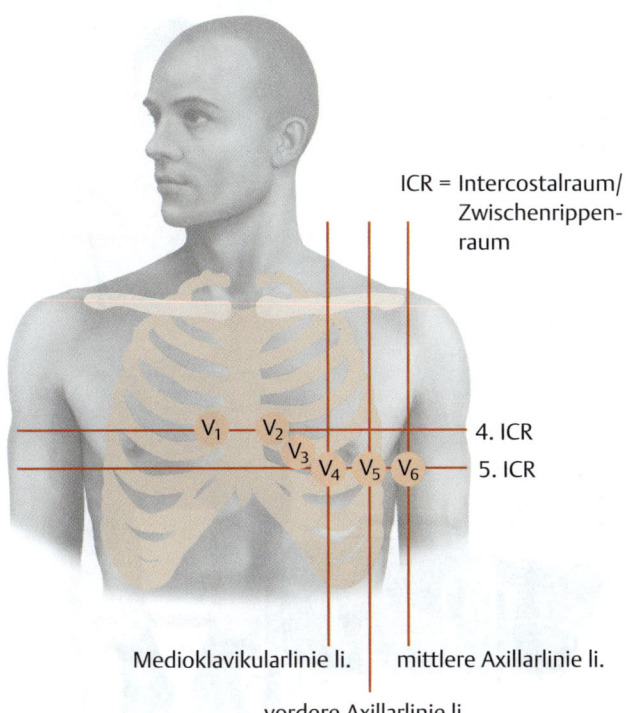

Nach: Schünke M, Schulte E, Schumacher U. Prometheus LernAtlas der Anatomie. Thieme; 2015

Nach dem Kleben der Elektroden sollte der Brustkorb, insbesondere bei Patientinnen, wieder bedeckt werden, denn auch in Notfallsituationen ist ein möglichst würdevoller Umgang mit dem Patienten gefordert.

Erweiterte Ableitungen • Neben den Standardableitungen nach Einthoven, Goldberger und Wilson stehen zur Diagnostik noch die erweiterten Ableitungen zur Verfügung. Dazu zählen die **Ableitungen nach Nehb**, die **Brustwandableitung rechts** und die **Brustwandableitung links**. Sie dienen vor allem zur Diagnostik bzw. zum Ausschluss eines möglichen Hinterwandinfarktes, da sie über ihre Elektrodenposition die notwendigen Areale des Herzmuskels abdecken.

Ableitungsarten • Je nach Art der gewünschten Diagnostik kommen im Rettungsdienst mehrere Arten von EKG-Ableitungen zum Einsatz. Die einfachste Analyse einer elektrischen Herzaktion erfolgt mit einem einzigen Ableitungskanal und reicht aus, um beispielsweise ein Kammerflimmern sicher zu diagnostizieren. Die Ableitung kann über die Defibrillationselektroden oder auch über die fest gegen den Körper gepressten Hardpaddels erfolgen.

Die häufigste Form der EKG-Ableitung im Rettungsdienst stellt die **3- oder 4-Pol-Ableitung** (**kleines EKG**) dar. Diese sollte jedem Notfallpatienten angelegt werden, da sie neben einer kontinuierlichen Überwachung von Herzfrequenz und Herzrhythmus eine sichere Möglichkeit zum sofortigen Erkennen eines elektrischen Herzstillstandes bietet.

Will man eine weiterführende Diagnostik der elektrischen Herzaktivität durchführen, benötigt man neben den 6 Extremitätenableitungen nach Einthoven und Goldberger noch 6 weitere Ableitungen, die Brustwandableitungen nach Wilson. Zusammen ergeben sie das sog. **12-Kanal-EKG** (**großes EKG**, ▸ Abb. 9.8), das einen differenzierten Blick auf die elektrische Herzaktivität sowie die Lage des Herzens bietet. Diese Form wird immer zur Diagnostik bei Herzerkrankungen benötigt.

Abb. 9.8 12-Kanal-EKG.

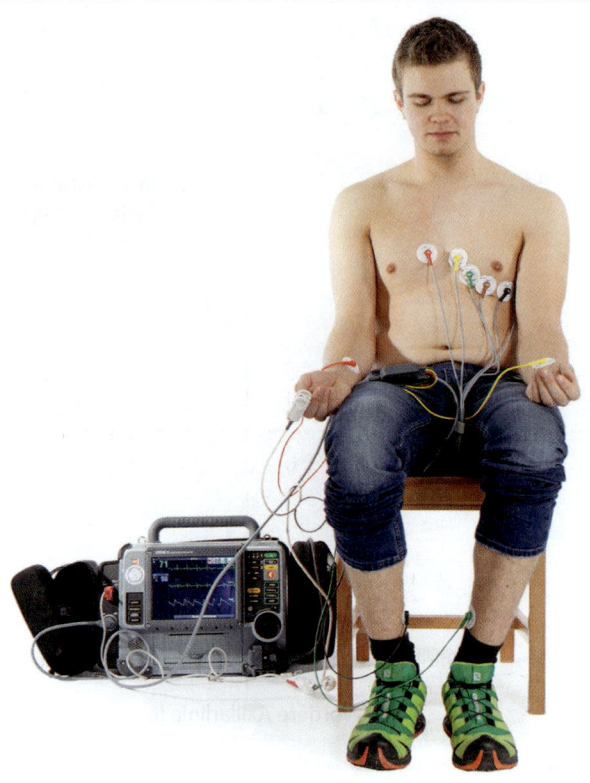

Foto: Kirsten Oborny

Video

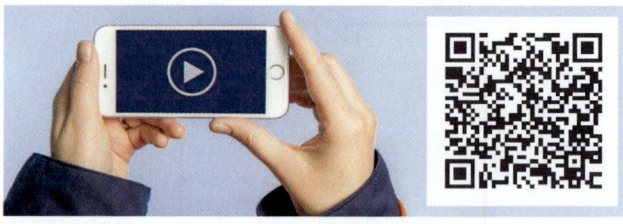

Über das EKG gibt es auch ein Video!

Rückschlüsse auf akute oder chronische Belastungen des Herzens ziehen.

- **Intervalle:** Für alle o. g. Wellen, Zacken und Strecken gibt es Normwerte, wie lange sie i. d. R. dauern (sog. **Zeitintervalle**). Abweichungen sprechen für bestimmte Störungen.
- **Ischämiezeichen:** Insbesondere in der Herzinfarkt-Diagnostik (S. 281) spielen die **ST-Strecke** und die **T-Welle** eine wichtige Rolle. Eine frische Ischämie kann sich z. B. in Form einer ST-Strecken-Hebung zeigen; eine ST-Strecken-Senkung kann auf eine länger zurückliegende bzw. chronische Mangeldurchblutung hinweisen.

RETTEN TO GO

Elektrokardiogramm (EKG)

Das EKG leitet die elektrische Aktivität des Herzens ab und zeichnet sie im zeitlichen Verlauf grafisch auf. Dabei entsprechen die verschiedenen Kurvenanteile bestimmten Phasen des Herzzyklus:

- **P-Welle:** Vorhofkontraktion und Beginn der Systole
- **PQ-Strecke:** Überleitung der Erregung von den Vorhöfen auf die Kammern
- **QRS-Komplex:** Kammerkontraktion
- **ST-Strecke:** Erregungsrückbildung in den Kammern und Beginn der Diastole
- **T-Welle:** Abschluss der Erregungsrückbildung in den Kammern.

Beurteilt werden: Rhythmus, Frequenz, Lagetyp des Herzens, Kurvenintervalle und Ischämiezeichen.

Die Ableitung erfolgt über **Elektroden** an den **Extremitäten** (nach Einthoven oder nach Goldberger) und an der **Brustwand** (nach Wilson).

! *Merken* **Kanal und Pol**

Bei der Beschreibung von EKG-Ableitungen werden die Begriffe „Kanal" und „Pol" verwendet. Dabei steht „Pol" für die **Anzahl der Elektroden**, *die aufgeklebt werden (Beispiel: bei einem 3-Pol-EKG werden insgesamt 3 Elektroden aufgeklebt). Der Begriff „Kanal" beschreibt die* **Anzahl der Ableitungen**, *die gleichzeitig aufgezeichnet bzw. ausgedruckt werden (Beispiel: bei einem 3-Kanal-EKG werden zeitgleich 3 EKG-Kurven aufgezeichnet).*

Vorbereitung • Die Arbeitsumgebung sollte (wenn möglich) eine angenehme Raumtemperatur haben, um Störungen durch **Muskelzittern** oder Muskelverspannungen zu verhindern. Außerdem muss der Kontakt zu **leitenden Gegenstände**, wie z. B. Metallgestelle, verhindert werden. Der Patient sollte wenn möglich mit **freiem Oberkörper** auf einer angenehmen Unterlage liegen. **Behaarung** muss lokal entfernt werden, sodass die Elektroden fest aufgeklebt werden können.

Durchführung • Kleben Sie die Klebeelektroden an die definierten Stellen auf und schließen Sie die Ableitungskabel an die Klebeelektroden und dem EKG-Gerät an. Wenn es die Zeit zulassen sollte, nehmen Sie den Patienten im EKG-Gerät mit Namen auf. Weisen Sie nun den Patienten darauf hin, dass er sich während der Aufzeichnung **nicht bewegen**, **nicht sprechen** und möglichst **ruhig atmen** sollte, um eine gute EKG-Qualität zu erhalten.

Bewertung • Das EKG wird i. d. R. nach einem standardisierten Schema beurteilt:

- **Rhythmus:** Schlägt das Herz regelmäßig oder liegen Herzrhythmusstörungen vor?
- **Herzfrequenz:** Wie schnell oder langsam schlägt das Herz?
- **Lagetyp:** Hierüber lässt sich annähernd die anatomische Lage des Herzens im Brustkorb abschätzen und man kann

9.1.6 Temperaturmessung

Grundlagen • Die Temperaturmessung gehört genau wie EKG, Pulsoxymetrie sowie RR-Messung zu den Standards im Rettungsdienst. Dabei sollen sowohl hypertherme (S. 387) als auch hypotherme Zustände (S. 364) erkannt werden. Denn gerade die Temperatur ist wichtig für den weiteren Verlauf sowie die Therapie eines Patienten.

Durchführung • Die **rektale Messung** ist zwar die genaueste, aber auch die unangenehmste Methode zur Temperaturmessung.

Im rettungsdienstlichen Alltag hat sich die Messung mithilfe des **Ohrthermometers** bewährt (▶ Abb. 9.9). Bei der Einführung des Ohrthermometers muss der Gehörgang durch einen leichten Zug an der Ohrmuschel nach oben hinten begradigt werden, denn nur so trifft der Messstrahl (Infrarotstrahlung) auf das Trommelfell, das normalerweise der Körperkerntemperatur (KKT) entspricht.

Abb. 9.9 Ohrthermometer.

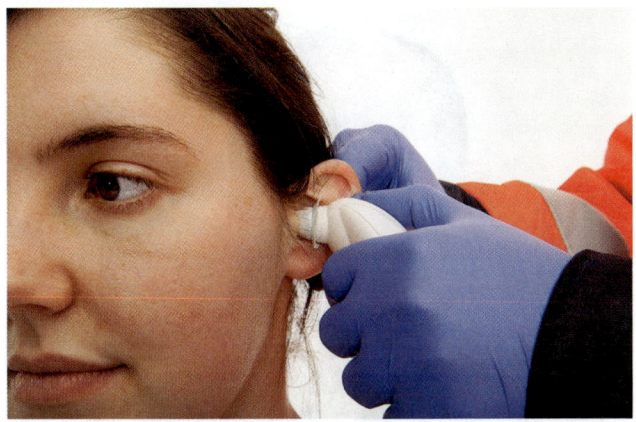

Foto: Kirsten Oborny

Bewertung • Die **physiologische KKT** des Menschen (homoi-othermes/gleichwarmes Lebewesen) liegt relativ konstant bei **37 °C** (36–38 °C). Sie unterliegt geringen zirkadianen Schwankungen (Früh, Mittag, Abend) und kann bei Frauen nach der Ovulation (Eisprung) physiologisch erhöht sein.

Ab einer Temperatur von 37,1 °C spricht man von **sub-febrilen** Temperaturen, ab einer Temperatur von 37,8 °C von **Fieber**. Erhöhte Temperaturen können auf eine Sollwert-erhöhung des Körpers (z. B. bei Infektionen) oder auf Regulationsstörungen der Körpertemperatur (z. B. bei zerebralen Ereignissen) hinweisen.

Liegt die KKT unter 35 °C, spricht man von einer **Hypothermie**. Neben der Unterkühlung, wie sie u. a. bei Ertrinkungsunfällen oft vorkommt, spielt die Vermeidung einer akzidentellen Hypothermie (S. 364) vor allem auch bei Traumapatienten eine große Rolle, da eine Blutgerinnung nur bei Körpertemperaturen über 34,0 °C möglich ist.

RETTEN TO GO

Temperaturmessung

Die Temperaturmessung wird im rettungsdienstlichen Alltag i. d. R. mithilfe eines **Ohrthermometers** durchgeführt.

Die physiologische Körperkerntemperatur liegt relativ konstant bei **37 °C**. Ab einer Temperatur von 37,1 °C spricht man von **subfebrilen** Temperaturen, ab einer Temperatur von 37,8 °C von **Fieber**. Bei Temperaturen unter 35 °C spricht man von einer **Hypothermie**.

9.1.7 Blutgasanalyse (BGA)

Grundlagen • Mit der Blutgasanalyse erhält man Informationen über die Gasverteilung von **Sauerstoff** und **Kohlendioxid** sowie den **pH-Wert** und den **Säure-Basen-Haushalt**. Dies ist v. a. bei beatmeten Patienten von enormer Bedeutung, da im Gegensatz zur BGA weder die Pulsoxymetrie noch die Kapnografie exakte Aussagen über die Oxygenierung des Blutes liefern können. Aber auch für die Beurteilung von metabolischen Störungen, wie eine diabetische Azidose (S. 87), oder den Verlauf eines Schockzustandes ist die BGA essenziell. Der Basenüberschuss gibt an, ob im Körper zu viele Basen (metabolische Alkalose) oder zu wenig Basen (metabolische Azidose) vorliegen. Darüber hinaus liefert die BGA wertvolle Daten zum Volumenstatus des Patienten, den aktuellen Hämoglobinwert sowie Blutzucker- und Laktatwerte.

Während die Blutgasanalyse aus dem klinischen Alltag der Intensivmedizin heute nicht mehr wegzudenken ist, spielt sie im Rettungsdienst gegenwärtig noch eine untergeordnete Rolle. Lediglich auf speziellen Intensivtransportfahrzeugen (ITW) und einigen Sonderfahrzeugen gehören Blutgasanalysegeräte schon heute zur Ausstattung.

Durchführung • Zur Bestimmung einer Blutgasanalyse werden nur wenige Mikroliter Blut benötigt, die i. d. R. **arteriell** oder **kapillär** entnommen werden. Hierzu stehen zum einen spezielle Kapillaren (kleine mit Heparin beschichtete Glasröhrchen) und zum anderen auch spezielle Blutentnahmeröhrchen zur Verfügung.

Eine BGA aus **venösem** Blut kann speziell bei Traumapatienten wichtige Hinweise auf Blutverluste und Schockstadien liefern. Eine exakte Bestimmung der Oxygenierung des Patienten ist mit einer venösen BGA nicht möglich.

Bewertung • Die BGA gibt Rückschlüsse auf den pH-Wert des Blutes (Normwert: 7,37–7,43) sowie die Verteilung der im Blut gelösten Gase (▶ Tab. 9.1). Ein pH-Wert unter 7,37 stellt eine **Azidose**, ein pH-Wert über 7,43 eine **Alkalose** dar.

Azidose (S. 87) und Alkalose (S. 87) lassen sich jeweils in metabolische und respiratorische Ursachen unterteilen (▶ Tab. 9.2).

RETTEN TO GO

Blutgasanalyse (BGA)

Die BGA liefert Informationen über die Gasverteilung von **Sauerstoff** und **Kohlendioxid** sowie den **pH-Wert** und den **Säure-Basen-Haushalt**. Für die Bestimmung der Werte wird eine Blutprobe benötigt. Im Rettungsdienst spielt die BGA gegenwärtig noch eine untergeordnete Rolle.

Tab. 9.1 Normwerte einer arteriellen BGA

Parameter	Normwert
pH-Wert	7,37–7,43
O_2-Partialdruck (pO$_2$, PaO$_2$)	75–100 mmHg
O_2-Sättigung (SaO$_2$)	94–98 %
CO_2-Partialdruck (pCO$_2$, PaCO$_2$)	35–45 mmHg
Standardbikarbonat (HCO$_3^-$)	22–26 mmol/l
Basenüberschuss (BE)	–2 bis + 2 mmol/l

Tab. 9.2 Störungen des Säure-Basen-Haushalts

	pH-Wert	pCO$_2$	HCO$_3^-$
metabolische Azidose	↓	↓	↓
metabolische Alkalose	↑	↑	↑
respiratorische Azidose	↓	↑	↑
respiratorische Alkalose	↑	↓	↓

9.1.8 Monitoringsysteme

Moderne Monitoringsysteme sind modular aufgebaut und bieten ein umfangreiches Werkzeug zu **Diagnostik**, **Überwachung** und **Therapie** im Rettungsdienst. So können je nach Einsatzwunsch verschiedene Funktionen in das Kompaktgerät integriert werden, die vom einfachen EKG-Transportmonitor mit EKG-Überwachung, 12-Kanal-Ruhe-EKG, Pulsoxymetrie und integrierter Defibrillations- und Schrittmachereinheit bis hin zum vollständig ausgestatteten Intensivtransportmonitor reichen. Die Monitoreinheit bietet u.a. die Möglichkeit, zusätzliche Module für Kapnometrie/-grafie, nichtinvasive RR-Messung, verschiedene invasive Druckmessungen wie arteriellen Blutdruck, ZVD und ICP sowie die Überwachung verschiedener Temperaturen anzuschließen. Integrierbare Einheiten für Gesundheitskarten und Kommunikationskarten ermöglichen zusätzlich die schnelle Erfassung von Patientendaten und die telemetrische Übermittlung von Überwachungs- und Diagnosedaten an die Klinik.

Es gibt eine große Auswahl an Geräten unterschiedlicher Hersteller (z.B. Corpuls C3, Physiocontrol Lifepak15, Geräte von Schiller, ZOLL oder Philips). Die Geräte sind sich in ihrer Funktion prinzipiell ähnlich, aber weisen im Detail und nicht zuletzt auch in der Bedienung doch zum Teil gravierende Unterschiede auf. Hier gilt es, sich intensiv mit dem auf dem eigenen Fahrzeug vorhandenen Gerät vertraut zu machen und neben der Einweisung nach MPG (Medizinproduktegesetz) die einzelnen Funktionen auch regelmäßig zu nutzen oder ihre Handhabung zu trainieren.

9.1.9 Notfallsonografie

In manchen Rettungswagen stehen spezielle **mobile Sonografiegeräte** (Ultraschallgeräte) zur Verfügung. Mit der Sonografie können Blutungen im Bauchraum schnell erkannt werden, z.B. bei Bauchtrauma (S.354) oder einem rupturierten Bauchaortenaneurysma (S.326). Darüber hinaus bieten die Geräte eine sehr gute Möglichkeit, schnell und sicher einen Hämato- (S.351) oder Pneumothorax (S.352) sowie eine Herzbeuteltamponade (S.351) zu diagnostizieren.

9.2 Atemwegsmanagement

Das Atemwegsmanagement gehört zu den wichtigsten notfallmedizinischen Maßnahmen. Es beinhaltet das **Freimachen** und **Freihalten** der Atemwege sowie ggf. die **Beatmung**. Diese Maßnahmen haben u.a. das Ziel, eine O_2-Minderversorgung zu verhindern sowie vor Aspirationen (S.259) zu schützen.

Bei einer wachen Person sorgen Schutzreflexe wie Hustenreflex und Schluckreflex normalerweise dafür, dass keine Fremdkörper oder Flüssigkeiten in die Luftröhre gelangen. Bei **Bewusstlosen** dagegen sind die **Schutzreflexe herabgesetzt** oder erloschen, wodurch die Gefahr einer Aspiration besteht. Befindet sich der Bewusstlose in Rückenlage, besteht zusätzlich das Risiko, dass die Zungenmuskulatur erschlafft und die **Zunge** so weit in den Rachenraum **zurücksinkt**, dass die Atemwege verlegt werden und eine Erstickung droht.

9.2.1 Freimachen der Atemwege

Bestehen Zeichen eines bedrohten oder verlegten Atemwegs (Sehen, Hören, Fühlen), müssen die Atemwege kontrolliert und frei gemacht werden, vgl. respiratorische Notfälle (S.244).

Abb. 9.10 Kreuzgriff.

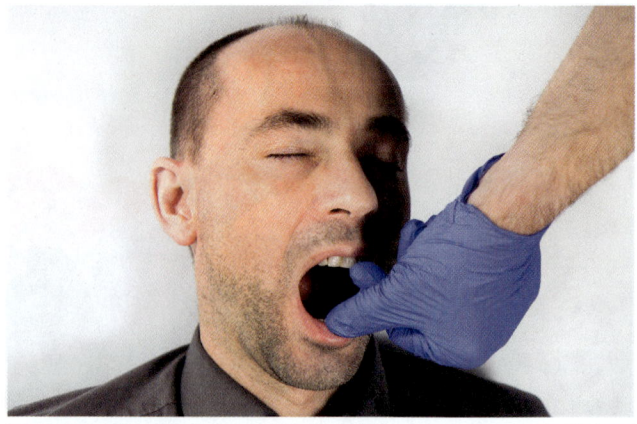

Foto: Kirsten Oborny

Mund-Rachen-Inspektion

Für die Inspektion des Mund-Rachen-Raumes muss der **Mund geöffnet** werden, z.B. mithilfe des sog. **Kreuzgriffes** (▶ Abb. 9.10). Dabei drückt der Daumen der rechten Hand den Unterkiefer des Patienten nach kaudal (unten). Der rechte Zeige- oder Mittelfinger unterkreuzt den Daumen und bildet an der oberen Zahnreihe ein Widerlager. Zum Öffnen des Mundes kann auch der **Esmarch-Handgriff** (S.210) angewendet werden.

Bei der Mund-Rachen-Inspektion werden sichtbare **Fremdkörper** oder **Flüssigkeiten** entfernt. Außerdem sollte auf Hämatome (ggf. Hinweis auf HWS-Verletzung) oder Ruß, z.B. bei einem Inhalationstrauma, geachtet werden.

Entfernen von Fremdkörpern oder Flüssigkeiten

Manuelles Ausräumen

Befinden sich Fremdkörper oder Flüssigkeiten (Erbrochenes, Blut, Schleim) in der Mundhöhle, wird der Kopf des Patienten zur Seite gedreht, sodass Flüssigkeiten besser abfließen können.

ACHTUNG

*Bei Verdacht auf eine **HWS-Verletzung** (S.349) muss der ganze Patient vorsichtig achsengerecht zur Seite gedreht werden, um weitere Schäden zu vermeiden. Dabei ist zu beachten, dass der Kopf anschließend in Neutralposition unterpolstert oder von einer zweiten Person gehalten wird.*

Die Mundhöhle wird nun mit dem Zeige- oder Mittelfinger manuell ausgeräumt (▶ Abb. 9.11). Auch lose Zahnprothesen sollten entfernt werden. Beim Ausräumen sollte man sich vor Bissverletzungen schützen. Dazu kann z.B. mit dem Daumen der freien Hand die Wange des Patienten von außen zwischen die Zahnreihe gedrückt werden. Nach vollständiger Ausräumung des Mundes wird der Kopf in die gerade Position gebracht.

Magill-Zange

Die Magill-Zange (▶ Abb. 9.20) ist eine abgewinkelte, stumpfe Zange, die sich aufgrund ihrer Form besonders zur Entfernung tiefer gelegener Fremdkörper des Mund-Rachen-Raums eignet. Sie wird oft in Kombination mit dem Laryngoskop (S.216) zur direkten Laryngoskopie eingesetzt, das für eine bessere Sicht im Rachenraum sorgt. Die Magill-Zan-

Abb. 9.11 Manuelles Ausräumen.

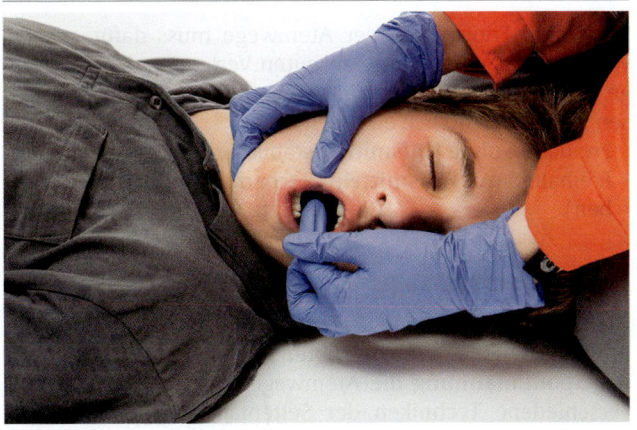

Foto: Kirsten Oborny

Abb. 9.12 Elektrische Absaugeinheit.

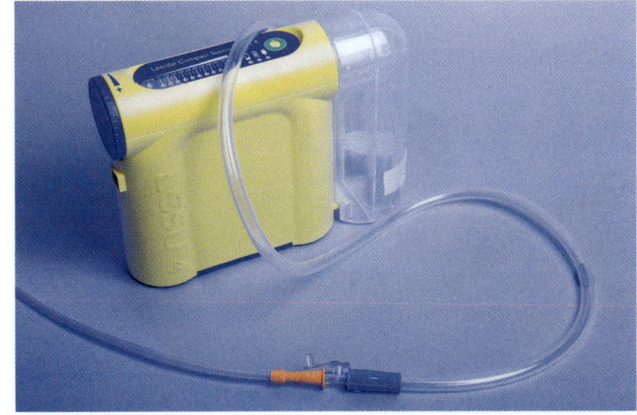

Foto: Kirsten Oborny

Abb. 9.13 Überstrecken des Kopfes.

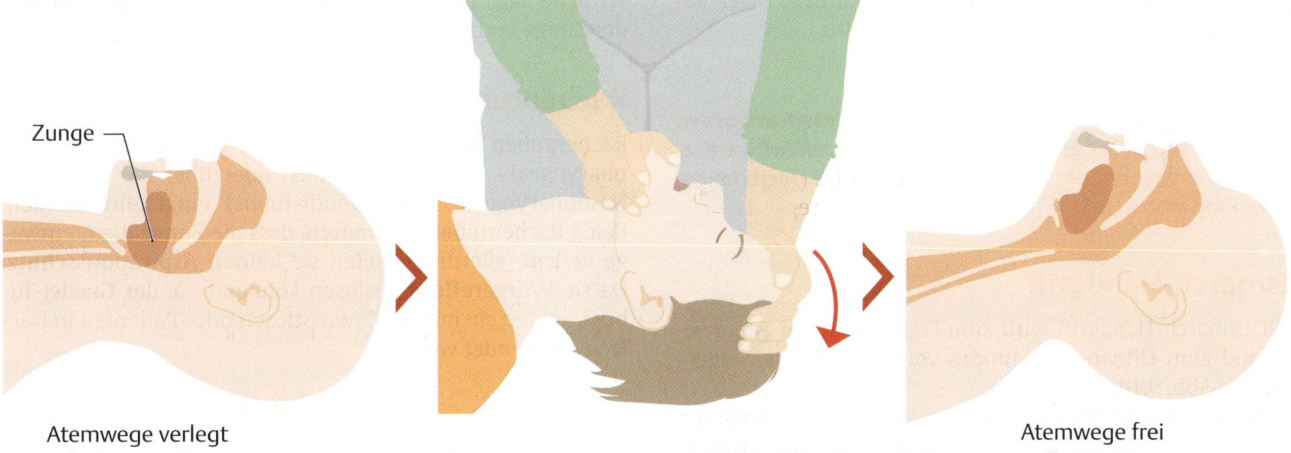

Zunge

Atemwege verlegt

Atemwege frei

ge wird häufig auch bei der Intubation benötigt, um den Tubus zu greifen und durch die Stimmritze zu führen, v. a. bei der nasotrachealen Intubation (S. 215).

Absaugen

Mit speziellen Absauggeräten können Flüssigkeiten aus den oberen Atemwegen und nach einer endotrachealen Intubation (S. 215) auch aus den unteren Atemwegen entfernt werden.

Absauggeräte bestehen aus einer mechanischen oder elektrischen **Pumpe**, die einen Unterdruck erzeugt, sowie einem **Schlauchsystem**, worüber die Flüssigkeit in einen Sekretbehälter gesaugt wird (▶ Abb. 9.12). An das Schlauchsystem wird für den Absaugvorgang ein **Absaugkatheter** angeschlossen. Die Absaugkatheter sind steril verpackt und haben unterschiedliche Farbkennungen, die den Durchmesser des Katheters angeben.

ACHTUNG
Achten Sie darauf, dass Katheter mit geringem Durchmesser häufig verstopfen; deshalb empfiehlt es sich, mehrere größere Absaugkatheter auf dem Rettungsfahrzeug vorzuhalten.

Durchführung: Vor dem Absaugvorgang muss die einzuführende **Katheterlänge** bestimmt werden:
- Absaugen über den Mund (**oral**): Abstand Mundwinkel zu Ohrläppchen
- Absaugen über die Nase (**nasal**): Abstand Nasenspitze zu Ohrläppchen.

Der Absaugkatheter wird ohne Sog eingeführt und unter Sog entfernt. Das Absaugen sollte vorsichtig durchgeführt werden, um Schleimhautverletzungen zu vermeiden.

ACHTUNG
Ist der Patient nicht komplett bewusstlos, sondern lediglich somnolent, können das Absaugen oder Manipulieren mit der Magill-Zange zu Erbrechen (Aspirationsgefahr!) führen.

Heimlich-Handgriff

Wenn alle Versuche scheitern, einen Fremdkörper bzw. den dadurch bedingten Atemwegsverschluss zu beseitigen (manuelles Ausräumen, Magill-Zange, Absaugen, Schlag zwischen Schulterblätter), kann der Heimlich-Handgriff (S. 260) angewendet werden.

Überstrecken des Kopfes

Das Überstrecken des Kopfes (Kopfreklination, Kinn-Scheitel-Griff) ist die einfachste Maßnahme, um beim Bewusstlosen freie Atemwege zu schaffen (▶ Abb. 9.13).

Durchführung: Der Helfer legt die eine Hand an die **Stirn** des Patienten, die andere Hand umgreift die **Kinnpartien**. Nun wird der Kopf mit beiden Händen in den Nacken gebeugt und der Unterkiefer gleichzeitig angehoben. Mit dieser Maßnahme wird der Zungengrund des Patienten angehoben und ein Zurückfallen der Zunge verhindert.

Abb. 9.14 Esmarch-Handgriff.

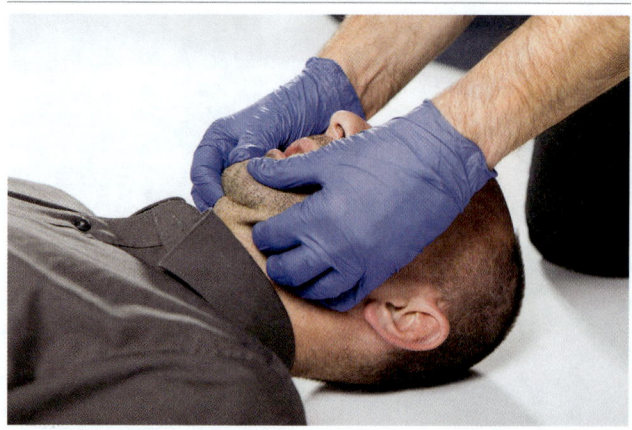

Foto: Kirsten Oborny

Die Kopfreklination verschafft einen tieferen Einblick in den Mund-Rachen-Raum, der nochmals auf evtl. tiefer liegende Fremdkörper kontrolliert werden sollte.

ACHTUNG

Vorsicht bei möglichen Verletzungen der Halswirbelkörper. Hier sollte besser der Esmarch-Handgriff durchgeführt werden, da bei Überstrecken des Kopfes die Gefahr einer Querschnittsverletzung besteht.

Esmarch-Handgriff

Der Esmarch-Handgriff wird zum Freimachen der Atemwege und zum Öffnen des Mundes von Bewusstlosen eingesetzt (▶ Abb. 9.14).

Durchführung: Bei der Anwendung des Griffs umfasst der Helfer vom Kopfende aus mit beiden Händen den **Kieferwinkel** des Patienten. Die Daumen des Helfers liegen auf dem **Kinn**. Der Unterkiefer wird nun mit Druck am Kiefergelenk nach oben vorne gezogen, wodurch der Zungengrund angehoben wird. Gleichzeitig wird mit dem Daumen der Mund geöffnet. Der Kopf wird hierbei nicht überstreckt, weshalb diese Methode bei Verdacht auf Verletzungen der Halswirbelsäule von Vorteil ist.

RETTEN TO GO

Freimachen der Atemwege

An erster Stelle des Atemwegsmanagements steht das Freimachen der Atemwege. Dazu gehören folgende Verfahrenstechniken:

- **Mund-Rachen-Inspektion:** Der Mund wird dazu mit dem **Kreuzgriff** oder mit dem Esmarch-Handgriff geöffnet.
- **Entfernen von Fremdkörpern oder Flüssigkeiten:** durch **manuelles Ausräumen**, mithilfe der **Magill-Zange** (v. a. bei tiefer liegenden Fremdkörpern geeignet), durch **Absaugen** mit einem Absauggerät oder als letzte Option (!) mittels Heimlich-Handgriff.
- **Überstrecken des Kopfes:** Dabei wird der Kopf in den Nacken gebeugt (Vorsicht bei möglichen Verletzungen der Halswirbelkörper → besser: Esmarch-Handgriff).
- **Esmarch-Handgriff:** Er wird zum Freimachen der Atemwege und zum Öffnen des Mundes angewendet. Der Kopf wird dabei nicht überstreckt.

9.2.2 Freihalten der Atemwege

Nach dem Freimachen der Atemwege muss dafür gesorgt werden, dass es zu keiner erneuten Verlegung der Atemwege kommt. Maßnahmen zum Freihalten der Atemwege lassen sich grundsätzlich einteilen in:

- Freihalten **ohne Hilfsmittel**: stabile Seitenlage
- Freihalten **mit Hilfsmitteln**: Rachentuben (Pharyngealtuben).

Stabile Seitenlage

Die stabile Seitenlage (S. 237) ist eine einfache Möglichkeit, um bei bewusstseinseingetrübten Personen mit **ausreichender Spontanatmung** die Atemwege frei zu halten. Es gibt verschiedene Techniken der Seitenlagerung. Dabei bildet immer der Mund des Patienten den tiefsten Punkt des Körpers, wodurch Flüssigkeiten (z. B. Blut oder Erbrochenes) ablaufen können und die Gefahr einer Aspiration vermindert wird (**Aspirationsprophylaxe**). Außerdem wird durch die seitliche Lage und den überstreckten Kopf ein Zurückfallen der Zunge verhindert.

Rachentuben (Pharyngealtuben)

Rachentuben können entweder über den **Mund** (sog. Oropharyngeal- oder Guedel-Tubus) oder über die **Nase** (sog. Nasopharyngeal- oder Wendl-Tubus) eingeführt werden. Beide Rachentuben verhindern, dass die Zunge die Atemwege verlegt, allerdings bieten sie **keinen Aspirationsschutz**. Da sie **Würgereflexe** auslösen können (v. a. der Guedel-Tubus), sollten sie nur bei Bewusstlosen oder Patienten in Narkose verwendet werden.

Guedel-Tubus (Oropharyngealtubus)

Der Guedel-Tubus ist ein abgeflachtes Rohr aus Kunststoff oder Hartgummi, das aus einem kurzen geraden und einem längeren gebogenen Anteil besteht. Seine Form folgt der Anatomie der Zunge und verhindert bei korrekter Lage ein Zurücksinken des Zungengrundes. Der kurze gerade Anteil dient als Beißblock und endet mit einer runden Auflagefläche (sog. Schild), die den Tubus an den Lippen fixiert.

Durchführung: Vor der Einlage muss die richtige **Größe** des Tubus ausgewählt werden. Diese reicht vom Ohrläppchen bis zum Mundwinkel des Patienten (▶ Abb. 9.15). Der Tubus wird zum Einführen in der Längsachse gedreht, sodass die untere **Öffnung nach oben** in Richtung Gaumen zeigt. In dieser Position wird der Tubus bis zur Hälfte in den **Mund** eingeführt, dann **um 180° gedreht**, sodass er jetzt anatomisch dem Atemweg folgt, und vorsichtig über die Zunge geschoben, bis das Schild mit den Lippen bündig abschließt.

Bei korrekter Lage und Größe befindet sich die Spitze des Tubus (untere Öffnung) vor dem Kehlkopf. Ein **zu großer Tubus** kann den Kehldeckel nach unten drängen und so den Eingang des Kehlkopfs verschließen. Ein **zu kleiner Tubus** kann den Zungengrund in den Rachen drücken und so den Atemweg verlegen (▶ Abb. 9.16).

Abb. 9.15 Einlegen eines Guedel-Tubus.

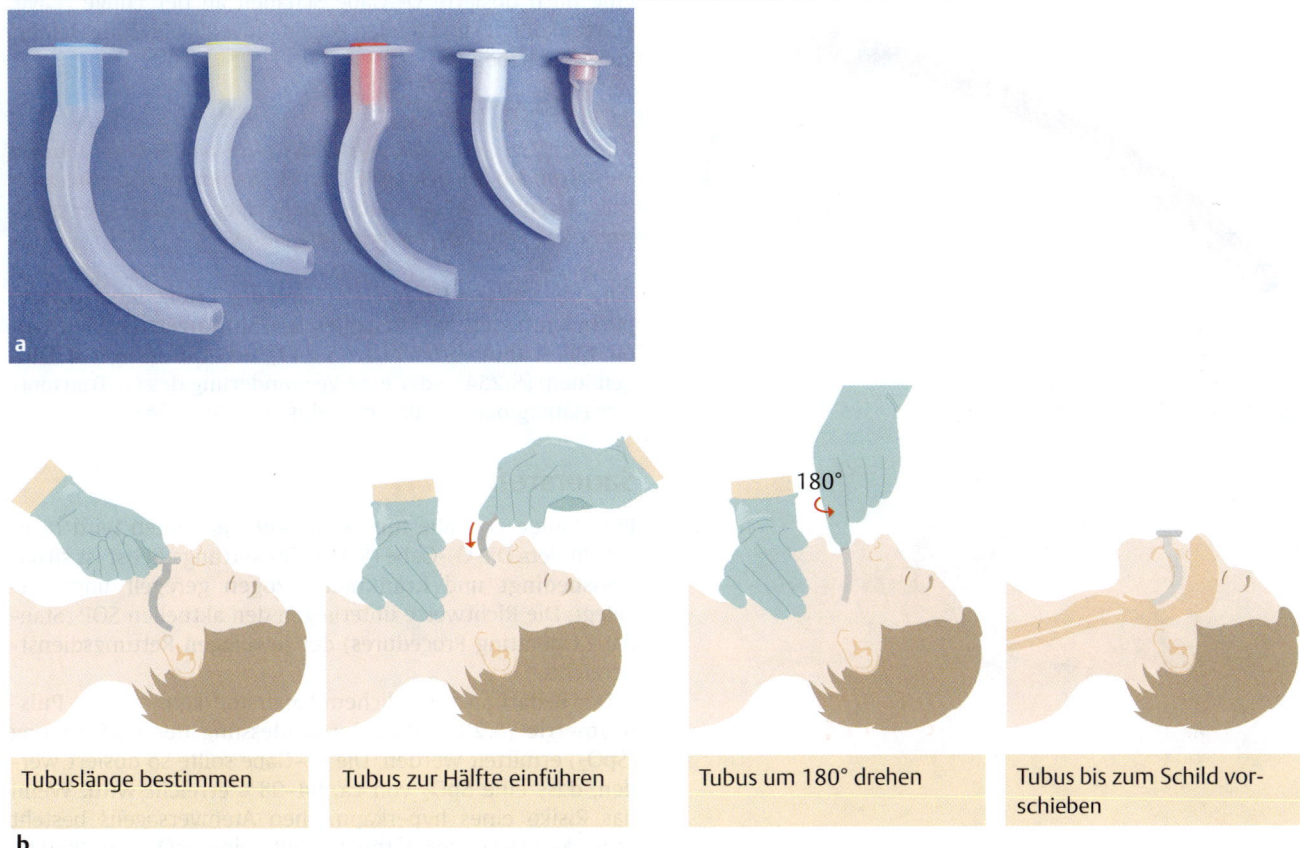

| Tubuslänge bestimmen | Tubus zur Hälfte einführen | Tubus um 180° drehen | Tubus bis zum Schild vorschieben |

Abb. 9.16 Lage eines Guedel-Tubus.

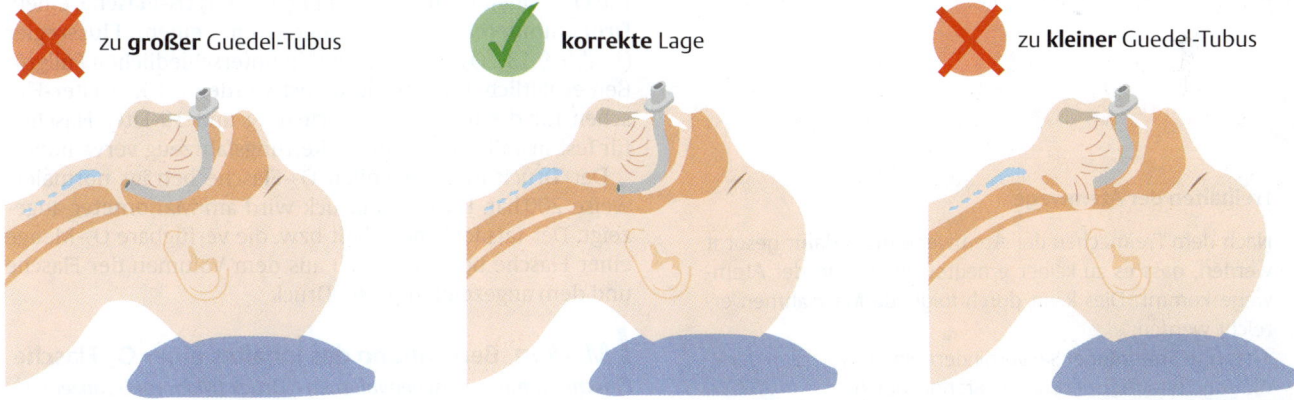

zu **großer** Guedel-Tubus   **korrekte** Lage   zu **kleiner** Guedel-Tubus

Bei einem zu großen Tubus kann der Kehldeckel nach unten gedrückt werden, ein zu kleiner Tubus kann den Zungengrund in den Rachen drücken.

Wendl-Tubus (Nasopharyngealtubus)

Der Wendl-Tubus hat eine leicht gebogene Form und besteht aus weichem Gummi, sodass er sich den Atemwegen gut anpassen kann (▶ Abb. 9.17**a**). Die Tubusspitze ist abgeschrägt. Das obere Ende hat eine bewegliche Scheibe, die den Tubus im Bereich des Naseneingangs fixiert und ein zu tiefes Eindringen des Tubus verhindert.

Durchführung: Die **Tubuslänge** (= Einführtiefe) wird anhand der Distanz zwischen Nasenspitze und Ohrläppchen abgemessen und mit der beweglichen Scheibe am Tubus eingestellt. Die **Tubusdicke** sollte in etwa dem Kleinfingerdurchmesser entsprechen. Vor dem Einführen wird die Tu-

busspitze mit Gel bestrichen und anschließend über den **unteren Nasengang** vorsichtig vorgeschoben. Beim Einführen zeigt die Schräge der Tubusspitze zunächst zur Seite und wird beim Vorschieben langsam um **90° gedreht**, sodass die Tubusschräge zur Rachenhinterwand zeigt. Bei korrekter Lage befindet sich die Tubusspitze vor dem Kehlkopfeingang (▶ Abb. 9.17**b**).

Für den Patienten ist meist der Wendl-Tubus angenehmer. Er darf allerdings nicht bei Schädel-Hirn-Traumata (S. 346) oder Gesichtsschädelfrakturen eingesetzt werden.

Abb. 9.17 Wendl-Tubus.

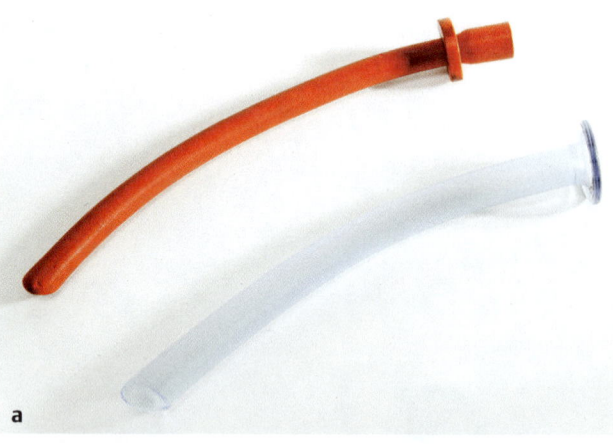

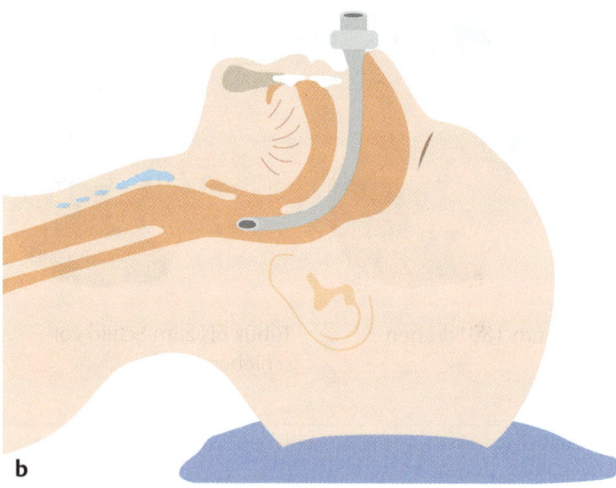

a Verschiedene Modelle. *Foto: Kirsten Oborny*
b Richtige Lage des Wendl-Tubus.

RETTEN TO GO

Freihalten der Atemwege

Nach dem Freimachen der Atemwege muss dafür gesorgt werden, dass es zu keiner erneuten Verlegung der Atemwege kommt. Dies kann durch folgende Maßnahmen erreicht werden:

- **stabile Seitenlage:** Sie verhindert ein Zurückfallen der Zunge und reduziert die Aspirationsgefahr.
- **Rachentuben** (Pharyngealtuben): Diese können entweder über den Mund (sog. Oropharyngeal- oder **Guedel-Tubus**) oder über die Nase (sog. Nasopharyngeal- oder **Wendl-Tubus**) eingeführt werden. Beide Rachentuben verhindern, dass die Zunge die Atemwege verlegt, allerdings bieten sie keinen Aspirationsschutz.

9.2.3 Sauerstoffgabe

Unter der O_2-Gabe versteht man die therapeutische Gabe von Sauerstoff mit dem Ziel, eine bessere Oxygenierung des Gewebes zu erreichen. Dabei ist zu beachten, dass künstlich zugeführter **Sauerstoff** (S. 157) (O_2) ein **Medikament** ist, das bewusst und gezielt eingesetzt werden muss. Denn ein Zuviel an Sauerstoff (hohe Konzentrationen) kann auch gefährlich sein. Bei COPD-Patienten (S. 252) kann z. B. der Atemantrieb, der im Gegensatz zu Gesunden über den pO_2 ge-

steuert wird, herabgesetzt werden. Bei Neugeborenen kann eine hoch dosierte O_2-Gabe Schäden an der Lunge (Cave: Lungenkollaps) und an den Augen (Cave: Erblindungsgefahr) zur Folge haben.

ACHTUNG

*Sauerstoff ist ein Medikament, das nicht nur **Nutzen**, sondern auch **Schaden** bringen kann. Der RS übernimmt daher in erster Linie Aufgaben bei der Vorbereitung einer O_2-Gabe oder appliziert diese selbstständig nach Delegation.*

Eine Vielzahl von Parametern kann den Erfolg der O_2-Therapie beeinflussen. Hierzu zählen u. a. Störungen der Ventilation, z. B. Asthma bronchiale (S. 249), und Diffusion, z. B. Lungenödem (S. 254), oder eine Verminderung des O_2-Transporters Hämoglobins, z. B. durch Blutverluste (S. 341).

Sauerstoffbedarf

Eine blinde O_2-Gabe für jeden Notfallpatienten wird nicht empfohlen. Die O_2-Gabe (S. 157) im Rettungsdienst ist **situationsbedingt** und **krankheitsbezogen** geregelt und festgelegt. Die Richtwerte unterliegen den aktuellen SOP (Standard Operating Procedures) der jeweiligen Rettungsdienstbereiche.

Der Bedarf an zusätzlichem Sauerstoff kann mittels **Pulsoxymetrie** (S. 203), d. h. durch Messung der O_2-Sättigung (SpO_2) ermittelt werden. Die O_2-Gabe sollte so dosiert werden, dass eine SpO_2 von **ca. 94–98 %** erreicht wird. Wenn das Risiko eines hyperkapnischen Atemversagens besteht (z. B. bei COPD oder Asthma), sollte eine SpO_2 von 88–92 % angestrebt werden.

Sauerstoffeinheit

Die O_2-Einheit besteht aus einer (weißen) O_2-Flasche, einem **Druckminderer** mit **Manometer** und einem **Flussregler** (▶ Abb. 9.18). O_2-Flaschen sind in unterschiedlichen Füllgrößen erhältlich. Im Rettungsdienst werden i. d. R. 2-Liter-Flaschen für die mobile O_2-Ausrüstung und 10-Liter-Flaschen für fest installierte Geräte im Rettungsfahrzeug verwendet.

Der Druck in einer vollen O_2-Flasche beträgt normalerweise 200 bar. Dieser Fülldruck wird am **Manometer** angezeigt. Der tatsächliche **Inhalt** bzw. die verfügbare O_2-Menge einer Flasche berechnet sich aus dem Volumen der Flasche und dem angezeigten (Rest-)Druck.

! Merken Berechnung des Inhaltes einer O_2-Flasche
Flascheninhalt = Flaschenvolumen × Druck (Manometeranzeige)

Abb. 9.18 O_2-Einheit.

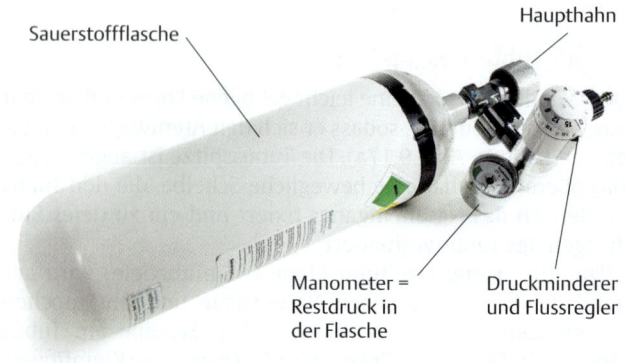

Foto: Kirsten Oborny

Abb. 9.19 Möglichkeiten der O₂-Applikation.

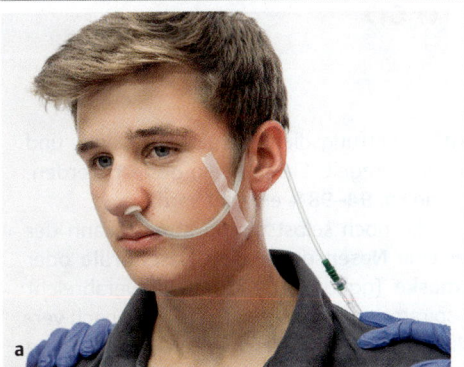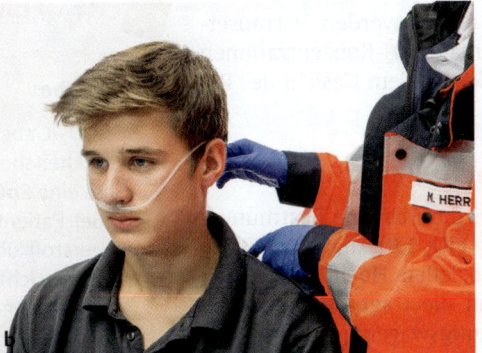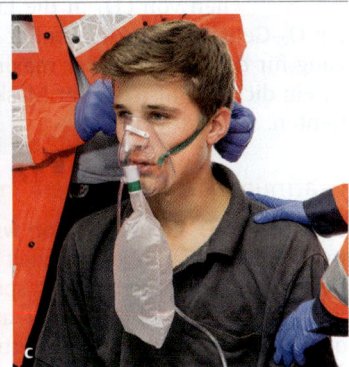

a Nasensonde. **b** Nasenbrille. **c** Gesichtsmaske mit Reservoir. *Fotos: Kirsten Oborny*

In einer vollen 2-Liter-Flasche befinden sich demnach 400 Liter Sauerstoff, in einer vollen 10-Liter-Flasche 2000 Liter Sauerstoff.

Um den ausströmenden Sauerstoff dem Patienten verabreichen zu können, muss der hohe Druck (200 bar) über den **Druckminderer** reduziert werden.

Die verabreichte Menge an Sauerstoff wird in **Liter pro Minute** angegeben. Diese sog. O₂-Flussrate (**Flow**) wird durch den **Flussregler** an der O₂-Einheit eingestellt. Sie richtet sich nach dem Zustand des Patienten (S. 157) und den verwendeten Hilfsmitteln (Nasenbrille/-sonde, Gesichtsmaske, ► Tab. 9.3).

Wenn die verfügbare O₂-Menge bekannt ist, kann mithilfe der indizierten Flussrate berechnet werden, wie lange der Sauerstoff für die Behandlung ausreicht.

! Merken Berechnung der Vorratsdauer einer O₂-Flasche

$$Vorratsdauer = \frac{Flascheninhalt}{Flussrate}$$

Eine 2-Liter-O₂-Flasche mit einem Druck von 200 bar ist demnach bei einer eingestellten Flussrate von 5 l/min in 76 min verbraucht.

Je nach Vorgaben des Geräteherstellers muss evtl. ein Restdruck in der O₂-Flasche belassen und berücksichtigt werden (z. B. durch Abzug von 10 bar bei Berechnung des Flascheninhalts). In neuen Flaschen sind aber i. d. R. Restdruckventile eingebaut, sodass man nicht mehr so sehr darauf achten muss.

Verabreichung von Sauerstoff

Bei Patienten, die noch selbstständig atmen, kann der Sauerstoff über eine Nasensonde, Nasenbrille oder eine Gesichtsmaske (O₂-Maske) verabreicht werden (► Abb. 9.19). Der inspiratorische O₂-Anteil (FiO₂) (S. 221) ist je nach verwendetem Hilfsmittel sehr unterschiedlich (► Tab. 9.3).

Bei beatmeten Patienten wird der Sauerstoff an den Beatmungsbeutel angeschlossen oder über das Beatmungsgerät zugeführt.

Der Erfolg der O₂-Gabe wird mittels Pulsoxymetrie (S. 203) oder Blutgasanalyse (S. 207) geprüft.

Nasensonde und Nasenbrille

Bei der Verwendung von **Nasensonden** (O₂-Nasensonden) mit Schaumstoffschutz wird das Schaumstoffkissen vorsich-

Tab. 9.3 Inspiratorischer O₂-Anteil (FiO₂) bei verschiedenen Hilfsmitteln

Technik	Flow	FiO₂
Nasensonde	2–4 l/min	0,2–0,3
Nasenbrille	4–6 l/min	0,3–0,4
Gesichtsmaske, einfach	6–8 l/min	0,4–0,6
Gesichtsmaske + Reservoir	6–10 l/min	0,5–0,8
Gesichtsmaske + Reservoir + Nicht-rückatemventil	8–15 l/min	0,7–1,0
dichtsitzende Beatmungsmaske mit Demand-Ventil		1,0

tig in ein Nasenloch eingeschoben und die Sonde anschließend fixiert (► Abb. 9.19a). Die Flussrate über eine Nasensonde sollte **max. 4 l/min** betragen.

Bei **Nasenbrille** (O₂-Brille) werden die beiden Nasenkanülen in die Nasenlöcher des Patienten eingelegt und die Schläuche wie eine Brille über die Ohren des Patienten geführt (► Abb. 9.19b). Die **maximale** Flussrate sollte **6 l/min** nicht überschreiten.

Sowohl Nasensonde als auch Nasenbrille sind Niedrigflusssysteme. Höhere Flussraten trocknen die Nasenschleimhäute aus und werden vom Patienten schlechter toleriert. Wichtig für ihre Anwendung ist außerdem, dass eine ausreichende Atmung über die Nase bei geschlossenem Mund möglich ist.

Gesichtsmaske (O₂-Maske)

Die Gesichtsmaske wird über Mund und Nase des Patienten gelegt und mit einem Gummiband um den Kopf fixiert (► Abb. 9.19c). Die Ausatemluft entweicht über seitliche Löcher in der Maske. Die Flussrate muss bei Gesichtsmasken **mind. 6 l/min** betragen, da sich bei niedrigerem Flow das ausgeatmete CO₂ in der Maske sammelt und rückgeatmet wird. Die **maximal** wirksame Flussrate liegt bei **10 l/min**.

Bei **Gesichtsmasken mit O₂-Reservoir** (Atembeutel, ► Abb. 9.19c) wird der Reservoirbeutel vor Aufsetzen der Maske vollständig mit Sauerstoff gefüllt. Das Reservoir hat gegenüber der einfachen Gesichtsmaske (ohne Reservoir) den Vorteil, dass eine höhere O₂-Konzentration in der Einatemluft erreicht werden kann. Durch ein Einwegventil am Reservoirbeutel (sog. **Nichtrückatemmasken**) wird die ausgeatmete Luft direkt in die Umgebung abgeleitet. So kann ein Zumischen von CO_2 in die Einatemluft verhindert und der O_2-Gehalt in der Einatemluft erhöht werden. Vorrausetzung für das Erreichen der maximalen O_2-Konzentrationen ist ein dichtes Aufsitzen der Maske auf dem Gesicht des Patienten.

Beatmungsmaske mit Demand-Ventil

Die **höchste O_2-Konzentration** wird durch eine Beatmungsmaske mit Demand-Ventil erzielt (**FiO₂ 1,0**). Hierzu wird das Demand-Ventil mittels einer speziellen Hochdruckleitung und einem separaten Adapter an die tragbare O_2-Flasche oder die Bordversorgung im Rettungswagen angeschlossen. Anschließend wird das Demand-Ventil auf die Beatmungsmaske aufgesteckt. Zur Applikation des Sauerstoffs muss die **Maske sehr dicht auf dem Gesicht** des Patienten aufliegen, da das Demand-Ventil **druckgesteuert** auf die aktive Einatmung des Patienten reagiert. Bei einem negativen Druck (der Patient atmet ein) öffnet sich das Ventil und es strömt so lange reiner Sauerstoff in die Maske, wie die Inspirationsphase des Patienten anhält. Ist der Einatemvorgang beendet und herrscht kein Unterdruck mehr vor, schließt sich das Ventil.

Dieses Verfahren ist nicht nur eine sehr effektive Variante zur Beatmung von Patienten mit sehr hoher O_2-Konzentration (nahezu 100 %), sondern auch eine sehr ökonomische Applikationsform, da nur dann Sauerstoff verbraucht wird, wenn er vom Verbraucher angefordert wird (engl. on demand = auf Anforderung).

Mithilfe eines Demand-Ventils ist es auch möglich, den Patienten während einer Beutel-Masken-Beatmung (S. 220) mit 100 % Sauerstoff zu beatmen. Schließt man das Demand-Ventil an einen Beatmungsbeutel an, öffnet sich das Ventil nach jedem Beatmungsvorgang durch den vorherrschenden negativen Druck im zusammengedrückten Beatmungsbeutel. Der Beutel wird hierdurch mit reinem Sauerstoff gefüllt.

Sicherheitsregeln der O_2-Therapie

Beim Umgang mit Sauerstoff sollten folgende Sicherheitsregeln beachtet werden:
- Kein Feuer, Rauchen, Fett, Öl in der Nähe von O_2-Flaschen, da Explosionsgefahr!
- Hände fettfrei halten (Cave: Handcremes), ggf. waschen!
- O_2-Flasche vor starker Wärme (z. B. Sonneneinstrahlung) schützen!
- TÜV-Fristen und Verfallsdatum beachten!
- O_2-Flaschen gegen Umfallen oder Herabfallen sichern!
- O_2-Flaschen nur mit zugelassenem Ventilschutz (Flaschenkappe) transportieren!
- Solange kein Sauerstoff entnommen wird, Ventile stets geschlossen halten!
- Ventile nur von Hand öffnen und schließen!
- System vor Flaschenwechsel drucklos machen und Druckminderer nur von Hand anschließen!
- Nach einem Aufenthalt in einer möglicherweise O_2-angereicherten Atmosphäre Kleidung sorgfältig lüften, da Sauerstoff sehr gut in Kleidung haftet. Brandgefahr!

RETTEN TO GO

O_2-Gabe

Die O_2-Gabe ist im Rettungsdienst situationsbedingt und krankheitsbezogen geregelt. Sie sollte so dosiert werden, dass eine **SpO₂** von **ca. 94–98 %** erreicht wird.

Bei Patienten, die noch selbstständig atmen, kann der Sauerstoff über eine **Nasensonde**, eine **Nasenbrille** oder eine **Gesichtsmaske** (ggf. mit O_2-Reservoir) verabreicht werden. Der inspiratorische O_2-Anteil (FiO₂) ist je nach verwendetem Hilfsmittel sehr unterschiedlich. Die höchste O_2-Konzentration wird durch eine **Beatmungsmaske mit Demand-Ventil** erzielt (FiO₂ 1,0)

Beim Umgang mit Sauerstoff müssen verschiedene **Sicherheitsregeln** beachtet werden, z. B. kein Feuer, Rauchen oder Fett in der Nähe von O_2-Flaschen (Explosionsgefahr!), O_2-Flasche vor starker Wärme schützen.

9.2.4 Beatmung

Lässt sich durch das Freimachen und Freihalten der Atemwege **keine ausreichende Spontanatmung** wiederherstellen, muss mit einer künstlichen Beatmung begonnen werden.

Da im Rettungsdienst i. d. R. Atemhilfsmittel wie Masken, Beutel oder Intubationsbesteck zur Verfügung stehen, ist eine Atemspende Mund zu Nase oder Mund zu Mund (S. 304) nur selten erforderlich. Die Beatmung erfolgt daher im Rettungsdienst **manuell** mit dem **Beatmungsbeutel** oder durch ein **maschinelles Beatmungsgerät** (Notfallrespirator).

Grundlagen

NIV (noninvasive Ventilation)

Unter der nichtinvasiven Beatmung versteht man die Atemunterstützung oder Beatmung ohne Verwendung eines invasiven Beatmungszugangs (Endotrachealtubus, Larynxtubus).

Wirkungsprinzip
- Kollapsneigung der Alveolen sinkt
- Gasaustauschfläche steigt
- Atemarbeit wird reduziert, Atemmechanik entlastet, Verbesserung der Oxygenierung durch Anstieg des pO₂

Indikationen
- exazerbierte COPD
- Lungenödem
- Pneumonie
- Asthma.

Kontraindikationen
- Koma oder Verwirrtheitszustand
- schwere Kooperationsprobleme
- Herz-Kreislauf-Stillstand
- hämodynamische Instabilität
- erhöhtes Aspirationsrisiko, Schluckstörungen
- Ileus, gastrointestinale Blutung, Z. n. abdomineller OP
- Hindernisse der oberen Atemwege.

CPAP (continuous positive airway pressure)

Unter CPAP versteht man ein Beatmungsverfahren, das den spontan atmenden Patienten durch positive Druckausübung in der Inspirationsphase unterstützt.

Vorteile dieses Verfahrens sind:
- Vermeidung der Intubation
- Atemwege bleiben intakt
- Reduzierung von Beatmungspneumonien
- Relaxation/Sedierung nicht erforderlich → Patient kann kommunizieren, Erhöhung der Mobilität.

Die **technische Durchführung** des CPAP ist in den Grundzügen identisch, in den Details gibt es aber herstellereigene Unterschiede. Lesen Sie sich deshalb vor Anwendung die Gebauchsanweisung vom Hersteller durch und machen sich mit dem Umgang des Gerätes vertraut. Hier exemplarisch:
- Ventil der Sauerstoffflasche öffnen
- Inhaltsmanometer beachten: Flaschendruck ausreichend? Vorratsdauer O_2 berechnen (S. 212)
- Patienten über Maßnahmen aufklären und stets Rückmeldung einholen (CPAP ist am Anfang ein extrem befremdliches Gefühl!)
- CPAP-Therapiedruck noch auf 0 mbar belassen
- CPAP-Modul anschließen, dabei Druckmessschlauch und Sauerstoffschlauch entsprechend konnektieren, auf ordentliche Schlauchführung achten
- geeignete Patientenmaske auswählen (muss Mund und Nase abdecken)
- CPAP-Ventil auf die Gesichtsmaske aufstecken und Sauerstoffzufluss einschalten
- mit einer Hand CPAP-System auf Mund und Nase des Patienten drücken, mit der anderen Hand falls nötig den Hinterkopf des Patienten halten
- hat sich der Patient an die Maske gewöhnt und toleriert diese, Atemmaske mit der Kopfbänderung fixieren (ggf. zu zweit)
- Therapiedruck schrittweise um 2 mbar erhöhen. Dabei stets auf Fehllagen achten (Undichtigkeiten/Leckagen, zu fester Sitz der Maske) und korrigieren

RETTEN TO GO

NIV und CPAP

Unter **NIV** (nichtinvasiver Beatmung) versteht man die Atemunterstützung oder Beatmung **ohne** Verwendung eines **invasiven Beatmungszugangs** (Endotrachealtubus, Larynxtubus).

CPAP (continuous positive airway pressure) ist ein Beatmungsverfahren, das den spontan atmenden Patienten durch **positive Druckausübung** in der Inspirationsphase unterstützt.

Intubation

Unter Intubation (auch **endotracheale Intubation**) versteht man das Einführen eines Beatmungsschlauches (**Tubus**) durch Mund, Nase oder Kehlkopf in die Luftröhre (Trachea), über den der Patient beatmet werden kann. Die Intubation wird v. a. bei Bewusstlosen eingesetzt, um eine **sichere Beatmung** zu gewährleisten und die Patienten **vor** einer **Aspiration** von Mageninhalt **zu schützen** (sog. Schutzintubation).

ACHTUNG

Einen sicheren Aspirationsschutz bietet nur die Intubation!

! *Merken* **Intubation**

*Die Intubation ist eine **heilkundliche Maßnahme**, die sowohl vom Notarzt als auch vom Notfallsanitäter durchgeführt werden kann. Dennoch muss der Rettungssanitäter die verwendeten Geräte, den Ablauf und die möglichen Komplikationen einer Intubation kennen, um dem Notfallsanitäter situationsgerecht assistieren zu können.*

Intubationsverfahren

Es gibt verschiedene Intubationsverfahren, die sich in ihren Zugangswegen unterscheiden. Das Standardverfahren bei Notfallsituationen im Rettungsdienst ist die sog. **orotracheale Intubation**. Hier wird der Tubus über den Mund eingeführt und durch die Stimmritze in die Luftröhre (Trachea) vorgeschoben.

Bei der sog. **nasotrachealen Intubation** wird der Tubus durch die Nase in die Luftröhre vorgeschoben. Diese Methode ist wesentlich schwieriger als die orotracheale Intubation und wird in Notfallsituationen nur selten durchgeführt, z. B. wenn die orotracheale Intubation nicht möglich ist oder bei schwerer Verletzung im Bereich Mund-Rachen-Raum.

Wenn die orotracheale und die nasotracheale Intubation nicht möglich sind, kann als Verfahren der letzten Wahl (!) eine sog. **Koniotomie** (S. 220) (Kehlkopfschnitt) durchgeführt werden, um den Patienten vor dem Ersticken zu retten. Hier wird der Tubus durch einen Schnitt im Kehlkopfband eingeführt.

! *Merken* **Intubation im Notfall**

*Das Standardverfahren im Rettungsdienst ist die **orotracheale Intubation**.*

Geräte und Material zur Intubation

Für die orotracheale Intubation werden folgende Hilfsmittel benötigt (▶ Abb. 9.20):
- **Endotrachealtuben** (verschiedene Größen) inkl. **Blockerspritze** (10- oder 20-ml-Einwegspritze, zum Blocken des Cuffs, s. u.)
- **Führungsstab** (Mandrin) als Einführhilfe für den Tubus
- **Laryngoskop** mit **Spatel** (verschiedene Größen)
- **Gleitmittel** (z. B. Kochsalz/NaCl, Xylocain© Gel) für den Endotrachealtubus und den Führungsstab
- **Magill-Zange** (S. 208), um ggf. Fremdkörper, Zahnprothesen oder Speisereste sofort entfernen zu können
- **Beißschutz** (Guedel-Tubus oder Mundkeil)
- **Absaugpumpe** und Absaugkatheter
- **Fixiermaterial** zur Befestigung des Tubus (Tubushalter)
- **Beatmungsbeutel** mit Maske und O_2-Reservoir
- **Stethoskop** für die Lagekontrolle des Tubus oder ggf. Küvette zur Kapnometreie/Kapnografie bereitlegen.

Endotrachealtubus • Der Tubus besteht aus einer biegsamen Kunststoffröhre (▶ Abb. 9.20). Am unteren Ende befindet sich bei den meisten Tuben ein aufblasbarer Ballon (Manschette), der sog. **Cuff**, der die Luftröhre abdichtet und so vor einer Aspiration schützt. Der Cuff ist über einen kleinen Schlauch mit einem **Kontrollballon** verbunden, worüber der Cuff mit einer luftgefüllten Spritze aufgeblasen (= geblockt) werden kann (▶ Abb. 9.21). Anhand des Kontrollballons kann der Füllungszustand des Cuffs abgeschätzt und gegebenenfalls mit einem Cuff-Druckmesser überwacht werden.

Abb. 9.20 Hilfsmittel für eine orotracheale Intubation.

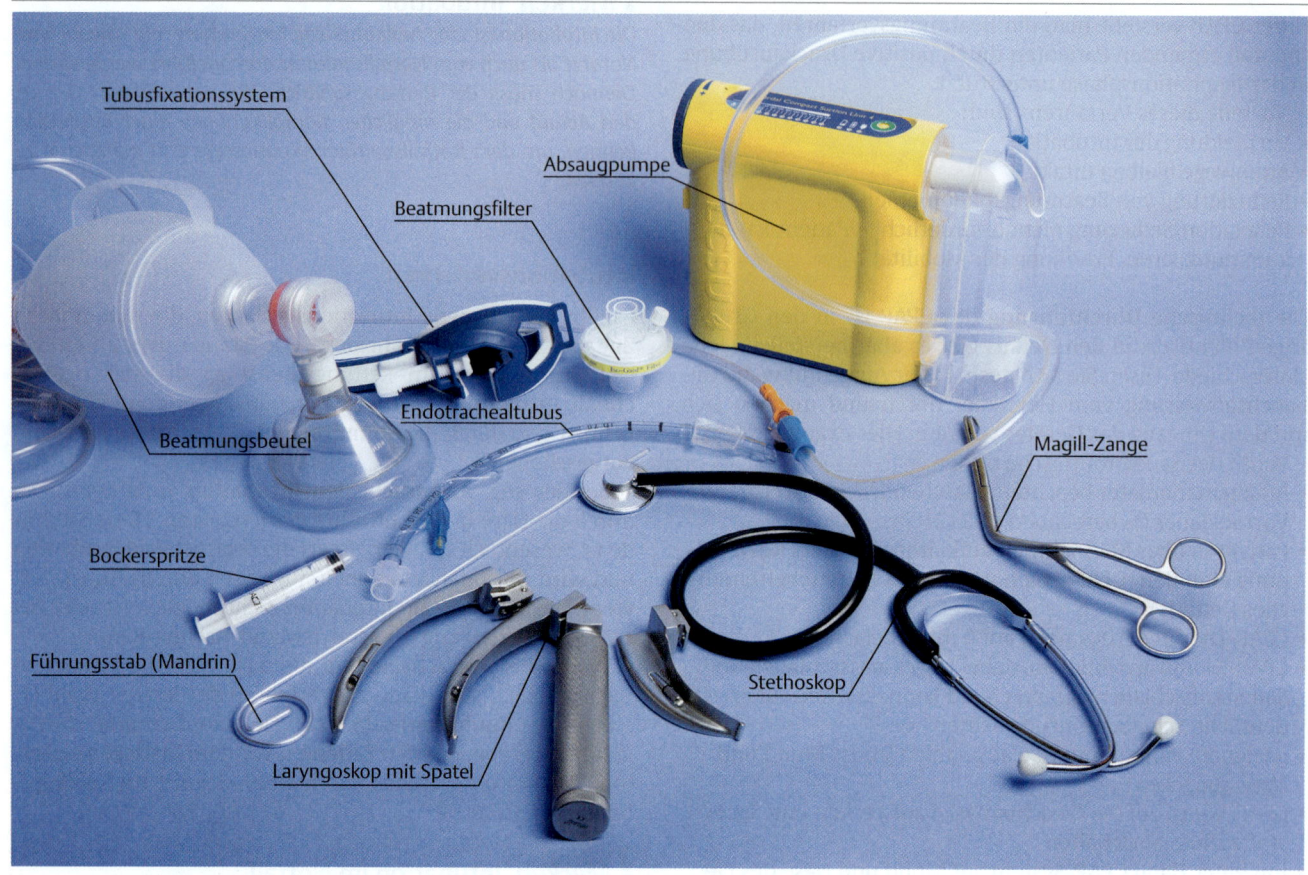

Tubusfixationssystem

Absaugpumpe

Beatmungsfilter

Beatmungsbeutel

Endotrachealtubus

Magill-Zange

Bockerspritze

Führungsstab (Mandrin)

Stethoskop

Laryngoskop mit Spatel

Foto: Kirsten Oborny

Abb. 9.21 Endotrachealtuben mit Blockerspritze.

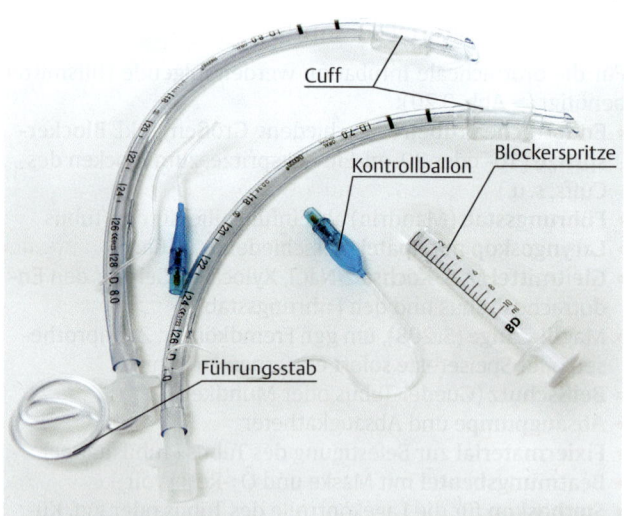

Cuff

Kontrollballon

Blockerspritze

Führungsstab

Foto: Kirsten Oborny

! *Merken* Tuben ohne Cuff

Bei der Intubation von Säuglingen und Kleinkindern werden Tuben ohne Cuff verwendet, da die Luftröhrenschleimhaut in diesem Alter sehr sensibel ist und der geblockte Cuff Druckverletzungen verursachen kann.

Es gibt unterschiedliche **Tubusarten**, die aufgrund ihrer Beschaffenheit für unterschiedliche Eingriffe eingesetzt werden. Die Standardtuben für die orotracheale Intubation sind

der **Magill-Tubus** (einfach gekrümmt) und der **Woodbridge-Tubus** (sehr flexibel, man braucht hier immer einen Führungsstab beim Einführen).

Die **Tubusgrößen** werden als Innendurchmesser (ID) in mm oder als Außendurchmesser (AD) in Charrière (1 Ch. = ⅓ mm) angegeben. Um die richtige Größe abzuschätzen, kann man sich am kleinen Finger des Patienten orientieren. Der Tubus sollte in etwa gleich groß wie der kleine Finger des Patienten sein. Beim **Erwachsenen** entspricht das meist einem Innendurchmesser zwischen 7,0 und 8,5 mm. Bei **Kindern** kann der geeignete Innendurchmesser durch folgende Formel berechnet werden:

$$ID = 4 + \frac{\text{Alter des Kindes in Jahren}}{4}$$

Laryngoskop • Mit einem Laryngoskop kann der Kehlkopf (Larynx) betrachtet werden. Im Rahmen der orotrachealen Intubation ermöglicht das Laryngoskop die sichere Platzierung des Tubus in der Luftröhre. Neben der Intubation wird es auch zur Untersuchung des Kehlkopfes in der HNO-Heilkunde eingesetzt.

Das Laryngoskop besteht aus einem **Griff**, der das Batteriefach für die Lichtquelle enthält, und einem **Spatel**, der i. d. R. abgenommen werden kann. Der Spatel ist in unterschiedlichen Formen und Größen erhältlich. Weit verbreitet ist der **gebogene Macintosh-Spatel** (▶ Abb. 9.20). Bei Säuglingen und Kleinkindern kommen häufiger **gerade** Spatel (z. B. **Miller-Spaltel**) zum Einsatz.

Die **Lichtquelle** des Laryngoskops kann je nach Ausführung im Griff (sog. Kaltlichtlaryngoskop) oder im Spatel (sog. Warmlichtlaryngoskop) eingebaut sein.

ACHTUNG
Vor jeder Intubation muss die Lichtquelle des Laryngoskops geprüft werden (ggf. Batterie wechseln!).

Vorbereitung der Intubation

Vorbereitung des Materials • Alle Geräte und Materialien einer Intubation (s. o.) müssen vom Rettungssanitäter vorbereitet und überprüft werden (Laryngoskop funktionstüchtig? Tubus steril verpackt? Richtige Tubusgröße?).

ACHTUNG
Der nächstkleinere und der nächstgrößere Tubus sollten immer bereitliegen!

Vorbereitung des Patienten • Vor der Intubation sollte jeder spontan atmende Notfallpatient über mehrere Minuten mit hoch dosiertem (100 %igem) Sauerstoff über eine dicht sitzende Gesichtsmaske beatmet werden, wenn möglich mit erhöhtem Oberkörper. Durch diese sog. **Präoxygenierung** wird eine O_2-Reserve gebildet und eine Hypoxie während der Intubation vermieden. Falls erforderlich, wird eine **Narkose** (S. 138) mit einem Analgetikum, Hypnotikum und bei Bedarf einem Muskelrelaxans eingeleitet.

Für die Intubation wird der Patient auf den Rücken gelegt. Der **Kopf** sollte leicht **überstreckt** und etwas **erhöht** (ca. 5–10 cm) gelagert werden. Diese sog. verbesserte Jackson-Position ermöglicht die beste Sicht auf den Kehlkopf während der Intubation.

ACHTUNG
Bei Neugeborenen (S. 439) *wird der Kopf nicht überstreckt! Der Kopf wird leicht erhöht in der sog. „Schnüffelposition" gelagert (Kehlkopf bei Erwachsenen in Höhe 4.–6. Halswirbel, bei Neugeborenen in Höhe 3.–4. Halswirbel)* (▶ Abb. 10.10).

! Merken Intubationsschwierigkeiten
Intubationsschwierigkeiten lassen sich meist durch eine optimale Lagerung des Patientenkopfes vermeiden.

Durchführung der Intubation

Während der Intubation sitzt der Notarzt am Kopfende des Patienten und die assistierende Person seitlich des Patienten.

Einführen des Laryngoskops und Einstellen der Stimmritze • Die assistierende Person gibt dem Arzt das einsatzbereite **Laryngoskop** (Lichtquelle aktiviert) in die **linke Hand**. Der Arzt öffnet den Mund des Patienten mit dem Kreuzgriff (S. 208) und schiebt das Laryngoskop langsam unter Verdrängung der Zunge in den Rachen ein, bis er freien Blick auf die Stimmlippen erhält. Bei fehlender Sicht kann die assistierende Person ggf. vorsichtig den Schildknorpel des Kehlkopfes nach hinten oben rechts drücken, um dessen Lage zu optimieren – sog. **BURP-Manöver** (BURP = **b**ackward **u**pward **r**ightward **p**ressure) (▶ Abb. 9.22**a**). Bei eingeschränker Sicht kann die Videolaryngoskopie ggf.(!) eine geeignete Alternative darstellen.

Einführen und Blocken des Tubus • Auf Anweisung des Arztes reicht ihm die assistierende Person den vorbereiteten **Tubus** – ggf. inkl. Führungsstab (beide mit Gleitmittel versehen) – in die **rechte Hand** (▶ Abb. 9.22**b**). Der Arzt führt den Tubus

durch die Stimmritze in die Luftröhre ein (▶ Abb. 9.22**c**), bis der Cuff hinter der Stimmritze verschwunden ist, und entfernt anschließend das Laryngoskop und den Führungsstab vorsichtig, während er mit der rechten Hand den Tubus im Mundwinkel gut festhält. Nun blockt die assistierende Person den **Cuff** mit der aufgesteckten und mit Luft gefüllten Einmalspritze. Anschließend wird der **Beatmungsbeutel** mit dem vorher aufgesetzten Beatmungsfilter an den Tubus angeschlossen und sofort mit der Beatmung begonnen (▶ Abb. 9.22**d**).

Tubuslagekontrolle • Nach der Intubation muss kontrolliert werden, ob der Tubus richtig liegt. Auch wenn intubierte Patienten umgelagert werden, muss die Tubuslage erneut geprüft werden.

Die einfachste Methode ist die Auskultation mit dem **Stethoskop** (▶ Abb. 9.22**e–f**). Sie lässt allerdings keine sichere Aussage über die korrekte Tubuslage zu. Man hört hier zuerst den **Magen** und anschließend **beide Lungen** ab. Der Tubus liegt richtig, wenn man über beiden Lungen ein Atemgeräusch hört. Falsch liegt er, wenn es über dem Magen „blubbert" (Zeichen einer Fehllage in der Speiseröhre). Eine korrekte Belüftung beider Lungenflügel ist beim Erwachsenen bei einer Intubationstiefe von ca. 22 cm ab Zahnreihe zu erwarten.

Die wichtigste Maßnahme, um die Tubuslage zu kontrollieren, ist jedoch die Kohlendioxidmessung am Ende der Ausatmung, sog. **Kapnometrie** (S. 203).

Im Notfall kann die Lagekontrolle auch einfach über die optische Kontrolle der **Thoraxbewegung** bestimmt werden.

Beißschutz und Fixierung • Nach erfolgreicher Intubation wird ein **Beißschutz** (z. B. Guedel-Tubus) eingelegt und der Tubus sicher befestigt. Die **Fixierung** erfolgt mit einem Tubushalter (▶ Abb. 9.22**g-h**).

Komplikationen der Intubation

Bei der Intubation sind folgende Komplikationen möglich:
- Fehlintubation der Speiseröhre
- Intubation nur eines Lungenflügels
- Aus- oder Abbrechen von Zähnen
- Weichteilverletzung im Mund und im Rachen
- Verletzung der Stimmbänder
- Verletzung der Luftröhre
- Laryngospasmus (krampfartige reflektorische Kontraktion der Kehlkopfmuskulatur)
- Glottisödem (Schwellung der Kehlkopfschleimhaut)
- Reizung des N. vagus (Verlangsamung der Herzfrequenz, Abfall des Blutdrucks).

Probleme bei der Intubation

Die Durchführung einer Intubation im Rettungsdienst erfolgt häufig unter **erschwerten Bedingungen** (Patient nicht nüchtern, Lagerung des Patienten vor Ort schwierig, mangelnde Beleuchtung etc.). Hinzu kommt, dass sich Probleme auch aufgrund **schwieriger anatomischer Verhältnisse** in Mund und Hals (z. B. große Zunge, kurzer dicker Hals, vorstehender Oberkiefer) oder aufgrund von **Erkrankungen** oder **Verletzungen** ergeben können (z. B. Tumoren im Mund-Rachen-Raum, Verletzungen im Gesichts- und Halsbereich oder im Bereich der Halswirbelsäule).

Daher gelingt eine Intubation, selbst von geübten Notärzten, nicht immer im ersten Anlauf. Scheitert die Intubation, muss die Intubationstechnik geprüft und ggf. optimiert werden. Zwischen zwei Intubationsversuchen sollte eine Maskenbeatmung erfolgen. Bleibt die Intubation weiterhin er-

Abb. 9.22 Durchführung einer Intubation.

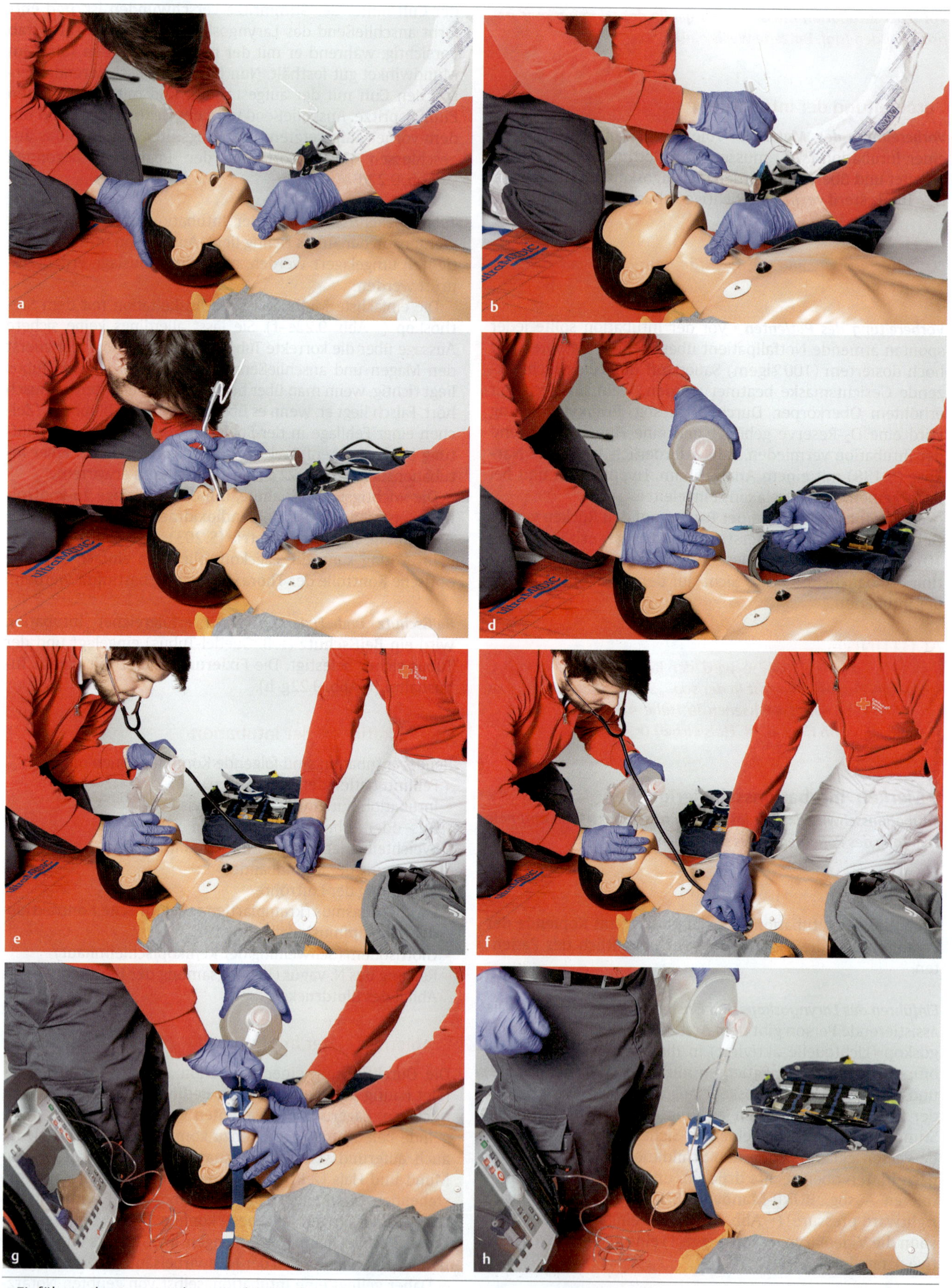

a Einführen des Laryngoskops und Einstellen der Stimmritze (mit BURP-Manöver). b Anreichen des vorbereiteten Tubus (inkl. Führungsstab). c Einführen des Tubus. d Blocken des Tubus. e Anschluss des Beatmungsbeutels, Beginn der Beatmung und Tubuslagekontrolle (Auskultation des Magens). f Tubuslagekontrolle: Auskultation der rechten Lunge. g Tubusfixierung. h Beginn der Beutelbeatmung. *Fotos: Kirsten Oborny*

folglos, muss schnell ein alternatives Verfahren angewendet werden, da das Risiko lebensbedrohlicher Komplikationen mit jedem weiteren erfolglosen Intubationsversuch steigt.

! *Merken* Probleme bei der Intubation

Eine Intubation kann scheitern. Daher immer „Plan B" (Alternativen zur Intubation) im Kopf haben.

RETTEN TO GO

Intubation

Bei der Intubation (auch **endotracheale Intubation**) wird ein Beatmungsschlauch (Tubus) in die Luftröhre eingeführt, über den der Patient beatmet werden kann. Das Standardverfahren bei Notfallsituationen im Rettungsdienst ist die sog. **orotracheale Intubation**. Hier wird der Tubus über den Mund eingeführt und durch die Stimmritze in die Luftröhre (Trachea) vorgeschoben.

Die Intubation ist zwar Aufgabe des Notarztes oder Notfallsanitäters, dennoch muss der Rettungssanitäter die verwendeten Geräte, den Ablauf und die möglichen Komplikationen einer Intubation kennen, um situationsgerecht assistieren zu können. Zu den Aufgaben des Rettungssanitäters gehören insbesondere:
- die **Vorbereitung** der Intubation (Überprüfung der Geräte, Vorbereitung des Patienten)
- das **Anreichen** der Geräte und des Materials während der Intubation
- die **Sicherung** der Intubation (Tubusfixierung, Beißschutz). Wenn die Intubation im ersten Anlauf scheitert (z. B. Fehlintubation der Speiseröhre), muss vor dem nächsten Intubationsversuchen eine Maskenbeatmung erfolgen.

Alternativen zur Intubation

Larynxmaske, Larynxtubus und Kombitubus sind alternative Verfahren zur Sicherung der Atemwege, die ohne besondere Hilfsmittel (ohne Laryngoskop) und blind (ohne Sicht) eingeführt werden. Es handelt sich um sog. **supraglottische Atemwegshilfen**, da sich ihr unteres Ende bei korrekter Lage oberhalb (supra) der Stimmritze (Glottis) befindet. Bei der endotrachealen Intubation (s. o.) liegt das untere Ende unterhalb der Stimmritze in der Trachea. Im Gegensatz zur endotrachealen Intubation bieten die supraglottischen Atemwegshilfen **keinen absolut sicheren Aspirationsschutz**.

Die Koniotomie ist ein **invasives Verfahren** zur Sicherung der Atemwege, das als Mittel der letzten Wahl („ultima ratio") eingesetzt wird.

Larynxmaske (LM)

Die Larynxmaske (▸ Abb. 9.23) besteht aus einem weiten, **einlumigen Tubus**, an dessen unterem Ende sich eine ovale, schlauchbootartige Maske (= Cuff) befindet, deren Randwulst über einen kleinen Schlauch aufgeblasen (geblockt) werden kann. Sie wird in verschiedenen Größen für Kinder und Erwachsene angeboten.

Durchführung • Der Mund des Patienten wird zunächst mit dem Kreuzgriff (S. 208) ca. 2–3 cm geöffnet. Die Larynxmaske wird vorsichtig mit der Öffnung zur Zunge hin mittig am oberen Gaumen des Patienten entlang eingeführt, bis ein leichter Wiederstand zu spüren ist. Anschließend wird der Cuff mit Luft geblockt (aufgeblasen).

Abb. 9.23 Lage einer korrekt platzierten Larynxmaske.

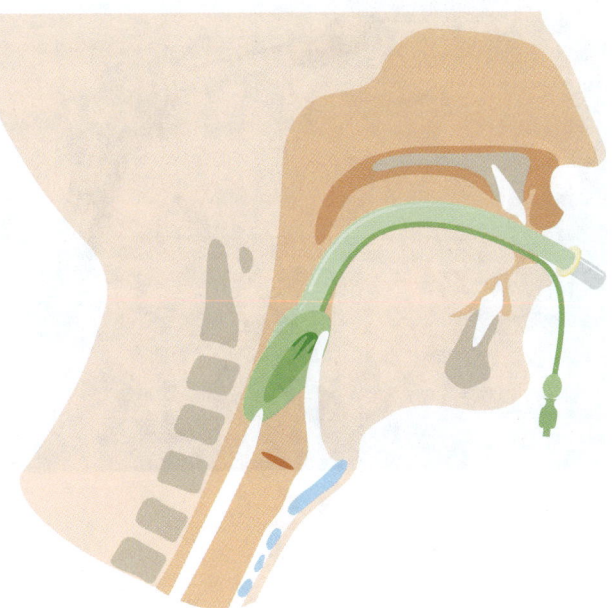

Die Larynxmaske stülpt sich über den Kehlkopf und dichtet mit dem geblockten Cuff den Atemweg ab. *Nach: Georgi, Krier, Airway-Management. Thieme; 2001*

Bei korrekter Lage stülpt sich die Larynxmaske über den Kehlkopf und dichtet mit dem geblockten Cuff den Atemweg ab (▸ Abb. 9.23). Die Lagekontrolle erfolgt wie bei der Intubation durch Auskultation und Kapnometrie (S. 203) oder ggf. im Notfall durch die optische Kontrolle der Thoraxbewegung.

Larynxtubus

Beim Larynxtubus (▸ Abb. 9.24**a**) handelt es sich um einen **einlumigen Tubus** mit 2 blockbaren Cuffs. Zwischen den beiden Cuffs befinden sich kleine Öffnungen, die die Luft in den Kehlkopf leiten. Larynxtuben gibt es in unterschiedlichen Größen.

Durchführung • Mit dem Kreuzgriff (S. 208) wird der Mund des Patienten ca. 2–3 cm geöffnet. Der Larynxtubus wird mittig am oberen Gaumen des Patienten entlang eingeführt, bis ein leichter Wiederstand zu spüren ist. Die Einführtiefe kann anhand einer Markierung am oberen Tubusabschnitt kontrolliert werden. Bei der richtigen Wahl der Tubusgröße sollte die zentrale Markierung auf der Höhe der oberen Zahnreihe liegen. Nun werden die Cuffs geblockt (aufgeblasen).

Die unterschiedlichen Größen sind auf dem Larynxtubus sowie auf der Blockerspritze mit Zahlen sowie farblich gekennzeichnet. Achten Sie beim Blocken darauf, dass Sie die Blockerspritze nur so weit mit Luft befüllen, wie die farbliche Kennzeichnung vom Tubuskonnektor ist. Zusätzlich kann auch ein Cuffdruckmesser angewendet werden.

Bei korrekter Lage blockt der **untere Cuff** den Speiseröhreneingang und soll so eine Magenbeatmung und eine Aspiration verhindern (▸ Abb. 9.24**b**). Der größere **obere Cuff** dichtet den Mund-Rachen-Raum ab und stabilisiert den Tubus. Die Ventilationsöffnungen sollten sich auf Höhe des Kehlkopfeingangs befinden. Die Lagekontrolle kann wie bei der Intubation mittels Auskultation und Kapnometrie (S. 203) oder ggf. im Notfall über die optische Kontrolle der Thoraxbewegung vorgenommen werden.

Abb. 9.24 Larynxtubus.

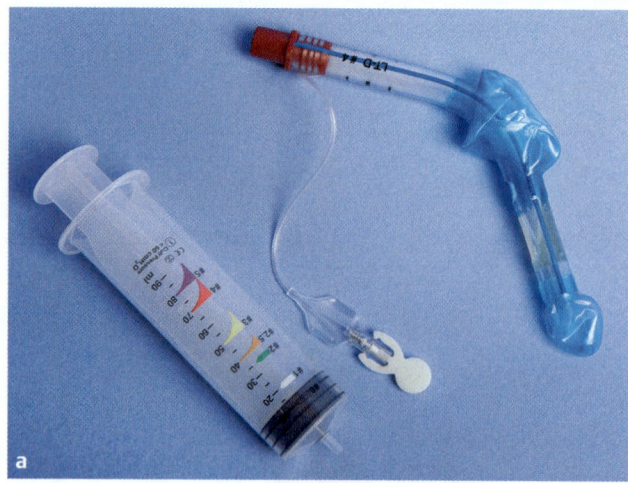

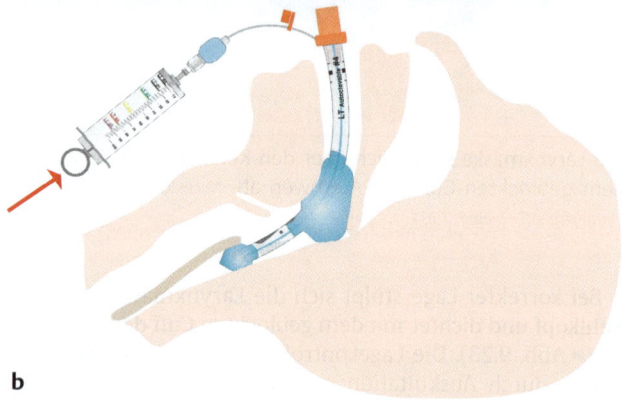

a Larynxtubus mit Blockerspritze.
b Korrekte Lage des Larynxtubus. Der untere Cuff blockt den Speiseröhreneingang (Aspirationsschutz). Der obere Cuff dichtet den Mund-Rachen-Raum ab. Zwischen den Cuffs strömt Luft in den Kehlkopf.

a: Foto: Kirsten Oborny. b aus: Genzwürker, Hinkelbein, Fallbuch Anästhesie, Intensivmedizin, Notfallmedizin und Schmerztherapie. Thieme; 2014

Kombitubus

Der Kombitubus (▶ Abb. 9.25) ist, wie der Name bereits andeutet, ein spezieller **doppellumiger Tubus**. Er besteht aus 2 blockbaren Cuffs und 2 möglichen Beatmungskanälen. Der eine Beatmungskanal endet mit kleinen Öffnungen zwischen den beiden Cuffs, der andere unterhalb des unteren Cuffs.

Durchführung • Der Kombitubus wird durch den Mund eingeführt, bis die Markierung die Zahnreihe erreicht. Der obere Cuff befindet sich dann im Rachenbereich. Das untere Ende des Tubus und der untere Cuff kommen entweder in der **Speiseröhre** oder in der **Luftröhre** zu liegen, wobei der Patient in beiden Tubuslagen beatmet werden kann. Nach Einlegen des Tubus werden beide Cuffs geblockt und der Patient beatmet. Da der Tubus in den überwiegenden Fällen in der Speiseröhre liegt, wird zunächst vorsichtig über den zugehörigen Beatmungskanal beatmet und die Lage mittels Auskultation (Stethoskop) kontrolliert. Gelingt hierüber keine Beatmung, muss über den anderen Kanal beatmet werden.

Koniotomie

Die Koniotomie (Kehlkopfschnitt) ist eine ärztliche Notfallmaßnahme, die erst bei Versagen der endotrachealen Intubation und sämtlicher alternativer Verfahren durchgeführt

Abb. 9.25 Kombitubus.

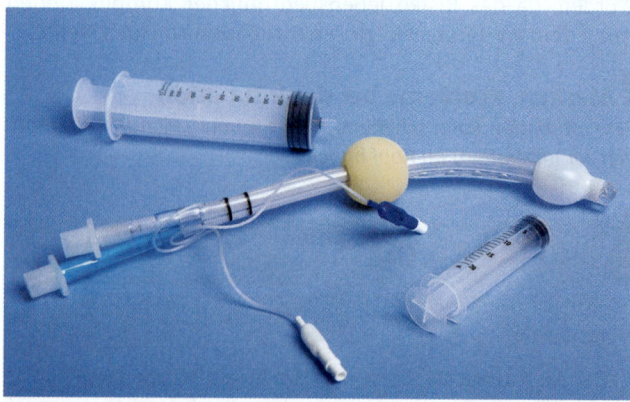

Foto: Kirsten Oborny

wird. Dies ist z. B. der Fall, wenn schwere Gesichtsverletzungen mit Verlagerung von Knochenteilen, entzündliche bzw. allergische Schwellungen, ein nicht extrahierbaren Bolus und insbesondere eine Kiefersperre vorliegen.

Durchführung: Zunächst erfolgt bei überstrecktem Kopf ein längsverlaufender Hautschnitt zwischen Schild- und Ringknorpel. Anschließend wird das darunterliegende Ligamentum conicum (S. 63) mit einem Skalpell quer durchtrennt. Die entstandene Öffnung wird gespreizt und eine Trachealkanüle oder ein Endotrachealtubus eingeführt. Zuletzt wird die Lage der Tubus kontrolliert und der Tubus sicher fixiert.

 RETTEN TO GO

Alternativen zur Intubation

Larynxmaske, **Larynxtubus** und **Kombitubus** sind alternative Verfahren zur Sicherung der Atemwege, bei denen ein Tubus ohne besondere Hilfsmittel (ohne Laryngoskop) und blind (ohne Sicht) eingeführt wird. Ihr unteres Ende befindet sich bei korrekter Lage oberhalb der Stimmritzen (bei endotrachealer Intubation dagegen unterhalb der Stimmritze).

Als Mittel der letzten Wahl kann die **Koniotomie** (Kehlkopfschnitt) angewendet werden.

Manuelle Beatmung mit Beatmungsbeutel

Der Beatmungsbeutel ist ein Hilfsmittel für die manuelle Beatmung. Er besteht aus einem elastischen **Beutel**, der für die Beatmung mit der Hand zusammengedrückt werden muss, verschiedenen **Ventilen** und einem Ansatzstück für eine **Beatmungsmaske**, einen Endotrachealtubus oder eine supraglottische Atemhilfe.

Beatmungsbeutel gibt es mit unterschiedlichen Volumen (1500 ml für Erwachsene, 500 ml für Kinder und 250 ml für Säuglinge). Auch die Masken sind in verschiedenen Größen erhältlich.

Durchführung einer Beutel-Masken-Beatmung

- Der **Patient** muss flach gelagert werden (ggf. Kissen unter dem Kopf entfernen), sein Kopf wird leicht überstreckt.
- Für den Patienten geeignete **Maskengröße** auswählen und mit dem Beatmungsfilter und dem **Beatmungsbeutel** verbinden. Gegebenenfalls sog. „Gänsegurgel" als Verlängerung einfügen.

Abb. 9.26 Beutel-Masken-Beatmung.

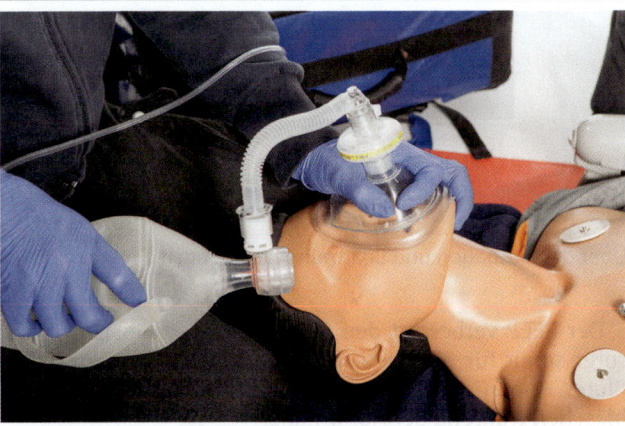

Zwischen Beatmungsbeutel und Maske befindet sich eine sog. Gänsegurgel. *Foto: Kirsten Oborny*

- Der **Beatmende** positioniert sich am Kopf des Patienten.
- Empfehlenswert ist das Einlegen eines **Guedel-Tubus** (S. 210), um den Zungengrund zu sichern.
- Die Maske wird mit Daumen und Zeigefinger im sogenannten **C-Griff** (▶ Abb. 9.26) auf das Gesicht aufgelegt und fest angepresst – Mund und Nase müssen bedeckt sein. Die übrigen Finger ziehen den Unterkiefer nach oben.
- Nun kann mit der anderen Hand (oder vorzugsweise von einer assistierenden Person) der Beutel zusammengedrückt werden. Ein **Beatmungshub** sollte bei einem Erwachsenen ein Volumen von ca. **500–800 ml** haben (Beutel nie vollständig ausdrücken!). Höhere Volumen können zu einer Magenüberblähung führen (s. u.).
- Abhängig davon, ob der Patient noch spontan atmen kann, unterscheidet man zwei **Formen der Beatmung:**
  - Bei eigener, aber unzureichender Atmung unterstützt der Beatmende die Einatembewegung des Patienten, indem er den Beutel in der Einatemphase komprimiert (**assistierte Beatmung**).
  - Liegt ein Atemstillstand vor, gibt der Beatmende selbst die Atemfrequenz vor (**kontrollierte Beatmung**), bei Erwachsenen in der Regel 14–16 Atemzüge/min, bei Kindern 20–30/min und bei Säuglingen 40–50/min.
- Über eine zusätzliche Öffnung am Beatmungsbeutel sollte immer **Sauerstoff** (Flow: 15 l/min) angeschlossen werden, um den O_2-Anteil in der eingeatmeten Luft zu erhöhen.
- Ein angeschlossenes **Demand-Ventil** (S. 214) kann die O_2-Konzentration in der Einatmungsluft zusätzlich erhöhen (FiO_2 1,0).

Den **Erfolg der Beatmung** erkennt man an den Bewegungen des Brustkorbs: Beim Betätigen des Beutels hebt sich der Brustkorb, beim Loslassen senkt er sich. Auch sollten keine Geräusche hörbar sein, die auf eine undichte Stelle zwischen Beutel und Maske hinweisen – ggf. muss der Sitz der Maske geprüft werden.

ACHTUNG
Wenn die Maske mit einer Hand nicht dicht auf das Gesicht gehalten werden kann, empfiehlt sich die 2-Helfer-Technik. Helfer 1 drückt dabei mit dem doppelten C-Griff (beide Hände) die Maske auf das Gesicht, während Helfer 2 den Beatmungsbeutel komprimiert.

Die Beutel-Masken-Beatmung erfolgt mit **Überdruck**. Bei einem zu hohen Beatmungsdruck oder einem zu großen Atemhubvolumen kann Luft in den Magen gelangen. Bei einer **Magenüberblähung** besteht die Gefahr von Erbrechen und **Aspiration**.

! Merken Beutel-Masken-Beatmung
Die Beutel-Masken-Beatmung bietet keinen Aspirationsschutz. Sie sollte nur zeitlich begrenzt als überbrückende Maßnahme durchgeführt werden.

RETTEN TO GO

Beutel-Masken-Beatmung

Die Beutel-Masken-Beatmung ist eine **manuelle** Beatmungsform, die zeitlich begrenzt als überbrückende Maßnahme durchgeführt wird. Die Gesichtsmaske wird dabei mittels **C-Griff** über Mund und Nase des Patienten aufgelegt und angepresst. Mit der anderen Hand wird der Beatmungsbeutel komprimiert.

Je nachdem, ob der Patient noch spontan atmen kann, erfolgt eine assistierte oder kontrollierte Beatmung. Bei eigener, aber unzureichender Atmung wird die Einatembewegung des Patienten unterstützt, indem der Beutel in der Einatemphase komprimiert wird (**assistierte Beatmung**). Liegt ein Atemstillstand vor, gibt der Beatmende selbst die Atemfrequenz vor (**kontrollierte Beatmung**).

Maschinelle Beatmung mit Notfallrespiratoren

Intubierte Patienten werden im Rettungsdienst zunächst manuell über einen Beatmungsbeutel und später je nach Ausstattung mit einem maschinellen Beatmungsgerät, dem Notfallrespirator (▶ Abb. 9.27), beatmet.

An einem Beatmungsgerät lassen sich i. d. R. folgende **Parameter** einstellen (▶ Tab. 9.4):
- **Atemfrequenz** (AF) (S. 67)
- **Atemzugvolumen** (AZV, ▶ Tab. 3.5) bzw. **Tidalvolumen**
- **Atemminutenvolumen** (AMV, ▶ Tab. 3.5)
- **inspiratorischer O_2-Gehalt:** Er gibt an, wie hoch der O_2-Anteil in der Einatemluft (▶ Tab. 9.5) bzw. dem eingeatmeten Gas ist. Der Wert kann in Prozent (z. B. 21 %) oder als Dezimalzahl in Form des FiO_2 (z. B. 0,21) angegeben werden. Notfallpatienten sollten initial immer mit reinem Sauerstoff (100 % bzw. FiO_2 = 1,0) beatmet werden, um eine ausreichende Oxygenierung zu erreichen.

Abb. 9.27 Notfallrespirator.

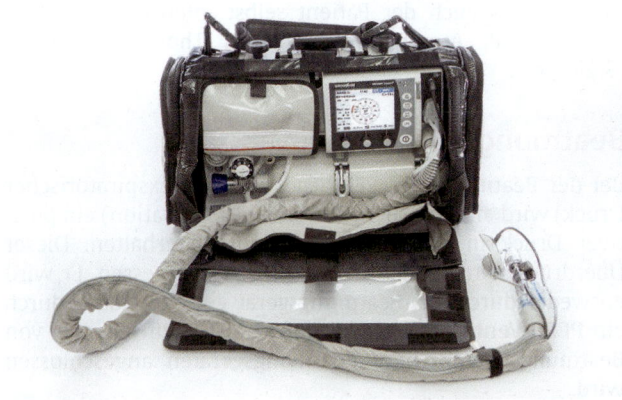

Foto: Kirsten Oborny

Tab. 9.4 Grundeinstellungen von Notfallrespiratoren

Parameter	Grundeinstellung
Atemfrequenz (AF)	14–16/min (Erwachsene) 20–30/min (Kinder) 40–50/min (Säuglinge)
Atemzugvolumen (AZV)	6–8 ml/kg KG (bezogen auf Idealgewicht)
Atemminutenvolumen (AMV) = AF × AZV	= AF × AZV (ca. 100–120 ml/kg/min)
FiO_2	initial 1,0, im Verlauf reduzieren auf < 0,6
I:E-Verhältnis	1 : 1,5 bis 1 : 2
PEEP	0–10 mbar
Spitzendruck	möglichst < 30 mbar

Tab. 9.5 Anteile der Ein- und der Ausatemluft in Prozent

	Einatemluft	Ausatemluft
Sauerstoff	21 %	17 %
Kohlenstoffdioxid	0,03 %	4 %
Stickstoff	78 %	78 %

- **Atemzeitverhältnis** (I:E-Verhältnis): Es beschreibt den zeitlichen Zusammenhang von Inspirations- und Exspirationszeit. Die Exspirationsphase ist normalerweise länger als die Inspirationsphase. Bei obstruktiven Ventilationsstörungen wie Asthma bronchiale (S. 249) oder COPD (S. 252) sollte die Exspirationszeit verlängert werden (1 : 2 bis 1 : 2,5).
- **PEEP** (S. 222) = **p**ositive **e**nd-**e**xspiratory **p**ressure (positiver endexspiratorischer Druck)
- **Spitzendruck** (maximaler Beatmungsdruck)
- **Beatmungsform:**
  - **kontrolliert** (Beatmungsgerät übernimmt komplett die Atemarbeit) oder
  - **assistiert** (Beatmungsgerät unterstützt die Eigenatmung des Patienten).

Der Erfolg der maschinellen Beatmung muss überwacht werden. Das Monitoring beinhaltet u. a. Pulsoxymetrie, Kapnometrie, EKG und RR-Messung sowie die Überwachung der Beatmungsparameter (abgelesen am Respirator). Darüber hinaus muss auch der Patient selbst intensiv beobachtet werden, z. B. Atembewegungen des Thorax, Hautfarbe (S. 244) etc.

Beatmung mit PEEP

Bei der Beatmung mit PEEP (positiver endexspiratorischer Druck) wird am Ende der Ausatmung (Exspiration) ein positiver Druck in den Atemwegen aufrechterhalten. Dieser Überdruck wird in **mbar** (oder cm H_2O) gemessen. Er wird entweder durch das Beatmungsgerät gesteuert oder durch ein **PEEP-Ventil** erzeugt, das auf den Ausatemschenkel von Beatmungsbeuteln oder Beatmungsgeräten angeschlossen wird.

Video

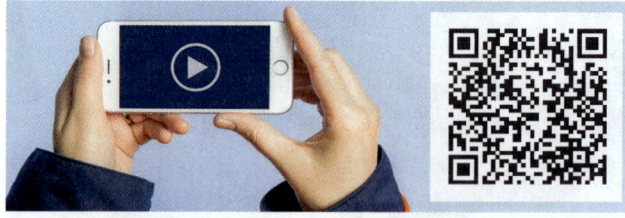

Über die Intubation und Beatmung gibt es auch ein Video!

Der PEEP verbessert den Gasaustausch in der Lunge und sorgt somit für eine **bessere Oxygenierung** des arteriellen Blutes. Außerdem **vermindert** er einen **Kollaps der Lungenbläschen** während der Ausatmung.

Typische **Indikationen** einer PEEP-Beatmung sind:
- Polytrauma
- schwerwiegende Lungenschädigungen
- Lungenödem
- Zustand nach Reanimation
- Beinaheertrinken.

Der positive endexspiratorische Druck kann sich bei bestimmten Patienten auch nachteilig auf den Kreislauf auswirken. Denn durch den dauerhaft erhöhten Druck im Brustraum wird der **venöse Rückstrom** zum Herzen **vermindert** und das Herz-Zeit-Volumen sinkt. Daher muss die Indikation für eine PEEP-Beatmung durch den Notarzt sorgfältig gestellt werden.

RETTEN TO GO

Beatmung mit PEEP

Bei der Beatmung mit **PEEP** (positiver endexspiratorischer Druck) wird am Ende der Ausatmung ein positiver Druck in den Atemwegen aufrechterhalten. Er wird durch ein **PEEP-Ventil** erzeugt, das auf den Ausatemschenkel angeschlossen wird. Der PEEP verbessert den Gasaustausch in der Lunge und sorgt somit für eine **bessere Oxygenierung** des Blutes.

9.3 Defibrillation

Der Defibrillator (S. 300), kurz „Defi", ist ein medizinisches Gerät, mit dem das Herz in einen normalen Schlagrhythmus versetzt werden kann, wenn eine lebensbedrohliche Rhythmusstörung besteht.

9.4 Injektionen und Infusionen

Das Vorbereiten von Injektionen und Infusionen ist eines der Aufgabengebiete des Rettungssanitäters. Daher ist es wichtig, sich mit der Handhabung vertraut zu machen.

9.4.1 Vorbereitung von Injektionen

Die häufigste Ampullenform ist die **Glasampulle** (**Brechampulle**), die einem Glasfläschchen ähnelt. Ihr „Flaschenhals" hat eine Sollbruchstelle, die durch einen farbigen Punkt oder Ring gekennzeichnet ist, an dem man sie in eine definierte Richtung aufbrechen kann. Hier besteht eine latente Verletzungsgefahr für den Anwender, die es zu beachten gilt.

Stechampullen bestehen ebenfalls zumeist aus Glas. Ein Gummistopfen mit Durchstichgummi („Septum") schützt den Inhalt vor Kontamination. Das Durchstichgummi wiederum wird von einer äußeren Krampe aus Kunststoff oder Aluminiumblech umschlossen. Die Wirkstoffe liegen oft in Pulverform vor und müssen vor dem Aufziehen aufgelöst werden. Zusätzlich sind auch Kunststoffampullen im Verkehr, deren Handhabung einfacher und ungefährlicher ist.

Bei der Vorbereitung von Injektionen muss **geprüft** werden, ob die Glas- oder Stechampullen unversehrt sind und deren Inhalt nicht trüb oder ausgeflockt ist. Manche Ampullen bestehen aus gefärbtem Glas (Lichtschutz), hier kann die Beurteilung des Inhalts schwieriger sein. Auch darf das **Mindesthaltbarkeitsdatum** (bei korrekter Lagerung!) nicht abgelaufen sein. Wichtig ist außerdem eine strikte **Händehygiene** beim Vorbereiten von Injektionen.

Im Rettungsdienst werden meist Injektionslösungen aus der Ampulle in die Spritze aufgezogen. Hierzu benötigte **Materialien** sind:

- richtiges Medikament
- Tupfer
- Spritze (Inhaltsvolumen gleich dem des Medikaments oder Medikament plus Verdünnung)
- Aufziehkanüle(n)
- Injektionskanüle passend zur Injektionsart
- Abwurfbehälter.

Fertigspritzen sind industriell gefertigte Injektionsspritzen mit bereits aufgezogenem Arzneimittel, Spritzenstempel und Injektionsnadel, die präklinisch aber kaum Anwendung finden. Zur Injektion eines Medikamentes aus einer Fertigspritze genügt es meist, diese auszupacken und die Nadelschutzkappe zu entfernen.

Aufziehen aus einer Glasampulle

Das Aufziehen von Glasampullen (Brechampullen) erfolgt in folgenden Schritten (▶ Abb. 9.28):

- Flüssigkeit im Ampullenhals oder Ampullenkopf durch leichtes Beklopfen der Ampulle zurück in den Ampullenkörper befördern.
- Sollbruchstelle aufsuchen (meist farbig hervorgehobener Markierungspunkt der Ampulle).
- Mit einem Tupfer den Ampullenkopf umfassen und abbrechen (▶ Abb. 9.28**b**). Der Tupfer schützt dabei den Finger vor Verletzungen am Glas.
- Aufziehkanüle auf die Spritze stecken (▶ Abb. 9.28**c**), Schutzkappe entfernen und Injektionslösung vollständig aufziehen (▶ Abb. 9.28**d**).
- Nach dem Aufziehen: Aufziehkanüle in den Spritzenabwurfbehälter werfen (▶ Abb. 9.28**e**) und die Injektionskanüle passend zur Applikationsform auf die Spritze stecken (intramuskulär, subkutan etc.). Die Schutzkappe noch auf der Kanüle belassen.
- Spritze mit Wirkstoff und Dosierung beschriften und dem Notfallsanitäter oder Notarzt unter Nennung von Wirkstoff und Dosierung anreichen (z. B. „Eine Ampulle Ebrantil 25 mg. 5 mg pro Milliliter").

Soll ein **Medikament verdünnt** appliziert werden, so muss dies schon bei der Wahl der Spritzengröße beachtet werden.

Beispiel Piritramid (Opioid): In der Ampulle befinden sich 15 mg. Um eine „punktgenaue" Dosierung zu ermöglichen, ist die bevorzugte Verdünnung 1 mg pro Milliliter. Auf der Ampulle mit Piritramid steht geschrieben „15 mg pro 2 ml". Folgerichtig nimmt man eine 20-ml-Spritze und zieht 13 ml eines Verdünnungsmittels (z. B. Kochsalzlösung oder Aqua) auf. Die Aufziehkanüle wird auf der Spritze belassen und anschließend werden die 2 ml des Medikaments in die gleiche Spritze aufgezogen. Dabei muss unbedingt darauf geachtet werden, dass mit der Spritze nicht die Außenseite der Am-

Abb. 9.28 Aufziehen von Glasampullen.

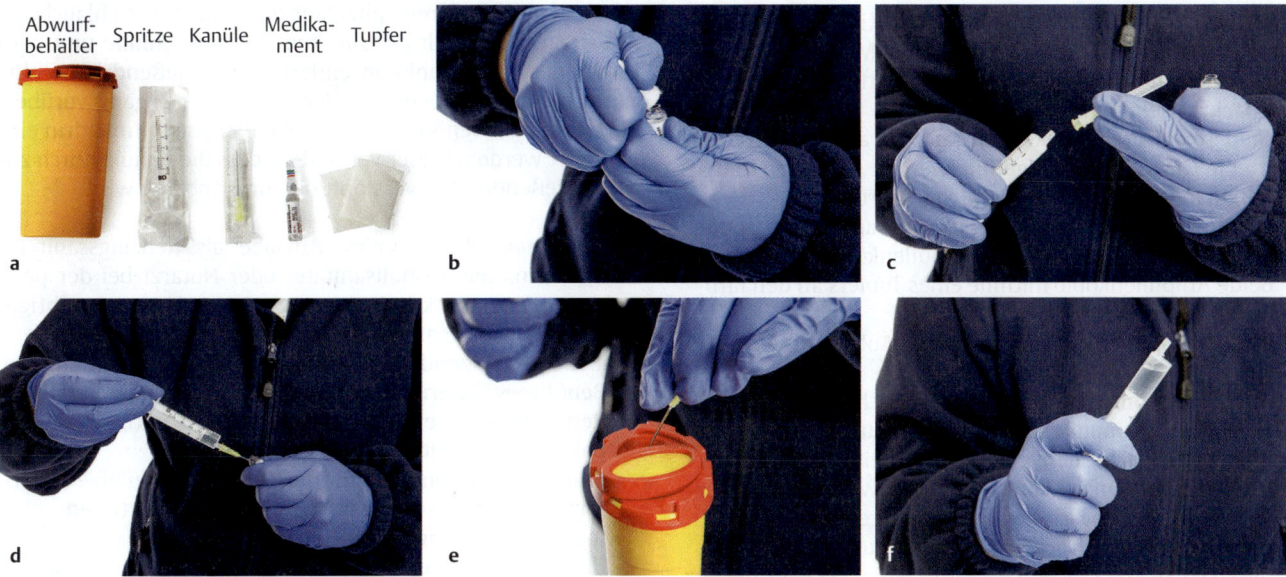

a Notwendiges Material.
b Mit Handschuhen und Tupfer den Ampullenkopf abbrechen.
c Aufziehkanüle auf Spritze stecken.
d Injektionslösung aufziehen.
e Aufziehkanüle in Abwurfbehälter werfen.
f Luft aus Spritze entfernen und Injektionskanüle aufsetzen.
Fotos: Kirsten Oborny

pulle berührt wird (möglichst hygienisches Arbeiten!). Es befinden sich nun 15 ml in der Spritze, 1 mg Wirkstoff pro Milliliter. Anschließend Aufziehkanüle verwerfen und wie oben beschrieben fortfahren.

Aufziehen aus einer Stechampulle

Beim Aufziehen einer Stechampulle geht man wie folgt vor:
- Zunächst Verschluss (Metall- oder Plastikdeckel) entfernen. Der nun sichtbar werdende Gummistopfen verbleibt auf der Ampulle.
- Ob der Gummistopfen noch desinfiziert werden sollte oder nicht, ist umstritten. Bei Desinfektion: Stopfen mit einem geeigneten alkoholischen Desinfektionsmittel satt einsprühen, mit einem sterilen Tupfer kurz abwischen und erneut einsprühen. Desinfektionsmittel gemäß Herstellerangaben einwirken und abtrocknen lassen.
- Anschließend mit der auf einer Spritze angebrachten Aufziehkanüle den Gummistopfen durchstechen und die gewünschte Menge an Medikament entnehmen. Schwierigkeiten beim Aufziehen können behoben werden, indem vor dem Aufziehen in etwa die gleiche Menge an Luft in die Ampulle eingespritzt wird. Durch den hierbei entstehenden Überdruck in der Ampulle drückt sich das Medikament völlig selbstständig in die Spritze.
- Nach dem Aufziehen: Aufziehkanüle in den Abwurfbehälter werfen und die Injektionskanüle auf die Spritze stecken.
- Spritze beschriften und anreichen.

ACHTUNG
Auch wenn es verschwenderisch erscheint, so sollten angefangene Stechampullen nicht für mehrere Patienten verwendet, sondern verworfen werden. Sollen für denselben Patienten einzelne Dosen mehrfach steril entnommen werden, kommt ein Mehrfachentnahmeadapter (sog. Spike) zum Einsatz.

Aufziehen und Mischen von Trockensubstanzen

Trockensubstanzen müssen vor der Injektion mit dem geeigneten Lösungsmittel vermischt werden. Meist befinden sich die Trockensubstanz- und die Lösungsmittelampulle in einer Verpackungseinheit.

Sind sowohl die Trockensubstanz als auch das Lösungsmittel in Glasampullen abgefüllt, werden Aufziehen und Mischen in folgenden Schritten durchgeführt:
- Eventuell vorhandenes Pulver oder Lösung vom Ampullenkopf durch Beklopfen in den Ampullenkörper befördern.
- Beide Ampullenköpfe mithilfe eines Tupfers an den farblichen Markierungen abbrechen.
- Passende Spritzengröße wählen und Aufziehkanüle aufsetzen.
- Das Lösungsmittel aufziehen und vorsichtig (!) in die Trockensubstanzampulle spritzen. Dabei Außenseite der Kanüle nicht berühren (hygienisches Arbeiten ist wichtig). Anschließend Aufziehkanüle in den Abwurfbehälter werfen, um Verletzungsrisiken zu minimieren.
- Ampulle mit dem Trockensubstanz-Lösungsmittel-Gemisch vorsichtig schwenken, bis sich die Trockensubstanz vollständig aufgelöst hat. „Schütteln" unbedingt vermeiden, denn dies führt unweigerlich zur Schaumbildung (v. a. bei Prednisolon).
- Das gelöste Gemisch mit einer neuen Aufziehkanüle in die Spritze aufziehen, Aufziehkanüle verwerfen und die Injektionskanüle auf die Spritze stecken.
- Spritze beschriften und anreichen.

RETTEN TO GO

Vorbereitung von Injektionen

Zur Vorbereitung einer Injektion benötigt man folgende **Materialien**: Ampulle mit Medikament, Tupfer, Spritze, Aufzieh- und Injektionskanülen, Abwurfbehälter. Im Rettungsdienst werden Injektionslösungen meist aus **Glas**- oder **Stechampullen** in eine Spritze aufgezogen. Zum Öffnen einer Glasampulle (Brechampullen) muss der Ampullenkopf aufgebrochen werden. Stechampullen sind mit einem Gummistopfen verschlossen, der zur Entnahme der Injektionslösung mit der Aufziehkanüle durchstochen wird. **Trockensubstanzen** müssen vor der Injektion mit dem geeigneten Lösungsmittel vermischt werden. Dazu wird das Lösungsmittel in die Trockensubstanzampulle gespritzt und die Ampulle vorsichtig geschwenkt, bis sich die Trockensubstanz vollständig aufgelöst hat.

9.4.2 Periphere Venenpunktion

Materialien • Zur peripheren Venenpunktion werden folgende Materialien benötigt:
- Handschuhe in passender Größe
- Venenverweilkanüle in geeigneter Größe und entsprechend Indikation (▸ Tab. 9.6, ▸ Abb. 9.29)
- Hautdesinfektionsmittel
- Stauband/RR-Manschette
- sterile Tupfer
- Material zum Fixieren (Pflaster, Rollbinde)
- evtl. vorbereiteter Dreiwegehahn (bereits luftleer)
- vorbereitete Infusion oder Kunststoffmandrin
- Abwurfbehälter
- evtl. Blutentnahmeröhrchen für Krankenhaus.

Venenverweilkanülen bestehen aus einem flexiblen Kunststoffschlauch. In diesem befindet sich eine Metallkanüle (sog. Stahlmandrin), deren Spitze aus dem Kunststoffschlauch herausragt. Der Stahlmandrin dient als Einstichhilfe und wird nach der Venenpunktion entfernt. Anschließend kann eine Infusion angeschlossen werden. Wenn der Zugang vorübergehend nicht benötigt wird, kann ein Kunststoffmandrin eingeführt werden. Dieser verhindert, dass die Kanüle durch zurückfließendes Blut verstopft und unbrauchbar wird.

Vorbereitung • Die primäre Aufgabe als Rettungssanitäter liegt darin, dem Notfallsanitäter oder Notarzt bei der peripheren Venenpunktion zu assistieren und so als wichtiger Bestandteil des Teams zum Gelingen beizutragen.
Es sollten folgende Vorbereitungen getroffen werden:
- Benötigtes Material übersichtlich bereitlegen. Die meisten Rettungsdienstbereiche haben ein bereits fertiges, kompaktes „Set" in einer Nierenschale verpackt.
- Blutentnahmeröhrchen für die Klinik vorbereiten. Falls erforderlich bereits notwendige Adapter konnektieren.
- Infusion zur Anlage vorbereiten.
- Blutzuckermessgerät vorbereiten, denn aus dem im Stahlmandrin befindlichen Blut kann der Blutzucker bestimmt werden (Standardmaßnahme im Rettungsdienst!).

Durchführung
- Der Punktierende (Notfallsanitäter oder Notarzt) klärt den Patienten über die geplante Punktion auf, legt eine **venöse Stauung** an und sucht eine **geeignete Punktionsstelle** (S. 121) (▸ Abb. 9.29). Zur besseren Venenfüllung kann die

Tab. 9.6 Verschiedene Venenverweilkanülen (am Beispiel: Vasofix® der Firma Braun)

Farbcode	Außendurchmesser in Gauge (G)*	Durchmesser in mm	Stichlänge in mm	Durchfluss in ml/min	Verwendung
blau	22	0,9	25	36	Kinder und schlechte Venen bei Erwachsenen
rosa	20	1,1	33	61	Kinder und schlechte Venen bei Erwachsenen
grün	18	1,3	45	96	Erwachsene
weiß	17	1,5	45	128	Erwachsene
grau	16	1,7	50	196	Volumengabe
orange	14	2,2	50	343	Volumengabe

*Die Gauge-Zahl (G) ist die Maßeinheit für den Außendurchmesser. Beachte: **je höher G, desto kleiner** der Außendurchmesser.

Abb. 9.29 Periphere Venenpunktion.

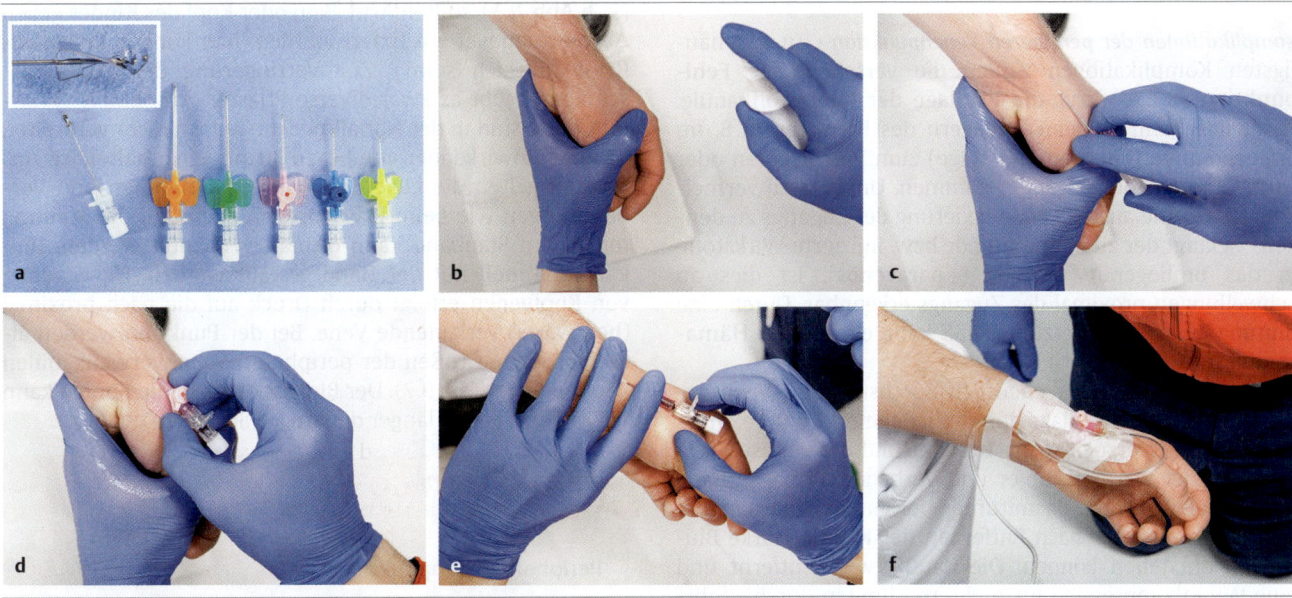

a Unterschiedliche Größen von Venenverweilkanülen.
b Punktionsstelle desinfizieren.
c Punktion der Vene.
d Bei erfolgreicher Punktion die Kunststoffkanüle langsam vorschieben, gleichzeitig den Stahlmandrin fixieren.
e Venenverweilkanüle mit Pflastern fixieren und Infusion anschließen.

Fotos: Kirsten Oborny

Video

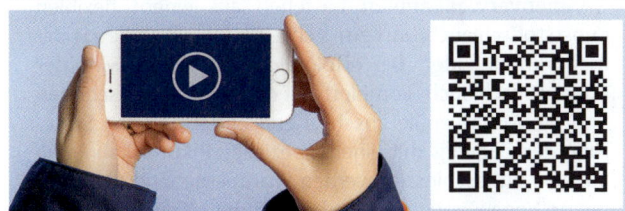

Über die Vorbereitung einer peripheren Venenpunktion gibt es auch ein Video!

Video

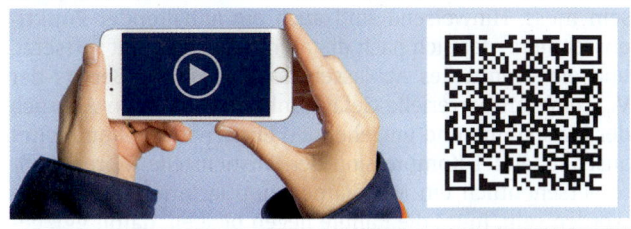

Über die periphere Venenpunktion gibt es auch ein Video!

Punktionsstelle leicht beklopft und die Extremität tief gelagert werden. Zudem hilft es, die Faust des Patienten öffnen und schließen zu lassen.
- Der Rettungssanitäter reicht dem Punktierenden das **Hautdesinfektionsmittel** an, der das Areal satt einsprüht, mit dem angereichten sterilen Tupfer einmal abwischt und erneut das Areal benetzt.
- Auf Aufforderung reicht der Rettungssanitäter dem Punktierenden die gewünschte Größe der **Venenverweilkanüle**

(ggf. Umverpackung geöffnet, Flügel bereits nach unten geklappt).
- Der Punktierende spannt die Haut mit der darunter sichtbaren Vene. Die **Punktion** erfolgt nun entweder indirekt (erst neben der Vene in die Haut, dann in die Vene) oder direkt (Stich direkt durch die Haut in die Vene).
- Sollte die Punktion erfolgreich gewesen sein, wird Blut durch den Stahlmandrin in die Kammer der Kanüle zurückfließen. Die Kanüle wird dann noch ein wenig weiter

vorgeschoben, damit auch die umliegende Kunststoffkanüle sicher in der Vene liegt.

- Jetzt wird der Stahlmandrin fixiert und die **Kunststoffkanüle** komplett in die Vene **vorgeschoben**.
- Anschließend wird die venöse Stauung geöffnet und der **Stahlmandrin** komplett **entfernt**. Dabei kann der Rettungssanitäter behilflich sein, indem er die Vene am Ende der Kunststoffkanüle abdrückt, damit kein Blut austritt.
- Der Punktierende fixiert die Venenverweilkanüle mit einem speziellen Pflaster und führt ggf. eine **Blutentnahme** durch. In der Zwischenzeit misst der Rettungssanitäter mithilfe des in der Kammer befindlichen Blutstropfens den **Blutzucker**.
- Der Rettungssanitäter reicht dem Punktierenden die vorbereitete **Infusion**.
- Prüfung der korrekten venösen Lage (Infusion läuft problemlos, keine Schwellung, kein Schmerz, keine pulsierende Blutsäule).

Komplikationen der peripheren Venenpunktion • Zu den häufigsten Komplikationen zählen die versehentliche **Fehlpunktion** (S. 226) bzw. die **Fehllage** der Kunststoffkanüle. Zusätzlich kann es beim Umlagern des Patienten (z. B. im Pflegeheim vom Bett auf die Trage) zum Verrutschten oder sogar „Ziehen" des Zuganges kommen. Um dies zu vermeiden, ist an eine ausreichende Fixierung des Zugangs zu denken! Gelangt der zu infundierende bzw. injizierte Wirkstoffe in das umliegende Gewebe (= **paravenös**), ist dies an Schwellungen proximal des Zugangs erkennbar. Durch eine Blutung aus dem verletzten Gefäß kann es zu einer **Hämatom**bildung kommen.

Wenn eine Vene versehentlich durchstochen („Vene geplatzt") bzw. eine Fehllage der Kanüle bemerkt wurde, muss der Punktionsversuch sofort beendet und die venöse Stauung geöffnet werden. Tupfer und Verbandmaterial müssen bereitgelegt werden, da mitunter bei antikoagulierten Patienten unmittelbar nach Entfernen der Kanüle starke Blutungen entstehen können. Die Kanüle wird entfernt und eine Wundkompression für mehrere Minuten durchgeführt (manuell, via Druckverband oder mithilfe des Staubandes). Ein erneuter Punktionsversuch wird entweder an der gleichen Extremität weiter proximal (weiter zum Körperstamm hin) oder an der anderen Extremität unternommen.

Eine u. U. schwer verlaufende Komplikation kann die versehentliche **arterielle Fehlpunktion** (am häufigsten in der Ellenbeuge) darstellen. Man erkennt sie am pulsierenden Blutrückfluss, der aber z. B. im Schock nicht sehr ausgeprägt sein muss. Hinweisend sind auch ein anhaltender Punktionsschmerz, der sich nach distal in die Extremität fortsetzt, und ein eventuelles Abblassen der Extremität. Bereits der V. a. eine intraarterielle Gefäßpunktion muss zum Abbruch der Maßnahme und umgehenden Entfernen der Kanüle mit anschließender Kompression der Einstichstelle führen. Sollte versehentlich ein Medikament intraarteriell verabreicht worden sein, muss die Kanüle liegen bleiben, damit ggf. gezielte Gegenmaßnahmen ergriffen werden können.

ACHTUNG
*Vorsicht ist bei der Punktion in der **Ellenbeuge** angeraten, da hier die **Gefahr der arteriellen Punktion** mit ungewollter arterieller Medikamentenapplikation besteht, was substanzabhängig bis zum **Verlust der Extremität** führen kann.*

Besonderheiten bei Kindern • Kinder sind ganz besondere Patienten mit speziellen Bedürfnissen. Hier gilt es, besonders einfühlsam vorzugehen sowie Ruhe und Vertrauen auszu-

Tab. 9.7 Altersbezogene Größen der peripheren Venenverweilkanülen

Alter	Größe (G)	Farbe
Neugeborenes	26	lila
Säuglinge (bis 1 Jahr)	24	gelb
Kleinkinder (1–6 Jahre)	22	blau
Schulkinder (ab 6 Jahre)	20/22	rosa/blau

zustrahlen. Darüber hinaus ist es wichtig, die Eltern bei der Versorgung miteinzubeziehen. Probleme bei der i. v.-Punktion können ein **„unkooperatives"** Kind sowie die **Speckärmchen** und dadurch **kaum sichtbare Venen** bereiten.

Wenn eine geeignete Punktionsstelle (S. 121) gefunden ist (s. ▶ Abb. 4.3), sollten Arm, Bein oder Kopf des Kindes gegen Abwehrmanöver gut fixiert werden (hier können Eltern äußerst hilfreich sein!). Zur Verringerung des Punktionsschmerzes gibt es zwar diverse Pflaster (z. B. EMLA® Pflaster), diese sind in der Notfallmedizin jedoch nicht verbreitet, da eine Einwirkdauer von bis zu 30 min einzuhalten ist. Ansonsten gelten die gleichen Hygienemaßnahmen und Vorbereitungen wie beim Erwachsenen auch. Auf die **Stauung** mit einem Stauband kann oftmals verzichtet werden. Hier kann **manuell** mit der Hand gestaut werden. Die Stauung von Kopfvenen erfolgt durch Druck auf die nach proximal (herzwärts) verlaufende Vene. Bei der Punktion werden altersbezogene Größen der peripheren Venenverweilkanülen verwendet (▶ Tab. 9.7). Der Blutrückfluss in die Kanüle kann bei Kindern etwas länger dauern (→ abwarten).

RETTEN TO GO

Periphere Venenpunktion

Die primäre Aufgabe als Rettungssanitäter liegt darin, alle **Vorbereitungen** zu treffen und dem Punktierenden (Notfallsanitäter oder Notarzt) zu **assistieren**.

Folgende **Materialien** sollten bereitgelegt werden: Handschuhe, Venenverweilkanüle, Hautdesinfektionsmittel, Stauschlauch/Blutdruckmanschette, Tupfer, Material zum Fixieren, vorbereitete Infusion oder Kunststoffmandrin, Abwurfbehälter, vorbereitetes Blutzuckermessgerät.

Venenverweilkanülen bestehen aus einem flexiblen Kunststoffschlauch, in dem sich eine Metallkanüle (Stahlmandrin) befindet. Bei erfolgreicher Punktion wird der Kunststoffschlauch komplett in die Vene vorgeschoben und die Metallkanüle anschließend entfernt. Nach Sicherung des Zugangs mit einem speziellen Pflaster kann eine Infusion angeschlossen werden. Vorübergehend nicht genutzte Venenverweilkanülen werden mit einem Kunststoffmandrin verschlossen.

9.4.3 Vorbereitung und Anschluss von Infusionen

Materialien • Zur Vorbereitung einer Infusion werden folgende Materialien benötigt:
- Infusionslösung (S. 152) nach Indikation
- Infusionssystem
- Rollenpflaster (zur Zugentlastung).

Abb. 9.30 Vorbereitung einer Infusion.

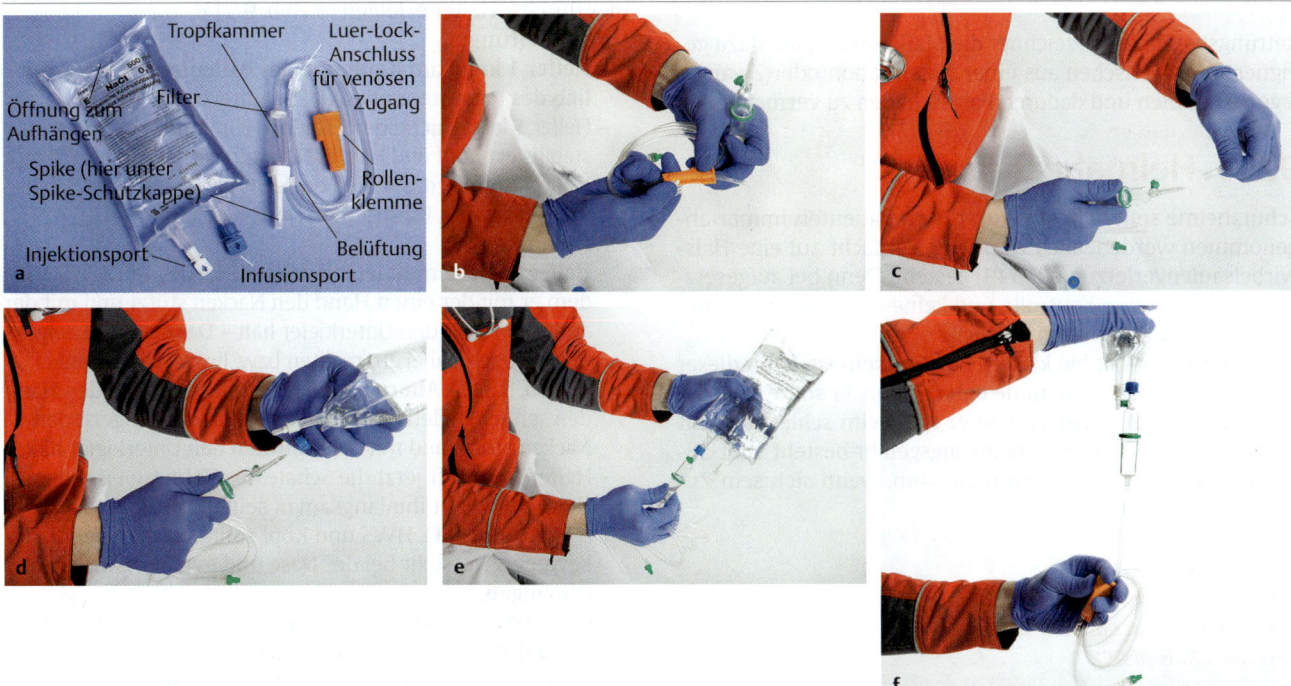

a Aufbau eines „Infusions-Sets".
b Rollklemme ganz nach unten drehen, um das Infusionssystem zu verschließen.
c Schutzkappe des Einstichdorns entfernen.
d Einstichdorn in Infusionsport des Beutels bzw. der Flasche stecken.
e Infusion kopfüber halten und Tropfkammer durch Zusammendrücken bis etwa zur Hälfte füllen.
f Rollklemme leicht öffnen und Schlauch mit Infusionslösung füllen.

Fotos: Kirsten Oborny

Das **Infusionssystem** (▶ Abb. 9.30**a**) ist ein steril verpacktes Schlauchsystem, das die Verbindung zwischen Infusionslösung und dem venösen Zugang herstellt. Es besteht aus einem **Einstichdorn** für die Infusionslösung, einer **Tropfkammer**, einem Infusionsschlauch, einer **Rollklemme** zur Regulierung der Infusionsgeschwindigkeit und einem Konnektor für den venösen Zugang.

Durchführung

- Hygienische Händedesinfektion.
- Überprüfen der Infusionslösung (Unversehrtheit, Haltbarkeitsdatum in Ordnung, keine Ausflockungen oder Farbveränderungen).
- Infusionssystem aus der sterilen Umverpackung nehmen.
- Rollklemme bis ganz nach unten drehen (▶ Abb. 9.30**b**). Das Infusionssystem ist nun geschlossen.
- Verschlusskappe der Infusionslösung entfernen (Öffnung jetzt nicht mehr berühren!).
- Schutzkappe des Einstichdorns entfernen (▶ Abb. 9.30**c**) und diesen mit mäßiger Kraft in den Flaschen- bzw. Beutelverschluss stecken (▶ Abb. 9.30**d**).
- Infusion kopfüber in die Hand nehmen und Tropfkammer zusammendrücken, bis sie etwa bis zur Hälfte gefüllt ist (▶ Abb. 9.30**e**). Bei Bedarf Belüftungsventil öffnen.
- Rollklemme leicht öffnen (▶ Abb. 9.30**f**) und Schlauch mit Infusionslösung füllen. Das System ist nun luftleer und kann an die liegende Venenverweilkanüle angeschlossen werden. Wenn der Patient mehr als eine Infusion erhalten soll, kann zusätzlich ein Dreiwegehahn angeschlossen werden.
- Tropfgeschwindigkeit je nach Indikation einstellen: Langsam zum „Offenhalten" oder schnell zur Volumensubstitution.

Video

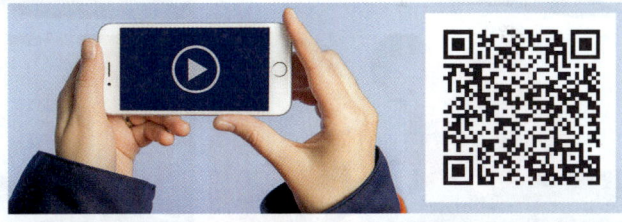

Über das Vorbereiten einer Infusion gibt es auch ein Video!

- Zur Zugentlastung der Venenverweilkanüle wird mit dem Infusionsschlauch eine Schlaufe gebildet und diese mit Pflasterstreifen fixiert.

RETTEN TO GO

Vorbereitung und Anschluss von Infusionen

Zur Vorbereitung einer Infusion werden folgende **Materialien** benötigt: Infusionslösung, Infusionssystem (zur Verbindung von Infusionslösung und venösem Zugang) und Rollenpflaster (zur Zugentlastung).

Das **Infusionssystem** ist ein Schlauchsystem, das aus einem Einstichdorn für die Infusionslösung, einer Tropfkammer, einem Infusionsschlauch, einer Rollklemme zur Regulierung der Infusionsgeschwindigkeit und einem Konnektor für den venösen Zugang besteht. Bevor das Infusionssystem an den Zugang angeschlossen werden kann, muss das Schlauchsystem luftleer mit Infusionslösung gefüllt werden.

9.5 Rettungstechniken

Rettungstechniken bezeichnet die Maßnahmen, die dazu geeignet sind, Menschen aus einer Notsituation oder Zwangslage zu befreien und dadurch Folgeschäden zu vermeiden.

9.5.1 Helmabnahme

Schutzhelme sollten bei **bewusstlosen** Patienten immer abgenommen werden, auch wenn der Verdacht auf eine Halswirbelsäulenverletzung (S. 349) besteht. Denn bei aufgesetztem Helm ist keine Kontrolle und keine Sicherung der Vitalfunktionen (v. a. Atmung) möglich.

Wenn der Patient bei klarem **Bewusstsein** ist, kann dieser selbst über die Helmabnahme entscheiden. Er sollte aber darauf hingewiesen werden, dass er mit Helm schlechter Luft bekommt, bei Erbrechen Erstickungsgefahr besteht oder allgemein besser behandelt werden kann, wenn sich sein Zustand verschlechtert.

ACHTUNG

Die Helmabnahme bei Bewusstlosen erfolgt immer (!) auch durch Laien, denn am Atemstillstand stirbt man „zuerst" („treat first what kills first").

Abb. 9.31 Helmabnahme.

Durchführung • Die Helmabnahme sollte wenn möglich immer durch 2 Helfer erfolgen (► Abb. 9.31).

- **Vorbereitung:**
  - **Helfer 1** kniet am **Kopfende** des Patienten, **Helfer 2 seitlich** des Patienten (etwa auf Schulterhöhe).
  - Helfer 1 fasst mit beiden Händen Helm und Unterkiefer und stabilisiert Kopf und Hals in Neutralposition (► Abb. 9.31**a**).
  - Helfer 2 öffnet das Visier, entfernt ggf. Brille oder Schal und öffnet den Kinnriemen (► Abb. 9.31**b–c**).
- **Helmabnahme:**
  - **Helfer 2** übernimmt jetzt die **Stabilisierung der HWS**, indem er mit der **einen Hand** den Nacken stützt und mit der **anderen Hand** den Unterkiefer hält – Daumen und Zeigefinger liegen dabei am rechten bzw. linken Kieferwinkel (► Abb. 9.31**d**). **Alternative:** Helfer 2 fährt mit beiden Händen seitlich in den Helm, sodass er mit den **Fingern** den Nacken stützt und mit den **Daumen** den Unterkiefer hält.
  - Helfer 1 ergreift jetzt die Schale des Helms, weitet den Helm und zieht ihn langsam in seine Richtung ab (► Abb. 9.31**e–f**). HWS und Kopf sollten sich dabei nicht bewegen. Vorsicht bei der Nase und evtl. vorhandenen Ohrringen.
  - Sobald der Helm entfernt ist, übernimmt **Helfer 1** wieder die **Stabilisierung der HWS**, indem er mit beiden Händen Kopf, Nacken und Unterkiefer fixiert (► Abb. 9.31**g**, **h**).

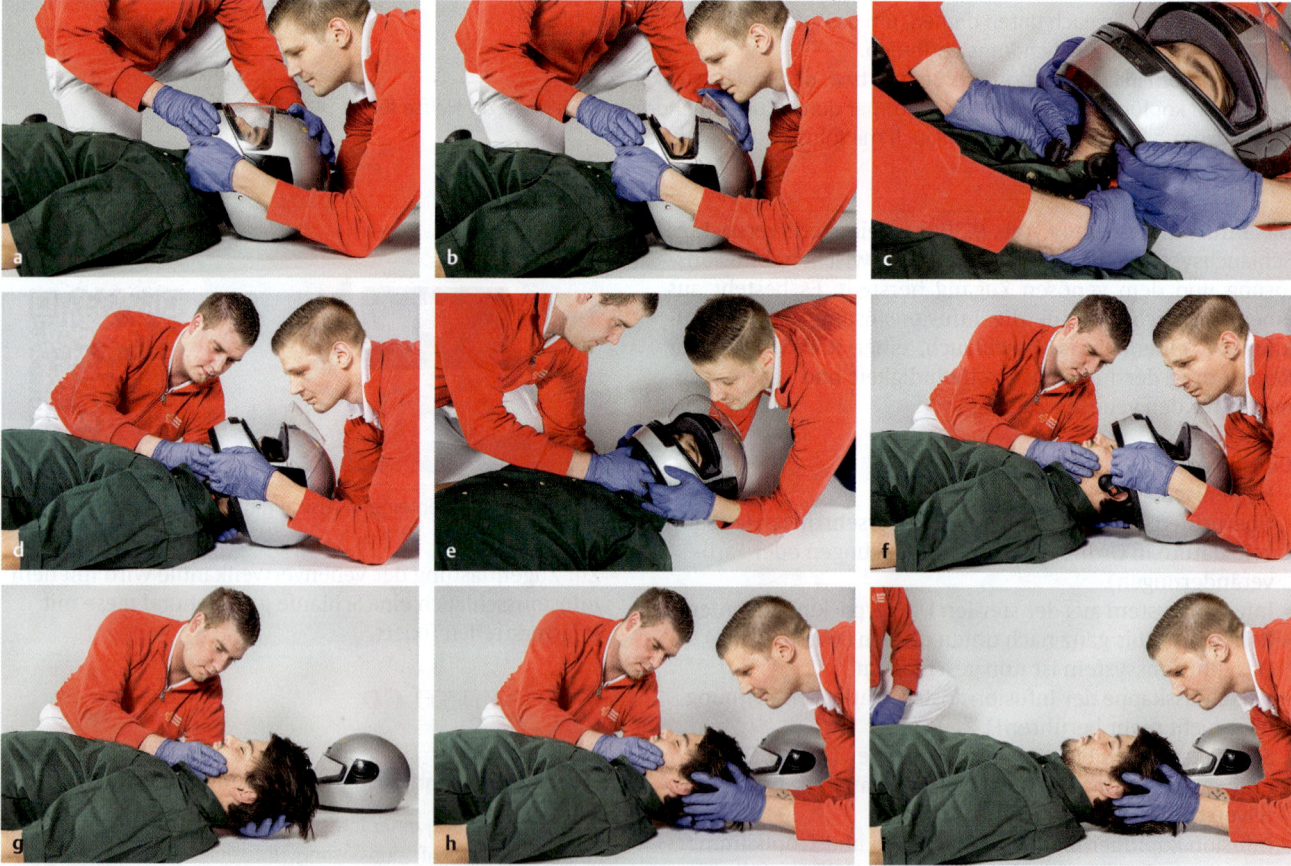

a Helfer 1 fasst mit beiden Händen Helm und Unterkiefer und stabilisiert Kopf und Hals in Neutralposition.

b Helfer 2 öffnet das Visier.

c Helfer 2 öffnet den Kinnriemen und entfernt ggf. Brille oder Schal.

d Helfer 2 übernimmt die Stabilisierung der HWS (eine Hand stützt den Nacken, die andere Hand hält den Unterkiefer). Alternativ kann er mit beiden Händen seitlich in den Helm greifen (Finger stützen den Nacken, Daumen halten den Unterkiefer).

e Helfer 1 weitet den Helm.

f Helfer 1 zieht den Helm in seine Richtung ab. HWS und Kopf sollten sich dabei nicht bewegen.

g Helfer 2 hält Nacken und Kinn, während Helfer 1 den Helm ablegt.

h Helfer 1 übernimmt wieder die Stabilisierung der HWS.

i Helfer 1 stabilisiert die HWS allein, sodass Helfer 2 andere Aufgaben übernehmen kann.

Fotos: Kirsten Oborny

Video

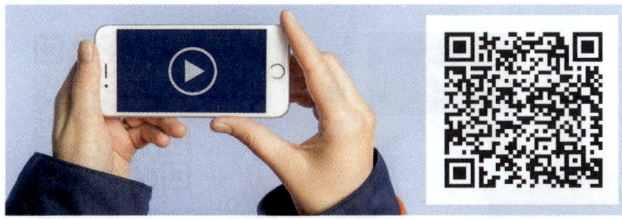

Über die Helmabnahme gibt es auch ein Video!

Nach der Helmabnahme können weitere Untersuchungen und Maßnahmen durchgeführt werden, z. B. Prüfung der Vitalfunktionen (S. 271), Anlage eines HWS-Stützkragens (S. 231), stabile Seitenlage (S. 237).

RETTEN TO GO

Helmabnahme

Schutzhelme sollten bei **bewusstlosen** Patienten **immer** abgenommen werden, da nur dann Prüfung und Sicherung der Vitalfunktionen möglich sind. Bei einem bewusstseinsklaren Patienten muss sein Einverständnis eingeholt werden. Die Helmabnahme sollte wenn möglich immer durch **2 Helfer** erfolgen, um eine **ständige Stabilisierung der Halswirbelsäule** zu gewährleisten.

9.5.2 Rautek-Rettungsgriff

Der Rautek-Rettungsgriff ist eine Maßnahme zur **schnellen Rettung** eines Patienten **aus der Gefahrenzone**, z. B. Rettung aus einem PKW aufgrund einer Brand- oder Explosionsgefahr. Da dieser Rettungsgriff auch **Schaden beim Verletzten** anrichten kann (z. B. Arm- oder Rippenfrakturen), darf er nur dann eingesetzt werden, wenn keine anderen Möglichkeiten zum Retten aus der Gefahrenzone bestehen. Auch zum Umlagern von Patienten darf er nicht eingesetzt werden.

ACHTUNG
Der Rautek-Rettungsgriff ist das Verfahren der letzten Wahl, wenn andere Formen der Rettung nicht möglich sind.

Durchführung • Der Rautek-Rettungsgriff kann von einem Helfer durchgeführt werden. Er wird sowohl bei liegenden als auch bei sitzenden Patienten angewendet:

- **liegender Patient** (▶ Abb. 9.32):
  - Der Helfer positioniert sich am Kopfende des Patienten.
  - Nun mit beiden Händen Nacken und Schultern des Patienten umgreifen und den Patienten vorsichtig in eine sitzende Position bringen.
  - Von hinten mit beiden Armen **durch die Achseln** des Patienten greifen.
  - Einen Arm des Patienten abwinkeln und mit beiden Händen den **quer liegenden Unterarm** umfassen („Affengriff", d. h., Daumen und Finger umgreifen den Arm von vorne).
  - Mit **gebeugten Knien** und **nach hinten verlagertem Körpergewicht** den Patienten auf die eigenen Oberschenkel ziehen.
  - Anschließend den Patienten mit kleinen **Rückwärtsschritten** aus der Gefahrenzone entfernen.
- **sitzender Patient** (im Kfz):
  - Sicherheitsgurt öffnen (ggf. durchschneiden) und Sitz falls notwendig zurückschieben, ggf. eingeklemmte untere Extremitäten (Pedale!) befreien.
  - Mit einer Hand die ferne Hüfte fassen (Hosenbund, Gürtel) und die andere Hand an das zugewandte Knie legen: Durch Zug an der **Hüfte** und gleichzeitiges Wegschieben der **Knie** wird der **Patient im Sitz gedreht**, bis sein Rücken zum Helfer zeigt.
  - Weiteres Vorgehen wie bei liegendem Patienten, ggf. darauf achten, dass die Füße nicht am Türrahmen hängen bleiben.

Video

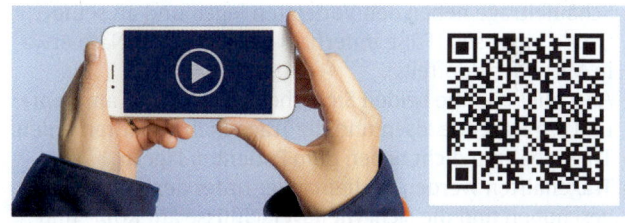

Über den Rautek-Rettungsgriff gibt es auch ein Video!

Abb. 9.32 Rautek-Rettungsgriff.

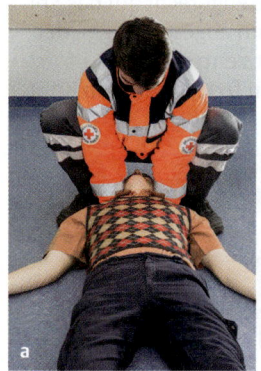 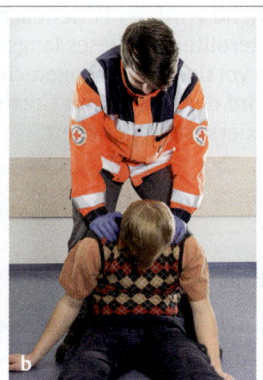 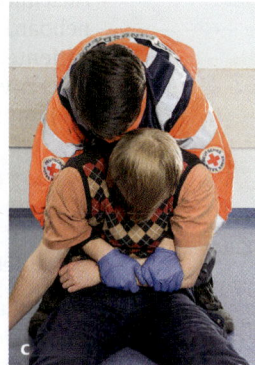 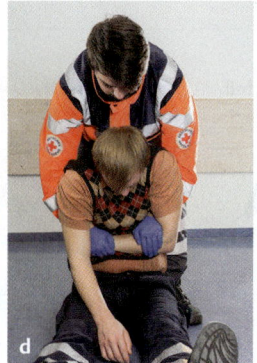 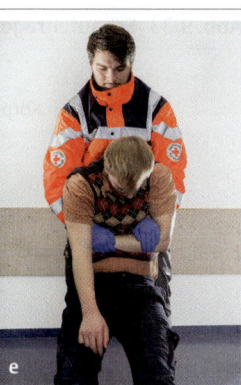

a Der Helfer positioniert sich am Kopfende des Patienten.
b Mit beiden Händen Nacken und Schultern des Patienten umgreifen und den Patienten in eine sitzende Position bringen.
c Von hinten mit beiden Armen durch die Achseln des Patienten greifen.
d Einen Arm des Patienten abwinkeln und mit beiden Händen den quer liegenden Unterarm umfassen.
e Den Patienten mit kleinen Rückwärtsschritten aus der Gefahrenzone entfernen.

Fotos: Kirsten Oborny

Durch die spezielle Technik (Gewichtsverlagerung, Hebelprinzip) lassen sich mit dem Rautek-Rettungsgriff auch relativ schwere Patienten bewegen.

RETTEN TO GO

Rautek-Rettungsgriff

Der Rautek-Rettungsgriff wird zur **schnellen Rettung** eines Patienten **aus der Gefahrenzone** eingesetzt. Da dieser Rettungsgriff auch Schaden beim Verletzten anrichten kann (z. B. Arm- oder Rippenfrakturen), darf er nur dann angewendet werden, wenn andere Formen der Rettung nicht möglich sind.

9.5.3 Schaufeltrage

Die Schaufeltrage (▶ Abb. 9.33) ist ein Rettungsgerät aus Aluminium oder Kunststoff, das aus zwei **teilbaren Hälften** besteht und **in der Länge verstellbar** ist. Durch Öffnen der Sicherheitsverschlüsse am Kopf- und am Fußende kann die Trage in ihre beiden Hälften geteilt werden.

Schaufeltragen können im Rettungsdienst vielfältig eingesetzt werden. Sie werden insbesondere für die **Aufnahme** von Patienten verwendet, die möglichst **schonend** gelagert werden müssen, da entweder starke Schmerzen bestehen oder das Risiko von Sekundärverletzungen besteht. Dies ist z. B. bei **Verletzungen der Wirbelsäule** oder **Becken-** und **Oberschenkelfrakturen** der Fall. Schaufeltragen eignen sich außerdem zum **Umlagern** von Patienten auf eine Vakuummatratze oder eine Fahrtrage.

Durchführung • Für eine fachgerechte Anwendung sind 2 Helfer erforderlich:
- Schaufeltrage neben den Verletzten legen und an seine Größe anpassen (Füße innerhalb des Rahmens, Nase etwa in Mitte des Kopfteils).
- Anschließend die beiden Sicherheitsverschlüsse am Kopf- und am Fußende lösen und die Trage in ihre Hälften teilen.
- Tragenhälften dicht neben dem Patienten lagern.
- Tragehälften werden nacheinander unter den Patienten geschoben und die Sicherheitsverschlüsse am Kopf- und am Fußende zusammengesteckt.
- Bei längeren Transportstrecken muss der Patient mit Sicherheitsgurten fixiert werden.

Abb. 9.33 Schaufeltrage.

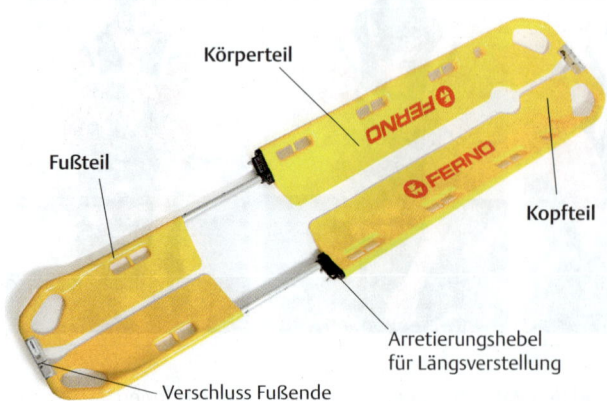

Körperteil

Fußteil

FERNO

FERNO

Kopfteil

Arretierungshebel
für Längsverstellung

Verschluss Fußende

Foto: Kirsten Oborny

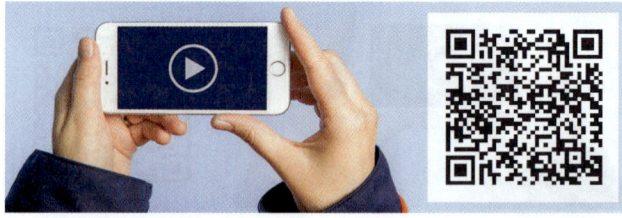

Über das Umlagern mit Schaufeltrage gibt es auch ein Video!

Beim Umlagern wird der Patient mit der Schaufeltrage auf eine Trage oder Vakuummatratze gelegt. Dann werden die Sicherheitsverschlüsse geöffnet und die beiden Hälften unter dem Patienten weggezogen.

9.5.4 Spineboard (Rettungsbrett)

Das Spineboard ist ein aus Kunststoff hergestelltes stabiles Brett mit zahlreichen Griffmulden, die als Tragegriffe und für die Befestigung von Fixiergurten genutzt werden können (▶ Abb. 9.34). Am Kopfende des Spineboards kann ein zusätzliches **Kopffixiersystem** montiert werden, was v. a. für traumatisierte Patienten von Bedeutung ist.

Das Spineboard kann im Rettungsdienst **vielseitig** eingesetzt werden. Es eignet sich für die **Ruhigstellung** (Immobilisation), die **Rettung** und den **Transport** von Patienten. Spineboards aus Kunststoff bieten den Vorteil, dass sie auftriebs- und schwimmfähig sind und sich somit für die **Wasserrettung** eignen.

Durchführung • Für die Benutzung des Spineboards beim liegenden Patienten sind mind. 2 Helfer notwendig. Der Patient wird dabei durch achsengerechtes Drehen (sog. **Log-Roll**-Manöver) auf das Board gedreht.
- Helfer 1 positioniert sich am Kopfende des Patienten. Er stabilisiert den Kopf und ist für die achsengerechte Mitführung des Kopfes während des gesamten Manövers verantwortlich.
- Helfer 2 legt einen HWS-Stützkragen (S. 231) an.
- Das Spineboard wird neben dem Patienten in Längsrichtung positioniert, Helfer 2 kniet auf der anderen Seite des Patienten.
- Auf Anweisung von Helfer 1 wird der Patient achsengerecht in Richtung Helfer 2 gedreht.
- Helfer 2 zieht das Spineboard heran und richtet es um 45° auf.
- Anschließend wird der Patient achsengerecht auf das Spineboard gerollte und dieses langsam abgesenkt; ggf. den Patienten vorsichtig achsengerecht zentrieren.
- Zuletzt wird der Patient mit Gurten fixiert und sein Kopf im Kopffixiersystem gesichert.

RETTEN TO GO

Schaufeltrage und Spineboard

Die **Schaufeltrage** besteht aus zwei teilbaren Hälften und ist in der Länge verstellbar. Sie wird für die Aufnahme von Patienten verwendet, die möglichst schonend geborgen werden müssen (z. B. bei Verletzungen der Wirbelsäule oder Becken- und Oberschenkelfrakturen).

Das **Spineboard** ist ein Rettungsbrett, das für die Ruhigstellung (Immobilisation), die Rettung und den Transport von Patienten eingesetzt wird. Spineboards aus Kunststoff sind auch für die Wasserrettung geeignet.

Abb. 9.34 Spineboard.

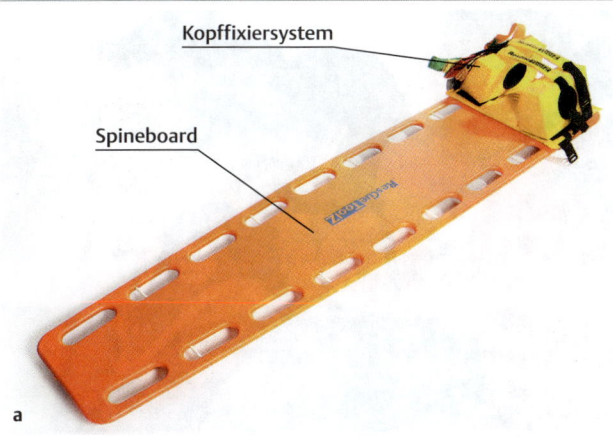
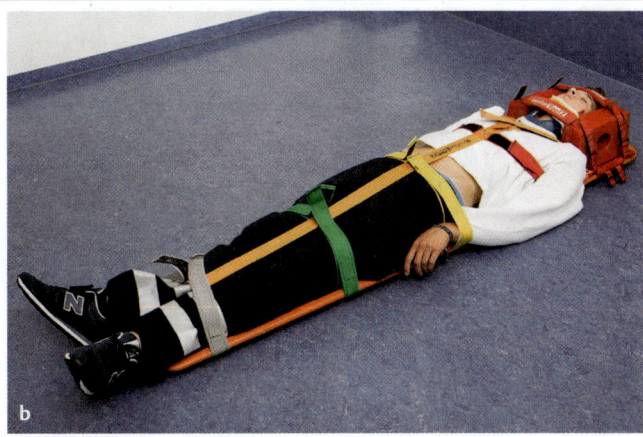

a Aufbau des Spineboards. **b** Korrekt auf Spineboard gelagerter Patient. *Fotos: Kirsten Oborny*

Video

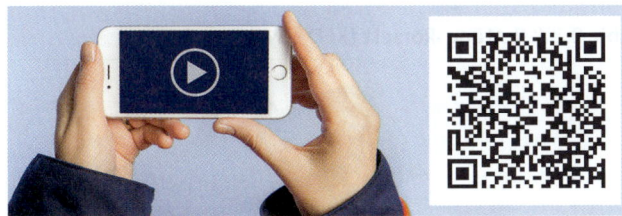

Über die Lagerung auf dem Spineboard gibt es auch ein Video!

9.6 Ruhigstellungstechniken (Immobilisation)

9.6.1 HWS-Stützkragen

HWS-Stützkragen (Zervikalstütze, Halskrause, Halskrawatte, HWS-Immobilisationsschiene) dienen zur Stabilisierung und **Ruhigstellung der Halswirbelsäule** bei traumatisierten Patienten. Sie sollten immer angelegt werden, wenn eine Verletzung der Halswirbelsäule nicht ausgeschlossen werden kann.

Es gibt verschiedene Modelle, gängig sind Stifneck®, X-Collar® oder Ambu-Perfit®. Alle Modelle bestehen aus einem äußeren Kragen aus Kunststoff, der für die Stabilisierung sorgt, und einem Innenpolster aus Schaumstoff zur Vermeidung von Druckstellen. HWS-Stützkragen sind in unterschiedlichen Größen erhältlich, bei neueren Modellen ist die Größe direkt am Modell verstellbar.

Durchführung • Ein HWS-Stützkragen sollte immer durch 2 Helfer angelegt werden. Störende Schmuck- oder Kleidungsstücke sollten ggf. entfernt werden. Das Anlegen kann bei liegendem oder sitzendem Patienten erfolgen. Bei **liegendem** Patienten wird wie folgt vorgegangen (▶ Abb. 9.35):
- Helfer 1 kniet hinter dem Patienten und stabilisiert die **HWS in Neutralposition**.
- Helfer 2 bereitet den Stützkragen vor und wählt die **richtige Größe** aus bzw. stellt diese am HWS-Stützkragen ein. Beispiel: Bei der Stifneck®-Halskrause wird zur Größenbestimmung der Abstand zwischen Kinn und Schulteransatz mit den Fingern abgemessen und an der Halskrause entsprechend eingestellt.
- Anschließend legt Helfer 2 den HWS-Stützkragen an und verschließt diesen.

Abb. 9.35 Anlegen eines HWS-Stützkragens bei liegendem Patienten.

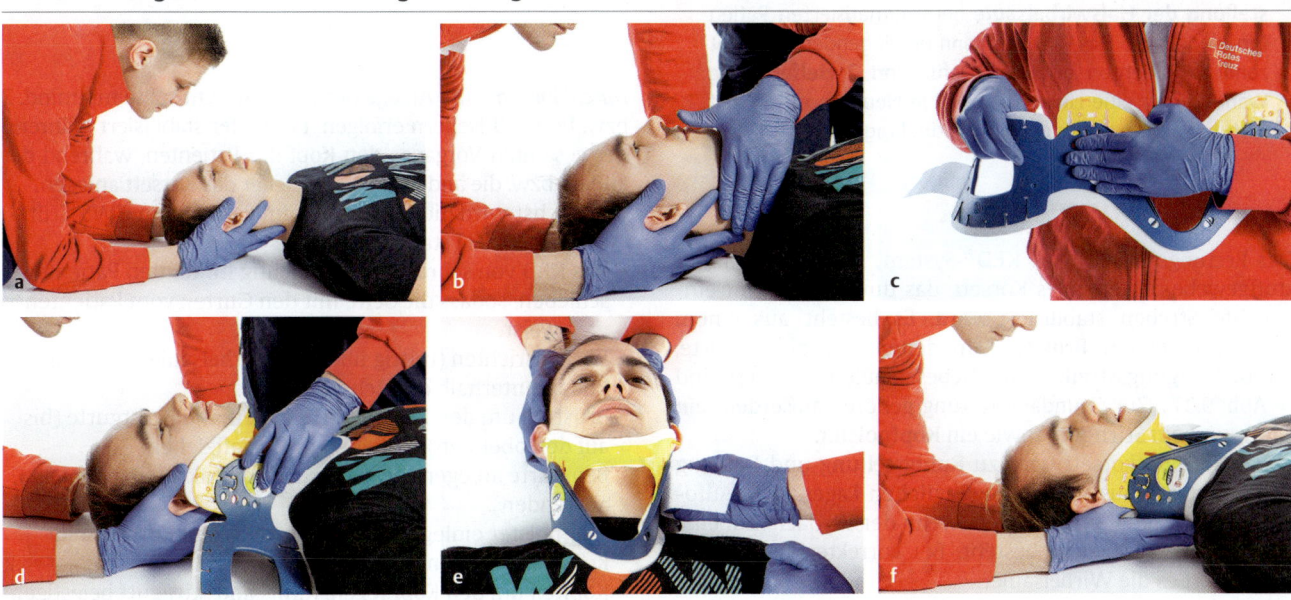

a Helfer 1 kniet hinter dem Patienten und stabilisiert die HWS in Neutralposition. **b** Helfer 2 misst die ermittelt die korrekte Größe des Stützkragens. **c** Helfer 2 stellt die korrekte Größe am Stützkragen ein. **d** Helfer 2 legt den Stützkragen an. **e** Helfer 2 verschließt den Stützkragen. **f** Helfer 1 bleibt beim Patienten. *Fotos: Kirsten Oborny*

Abb. 9.36 Anlegen eines HWS-Stützkragens bei sitzendem Patienten.

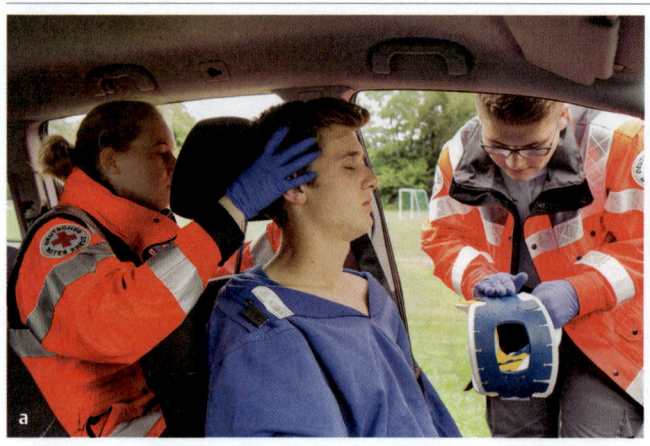

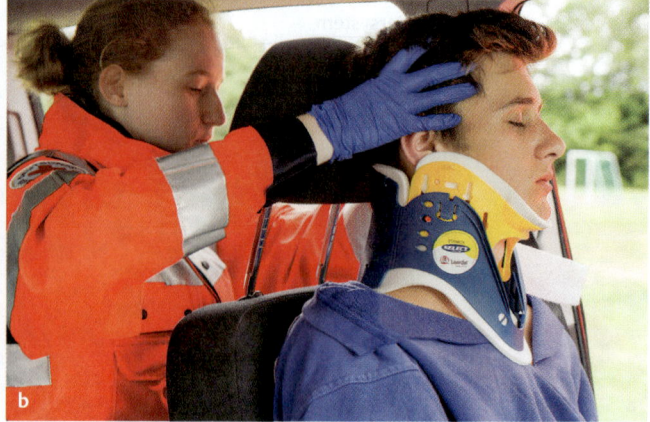

a Helfer 1 steht oder sitzt hinter dem Patienten und fixiert den Kopf in Neutralposition, Helfer 2 bereitet den Sützkragen vor.
b Helfer 1 bleibt auch nach Anlage des Stützkragens beim Patienten.

Fotos: Kirsten Oborny

Video

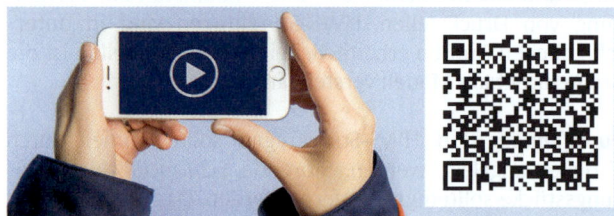

Über das Anlegen eines HWS-Stützkragens gibt es auch ein Video!

Muss ein HWS-Stützkragen beim **sitzenden** Patienten angelegt werden, so steht oder sitzt Helfer 1 hinter dem Patienten und fixiert den Kopf in Neutralposition (▶ Abb. 9.36).

RETTEN TO GO

HWS-Stützkragen

Der HWS-Stützkragen wird zu Stabilisierung und **Ruhigstellung der Halswirbelsäule** bei traumatisierten Patienten eingesetzt. Das Anlegen kann bei liegendem oder sitzendem Patienten erfolgen. Dafür sind **2 Helfer** nötig. Während der eine Helfer die HWS in Neutralposition hält, legt der andere Helfer den HWS-Stützkragen an.

9.6.2 Rettungskorsett

Das Rettungskorsett (z. B. KED®-System) ist ein aus Kunststoffgewebe bestehendes Korsett, das durch senkrecht eingenähte Streben stabilisiert wird. Es besteht aus einem **Kopf**- und einem **Brustteil**, an denen zahlreiche Gurte, Klettbefestigungsstreifen und Hebeschlaufen befestigt sind (▶ Abb. 9.37). Zur Grundausstattung gehören außerdem ein **Kinn**- und ein **Stirngurt** sowie ein **Kopfpolster**.

Das Rettungskorsett wird zu **Ruhigstellung** und **Rettung** von Verletzten aus **schwer zugänglichen Lagen** (z. B. Autowrack) eingesetzt, insbesondere wenn der Verdacht auf eine Wirbelsäulenverletzung besteht. Bei korrekter Anlage immobilisiert es die Wirbelsäule.

Abb. 9.37 Rettungskorsett (KED®-System).

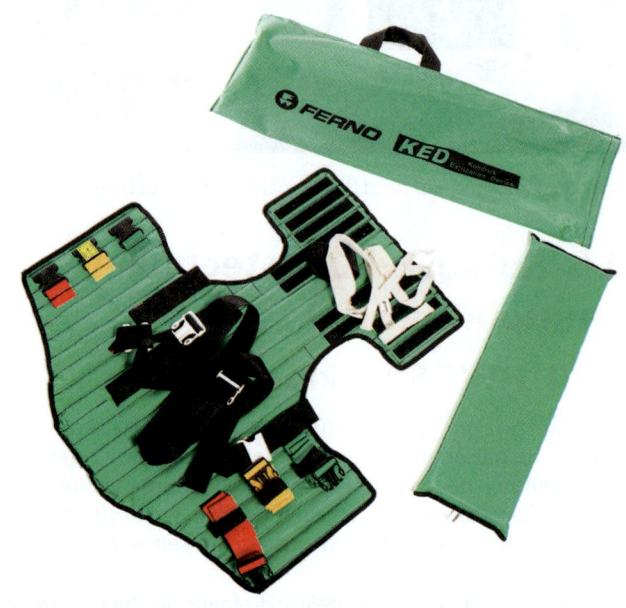

Foto: Kirsten Oborny

Durchführung • Die Anlage des KED®-System sollte mit mind. 2 bzw. besser 3 Helfern erfolgen. Ein Helfer stabilisiert während des gesamten Vorgangs den Kopf des Patienten, während der andere bzw. die anderen beiden Helfer das Korsett anlegen.
- Zunächst wird die Halswirbelsäule mit einem HWS-Stützkragen (S. 231) stabilisiert.
- Das KED von schräg oben vorsichtig hinter den Patienten schieben, sodass die Seite mit den Gurten vom Patienten weg weist.
- KED ausrichten (mittig über der Wirbelsäule, Brustteil knapp unterhalb der Achselhöhlen).
- Brustteil um den Rumpf herumlegen und Brustgurte (bis auf den obersten) schließen und straffziehen.
- Beingurte anlegen (bei Oberschenkelfrakturen ggf. nicht anwenden).
- Kopfpolster einlegen, um Lücke zwischen Korsett und Kopf zu schließen.
- Kopfteil um den Kopf legen, Kinn- und Stirngurt befestigen.
- Obersten Brustgurt schließen bzw. nachziehen (dabei darauf achten, dass die Atmung nicht beeinträchtigt wird).

RETTEN TO GO

Rettungskorsett

Das Rettungskorsett ist ein Korsett aus Kunststoffgewebe mit zahlreichen Gurten und Schlaufen. Es wird zur **Ruhigstellung** und **Rettung** von Verletzten aus **schwer zugänglichen Lagen** eingesetzt. Die Anlage des Rettungskorsetts ist sehr komplex und besteht aus vielen Einzelschritten. Bei korrekter Anlage immobilisiert es die Wirbelsäule.

9.6.3 Vakuummatratze

Die Vakuummatratze besteht aus einer luftundurchlässigen Hülle, in der sich Kunststoffkügelchen befinden (▶ Abb. 9.38). Je nach Hersteller kann eine Vakuummatratze mit seitlichen Tragegriffen sowie zusätzlichen Patientengurten ausgestattet sein. Im Ausgangszustand ist die Matratze formbar und kann an den Patienten anmodelliert werden. Durch Absaugen der Luft über ein Ventil werden die Kügelchen fest aneinandergepresst, wodurch die Matratze hart wird und ihre anmodellierte Form beibehält.

Die Vakuummatratze eignet sich für die **Ruhigstellung** und den **Transport** bei Verdacht auf Wirbelsäulenverletzungen, Beckenfrakturen sowie Frakturen der oberen und unteren Extremitäten.

Durchführung • Bei Patienten in **Rückenlage** geht man folgendermaßen vor (idealerweise mit 4 Helfern):
- Vakuummatratze vorbereiten: Matratze neben den Patienten oder wenn möglich auf eine Trage legen. Ventil öffnen und Matratze glatt streichen, sodass sich die Kügelchen gleichmäßig verteilen.
- Patient auf die Vakuummatratze legen (z. B. mit einer Schaufeltrage).
- Vakuummatratze an den Patienten anmodellieren und die Luft mit Hilfe einer Absaugpumpe bzw. einer Vakuumpumpe absaugen, bis die Matratze eine stabile Schale bildet, die den Patienten ausreichend fixiert.

Abb. 9.38 Vakuummatratze.

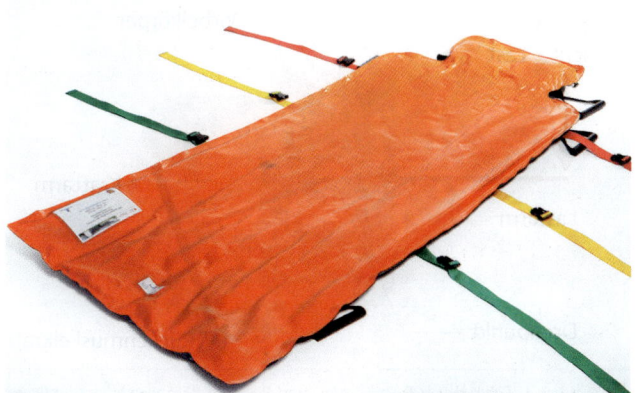

Foto: Kirsten Oborny

Patienten in **Bauchlage** können mit der sog. **„Sandwich"-Technik** möglichst schonend und achsengerecht auf den Rücken gedreht werden. Dazu wird die Schaufeltrage zunächst unter den Patienten platziert. Anschließend wird die Vakuummatratze auf den Rücken des Patienten gelegt, anmodelliert und abgesaugt. Der Patient wird mit Gurten fixiert und um die Horizontalachse gedreht, sodass er auf dem Rücken liegt.

RETTEN TO GO

Vakuummatratze

Die Vakuummatratze eignet sich für die **Ruhigstellung** und den **Transport** bei Verdacht auf Wirbelsäulenverletzungen sowie Becken- und Extremitätenfrakturen. Im Ausgangszustand ist die Matratze formbar und kann an den Patienten anmodelliert werden. Durch Absaugen der Luft wird sie hart und behält ihre Form.

9.6.4 Ruhigstellung von Extremitäten

Für die Ruhigstellung und Schienung von Frakturen (S. 336) gibt es verschiedene Hilfsmittel:
- **Armtragetuch** (Dreiecktuch, ▶ Abb. 9.39**a**): Mit dem Armtragetuch können Verletzungen des Arms schnell und einfach ruhiggestellt werden. Dazu wird zunächst das Ellenbogengelenk des verletzten Arms in eine 90°-Beugestellung gebracht. Dann wird das eine Ende des Tuchs unter den Arm der verletzten Seite bis zur Schulter gezogen. Dabei muss die Spitze des Tuchs zum Ellenbogen zeigen. Das andere Ende wird hochgeschlagen und auf der Schulter der nicht verletzten Seite mit dem anderen Ende verknotet. Dabei sollte darauf geachtet werden, dass das Handgelenk vollständig im Dreiecktuch liegt. Zuletzt wird die Spitze des Tuchs eingedreht oder verknotet, sodass der Arm nicht herausrutschen kann.
- **Vakuumschienen** (▶ Abb. 9.39**b**): Es gibt sowohl Bein- als auch Arm-Vakuumschienen. Sie funktionieren nach dem gleichen Prinzip wie die Vakuummatratze (S. 233) (Vakuumschiene an verletzte Extremität anmodellieren und absaugen).
- **pneumatische Schienen** (Luftkammerschienen, ▶ Abb. 9.39**c**): Dabei handelt es sich um aufblasbare Schienen für Arme und Beine. Sie werden im nicht aufgeblasenen Zustand um die verletzte Extremität gelegt und anschließend aufgeblasen. Bei offenen Frakturen sind sie kontraindiziert.
- **SAM-Splint®-Schiene** (▶ Abb. 9.39**d**): Die Schiene besteht aus einer dünnen Aluminiumschicht, die mit Schaumgummi ummantelt ist. Es gibt verschiedene Größen für Arm, Bein und Finger. Aufgrund ihrer Formbarkeit lässt sie sich gut an verletzte Extremität anpassen. Vor dem Anlegen wird die Schiene an die Größe der verletzten Extremität angepasst und an der gesunden Extremität vorgeformt. Die angelegte Schiene wird mit Mullbinden oder Pflaster fixiert.
- **Vakuummatratze** (S. 233).

Abb. 9.39 Ruhigstellung von Extremitäten.

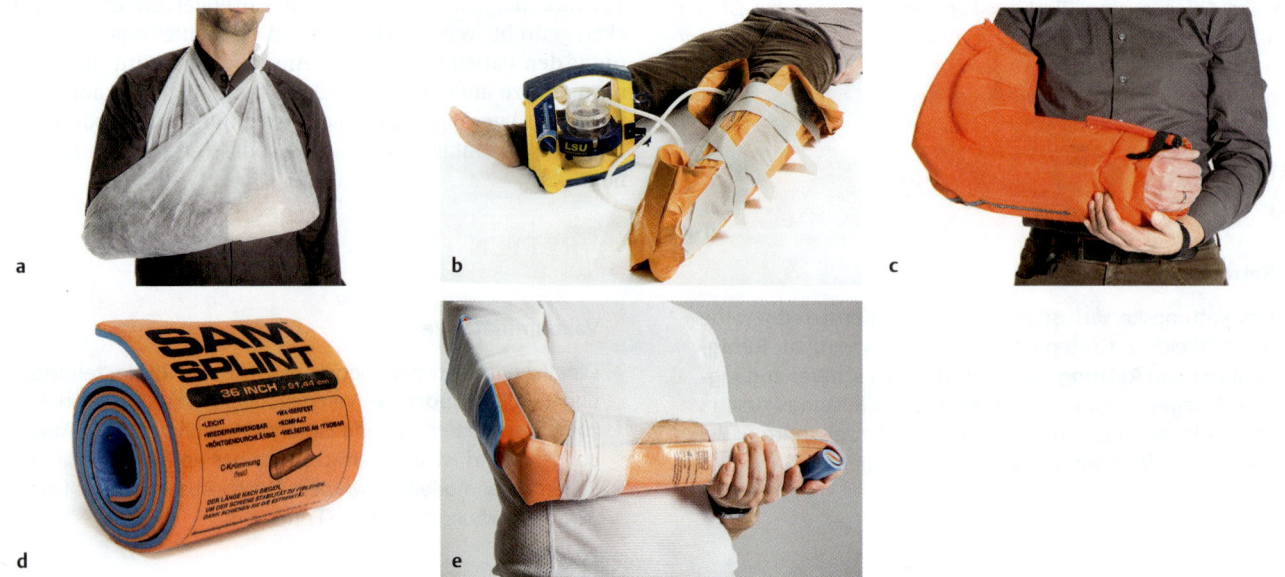

a Armtragetuch. **b** Vakuumschiene. **c** Pneumatische Schiene. **d** SAM-Splint®-Schiene. **e** SAM-Splint®-Schiene angelegt an rechten Arm. *Fotos: Kirsten Oborny*

 RETTEN TO GO

Ruhigstellung von Extremitäten

Für die Ruhigstellung und Schienung von Frakturen können verschiedene Hilfsmittel genutzt werden:
- Armtragetuch (Dreiecktuch)
- Vakuumschiene
- pneumatische Schiene (Luftkammerschiene)
- SAM-Splint®-Schiene
- Vakuummatratze.

9.7 Transporttechniken

Die Auswahl der Transporttechnik richtet sich nach dem Zustand und den Verletzungen des Patienten, den zur Verfügung stehenden Transportmitteln und den örtlichen Gegebenheiten.

Beim Transport ist darauf zu achten, dass der Patient immer sehen kann, wohin er getragen wird, d. h. der **Blick** bzw. die Füße **des Patienten** sollten grundsätzlich **in Transportrichtung** weisen. Eine Ausnahme bildet ein ansteigender Transportweg (bergauf, treppauf). Hier sollte der Kopf in Transportrichtung weisen.

9.7.1 Führen von Patienten

Das Führen eines gehfähigen Patienten sollte nur dann erfolgen, wenn er sich in einem bewusstseinsklaren und kreislaufstabilen Zustand befindet.

9.7.2 Tragen von Patienten

Rückenschonendes Heben und Tragen

Im Rettungsdienst sind viele Tätigkeiten mit dem Heben, Ziehen, Schieben, Tragen oder Senken von schweren Lasten (Patient, Transportmittel, medizinische Geräte) verbunden.

Eine Über- oder Fehlbelastung durch ungünstige Körperhaltungen wirkt sich insbesondere auf die **Wirbelsäule** (v. a. Lendenwirbelsäule) aus und kann Rückenschmerzen und Erkrankungen der Wirbelsäule, z. B. Bandscheibenvorfälle (S. 385), zur Folge haben.

Welche Kraft auf die Wirbelsäule bzw. die Bandscheiben einwirkt, lässt sich nach dem **Hebelgesetz** berechnen. Dieses lautet:

$$\text{Kraft} \times \text{Kraftarm} = \text{Last} \times \text{Lastarm}$$

Betrachtet man die Wirbelsäule als Hebelsystem mit einem **Drehpunkt** im Bereich der Bandscheiben, so entspricht der **Kraftarm** dem Abstand zwischen Drehpunkt und Rückenmuskulatur und der **Lastarm** dem Abstand zwischen Drehpunkt und dem gemeinsamen Schwerpunkt von Oberkörper und Last (▶ Abb. 9.40). Während der Kraftarm sehr kurz ist (nur 5 cm), kann der Lastarm je nach Körperhaltung bis zu 40 cm betragen.

Berechnet man die **Kraft**, die auf die Wirbelsäule einwirkt (Rückenmuskelkraft), nach obiger Formel, so wird deutlich: Je weiter die zu hebende Last vom Drehpunkt entfernt ist (d. h. je größer der Lastarm), desto höher wird die Krafteinwirkung auf die Wirbelsäule (▶ Abb. 9.41).

Abb. 9.40 Hebelsystem der Wirbelsäule.

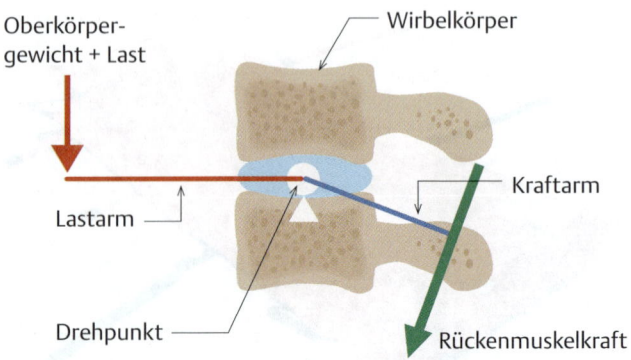

Oberkörpergewicht + Last — Wirbelkörper — Lastarm — Kraftarm — Drehpunkt — Rückenmuskelkraft

Aus: Lauber A, Schmalstieg P. Prävention und Rehabilitation, verstehen & pflegen 4, Thieme, 3. Auflage

Abb. 9.41 Krafteinwirkung auf die Wirbelsäule bei unterschiedlichen Hebetechniken.

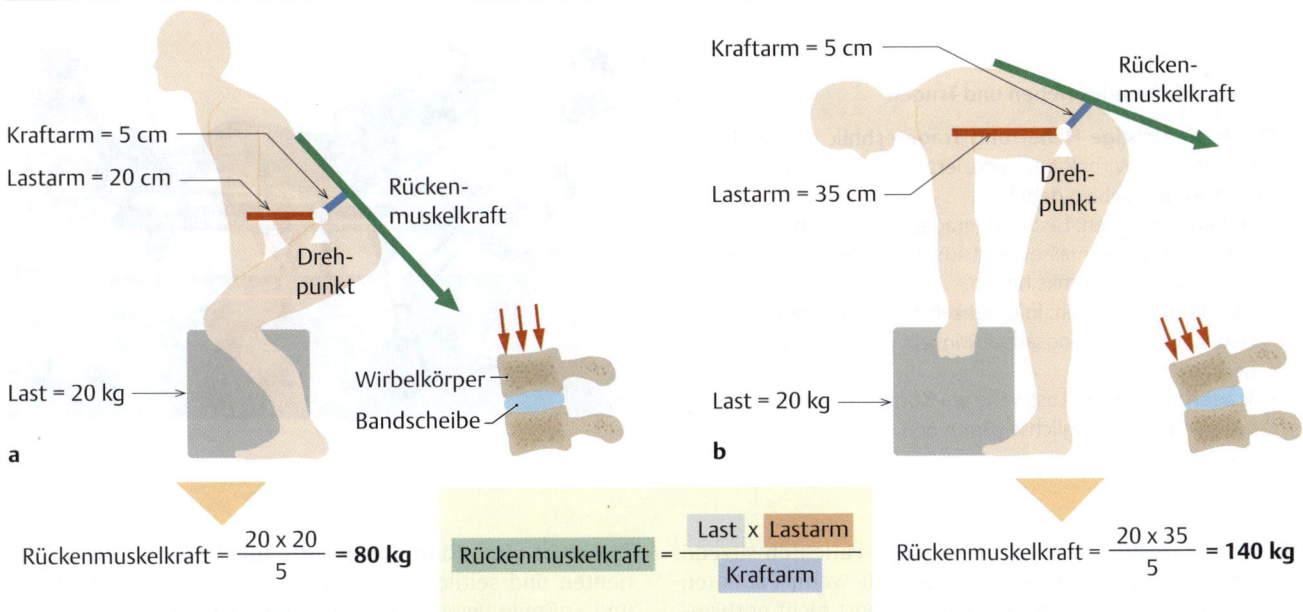

Rückenmuskelkraft = $\dfrac{20 \times 20}{5}$ = **80 kg**

$$\text{Rückenmuskelkraft} = \frac{\text{Last} \times \text{Lastarm}}{\text{Kraftarm}}$$

Rückenmuskelkraft = $\dfrac{20 \times 35}{5}$ = **140 kg**

a Berechnung der Krafteinwirkung auf die Wirbelsäule bzw. die Bandscheiben bei **kurzem Lastarm** (richtiges Heben).
b Berechnung der Krafteinwirkung auf die Wirbelsäule bzw. die Bandscheiben bei **langem Lastarm** (falsches Heben).

Aus: Lauber A, Schmalstieg P. Prävention und Rehabilitation, verstehen & pflegen 4, Thieme, 3. Auflage

Abb. 9.42 Rückenschonendes Heben der Fahrtrage.

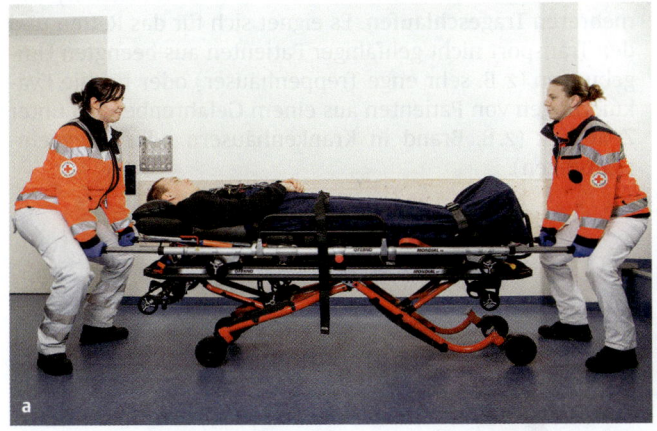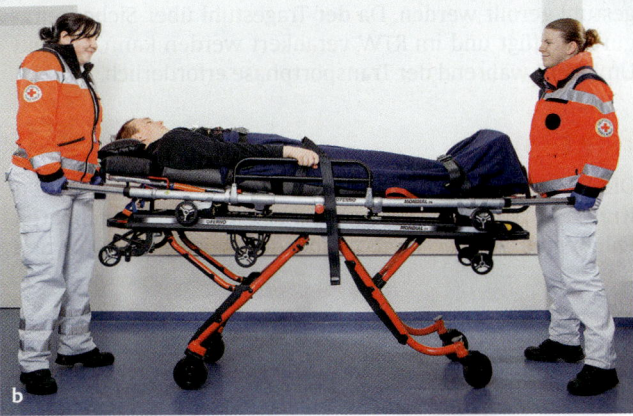

Beim Heben mit gebeugtem Rücken wird der Druck zudem ungleich auf die Bandscheiben verteilt. Der vordere Bereich der Bandscheibe wird mehr belastet, wodurch es zu einer **keilförmigen Verformung der Bandscheibe** kommt (▶ Abb. 9.41). Bei einer Überlastung besteht die Gefahr, dass die Bandscheibe einreißt und ihr Kern seitlich oder in Richtung Wirbelkanal austritt, s. Bandscheibenvorfall (S. 385).

Durch die **richtige Hebe- und Tragetechnik** können Belastungen der Wirbelsäule reduziert werden. Auch ein regelmäßiges **Training** der Muskulatur (v. a. der Rumpfmuskulatur) hilft, Folgeschäden zu vermeiden.

Zu den wichtigsten Regeln beim Heben, Tragen und Absetzen zählen:
- **Heben** von Lasten:
  – möglichst **nahe an die Last** stellen
  – Füße hüftbreit
  – mit **geradem Rücken** und **gebeugten Knien** Last umfassen (▶ Abb. 9.42)
  – Last **aus den Beinen** durch Streckung des Kniegelenks **heben**

- **Bewegungen** immer **gleichmäßig** ausführen (nicht ruckartig oder mit Schwung)
- **Anspannung der Bauchmuskeln** zur Entlastung der Wirbelsäule
- **Wirbelsäule** beim Heben **nicht verdrehen** (erst Last heben, dann ganzen Körper drehen)
- **Absetzen** von Lasten: in umgekehrter Reihenfolge wie Heben, d. h. Knie langsam abwinkeln und Rücken dabei gerade lassen
- **Tragen** von Lasten:
  – nahe am Körper
  – Last möglichst auf beiden Körperseiten gleichmäßig verteilen (ungünstig: einseitiges Tragen).
- **bei mehreren Helfern:** Last gleichzeitig heben und absetzen, Kommando durch Helfer am Kopfende.

❗Merken Heben von Lasten
Richtig: aus den Beinen heraus mit geradem Rücken.
Falsch: aus dem Rücken heraus mit gebeugtem Rücken.

Abb. 9.44 Fahrtrage.

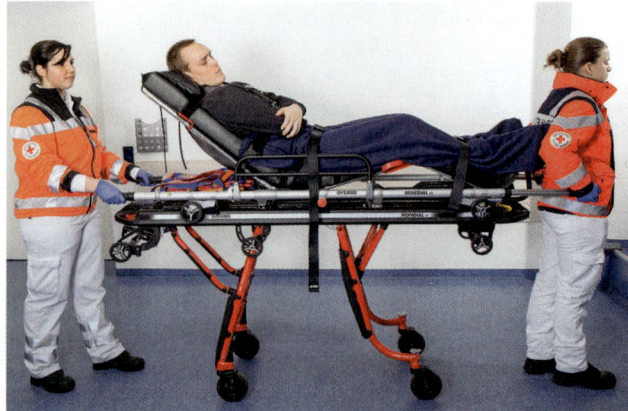

Foto: Kirsten Oborny

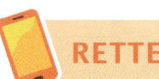

RETTEN TO GO

Rückenschonendes Heben und Tragen

Durch die **richtige Hebe- und Tragetechnik** können Belastungen der Wirbelsäule reduziert werden. Zu den wichtigsten Regeln zählen dabei:

- **Heben** von Lasten: Last mit geradem Rücken und gebeugten Knien umfassen und aus den Beinen durch Streckung des Kniegelenks heben.
- **Absetzen** von Lasten: in umgekehrter Reihenfolge wie Heben, d. h. Knie langsam abwinkeln und Rücken dabei gerade lassen.
- **Tragen** von Lasten: Last nahe am Körper tragen und einseitiges Tragen möglichst vermeiden.

Tragestuhl

Mit dem Tragestuhl (Tragesessel) können Patienten sitzend transportiert werden. Er wird eingesetzt, wenn Patienten nicht gehfähig sind und ein Liegendtransport nicht notwendig ist (kreislaufstabiler Patient). Aufgrund seiner Wendigkeit und kleinen Abmessung eignet er sich insbesondere für den Transport bei beengten Platzverhältnissen (z. B. Treppenhäuser, Aufzüge). Vorne und hinten befinden sich Tragegriffe, über die der Tragestuhl von 2 Helfern getragen werden kann (▶ Abb. 9.43). Dabei blickt der Patient grundsätzlich in Transportrichtung. Auf ebenem Grund kann der Tragestuhl gerollt werden. Da der Tragestuhl über Sicherheitsgurte verfügt und im RTW verankert werden kann, ist kein Umlagern während der Transportphase erforderlich.

Fahrtrage

Die Fahrtrage (▶ Abb. 9.44) besteht aus einer abnehmbaren **Krankentrage** (Trageaufsatz) und einem höhenverstellbaren **Fahrgestell**. An der Trage befinden sich Tragegriffe für den

Transport ohne Fahrgestell, Gurte für die Fixierung des Patienten und seitliche Bügel. Je nach Modell sind die Kopf- und Fußteile verstellbar, sodass eine patientengerechte Lagerung (z. B. angehobenes Fußteil bei Schocklagerung) möglich ist.

Rettungstuch

Das Rettungstuch (Tragetuch, Bergetuch) ist ein **rechteckiges Tuch** aus reißfestem Gewebe (meist Kunststoff) mit mehreren **Trageschlaufen**. Es eignet sich für das Retten und den Transport nicht gehfähiger Patienten aus beengten Umgebungen (z. B. sehr enge Treppenhäuser) oder für die Evakuierungen von Patienten aus einem Gefahrenbereich unter Zeitdruck (z. B. Brand in Krankenhäusern oder Pflegeeinrichtungen).

Abb. 9.43 Tragestuhl.

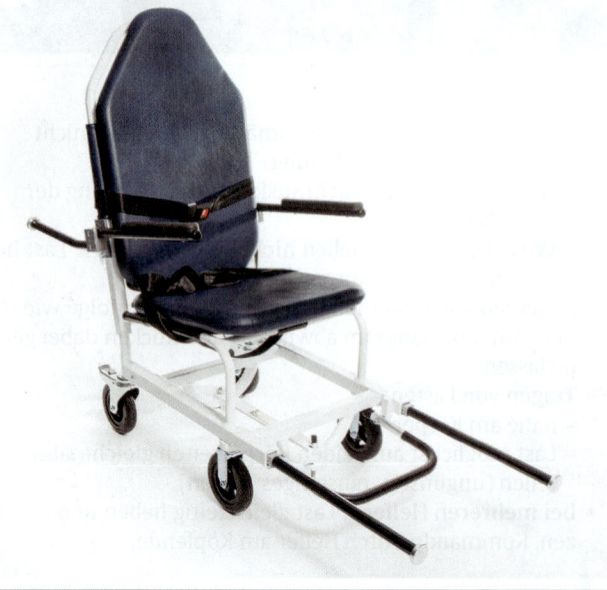

a

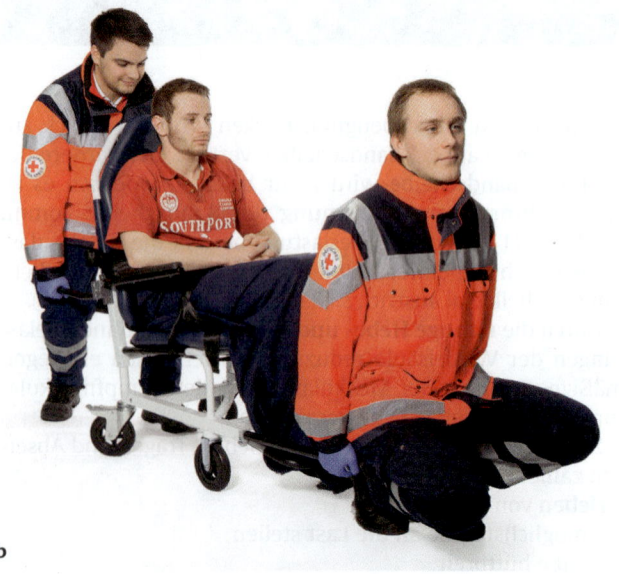

b

a Der Patient blickt grundsätzlich in Transportrichtung. Mit den Tragegriffen kann der Stuhl mit 2 Helfern getragen werden, auf ebenem Grund kann er gerollt werden.

b Korrektes, rückenschonendes Anheben des Tragestuhls.

Fotos: Kirsten Oborny

Durchführung • Zum Umlagern auf ein Rettungstuch und dem anschließenden Transport sind mind. 3 Helfer erforderlich. Das **Umlagern** eines **liegenden Patienten** wird in folgenden Schritten durchgeführt (▶ Abb. 9.45):

- Rettungstuch neben dem Patienten der Länge nach auslegen und in Längsrichtung zur Mitte falten oder einrollen.
- Patienten in die Seitenlage drehen, sodass sein Rücken zum Rettungstuch weist.
- Die gefaltete Seite des Rettungstuchs an den Körper des Patienten heranziehen.
- Patienten vorsichtig auf die andere Seite rollen.
- Rettungstuch flach auszuziehen und Patienten wieder in Rückenlage bringen.

Beim **Transport mit 3 Helfern** fasst ein Helfer die Schlaufen am Fußende, während die anderen beiden Helfer die Schlaufen in der Mitte und am Kopfende des Rettungstuchs greifen (▶ Abb. 9.45). Die Füße des Patienten zeigen dabei in Transportrichtung.

RETTEN TO GO

Tragestuhl, Fahrtrage und Rettungstuch

Der **Tragestuhl** (Tragesessel) wird eingesetzt, wenn Patienten nicht gehfähig sind und ein Liegendtransport nicht notwendig ist.

Die **Fahrtrage** besteht aus einer abnehmbaren Krankentrage und einem höhenverstellbaren Fahrgestellt. Je nach Modell sind die Kopf- und Fußteile verstellbar, sodass eine patientengerechte Lagerung möglich ist.

Das **Rettungstuch** eignet sich für das Retten und den Transport nicht gehfähiger Patienten aus beengten Umgebungen oder für die Evakuierungen von Patienten aus einem Gefahrenbereich unter Zeitdruck.

9.8 Lagerungsarten

Die Lagerung des Patienten kann unterstützend auf seine Erkrankung oder Verletzung einwirken und ist daher eine wichtige Komponente bei der Erstversorgung.

Es werden mehrere Lagerungsarten unterschieden:

- **Rückenlagerung:** Die Rückenlagerung stellt in der Notfallmedizin die **Standardlagerung** dar. Diese wird je nach Gegebenheit modifiziert. Ein „nichtkritischer" Patient sollte nach Möglichkeit gefragt werden, wie die für ihn angenehme Rückenlagerung ist (Kopfteil entsprechend dem Wunsch heben oder senken). Die Rückenlagerung wird außerdem bei Reanimationen (auf fester Unterlage) und bei V. a. Wirbelsäulenverletzungen mit HWS-Stützkragen und Vakuummatratze/Spineboard angewendet.
- **Stabile Seitenlage:** Jeder bewusstseinseingeschränkte Patient mit ausreichendem Atemantrieb sollte in die stabile Seitenlage (▶ Abb. 9.46) gebracht werden. Auch bei Thoraxverletzungen wird die stabile Seitenlage durchgeführt. Dabei sollte der Patient auf die verletzte Seite gedreht werden, um die Funktionsfähigkeit der unverletzten Seite zu gewährleisten.
- **Rückenlage mit erhöhten Beinen:** Die **Schocklagerung** (S. 271) wird bei relativem oder absolutem Volumenmangel angewendet und dient der hämodynamischen Unterstützung.
- **Rückenlage mit 30° erhöhtem Oberkörper:** Diese Lagerung wird bei Patienten mit einem SHT (Schädel-Hirn-Trauma) oder Zeichen eines erhöhten Hirndruckes durchgeführt. Dabei sollte der Kopf möglichst in gerader Position belassen werden, damit der Blutabfluss über die Halsvenen nicht behindert wird.
- **Sitzend, halbsitzend oder stark erhöhter Oberkörper:** Anwendung bei Atemnot und kardial bedingtem Lungenödem (→ Herzvorlast sinkt, verminderte kardiale Belastung, verbesserter Einsatz der Atemhilfsmuskulatur und des Zwerchfells).
- **Bauchdeckenentspannte Lagerung:** Dabei werden die Beine des Patienten passiv angewinkelt (Knierolle) und

Abb. 9.45 Umlagern auf ein Rettungstuch und Transport.

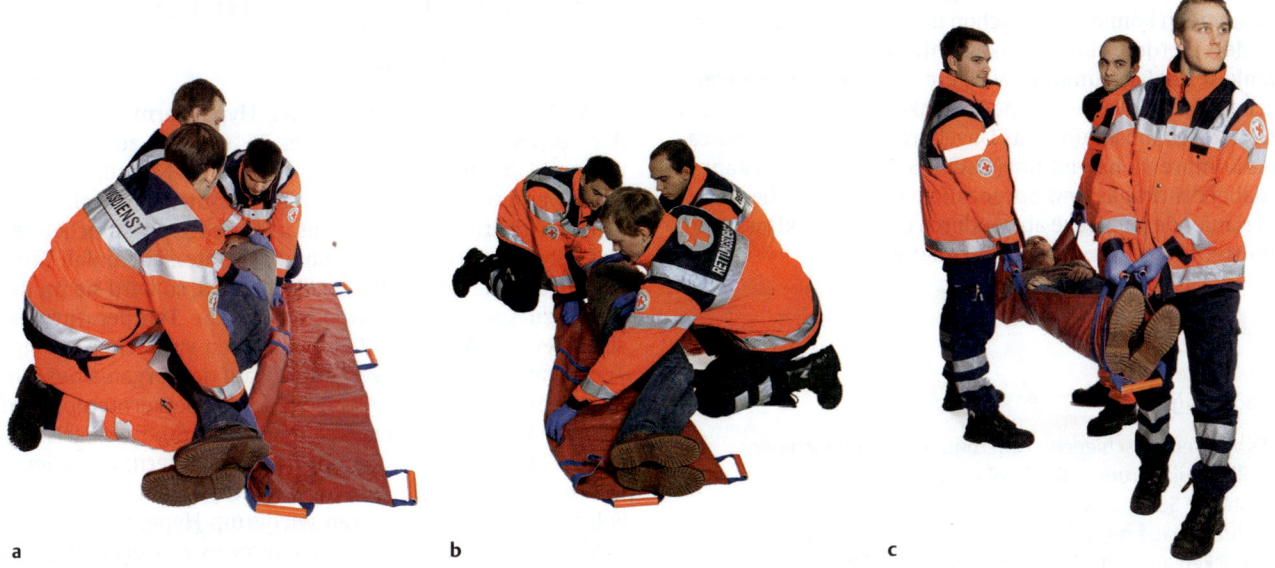

a   **b**   **c**

a   Das Rettungstuch neben dem Patienten auslegen und in Längsrichtung zur Mitte falten oder einrollen. Den Patienten in die Seitenlage drehen, sodass sein Rücken zum Rettungstuch weist.
b   Den Patienten vorsichtig auf die andere Seite rollen.
c   Rettungstuch flach auszuziehen und Patienten wieder in Rückenlage bringen.
Fotos: Kirsten Oborny

Abb. 9.46 Durchführung der stabilen Seitenlage.

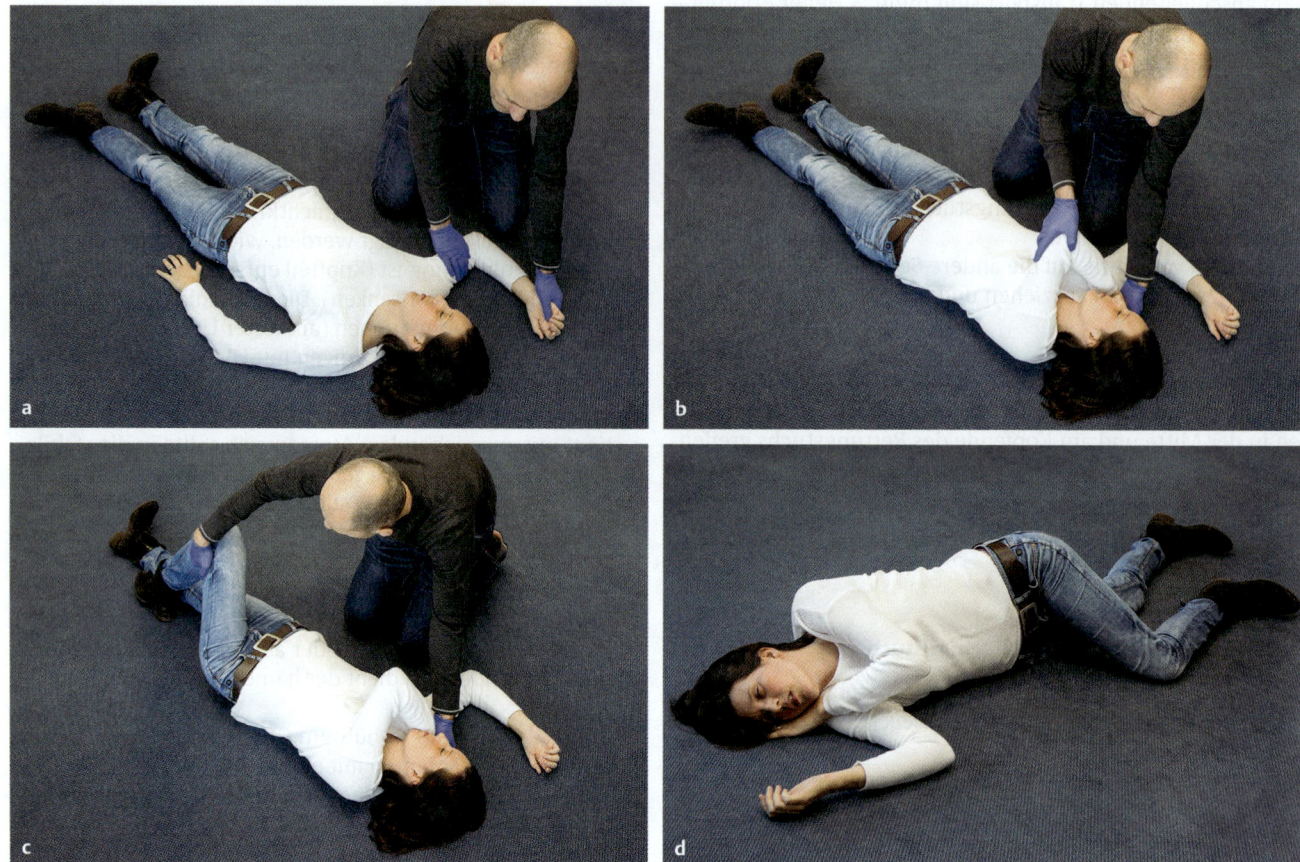

a Den zu Ihnen gewandten Arm nach oben strecken. Die Handfläche muss nach oben zeigen.

b Den von Ihnen fernen Arm über die Brust heben und die Hand mit dem Handrücken an die Ihnen zugewandte Wange legen und dort festhalten.

c Mit Ihrem freien Arm das gegenüberliegende Bein etwas oberhalb des Knies fassen und aufstellen. Ziehen Sie dann den Patienten zu sich herüber.

d Endgültige stabile Seitenlage. Der Kopf sollte überstreckt und der Mund leicht geöffnet sein, damit Sekrete (z. B. Erbrochenes) abfließen können.

Fotos: Kirsten Oborny

der Oberkörper leicht hochgelagert. Starke abdominelle Schmerzen können meist schon durch diese Lagerung gelindert werden, ohne Medikamente anzuwenden.

- **Linksseitenlagerung:** Schwangere im letzten Schwangerschaftsdrittel werden immer in Linksseitenlage transportiert, da es sonst durch das Ungeborene zum sog. Vena-cava-Kompressionssyndrom (VCCS) (S. 431) kommen kann (dabei drückt das Ungeborene die rechts der Wirbelsäule verlaufende Hohlvene ab, wodurch der Blutrückfluss zum mütterlichen Herzen beeinträchtigt wird).

RETTEN TO GO

Lagerungsarten

Es werden verschiedene Lagerungsarten unterschieden:
- Rückenlagerung (Standardlagerung)
- stabile Seitenlage
- Rückenlage mit erhöhten Beinen (Schocklagerung)
- Rückenlage mit 30° erhöhtem Oberkörper
- Sitzend, halbsitzend oder stark erhöhter Oberkörper
- bauchdeckenentspannte Lagerung
- Linksseitenlagerung.

9.9 Wärmen und Kühlen

9.9.1 Wärmen

Indikation • Das **Vermeiden einer Hypothermie** (Absinken der Körperkerntemperatur unter 35 °C) zählt zu den wichtigsten Maßnahmen in der Versorgung von Notfallpatienten. Auch wenn bei entsprechenden Symptomen (Muskelzittern, Vasokonstriktion und Zentralisation) oder entsprechenden Notfallbildern (Ertrinkungsunfall, Wintersportunfall etc.) schnell an eine Auskühlung gedacht wird, so wird sie im Regelfall zu spät erkannt, weil oftmals die **Temperaturmessung** vernachlässigt wird. Dabei wirken sich schon geringe Temperaturveränderungen negativ auf den Organismus aus. So kommt es bei einem Absinken der Körperkerntemperatur zu einer reflektorischen Steigerung des Stoffwechsels mit aktiver Wärmeproduktion durch Muskelzittern, was wiederum einen erhöhten Sauerstoff- und Glykogenverbrauch zur Folge hat. Daraus resultieren wiederum Hypoglykämie, Hypoxie und Azidose. Zusätzlich kommt es zu Gerinnungsstörungen, da eine Blutgerinnung nur bis zu einer Temperatur von 34,0 °C möglich ist. Sinkt die Temperatur noch weiter ab, kommt es zu Bewusstseinsstörungen bis hin zur Bewusstlosigkeit und Kreislaufstörungen mit allen Formen der Herzrhythmusstörungen.

Hypothermiegefährdet sind insbesondere folgende Patienten:

- bewusstlose Patienten
- narkotisierte Patienten
- alkoholisierte Patienten
- polytraumatisierte Patienten
- durchnässte Patienten
- Kinder.

Aber auch der Transport im schlecht geheizten Rettungswagen oder eine zu lange Versorgung im Freien oder in ungeheizten Wohnungen kann zu einem raschen Auskühlen sorgen.

ACHTUNG
Die Temperatur im Rettungswagen sollte für den Patienten angenehm sein und nicht für das Begleitpersonal.

Möglichkeiten • Die Therapie von hypothermen Patienten im Rettungsdienst besteht immer in der Vermeidung eines weiteren Auskühlens der Patienten. Generell sollten alle Patienten so wenig wie möglich, insbesondere in der kalten Jahreszeit, der Witterung ausgesetzt werden und das Deckenmaterial der Witterung angepasst werden. Eine weitere Möglichkeit zum Wärmeerhalt besteht in der Verwendung von luftundurchlässigen aluminiumbeschichteten Folien (**Rettungsdecken**).
Unterstützend sollten stets das **Fahrzeug** entsprechend **vorgewärmt** sein und nach Möglichkeit **vorgewärmte Infusionen** verwendet werden. Der sehr effektive Einsatz von selbstwärmenden Einmaldecken (durch eine Reaktion mit Sauerstoff) findet zurzeit allenfalls im alpinen Rettungsdienst Verwendung.

9.9.2 Kühlen

Die Kühlung des Patienten spielt in der präklinischen Notfallversorgung eine eher sekundär wichtige Rolle. Darunter versteht man den Wärmeentzug eines begrenzten Körperareals (**lokale Kühlung**) oder des gesamten Körpers (**systemische Kühlung**). Dabei ist die systemische Kühlung mit einer Reduzierung der Körperkerntemperatur verbunden.

ACHTUNG
Bei der Versorgung und Kühlung von Amputaten (S. 344) müssen spezielle Regeln beachtet werden, damit der verlorene Körperteil replantiert werden kann.

Indikation
- **lokale Kühlung:** z. B. bei kleineren Verbrennungen oder Verbrühungen, Sportverletzungen
- **systemische Kühlung:** z. B. als therapeutischen Hypothermie bei Zustand nach Reanimation oder Apoplex (dadurch soll einer hypoxischen Gewebeschädigung des Gehirns bei reduzierter Gehirndurchblutung vorbeugt werden). Die Meinungen der Experten zu diesem Thema gehen aber auseinander.

Möglichkeiten • Im Rettungsdienst sind die Möglichkeiten zur Kühlung begrenzt. Es stehen **Kühlkompressen** zur Verfügung, die lokal angewendet werden können. Um eine systemische Kühlung zu erreichen, können mehrere Kühlkompressen (sofern vorhanden) in den Achsel- und Leistenbereich gelegt werden.

9.10 Augenspülung

Eine Augenspülung (S. 416) ist indiziert, wenn das Auge mit Säuren, Laugen oder anderen reizenden Fremdstoffen in Kontakt gekommen ist.

9.11 Übergabe und Übernahme von Notfallpatienten

Bedeutung • Die Übergabe und Übernahme eines Notfallpatienten an die Zielklinik sind das letzte Glied der Rettungskette (S. 37). Nur wenn die Übergabe klar strukturiert und präzise verläuft, können qualifizierte Behandlung und Weiterversorgung gewährleistet werden. Bis zur abschließenden Übernahme des Notfallpatienten durch den Leiter des Notaufnahmeteams ist der Leiter des Rettungsteams für den Notfallpatienten verantwortlich.

Eine erfolgreiche Übergabe und Übernahme von Notfallpatienten sind abhängig von verschiedenen Faktoren. Die wichtigsten Einflussfaktoren sind dabei Kommunikation (S. 176), Teamarbeit (S. 27) und Fehlermanagement (S. 27).

Voranmeldung im Krankenhaus • Die Voranmeldung im Krankenhaus ist wichtig, um die effektive und zielführende Weiterbehandlung des Patienten nahtlos gewährleisten zu können. Sie sollte bei jedem Einsatz über die Rettungsleitstelle oder persönlich per Telefon an die Notfallzentrale erfolgen, unabhängig davon ob es sich um ein kleines Kreiskrankenhaus oder einen Maximalversorger handelt. So kann die Klinik z. B. den Schockraum vorbereiten, OP-Kapazitäten überprüfen und sicherstellen, alle notwendigen Fachdisziplinen informieren und CT oder Röntgen vorbereiten.

Ablauf der Übergabe
Im Allgemeinen erfolgt die Übergabe des Patienten in der Notaufnahme oder je nach Diagnose in einer weiterbehandelnden Klinikeinheit (z. B. Intensivstation, Kreißsaal).

Bei der Übergabe werden in einem strukturierten Gespräch folgende Informationen übermittelt:
- Vorstellung des Patienten (Name und Alter)
- Verdachtsdiagnose, ggf. Unfallursache und -mechanismus schildern
- vitale Situation, z. B. ABCDE (S. 192)
- präklinisch durchgeführte Maßnahmen
- ggf. Dauermedikation.

Zur Übergabe gehört außerdem das Aushändigen des vollständig und leserlich ausgefüllten Einsatzprotokolls.

Nach dem Übergabegespräch wird der Patient gemeinsam von Notaufnahme- und Rettungsteam umgelagert, entweder am Übergabeplatz der Notaufnahme oder ggf. im Schockraum. Sobald der Patient vollständig übergeben ist, ist das Rettungsteam von seiner Patientenverantwortung entbunden und kann seine Einsatzbereitschaft wiederherstellen.

RETTEN TO GO

Übergabe und Übernahme von Notfallpatienten

Die Übergabe und Übernahme eines Notfallpatienten sind das letzte Glied der Rettungskette. Im Übergabegespräch werden alle relevanten Informationen zum Patienten (Name, Alter, Verdachtsdiagnose, Vitalparameter) und alle präklinisch durchgeführten Maßnahmen übermittelt. Nach dem Übergabegespräch wird der Patient umgelagert und endgültig übergeben. Dazu gehört auch das Aushändigen des ausgefüllten Einsatzprotokolls.

9.12 Dokumentation (Einsatzprotokoll)

Jeder Rettungs- und Notarzteinsatz muss ausführlich dokumentiert (S. 496) werden.

9.13 Todesfeststellung und Leichenschau

Im Zusammenhang mit dem Begriff Tod sollte man als Rettungssanitäter einige **Definitionen** kennen:
- **Klinischer Tod:** Der klinische Tod tritt unmittelbar nach Ausfall des Herzschlages und der Atmung ein und wird als Herz-Kreislauf-Stillstand bezeichnet. Durch Reanimationsmaßnahmen ist dieser Zustand möglicherweise zu beheben.
- **Scheintod:** Unter Scheintod (Vita minima) versteht man die vollständige Reduktion aller Lebens- und Stoffwechselvorgänge, der Mensch wirkt leblos. Oft liegen unsichere Todeszeichen vor. Die Ursachen sind häufig die der Vokal-Regel (s. u.).

Rettungssanitäter werden unweigerlich früher oder später mit dem Thema Sterben und Tod konfrontiert werden. Auch wenn die Todesfeststellung und die Leichenschau ärztliche Aufgaben sind, so kann der Rettungssanitäter unter Umständen bei der Leichenschau assistierend tätig werden.

9.13.1 Todesfeststellung

Die Feststellung des Todes darf nur von einem approbierten Arzt durchgeführt werden. Eine Todesfeststellung durch nichtärztliches Personal ist durch das Gesetz ausgeschlossen. Abweichend hiervon darf jedoch auch ein Notfall- oder Rettungssanitäter beim Vorliegen sicherer Todeszeichen Reanimationsmaßnahmen oder Behandlungen unterlassen.

Zu den **sicheren Todeszeichen** zählen:
- **Totenflecken** (Livores): Totenflecken sind normalerweise rötlich bis blauviolette Hautverfärbungen, die der Schwerkraft folgend in den abhängigen Körperpartien entstehen.

Farbvariationen der Flecken können Hinweise auf die Todesursache geben, z. B. hell- bis kirschrot bei Kohlenmonoxidvergiftung (S. 262).
- **Totenstarre** (Rigor mortis): Die Totenstarre beginnt ca. 2–3 h nach dem Eintreten des Todes, ist nach ca. 6–8 h voll ausgeprägt und löst sich nach ca. 2–3 d auf.
- **Autolyse und Fäulnis:** Dabei zersetzen körpereigene Enzyme und Bakterien das Gewebe. Typische Fäulniszeichen sind ein stark eindringlicher Geruch, eine grünliche Verfärbung der Bauchdecke sowie Gasblähungen.
- **Körperverletzungen**, die **nicht mit dem Leben vereinbar** sind (Kopfabtrennung, zerstückelte Leiche).

! Merken Sichere Todeszeichen
Zur sicheren Todesfeststellung muss mind. 1 sicheres Todeszeichen vorliegen.

Typische **unsichere Todeszeichen** sind:
- Blässe der Haut
- Reduktion der Körperwärme
- Atemstillstand
- Herz-Kreislauf-Stillstand
- Bewusstlosigkeit
- fehlende Pupillenreaktion
- Muskelerschlaffung.

! Merken Unsichere Todeszeichen
Liegen unsichere Todeszeichen vor, müssen immer Reanimationsmaßnahmen ergriffen werden.

Ursachen für unsichere Todeszeichen werden in der sog. Vokal-Regel (AEIOU) zusammengefasst:
- **A** – Anämie, Anoxämie, Alkoholvergiftung (!)
- **E** – Epilepsie, Elektrizität
- **I** – Injury (Verletzung, v. a. bei Schädel-Hirn-Trauma)
- **O** – Opiate und zentral wirksame Gifte
- **U** – Urämie oder andere Formen einer metabolischen Entgleisung, Unterkühlung.

9.13.2 Leichenschau

Prinzipiell ist jeder approbierte Arzt entsprechend landesrechtlichen Vorschriften zur Leichenschau verpflichtet und muss diese bei jedem Todesfall durchführen.

Die wichtigsten Aufgaben bei der Leichenschau sind die Feststellung
- der **Personalien**
- des **Todes** (d. h. bei Vorliegen sicherer Todeszeichen)
- des **Todeszeitpunktes**
- der **Todesursache** (wenn möglich)
- der **Todesart**: natürlicher Tod (z. B. Herzinfarkt), nichtnatürlicher Tod (z. B. Unfälle, Vergiftungen, Suizid) oder unklar.

Für die Leichenschau muss der Verstorbene **vollständig entkleidet** werden. Auch sämtliche **Verbände und Pflaster** sind vollständig zu **entfernen**, da sich darunter Verletzungen verbergen könnten, die auf eine nichtnatürliche Todesart hinweisen könnten. Wichtig ist außerdem eine ausreichende Beleuchtung. Neben der Inspektion der **gesamten Körperoberfläche** müssen auch **alle Körperöffnungen** untersucht werden. Im Anschluss wird eine **Todesbescheinigung** ausgestellt.

ACHTUNG

Bei einem nichtnatürlichen Tod oder bei ungeklärter Todesart muss die Polizei benachrichtigt werden. Bei Hinweisen auf übertragbare Krankheiten ist das zuständige Gesundheitsamt zu informieren.

RETTEN TO GO

Todesfeststellung und Leichenschau

Todesfeststellung und die Leichenschau sind ärztliche Aufgaben, dennoch kann der Rettungssanitäter unter Umständen assistierend tätig werden.

Zu den **sicheren Todeszeichen** zählen:

- Totenflecken (Livores)
- Totenstarre (Rigor mortis)
- Autolyse und Fäulnis
- Körperverletzungen, die nicht mit dem Leben vereinbar sind.

Liegen **unsichere Todeszeichen** (z. B. Blässe der Haut, reduzierte Körperwärme, Atemstillstand, Herz-Kreislauf-Stillstand) vor, müssen immer Reanimationsmaßnahmen ergriffen werden.

Bei der **Leichenschau** werden die Personalien, der Tod, der Todeszeitpunkt, ggf. die Todesursache und die Todesart festgestellt. Im Anschluss wird eine Todesbescheinigung ausgestellt.

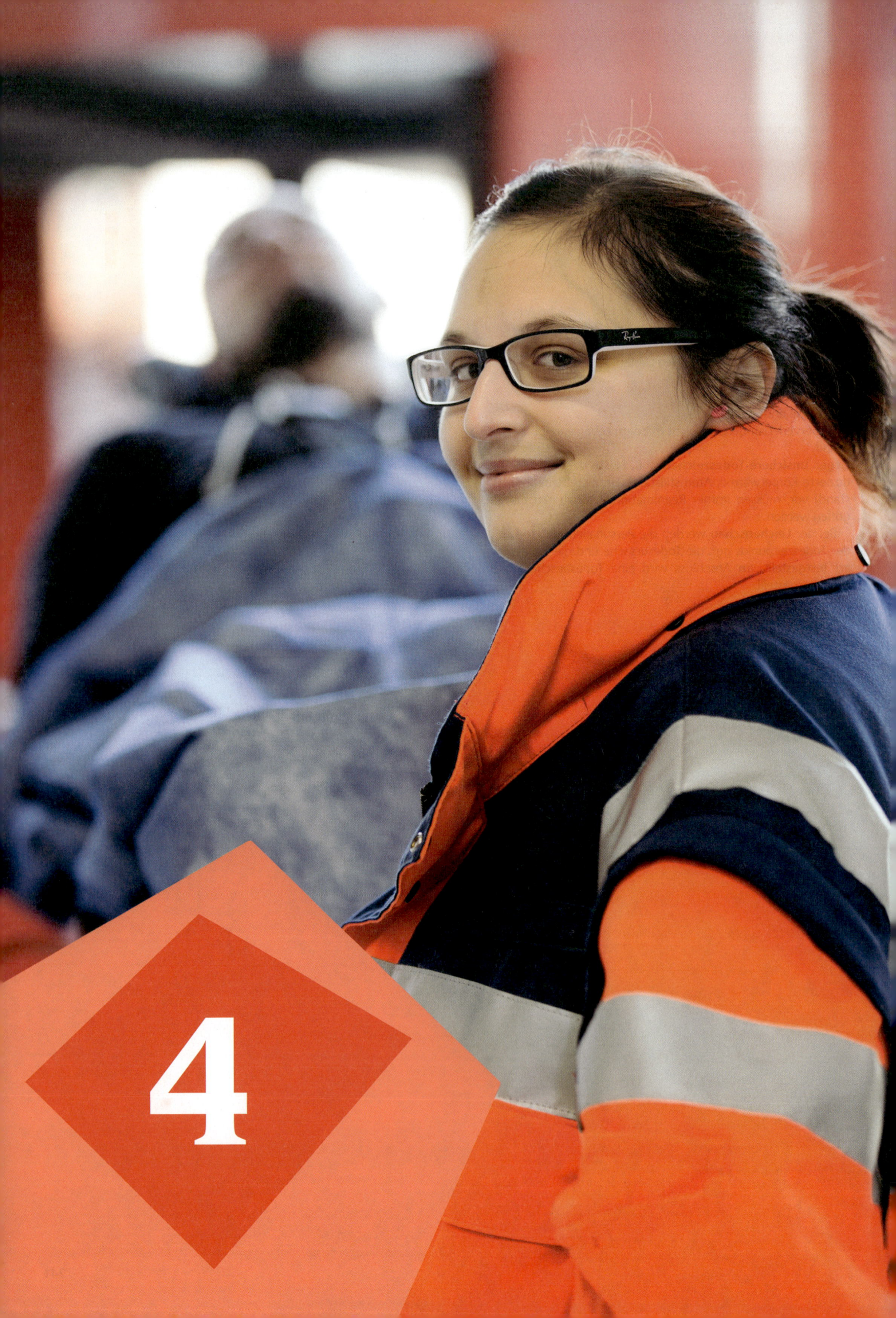

4

Notfälle

10 Respiratorische Notfälle

10.1 Einführung

Ein respiratorischer Notfall liegt vor, wenn der Patient **Atemnot (Dyspnoe)** verspürt, also das Gefühl hat, nicht mehr ausreichend Luft zu bekommen, und/oder bei einer akuten **respiratorischen Insuffizienz**. Letztere bedeutet eine **Unterversorgung des arteriellen Bluts mit Sauerstoff** (O_2) mit oder ohne Anstieg der arteriellen CO_2-Konzentration. In der Regel stehen beide Merkmale in einer Wechselbeziehung.

Respiratorische Notfälle sind häufig, allein im Bereich der Kindernotfälle liegt die Einsatzindikation bei ca. 21 %. Die Ursachen sind dabei sehr vielfältig. Sie können durch Störungen der Lungenfunktion aufgrund von Diffusions-Ventilations- oder Perfusionsstörungen (S.61) ausgelöst werden oder auch durch zentrale Atemregulationsstörungen bedingt sein. Bei einer schweren Atemstörung droht ein **akuter Atemstillstand (= Apnoe)** bzw. es besteht die Gefahr des **hypoxisch bedingten Kreislaufstillstands** (S.296). Insbesondere das Gehirn reagiert sehr empfindlich auf einen O_2-Mangel (Bewusstseinsstörungen, Bewusstlosigkeit) und es kann innerhalb weniger Minuten zu irreversiblen Gehirnschäden kommen.

Für den Rettungsdienst ist es daher zunächst vorrangig, schnell einschätzen zu können, ob es sich um einen **respiratorischen Notfall** handelt und, wenn ja, welche Ursache hierfür verantwortlich und welche **therapeutische Behandlung** notwendig ist.

Störungen der Atmung stellen für die betroffene Person zudem oft eine belastende und bedrohliche Situation dar. Neben dem vorrangigen Ziel der **Verbesserung des physi-** schen Zustands des Patienten spielen daher auch **psychische Aspekte** eine wichtige Rolle und müssen im Rettungsdienst beachtet werden. Indem man den Patienten Abläufe und erhobene Befunde erläutert, Ängste ernst nimmt und ihnen verständnisvoll begegnet, können **Sicherheit und Vertrauen** in einer für den Patienten unbekannten und bedrohlichen Situation vermittelt werden. Da Stress oder Angst den O_2-Bedarf zusätzlich erhöhen können, sind diese beruhigenden Maßnahmen darüber hinaus wertvoll (S.23).

10.2 Anamnese und Untersuchung

Erster Eindruck und Anamnese • Zur detaillierten Anamnese und weiterführenden Untersuchung bieten sich das **SAMPLER**-(S.198) und **IPPA(F)**-Schema (s. ▶ Tab. 8.6) an.

Oft fallen einem schon bei der **Begrüßung** und **ersten Inspektion** eines Patienten mit einer Atemstörung wegweisende charakteristische **(Leit-)Symptome** (S.246) auf, die auf ein A(Atemwegs)- oder B(Belüftungs)-Problem hindeuten:

- Gibt der Patient evtl. selbst an, „fast keine" oder schlecht Luft zu bekommen?
- Wie spricht der Patient mit Ihnen (z. B. **abgehackte** Sätze wegen Atemnot?)
- Hat der Patient **Atemnot in Ruhe**?
- Wird die **Atemhilfsmuskulatur** eingesetzt (**Orthopnoe**)?
- Sind **Atemnebengeräusche** schon ohne Stethoskop zu hören (▶ Tab. 10.1)?
- Hat der Patient **Husten** oder **Blut gehustet**?
- Wie ist die Hautfarbe (z. B. bläulich → **Zyanose**)?
- Wie ist das **Umfeld** des Patienten (z. B. verrauchtes Zimmer)?

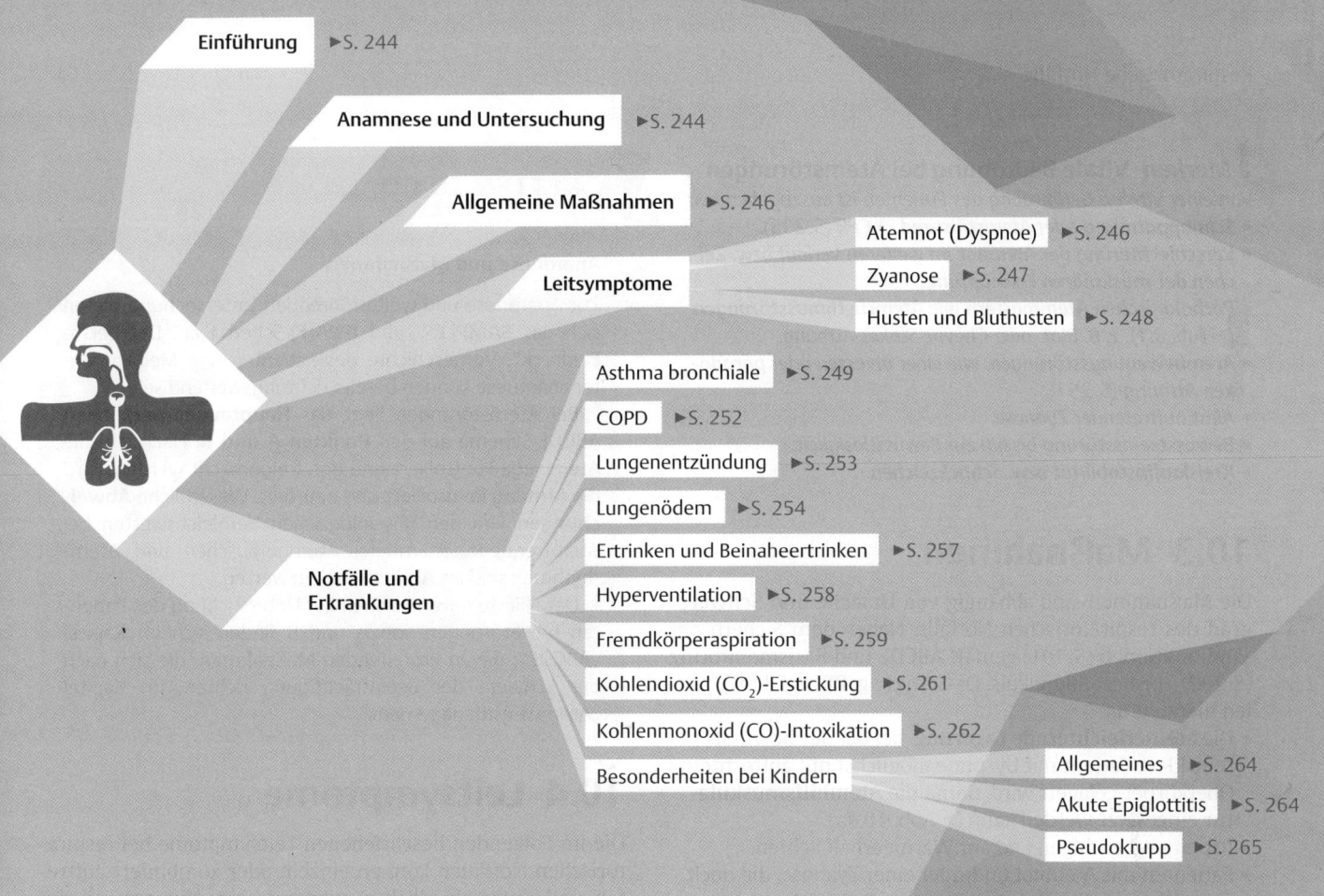

Die Vorgeschichte des Patienten (oft handelt es sich um eine Verschlechterung einer bestehenden Grunderkrankung, z. B. Asthma bronchiale) und die Medikamentenanamnese können im Weiteren oft schon richtungsweisend sein. Wobei die Intensität der Anamnese von der Dringlichkeit der Therapie abhängt.

Weiterführende Untersuchung • Bei Atemstörungen ist bezogen auf das IPPA(F)-Schema neben der **Inspektion** beim spontan atmenden Patienten besonders die **Auskultation** wesentlich (▶ Tab. 10.1).

Relevante Hinweise zur Feststellung einer **Lebensbedrohlichkeit** sowie deren mögliche Ursachen und die daraus resultierenden rettungsdienstlichen Maßnahmen ergeben sich aus dem Vorgehen gemäß dem **ABCDE-Schema**. Bei Atemstörungen liegt das **Hauptaugenmerk** auf den **Punkten A und B** (S. 192). Nachdem die Atemwege kontrolliert und ggf. freigemacht werden, wird die Atmung kontrolliert und beurteilt. Wesentliche **Abweichungen** von
- Atemfrequenz
- Atemtiefe (Atembewegungen beobachten)
- Atemgeräuschen (▶ Tab. 10.1) und
- Atemrhythmus

von den altersentsprechenden, physiologischen Vergleichswerten sind als **Alarmsignal** zu werten (S. 192).

Tab. 10.1 Wichtige Atemnebengeräusche – Übersicht der Hauptursachen

Atemnebengeräusch	Ursache und Klang	Vorkommen (Beispiele)
Stridor	• durch Einengung oder teilweise Verlegung der Atemwege	
• **inspiratorischer Stridor** (auch ohne Stethoskop zu hören!)	• Einengung der **oberen** Atemwege • das Atemnebengeräusch ist beim **Einatmen** zu hören • **Pfeifen/Juchzen**	• Epiglottitis • Pseudokrupp • Fremdkörperaspiration (obere Luftwege)
• **exspiratorischer Stridor** (ggf. auch ohne Stethoskop zu hören)	• Einengung **tiefer** gelegener, kleinerer Atemwege • Atemnebengeräusch ist beim **Ausatmen** zu hören • **Pfeifen/Giemen/Brummen**	• Asthma bronchiale • COPD • Fremdkörperaspiration (tiefere Luftwege)
trockene Rasselgeräusche	• s. exspiratorischer Stridor	• s. exspiratorischer Stridor
feuchte Rasselgeräusche	• durch dünnflüssiges **Sekret** in den Atemwegen, welches durch die durchströmende Luft Blasen bildet (*feinblasig*: Flüssigkeit in den Lungenbläschen, *grobblasig*: Flüssigkeit in den großen Bronchien mit Blubbern und Brodeln → ggf. auch ohne Stethoskop zu hören)	• Linksherzinsuffizienz mit Lungenstauung • Pneumonie • Lungenödem

! *Merken* **Vitale Bedrohung bei Atemstörungen**

*Von einer **vitalen Gefährdung** des Patienten ist auszugehen bei:*
- *Schnappatmung oder Atemstillstand → CPR (S. 298).*
- *Verschlechterung der Atemnot im weiteren Verlauf bzw. Zeichen der muskulären Erschöpfung.*
- *Pathologischen Atemmustern wie Atemrhythmusstörungen (▶ Tab. 8.1), z. B. Biot- oder Cheyne-Stokes-Atmung,*
- *Atembewegungsstörungen, wie einer **inversen** oder **paradoxen Atmung** (S. 351).*
- *Akut auftretender Zyanose.*
- *Bewusstseinsstörung bis hin zur Bewusstlosigkeit.*
- *Kreislaufinstabilität bzw. Schockzeichen.*

10.3 Maßnahmen

Die Maßnahmen sind abhängig von **Ursache und Schweregrad** des respiratorischen Notfalls. Neben dem Sichern der Vitalfunktionen (S. 191) gemäß ABCDE und Basismonitoring (S. 200) (insbesondere Puls, O_2-Sättigung, RR, ggf. EKG), zählen hierzu u. a.:

- Die **atemerleichternde Lagerung**, bei der der bewusstseinsklare Patient mit Dyspnoe möglichst mit aufrechtem Oberkörper gelagert wird, damit die **Atemhilfsmuskulatur** eingesetzt werden kann (▶ Abb. 10.4a).
- Patienten beruhigen und auf Wärmeerhalt achten.
- Patienten mit Atemnot und/oder einer Zyanose, die noch ausreichend selber atmen können, sollten sättigungsabhängig **frühzeitig Sauerstoff** (S. 212), möglichst über eine Inhalationsmaske mit Reservoir und Nichtrückatemventil erhalten (Ziel: SpO_2 94–98 %)! Bei Patienten mit einer chronischen Atemwegserkrankung, v. a. bei COPD, sollte die O_2-Gabe jedoch unter strenger Überwachung der respiratorischen Situation erfolgen, da der Atemantrieb durch die O_2-Zufuhr unterdrückt werden kann (Ziel: SpO_2 88–92 %).
- Bei einer **Fremdkörperaspiration** sollte der Fremdkörper, wenn möglich, entfernt werden (S. 260). Bei einer oberen **Atemwegsverlegung** kann es notwendig werden, nach dem Freimachen der Atemwege (Überstrecken des Kopfes und Esmarch-Handgriff) diese mittels Guedel- oder Wendl-Tubus freizuhalten (S. 210).
- Je nach Kreislaufsituation und Medikamentenbedarf ist ein i. v.-Zugang vorzubereiten bzw. zu legen.
- Im Rahmen der **erweiterten Maßnahmen** kann unter anderem die Verabreichung von **Medikamenten** durch den NFS/RA oder NA notwendig werden, wie z. B. bei einem **entzündlich-allergischen Prozess** die Gabe von Adrenalin über eine Verneblermaske, um eine Bronchodilatation und ein Abschwellen der Schleimhäute zu erreichen.
- Ein **Spannungspneumothorax** bedarf der sofortigen Entlastungspunktion oder Thoraxdrainage.
- Kann der Patient nicht mehr ausreichend selber atmen, sind eine assistierte Beatmung oder als Ultima Ratio eine Intubation indiziert, ggf. wird auch eine Koniotomie notwendig.

Weitere Details finden sich im Kapitel Atemwegsmanagement (S. 208).

RETTEN TO GO

Anamnese und Maßnahmen

Zur Anamnese und weiterführenden Untersuchung bieten sich das **SAMPLER**- und **IPPA(F)**-Schema an. Der „erste Eindruck", Vorgeschichte des Patienten und Medikamentenanamnese können bereits richtungsweisend sein.

Bei Atemstörungen liegt das **Hauptaugenmerk** beim ABCDE-Schema auf den **Punkten A und B**. Nachdem die Atemwege kontrolliert und ggf. freigemacht werden, wird die Atmung kontrolliert und beurteilt. Wesentliche **Abweichungen** von den physiologischen Vergleichswerten bei Atemfrequenz, Atemtiefe, Atemgeräuschen und Atemrhythmus sind als **Alarmsignal** zu werten.

Detaillierte Informationen zur Untersuchung des Patienten bei Störungen von A und B finden sich im Kapitel „ABCDE"; die zu ergreifenden Maßnahmen, die sich nach der Schwere der Beeinträchtigung richten, im Kapitel „Atemwegsmanagement".

10.4 Leitsymptome

Die im Folgenden beschriebenen Leitsymptome bei respiratorischen Notfällen können einzeln oder kombiniert auftreten und unterschiedlich ausgeprägt sein. Nur anhand der Leitsymptome lässt sich keine sichere Verdachtsdiagnose hinsichtlich der Ursache stellen, da es i. d. R. nicht nur eine Ursache für ein bestimmtes Symptom oder einen bestimmten Befund gibt. In Verbindung mit Anamnese, Inspektion, Palpation, Perkussion und Auskultation und evtl. zusätzlich vorhandenen Begleitsymptomen können die Ursachen aber i. d. R. schon präklinisch eingegrenzt werden und für die weiterführende Versorgung wegweisend sein. Die detaillierte Symptomatik und Versorgung des Patienten werden bei den einzelnen Krankheitsbildern dargestellt.

10.4.1 Atemnot (Dyspnoe)

Definition **Atemnot**
*Bei einer subjektiv empfundenen **erschwerten Atmung** spricht man von Atemnot (Dyspnoe). Diese geht in der Regel mit einer beschleunigten Atemfrequenz (Tachypnoe) einher als Versuch des Körpers, die verminderte O_2-Versorgung auszugleichen.*

Einteilung und Ursachen

Tritt Dyspnoe unter körperlicher Belastung auf, spricht man von einer **Belastungsdyspnoe**; besteht bereits in Ruhe Atemnot, spricht man von einer **Ruhedyspnoe**. Unterschieden werden nach Verlauf weiterhin die **akute Dyspnoe** (= auftreten innerhalb weniger Minuten bis Stunden) und die **chronische Dyspnoe** (= langsam innerhalb von Tagen oder Wochen).

Atemnot ist ein häufiges Symptom, das **vielfältige Ursachen** haben kann. Diese können im Bereich des Atmungssystems selbst oder auch außerhalb davon liegen (▶ Abb. 10.1). Eine Verlegung (Stenose) der **oberen Atemwege** kann z. B. durch eine Fremdkörperaspiration (S. 259), aber auch durch Schleimhautschwellungen im Mund-Rachen-Bereich im Rahmen entzündlicher oder allergischer Prozesse (S. 274) wie auch durch Tumoren oder Verletzungen im Bereich der oberen Atemwege oder des Mittelgesichts (S. 348) bedingt sein. Weiterhin kann die Ursache auf Erkrankungen der **unteren Atemwege** (z. B. Asthma bronchiale), der **Lunge** (z. B. Lungenödem), der **Pleura** (z. B. Pneumothorax) oder der

Abb. 10.1 Dyspnoe und deren mögliche Ursachen (Auswahl).

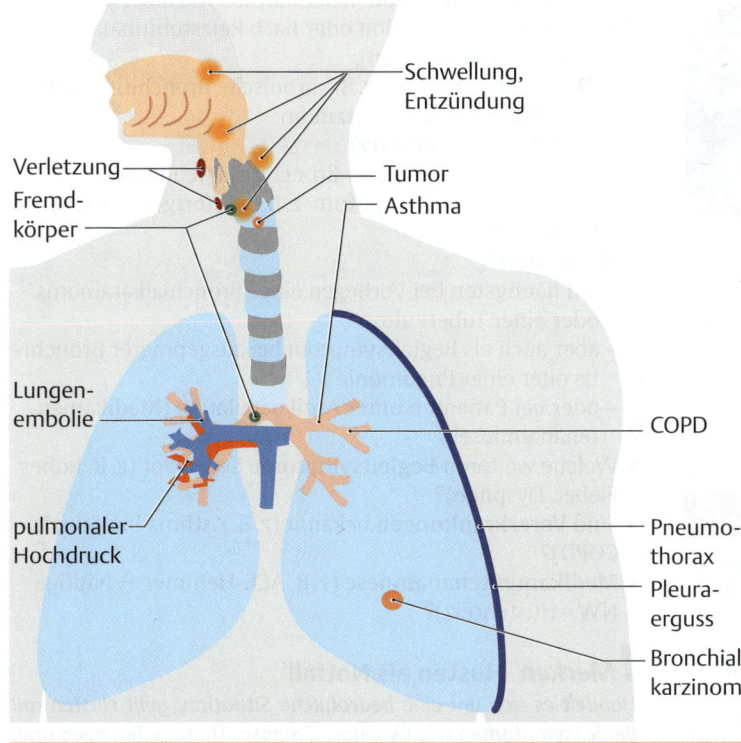

Atmungssystem

obere Atemwege
- Schleimhautschwellung, Entzündung (z. B. Epiglottitis, Reizgasinhalation, Insektenstich)
- Fremdkörperverlegung

untere Atemwege
- Asthma bronchiale
- COPD
- Fremdkörperverlegung

Lunge
- Pneumonie
- Lungenödem
- Bronchialkarzinom

Pleura
- Pneumothorax

Lungengefäße
- Lungenembolie
- Lungenhochdruck (pulmonale Hypertonie)

Labels in figure: Schwellung, Entzündung · Verletzung · Fremdkörper · Tumor · Asthma · Lungenembolie · COPD · pulmonaler Hochdruck · Pneumothorax · Pleuraerguss · Bronchialkarzinom

Weitere Ursachen (nicht das Atmungssystem betreffend)

- kardial (z. B. Herzinsuffizienz)
- psychogen (z. B. Hyperventilation)
- zerebral (z. B. Störung des Atemzentrums, Trauma, Intoxikation)
- Stoffwechselerkrankungen (z. B. entgleister Diabetes mellitus mit Azidose)
- Adipositas
- Anämie

Grafik nach: I care – Krankheitslehre. Thieme; 2015

Lungengefäße (z. B. Lungenembolie) zurückzuführen sein. Atemnot entsteht bei diesen Erkrankungen, da entweder die Belüftung (Ventilation), der Gasaustausch (Diffusion) oder die Durchblutung (Perfusion) der Lunge beeinträchtigt ist.

Eine häufige, primär nicht vom Atmungssystem ausgehende Ursache für Atemnot ist die herzbedingte (**kardiale**) Dyspnoe. Sie findet sich oft bei einer **Linksherzinsuffizienz** (S. 287) und damit meist beim älteren Patienten. Zu weiteren Ursachen siehe ▶ Abb. 10.1.

Wichtige Fragen bei Dyspnoe

- Hat die Dyspnoe **plötzlich** begonnen (z. B. Lungenembolie, Fremdkörperaspiration?) oder sich eher **schleichend** entwickelt (z. B. Pneumonie)?
- Welche weiteren **Begleitsymptome** liegen vor? (z. B. gestaute Halsvenen in Verbindung mit plötzlicher Atemnot → V. a. Lungenembolie; Tachypnoe in Verbindung mit einer Tachykardie, kribbelnden Händen, ggf. Pfötchenstellung → V. a. Hyperventilationssyndrom; hohes Fieber in Verbindung mit Atemnot → V. a. Lungenentzündung).
- Sind **Allergien** oder familiäre Belastungen bekannt (z. B. allergisches Asthma?)
- **Werden regelmäßig Medikamente eingenommen** (z. B. β₂-Sympathikomimetika bei Asthma bronchiale)?
- Sind pulmonale, kardiale oder andere wesentliche **Vorerkrankungen** bekannt (z. B. COPD, Asthma bronchiale, Herzinsuffizienz)?
- Sind der Dyspnoe **körperliche** (z. B. bei Herzinsuffizienz) oder **psychische Belastungen** (z. B. bei Hyperventilationssyndrom) oder eine längere **Reise** vorausgegangen (z. B. Lungenembolie)?

10.4.2 Zyanose

Definition Zyanose

*Verfärben sich **Haut oder Schleimhäute** aufgrund einer verminderten O₂-Sättigung des Blutes **bläulich**, spricht man von einer Zyanose. Sie tritt auf, wenn > 5 g/dl des Hämoglobins nicht mit O₂ gesättigt sind.*

Einteilung und Ursachen

Ist die O₂-Sättigung bereits in den Arterien niedrig, zeigen nah unter der Hautoberfläche liegende Arterien (z. B. an Lippen, Zunge, Nagelbett) eine mehr bläuliche (zyanotische) statt rosige Farbe.

- Bei der **peripheren Zyanose** kommt es zu einer **vermehrten O₂-Ausschöpfung** in den kleinen **Endgefäßen** (= Kapillaren). Die Akren bzw. Extremitäten, wie Hände und Füße und oft v. a. die Lippen, sind dann zyanotisch verfärbt, Zunge und Mundschleimhaut bleiben aber rosig (▶ Abb. 10.2b)!
- Bei der **zentralen Zyanose** besteht **von Beginn an** eine niedrige O₂-Sättigung des arteriellen Blutes. Hier sind neben der Haut **auch Zunge und Mundschleimhaut bläulich** verfärbt (▶ Abb. 10.2a).

Mögliche **Ursachen** einer Zyanose zeigt ▶ Tab. 10.2.

ACHTUNG

*Besteht beim Patienten eine Blutarmut (**Anämie**), zeigt sich die Zyanose erst bei einem **deutlichen O₂-Mangel im Blut (Hypoxämie)**!*

Abb. 10.2 Zyanose.

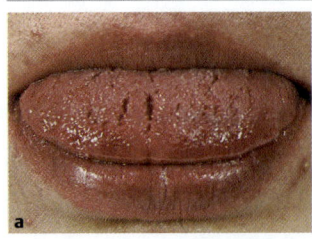 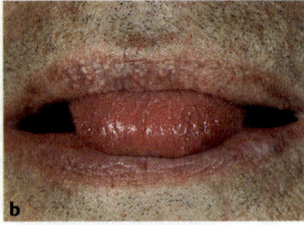

a **Zentrale Zyanose:** Zunge und Lippen sind zyanotisch verfärbt.
b **Periphere Zyanose:** Die Lippen sind zyanotisch verfärbt, die Zunge bleibt aber rosig.

Aus: Siegenthaler W. Differentialdiagnosen. Thieme; 2000

Tab. 10.2 Ursachen einer Zyanose (Auswahl)

periphere Zyanose	zentrale Zyanose
generalisiert (über den Körper verbreitet): • **Herzinsuffizienz** (S. 287)	**vom Herzen ausgehend** (→ O_2-armes Blut aus dem rechten Herzen, mischt sich mit O_2-reichem Blut des linken Herzens) • **Herzfehler mit Rechts-links-Shunt**
lokalisiert (auf einen Bereich begrenzt): • **Kälteexposition** (Akrozyanose) • **Venenthrombose** (S. 294)	**von der Lunge ausgehend** (gestörte Atmung, Diffusion oder Durchblutung führt zu vermindertem Gasaustausch zwischen Alveolen und Lungenkapillaren) • **Lungenembolie** (S. 284) • **Lungenemphysem** (S. 252) • **Asthma bronchiale** (S. 249) • **COPD** (S. 252) • **pulmonale Stauung**, z. B. bei Linksherzinsuffizienz

Wichtige Fragen bei Zyanose

- Hat sich die Zyanose **akut** entwickelt (z. B. Lungenembolie)?
- Sind pulmonale oder kardiale **Vorerkrankungen** bekannt (z. B. Herzinsuffizienz, COPD, Asthma bronchiale)?
- Welche weiteren **Begleitsymptome** liegen vor (z. B. thorakale- bzw. retrosternale Schmerzen → V. a. Myokardinfarkt mit kardialer Dekompensation; gestaute Halsvenen in Verbindung mit plötzlicher Atemnot → V. a. Lungenembolie mit pulmonaler Dekompensation; exspiratorischer Stridor → Asthma bronchiale, COPD)?

10.4.3 Husten und Bluthusten

Bei den meisten Erkrankungen der Atemwege kann als begleitendes Symptom Husten auftreten. Oft handelt es sich um ein Begleitsymptom im Rahmen eines banalen Infektes der oberen Luftwege. Husten kann aber auch Ausdruck eines respiratorischen Notfalls sein!

Unterschieden werden der **akute Husten** (< 3 Wochen) und der **chronische Husten** (> 3 Wochen). Bei blutigem Husten spricht man von „**Hämoptyse**" (geringe Blutbeimischungen im Sputum) bzw. von „**Hämoptoe**" (Aushusten größerer Blutmengen).

Wichtige Fragen und Ursachen bei Husten

- Ist der Husten akut aufgetreten oder chronisch?
  - **Akuter Husten** findet sich z. B. häufig bei akuter Bronchitis, Lungenentzündung (oft in Verbindung mit Fieber

und schwerem Krankheitsgefühl), Lungenembolie in Kombination mit plötzlicher Luftnot wie auch nach Fremdkörperaspiration oder nach Reizstoffinhalation (als akuter Reizhusten).
  - **Chronischer Husten,** z. B. chronische Bronchitis, Asthma bronchiale, Bronchialkarzinom.
- Ist der Husten **produktiv**?
  - eitriges Sputum, z. B. bei Bronchitis, Pneumonie
  - rötlich-schaumiges Sputum, z. B. bei (fortgeschrittenem) Lungenödem
- **Bluthusten?**
  - am häufigsten bei Vorliegen eines Bronchialkarzinoms oder einer Tuberkulose
  - aber auch als Begleitsymptom bei ausgeprägter Bronchitis oder einer Pneumonie
  - oder bei Patienten unter Antikoagulation (Medikamentenanamnese!).
- Welche weiteren **Begleitsymptome** liegen vor (z. B. hohes Fieber, Dyspnoe)?
- Sind **Vorerkrankungen** bekannt (z. B. Asthma bronchiale, COPD)?
- **Medikamentenanamnese** (z. B. ACE-Hemmer → häufige NW = Hustenreiz)?

! Merken **Husten als Notfall**
Handelt es sich um eine bedrohliche Situation, geht Husten mit Begleitsymptomen wie Dyspnoe, Zyanose, Thoraxschmerzen und/ oder Bewusstseinsstörungen/Bewusstseinsverlust (S. 378) einher.

10.4.4 (Atemabhängige) Thoraxschmerzen

Siehe hierzu unter Lungenembolie (S. 284) und Spontanpneumothorax (S. 352).

 RETTEN TO GO

Respiratorische Leitsymptome

- **Atemnot (Dyspnoe):** Dieses sehr häufige Symptom ist oft auf eine **Verlegung** oder **Erkrankungen** der **Atemwege** (z. B. Fremdkörper, Asthma, COPD) oder auf Erkrankungen der **Lunge** (z. B. Pneumonie) oder der **Pleura** (z. B. Pneumothorax) zurückzuführen. Eine **kardiale** Dyspnoe findet sich am häufigsten bei einer **Linksherzinsuffizienz**. Eine Dyspnoe geht beim Erwachsenen oft mit einer **Tachypnoe** einher.
- **Zyanose:** Verfärben sich Haut oder Schleimhäute bläulich, spricht man von einer Zyanose. Bei der **peripheren Zyanose** (z. B. bei Kälteexposition) kommt es zu einer **vermehrten O_2-Ausschöpfung** in den Kapillaren. Hände, Füße und v. a. Lippen werden dann zyanotisch, Zunge und Mundschleimhaut bleiben aber rosig! Bei der **zentralen Zyanose** handelt es sich um eine **verminderte O_2-Sättigung** des arteriellen Bluts (z. B. bei Lungenembolie, COPD). Hier sind neben der Haut **auch Zunge und Mundschleimhaut bläulich** verfärbt.
- **Husten/Bluthusten:** Oft handelt es sich um ein Begleitsymptom im Rahmen eines banalen Infektes der oberen Luftwege. Husten kann aber auch Ausdruck eines respiratorischen Notfalls sein! Bei blutigem Husten spricht man von „**Hämoptyse**" bzw. von „**Hämoptoe**". Handelt es sich um eine **bedrohliche Situation**, geht Husten mit Begleitsymptomen wie Dyspnoe, Zyanose, Thoraxschmerzen oder Bewusstseinsstörungen einher.

10.5 Notfälle und Erkrankungen

10.5.1 Asthma bronchiale

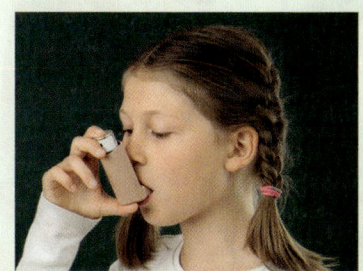

© Zlatan Durakovic - Fotolia.com

Sie werden um 10:40 Uhr in die Sporthalle einer Schule gerufen. Dort treffen Sie auf ein 9-jähriges Mädchen, das sich an der Wand abstützt und nach Luft ringt. Eine Sportlehrerin betreut die Schülerin. Sie berichtet, dass das Mädchen unter Asthma leidet und an diesem Vormittag schon einmal Atemprobleme hatte. Diese konnte die Schülerin allerdings mit ihrem eigenen Asthmaspray noch gut behandeln. Jetzt allerdings, so das Mädchen selbst, werde „es immer schlimmer", das Spray habe seine Wirkung verloren.

Grundlagen

Definition Asthma bronchiale

*Beim Asthma bronchiale handelt es sich um eine **chronische, entzündliche Erkrankung der Atemwege** aufgrund einer Überempfindlichkeit des Bronchialsystems gegenüber bestimmten Reizen. Bei anfälligen (prädisponierten) Personen geht diese mit einer **anfallsweisen Atemwegsverengung** einher, die von allein oder durch eine medikamentöse Behandlung „umkehrbar" (reversibel) ist.*

Pathophysiologie • Die Bronchien sind mit einer Schleimhaut ausgekleidet, die bei einem Asthmapatienten dauerhaft gereizt bzw. entzündet ist. Diese Reizung führt zu einer erhöhten **Sekret-/Schleimproduktion**, zu Schwellungen (Ödemen) der Bronchialschleimhaut sowie zu Spasmen (Verkrampfungen) der Muskulatur in den Wänden der Bronchien. Durch die Spasmen verengen die Bronchien (Bronchialobstruktion) und das Atmen ist deutlich erschwert. Dies betrifft typischerweise vor allem die **Ausatmung**. Während die Atemluft noch relativ normal in die Lungen einströmt, kann sie nicht mehr ausreichend ausgeatmet werden, sodass es schließlich zu einer „Überblähung" der Lunge kommen kann.

Ursachen • Man unterscheidet grundsätzlich zwischen allergischem (sog. extrinsischem) und nicht allergischem (sog. intrinsischem) Asthma.

Beim **allergischen Asthma** lösen Allergene die akuten Asthmaanfälle aus. Hierzu zählen Tierhaare, Hausstaub (bzw. der Kot von Hausstaubmilben) oder auch Pollen. Beispiele für berufsbedingtes Asthma sind das sog. „Bäckerasthma", bei dem die Allergene vermutlich Mehlbestandteile sind, oder das „Schreinerasthma" (durch Holzstaubbestandteile).

Mögliche Ursachen bzw. Auslöser für das **nicht allergische Asthma** sind äußere Reize wie Rauch oder kalte Luft, Atemwegsinfektionen, Medikamente (z.B. ASS und NSAR = Analgetika-Asthma), emotionale und psychische Faktoren sowie extreme Schmerzen oder starke körperliche Belastung (Anstrengungsasthma) (▶ Abb. 10.3).

Abb. 10.3 Ursachen des Asthma bronchiale.

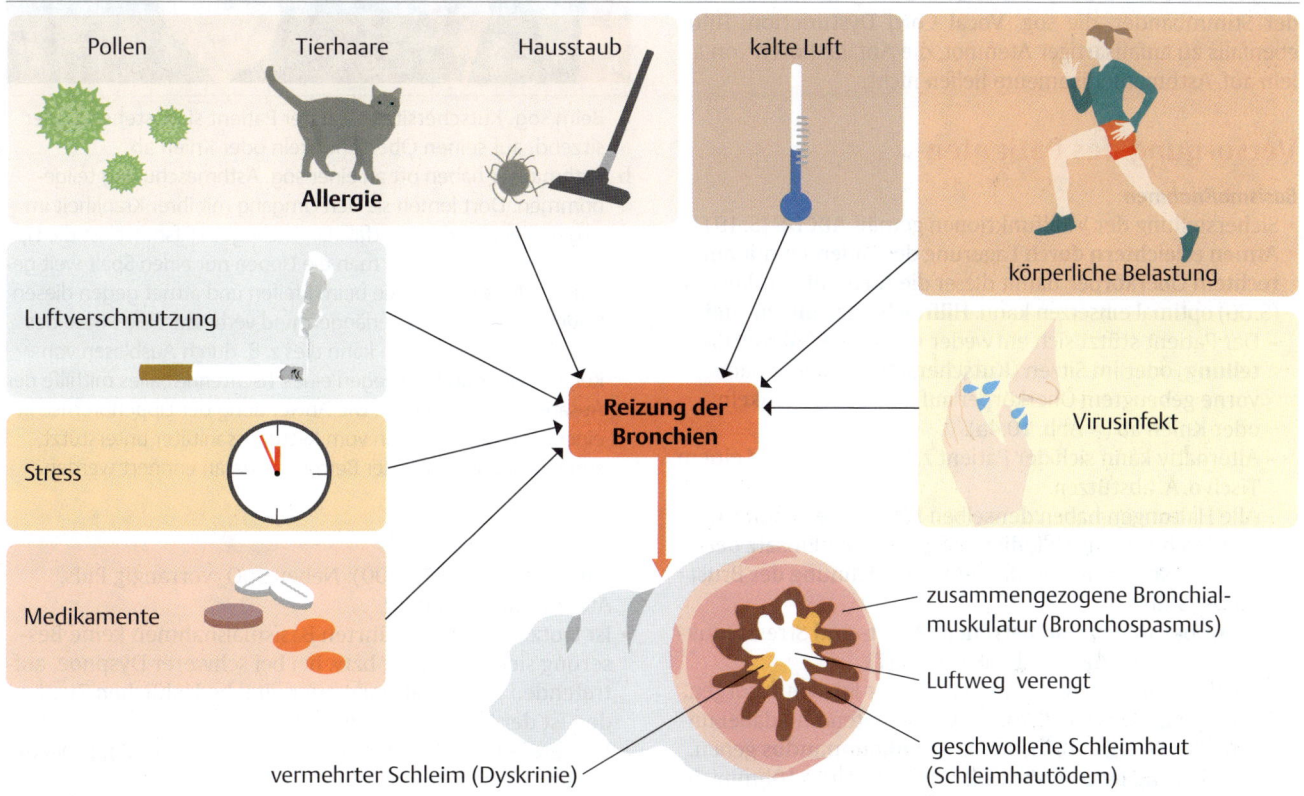

Pollen — Tierhaare — Hausstaub — **Allergie** — kalte Luft — körperliche Belastung — Luftverschmutzung — Stress — Medikamente — Virusinfekt — **Reizung der Bronchien** — zusammengezogene Bronchialmuskulatur (Bronchospasmus) — Luftweg verengt — geschwollene Schleimhaut (Schleimhautödem) — vermehrter Schleim (Dyskrinie)

Symptomatik und Differenzialdiagnosen

Symptomatik und Komplikationen • Folgende **Symptome** können bei Patienten mit Asthma bronchiale auftreten:

- Atemnot (daher auch Probleme beim Sprechen), Einsatz der Atemhilfsmuskulatur (▸ Abb. 10.4a).
- Zyanose (Blauverfärbung von Haut und Schleimhäuten).
- Anfallsartiger trockener Husten.
- Verlängerte Ausatmung mit exspiratorischem Giemen und Brummen (Auskultation).
- Tachypnoe (gesteigerte Atemfrequenz).
- Tachykardie (beschleunigter Herzschlag).
- Unruhe, Angst, Panik bis hin zur Todesangst.
- Schweißausbruch.

Zu den möglichen **Komplikationen** zählen der Status asthmaticus (> 24 h dauernder Asthmaanfall, der sich mit den üblichen medikamentösen Maßnahmen nicht beheben lässt), die Hyperkapnie und/oder Hypoxämie (s. ▸ Tab. 3.7), muskuläre Erschöpfung und ein Lungenemphysem mit seinen Folgen.

ACHTUNG

Bei einem schweren Asthmaanfall besteht die Gefahr der muskulären Erschöpfung der Atemmuskulatur (→ Atmung wird flacher, langsamer und ggf. unregelmäßig). Durch die zunehmende Hyperkapnie und/oder Hypoxämie (S. 69) kommt es dann zur Bewusstseinsstörung bis hin zur Bewusstlosigkeit.

Differenzialdiagnosen • Ähnliche Symptome können bei einem Patienten mit **COPD** (= chronisch obstruktive Lungenerkrankung) auftreten. Die Anamnese kann hier wegweisend sein: Ist der Patient langjähriger Raucher, hat eine chronische Bronchitis oder ein Lungenemphysem, spricht dies eher für eine COPD (S. 252). Auch **Herzerkrankungen,** v. a. eine Linksherzinsuffizienz (S. 287) können ähnliche Symptome hervorrufen. Mögliche anamnestische Hinweise sind beispielsweise eine bekannte Herzschädigung oder ein hoher Blutdruck. Brustschmerzen in Verbindung mit Atemnot können auf eine **Lungenembolie** (S. 284) hinweisen. Eine Funktionsstörung der Stimmbänder, die sog. **Vocal Cord Dysfunction**, führt ebenfalls zu anfallsartiger Atemnot, die Anfälle hören von allein auf, Asthmamedikamente helfen nicht.

Versorgung des Patienten

Basismaßnahmen

- Sicherstellung der Vitalfunktionen gemäß **ABCDE** (S. 191).
- **Atmen erleichtern durch Lagerung** des Patienten **mit aufrechtem Oberkörper**, damit dieser die Atemhilfsmuskulatur (S. 66) optimal einsetzen kann. **Hilfreiche Haltungen** sind:
  - Der Patient stützt sich entweder im Stehen (**Torwartstellung**) oder im Sitzen (**Kutschersitz**) bei leicht nach vorne gebeugtem Oberkörper auf den Oberschenkeln oder Knien ab (▸ Abb. 10.4a).
  - Alternativ kann sich der Patient z. B. im Stehen auf einem Tisch o. Ä. abstützen.
  Alle Haltungen haben denselben Effekt: Die Schultern werden hochgedrückt, dies verbessert den Einsatz der Atemhilfsmuskeln und damit die Ausdehnung des Brustkorbs (S. 66).
- **Patient beruhigen und betreuen** (Angst- und Stressreduktion verhindern zusätzlichen O_2-Bedarf).
- Enge Kleidung öffnen, wenn möglich für Frischluft sorgen.
- Zur **Lippenbremse** auffordern bzw. anleiten und dabei unterstützen (▸ Abb. 10.4b) sowie **Atemkommandos** geben.
- Möglichst **zügige O_2-Gabe** (S. 213), Flow initial 10 l/min, je nach SpO_2 ggf. anpassen (Ziel 94–98 %).

Abb. 10.4 Einsatz der Atemhilfsmuskulatur (a) und Lippenbremse (b).

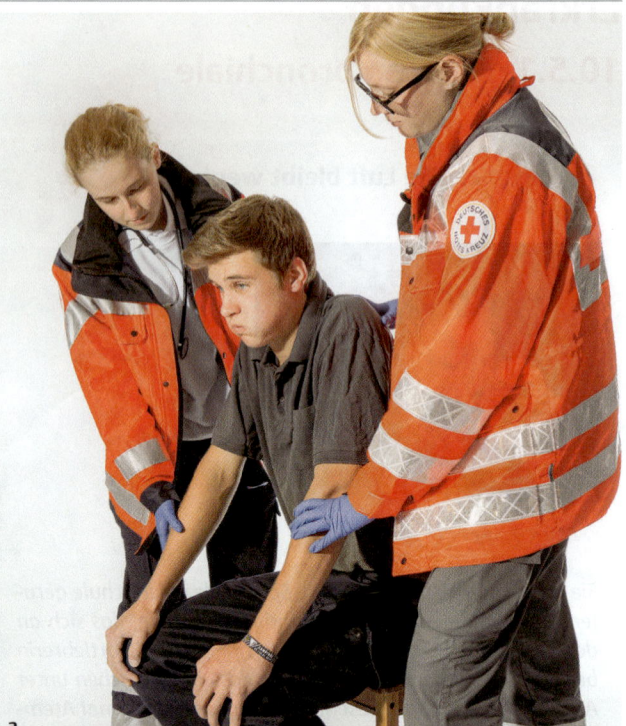

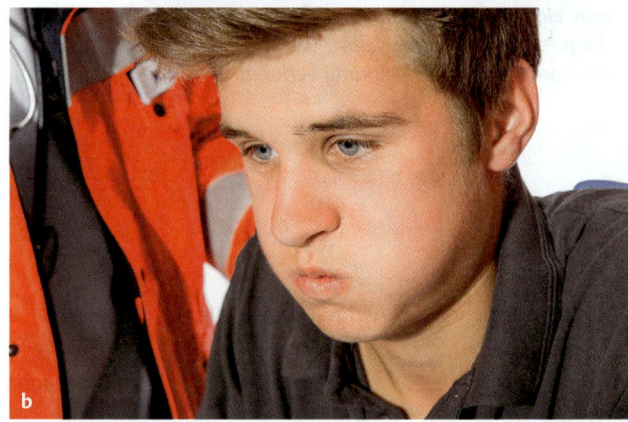

a Beim sog. Kutschersitz stützt der Patient sich, stehend oder sitzend, auf seinen Oberschenkeln oder Knien ab.

b Asthmatiker haben oft an einer sog. Asthmaschulung teilgenommen. Dort lernen sie den Umgang mit ihrer Krankheit im Allgemeinen und im Notfall. Ein wichtiges Hilfsmittel ist die Lippenbremse: Dabei lässt man die Lippen nur einen Spalt weit geöffnet oder spitzt sie wie beim Pfeifen und atmet gegen diesen Widerstand aus. Dies verlängert und verbessert die Phase des Ausatmens. Bei Kindern kann dies z. B. durch Ausblasen von Kerzen oder durch Bewegen eines Tischtennisballes mithilfe der Ausatemluft geschehen. Die Anwendung der Lippenbremse in einer Akutsituation kann vom Rettungssanitäter unterstützt, zumindest aber sollte der Betroffene daran erinnert werden.

Fotos: Kirsten Oborny

- **Basismonitoring** (S. 200): Neben SpO_2 vorrangig Puls, Atemfrequenz und RR.
- Ist trotz der durchgeführten Basismaßnahmen keine Besserung sicht-/messbar bzw. bei bei schwerer Dyspnoe, auftretenden Kompikationen oder vital bedrohlichen Zuständen ist der Notarzt nachzufordern.
- Vorbereiten von i. v.-Zugang, Infusion (VEL) und ggf. Medikation.

! Merken Akuter Asthmaanfall

Ein akuter Asthmaanfall sollte immer in der Klinik abgeklärt werden.

Erweiterte Maßnahmen • Der Patient ist ggf. bei der Anwendung des eigenen **Asthmasprays** (S. 149) zu unterstützen (Achtung: Häufigkeit der vorangegangenen Eigenmedikation erfragen [Dosierung] und auf Herzfrequenz achten [▶ Tab. 4.26]).

ACHTUNG

*Vorhandene **Sprays** werden in der Stressphase gelegentlich versehentlich vom **Patienten vertauscht**. Die meisten Patienten haben ein kortisonhaltiges Spray für die tägliche Anwendung und ein β₂-Sympathomimetikum-Spray für den Notfall bei sich.*

Je nach Auslöser des Asthmaanfalls, Zustand und täglicher Medikation des Patienten werden folgende **Medikamente** verabreicht: Mittel der Wahl ist die Gabe eines Bronchospasmolytikums, am besten über eine Verneblermaske: **β₂-Sympathomimetikum** (z. B. Salbutamol wie z. B. Sultanol®) ggf. in Kombination mit einem **Parasympatholytikum** (z. B. Ipratropium wie z. B. Atrovent®). Eventuell ist die i. v.-Gabe eines **β₂-Sympathomimetikums** (z. B. Reproterol wie z. B. Bronchospasmin®) und eine i. v.-**Kortisongabe** oder auch die Applikation von **Theophyllin** (z. B. Bronchoparat®) indiziert. Durch die i. v.-Gabe einer VEL wird die Sekretverflüssigung zusätzlich unterstützt.

Zur Vervollständigung des Monitorings, das kontinuierlich kontrolliert wird, wird vor der Medikamentengabe ein EKG angelegt.

Bei einem Status asthmaticus bzw. bei zunehmender Erschöpfung trotz o. g. Therapiemaßnahmen muss frühzeitig an atemunterstützende Maßnahmen (z. B. NIV mit CPAP-Maske) gedacht werden; als **Ultima Ratio** muss der Patient **intubiert** und beatmet (S. 214) werden.

Der Transport sollte möglichst in eine Klinik mit internistisch-pneumologischer Abteilung erfolgen.

Fallbeispiel Fortsetzung – Die Luft bleibt weg!

Sie gehen nach dem ABCDE-Schema vor, dabei stellen sich folgende Befunde dar:

A – Airways: Die oberen Atemwege sind frei, Ihnen fällt eine „angestrengte" Atmung auf.

B – Breathing: Sie hören ein pfeifendes, trockenes exspiratorisches Atemgeräusch, das beim Auskultieren weiter bestätigt wird. Die Lippen haben eine leichte Blaufärbung, das Pulsoxymeter zeigt eine O₂-Sättigung von 86 % an.

C – Circulation: Der Radialispuls liegt bei 125/min, der RR bei 130/95 mmHg und die Rekapillarisierungszeit beträgt 3 s.

D – Disability: Die Schülerin ist wach und in einem guten körperlichen Zustand.

E – Environment/Exposure: Die Patientin klagt nicht über Schmerzen.

*Im Vordergrund der Symptomatik steht eindeutig die **Problematik im Bereich B**, genauer bei der **Ausatmung** (verlängerte und von pfeifenden, trockenen Rasselgeräuschen begleitete Ausatmungsphase). Da Sie dieses Problem wohl nicht ohne die Gabe von Medikamenten werden lösen können, entscheiden Sie die Nachalarmierung eines Notarztes. Bis zum Eintreffen des NA fordern Sie die Patientin auf, die **Lippenbremse** einzusetzen, und verabreichen, wegen der akuten Atemnot in Verbindung mit einer Tachypnoe und einer O₂-Sättigung < 90 %, Sauerstoff (10 l/min über Maske). Der Zustand der Patientin verbessert sich daraufhin etwas, sodass Sie eine gezieltere Ursachenforschung anhand des SAMPLER-Schemas vornehmen:*

S – Symptomatik: Dyspnoe, Tachypnoe, Zyanose, verlängerte Ausatmung und exspiratorischer Stridor.

A – Allergie: Hausstaub- und Tierhaarallergie.

M – Medikamente: β₂-Sympathomimetika: Autohaler mit Salbutamol, 1 Hub bei Bedarf

P – Patientengeschichte: Seit mehreren Tagen leichte Erkältung.

L – Letzte Nahrungsaufnahme: 1 Marmeladenbrot zum Frühstück.

E – Ereignisse mit Bezug zum Notfall: Den Tag über 3 Hübe des eigenen Sprays.

R – Risikofaktoren: Sind nicht eruierbar.

Nach Legen eines i. v.-Zugangs, der mit einer VEL offengehalten wird, behandelt der bereits nach wenigen Minuten eintreffende Notarzt den Asthmaanfall mit einer Salbutamolinhalation (5 mg auf 2 ml NaCl 0,9 % über Maskenvernebler) und Prednisolon i. v. Hierdurch verbessert sich die Symptomatik deutlich und die O₂-Gabe kann reduziert werden. Nach Voranmeldung wird die Patientin in die nächstgelegene Kinderklinik transportiert.

RETTEN TO GO

Asthma bronchiale

Definition: Es handelt sich um eine chronisch-entzündliche Erkrankung der Atemwege, die mit einer anfallsweisen Verengung der Atemwege einhergeht.

Ursachen: Unterschieden werden das **allergische** = extrinsisches Asthma (z. B. durch Tierhaare, Pollen) und das **nicht allergische** = intrinsisches Asthma. Letzteres wird durch äußere Reize (z. B. Rauch, kalte Luft), Atemwegsinfektionen, Medikamente (z. B. ASS), psychische Gründe, Schmerzen oder körperliche Belastung ausgelöst.

Zu den möglichen **Symptomen** zählen: Husten, Atemnot, verlängerte und erschwerte Ausatmung, gesteigerte Atemfrequenz, Einsatz der Atemhilfsmuskulatur, Zyanose, Tachykardie, Unruhe und Angst. **Komplikationen** sind Hyperkapnie, Hypoxämie, Status asthmaticus, muskuläre Erschöpfung und die Entwicklung eines Lungenemphysems.

ToDo Basis: Vitalfunktionen sichern, Patienten beruhigen, mit aufrechtem Oberkörper lagern und bei Atmung unterstützen (Einsatz Atemhilfsmuskulatur). Enge Kleidung öffnen, ggf. für Frischluft sorgen, Lippenbremse empfehlen, ggf. Atemkommandos. Wichtig ist die **zügige O₂-Gabe** entsprechend Sättigung. Neben SpO₂ werden vorrangig Herz-/Atemfrequenz und RR gemessen; NA nachfordern, sofern keine Besserung bzw. bei Komplikationen und lebensbedrohlicher Situation.

ToDo Erweitert: Medikamentengabe (β₂-Mimetikum), ggf. in Kombination mit einem Parasympatholytikum, Kortison oder evtl. Theophyllin. Gegebenenfalls atemunterstützende Maßnahmen wie NIV; Ultima Ratio: Intubation/Beatmung.

10.5.2 COPD

Grundlagen

Definition **COPD**

Der Begriff „chronisch-obstruktive Lungenerkrankung" (COPD = chronic obstructive pulmonary disease) umfasst chronische Krankheiten der Lunge, die mit einer zunehmenden und irreversiblen Atemwegsverengung (Obstruktion) einhergehen. Diese entwickelt sich aus einer chronischen Bronchitis (= in den letzten 2 Jahren mind. 3 Monate Husten mit Auswurf) und/oder einem Lungenemphysem (s. u.). Die COPD äußert sich durch Atemnot, Husten und Auswurf und lässt sich medikamentös nicht mehr vollständig beheben.

Die COPD ist eine der häufigsten chronischen Lungenerkrankungen, die vierthäufigste Todesursache weltweit und tritt vermehrt im Alter auf.

Pathophysiologie • Schadstoffe (v. a. Zigarettenrauch) irritieren und schädigen die Schleimhaut der Bronchien. Die Schleimhautdrüsen bilden vermehrt zähflüssigen Schleim, der nicht mehr richtig abtransportiert werden kann, da auch die Flimmerhärchen ihre Funktion verlieren. Es entsteht eine **chronische Bronchitis**. Wirken die Schadstoffe weiter auf die Schleimhaut ein, bleibt die Entzündung bestehen und führt letztlich zu einer dauerhaften Gewebeveränderung mit irreversibel verengten Bronchien. Wie beim Asthma bronchiale reagieren die Bronchien überempfindlich, was einen Bronchospasmus zusätzlich fördert. Es entsteht eine **chronisch-obstruktive Bronchitis**. Durch die chronische Entzündung werden außerdem aggressive Enzyme freigesetzt, die die Alveolarwände angreifen und Bindegewebe zerstören. Sie tragen im weiteren Verlauf zur Entstehung eines **Lungenemphysems** bei (= irreversible pathologische Erweiterung der Lufträume unterhalb der Endbronchiolen, mit Ausbildung funktionsuntüchtiger Lufträume, in denen kein Gasaustausch mehr möglich ist).

Verschiedene Pathomechanismen können letztlich zu einer **pulmonalen Hypertonie** (Druckerhöhung im Lungenkreislauf) und/oder einem **Cor pulmonale** (Rechtsherzbelastung in Folge einer pulmonalen Hypertonie) führen.

Risikofaktoren bzw. Ursachen • Die wichtigsten Risikofaktoren sind **Zigarettenrauch** (v. a. aktive Raucher, aber auch ehemalige und Passivraucher), Schadstoffe in der Luft (z. B. Feinstaub, Ozon, Reizstoffe), häufige virale Atemwegsinfekte während der Kindheit, eine gestörte Lungenentwicklung während der Schwangerschaft (Fetalzeit) sowie genetische bzw. endogene Faktoren (z. B. α_1-Antitrypsinmangel).

Symptomatik und Differenzialdiagnosen

Symptomatik • Wesentliche Symptome der **COPD** sind:
- **A**uswurf (Hochhusten von Schleim)
- **H**usten (chronisch, mitunter seit Jahren)
- **A**temnot (zunächst bei körperlicher Belastung = Belastungsdyspnoe, später auch in Ruhe = Ruhedyspnoe)
= sog. „AHA-Symptome"

Im Verlauf der COPD nimmt die körperliche Leistungsfähigkeit ab. Liegt bereits eine **Hypoxämie** vor (O_2-Mangel im arteriellen Blut), treten Zeichen einer **Zyanose** auf. Bei **fortgeschrittener COPD** entwickelt sich eine respiratorische Globalinsuffizienz (zusätzlich $pCO_2 \uparrow$). Sie geht zudem einher mit sichtbaren Zeichen einer chronischen Lungenüber-

blähung („**Fassthorax**"), **nachlassender (Rechts-)Herzleistung**, d. h., geschwollene Knöchel und Unterschenkel, gestaute Halsvenen sowie Gewichtsverlust, v. a. bedingt durch die starke Atemanstrengung (= **pulmonale Kachexie**).

In der **Notfallsituation**, also bei akuter COPD-Verschlechterung (= **a**kut **e**xazerbierte COPD = **AECOPD**), finden sich zunehmende Atemnot, Tachypnoe, Zyanose und ein unruhiger, ängstlicher, ggf. bewusstseinsgestörter Patient. Die Ausatmungsphase ist verlängert, der Patient setzt die Atemhilfsmuskulatur (▶ Abb. 10.4) ein. Beim Ausatmen ist ein **exspiratorisches Giemen** zu hören (ggf. schon ohne Stethoskop, ▶ Tab. 10.1). Bei bestehendem Lungenemphysem hört man die Atemgeräusche nur abgeschwächt, man spricht dann von einem sog. „silent chest".

> **! Merken** Akute Zustandsverschlechterung
> *Die COPD kann beispielsweise durch virale oder bakterielle Atemwegsinfekte akut exazerbieren, sich also plötzlich deutlich verschlechtern, und damit zum Notfall werden (potenzielle Lebensgefahr für den Patienten)!*

Differenzialdiagnosen • Die Symptomatik eines COPD-Patienten ähnelt der eines Asthmapatienten im akuten Asthmaanfall (S. 250). Im Unterschied zum reversiblen Asthma lässt sich die COPD aber medikamentös nicht mehr vollständig beheben. Weiterhin ist differenzialdiagnostisch an eine Fremdkörperaspiration, Lungenembolie und Linksherzinsuffizienz (sog. Asthma cardiale) zu denken.

Versorgung des Patienten

> **! Merken** Gefahr im Verzug
> *Da Atemnot für den „erfahrenen" COPD-Patienten nichts Ungewöhnliches ist, ist der Notruf des COPD-Patienten besonders ernst zu nehmen.*

Basismaßnahmen
- Sicherstellung der Vitalfunktionen gemäß dem **ABCDE-Schema** (S. 191).
- Bewusstseinsklare Patienten **beruhigen**, Oberkörper hochlagern und **Atemhilfsmuskulatur** und ggf. **Lippenbremse** (▶ Abb. 10.4) einsetzen lassen.
- Wesentlich ist die **frühzeitige sättigungsabhängige O_2-Gabe** mit einer Ziel-Sättigung von 88–92 %: Bei einer O_2-**Sättigung > 80 %** O_2-Gabe von max. 4 l/min. Die Patienten haben oft ein eigenes O_2-Gerät, das ggf. weiter genutzt werden kann. Bei einer O_2-**Sättigung < 80 %** vorsichtige O_2-Gabe von 6–10 l/min über Maske (S. 213).
- Monitoring (S. 200) unter engmaschiger Kontrolle: neben SpO_2 vorrangig Puls, Atemfrequenz, RR sowie EKG.
- Patienten ggf. beim Atmen anleiten (Atemkommandos). Sollte die Frequenz auf < 10 Atemzüge/min fallen, Sauerstoff kurzzeitig entfernen, bis sich die Atemfrequenz wieder deutlich erhöht hat.
- Auskultation der Lunge: Atemnebengeräusche (Giemen, Brummen?), Atemgeräusche abgeschwächt (Lungenemphysem?) oder einseitig (Pneumotorax?)?
- Gegebenenfalls Notarzt nachfordern.
- Vorbereiten von i. v.-Zugang und ggf. Medikation.

ACHTUNG

*Normalerweise treibt ein zu hoher CO$_2$-Spiegel im Blut die Atmung an. Bei Patienten mit chronischem O$_2$-Mangel, wie ihn COPD-Patienten haben, fällt dieser Antrieb jedoch aus, da sich der Körper an die höheren CO$_2$-Werte gewöhnt hat. Bei ihnen funktioniert der Atemantrieb über den niedrigen O$_2$-Gehalt im Blut. Gibt man diesen Patienten **unkontrolliert Sauerstoff**, nimmt man ihnen den letzten Atemantrieb, was zu einem **Atemstillstand** führen könnte! Daher **vorsichtige O$_2$-Gabe** bei COPD-Patienten!*

ACHTUNG

* *Bei einseitig abgeschwächtem oder fehlendem Atemgeräusch an einen Pneumothorax (S. 352) denken!*
* *Geht eine Tachykardie in eine Bradykardie über, ist der Patient vital gefährdet!*

Erweiterte Maßnahmen • Die **medikamentöse** Therapie entspricht weitgehend der bei akutem Asthmaanfall (S. 250). Finden sich Zeichen einer Rechtsherzbelastung, können zusätzlich Nitrate, Diuretika sowie herzkraftsteigernde Medikamente notwendig werden.

Wenn durch die beschriebenen Maßnahmen keine Besserung eintritt, muss eine **assistierte** oder ggf. **kontrollierte Beatmung** (S. 220) durchgeführt werden.

Bei Erschöpfung des Patienten und/oder zunehmender Ateminsuffizienz ist frühzeitig an **atemunterstützende Maßnahmen**, z. B. NIV mit einer CPAP-Maske (S. 215), zu denken. Eine frühzeitig eingesetzte CPAP-Maske kann bei manchen Patienten eine Intubation verhindern.

RETTEN TO GO

COPD (chronic obstructive pulmonary disease)

Definition: COPD bezeichnet eine Lungenkrankheit, die mit einer zunehmenden und irreversiblen Atemwegsverengung (Obstruktion) einhergeht. Diese entwickelt sich aus einer **chronischen Bronchitis** und/oder einem **Lungenemphysem**.

Zigarettenrauch (!) und Schadstoffe in der Luft (z. B. Feinstaub) zählen zu den Hauptursachen. Symptome sind **A**uswurf, **H**usten (chronisch) und **A**temnot = sog. „**AHA**-Symptome". Im Verlauf nimmt die körperliche Leistungsfähigkeit ab. Liegt bereits eine **Hypoxämie** vor, treten Zeichen einer **Zyanose** auf. Bei **fortgeschrittener COPD** entwickeln sich eine respiratorische Globalinsuffizienz, eine chronische Lungenüberblähung („Fassthorax") und eine nachlassende **(Rechts-)Herzleistung**. Bei akuter COPD-Verschlechterung (= **akute Exazerbation = AECOPD**) finden sich eine zunehmende Atemnot (mit exspiratorischem Giemen), Tachypnoe, Zyanose und ein ggf. bewusstseinsgestörter Patient. Dann besteht potenzielle Lebensgefahr!

ToDo Basis: Vitalfunktionen sichern. Bewusstseinsklare Patienten **beruhigen**, Oberkörper hochlagern, **Atemhilfsmuskulatur** und **Lippenbremse** einsetzen lassen, ggf. Atemkommandos geben. **Frühzeitige O$_2$-Gabe** mit Ziel-Sättigung 88–92 %. Bei **SpO$_2$ > 80 %** → 2–4 l/min, bei **SpO$_2$ < 80 %** 6–10 l/min. Engmaschiges Monitoring, ggf. Notarzt nachfordern.

Achtung: Bei COPD-Patienten keine unkontrollierte, sondern **vorsichtige O$_2$-Gabe,** da sonst Gefahr des Atemstillstands!

ToDo Erweitert: Die **medikamentöse** Therapie entspricht der bei akutem Asthmaanfall. Wenn keine Besserung eintritt, frühzeitig atemunterstützende Maßnahmen (z.B. NIV mit CPAP).

10.5.3 Lungenentzündung (Pneumonie)

Grundlagen

Definition **Lungenentzündung (Pneumonie)**

*Unter einer Pneumonie versteht man eine **infektiöse Entzündung der Lunge**. Sie gehört zu den **häufigsten Infektionskrankheiten** weltweit und ist zudem in den westlichen Ländern die **am häufigsten zum Tode** führende Infektionskrankheit.*

Ursachen • Eine Pneumonie kann durch Bakterien, Viren, Pilze wie auch durch physikalische (z. B. Fremdkörper) oder chemische Stoffe (z. B. Reizgase) ausgelöst werden.

Symptomatik

Die Symptome hängen vom **Erregertyp** und von der **Lokalisation** ab. Die **typische bakterielle Pneumonie** wird oft durch Pneumokokken ausgelöst und betrifft dann i. d. R. einen Lungenlappen (= **Lobärpneumonie**, ▶ Abb. 10.5). Diese Form verläuft mit **plötzlichem hohem Fieber, Dyspnoe**, produktivem **Husten** und **schwerem Krankheitsgefühl**. Sogenannte **atypische Pneumonien** werden meist durch Viren oder andere Bakterien (z. B. Legionellen) verursacht, verlaufen deutlich **milder** und eher schleichend. Sie führen nur zu leichtem Fieber, (trockenem) Reizhusten und mäßigem Krankheitsgefühl. Die Entzündung betrifft hier i. d. R. das Lungeninterstitium (Gewebszwischenräume zwischen den Lungenbläschen).

Ein **Pleuraerguss** ist eine häufige Komplikation. Bei bakteriellen Pneumonien kann es zu **septischen Streuungen** der Erreger kommen, die verschiedene Organe wie Herz oder ZNS betreffen und im schlimmsten Fall in einen Schock (S. 275) münden können. Eine **respiratorische Insuffizienz** (S. 246) oder **Thrombosen** in Folge der Bettruhe (Emboliegefahr) sind weitere mögliche Komplikationen.

Versorgung des Patienten

Basismaßnahmen
* Sicherstellung der Vitalfunktionen gemäß dem **ABCDE-Schema** (S. 191).
* Monitoring (S. 200): Puls, SpO$_2$, Atemfrequenz, RR, EKG.
* Oberkörper hochlagern und **frühzeitig** O$_2$-Gabe (S. 212), initial 10 l/min, Flow entsprechend SpO$_2$ ggf. anpassen.
* Auskultation der Lunge: Atemnebengeräusche (bei typischer Pneumonie: feuchte Rasselgeräusche) auskultierbar?

Abb. 10.5 Lungenentzündung (Pneumonie).

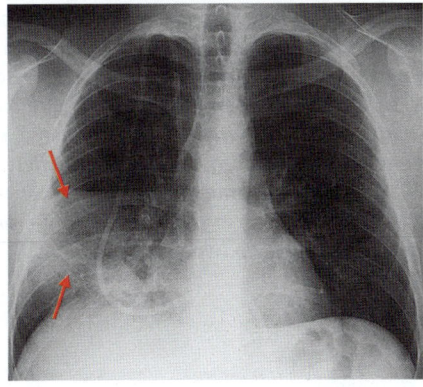

Lungenentzündung des rechten Lungenmittellappens (Lobärpneumonie). *Aus: Reiser M et al. Duale Reihe Radiologie. Thieme; 2011*

- Vorbereiten von i. v.-Zugang und Infusion.
- In Abhängigkeit vom SpO$_2$-Wert, vom Grad der Dyspnoe und von der Bewusstseinslage des Patienten ist ggf. der NA nachzufordern.

Erweiterte Maßnahmen • Nach Anlage eines i. v.-Zugangs diesen mit VEL offenhalten. Gegebenenfalls sind fiebersenkende oder schmerzlindernde Medikamente indiziert. Bei zunehmender Ateminsuffizienz und/oder bei Bewusstseinseintrübung ist frühzeitig an **atemunterstützende Maßnahmen** (z. B. NIV mit CPAP-Maske (S. 215)) zu denken. Die Patienten sind unter engmaschigem Monitoring in eine Klinik mit internistischer Abteilung zu transportieren.

RETTEN TO GO

Lungenentzündung (Pneumonie)

Infektiöse Entzündung der Lunge (gehört zu den häufigsten Infektionskrankheiten weltweit), ausgelöst durch Bakterien, Viren, Pilze sowie physikalische oder chemische Stoffe. Die **typische bakterielle Pneumonie** wird oft durch Pneumokokken ausgelöst und geht mit **plötzlichem hohem Fieber**, **Dyspnoe**, produktivem **Husten** und **schwerem Krankheitsgefühl** einher. Sogenannte **atypische Pneumonien** werden oft durch Viren verursacht, verlaufen deutlich **milder** und eher schleichend.

ToDo Basis: Vitalfunktionen sichern, Monitoring, Auskultation (z. B. feuchte RGs?). Oberkörper hochlagern und frühzeitige O$_2$-Gabe, i. v.-Zugang und Infusion vorbereiten; ggf. NA nachfordern.

ToDo Erweitert: Gegebenenfalls medikamentöse Fiebersenkung und/oder Analgesie, ggf. atemunterstützende Maßnahmen. Patienten ins Krankenhaus transportieren.

10.5.4 Lungenödem

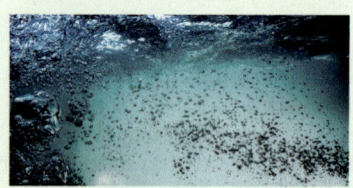

Brodeln in der Lunge

© Anrey Armyagov - Fotolia.com

Sie werden mit Ihrem Rettungswagen in ein Pflegeheim gerufen. Dem dort diensthabenden Pfleger fielen beim Abendessen bei einer 72-jährigen Bewohnerin leichte Rasselgeräusche (RGs) beim Atmen auf. Auf Nachfrage klagte die Dame über Atemnot, woraufhin er den Rettungsdienst rief. Die leicht untersetzte Patientin liegt bei Ihrem Eintreffen im Bett, weist eine zunehmende Atemnot mit hörbaren RGs und eine leichte Lippenzyanose auf. In der Vorgeschichte sind eine Linksherzinsuffizienz und ein Hypertonus bekannt.

Grundlagen

Definition Lungenödem

Bei einem Lungenödem kommt es zu einer pathologisch vermehrten Ansammlung von Flüssigkeit im Gewebe zwischen den Lungenbläschen (Interstitium) und/oder in den Lungenbläschen (Alveolen).

Pathophysiologie • Wenn Flüssigkeit aus den Lungenkapillaren in das Interstitium austritt (=**interstitielles Lungenödem**), dringt diese – sobald das Interstitium die austretende Flüssigkeit nicht mehr aufnehmen kann – in die Alveolen vor (die Lunge „läuft voll" = **alveoläres Lungenödem**). Die vermehrte interstitielle Flüssigkeitsansammlung führt zu einer eingeschränkten Dehnbarkeit der Lunge, zudem verlängert sich die Diffusionsstrecke für die Atemgase, was zu einer **Hypoxämie** führt.

Ursachen • Kardiales Lungenödem: Die mit Abstand häufigste Ursache ist eine **Linksherzinsuffizienz** (S. 287). Durch die beeinträchtigte Funktion der linken Herzkammer verlangsamt sich der Blutfluss, das Blut staut sich in den Lungenkreislauf zurück und der (hydrostatische) Druck in den Lungenkapillaren steigt → Flüssigkeit wird aus den Kapillaren ins Interstitium gepresst. Bei einer kardial bedingten Stauung spricht man vom sog. **Asthma cardiale.**

Ein **nicht kardiales Lungenödem** ist deutlich seltener und u. a. bedingt durch:

- **Niereninsuffizienz oder Lebererkrankungen:** Bei der Niereninsuffizienz gehen Eiweiße (Albumin) über den Harn verloren, bei chronischen Lebererkrankungen wird nicht mehr genügend Albumin gebildet. Dadurch sinkt der hauptsächlich durch die Proteine bestimmte sog. kolloidosmotische Druck (S. 83) und Flüssigkeit tritt ins Gewebe aus.
- **Höhenlungenödem:** Kann bei Bergsteigern in großen Höhen auftreten. Durch die zunehmende Hypoxie kontrahieren sich die Blutgefäße der Lunge, der pulmonale Druck in den Gefäßen steigt an und es kommt zum Austritt von Flüssigkeit in die Alveolen.
- **Toxisches** (S. 256), **allergisches und entzündliches Lungenödem:** Bei diesen Ödemformen tritt die Flüssigkeit über die vermehrt durchlässigen Lungenkapillaren aus.

Symptomatik und Differenzialdiagnosen

Symptomatik • Zu Beginn zeigen die Patienten meist eine leichte Unruhe mit **Husten** und **beginnender Atemnot** bei gesteigerter Atemfrequenz. Letztere ist ein (un)bewusster Kompensationsversuch, um die O$_2$-Versorgung aufrechtzuerhalten, der meist kurzfristig gelingt. Wenn möglich, wird die betroffene Person beim Atmen die Atemhilfsmuskulatur einsetzen (▶ Abb. 10.4). Tritt die Flüssigkeit in die Alveolen über, nehmen Atemnot und Unruhe deutlich zu. Der Patient wird **blass** oder **zyanotisch**, die Haut **kaltschweißig**. Im fortgeschrittenen Stadium kann fleischwasserfarbener Schaum aus dem Mund austreten und es sind **grobblasige Rasselgeräusche**, oft schon ohne Stethoskop, zu hören.

Differenzialdiagnosen • Bei Verdacht auf ein **kardiales** Lungenödem sollte man einen **Asthmaanfall** als Ursache für die Symptomatik ausschließen:

- Während bei einem Patienten mit kardialem Lungenödem feucht klingende RGs beim Ein- und Ausatmen zu hören sind, finden sich bei **Asthma bronchiale** eher trockene **RGs** (Giemen) bei der Ausatmung.
- Der Patient mit kardialem Lungenödem fällt eher durch feuchte Haut und einen meist zu hohen Blutdruck auf, der

Asthmapatient eher durch **trockene Haut** und einen normalen Blutdruck.

- Anamnestisch deutet eine **pulmonale Vorgeschichte eher auf einen Asthmaanfall** hin, bereits bestehende kardiale Probleme eher auf ein kardiales Lungenödem.

Versorgung des Patienten

Basismaßnahmen

- Sicherstellung der Vitalfunktionen gemäß ABCDE (S. 191).
- Patienten beruhigen und erläutern, was man macht (Angst kann den O_2-Bedarf zusätzlich erhöhen).
- Oberkörper erhöht lagern und Beine nach unten hängen lassen (sog. **Herzbettlagerung**).
- **Frühzeitig ausreichende O_2-Gabe**, initial 10 l/min, je nach SpO_2 Flow ggf. anpassen (S. 212).
- Basismonitoring (S. 200): Neben SpO_2 vorrangig RR, Puls, Atemfrequenz sowie EKG anlegen.
- Notarzt nachfordern.
- Vorbereiten von i. v.-Zugang und Medikamenten.

Erweiterte Maßnahmen
• Sichtbarer Schaum im Mund-Rachen-Raum soll vom Patienten ausgespuckt oder mit einer Absaugpumpe entfernt werden.

Gegebenenfalls ist ein **unblutiger Aderlass** zu erwägen. Diese Maßnahme kann durch eine verstärkte Vorlastsenkung eine Verbesserung der Situation herbeiführen: Es werden 3 von 4 Extremitäten mit RR-Manschetten genau so weit gestaut, dass der Puls noch tastbar ist. Alle 10 min wechselt man eine RR-Manschette zur jeweils freien Extremität. Dabei sollte ein gleichmäßiger Wechsel im Uhrzeigersinn beachtet werden (unter gewissen Umständen muss man sich auf 3 Extremitäten beschränken, z. B. bei Anlage eines venösen Zugangs).

Nach Anlage eines i. v.-Zugangs zurückhaltende VEL-Gabe (wegen zusätzlicher Herzbelastung!) zum Offenhalten des Zugangs. Entsprechend dem Auslöser werden **Medikamente** verabreicht: Bei Linksherzinsuffizienz sind Nitrate (z. B. Nitrolingual®) zur Vorlastsenkung indiziert. Ein Diuretikum (Schleifendiuretikum, z. B. Furosemid®) senkt das Flüssigkeitsvolumen und den Blutdruck (Herzbelastung ↓). Zur Milderung der oft bestehenden Angst bzw. bei Schmerzen kann der NA auch z. B. Morphin verabreichen (atemdepressive Wirkung beachten!). Zur Therapie bei akuter Herzinsuffizienz siehe auch Kap. „Herzinsuffizienz" (S. 288), zur Therapie bei toxischem Lungenödem dort (S. 256).

Verbessert sich der Zustand des Patienten aufgrund der medikamentösen Behandlung durch den NA nicht, kann eine NIV mit einer CPAP-Maske (S. 215) versucht werden. Als Ultima Ratio ist die Intubation mit PEEP-Beatmung einzuleiten.

Fallbeispiel Fortsetzung – Brodeln in der Lunge

Im Pflegeheim kämpft die Dame weiter mit der zunehmenden Atemnot und leidet zusätzlich unter Husten, dabei wird fleischwasserfarbener Schaum sichtbar. Bei Ihrer Untersuchung gemäß ABCDE ergeben sich folgende Befunde:

A: Die oberen Atemwege sind frei. Das Sprechen fällt der Patientin aber schwer.

B: Die Atemfrequenz ist mit 20/min erhöht. Die Auskultation der Lunge ergibt grobblasige RGs (die bereits ohne Stethoskop zu hören sind) über der gesamten Lunge. Die O_2-Sättigung ist mit 75 % deutlich erniedrigt.

C: Der RR liegt bei 185/90 mmHg, der Puls bei 99/min gut tastbar und rhythmisch, die Rekapillarisierungszeit beträgt 2 s.

D: Die Patientin reagiert auf Ansprache und ist orientiert, jedoch durch die Atemnot entsprechend unruhig (agitiert). Die Pupillen sind isokor und reagieren seitengleich auf Licht.

E: Die Patientin gibt an, leichte Schmerzen in der Brust zu haben.

Ihnen fallen das deutliche B- und C-Problem auf, daher stufen Sie die Patientin als kritisch ein und fordern den Notarzt nach. Bis zu dessen Eintreffen lagern Sie die Patientin in der „Herzbettlagerung" (S. 288) und verabreichen 15 l O_2/min über eine Maske.

Nach Anlage von EKG und i. v.-Zugang durch den RA bzw. NFS beginnen Sie mit einem unblutigen Aderlass (mit 3 RR-Manschetten). Nach Eintreffen des NA verbessert sich der Zustand der Patientin durch die Gabe des Diuretikums Furosemid und 2 Hub Nitrolingual® (Vorlastsenkung) deutlich. Die Brustschmerzen werden von der Patientin nicht mehr bestätigt und das 12-Kanal-EKG ergibt keine weiteren Auffälligkeiten. Die Patientin wird nach Voranmeldung in eine internistische Notaufnahme verbracht.

RETTEN TO GO

Lungenödem

Definition: Pathologisch vermehrte **Ansammlung von Flüssigkeit** im Gewebszwischenraum zwischen den Lungenbläschen (Interstitium) und später auch in den Lungenbläschen (Alveolen).

Die mit Abstand häufigste **Ursache** ist die **Linksherzinsuffizienz**. Auslöser des deutlich selteneren nicht kardial bedingten Lungenödems sind z. B. Niereninsuffizienz, Lebererkrankungen, Höhenlungenödem oder der Kontakt mit toxischen Substanzen (toxisches Lungenödem). **Symptome** sind anfangs Unruhe mit **Husten** und **beginnender Atemnot**. Tritt Flüssigkeit in die Alveolen, nehmen Atemnot und Unruhe zu, der Patient wird **blass** oder **zya**notisch, die Haut **kaltschweißig,** evtl. hustet er fleischwasserfarbenen Schaum. Feuchte **RGs** können ggf. schon ohne Stethoskop zu hören sein.

ToDo Basis: Vitalfunktionen sichern, Patienten beruhigen, **Herzbettlagerung** und Basismonitoring. **Frühzeitige O_2-Gabe,** NA nachfordern und i. v.-Zugang und Medikamente vorbereiten.

ToDo Erweitert: Schaum im Mund-Rachen-Raum absaugen, ggf. **unblutiger Aderlass**, Anlage eines i. v.-Zugangs und zurückhaltende VEL-Gabe. Entsprechend dem Auslöser **Medikamentengabe**: Bei Linksherzinsuffizienz Nitrate zur Vorlastsenkung, ein Diuretikum senkt das Flüssigkeitsvolumen und den Blutdruck (Herzbelastung ↓). Tritt keine Zustandsverbesserung ein, ggf. NIV mit CPAP-Maske, als Ultima Ratio Intubation mit PEEP-Beatmung.

Toxisches Lungenödem

Grundlagen

Definition Toxisches Lungenödem

Beim toxischen Lungenödem wird die Durchlässigkeit der Lungenkapillaren durch toxische Stoffe erhöht (Permeabilitätssteigerung).

Pathophysiologie und Ursachen • Durch die Permeabilitätssteigerung der Lungenkapillaren kommt es zu einem Übertritt von Flüssigkeit ins Interstitium und in die Alveolen. Mögliche Ursachen sind die Inhalation von **Reiz- und Rauchgasen**.

- Bei **Wohnungsbränden** beispielsweise kann Brandrauch entstehen, der u. a. Zyanide, Säuren, Nitrosegase, Ammoniak, Kohlendioxid und Kohlenmonoxid enthält (= Mischintoxikation).
- Bei Unfällen mit **Chemikalien** kann es zum Austritt von Reizgasen kommen, z. B. von **Chlorgas** (z. B. in Toilettenreinigern oder bei Unfällen in Schwimmbädern), **Ammoniak** (z. B. in Haushaltsreinigern) oder **Nitrosegasen** (z. B. in Düngemitteln).

Symptomatik und Differenzialdiagnosen

Symptomatik • Folgende Symptome sind nach Reiz- bzw. Rauchgasinhalation möglich:

- Atemnot, Husten- und Würgereiz
- Augenbrennen und Augenrötung
- Angst, Unruhe, Schwindel
- Reizungen, Rötungen oder Schwellungen der Schleimhäute des Mund- und Rachenraums
- Inspiratorischer Stridor (durch Laryngo- oder Bronchospasmus), Lungenödem (Rasselgeräusche auskultierbar)
- Bewusstseinsstörungen bis zur Bewusstlosigkeit.
- Nach einer Rauchgasintoxikation finden sich oft „**Begleitsymptome**" wie Aushusten von rußhaltigem Sekret, Verbrennungen an der Haut oder Versengung der Kopfhaare, die durch die Entstehungssituation begründet sind. Dann muss auch an ein Inhalationstrauma durch **Verbrennungen der Atemwege** durch heiße Rauchgase gedacht werden. Auch an eine CO-Intoxikation (S. 262) und an eine Zyanidvergiftung ist zu denken.

Hinweisend auf ein Lungenödem sind **feuchte Rasselgeräusche** (Brodeln). Ein toxisches Lungenödem kann sich noch bis zu 36 h nach Exposition der toxischen Stoffe entwickeln!

Differenzialdiagnosen • Anamnese bzw. Auffindesituation sind meist wegweisend. Anhand der Vorgeschichte ist ein allergisches oder entzündliches Lungenödem auszuschließen.

Versorgung des Patienten

Basismaßnahmen

- Unter Beachtung des **Eigenschutzes** (!) den Patienten aus dem Gefahrenbereich retten.
- Sicherstellung der Vitalfunktionen gemäß ABCDE (S. 191). Die Atemwegsinspektion ist hier v. a. wichtig, um Schleimhautschäden oder Hinweise auf ein Inhalationstrauma zu erkennen.
- Basismonitoring (S. 200): RR, Puls, SpO$_2$ und Atemfrequenz regelmäßig kontrollieren.
- Frühzeitige **großzügige O$_2$-Gabe** (S. 212): 10–15 l/min.
- Sofern gereizt, sind Augen, Mund und Haut zu spülen.

- Lagerung, entsprechend Patientenzustand (bei Bewusstlosigkeit stabile Seitenlage).
- Notarzt nachfordern.
- Vorbereiten von i. v.-Zugang, VEL, Medikation und ggf. Intubation.

Erweiterte Maßnahmen • Sicherheitshalber ist ein i.v-Zugang zu legen, der mit VEL freigehalten wird. Weitere Maßnahmen sind abhängig von der Ursache und dem Schweregrad bzw. der Symptomatik. Bei einer begleitend auftretenden Bronchialobstruktion kann ein β$_2$-Sympathomimetikum (Salbutamol wie z. B. SalbuHexal®) via Verneblermaske gegeben werden. Bei sehr unruhigen Patienten wird ggf. eine Sedierung (z. B. Valium®) notwendig. Bei Mischintoxikationen mit Brandrauch kann eine Antidotgabe mit Hydroxycobalamin indiziert sein (▶ Tab. 4.37). In schweren Fällen können präklinisch als Ultima Ratio eine Intubation und Beatmung erforderlich werden. Der Transport des Patienten sollte möglichst in eine Klinik mit internistischer Intensivstation erfolgen.

Achtung: Rauchgase „hängen" in der Kleidung, diese muss daher verpackt werden (z. B. in Plastikbeutel oder medizinische Hygienebeutel).

ACHTUNG

Nach Reiz- und Rauchgasvergiftungen kann sich noch bis zu 36 h nach Exposition ein Lungenödem entwickeln. Die Patienten können zwischenzeitlich weitgehend beschwerdefrei sein. Daher bei Verdacht immer Klinikeinweisung veranlassen!

RETTEN TO GO

Toxisches Lungenödem

Bei einem toxischen Lungenödem ist die Durchlässigkeit der Lungenkapillaren durch die toxischen Stoffe erhöht. **Ursächlich** kann die Inhalation von **Reiz- und Rauchgasen** sein, z. B. bei Chemieunfällen oder Wohnungsbränden (Mischintoxikation).

Mögliche **Symptome** sind Atemnot, Hustenreiz, Unruhe, insp. Stridor, Lungenödem mit RG, gerötete und gereizte Schleimhäute. Nach einer Rauchgasinhalation können Rußpartikel oder Auswurf von rußhaltigem Sekret auf ein Inhalationstrauma hinweisen. Auch an Verbrennung der Atemwege durch heißen Rauch denken!

ToDo Basis: Eigenschutz beachten! Patienten aus dem Gefahrenbereich retten. Vitalfunktionen sichern und **frühzeitige großzügige O$_2$-Gabe**. Basismonitoring mit engmaschiger Kontrolle. Gegebenenfalls Augen und Mund spülen, symptomorientierte Lagerung. NA nachfordern, i. v.-Zugang und ggf. Intubation vorbereiten.

ToDo Erweitert: i. v.-Zugang legen und mit VEL freihalten. Weitere Maßnahmen sind symptom- und schweregradabhängig, z. B. bei Bronchialobstruktion Gabe eines β$_2$-Sympathomimetikums via Verneblermaske, Ultima Ratio ist die Intubation. Der Patient muss in eine Klinik transportiert werden.

Achtung: Ein toxisches Lungenödem kann sich noch bis zu 36 h nach Exposition entwickeln!

10.5.5 Ertrinken und Beinahe-ertrinken

Grundlagen

Definition **Ertrinken und Beinaheertrinken**
*Als **Ertrinken** wird das Eintauchen des Kopfes in Flüssigkeit mit To-desfolge innerhalb der ersten 24 h bezeichnet. Von **Beinaheertrin-ken** spricht man, wenn der Patient den Ertrinkungsunfall mind. 24 h überlebt. Tritt der Tod nach mehr als 24 h nach dem Ertrin-kungsunfall ein, wird dies als **sekundäres Ertrinken** bezeichnet.*

Pathophysiologie • Beim **Ertrinken** kommt es durch Aspirati-on von Wasser (in der präklinischen Notfallmedizin wird nicht zwischen Salz- und Süßwasser unterschieden) oder anderen Flüssigkeiten zu einer **Hypoxie**: Nach dem Unter-tauchen des Kopfes kann die Luft durch den einsetzenden Atemreiz nur zeitlich begrenzt angehalten werden. Der Atemreiz bewirkt letztlich ein Anatmen von Wasser und ei-nen reflektorischen **Laryngospasmus** mit folgender **Be-wusstlosigkeit** durch O_2-Mangel. Unbehandelt führt dies zum Herz-Kreislauf-Stillstand.
- „**Nasses Ertrinken**": Löst sich der Laryngospasmus beim Eintreten der Bewusstlosigkeit, kommt es zur weiteren Aspiration von Wasser (und ggf. Erbrochenem) und da-durch zu einer Auswaschung des Surfactant der Alveolen. Das Kollabieren/Verkleben der Alveolen verhindert zusätz-lich den Gasaustausch. In ca. 90 % d. F. ist eine Aspiration von Wasser oder Mageninhalt nachweisbar.
- „**Trockenes Ertrinken**": Bleibt der Laryngospasmus beste-hen, spricht man vom „trockenen Ertrinken".

! *Merken* **Sekundäres Ertrinken**
*Nach einem **Beinaheertrinken** können durch die Aspiration her-vorgerufene, „versteckte" Lungenschäden auch noch Stunden nach dem Vorfall zu einem Lungenversagen führen (= „sekundä-res Ertrinken"). Deshalb ist eine Klinikeinweisung unabdingbar!*

Häufigkeit und Ursachen • Etwa 480 Menschen sind im Jahr 2015 in Deutschland an einem **tödlichen Ertrinkungsunfall** verstorben. Laut Bundesarbeitsgemeinschaft „Mehr Sicher-heit für Kinder e.V." (www.kindersicherheit.de) sterben in Deutschland jedes Jahr durchschnittlich etwa 30 Kinder durch Ertrinken. Ertrinken ist bei Kindern bis zum 15. Le-bensjahr die zweithäufigste Todesursache. Insbesondere Kleinkinder können schon in sehr flachem Wasser (z.B. einer Pfütze) oder in der Badewanne ertrinken. Die Zahl der **Beinaheertrunkenen** dürfte sowohl bei Kindern als auch bei Erwachsenen um ein Vielfaches höher liegen.
Ursachen bei jungen männlichen Erwachsenen sind oft Schwimmen unter Alkoholeinfluss und/oder Überanstren-gung/Erschöpfung. Bei Schwimmern über 45 Jahre sind die Ursachen meist internistischer oder neurologischer Art, wie Herzinfarkt, Herzrhythmusstörungen oder Krampfanfall. Weitere mögliche Ursachen sind z.B. Alkohol- oder Drogen-einfluss, Hitzeerschöpfung oder Unterzuckerung.

Symptomatik

Charakteristisch sind Atemnot bis hin zum Atemstillstand, Zyanose, Bewusstlosigkeit bis hin zum Herz-Kreislauf-Still-stand und ggf. Unterkühlung. Durch das Ereignis und die Auffindesituation kann (Beinahe-)Ertrinken i.d.R. klar von anderen Atemstörungsursachen differenziert werden. Es muss immer auch an Begleitverletzungen und -erkrankun-gen gedacht werden.

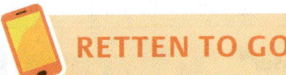

RETTEN TO GO

Beinaheertrinken – Ursachen und Symptomatik

Definition: Als **Ertrinken** wird das Eintauchen des Kopfes in Flüssigkeit mit Todesfolge innerhalb der ersten 24 h be-zeichnet. Von **Beinaheertrinken** spricht man, wenn der Patient den Ertrinkungsunfall um mind. 24 h überlebt.
Durch Aspiration von Flüssigkeit kommt es zu einer **Hy-poxie**.
Ursachen: Ertrinken ist bei Kindern bis zum 15. Lebens-jahr die zweithäufigste Todesursache. Insbesondere Klein-kinder können schon in sehr flachem Wasser ertrinken. Bei Erwachsenen sind oft Schwimmen unter Alkohol- oder Drogeneinfluss, Überanstrengung, Herzinfarkt, Herzrhyth-musstörungen, ein Krampfanfall, Hitzeerschöpfung oder Unterzuckerung ursächlich.
Symptomatik: Atemnot bis hin zum Atemstillstand, Zyanose, Bewusstlosigkeit bis hin zum Herz-Kreislauf-Still-stand und ggf. Unterkühlung.

Versorgung des Patienten

! *Merken* **Frühzeitig O_2-Gabe bzw. CPR**
Wesentlich für das Überleben nach einem Ertrinkungsunfall ist die frühzeitige Versorgung mit Sauerstoff, um der akuten Hypoxie entgegenzuwirken.

Basismaßnahmen
- Die Rettungsmaßnahmen sollten immer unter Beachtung des nötigen **Eigenschutzes** durchgeführt werden! Zudem ist situationsabhängig an die frühzeitige Nachforderung weiterer Einsatzkräfte (z.B. DLRG, Feuerwehr) zu denken.
- Das Vorgehen bei **Wasserrettung** in Abhängigkeit vom Zu-stand des Patienten zeigt ▶ Tab. 10.3, das Vorgehen nach den aktuellen ERC-Leitlinien (Rettungskette) ▶ Abb. 10.6.
Ist der Patient **aus dem Wasser gerettet**, wird er gemäß dem **ABCDE-Schema** (S. 191) weiterversorgt:
- Kontrolle und Sicherstellung der **Vitalfunktionen** (At-mung, Bewusstsein, Kreislauf):
  - Bei wachem Patienten → Lagerung mit erhöhtem Ober-körper, Patient beruhigen.
  - Bei bewusstloser Person → stabile Seitenlage, Atemwege freimachen und freihalten.
  - Bei unzureichender Atmung bzw. Atemstillstand → Atemwege sichern (z.B. Guedel-Tubus) und assistierte bzw. kontrollierte Beatmung (S. 220), wenn möglich mit 100 % Sauerstoff beatmen.
  - Bei Herz-Kreislauf-Stillstand → Reanimation (S. 298).

Tab. 10.3 Vorgehen bei der Wasserrettung in Abhängigkeit vom Zustand des Patienten

Zustand des Patienten	Art der Rettung
bewusstlos	sofortige Rettung („Crash-Rettung")
ansprechbar, V. a. Wirbel-säulentrauma	patientengerechte Rettung unter Schutz der HWS (▶ Abb. 10.6b)
ansprechbar, ohne Trauma-zeichen	„normale" Rettung

Aus: Magunia H, Steigerwald M. Person im Wasser? Keine Angst vor Wasserrettung! retten! 2016; 5(04):292–299

Abb. 10.6 Vorgehen nach ERC-Leitlinien (a) und Rettungstechnik (b) bei „Person im Wasser".

„Person im Wasser" **Rettungskette für RTW-Besatzungen**	
1	Lage feststellen und melden, Wasserrettung nachfordern
2	dem Betroffenen eine Auftriebshilfe zuwerfen
3	falls notwendig: Betroffenen anschwimmen und vor dem Untergehen sichern
4	Betroffen aus dem Wasser retten ggf. zusammen mit der Wasserrettung
5	Behandlung und Transport durchführen

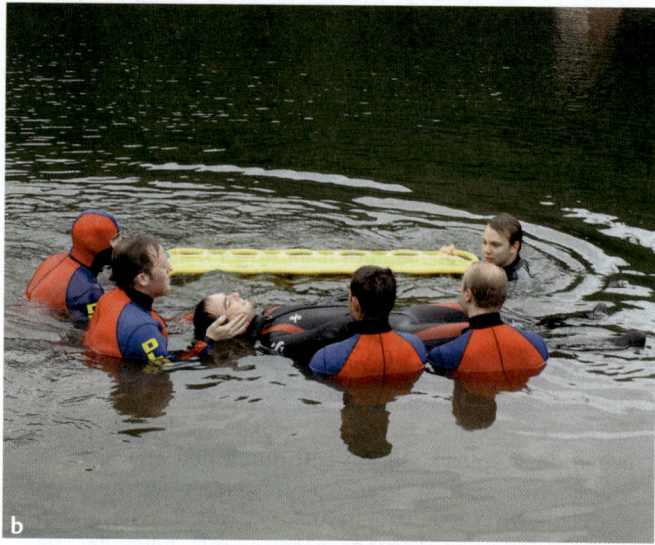

a Rettungskette für RTW-Besatzungen.
b Bei V. a. HWS-Trauma (z. B. nach Sprung ins flache Wasser) lagert man den Patienten, wenn möglich, bereits im Wasser auf ein Spineboard.

a aus: Magunia H, Steigerwald M. Person im Wasser? Keine Angst vor der Wasserrettung! retten! (2016; 5(04): 292–299). b aus: Magunia H, Steigerwald M. Person im Wasser? Keine Angst vor der Wasserrettung! retten! (2016; 5(04): 292–299); Bildnachweis: Mike Rooming/DLRG

- Bei Flüssigkeit und/oder Erbrochenem in den oberen Atemwegen Patient **abhusten** lassen; wenn dies nicht möglich ist, **absaugen**.
- NA nachfordern, sofern noch nicht über Leitstelle geschehen.
- Wichtig ist die **frühzeitige O_2-Gabe** (S. 212)! Atmet der Patient spontan und ausreichend, wird O_2 über eine Maske verabreicht, initial mind. 10 l/min, Flow je nach SpO_2 ggf. anpassen.
- Basismonitoring (S. 200): neben SpO_2 vorrangig RR, Puls sowie EKG und **Temperatur messen**.
- Auf **Wärmeerhalt** achten! Nasse Kleidung auszuziehen, Patienten abtrocknen und in eine Rettungsdecke wickeln. Achtung: Bergetod bei unterkühlten Patienten (S. 364)!
- Suche nach Begleitverletzungen, v. a. nach Sprung ins Wasser → dann HWS-Stützkragen, Spineboard (S. 230), vgl. ▶ Abb. 10.6b.

! *Merken* **Unterkühlung erhöht die Hypoxietoleranz der Organe**
Gemäß der Regel „Niemand ist tot, ehe er nicht warm und tot ist." gilt auch bei unterkühlten und beinahe ertrunkenen Personen mit Herz-Kreislauf-Stillstand, dass die Reanimation bis zur Erwärmung des Patienten fortgesetzt wird.

Erweiterte Maßnahmen • Bei allen Patienten sollte zudem ein i. v.-Zugang gelegt und mit VEL freigehalten werden. Ob eine Indikation zu Intubation und Beatmung (PEEP) besteht, entscheidet der NA, der ggf. auch eine Magensonde legt (z. B. wenn viel Wasser verschluckt wurde). Der Patient muss zur weiteren Überwachung ins Krankenhaus gebracht werden (Intensivüberwachung und -therapie, ggf. Maßnahmen zur Wiedererwärmung, wie z. B. Dialyse).

! *Tipp* **Zusammenarbeit mit anderen Einrichtungen**
Für den eigenen Rettungsdienst/Arbeitsbereich ist es sinnvoll, Einrichtungen bzw. Anlaufstellen zu listen, die bei der Rettung zu Hilfe kommen (z. B. DLRG oder örtliche Feuerwehr). Durch eine Zusammenarbeit können z. B. auch entsprechende Fortbildungen organisiert werden, die allen Seiten weiterhelfen.

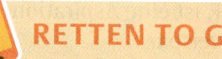

RETTEN TO GO

Beinaheertrinken – Maßnahmen

ToDo Basis: Eigenschutz beachten! **Vitalfunktionen** sichern gemäß ABCDE, symptomorientierte Lagerung. Bei unzureichender Atmung bzw. Atemstillstand → Atemwege sichern, O_2-Gabe, assistierte bzw. kontrollierte Beatmung möglichst mit 100 % Sauerstoff. Bei Herz-Kreislauf-Stillstand → Reanimation („Niemand ist tot, ehe er nicht warm und tot ist."). Bei Flüssigkeit und/oder Erbrochenem in den oberen Atemwegen diese absaugen. NA nachfordern.

Wichtig ist die **frühzeitige O_2-Gabe**! Basismonitoring (auch **Temperatur messen**). Auf **Wärmeerhalt** achten! Nasse Kleidung ausziehen, Patienten abtrocknen, in Rettungsdecke wickeln. Achtung: Bergetod bei unterkühlten Patienten. Suche nach Begleitverletzungen, nach Sprung ins Wasser → HWS-Stützkragen, Spineboard.

ToDo Erweitert: i. v.-Zugang legen und mit VEL freihalten. Gegebenenfalls werden Intubation, Beatmung sowie die Anlage einer Magensonde notwendig. Der Patient muss ins Krankenhaus gebracht werden (Intensivüberwachung und -therapie).

10.5.6 Hyperventilation

Grundlagen

Definition **Hyperventilation**
Unter Hyperventilation versteht man eine über den Bedarf hinausgehende, beschleunigte und vertiefte Atmung, die von den Patienten nicht bewusst wahrgenommen wird und zu einer vermehrten Abatmung von CO_2 (Hypokapnie = erniedrigter Kohlendioxidpartialdruck) führt.

Pathophysiologie • Durch die beschleunigte und vertiefte Atmung wird verstärkt Kohlendioxid (CO_2) abgeatmet (→ **Hy-**

pokapnie), wodurch der Blut-pH-Wert ansteigt. Man spricht von einer **respiratorischen Alkalose** (S. 87). Um die Alkalose zu kompensieren, laufen verschiedene Prozesse ab, die letztlich dazu führen, dass **freies Kalzium** vermehrt in **gebundener Form** vorliegt. Da nur freies Kalzium für die Zellfunktion bedeutsam ist, treten **Symptome eines Kalziummangels** auf.

Ursachen • Auslöser einer Hyperventilation sind Angst, Schmerz, Stress, Aufregung und Panik. Vor allem Jugendliche und **junge Frauen** sind betroffen. Deutlich seltener sind organische Erkrankungen (z. B. eine diabetische Ketoazidose) ursächlich, hier führt die metabolische Azidose zu einer kompensatorischen Hyperventilation (S. 86).

Symptomatik und Differenzialdiagnosen

Symptomatik • Bei einem akuten Hyperventilationsanfall treten typischerweise Symptome eines Kalziummangels auf.
- Muskelkrämpfe, v. a. der Hände (sog. „**Pfötchenstellung**") (▶ Abb. 10.7).
- Kribbeln in den Händen und Füßen (Missempfindungen).
- Gefühlte Atemnot, trotz schneller Atmung (oft Erstickungsgefühl).
- Weiterhin Erregungszustand, Angst, Blässe, Schwitzen, Zittern, Tachykardie und ggf. Synkope.

! *Merken* **Keine Lebensgefahr bei psychogener Ursache**

Eine psychogen bedingte Hyperventilation mit Muskelkrämpfen ist kein lebensbedrohliches Krankheitsbild. Der Patient muss aber vor möglichen Begleitverletzungen, z. B. durch Sturz bei Synkope, geschützt werden.

Differenzialdiagnosen • Das klinische Bild ist i. d. R. recht eindeutig. Sollte beim Patienten eine Zyanose (S. 247) auftreten, deutet dies auf eine andere, zu klärende Ursache der gefühlten Atemnot hin.

Versorgung des Patienten

Basismaßnahmen
- Den **Patienten beruhigen** (meist sind diese sehr verängstigt) und über die Harmlosigkeit der Symptome aufklären. Ist der Auslöser für die Hyperventilationssymptomatik bekannt, diesen möglichst beseitigen (z. B. Ortswechsel).
- Mithilfe des **SAMPLER-**Schemas sollten andere organische Ursachen möglichst ausgeschlossen werden.
- **Alle Maßnahmen unbedingt erklären** (um weiteren Stress zu vermeiden).
- **Aufrechte Lagerung**: Oberkörper hoch.
- Versuchen, die **Atmung langsam zu reduzieren** (15 Atemzüge/min), z. B. durch Atemkommandos oder gemeinsames Atmen.
- Sofern vorhanden, kann eine spezielle Hyperventilationsmaske genutzt werden. Andernfalls ggf. Rückatmung in eine Plastiktüte oder einen med. Hygienebeutel (dadurch wird die eigene, mit CO_2 angereicherte Atemluft wieder eingeatmet → Kompensation der Hypokapnie). Um eine Hypoxie zu vermeiden, in regelmäßigen Abständen auch immer wieder Umgebungsluft einatmen lassen!

Erweiterte Maßnahmen • Wenn 10–15 min nach Durchführung der Basismaßnahmen keine deutliche Verbesserung feststellbar ist, sollte der NA nachgefordert werden, der ggf. durch die Gabe eines Beruhigungsmittels (z. B. Valium®) den „Angstkreislauf" durchbrechen kann.

Abb. 10.7 Pfötchenstellung.

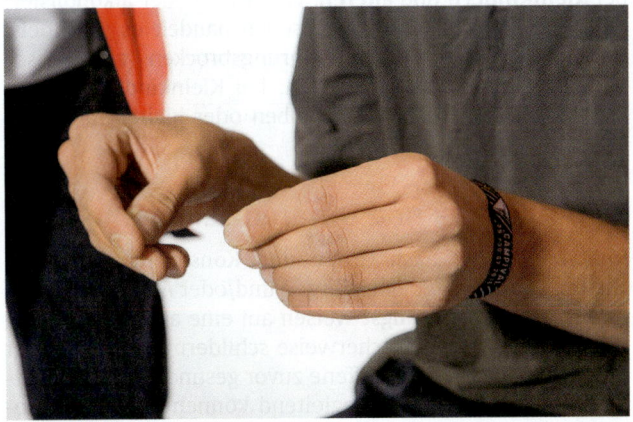

Foto: Kirsten Oborny

! *Tipp* **Rückatmung**

Da die Patienten Angst haben zu ersticken, kann es schwierig sein, sie davon zu überzeugen, über eine Plastiktüte rückzuatmen. Alternativ kann in diesen Fällen eine O_2-Maske mit Reservoirbeutel (S. 213) oder eine spezielle Hyperventilationsmaske benutzt werden.

RETTEN TO GO

Hyperventilation

Definition: Eine über den Bedarf hinausgehende, beschleunigte und vertiefte Atmung, die von den Patienten nicht bewusst wahrgenommen wird und zu einer vermehrten Abatmung von CO_2 führt. Durch die eintretende **Hypokapnie** steigt der Blut-pH-Wert (= **respiratorische Alkalose**). Durch Kompensationsvorgänge treten **Symptome eines Kalziummangels** auf.

Auslöser einer Hyperventilation sind Angst, Schmerz, Stress, Aufregung und Panik. Organische Erkrankungen sind deutlich seltener (z. B. eine diabetische Ketoazidose). Betroffen sind v. a. junge Frauen. Symptome sind u. a. Muskelkrämpfe (**„Pfötchenstellung"**), Kribbeln in den Händen und Füßen, gefühlte Atemnot (oft Erstickungsgefühl), Angst, Zittern und ggf. Synkope.

ToDo: Den **Patienten beruhigen** und über die Harmlosigkeit der Symptome aufklären. Alle Maßnahmen **erklären** (um weiteren Stress zu vermeiden). **Aufrechte Lagerung**, versuchen, die **Atmung langsam zu reduzieren**, z. B. durch Atemkommandos. Gegebenenfalls Rückatmung mit Hyperventilationsmaske oder Plastiktüte. Persistieren die Symptome trotz der o. g. Maßnahmen, NA nachfordern (zur medikamentösen Therapie).

10.5.7 Fremdkörperaspiration

Grundlagen

Definition **Fremdkörperaspiration**

Versehentliches Einatmen eines festen oder flüssigen Fremdkörpers in die Atemwege, dessen extremste Form das Bolusgeschehen ist, bei dem die oberen Atemwege teilweise oder komplett verlegt sind. Kommt es beim Bolusgeschehen zu einer vagalen Reizung, kann dies zum reflektorischen Kreislaufversagen führen.

Ursachen • Fremdkörperaspirationen treten am häufigsten bei **Kleinkindern** und **älteren**, verwirrten oder alkoholisierten Menschen auf. Bei Erwachsenen handelt es sich meist um nicht richtig zerkaute Nahrungsbrocken (z.B. Fleisch oder Brotstücke) oder Tabletten; bei Kleinkindern oft um Erdnusskerne, Erbsen, Weintrauben oder kleine Spielzeugteile.

Symptomatik und Differenzialdiagnosen

Symptomatik • Je nach Größe und Konsistenz: Plötzliche **Hustenattacken**, ggf. mit Würgen und/oder **Atemnot, Unruhe bis hin zu Todesangst** weisen auf eine akute Fremdkörperaspiration hin. Typischerweise schildern die Eltern oder Beteiligten, dass der Betroffene zuvor gesund war und plötzlich schwer Luft bekam. Begleitend können ein **Stridor** sowie eine **Zyanose** auftreten.

Wenn der Patient sprechen kann und kein Stridor wahrnehmbar ist, hat er keine schwere Atemwegsverlegung. Bei schwerer Atemnot bzw. einem Bolusgeschehen kann die Atemwegsverlegung durch die zunehmende Hypoxie zur Bewusstlosigkeit bis hin zum hypoxischen Kreislaufversagen oder bei Reizung des N. vagus auch zum reflektorischen Herz-Kreislauf-Stillstand führen (=**Bolustod**).

Bei einer kompletten Verlegung der oberen Atemwege oder der Trachea durch einen Fremdkörper kann es auch zu einer sog. **inversen Atmung** kommen (S. 192).

Differenzialdiagnosen • Mithilfe des SAMPLER-Schemas sollten mögliche weitere Ursachen der Atemnot eruiert werden (ggf. auch Befragung des Umfeldes). Mögliche Differenzialdiagnosen sind **akute obstruktive Bronchitis** (produktiver Husten, Rasselgeräusche), **Asthma bronchiale** (eher Schulkind, selten Husten; exspiratorisches Giemen), **Epiglottitis** (hohes Fieber, inspiratorischer Stridor, Schluckstörungen mit Speichelfluss), **Pseudokrupp** (bellender Husten, inspiratorischer Stridor) oder eine **allergische Reaktion** (S. 274).

RETTEN TO GO

Fremdkörperaspiration – Ursachen und Symptomatik

Definition: Versehentliches Einatmen eines **festen oder flüssigen Fremdkörpers** in die Atemwege.

Fremdkörperaspirationen treten am häufigsten bei **Kleinkindern** und **älteren** oder alkoholisierten Menschen auf. Bei Erwachsenen handelt es sich meist um Nahrungsbrocken oder Tabletten, bei Kleinkindern z. B. um Erdnusskerne. Je nach Größe und Konsistenz kommt es zu plötzlichen **Hustenattacken,** ggf. **Atemnot, Stridor** bis hin zu Todesangst. Bei schwerer Atemnot bzw. Bolusgeschehen kann die Atemwegsverlegung zur Bewusstlosigkeit bis hin zum **hypoxischen Kreislaufversagen**, bei Reizung des N. vagus zum reflektorischen Herz-Kreislauf-Stillstand führen (=**Bolustod**).

Versorgung des Patienten

Basismaßnahmen

- Nach Aspiration **kleinerer Fremdkörper ohne wesentliche Symptomatik** (Atmung nicht/kaum beeinträchtigt) wird der Patient mit hochgelagertem Oberkörper in die Klinik gebracht (→ Bronchoskopie)
- Entfernen von **sichtbaren Fremdkörpern:**
  – **Manuelles Ausräumen des Mundraums** (Achtung: keine blinde Manipulation, Handschuhe tragen und Eigen-

schutz bei möglicher Bissverletzung beachten – durch Daumen der anderen Hand, der von außen in die Wangentasche gedrückt wird)
  – Stabilere Fremdkörper vorsichtig mit der **Magill-Zange** (S. 208), ggf. unter laryngoskopischer Sicht entfernen.
- Entfernen von **nicht sichtbaren Fremdkörpern** (beim **Erwachsenen**):
  Ist der Patient **bei Bewusstsein** und besteht ein effektiver Hustenreiz
  – Zum **Husten** auffordern; wenn nicht erfolgreich:
  – Oberkörper nach vorne beugen und mit der flachen Hand bis zu 5 Mal auf den Rücken **zwischen die Schulterblätter schlagen.**
  – Wenn weiterhin erfolglos, **Heimlich-Handgriff** anwenden (▶ Abb. 10.8):
  Beim **stehenden Patienten** steht der Helfer hinter dem Betroffenen und legt beide Arme um dessen Oberbauch. Mit der einen Hand bildet er eine Faust, die zwischen Bauchnabel und unterem Ende des Brustbeins (Schwertfortsatz) gelegt und von der anderen Hand umfasst wird. Beim **liegenden Patienten** kniet der Helfer neben dem Betroffenen. Jetzt erfolgen 5 Kompressionen Richtung Zwerchfell. Durch die Druckerhöhung im Bauch/Brustkorb soll der Bolus gelöst werden.
- Ist oder wird der Patient **bewusstlos**: Reanimation nach Leitlinien (S. 298).
- Bei **Aspiration/Verlegung durch Flüssigkeiten**: Kopf auf die Seite drehen, Ausräumen und Absaugen des Mund-Rachen-Raumes in Seitenlage.
- Eventuell Intubation vorbereiten.

ACHTUNG

Fremdkörper nur entfernen, falls gut sichtbar und erreichbar (nie „blindes Stochern"). Tiefer einliegende, nicht sichtbare Fremdkörper werden ggf. vom Notarzt mittels Magill-Zange entfernt.

ACHTUNG

*Der **Heimlich-Handgriff** ist nur beim „nicht bewusstlosen Patienten" indiziert und sollte nur dann eingesetzt werden, wenn alle anderen Versuche, den Fremdkörper zu entfernen, nicht erfolgreich waren und weiter schwere Atemnot besteht. Da die Gefahr von inneren Verletzungen hoch ist, muss diese Maßnahme protokolliert und bei der Übergabe im Krankenhaus erwähnt werden. Dort wird man zeitnah eine Ultraschall- oder CT-Untersuchung vom Bauchraum durchführen, um Blutungen bzw. Verletzungen auszuschließen.*

Das Heimlich-Handgriff darf nicht bei Säuglingen, fortgeschrittener Schwangerschaft sowie extremer Adipositas durchgeführt werden.

! Merken Fremdkörperentfernung

*Wenn der erste Versuch, den Fremdkörper zu entfernen, erfolglos war, sollte grundsätzlich der **Notarzt** nachalarmiert werden.*

Erweiterte Maßnahmen • Bleiben die o. g. Maßnahmen ohne Erfolg, muss der Patient intubiert und beatmet werden. Bei V. a. eine komplette tracheale Fremdkörperverlegung kann man als letzte Möglichkeit versuchen, den Fremdkörper mit dem Tubus in eine der beiden Hauptbronchien vorzuschieben, damit zumindest eine Lungenseite beatmet werden kann.

Abb. 10.8 Mögliche Maßnahmen nach Fremdkörperaspiration.

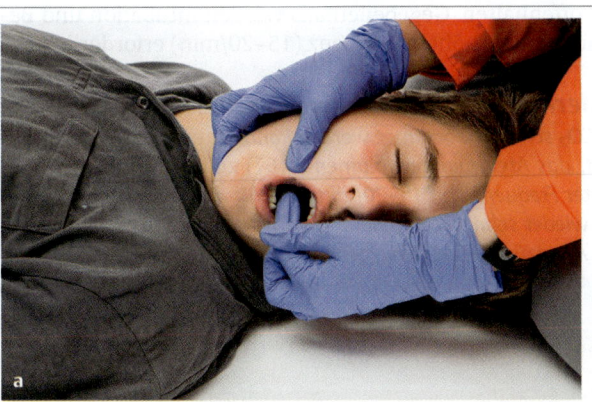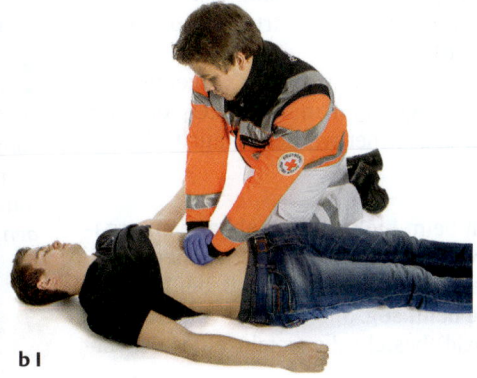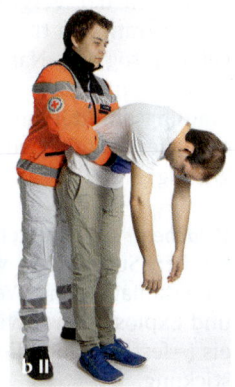

a Manuelles Ausräumen des Mundraums.
b Heimlich-Handgriff (Syn.: Heimlich-Manöver) im Liegen (I) und Stehen (II).

Fotos: Kirsten Oborny

Besonderheiten bei Kindern

Bei schwerer Atemwegsverlegung und (drohendem) Ersticken werden bei erhaltenem Bewusstsein:

- Bis zu max. **5 Schläge zwischen die Schulterblätter** ausgeführt, erst leicht, dann fester.
  - Kinder **> 1 Jahr** dabei mit dem Oberkörper nach vorne,
  - Kinder **< 1 Jahr** (= Säuglinge) über den Schoß legen, mit dem Kopf nach unten (eine Hand stabilisiert den Kopf).
- Sind die **5 Schläge erfolglos**, wird
  - bei Kindern **> 1 Jahr** der **Heimlich-Handgriff** angewendet (▸ Abb. 10.8b),
  - bei Kindern **< 1 Jahr** eine **5-malige Thoraxkompression** begonnen.
    Danach Kontrolle des Mund-Rachen-Raums, ob Fremdkörper sichtbar. Vorgang wiederholen, sofern erfolglos gewesen.

Beim nicht mehr atmendem Kind:

- 5 initiale Beatmungen (Effektivität prüfen)
- wenn ohne Erfolg: 15 Thoraxkompressionen, dann Mund auf Fremdkörper untersuchen
- wenn auch dies ohne Erfolg bleibt: 2 Beatmungen und Reanimation starten (Kompression : Ventilation = 15 : 2), siehe auch Kap. Reanimation (S. 309).

Durch die Kompression des Brustkorbs wird ein Gegendruck erzeugt, der den Bolus bewegen kann. Unter laufender CPR werden die Atemwege mit einem Laryngoskop kontrolliert, ggf. kann der Bolus jetzt entfernt werden.

📱 **RETTEN TO GO**

Fremdkörperaspiration – Maßnahmen

ToDo Basis:

- Nach Aspiration **kleinerer Fremdkörper ohne wesentliche Symptomatik** Patienten in Klinik bringen (→ Bronchoskopie).
- **Entfernen von sichtbaren Fremdkörpern:**
  - **Manuelles Ausräumen** oder Fremdkörper ggf. mit **Magill-Zange** entfernen.
- **Entfernen von nicht sichtbaren Fremdkörpern** (beim Erwachsenen):
  - Ist der Patient **bei Bewusstsein** + Hustenreiz: Zum **Husten** auffordern; wenn nicht erfolgreich: mit der flachen Hand bis zu 5 Mal **zwischen die Schulterblätter schla-**

gen. Wenn weiterhin erfolglos, **Heimlich-Handgriff** anwenden (nur beim „nicht bewusstlosen Patienten", wenn alle anderen Versuche nicht erfolgreich waren).
  - Wenn der erste Versuch, den Fremdkörper zu entfernen, erfolglos war, sollte grundsätzlich der **Notarzt** nachalarmiert werden!
- Ist oder wird der Patient **bewusstlos: Reanimation**.
- Bei **Aspiration/Verlegung durch Flüssigkeiten:** Ausräumen/Absaugen des Mund-Rachen-Raumes in Seitenlage.

ToDo Erweitert: Bleiben die o.g. Maßnahmen ohne Erfolg: Intubation und Beatmung.

Besonderheiten bei Kindern

Bei schwerer Atemwegsverlegung und (drohendem) Ersticken bei erhaltenem Bewusstsein:

- bis zu max. **5 Schläge** zwischen die **Schulterblätter**, wenn erfolglos
- **> 1 Jahr Heimlich-Handgriff**
- **< 1 Jahr 5-malige Thoraxkompression**
- Kontrolle Mundraum, Vorgang ggf. wiederholen

Beim nicht mehr atmendem Kind: 5 initiale **Beatmungen**, wenn ohne Erfolg: 15 Thoraxkompressionen, dann Mund auf Fremdkörper untersuchen, wenn ohne Erfolg: 2 Beatmungen und Reanimation starten (Kompression : Ventilation = 15 : 2).

10.5.8 Kohlendioxid(CO_2)-Erstickung

Grundlagen

Definition Kohlendioxid-Erstickung
CO_2 ist ein eigentlich ungiftiges, geruch- und farbloses Gas. Durch das Einatmen unphysiologisch hoher Mengen an Kohlendioxid (CO_2) entsteht eine Kohlendioxid-Intoxikation mit Hyperkapnie und Hypoxie.

Pathophysiologie • CO_2 verdrängt durch sein hohes spezifisches Gewicht (CO_2 ist schwerer als Luft) den im normalen Luftgemisch enthaltenen Sauerstoff (O_2) (▸ Tab. 9.5) nach oben. Dadurch kann sich am Boden ein sog. „CO_2- See" bilden (Gefahr v. a. in geschlossenen und tief liegenden Räumen, wie Kellern). Durch Einatmen von Umgebungsluft mit unphysiologisch hohen Mengen von CO_2 entsteht ein O_2-Mangel und es kommt zu einer CO_2-Intoxikation. Eine ver-

tiefe Atmung, Kopfschmerzen und Schwindel können erste Anzeichen der Vergiftung sein. Bei Aufnahme hoher CO_2-Konzentrationen tritt schnell und unerwartet Bewusstlosigkeit ein (sog. CO_2-Narkose).

Da CO_2 im Gegensatz zu Kohlenmonoxid (CO) keine hohe Bindungsaffinität an Hämoglobin hat, kann CO_2 deutlich schneller als CO wieder abgeatmet werden, s. auch CO-Vergiftung (S. 262).

Ursachen • CO_2 entsteht beim biologischen Abbau von organischen Substanzen wie z. B. in Futtersilos, Jauchegruben, Biogasanlagen und Weinkellern. Aber auch z. B. bei Bränden und Explosionen sowie beim sog. Sublimieren von Trockeneis (= festes Kohlendioxid) besteht die Gefahr einer CO_2-Erstickung.

Symptomatik und Differenzialdiagnosen

Zu den Leitsymptomen einer drohenden CO_2-Erstickung zählen:
- Kopfschmerz, Schwindel, Unruhe.
- Tiefe Atemzüge, erhöhte Herzfrequenz.
- Zyanose (durch O_2-Mangel).
- Bewusstlosigkeit bis hin zu Atem- und Herz-Kreislauf-Stillstand.
- Toxisches Lungenödem bei hoher CO_2-Konzentration möglich.
- Eventuell Krampfanfälle.

! *Merken* **CO_2-Narkose**

Bei hohen CO_2-Konzentrationen kann es sehr schnell zur Bewusstlosigkeit kommen (sog. CO_2-Narkose)! Bei unklarer Bewusstlosigkeit muss differenzialdiagnostisch an alle Erkrankungen gedacht werden, die einen Bewusstseinsverlust (S. 382) auslösen können (z. B. Unterzuckerung, epileptischer Anfall). Immer auch an die Befragung des Umfeldes denken!

Versorgung des Patienten

Basismaßnahmen
- **Eigenschutz beachten!** Feuerwehr nachfordern – zur Rettung aus dem Gefahrenbereich ist umluftunabhängiger Atemschutz notwendig, sonst setzt man sich selbst einer Gefahr aus.
- Patienten dann umgehend aus dem Gefahrenbereich bringen.
- Notarzt nachfordern, falls nicht bereits erfolgt.
- **Schnellstmögliche großzügige O_2-Gabe** (S. 212), je nach Bewusstseinslage des Patienten sind folgende Maßnahmen notwendig:
  - Patient bei **Bewusstsein**: 10–15 l/min O_2 über Maske.
  - **Bewusstloser** Patient mit nicht ausreichend vorhandener Atmung (Atemfrequenz < 10/min oder zu flache Atmung): assistierte Beutel-Masken-Beatmung mit 10–15 l/min O_2 (nach Möglichkeit mit Demand-Ventil) und unter Absaugbereitschaft (wegen Aspirationsgefahr).
  - **Bewusstloser** Patient **ohne Atmung** (aber mit vorhandenem Puls, der dauerhaft per Monitor überwacht wird): kontrollierte Beutel-Masken-Beatmung mit 10–15 l/min O_2 (nach Möglichkeit mit Demand-Ventil) unter Absaugbereitschaft.
- Sobald möglich Monitoring anlegen (neben SpO_2 vorrangig RR, Puls, EKG, ggf. Kapnometrie) und in regelmäßigen Abständen überwachen.
- Vorbereiten von i. v.-Zugang und Infusion, ggf. auch Intubation.

Erweiterte Maßnahmen • Intravenösen Zugang legen und mit VEL offenhalten. Gegebenenfalls werden Intubation und Beatmung mit erhöhter Frequenz (15–20/min) erforderlich.

! *Merken* **Atemminutenvolumen erhöhen**

Da CO_2 schnell abgeatmet werden kann, ist es therapeutisch relevant, das Atemminutenvolumen (S. 67) zu erhöhen, also mit erhöhter Frequenz von 15–20/min zu beatmen. Sauerstoff kann damit wieder schneller aufgenommen werden, wodurch nach wenigen Atemzügen eine Reoxygenierung möglich ist.

RETTEN TO GO

CO_2-Erstickung

CO_2 entsteht beim biologischen Abbau von organischen Substanzen, wie z. B. in Futtersilos, aber auch z. B. bei Bränden. Kohlendioxid (CO_2) verdrängt durch sein hohes spezifisches Gewicht den im normalen Luftgemisch enthaltenen Sauerstoff (O_2) nach oben. Dadurch bildet sich am Boden ein „CO_2-See". Durch Einatmen von Umgebungsluft mit unphysiologisch hohen Mengen von CO_2 entsteht ein O_2-Mangel und eine CO_2-Intoxikation. Zu den **Symptomen** zählen Kopfschmerz, Schwindel, Unruhe, tiefe Atemzüge, Tachykardie, Zyanose, Bewusstlosigkeit bis hin zu Atem- und Herz-Kreislauf-Stillstand. Bei hohen CO_2-Konzentrationen kann es sehr schnell zur Bewusstlosigkeit kommen (sog. **CO_2-Narkose**)!

ToDo: Eigenschutz beachten (Feuerwehr nachfordern!), den Patienten aus Gefahrenbereich bringen, NA nachfordern. **Schnellstmögliche großzügige O_2-Gabe**, je nach Bewusstseinslage des Patienten (via Maske oder assistierte oder kontrollierte Masken-Beutel-Beatmung unter Absaugbereitschaft mit leicht erhöhter Frequenz). Baldmöglichst Monitoring und i. v.-Zugang anlegen.

10.5.9 Kohlenmonoxid(CO)-Intoxikation

Grundlagen

Definition **Kohlenmonoxid-Intoxikation**

Kohlenmonoxid (CO) ist ein farb-, geruch- und geschmackloses, giftiges Gas mit einer hohen Bindungsfähigkeit zu Hämoglobin. Bereits das Einwirken geringer Mengen CO auf den Mensch kann zum Tod durch „inneren O_2-Mangel" führen.

Pathophysiologie • Da CO im Verhältnis zu O_2 eine bis zu 250-fach stärkere Affinität zu Hämoglobin hat, reichen schon geringe Konzentrationen, um O_2 im Blut vom Hämoglobin zu verdrängen. Dadurch kommt es zu einer reduzierten O_2-Versorgung des Gewebes; zudem kann das verbliebene, an Häm gebundene O_2 schlechter ans Gewebe abgegeben werden. Bereits bei geringen Konzentrationen von 0,01 Vol.-% CO in der Luft zeigen sich die ersten Vergiftungssymptome. Eine nach nur wenigen Minuten tödliche Konzentration ist ab 0,5 Vol.-% zu erwarten.

Ursachen • CO entsteht, wenn kohlenstoffhaltige Verbindungen wie z. B. Holz oder Benzin bei ungenügender O_2-Zufuhr verbrennen (z. B. bei Bränden oder Holzkohlefeuer in geschlossenen Räumen). Das Gas findet sich vor allem in Rauchgasen wieder.

Symptomatik

Der Schweregrad einer akuten CO-Vergiftung ist abhängig von:
- der Dauer der Aufnahme von CO
- der CO-Konzentration in der Einatemluft
- der Belastung des Körpers (Ruhe/Arbeit)
- dem Lebensalter und
- dem Hämoglobingehalt des Blutes (Anämie).

Mit ansteigendem CO-Gehalt im Blut zeigen sich folgende Symptome:
- Kopfschmerzen, Schwindel
- Benommenheit, Herzklopfen, Ohrensausen
- Sehstörungen, Übelkeit, Erbrechen, Kollapsneigung
- Zunahme von Puls und Atemfrequenz
- Bewusstlosigkeit
- Krämpfe und
- Tod (ausgelöst durch O_2-Mangel in den Organen, auch noch nach Wochen (!) möglich).

Die Patienten zeigen bei einer hohen Konzentration von CO im Blut **keine typische bläuliche Zyanose**, sondern eine **rosige Hautfarbe**. Zeigt sich diese auffällige Hautverfärbung, ist der Patient meist schon verstorben.

! *Merken* Unklare Bewusstseinsstörung → CO-Intoxikation?
Bei allen unklaren Bewusstseinseintrübungen bzw. bei Bewusstseinsverlust sollte immer auch an eine CO-Intoxikation gedacht werden.

Versorgung des Patienten

Basismaßnahmen
- In jedem Fall muss zunächst der **Eigenschutz** beachtet werden: Betroffene Räume nicht betreten bzw. zügig verlassen! In immer mehr Rettungsdienstbereichen werden heute **CO-Warngeräte** verwendet (▶ Abb. 10.9). Zudem sollte unverzüglich die Feuerwehr für die Personenrettung (umluftunabhängiger Atemschutz erforderlich!), Kontrolle und Lüftung der weiteren Räume nachgefordert werden (CO geht durch Wände!).

ACHTUNG
Eigenschutz geht vor! Gegebenenfalls Eintreffen der Feuerwehr abwarten.

Abb. 10.9 CO-Warngerät.

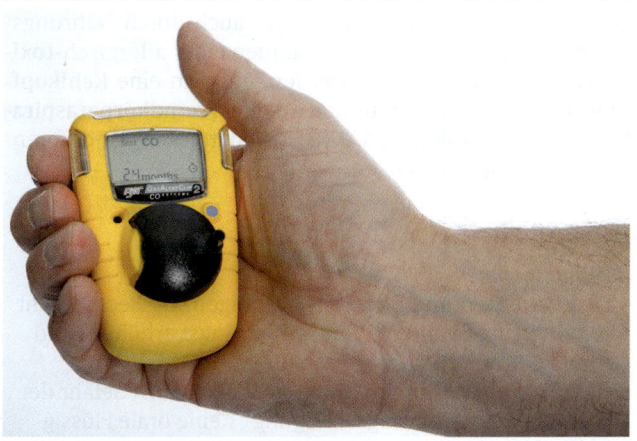

Gaswarngeräte, wie das hier gezeigte CO-Warngerät, geben bei definierten Grenzwerten einen Alarm ab. *Foto: Kirsten Oborny*

ACHTUNG
- *CO ist etwas leichter als Luft, brennbar und explosiv.*
- *In geschlossenen Räumen kann bei einer bestimmten CO-Konzentration daher **Explosionsgefahr** bestehen!*
- *Gut lüften!*

Zu den direkten Maßnahmen am Patienten zählen:
- Lagerung entsprechend Symptomatik:
  - Bei leichten Anzeichen (Kopfschmerzen, Übelkeit, Schwindel): sitzende, atemerleichternde Haltung.
  - Bei Erbrechen und Kollapsneigung: Lagerung mit leicht erhöhtem Oberkörper.
  - Bewusstlose Patienten in stabile Seitenlage bringen.
- Essenziell ist die frühzeitige und **hohe O_2-Gabe** (S. 212): 10–15 l/min über Maske
  - bewusstloser Patient ohne ausreichende Atmung (aber mit vorhandenem Puls, der dauerhaft per Monitor überwacht wird) → assistierte/kontrollierte Masken-Beutel-Beatmung unter Absaugbereitschaft, Beutelbeatmung mit leicht erhöhter Frequenz.
- Basismonitoring (S. 200), inkl. EKG-Anlage und, wenn vorhanden, SpCO-Messgerät (Fingersensor), zur CO-Messung anlegen, um den Anteil an CO im Blut zu messen.
- Notarzt nachfordern, sofern noch nicht geschehen.
- Vorbereitung von i. v.-Zugang, VEL und ggf. Medikation und Intubation.

ACHTUNG
Die meisten Pulsoxymeter-Geräte (S. 203) *können nicht zwischen CO und O_2 unterscheiden, d. h., die gemessene O_2-Sättigung hat dann keine Aussagekraft!*

Erweiterte Maßnahmen • Der angelegte i. v.-Zugang wird mit einer VEL offengehalten. Bei intubiertem Patienten möglichst PEEP-Beatmung durchführen. Je nach Schweregrad ist eine Druckkammer mit hyperbarer Oxygenierung (**HBO-Therapie**) in Betracht zu ziehen, da in der Druckkammer das Abatmen von CO beschleunigt werden kann. Besteht hierzu die Indikation, ist zügig eine entsprechend ausgestattete Klinik anzufahren (Voranmeldung!).

RETTEN TO GO

CO-Intoxikation

Definition: Kohlenmonoxid (CO) ist ein giftiges Gas mit einer hohen Bindungsfähigkeit zu Hämoglobin → Gefahr des Erstickens durch „inneren O_2-Mangel".

Ursachen und Symptomatik: CO entsteht z. B. bei Bränden oder Holzkohlefeuer mit ungenügender O_2-Zufuhr. Mit ansteigendem CO-Gehalt im Blut kommt es zu Kopfschmerzen, Schwindel, Benommenheit, Sehstörungen, Übelkeit, Erbrechen, Kollapsneigung, Tachypnoe und Tachykardie, Bewusstlosigkeit, Krämpfen und ggf. zum hypoxisch bedingten Tod.

Bei allen **unklaren Bewusstseinsstörungen** sollte immer auch an eine CO-Intoxikation gedacht werden!

ToDo Basis: Eigenschutz beachten und CO-Warngerät einsetzen. Symptomorientierte Lagerung, wesentlich ist die **frühzeitige hochdosierte O_2-Gabe**, Basismonitoring, inkl. EKG und SpCO-Messgerät. NA nachfordern.

ToDo Erweitert: i. v.-Zugang und VEL anlegen. Je nach Schweregrad Intubation und **HBO-Therapie** erwägen und den Patienten in Klinik transportieren.

10.5.10 Besonderheiten und spezielle Krankheitsbilder bei Kindern

Allgemeines

! Merken

*Atemnot zählt zu einem der **häufigsten Symptome** bei kindlichen Notfällen.*

- Um eine bestehende Atemnot nicht weiter zu verstärken, sind bei einem Kind folgende Maßnahmen entscheidend:
  – Ruhe ausstrahlen.
  – Kind, wenn möglich, auf dem Arm der Bezugsperson belassen.
  – Bei allen durchzuführenden Maßnahmen behutsam vorgehen und auf das Kind eingehen.
- Während die physiologischen **Atemfrequenzwerte** bei Säugling (40–50/min) und Kleinkind (20–35/min) noch recht hoch sind, nähern sie sich ab dem 10. Lebensjahr denjenigen von Erwachsenen (s. ▸ Tab. 23.1).
- **Kinder atmen** überwiegend **in den Bauch** (nicht wie Erwachsene in den Thorax), daher ist bei der Beurteilung der Atmung besonders auf das Heben und Senken des Bauchraums zu achten. Wird die Zwerchfellbeweglichkeit, z. B. durch eine Druckerhöhung im Abdomen, eingeschränkt, hat dies Auswirkungen auf die Atmung.
- **Neugeborene und Säuglinge** atmen primär durch die **Nase**. Schon ein eigentlich „banaler" Schnupfen kann die Atmung nachhaltig beeinflussen!
- **Nasenflügeln, exspiatorisches Stöhnen** und **Einziehungen** des Thorax während der Einatmung (zwischen den Rippen = interkostal oder in der Drosselgrube = Jugulum) weisen beim Säugling auf Atemnot hin.
- Bei notwendiger Beatmung eines Säuglings darf der Kopf nicht überstreckt werden, da die Atemwege dadurch verlegt werden. Der Kopf ist in Neutralstellung, der sog. **Schnüffelposition** (▸ Abb. 10.10) zu positionieren; siehe auch ▸ Abb. 13.10.

Abb. 10.10 Schnüffelposition.

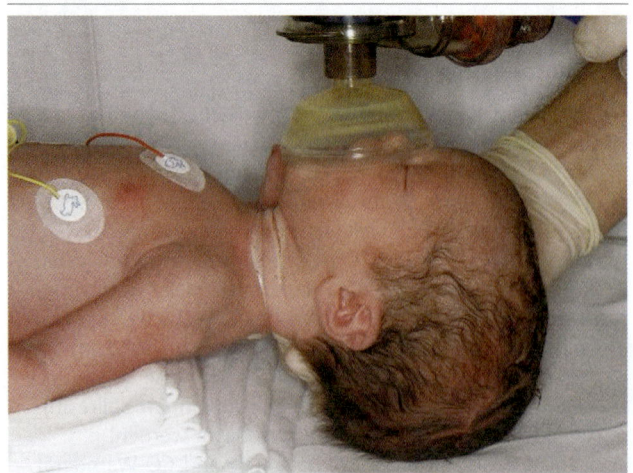

Der Kopf des Kindes muss in Mittelstellung und neutraler Position gelagert werden (der Kopf darf nicht überstreckt oder gebeugt werden, da dann die Atemwege verlegt werden). Bei diesem Neugeborenen mit ausladendem Hinterkopf ist dafür eine Unterpolsterung im Rücken-Schulter-Bereich notwendig. *Aus: Kalmbach K, Leonhardt A. Geburtshilfliche Anästhesie – Erstversorgung und Reanimation von Neugeborenen. AINS (2011:46(07/08): 496–506); Bildnachweis: Cornelia Vestweber, Zentrum für Kinder- und Jugendmedizin, Universitätsklinikum Gießen und Marburg*

Zu weiteren Details siehe Kap. „Besonderheiten pädiatrischer Patienten" (S. 463) und „Reanimation beim Kind" (S. 309).

RETTEN TO GO

Dyspnoe – Besonderheiten bei Kindern

Ruhe ausstrahlen und auf das Kind eingehen. Altersabhängige **Atemfrequenzwerte** beachten. Beim Säugling auf **Nasenflügeln**, exspiratorisches Stöhnen und **Einziehungen** des Thorax achten! Bei notwendiger Beatmung des Säuglings an „**Schnüffelposition**" des Kopfes denken.

Akute Epiglottitis

Grundlagen

Definition Epiglottitis
Bei der akuten Epiglottitis (Syn.: Laryngitis supraglottica) handelt es sich um eine bakterielle Entzündung des Kehlkopfdeckels (Epiglottis = gr. Kehldeckel), die lebensbedrohlich sein kann.

Pathophysiologie • Die akute Epiglottitis wird am häufigsten durch das Bakterium **Haemophilus influenzae Typ B**, seltener durch Pneumokokken und β-hämolysierende Streptokokken (Gruppe A) verursacht. Durch die bakteriell bedingte Entzündung kommt es zu einer **Schwellung des Kehldeckels**. Betroffen sind v. a. Kinder zwischen 3 und 7 Jahren.

Symptomatik und Differenzialdiagnosen

Symptomatik • Die Epiglottitis ist nach Einführung der Impfung gegen Haemophilus influenzae Typ B selten geworden. Die Erkrankung beginnt typischerweise **plötzlich** aus völliger Gesundheit heraus mit hohem **Fieber**, deutlich beeinträchtigtem Allgemeinbefinden, Halsschmerzen und starken zunehmenden **Schluckbeschwerden** (Nahrungsverweigerung!). Da auch der Speichel nicht mehr geschluckt werden kann, fällt ein ausgeprägter **Speichelfluss** auf (das Kind „sabbert"). Die **Sprache** klingt „**kloßig**". Innerhalb kurzer Zeit schwillt der Kehlkopfdeckel so massiv an, dass die Atemwege eingeengt werden und die betroffenen Kinder eine ausgeprägte Luftnot mit einer „**karchelnden**" Atmung (klingt wie Schnarchen) und einem inspiratorischen Stridor entwickeln. Es besteht Erstickungsgefahr!

Differenzialdiagnosen • Der sog. **Pseudokrupp** (S. 265) betrifft meist jüngere Kinder und beginnt im Gegensatz zur Epiglottitis eher schleichend (▸ Tab. 10.4). Ein akutes Kehlkopfödem (Larynxödem) kann z. B. auch durch Nahrungsmittel oder Insektenstiche im Rahmen einer **allergisch-toxischen Reaktion** ausgelöst werden. Auch an eine **Kehlkopfdiphtherie** (echter Krupp) und an eine **Fremdkörperaspiration** (plötzlicher Beginn, i. d. R. Hustenattacken) ist differenzialdiagnostisch zu denken.

Versorgung des Patienten

Basismaßnahmen

- **Den Patienten und Eltern (!) beruhigen** (O_2-Bedarf nicht unnötig durch weiteren Stress oder Angst erhöhen) und Kind kontinuierlich überwachen.
- **Keine Manipulation** im Mund-Rachen-Raum (Gefahr der vollständigen Atemwegsverlegung). Keine orale Flüssigkeitsgabe!
- **Lagerung** mit erhöhtem, nach vorne gebeugtem Oberkörper (wobei das Kind i. d. R. selbst versucht, eine möglichst

Tab. 10.4 Differenzialdiagnose Pseudokrupp und akute Epiglottitis

	Akute Epiglottitis	Pseudokrupp
Häufigkeit	sehr selten (seit Einführung der Schutzimpfung)	häufig, v. a. im Herbst und Winter
Ursache	Bakterien (v. a. Haemophilus influenzae)	Viren
Alter	v. a. Kinder von 3–7 Jahren	v. a. Kinder zwischen 1,5 und 5 Jahren
Beginn	plötzlich, i. d. R. aus voller Gesundheit	meist allmählicher Beginn, typischerweise vorangegangener Atemwegsinfekt, Symptome treten v. a. nachts auf
Husten	keiner	bellend
Stridor	ja	ja (bei schwerem Verlauf)
Schluckprobleme	ja (Speichelfluss, Kind möchte nichts zu sich nehmen)	keine (bis kaum)
Allgemeinbefinden	stark beeinträchtigt mit hohem Fieber	gering bis mäßig beeinträchtigt, evtl. leichtes Fieber

Nach: I care – Krankheitslehre. Thieme; 2015

günstige Körperhaltung zu finden, um noch eine ausreichende Einatmung zu erreichen).

- **Monitoring** möglichst auf das Wesentlichste beschränken (weniger ist hier mehr), da meist Zusatzstress für das Kind (vorrangig SpO$_2$-Messung).
- Umgehend **Notarzt** nachfordern – wenn vorhanden, Kindernotarzt.
- Gegebenenfalls **O$_2$-Gabe** (initial 10 l/min, Flow je nach SpO$_2$ ggf. anpassen), im Idealfall halten die Eltern oder eine andere Bezugsperson die Maske vor das Gesicht des Kindes. Absaug- und Intubationsbereitschaft herstellen!

ACHTUNG

Eine Racheninspektion verbietet sich bei Verdacht auf Epiglottitis, da diese eine Reizung der Schleimhäute, aber auch einen reflektorischen Atem- und Herzstillstand auslösen kann!

Erweiterte Maßnahmen • Ist durch die Eltern noch kein Kortison-Zäpfchen gegeben worden, würde man dies nun nachholen. Gegebenenfalls **Adrenalin** über Sauerstoff vernebeln.

Das Kind muss mit NA-Begleitung und unter Intubationsbereitschaft in eine Kinderklinik mit Intensivstation gebracht werden (Voranmeldung). Ein erfahrener (Kinder-) Notarzt wird das Kind bei schwerer Atemnot **frühzeitig intubieren** (solange Kehlkopfeingang noch passierbar, ▶ Abb. 10.11). Sofern vertretbar, sollte auf eine Sondersignalfahrt wegen des Zusatzstresses für das Kind möglichst verzichtet werden.

Abb. 10.11 Epiglottitis.

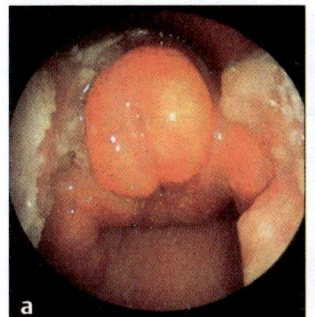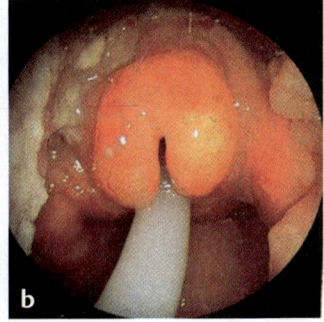

Zu sehen ist die stark geschwollene, gerötete Epiglottis.
a Vor Intubation. **b** Nach Intubation. *Aus: Bald M et al., Kurzlehrbuch Pädiatrie. Thieme; 2012*

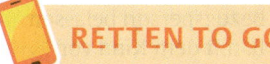
RETTEN TO GO

Akute Epiglottitis

Definition und Ursachen: Bakterielle Entzündung des Kehlkopfdeckels, die lebensbedrohlich sein kann. Sie wird am häufigsten durch das Bakterium **Haemophilus influenzae** verursacht und betrifft v. a. Kinder von 3–7 Jahren.

Symptomatik: Plötzlich aus völliger Gesundheit heraus **hohes Fieber**, deutlich beeinträchtigtes Allgemeinbefinden, Halsschmerzen und **Schluckbeschwerden** (Nahrungsverweigerung!) mit **Speichelfluss**. Die **Sprache** klingt „kloßig", die Kinder entwickeln ausgeprägte Luftnot mit inspiratorischem Stridor, Erstickungsgefahr! **Differenzialdiagnostisch** ist v. a. an einen **Pseudokrupp** zu denken.

ToDo: Kind und Eltern beruhigen. Lagerung mit erhöhtem Oberkörper, NA nachfordern, ggf. O$_2$-Gabe und Absaug- und Intubationsbereitschaft herstellen. Keine Racheninspektion, da Gefahr eines reflektorischen Atemstillstands! Kortison-Zäpfchen und eventuell Adrenalin (vernebeln) als erweiterte Maßnahmen. Bei schwerer Atemnot ggf. Intubation durch erfahrenen (Kinder-)NA erforderlich.

Pseudokrupp

Grundlagen

Definition Pseudokrupp

Pseudokrupp (Syn.: Laryngitis subglottica) wird fast immer durch Viren (u. a. Influenza-Viren) verursacht. Durch die Entzündungsreaktion schwellen die Schleimhäute im Bereich unterhalb des Kehldeckels an.

Pathophysiologie und Ursachen • Durch eine Virusinfektion (selten auch durch eine allergische Reaktion) schwillt das weiche Gewebe unterhalb des Kehldeckels an und verengt so die Atemwege. Pseudokrupp tritt v. a. bei Kleinkindern zwischen 18 Monaten und 5 Jahren, bevorzugt in den Herbst- und Wintermonaten auf. Ab dem 3. Lebensjahr nimmt die Wahrscheinlichkeit, einen erstmaligen Anfall zu erleiden, deutlich ab.

Symptomatik und Differenzialdiagnosen

Symptomatik • Die Beschwerden entwickeln sich sehr häufig in der Nacht und äußern sich zunächst in einem trockenen, **bellenden Husten**. Wenn die Atemluft beim Einatmen die Engstelle passiert, entsteht ein typisches pfeifendes Geräusch, das man bei starker Ausprägung schon aus der Entfernung hören kann (sog. **inspiratorischer Stridor**). Höhergradige Verengungen können zur Luftnot und beim Kind (wie auch bei den Eltern) zu Angst führen. In der Regel verläuft die Erkrankung aber leicht und gibt selten Anlass für einen Notruf.

Differenzialdiagnosen • Die akute Epiglottitis beginnt im Gegensatz zum Pseudokrupp plötzlich, geht mit hohem Fieber, Schluckbeschwerden und Speichelfluss einher (▶ Tab. 10.4).

Versorgung des Patienten

Basismaßnahmen

- **Den Patienten und Eltern (!) beruhigen** (O_2-Bedarf des Kindes sinkt durch Angstreduktion).
- Kind auf Wunsch auf dem Arm der Bezugsperson belassen.
- Kalte, befeuchtete Luft zuführen (z. B. mit dem Kind vor ein offenes Fenster gehen – dabei auf der Jahreszeit entsprechende Kleidung achten!).
- O_2-Sättigung erheben (vorerst kein weiteres Monitoring notwendig) und ggf. O_2-Gabe.
- Bei inspiratorischem Stridor, Atemnot und/oder Zyanose: Notarzt nachfordern, da Medikamentengabe erforderlich.

Erweiterte Maßnahmen • Sofern die Eltern noch kein **Kortison-Zäpfchen** gegeben haben, wird dies nun verabreicht, ggf. auch Adrenalingabe (vernebelt).

! Merken

Kortison kann in der Akutbehandlung lebensrettend sein. Insbesondere bei frühzeitiger Gabe wird der Verlauf günstig beeinflusst.

Pseudokrupp

Definition: Meist durch Viren verursachte Entzündungsreaktion (Schleimhautschwellung) im Bereich unterhalb des Kehldeckels.

Symptomatik: Beschwerden oft nachts mit trockenem, **bellendem Husten** und **inspiratorischem Stridor**. Bei höhergradiger Verengung ggf. Luftnot. In der Regel aber blander Verlauf, selten Anlass für einen Notruf.

ToDo: Kind und Eltern beruhigen und Zufuhr von kalter, befeuchteter Luft, ggf. O_2-Gabe. Bei Stridor, Atemnot und/oder Zyanose NA nachfordern.

Fremdkörperaspiration

Siehe unter Fremdkörperaspiration (S. 259).

11 Schock

11.1 Grundlagen

Fallbeispiel Wespenschwarm attackiert Schulklasse

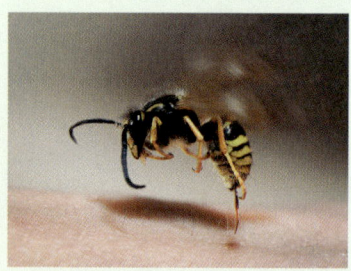
© kozorog – Fotolia.com

An einem Sommertag um 12:13 Uhr lautet das Einsatzstichwort „Allergische Reaktion". Der Notfallort ist ein Gasthof mit großem Garten. Eine aufgeregte Dame berichtet dem eintreffenden Rettungsteam: Nachdem ein Schüler versehentlich in ein Erdwespennest gegriffen hatte, attackierten die Wespen die gesamte Schulklasse. 10 Kinder und 1 Lehrerin wurden gesto-chen. Der Lehrerin geht es besonders schlecht, ca. 5 der gesto-chenen Kinder haben Schmerzen, die restlichen 5 Kinder sind den Umständen entsprechend wohlauf.

Es herrscht Chaos, einige Kinder schreien. Das Rettungsteam fordert daher bei der Leitstelle umgehend Verstärkung an. Der Notarzt ist ebenfalls alarmiert. Die Lehrerin sitzt mit aufgerich-tetem Oberkörper auf der Wiese und bekommt schlecht Luft. Um sie kümmert sich das Rettungsteam daher zuerst. Auf die Frage: „Frau Schmidt, haben Sie eine Wespenallergie?", ant-wortet sie: „Ja, aber ich habe mein Notfallset nicht dabei." Auf der rechten Gesichtshälfte von Frau Schmidt sind mehrere Ein-stichstellen sichtbar, dieser Bereich ist deutlich gerötet und ge-schwollen, davon abgesehen ist die Haut von Frau Schmidt blass und kaltschweißig, ihre Atmung beschleunigt und er-schwert, der Puls flach und kaum tastbar. Alles deutet auf ei-nen anaphylaktischen Schock aufgrund einer allergischen Reak-tion hin.

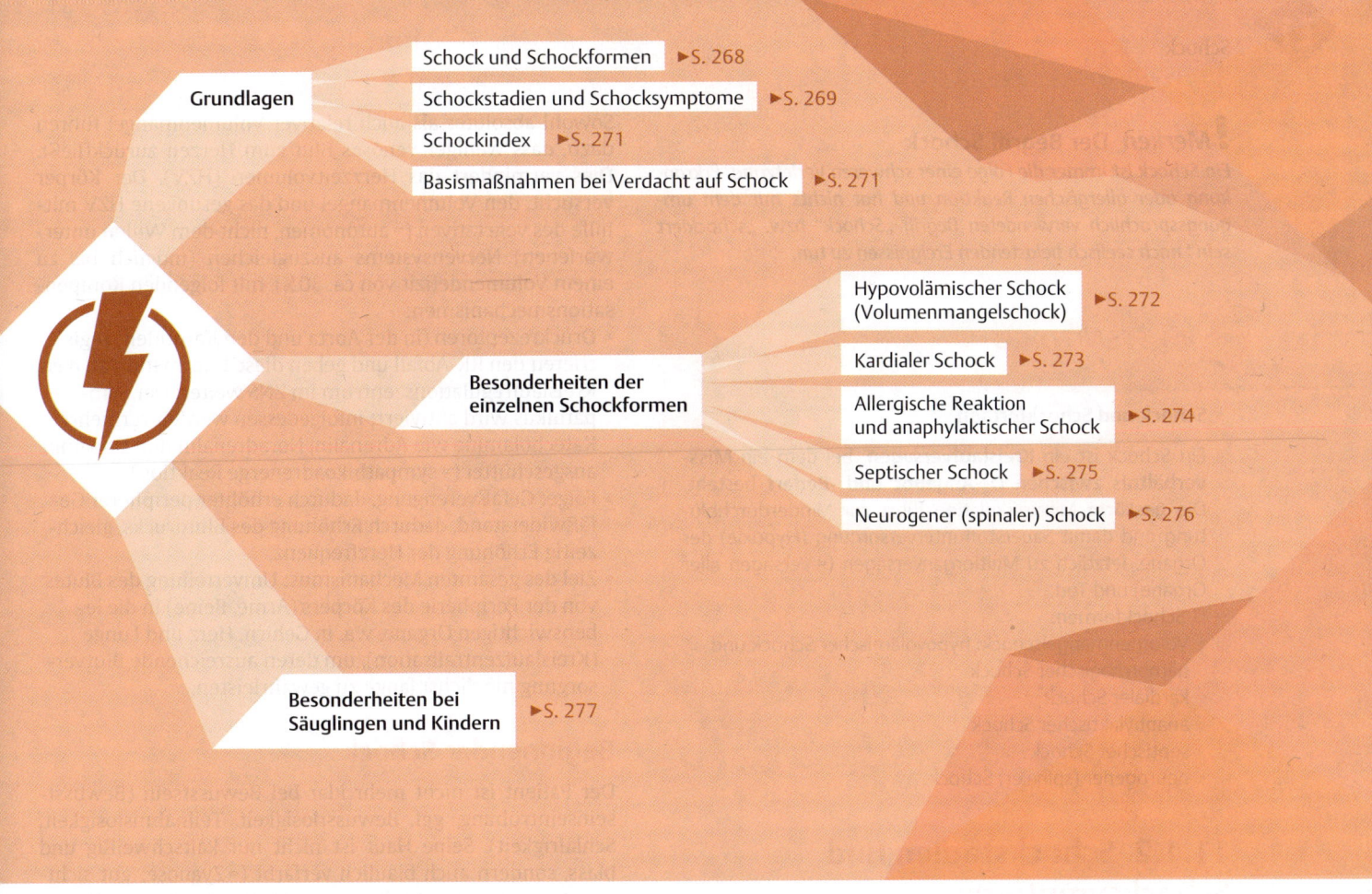

11.1.1 Schock und Schockformen

Definition Schock

Ein Schock ist ein Kreislaufversagen, das unbehandelt zum Multiorganversagen (= Ausfall aller Organe) führen kann. Aufgrund einer **Störung der Mikrozirkulation**, d. h. einer verminderten Durchblutung der kleinsten Blutgefäße, erhält das Gewebe weniger Sauerstoff, als es benötigt (Hypoxie). Es besteht also ein Miss-verhältnis zwischen O_2-Angebot und O_2-Bedarf. Der Körper versucht, zu Beginn die Durchblutung der wichtigsten Organe wie Gehirn, Herz und Lunge sicherzustellen – auf Kosten anderer Organe sowie der „Peripherie" (z. B. Arme und Beine). Wenn diese Phase der **Kreislaufzentralisation** („Zentralisation") nicht rechtzeitig erkannt und durch Gegenmaßnahmen gestoppt wird, kann ein Schock auch tödlich enden.

Schockformen • Siehe ▶ Tab. 11.1.

Tab. 11.1 Übersicht über mögliche Schockformen

Pathophysiologie	Schockform	Erläuterung	mögliche Ursachen
absoluter Volumenmangel	Volumenmangelschock = hypovolämischer Schock oder hämorrhagischer Schock	ausgeprägter Blut- oder Flüssigkeitsverlust	schwere Verletzung, großflächige Verbrennung, starker Durchfall, starkes Erbrechen
absoluter und relativer Volumenmangel	anaphylaktischer Schock (distributiver Schock = Verteilungsstörung durch Weitstellung der Gefäße in der Peripherie)	*relativer* Volumenmangel aufgrund Vasodilatation (Weitstellung der Gefäße) *absoluter* Volumenmangel durch erhöhte Durchlässigkeit der Gefäße	Wespenstich (Insektengift, s. Fall)
relativer Volumenmangel	kardialer (kardiogener) Schock	*relativer* Volumenmangel durch verminderte Pumpleistung des Herzens	Herzinfarkt
	septischer Schock (distributiver Schock)	*relativer* Volumenmangel aufgrund Vasodilatation	Sepsis, z. B. bei schweren Infektionskrankheiten
	neurogener (spinaler) Schock (distributiver Schock)	Erkrankung oder Verletzung des zentralen Nervensystems mit Vasodilatation und *relativem* Volumenmangel als Folge	spinales Trauma (Wirbelsäulenverletzung)

RETTEN TO GO

Schock und Schockformen

Ein Schock ist ein **Kreislaufversagen**, bei dem ein **Missverhältnis zwischen O_2-Angebot und -Bedarf** besteht. Die **gestörte** Mikrozirkulation führt zur Minderdurchblutung und damit Sauerstoffunterversorgung (Hypoxie) der Organe, letztlich zu Multiorganversagen (= Versagen aller Organe) und Tod.

Schockformen:
- Volumenmangelschock: hypovolämischer Schock und hämorrhagischer Schock
- kardialer Schock
- anaphylaktischer Schock
- septischer Schock
- neurogener (spinaler) Schock.

11.1.2 Schockstadien und Schocksymptome

Unbehandelt verlaufen alle Schockformen in 3 Schockstadien:
- kompensierter Schock (Stadium I, Anfangsphase, „drohender" Schock)
- beginnender Schock (Stadium II, Zentralisationsphase)
- manifester Schock (Stadium III, Endstadium oder manifeste Phase).

Kompensierter Schock

Der Patient ist bei Bewusstsein und antwortet gezielt, wenn man ihn anspricht. Er ist unruhig und ängstlich, evtl. ist ihm kalt und er zittert. Seine Atemfrequenz ist normal bis erhöht. Die Stresssituation und die schlechter werdende Durchblutung führen zu kaltschweißiger und blasser Haut (Ausnahme: septischer und neurogener Schock mit anfangs warmer Haut). Der Blutdruck ist noch annähernd normal bis erniedrigt, der Puls beschleunigt (> 100/min), aber gut zu tasten, Ausnahme kardiogener (S. 273) und neurogener Schock (S. 276).

Wie lassen sich die Symptome erklären? • Jeder Schock ist unabhängig von seiner Ursache im weiteren Verlauf mit einem Volumenmangel und einem verminderten Herzzeitvolumen (HZV) verbunden. Ein Volumenmangel bezeichnet einen Mangel an Blut oder Flüssigkeit. Unterschieden werden:
- **Absoluter Volumenmangel:** Durch Verlust von zirkulierendem Volumen nach außen (Verletzung) oder innen (vermehrt durchlässige Kapillargefäße in Haut oder Schleimhäuten).
- **Relativer Volumenmangel,** z. B. wenn ein geschwächtes Herz zu wenig Blut durch den Kreislauf pumpt oder das Blut in weit gestellten Blutgefäßen (Vasodilatation) „versackt", sodass die Organe deshalb nicht ausreichend durchblutet werden (Umverteilung von Volumen).

Sowohl absoluter als auch relativer Volumenmangel führen dazu, dass weniger venöses Blut zum Herzen zurückfließt. Dies vermindert das Herzzeitvolumen (HZV). Der Körper versucht, den Volumenmangel und das gesunkene HZV mithilfe des vegetativen (= autonomen, nicht dem Willen unterworfenen) Nervensystems auszugleichen (möglich bis zu einem Volumendefizit von ca. 30 %), mit folgenden Kompensationsmechanismen:
- Druckrezeptoren (in der Aorta und den Karotiden) registrieren den RR-Abfall und geben diese Information an das Kreislaufregulationszentrum im ZNS weiter: Der Sympathikus wird aktiviert; infolgedessen werden vermehrt Katecholamine wie Adrenalin, Noradrenalin und Dopamin ausgeschüttet (= sympathikoadrenerge Reaktion).
- Folge: Gefäßverengung, dadurch erhöhter peripherer Gefäßwiderstand, dadurch Erhöhung des Blutdrucks, gleichzeitig Erhöhung der Herzfrequenz.
- Ziel des gesamten Mechanismus: Umverteilung des Blutes von der Peripherie des Körpers (Arme, Beine) in die lebenswichtigen Organe, v. a. in Gehirn, Herz und Lunge (Kreislaufzentralisation), um deren ausreichende Blutversorgung möglichst lange zu gewährleisten.

Beginnender Schock

Der Patient ist nicht mehr klar bei Bewusstsein (Bewusstseinseintrübung, ggf. Bewusstlosigkeit, Teilnahmslosigkeit, Schläfrigkeit). Seine Haut ist nicht nur kaltschweißig und blass, sondern auch bläulich verfärbt (= Zyanose; gut sichtbar, besonders an Schleimhäuten). Er atmet schnell und flach, der Puls ist stark beschleunigt (Tachykardie) und schlecht zu tasten, der Blutdruck sinkt weiter (starke Hypotonie). Die schlechte Durchblutung, auch der Nieren, führt zur Abnahme der Harnproduktion (Oligurie; „Schockniere").

Wie lassen sich die Symptome erklären? • Die Kompensationsmechanismen des Körpers reichen nicht mehr aus, um das gesunkene HZV zu erhöhen. Im Kapillargebiet ist der O_2-Mangel (Hypoxie) so groß, dass die Stoffwechselvorgänge in den Zellen beeinträchtigt sind. In den Geweben reichern sich daher saure Stoffwechselprodukte an (Azidose), die zur Erweiterung der präkapillären Gefäße führen. Der Blutstrom in der Peripherie kommt dadurch nahezu zum Erliegen (Mikrozirkulationsstörung), der Blutdruck sinkt weiter ab.

Manifester Schock

Stadium der **akuten Lebensgefahr**: Der Patient ist bewusstlos (komatös). Seine Haut ist grau-marmoriert, die Atmung sehr flach, unregelmäßig und verlangsamt, der Puls schnell und kaum noch zu tasten, der Blutdruck nicht mehr messbar.

Wie lassen sich die Symptome erklären? • Durch die erhöhte Durchlässigkeit der Kapillargefäße tritt mehr Flüssigkeit aus den Gefäßen in das Gewebe, als zurückströmt. Das Blut „dickt ein" (sog. **Sludge-Phänomen**). Die Erythrozyten ballen sich zusammen und verschließen als kleine Blutgerinnsel (sog. Mikrothrombosen) die Kapillargefäße. Durch den Verschluss dieser Gefäße kommt es zum Absterben von Zellen. Die lebenswichtigen Organe wie Herz, Gehirn und Lunge werden nicht mehr ausreichend mit O_2-gesättigtem Blut versorgt und können ihre Funktion nicht mehr aufrechterhalten. Es kommt zum Multiorganversagen und somit zum Tod.

11.1.3 Schockindex

Definition Schockindex

Schockindex = Herzfrequenz : systolischer Blutdruck.

Der Schockindex hat an Bedeutung verloren, kann aber eine grobe Orientierung darüber geben, ob ein Schockzustand vorliegt oder nicht: Bei einem Wert > 1 liegt sehr wahrscheinlich ein Schock vor, bei einem Wert > 1,5 ein schwerer Schock. Bei Gesunden liegt der Wert bei ca. 0,5.

Beispiel: Herzfrequenz 140 Schläge/min, systolischer Blutdruck 70 mmHg → Schockindex = 2 → schwerer Schock.

Hinweise zu Nutzung und Interpretation der Ergebnisse

- Der **Schockindex** darf nicht als alleiniges Diagnosekriterium verwendet werden, da er **oft falsch negativ** ist, z. B.
  - in der Anfangsphase des Schocks mit Tachykardie, aber noch annähernd normalem Blutdruck,
  - wenn bei schlechter werdendem Kreislauf der Kompensationsmechanismus der Herzfrequenzzunahme nicht funktioniert.
- Wenn der **Schockindex positiv** ist, kann er als Hilfe hinzugenommen werden, um die Verdachtsdiagnose zu erhärten – bei der Interpretation der Schwere des Schocks und des Schockstadiums sind jedoch unbedingt alle verfügbaren Untersuchungsergebnisse, Beobachtungen und auch Informationen über die vermutete Ursache einzubeziehen.

! Merken Schockindex

- *Der Schockindex ist eine gute Ergänzung und stützt die Diagnose, darf aber nie allein betrachtet werden, da sonst die Gefahr besteht, wertvolle Zeit in der Anfangsphase zu verlieren.*
- *Bei Kindern kann der Schockindex nicht als Diagnosehilfe herangezogen werden (S. 277).*

RETTEN TO GO

Schockstadien und -zeichen

Jeder Schock ist im weiteren Verlauf mit einem **Volumenmangel (Hypovolämie)** und einem **verminderten Herzzeitvolumen (HZV)** verbunden. Man unterscheidet **3 Schockstadien**:
- kompensierter („drohender") Schock
- beginnender Schock
- manifester Schock.

Allgemeine **Schockzeichen** sind:
- blasse und kaltschweißige Haut
- deutlich **verlängerte Rekapillarisierungszeit** (> 2 s)
- deutlich **erhöhte Herzfrequenz** (= Tachykardie; Puls > als 100/min) bei gleichzeitig erniedrigtem und weiterhin **sinkendem Blutdruck** (= Hypotonie; systolisch < 100 mmHg)
- erhöhte Atemfrequenz (Tachypnoe)
- Der Patient ist ängstlich und unruhig, friert und zittert evtl., später ist er teilnahmslos.

Ausnahmen: kardialer und neurogener Schock: Puls kann auch erniedrigt sein; septischer und neurogener (spinaler) Schock: Haut ist anfangs noch gerötet und warm.

Mithilfe des **Schockindex** (= Herzfrequenz/systolischer Blutdruck) kann man grob abschätzen, ob ein Schockzustand vorliegt (bei einem Wert > 1 sehr wahrscheinlich). Bei **Kindern** ist der Schockindex keine Diagnosehilfe!

11.1.4 Basismaßnahmen bei Verdacht auf Schock

Basismaßnahmen des Rettungssanitäters

! Merken Notarzt

Bei Verdacht auf Schock immer den Notarzt anfordern!

Im Rahmen der Notfalluntersuchung mittels ABCDE-Schema (S. 191) sind, bevor der Notarzt eintrifft, zusätzlich und besonders zu beachten (keine Besonderheiten bei A u. D, deshalb hier nicht gesondert erwähnt):
- bei **B – Breathing:**
  - Atmung erleichtern, evtl. beengende Kleidung des Patienten öffnen, in geschlossenen Räumen für Frischluftzufuhr sorgen, Sauerstoff über O_2-Inhalationsmaske verabreichen (8–15 l/min).
- bei **C – Circulation:**
  - Eventuell sichtbare Blutung stillen.
  - Engmaschiges Monitoring der wichtigsten Vitalfunktionen: Puls, Rekapillarisierungszeit, Blutdruck, O_2-Sättigung; EKG anlegen (Rhythmuskontrolle, vorbereitende Maßnahme für den Notarzt). Hinweis: Der periphere Puls gibt orientierend Auskunft über den Blutdruck – bei einem gut tastbaren peripheren Puls beträgt der Blutdruck > 80 mmHg systolisch.
  - Eventuell Schocklagerung (Autoinfusionslagerung, ▸ Abb. 11.1): Durch das Höherlegen der Beine strömt das Blut aufgrund der Schwerkraft aus den Extremitäten vermehrt in die Körpermitte zurück. Aber Vorsicht, hier gibt es **zahlreiche Ausnahmen**:
  Die klassische Schocklagerung (▸ Abb. 11.1) sollte nur bei hypovolämischem Schock durchgeführt werden, wenn keine relevanten Verletzungen im Bereich der sog. 5 „Bs" vorliegen: Kopf („**B**irne"), **B**rustraum, **B**auch, **B**ecken oder **B**eine. Für alle anderen Schockarten gilt i. d. R. die „symptomorientierte Lagerung" d. h., auf die Grunderkrankung, die zum Schock führt, muss mit der entsprechenden Lagerung reagiert werden:
    - Patient mit allergischer Reaktion (und Atemnot!) sowie anaphylaktischem Schock: Lagerung sitzend bzw. mit erhöhtem Oberkörper, um die Atmung nicht durch die Schocklagerung zusätzlich zu erschweren.
    - Patient mit Herzschwäche (kardiale Ursachen) und/oder Atemnot: Oberkörper erhöht lagern.

Abb. 11.1 Schocklagerung.

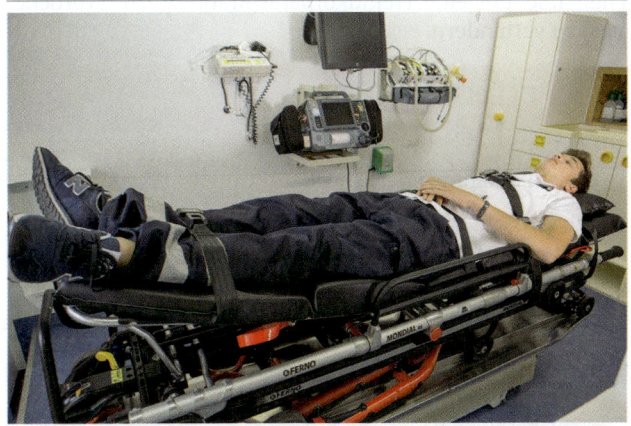

Das Hochlagern der Beine lässt vermehrt Blut aus den Extremitäten in die Körpermitte zurückströmen. *Foto: Kirsten Oborny*

– Patient mit Wirbelsäulentrauma, SHT bzw. Polytrauma: Flachlagerung bzw. rückenschonende Lagerung. Prinzipiell ist eine Schocklagerung auf der Trage möglich (Trage als Ganzes schräg stellen, dann bleibt die Wirbelsäule geschont).

Wenn der Patient bewusstlos ist, muss er immer in die stabile Seitenlage gebracht werden! Bewusstlosigkeit beim Schock bedeutet höchste Lebensgefahr! Sofortige Reanimationsbereitschaft (S. 298) herstellen!

ACHTUNG
Generell gilt eine Rekapillarisierungszeit > 2 s als erhöht, ab 5 s ist ein kritischer Wert überstiegen. Bei Kälte kann sich die Rekapillarisierungszeit jedoch allein aufgrund der niedrigen Temperaturen verlängern!

Schocklagerung

- bei **E – Exposure/Environment:**
  – Wärme erhalten mit Alurettungsdecke im Sommer und im Winter, im Winter auch eine Decke unter den Patienten legen.
  – Soweit möglich für Ruhe sorgen!

Einen schnellstmöglichen Transport anstreben, auch erwägen, dem Notarzt entgegenzufahren, wobei trotz der gebotenen Eile auf einen schonenden Transport zu achten ist.

! *Merken* Maßnahmen bei Schock
Neben den allgemeinen wesentlichen Basismaßnahmen (Kreislaufstabilisierung [z. B. Lagerung], O₂-Gabe, Wärmeerhalt) sind weitere Maßnahmen auf die jeweilige Schockform (S. 269) abzustimmen.

Basismaßnahmen des Notarztes

Der Notarzt konzentriert sich auf die Aufrechterhaltung der Vitalfunktionen und die medikamentöse Behandlung der Schockursache bzw. des Schockzustandes. Es sind mehrere großlumige Venenzugänge erforderlich (ggf. auch i.o.-Zugang), durch die in kurzer Zeit die benötigte Menge an Volumen (kristalloide und evtl. kolloidale Lösungen) sowie Medikamente verabreicht werden können. Oberstes Ziel ist es, die Blutzirkulation zu erhalten und sicherzustellen, dass Gehirn, Herz und Lunge ausreichend mit Sauerstoff versorgt werden!

Beim **manifesten Schock** gehören **Atemwegssicherung** (Intubation) und **Beatmung** zu den wichtigsten ersten Therapieschritten, um eine ausreichende O₂-Zufuhr zu ermöglichen und um eine Fremdkörperaspiration (z. B. Erbrochenes) zu verhindern.

RETTEN TO GO

Basismaßnahmen bei Schock

Bei Verdacht auf Schock immer den **Notarzt** anfordern! Bis der Notarzt eintrifft, Folgendes tun:
- Atmung erleichtern, evtl. beengende Kleidung des Patienten öffnen, in geschlossenen Räumen für Frischluftzufuhr sorgen.
- Sauerstoff zuführen über O₂-Inhalalationsmaske.
- Eventuell sichtbare Blutungen stillen. Oberstes Ziel: Ursache beseitigen!

- Bei hypovolämischem Schock: **Schocklagerung** (Autoinfusionslagerung) = Beine hochlagern – bei allen anderen Schockformen symptomorientierte Lagerung (Besonderheiten bei den einzelnen Schockformen beachten)!
- Bei **Bewusstlosigkeit**: stabile Seitenlage; Achtung: Bewusstlosigkeit bedeutet beim Schock höchste Lebensgefahr! Reanimationsbereitschaft herstellen!
- Vitalfunktionen engmaschig kontrollieren: Herz- und Atemfrequenz, Blutdruck, O₂-Sättigung; EKG anlegen.
- Wärme erhalten mit Alurettungsdecke (außer bei Schock infolge eines Hitzeschlags).
- Für Ruhe sorgen.

11.2 Besonderheiten der einzelnen Schockformen

11.2.1 Hypovolämischer Schock (Volumenmangelschock)

Definition **Hypovolämischer Schock**
Beim hypovolämischen („hypo" für wenig; „vol" für Volumen; „ämisch" für Blut) Schock steht dem Körper zu wenig Blut oder zu wenig Plasma zur Verfügung, um lebenswichtige Organe mit ausreichend Sauerstoff zu versorgen.

Ursachen und Pathophysiologie

Ein Volumenmangelschock entsteht durch Verlust von Blut (= hämorrhagischer Schock) oder nur der flüssigen Bestandteile des Blutes (Plasma mit Wasser und Elektrolyten, z. B. bei Verbrennungen). Durch den Volumenmangel im Gefäßsystem kommt es im weiteren Verlauf zum Schock. Blutungen können sowohl innerlich, also nicht sichtbar! (z. B.: Magen-Darm-Trakt, Organrupturen infolge eines Traumas), als auch äußerlich (z. B. Schnittverletzungen) sein.

Der Verlust von Flüssigkeit erfolgt meist infolge von heftigem Erbrechen, Durchfall oder durch Austrocknung bei erhöhter Umgebungstemperatur (starkes Schwitzen bei gleichzeitig zu geringer Flüssigkeitsaufnahme; Hitzschlag) und hohem Fieber (um die 40 °C Körperkerntemperatur).

Der hypovolämische Schock kommt besonders häufig bei Kindern und Säuglingen vor (S. 277), da bei diesen bereits ein geringer Blut- oder Flüssigkeitsverlust (z. B. bei einem Infekt im Magen-Darm-Trakt) für den Organismus bedrohlich werden kann.

Leitsymptome

Neben den allgemeinen Schockzeichen (S. 270) gibt es eine Vielzahl von Symptomen, die auf einen hypovolämischen Schock hindeuten können. Von besonderer Bedeutung sind:
- Desorientiertheit, Mattigkeit, Abgeschlagenheit, Kopfschmerzen bei großem Blutverlust
- trockene Schleimhäute, stehende Hautfalten und tief in den Augenhöhlen liegende Augen („Ringe unter den Augen"), z. B. bei: Flüssigkeitsverlust durch Durchfall und/oder Erbrechen.

Der **hämorrhagische Schock** wird entsprechend dem Blutverlust in **4 Schweregrade** eingeteilt (▶ Tab. 11.2).

Tab. 11.2 Schweregrade des hämorrhagischen Schocks

	Klasse I	Klasse II	Klasse III	Klasse IV
% Blutverlust	ca. 15 %	15–30 %	30–40 %	>40 %
Pulsfrequenz (pro Minute)	<100	100–120	120–140	>140
Blutdruck	unverändert	unverändert	erniedrigt	erniedrigt
Atemfrequenz (pro Minute)	14–20	20–30	30–40	>40
Bewusstseinszustand	leicht ängstlich	ängstlich, unruhig	unruhig, verwirrt	verwirrt bis teilnahmslos

!Merken Verlust- und Verbrauchskoagulopathie

Bei ausgeprägtem Blutverlust kann es durch den gleichzeitigen Verlust von Gerinnungsfaktoren zu unstillbaren inneren und äußeren Blutungen kommen, selbst wenn die ursächliche Blutungsquelle bereits versorgt wurde (Verlust- und Verbrauchskoagulopathie).

Therapieprinzipien

Basismaßnahmen • Vgl. auch Basismaßnahmen bei Verdacht auf Schock (S. 271).

- Sichtbare Blutung sofort stillen (S. 341).
- Schocklagerung: wichtige Basismaßnahme bei dieser Schockform, da durch den vermehrten Rückfluss von Blut aus den Beinen in die Körpermitte innerhalb kurzer Zeit wieder mehr Blut für den Kreislauf zur Verfügung gestellt wird.

ACHTUNG

Bei der Schocklagerung (S. 272) *die Kontraindikationen beachten!*

- Monitoring etablieren und Vitalparameter regelmäßig kontrollieren.
- Wenn der Auslöser für den hypovolämischen Schock ein Hitzschlag ist, soll auf den Wärmeerhalt mit Alurettungsdecke verzichtet werden.
- Volumensubstitution vorbereiten.
- Hochdosierte O_2-Gabe (10–15 l/min) über Maske (mit Reservoir und Nichtrückatemventil).

Erweiterte Maßnahmen • Bei dieser Schockform ist Volumen in Form von kristalloiden (VEL, z. B. Ringer-Lactat®) und/oder kolloidalen (z. B. HAES®) Infusionen besonders wichtig. Deshalb werden in der Regel mind. 2 großlumige Venenzugänge (falls dies nicht möglich ist, ein i.o.-Zugang) gelegt, um innerhalb kürzester Zeit große Mengen an Volumen verabreichen zu können. Die Infusionen sind natürlich kein echter Ersatz für das verlorene Blut, aber im Rettungsdienst werden keine Bluttransfusionen verabreicht. Zum einen, weil die notwendige Sicherheit (Testung der Blutgruppe, Testung auf Antikörper) fehlt, zum anderen, weil es nicht notwendig ist: Der Volumenverlust und der damit irgendwann verbundene Kreislaufstillstand sind wesentlich gefährlicher. Um den Kreislauf zu unterstützen, werden ggf. Katecholamine (Dobutamin, z. B. Dobutrex®) verabreicht.

RETTEN TO GO

Hypovolämischer Schock

Definition: Schock aufgrund eines Volumenmangels, d. h. eines Mangels an Blut (= hämorrhagischer Schock) oder an Plasma.

Ursachen: Hoher Blutverlust (z. B. durch Trauma) oder Verlust von Elektrolyten, Plasma und/oder Wasser durch Durchfall, Erbrechen oder Verbrennungen.

Symptomatik: Allgemeine Schockzeichen und besonders: Mattigkeit, Teilnahmslosigkeit, Desorientiertheit, Durchfall und Erbrechen, trockene Schleimhäute, stehende Hautfalten, Augen tief in den Augenhöhlen liegend, „Ringe unter den Augen".

ToDo Basis: besonders wichtig: sichtbare Blutung stillen und Schocklagerung (Kontraindikation: Verletzungen/Blutungen an Kopf (Birne), Bauch, Becken, Brust, Beinen = „5 Bs"; bei Hitzschlag – kein Wärmeerhalt mit Rettungsdecke!

ToDo Erweitert: Volumensubstitution mit kristalloiden (VEL, z. B. Ringer-Lactat®) und/oder kolloidalen (z. B. HAES®) Infusionen durch ≥ 2 große venöse Zugänge (ggf. i.o.-Zugang), Aufrechterhaltung der Vitalfunktionen, ggf. Katecholamine (Dobutamin, z. B. Dobutrex®) zur Kreislaufunterstützung.

11.2.2 Kardialer Schock

Definition Kardialer Schock

*Beim **kardialen Schock** führt die verminderte Pumpleistung des Herzens zur O_2-Mangelversorgung. Dabei ist es egal, ob die Ursache das Herz selbst ist (kardiale Ursache, wie z. B. ein Herzinfarkt) oder außerhalb des Herzens liegt (extrakardiale Ursache, wie z. B. eine Lungenembolie). Der Begriff „kardiogener Schock", der meistens verwendet wird, erfasst nur das Schockgeschehen aufgrund einer Erkrankung des Herzens selbst. Nachfolgend wird daher vom kardialen Schock gesprochen, der auch Ursachen außerhalb des Herzens mit einschließt.*

Ursachen

Auslöser eines kardialen Schocks kann sowohl eine Herzerkrankung sein (z. B. Herzinfarkt, akute Herzinsuffizienz, akutes Koronarsyndrom, Herzrhythmusstörungen) als auch eine Störung außerhalb des Herzens, z. B. kardiales Lungenödem, Perikarderguss, Lungenembolie, Spannungspneumothorax, Perikardtamponade.

!Merken Kardialer Schock

Bei allen Formen des kardialen Schocks ist die Auswurfleistung des Herzens vermindert. Aufgrund des hierdurch reduzierten Herzzeitvolumens wird der Körper nicht mehr ausreichend mit Blut und Sauerstoff versorgt.

Leitsymptome

Leitsymptome sind die allgemeinen Schockzeichen (S. 270). Gestaute Halsvenen und/oder Beinödeme können ein Hinweis auf eine Einflussstauung vor dem Herzen sein (s. Rechtsherzinsuffizienz, Lungenembolie). Betroffen sind vorwiegend ältere Menschen.

!Merken Herzfrequenz

Beim kardialen Schock kann die Herzfrequenz sowohl verlangsamt (Bradykardie) als auch beschleunigt (Tachykardie) sein. Bei den anderen Schockformen ist die Herzfrequenz i. d. R. erhöht.

Therapieprinzipien

Basismaßnahmen • Vgl. auch Basismaßnahmen bei Verdacht auf Schock (S. 271).

!Merken Lagerung bei kardialem Schock

Auf keinen Fall Schocklagerung mit erhöhten Beinen und flachem Oberkörper! Die Hochlagerung der Beine belastet das bereits geschwächte Herz zusätzlich. Stattdessen ist der Patient mit erhöhtem Oberkörper zu lagern (soweit der Kreislauf dies zulässt, ▶ Abb. 11.2). Dadurch wird der Rückstrom von venösem Blut zum Herzen verringert und das Herz entlastet (die sog. Vorlast wird dadurch gesenkt).

Erweiterte Maßnahmen • Im Vordergrund steht die Suche nach **der hier oft schwer erkennbaren** Ursache, um umgehend die richtigen Maßnahmen einzuleiten (z. B. Ursache Herzinfarkt: sofortiger Transport ins Krankenhaus, dort Diagnose und Eröffnung verschlossener Herzkranzgefäße). Bei nicht erkennbarer Ursache ist die Therapie zunächst **symptomatisch**: Vor allem Aufrechterhalten der Vitalfunktionen; i. v.-Gabe von Katecholaminen (wie Dobutamin, z. B. Dobutrex®), **vorsichtige Volumengabe** (VEL, z. B. Ringer-Lactat®), um das Herz nicht zusätzlich zu belasten, wichtig sind v. a. die herzunterstützenden Medikamente.

Abb. 11.2 Lagerung bei Verdacht auf kardialen Schock.

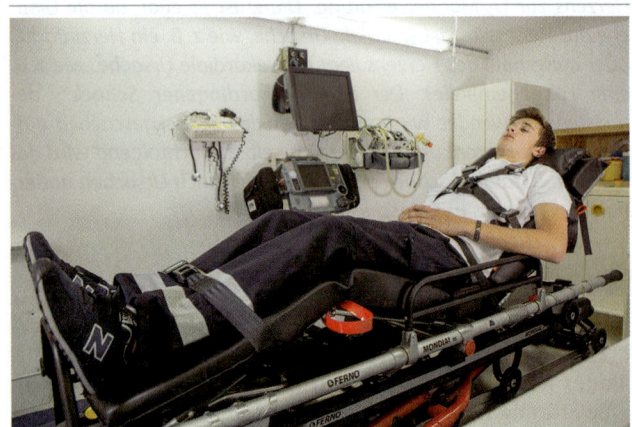

Das Hochlagern des Oberkörpers entlastet das Herz, da auf diese Weise weniger venöses Blut zum Herzen zurückfließt. *Foto: Kirsten Oborny*

Kardialer Schock

Definition: Schock aufgrund verminderter Pumpleistung des Herzens.

Ursachen: Linksherzversagen, Herzinfarkt, Rechtsherzversagen, Herzbeuteltamponade, Lungenembolie, Spannungspneumothorax, entzündliche Herzerkrankungen oder Herzrhythmusstörungen.

Symptomatik: Allgemeine Schockzeichen, aber CAVE: Im Anfangsstadium Tachykardie sowie Bradykardie möglich! Weitere Symptome: gestaute Halsvenen, Beinödeme weisen auf eine Einflussstauung vor dem Herzen hin.

ToDo Basis: Besonders wichtig: O_2-Gabe (8–15 l/min), Lagerung mit erhöhtem Oberkörper **(Schocklagerung kontraindiziert)!** Engmaschige Kontrolle der Vitalfunktionen (RR, HF, EKG, SpO_2, AF), für Ruhe sorgen, Wärmeerhalt, Atmung erleichtern, evtl. beengende Kleidung des Patienten öffnen, in geschlossenen Räumen für Frischluftzufuhr sorgen.

ToDo Erweitert: Therapie des schockauslösenden Krankheitsbildes (falls bekannt). Bei nicht am Notfallort erkennbarer Ursache: symptomatische Therapie, v. a. i. v.-Gabe von kreislaufwirksamen Medikamenten (z. B. Katecholaminen wie Dobutamin, z. B. Dobutrex®), vorsichtige Volumengabe, Aufrechterhaltung der Vitalfunktionen.

11.2.3 Allergische Reaktion und anaphylaktischer Schock

Definition Allergische Reaktion

Eine Allergie ist eine Immunreaktion des Körpers, bei der nach Kontakt mit Fremdstoffen (Antigene bzw. Allergene) die Bildung von Antikörpern ausgelöst wird (Antigen-Antikörper-Reaktion).

In den Sommermonaten werden Rettungssanitäter besonders häufig mit der Notfallmeldung „Allergische Reaktion" nach Stichen von Insekten, Bienen, Wespen und Hornissen konfrontiert. Meistens verlaufen diese Vorfälle harmlos und erfordern lediglich abschwellende und schmerzlindernde Maßnahmen. Vorsicht ist allerdings geboten, wenn bei einem Betroffenen eine Insektengift-Allergie bekannt ist. Dann kann eine allergische Reaktion innerhalb kurzer Zeit zu einem anaphylaktischen Schock und damit zu einem lebensbedrohlichen Zustand führen. Der anaphylaktische Schock gehört zu den im Rettungsdienst am häufigsten vorkommenden Schockformen.

Definition Anaphylaktischer Schock

Ein anaphylaktischer Schock ist eine lebensbedrohliche Form einer allergischen Sofortreaktion, d. h., die Symptome entwickeln sich innerhalb kürzester Zeit nach dem Kontakt mit einem bestimmten Allergieauslöser (Schweregrade, s. ▶ Tab. 11.3). Durch die Ausschüttung von Histamin werden die Blutgefäße weitgestellt, sodass das Blut darin „versackt" und nicht mehr „richtig" über den gesamten Körper verteilt wird (Verteilungsstörung des Blutvolumens = distributiver Schock, dadurch O_2-Mangel).

Ursachen und Pathophysiologie

Auslöser sind unterschiedliche Allergene, v. a. Medikamente (z. B. Antibiotika, Kontrastmittel), Inhaltsstoffe von Nahrungsmitteln (z. B. Nüsse) und Insektengifte (z. B. Bienen- oder Wespenstich). Die allergische Reaktion führt zur massi-

Tab. 11.3 Schweregrade einer anaphylaktischen Reaktion

Schweregrad	Symptome
I (leichte anaphylaktische Reaktion)	Unruhe, diverse Hautreaktionen möglich wie Rötungen an Hals, Gesicht und Oberkörper (= sog. Flush), geschwollene Schleimhäute, Juckreiz
II (ausgeprägte anaphylaktische Reaktion)	zusätzlich schnelle Herzfrequenz (Tachykardie), RR-Abfall (Hypotonie) und Atemnot (Dyspnoe), Schwellung von Augenlidern (Quincke-Ödem), Lippe oder Zunge, evtl. Übelkeit und Erbrechen
III (bedrohliche anaphylaktische Reaktion)	zusätzlich Verkrampfung der Bronchialmuskulatur (Bronchospasmus mit Giemen, Brummen und exspiratorischem Stridor), Fieber, Bewusstseinseintrübung, Schock
IV (vitales Organversagen)	Atemstillstand, Herz-Kreislauf-Stillstand

ven Ausschüttung verschiedener Stoffwechselprodukte, v. a. von Histamin. Dadurch kommt es zu

- einem relativen Volumenmangel (S. 272) durch Weitstellung der Gefäße,
- einem absoluten Volumenmangel durch erhöhte Durchlässigkeit der Kapillaren und damit vermehrte Ansammlung von Flüssigkeit im Gewebe, sichtbar durch Schwellungen an Haut und Schleimhäuten,
- Hautveränderungen in Form von roten Flecken, gleichmäßiger Rötung der gesamten Haut und Quaddeln (Urtikaria),
- einer Verengung der Bronchien (Bronchospasmus), die zur Atemnot führt.

Leitsymptome

Die **schwere Atemnot (Dyspnoe)** ist neben den allgemeinen Schockzeichen (S. 270) ein wichtiges Leitsymptom.

Therapieprinzipien

Basismaßnahmen (S. 271).

! Merken Allergieauslöser „ausschalten"
Auslöser der Allergie identifizieren und „ausschalten" (z. B.: bei Allergie auf Wespengift den Stachel entfernen).

Bei der Anamnese sind folgende **Fragen** besonders wichtig:
- Ist bei Ihnen eine Allergie bekannt? Haben Sie einen Allergiepass?
- Haben Sie Notfallmedikamente bei sich? Die meisten Patienten haben ein Notfall-Set (enthält meist Antihistaminika, Glukokortikoide, Adrenalin-Autoinjektor) bei sich. Ist der Patient nicht mehr in der Lage, sich sein Notfallmedikament selbst zu verabreichen, kann dies ggf. der Rettungssanitäter tun.
- Haben Sie bereits Notfallmedikamente eingenommen?
- Wissen Sie, was die allergische Reaktion ausgelöst haben könnte? Wurden Sie z. B. von einem Insekt gestochen? Was haben Sie getan, bevor es zu der allergischen Reaktion kam?

Die **weiteren Basismaßnahmen** sind dann:
- Schocklagerung nur, wenn keine Kontraindikation besteht. Ansonsten gilt: symptomorientierte Lagerung, also bei Atemnot: Oberkörper hochlagern bzw. Patienten sitzend lagern
- hochdosierte O_2-Gabe (8–15 l/min).

Erweiterte Maßnahmen • Bei schwerer Atemnot steht zunächst die Atemwegssicherung im Vordergrund, sonst die Therapie der Ursache. Intravenös werden Antihistaminika (wie Dimetinden, z. B. Fenistil®), Glukokortikoide wie Prednisolon, z. B. Solu Decortin®, und/oder Katecholamine wie Adrenalin, z. B. Suprarenin®, sowie Elektrolytlösungen (VEL, z. B. Ringer-Lactat®) gegeben. Wenn sich innerhalb weniger Minuten keine Besserung einstellt: Katecholamine wie Adrenalin, z. B. Suprarenin® i. v., i.o. oder i. m., bei angeschwollenen Schleimhäuten im Mund- und Rachenbereich evtl. über Aerosolmaske (S. 213).

RETTEN TO GO

Anaphylaktischer Schock

Definition: Lebensbedrohliche Form einer allergischen Sofortreaktion.

Ursachen bzw. Allergieauslöser: Häufig Nahrungs- oder Arzneimittel sowie Insektengifte (Bienen- oder Wespenstich), dadurch erhöhte Histaminausschüttung, dadurch erhöhte Gefäßpermeabilität, Bronchokonstriktion und Vasodilatation (relativer Volumenmangel durch Weitstellung der Gefäße).

Symptomatik: Allgemeine Schockzeichen und (schwere) Atemnot sowie weitere Symptome einer allergischen Reaktion (generalisierte Rötung, rote Flecken, Quaddeln, geschwollene Haut und Schleimhäute, Juckreiz).

ToDo Basis: Besonders wichtig: **Allergieauslöser „ausschalten"**, Fragen: Allergie bekannt? Notfall-Set und Allergie-Pass vorhanden? Symptomorientierte Lagerung (bei Atemnot Oberkörper hochlagern bzw. Patienten sitzend lagern), Schocklagerung möglich (wenn keine Kontraindikation besteht), hochdosierte O_2-Gabe (8–15 l/min).

ToDo Erweitert: Notarztmaßnahmen: i. v.-Volumengabe (wichtig wegen erhöhter Durchlässigkeit der Kapillaren!) sowie Gabe von Medikamenten wie Antihistaminika (wie Dimetinden, z. B. Fenistil®), Glukokortikoiden wie Prednisolon, z. B. Solu Decortin®, und/oder Katecholaminen wie Adrenalin, z. B. Suprarenin®; Vitalfunktionen aufrechterhalten.

11.2.4 Septischer Schock

Definition Septischer Schock
Eine Sepsis ist eine lebensbedrohliche Organdysfunktion aufgrund einer „falschen" Körperantwort auf eine Infektion. Beim septischen Schock sind Organdysfunktion und Kreislaufreaktion so ausgeprägt, dass der Kreislauf nur durch Vasopressoren wie z. B. Adrenalin stabilisiert werden kann und das Laktat trotz ausreichender Flüssigkeitszufuhr auf > 2 mmol/l ansteigt. Beim septischen Schock liegt wie beim anaphylaktischen Schock (S. 274) eine Verteilungsstörung des Blutvolumens vor (distributiver Schock).

Ursachen und Pathophysiologie

Mögliche Auslöser sind Giftstoffe (Toxine) von Krankheitserregern, z. B. bei Infektionen/Entzündungen (meist Bakterientoxine, seltener Pilze oder Parasiten). Besonders gefährdet sind Patienten mit einer Immunschwäche oder nach großen Operationen. Die Toxine, die von den Krankheitserregern ausgeschüttet werden, führen zu einer ausgeprägten Entzündungsreaktion mit Weitstellung der Gefäße (Vasodilatation) mit relativem Volumenmangel als Folge. Gleichzeitig erhöht sich die Kapillarpermeabilität (Durchlässigkeit der kleinen Blutgefäße), sodass Flüssigkeit in das Gewebe austritt (dann absoluter Volumenmangel).

Beispiele für Infektionen, die einen septischen Schock nach sich ziehen können, sind: Lungenentzündung (Pneumonie), Bauchfellentzündung (Peritonitis) oder Infektionen, die von einer Katheterpunktionsstelle ausgehen (z. B. nach Anlage eines Zentralvenenkatheters = „Cava-Sepsis").

Leitsymptome

Typische Schockzeichen wie **warme** und **gerötete Haut** (im Anfangsstadium) in Verbindung mit den allgemeinen Schockzeichen und meist zusätzlich hohem Fieber.

!Merken Hauttemperatur beim septischen Schock

Im Anfangsstadium sind beim septischen Schock Herzfrequenz und HZV erhöht (Folge der Entzündungsreaktion). Man spricht deshalb auch von einem „warmen Schock". Dann sinkt das HZV jedoch allmählich ab, so dass die Haut auch beim septischen Schock letztlich kalt und blass wird (beginnender Schock).

Therapieprinzipien

Basismaßnahmen (S. 271) • Außerdem Wärmeerhalt sicherstellen oder ggf. Fieber senken.

Erweiterte Maßnahmen • Bei Bradykardie bzw. Hypotonie wird der Notarzt Katecholamine (wie Adrenalin, z. B. Suprarenin®) verabreichen sowie VEL, z. B. Ringer-Lactat®). Zusätzlich kann auch schon präklinisch eine i. v.-Antibiotikatherapie eingeleitet werden (falls Antibiotikum im Notarzteinsatzfahrzeug vorrätig, bei länger dauerndem Transportweg ins Krankenhaus und eindeutiger Diagnose, Beispiel: Meningokokkensepsis).

RETTEN TO GO

Septischer Schock

Definiton: Schock infolge einer lokalen oder den ganzen Körper betreffenden Infektion.

Ursache: Bakterientoxine lösen eine allgemeine Entzündungsreaktion mit Weitstellung der Gefäße (Vasodilatation) aus; besonders gefährdet: Patienten mit Immunschwäche!

Symptomatik: Allgemeine Schockzeichen, aber warme und gerötete Haut (im Anfangsstadium), zusätzlich hohes Fieber.

ToDo Basis: Basismaßnahmen und Schocklagerung (wenn keine Kontraindikation dafür vorliegt!).

ToDo Erweitert: Notarztmaßnahmen: i. v.-Verabreichung von Katecholaminen wie Adrenalin, z. B. Suprarenin® (bei Bradykardie bzw. Hypotonie), Volumengabe (VEL, z. B. Ringer-Lactat®), evtl. Antibiotika.

11.2.5 Neurogener (spinaler) Schock

Definition Neurogener Schock

Beim neurogenen Schock liegt eine Erkrankung oder Verletzung des zentralen Nervensystems vor. Infolgedessen können die Blutgefäße nicht mehr enggestellt werden. Es kommt zur Verteilungsstörung des Blutvolumens und damit zum O₂-Mangel (distributiver Schock).

Ursachen und Pathophysiologie

Schockursache ist eine Schädigung des zentralen Nervensystems (ZNS). Die Innervation der glatten Muskulatur der Ge-

fäßwand über das vegetative Nervensystem (Sympathikus) ist gestört, sodass eine Verengung der Blutgefäße nicht mehr möglich ist. Dadurch kommt es zu einer Beeinträchtigung der Kreislaufregulation mit **Weitstellung der Gefäße** (Vasodilatation) und zu einem relativen Volumenmangel. Beispiele für Auslöser eines neurogenen Schocks sind: Hirnhautentzündung (Meningitis), Schädel-Hirn-Trauma (SHT) oder Rückenmarkverletzung/Wirbelsäulentrauma.

!Merken Spinaler Schock

Von einem spinalen Schock als Sonderform des neurogenen Schocks spricht man, wenn der Auslöser eine Rückenmarkverletzung ist, z. B. ein Wirbelsäulentrauma.

Leitsymptome

Allgemeine Schockzeichen in Verbindung mit Lähmungserscheinungen (Gefühllosigkeit), unkontrolliertem Stuhl- und Urinabgang oder einem Trauma in der Anamnese (Sturz, Verkehrsunfall etc.) oder z. B. zusätzlich Nackensteifigkeit (bei Meningitis), Bewusstseinseintrübung (bei Enzephalitis). Die Haut ist im betroffenen Abschnitt, z. B. unterhalb des betroffenen Rückenmarksegments, eher trocken und warm (infolge der Vasodilatation), nicht kaltschweißig wie bei den anderen Schockformen.

ACHTUNG

Beim neurogenen bzw. spinalen Schock kann die Herzfrequenz in der Anfangsphase erniedrigt oder normal sein (da der Einfluss des sympathischen Nervensystems fehlt)!

Therapieprinzipien

Basismaßnahmen (S. 271) • Wichtig ist eine symptomorientierte Lagerung. Bei einem neurogenen Schock aufgrund eines Wirbelsäulentraumas kann aber – bei vollständiger Immobilisierung mit Stiffneck und Vakuummatratze oder Spineboard – eine Schocklagerung durchgeführt werden.

Erweiterte Maßnahmen • Beim neurogenen Schock ist die Gabe von Vasopressoren (Katecholaminen wie Adrenalin, z. B. Suprarenin®) besonders wichtig, da die Volumengabe mit VEL sonst wirkungslos bleibt.

RETTEN TO GO

Neurogener (spinaler) Schock

Definition: Schock aufgrund einer Erkrankung oder Verletzung des zentralen Nervensystems; bei Rückenmarksverletzung (Wirbelsäulentrauma) = spinaler Schock.

Ursachen: Nervenschädigung (z. B. durch Schädel-Hirn-Trauma oder Hirnhautentzündung) führt zu gestörter Nervenversorgung der Blutgefäßwand und so zur Vasodilatation (Gefäßweitstellung).

Symptomatik: Allgemeine Schockzeichen, Vorsicht: Es sind sowohl Bradykardie als auch Tachykardie möglich.

ToDo Basis: Basismaßnahmen und symptomorientierte Lagerung! Schocklagerung möglich (außer bei Kontraindikationen wie z. B. Schädel-Hirn-Trauma, Gehirnblutung).

ToDo Erweitert: Notarztmaßnahmen: Volumensubstitution und Behandlung der schockauslösenden Ursache am Einsatzort, wenn möglich. Gabe von Vasopressoren (Katecholaminen wie Adrenalin, z. B. Suprarenin®) besonders wichtig, da Volumengabe mit VEL sonst ohne Wirkung.

11.3 Besonderheiten bei Kindern

Grundsätzlich können alle genannten Schockformen auch bei Säuglingen und Kindern auftreten. Der kardiale Schock ist bei Kindern aber selten, weil angeborene Herzerkrankungen meist frühzeitig erkannt und behandelt werden und chronische Herzerkrankungen bei Kindern relativ selten vorkommen.

! Merken RR-Verhalten bei Kindern

Während der Blutdruck bei Erwachsenen bei einem Blutverlust eher kontinuierlich abfällt, bleibt er bei Kindern länger stabil (längere Kompensation). Wenn die Kompensationsmöglichkeiten erschöpft sind, fällt der Blutdruck dann aber sehr schnell bis hin zum Kreislaufversagen ab. Dadurch gestaltet sich die Therapie bei Säuglingen und Kindern besonders schwierig.

Die häufigeren Schockformen bei Kindern im Rettungsdienst sind:

- Hypovolämischer Schock aufgrund von nicht ausreichend kompensierten Flüssigkeitsverlusten durch Erbrechen, Durchfall, erhöhte Umgebungstemperatur, Fieber; Blutverlusten durch Verletzungen; Plasmaverlusten durch Verbrennungen. Da bei Kindern der Körperwassergehalt größer ist als bei Erwachsenen, kann ein Missverhältnis von Flüssigkeitsaufnahme und -verlust schnell schwerwiegende Folgen haben.

ACHTUNG

Das gesamte Blutvolumen eines Säuglings (70–90 ml/kg KG) entspricht etwa dem Inhalt einer Blutkonserve. Deshalb wird bei Kindern, etwa nach einem Trauma, der Blutverlust häufig unterschätzt, weil nicht viel Blut zu sehen ist, obwohl bereits ein lebensbedrohlicher Blutverlust vorliegt.

- Anaphylaktischer Schock.

RETTEN TO GO

Besonderheiten bei Kindern

Prinzipiell sind alle Schockformen möglich, der hypovolämische Schock ist am häufigsten. Im Rettungsdienst birgt der Schock bei Kindern – im Vergleich zu Erwachsenen – folgende zusätzliche Gefahren:

- Der **Körperwasseranteil** von Säuglingen und Kindern ist **viel höher** als der von Erwachsenen d. h., ein Missverhältnis von Flüssigkeitsaufnahme und -verlust (z. B. bei Durchfall, Erbrechen oder Fieber) wird schnell (lebens-) gefährlich.
- Das **Blutvolumen** von Säuglingen und Kindern ist **viel geringer** als das von Erwachsenen (nur ungefähr so viel wie eine Blutkonserve = 70–90 ml/kg KG) d. h., ein äußerlich scheinbar geringer Blutverlust kann bereits lebensbedrohlich sein.
- Der **Blutdruck** von Kindern bleibt **länger stabil** als bei Erwachsenen, d. h., wenn der Blutdruck abfällt, droht sehr schnell ein komplettes Kreislaufversagen.

Fallbeispiel Fortsetzung – Wespenschwarm attackiert Schulklasse

Der Rettungssanitäter (RS) verabreicht Frau Schmidt zunächst Sauerstoff mittels einer O_2-Inhalationsmaske (15 l/min). Während er die O_2-Maske anlegt, trifft der Notarzt ein. Der RS winkt den Notarzt zu sich und schildert ihm kurz die Situation. Nun konzentriert sich der Notarzt zunächst auf Frau Schmidt, da bei ihr, im Gegensatz zu den Kindern, die gestochen wurden, evtl. ein lebensbedrohlicher Zustand vorliegt aufgrund der schweren allergischen Reaktion. Die orientierende Untersuchung mittels ABCDE-Schema, bei der der RS assistiert, ergibt Folgendes:

A: Geringfügige Atemwegsverlegung (Giemen beidseits).

B: O_2-Sättigung laut Pulsoxymetrie: 86 %, Auskultation der Lunge: Atemfrequenz 25–30/min, Zyanose im Bereich der Lippen, die Patientin gibt an, sie bekomme nicht genügend Luft.

C: Herzfrequenz: Tachykardie mit 130/min; Blutdruck: 90 mmHg systolisch und 60 mmHg diastolisch; keine Stauungszeichen. Die Haut der Patientin ist kalt, blass und schweißig.

D: Die Patientin ist in allen Qualitäten orientiert, GCS 15 Punkte; Pupillen: beidseits gleich groß, rund und mittelweit, prompte seitengleiche Reaktion auf Licht; Blutzucker: 126 mg/dl.

E: Anamnese: Wespenallergie, keine Vorerkrankungen, keine Dauermedikation. Frau Schmidt wurde bereits einmal von einer Wespe gestochen und hatte eine leichte allergische Reaktion, woraufhin ihr ein Notfallmedikament verschrieben wurde. Das hat sie jetzt aber nicht dabei. Der Wespenstich war vor ca. 20 min. Die letzte Nahrungsaufnahme erfolgte am Nachmittag.

Die Arbeitsdiagnose des Notarztes lautet „Anaphylaktischer Schock". Die Atemnot von Frau Schmidt hat sich durch die Verabreichung von Sauerstoff gebessert. Das Rettungsteam hebt die Patientin auf die Rettungsliege und lagert sie in Schocklage-

rung. Der Notarzt hat bereits einen venösen Zugang gelegt und eine Vollelektrolytlösung schnell verabreicht. Zudem fordert er den RS auf, eine Ampulle Glukokortikoid und ein Antihistaminikum in geeignete Spritzen aufzuziehen. Nach Verabreichung der Medikamente durch den Notarzt stabilisiert sich der Kreislauf der Patientin schon nach wenigen Minuten.

Der Notarzt bittet den RS, bei der Patientin zu bleiben und die Vitalwerte engmaschig zu kontrollieren, er selbst untersucht nun die anderen Patienten. Nach und nach treffen die restlichen 5 Rettungswagen ein. Die Vitalwerte der Lehrerin bleiben konstant. Ein RS-Kollege weist die eintreffenden Rettungsmannschaften ein und teilt ihnen jeweils einen Patienten zu. Die Leitstelle bekommt die Rückmeldung, dass keine weiteren Rettungsmannschaften nötig sind und die Verletzten bald ins Krankenhaus transportiert werden können.

Die Lehrerin wird als Einzige allein in unserem Rettungswagen in Begleitung des Notarztes transportiert. Die anderen Rettungswagen sind mit jeweils 2 Kindern belegt. Während der Fahrt gibt der Notarzt nochmals eine detaillierte Vorinformation über die Zahl der in Kürze eintreffenden Patienten und den Schweregrad der Patienten an das Krankenhauspersonal weiter. In der Erstaufnahme des Krankenhauses stehen bereits genügend Mitarbeiter bereit, um die Patienten zu übernehmen. Alle Kinder können noch am selben Tag das Krankenhaus verlassen und werden von ihren Eltern abgeholt. Frau Schmidt muss eine Nacht stationär zur Überwachung im Krankenhaus bleiben und kann am nächsten Tag ebenfalls nach Hause entlassen werden.

Erkrankungen des Herz-Kreislauf-Systems sind die **häufigste Todesursache** in den westlichen Industrieländern. Im Rettungsdienst spielen sie täglich eine Rolle, v. a. der akute Myokardinfarkt (Herzinfarkt) bzw. das akute Koronarsyndrom, ACS (S. 281).

12.1 Leitsymptome

Wichtige Leitsymptome von **Herz-Kreislauf-Störungen** sind (s. auch Leitsymptome des Herz-Kreislauf-**Stillstands** (S. 296)):

- Schmerzen in der Brust (= Thorakodynie) und Gefühl der Enge (Angina pectoris), z. B. bei akutem Koronarsyndrom bzw. Herzinfarkt.
- Atemnot bzw. Dyspnoe (S. 246), z. B. bei akuter Herzinsuffizienz oder Lungenembolie.
- Zyanose (S. 247): Pumpt das Herz zu wenig Blut, fehlt Sauerstoff im „peripheren" Gewebe und die Extremitäten, z. B. die Finger, und auch die Haut sind „blau" verfärbt (periphere Zyanose, ▶ Abb. 12.1). Versorgt die Lunge das Blut zu wenig mit Sauerstoff, sind v. a. Zunge und Mundschleimhaut zyanotisch (zentrale Zyanose).
- Gestaute Halsvenen, z. B. bei akuter Herzinsuffizienz (▶ Abb. 12.6).
- „Herzstolpern", Herzrhythmusstörungen, z. B. Extrasystolen (= Extraschläge).
- Herzrasen (Tachykardie), z. B. bei Herzinfarkt oder beginnendem Schock (S. 268).
- Synkope (S. 382): kurze, oft harmlose Ohnmachtsanfälle (z. B. durch langes Stehen, große Hitze), kann aber auch auf schwerwiegendere Ursachen wie Herzrhythmusstörungen hinweisen bzw. einen Schock begleiten (S. 374) u. a.

- Wassereinlagerungen (Ödeme), z. B. in den Beinen (Knöchelödeme, Beinödeme, ▶ Abb. 12.2) bei Herzinsuffizienz oder akutem Venenverschluss.

! Merken Brustschmerz

Die Angabe von Brustschmerzen ist für jeden Rettungssanitäter ein Alarmsignal, da für diese Beschwerden oft ein Herzinfarkt (S. 281) verantwortlich ist.

RETTEN TO GO

Leitsymptome von Herz-Kreislauf-Notfällen

Schmerzen in der Brust (= Thorakodynie), Gefühl der **Enge in der Brust** (Angina pectoris), oft Hinweis auf akutes Koronarsyndrom bzw. Herzinfarkt.

Atemnot (Dyspnoe), z. B. bei akuter Herzinsuffizienz oder Lungenembolie.

Zyanose (= Blauverfärbung), peripher (= von Fingern und Haut) bei verminderter Herzleistung; zentral (= v. a. von Zunge und Mundschleimhaut) bei verminderter Lungenleistung.

Gestaute Halsvenen, z. B. bei akuter Herzinsuffizienz.

Herzrhythmusstörungen bei unterschiedlichen Herzerkrankungen.

Herzrasen (Tachykardie), z. B. bei Herzinfarkt oder beginnendem Schock.

Synkope (= kurze Ohnmachtsanfälle), z. B. durch langes Stehen oder große Hitze, dann harmlos, evtl. aber auch Hinweis auf Herzrhythmusstörungen u. a. (auch neurologische) Ursachen.

Wassereinlagerungen (Ödeme), z. B. in den Beinen bei Herzinsuffizienz oder akutem Venenverschluss.

Abb. 12.1 Bläuliche Verfärbung der Haut (Zyanose).

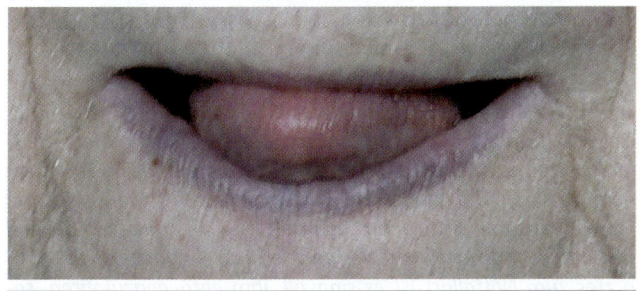

Bei einer sog. peripheren Zyanose ist u. a. die Haut bläulich verfärbt, nicht aber die Schleimhäute. Deshalb sind hier Haut und Lippen zyanotisch, die Zunge jedoch nicht. *Aus: Arastéh K et al. Duale Reihe – Innere Medizin. Thieme; 2012*

Abb. 12.2 Wassereinlagerungen in den Beinen (Ödeme).

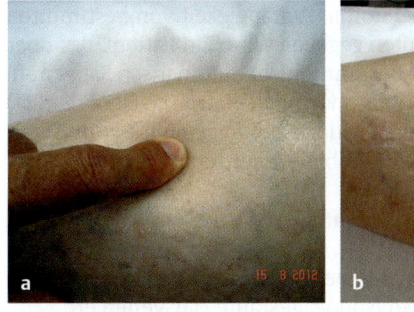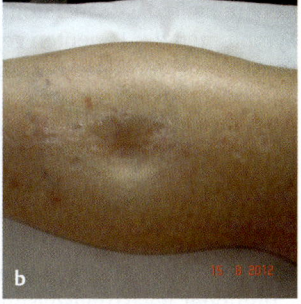

a Ödeme, die von einer Herzerkrankung herrühren, lassen sich gut eindrücken.
b Die Delle, die die beim Eindrücken eines Ödems entsteht, bleibt typischerweise auch nach dem Wegfall des Drucks kurz sichtbar.

Aus: Arastéh, K et al. Duale Reihe – Innere Medizin. Thieme; 2012

12.2 Allgemeines Vorgehen im Notfall

12.2.1 Wichtige Fragen

Die Leitsymptome können unterschiedlich ausgeprägt sein und sowohl einzeln als auch kombiniert vorliegen. Ob es sich um einen Notfall handelt oder um eine chronische, schon länger bestehende Erkrankung (die trotzdem plötzlich zum Notfall werden kann!), muss mit gezielten Fragen herausgefunden werden. Besonders wichtig:

Wann haben die Beschwerden begonnen? • Auch wenn der Patient angibt, dass die Beschwerden schon vor langer Zeit begonnen haben, z. B., dass er chronische Schmerzen hinter dem Brustbein hat, s. Angina pectoris (S. 281), ist Vorsicht geboten, da auch solche Beschwerden schnell akut und lebensbedrohlich werden und z. B. in einen Herzinfarkt münden können. Deshalb ist es außerdem wichtig zu fragen, ob sich die Schmerzen akut verändert haben, ob sie z. B. stärker geworden sind.

Hatten Sie diese Beschwerden schon einmal? Haben Sie Vorerkrankungen? Nehmen Sie bestimmte Medikamente ein? • Die Antworten auf diese Fragen erleichtern die Verdachtsdiagnose. Hier ist u. a. die Frage nach bekannten Beschwerden wie z. B. wiederkehrender Atemnot, s. Angina pectoris (S. 281), und/oder Vorerkrankungen (wie z. B. chronische Herzschwäche, s. Herzinsuffizienz, koronare Herzkrankheit) wichtig, ebenso wie die Frage nach Medikamenten. Wenn der Patient regelmäßig β-Blocker einnimmt, hat er offensichtlich eine arterielle Hypertonie, die mit diesen Medikamenten therapiert wird und für die akuten Beschwerden mitverantwortlich sein kann.

Was verursacht die jeweilige Störung? Wann treten die Beschwerden v. a. auf? • Wichtige Hinweise auf die Ursache ergeben sich aus den Leitsymptomen (S. 278) und dem Vorgehen gemäß ABCDE-Schema (S. 191) oder auch OPQRST-Schema (S. 199).

RETTEN TO GO

Herz-Kreislauf-Notfälle: Fragen und erste Untersuchung

Genaue **Anamnese durch gezielte Fragen**, wie z. B.:

• Wann haben die Beschwerden begonnen?
• Hatten Sie diese Beschwerden schon einmal? Haben Sie Vorerkrankungen? Nehmen Sie bestimmte Medikamente ein?
• Was verursacht die jeweilige Störung? Wann treten die Beschwerden v. a. auf (im Liegen, beim Einatmen usw.)?

Die **Untersuchung** erfolgt entsprechend **ABCDE-Schema** mit Betonung des „C" (Circulation) oder auch mithilfe des **OPQRST-Schemas**. Außerdem: Bei der **Inspektion** auf Stauungszeichen, Ödeme, Farbe, Beschaffenheit und Temperatur der Haut achten; bei der **Auskultation** mit dem Stethoskop auf Schnelligkeit und Regelmäßigkeit des Herzschlags achten (Tachykardie, Bradykardie, Rhythmusstörung) sowie auf evtl. Rasselgeräusche über der Lunge; bei der **Palpation** Puls tasten und z. B. Haut mit den Fingern eindrücken (wenn Ödeme vorhanden, hinterlässt dies eine Druckstelle).

12.2.2 Basismaßnahmen

ABCDE-Schema mit Betonung des „C" (Circulation). Inspektion, Auskultation oder Palpation führen oft bereits zu wichtigen Leitsymptomen und damit zur möglichen Ursache der Symptome.

Inspektion

• Gibt es Stauungszeichen oder Ödeme (▶ Abb. 12.2) als Zeichen z. B. einer Herzinsuffizienz?
• Farbe, Beschaffenheit, Temperatur der Haut: eine graumarmorierte, kaltschweißige Haut weist evtl. auf ein Schockgeschehen hin, auch kalte oder warme Haut kann einen Schock begleiten.

Auskultation mit Stethoskop

• Herzfrequenz und -rhythmus: zu schneller (Tachykardie), zu langsamer (Bradykardie) oder unregelmäßiger (Rhythmusstörung) Herzschlag?
• Rasselgeräusche über der Lunge und Husten (z. B. bei Linksherzinsuffizienz).
• Atemgeräusche (S. 193) weisen sonst generell eher auf ein Problem der Atemwege hin.

Palpation

• Puls tasten,
• prüfen, ob Ödeme vorhanden sind (hinterlassen Delle nach Fingerdruck, ▶ Abb. 12.2) als Zeichen einer evtl. Herzinsuffizienz.

Weitere Basismaßnahmen

• Puls, RR, SpO$_2$, HF und Nagelbettprobe; RR↓ und HF↑ oder Rekapillisierungszeit > 2 s: an beginnenden Schock denken (S. 270).
• EKG, wenn möglich, 12-Kanal-EKG (als vorbereitende Maßnahme, z. B. für den Notarzt bzw. für die Herzfrequenzanalyse) und v. a., um möglichst rasch evtl. Herzrhythmusstörungen oder einen sog. STEMI (S. 281), d. h. eine bestimmte Form des Herzinfarkts, feststellen zu können.

• Wenn der Patient bewusstlos ist, auch Blutzucker messen (evtl. ist eine Hypoglykämie die Ursache für die Bewusstlosigkeit).

Lagerung • Prinzipiell soll die Lagerung unter Berücksichtigung der Symptome bzw. nach Wunsch des Patienten erfolgen:

• Bei Kollaps (Synkope bzw. orthostatischer Dysregulation): Schocklagerung (S. 272).
• Bei Bewusstlosigkeit: stabile Seitenlage (S. 210).
• Bei akutem Koronarsyndrom, Lungenembolie, Bluthochdruck, Lungenödem und Herzinsuffizienz: Oberkörper-Hochlagerung (wenn der Kreislauf des Patienten stabil ist).
• Bei RR systolisch < 80 mmHg: Patienten nach Möglichkeit flach lagern.

Außerdem:

• Vorbereiten von i. v.-Zugang und (je nach Indikation) VEL, bei Schockzeichen evtl. auch 2 i. v.-Zugänge für evtl. nötige, großzügige Volumengabe; bei Schockzeichen außerdem Reanimationsbereitschaft herstellen (Defibrillator und Beatmungsbeutel griffbereit halten).
• Ausführliche Anamnese, den Patienten insbesondere nach Vorerkrankungen des Herz-Kreislauf-Systems (z. B. Bluthochdruck, Herzerkrankungen, evtl. bereits durchgemachter Herzinfarkt) und Medikamenten fragen, die er einnimmt.
• Den Patienten durch Zuspruch beruhigen.
• Den Patienten nicht aufstehen lassen (bei Herz-Kreislauf-Notfällen will man vermeiden, dass sich der Zustand des Patienten durch Aufstehen und damit verbundene Umverteilung des Blutes im Körper evtl. verschlechtert).
• Den Patienten nie allein lassen (1 Rettungssanitäter bleibt immer beim Patienten).
• Beengende Kleidungsstücke öffnen.
• Wärmeerhalt sicherstellen.
• In geschlossenen Räumen für Frischluftzufuhr sorgen.

! Merken Herz-Kreislauf-Notfälle

Das Wichtigste für den Rettungssanitäter ist, einen Herz-Kreislauf-Notfall bzw. eine Herz-Kreislauf-Störung als solche zu erkennen, da unter Umständen Lebensgefahr besteht! Wenn dies der Fall ist, z. B. bei Schocksymptomatik (S. 270), muss umgehend der Notarzt nachgefordert werden! Je nach Anfahrtszeit des Notarztes zum Notfallort ist es sinnvoll, ihm entgegenzufahren, sobald die notwendigen Basismaßnahmen abgeschlossen sind. Dies spart für den Patienten überlebenswichtige Zeit.

12.2.3 Sauerstoffgabe bei Herz-Kreislauf-Erkrankungen

Generell gilt, dass Sauerstoff in Abhängigkeit von bestimmten Symptomen des Patienten gegeben wird. Ein Patient, der über Brustschmerzen klagt, bekommt nicht automatisch Sauerstoff, auch nicht, wenn ein akutes Koronarsyndrom („Herzinfarkt") vorliegt. Eine O$_2$-Gabe ist jedoch bei folgenden **Symptomen** nötig, die natürlich auch kombiniert auftreten können:

• Atemnot,
• Zeichen einer Hypoxie (Zyanose),
• Bewusstlosigkeit,
• Zeichen einer Herzinsuffizienz (S. 287) wie z. B. Ruhe- und/oder Belastungsdyspnoe, gestaute Halsvenen etc.,
• Kreislaufinstabilität (kardialer Schock/Herzrhythmusstörungen, Patient ist evtl. sogar bewusstlos),
• SpO$_2$ unter 94 % (Ziel ist ein SpO$_2$ von 94–98 %).

Je nach O$_2$-Sättigung kann die Therapie mit folgender **Dosierung** durchgeführt werden:

- O₂-Sättigung unter 90 % → 10–15 l O₂ pro Minute über Maske (mit Reservoir und Nichtrückatemventil), bis der Wert über 90 % beträgt.
- O₂-Sättigung über 90 % → 2–4 l O₂ pro Minute über Brille.

RETTEN TO GO

Herz-Kreislauf-Notfälle: Basismaßnahmen

Generell: Bei RR↓ und HF↑ oder Rekapillisierungszeit > 2 s: **an beginnenden Schock denken!**

Beim EKG möglichst ein **12-Kanal-EKG** ableiten (Vorbereitung für den Notarzt, v. a., um möglichst rasch evtl. Herzrhythmusstörungen oder einen sog. STEMI, eine bestimmte Form des Herzinfarkts, festzustellen).

Symptomorientierte Lagerung, also z. B. bei Kollaps Schocklagerung; bei Bewusstlosigkeit: stabile Seitenlage.

Außerdem:
- i. v.-Zugang und VEL vorbereiten und Wärmeerhalt sicherstellen.
- Den Patienten beruhigen, ihn nie allein lassen, ihn nicht aufstehen lassen.
- Beengende Kleidungsstücke öffnen, in geschlossenen Räumen für Frischluftzufuhr sorgen.
- Bei **Schockzeichen Reanimationsbereitschaft** herstellen (Defibrillator und Beatmungsbeutel griffbereit halten) und Notarzt nachfordern!

O₂-Gabe nicht automatisch, sondern nur bei bestimmten Symptomen wie Atemnot, Zyanose, Bewusstlosigkeit und/oder SpO₂ unter 94 %.

12.3 Notfälle und Erkrankungen

12.3.1 Akutes Koronarsyndrom (ACS)

Fallbeispiel **Einsatzstichwort „Akutes Koronarsyndrom"**

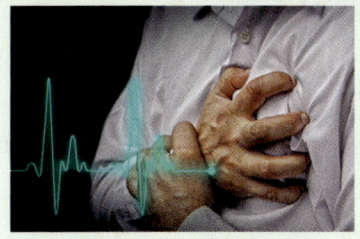

© hriana – Fotolia.com

An einem Sommerabend um 19:29 Uhr lautet die Einsatzindikation „Verdacht auf akutes Koronarsyndrom". Am Notfallort, im 1. Stock eines Mehrfamilienhauses, weist Ihnen eine ältere Dame den Weg in das Wohnzimmer, wo ihr 61 Jahre alter Ehemann auf dem Sofa sitzt und beide Arme in den Hüften aufstützt. Er berichtet mit schmerzverzerrtem Gesicht, dass er seit 15 min massive Schmerzen in der Brust habe, und klagt außerdem über Übelkeit und Atemnot: „Die Schmerzen sind unerträglich, zuerst war der Schmerz nur in der Brustgegend, jetzt habe ich aber auch Schmerzen im linken Arm. Es sind heftige stechende Schmerzen und ich bekomme kaum Luft, mir geht es gar nicht gut ..." Die Haut des Patienten ist kalt, blass und schweißig.

Grundlagen

Definition Akutes Korornarsyndrom (ACS)

*Der Begriff „akutes Koronarsyndrom (ACS)" fasst die **instabile Angina pectoris (Brustenge)** und die beiden **Hauptformen des akuten Myokardinfarkts (Herzinfarkts)** zusammen, den sog. STEMI und NSTEMI. Grund für die Zusammenfassung unter einem Oberbegriff ist, dass alle 3 Erscheinungsformen des ACS im Notfall nicht unbedingt anhand ihrer Symptome zu unterscheiden sind, sondern weitere Diagnostik erfordern, die evtl. nicht am Einsatzort möglich ist (z. B. Labordiagnostik oder Herzkatheteruntersuchung, um einen sog. NSTEMI festzustellen).*

Pathophysiologie und Formen • Angina pectoris (AP) entsteht durch verengte Herzkranzgefäße (Koronararterien). Ursache einer solchen sog. **k**oronaren **H**erzkrankheit (KHK) ist meist eine Arteriosklerose. Es kommt zu Minderdurchblutung (Ischämie) und O₂-Mangelversorgung (Hypoxie) des Herzmuskels (Myokard). Je nachdem, wann, wie oft und wie massiv die Symptome auftreten, unterscheidet man eine stabile von einer instabilen Angina pectoris. Bei der **stabilen Angina pectoris** treten die Symptome v. a. bei körperlicher Belastung auf (vermehrter O₂-Bedarf des Herzmuskels) und lassen mit sinkender Belastung nach. Es entstehen keine dauerhaften Schäden am Herzmuskel. Von **instabiler Angina pectoris** spricht man
- bei jedem erstmals auftretenden AP-Anfall,
- bei AP-Anfall bei nur geringer Belastung oder sogar in Ruhe,
- bei Zunahme von Häufigkeit, Intensität oder Dauer der AP-Anfälle.

! *Merken* Angina pectoris und Myokardinfarkt

Die stabile AP kann ohne Behandlung in eine instabile AP übergehen, die instabile AP wiederum geht sehr häufig in einen akuten Myokardinfarkt über.

Wenn eine oder mehrere Herzkranzarterie(n) plötzlich hochgradig oder komplett verschlossen sind (meist durch einen Thrombus), spricht man von **akutem Myokardinfarkt** (AMI = acute myocardial infarction). Hierbei stirbt bereits nach wenigen Minuten Herzmuskelgewebe ab, weil es nicht mehr mit Sauerstoff versorgt wird. Je nach Größe des betroffenen Herzmuskelareals kommt es rasch zu einer Funktionseinschränkung von Herz und Kreislauf bis hin zum Herz-Kreislauf-Stillstand. Wenn der Herzinfarkt überlebt wird, wird das dabei abgestorbene Herzmuskelgewebe in den folgenden Wochen zu Bindegewebe umgebaut, es entsteht eine Narbe im Herzmuskel. Beim **akuten Myokardinfarkt** unterscheidet man:
- STEMI (= **ST-e**levation **m**yocardial **i**nfarction = im EKG sind ST-Strecken-Hebungen zu sehen (▶ Abb. 12.3) – E für engl. „elevation" = Hebung) und
- NSTEMI (= **n**on **ST-e**levation **m**yocardial **i**nfarction = im EKG sind keine ST-Strecken-Hebungen zu sehen). Zur Diagnose sind Laboruntersuchungen nötig, bei denen eine Erhöhung bestimmter Herzenzyme (v. a. von **Troponin** und Kreatinkinase) auf den Untergang von Herzmuskelzellen hinweist.

! *Merken* Angina pectoris und Myokardinfarkt

Alle Formen der Angina pectoris sind reversibel, d. h., die Symptome können sich innerhalb kurzer Zeit zurückbilden, ohne dass Herzmuskelzellen absterben. Beim Herzinfarkt wird der Herzmuskel dauerhaft geschädigt, d. h., es sterben bereits nach kurzer Zeit Herzmuskelzellen ab.

Abb. 12.3 Akuter Myokardinfarkt (STEMI).

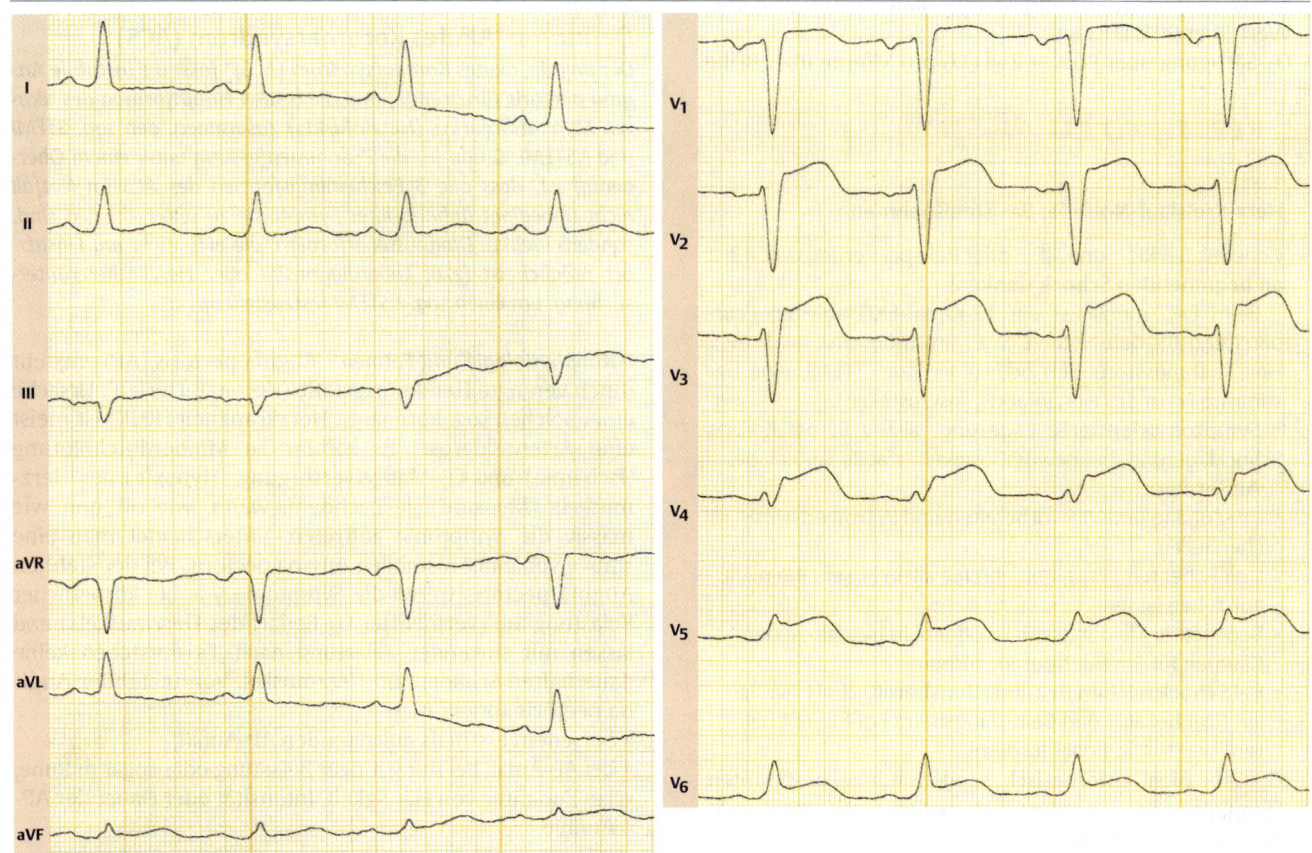

EKG eines ausgedehnten Vorderwandinfarktes (ST-Strecken-Hebungen in den Brustwandableitungen, also in V_{1-6}). *Aus: Trappe H-J, Schuster H-P. EKG-Kurs für Isabel. Thieme; 2013*

Ursachen • Der wichtigste begünstigende Faktor für die **Arteriosklerose**, die der KHK zugrunde liegt, ist die **Hypertonie**. Weitere begünstigende Faktoren sind Fettstoffwechselstörungen (und damit verbundene zu hohe Blutfettwerte = Hypercholesterinämie), Diabetes mellitus und Nikotinkonsum, außerdem Stress, Bewegungsmangel und Fettleibigkeit (Adipositas).

Symptomatik und Differenzialdiagnosen

! Merken Retrosternale Schmerzen

Das Leitsymptom des ACS sind stechende, brennende oder drückende Schmerzen hinter dem Brustbein (= retrosternale Schmerzen) mit möglicher Ausstrahlung in andere Bereiche wie u. a. Unterkiefer, Bauch, Rücken und linken Arm.

In der Regel sitzen die Patienten und halten eine Hand vor dem Brustkorb, eben dort, wo der stärkste Schmerz empfunden wird (▶ Abb. 12.4). Mögliche **weitere Symptome** des ACS sind:

- Atemnot,
- Todesangst,
- kaltschweißige Haut, Blässe,
- Übelkeit, Erbrechen, Schwindel,
- Zyanose,
- evtl. EKG-Veränderungen (ST-Strecken-Hebung).

Abb. 12.4 Schmerzausstrahlung beim akuten Koronarsyndrom.

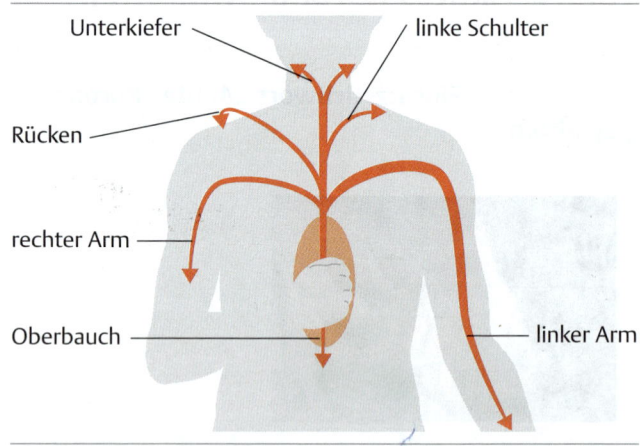

Oft empfinden die Patienten die stärksten Schmerzen hinter dem Brustbein (retrosternal). Die Schmerzen erstrecken sich aber auch auf Unterkiefer, linke Schulter, Rücken, rechten und linken Arm sowie auf den Oberbauch. *Nach: Nach Neurath F, Lose A.W. et al. Checkliste Anamnese und klinische Untersuchung; Thieme 2010*

ACHTUNG

Frauen, ältere Patienten (> 75 Jahre), Patienten mit länger bestehendem Diabetes mellitus (keine Schmerzwahrnehmung aufgrund diabetesbedingter Nervenschädigung) oder mit Demenz klagen oft nicht über die typischen Schmerzen im Brustbereich. Trotzdem kann sich hinter Symptomen wie Schwächegefühl oder Schwindel – besonders bei Patienten mit Diabetes mellitus – ein akuter Myokardinfarkt verbergen (sog. „stummer Myokardinfarkt"). Bei Frauen liegen oft ausschließlich Symptome wie Bauchschmerzen, Übelkeit und Schwindel vor (= atypische Symptomatik).

Mögliche **Komplikationen bei ACS** sind akute Herzinsuffizienz, kardialer Schock, kardiales Lungenödem, Herzrhythmusstörungen (u. a. Kammerflimmern, s. ▶ Tab. 12.1), Herzbeuteltamponade, Einblutung in den Herzbeutel infolge eines Risses in der Herzwand nach Myokardinfarkt!).

Differenzialdiagnosen • Das ACS kann im Rettungsdienst mit anderen Krankheitsbildern verwechselt werden, die Schmerzen im Brustraum verursachen, wie Interkostalneuralgie (Schmerzen im Bereich der Zwischenrippenmuskeln) oder Reflux-Ösophagitis (Schmerzen hinter dem Brustbein aufgrund einer Speiseröhrenentzündung [= Ösophagitis] durch Rückfluss [= Reflux] von Magensäure in die Speiseröhre). Ähnliche Symptome wie beim ACS können auch auftreten bei:
- Herzinsuffizienz: im Unterschied zum ACS aber längere Vorgeschichte mit häufigem nächtlichem Wasserlassen und Anschwellen der Beine abends
- hypertensivem Notfall (S. 291): häufig mit Kopfschmerzen, Schwindel, Kaltschweißigkeit, hoher RR
- Lungenembolie: in der Vorgeschichte häufig Thrombose der tiefen Bein- und Beckenvenen, vorangegangene OPs und/oder Bettlägerigkeit, evtl. Bluthusten
- Spannungspneumothorax (S. 352): Häufig vorangegangene Verletzung, gestaute Halsvenen, sehr schnell zunehmende Dyspnoe und Zyanose, Kreislaufinstabilität.

Versorgung des Patienten

Basismaßnahmen (S. 280)
- Vitalfunktionen gemäß ABCDE (S. 191) sicherstellen und Basismonitoring (S. 200): RR, Puls, EKG, SpO₂.

Besonders wichtig ist hier:
- Notarzt nachfordern, falls die Leitstelle nicht ohnehin aufgrund der Fallbeschreibung einen Notarzt losgeschickt hat!
- Den Patienten beruhigen und beengende Kleidungsstücke öffnen!
- Oberkörper hochlagern (um 15–35° erhöht, entlastet das Herz, da der venöse Rückfluss zum Herzen verringert wird).
- ggf. O₂-Gabe (S. 212).
- 12-Kanal-EKG („großes EKG") und i. v.-Zugänge vorbereiten.
- Je nach Zustand des Patienten Reanimation vorbereiten!
- Nach Vorerkrankungen (z. B. koronare Herzkrankheit) und regelmäßig eingenommenen Medikamenten wie β-Blockern oder ACE-Hemmern (S. 144) fragen.

Erweiterte Maßnahmen • Der Notarzt sichert die Diagnose durch Auswertung des EKGs, wobei auch die entsprechenden Symptome allein genügen, um die Arbeitsdiagnose „ACS" zu stellen. Bei Verdacht auf ACS müssen die verengten Gefäße so schnell wie möglich wiedereröffnet werden (Revaskularisationstherapie), am besten in einem Herzkatheterlabor. Wenn dies weiter weg liegt, kann der Notarzt die Therapie bereits am Notfallort einleiten, um keine überlebenswichtige Zeit zu verlieren. Dies wäre z. B. durch eine Lysetherapie möglich. Eine Lysetherapie ist jedoch nur das

Mittel der 2. Wahl, da schwerwiegende Blutungskomplikationen auftreten können. Deswegen wird **standardmäßig** der **direkte Transport in ein Herzkatheterlabor** angestrebt, außer es ist kein Herzkatheterzentrum verfügbar bzw. der Transport dorthin dauert viel zu lange.

Medikamente, die durch den Notarzt i. v. zusammen mit VEL verabreicht werden, sind im Einzelnen: Thrombozytenaggregationshemmer (wie Azetylsalicylsäure, z. B. Aspirin®; Clopidogrel, z. B. Plavix Iscover®; Ticagrelor, z. B. Brilique® oder Prasugrel, z. B. Efient®) und Antikoagulanzien (Heparin, z. B. Venoruton®). Zusätzlich gibt der Notarzt Analgetika (Morphin, z. B. Morphin Merck®).

! Merken   Schmerzlinderung

Gerade bei Herz-Kreislauf-Notfällen ist die Schmerzlinderung wichtig, da Schmerzen immer Stress bedeuten und das Herz-Kreislauf-System damit zusätzlich belasten.

Eventuell sind Medikamente gegen Übelkeit (wie Ondansetron, z. B. Ondatron®) und RR-senkende Mittel (wie Glyceroltrinitrat, z. B. Nitrolingual®) notwendig. Anschließend wird der Patient unter Inanspruchnahme von Wegerechten so rasch wie möglich zur Herzkatheterintervention (PTCA = Perkutane Transluminale Coronare Angioplastie bzw. PCI für engl. Percutaneous Coronary Intervention) ins nächstgelegene kardiologische Zentrum transportiert.

RETTEN TO GO

Akutes Koronarsyndrom (ACS)

Definition: Der Begriff „akutes Koronarsyndrom (ACS)" fasst die **instabile Angina pectoris** und die beiden Hauptformen des akuten Herzinfarkts (**STEMI** und **NSTEMI**) zusammen (Infarkt mit oder ohne ST-Strecken-Hebung im EKG).

Ursachen: Der Herzmuskel bekommt zu wenig O₂, weil die Herzkranzgefäße verengt sind, meist infolge einer Arteriosklerose, sog. **koronare Herzkrankheit (KHK)**. Dies äußert sich als Angina pectoris (Gefühl der Brustenge). Wenn die AP schon bei geringster Belastung bzw. gar in Ruhe auftritt, sich plötzlich verschlechtert (AP-Anfall) oder sich AP-Anfälle häufen, immer stärker werden und länger dauern, spricht man von **instabiler AP**.

Symptome: Vor allem stechende, brennende oder drückende **Schmerzen hinter dem Brustbein** (= retrosternale Schmerzen), die u. a. in Unterkiefer, Bauch, Rücken und linken Arm ausstrahlen können. In der Regel sitzen die Patienten und halten eine Hand vor dem Brustkorb. Mögliche Begleitsymptome sind u. a. Atemnot, Todesangst, kaltschweißige Haut, Blässe und Übelkeit mit Erbrechen.

Versorgung: Unbedingt einen Notarzt nachfordern! Wichtig ist hier außer den Basismaßnahmen und der Untersuchung entsprechend ABCDE-Schema, das **12-Kanal-EKG**, außerdem die Hochlagerung des Oberkörpers und ggf. die O₂-Gabe. **Eventuell** ist **Reanimationsbereitschaft** herzustellen. Der Notarzt sorgt u. a. für Schmerzlinderung. Bei Verdacht auf ACS wird i. d. R. der **rasche Transport in eine Klinik** mit Herzkatheterlabor angestrebt.

Die Erstuntersuchung des Patienten ergibt Folgendes (ABCDE-Schema):

A: Keine Atemwegsverlegung.

B: O_2-Sättigung laut Pulsoxymetrie: 86 %, Auskultation der Lunge: beschleunigte Atmung mit einer Atemfrequenz von 15–20 Atemzügen pro Minute, keine erkennbare Zyanose.

C: Herzfrequenz: Tachykardie mit 110 Herzschlägen/min; Blutdruck: 210 mmHg systolisch und 120 mmHg diastolisch; keine Stauungszeichen zu erkennen.

D: Patient ist in allen Qualitäten orientiert, GCS 15; Pupillen: Rund, mittelweit und isokor, prompte seitengleiche Reaktion auf Licht; Blutzucker: 158 mg/dl.

E: Durch die Ergänzung mit dem Algorithmus S-A-M-P-L-E ergibt sich Folgendes:

S – Symptomatik: s. o.

A – Allergie: keine Medikamentenallergien.

M – Medikamente: keine Dauermedikation.

P – Patientengeschichte (S. 281)

L – Letzte Nahrungsaufnahme: am Nachmittag.

E – Ereignisse mit Bezug zum Notfall: keine Angaben.

Das Rettungsteam stellt aufgrund der schlechten Kreislaufverhältnisse und der Schmerzen die Verdachtsdiagnose „Akutes Koronarsyndrom" und alarmiert bereits während der ersten Untersuchungen den Notarzt über die Leitstelle. Der Patient wird mit erhöhtem Oberkörper auf die Rettungsliege gelagert

und erhält 10 l O_2/min via O_2-Maske. Danach kümmert sich das Rettungsteam erneut um das Kreislaufmonitoring mittels Pulsoxymetrie, EKG und nicht invasiver RR-Messung.

Der Notarzt wird durch das Rettungsteam informiert. Nach Anlage einer Venenverweilkanüle bestätigt er durch seine Interpretation des EKGs die Verdachtsdiagnose „Akuter Myokardinfarkt" (ST-Strecken-Hebung = STEMI). Der Patient erhält intravenös Schmerzmittel (Morphin, z. B. Morphin Merck®) sowie VEL, z. B. Elomel Isoton®, ein Antiemetikum (Odansetron, z. B. Ondatron®), RR-senkende Mittel (Glyceroltrinitrat, z. B. Nitrolingual®), Antikoagulanzien (Heparin, z. B. Venoruton®) sowie – nach telefonischer Abstimmung mit dem diensthabenden Kardiologen im aufnehmenden Krankenhaus – Thrombozytenaggregationshemmer (Azetylsalizylsäure, z. B. Aspirin® oder Prasugrel, z. B. Efient®).

Tätigkeiten wie das Aufziehen von Medikamenten aus Ampullen in Spritzen und das Vorbereiten der Infusion übernimmt das Rettungsdienstteam.

Der Transport in das nächstgelegene Krankenhaus mit der Möglichkeit einer Herzkatheterintervention wird in schonender Fahrweise durchgeführt, um den Kreislauf des Patienten nicht zusätzlich zu belasten. Im Herzkatheterlabor öffnet der Kardiologe das verschlossene Gefäß sofort und sichert es mit einem Stent (Gefäßprothese). Nach 14 d im Krankenhaus wird Herr Maier in eine kardiologische Rehabilitation entlassen.

12.3.2 Lungenembolie

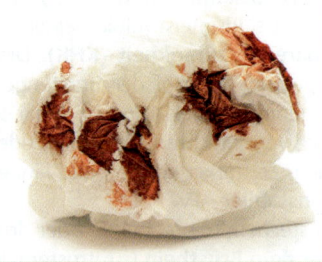

© dima_pics – Fotolia.com

Der Notfallort ist ein Einfamilienhaus im ländlichen Gebiet. Sie treffen auf eine 34-jährige Frau, die im Schlafzimmer auf dem Bettrand sitzt. Sie ist offensichtlich stark beunruhigt, ihre Lippen sind bläulich verfärbt, an ihrem Hals sind gestaute Gefäße zu erkennen. Neben dem Bett liegen Taschentücher mit Blutflecken. Die Patientin gibt an, dass sie seit mehreren Stunden leichte Schmerzen im Oberkörper habe und kaum Luft bekomme, selbst bei geringer Anstrengung: „Als ich von der Arbeit gekommen bin, habe ich mich sofort ins Bett gelegt, weil mir unwohl war. Nachdem die Schmerzen rasch schlimmer wurden und ich immer schlechter Luft bekam, musste ich mich aufsetzen. Als ich husten musste, habe ich bemerkt, dass Blut dabei war." Besonders belastend sind nach Angaben der Patientin der Druck auf der Brust und das Beklemmungsgefühl.

Grundlagen

Definition **Lungen(arterien)embolie (Pulmonalarterienthrombembolie = PAE)**

Verschluss einer oder mehrerer Lungenarterien (Pulmonalarterien) durch einen Embolus, meist losgelöster Thrombus – Blutgerinnsel – aus den tiefen Bein- oder Beckenvenen, der mit dem Blutstrom „verschleppt" wird, daher auch die Bezeichnung „Thrombembolie".

Pathophysiologie • Wenn sich ein Thrombus aus den tiefen Bein- oder Beckenvenen löst, gelangt er als sog. Embolus über die untere Hohlvene durch den rechten Herzvorhof und die rechte Herzkammer in die arterielle Lungenstrombahn. Je nach Größe verschließt er dort eine größere oder kleinere Lungenarterie, also eines der Gefäße, die Blut vom Herzen zur Lunge führen. Vor diesem Verschluss staut sich

das Blut. Die rechte Herzhälfte versucht, die ungewohnte Belastung durch Steigerung von Schlagvolumen und -frequenz auszugleichen. Bei einer großen Lungenembolie gelingt der Ausgleich jedoch nur kurze Zeit, dann steigt der Blutdruck im Lungenkreislauf an, das rechte Herz versagt (= akute Rechtsherzinsuffizienz, bei ca. 70 % der Betroffenen tödlich) und es gelangt zu wenig Blut zum linken Herzen. Dies führt zu vermindertem Herzzeitvolumen und sinkendem Blutdruck, vgl. Kreislaufversagen mit unterschiedlich starken Symptomen eines **kardialen Schocks** (S. 273). Infolge der schlechteren Blutzufuhr zur Lunge ist auch der Gasaustausch in den betroffenen Lungenbereichen eingeschränkt. Das Blut wird nicht mehr ausreichend mit Sauerstoff angereichert (= O_2-Mangel im arteriellen Blut = **arterielle Hypoxämie**). Da das Blut zu wenig Sauerstoff aufnimmt, wird der gesamte Körper mit zu wenig Sauerstoff versorgt (= **Hypoxie**).

Abb. 12.5 Pathophysiologie der Lungenembolie infolge einer tiefen Beinvenenthrombose.

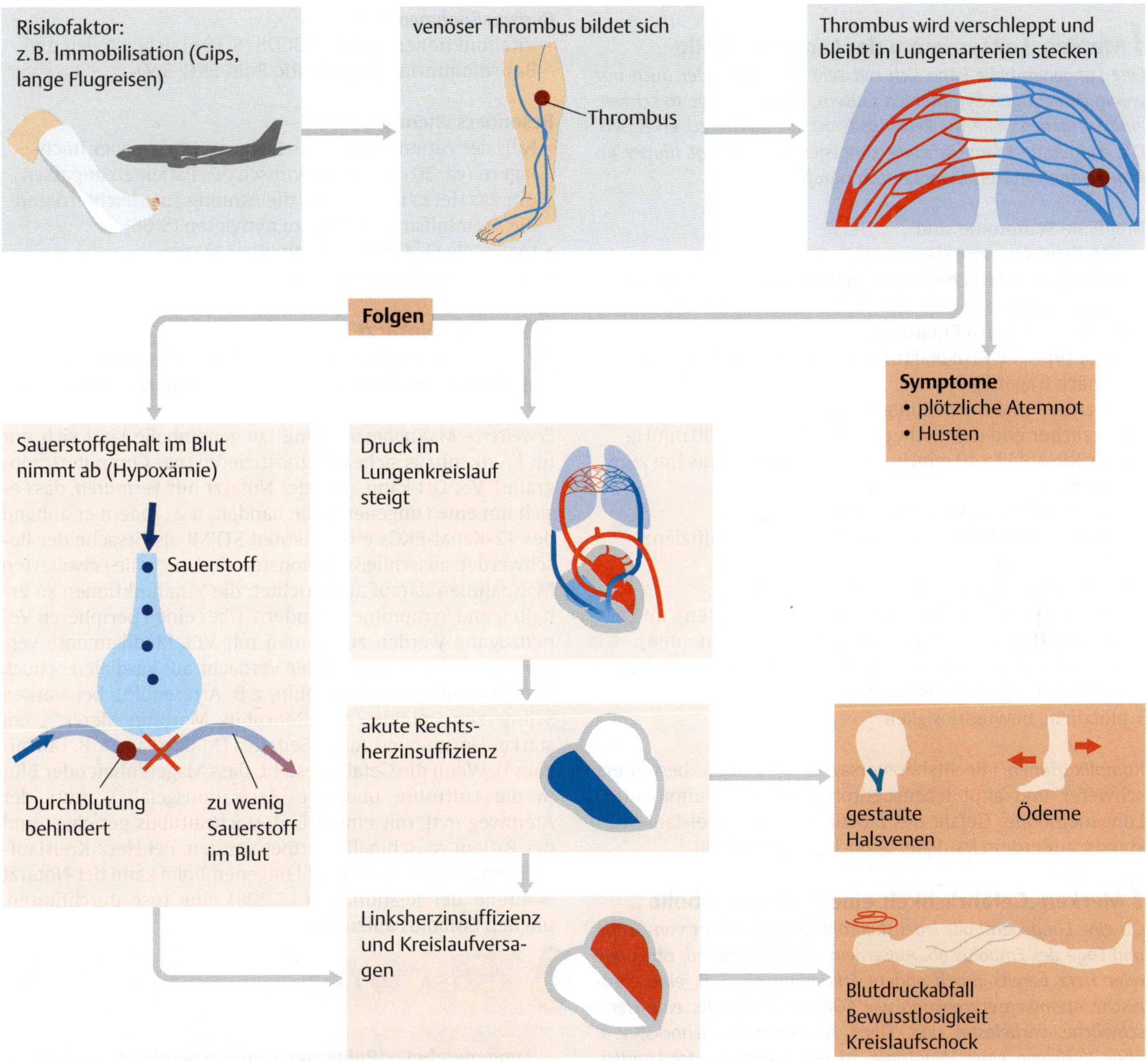

Eine Lungenembolie wird mit Abstand am häufigsten durch einen verschleppten Thrombus aus den tiefen Bein- oder Beckenvenen ausgelöst. Die Abbildung fasst Entstehungsweg, Folgen für Herz und Kreislauf sowie wichtige Symptome zusammen. *Aus: I care – Krankheitslehre. Thieme; 2015*

Wenn große Lungengefäße (Hauptstrombahn) verlegt sind, spricht man von einer **fulminanten Lungenembolie** (Gefahr des sog. plötzlichen Herztodes oder Sekundenherztodes). Wenn infolge der Embolie Lungengewebe abstirbt, da die Blutzufuhr komplett unterbrochen ist, spricht man von einem **Lungeninfarkt**.

Ursachen und Risikofaktoren

! *Merken* Hauptauslöser der Lungenembolie

In 90 % der Fälle liegt der Lungenembolie ein Thrombus (Blutgerinnsel) zugrunde, der aus einer tiefen Bein- oder Beckenvene stammt.

Seltene Auslöser und Formen einer Lungenembolie • Hierzu gehören **Fettembolie**, z. B. infolge einer Fraktur des Ober-

schenkelknochens, bei der Fettgewebe aus dem Knochenmark in die Blutbahn gelangt oder nach Gelenkoperation (z. B. Hüftgelenkendoprothese); **Luftembolie**, wenn Luft z. B. über einen zentralen Venenkatheter (unsachgemäße Handhabung oder auch Produktfehler) in den Kreislauf gelangt; **Fruchtwasserembolie**, wenn während der Geburt über die Gebärmuttervenen Fruchtwasser in den Kreislauf der Mutter gelangt, s. „Geburtshilfliche und gynäkologische Notfälle" (S. 424).

Risikofaktoren für das Entstehen einer Thrombose und damit auch für das Entstehen einer Lungenembolie sind z. B. lange Immobilisierung (Auto- oder Flugreisen, Bettlägerigkeit), internistische Erkrankungen wie Tumoren und Herzrhythmusstörungen (Vorhofflimmern), Traumen oder bei Frauen die Kombination von Kontrazeptiva („Pille") und Rauchen.

Symptomatik und Differenzialdiagnosen

! Merken Leitsymptom der Lungenembolie

Eine Lungenembolie kann sich mit sehr massiven oder auch nur wenig eindeutigen Symptomen äußern. Deshalb ist es so schwer, eine Lungenembolie im Rettungsdienst als solche zu erkennen. Die endgültige Diagnose einer Lungenembolie erfolgt immer im Krankenhaus mittels Computertomografie.

Mögliche Symptome sind
- plötzliche Atemnot (Dyspnoe),
- **atemabhängige Schmerzen** im Brustbereich, d. h. thorakale Schmerzen, evtl. ähnlich wie bei Angina pectoris (S. 281), v. a. **beim Einatmen,**
- meist typische Risikofaktoren (S. 285) in der Vorgeschichte (danach fragen!),
- Herzrasen und beschleunigte Atmung,
- plötzlicher und drastischer RR-Abfall ($RR_{syst} < 90$ mmHg oder RR-Abfall > 40 mmHg für mind. 15 Min.) bis hin zum Schock,
- Unruhe, Angst, Beklemmungsgefühle,
- gestaute Halsvenen (infolge der Rechtsherzinsuffizienz – Rückstau von Blut),
- Zyanose als Folge der O_2-Unterversorgung,
- Beimengung von Blut beim Husten (Hämoptysen), im Extremfall Aushusten größerer Blutmengen (Hämoptoe): Blut stammt aus Gefäßverletzungen in der Lunge, die im Rahmen der Embolie entstehen,
- plötzliche Bewusstlosigkeit.

Komplikationen • Rechtsherzversagen, v. a. bei besonders schwerer und akut lebensbedrohlicher (sog. fulminanter) Lungenembolie: Gefahr des plötzlichen Herz-Kreislauf-Stillstands, außerdem kardialer Schock, Lungeninfarkt.

! Merken Gefährlichkeit einer Lungenembolie

Ob eine Lungenembolie lebensbedrohlich wird, hängt von Größe und Lage des Embolus ab. Außerdem ist entscheidend, ob Lunge oder Herz bereits durch andere Erkrankungen, z. B. eine chronische Atemwegserkrankung wie COPD (S. 252) oder eine Herzschwäche, vorbelastet sind. Ohne Zeichen eines Schocks, v. a. ohne Vorliegen einer Hypotonie, ist das Risiko, an der Lungenembolie zu versterben, gering. Das Wichtigste ist, an eine Lungenembolie zu denken, weil frühes Handeln bei einer fulminanten Lungenembolie oft die einzige Rettung ist.

Differenzialdiagnosen • Wenn Beschwerden wie plötzliche, atemabhängige Schmerzen im Brustkorb, Herzrasen oder Bluthusten auftreten, lässt sich der Verdacht auf eine Lungenembolie als Ursache oft erhärten, indem man den Patienten gezielt nach der Vorgeschichte fragt (z. B. kurz zurückliegende Operation oder Fraktur mit Ruhigstellung einer Extremität, bekannte Beinvenenthrombose, längere Flug- oder Autoreise in jüngster Vergangenheit).

Eine Reihe anderer Krankheitsbilder kann aber ähnliche Symptome hervorrufen. Hierzu zählen kardialer Schock (S. 273), Lungenödem (S. 254), Lungenentzündung, Herzinsuffizienz oder Herzrhythmusstörungen, Pneumothorax, d. h. Luft zwischen Lunge und Rippen (S. 352), Asthmaanfall (S. 249) oder Aortenruptur (S. 352), d. h. Einriss der Hauptschlagader. Bei Bluthusten sollte man daran denken, dass auch Blutungen aus Rachenraum oder Verdauungstrakt die Ursache sein können.

Versorgung des Patienten

Basismaßnahmen (S. 280)
- Vitalfunktionen gemäß ABCDE (S. 191) sicherstellen und Basismonitoring (S. 200): RR, Puls, EKG, SpO_2.

Besonders wichtig ist hier:
- Falls der Patient bei Bewusstsein ist: **Oberkörper hochlagern** (ca. 30–60°, dem Wunsch des Patienten anpassen), um das Herz zu entlasten, die Atmung zu erleichtern und die Atemhilfsmuskulatur zu aktivieren (S. 66)
- maximale O_2-Gabe: 15 l/min über Maske
- ggf. Notarzt alarmieren!

! Merken Notarzt

Bei akuter vitaler Bedrohung bzw. Verdacht auf kardialen Schock infolge der Embolie (RR-Abfall) ist immer der Notarzt zu alarmieren!

Erweiterte Maßnahmen • Eine Lungenembolie lässt sich nur im Krankenhaus sicher diagnostizieren (per Computertomografie). Vor Ort kann auch der Notarzt nur *vermuten*, dass es sich um eine Lungenembolie handelt, u. a., indem er anhand des 12-Kanal-EKGs einen akuten STEMI als Ursache der Beschwerden ausschließt. Ansonsten sind auch die erweiterten Maßnahmen darauf ausgerichtet, die Vitalfunktionen zu erhalten und Symptome zu lindern. Über einen peripheren Venenzugang werden zusammen mit VEL Medikamente verabreicht, bei Hypotonie oder Verdacht auf kardialen Schock Katecholamine (Norepinephin, z. B. Arterenol®), bei starken Schmerzen Opioide (z. B.: Morphin, Morphin Merck®), bei starker Unruhe und Angst Sedativa (Midazolam, z. B. Dormicum®). Wenn die Gefahr besteht, dass Mageninhalt oder Blut in die Luftröhre übertritt (Aspirationsgefahr), muss der Atemweg evtl. mit einem Endotrachealtubus gesichert und der Patient maschinell beatmet werden. Bei Herz-Kreislauf-Stillstand und Verdacht auf Lungenembolie kann der Notarzt während der Reanimation (S. 298) eine Lyse durchführen, um den Embolus aufzulösen.

RETTEN TO GO

Lungenembolie (Pulmonalarterienembolie)

Definition und häufigste Ursache: Verschluss einer oder mehrerer Lungenarterien (Pulmonalarterien) durch einen Embolus, meist losgelöster Thrombus – Blutgerinnsel – aus den tiefen Bein- oder Beckenvenen, der mit dem Blutstrom „verschleppt" wird, daher auch als „Thrombembolie" bezeichnet.

Risikofaktoren, nach denen man gezielt fragen sollte, sind z. B. lange Immobilisierung (Auto- oder Flugreisen, Bettlägerigkeit), internistische Erkrankungen wie Tumoren und Herzrhythmusstörungen (Vorhofflimmern), Traumen oder bei Frauen die Kombination von Kontrazeptiva („Pille") und Rauchen.

Symptome können sehr massiv oder wenig eindeutig sein. Es ist daher sehr schwer, eine Lungenembolie im Rettungsdienst als solche zu erkennen (Diagnose erst durch CT im Krankenhaus). Mögliche Symptome sind plötzliche Atemnot und Schmerzen beim Einatmen, evtl. auch Bluthusten.

Versorgung: Neben den üblichen Basismaßnahmen und der Untersuchung nach ABCDE-Schema Patienten (sofern er bei Bewusstsein ist) mit **erhöhtem Oberkörper** lagern, um das Herz zu entlasten und die Atmung zu erleichtern, **maximale O_2-Gabe:** 15 l/min über Maske. Bei massivem RR-Abfall (Verdacht auf kardialen Schock!): unbedingt **Notarzt** nachalarmieren!

12.3.3 Herzinsuffizienz

Grundlagen

Definition **Herzinsuffizienz**

Von Herzinsuffizienz („Herzmuskelschwäche") spricht man, wenn die Pumpfunktion des Herzens und aufgrund dessen auch die körperliche Belastbarkeit eingeschränkt ist. Die Funktionsstörung kann das linke oder das rechte Herz allein betreffen (Links- bzw. Rechtsherzinsuffizienz) oder beide Herzhälften gleichzeitig (Globalinsuffizienz). Wenn die Herzinsuffizienz schon über Monate oder Jahre besteht, ist sie chronisch, wenn sie innerhalb von Minuten, Stunden oder Tagen auftritt, akut. Auch eine chronische Herzinsuffizienz kann plötzlich akut werden (= akut dekompensierte Herzinsuffizienz).

Pathophysiologie und Ursachen • Eine Herzinsuffizienz entsteht, wenn das linke (= Linksherzinsuffizienz) oder das rechte (= Rechtsherzinsuffizienz) Herz nicht genügend Blut auswerfen kann. Die verminderte Auswurfleistung wird als **Vorwärtsversagen** bezeichnet. Da zu wenig Blut weitergepumpt wird, staut sich bei der Linksherzinsuffizienz das Blut in den Lungenkreislauf zurück, bei der Rechtsinsuffizienz kommt es zu einem Stau des Blutes, das aus der Peripherie zum Herzen zurückströmt (= **Rückwärtsversagen**).

Die verminderte Auswurfleistung des Herzens (sinkendes Herzzeitvolumen) lässt den arteriellen Blutdruck sinken, der Körper wird schlechter durchblutet. Das vegetative System steuert entgegen, indem es die Nebennierenrinde zur Ausschüttung von Katecholaminen veranlasst. Dies erhöht den Gefäßtonus und damit den Blutdruck (Kompensation). Wenn dieser Zustand länger anhält, verdickt der Herzmuskel zunehmend, die Herzkammern erweitern sich.

Sobald die Kompensationsmechanismen erschöpft sind, kommt es zur **Dekompensation** (akut dekompensierte Herzinsuffizienz mit akuter Lebensbedrohung). Die Rechts- bzw. Linksherzinsuffizienz gehen, nachdem die Kompensationsmechanismen erschöpft sind, ineinander über und vereinen sich zu einer Globalinsuffizienz. Diese Form ist im Rettungsdienst häufig zu sehen.

Ursachen • Die Herzinsuffizienz ist meistens das Resultat einer schwerwiegenden Herz- oder Lungenerkrankung. Sie kann bei akuten Erkrankungen wie z. B. einem Myokardinfarkt rasch auftreten.

! *Merken* **Herzinsuffizienz**

Im Rettungsdienst spielen i. d. R. nur die akuten Formen der Herzinsuffizienz eine Rolle, meist die akut dekompensierten, d. h. die meisten Notfallpatienten leiden bereits seit längerer Zeit unter einer Herzinsuffizienz.

Symptomatik und Differenzialdiagnosen

! *Merken* **Akute Herzinsuffizienz**

Leitsymptom der akuten Herzinsuffizienz ist die massive Atemnot, auch in Ruhe. Die Patienten tolerieren daher die Flachlagerung nicht, sondern nehmen eine sitzende Position ein, um die Atemhilfsmuskulatur einsetzen zu können.

Abb. 12.6 Gestaute Halsvenen bei akuter Rechtsherzinsuffizienz.

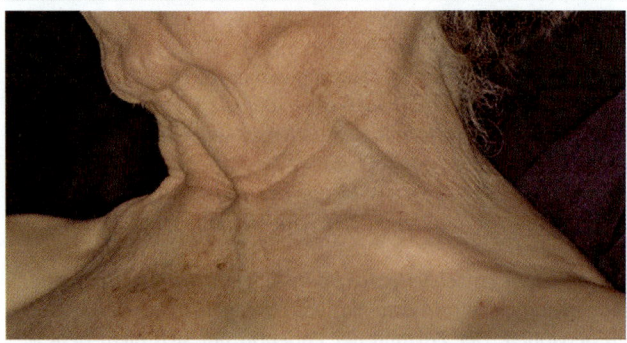

Das zum Herzen fließende Blut staut sich in das venöse Gefäßsystem zurück, sichtbar an den verdickten, deutlich hervortretenden Halsvenen. *Aus: Füeßl H, Middeke M. Duale Reihe. Anamnese und Klinische Untersuchung. Thieme; 2010*

Symptomatik bei akuter Rechtsherzinsuffizienz • Das zum Herzen fließende Blut staut sich in das venöse Gefäßsystem zurück (akut z. B. aufgrund einer Lungenembolie). Dies führt u. a. zu folgenden Symptomen:

- Atemnot und deutlich **hervortretende Halsvenen** (gestaute Halsvenen)
- **Ödeme** (Wasseransammlungen) im gesamten Körper (auch im Bauchraum), besonders gut sichtbar an den Beinen.

Symptomatik bei akuter Linksherzinsuffizienz • Das linke Herz wirft weniger Blut aus (Links-Vorwärts-Versagen). Dadurch kommt es zu einer Unterversorgung der Körperperipherie und aller Organe. An der Hautfarbe ist dies besonders gut zu erkennen: blasse, marmorierte Haut. Außerdem staut sich das Blut wegen der geringen Pumpleistung in die Lungenstrombahn zurück (Links-Rückwärts-Versagen, akut z. B. aufgrund eines Herzinfarkts). Dies löst u. a. Folgendes aus:

- **Lungenödem:** Flüssigkeit wird aus den Gefäßen in die Lungenalveolen gepresst und erschwert massiv den Gasaustausch.
- Dadurch kommt es zu **Atemnot** (ohne Hilfsmittel hörbare Rasselgeräusche beim Atmen) und **Husten**, besonders im Liegen, evtl. **schaumiger Auswurf**.
- **Zyanose** (bläuliche Verfärbung der Haut, auch der Lippen, ▶ Abb. 12.1) als Folge der verminderten O_2-Sättigung. Das Blut staut sich bis zum rechten Herzen zurück und löst dort eine Rechtsherzinsuffizienz aus.

Weitere mögliche Symptome bei akuter Herzinsuffizienz • Tachykardie, Unruhe und Angst, Schwächegefühl.

Versorgung des Patienten

Basismaßnahmen (S. 280)

- Vitalfunktionen gemäß ABCDE sicherstellen und Basismonitoring: RR, Puls, EKG, SpO_2.

Besonders wichtig ist hier:

- Patienten beruhigen und ihn auffordern, sich hinzusetzen, bzw. ihn mit erhöhtem Oberkörper (15–35°) lagern (ggf. auch Herzbettlagerung bei Linksherzinsuffizienz: Oberkörper hoch, Beine tief). Oft bessern sich die Beschwerden dann.
- Außerdem sollten O_2-Gabe, i. v.-Zugang, VEL und Medikation (S. 141) vorbereitet werden sowie – je nach Zustand – die Reanimationsbereitschaft hergestellt werden (= Defibrillator und Beatmungsbeutel griffbereit halten).

ACHTUNG
Hat der Patient extreme Atemnot (ohne Hilfsmittel hörbare Rasselgeräusche beim Atmen) und asthmaähnliche Symptome (z. B. Husten, besonders im Liegen) bei Herzinsuffizienz, so spricht man von Asthma cardiale. Dies ist akut lebensbedrohlich!

Erweiterte Maßnahmen • Die erste notärztliche Maßnahme ist die Anlage des i. v.-Zugangs, um kreislaufwirksame Medikamente, z. B. Katecholamine (S. 141), je nach Indikation, zu verabreichen und so die Herzfunktion zu verbessern. Bei einem Lungenödem können Wasser ausscheidende Medikamente (Diuretika wie Furosemid, z. B. Lasix®) zum Einsatz kommen. Mittels nichtinvasiver CPAP-Beatmung (S. 215) versucht der Notarzt, die Atmung des Patienten zu unterstützen und so Intubation und kontrollierte Beatmung zu vermeiden. Im Vordergrund steht die Erhaltung der wichtigsten Lebensfunktionen: Bewusstsein, Atmung und Kreislauf. Wegen der Schwere des Zustandsbildes muss das gesamte Rettungsteam während des Einsatzes jederzeit bereit sein, mit Reanimationsmaßnahmen zu beginnen.

RETTEN TO GO

Herzinsuffizienz ("Herzmuskelschwäche")

Definition: Einschränkung der Pumpfunktion des Herzens und damit auch der körperlichen Belastbarkeit. Möglich sind Links- bzw. Rechtsherzinsuffizienz oder Globalinsuffizienz (beide Herzhälften betroffen).

Ursachen: Meist schwerwiegende, oft chronische Herzoder Lungenerkrankung (z. B. koronare Herzkrankheit), die akut dekompensiert und so zum Notfall wird.

Symptome sind v. a. die **massive Atemnot**, auch in Ruhe. Die Patienten tolerieren daher keine Flachlagerung, sondern sitzen! Je nachdem, ob linkes oder rechtes Herz betroffen sind, außerdem: gestaute Halsvenen, Ödeme, evtl. schaumiger Auswurf und Zyanose sowie beschleunigter Herzschlag, Angst und Schwächegefühl. Bei **extremer Atemnot** (ohne Hilfsmittel hörbare Rasselgeräusche beim Atmen) und asthmaähnlichen Symptomen (z. B. Husten, besonders im Liegen) spricht man von **Asthma cardiale (akute Lebensgefahr!)**.

Versorgung: Neben den Basismaßnahmen und der Untersuchung nach ABCDE-Schema ist die **Hochlagerung des Oberkörpers** besonders wichtig. Außerdem sollten O_2-Gabe, i. v.-Zugang, VEL und Medikation vorbereitet werden sowie – je nach Zustand – die **Reanimationsbereitschaft** hergestellt werden, d. h. Defibrillator und Beatmungsbeutel griffbereit halten!

12.3.4 Herzrhythmusstörungen
Grundlagen

Definition Herzrhythmusstörung
Bei einer Herzrhythmusstörung weichen die Herzaktionen von der normalen Herzfrequenz (60–100 Schläge/min) und dem normalen Herzrhythmus ab. Das Herz schlägt entweder

- *zu langsam: Bradykardie < 60/min oder*
- *zu schnell: Tachykardie > 100/min (auch in Ruhe!) oder*
- *unregelmäßig oder zu langsam/zu schnell und unregelmäßig (Arrhythmie/Bradyarrhythmie/Tachyarrhythmie). Darüber hinaus gibt es sog. Extrasystolen ("Extraherzschläge" außerhalb des normalen Herzrhythmus).*

Herzrhythmusstörungen können lange unbemerkt bleiben, harmlos sein oder plötzlich lebensgefährlich werden und zum Herzstillstand führen.

Ursachen • Die **Ursache** liegt meist **im Herzen** selbst (z. B. lange bestehende, chronische Erkrankungen des Herzmuskels oder der Herzkranzgefäße), aber auch akute Störungen wie ACS (S. 281) können das Herz aus dem Rhythmus bringen.

Ursachen außerhalb des Herzens (extrakardiale Ursachen) sind u. a. **Lungenembolie** (S. 284), **hormonelle Störungen**, wie z. B. Schilddrüsenfunktionsstörungen (Bradykardie bei Unterfunktion/Tachykardie bei Überfunktion), **Störungen im Elektrolythaushalt** (Elektrolytentgleisungen, z. B. aufgrund einer Nierenerkrankung), **Vergiftung mit Medikamenten** (z. B. durch „Herzmedikamente" wie β-Blocker oder Digitalis, die den Herzschlag verlangsamen oder kreislaufwirksame Medikamente wie Adrenalin oder Atropin, die den Herzschlag beschleunigen). Darüber hinaus können Drogen, Alkohol starke Schmerzen, Fieber, Stress oder auch extremer Schlafmangel Herzrhythmusstörungen verursachen.

Pathophysiologie • Gestört sind entweder
- die **Erregungsbildung** im Sinusknoten (S. 54) oder
- die **Erregungsleitung** vom Sinusknoten auf die Herzvorhöfe oder von den Herzvorhöfen auf die Kammer.

Man unterscheidet außerdem, ob eine Herzrhythmusstörung
- oberhalb (supra) der Kammern im Vorhofmyokard entsteht: **supraventrikuläre Herzrhythmusstörung** (▶ Abb. 12.7) oder
- in Erregungsbildungszentren der Herzkammern der Ventrikel: **ventrikuläre Herzrhythmusstörung** (▶ Abb. 12.8).

Einen Überblick über die wichtigsten Herzrhythmusstörungen und ihre Lebensbedrohlichkeit gibt ▶ Tab. 12.1.

Entsprechend werden auch die Extrasystolen in **supraventrikuläre** (Vorhofextrasystolen, schlanke Extrasystolen)

Abb. 12.7 Supraventrikuläre Herzrhythmusstörungen.

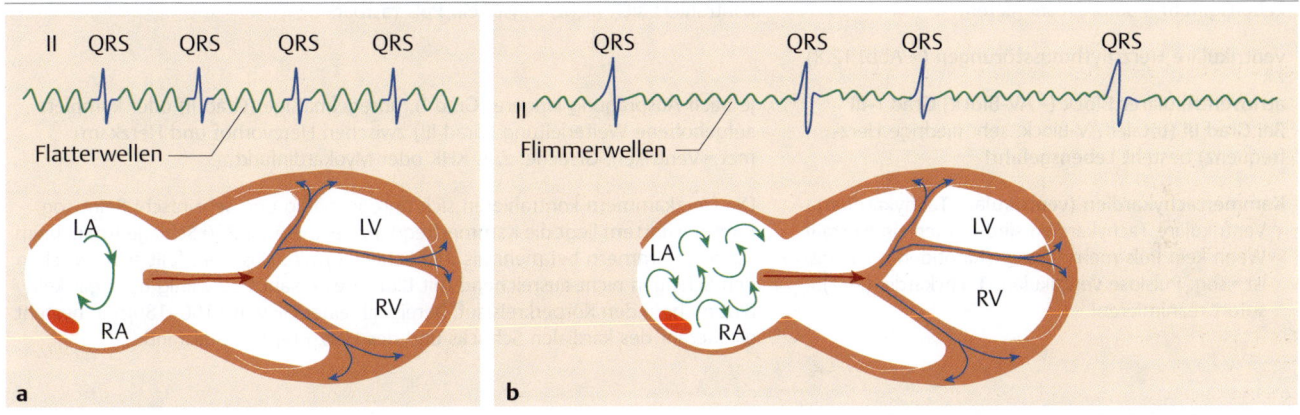

QRS = Q-, R- und S-Zacke, zusammen als QRS- oder auch Kammerkomplex bezeichnet, der die Ausbreitung der elektrischen Erregung über die Herzkammern anzeigt; LA = linkes Atrium (linker Vorhof); RA = rechtes Atrium (rechter Vorhof); LV = linker Ventrikel (linke Herzkammer); RV = rechter Ventrikel (rechte Herzkammer)

a Vorhofflattern: Die Flatterwellen haben die Form von Sägezähnen. Sie zeigen sich u. a. in der Ableitung II am deutlichsten.

b Vorhofflimmern: Die grünen Pfeile im unteren Bild deuten das „Chaos" an, das in den Herzvorhöfen bei Erregungsbildung (im Sinusknoten, s. kleinen bräunlichen Kreis) und -weiterleitung herrscht. Das Blut wird bei einer solchen Rhythmusstörung nicht gleichmäßig weitergeleitet, sondern bleibt immer wieder in den Vorhöfen liegen und kann deshalb dort Gerinnsel bilden.

Aus: Trappe HJ, Schuster HP. EKG-Kurs für Isabel. Thieme; 2013

Abb. 12.8 Ventrikuläre Herzrhythmusstörungen.

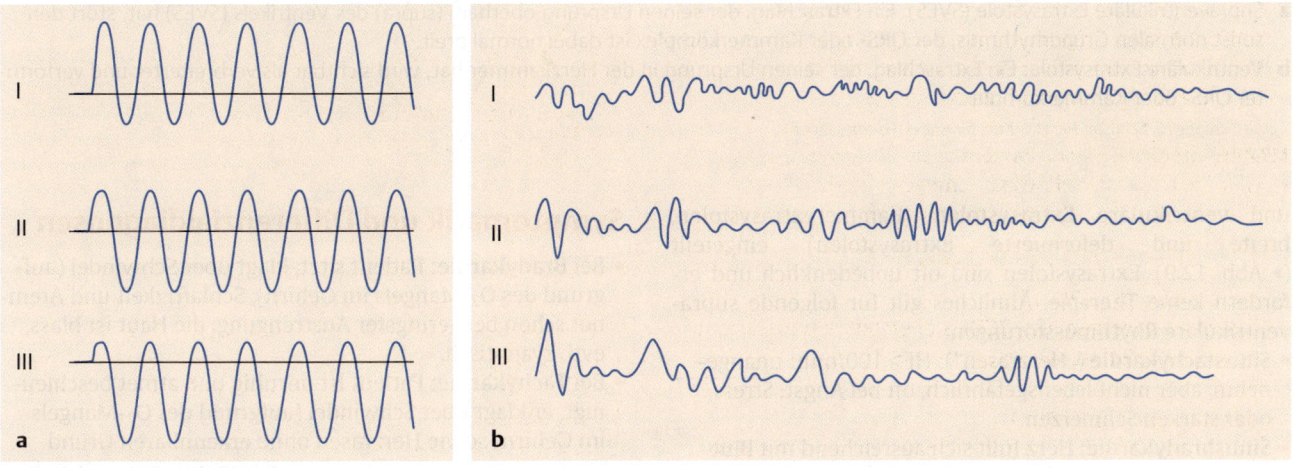

a Kammerflattern: Die Kammerkomplexe sind verbreitert und sehen aus wie Haarnadeln (vgl. dagegen das Aussehen der Kammerkomplexe in ▶ Abb. 12.7), sind aber noch voneinander abgrenzbar.

b Kammerflimmern: Die Kammerkomplexe sind völlig unregelmäßig und auch nicht mehr voneinander abgrenzbar. Sowohl Kammerflattern als auch -flimmern sind lebensbedrohlich und erfordern eine sofortige Reanimation, da das Herz so gut wie kein Blut mehr auswirft. Im Unterschied zu den supraventrikulären Rhythmusstörungen herrscht das Erregungschaos hier in den Kammern, den Ventrikeln.

Aus: Trappe HJ, Schuster HP: EKG-Kurs für Isabel. Thieme; 2013

Tab. 12.1 Überblick über wichtige Herzrhythmusstörungen und ihre Lebensbedrohlichkeit

Herzrhythmusstörung	Beschreibung
supraventrikuläre Herzrhythmusstörungen (▶ Abb. 12.7)	
Vorhoftachykardien (supraventrikuläre Tachykardien) Da die Herzkammern nicht richtig gefüllt werden, wirft das Herz weniger Blut aus als im Normalfall → **nicht unmittelbar lebensgefährlich**, aber die Herzleistung sinkt! Entscheidend ist auch, ob der Patient bereits herzkrank ist. Auch evtl. an Schock (S. 268) als mögliche Ursache denken!	Die Herzvorhöfe kontrahieren sich unregelmäßig und sehr rasch: Beim **Vorhofflattern** (▶ Abb. 12.7a) liegt die Vorhoffrequenz bei mehr als 250 Schlägen/min, beim **Vorhofflimmern** (▶ Abb. 12.7b) bei mehr als 350 Schlägen/min. Da nicht alle Vorhofaktionen auf die Kammern weitergeleitet werden, ist die Pulsfrequenz jedoch niedriger! Das Blut wird nicht mehr richtig weitertransportiert und kann daher Gerinnsel (Thromben) bilden: Das Embolie- bzw. Schlaganfallrisiko steigt!
pulslose elektrische Aktivität/elektromechanische Dissoziation (PEA/EMD) Pulslosigkeit bedeutet immer: sofort reanimieren (S. 298)!	Die elektrische Aktivität im Herzen (im EKG sogar oft als normaler Sinusrhythmus sichtbar) läuft „ins Leere", das Myokard kontrahiert sich nicht ausreichend und wirft nicht genügend oder gar kein Blut in den Kreislauf aus, es ist kein Puls tastbar: **Lebensgefahr**, da **faktisch Herz-Kreislauf-Stillstand!**
Asystolie (Nulllinie) **Lebensgefahr** – sofort reanimieren!	Im EKG ist keine elektrische Aktivität des Herzens mehr zu sehen, das Myokard kontrahiert sich nicht, es ist kein Puls tastbar.
ventrikuläre Herzrhythmusstörungen (▶ Abb. 12.8)	
atrioventrikulärer Block (= AV-Block) Grad I–III Bei **Grad III** (totaler AV-Block, sehr niedrige Herzfrequenz) besteht **Lebensgefahr!**	Je nach Ausprägung längere (Grad I), unregelmäßige (Grad II) oder komplett aufgehobene Weiterleitung (Grad III) zwischen Herzvorhof und Herzkammer = Ventrikel); Ursache: z. B. KHK oder Myokardinfarkt.
Kammertachykardien (ventrikuläre Tachykardien) • Ventrikuläre Tachykardien sind **immer ein Notfall!** • Wenn kein Puls mehr tastbar (Karotiden oder Leiste) ist = sog. **P**ulslose **v**entrikuläre **T**achykardie (PVT): sofort reanimieren!	Die Herzkammern kontrahieren sich unregelmäßig und sehr rasch: Beim sog. **Kammerflattern** liegt die Kammerfrequenz bei mehr als 250 Schlägen/min, beim **Kammerflimmern** bei mehr als 350 Schlägen/min. Das Herz füllt sich zwischen den Schlägen nicht ausreichend mit Blut → es gelangt zu wenig oder gar kein Blut mehr in den Körperkreislauf. Bereits ab einer HF von > 160–180/min besteht die Gefahr des kardialen Schocks und des Herz-Kreislauf-Stillstands.

Abb. 12.9 Supraventrikuläre und ventrikuläre Extrasystolen.

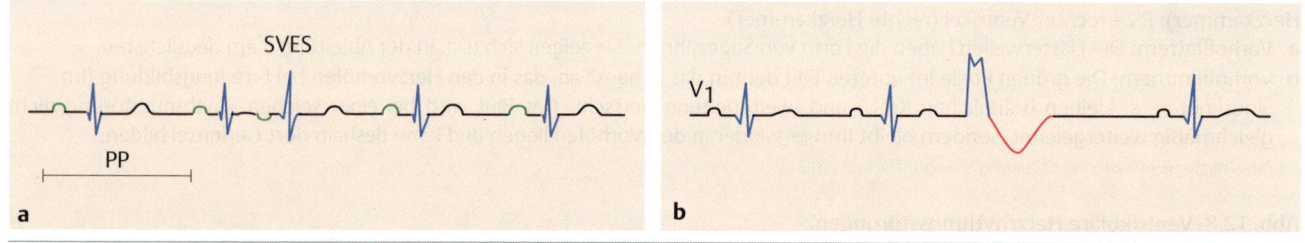

a Supraventrikuläre Extrasystole (SVES): Ein Extraschlag, der seinen Ursprung oberhalb (supra) des Ventrikels (SVES) hat, stört den sonst normalen Grundrhythmus, der QRS- oder Kammerkomplex ist dabei normal breit.

b Ventrikuläre Extrasystole: Ein Extraschlag, der seinen Ursprung in der Herzkammer hat, wird sichtbar als verbreiterter und verformter QRS- oder Kammerkomplex.

Aus: Trappe HJ, Schuster HP: EKG-Kurs für Isabel. Thieme; 2013

und **ventrikuläre Extrasystolen** (Kammerextrasystolen, breite und deformierte Extrasystolen) eingeteilt (▶ Abb. 12.9). Extrasystolen sind oft unbedenklich und erfordern keine Therapie. Ähnliches gilt für folgende supraventrikuläre Rhythmusstörungen:

• **Sinustachykardie** („Herzrasen"): HF > 100/min: unangenehm, aber nicht lebensgefährlich, oft bei Angst, Stress oder starken Schmerzen.

• **Sinusbradykardie:** Herz füllt sich ausreichend mit Blut trotz HF < 60/min, nicht lebensgefährlich, oft bei Ausdauersportlern.

Symptomatik und Differenzialdiagnosen

• Bei **Bradykardie:** Patient sitzt, klagt über Schwindel (aufgrund des O_2-Mangels im Gehirn), Schläfrigkeit und Atemnot schon bei geringster Anstrengung, die Haut ist blass, evtl. zyanotisch.

• Bei **Tachykardie:** Patient ist unruhig und atmet beschleunigt, er klagt über Schwindel (aufgrund des O_2-Mangels im Gehirn) sowie Herzrasen ohne erkennbaren Grund (keine besondere körperliche Anstrengung zuvor, kein besonderer Stress o. Ä.).

• Im Extremfall können Herzrhythmusstörungen zu kardialem Schock (S. 268) und Herz-Kreislauf-Stillstand (S. 296) führen.

Differenzialdiagnosen
- **Bradykardie**
  – Vagusreiz: Aktivierung des N. vagus durch starkes Pressen auf der Toilette, Husten, Erbrechen (erhöhter intrathorakaler Druck).
  – Karotis-sinus-Reflex durch Kompression der A. carotis.

❗ Merken Bradykardie

Ausdauersportler können einen Ruhepuls von ca. 30 Schlägen/ min haben – ohne dass dies auf eine Herzerkrankung hindeutet. Ansonsten ist eine solch niedrige Herzfrequenz aber immer ein Alarmzeichen!

- **Tachykardie** bei Schwangeren: gegen Ende der Schwangerschaft drückt die vergrößerte Gebärmutter auf die V. cava inferior, sodass weniger Blut zum Herzen zurückfließt, dadurch geringeres Schlagvolumen, Folge HF↑, Schwindel und Kollaps (Vorbeugung: Linksseitenlage, da die Kompression der V. cava in Rückenlage verstärkt wird = Vena-Cava-Kompressionssyndrom).

Versorgung des Patienten

Basismaßnahmen (S.280)
- Vitalfunktionen gemäß ABCDE (S.191) sicherstellen und Basismonitoring (S.200): RR, Puls, EKG, SpO₂.

Besonders wichtig ist hier:
- Bei **Bradykardie mit Atemnot**: Oberkörper erhöht lagern.
- Bei **Tachykardie**: Patienten beruhigen, ihn auffordern, sich hinzusetzen oder zu -legen.

Besondere Bedeutung hat hier das EKG, um vor einer Therapiemaßnahme möglichst genau festzustellen, welche Art von Rhythmusstörung vorliegt, und gezielt therapieren zu können. Dies gilt natürlich nur, wenn der Patient nicht instabil oder gar akut lebensgefährdet ist. Wenn dies der Fall ist, muss umgehend ein Notarzt nachgefordert werden! Im Vordergrund stehen die O₂-Gabe bei Atemnot sowie das Vorbereiten von Reanimationsmaßnahmen, falls sich der Zustand des Patienten verschlechtert.

Erweiterte Maßnahmen • Nach Anlage einer Venenverweilkanüle können Antiarrhythmika wie Amiodaron, z.B. Sedacoron®, i.v. verabreicht werden. Bei tachykarden Herzrhythmusstörungen kann der Notarzt auch versuchen, mittels elektrischer Kardioversion einen normalen Herzrhythmus wiederherzustellen. Manchmal gelingt dies auch durch „vagale Manöver" (Vagusstimulation: Massieren der A. carotis).

❗ Merken Kardioversion

Die Kardioversion (von griech. kardia = Herz und lat. conversio = Umwendung, Umkehr) ist eine Maßnahme, mit der man versucht, den normalen Herzrhythmus (Sinusrhythmus) wiederherzustellen, entweder mithilfe von elektrischem Strom oder mit Medikamenten (= elektrische oder medikamentöse Kardioversion).

Liegt eine Bradykardie vor, kann man versuchen, mithilfe von Medikamenten wie Atropin (z.B. Atropinsulfat®) oder durch Anlage eines externen Schrittmachers, die Herzfrequenz zu erhöhen.

RETTEN TO GO

Herzrhythmusstörungen

Definiton: Abweichen der Herzaktionen von normaler Herzfrequenz (60–100 Schläge/min) und normalem Herzrhythmus, d.h., das Herz schlägt zu langsam: **Bradykardie** (<60 Schläge/min) oder zu schnell: **Tachykardie** (>100 Schläge/min, auch in Ruhe!) oder unregelmäßig: **Arrhythmie** – oder zu langsam/zu schnell **und** unregelmäßig **(Bradyarrhythmie/Tachyarrhythmie)**. **Extrasystolen** sind „Extraherzschläge" außerhalb des normalen Herzrhythmus.

Ursachen: Meist chronische Erkrankungen des Herzmuskels oder der Herzkranzgefäße, aber auch akute Störungen wie ACS. Selten sind Ursachen außerhalb des Herzens (u.a. Lungenembolie, Störungen im Hormon- oder im Elektrolythaushalt, Medikamentenvergiftung).

Symptome: Typisch bei **Bradykardie** (außer verlangsamtem Herzschlag): Patient sitzt, klagt über Schwindel, Schläfrigkeit und Atemnot schon bei geringster Anstrengung, die Haut ist blass, evtl. zyanotisch. Typisch bei **Tachykardie** (außer beschleunigtem Herzschlag): Patient ist unruhig und atmet beschleunigt, klagt über Schwindel sowie Herzrasen ohne erkennbaren Grund (keine besondere körperliche Anstrengung zuvor, kein besonderer Stress o.Ä.). Im Extremfall: kardialer Schock und Herz-Kreislauf-Stillstand.

Versorgung: Außer Basismaßnahmen und Untersuchung nach ABCDE-Schema: bei **Bradykardie mit Atemnot**: Oberkörper erhöht lagern, bei **Tachykardie**: Patienten beruhigen, ihn auffordern, sich hinzusetzen oder zu -legen. Besondere Bedeutung hat hier das (12-Kanal-) EKG, um vor der Therapie möglichst genau festzustellen, welche Art Rhythmusstörung vorliegt, und gezielt therapieren zu können. Bei Atemnot: O₂-Gabe. Wenn der Patient instabil oder gar **akut lebensgefährdet** ist: **Notarzt nachfordern** und Reanimationsmaßnahmen vorbereiten!

12.3.5 Hypertensive Krise

Grundlagen

Definition **Hypertonie, hypertensive Krise und hypertensiver Notfall**

Hypertonie (Bluthochdruck) ist die Erhöhung des arteriellen Blutdrucks über seine normalen Grenzen hinaus (▶ Tab. 12.2). Die hypertensive Krise ist eine plötzliche, bedrohliche Fehlregulation des Kreislaufs mit sehr hohen RR-Werten (>200/110 mmHg). Bei einem hypertensiven Notfall kommen noch zusätzlich lebensbedrohliche Symptome und/oder Organfunktionsstörungen hinzu.

Tab. 12.2 Klassifikation des Blutdrucks (nach WHO)

Bezeichnung	systolischer Wert (mmHg)	diastolischer Wert (mmHg)
Hypotonie	<90	<60
normaler Blutdruck	120	80
Hypertonie	>140	>90
schwere Hypertonie	>180	>110
hypertensiver Notfall*	>220 möglich	>120 möglich

* = Hypertonie plus lebensbedrohliche Störungen (höhere, aber auch niedrigere Werte als angegeben sind möglich)

Pathophysiologie • Eine Hypertonie entsteht in Folge eines erhöhten Herzzeitvolumens und/oder eines erhöhten peripheren Widerstandes.

Ursachen der Hypertonie • In ca. 90 % der Fälle ist die Ursache des Bluthochdrucks nicht bekannt (= sog. primäre oder essenzielle Hypertonie). Begünstigende Faktoren für den **primären Bluthochdruck** sind: Stress, Rauchen, fortgeschrittenes Alter, Immobilität, Übergewicht oder auch erhöhter Alkoholkonsum.

Sekundäre Formen des Bluthochdrucks können aufgrund von Störungen bestimmter Organsysteme auftreten: z. B. Niere (renale Hypertonie) oder Hormonsystem (z. B. Schilddrüsenüberfunktion).

Ursachen von hypertensiver Krise und hypertensivem Notfall
- Absetzen (Vergessen) von RR-senkenden Medikamenten,
- Störungen im Hormonhaushalt (z. B. im Renin-Angiotensin-Aldosteron-System, ▶ Tab. 3.3),
- Vergiftungen bzw. Nebenwirkungen von Medikamenten,
- hormonproduzierende Tumoren (Phäochromozytom), die plötzlich Hormone ausschütten und so zu extremem RR-Anstieg führen (sehr selten!),
- Drogenkonsum,
- zur Hypertonie im Rahmen einer Schwangerschaft (S. 427).

Symptomatik und Differenzialdiagnosen

Symptomatik von hypertensiver Krise bzw. hypertensivem Notfall • Leitsymptom ist der sehr hohe Blutdruck (▶ Tab. 12.2). Dieser hohe Druck im arteriellen Gefäßsystem löst Funktionsstörungen von Organen aus, die sich durch folgende Symptome äußern können:
- Kopfschmerzen (durch Ausdehnung bzw. das Zusammenziehen intrakranieller Gefäße),
- Nasenbluten (= Epistaxis, durch Schädigung von Gefäßen im Bereich der Nase),
- neurologische Symptome wie Sehstörungen, Schwindel, Verwirrtheit und Bewusstseinsveränderungen bis hin zu Krampfanfällen (wenn die Durchblutungsstörung im Gehirn ist),
- Übelkeit und Erbrechen,
- Ohrensausen.

Typisch ist zudem ein **hochroter Kopf**.

Komplikationen • Hierzu gehören u. a. Gehirnblutung, Hirnödem, Schlaganfall, akute Linksherzinsuffizienz sowie kardialer Schock und kardiales Lungenödem, instabile Angina pectoris, Herzinfarkt oder Aortenruptur.

Versorgung des Patienten

Basismaßnahmen (S. 280)
- Vitalfunktionen gemäß ABCDE (S. 191) sicherstellen und Basismonitoring (S. 200): RR, Puls, EKG, SpO₂.

Besonders wichtig ist hier:
- Oberkörper hochlagern (um mind. 30° mit **herunterhängenden Extremitäten**), um das Herz zu entlasten und die Atmung zu erleichtern.
- Beruhigender Zuspruch und Betreuung (1 RS bleibt immer beim Patienten!).
- O₂-Gabe (S. 212).

Erweiterte Maßnahmen • Treten bei einer hypertensiven Krise Komplikationen oder lebensbedrohliche Symptome wie

Bewusstseinseintrübungen, akutes Koronarsyndrom oder Ähnliches auf, muss ein Notarzt nachalarmiert werden!

Der Notarzt verabreicht nach der Diagnostik mittels RR-Messung i. v. RR-senkende Medikamente (Antihypertensiva) wie Urapidil, z. B. Ebrantil®. Darüber hinaus besteht die Möglichkeit, sublingual Glyceroltrinitrat (z. B. Nitrolingual®) zu verwenden. Anzustreben sind Ziel-Blutdruckwerte von ca. 160 mmHg systolisch und 100 mmHg diastolisch. Die Symptome bessern sich in der Regel rasch, sobald die Werte sich auf patientenbezogene Normalwerte stabilisieren.

! Merken Blutdruck

Der Blutdruck sollte dosiert gesenkt werden. Wenn er zu schnell gesenkt wird, besteht die Gefahr, dass Herz oder Gehirn nicht ausreichend durchblutet werden.

RETTEN TO GO

Hypertonie, hypertensive Krise, hypertensiver Notfall

Definitionen:
- **Hypertonie** (Bluthochdruck): Erhöhung des arteriellen Blutdrucks auf > 140/90 mmHg.
- **Hypertensive Krise:** Plötzliche, bedrohliche Fehlregulation des Kreislaufs mit sehr hohen Blutdruckwerten (> 200/110 mmHg).
- **Hypertensiver Notfall:** Wie hypertensive Krise plus lebensbedrohliche Symptome und/oder Organfunktionsstörungen.

Ursachen:
- **Hypertonie:** In ca. 90 % der Fälle keine Ursache bekannt (= **primäre** oder essenzielle **Hypertonie**). Begünstigende Faktoren: Stress, Rauchen, fortgeschrittenes Alter, Immobilität, Übergewicht, erhöhter Alkoholkonsum. **Sekundäre Hypertonie** bei Störungen z. B. der Niere (renale Hypertonie) oder des Hormonsystems (z. B. Schilddrüsenüberfunktion).
- **Hypertensive Krise und hypertensiver Notfall:** Absetzen (Vergessen) von blutdrucksenkenden Medikamenten, Störungen im Hormonhaushalt, Vergiftungen bzw. Nebenwirkungen von Medikamenten u. a.

Symptome: Leitsymptom ist der sehr hohe Blutdruck, außerdem evtl. Kopfschmerzen, Nasenbluten Sehstörungen, Schwindel, Verwirrtheit und Bewusstseinsveränderungen bis hin zu Krampfanfällen, Übelkeit und Erbrechen, Ohrensausen und meist ein **hochroter Kopf**.

Versorgung: Neben den Basismaßnahmen und der Untersuchung nach ABCDE-Schema hier besonders wichtig: **Oberkörper hochlagern** (um mind. 30° mit **herunterhängenden Extremitäten**), Patienten beruhigen und ihn keinesfalls allein lassen, außerdem O₂-Gabe. Bei Bewusstseinseintrübung, akutem Koronarsyndrom o. Ä.: Notarzt nachalarmieren!

12.3.6 Peripherer arterieller Gefäßverschluss

Grundlagen

Definition **Peripherer arterieller Gefäßverschluss**
Ein peripherer arterieller Gefäßverschluss ist eine Verengung oder komplette Verlegung einer Arterie an Armen oder Beinen (Extremitätenarterie) durch einen Embolus (losgelöstes Blutgerinnsel) oder lokalen Thrombus (mit der Gefäßwand verbundenes Blutgerinnsel).

Pathophysiologie • Im Rahmen einer arteriellen Thrombose oder Arteriosklerose wird eine periphere Arterie im Bereich einer Extremität oder an anderen Stellen des Körpers so verengt bzw. komplett verlegt, dass es zu einer Durchblutungsstörung der versorgten Areale kommt. Dieser periphere Arterienverschluss tritt entweder plötzlich auf (akuter Verschluss → in 90 % der Fälle ein Embolus aus dem linken Herzen) oder entwickelt sich langsam zunehmend über einen längeren Zeitraum (periphere arterielle Verschlusskrankheit = pAVK). Bei der pAVK kann es irgendwann zum akuten Verschluss kommen.

! Merken Peripherer arterieller Gefäßverschluss

Im Rettungsdienst begegnet man meistens der akuten Form, da die Patienten bei plötzlich auftretenden Symptomen sehr viel schneller den Rettungsdienst rufen als bei der chronischen Form, bei der die Symptome langsam entstehen und deshalb nicht als so bedrohlich wahrgenommen werden.

Symptomatik und Differenzialdiagnosen

Symptomatik • Beim **akuten Verschluss** setzen die Schmerzen im Bereich des Gefäßverschlusses **plötzlich** ein, bei der **chronischen Verlegung** allmählich (sog. „Schaufensterkrankheit" bzw. Claudicatio intermittens: Die verengten Beingefäße verursachen bei Belastung nach und nach mehr Schmerzen, sodass die Patienten beim Herumlaufen, z. B. in der Stadt, gerne Laufpausen einlegen und vor Schaufenstern stehen bleiben.) Bei einem **kompletten Gefäßverschluss** sind alle nachfolgend beschriebenen Symptome vorhanden.

! Merken Die 6 Ps des arteriellen Gefäßverschlusses

1. Pain (Schmerzen)
2. Paleness (Blässe)
3. Paresthesia (Gefühlsstörungen = sensorische Störungen)
4. Pulselessness (Fehlen des peripheren Pulses)
5. Paralysis (Bewegungsunfähigkeit und Lähmungserscheinungen = motorische Störungen)
6. Prostration (zunehmendes Krankheitsgefühl und äußerste Erschöpfung)

Komplikationen • Wird das Gewebe nicht mehr ausreichend bzw. überhaupt nicht mehr durchblutet, so spricht man von inkompletter oder kompletter Ischämie. Bei **kompletter Ischämie** beginnt die betroffene Extremität infolge des O_2-Mangels nach ca. 6 h abzusterben (▶ Abb. 12.10).

Abb. 12.10 Periphere arterielle Verschlusskrankheit (pAVK).

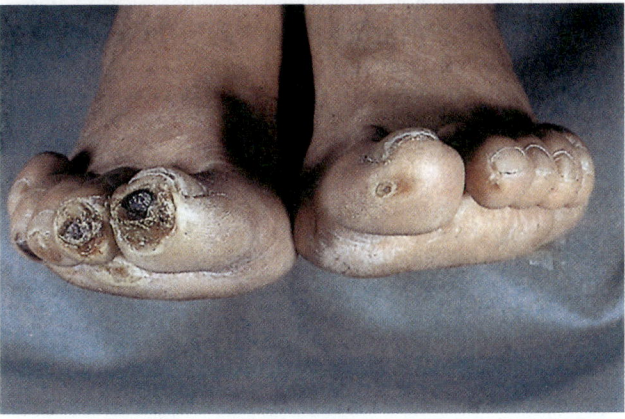

Deutlich fortgeschrittenes Stadium einer pAVK: Aufgrund der Minderdurchblutung der „Peripherie", hier der Zehen, sind diese z. T. bereits abgestorben. *Aus: Moll I. Duale Reihe Dermatologie. Thieme; 2016*

Versorgung des Patienten

Basismaßnahmen (S. 280)
• Vitalfunktionen gemäß ABCDE (S. 191) sicherstellen und Basismonitoring (S. 200): RR, Puls, EKG, SpO_2.

Besonders wichtig ist hier:
• Die betroffene Extremität tief lagern und abpolstern (Polster vermeidet Druckschäden und damit noch schlechtere Durchblutung!) – den Oberkörper hochlagern um 30°. Wenn der Patient auf der Rettungstrage liegt, kann man die betroffene Extremität seitlich von der Liege herabhängen lassen, um die Durchblutung zu fördern.
• Gegebenenfalls O_2-Gabe.
• Patient auf keinen Fall aufstehen und nicht herumlaufen lassen.

! Merken Notarzt

Bei starken Schmerzen wird i. d. R. der Notarzt alarmiert. Abhängig vom Anfahrtsweg kann es jedoch sinnvoll sein, den Patienten ohne Notarztbegleitung so schnell wie möglich in ein Krankenhaus mit gefäßchirurgischer Abteilung zu bringen, um wertvolle Zeit bis zum Beginn spezifischer Maßnahmen zu gewinnen.

Erweiterte Maßnahmen • Die notärztliche Therapie beschränkt sich auf die Gabe von schmerzstillenden (z. B. Morphin) sowie gerinnungshemmenden Medikamenten wie Heparin, z. B. Venoruton®) und die Gabe von Flüssigkeit über einen peripheren Venenzugang, um die Fließeigenschaften des Blutes zu verbessern.

RETTEN TO GO

Peripherer arterieller Gefäßverschluss

Definition und Ursache: Verengung oder komplette Verlegung einer Arterie an Armen oder Beinen (Extremitätenarterie) durch einen Embolus (losgelöstes Blutgerinnsel) oder einen lokalen Thrombus (mit der Gefäßwand verbundenes Blutgerinnsel).

Symptome: beim **akuten Verschluss:** plötzliche Schmerzen im Bereich des Gefäßverschlusses, bei der **chronischen Verlegung:** allmählich einsetzende Schmerzen (sog. „Schaufensterkrankheit" bzw. Claudicatio intermittens). Beim **kompletten Gefäßverschluss** treten die sog. **6 Ps** auf:
1. Pain (Schmerzen)
2. Paleness (Blässe)
3. Paresthesia (Gefühlsstörungen = sensorische Störungen)
4. Pulselessness (Fehlen des peripheren Pulses)
5. Paralysis (Bewegungsunfähigkeit und Lähmungserscheinungen = motorische Störungen)
6. Prostration (zunehmendes Krankheitsgefühl und äußerste Erschöpfung

Versorgung: Neben den Basismaßnahmen und der Untersuchung nach ABCDE-Schema hier besonders wichtig: **Betroffene Extremität tief lagern und abpolstern** (Polster vermeidet Druckschäden und damit noch schlechtere Durchblutung!); **Oberkörper hochlagern** um 30°. Wenn der Patient auf der Rettungstrage liegt: betroffene Extremität seitlich von der Liege herabhängen lassen, um die Durchblutung zu fördern. Patient auf keinen Fall aufstehen und herumlaufen lassen! Gegebenenfalls O_2-Gabe. Patienten **so rasch wie möglich in eine Klinik mit gefäßchirurgischer Abteilung** bringen.

12.3.7 Peripherer venöser Gefäßverschluss

Grundlagen

Definition **Peripherer venöser Gefäßverschluss**
Durch den kompletten oder inkompletten Verschluss einer Vene durch einen Thrombus kommt es zu einer Abflussbehinderung von O_2-armem Blut. In den meisten Fällen ist eine tiefe Bein- oder Beckenvene betroffen.

Pathophysiologie • Durch Thrombosen in den tiefen Bein- und Beckenvenen entstehen Engstellen, die die jeweilige Vene auch komplett verschließen können. Vor diesen Engstellen staut sich Blut und fließt langsamer. Dadurch lagern sich vermehrt Blutbestandteile im Bereich der Engstelle an und verlegen sie zunehmend. Wenn die Vene komplett verschlossen ist (▶ Abb. 12.11), kommt es zu den unten angeführten Symptomen.

Ursachen • Ursachen für das Entstehen von **Venenthrombosen** sind Veränderungen an der Innenwand der Gefäße (z. B. durch Venenentzündung), der Blutströmungsgeschwindigkeit (z. B. durch Ruhigstellung einer Extremität nach Fraktur) und der Zusammensetzung des Blutes (z. B. durch Flüssigkeitsmangel). Weitere Auslöser, die diese 3 Faktoren in unterschiedlichem Maß beeinflussen, sind: starkes Übergewicht, Rauchen, zu wenig Bewegung (lange Auto- und Flugreisen, generell langes Sitzen), Schwangerschaft oder die Einnahme von Hormonen zur Schwangerschaftsverhütung (Ovulationshemmer).

Symptomatik und Differenzialdiagnosen

Symptomatik • Beim akuten Venenverschluss kommt es an der betroffenen Extremität zu folgenden Symptomen:
• Schwellung (infolge der Ödeme)
• warme und glänzende Haut
• blaue (livide) Verfärbung
• Ödeme
• Druckschmerzhaftigkeit
• Bewegungseinschränkung.

Abb. 12.11 Akuter peripherer venöser Gefäßverschluss.

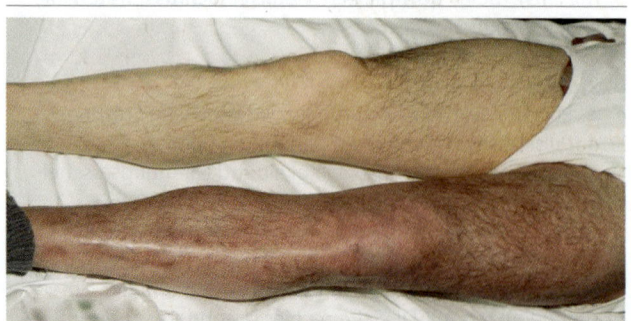

Besonders eine einseitig geschwollene Extremität, evtl. mit oberflächlicher Gefäßzeichnung und rötlicher, bläulicher oder gräulicher Verfärbung, weist auf eine akute Durchblutungsstörung hin. Bei einem venösem Verschluss (wie hier zu sehen) findet man häufig geschwollene blaue (livide) Extremitäten, weil das Blut aus der Extremität nicht mehr abfließen kann. Beim arteriellen Verschluss hingegen erscheint die Extremität blass und gräulich, da kein sauerstoffreiches Blut mehr in die Extremität gelangt (▶ Abb. 12.10). *Aus: Schmidt G, Görg C. Kursbuch Ultraschall. Thieme; 2015*

Komplikationen • Lungenembolie (S. 284), außerdem Entzündung im Gefäß.

Versorgung des Patienten

Basismaßnahmen (S. 280)
• Vitalfunktionen gemäß ABCDE (S. 191) sicherstellen und Basismonitoring (S. 200): RR, Puls, EKG, SpO_2.

Besonders wichtig ist hier:
• Den Patienten immobilisieren und nicht mehr aufstehen lassen (Gefahr einer weiteren Verschleppung von Gerinnseln und damit einer Lungenembolie)!
• Die betroffene Extremität wird unterpolstert und **horizontal** gelagert – bei gleichzeitiger Oberkörper-Hochlagerung um 30°.
• Den Patienten schonend transportieren!

ACHTUNG
Bei einem akuten venösen Verschluss ist größte Vorsicht bei Bewegungen geboten. Wenn sich ein Thrombus loslöst, kann er über das Venensystem in die Lunge verschleppt werden und dort eine Lungenembolie verursachen. Deshalb muss jede unnötige Manipulation oder Bewegung der Extremität vermieden werden!

• Bei Anzeichen einer Lungenembolie: Notarzt nachalarmieren!

Erweiterte Maßnahmen • Der Notarzt kann durch Anlage eines peripheren Venenzuganges i. v. Schmerzmedikamente wie Morphin und bei Bedarf gerinnungshemmende Medikamente wie Heparin verabreichen.

RETTEN TO GO

Peripherer venöser Gefäßverschluss

Definition und Ursache: Kompletter oder inkompletter Verschluss einer Vene (meist Bein- oder Beckenvene) durch einen Thrombus, dadurch Abflussbehinderung von O_2-armem Blut.

Begünstigende Faktoren: Starkes Übergewicht, Rauchen, zu wenig Bewegung (lange Auto- und Flugreisen, generell langes Sitzen), Schwangerschaft oder die Einnahme von Hormonen zur Schwangerschaftsverhütung (Ovulationshemmer).

Symptome des akuten Venenverschlusses an der betroffenen Extremität: Schwellung (Ödeme), warme und glänzende Haut, blaue (livide) Verfärbung, Druckschmerzhaftigkeit, Bewegungseinschränkung.

Versorgung: Neben den Basismaßnahmen und der Untersuchung nach ABCDE-Schema hier besonders wichtig: **den Patienten immobilisieren,** nicht mehr aufstehen lassen (Gefahr einer weiteren Verschleppung von Gerinnseln und damit einer Lungenembolie)! **Betroffene Extremität unterpolstern** und **horizontal lagern** – bei gleichzeitiger **Oberkörper-Hochlagerung um 30°**. Patienten schonend transportieren! Bei Zeichen einer Lungenembolie: Notarzt nachfordern!

12.3.8 Besonderheiten bei Kindern

Grundlagen

Herzfrequenz und Schlagvolumen

! *Merken* Erhöhte Herzfrequenz bei Kindern
Kinder haben generell eine höhere Herzfrequenz, sodass bei Kindern eine Frequenz von > 100 Schläge/min nicht besorgniserregend ist.

Die Herzfrequenz ist ein entscheidender Parameter für die Beurteilung des kindlichen Organismus, da das Herzzeitvolumen bei Kleinkindern und Säuglingen überwiegend über die Herzfrequenz reguliert wird. Das heißt, wenn der kindliche Organismus mehr Blut benötigt (z. B. bei körperlicher Anstrengung), kann das Herz die Pumpleistung nicht über vermehrten Auswurf, sondern nur über schnelleres Pumpen erhöhen. Deswegen haben Neugeborene, Säuglinge und Kinder eine höhere normale (physiologische) Herzfrequenz als Erwachsene.

ACHTUNG
Eine langsame Herzfrequenz (Bradykardie) ist bei Kindern ein Alarmsignal!

▶ Tab. 12.3 zeigt, dass die Herzfrequenz mit steigendem Alter sinkt – bei gleichzeitig zunehmendem Schlagvolumen. Grund für das steigende Schlagvolumen trotz geringerer Schlagzahl ist die wachsende Elastizität des Herzens. Je elastischer das Herz ist, desto mehr Blutvolumen kann es in der Diastole aufnehmen und in der Systole auswerfen und umgekehrt.

Blutdruck • Die Blutgefäße sind bei Kindern dauerhaft verengt. Dadurch kann der arterielle Blutdruck bei Kindern aufrechterhalten werden (erhöhter peripherer Widerstand, Normwerte s. ▶ Tab. 12.4). Aus diesem Grund kommt es schnell zum Versagen von Kompensationsmechanismen. Bei einem Blutverlust versucht der kindliche Organismus, die verengten Gefäße noch enger zu stellen, um die Durchblutung aufrechtzuerhalten. Dies gelingt aber nur bis zu einem gewissen Grad, da die Gefäße ohnehin dauerhaft enggestellt sind. Nach Ausschöpfen dieses Kompensationsmechanismus kommt es dann bei einem bestimmten Blutverlust ganz plötzlich zu einem RR-Abfall, dem der kindliche Organismus nicht mehr entgegenwirken kann. Die Folge ist der Verlust des Bewusstseins mit Ausbildung eines hypovolämischen Schocks (S. 272).

Herz-Kreislauf-Erkrankungen bei Kindern

! *Merken* Herz-Kreislauf-Störungen
Auf Kinder mit Herz-Kreislauf-Erkrankungen trifft man im Rettungsdienst sehr selten.

Da Kinder bereits unmittelbar nach der Geburt umfassend untersucht werden, kommen unbekannte bzw. unbehandelte Herzkrankheiten bei Kindern im Rettungsdienst kaum vor. Die wenigen Fälle, die vorkommen, gehen auf angeborene Herzfehler zurück. Hierzu zählen z. B. Atrium-Septum-Defekt (ASD) und Ventrikel-Septum-Defekt (VSD) Bei diesen Krankheiten liegt entweder (ASD) eine Öffnung im Septum (der Trenn- oder Scheidewand) zwischen linkem und rechtem Vorhof vor oder (VSD) im Septum zwischen linker und rechter Herzkammer. Der Blutfluss durch diese Öffnung, die im Normalfall nicht vorhanden ist, kann zu unterschiedlichen Veränderungen am Herzen führen, z. B. zu einer Herzinsuffizienz (S. 287).

Auch Herzrhythmusstörungen sind bei Kindern anzutreffen und können Synkopen (S. 382), d. h. Ohnmachtsanfälle, auslösen (vorwiegend im Jugendalter), sind aber i. d. R. harmlos.

Tab. 12.3 Zusammenhang zwischen Alter und Herzfrequenz/Schlagvolumen

Alter	mittlere Herzfrequenz/Schlagvolumen
Neugeborenes	ca. 140 Schläge/min / 10 ml
Säugling	ca. 120 Schläge/min / 15 ml
Schulkinder	ca. 80–110 Schläge/min / 50 ml
Erwachsene	ca. 60–80 Schläge/min / 70 ml

Tab. 12.4 Normwerte für den Blutdruck bei Kindern

Alter	RR
Neugeborenes	ca. 60/35 mmHg
Säugling	ca. 75/40 mmHg
Schulkinder	ca. 100/60 mmHg
Erwachsene	ca. 120/80 mmHg

RETTEN TO GO

Besonderheiten bei Kindern

Kinder mit Herz-Kreislauf-Erkrankungen sind im Rettungsdienstalltag **sehr selten**!

Kinder haben generell eine **höhere Herzfrequenz** als Erwachsene. Eine HF von > 100 Schläge/min ist **nicht besorgniserregend**. Eine **langsame Herzfrequenz** (Bradykardie) ist dagegen ein **Alarmsignal!**

Ab einem bestimmten Blutverlust kommt es bei Kindern ganz plötzlich zu einem **RR-Abfall**, dem der kindliche Organismus nicht mehr entgegenwirken kann. Die Folge ist der Verlust des Bewusstseins mit Ausbildung eines hypovolämischen Schocks.

Da Kinder bereits unmittelbar nach der Geburt umfassend untersucht werden, kommen unbekannte bzw. unbehandelte Herzkrankheiten bei Kindern im Rettungsdienst kaum vor. Die wenigen Fälle, die vorkommen, gehen auf angeborene Herzfehler zurück.

Auch Herzrhythmusstörungen sind bei Kindern anzutreffen und können Synkopen (Ohnmachtsanfälle) auslösen (vorwiegend im Jugendalter), sind aber i. d. R. harmlos.

13 Herz-Kreislauf-Stillstand und Reanimation

13.1 Herz-Kreislauf-Stillstand (HKS)

Definition **Herz-Kreislauf-Stillstand**

Der akute Herz-Kreislauf-Stillstand (auch „Kreislaufstillstand" oder „Herzstillstand") bezeichnet den plötzlichen Ausfall der Herzfunktion und damit der Blutzirkulation.

Pathophysiologie • Beim Herz-Kreislauf-Stillstand (HKS) fällt die Pumpfunktion des Herzens entweder komplett aus (Herzstillstand) oder bleibt wirkungslos (z. B. bei Kammerflimmern, s. ►Tab. 12.1). In beiden Fällen zirkuliert kein Blut mehr im Körper. Infolgedessen fallen Gehirnaktivität, Kreislauf und Atmung aus, die Körpertemperatur sinkt.

Wenn das Herz kein Blut mehr durch den Körper pumpt, ist sofort kein Puls mehr tastbar und kein Blutdruck mehr messbar. Die fehlende Blutversorgung führt zu O_2-Mangel. Darauf reagiert v. a. das zentrale Nervensystem (und hier besonders das Gehirn) sehr sensibel. Bereits nach 10–15 Sekunden kommt es zur Bewusstlosigkeit, nach rund 30 Sekunden zum Atemstillstand. Wenige Sekunden später werden die Pupillen des Betroffenen weit (Mydriasis) und zunehmend lichtstarr, d. h., sie verengen sich nicht mehr bei Lichteinfall. Bereits nach ca. 3–5 min können unumkehrbare Hirnschäden durch das Absterben von Nervenzellen entstehen, nach ca. 10 min ist die komplette Hirnfunktion (irreversibel) erloschen.

! Merken **Kreislaufstillstand**

Ein HKS bedeutet immer höchste Lebensgefahr: sofort mit Reanimationsmaßnahmen (S. 298) beginnen!

Ursachen • Jede schwere Erkrankung oder Verletzung kann zu einem HKS führen. Mögliche Ursachen sind:
- Herzerkrankungen, v. a. Herzinfarkt (S. 281), Herzrhythmusstörungen (S. 288)
- pulmonale Ursachen (Ertrinken – häufig Kinder – Ersticken, etc.)
- schwere Verletzung (große Blutverluste)
- Stoffwechselstörung (Elektrolytentgleisung)
- Schock
- Lungenembolie
- Vergiftung (Intoxikation)
- Stromunfall.

! Merken **HKS – Ursachen**

Bei Erwachsenen liegt die Ursache des HKS meist im Herzen, bei Kindern meist im Atmungssystem.

Die **Ursachen eines HKS, die durch eine medizinische Therapie behoben werden** können (= reversible Ursachen des HKS), lassen sich in Form der sog. 4 Hs und HITS zusammenfassen (►Tab. 13.1).

Symptomatik • Patienten mit einem HKS haben folgende Symptome:
- Pulslosigkeit
- Atemstillstand oder Schnappatmung
- Bewusstlosigkeit
- je nach Ursache extrem blasse, fast weißliche Haut (z. B. bei HKS aufgrund eines Volumenmangelschocks) oder

Herz-Kreislauf-Stillstand ►S. 296

Reanimation
- Grundlagen ►S. 298
- Feststellen eines HKS und Reanimation durch den Rettungsdienst ►S. 300
- Wiedereintreten eines Spontankreislaufs (ROSC = return of spontaneous circulation) ►S. 308
- Maßnahmen nach erfolgloser Reanimation ►S. 308

Besonderheiten bei Kindern
- Grundlagen ►S. 309
- Feststellen eines HKS und Reanimation durch den Rettungsdienst ►S. 309
- Beendigung von Reanimationsmaßnahmen bei Neugeborenen ►S. 315

Tab. 13.1 Reversible Ursachen eines Herz-Kreislauf-Stillstands

4 Hs	HITS
Hypoxie: zu wenig O_2 im Blut	Herzbeuteltamponade: Ansammlung von (selten) Luft oder (meist) Blut im Herzbeutel mit Gefahr der akuten Herzinsuffizienz (S. 287)
Hypovolämie: vermindertes Blutvolumen, s. auch Volumenmangelschock (S. 272)	Intoxikationen: Vergiftungen
Hypo- und Hyperkaliämie: zu wenig oder zu viel Kalium im Blut aufgrund von Stoffwechselstörungen (Elektrolytentgleisungen, z. B. Blutzuckerentgleisung)	Thrombembolie: Verstopfung eines Gefäßes in Herz, Gehirn oder Lunge (= Herzinfarkt, Schlaganfall oder Lungenembolie)
Hypothermie: Unterkühlung	Spannungspneumothorax: Ansammlung von Luft im Brustkorb, dadurch rascher Kollaps der Lunge mit Verlagerung von Herz und Gefäßen

bläuliche Haut (z. B. bei HKS aufgrund Erstickung oder kardialer Erkrankung).

ACHTUNG
Make-up kann Betroffene „gesünder" aussehen lassen und die extrem veränderte Hautfarbe verdecken.

- kein Muskeltonus (daher Bewegungsunfähigkeit des Betroffenen, schlaff herunterhängende Gliedmaßen)
- weite, zunehmend lichtstarre Pupillen

- Hypothermie
- EKG-Veränderungen (S. 204).

! Merken Schnappatmung
Die Schnappatmung ist eine schwere, lebensgefährliche Atemstörung, bei der der Betroffene nach langen Atempausen immer nur kurz „nach Luft schnappt". Der Gasaustausch in der Lunge funktioniert nicht mehr richtig, sodass die Patienten an O_2-Mangel leiden und ihre Haut oft schon bläulich verfärbt ist. Die Schnappatmung geht einem Atemstillstand unmittelbar voraus, ist also keine effektive Atmung mehr. Es muss sofort mit der Reanimation begonnen werden!

RETTEN TO GO

Akuter Herz-Kreislauf-Stillstand

Definition: plötzlicher Ausfall der Herzfunktion und damit der Blutzirkulation.

Ursachen: Herzerkrankungen, v. a. Herzinfarkt, Herzrhythmusstörungen, Schock, Lungenembolie usw. Prinzipiell kann jede schwere Erkrankung oder Verletzung zu einem HKS führen, bei Erwachsenen liegt die Ursache meist im Herzen, bei Kindern meist im Atmungssystem.

Symptome: u. a. extrem blasse, fast weißliche Haut (z. B. bei Volumenmangelschock) oder auch bläuliche Haut (z. B. bei Erstickung oder kardialer Ursache), weite, zunehmend lichtstarre Pupillen, Pulslosigkeit, Bewusstlosigkeit, Atemstillstand oder Schnappatmung (= schwere, lebensgefährliche Atemstörung, bei der der Betroffene nach langen Atempausen immer nur kurz „nach Luft schnappt").

Maßnahme: Reanimation.

13.2 Reanimation

Fallbeispiel Kammerflimmern und plötzliche Bewusstlosigkeit bei 55-Jährigem

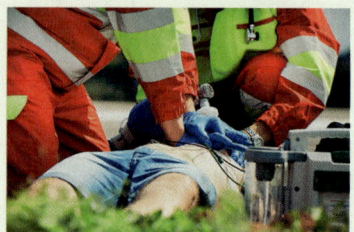

An einem Sommerabend lautet die Einsatzindikation „Verdacht auf Herzinfarkt". Da der Notfallort nur wenige Minuten entfernt ist, entscheidet sich die Rettungsleitstelle, nur den Rettungswagen mit Sonderrechten zu entsenden, das Notarzteinsatzfahrzeug steht für eine Nachforderung bereit. Die Anfahrt zum Notfallort dauert rund 5 min. Der Patient befindet sich im Wohnzimmer eines Einfamilienhauses im zentralen Stadtgebiet. Die Rettungsdienstmitarbeiter finden einen männlichen ca. 55-jährigen Patienten auf einem Sofa liegend vor. Der Patient gibt starke Thoraxschmerzen an, die seit ca. 15 min bestehen, sein Gesicht ist schmerzverzerrt. Er klagt außerdem über Übelkeit. Die Haut des Patienten ist kalt, blass und schweißig.

Aufgrund der klinischen Symptomatik entscheiden sich die Rettungsdienstmitarbeiter, telefonisch den Notarzt nachzufordern. Bis dieser eintrifft, kümmert sich ein Rettungsdienstmitarbeiter um das Monitoring (Pulsoxymetrie, RR, „kleines EKG" und Blutzuckermessung), der andere untersucht den Patienten mithilfe des ABCDE-Schemas:

A: Keine Atemwegsverlegung.

B: Die Pulsoxymetrie ergibt eine O_2-Sättigung von 90%, Lunge: Atemfrequenz 15–20/min, normale Atmung, keine Zyanose zu erkennen.

C: Herzfrequenz: Tachykardie mit 100 Herzschlägen/min; Blutdruck: 200/110 mmHg; Stauungszeichen (sichtbare Halsvenen oder Beinödeme) sind nicht zu erkennen.

D: GCS 15; Pupillen: rund, mittelweit und isokor, prompte seitengleiche Lichtreaktion; Blutzucker: 158 mg/dl.

E: Anamnestisch ist keine Medikamentenallergie, Vorerkrankung oder Dauermedikation zu erheben. Die Schmerzen hätten vor ca. 15 Min. begonnen, die Qualität der Schmerzen wird als vernichtend und stechend im Oberkörper beschrieben sowie ausstrahlend in den linken Oberarm. Die letzte Nahrungsaufnahme erfolgte am Nachmittag. Aufgrund der Symptome, die auf ein akutes Koronarsyndrom hinweisen, entscheiden sich die Rettungsdienstmitarbeiter für die Lagerung des Patienten mit erhöhtem Oberkörper, die O_2-Gabe mittels Maske (6 l/min) und das Anbringen eines 12-Kanal-EKGs als vorbereitende Maßnahme für den Notarzt. Dieser trifft kurze Zeit später ein. Einer der Rettungsdienstmitarbeiter berichtet dem Notarzt, wie die Situation ist, und informiert ihn über bereits erhobene Befunde und die Anamnese.

Der Notarzt installiert sofort eine Venenverweilkanüle und wertet das aufgezeichnete 12-Kanal-EKG aus. Er teilt den Teammitgliedern mit, dass es sich um einen ST-Streckenhebungsinfarkt handelt (ST-Hebungen von 0,2 mV in den Brustwandableitungen V2 bis V4). Plötzlich setzt Kammerflimmern ein und der Patient verliert das Bewusstsein.

Definition Reanimation

Kardiopulmonale Wiederbelebung oder Reanimation (= CPR für engl. = cardiopulmonary resuscitation) heißt: Man versucht, die plötzlich ausgefallene Funktion von Herz (griech. = kardia) und Lunge (lat. = pulmo) zu ersetzen, z.B. durch Basismaßnahmen wie Herzdruckmassage (Thoraxkompression) und Beatmung.

13.2.1 Grundlagen

Basic und Advanced Life Support

Für die **Basismaßnahmen**, die auch medizinische Laien durchführen können, wird der Begriff **„Basic Life Support" (BLS)** verwendet (▶ Abb. 13.1a). Hierzu zählen u.a.:

- Zustand des Patienten prüfen
- Notruf
- Herzdruckmassage (Thoraxkompression) und Beatmung (Mund zu Mund, Mund zu Nase, ▶ Abb. 13.5)
- Einsatz eines automatischen externen Defibrillators, kurz AED, sog. Laiendefibrillator (S.300).

Die **erweiterten Maßnahmen „Advanced Life Support" (ALS)** führen Mitarbeiter des Rettungsdienstes sowie der Notarzt durch (▶ Abb. b). Zu den ALS-Maßnahmen zählen z.B.:

- Beutel-Masken-Beatmung
- durchgängige Thoraxkompressionen 30 : 2 (nur bei Auslösen des Schocks Kompressionen kurz unterbrechen)

- Verwendung eines halbautomatischen bzw. manuellen Defibrillators
- Sicherung des Atemweges (mit Larynxtubus, Endotrachealtubus)
- Anlage einer Venenverweilkanüle, um Medikamente zu verabreichen (alternativ i.o.-Zugang, meist bei Säuglingen und Kindern) – sollte nur durchgeführt werden, wenn 3. Helfer vor Ort, die Reanimationsmaßnahmen dürfen dafür nicht unterbrochen werden!
- Verabreichen von Notfallmedikamenten
- Postreanimationstherapie (S.308).

Ein- und Zwei-Helfer-Methode

Ein-Helfer-Methode: Die Basismaßnahmen der Wiederbelebung können prinzipiell von einem einzigen Helfer durchgeführt werden, z.B. von einem Notfallzeugen. Da hier keine Erholungsphase möglich ist, stellt die Methode besonders hohe Anforderungen an den Helfer und kann nur so lange durchgeführt werden, bis dieser eine Helfer erschöpft ist.

Zwei-Helfer-Methode: Im Rettungsdienst wird meist die Zwei-Helfer-Methode angewendet, da dort Teamarbeit möglich ist und der Advanced Life Support (S.298) 2 Helfer erfordert. Der nachfolgende Text beschreibt das Vorgehen des Rettungsdienstteams.

Abb. 13.1 Kardiopulmonale Reanimation.

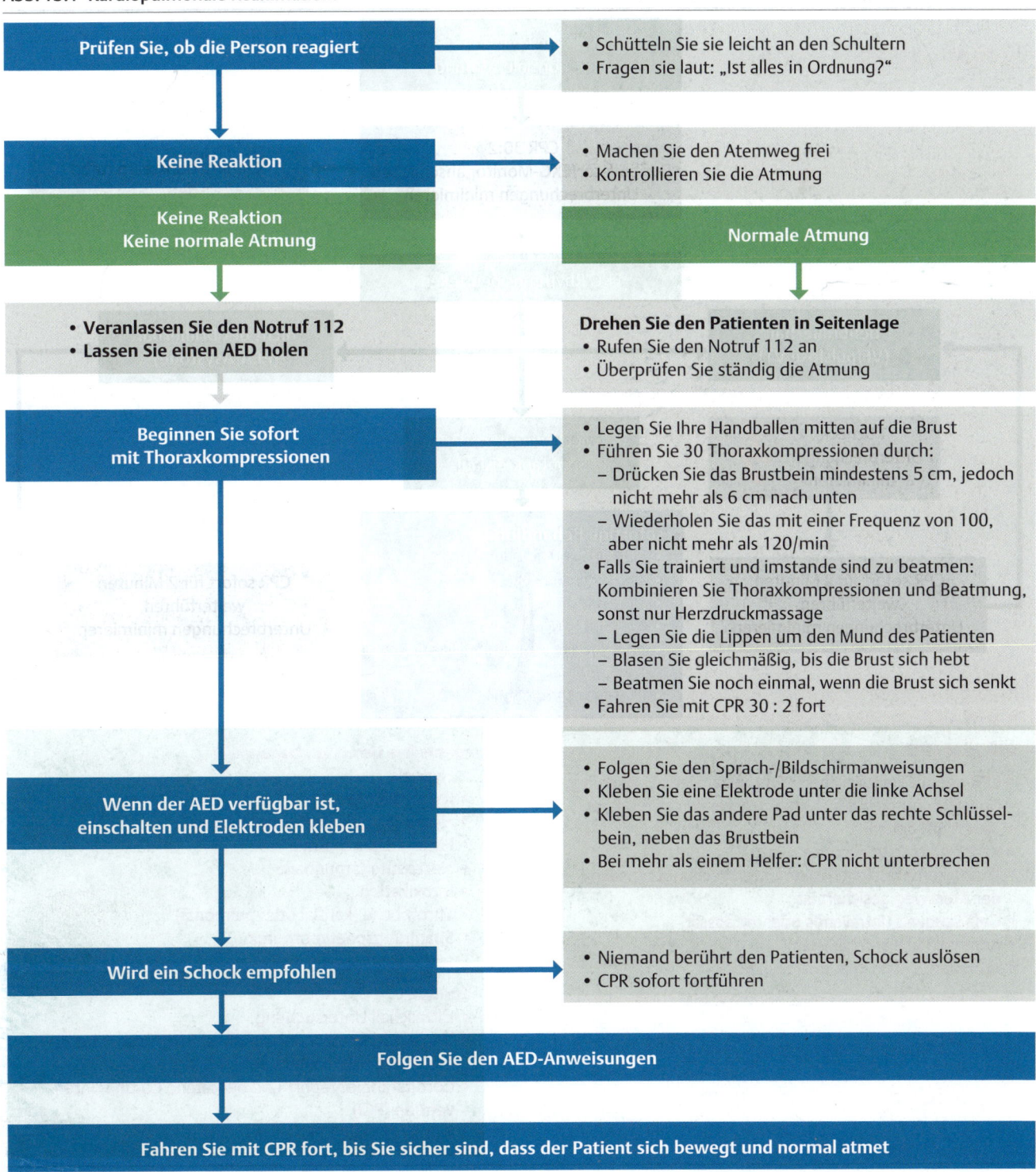

Prüfen Sie, ob die Person reagiert
- Schütteln Sie sie leicht an den Schultern
- Fragen sie laut: „Ist alles in Ordnung?"

Keine Reaktion
- Machen Sie den Atemweg frei
- Kontrollieren Sie die Atmung

Keine Reaktion
Keine normale Atmung

Normale Atmung

- **Veranlassen Sie den Notruf 112**
- **Lassen Sie einen AED holen**

Drehen Sie den Patienten in Seitenlage
- Rufen Sie den Notruf 112 an
- Überprüfen Sie ständig die Atmung

Beginnen Sie sofort
mit Thoraxkompressionen
- Legen Sie Ihre Handballen mitten auf die Brust
- Führen Sie 30 Thoraxkompressionen durch:
  - Drücken Sie das Brustbein mindestens 5 cm, jedoch nicht mehr als 6 cm nach unten
  - Wiederholen Sie das mit einer Frequenz von 100, aber nicht mehr als 120/min
- Falls Sie trainiert und imstande sind zu beatmen: Kombinieren Sie Thoraxkompressionen und Beatmung, sonst nur Herzdruckmassage
  - Legen Sie die Lippen um den Mund des Patienten
  - Blasen Sie gleichmäßig, bis die Brust sich hebt
  - Beatmen Sie noch einmal, wenn die Brust sich senkt
- Fahren Sie mit CPR 30 : 2 fort

Wenn der AED verfügbar ist,
einschalten und Elektroden kleben
- Folgen Sie den Sprach-/Bildschirmanweisungen
- Kleben Sie eine Elektrode unter die linke Achsel
- Kleben Sie das andere Pad unter das rechte Schlüsselbein, neben das Brustbein
- Bei mehr als einem Helfer: CPR nicht unterbrechen

Wird ein Schock empfohlen
- Niemand berührt den Patienten, Schock auslösen
- CPR sofort fortführen

Folgen Sie den AED-Anweisungen

Fahren Sie mit CPR fort, bis Sie sicher sind, dass der Patient sich bewegt und normal atmet

CPR = engl. **c**ardio**p**ulmonary **r**esuscitation = kardiopulmonale Wiederbelebung; AED = **a**utomatischer **e**xterner **D**efibrillator; VF = engl. **v**entricular **f**ibrillation = Kammerflimmern; VT = ventrikuläre Tachykardie; PEA = pulslose elektrische Aktivität.

a Algorithmus „Basic Life Support" (BLS). Diese Maßnahmen können auch medizinische Laien durchführen.

Aus: Perkins G, Handley A, Koster R et al. Basismaßnahmen zur Wiederbelebung Erwachsener und Verwendung automatisierter externer Defibrillatoren. Notfall Rettungsmed (2015) 18:748; © German Resuscitation Council (GRC) und Austrian Resuscitation Council (ARC) 2015.

Abb. 13.1 Kardiopulmonale Reanimation (Forts.).

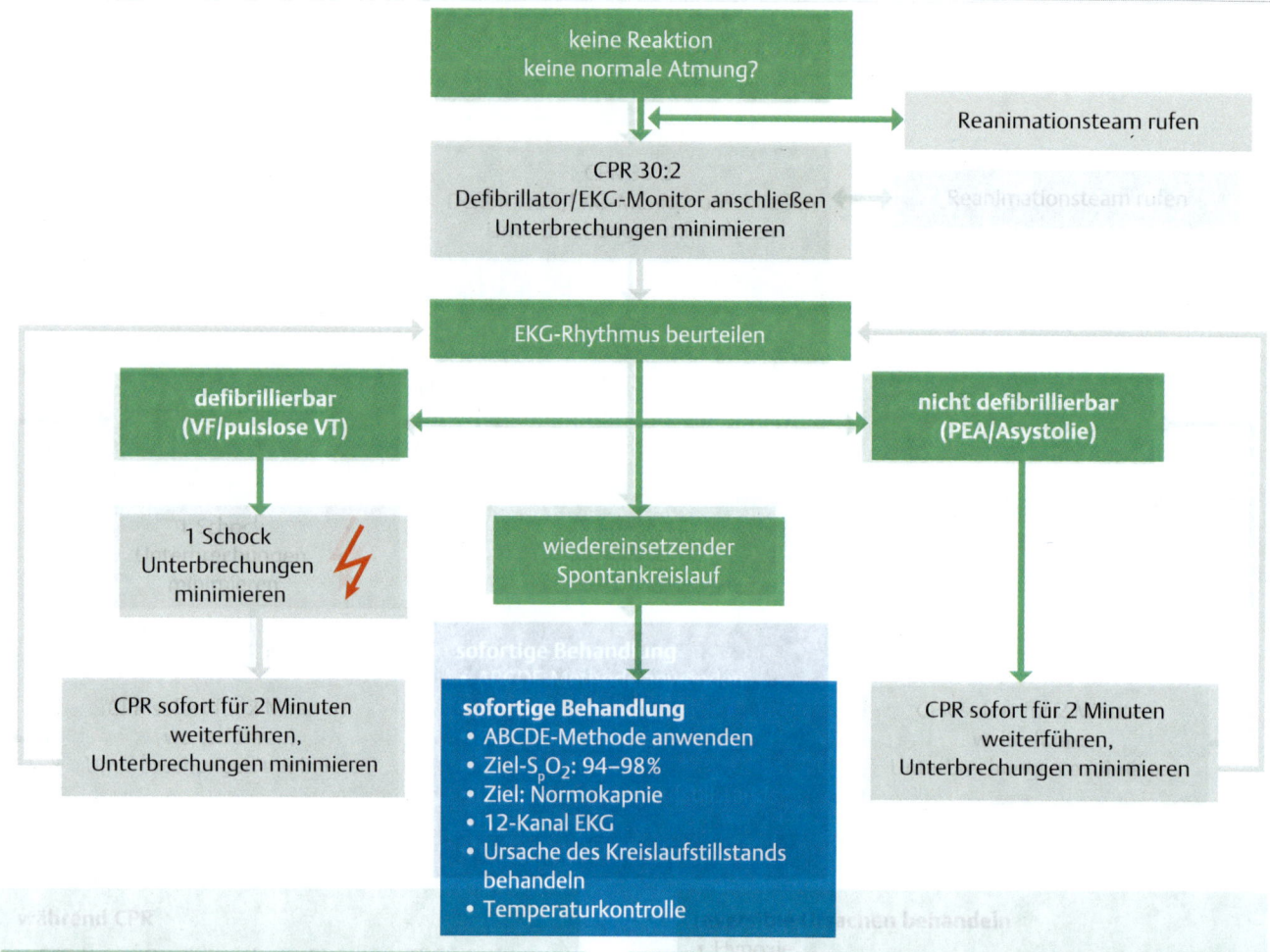

b Algorithmus „Advanced Life Support" (ALS). Die erweiterten Maßnahmen zur Reanimation nehmen Rettungsdienst und Notarzt vor.

Aus: Soar J, Nolan J, Böttiger B et al. Erweiterte Reanimationsmaßnahmen für Erwachsene (adult advanced life support). Notfall Rettungsmed (2015) 18:770; © German Resuscitation Council (GRC) und Austrian Resuscitation Council (ARC) 2015.

13.2.2 Feststellen eines HKS und Reanimation durch den Rettungsdienst

Geräte

Besteht bereits bei der Anfahrt zum Notfallort der Verdacht auf einen HKS, sollten alle für die Reanimation notwendigen Geräte vom Rettungswagen zum Notfallort mitgenommen werden. Dies spart wertvolle Zeit. Notwendige Geräte sind:
- Defibrillator (▶ Abb. 13.2)
- Absauggerät
- Notfallkoffer oder Notfallrucksack (u. a. mit Larynxtuben, Beatmungsbeutel mit Maske, Reservoir, ggf. Beatmungsgerät und Sauerstoff sowie evtl. diversen Verband- und Fixiermaterialien, wie Dreieckstücher, Fixierbinden und -pflaster, außerdem RR- und Blutzuckermessgerät, Stethoskop, Kleiderschere, Einwegrasierer, Aludecken zum Wärmeerhalt u. a.).

Die Geräte sind so zu platzieren, dass die jeweiligen Helfer optimal auf sie zugreifen können (▶ Abb. 13.3).

Abb. 13.2 Defibrillator.

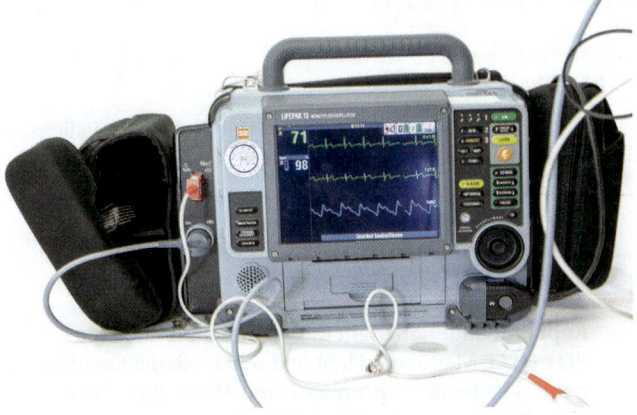

Foto: Kirsten Oborny

Abb. 13.3 Gerätemanagement bei der Reanimation.

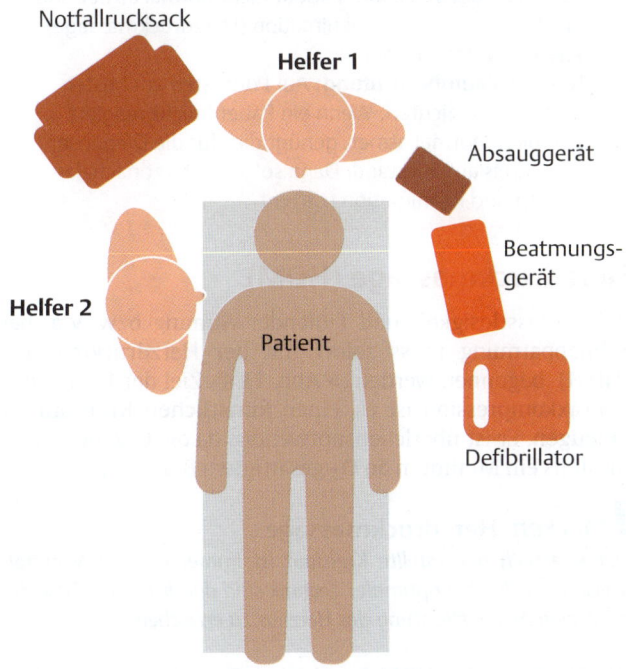

Bei der Reanimation sind die Geräte so platziert, dass beide Helfer (die Zwei-Helfer-Methode ist im Rettungsdienst die Regel) entsprechend ihren Aufgaben optimal auf diese zugreifen können. Der 1. Helfer, der sich am Kopf des Patienten befindet, kontrolliert nicht nur die Vitalparameter, sondern führt auch Beatmung und Defibrillation durch, meist ist dies der erfahrenere der beiden Helfer. Der 2. Helfer nimmt u. a. die Herzdruckmassage vor, er befindet sich daher neben dem Patienten.

! Merken Defibrillatoren (kurz „Defis")

Automatischer externer Defibrillator (AED): Die Stimme leitet den gesamten Ablauf, gibt alle Tätigkeiten vor („Führen Sie 30 Herzdruckmassagen und 2 Beatmungen durch") und löst nach Rhythmusanalyse selbstständig den Schock aus.

Halbautomatischer Defibrillator (HD): Identisch mit dem AED mit dem Unterschied, dass die Schockabgabe durch einen Helfer mittels Knopfdruck ausgelöst werden muss.

Manueller Defibrillator (MD): Hier gibt es keine „sprechende Stimme", man muss den Rhythmus eigenständig mittels Auflegen der Elektroden analysieren (schockbar oder nicht) und dann die Stromstärke wählen und eigenständig den Schock auslösen.

RETTEN TO GO

Reanimation: Basismaßnahmen und erweiterte Maßnahmen

Definition: Kardiopulmonale Wiederbelebung/Reanimation (= CPR für engl. = cardiopulmonary resuscitation) heißt: Man versucht, die plötzlich ausgefallene Funktion von Herz und Lunge zu ersetzen, z. B. durch Herzdruckmassage und Beatmung.

Basismaßnahmen („Basic Life Support" = BLS) dürfen medizinische Laien vornehmen. Hierzu zählen u. a.: Zustand des Patienten prüfen, Notruf absetzen, Herzdruckmassage (HDM), Beatmung (Mund zu Mund, Mund zu Nase), Einsatz eines **automatischen** externen Defibrillators, sog. „Laiendefibrillator"). BLS kann prinzipiell von einem einzigen Helfer durchgeführt werden (= **Ein-Helfer-Methode**: sehr anstrengend, da keine Pause möglich).

Erweiterte Maßnahmen („Advanced Life Support" = ALS) führen **Mitarbeiter des Rettungsdienstes** sowie der **Notarzt** durch. Hierzu zählen u. a.: Beutel-Masken-Beatmung, durchgängige Thoraxkompressionen 30:2 (Unterbrechung nur bei Auslösen des Schocks), Verwendung eines **halbautomatischen** oder eines **manuellen** Defibrillators, Einsatz eines Larynxtubus, Anlage einer Venenverweilkanüle, um Medikamente zu verabreichen (alternativ i.o.-Zugang, meist bei Säuglingen und Kindern), Postreanimationstherapie. ALS erfordert 2 Helfer (= **Zwei-Helfer-Methode**).

Geräte für die Reanimation: Absauggerät, Notfallkoffer oder Notfallrucksack, Defibrillator (**AED**, **HD** oder **MD** = **h**albautomatischer **e**xterner, **h**albautomatischer oder **m**anueller **D**efibrillator).

Basischeck

Bevor das Rettungsteam mit der Untersuchung des Patienten beginnt, ist wie immer zunächst sicherzustellen, dass für Patienten und Helfer keine Gefahr besteht (Eigensicherung). Ob ein HKS vorliegt, kann dann mit dem sog. **Basischeck** (**BAK-Schema**) überprüft werden:

- **B – Bewusstseinskontrolle:**
  - Durchführung: lautes Ansprechen („Ist alles in Ordnung?") und leichtes Schütteln an den Schultern.
  - Ergebnis: Reagiert der Patient oder reagiert er nicht? Mögliche Reaktionen eines Patienten, der bei Bewusstsein ist, sind: gezielte Bewegungen, Augen öffnen, Husten. Reagiert der Patient normal, kann die Erstbeurteilung mit dem ABCDE-Schema (S. 191) durchgeführt werden. Reagiert der Patient nicht, führen Sie die Überprüfung anhand des Basischecks fort.
- **A – Atemkontrolle:**
  - Durchführung: Ob ein bewusstloser Patient normal atmet, wird durch Sehen, Hören und Fühlen kontrolliert, während man den Kopf vorsichtig nach hinten überstreckt (S. 209). Dies erfolgt mit dem sog. Kinn-Scheitel-Griff = HTCL-Manöver = head tilt and chin lift, also Kopf überstreckt, Kinn angehoben.
  - Sehen: Hebt und senkt sich der Oberkörper rhythmisch? Ist der Atemweg frei oder verlegt? Eine Verlegung soll, wenn möglich, sofort behoben werden (S. 210). (Entfernung nur aus Mundraum, nicht tiefer in den Atemwegen durch RS; in die Atemwege nur schauen bei begründetem Verdacht auf eine Fremdkör-

Tab. 13.2 Ergebnisse der Atemkontrolle und Maßnahmen

Ergebnis der Atemkontrolle	Maßnahme
Patient atmet normal, reagiert	weitere Beurteilung mittels ABCDE-Schema
Patient atmet normal, reagiert nicht (= ist bewusstlos)	stabile Seitenlagerung, weitere Beurteilung mittels ABCDE-Schema, Notruf (Notarzt)
Patient atmet nicht normal, reagiert	10 Beatmungen durchführen, erneuter Basischeck, Notruf (Notarzt) (assistierte Beatmung bei niedriger Atemfrequenz) oder Freimachen der Atemwege, z. B. durch Esmarch-Handgriff (S. 210), Guedel- (S. 210), Wendl-Tubus (S. 211)
Patient atmet nicht normal, reagiert nicht (= ist bewusstlos)	Notruf (Notarzt), Reanimation starten

perverlegung, z. B. Kreislaufstillstand am Esstisch: Verdacht auf Bolusgeschehen).

– Hören: Sind Atemgeräusche hörbar?
– Fühlen: Spürt man die ausgeatmete Atemluft (an der eigenen Wange, am Ohr, an der Innenseite des Unterarmes)? Spürt man Bewegungen des Brustkorbs (bei aufgelegter Hand)?
– Ergebnis: normale oder nicht normale Atmung? Achtung: Schnappatmung!

! Merken Notarzt
Wenn der Patient nicht reagiert und nicht normal atmet (▶ Tab. 13.2), muss der Notarzt alarmiert werden und bei Zweifeln an einer vorhandenen Atmung immer mit der Herzdruckmassage begonnen werden. Achtung: Schnappatmung (S. 297) nicht als effektive Atmung fehlinterpretieren.

! Merken Atemüberprüfung
Die Atemüberprüfung darf nicht länger als 10 Sekunden dauern, dann muss unbedingt die Reanimation begonnen werden, um keine für den Patienten überlebensnotwendige Zeit zu „vergeuden" (No-Flow-Time)!

- **K – Kreislaufüberprüfung:** Die Überprüfung des Karotispulses sollte unterbleiben. Sie ist zum einen fehleranfällig, zum anderen hier bedeutungslos. Wenn man bei der Untersuchung feststellt, dass der Patient nicht normal atmet und nicht reagiert, genügt dies, um die Notfalldiagnose „Herz-Kreislauf-Stillstand" zu stellen! Entscheidend ist es, keine Zeit zu verlieren. Denn jede zeitliche Verzögerung bis zum Beginn der Wiederbelebung führt zu einem schlechteren Ergebnis.

! Merken BLS sofort starten
Am besten komplett auf das Tasten des Pulses verzichten und sofort mit BLS starten!

RETTEN TO GO

Basischeck

Vor Basischeck sicherstellen, dass keine Gefahr für Patienten und Helfer besteht! Dann Vorgehen entsprechend sog. **BAK**-Schema:

- **B – Bewusstseinskontrolle:** Reagiert der Patient oder nicht? Öffnet er z. B. die Augen, hustet er, bewegt er sich gezielt? Falls nicht, weiter mit
- **A – Atemkontrolle bei nach hinten überstrecktem Kopf und angehobenem Kinn (= head tilt and chin lift = HTCL-Manöver):** Hebt und senkt sich der Oberkörper des Patienten rhythmisch? Sind Atemgeräusche zu hören? Spürt man Ausatemluft an der eigenen Wange, dem eigenen Ohr oder der Innenseite des eigenen Unterarms? Achtung: **Schnappatmung nicht als normale Atmung fehlinterpretieren.** Dauer der Atemkontrolle: Maximal 10 s. Wenn der Patient nicht normal atmet und nicht reagiert: sofort Reanimation (Herzdruckmassage) starten, Notarzt rufen!
- **K – Kreislaufüberprüfung:** Auf Pulstasten am besten komplett verzichten. Wenn ein Patient nicht reagiert und nicht normal atmet, genügt dies für die Diagnose: Herz-Kreislauf-Stillstand. Dann sofort Notarzt nachalarmieren und Reanimation starten!

Herzdruckmassage (HDM)

Bei Bewusstlosigkeit und fehlender Atmung bzw. v. a. bei Schnappatmung muss sofort mit der Herzdruckmassage (HDM) begonnen werden (▶ Abb. 13.4). Ziel der HDM oder Thoraxkompression ist es, einen **künstlichen Kreislauf** zu **erzeugen.** Er ist überlebensnotwendig, da die Organe so wenigstens ein Minimum an O_2-gesättigtem Blut erhalten.

! Merken Herzdruckmassage
Der künstlich hergestellte Kreislauf ist immer nur ein Minimalkreislauf. Selbst bei optimaler Technik sind damit nur ca. 30 % der normalen Auswurfleistung des Herzens zu erreichen.

Die Wirkung der HDM beruht bei Erwachsenen auf dem sog. **Thoraxpumpmechanismus,** d. h., der Druck, den die HDM im Brustkorb erzeugt, komprimiert v. a. die weichen Strukturen (wie z. B. die großen Venen) und nur sehr geringfügig das muskelstarke Herz selbst. Dies erzeugt einen Blutfluss von den Venen in Richtung Arterien (= normaler Weg des Blutes durch den Gefäßkreislauf), da die Venenklappen verhindern, dass das Blut in die entgegengesetzte Richtung fließt (S. 57). Auf diese Weise wirkt die HDM selbst dann, wenn der Brustkorb wie z. B. bei einem Lungenemphysem „überbläht" ist und keine direkte Kompression des Herzens möglich ist.

Auf ähnliche Weise unterstützt die künstliche Beatmung das Aufrechterhalten eines Minimalkreislaufs. In diesem Fall führt die Luft, die während der Inspiration in die Lunge gepresst wird, zu einer Drucksteigerung im Thorax. Bei der kardiopulmonalen Reanimation erhalten also 3 Mechanismen den künstlichen Kreislauf aufrecht:

1. der Thoraxpumpmechanismus
2. die Drucksteigerung im Thorax durch die in die Lunge gepresste Luft (Beatmung) und
3. die direkte Herzkompression (nur sehr geringfügig).

Abb. 13.4 Durchführung einer Thoraxkompression (= Herzdruckmassage, HDM).

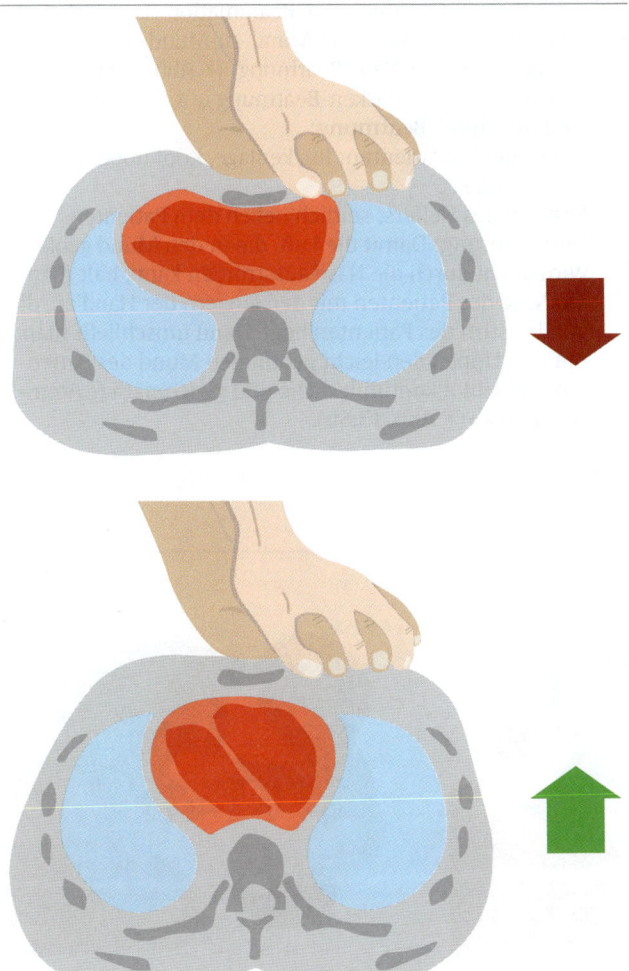

Die Hände des Helfers liegen in der Mitte des Brustkorbs (untere Brustbeinhälfte) des Patienten und drücken den Brustkorb um 5 (max. 6) cm nach unten, pro Minute 100- bis 120-mal. Nach jeder Kompression wird der Brustkorb des Patienten komplett entlastet, damit sich der Brustkorb wieder ausdehnen und das Blut besser zum Herzen zurückfließen kann. *Nach: I care – Krankheitslehre. Thieme; 2015.*

! *Merken* Herzdruckmassage

Die wichtigste Maßnahme bei der Reanimation ist die HDM, gefolgt von Defibrillation und Beatmung!

Durchführung

! *Merken* HDM – Patientenlagerung

Der Patient muss auf einer festen Unterlage liegen bzw. auf eine feste Unterlage gebracht werden, ein weiches, federndes Sofa oder Bett bietet nicht den nötigen Gegendruck für die Thoraxkompressionen (Hilfsmittel bei weichem Untergrund: Reanimations-Board oder -Brett, die beste Unterlage ist jedoch immer ein harter Boden!).

- Für die Thoraxkompression (HDM) kniet man sich seitlich neben den Oberkörper des Patienten und legt den Ballen einer Hand in die Mitte des Brustkorbes (untere Hälfte des Brustbeines).
- Der Ballen der anderen Hand wird auf die 1. Hand gelegt.

- Die Arme sollen dabei gestreckt und die Schultern senkrecht über dem Oberkörper des Patienten sein.
- Das Brustbein wird um 5 cm (max. 6 cm) nach unten gedrückt (Frequenz 100–120/min).

! *Merken* HDM – Drucktiefe

Die ideale Drucktiefe für die HDM liegt zwischen 4,5 und 5,5 cm. Es ist sehr wichtig, diese Drucktiefe beizubehalten, selbst wenn dabei hörbar Rippen brechen.

- Zwischen den Kompressionen muss der Brustkorb des Patienten vollständig entlastet werden, ohne dass der Kontakt zwischen den Händen des Helfers und dem Brustkorb des Patienten verloren geht. Wenn sich der Brustkorb nach jeder Druckbelastung wieder vollständig ausdehnen kann, führt dies zu einem besseren Rückfluss von Blut zum Herzen, dadurch kann der Erfolg der Herzdruckmassage verbessert werden. Das Verhältnis von Belastung und Entlastung soll 1 : 1 sein.

ACHTUNG

Bei der HDM darf kein Druck auf den Oberbauch bzw. den untersten Teil des Brustbeines ausgeübt werden, da sonst die Gefahr besteht, Schäden an den Bauchorganen zu verursachen.

Für die Herzdruckmassage stehen auch Geräte zur Verfügung, die selbstständig eine Herzdruckmassage durchführen können. Diese Geräte werden am Patienten angebracht und „drücken" mit einer vorgegebenen Frequenz auf den Brustkorb des Patienten. Bekannte Vertreter dieser „CPR-Geräte" sind „LUCAS" und „Autopulse". Bewährt haben sie sich besonders bei der Reanimation während des Transports und in Herzkatheter-Eingriffsräumen (in denen es oft zu Herzkreislaufstillständen kommt). Obwohl diese technische Unterstützung während der Reanimation eine große Erleichterung für das Rettungsteam darstellt, konnte der Nutzen dieser CPR-Geräte gegenüber der konventionellen HDM noch nicht bewiesen werden.

 RETTEN TO GO

Herzdruckmassage (HDM)

Wichtigste Maßnahme bei der Reanimation von Erwachsenen!

Bei Bewusstlosigkeit und fehlender Atmung/Schnappatmung: sofort mit der HDM beginnen! Ziel: **Künstlichen Kreislauf** erzeugen (Organe mit einem Minimum an O_2-gesättigtem Blut versorgen; maximal möglich ca. 30 % der normalen Auswurfleistung des Herzens).

Patienten am besten auf **hartem Boden lagern**: Wichtig für Gegendruck für die Thoraxkompressionen. Bei weichem Untergrund (Bett o. Ä.): Reanimations-Board/-Brett unterlegen.

Ort der Kompression: Ballen einer Hand in die Mitte des Brustkorbs (**untere Hälfte des Brustbeines**) legen, dort Druck ausüben, **nicht auf Oberbauch** oder untersten Teil des Brustbeins (sonst Gefahr, dass durch den Druck Schäden an den Bauchorganen entstehen).

Brustkorb idealerweise **4,5–5,5 cm tief eindrücken, ca. 100–120/min**. Drucktiefe unbedingt immer beibehalten, selbst wenn dabei hörbar Rippen brechen. Zwischen den Kompressionen **Brustkorb komplett entlasten** (verbessert Blutrückfluss zum Herzen) – Kontakt zwischen den Händen des Helfers und dem Brustkorb des Patienten darf dabei nicht verloren gehen!

Beatmung

Zusätzlich zur HDM soll bei der Reanimation eine Beatmung durchgeführt werden. Das Verhältnis von Thoraxkompressionen zu Beatmung ist bei Erwachsenen immer 30 : 2, also nach 30 Kompressionen werden 2 Beatmungshübe abgegeben. Sollte während der HDM der Helfer, der die Beatmung übernimmt, kurzzeitig mit anderen Tätigkeiten wie z. B. dem Anbringen der Defibrillator-Elektroden beschäftigt sein, ist es nicht schlimm, wenn die Thoraxkompressionen öfter als 30-mal durchgeführt werden (d. h. das Verhältnis zugunsten der HDM länger ist). Umgekehrt soll die Beatmung jedoch nie öfter als 2-mal durchgeführt werden, weil die HDM wichtiger ist!

Die Beatmung bei der Reanimation durch den Rettungsdienst wird, wenn möglich, grundsätzlich durch **Intubation mittels Larynxtubus** (S. 219) durchgeführt. Diese Beatmungsform zählt zu den erweiterten Wiederbelebungsmaßnahmen

(Advanced Life Support). Rettungssanitäter müssen jedoch je nach Notfallsituation und vorhandenem Material darüber hinaus die Basismaßnahmen der Reanimation (Basic Life Support) beherrschen, zu der die Mund-zu-Mund- (▶ Abb. 13.5) sowie die Mund-zu-Nase-Beatmung (▶ Abb. 13.6) zählen oder auch die Beutel-Masken-Beatmung u. a. (S. 220).

- **Mund-zu-Mund-Beatmung:**
  - Lagerung des Patienten: Rückenlage, Kopf überstreckt (▶ Abb. 13.5a).
  - Position des Helfers: seitlich neben dem Patienten.
  - Durchführung: Damit die Luft, die in den Mund geblasen wird, nicht durch die Nase ausströmen kann, hält man die **Nase** des Patienten mit den Fingern der Hand zu, die auf der Stirn des Patienten liegt. Dann umschließt man mit den Lippen den leicht geöffneten Mund des Patienten und gibt 2 kontinuierliche und gleichmäßige Atemspenden ab (▶ Abb. 13.5b).

Abb. 13.5 Mund-zu-Mund-Beatmung.

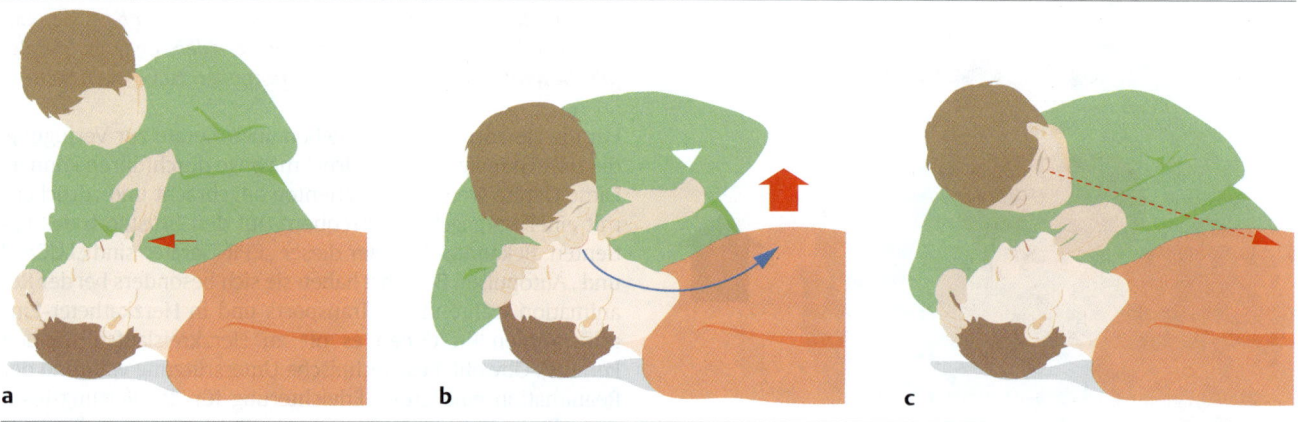

a Der Patient liegt auf dem Rücken, sein Kopf wird überstreckt.
b Mit den Fingern der Hand, die auf der Stirn des Patienten liegt, wird dann die Nase zugehalten und beatmet.
c Anschließend wird der Erfolg der Beatmung kontrolliert: Hebt sich der Brustkorb des Patienten nach jeder Atemspende? Wichtig: Nach dem Beatmen muss der Helfer seinen Mund vom Mund des Beatmeten loslösen, damit der Beatmete die Luft auch durch den Mund ausatmen kann.

Nach: Secchi A, Ziegenfuß T. Checkliste Notfallmedizin. Thieme; 2009

Abb. 13.6 Mund-zu-Nase-Beatmung.

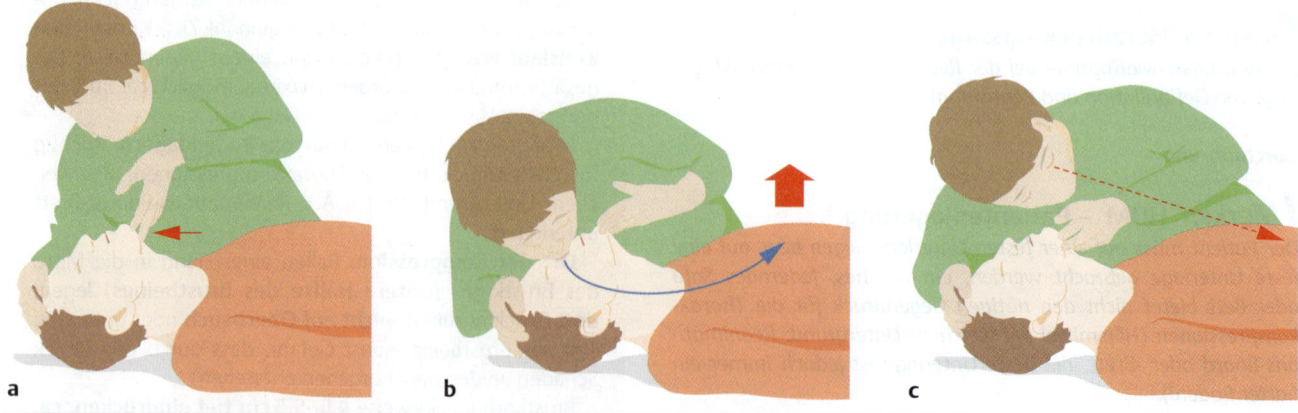

a Der Patient liegt auf dem Rücken, sein Kopf wird überstreckt.
b Der Helfer verschließt den Mund des Patienten mit der Hand, die am Kinn des Patienten liegt, indem er den Unterkiefer leicht nach oben schiebt. Anschließend wird beatmet.
c Anschließend wird der Erfolg der Beatmung kontrolliert: Hebt sich der Brustkorb des Patienten nach jeder Atemspende? Wichtig: Nach dem Beatmen muss der Helfer seinen Mund von der Nase des Beatmeten loslösen, damit der Beatmete die Luft auch durch die Nase ausatmen kann.

Nach: Secchi A, Ziegenfuß T. Checkliste Notfallmedizin. Thieme; 2009

! *Merken* Atemspende

Die Atemspende soll jeweils nicht länger als 1(–2) s dauern. Dabei muss beobachtet werden, ob sich der Brustkorb des Patienten hebt und senkt (Anzeichen der erfolgreichen Beatmung). Es sollen ca. 500–600 ml Luft pro Atemzug in die Lunge des erwachsenen Patienten abgegeben werden. Die Dauer für beide Beatmungshübe soll nicht mehr als 10 Sek. betragen, um die Pause zwischen den Thoraxkompressionen möglichst kurz zu halten.

- **Mund-zu-Nase-Beatmung** (Lagerung des Patienten und Position des Helfers wie bei Mund-zu-Mund-Beatmung, ▸ Abb. 13.5a): Wenn es im Mundraum des Patienten Verletzungen oder nicht zu beseitigende Hindernisse gibt, muss eine Mund-zu-Nase-Beatmung durchgeführt werden (▸ Abb. 13.6): Dazu verschließt der Helfer den **Mund** des Patienten, damit die Luft, die er in seine Nase einbringt, nicht durch den Mund ausströmt. Mit der Hand, die am Kinn des Patienten liegt, schiebt man den Unterkiefer nach oben, dies schließt den Mund des Patienten. Der Helfer umschließt nun mit seinem Mund die Nase des Patienten und gibt 2 Atemspenden ab (▸ Abb. 13.6b).
- **Beatmung mit Beatmungsbeutel und Maske** (ALS, nur durch Rettungsdienst, auch Rettungssanitäter und Notarzt durchzuführen), wenn der Larynxtubus nicht funktioniert (S. 220).
- **Beatmung mit Larynxtubus** (S. 219): Durch den Einsatz eines Larynxtubus bei der Reanimation können die Unterbrechungen der Herzdruckmassage minimiert werden, da es nicht mehr nötig ist, nach 30 HDM eine Pause zu machen, um die 2 Atemhübe zu verabreichen. Um eine qualitativ hochwertige HDM zu gewährleisten, wechseln sich Rettungs- und Notfallsanitäter alle 2 min bei der HDM ab. Der Larynxtubus schützt auch davor, dass Luft bei der Beatmung fälschlich in den Magen gelangt und dieser überbläht wird (kein 100 %iger Aspirationsschutz, aber die sicherste der hier aufgeführten Maßnahmen).

! *Merken* Larynxtubus

Der Larynxtubus ist das Mittel der Wahl zur Durchführung der Beatmung während der Reanimation für den Rettungssanitäter.

- Lagerung des Patienten: Rückenlage, Überstrecken des Kopfes, s. Esmarch-Handgriff (S. 210) bzw. Basischeck (S. 309).
- Position des Helfers: hinter dem Kopf des Patienten.
- Der Helfer, der für die Beatmung zuständig ist, trifft folgende Vorbereitungen:
  – Larynxtubus (S. 219) in der richtigen Größe auswählen
  – Blockerspritze aufziehen (bis zur Markierung mit der jeweiligen Farbe)
  – Fixiermaterial bereitlegen
  – Beatmungsbeutel und Maske mit angeschlossenem Reservoir und O₂-Leitung bereitlegen
  – Sauerstoff aufdrehen (15 l/min)
  – evtl. Gleitmittel verwenden (kann die Platzierung erleichtern).
- Der 2. Helfer führt die Herzdruckmassage ohne Unterbrechung fort. Sind alle vorbereitenden Maßnahmen abgeschlossen, kann der Larynxtubus (LT) gesetzt werden (S. 219).

! *Merken* Platzierung des LT

Es dürfen max. 2 Versuche unternommen werden, den LT korrekt zu platzieren, weitere Versuche würden unnötig Zeit verschwenden. Daher muss nach dem 2. Fehlversuch auf Beutel-Masken-Beatmung umgestiegen werden.

Ein Helfer übernimmt die Beatmung mit einer **Frequenz von 10 Atemzügen/min** (Tipp: **2 s fürs Einatmen, 2 Sek. fürs Ausatmen, 2 s Pause**), während der andere Helfer die HDM kontinuierlich fortsetzt. Während der Kontrollbeatmung kann es notwendig sein, die HDM kurz zu unterbrechen, um die Ein- sowie Ausatembewegungen beurteilen zu können. Außerdem kann der Helfer, der die HDM durchführt, seine Hand auf den Oberkörper des Patienten legen, um die Beatmung zu fühlen. Diese Pause darf aber nur so lange wie unbedingt nötig sein!

Wenn die Platzierung des LT nicht erfolgreich war oder man sich nicht sicher ist, ob die Beatmung erfolgreich ist, so ist der LT zu „entblocken" und zu entfernen, um mit der Beutel-Masken-Beatmung (S. 220) fortzufahren.

! *Merken* Endotracheale Intubation

Sie wird i. d. R. vom Notarzt durchgeführt (S. 215), da sie sehr viele Training erfordert, um erfolgreich durchgeführt werden zu können (ca. 70–100 Intubationen pro Jahr erforderlich, um bei normalen anatomischen Verhältnissen in 80 % der Fälle den Endotrachealtubus in kurzer Zeit korrekt zu platzieren).

RETTEN TO GO

Beatmung

Anzeichen einer erfolgreichen Beatmung: Brustkorb des Patienten hebt und senkt sich wahrnehmbar.

Verhältnis Thoraxkompressionen : Beatmung: Bei Erwachsenen 30 : 2 (= nach 30 Kompressionen 2 Beatmungshübe). Maximal 10 s. **Pause** zwischen den Thoraxkompressionen:

Mittel der Wahl bei der Beatmung durch den Rettungsdienst: **Intubation mittels Larynxtubus** (Advanced Life Support). Rettungssanitäter müssen prinzipiell auch den Basic Life Support beherrschen, also Mund-zu-Mund-, Mund-zu-Nase- sowie Beutel-Masken-Beatmung.

Vorteile der Larynxintubation: Durchgängige HDM möglich (keine Unterbrechung nach 30 HDM nötig, um 2 Atemhübe zu verabreichen). Die Mitarbeiter können sich alle 2 min bei der HDM abwechseln und so wertvolle Kräfte sparen. Der Larynxtubus schützt weitgehend davor, dass bei der Beatmung Luft in den Magen gelangt und diesen überbläht.

Maximal 2 Versuche, den **LT korrekt zu platzieren**, sonst unnötige Zeitverschwendung. Nach dem 2. Fehlversuch auf **Beutel-Masken-Beatmung** umsteigen. Die **endotracheale Intubation** führt nur der Notarzt durch, da sie sehr viel Training erfordert (70–100 Intubationen pro Jahr).

Defibrillation

Mit dem Defibrillator (= „Schockgeber", kurz „Defi" genannt) kann das Herz in einen normalen Schlagrhythmus versetzt werden, wenn sich eine lebensbedrohliche Rhythmusstörung (z. B. Kammerflimmern, s. ▸ Tab. 12.1) entwickelt hat. Dazu schaltet der Defibrillator (wörtlich ein Gerät, das das Fibrillieren = Zucken der Muskelfasern, unterbricht = de-fibrilliert) den Herzschlag sozusagen kurz ab, indem er die Erregungsleitung komplett blockiert. Das „stillgelegte" Herz kann dann wieder ganz von Neuem und wieder im richtigen Rhythmus zu schlagen beginnen. Dies gilt allerdings nur für die sog. **hyperdynamen Formen des HKS**, also die Formen, bei denen das Herz sozusagen übermäßig schlägt. Hier lässt

Tab. 13.3 Schockbare und nicht schockbare Herzrhythmen (S. 290)

schockbare (defibrillations-würdige) Rhythmen	nicht schockbare (nicht defi-brillationswürdige) Rhythmen
Kammerflimmern,-flattern	Asystolie
pulslose ventrikuläre Tachy-kardie (PVT)	pulslose elektrische Aktivität (PEA)

sich die zu schnelle, unregelmäßige Herztätigkeit durch das Defibrillieren unterbrechen, sodass das Herz anschließend wieder normal schlagen kann. Bei den hypodynamen Formen des HKS, bei denen das Herz zu langsam oder gar nicht schlägt, hilft das Defibrillieren nicht (▶ Tab. 13.3).

ACHTUNG

Das Elektrokardiogramm gibt lediglich Aufschluss über elektrische Aktivitäten – die Auswurfleistung des Herzens ist anhand des EKGs nicht zu erkennen, sondern muss z. B. mit gleichzeitiger Pulskontrolle sichergestellt werden! So findet man bei der Pulslosen Elektrischen Aktivität (PEA, s. ▶ Tab. 12.1) im EKG zwar elektrische Aktionen, die auch wie ein normaler Sinusrhythmus aussehen können, das Herz wirft jedoch zu wenig oder kein Blut in die Körperperipherie aus (erkennbar am fehlenden Puls). Das bedeutet, der Patient hat trotz eines (nahezu) unauffälligen EKGs einen Herz-Kreislauf-Stillstand.

Durchführung • Die Defibrillation beim Erwachsenen erfolgt mit einer Energie von 360 Joule monophasisch bzw. 100–150 J biphasisch (jeder weitere Schock 360 J monophasisch und 150–200 J biphasisch). Neuere Defibrillatoren arbeiten biphasisch (= der elektrische Impuls besteht aus 2 [= bi]Phasen) und sind damit effektiver als die monophasischen („einphasischen"). Sie benötigen deutlich weniger elektrische Energie (150 J statt 360 J) und haben deshalb auch geringere Nebenwirkungen (wie z. B. Verbrennungen) als monophasische Defibrillatoren.

Sobald der Defibrillator eingeschaltet ist (im Rettungsdienst in der Regel der halbautomatische Defibrillator), gibt das Gerät Anweisungen. Der gesprochene Text dieser Anweisungen ist bei jedem Gerät anders, könnte aber wie folgt lauten: „Entnehmen Sie die Elektroden und kleben Sie sie wie abgebildet auf den Brustkorb auf!" Beim Anbringen der Klebeelektroden ist auf Folgendes zu achten:
- Zuerst Oberkörper freimachen (Kleidungsstücke öffnen).
- Bei nassem Oberkörper: Oberkörper vorher abtrocknen (sonst Gefahr des Stromschlags).
- Starke Brustbehaarung mittels Einwegrasierer entfernen.
- Korrekte Position der Elektroden sicherstellen (▶ Abb. 13.7).

Nachdem die Klebeelektroden platziert worden sind, kann sich der 2. Helfer um die Beatmung (Beutel-Maske oder Larynxtubus) kümmern. Die Defibrillation läuft nun folgendermaßen ab:
- **Defibrillator:** „Analyse läuft – den Patienten nicht berühren!"
- **Team:** Unterbrechung der Reanimation und Wechsel (1. Helfer wechselt zum Kopf des Patienten für die Beatmung, 2. Helfer kniet sich neben den Oberkörper des Patienten für die Thoraxkompressionen).
- **Defibrillator:** „Schock empfohlen – den Patienten nicht berühren – Gerät lädt."
- **Team:** Sofort erneuter Start der Thoraxkompressionen (wichtig, da versucht werden muss „No-Flow"-Phasen so

Abb. 13.7 Position der Elektroden bei der Defibrillation.

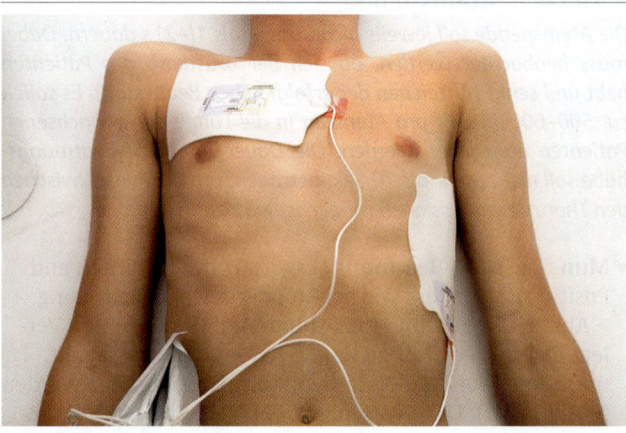

Die elektrische Energie wird über zwei Klebeelektroden abgegeben.

Video

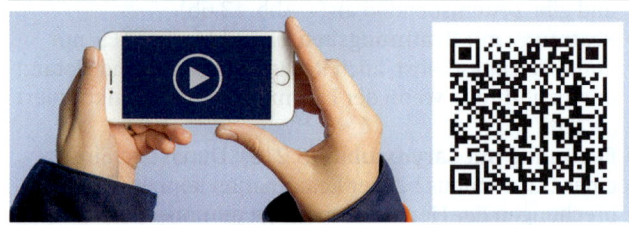

Über die Defibrillation gibt es auch ein Video!

kurz wie möglich zu halten) so lange, bis der Defibrillator aufgeladen ist.
- **Defibrillator:** zeigt z. B. durch Dauerton oder „Jetzt Schock abgeben" an, dass das Gerät aufgeladen und bereit für die Schockabgabe ist.
- **Team:** Reanimation unterbrechen – RS: „Patient nicht berühren! Achtung, Schock!" Vergewissern, dass der Patient nicht berührt wird – Schock auslösen – sofortige Weiterführung der Thoraxkompressionen und Beatmung 30 : 2 (oder wenn LT liegt, ununterbrochene HDM und Beatmung 10/min).
- **Defibrillator:** „Schock abgegeben, führen Sie abwechselnd 30 Herzdruckmassagen und 2 Beatmungen durch!"

Die Unterbrechungen der Thoraxkompressionen während der Reanimation sollten so kurz wie möglich sein. Durch laufendes Training der Abläufe kann das Rettungsteam die Zusammenarbeit während der Reanimation verbessern. Die Reanimation wird so lange fortgeführt, bis der Notarzt eintrifft und weitere Anweisungen erteilt oder bis der Patient wieder Lebenszeichen zeigt, also z. B. normal atmet.

! *Merken* Abbruch der Reanimation

Die Reanimation darf vom Rettungssanitäter nicht selbstständig abgebrochen werden, außer bei Lebenszeichen des Patienten (wie atmen, Augen öffnen u. a.) oder bei Gefahr im Verzug für das Rettungsdienstpersonal (Eigensicherung).

Sobald Lebenszeichen wahrzunehmen sind (Patient atmet normal, wacht auf, öffnet die Augen, bewegt sich), wird die Reanimation gestoppt und der Patient erneut anhand des BAK-Schemas beurteilt. Wenn der Patient weiterhin normal atmet, setzt man die Überprüfung mit dem ABCDE-Schema fort; ist die Atmung nicht normal, muss die Reanimation weitergeführt werden.

Defibrillation bei implantiertem Herzschrittmacher • Immer häufiger trifft man auf Patienten mit einem implantierten Herzschrittmacher. Erkennen lässt sich dies z. B. anhand eines entsprechenden Armbandes, das die Patienten tragen, oder aufgrund einer Narbe im Bereich des rechten oder linken Schlüsselbeins. Bei sehr dünnen Patienten sieht man den Herzschrittmacher evtl. sogar durch die Haut durch. Trotzdem ist es möglich, dass der Herzschrittmacher den Rettungssanitätern verborgen bleibt. Das Vorgehen bei der Defibrillation ist bei Patienten mit implantiertem Herzschrittmacher genauso wie bei Patienten ohne Herzschrittmacher, lediglich die Elektroden sollten etwas anders positioniert werden.

ACHTUNG
Bei Patienten mit implantiertem Herzschrittmacher darf die Defibrillationselektrode nicht direkt auf dem Herzschrittmacher aufgeklebt werden, da dieser sonst Schaden nimmt.

Folgende **Elektrodenpositionen** sind möglich:
- vorne und hinten am Brustkorb (wie z. B. bei Kindern)
- normale linke Elektrodenposition, rechte Elektrode auch seitlich am Brustkorb rechts
- normale linke Elektrodenposition, rechte Elektrode am rechten oberen Rücken.

Die Elektroden sind oft mit Apex (links) und Sternum (rechts) gekennzeichnet, es spielt jedoch keine Rolle, welche Elektrode links oder rechts angebracht wird. Wichtig ist: Der Strom muss immer durch das Herz gehen.

Risiken der Defibrillation • Da der Defibrillator Stromimpulse abgibt, sind mit seinem Einsatz bestimmte Gefahren verbunden. Hierzu gehört z. B., dass der Strom durch leitfähiges Material übertragen wird und so einen Stromschlag auslösen kann oder dass sich leicht entflammbares Material durch den Stromstoß entzündet. Vor Einsatz des Defibrillators sind daher bestimmte Vorsichtsmaßnahmen zu treffen und Risikoquellen auszuschalten.

ACHTUNG
Der Defibrillator darf unter folgenden Voraussetzungen nicht benutzt werden:
- *Ein Helfer ist noch in direktem Körperkontakt mit dem Patienten: Gefahr eines Stromschlages für den Helfer!*
- *Der Patient liegt auf für Strom leitfähigem Untergrund (Schnee, Wasser, Metall etc.): Gefahr eines Stromschlages für alle, die mit dem leitfähigen Untergrund in Verbindung stehen!*
- *Der Beatmungsbeutel mit daraus ausströmendem Sauerstoff befindet sich in unmittelbarer Nähe des Patienten: Es besteht die Gefahr, dass sich der Sauerstoff durch die Schockabgabe entzündet (diese Gefahr besteht bei einem geschlossenen System wie Larynx- oder Endotrachealtubus nicht). Bei Maskenbeatmung muss daher bei Schockabgabe immer ein Abstand von 0,5 m eingehalten werden!*
- *In der Umgebung besteht Explosionsgefahr: Die Schockabgabe muss unterbleiben, da sie eine Explosion auslösen kann!*

Fehlerquellen des Defibrillators • Funktioniert der Defibrillator nicht, müssen evtl. Fehlerquellen ausgeschlossen werden, möglichst ohne Unterbrechung der Reanimation. Wenn es nicht gelingt, die Funktion des Defibrillators wiederherzustellen, werden die Wiederbelebungsmaßnahmen ohne Defibrillator fortgeführt.

! *Merken* **Fehlerquellen von Defibrillatoren**
- *Akku nicht aufgeladen*
- *Gerät/Akku defekt*
- *Klebeelektroden defekt oder nicht angeschlossen*
- *Klebeelektroden haften nicht am nassen oder behaarten Oberkörper des Patienten*
- *falsche Analyseergebnisse durch Störungen (z. B.: starke elektromagnetische Felder).*

RETTEN TO GO

Defibrillation

Maßnahme, um das Herz wieder in normalen Schlagrhythmus zu versetzen; hilft **nur bei sog. hyperdynamen Formen des HKS**, bei denen das Herz übermäßig schlägt (z. B. Kammerflimmern).

Vor Auslösen des Schocks **unbedingt beachten**:
- **Gefahr des Stromschlags:** Kein Körperkontakt mit dem Patienten und den Patienten nicht auf für Strom leitfähigem Untergrund lagern, wie z. B. Schnee oder Metall.
- **Feuergefahr:** Bei Maskenbeatmung immer einen Abstand von 0,5 m bei Schockabgabe einhalten, da sich sonst der Sauerstoff aus dem Beatmungsbeutel entzünden kann (Gefahr besteht nicht bei Larynx- oder Endotrachealtubus).
- Nie Schockabgabe in einer Umgebung, in der **Explosionsgefahr** besteht!
- Bei Patienten mit implantiertem Herzschrittmacher Defibrillationselektrode nicht auf dem Herzschrittmacher aufkleben, da dieser sonst Schaden nimmt.

Defibrillator funktioniert nicht: Fehlerquellen ausschalten, wie z. B. defekten oder nicht aufgeladenen Akku, defekte, nicht angeschlossene oder nicht haftende Klebeelektroden oder Störungen (z. B.: starke elektromagnetische Felder), die falsche Analyseergebnisse verursachen.

Erweiterte Maßnahmen

Trifft der Notarzt am Notfallort ein, wo das Rettungsdienstteam einen Patienten reanimiert, wird er kurz über die vorliegende Situation informiert und konzentriert sich dann zunächst auf Herzrhythmuskontrolle und Überwachung der Reanimation (korrekte Herzdruckmassage und Beatmung sowie Defibrillation).

! *Merken* **Reanimation abbrechen?**
Der Notarzt trifft auch die Entscheidung über Fortführung oder Abbruch der Reanimation.

Der Notarzt stellt dann auch die endotracheale Intubation sicher. Nur sie bietet letztlich einen sicheren Aspirationsschutz (Aspiration = Flüssigkeiten oder Fremdstoffe gelangen in die Luftröhre bzw. Lunge). Nach der Intubation legt der Notarzt oder der NFS (bzw. RA) einen i. v.-Zugang bzw., wenn dies nicht möglich ist, einen i. o.-Zugang, um dadurch Flüssigkeit (VEL) und Medikamente zu verabreichen. Hierzu gehören bei **nicht schockbarem Rhythmus** Katecholamine wie Adrenalin, z. B. Suprarenin®, bei **schockbarem Rhythmus** Antiarrhythmika wie Amiodaron, z. B. Cordarex®.

! *Merken* **Reanimation bei Unterkühlung**

Bei Patienten, die einen HKS erlitten haben und unterkühlt (Hypo-thermie) sind, muss so lange reanimiert werden, bis die normale Körpertemperatur wieder erreicht ist. Bei unterkühlten Patienten (z.B.: Lawinenopfer, Ertrinkungsunfälle) steigen so die Überle-benschancen und das neurologische Outcome. Es gilt: „Nobody is dead, until he's warm and dead" (= „Niemand ist tot, solange er nicht warm und tot ist")!

13.2.3 Wiedereintreten eines Spontankreislaufs (ROSC = return of spontaneous circulation)

Das Auftreten eines Spontankreislaufs (ROSC) kann anhand folgender **Zeichen** erkannt werden: Lebenszeichen (S. 306), tastbarer Puls, EKG-Rhythmus (z.B.: Sinusrhythmus).

Sobald am Überwachungsmonitor ein Herzrhythmus an-gezeigt wird, muss überprüft werden, ob es sich um einen Herzrhythmus mit Blutauswurf in den Kreislauf oder um eine pulslose elektrische Aktivität (PEA, s. ▶ Tab. 12.1) han-delt. Deswegen versucht man, den Puls an den Extremitäten bzw. am Hals (oder wenn möglich in der Leiste) zu tasten. Ist kein Puls tastbar, muss die Reanimation fortgesetzt wer-den. Wenn ein Puls tastbar ist, ist ein erneuter Basischeck durchzuführen, s. BAK-Schema (S. 301).

! *Merken* **Maßnahmen bei ROSC**

Die wichtigsten Maßnahmen bei ROSC sind die regelmäßige Kon-trolle der Vitalfunktionen sowie die Überwachung von EKG, Blut-druck und Bewusstseinszustand. Die O_2-Sättigung sollte auf einen Wert von ca. 94–98% angehoben werden. Die präklinische Durchführung einer Hypothermie (Kühlung des Patienten) wird aktuell nicht mehr empfohlen, eine KKT von ca. 34°C (ggf. bis 36°C) soll angestrebt werden (Rettungsdecke!).

Wenn es zur Rückkehr eines Spontankreislaufes kommt, kann der Notarzt weitere mögliche Ursachen des HKS fest-stellen, z.B. durch Inspektion der Umgebung bei Unfällen, Sichten von Patientenunterlagen, Gespräche mit Angehöri-gen oder Umstehenden etc. Dies kann nicht nur für die wei-tere Therapie von Bedeutung sein, sondern unter Umstän-den einen Rückfall mit Wiederauftreten des HKS abwenden. Anschließend wird der Patient mit angeschlossenen Über-wachungsgeräten in Begleitung des Notarztes zur weiteren Abklärung und Behandlung ins Krankenhaus gebracht. Vor/ während der Fahrt verständigt der Notarzt möglichst die aufnehmenden Ärzte des Zielkrankenhauses.

13.2.4 Maßnahmen nach erfolgloser Reanimation

Wenn der Notarzt die Reanimation abbricht, ist anschlie-ßend unbedingt auf die Personen in der Umgebung zu ach-ten. Für die psychologische Betreuung von Angehörigen oder Unfallzeugen stehen qualifizierte Mitarbeiter des **Kri-senleitinterventionsteams (KIT)** bereit, die über die Leitstelle angefordert werden können. Personen, die weinen oder schreien, bekommen ohnehin viel Aufmerksamkeit. Hilfe ist aber gerade auch den Personen anzubieten, die ihre Gefühle in belastenden Situationen nicht so eindrucksvoll zeigen. Nicht immer muss diese Hilfe von speziell dafür ausgebilde-ten Personen geleistet werden. Häufig genügt es, dafür zu sorgen, dass Personen nach dem Verlust eines Angehörigen nicht allein gelassen werden. Nachbarn, Arbeitskollegen, herbeigerufene Angehörige oder der Pfarrer (Notfallseelsor-ge) können in vielen Fällen die Funktion des KIT-Teams übernehmen.

Die **Feststellung und** die **Bescheinigung des Todes** oblie-gen dem (Not-)Arzt.

RETTEN TO GO

Erfolgreiche und erfolglose Reanimation

Das **Wiedereintreten eines Spontankreislaufs (ROSC)** ist erkennbar an Lebenszeichen (z.B. Patient atmet wieder normal), **tastbarem Puls**, EKG-Rhythmus (z.B.: Sinus-rhythmus).

Maßnahmen bei ROSC:
- Regelmäßige Kontrolle der Vitalfunktionen, Überwa-chung von EKG, RR und Bewusstseinszustand. O_2-Sätti-gung auf ca. 94–98% anheben, Körpertemperatur auf ca. 34°C (ggf. bis 36°C) (Rettungsdecke!).
- Patient mit angeschlossenen Überwachungsgeräten in Notarzt-Begleitung ins Krankenhaus transportieren.

Über den **Abbruch einer Reanimation** entscheidet der Notarzt. Der RS darf dies vor Eintreffen des NA **nur bei of-fensichtlichen Lebenszeichen** des Patienten (wie atmen, Augen öffnen u.a.) oder **bei Gefahr für das Rettungs-dienstpersonal** (Eigensicherung).

Nach Abbruch der Reanimation: Psychische Betreuung der Personen in der Umgebung sicherstellen: durch **Kri-senleitinterventionsteam (KIT,** über die Leitstelle anfordern) oder Nachbarn, Angehörige oder Pfarrer (Notfallseelsor-ge). **Todesfeststellung** und **-bescheinigung** nur durch (Not-)Arzt.

Der Notarzt startet die kardiopulmonale Reanimation (CPR) ohne Zeitverzögerung mit der Herzdruckmassage (= HDM, Frequenz ca. 100/min) und gibt einem Rettungssanitäter die Anweisung, sofort die beiden Defibrillator-Klebeelektroden auf den Thorax des Patienten zu kleben. Der Rettungssanitäter klebt die Elektroden auf, der Defibrillator wird auf Anweisung des Notarztes mit 120 Joule geladen.

Die 1. Defibrillation wird durch den Notarzt ausgelöst. Ein Rettungsdienstmitarbeiter übernimmt umgehend nach der 1. Defibrillation die HDM. Auf Anweisung des Notarztes wird ein Beatmungsbeutel mit Reservoir und O_2-Anschluss für die Beatmung vorbereitet (ein Rettungssanitäter übernimmt die Beatmung). Außerdem zieht ein Notfallsanitäter 2 × 10 ml L-Adrenalin und 2 Ampullen Amiodaron in Spritzen auf und legt sie bereit.

Der Notarzt begibt sich zum Kopf des Patienten und übernimmt vom Rettungssanitäter die Beatmung mittels Atemmaske und Beatmungsbeutel. Der Notfallsanitäter bereitet die endotracheale Intubation vor. Noch vor dem Ende der ersten 2 min Reanimation intubiert der Notarzt den Patienten mit einem 8,0 mm starken Endotrachealtubus und weist die dadurch mögliche durchgängige HDM mit einer Frequenz von 100/Min. an. Der Rettungsdienstmitarbeiter, der gerade die HDM ausführt, wechselt sich ab sofort alle 2 Min. mit einem anderen Mitarbeiter bei der HDM ab. Durch den von der Kapnometrie angegebenen Wert von 15 mmHg wird die korrekte Lage des Endotrachealtubus in der Trachea angezeigt, eine korrekte Beatmung scheint möglich und von einer suffizienten Herzdruckmassage kann ausgegangen werden.

Der Patient wird zunächst mit einer Frequenz von ca. 10 Beatmungen pro Minute manuell beatmet, nach Einsatzbereitschaft des Beatmungsgerätes aus dem Notarzteinsatzfahrzeug wird die Beatmung mittels Beatmungsgerät weitergeführt. Nach erneuter Rhythmusanalyse wird der 2. Schock abgegeben. Da Notarzt- und übrige Rettungsdienstmitarbeiter ein

eingespieltes Team sind, können die Reanimations-Unterbrechungen bei unter 3–4 s gehalten werden. Nach dem 3. Schock werden 1 mg Adrenalin und 300 mg Amiodaron verabreicht. Der Notarzt legt einen weiteren peripheren venösen Zugang. Er entschließt sich zudem zur präklinischen Fibrinolyse (Lysetherapie). Grund für diesen Entschluss ist das anhaltende Kammerflimmern bei vorliegendem ST-Streckenhebungsinfarkt, das darauf hindeutet, dass der Kreislaufstillstand auf eine Ischämie (Minderdurchblutung) des Myokards zurückzuführen ist.

Die Rettungs- und Notfallsanitäter wechseln sich alle 2 Min. bei der Herzdruckmassage ab, um eine qualitativ hochstehende Herzdruckmassage zu gewährleisten. Alle 2 min werden erneute Rhythmusanalyse und Defibrillation durchgeführt. Nach jedem 2. Schock wird 1 mg Adrenalin verabreicht, nach dem 5. Schock nochmals 150 mg Amiodaron.

Nach insgesamt 30 Min. Reanimation wird bei der Rhythmusanalyse erstmals ein Sinusrhythmus mit einer Frequenz von 100/Min. erkannt. Außerdem sind keine ST-Streckenhebungen mehr im EKG zu sehen. Der Puls an den Extremitäten ist palpabel, zeigt also eine Auswurfleistung des Herzens, der systolische Druck liegt bei 80 mmHg.

Die HDM wird daher beendet. Aufgrund der unmittelbaren Nähe des Zielkrankenhauses entscheidet sich der Notarzt für den raschen Transport dorthin. Der Patient wird auf die Rettungstrage umgelagert und in den Rettungswagen gebracht. Etwa 15 min später trifft das Rettungsteam (nach Voralarmierung) mit dem Patienten im Schockraum des Krankenhauses ein. Der Notarzt übergibt den Patienten an das Personal im Schockraum, der Patient wird anschließend einer Herzkatheteruntersuchung unterzogen. Sie zeigt eine Erkrankung der Herzkranzgefäße, die im Rahmen des Herzkathetereingriffes saniert werden. Bereits nach wenigen Tagen Aufenthalt auf der Intensivstation kann der Patient in die kardiologische Rehabilitation entlassen werden.

13.3 Besonderheiten bei Kindern

13.3.1 Grundlagen

Pathophysiologie • Der Organismus eines Kindes kann einen **Abfall des Herz-Zeit-Volumens** schlechter kompensieren als ein Erwachsener. Wenn der Körper eines Kindes den RR-Abfall nicht mehr kompensieren kann (durch Erhöhung des Schlagvolumens oder der Herzfrequenz), kommt es sehr schnell zum O_2-Mangel (Hypoxie).

ACHTUNG

Eine niedrige Herzfrequenz (Bradykardie) ist bei einem Kind immer ein Hinweis auf eine schwerwiegende Funktionsstörung des Kreislaufes mit der Gefahr eines Kreislaufversagens. Wird dem O_2-Mangel mittels O_2-Gabe oder Beatmung mit O_2 entgegengewirkt, erhöht sich die Herzfrequenz schnell wieder auf normale Werte. Deswegen (und auch weil dem HKS bei Kindern meist eine Störung der Atmung zugrunde liegt) ist die initiale Beatmung des Kindes im Notfall von besonderer Bedeutung!

Ursachen • Ursachen für einen Herz-Kreislauf-Stillstand (HKS) im Säuglings- oder Kindesalter sind meistens **akute Funktionsstörungen der Lunge**, selten des Herzens, die zu einem plötzlichen O_2-Mangel führen. Hierzu zählen:

- Atemstörungen (S. 249)
- Herz-Kreislauf-Störungen z. B.: Herzfehler (unter den Herz-Kreislauf-Störungen die häufigste Ursache für einen HKS bei Kindern)
- Verletzungen (S. 334)
- plötzlicher Kindstod, sog. SIDS = sudden infant death syndrome (S. 391)
- Vergiftungen = Intoxikationen (S. 454)
- Ersticken, Ertrinken (S. 257) etc.

Beim HKS des Kindes ist nur sehr selten Kammerflimmern (s. ▶ Tab. 12.1) anzutreffen. In ca. 90 % der Fälle liegt eine zu niedrige Herzfrequenz oder eine fehlende Herzaktion (Asystolie, s. ▶ Tab. 12.1) vor.

13.3.2 Feststellen eines HKS und Reanimation durch den Rettungsdienst

Basischeck

Ob bei einem Kind oder Säugling ein HKS vorliegt oder nicht, wird wie beim Erwachsenen mithilfe des **BAK-Schemas** (S. 309) überprüft. Folgende Besonderheiten sind zu beachten:

- **B – Bewusstseinskontrolle:**
  - Gesunde, reife **Neugeborene** zeigen auf taktile Reize, z. B.: Abtrocknen mit einem Handtuch oder Streicheln der Extremitäten, Reaktionen, die auf ein normales Bewusstsein schließen lassen.
  - Bei **Säuglingen und Kindern** kann die Bewusstseinsprüfung nach der Ansprache durch leichtes Schütteln an den Schultern oder Extremitäten intensiviert werden. Schmerzreize, wie in früheren Leitlinien empfohlen, sind nicht erforderlich und werden nicht gesetzt.
- **A – Atemkontrolle:** Kinder sind größtenteils Zwerchfell-Atmer. Deswegen ist bei der Beurteilung der Atmung besonders auf Heben und Senken des Bauchraumes zu achten.
- **K – Kreislaufkontrolle:** Das **Pulstasten** bei Kindern ist auch für erfahrene Rettungsdienst-Mitarbeiter sehr schwierig. Falls eine Pulskontrolle vorgenommen wird, ist der Puls
  - bei **Neugeborenen** entweder durch **Pulsationen der Nabelschnur** oder durch **Auskultation des Herzschlages am Oberkörper**
  - bei **Säuglingen** im Bereich der Oberarmarterie (**A. brachialis**) oder der Beinarterie in der Leiste (**A. femoralis**) und
  - bei **Kindern** im Bereich des Halses (**A. carotis**) zu kontrollieren.

Da es sehr schwierig sein kann, Pulse zu tasten, muss überwiegend auf Lebenszeichen wie Spontanbewegungen, Husten oder normale Atmung geachtet werden.

! _Merken_ Atem- und Kreislaufkontrolle

Atem und Kreislaufkontrolle dürfen jeweils nicht länger als 10 Sek. dauern. Dieser Richtwert soll verhindern, dass man z. B. aus Unsicherheit zu lange wartet, bevor man mit der Reanimation beginnt.

Notarztanforderung

In der Regel schickt die Leitstelle bei Notfällen mit Kindern immer einen Notarzt mit an den Notfallort. Sollte dies nicht der Fall sein und man als Rettungssanitäter allein auf ein regloses Kind treffen, muss der Notarzt so schnell wie möglich nachgefordert werden. So schnell wie möglich heißt hier allerdings: erst, wenn 1 Minute lang reanimiert wurde. Diese Anweisung, die an sich nur für medizinische Laien gilt, soll sicherstellen, dass die Reanimation so schnell wie möglich begonnen wird und nicht „unnötige" Zeit für den Notruf verschwendet wird. Auch, wenn man als Rettungssanitäter i. d. R. nicht allein mit einem Kindernotfall konfrontiert wird, sollte man diese Regel kennen, da sie lebensrettend sein kann. Wenn weitere Personen vor Ort sind, kann das Absetzen des Notrufes delegiert werden. Dadurch können weitere professionelle Helfer früher am Ort des Geschehens in die laufende Reanimation eingreifen.

Beginn der Reanimation

Die Reanimation eines Kindes (▶ Abb. 13.8) oder gar eines Säuglings oder Neugeborenen (▶ Abb. 13.9) ist auch für erfahrene Rettungsdienstmitarbeiter eine seltene und belastende Notfallsituation. Die psychische Stresssituation, in der sich die Anwesenden (Eltern, Geschwister, Angehörige) befinden, stellt zusätzliche große Anforderungen an das fachliche Können und die organisatorischen Fähigkeiten der Helfer.

Abb. 13.8 Kardiopulmonale Reanimation bei Kindern.

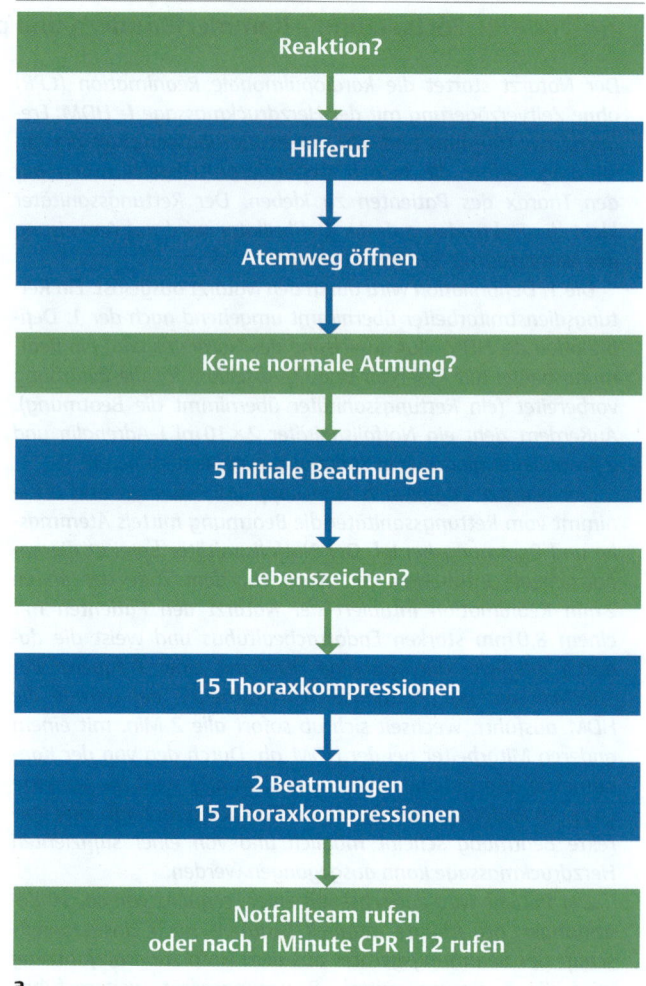

a

CPR = engl. **c**ardio**p**ulmonary **r**esuscitation = kardiopulmonale Wiederbelebung; VF = engl. **v**entricular **f**ibrillation = Kammerflimmern; VT = ventrikuläre Tachykardie; PEA = pulslose elektrische Aktivität.

a Algorithmus „Basic Life Support" (BLS). _Aus: Maconochie I, Bingham R, Eich C et al. Lebensrettende Maßnahmen bei Kindern (paediatric life support). Notfall Rettungsmed (2015) 18:932; © German Resuscitation Council (GRC) und Austrian Resuscitation Council (ARC) 2015_

! _Merken_ Reanimation bei Neugeborenen und Säuglingen

Bei **Neugeborenen** muss mit Reanimationsmaßnahmen (5 Initialbeatmungen) begonnen werden, wenn das Neugeborene bei der 1. Beurteilung, vgl. BAK-Schema (S. 301), keine ausreichende und regelmäßige Spontanatmung entwickelt hat oder die Herzfrequenz < 100/min liegt.

Bei **Säuglingen und Kindern** muss mit Reanimationsmaßnahmen (5 Initialbeatmungen) begonnen werden, wenn bei der 1. Beurteilung (BAK-Schema) keine ausreichende und regelmäßige Spontanatmung festzustellen ist.

Abb. 13.8 Kardiopulmonale Reanimation bei Kindern (Forts.).

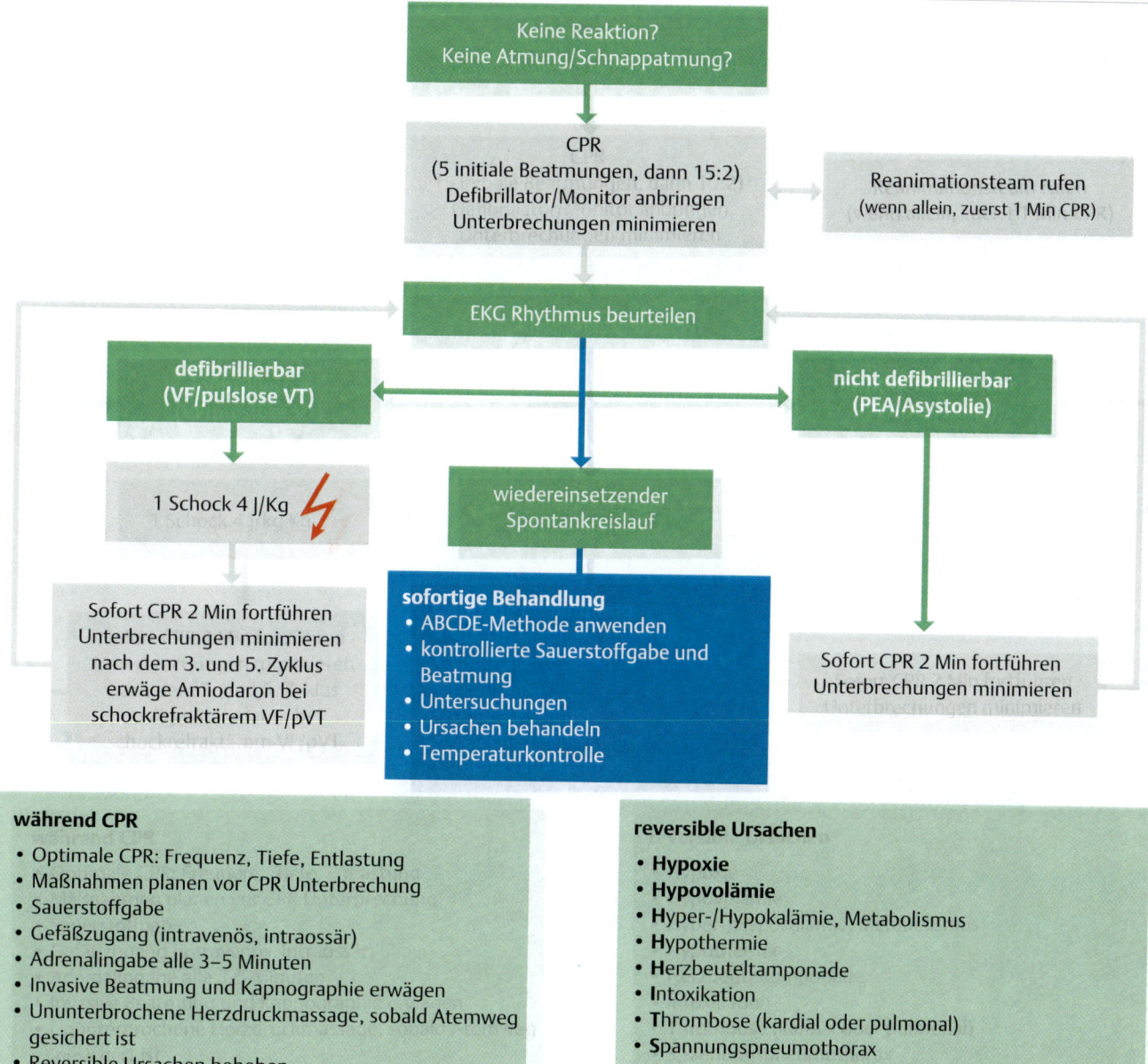

Keine Reaktion?
Keine Atmung/Schnappatmung?

CPR
(5 initiale Beatmungen, dann 15:2)
Defibrillator/Monitor anbringen
Unterbrechungen minimieren

Reanimationsteam rufen
(wenn allein, zuerst 1 Min CPR)

EKG Rhythmus beurteilen

defibrillierbar
(VF/pulslose VT)

nicht defibrillierbar
(PEA/Asystolie)

1 Schock 4 J/Kg

wiedereinsetzender
Spontankreislauf

Sofort CPR 2 Min fortführen
Unterbrechungen minimieren
nach dem 3. und 5. Zyklus
erwäge Amiodaron bei
schockrefraktärem VF/pVT

sofortige Behandlung
- ABCDE-Methode anwenden
- kontrollierte Sauerstoffgabe und
  Beatmung
- Untersuchungen
- Ursachen behandeln
- Temperaturkontrolle

Sofort CPR 2 Min fortführen
Unterbrechungen minimieren

während CPR
- Optimale CPR: Frequenz, Tiefe, Entlastung
- Maßnahmen planen vor CPR Unterbrechung
- Sauerstoffgabe
- Gefäßzugang (intravenös, intraossär)
- Adrenalingabe alle 3–5 Minuten
- Invasive Beatmung und Kapnographie erwägen
- Ununterbrochene Herzdruckmassage, sobald Atemweg
  gesichert ist
- Reversible Ursachen beheben

reversible Ursachen
- **H**ypoxie
- **H**ypovolämie
- **H**yper-/Hypokalämie, Metabolismus
- **H**ypothermie
- **H**erzbeuteltamponade
- **I**ntoxikation
- **T**hrombose (kardial oder pulmonal)
- **S**pannungspneumothorax

b

b Algorithmus „Advanced Life Support" (ALS). *Aus: Maconochie I, Bingham R, Eich C et al. Lebensrettende Maßnahmen bei Kindern (paediatric life support). Notfall Rettungsmed (2015) 18:932; © German Resuscitation Council (GRC) und Austrian Resuscitation Council (ARC) 2015*

📱 **RETTEN TO GO**

HKS und Reanimationsbeginn bei Kindern

HKS-Ursache: Meist **Störung der Atmung**. Deshalb und weil sich die Herzfrequenz von Kindern unter Beatmung mit O₂ rasch erhöht, ist die **Beatmung** bei HKS von Kindern besonders wichtig.

Basischeck (BAK-Schema): Bewusstsein bei Neugeborenen z. B. durch Streicheln der Extremitäten kontrollieren, bei Atemkontrolle auf **Heben und Senken des Bauchraums** achten (Kinder sind meist **Zwerchfell-Atmer**!). Das Pulstasten kann sehr schwierig sein. Daher v. a. auf Lebenszeichen wie Spontanbewegungen, Husten oder normale Atmung achten. Wichtig: maximal 10 s für Atem- und

Kreislaufkontrolle aufwenden, dann sofort Reanimation (**5 Initialbeatmungen**) starten:
- bei **Neugeborenen**, wenn keine ausreichende und regelmäßige Spontanatmung festzustellen ist **oder** die Herzfrequenz < 100/min liegt.
- bei **Säuglingen und Kindern**, wenn keine ausreichende und regelmäßige Spontanatmung festzustellen ist.

Bei Notfällen mit Kindern schickt die Leitstelle i. d. R. sofort einen Notarzt an den Einsatzort. Falls dies nicht der Fall ist: **Notarzt so schnell wie möglich nachfordern**, aber nicht, bevor man nicht **1 Minute lang reanimiert** hat. Diese Anweisung, die an sich nur für medizinische Laien gilt, soll sicherstellen, dass die Reanimation so schnell wie möglich begonnen wird und nicht „unnötige" Zeit für den Notruf verschwendet wird.

Abb. 13.9 Kardiopulmonale Reanimation von Neugeborenen.

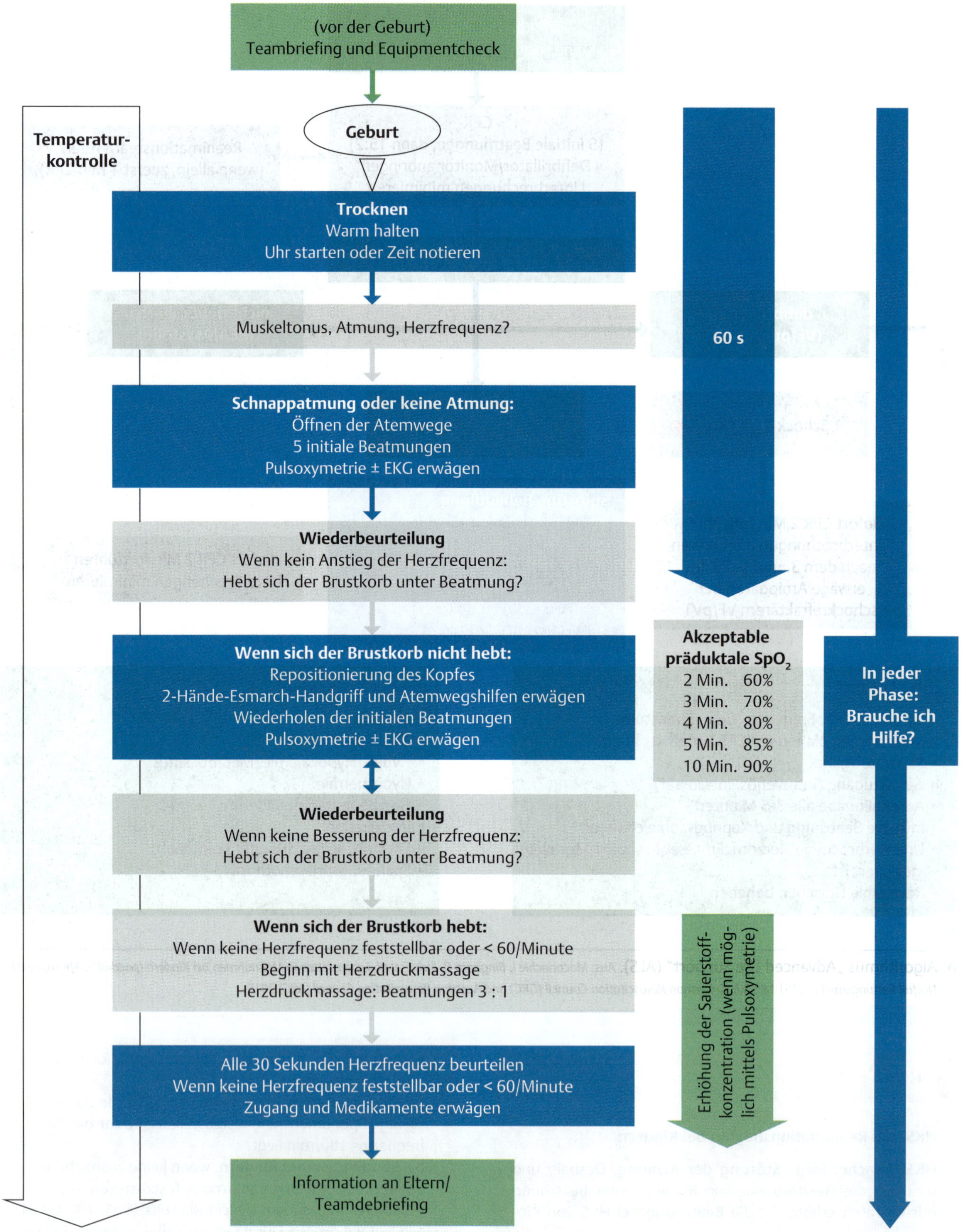

(vor der Geburt)
Teambriefing und Equipmentcheck

Geburt

**Temperatur-
kontrolle**

Trocknen
Warm halten
Uhr starten oder Zeit notieren

Muskeltonus, Atmung, Herzfrequenz?

Schnappatmung oder keine Atmung:
Öffnen der Atemwege
5 initiale Beatmungen
Pulsoxymetrie ± EKG erwägen

Wiederbeurteilung
Wenn kein Anstieg der Herzfrequenz:
Hebt sich der Brustkorb unter Beatmung?

Wenn sich der Brustkorb nicht hebt:
Repositionierung des Kopfes
2-Hände-Esmarch-Handgriff und Atemwegshilfen erwägen
Wiederholen der initialen Beatmungen
Pulsoxymetrie ± EKG erwägen

Wiederbeurteilung
Wenn keine Besserung der Herzfrequenz:
Hebt sich der Brustkorb unter Beatmung?

Wenn sich der Brustkorb hebt:
Wenn keine Herzfrequenz feststellbar oder < 60/Minute
Beginn mit Herzdruckmassage
Herzdruckmassage: Beatmungen 3 : 1

Alle 30 Sekunden Herzfrequenz beurteilen
Wenn keine Herzfrequenz feststellbar oder < 60/Minute
Zugang und Medikamente erwägen

**Information an Eltern/
Teamdebriefing**

60 s

**Akzeptable
präduktale SpO$_2$**
2 Min.   60%
3 Min.   70%
4 Min.   80%
5 Min.   85%
10 Min. 90%

Erhöhung der Sauerstoff-
konzentration (wenn mög-
lich mittels Pulsoxymetrie)

**In jeder
Phase:
Brauche ich
Hilfe?**

Aus: Wyllie J, Bruinenberg J, Roehr C et al. Die Versorgung und Reanimation des Neugeborenen. Notfall Rettungsmed (2015) 18:964; © German Resuscitation Council (GRC) und Austrian Resuscitation Council (ARC) 2015

Beatmung

Beginn und Frequenz der Beatmung • Die Reanimation von Neugeborenen, Säuglingen und Kindern startet, anders als bei Erwachsenen, mit 5 Beatmungen (Frequenz 30/min). Bei Neugeborenen werden diese 5 Beatmungen wiederholt, wenn sich der Brustkorb nach den ersten 5 Beatmungen nicht adäquat hebt und weiterhin keine Lebenszeichen festzustellen sind, evtl. auch Esmarch-Handgriff (S. 210) und Atemwegshilfen erwägen.

Lagerung

- Bei **Kindern, die älter sind als 1 Jahr**, wird der Kopf für die Reanimation genauso nach hinten überstreckt wie bei Erwachsenen (S. 209).
- Bei **Neugeborenen oder Säuglingen < 1 Jahr** wird der Kopf in **Neutralstellung** (**„Schnüffelposition"**) gebracht (▶ Abb. 13.10). Durch das Überstrecken des Kopfes würden sonst die Atemwege verschlossen werden. Durch seine im Verhältnis zum übrigen Körper relative Größe ist der Kopf beim Säugling in Rückenlage nach vorne gebeugt (Verhältnis Kopf zur Körpergröße bei Kindern: 1 : 4, bei Erwachsenen 1 : 8). Die Schnüffelposition wird durch Unterpolsterung mit einem Handtuch oder einer Decke zwischen den Schulterblättern des Kindes erreicht. Sind keine Materialien für eine „Unterpolsterung" vorhanden, so kann die Schnüffelposition durch den Kinn-Scheitel-Griff, sog. HTCL-Manöver (S. 301), und geringe Überstreckung hergestellt werden.

Beatmungstechniken

- **Bei Kindern > 1 Jahr** können folgende Beatmungstechniken angewendet werden: Mund-zu-Mund-Beatmung (S. 304), Mund-zu-Nase-Beatmung (S. 304), Beutel-Masken-Beatmung (S. 220) mit C-Griff wie beim Erwachsenen.

Abb. 13.10 „Schnüffelposition" bei Neugeborenen und Säuglingen.

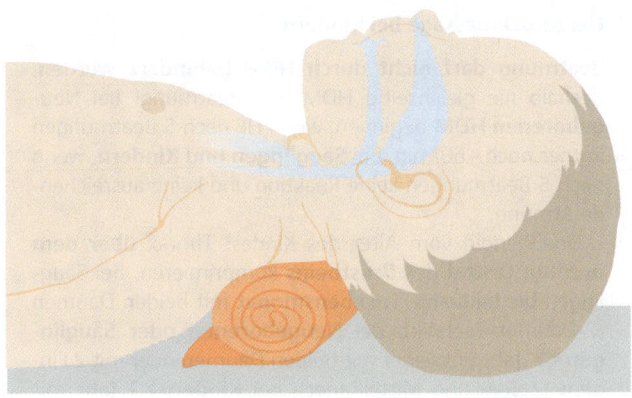

Bei Neugeborenen und Säuglingen wird der Kopf zur Beatmung in die sog. „Schnüffelposition" gebracht, d. h., er wird nur leicht überstreckt, nur gerade so, dass Kopf, Rachen und Luftröhre eine Achse bilden und die Atemwege damit frei sind für die Beatmung. Ein Überstrecken wie bei der Beatmung von Erwachsenen würde bei Säuglingen die Atemwege verlegen. Um die Schnüffelposition herzustellen, wird der Kopf um 1–2 cm gegenüber dem Rumpf erhöht, z. B., indem man ein Handtuch zwischen den Schulterblättern platziert.

ACHTUNG

Auf eine passende Maskengröße (S. 220) und auf das Beatmungsvolumen ist besonderer Wert zu legen, um suffizient beatmen zu können und die Lunge nicht zu überblähen (manche Masken sind auch mit entsprechenden Überdruckventilen ausgestattet).

- Bei **Neugeborenen oder Säuglingen < 1 Jahr**, bei denen Mund und Nase noch enger beieinanderliegen, erfolgt die Beatmung gleichzeitig über Mund und Nase.

RETTEN TO GO

Beatmung bei Kindern

Die **Reanimation startet** – im Unterschied zu Erwachsenen – **mit 5 Beatmungen** (Frequenz 30/min).

Kinder > 1 Jahr mit nach hintem überstrecktem Kopf lagern, dann Mund-zu-Mund-, Mund-zu-Nase- oder Beutel-Masken-Beatmung mit C-Griff (wie Erwachsene). Wichtig: Auf passende Maskengröße und Beatmungsvolumen achten, sonst keine effiziente Beatmung und Gefahr der Lungenüberblähung!

Neugeborene oder Säuglinge < 1 Jahr mit Kopf in Neutralstellung („Schnüffelposition") lagern, da sonst Verschluss der Atemwege; Beatmung über Mund und Nase (liegen noch eng beieinander) gleichzeitig.

Herzdruckmassage (HDM)

Neugeborene: Wenn die Herzfrequenz trotz effektiver Beatmung (5 Initialbeatmungen) unter 60/min liegt, soll zusätzlich mit Thoraxkompressionen begonnen werden; liegt die Herzfrequenz zwischen 60 und 100/min, wird die Beatmung fortgeführt und alle 30 s erneut mit dem BAK-Schema (S. 309) so lange kontrolliert, bis die Herzfrequenz auf über 100/min gestiegen ist. Das Verhältnis von Thoraxkompressionen zu Beatmungen ist bei Neugeborenen immer 3 : 1, egal, ob 1- oder 2-Helfer-Methode.

Säuglinge und Kinder: Nach den ersten 5 Beatmungen wird eine erneute Kreislaufüberprüfung durchgeführt, s. BAK-Schema (S. 301). Zeigt der Säugling bzw. das Kind keine Reaktion und ist keine ausreichende Atmung vorhanden, wird die Reanimation mit 15 Thoraxkompressionen und 2 Beatmungen fortgeführt (2-Helfer-Methode) bzw. mit 30 Thoraxkompressionen und 2 Beatmungen (1-Helfer-Methode).

ACHTUNG

Da die Beatmung bei der Reanimation von Säuglingen und Kindern eine besonders wichtige Rolle spielt, ist unbedingt sicherzustellen, dass die Beatmung nicht durch die HDM behindert wird. Auf keinen Fall sollen Beatmung und HDM gleichzeitig erfolgen.

Im Unterschied zur HDM bei Erwachsenen (S. 302) erfolgt bei der HDM von Kindern eine direkte Kompression des Herzens (elastischer Brustkorb). Die rhythmische Belastung und Entlastung des Brustkorbes drückt das Herz zwischen Brustbein und Wirbelsäule zusammen, sodass Blut aus dem Herzen ausgeworfen und ein Minimalkreislauf aufrechterhalten wird.

Abb. 13.11 Herzdruckmassage bei Neugeborenen und Kindern.

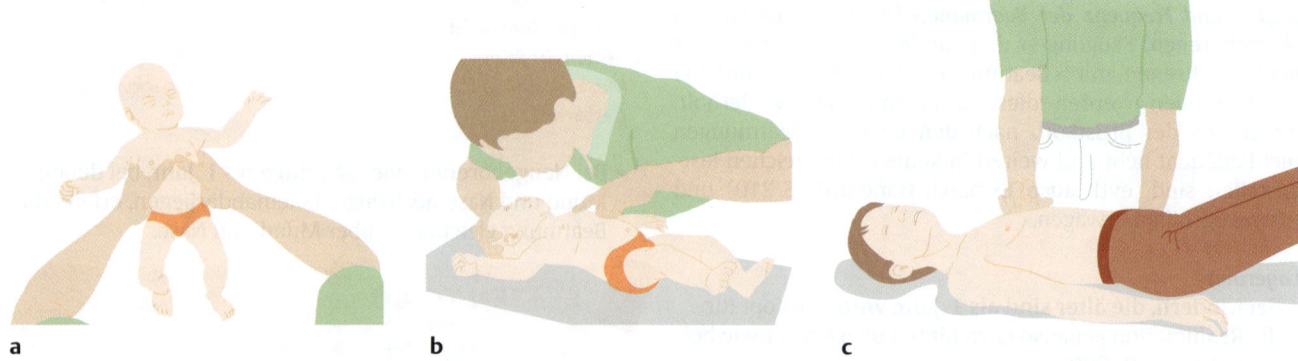

a   b   c

a Bei Neugeborenen wird die 2-Daumen-Technik angewendet. Dazu legt man die Daumen in die Mitte des Brustbeins, so dass sie in Richtung des Kopfes zeigen, die anderen Finger umfassen den seitlichen bzw. hinteren Teil des Brustkorbs.

b Bei der 2-Finger-Technik wird der Brustkorb des Kindes mit 2 Fingern in der Mitte des Brustbeins komprimiert. Das Kind sollte dazu auf einer festen Unterlage liegen.

c Bei Kindern ab dem 2. Lebensjahr komprimiert man den Brustkorb mit dem Handballen, der in der Mitte des Sternums aufliegt.

Nach: Adams et al. Taschenatlas Notfallmedizin. Thieme; 2016

Die HDM sollte bei Kindern unabhängig vom Alter über dem unteren Drittel des Brustbeins erfolgen. Die **Frequenz der HDM** ist dieselbe wie beim Erwachsenen (100–120/min). Die **Drucktiefe** soll mind. ein Drittel des Oberkörperdurchmessers (vorne bis hinten) betragen.

Durchführung

● Bei **Neugeborenen oder Säuglingen < 1 Jahr** erfolgt die HDM entweder mit beiden Daumen (Neugeborenes) oder mit 2 Fingern (Zeige- und Mittelfinger):

– **2-Daumen-Technik** (2-Helfer-Methode, ▶ Abb. 13.11a): Beide Daumen flach nebeneinander auf das untere Drittel des Brustbeins legen. Die Daumenspitzen sind dabei in Richtung des kindlichen Kopfes gerichtet. Mit den restlichen geschlossenen Fingern wird der seitliche Teil bzw. der hintere Teil des Brustkorbes umfasst. Dabei kommen die Fingerspitzen am Rücken des Kindes zu liegen.

– **2-Finger-Technik** (meist 1-Helfer-Methode, ▶ Abb. 13.11b): Mit dem ausgestreckten Zeige- und Mittelfinger werden im Bereich des unteren Brustbeins rhythmische Thoraxkompressionen durchgeführt. Das Brustbein soll um ein Drittel des Thoraxdurchmessers komprimiert werden und muss nach jeder Kompression in seine Ausgangsposition zurückkehren (Frequenz 100–120/min).

● Bei **Kindern, die älter als 1 Jahr sind**, wird der Thorax mit dem Handballen komprimiert (▶ Abb. 13.11c).

! Merken 2-Daumen-Technik

Bei Neugeborenen und Säuglingen bis inklusive des 1. Lebensmonats erfolgt die Herzdruckmassage mit der 2-Daumen-Technik.

Defibrillation

Eine Defibrillation ist bei Kindern **sehr selten** notwendig. AEDs können ab einem Alter von 8 Jahren eingesetzt werden. Für 1–8-jährige Kinder können auch halbautomatische Defibrillatoren (S. 300) verwendet werden. Die Defibrillation bei Kindern wird mit 4 J/kg KG durchgeführt. Die Klebeelektroden sollten für 1–8-Jährige kleiner sein als für Erwachsene. Finden die Klebeelektroden auf den vorgegebenen Körperregionen keinen Platz, können sie auch vorne und hinten am Brustkorb auf Herzhöhe platziert werden.

Medikamentengabe

Die Gabe von Medikamenten ist bei der Reanimation von Neugeborenen, Säuglingen und Kindern nur **selten** erforderlich. Eine Bradykardie wird in den meisten Fällen durch inadäquate Ventilation oder eine schwere Hypoxie verursacht. Bleibt die Herzfrequenz z. B. eines Neugeborenen trotz effektiver Beatmung (und anschließend Thoraxkompressionen und Beatmung) unter 60/min, ist die Gabe von Medikamenten zu erwägen. Bei Neugeborenen und Säuglingen ist die Venenpunktion u. U. sehr schwierig. Medikamente werden daher idealerweise über einen Nabelvenenkatheter verabreicht oder bei älteren Kindern über einen i.o.-Zugang (S. 122).

 RETTEN TO GO

Herzdruckmassage bei Kindern

Beatmung darf nicht durch HDM behindert werden, deshalb nie gleichzeitig HDM und Beatmung! Bei **Neugeborenen HDM** beginnen, wenn HF nach 5 Beatmungen immer noch < 60/min, bei **Säuglingen und Kindern**, wenn nach 5 Beatmungen keine Reaktion und keine ausreichende Atmung.

Unabhängig vom Alter des Kindes: Thorax **über dem unteren Drittel des Brustbeins** komprimieren, bei Säuglingen **bis inklusive 1. Lebensmonat** mit beiden Daumen (2-Daumen-Technik), bei **Neugeborenen oder Säuglingen < 1 Jahr** entweder mit beiden Daumen oder mit 2 Fingern (Zeige- und Mittelfinger), bei **Kindern > 1 Jahr** mit dem Handballen.

Die **Frequenz** soll 100–120/min, wie beim Erwachsenen, betragen.

Eine **Defibrillation** ist bei Kindern **sehr selten** notwendig. Für 1–8-Jährige können halbautomatische Defibrillatoren eingesetzt werden, ab 8 Jahren AEDs. Die Klebeelektroden sollten für 1–8-Jährige kleiner sein als für Erwachsene.

Medikamente werden (sehr selten nötig!) über einen Nabelvenenkatheter oder bei älteren Kindern über einen i. o.-Zugang verabreicht, da die Venenpunktion u. U. sehr schwierig ist.

13.3.3 Beendigung von Reanimationsmaßnahmen bei Neugeborenen

Ist bei einem gerade geborenen Kind keine Herzfrequenz nachweisbar, selbst nach 10 Min. Reanimation nicht, kann es angemessen sein, das Beenden der Reanimationsmaßnahmen zu erwägen. Dies ist jedoch eine individuell zu treffende Entscheidung und obliegt dem Notarzt! Liegt die Herzfrequenz nach der Geburt unter 60/min, und kommt es trotz adäquater Reanimationsmaßnahmen nach 10–15 min zu keinem signifikanten Anstieg der Herzfrequenz, so ist die Entscheidung deutlich schwieriger. Hierzu liegen auch keine klaren Leitlinien vor. Das versorgende Team sollte die Eltern unbedingt über den Zustand des Kindes unterrichten und, wenn möglich, auch dem Wunsch der Eltern nachkommen, bei Reanimationsmaßnahmen dabei zu sein. Es sollten keine Reanimationsversuche unternommen werden, wenn die Umstände auf einen frühen Tod bzw. auf eine hohe Mortalität hindeuten, wie z.B.: Das Neugeborene ist gesichert < 22 SSW, wiegt weniger als 400 g oder es liegt eine Anenzephalie vor (= große Teile des Gehirns fehlen).

14 Gastrointestinale und Stoffwechselnotfälle

14.1 Akutes Abdomen

14.1.1 Einführung

Definition **Akutes Abdomen**

*Unter einem akuten Abdomen (oder umgangssprachlich auch „akuter Bauch") versteht man verschiedene Krankheitsbilder oder Verletzungen, die alle mit **plötzlich einsetzenden akuten Bauchschmerzen** einhergehen. Häufig liegen begleitend eine **Abwehrspannung** („brettharter" Bauch) und eine **Schocksymptomatik** vor. Ein akutes Abdomen ist oft lebensbedrohlich und erfordert rasches Handeln. In vielen Fällen ist eine operative Therapie in der Klinik nötig.*

Die Differenzialdiagnosen beim akuten Abdomen sind vielfältig. Um auf die möglicherweise zugrunde liegende Erkrankung und die Dringlichkeit einer Behandlung schließen zu können, werden im Folgenden die Leitsymptome von Patienten mit akutem Abdomen vorgestellt. Die Versorgung eines Patienten mit akutem Abdomen erfolgt notfallmedizinisch i. d. R. einheitlich, also ohne Kenntnis der genauen Diagnose.

Die Pathophysiologie einzelner wichtiger Erkrankungen wird im 2. Kapitelabschnitt genauer beschrieben.

14.1.2 Leitsymptome

Der akute Bauchschmerz

Schmerzcharakter

Grundsätzlich unterscheidet man somatische von viszeralen Schmerzen. Die dritte Schmerzart, der neurogene Schmerz, wird bei den neurologischen Krankheitsbildern (S. 385) besprochen.

Viszerale Schmerzen • Beim akuten Abdomen stehen meist viszerale Schmerzen im Vordergrund: Diese entstehen dadurch, dass das die Organe umgebende **Bauchfell** (S. 78), sog. Peritoneum viscerale, durch Entzündungsbotenstoffe oder eine Schwellung gereizt wird. Auch starke **Kontraktionen glatter Muskulatur** führen zu viszeralen Schmerzen. Sie sind häufig schlecht zu lokalisieren (der Patient „zeigt mit der flachen Hand" auf die schmerzende Gegend) und strahlen in die Umgebung aus – manchmal auch in Regionen, die von der Ursache der Schmerzen weiter entfernt sind (sog. Head-Zonen). Ein Beispiel ist die Ausstrahlung der Schmerzen in die rechte Schulter bei Gallenkolik (▶ Abb. 14.1).

Typische Ausprägungen viszeraler Schmerzen sind:
- dumpf, drückend, z. B. bei Blinddarmentzündung (Appendizitis), Bauchspeicheldrüsenentzündung (Pankreatitis)
- krampfartig, heftig, mit vegetativen Symptomen wie Übelkeit und Erbrechen verbunden (z. B. bei Gallen- oder Nierenkolik)
- brennend (z. B. durch Schleimhautreizung bei Entzündung von Magen oder Speiseröhre)
- stechend, drückend (z. B. beim Herzinfarkt).

Somatische Schmerzen • Bei somatischen Schmerzen unterscheidet man den Oberflächen- und den Tiefenschmerz. Der

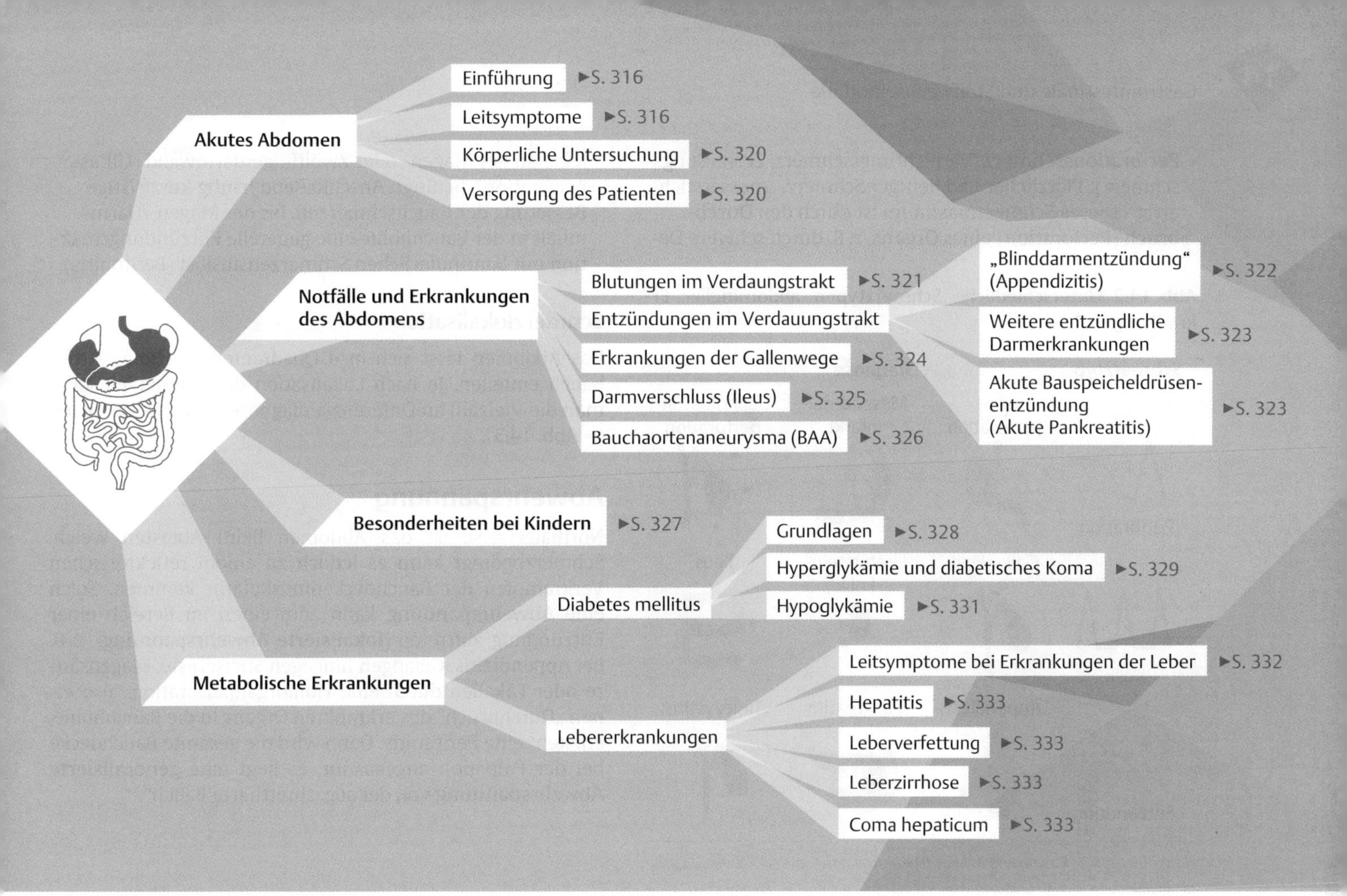

Abb. 14.1 Head-Zonen.

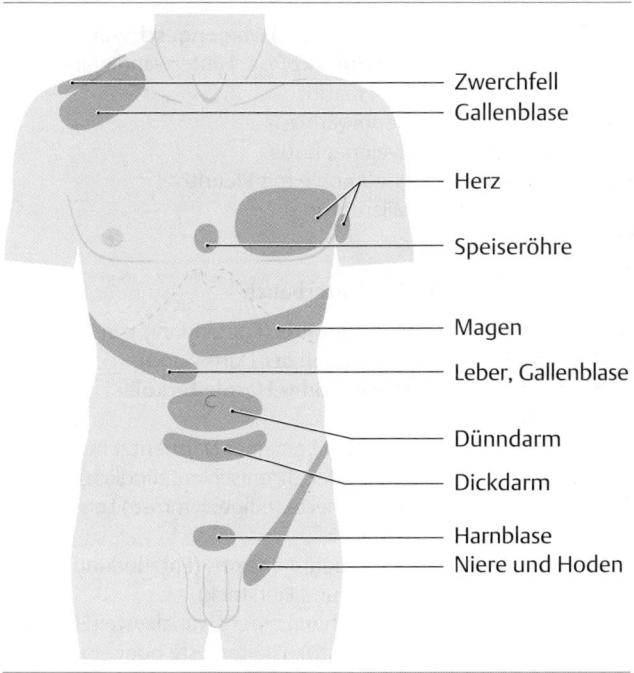

- Zwerchfell
- Gallenblase
- Herz
- Speiseröhre
- Magen
- Leber, Gallenblase
- Dünndarm
- Dickdarm
- Harnblase
- Niere und Hoden

Nach: Aumüller G et al. Duale Reihe Anatomie. Thieme; 2010

Oberflächenschmerz entsteht durch eine Reizung von Schmerzrezeptoren. Typisch ist direkt nach der Reizung ein stechender/heller Schmerz, der gut zu lokalisieren ist (der Patient „zeigt mit dem Finger" darauf). Kurze Zeit später wird der Schmerz zu einem länger anhaltenden, dumpfen Schmerz, der stärker ausstrahlt und nicht mehr genau lokalisierbar ist. Abdominell können Oberflächenschmerzen bei oberflächlichen Entzündungen auftreten. Der **Tiefenschmerz** wird durch eine Reizung von Schmerzrezeptoren in Muskeln, Gelenken, Knochen oder auch dem Peritoneum parietale (S. 78) verursacht. Der Schmerzcharakter kann dumpf bis scharf und spitz sein. Zu einer Reizung des parietalen Peritoneums kommt es vor allem, wenn Entzündungen wie eine Appendizitis auf die Umgebung übergreifen oder der Durchbruch eines Hohlorgans zu einer Bauchfellentzündung (Peritonitis) führt. Typische Tiefenschmerzen sind außerdem Kopf- und Gelenkschmerzen.

Zeitlicher Verlauf der Schmerzen

Anhand des zeitlichen Verlaufs von Bauchschmerzen kann man ebenfalls auf mögliche Diagnosen schließen (► Abb. 14.2):

- **Kolikschmerz: Wellenförmig an- und abflauende Schmerzen**, die oft mit vegetativen Symptomen wie Kaltschweißigkeit, Übelkeit und Erbrechen einhergehen. Ursache ist meist ein Abflusshindernis in Gallenblase oder Niere, s. Gallen- (S. 324) bzw. Nierenkolik (S. 447). Die glatte Muskulatur zieht sich krampfartig zusammen, um gegen dieses Hindernis (meist ein „Stein") anzuarbeiten. Ähnliche Beschwerden kann ein Darmverschluss, sog. Ileus (S. 325), hervorrufen. Bewegung führt häufig zu einer Schmerzlinderung, die Patienten winden sich im Liegen oder laufen umher.
- **Entzündungsschmerz:** Anfangs geringe, dann stetig zunehmende Schmerzen, die sich immer weniger auf einen bestimmten Bereich eingrenzen lassen (sog. diffuse Schmerzausbreitung). **Jede Bewegung verschlimmert den Schmerz.** Daher nehmen die Patienten eine Schonhaltung ein: Der Rücken ist gekrümmt, die Beine angewinkelt. Ursache ist oft eine Pankreatitis oder Appendizitis.

• **Perforationsschmerz** (Vernichtungsschmerz, Zerreißungsschmerz): Plötzlicher und heftiger Schmerz, „messerstichartig". Dieses Schmerzmaximum ist durch den **Durchbruch (Perforation) eines Organs**, z. B. durch schwere Defekte an der Magen- oder Zwölffingerdarmwand (Ulkusperforation), bedingt. Anschließend häufig kurzfristige Besserung der Bauchschmerzen, bis der Magen-/Darminhalt in der Bauchhöhle eine generelle Entzündungsreaktion mit kontinuierlichen Schmerzen auslöst (Peritonitis).

Abb. 14.2 Unterschiedliche Schmerztypen abdomineller Erkrankungen.

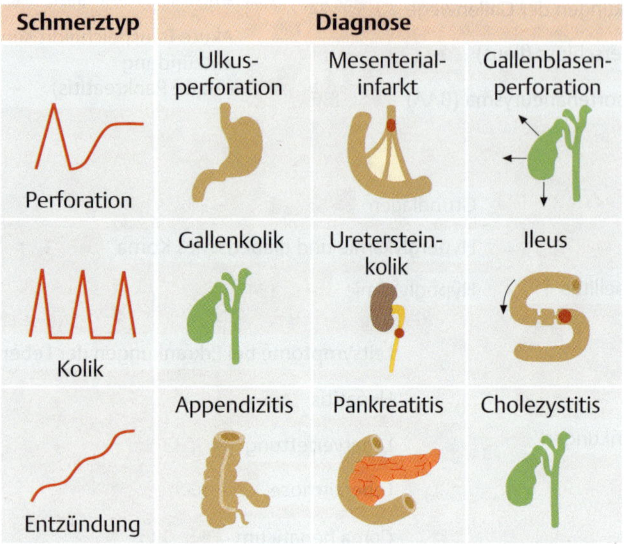

Schmerztyp	Diagnose		
Perforation	Ulkusperforation	Mesenterialinfarkt	Gallenblasenperforation
Kolik	Gallenkolik	Uretersteinkolik	Ileus
Entzündung	Appendizitis	Pankreatitis	Cholezystitis

Nach: Riemann JF, Rosenbaum A. Organspezifische gastroenterologische Diagnostik. In: Riemann JF et al. Gastroenterologie in Klinik und Praxis. Thieme; 2007

Schmerzlokalisation

Das Abdomen lässt sich in 4 Quadranten und den Mittelbauch einteilen. Je nach Lokalisation der Schmerzen kann man die Vielzahl an Differenzialdiagnosen etwas eingrenzen (▶ Abb. 14.3).

Abwehrspannung

Normalerweise ist das Abdomen beim Abtasten weich. Schmerzbedingt kann es jedoch zu einem reflektorischen Verkrampfen der Bauchdeckenmuskulatur kommen. Solch eine **Abwehrspannung** kann zum einen im Bereich einer Entzündung auftreten (**lokalisierte Abwehrspannung**), z. B. bei Appendizitis. Gelangen hingegen Speisereste, Magensäure oder Fäkalien durch eine Hohlorganperforation, also einen „Durchbruch" des erkrankten Organs in die Bauchhöhle, entsteht eine Peritonitis. Dann wird die gesamte Bauchdecke bei der Palpation angespannt, es liegt eine **generalisierte Abwehrspannung** vor, der sog. „brettharte Bauch".

Abb. 14.3 Differenzialdiagnosen akutes Abdomen nach Quadranten.

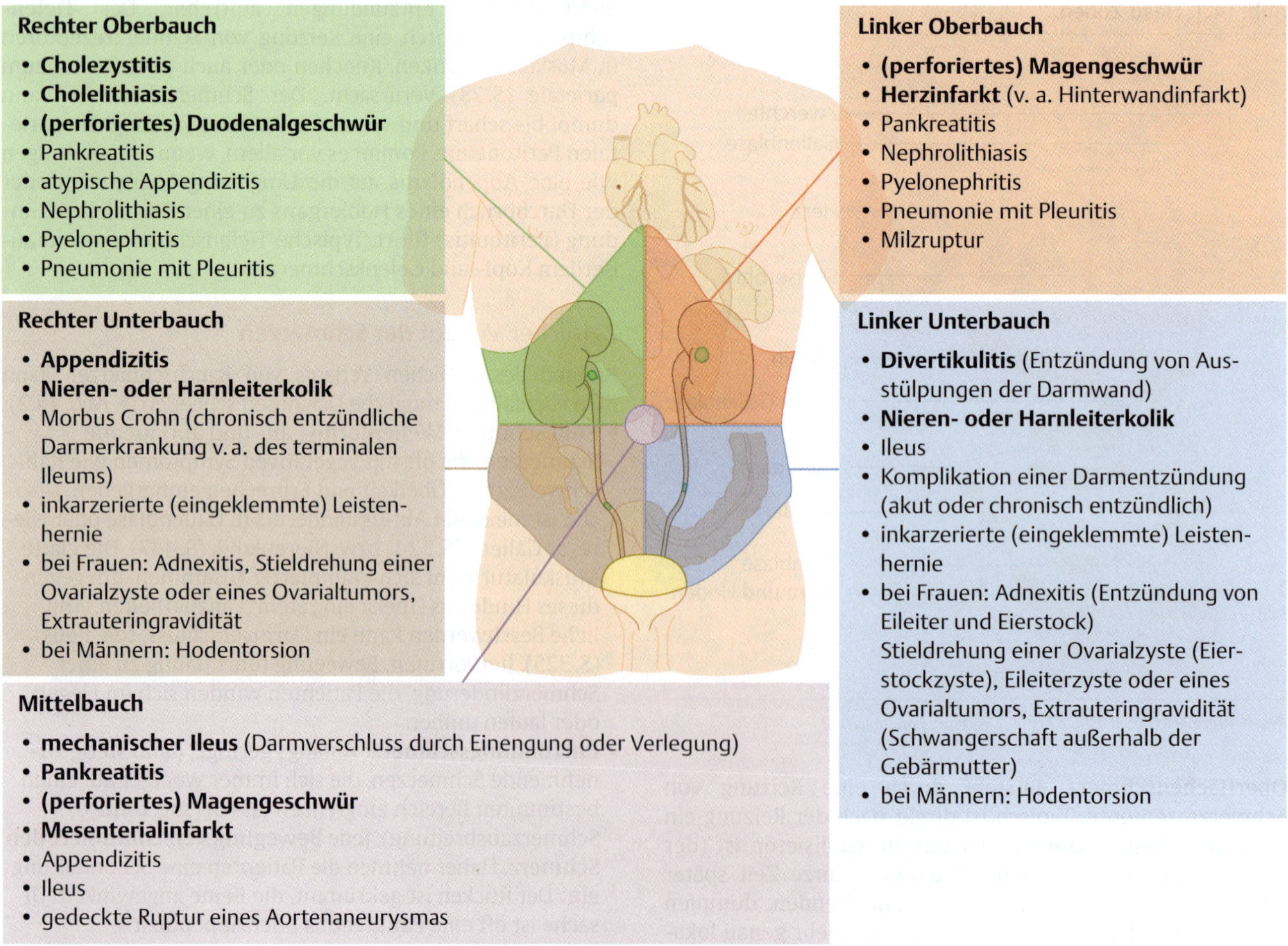

Rechter Oberbauch

• **Cholezystitis**
• **Cholelithiasis**
• **(perforiertes) Duodenalgeschwür**
• Pankreatitis
• atypische Appendizitis
• Nephrolithiasis
• Pyelonephritis
• Pneumonie mit Pleuritis

Linker Oberbauch

• **(perforiertes) Magengeschwür**
• **Herzinfarkt** (v. a. Hinterwandinfarkt)
• Pankreatitis
• Nephrolithiasis
• Pyelonephritis
• Pneumonie mit Pleuritis
• Milzruptur

Rechter Unterbauch

• **Appendizitis**
• **Nieren- oder Harnleiterkolik**
• Morbus Crohn (chronisch entzündliche Darmerkrankung v. a. des terminalen Ileums)
• inkarzerierte (eingeklemmte) Leistenhernie
• bei Frauen: Adnexitis, Stieldrehung einer Ovarialzyste oder eines Ovarialtumors, Extrauteringravidität
• bei Männern: Hodentorsion

Linker Unterbauch

• **Divertikulitis** (Entzündung von Ausstülpungen der Darmwand)
• **Nieren- oder Harnleiterkolik**
• Ileus
• Komplikation einer Darmentzündung (akut oder chronisch entzündlich)
• inkarzerierte (eingeklemmte) Leistenhernie
• bei Frauen: Adnexitis (Entzündung von Eileiter und Eierstock) Stieldrehung einer Ovarialzyste (Eierstockzyste), Eileiterzyste oder eines Ovarialtumors, Extrauteringravidität (Schwangerschaft außerhalb der Gebärmutter)
• bei Männern: Hodentorsion

Mittelbauch

• **mechanischer Ileus** (Darmverschluss durch Einengung oder Verlegung)
• **Pankreatitis**
• **(perforiertes) Magengeschwür**
• **Mesenterialinfarkt**
• Appendizitis
• Ileus
• gedeckte Ruptur eines Aortenaneurysmas

Nach: Sökeland J, Rübben H. Taschenlehrbuch Urologie. Thieme; 2007

! Merken Hohlorganperforation

*Bei einer **Hohlorganperforation** unterscheidet man eine **gedeckte Perforation** (der Einriss des Hohlorgans wird noch durch andere benachbarte Organe oder das Bauchfell abgedichtet) von einer **freien Perforation**. Dabei können sich die austretenden Stoffe (Speisebrei, Stuhlgang, Verdauungsenzyme) ungehindert im gesamten Bauchraum ausbreiten.*

Übelkeit und Erbrechen

Übelkeit (Nausea) und Erbrechen (Emesis) sind **unspezifische Symptome**, die nicht zwingend auf eine Erkrankung im Abdomen hindeuten müssen. Dennoch treten sie recht häufig bei Patienten mit Bauchschmerzen auf. Der **Inhalt des Erbrochenen** gibt dem Rettungsdienst Hinweise auf den Ursprung der Störung. Ist das Erbrochene grünlich/gelblich und (laut Patient) bitter, spricht das für eine Magen-Darm-Infektion (**Galleerbrechen**). Erbricht der Patient Kot (**Koterbrechen** = Miserere), ist das ein Hinweis auf einen Darmverschluss (Ileus). Ein Erbrechen von Blut nennt man **Hämatemesis** (s. u.).

Veränderungen des Stuhlgangs

Ein Durchfall (**Diarrhö**) liegt vor, wenn ein Patient über 3-mal am Tag Stuhlgang hat und der Wassergehalt des Stuhls erhöht ist (> 75 %). Die Diarrhö kann ein Symptom eines Patienten mit Bauchschmerzen sein oder auch ein eigenes gefährliches Krankheitsbild (z. B. eine Vergiftung mit Salmonellen) darstellen: Die Gefahr der Austrocknung (Exsikkose) ist besonders bei alten Menschen und bei Babys und Kleinkindern groß; ein Flüssigkeitsverlust kann hier schnell lebensgefährlich werden (S. 389).

Die Verstopfung (**Obstipation**) bezeichnet eine Störung des Abganges von Stuhl mit weniger als 3 Mal Stuhlgang in der Woche und erschwertem oder schmerzhaftem Stuhlgang. Eine Obstipation kann im schlimmsten Fall zum Darmverschluss (Ileus) führen.

Auffallend **heller bis lehmfarbener Stuhlgang** deutet auf eine Gallenabflussstörung, z. B. bei Gallensteinen, hin: Der Gallenfarbstoff gelangt nicht mehr in den Stuhl, der Stuhl ist entfärbt. Zudem nimmt die Fettverdauung durch die fehlenden Gallensäuren ab. Fett wird unverdaut ausgeschieden, was den Stuhl zusätzlich heller macht.

Bluterbrechen und blutiger Stuhlgang

Das **Erbrechen von Blut (Hämatemesis)** weist immer auf eine schwere Erkrankung des oberen Magen-Darm-Traktes (Magen oder Speiseröhre) hin, wobei meist akute Lebensgefahr für den Patienten besteht. Die Farbe des erbrochenen Blutes gibt Hinweise auf den Entstehungsort der Blutung (▶ Abb. 14.4): **Hellrotes Blut** macht eine Blutung aus dem Ösophagus wahrscheinlich. „Kaffeesatzartiges" Erbrechen hingegen spricht für eine Blutung aus dem Magen, da das Blut durch den längeren Kontakt mit Magensäure bräunlich ausflockt. Bei sehr schwerer Blutung aus dem Magen kommt es jedoch zum sofortigen Erbrechen von hellrotem Blut.

Auch **blutiger Stuhl** kann ein Symptom bei Patienten mit Bauchschmerzen sein. Handelt es sich dabei um eine hell- bis dunkelrote Auflage auf dem Stuhl, liegt meist eine Blutung im Enddarm vor. Ist der Stuhl „teerartig" schwarz (**Teerstuhl**), liegt die Blutungsquelle im oberen Verdauungstrakt: Das Blut wurde verdaut und hat durch die Verdauungsprozesse (bakterielle Zersetzung des roten Blutfarbstoffs) die schwarzglänzende Farbe bekommen.

Abb. 14.4 Gastrointestinale Blutungen in Erbrechen und Stuhlgang.

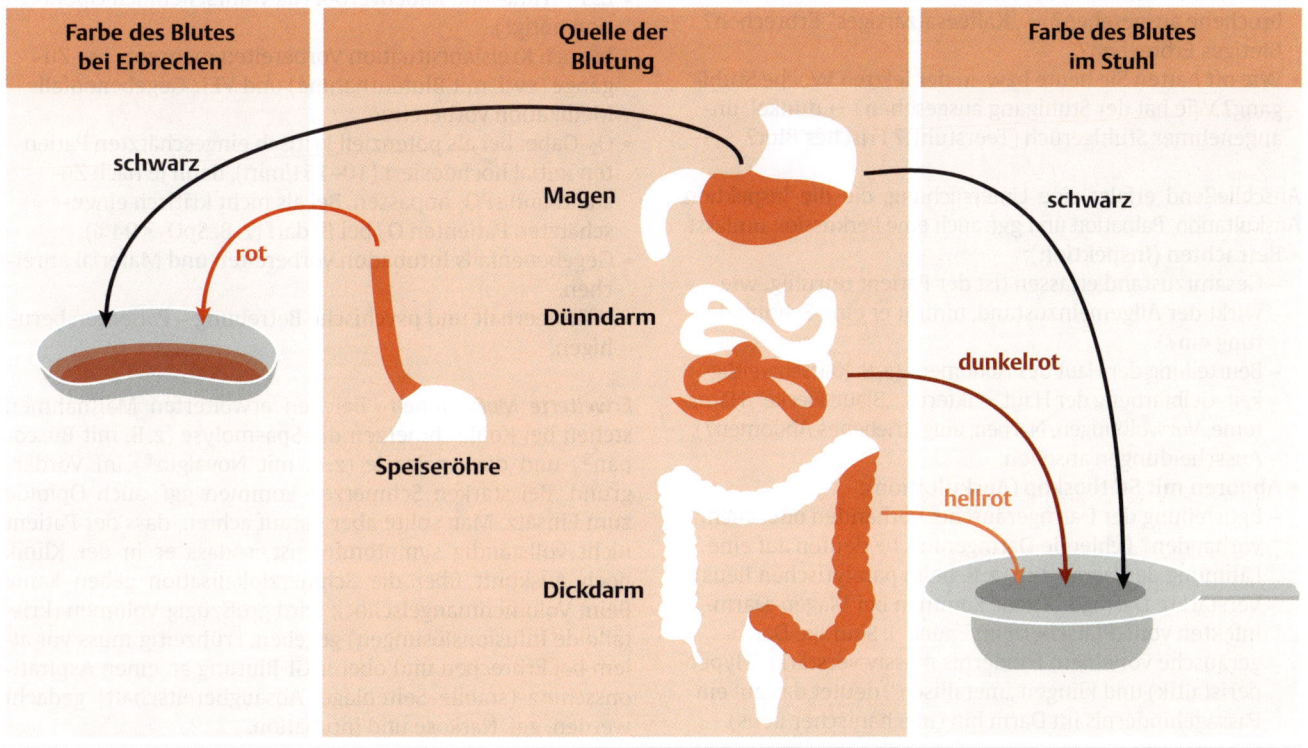

Farbe des Blutes bei Erbrechen	Quelle der Blutung	Farbe des Blutes im Stuhl
schwarz	Magen	schwarz
rot	Dünndarm	dunkelrot
	Speiseröhre	hellrot
	Dickdarm	

RETTEN TO GO

Leitsymptome beim akuten Abdomen

Schmerzen präsentieren sich abhängig von der Ursache sehr unterschiedlich und häufig kann man auf mögliche Ursachen schließen, z. B. dumpf/diffus (z. B. bei Blinddarmentzündung), krampfartig (z. B. bei Nieren-/Gallenkolik), brennend (z. B. bei Magenschleimhautentzündung), stechend (z. B. bei Herzinfarkt), messerstichartig (z. B. bei Durchbruch eines Magengeschwürs).

Abwehrspannung: Bei umschriebenen oder diffusen Erkrankungen des Abdomens kommt es zu einer schmerzbedingten Verkrampfung der Bauchdeckenmuskulatur bis zum „brettharten Bauch".

Übelkeit und Erbrechen sind nicht spezifisch für eine abdominelle Erkrankung. Das Erbrochene kann u. U. wertvolle Hinweise auf mögliche Ursachen geben (z. B. Koterbrechen bei Darmverschluss).

Veränderungen des Stuhlgangs: Durchfall und Verstopfung können sich als Notfälle präsentieren, im schlimmsten Fall in Form der Austrocknung oder eines Darmverschlusses.

Bluterbrechen und blutiger Stuhlgang: Bluterbrechen ist ein Hinweis auf eine Erkrankung des oberen Magen-Darm-Trakts, bei Blutauflagerung auf dem Stuhl ist die Erkrankung meist im Enddarmbereich, ein schwarzer Stuhl (Teerstuhl) weist auf eine Blutung im oberen Verdauungstrakt hin.

14.1.3 Körperliche Untersuchung

Die standardisierte Vorgehensweise für die Feststellung einer vitalen Bedrohung sowie die rettungsdienstlichen Maßnahmen gibt das **ABCDE-Schema** (S. 191) vor. Für eine vollständige Anamnese bieten sich das **SAMPLER-Schema** (S. 198) und das **OPQRST** (S. 199) an.

Wichtige Zusatzfragen bei akuten Bauchschmerzen sind:
- Leiden Sie unter Übelkeit und Erbrechen? Wie hat das Erbrochene ausgesehen? → „Kaffeesatzartiges" Erbrechen? Blutiges Erbrechen?
- Wie oft hatten Sie heute bzw. in der letzten Woche Stuhlgang? Wie hat der Stuhlgang ausgesehen? → dunkel, unangenehmer Stuhlgeruch (Teerstuhl)? Frisches Blut?

Anschließend erfolgt eine Untersuchung, die die Inspektion, Auskultation, Palpation und ggf. auch eine Perkussion umfasst.
- **Betrachten (Inspektion):**
  - Gesamtzustand erfassen (ist der Patient unruhig, wie wirkt der Allgemeinzustand, nimmt er eine Schonhaltung ein?).
  - Beurteilung der Haut des Abdomens (z. B. Kaltschweißigkeit, Gelbfärbung der Haut → Ikterus, „Blaue Flecke"/Hämatome, Vorwölbungen, Narben, aufgetriebenes Abdomen?).
  - Ausscheidungen ansehen.
- **Abhören mit Stethoskop (Auskultation):**
  - Beurteilung der Darmgeräusche: vorhanden oder nicht vorhanden? Fehlende Darmgeräusche deuten auf eine Lähmung des Darms hin (z. B. beim paralytischen Ileus).
  - Verstärkte Darmgeräusche kommen bei Magen-Darm-Infekten vor („Plätschern im Bauch"). Sind die Darmgeräusche vor einem Hindernis massiv verstärkt (Hyperperistaltik) und klingen „metallisch", deutet das auf ein Passagehindernis im Darm hin (mechanischer Ileus).

ACHTUNG

Die Auskultation des Darmes ist schwierig und erfordert viel Übung. Gerade im Rettungsdienst vermindern Hintergrundgeräusche häufig die Aussagekraft. Eine Auskultation des Bauchs sollte immer vor der Palpation stattfinden, da durch das Palpieren die Darmgeräusche angeregt und somit verfälscht werden können. Opioide und Spasmolytika hemmen die glatte Muskulatur und damit die Darmperistaltik und sollten erst nach der Palpation verabreicht werden.

- **Tastuntersuchung (Palpation):**
  - Zunächst sanft tasten: Abwehrspannung, reflektorische Muskelspannung oder „bretthartes" Abdomen? Gegebenenfalls Ertasten von überfüllter Harnblase (S. 82).
  - Tiefer Tasten: Druckschmerz (Schmerzen durch Eindrücken der Bauchdecke ausgelöst oder verstärkt?) Loslassschmerz (durch schnelles Loslassen nach Eindrücken der Bauchdecke verstärkt oder ausgelöst?) Während der Untersuchung sollte man das Gesicht des Patienten beobachten (Schmerzausdruck?).
- **Abklopfen (Perkussion):**
  - Gasansammlungen (Meteorismus, geblähtes Abdomen) – Bauch klingt beim Beklopfen „hohl".
  - Aszites, sog. „Bauchwassersucht" (S. 332) – „schwabbendes" Geräusch, ausladender Bauch, häufig vorgewölbter Bauchnabel.

14.1.4 Versorgung des Patienten

Basismaßnahmen
- Vitalfunktionen gemäß ABCDE sicherstellen (S. 191) und Basismonitoring (S. 200): Blutdruck (RR), Puls, EKG, O_2-Sättigung (SpO_2), Temperatur, bei Diabetikern BZ.
- Zur differenzialdiagnostischen Abklärung Herzinfarkt besonders bei Oberbauchschmerzen Extremitäten-EKG und ggf. 12-Kanal-EKG.
- Bei Schmerzen Lagerung mit Entlastung der Bauchdecke (angewinkelte Knie, z. B. mit Knierolle), ansonsten je nach Patientenzustand (ggf. Schocklagerung, stabile Seitenlage bei Bewusstlosigkeit).
- Ess-, Trink- und Rauchverbot (da wahrscheinlich Operation nötig!).
- Je nach Kreislaufsituation Vorbereiten mehrerer i. v.-Zugänge (evtl. mit Blutentnahme) und VEL. Gegebenenfalls Medikation vorbereiten.
- O_2-Gabe: bei als potenziell kritisch eingeschätzten Patienten initial hochdosiert (10–15 l/min), dann je nach Zustand und SpO_2 anpassen. Bei als nicht kritisch eingeschätzten Patienten O_2 bei Bedarf (z. B. $SpO_2 < 94\%$).
- Gegebenenfalls Intubation vorbereiten und Material anreichen.
- Wärmeerhalt und psychische Betreuung – Patienten beruhigen.

Erweiterte Maßnahmen • Bei den erweiterten Maßnahmen stehen bei Kolikschmerzen die Spasmolyse (z. B. mit Buscopan®) und die Analgesie (z. B. mit Novalgin®) im Vordergrund. Bei starken Schmerzen kommen ggf. auch Opioide zum Einsatz. Man sollte aber darauf achten, dass der Patient nicht vollständig symptomfrei ist, sodass er in der Klinik noch Auskunft über die Schmerzlokalisation geben kann. Beim Volumenmangelschock wird großzügig Volumen (kristalloide Infusionslösungen) gegeben. Frühzeitig muss vor allem bei Erbrechen und oberer GI-Blutung an einen Aspirationsschutz (stabile Seitenlage, Absaugbereitschaft) gedacht werden, ggf. Narkose und Intubation.

Da die Ursache eines akuten Abdomens meist nur operativ behandelt werden kann, muss der Patient sehr zügig und schonend in eine geeignete Klinik mit chirurgischer Abteilung (bei Frauen mit zusätzlicher gynäkologischer Abteilung) transportiert werden.

RETTEN TO GO

Akutes Abdomen

Ein akutes Abdomen ist ein oft lebensbedrohliches Krankheitsbild mit **akuten, starken Bauchschmerzen**, häufig kombiniert mit Abwehrspannung und **Schocksymptomatik**. Neben der Sicherung der Vitalfunktionen und einer ersten Suche nach möglichen Ursachen geht es vor allem darum, die Symptome zu lindern (Schmerztherapie, Volumengabe) und den Patienten rasch in eine geeignete Klinik zu transportieren. In vielen Fällen muss operiert werden.

14.2 Notfälle und Erkrankungen des Abdomens

14.2.1 Blutungen im Verdauungstrakt (gastrointestinale Blutung)

Fallbeispiel **Folgenschweres Abendbrot**

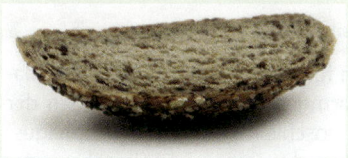

© istockphoto, ANDREASSCHULZE

Der Rettungsdienst wird am frühen Abend zu einem Mann mittleren Alters gerufen. Am Notfallort bietet sich ein dramatisches Bild: Die Tochter, die den Rettungsdienst gerufen hat, sieht hilflos zu, wie ihr Vater ein ums andere Mal Blut erbricht. Der Mann, Herr W., ist blass und atmet schnell. Während die Erstversorgung des Patienten läuft, erfahren Sie von der Tochter, dass ihr Vater bis vor Kurzem schwer alkoholkrank gewesen ist. Nun sei er seit einem Jahr „trocken". Allerdings habe der Hausarzt doch von Leberschäden gesprochen. Gerade eben hätten Vater und Tochter noch gemeinsam zu Abend gegessen. Dabei habe sich der Vater beschwert, dass das Brot wohl vom Vortag sei – „so eine harte Rinde". Ein Bissen und schon habe das Bluterbrechen begonnen …

Grundlagen

Definition **Gastrointestinale Blutung**
*Unter einer **gastrointestinalen Blutung** (GI-Blutung) versteht man einen akuten oder chronischen Blutverlust im Magen-Darm-Trakt. Bei der **oberen gastrointestinalen Blutung** liegt die Blutungsquelle in der Speiseröhre, dem Magen oder dem Zwölffingerdarm. Die **untere gastrointestinale Blutung** stammt aus Dünndarm, Dickdarm oder Enddarm.*

Abb. 14.5 Ulcus duodeni.

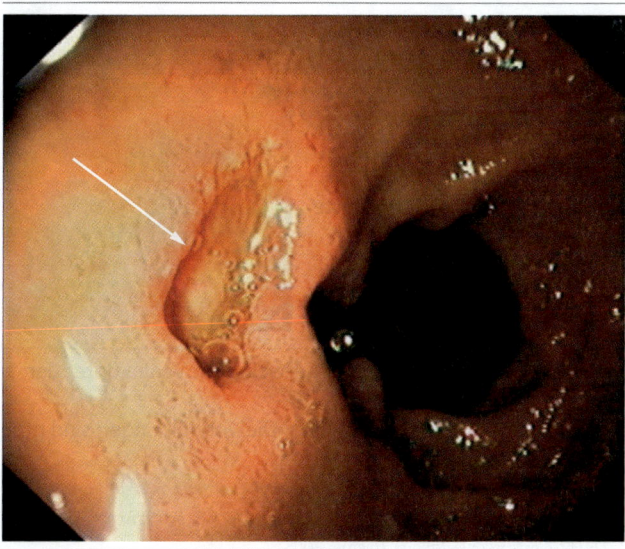

Geschwür im Zwölffingerdarm (Pfeil). *Aus: Block B, Schachschal G, Schmidt H H-J. Pathologische Befunde. In Block B, Schachschal G, Schmidt H H-J. Gastroskopie-Trainer. Thieme; 2005*

Ursachen einer oberen GI-Blutung

Magen-/Zwölffingerdarmgeschwür (Ulcus ventriculi/duodeni) • Geschwüre im Magen oder Duodenum (Magen- oder Duodenalulkus, gesamt „gastroduodenale Ulkuskrankheit") gehören zu den häufigsten Ursachen oberer GI-Blutungen. Diese Geschwüre sind entzündlich bedingte Defekte in der Schleimhaut- und Muskelschicht des Magens oder Duodenums (▸ Abb. 14.5). Werden die Blutgefäße in der Nähe des Geschwürs geschädigt, kann es zur Blutung kommen. Eine weitere wichtige Komplikation der Ulkuskrankheit ist die Perforation: Das Gewebe wird so tief geschädigt, dass Magen oder Duodenum „durchbrechen". Es entsteht eine Verbindung zwischen Magen oder Zwölffingerdarm und Bauchhöhle mit den Symptomen eines akuten Abdomens (S. 316) und der Gefahr einer Peritonitis.

Ein Ulkus ist meist die Folge einer **chronischen Magenschleimhautentzündung (Gastritis)**. Diese entsteht, wenn zwischen dem schützenden Magenschleim und der aggressiven Magensäure ein Ungleichgewicht besteht, wenn also **zu wenig Magenschleim** und **zu viel Magensäure** gebildet werden. Auch eine Infektion mit dem Bakterium **Helicobacter pylori** und die längere Einnahme von **NSAR** (Nicht-Steroidalen Anti-Rheumatika, z.B. Ibuprofen-, Voltaren-, Aspirintabletten) schädigen die Schleimhaut von Magen und Zwölffingerdarm. Weitere Faktoren sind die genetische Veranlagung, Alkohol und Nikotin sowie der Rückfluss von gallensäurehaltigem Duodenalsaft in den Magen.

Symptome eines Magenulkus sind meist diffuse Schmerzen im Oberbauch und Schmerzen nach dem Essen. Für ein Duodenalulkus typisch sind hingegen eher punktförmige Schmerzen im Oberbauch, die vorwiegend im nüchternen Zustand und nachts auftreten. Bricht das Geschwür durch, kommt es zum akut einsetzenden sog. „Vernichtungsschmerz" (S. 317), häufig begleitet von Schocksymptomatik.

Ösophagusvarizen • Ösophagusvarizen sind erweiterte Venen, also sozusagen **Krampfadern im Ösophagus oder Mageneingang** (▸ Abb. 14.6). Sie bilden sich bei zu hohem Druck in der Pfortader als Umgehungskreislauf. Zu einem **Pfortaderhochdruck** (portale Hypertension) kommt es z.B. bei einer **Leberzirrhose** (S. 333). Durch den bindegewebigen

Abb. 14.6 Ösophagusvarizen.

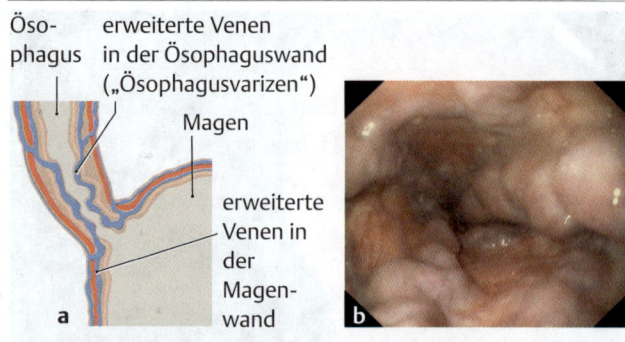

Ösophagus — erweiterte Venen in der Ösophaguswand („Ösophagusvarizen")

Magen

erweiterte Venen in der Magenwand

a Schematische Darstellung der erweiterten Venen unter der Schleimhaut.

b Bild einer Ösophagusspiegelung: Die Vorwölbungen sind prall gefüllte Varizen.

a aus: Schünke M, Schulte E, Schumacher U. Prometheus LernAtlas der Anatomie. Thieme; 2015. Grafiker: M. Voll. b aus: Block B, Schachschal G, Schmidt H H-J. Gastroskopie-Trainer. Thieme; 2005

Umbau der Leber steigt der Widerstand in der Leber an, die Blutgefäße in der Leber sind verengt. In der Folge steigt der Druck in der Pfortader (die ja das Blut durch die Leber über das venöse System zum Herzen transportiert). Das Blut sucht sich nun zusätzlich andere Wege, um zum Herzen zu gelangen – der Umgehungskreislauf über die Speiseröhre entsteht.

Da Ösophagusvarizen **direkt unter der Schleimhaut** liegen, können sie z. B. beim Genuss harter Speisen platzen und bluten. Diese Blutungen sind meist heftig und nahezu immer lebensbedrohlich.

Weitere mögliche Ursachen • Auch **Schleimhautentzündungen** im Ösophagus bei „Sodbrennen" (Refluxösophagitis), längliche **Einrisse der Speiseröhrenschleimhaut** nach starkem Erbrechen (Mallory-Weiss-Syndrom) oder **Tumoren** können zu einer oberen GI-Blutung führen.

Ursachen einer unteren GI-Blutung

Blutungen aus dem Enddarm (anorektale Blutungen) entstehen meist durch **Hämorrhoiden**. Blutungen des Darmes kommen **bei älteren Patienten** häufig von Gefäßfehlbildungen, Aussackungen der Darmwand, sog. Divertikeln (S. 323) oder Tumoren. Bei jüngeren Patienten sind chronisch-entzündliche Darmerkrankungen (S. 322) eine häufige Ursache.

Symptomatik der GI-Blutung

Die Symptome einer GI-Blutung sind unter Ursachen einer oberen GI-Blutung (S. 321) beschrieben.

ACHTUNG

Akute Blutungen können innerhalb kurzer Zeit zu einem ausgeprägten Volumenverlust mit lebensbedrohlichem Volumenmangelschock führen. Eine definitive Versorgung ist nur in der Klinik möglich – also „load and go"!

Versorgung des Patienten

Die grundsätzliche Versorgung des Patienten wird beim akuten Abdomen (S. 320) beschrieben. Bei gastrointestinalen Blutungen sollte der **Blutdruck** allerdings eher **niedrig-normal** gehalten werden, um die Blutungen nicht noch zu verstärken. Manchmal legt der Notarzt bei Ösophagusvarizen eine **Sengstaken-Blakemore-Sonde**, die ähnlich einer Ma-

gensonde in den Ösophagus eingebracht wird und die blutenden „Krampfadern" von innen komprimieren soll.

Fallbeispiel **Fortsetzung – Folgenschweres Abendbrot**

Das Rettungsdienstteam überprüft die Vitalfunktionen von Herrn W. Die Herzfrequenz liegt deutlich über dem systolischen Blutdruck (HF 120; RR: 100/60 mmHg), es liegt also vermutlich ein Schock vor. Sofort wird entsprechend gegengesteuert: Über eine Maske erhält Herr W. Sauerstoff. Der Rettungsassistent legt zwei großlumige intravenöse Zugänge für eine sofortige großzügige Volumengabe. Zusätzlich alarmiert er den Notarzt.

Leider trübt Herr W. zunehmend ein. Gerade als das Rettungspersonal die Atemwege mit einem Wendeltubus gesichert und den Patienten in die Schocklage mit Absaugbereitschaft gebracht hat, trifft der Notarzt ein. Dieser entscheidet sich aufgrund der Schwere des Krankheitsbildes und um eine Aspiration zu verhindern für eine Narkose und Intubation. Beatmet wird Herr W. in die Klinik gebracht. Die Verdachtsdiagnose Ösophagusvarizenblutung bestätigt sich in der Klinik: Über eine Notfallendoskopie können die blutenden Ösophagusvarizen dort verschlossen werden und Herr W. erholt sich im weiteren Verlauf gut. So schnell wird er allerdings keine Brotrinde mehr essen ...

RETTEN TO GO

Gastrointestinale Blutung

Die häufigsten Ursachen für **obere GI-Blutungen** sind Magen- oder Zwölffingerdarmgeschwüre, Entzündungen der Magen- oder Speiseröhrenschleimhaut sowie Ösophagusvarizen („Krampfadern" in der unteren Speiseröhre oder dem Mageneingang). Die Schmerzen können einen Hinweis auf mögliche Ursachen geben, sind aber häufig unspezifisch. Starke Blutungen, insbesondere wenn Varizen platzen oder Geschwüre „durchbrechen", sind lebensbedrohlich.

Bei **unteren GI-Blutungen** liegt die Blutungsquelle meist im Dickdarm (Divertikel, Tumoren, Entzündungen) oder im Enddarm (Hämorrhoiden).

Nach Sicherung der Vitalfunktionen (sofern das bei starken Blutungen möglich ist) müssen die Patienten möglichst rasch in eine Klinik transportiert werden, um eine ggf. notwendige operative Versorgung zu ermöglichen.

14.2.2 Entzündliche Erkrankungen

„Blinddarmentzündung" (Appendizitis)
Grundlagen

Definition **Appendizitis**
*Unter einer Appendizitis (umgangssprachlich „Blinddarmentzündung") versteht man die **Entzündung des (am Blinddarm hängenden) Wurmfortsatzes** (Appendix vermiformis). Die Appendizitis tritt vor allem im Kindes- und Jugendalter auf.*

Pathophysiologie und Ursachen • Eine häufige Ursache der Appendizitis ist eine bakterielle Infektion des Darmes, die auf

Abb. 14.7 Schmerzpunkte bei der Appendizitis.

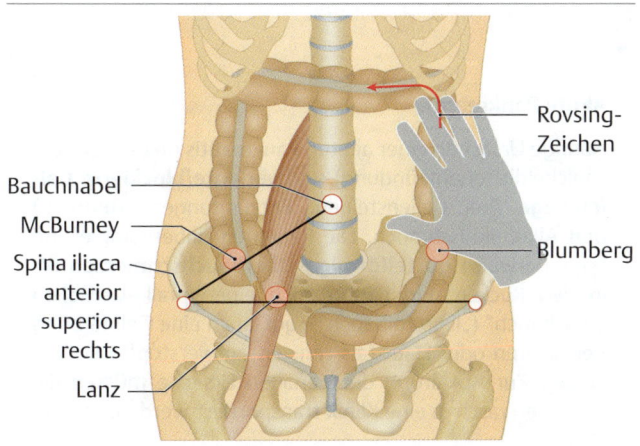

Bauchnabel

McBurney

Spina iliaca anterior superior rechts

Lanz

Rovsing-Zeichen

Blumberg

McBurney-Punkt: am Übergang vom äußeren zum mittleren Drittel einer Linie zwischen rechter Spina iliaca anterior superior und Nabel. **Lanz-Punkt:** am rechten Übergang vom äußeren zum mittleren Drittel einer Linie zwischen beiden Spinae iliacae anteriores superiores. *Nach: Hirner A, Weise K. Chirurgie. Thieme; 2008*

den Blinddarm übergeht. Aber auch der Verschluss des Wurmfortsatzes, z. B. durch Kotsteine bei Verstopfung, Fremdkörper wie Kirschkerne, Parasiten oder (selten) Tumoren, können zu einem Aufstau im Wurmfortsatz führen. In der Folge entzündet sich das Gewebe, eine Appendizitis entsteht.

Komplikationen der Appendizitis ist die Perforation: Die entzündete Wand der Appendix wird durch die Entzündung so stark geschädigt, dass sie reißt. Durch das entstehende Loch im Darm treten dann Darminhalt und eitriges Sekret aus dem Darm aus. Diese verteilt sich bei einer **freien Perforation** im Bauchraum und führen zu einer Entzündung des Bauchfells (Peritonitis). Im Falle einer **gedeckten Perforation** (S. 318) wird das Loch im Darm durch Verwachsungen oder das große Netz abgedeckt und es entwickelt sich eine lokale Peritonitis.

Symptomatik und Untersuchung

Symptomatik • Eine Appendizitis beginnt häufig eher unspezifisch. Typisch sind initial Appetitlosigkeit, Übelkeit und Erbrechen sowie zunehmende Bauchschmerzen, sog. Entzündungsschmerzen (S. 317). Diese beginnen meist um den Bauchnabel oder im Oberbauch und verlagern sich später in den rechten Unterbauch, wo sie dann dumpf bohrend empfunden werden. Stuhlunregelmäßigkeiten (Stuhlverhalt, Windverhalt, Durchfall) sind möglich. Häufig besteht außerdem Fieber.

Untersuchung • Häufig zeigt sich bei der Palpation des Abdomens eine lokale Abwehrspannung im rechten Unterbauch. An charakteristischen Punkten lassen sich bei einer Appendizitis zusätzlich Schmerzen provozieren (▶ Abb. 14.7):
- Im rechten Unterbauch kann ein **Druckschmerz** ausgelöst werden. Dazu wird die Bauchdecke am **McBurney-Punkt** oder am **Lanz-Punkt** eingedrückt.
- **Blumberg-Zeichen:** Der linke Unterbauch wird langsam eingedrückt und dann plötzlich losgelassen. Das Loslassen führt zu einem Schmerz im rechten Unterbauch (sog. „Loslassschmerz").
- **Psoas-Zeichen:** Der Patient hebt sein rechtes Bein gegen einen Widerstand. Bei dieser Beinbewegung zieht sich der M. psoas (großer Lendenmuskel) zusammen, was zu Schmerzen im rechten Unterbauch führt.

- **Rovsing-Zeichen:** Ein Bestreichen der Bauchwand über dem Dickdarm entgegen dem Uhrzeigersinn in Richtung Blinddarm führt zu einer Füllung des Blinddarms mit Dickdarminhalt und bei Appendizitis zu Schmerzen im rechten Unterbauch.

Liegt bereits eine **Peritonitis** vor, zeigt der Patient eine **generalisierte Abwehrspannung** („bretthartes Abdomen").

Versorgung des Patienten

Die Versorgung des Patienten ist beim akuten Abdomen (S. 320) aufgeführt.

RETTEN TO GO

Appendizitis

Bei einer Appendizitis ist der **Wurmfortsatz des Blinddarms entzündet**, meist aufgrund einer bakteriellen Infektion durch einen mechanischen Verschluss der Darmöffnung (z. B. durch Kotsteine, Kirschkerne). Die Entzündung kann so stark sein, dass die Darmwand reißt und Darminhalt in die Bauchhöhle austritt. Die Patienten haben typischerweise starke und zunächst lokale Schmerzen und erhöhte Temperatur. Für die klinische Untersuchung und Einordnung der Schmerzen gibt es typische **Appendizitis-Schmerzpunkte** (▶ Abb. 14.7). Bei einem „Blinddarmdurchbruch" besteht die Gefahr einer Bauchfellentzündung und von Abszessen in der Bauchhöhle, sodass hier eine **rasche operative Sanierung** notwendig ist. Der Patient muss hierfür möglichst rasch, aber auch schonend, in eine geeignete Klinik transportiert werden.

Weitere entzündliche Darmerkrankungen

Divertikulitis • Auf dem Boden einer chronischen Verstopfung können sich aufgrund des erhöhten Drucks im Darmlumen sackartige Auswölbungen der Darmschleimhaut, die sog. Divertikel, entwickeln. Entzünden sich diese Divertikel, spricht man von einer Divertikulitis. Typische Beschwerden einer Divertikulitis sind **Schmerzen im linken Unterbauch**.

Chronisch entzündliche Darmerkrankungen • **Morbus Crohn** und **Colitis ulcerosa** werden als sog. chronisch-entzündliche Darmerkrankungen bezeichnet. Beim Morbus Crohn handelt es sich um eine Entzündung der gesamten Darmwand, die meist bei jüngeren Patienten (15–35 Jahre) auftritt. Alle Abschnitte des Gastrointestinaltraktes von der Speiseröhre bis zum Enddarm können betroffen sein. Die Colitis ulcerosa hingegen betrifft ausschließlich Kolon und Rektum und tritt eher im höheren Lebensalter auf. Komplikationen chronisch-entzündlicher Darmerkrankungen sind ein Darmverschluss (S. 325) und die Perforation (S. 318) mit Peritonitis und Blutvergiftung (Sepsis).

Akute Pankreatitis

Grundlagen

Definition Pankreatitis
Die plötzlich auftretende Entzündung der Bauchspeicheldrüse nennt man akute Pankreatitis.

Pathophysiologie und Ursachen • Die häufigste Ursache für eine akute Pankreatitis ist die **Verlegung der abführenden**

Abb. 14.8 Pathophysiologie der akuten Pankreatitis.

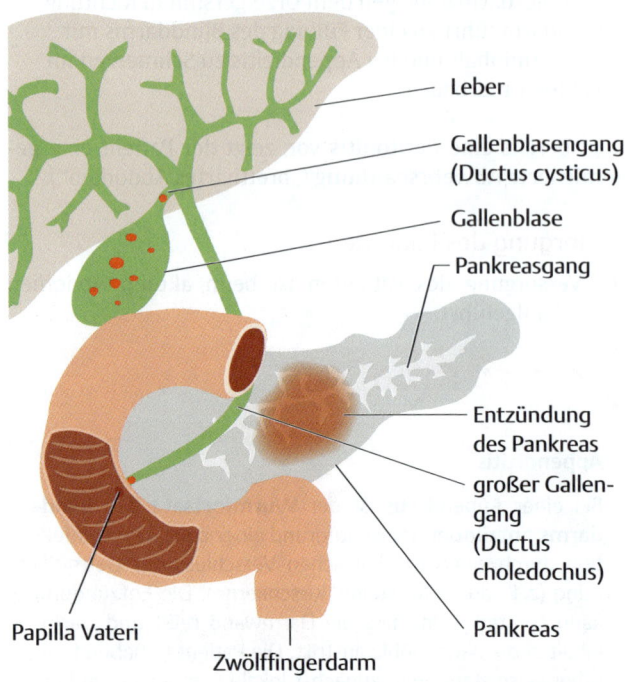

- Leber
- Gallenblasengang (Ductus cysticus)
- Gallenblase
- Pankreasgang
- Entzündung des Pankreas
- großer Gallengang (Ductus choledochus)
- Pankreas
- Papilla Vateri
- Zwölffingerdarm

Verlegt ein Stein den abführenden Gallenweg, stauen sich die Verdauungssäfte in der Bauchspeicheldrüse und greifen dort das Organ selbst an (sog. Autodigestion = Selbstverdauung). Eine schwere Entzündung ist die Folge. *Nach: I care – Krankheitslehre. Thieme; 2015*

Gallenwege durch gewanderte Gallensteine (▶ Abb. 14.8) oder seltener einen Tumor. Auch **Alkoholmissbrauch** ist eine häufige Ursache für eine Entzündung der Bauchspeicheldrüse. Seltene Ursachen sind Medikamente, virale Infekte oder Verletzungen. Manchmal kann keine Ursache nachgewiesen werden („**idiopathische Pankreatitis**").

Symptomatik

Typische Symptome einer akuten Pankreatitis sind akut auftretende, **starke, gürtelförmige Oberbauchschmerzen**, die bis in die Flanken und den Rücken ausstrahlen können. Begleitend können Übelkeit und Fieber auftreten. Ein geblähter Bauch (**Meteorismus**) und eine Flüssigkeitsansammlung im Bauch (**Aszites**) sind ebenfalls häufig. Der Meteorismus und eine peritonitische Reizung führen bei der Palpation zu einer prall-elastischen Konsistenz („**Gummibauch**"). Manche Patienten weisen eine auffallende Gesichtsrötung auf (Ursache unklar). Möglicherweise fällt ein **Ikterus** (S. 332) auf, wenn der Gallengang verstopft ist oder der entzündlich geschwollene Pankreaskopf auf die Gallengänge drückt. Bei schweren Verläufen kann es zu bläulichen Flecken (Einblutungen) in der Haut der Flanken kommen.

ACHTUNG

Differenzialdiagnostisch muss bei Oberbauchschmerzen im Rettungsdienst ein Herzinfarkt ausgeschlossen werden. Insbesondere bei Frauen können nämlich die Schmerzen beim Herzinfarkt in den Oberbauch ausstrahlen.

Versorgung des Patienten

Die Versorgung des Patienten ist beim akuten Abdomen (S. 320) aufgeführt. Dabei muss der hohe Flüssigkeitsverlust in das Gewebe und den Bauchraum mit Gefahr eines Schocks besonders beachtet werden. Der Zielblutdruck liegt bei 80–90 mmHg systolisch.

RETTEN TO GO

Akute Pankreatitis

Häufige Ursachen einer akuten Pankreatitis (akuten Bauchspeicheldrüsenentzündung) sind **verlegte/blockierte Gallenwege** (bei Gallensteinen, Entzündungen, Tumoren) und Alkoholmissbrauch. Die Patienten haben starke und typischerweise **gürtelförmige Oberbauchschmerzen** bis in den Rücken und häufig auch einen prall-elastischen „Blähbauch" („Gummibauch"), ggf. auch eine Gelbfärbung der Skleren oder Haut (als Hinweis auf verstopfte Gallenwege). Zur Abklärung der genauen Ursache müssen die Patienten rasch in eine Klinik transportiert werden.

14.2.3 Erkrankungen der Gallenwege

Fallbeispiel Nicht auszuhalten!

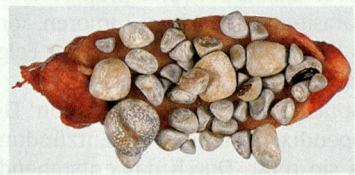

Aus: Hirner A, Weise K. Chirurgie. Thieme; 2008

Der Rettungsdienst wird frühmorgens alarmiert. Sie treffen eine 42-jährige übergewichtige Patientin an, die sich vor Schmerzen krümmt. „Seit einer halben Stunde …", hechelt die blasse, schweißgebadete Frau „… geht das so, nicht auszuhalten!" Sie meint die krampfartigen Oberbauchschmerzen, die in regelmäßigen Abständen aufwallen, um dann kurzzeitig nachzulassen. Die Anamnese ergibt, dass die Patientin schon lange „mit Gallensteinen zu tun" hat – die sicher gut gemeinten Ratschläge, doch bei Wurst und Käse mal etwas kürzerzutreten, habe sie aber bislang immer ignoriert …

Grundlagen

Gallensteine entstehen bei einem Ungleichgewicht zwischen den löslichen und den unlöslichen Bestandteilen der Gallenflüssigkeit: Cholesterin oder Bilirubin können von den Gallensäuren nicht mehr ausreichend gelöst werden und fallen aus („verklumpen") – ein Gallenstein entsteht. Eine **Cholezystolithiasis** bezeichnet dabei Gallensteine in der Gallenblase, eine **Choledocholithiasis** Gallensteine im Gallengang (Ductus choledochus).

Sechs **Risikofaktoren** begünstigen die Bildung von Gallensteinen („6-F-Regel"):
- **Female**: weibliches Geschlecht
- **Fat**: Übergewicht
- **Forty**: Alter über 40 Jahre
- **Fertile**: fruchtbar (hormonelle Faktoren während der Schwangerschaft, Einnahme von Hormonen)
- **Fair**: helle Haut
- **Family**: Auftreten von Gallensteinen in der Familie.

Zu einer **Gallenkolik** kommt es, wenn Gallensteine die Gallenblase verlassen („wandern") und die Gallengänge teilweise oder komplett verstopfen. Die glatte Muskulatur der Gallengänge arbeitet gegen das Hindernis an, was die typischen wiederkehrenden, krampfartigen Schmerzen, sog. Kolikschmerzen (S. 317), verursacht.

Eine weitere Komplikation von Gallensteinen ist die Entzündung der Gallenblase (**Cholezystitis**). Sie entsteht durch eine Besiedlung der Gallenblase mit Bakterien.

Symptomatik

Gallensteine verursachen (solange sie in der Gallenblase verbleiben) i. d. R. keine Beschwerden. Manchmal werden ihnen uncharakteristische Oberbauchbeschwerden, Blähungen und die Unverträglichkeit bestimmter Nahrungsmittel zugeschrieben.

Bei einer **Gallenkolik** hingegen treten typische krampfartige Schmerzen im rechten und mittleren Oberbauch auf, die in den Rücken und die rechte Schulter (Head-Zone) ausstrahlen können, vgl. Head-Zone (S. 316). Häufig treten begleitend Übelkeit und Erbrechen auf. Auch ein Ikterus (S. 332) durch einen Aufstau von Gallenflüssigkeit (Cholestase) ist möglich.

Kennzeichen einer **Cholezystitis** sind Schmerzen im rechten Oberbauch, Fieber und ein Ikterus.

Versorgung des Patienten

Die Versorgung des Patienten ist beim akuten Abdomen (S. 320) aufgeführt. Zu beachten ist bei Koliken, dass **Opioide** als Nebenwirkung zu einer Tonussteigerung („Anspannung") der glatten Muskulatur führen. Der Kolikschmerz, der ja durch genau dieses Anarbeiten der glatten Muskulatur gegen einen Widerstand (Stein) entsteht, kann also verstärkt werden. Ein Opioid sollte daher immer **zurückhaltend verabreicht** und ggf. mit einem **Spasmolytikum** (Butylscopolamin, z. B. Buscopan®) kombiniert werden.

Fallbeispiel Fortsetzung – Nicht auszuhalten!

Aus dem ABCDE-Schema ergibt sich eindeutig das Hauptproblem im Bereich C: Eine Herzfrequenz von 110/min deutet auf enorme Schmerzen hin, die bereits eine Wirkung auf den Kreislauf haben – die Patientin atmet schnell, ist blass und kaltschweißig.

Nachdem zunächst die Basismaßnahmen wie das permanente Monitoring anstehen, wird die Patientin von der Wohnung in den Rettungswagen gebracht. Der RS bereitet schon einmal den i. v.-Zugang und eine Infusion vor und reicht die Materialien für den i. v.-Zugang und eine Blutentnahme an. Außerdem zieht er auf Anweisung des inzwischen eingetroffenen Notarztes Buscopan® und Novalgin® zur i. v.-Injektion auf. Während des Transportes in die Klinik lassen die Beschwerden der Patientin etwas nach. Eine operative Entfernung der Gallenblase (Cholezystektomie) in der Klinik wird ihr aber nicht erspart bleiben …

RETTEN TO GO

Gallenkolik

Wenn Gallensteine im Ausführungsgang der Gallenblase oder im Gallengang stecken bleiben, versucht die Muskulatur dieser Strukturen, den Stein durch Weitertransport „loszuwerden". Das führt zu den typischen anfallsartigen starken Schmerzen (Koliken), typischerweise im rechten/mittleren Oberbauch. **Opioide sind zur Schmerztherapie nur bedingt geeignet**, weil sie den Muskelkrampf und damit die Koliken noch verstärken können.

14.2.4 Darmverschluss (Ileus)

Grundlagen

Definition **Ileus**
*Unter einem **Ileus** (umgangssprachlich Darmverschluss) versteht man eine Störung der Darmpassage. Man unterscheidet dabei den **mechanischen Ileus** (Verlegung des Darmlumens) und den **paralytischen Ileus** (Lähmung der Darmperistaltik).*

Pathophysiologie

Ein **mechanischer Ileus** entsteht durch ein Hindernis, das die normale Darmpassage verhindert. Der Kot staut sich vor dem Hindernis und die Muskulatur des Darmes arbeitet erfolglos gegen das Hindernis an – krampfartige Bauchschmerzen sind die Folge. Der **paralytische Ileus** hingegen ist durch eine Lähmung, also eine Verminderung oder ein Erliegen der Darmperistaltik gekennzeichnet.

Im weiteren Verlauf kommt es (unabhängig von der Art des Ileus) durch den stehenden Darminhalt (**Stase**) zu einer Überdehnung der Darmwand. Dies verschlechtert die Durchblutung der Darmwand. Flüssigkeit strömt zunehmend in den Darm hinein, es bilden sich vermehrt Gase, die den Darm weiter dehnen. Im schlimmsten Fall wird die Darmwand porös und platzt (**Perforation**). Darminhalt gelangt in die Bauchhöhle, eine Peritonitis ist die Folge.

!Merken **Ileus**
Ein unbehandelter Ileus ist tödlich.

Ursachen

Mechanischer Ileus • Die häufigsten Ursachen eines mechanischen Ileus (▶ Abb. 14.9) sind **Verwachsungen** (Briden, ▶ Abb. 14.10), z. B. nach Operationen oder einer Peritonitis, die die Darmschlingen von außen abschnüren. Eine weitere häufige Ursache ist ein **Dickdarmtumor**, also eine bösartige Neubildung in Kolon oder Rektum: Die Wucherung verschließt das Darmlumen dann von innen. Auch ein in die Bauchwand eingeklemmter Eingeweidebruch (Hernie) kann den Darm abschnüren. Unter einer **Hernie** versteht man eine Ausstülpung des parietalen Bauchfells durch angeborene oder erworbene Lücken in der Bauchwand. In diese Lücke kann dann ein Teil vom Darm eingeklemmt werden. Je nach Lokalisation der Hernie spricht man von **Leisten-, Nabel-** oder **Bauchwandhernien**.

Paralytischer Ileus • Ein paralytischer Ileus entsteht meist im Rahmen von **schweren Entzündungen** im Bauchraum, wie einer Pankreatitis (S. 323) oder einer Cholezystitis (S. 324).

Abb. 14.9 Häufige Ursachen eines mechanischen Ileus.

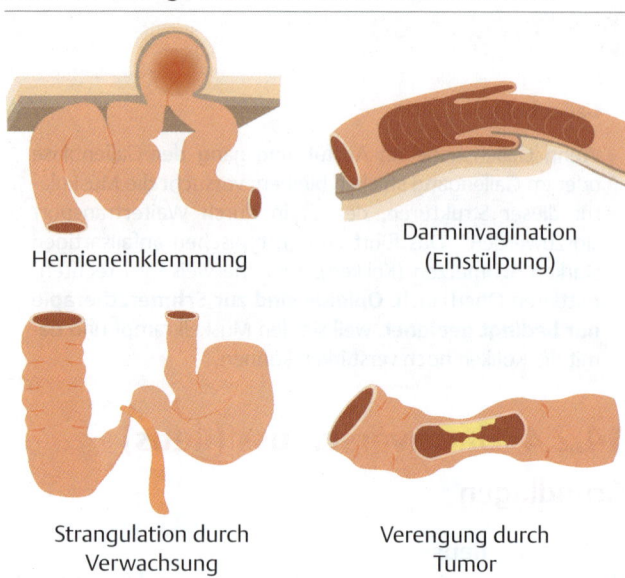

Hernieneinklemmung

Darminvagination (Einstülpung)

Strangulation durch Verwachsung

Verengung durch Tumor

Nach: I care – Krankheitslehre. Thieme; 2015

Abb. 14.10 Bridenileus.

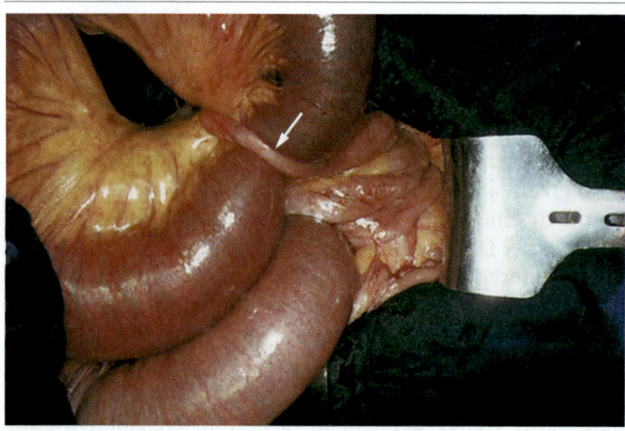

Der bindegewebige Strang, der den Darm einengt, ist gut zu erkennen (Pfeil). *Aus: Schumpelick V, Bleese N, Mommsen U. Kurzlehrbuch Chirurgie. Thieme; 2010*

Eine weitere wichtige Ursache ist der **Mesenterialinfarkt**: Die den Darm versorgende Mesenterialarterie wird dabei durch einen Embolus verstopft. Der Embolus, also das Blutgerinnsel, stammt dabei meist aus dem Herzvorhof im Rahmen eines Vorhofflatterns oder Vorhofflimmerns (s. ▶ Tab. 12.1). Durch den Verschluss der Arterie wird der Darm nicht mehr ausreichend mit Blut versorgt und es entsteht ein O_2-Mangel (**Ischämie**). Die Darmwand des betroffenen Abschnitts wird gelähmt und stirbt schließlich ab (**Nekrose**).

ACHTUNG

Ein Mesenterialinfarkt ist tückisch: Zunächst überwiegen für einige Stunden diffuse, unspezifische Bauchschmerzen, die in den Rücken ausstrahlen können. Anschließend folgen einige Stunden Schmerzfreiheit (sog. „fauler Frieden"). In dieser Zeit stirbt die Darmwand ab. Schließlich nehmen die Schmerzen massiv zu bis zum Vollbild eines akuten Abdomens.

Aufgrund der unspezifischen Symptome ist ein Mesenterialinfarkt vor allem präklinisch nur sehr schwer zu diagnostizieren. Das Fatale daran: Die Sterblichkeit hängt stark von der Dauer zwischen Diagnose und Therapie ab und liegt bei 30 % bis über 85 % (bei Ischämiezeit 24 h).

Auch **Medikamente** wie Opioide oder Vergiftungen können zu einer Darmlähmung führen. Viele Stoffwechselstörungen, wie ein Diabetes mellitus (S. 328) und Nervenerkrankungen, können die Darmmobilität beeinträchtigen.

! Merken Fließender Übergang
Wird ein mechanischer Ileus nicht behandelt, erschöpft sich die Darmmuskulatur irgendwann und der mechanische Ileus wird zum paralytischen Ileus.

Symptomatik

Die **Leitsymptome eines mechanischen Ileus** sind fehlender Wind- und Stuhlabgang (Obstipation), ein aufgeblähtes Abdomen und kolikartige Bauchschmerzen, die häufig schwer zu lokalisieren sind. Begleitend kann es zu Übelkeit und Erbrechen (bis zum Koterbrechen) kommen. Bei der Auskultation sind verstärkte, teilweise sogar metallisch klingende Darmgeräusche vor dem Verschluss typisch, da der Darm ja mit aller Kraft gegen das Hindernis anarbeitet.

Die **Leitsymptome eines paralytischen Ileus** sind Übelkeit (selten Erbrechen) und ein Stuhlverhalt. Auffällig ist häufig ein massiv aufgeblähter Bauch („Trommelbauch") und Schluckauf. Das Abdomen ist druckempfindlich. Bei der Auskultation sind keine oder nur minimale Darmgeräusche zu hören – der Darm ist ja gelähmt.

Versorgung des Patienten

Die Versorgung des Patienten ist beim akuten Abdomen (S. 320) aufgeführt. Bei einem Ileus besteht durch den Flüssigkeitseinstrom in den Darm und das evtl. vorliegende Erbrechen immer **Schockgefahr**. Daher ist die **Volumensubstitution** besonders wichtig.

RETTEN TO GO

Ileus

Beim Ileus ist die Darmpassage gestört. Es gibt zwei Formen: den **paralytischen Ileus** (Lähmung des Darms z. B. im Rahmen einer schweren Entzündung) und den **mechanischen Ileus** (Verlegung des Darmlumens z. B. durch einen Tumor oder eine Verwachsung). Beim Ileus kommt es (unabhängig von der Ursache) durch den stehenden Darminhalt zu einer **Überdehnung und Erweiterung des Darms** mit der Gefahr der **Perforation**. Die Symptome eines Ileus sind der **aufgeblähte Bauch und fehlender Stuhlabgang**. Auch Übelkeit und Erbrechen sind häufig. Die Versorgung des Patienten erfordert eine **großzügige Volumengabe** und den zügigen Transport in eine Klinik mit Chirurgie.

14.2.5 Nieren-/Ureterkolik

Die Nieren- bzw. Ureterkolik wird im Kapitel urologische Erkrankungen (S. 447) besprochen.

14.2.6 Bauchaortenaneurysma (BAA)
Grundlagen

Definition Bauchaortenaneurysma
Ein Bauchaortenaneurysma ist eine krankhafte Erweiterung (Aneurysma = „Aussackung") der Bauchschlagader (Aorta abdominalis).

Abb. 14.11 Bauchaortenaneurysma.

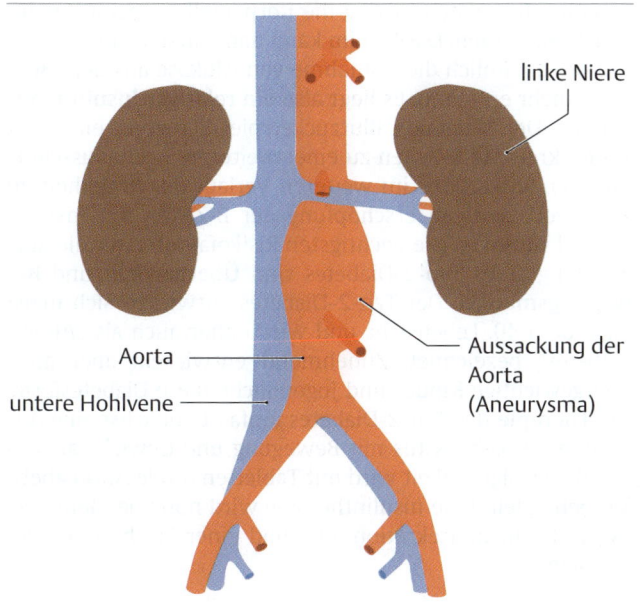

linke Niere

Aorta

untere Hohlvene

Aussackung der Aorta (Aneurysma)

Nach: Simanowski JH. Abdominelles Aorten- und Iliacaaneurysma. In Mathis G, Osterwalder J, Blank W. Kursbuch Notfallsonografie. Thieme; 2013

Pathophysiologie und Ursachen • Prinzipiell können Aneurysmen an jeder Arterie des Körpers entstehen. Pathophysiologisch liegt meist eine **Arteriosklerose** (Arterienverkalkung) zugrunde: Die verkalkte Gefäßwand verliert an Elastizität und es kommt zu einer Aufdehnung des Gefäßes, bis sich schließlich eine umschriebene „Ausbeulung" bildet (▶ Abb. 14.11). Mit zunehmendem Alter und Fortschreiten der Arteriosklerose wird diese „Ausbeulung", das Aneurysma, immer größer und die Gefäßwand immer dünner. Im schlimmsten Fall reißt die Gefäßwand ein („**Aneurysmaruptur**").

Risikofaktoren für eine Arteriosklerose sind eine arterielle Hypertonie, Rauchen und ein Diabetes mellitus (S. 328). Betroffen sind vor allem Männer > 50 Jahre. Seltene Ursachen von Aneurysmen sind angeborene Bindegewebserkrankungen, Infektionen oder Gefäßentzündungen.

Symptomatik

Die meisten Menschen mit einem Bauchaortenaneurysma leben beschwerdefrei ohne irgendwelche Symptome. Manchmal beschreiben die Patienten jedoch ein Druckgefühl und einen dumpfen Schmerz in der Rücken-, Flanken- oder Unterbauchgegend. Dies kann ein Hinweis auf eine sog. „**gedeckte Ruptur**" sein. Das bedeutet, dass das Aneurysma zwar eingerissen ist, aber umliegende Strukturen die Blutung noch begrenzen, sozusagen „deckeln".

ACHTUNG

Diese diffusen Schmerzen werden häufig als Rücken- oder Nierenleiden „abgetan". Bei Patienten (v. a. Männern > 50 Jahre) mit Risikofaktoren für eine Arteriosklerose oder sogar bekanntem Bauchaortenaneurysma daher bei solchen Beschwerden immer an die Möglichkeit einer (gedeckten) Ruptur denken!

Ein gedeckt rupturiertes Bauchaortenaneurysma ist präklinisch schwierig zu diagnostizieren (ggf. mit mobilem Ultraschallgerät). Mögliche klinische Zeichen können schwache oder fehlende Pulse in den Leisten sein oder kühle Beine im Vergleich zu einem normal warmen Oberkörper. Das liegt daran, dass durch die (gedeckte) Blutung nur wenig Blut in den Beinen ankommt.

Weitaus dramatischer präsentiert sich eine **offene Ruptur** (oder freie Ruptur): Die Patienten klagen über einen schlagartig einsetzenden Zerreißungsschmerz, der mit einem schweren Schock (Kaltschweißigkeit, Blässe, Herzrasen) einhergeht. Dabei besteht immer akute Lebensgefahr, denn innerhalb weniger Minuten kann der Patient in die Bauchhöhle verbluten.

Auslöser einer offenen Ruptur sind eine zunehmende Dehnung des Aneurysmas, z. B. durch einen plötzlichen RR-Anstieg durch schwere körperliche Anstrengung. Auch durch einen erhöhten Druck im Bauchraum bei Bauchpresse oder Bauchtrauma kann ein Aneurysma platzen.

Versorgung des Patienten

Die Versorgung des Patienten entspricht im Grunde der Versorgung beim akuten Abdomen (S. 320). Besonderes Augenmerk sollte auf den Umgang mit dem Patienten gelegt werden: Eine gedeckte Ruptur kann jederzeit in eine offene Ruptur übergehen. Am Bauch dürfen daher kein Manipulationen erfolgen und der Patient muss „wie ein rohes Ei" transportiert werden. Für die Auswahl des Zielkrankenhauses gilt: Bei einer Aortendissektion kann eine normale Chirurgie (allgemein Chirurgie) nicht helfen!!! Wird so ein Patient trotzdem in ein Regelkrankenhaus gefahren, verliert man wertvolle Zeit und der Patient stirbt schlimmstenfalls dann bei der Verlegung. Ein Krankenhaus der Maximalversorgung mit Gefäßchirugie ist besser geeignet.

 ! *Merken* **BAA – ein absoluter Notfall**
Jeder Verdacht auf eine gedeckte oder offene Ruptur eines BAA ist ein absoluter Notfall und muss ohne jeden Zeitverlust in die Klinik transportiert werden.

RETTEN TO GO

Bauchaortenaneurysma

Beim Bauchaortenaneurysma (BAA) besteht eine **krankhafte Erweiterung der Bauchschlagader**. Die Hauptgefahr besteht in einer Ruptur. Dabei unterscheidet man eine gedeckte Ruptur, bei der die Blutung noch durch umliegende Strukturen abgemildert ist, von einer freien Ruptur, die innerhalb weniger Minuten tödlich ist. Die Symptome einer gedeckten Ruptur sind häufig wenig eindrucksvoll: Schmerzen im Rücken oder der Flanke, ein dumpfes Druckgefühl. Besonders bei bekanntem Aneurysma hier an die Gefahr einer Ruptur denken! Bei der Versorgung des Patienten ist zu beachten, dass eine gedeckte Ruptur durch Erschütterungen oder abrupte Bewegungen jederzeit zu einer offenen Ruptur werden kann – der Patient ist also mit **äußerster Vorsicht** zu behandeln.

14.3 Besonderheiten bei Kindern

Geben Kinder Schmerzen an, sollten diese Angaben vorsichtig interpretiert werden. Denn Kinder „verlagern" Schmerzen sehr oft in den Bauch, obwohl die Schmerzen z. B. eigentlich in der Extremität liegen. Außerdem muss man besonders bei abdominellen Erkrankungen mit Fieber, Erbrechen oder Durchfall beachten, dass Flüssigkeitsverluste bei Kindern aufgrund des prozentual höheren Körperwassers schnell lebensbedrohlich werden können (S. 466).

14.4 Metabolische Erkrankungen

14.4.1 Diabetes mellitus

Grundlagen

Definition **Diabetes mellitus**

Der Diabetes mellitus, umgangssprachlich auch „Zuckerkrankheit" oder schlicht „Zucker" genannt, ist eine Stoffwechselstörung, die mit erhöhten Zuckerspiegeln im Blut und im Urin einhergeht. Der Name Diabetes mellitus bedeutet wörtlich übersetzt „honigsüßer Durchfluss" und wurde im Altertum geprägt: Am süßen Geschmack des Urins von Zuckerkranken wurde damals die Erkrankung erkannt. Die Diagnose „Diabetes mellitus" wird über den Nüchternblutzuckerwert gestellt: Liegt dieser über 126 mg/dl (7 mmol/l), gilt die Diagnose als gesichert. Im oralen Glukosetoleranztest (oGTT) gilt das für einen BZ-Wert 2 Stunden nach Glukosegabe von über 200 mg/dl (11,1 mmol/l).

Pathophysiologie und Ursachen

Ein Diabetes mellitus entsteht bei einem Mangel an dem Hormon **Insulin**. Dies wird in den B-Zellen der Bauchspeicheldrüse gebildet und ist für die Senkung des Blutzuckers zuständig (S. 76).

2 Formen des Diabetes mellitus spielen im rettungsdienstlichen Alltag die größte Rolle:

Typ-1-Diabetes • Die B-Zellen der Bauchspeicheldrüse wurden dabei durch **körpereigene Antikörper** zerstört (Autoimmunerkrankung). Daher können sie kein Insulin mehr produzieren, es liegt also ein **absoluter Insulinmangel** vor. Die Patienten sind in jedem Fall auf eine künstliche Insulingabe angewiesen („insulinabhängiger Diabetes"). Diese Insulingabe wird manuell per Spritze (▶ Abb. 14.12a) oder mithilfe einer automatischen Pumpe (▶ Abb. 14.12b) verabreicht. Als Auslöser für die Bildung der die B-Zellen zerstörenden Antikörper vermutet man vor allem **genetische Faktoren** und vorangegangene **Infektionen** wie Mumps oder Röteln. Der Typ-1-Diabetes entwickelt sich vor allem im Kindes- und Jugendalter.

Typ-2-Diabetes • 90 % aller Diabetiker haben einen Typ-2-Diabetes. Er entsteht, wenn die Körperzellen **gegen Insulin resistent** werden. Das Insulin kann dann an den Zellen seine Wirkung, nämlich die Aufnahme von Glukose aus dem Blut, nicht mehr entfalten. Es liegt also ein **relativer Insulinmangel** vor. Der steigende Blutzuckerspiegel regt in einer Art Teufelskreis die B-Zellen zu einer weiteren Insulinausschüttung an. So kann es im weiteren Verlauf der Krankheit zu einer vollständigen Erschöpfung der B-Zellen mit Insulinmangel kommen. Die wichtigsten Risikofaktoren für die Entwicklung eines Typ-2-Diabetes sind **Übergewicht** und **Bewegungsmangel**. Der Typ-2-Diabetes entwickelt sich meist nach dem 40. Lebensjahr und wird daher auch als „Altersdiabetes" bezeichnet. Zunehmend entwickeln aber auch übergewichtige Kinder und Jugendliche diese Diabetesform. Die **Therapie** des Typ-2-Diabetes umfasst zunächst eine Änderung des Lebensstils mit Bewegung und Gewichtsabnahme. Bei Erfolglosigkeit wird mit Tabletten (orale Antidiabetika) behandelt. Eine Insulintherapie wird nötig bei dem Versagen der Insulinsekretion aufgrund einer Erschöpfung der B-Zellen.

Weitere Diabetesformen • Auch eine längerfristige Einnahme bestimmter **Medikamente** (z. B. Cortison) oder bestimmte **Hormonstörungen** können zu dem selteneren Diabetes mellitus Typ 3 führen. Tritt ein Diabetes im Rahmen einer **Schwangerschaft** auf, bezeichnet man ihn als **Gestationsdiabetes** oder Schwangerschaftsdiabetes (Typ 4).

! *Merken* Diabetes – eine Volkskrankheit

Die Zahl der Diabetiker steigt ständig an – mittlerweile leben in Deutschland etwa 8 Millionen behandelte Diabetiker, das sind fast 10 % der Bevölkerung. Entsprechend häufig wird der Rettungsdienst mit dieser Erkrankung und ihren Folgen konfrontiert.

Folgeerkrankungen

Der stetig erhöhte Blutzucker beim Diabetes schädigt die kleinen und großen Arterien (Mikro- und Makroangiopathie, ▶ Abb. 14.13). Dabei sind diese Schäden umso ausgeprägter, je länger der Diabetes besteht und je schlechter er eingestellt ist, also je höher die durchschnittlichen BZ-Werte sind.

Abb. 14.12 Verschiedene Arten der Insulinapplikation.

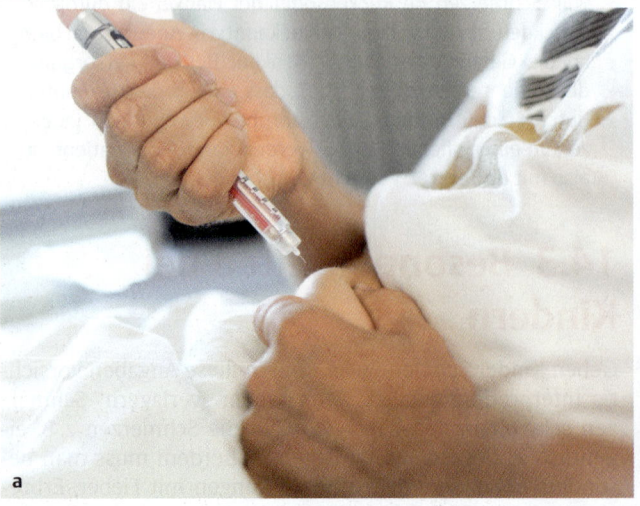
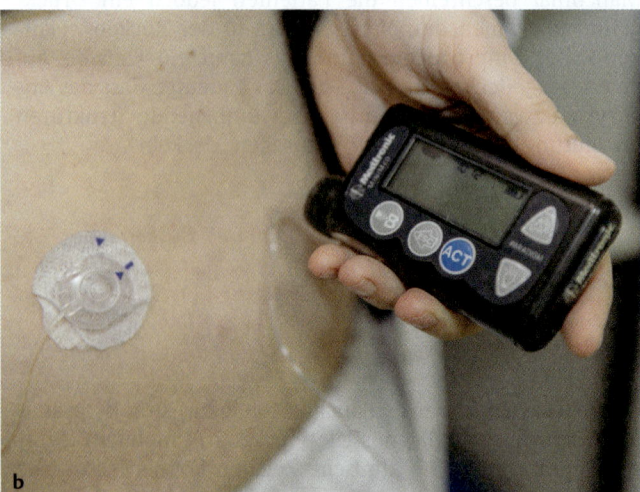

a Insulininjektion mit einem Insulinpen.
b Insulinpumpe. Über einen Katheter (meist an Bauch, Oberschenkel oder Oberarm) wird kontinuierlich Insulin abgegeben.

Aus: I care – Krankheitslehre. Thieme; 2015

Eine **diabetische Mikroangiopathie** kann sich zeigen als:

- Schädigung der Netzhaut (**diabetische Retinopathie**) mit Schleiersehen, Verschwommensehen bis hin zur Erblindung
- Schädigung des Nierengewebes (**diabetische Nephropathie**) mit Verschlechterung der Nierenfunktion bis hin zur dialysepflichtigen Niereninsuffizienz
- Schädigung von Nervenzellen (**diabetische Neuropathie**). Durch die Gefäßschäden verschlechtert sich die Blutversorgung von Nerven, was u. a. zu Gefühlsstörungen in Händen und Füßen (periphere Polyneuropathie) führen kann.

ACHTUNG

Bei Diabetikern mit diabetischer Neuropathie kann ein Herzinfarkt unter Umständen „stumm" oder „schmerzlos" verlaufen: Sie nehmen die Schmerzen des Infarkts aufgrund einer Schädigung der Nerven am Herzen nur vermindert oder gar nicht wahr.

Die **diabetische Makroangiopathie** äußert sich in einer Arteriosklerose, die zu **Schlaganfall** (S. 381), **koronarer Herzkrankheit** (S. 281) sowie **peripher arterieller Verschlusskrankheit** (S. 292) führen kann.

Die häufigste Komplikation bei Diabetikern ist das **diabetische Fußsyndrom** (▶ Abb. 14.14).

Abb. 14.13 Folgeerkrankungen des Diabetes mellitus.

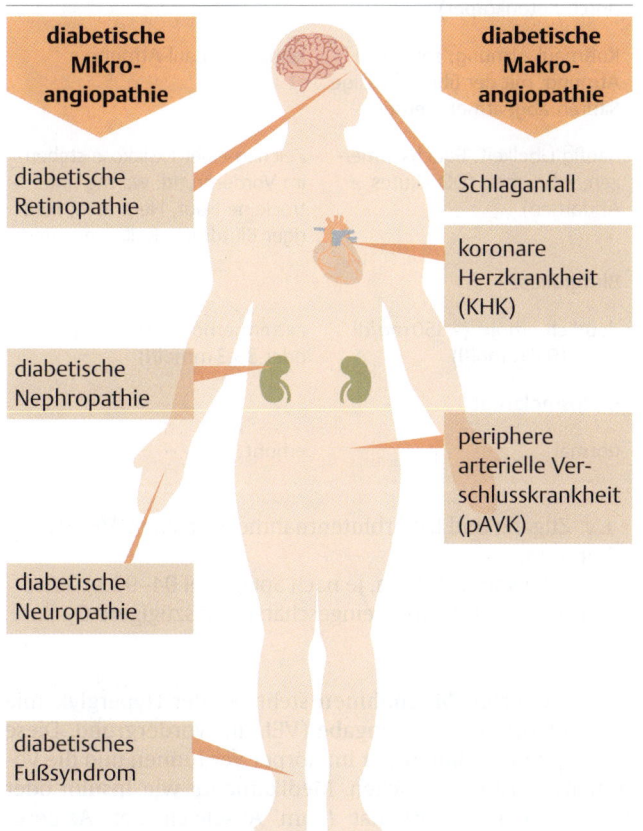

Viele Organsysteme sind von Folgeerkrankungen des Diabetes betroffen. *Nach: I care – Krankheitslehre. Thieme; 2015*

RETTEN TO GO

Diabetes mellitus

Der Diabetes mellitus („Zuckerkrankheit") ist häufig. Man unterscheidet zwei Formen: Beim selteneren **Diabetes Typ 1**, der häufig jüngere Patienten betrifft, werden die B-Zellen des Pankreas durch körpereigene Antikörper zerstört. Der Patient ist auf Insulin angewiesen. Der **Diabetes Typ 2** betrifft meist eher ältere übergewichtige Patienten, bei denen die Körperzellen auf Insulin resistent geworden sind. Die Therapie besteht hier aus Gewichtsreduktion, Bewegung, oralen Antidiabetika und/oder Insulin. Ein Diabetes mellitus zieht verschiedene Folgeerkrankungen nach sich: Er schädigt große Gefäße (**Makroangiopathie** mit Gefahr von Herzinfarkt und Schlaganfall) und kleine Gefäße (**Mikroangiopathie**). Mögliche Folgen sind eine Abnahme der Sehkraft, eine Verschlechterung der Nierenfunktion oder Schäden an peripheren Nerven mit Gefühlsstörungen. Auch ein **diabetisches Fußsyndrom** mit Geschwüren ist häufig.

Notfallsituationen beim Diabetes mellitus

Hyperglykämie und diabetisches Koma

Definition Hyperglykämie und diabetisches Koma

Unter einer Hyperglykämie („Überzuckerung") versteht man eine übermäßige Erhöhung des Blutzuckerspiegels auf > 250 mg/dl (13,9 mmol/l). Diese besteht meist schon längere Zeit und wird vom Körper anfangs gut toleriert. Kann die Hyperglykämie schließlich nicht mehr kompensiert werden, wird sie zum Notfall und führt unbehandelt ins diabetische Koma (Coma diabeticum).

Abb. 14.14 Diabetisches Fußsyndrom.

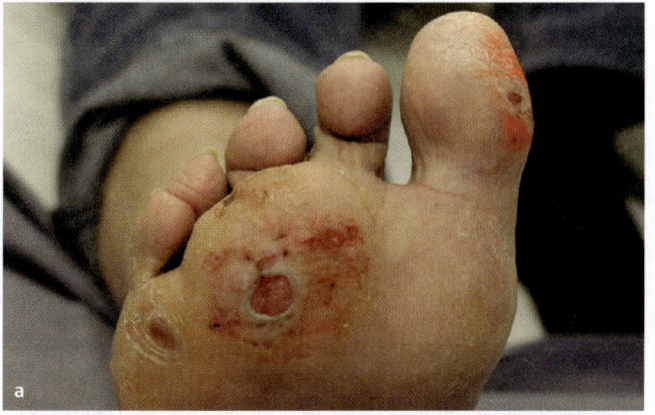
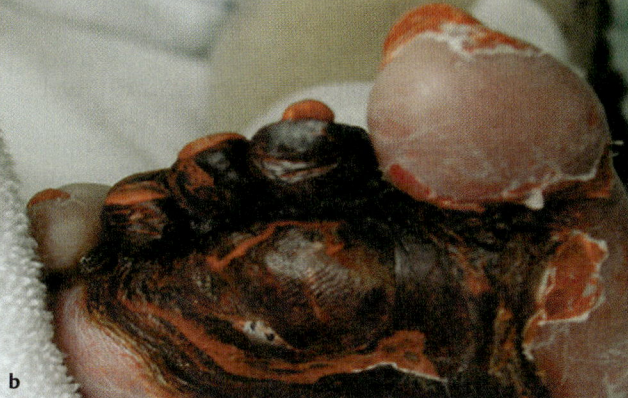

a Nervenschäden führen dazu, dass der Patient Druckstellen an der Fußsohle nicht mehr spürt und sie immer weiter belastet.
b Durchblutungsstörungen am Fuß führen zu einer O_2-Minderversorgung des Gewebes mit Nekrosen der Zehen.

Aus: Baenkler et al. Kurzlehrbuch Innere Medizin. Thieme; 2015

Pathophysiologie • Zu einer Hyperglykämie kommt es bei **Therapiefehlern**, also wenn der Patient seine nötige Insulinzufuhr nicht verabreicht (bekommt), seine Medikamente nicht korrekt einnimmt oder seine Ernährung zu zuckerreich ist. Auch wenn der Körper z. B. bei Infekten, nach Operationen oder bei Stress einen **erhöhten Insulinbedarf** aufweist, ohne dass die Insulin- oder Medikamentenmenge angepasst wird, kann es zum Überzucker kommen. Es kommt auch vor, dass eine länger bestehende Hyperglykämie nicht entdeckt wird, weil der Patient den Arztbesuch zur Kontrolle vermeidet.

Beim diabetischen Koma unterscheidet man 2 Formen: das **ketoazidotische Koma**, das sich beim Diabetes Typ 1 entwickelt, und das **hyperosmolare Koma** des Typ-2-Diabetikers.

Ketoazidotisches Koma: Der Insulinmangel führt beim Typ-1-Diabetes dazu, dass in die Zellen keine Glukose mehr aufgenommen wird. Zur Energiegewinnung bauen die Zellen daher vermehrt Fettsäuren ab – bei diesem Vorgang entstehen sozusagen als Abfallprodukt Ketonkörper. Sie führen zu einer Übersäuerung des Körpers, einer (metabolischen) Azidose (S. 87).

Hyperosmolares Koma: Beim Typ-2-Diabetiker ist Insulin ja im Blut vorhanden. Dieses Insulin hemmt die Bildung von Ketonkörpern, es kommt also im Gegensatz zum ketoazidotischen Koma nicht zu einer Azidose. Stattdessen steht beim hyperosmolaren Koma der Verlust von Wasser und Elektrolyten im Vordergrund: Der Glukosegehalt im Blut ist so hoch, dass Glukose mit über die Niere ausgeschieden wird – zieht aber in beträchtlichem Ausmaß Wasser und Elektrolyte mit sich.

Symptomatik • Beiden Formen der Hyperglykämie ist gemein, dass sie sich zunächst schleichend über Tage entwickeln: In der Anfangsphase (Präkoma) entwickelt sich eine zunehmende **Schwäche** mit einer Appetitlosigkeit. Die überschüssige Glukose wird über den Urin ausgeschieden (**Polyurie**). Die Folge sind vermehrter Durst und vermehrtes Trinken. Kann der Wasserverlust nicht mehr ausgeglichen werden, führt die Austrocknung (**Exsikkose**) zu Bewusstseinsstörungen mit Kollapsneigung bis hin zum Koma. Der Volumenmangel kann so weit führen, dass die Nieren schließlich versagen (S. 449). Die Elektrolytverschiebungen können zu Herzrhythmusstörungen (S. 288) führen.

! *Merken* **Die Hyperglykämie kann man riechen**

*Ein süßer Atem nach Obst oder Nagellack deutet beim Diabetiker auf ein **ketoazidotisches Koma** hin. Typisch für das ketoazidotische Koma ist außerdem die Kußmaul-Atmung.*

▶ Tab. 14.1 zeigt wichtige Kriterien, anhand derer sich das ketoazidotische und hyperosmolare Koma unterscheiden.

Versorgung des Patienten

Basismaßnahmen:
- Vitalfunktionen gemäß ABCDE sicherstellen (S. 191) und Basismonitoring (S. 200): Atemfrequenz, RR, Puls, EKG, SpO_2, Temperatur, **BZ messen** (aus Kapillarblut des Ohrläppchens oder der Fingerbeere; ggf. kann die BZ-Messung auch aus dem i. v.-Zugang erfolgen, wenn Messmethode für venöses Blut zugelassen und der Hersteller der Venenverweilkanüle die Blutentnahme aus dem Stahlmandrin erlaubt [s. Gebrauchsanweisung der Venenverweilkanüle]).
- Lagerung: Patienten bei Bewusstsein werden mit erhöhtem Oberkörper gelagert. Bei Bewusstlosigkeit Atemwege freihalten, ggf. mit Guedel-/Wendel-Tubus. Bei Erbrechen oder Aspiration: stabile Seitenlage bzw. Flachlagerung (ggf. Absaugbereitschaft). Gegebenenfalls Schutzintubation vorbereiten (S. 215).

Tab. 14.1 Ketoazidotisches und hyperosmolares Koma

ketoazidotisches Koma (Typ-1-Diabetes)	hyperosmolares Koma (Typ-2-Diabetes)
Pathophysiologie	
keine Insulinproduktion vorhanden, daher gesteigerter Fettsäureabbau (Bildung von Ketonkörpern)	Insulinproduktion funktioniert noch → Insulin hemmt den Fettabbau (daher entstehen keine Ketonkörper)
Hauptsymptome	
„Obstgeruch" (Azetongeruch) in der Ausatemluft (entsteht durch Ketonkörper)	kein Azetongeruch
Kußmaul-Atmung: sehr tiefe Atmung, mit der überschüssige Säuren abgeatmet werden	keine Kußmaul-Atmung
häufig Übelkeit, Bauchschmerzen, Erbrechen (DD akutes Abdomen)	Zeichen einer Exsikkose stehen im Vordergrund: warme und trockene Haut, Herzrasen, niedriger Blutdruck, Kollapsneigung
Blutglukose	
deutlich erhöht (> 350 mg/dl oder 19,4 mmol/l)	extrem erhöht (> 600 mg/dl oder 33,3 mmol/l)
Blutosmolarität	
normal	erhöht

- i. v.-Zugang und Laborblutentnahme anreichen, VEL vorbereiten.
- O_2-Gabe von 2–4 l/min, je nach SpO_2 (Ziel 94–98 %). Wird der Patient als kritisch eingeschätzt, großzügigere O_2-Zufuhr.

An **erweiterten Maßnahmen** steht bei der Hyperglykämie die großzügige **Volumengabe** (VEL) im Vordergrund. Diese soll den hohen Blutzucker im Körper verdünnen und die Volumenverluste ausgleichen. Medikamente wie Insulin oder Natriumhydrogenkarbonat (zum Ausgleich der Azidose) werden präklinisch nicht verabreicht. Je nach Bewusstseinszustand wird eine Intubation als Aspirationsprophylaxe erforderlich.

RETTEN TO GO

Hyperglykämie

Unter einer Hyperglykämie versteht man die **Erhöhung des BZ auf > 250 mg/dl** (13,9 mmol/l). Eine schwere Hyperglykämie entwickelt sich meist schleichend über Tage mit Schwäche und Appetitlosigkeit. Im weiteren Verlauf kann es zu Bewusstseinsstörungen, dem diabetischen Koma, kommen. Beim Diabetes Typ 1 entsteht ein **ketoazidotisches Koma**. Typisch sind dafür die vertiefte Atmung (Kußmaul-Atmung) und ein obstartiger Geruch der Ausatemluft. Beim Typ-2-Diabetiker kommt es zum **hyperosmolaren Koma** mit Exsikkose und Kollapsneigung. Bei der Versorgung des Patienten steht neben der Sicherung der Vitalfunktionen und einer Aspirationsprophylaxe die großzügige Volumengabe im Vordergrund. Der BZ wird präklinisch medikamentös nicht gesenkt.

Hypoglykämie („Unterzuckerung")

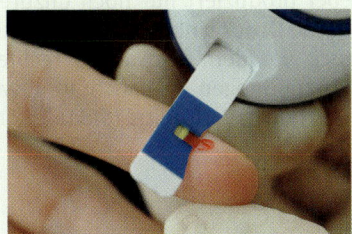

Thieme Verlagsgruppe, Paavo Blåfield

Um die Mittagszeit erreicht den Rettungsdienst die Meldung: „Bewusstlose Patientin". Das Rettungsdienstpersonal trifft in einer Reihenhaussiedlung auf die 76-jährige Frau, die in der Küche auf dem Boden liegt. Sie beugt immer wieder ungezielt Ar- *me und Beine, ist insgesamt unruhig. Durch Ansprechen und auch Schmerzreize ist sie nicht erweckbar. Die Vitalparameter Puls, Blutdruck und O$_2$-Sättigung sind aber stabil. Das Hauptproblem ist nach ABCDE-Schema also zunächst dem Bereich „D" zuzuordnen. Der Ehemann, der auch den Notruf gewählt hat, ist total aufgelöst. „Die Helga, die Helga, was ist nur mit ihr? Was soll ich denn jetzt machen …?". Nachdem Sie den Mann beiseitegenommen haben und ihn etwas beruhigen konnten, fragen Sie ihn entsprechend dem SAMPLER-Schema auch, ob seine Frau an einem Diabetes leide – der Ehemann verneint dies.*

In der Zwischenzeit haben die Kollegen den Blutzucker gemessen: 41 mg/dl (2,3 mmol/l). Das ist ein schwerer Unterzucker! Erneut fragen Sie den Ehemann, diesmal nach der „Zuckerkrankheit", und tatsächlich: „Ja, Zucker, das hat die Helga, das schon … Aber dieses Diabitidingsda, nein …".

Definition Hypoglykämie

Unter einer Hypoglykämie versteht man ein Absinken des Blutzuckerspiegels auf unter 50 mg/dl (2,8 mmol/l). Je nach Einstellung des Diabetes können aber auch höhere BZ-Werte (z. B. 60–80 mg/dl) Symptome einer Hypoglykämie verursachen. Die Hypoglykämie ist der häufigste durch eine Stoffwechselerkrankung verursachte Notfall im Rettungsdienst.

Pathophysiologie • Die häufigste Ursache für eine Hypoglykämie bei Diabetikern ist eine (relative) Überdosierung von Insulin oder oralem Antidiabetikum. Dazu kommt es, wenn der Patient eine Mahlzeit auslässt, ohne die Dosis an Insulin oder Antidiabetikum entsprechend zu reduzieren. Auch ein fehlerhafter Gebrauch von Insulinpen oder -pumpe oder eine Verwechslung des Insulinpräparates kommen als Ursache vor. Weitere Ursachen sind Alkoholgenuss und starke körperliche Belastung.

! Merken Glukose braucht das Hirn!

Da die Gehirnzellen ausschließlich Glukose als „Brennstoff" verwerten können, birgt jede Hypoglykämie die Gefahr, dass Gehirnzellen zugrunde gehen.

Symptomatik • Eine Hypoglykämie führt im Anfangsstadium zu einer Stressreaktion des Körpers, die über Adrenalin vermittelt wird: Der Körper versucht, seine Reserven zu mobilisieren (▶ Tab. 14.2). Ergreift der Patient bei diesen Frühsymptomen keine Gegenmaßnahmen (z. B. Traubenzucker essen, Apfelsaft trinken), schreitet die Hypoglykämie fort. Die Schwere der Symptome hängt dabei übrigens nicht vom absoluten BZ-Wert, sondern vom Tempo des Blutzuckerabfalls ab.

Tab. 14.2 Symptome einer Hypoglykämie

Frühzeichen einer Hypoglykämie	Zeichen einer schweren Hypoglykämie
Heißhunger Herzrasen (Tachykardie), Herzstolpern (Palpitationen) Schweißausbrüche („kaltschweißig") blasse Haut, Unruhe und Zittern Übelkeit	neurologische Symptome wie Sprachstörung, Lähmung psychische Veränderungen (Angst, Aggression und Unruhe) Bewusstseinseintrübung, Bewusstseinsverlust bis hin zum Koma

ACHTUNG

Hinter jeder neurologischen oder psychiatrischen Störung kann sich eine Hypoglykämie verbergen: immer daran denken und BZ bestimmen!

Versorgung des Patienten
Basismaßnahmen:
- Vitalfunktionen gemäß ABCDE sicherstellen (S. 191) und Basismonitoring (S. 200): RR, Puls, EKG, O$_2$-Sättigung, Temperatur, **BZ messen**!
- **Insulinzufuhr beenden!** Verwendet der Patient eine Insulinpumpe, Gerät abstellen oder ggf. entfernen. Im Zweifelsfall muss man (z. B. beim bewusstlosen Patienten) danach suchen. Die Pumpen messen teilweise nur 2 × 3 cm und befinden sich am Oberarm, Bauch oder Oberschenkel.
- Gegebenenfalls Notarztalarmierung, falls noch nicht erfolgt.
- Patient bei Bewusstsein: Oberkörper hochlagern. Saft trinken lassen, essen lassen (z. B. Marmeladenbrot).
- Bewusstloser Patient: Atemwege freihalten, ggf. mit Guedel-/Wendel-Tubus – bei Erbrechen oder Aspiration: stabile Seitenlage bzw. Flachlagerung (ggf. Absaugbereitschaft).
- Nach Sturz den Patienten auf Begleitverletzungen untersuchen. Verletzungen sind aber eher unüblich, da die Patienten ihre Hypoglykämie meist bemerken und sich schon hinsetzen.
- i. v.-Zugang, VEL und ggf. Medikation vorbereiten und anreichen. O$_2$-Gabe, initial 2–4 l/min, dann je nach SpO$_2$ (Ziel 94–98 %).

Erweiterte Maßnahmen:
Ist die Hypoglykämie über Nahrungsmittel nicht in den Griff zu bekommen oder liegt eine Bewusstseinsstörung vor, steht die Gabe von **Glukose i. v.** im Vordergrund. 40 %ige Glukose muss dabei vor der Injektion verdünnt werden, z. B. 10 ml 40 %ige Glukose und 10 ml NaCl 0,9 %/Aqua auf eine 20-ml-Spritze. 20 %ige Glukose kann pur gespritzt werden – jedoch muss parallel eine VEL angehängt werden, da die Glukose stark venenreizend ist.

ACHTUNG

Glukose darf nur über einen korrekt liegenden i. v.-Zugang gespritzt werden. Gelangt hochprozentige Glukose als Paravasat ins Gewebe, drohen Nekrosen.

Ist der Patient wieder bei Bewusstsein, sollte er komplexe Kohlenhydrate (z. B. Brot mit Marmelade) zu sich nehmen, da die i. v.-Glukose nur kurz wirksam ist.

Bei sehr aggressiven Patienten oder auch bei der Versorgung durch Laien kommen Glukagon-Fertigspritzen (z. B. Gluca Gen Hypokit®) zum Einsatz, die die körpereigene Glukoseproduktion anregen. Im Rettungsdienst werden sie i. d. R. nicht vorgehalten.

! Merken Im Zweifel für den Unterzucker

Ist bei einer Bewusstseinsstörung beim Diabetiker unklar, ob es sich um einen Über- oder Unterzucker handelt und lässt sich der Blutzucker nicht messen, im Zweifel vom (gefährlicheren) Unterzucker ausgehen und Glukose verabreichen.

Fallbeispiel Fortsetzung – Helgas Zucker

„Helga", Frau Schlotter, bekommt einen i. v.-Zugang gelegt und erhält darüber Glukose. Nach wenigen Momenten entspannt sich die Muskulatur und die Frau kommt zur Ruhe. Als sie langsam wieder zu Bewusstsein kommt, wundert sie sich sehr über die vielen Menschen in ihrer Küche … In der Zwischenzeit bereitet der nun auch zunehmend ruhiger werdende Ehemann seiner Helga zwei Marmeladenbrote zu.

Im Gespräch mit der Patientin erfahren die Rettungsdienstmitarbeiter, dass sie sich heute Morgen unwohl fühlte. „Auch ein bisschen fiebrig und das Wasserlassen hat gebrannt." Der Appetit war so schlecht, dass sie nichts gegessen habe. Die Medikamente, auch das Mittel für ihren Zucker, hat sie allerdings genommen – „man macht ja, was der Doktor sagt, gell?". Bei Frau Schlotter war also die Medikamenteneinnahme trotz ausgelassener Mahlzeit die Ursache für ihre kräftige Hypoglykämie.

RETTEN TO GO

Hypoglykämie

Eine Hypoglykämie ist eine **Erniedrigung des BZ auf < 50 mg/dl** (2,8 mmol/l). Da das Gehirn auf die Zufuhr von Glukose angewiesen ist, ist eine Hypoglykämie immer gefährlich. Typische Zeichen sind im frühen Stadium **Heißhunger, Herzrasen, Unruhe**. Später können **Sprachstörungen, Lähmungen** und **Bewusstseinsstörungen** auftreten. Bei jeder Bewusstseinsstörung oder auch psychiatrischen Störung muss also der BZ bestimmt und eine Hypoglykämie als Ursache ausgeschlossen werden. Die Versorgung des Patienten besteht in der Sicherung der Vitalfunktionen, bei Bewusstseinsstörungen ist besonders auf eine **Aspirationsprophylaxe** und die **Sicherung der Atemwege** zu achten. Glukose wird je nach Zustand des Patienten entweder oral oder i. v. zugeführt. Aber Achtung: Gelangt Glukose über einen nicht korrekt liegenden Zugang ins Gewebe, kann es zu Nekrosen kommen.

14.4.2 Lebererkrankungen

Leitsymptome bei Erkrankungen der Leber

Aszites

Definition Aszites

Unter Aszites („Bauchwassersucht") versteht man eine vermehrte Ansammlung von freier Flüssigkeit in der Bauchhöhle.

Aszites (▶ Abb. 14.15) kann auf zwei Arten entstehen. Zum einen, wenn der onkotische Druck (S. 83) im Blutplasma sinkt, der normalerweise die Flüssigkeit im Gefäß hält. Oder aber wenn der Blutdruck vor dem rechten Herzen steigt und die Flüssigkeit sozusagen in den Bauchraum „abgepresst" wird. Erkrankungen, die zu diesen Phänomenen führen, sind die **Leberzirrhose** (die Leber produziert nur noch unzureichend Eiweiße, der onkotische Druck sinkt) und die **Rechtsherzinsuffizienz** (der Druck vor dem schwachen rechten Herzen steigt an). Auch Entzündungen im Bauchraum, wie z. B. eine Pankreatitis (S. 323) oder Peritonitis (S. 316), können zu Aszites führen.

Ikterus

Definition Ikterus

Ein Ikterus („Gelbsucht") bezeichnet die Gelbfärbung von Haut, Schleimhaut und/oder Bindehaut.

Bei einem Ikterus liegt Bilirubin, das Abbauprodukt des Hämoglobins, in erhöhter Konzentration im Blut vor. Eine mögliche Ursache sind Lebererkrankungen, wie eine Zirrhose oder Hepatitis, die dazu führen, dass das Bilirubin von der Leber nicht mehr verarbeitet werden kann. Auch wenn Gallenwege verlegt sind, kommt es zu einem Ikterus (▶ Abb. 14.16): Die Gallenflüssigkeit staut sich in den Gallenwegen und tritt schließlich ins Blut über. Eine weitere Ursache für einen Ikterus sind Bluterkrankungen, bei denen vermehrt Erythrozyten abgebaut werden (Hämolyse). Ein Ikterus geht häufig mit **quälendem Juckreiz** einher.

Abb. 14.15 Aszites.

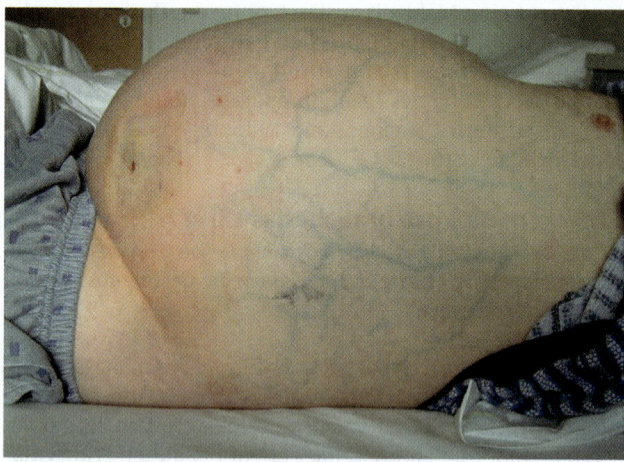

Man erkennt deutlich das „geschwollen" und prall gefüllt aussehende, ausladende Abdomen. Bis zu 15 Liter Flüssigkeit können sich im Bauch sammeln, der Druck auf die Lunge führt häufig zu Dyspnoe. *Aus: Baenkler et al. Kurzlehrbuch Innere Medizin. Thieme; 2015*

Abb. 14.16 Ikterus.

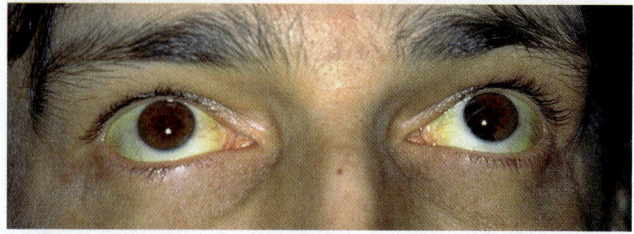

Ausgeprägte Gelbfärbung der Skleren. *Aus: Füeßl HS. Blickdiagnostik: Hautzeichen innerer Krankheiten. Dermale Signale. Via medici 2011;3*

RETTEN TO GO

Lebererkrankungen und Leitsymptome

Unter einer **Hepatitis** versteht man eine Entzündung der Leber, meist durch Viren verursacht. Eine **Fettleber** tritt häufig bei Diabetes Typ 2, Fettleibigkeit und Alkoholmissbrauch auf. Fetteinlagerungen im Lebergewebe führen zu Funktionsstörungen der Leber. Eine Fettleber ist grundsätzlich reversibel. Unter einer **Leberzirrhose** versteht man einen Umbau normalen Lebergewebes in narbiges, nicht funktionsfähiges Gewebe. Ursächlich sind meist langjähriger Alkoholmissbrauch oder eine chronische Virushepatitis. Eine Leberzirrhose ist das Endstadium einer Lebererkrankung und nicht reversibel.

Wichtige **Leitsymptome bei Lebererkrankungen** sind Aszites und ein Ikterus. **Aszites** bezeichnet die Ansammlung von **freier Flüssigkeit in der Bauchhöhle**. Aszites kann bei einer Leberzirrhose entstehen oder auch im Rahmen einer Schwäche des „rechten Herzens" (Rechtsherzinsuffizienz). Der Druck der Flüssigkeit im Bauch auf die Lunge führt häufig zu Atemnot. Bei einem **Ikterus** werden die Gallenfarbstoffe in der Leber nicht mehr abgebaut, was zu einer Gelbfärbung der Haut, Schleimhaut und Skleren führt.

Wichtige Krankheitsbilder

Hepatitis • Unter einer Hepatitis versteht man eine akut oder chronisch verlaufende Entzündung des Lebergewebes, meist hervorgerufen durch Viren (Hepatitis-Viren A–E). Seltener sind Bakterien, körpereigene Antikörper, Medikamente (z. B. Paracetamol) oder Alkohol die Ursache.

Leberverfettung (Steatosis hepatis) • Unter einer Leberverfettung („Fettleber") versteht man Fetteinlagerungen im Lebergewebe, die die Leberfunktion beeinträchtigen können. Die häufigsten Ursachen sind der chronische Alkoholmissbrauch und das metabolische Syndrom, bestehend aus Fettleibigkeit, Bluthochdruck, erhöhten Blutfettwerten und Diabetes mellitus Typ 2.

Leberzirrhose • Bei der Leberzirrhose findet ein Umbau des normalen, funktionsfähigen Lebergewebes in nichtfunktionales knotig-narbiges Gewebe statt. Die Leber kann ihre Funktionen wie Entgiftung und Proteinsynthese (S. 76) immer schlechter erfüllen. Ursächlich für diesen Umbau sind verschiedene chronische Lebererkrankungen, wie eine chronische Virushepatitis oder ein Alkoholmissbrauch. Die Leberzirrhose stellt somit das Endstadium dieser Erkrankungen dar und ist nicht mehr reversibel.

Coma hepaticum

Definition Coma hepaticum

Unter einem Coma hepaticum („Leberkoma") versteht man eine Bewusstseinsstörung, die auf die verminderte oder fehlende Entgiftungsfunktion bei Leberschädigung zurückzuführen ist. Jede schwere Lebererkrankung kann zu einem Coma hepaticum führen.

Pathophysiologie und Symptomatik

Einige Stoffe, die eigentlich über die Leber unschädlich gemacht werden, sind für das Gehirn toxisch – allem voran **Ammoniak** (NH_3). Dieser Stoff löst im Gehirn die sog. **hepatische Enzephalopathie** aus, die je nach Schweregrad mit

Bewusstseinsveränderungen wie Schläfrigkeit, Konzentrationsstörungen, Verwirrung und verwaschener Sprache einhergeht. Auch ein grobschlägiges Zittern und eine Abnahme von Konzentrations- und Reaktionsfähigkeit sind typische Symptome. Die schwerste Form einer hepatischen Enzephalopathie ist das **Coma hepaticum**. Der Patient schläft dann tief und ist auch durch Schmerzreize nicht mehr erweckbar. Typisch ist in diesem Stadium ein **Foetor hepaticus**: Die Ausatemluft riecht süßlich-faulig.

Ausgehend von der **Ursache für ein Coma hepaticum** unterscheidet man 2 Formen:

Leberzerfallkoma • Das Leberzerfallkoma wird durch einen akuten Untergang von Lebergewebe hervorgerufen. Ursächlich sind meist fulminant verlaufende Hepatitiden oder Vergiftungen, z. B. mit Knollenblätterpilzen (S. 460) oder Ecstasy. Auch ein Schock mit Multiorganversagen und Minderdurchblutung der Leber kann zu einem akuten Leberzerfall führen.

Leberausfallkoma • Das Leberausfallkoma entwickelt sich, wenn eine chronische Lebererkrankung (z. B. eine Leberzirrhose) plötzlich dekompensiert. Ursächlich für die Dekompensation sind meist Alkoholgenuss oder eine hohe Eiweißzufuhr („Festmahl").

ACHTUNG

Die Abgrenzung von Bewusstseinsstörungen bei hepatischer Enzephalopathie zu einer Alkoholintoxikation oder einem Alkoholentzug ist schwierig und häufig erst in der Klinik möglich.

Versorgung des Patienten

Basismaßnahmen
- Vitalfunktionen gemäß ABCDE sicherstellen (S. 191) und Basismonitoring (S. 200): RR, Puls, EKG, O_2-Sättigung, Temperatur, BZ.
- Gegebenenfalls Notarztalarmierung, falls noch nicht erfolgt.
- Patient bei Bewusstsein: Oberkörper leicht hochlagern.
- Bewusstloser Patient: Atemwege freihalten, ggf. mit Guedel-/Wendel-Tubus – bei Erbrechen oder Aspiration: stabile Seitenlage bzw. Flachlagerung (ggf. Absaugbereitschaft).
- Nach Sturz Patienten auf Begleitverletzungen untersuchen.
- i. v.-Zugang, VEL und ggf. Medikation vorbereiten und anreichen. O_2-Gabe 2–4 l/min, dann je nach SpO_2 (Ziel 94–98 %).

An **erweiterten Maßnahmen** erfolgt die i. v.-Gabe von VEL und ggf. eine Sedierung von sehr unruhigen Patienten. Gegebenenfalls sind zur Aspirationsprophylaxe Intubation und Beatmung nötig.

RETTEN TO GO

Coma hepaticum

Ein Coma hepaticum (Leberkoma) bezeichnet eine **Bewusstseinsstörung**, die **von einer Lebererkrankung** verursacht wird. Ursachen können chronische Erkrankungen, wie eine Leberzirrhose oder auch akute Probleme, wie Vergiftungen oder ein Schock, sein. Typische Symptome sind Schläfrigkeit, Verwirrung, verwaschene Sprache und Zittern. Von einer Alkoholvergiftung oder einem Alkoholentzug ist das Coma hepaticum präklinisch kaum abzugrenzen.

15 Traumatologische Notfälle

15.1 Einführung

Die Bandbreite der traumatologischen Notfälle reicht von häuslichen Unfällen über Arbeits- und Verkehrsunfälle bis hin zu Großschadensereignissen und Katastrophen.

Die meisten Unfälle ereignen sich im häuslichen Umfeld, gefolgt von Verkehrsunfällen. Schwere Arbeitsunfälle hingegen sind aufgrund von umfassenden Sicherheitsvorschriften und Vorsorgeprogrammen eher eine Seltenheit geworden.

Eine genaue Anamnese über den Hergang des Traumas kann entscheidende Hinweise auf die Schwere geben: Ein Fußtritt ist meist gefährlicher als ein Faustschlag, ein Anprall mit 50 km/h schwerwiegender als mit 30 km/h. Einen Anhaltspunkt liefert oft auch das Ausmaß der Zerstörung von z. B. Fahrzeugteilen. Wenn möglich kann man diese „Fakten" für die spätere Demonstration in der Klinik fotografieren – aber auch nur zu diesem Zweck.

Traumapatienten werden (wie alle Notfallpatienten) grundsätzlich nach dem ABCDE-Schema beurteilt, das um bestimmte Traumaaspekte wie den Body-Check erweitert wird. Die genaue Erläuterung findet sich bei den allgemeinen Untersuchungen (S. 191).

15.2 Notfälle und Erkrankungen

15.2.1 Extremitätenverletzungen

Einführung

Verletzungen der Extremitäten, also Verletzungen an Armen und/oder Beinen, kommen im Rettungsdienst häufig vor. Oft präsentieren sie sich eher unscheinbar – ein sachgerechter Umgang ist aber essenziell, da z. B. zu spät erkannte oder unsachgemäß behandelte Frakturen für den Patienten zu erheblichen Funktionseinschränkungen der Extremität führen können. Das Spektrum an Extremitätenverletzungen reicht von der einfachen Verstauchung bis hin zu lebensbedrohlichen (offenen) Frakturen oder Amputationen.

Distorsionen

Definition Distorsion
Bei einer Distorsion (Verstauchung) wird ein Gelenk kurzzeitig über sein normales Maß hinaus gedehnt. Dies kann die Muskeln, Sehnen und Bänder betreffen.

Pathophysiologie und Ursachen

Distorsionen sind meistens Sportverletzungen, am häufigsten ist das Sprunggelenk betroffen („Umknicktrauma"). Eine Distorsion zeigt sich als schmerzhafte Schwellung mit einer Bewegungseinschränkung des betroffenen Gelenks. Eine Einblutung mit Blaufärbung ist möglich.

! Merken Verstaucht oder doch gebrochen?
Die definitive Unterscheidung zwischen Distorsion und Fraktur kann meist nur in der Klinik mittels Röntgenbild erfolgen (Schwellung und Schmerzen können auch bei Frakturen auftreten).

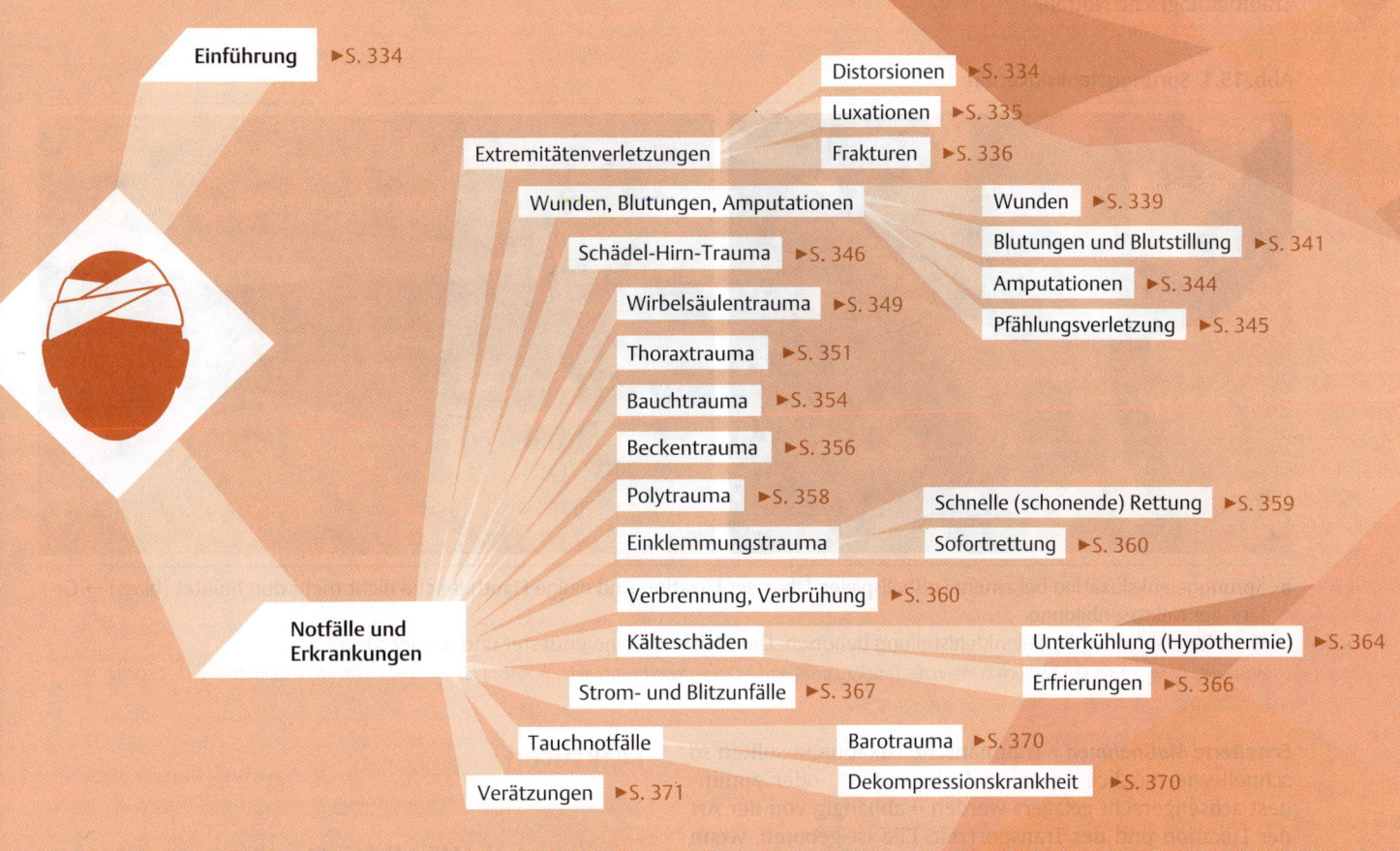

Einführung ▶S. 334		
	Distorsionen ▶S. 334	
	Luxationen ▶S. 335	
Extremitätenverletzungen	Frakturen ▶S. 336	
Wunden, Blutungen, Amputationen	Wunden ▶S. 339	
Schädel-Hirn-Trauma ▶S. 346	Blutungen und Blutstillung ▶S. 341	
Wirbelsäulentrauma ▶S. 349	Amputationen ▶S. 344	
Thoraxtrauma ▶S. 351	Pfählungsverletzung ▶S. 345	
Bauchtrauma ▶S. 354		
Beckentrauma ▶S. 356		
Polytrauma ▶S. 358	Schnelle (schonende) Rettung ▶S. 359	
Einklemmungstrauma	Sofortrettung ▶S. 360	
Verbrennung, Verbrühung ▶S. 360		
Notfälle und Erkrankungen	Kälteschäden	Unterkühlung (Hypothermie) ▶S. 364
Strom- und Blitzunfälle ▶S. 367	Erfrierungen ▶S. 366	
Tauchnotfälle	Barotrauma ▶S. 370	
Verätzungen ▶S. 371	Dekompressionskrankheit ▶S. 370	

Versorgung des Patienten

ACHTUNG
Auch bei diesen scheinbar banalen Verletzungen lohnt es sich, nach dem ABCDE-Schema vorzugehen. Eine Distorsion bei winterlichen Verhältnissen birgt z. B. die Gefahr einer Unterkühlung (E-Problem).

Basismaßnahme: Anwendung der PECH-Regel
- **P** = Pause = keine weitere Belastung oder Bewegung des Gelenks.
- **E** = Eis = Kühlung. Kühlung ist bei allen Gewebetraumata kurzfristig sinnvoll. Man muss jedoch darauf achten, dass das Kühlmittel (z. B. Cool-Pack®) keinen direkten Hautkontakt hat. Verschlimmern sich die Schmerzen, Kühlung beenden.
- **C** = Compression = Ruhigstellung mittels stabilisierenden Verbands.
- **H** = Hochlagerung.

Als **erweiterte Maßnahme** kann bei starken Schmerzen ein NA zur Analgesie nachgefordert werden.

Luxationen

Definition Luxation
Bei einer Luxation (Verrenkung) geht der normale Kontakt zweier oder mehrerer Knochen in einem Gelenk verloren. Die normale Gelenkstellung ist zerstört und die gelenkbildenden Knochen befinden sich in einer Fehlstellung zueinander.

Ursachen
- Trauma.
- Angeborene Gelenkdysplasie (Gelenkfehlbildung).

- Bekannte Gelenkinstabilität. Besonders im Schultergelenk kommen sog. „habituelle" (gewohnheitsmäßige) Luxationen bei geringen Traumata, normaler sportlicher Betätigung oder manchmal sogar ohne Anlass vor.
- Bekannter Gelenkersatz, z. B. Hüft-TEP = **T**eil-**E**ndo-**P**rothese = „künstliches Hüftgelenk".

! Merken Häufigkeit von Luxationen
Am häufigsten finden sich Luxationen im Schultergelenk (45 %) und im Ellenbogengelenk (20 %) sowie (vor allem bei Älteren) in der Hüfte nach Hüftgelenksersatz.

Symptomatik

Sichere Zeichen einer Luxation sind eine federnde (also nicht ganz feste), aber sehr schmerzende Bewegungsunfähigkeit (lat. = Fixation). Manchmal sind eine leere Gelenkpfanne oder der Gelenkkopf außerhalb der Gelenkpfanne tastbar. **Unsichere Zeichen einer Luxation** sind Schmerzen, eine Schonhaltung, Schwellung oder ein Hämatom. Oft kann die Extremität nicht mehr bewegt werden.

Versorgung des Patienten

Basismaßnahmen
- Sicherstellung der Vitalfunktionen gemäß ABCDE (S. 191) und Basismonitoring (S. 200): RR, Puls, EKG, SpO$_2$.
- Kontrolle der DMS, d. h. Durchblutung, Motorik und Sensibilität (S. 338).
- Wärmeerhalt (S. 238).
- Vorbereiten von i. v.-Zugang und VEL.
- Gegebenenfalls NA für Analgesie und Reposition hinzuziehen.

Abb. 15.1 Sprunggelenksluxation.

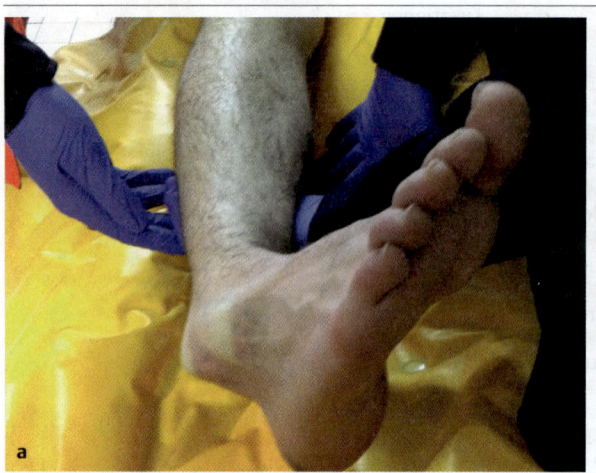
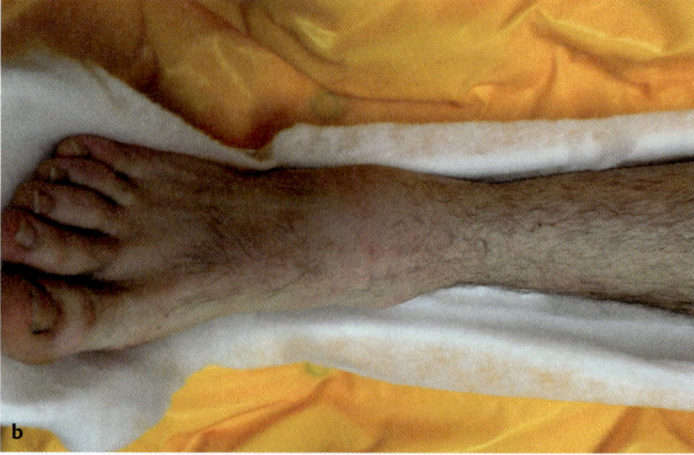

a Sprunggelenksluxation bei einem Fußballspieler. Über der Luxation sind einige Hautbereiche nicht mehr durchblutet (blass) → Gefahr der Nekrosenbildung.

b Nach Reposition ist die Gelenkfehlstellung behoben. Die Weichteile sind entlastet und wieder rosig.

Aus: Goltz C, Kemmerer D, Gritzbach B. Wenn der Druck zu groß wird – Das Kompartmentsyndrom. retten! (2014; 3(04): 274–281), Bildnachweis Dr. C. Goltz

Erweiterte Maßnahmen • Traumatische Luxationen sollten so schnell wie möglich reponiert („eingerenkt") oder zumindest achsengerecht gelagert werden – abhängig von der Art der Luxation und der Transportzeit. Eile ist geboten, wenn bereits Störungen von DMS vorliegen. Auch Sprunggelenksluxationen (▶ Abb. 15.1) müssen zügig reponiert werden: Die Haut, die straff und unterversorgt über dem luxierten Bereich liegt, könnte ansonsten absterben.

RETTEN TO GO

Distorsion

Bei einer Distorsion (**Verstauchung**) wird ein Gelenk kurz über sein normales Maß hinaus gedehnt. Die Folge sind eine **Schwellung und Bewegungseinschränkung**, möglicherweise verbunden mit einem Hämatom. Die Therapie erfolgt anhand der **PECH-Regel**: Pause, Eis, Compression (stabilisierender Verband) und Hochlagern. Eine Fraktur kann nur mit Bildgebung (Röntgen) ausgeschlossen werden.

Luxation

Unter einer Luxation versteht man, wenn der Kontakt von Knochen in einem Gelenk verloren geht. Es kommt zu einer **Fehlstellung des Gelenks**. Am häufigsten treten Luxationen im **Schultergelenk** auf. Bei älteren Menschen luxieren **künstliche Hüftgelenke** leichter. Sichere Zeichen einer Luxation sind eine **federnde, schmerzende Bewegungsunfähigkeit** oder eine **leere tastbare Gelenkpfanne** bzw. ein **außerhalb der Gelenkpfanne tastbarer Gelenkkopf**. Schmerzen, Schwellung, Schonhaltung und die Unfähigkeit zur Bewegung einer Extremität können bei einer Luxation ebenfalls auftreten. Die Basismaßnahmen umfassen neben der Sicherstellung der Vitalfunktionen die **Kontrolle von DMS**. An erweiterten Maßnahmen steht neben der **Analgesie** die **Reposition des Gelenks** im Vordergrund. Dabei wird die normale Gelenkstellung durch Zug an der Extremität wiederhergestellt. Geschieht oder gelingt dies nicht, wird die Luxation achsengerecht gelagert.

Frakturen

Fallbeispiel „Häuslicher Sturz"

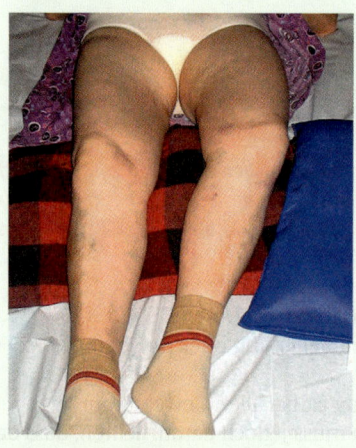

Aus Schewior-Popp S, Sitzmann F, Ullrich L. Thiemes Pflege. Thieme; 2012

Mittwochmorgens wird der RTW zu einem „häuslichen Sturz" in eine Reihenhaussiedlung am Stadtrand alarmiert. Der völlig aufgelöste, ca. 80-jährige Ehemann der Patientin empfängt das Team an der Tür mit den Worten: „Ich hab ihr schon immer gesagt, sie soll diese Scheiß-Teppiche wegschmeißen! Aber sie hört ja nicht." Die Notfallsanitäterin nickt, stellt das Team vor und sagt: „Also gut, Herr Faller, wo ist denn ihre Frau?" Herr Faller führt das RTW-Team unter weiteren Verfluchungen der häuslichen Auslegwaren in den Flur, wo eine ebenfalls ca. 80-jährige Frau offenbar schmerzgeplagt rücklings auf dem Boden liegt. „Hallo", begrüßt sie das Team. „Gott sei Dank sind Sie da! Ich bin gestolpert und kann nicht mehr aufstehen und mein Mann raubt mir den letzten Nerv!"

Die Notfallsanitäterin nickt wieder kommentarlos und bittet den Ehemann, doch mal die Medikamente und das Krankenkassenkärtchen zu suchen, während sie sich um Frau Faller kümmert. Die Patientin kann reden und hat offenbar keine Probleme im Bereich der Atemwege oder Atmung. Die

Hände sind ein wenig kalt, sodass die Nagelbettprobe nicht verwertbar ist (am ehesten auf stressbedingte Kapillarverengung zurückzuführen). Der Puls ist gut tastbar, aber das linke Bein ist offensichtlich weiter nach außen gedreht und kürzer als das rechte. Sanfter Druck auf die linke Hüfte ist schmerzhaft. Die Verdachtsdiagnose lautet „Schenkelhalsfraktur". Sonst hat sie keine Verletzungen und war auch beim Sturz nicht bewusstlos (WICHTIG: Damit kann eine andere Ursache des Sturzes wie eine Synkope nicht ausgeschlossen werden!).

Definition Fraktur

*Unter einer Fraktur versteht man die **Kontinuitätsunterbrechung** eines Knochens mit Entstehung von zwei oder mehreren Bruchstücken.*

Pathophysiologie

Die meisten Frakturen entstehen traumatisch. Dabei kann der Knochen direkt durch einen Schlag von außen brechen (**direkte Fraktur**) oder indirekt als Folge einer Stauchung, Drehung oder Biegung an anderer Stelle (**indirekte Fraktur**). Besteht bei Patienten von vornherein eine krankhaft veränderte Knochenstruktur (z. B. Osteoporose, Tumorerkrankung mit Absiedlungen im Knochen) kann es auch spontan oder bei nur leichter Gewalteinwirkung zu Frakturen kommen (**pathologische Fraktur**).

Einteilung der Frakturen

Frakturen werden außerdem nach folgenden Kriterien eingeteilt:

Nach der Bruchform:
- **Inkomplett:** Knochen noch teilweise intakt.
  - *Fissur:* dt. Riss/Spalt im Knochen.
  - *„Grünholzfraktur" bei Kindern:* Riss der inneren Knochenstruktur ohne Verletzung der äußeren (bei Kindern noch leicht biegsamen) Knochenhaut.

- **Komplett:** mind. ein Knochenfragment.
  - *Disloziert:* Die Bruchstücke sind deutlich zueinander verschoben.
  - *Nicht disloziert:* Die Bruchstücke stehen regelrecht zueinander.

Nach dem Zustand des Weichteilmantels:
- **Geschlossen:** Haut unverletzt, kein Knochen sichtbar.
- **Offen:** Knochenteile haben die Haut durchstoßen. Die Einteilung erfolgt in 4 Schweregrade (▶ Abb. 15.2, ▶ Abb. 15.3).

! Merken # heißt Fraktur

Im klinischen Alltag wird statt des Worts „Fraktur" häufig nur # geschrieben, z. B. Unterschenkel-#.

Symptomatik

Grundsätzlich wird die Kleidung des Patienten sowohl zur Diagnostik als auch für die Reposition und Fixation entfernt. Um dabei möglichst schonend vorzugehen, Kleiderschere verwenden. Schmuck möglichst entfernen.

Man unterscheidet sichere und unsichere Frakturzeichen (▶ Tab. 15.1).

Tab. 15.1 Sichere und unsichere Frakturzeichen

sichere Frakturzeichen	unsichere Frakturzeichen
abnorme Beweglichkeit	Schmerz, v. a. bei Kompression
Fehlstellung (Dislokation), Stufenbildung	Schwellung/Hämatom (Bluterguss)
sichtbare freie Knochenteile (bei offener Fraktur)	Funktionsstörungen/Funktionsausfall
Krepitation: Geräusch entsteht beim Aufeinanderreiben von Knochenfragmenten (nicht aktiv prüfen!)	Schonhaltung

Abb. 15.2 Grafische Darstellung von offenen Frakturen verschiedener Schweregrade.

Grad I

Mindestens ein Teil eines Knochens ist durch die Haut gestoßen, keine größere Weichteilschädigung

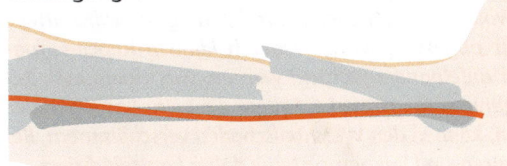

Grad II

Größerer Haut- aber eher geringer Weichteilschaden (z. B. Quetschung durch großes Gewicht)

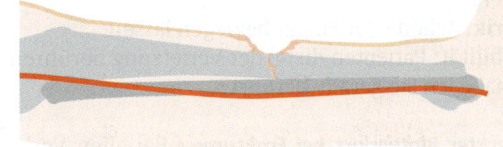

Grad III

Massive Verletzung wichtiger Begleitstrukturen (Muskeln, Blutgefäße, Sehen oder Nerven)

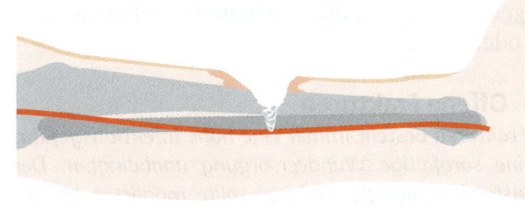

Grad IV

Vollständige oder teilweise Amputation bei schwerer Gewalteinwirkung

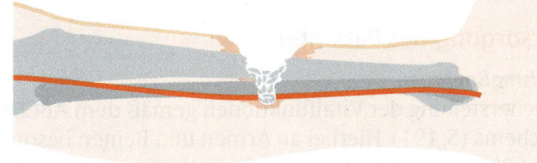

Abb. 15.3 Offene Frakturen Grad I und III.

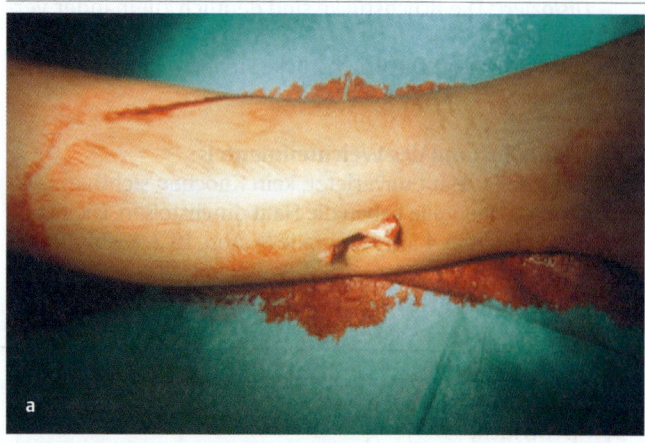
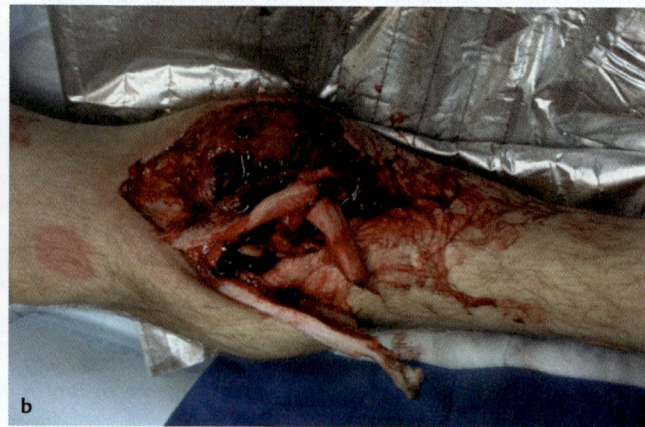

a offene Fraktur Grad I: Ein Knochenteil hat die Haut durchstoßen, der Weichteilmantel ist nur leicht verletzt.
b offene Fraktur Grad III: Trümmerfraktur mit massiver Zerstörung des Weichteilmantels

a aus: Henne-Bruns D et al. Duale Reihe Chirurgie. Thieme; 2012. b aus: Beck L, Gottschalk A, Rehberg S. Extremitätenverletzungen. In Waurick K, Schülke C. Radiologie für Anästhesisten. Thieme; 2014.

Tab. 15.2 Mögliche unbemerkte Blutverluste bei geschlossenen Frakturen (Erwachsene)

Körperteil	möglicher unbemerkter Blutverlust
Unterarm	jeweils ca. 500 ml
Unterschenkel	jeweils ca. 1000 ml
Oberarm	jeweils ca. 1000 ml
Oberschenkel	jeweils ca. 2000 ml
Becken/Abdomen	ca. 5000 ml

! Merken Frakturzeichen
Fehlende Frakturzeichen schließen eine Fraktur nicht aus (das ist nur mit bildgebender Diagnostik möglich).

Untersuchung von DMS • Wenn der Verdacht auf eine Fraktur vorliegt, muss eine **DMS-Kontrolle** (Durchblutung, Motorik und Sensibilität) erfolgen, um festzustellen, dass die für „das Überleben" des Armes notwendigen „Begleitstrukturen" (Blutgefäße, Nerven, Sehnen) noch intakt sind.
• **Durchblutung:** Pulse distal (= weiter vom Körperstamm entfernt) der Fraktur seitengleich? Nagelbettprobe (S. 194) machen.
• **Motorik:** Zehen oder Finger bewegen lassen.
• **Sensibilität:** Patienten distal der Verletzung berühren. „Wo habe ich Sie gerade berührt?"

Unbemerkter Blutverlust bei Frakturen • Bei allen Verletzungen ist zu berücksichtigen, dass ein Blutverlust nicht immer sichtbar sein muss. Ein zertrümmerter Oberarm kann bis zu 1 Liter Blut „beherbergen", ohne dass dies von außen deutlich erkennbar ist. Daher ist eine Verletzung des knöchernen Beckens immer als lebensbedrohlich anzusehen, denn in den Unterbauch können (ohne äußere Zeichen!) ca. 5 Liter Blut austreten (▶ Tab. 15.2).

Versorgung des Patienten

Basismaßnahmen
• Sicherstellung der Vitalfunktionen gemäß dem ABCDE-Schema (S. 191). Hierbei an Armen und Beinen besonders auf Blutung, Schwellung und Stufenbildung achten. Extremitäten vorsichtig abtasten.

• Schockprophylaxe (beträchtlicher Blutverlust möglich!).
• Regelmäßige Kontrolle und Dokumentation der DMS, d. h. Durchblutung, Motorik und Sensibilität (S. 338), mind. vor und nach der Immobilisation.
• Basismonitoring: RR, Puls, EKG, O_2-Sättigung.
• Wärmeerhalt (S. 238).
• Vorbereiten von i. v.-Zugang und VEL. Gegebenenfalls O_2-Gabe, initial 2–4 l/min, Flow je nach SpO_2 (Ziel 94–98 %).
• Bei starken Schmerzen und/oder Schockzeichen NA hinzuziehen.
• Eventuell Reposition (s. u.). Dann achsengerechte **Ruhigstellung der Extremität** (ggf. durch Unterstützung der Schonhaltung). Geeignet sind hierfür z. B. SAM-Splint® (S. 233), Vakuumschienen, pneumatische Schienen (S. 233) oder auch ein Dreieckstuch für den Arm.

! Merken Ruhigstellung von Extremitäten
(Umliegende) benachbarte Gelenke immer in die Schienung einbeziehen – nur so kann eine effektive Ruhigstellung erfolgen.

• Eine Ganzkörperimmobilisation kann (z. B. bei V. a. zusätzliches Wirbelsäulentrauma) mittels Vakuummatratze (S. 233) oder Spineboard (S. 230) erfolgen.

ACHTUNG
Nachteil der Vakuumsysteme ist die Verkürzung des Hilfsmittels, wenn die Luft abgesaugt wird. Dadurch können Knochenfragmente wieder aufeinandergedrückt werden, was einem evtl. Repositionsergebnis entgegenwirkt. Falten, die beim Absaugen der Luft entstehen, können den Weichteilschaden verschlimmern. Bei offenen Frakturen sind Vakuumsysteme daher kontraindiziert.

• Spineboards sollten bei Frakturen und Luxationen nur wenn unbedingt nötig zur Anwendung kommen, da beim „Festziehen" der Gurte die Fraktur möglicherweise verschoben wird.
• Offene Frakturen steril abdecken, nicht spülen oder reinigen. Gegebenenfalls Bilddokumentation des Befundes (Polaroid oder digital).

! Merken Offene Frakturen
Bei offenen Frakturen besteht immer eine hohe Infektionsgefahr. Daher ist eine sorgfältige Wundversorgung unabdingbar. Der vom Rettungsteam angelegte Verband sollte möglichst bis zur endgültigen Versorgung in der Klinik verschlossen bleiben.

Erweiterte Maßnahmen • Im Vordergrund steht meist eine Analgesie, z.B. mit Esketamin (z.B. Ketanest S®) und Midazolam (z.B. Dormicum®) i.v. Bei schweren Verletzungen oder Mehrfachverletzungen, lat.=Polytrauma (S.358), kann auch eine Narkose notwendig werden. Jede Fraktur, egal ob offen oder geschlossen, sollte am Unfallort achsengerecht reponiert werden. So werden komprimierte, gedehnte oder schlecht durchblutete Strukturen zügig entlastet. Anschließend muss dieses Repositionsergebnis mittels Schienung erhalten werden. Erneute und wiederholte DMS-Kontrolle nach Reposition sind obligat.

Fallbeispiel **Fortsetzung – „Häuslicher Sturz"**

„Frau Faller," fragt die Notfallsanitäterin. „Können Sie sich daran erinnern, wie Sie hingefallen sind?" – „Ja, kann ich. Ich hab mich ja noch versucht, hier am Schrank festzuhalten, aber es hat nicht geklappt." – „Und Sie sind auch nicht mit dem Kopf aufgekommen, oder?", bohrt die Kollegin weiter. „Nein – da tut mir auch nichts weh." „Sind Sie denn an der Hüfte schon mal operiert worden?" „Nein", antwortet die Patientin. „Ich bin noch nie im Krankenhaus gewesen – und mein Mann ist so aufgeregt, weil er jetzt eigentlich zum Urologen müsste – wegen seiner Vorsorge. Ach, ich weiß auch nicht, was ich machen soll! Ich wollte doch eigentlich mit ihm gehen."

„Jetzt sind erst mal Sie dran. Sie haben sich evtl. die Hüfte gebrochen und wir müssen Sie ins Krankenhaus mitnehmen. Mein Kollege macht Ihnen einen O₂-Sensor an den Finger, misst den Blutdruck und klebt Ihnen danach noch ein EKG auf. Ich werde einen Venenzugang legen, damit wir nötigenfalls Medikamente spritzen könnten. Ist das okay für Sie?" – „Ja ... machen Sie nur. Aber was ist denn mit meinem Mann? Können Sie den noch zum Urologen bringen?" Frau Faller macht sich deswegen anscheinend große Sorgen. „Wie wäre es, wenn wir jemanden anrufen, der das übernehmen könnte? Haben Sie Kinder oder Bekannte, die dafür in Frage kämen?" – „Ach ja ... das ist eine gute Idee. Die Monika wollte doch sowieso in die Stadt."

In dem Moment kommt Herr Faller mit der Medikamentenliste und der Versichertenkarte zurück. Er ist sofort einverstanden, Tochter Monika anzurufen, und verschwindet mit dem Telefon in der Hand.

Eine wichtige Basismaßnahme ist, wie bei jeder Fraktur, die Ruhigstellung. Frau Faller wird dazu mit einer Schaufeltrage auf eine Vakuummatratze gelegt.

Die Medikamentenliste ergibt zwei Mittel gegen hohen Blutdruck und ein Mittel zur Blutverdünnung (Marcumar®). Die Sättigung ist mit 97 % in Ordnung, ebenso der Blutdruck (110/70 mmHg). Das EKG zeigt ein Vorhofflimmern mit unregelmäßiger Überleitung, das aber schon länger besteht – sonst bekäme die Patientin wahrscheinlich kein Marcumar. Aber die Kollegin geht auf Nummer sicher: „Warum und wie lange nehmen sie denn das Marcumar, Frau Faller?" – „Ach", antwortet diese, „bestimmt schon seit zehn Jahren. Das ist gut eingespielt – ich geh nur noch einmal im Quartal zur Kontrolle beim Hausarzt. Das hab ich gekriegt, weil ich was mit den Vorhöfen vom Herzen hab ... die sind glaub ich ‚flatterig'." Die Notfallsanitäterin muss schmunzeln. „Ihren Blutzucker habe ich beim Anlegen des Zuganges mitbestimmt, der ist mit 107 (mg/dl) völlig in Ordnung", sagt sie zu Frau Faller. Diese antwortet: „Ja ... mit dem Zucker hab ich Gott sei Dank auch nix zu schaffen."

15.2.2 Wunden, Blutungen, Amputationen

Wunden

Wundarten

Wunden entstehen, wenn die Oberfläche von Haut oder Schleimhaut beschädigt oder gar durchtrennt wird, sodass ihre Schutzfunktion entfällt und Keime leichter in den Körper gelangen können. Nach dem Entstehungsmechanismus lassen sich Wunden einteilen.

Schürfwunde • Eine Schürfwunde entsteht, wenn man über eine Fläche rutscht oder an ihr entlangscheuert. Dies verletzt nur die oberste Hautschicht, so dass die Wunde meist kaum blutet, aber schnell von einem glasigen Film aus Gewebewasser bedeckt ist. Zusätzlich sind thermische Schäden (=Verbrennungen) möglich, da das Rutschen über eine Fläche (z.B. Turnhallenboden) große Wärme an der Hautoberfläche erzeugen kann. Dann rötet sich die Haut an der Schürfwunde stark, schwillt an und bildet evtl. Blasen.

Stich- und Schnittwunden • Stich- und Schnittwunden haben meist glatte Wundränder. Auch oberflächliche Schnittwunden an exponierten Stellen (z.B. Hals oder Handgelenke) können lebensbedrohlich sein, die Verletzungstiefe wird v.a. am Körperstamm häufig unterschätzt. Daher sollten Stichwunden grundsätzlich in die Klinik gebracht werden. Manche Schnittwunden entstehen in suizidaler Absicht.

Riss-Quetschwunden („Platzwunden") • Platzwunden sind das Resultat stumpfer Gewalt. Liegt nur wenig Haut auf einem Knochen, z.B. am Schädel, dann führt dies oft zu einer auffällig klaffenden Wunde, die stark blutet. Risswunden zeichnen sich durch ausgefranste und manchmal sogar zerfetzte Wundränder aus. Sie entstehen bei stumpfer oder halbstumpfer Gewalteinwirkung.

Bisswunden • Bisswunden werden meist durch Tiere und manchmal auch durch Menschen verursacht. Jede Bisswunde muss von einem Arzt begutachtet werden. Bisswunden von Tieren, die unter Tollwutverdacht stehen, werden im Krankenhaus mit (medizinischer!) Seifenlauge ausgewaschen und bisher nicht geimpfte Personen müssen umgehend passiv immunisiert (= geimpft) werden.

Schusswunden • Schusswunden zeichnen sich (in Abhängigkeit von der Art des Projektils) meist durch eine kleinere Einschuss- und größere Ausschusswunde aus. Häufig sind Pulverreste (Schmauchspuren) am Einschussloch erkennbar. Ist nur ein Einschussloch sichtbar, spricht man von einem „Steckschuss". Bei Schusswunden/Schussverletzungen muss man immer damit rechnen, dass durch „Aufpilzen" (das Geschoss verformt sich im Körper zu einem pilzartigen Gebilde) oder „Torkeln" des Projektils im Körper eine wesentlich schwerere Verletzung vorliegt, als die Einschuss-Öffnung zunächst vermuten lässt. Daher gilt hier die Strategie: „schnelle Erstversorgung und schneller Transport" (load and go).

ACHTUNG

Beim Stichwort „Stichwunde" oder „Schusswunde" steht der Eigenschutz vor dem Patientenschutz (S. 185). Nicht sichere (= von der Polizei noch nicht freigegebene) Einsatzstellen dürfen nicht betreten werden.

Ablederung • Unter einer Ablederung versteht man eine großflächige Ablösung der Haut durch ein Trauma (z. B. beim Überrollen durch ein Fahrzeug, ▶ Abb. 15.4). Ablederungen am Kopf nennt man Skalpierungen.

Allgemeine Prinzipien der Wundversorgung

Die Anlage von Wundverbänden ist eine **effektive Basismaßnahme**, die Rettungsdienstmitarbeiter beherrschen müssen.

Verbände erfüllen mehrere Funktionen: Zum einen gewährleisten sie einen **mechanischen Schutz** und schützen die Wunde vor (weiterer) **Kontamination mit Krankheitskeimen** oder groben Verschmutzungen. Sie saugen **Wundsekrete** auf und können durch eine gewisse Ruhigstellung **Schmerzen mindern**. Auch zur **Blutstillung** (S. 342) sind Verbände unerlässlich und unter Umständen lebensrettend.

Materialien • Folgende **Verbandmittel** stehen im Rettungsdienst zur Verfügung:
• Wundschnellverband für sehr kleine Wunden (= „Pflaster")
• sterile Kompressen in verschiedenen Größen
• Verbandtücher (bis 80 × 120 cm Größe)
• Verbandpäckchen (sterile Wundauflage mit Mullbinde)

Zur **Fixierung** kommen ein Dreieckstuch, Mullbinden oder Pflasterstreifen infrage.

Durchführung • Ein einfacher Verband besteht präklinisch aus einer **trockenen, keimfreien Wundauflage**, die (soweit möglich) steril auf die Wunde gelegt wird. Die Auflage sollte rutschfest befestigt sein (in behaarten Körperregionen Umwicklung mit Mullbinde erforderlich). Exemplarisch zeigt der Film die Anlage eines Kopfverbandes (▶ Abb. 15.5).

Wenn der Verband rutscht, sollte die primäre Wundabdeckung nicht entfernt werden, sondern mit Pflasterstreifen erneut fixiert werden. Ausgetretene Abdominalorgane (S. 354) werden mit steril angefeuchteten Wundauflagen bedeckt. Bei starken Blutungen wird ein Druckverband (S. 342) angelegt.

Zirkuläre Verbände dürfen nicht zu fest sitzen, damit sie die Durchblutung nicht behindern: **DMS-Kontrolle** (S. 338) nach Anlage des Verbands. Ist die Durchblutung der Extremität beeinträchtigt, muss der Verband sofort gelockert werden. Dazu genügt es evtl., bei einem Druckverband die Seiten einzuschneiden; so muss nicht der gesamte Verband gelöst werden.

Grundsätzlich bleibt der sterile Erstverband bis zur endgültigen Versorgung auf der Wunde. Angelegte Verbände sollten regelmäßig auf **Nachblutungen** überprüft werden.

Abb. 15.4 Verschiedene Wundarten.

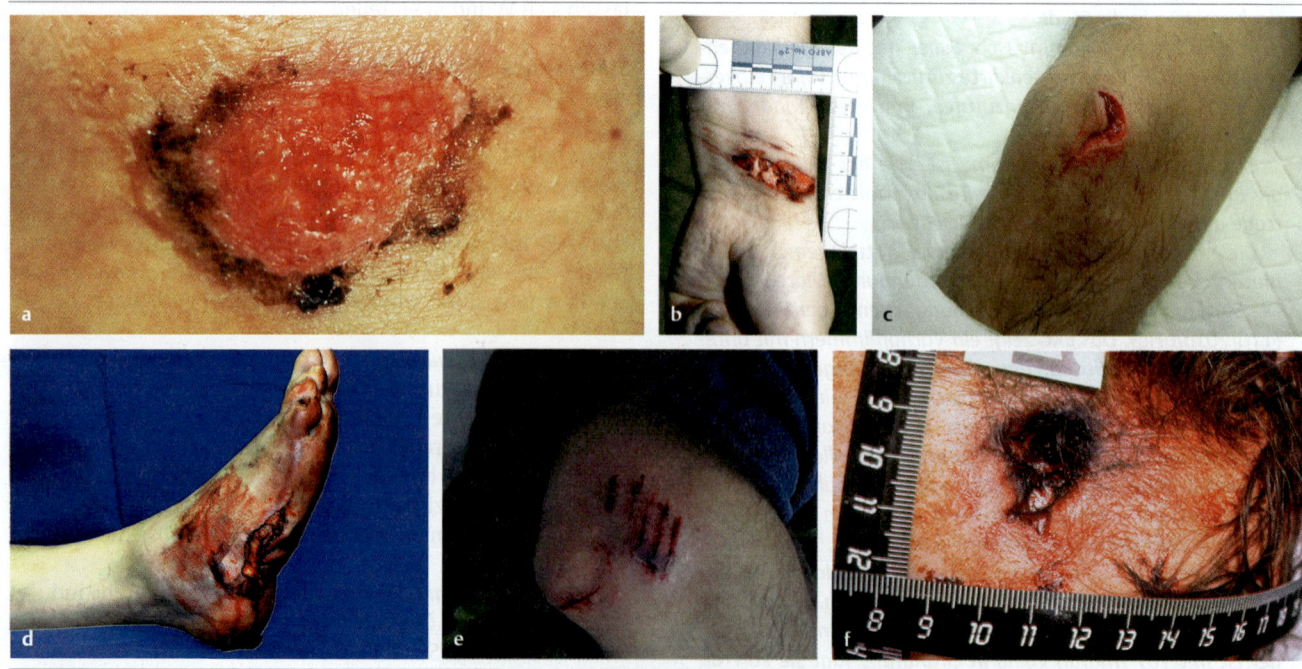

a Schürfwunde. **b** Schnittverletzung am Handgelenk in suizidaler Absicht. **c** Riss-Quetschwunde. **d** Ausgedehnte Quetschverletzung. **e** Hundebiss am Ellenbogen. **f** Schusswunde mit typischen Schmauchspuren. *a, d, e und f aus: Piatek, S. Wundarten. In Lippert H. Wundatlas. Thieme; 2012. b aus: Ahne T, Ahne S, Bohnert M. Rechtsmedizinische Aspekte der Notfallmedizin. Thieme; 2010. c aus: Walensi M. Riss-Quetsch-Wunden – Umgang mit Nadel, Faden und Pflaster. Lege artis – Das Magazin zur ärztlichen Weiterbildung (2015; 5(04): 265–271), Bildnachweis Mikolay Walensi.*

Abb. 15.5 Anlage eines Kopfverbands.

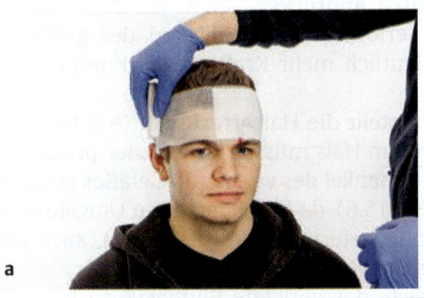 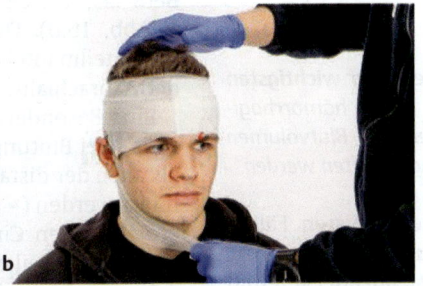 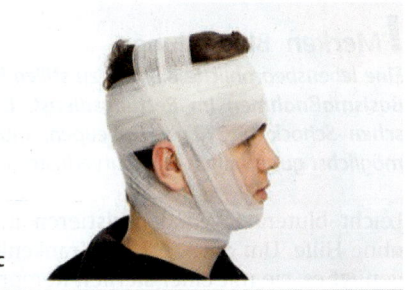

a Zunächst wird der Kopfverband zirkulär angelegt. **b** Anschließend wird er durch unter dem Kinn quer angelegte Bindengänge fixiert. **c** So wird ein zuverlässig sitzender Verband gewährleistet. *Fotos: Kirsten Oborny*

Alle Patienten mit Wunden, die einer Weiterbehandlung bedürfen, sollten **innerhalb von 6 h** in einer Klinik vorgestellt werden. Bei jeder Wunde muss außerdem der Impfschutz gegen **Tetanus** überprüft werden.

ACHTUNG

Es ist am Einsatzort verboten:
- *Wunden zu berühren*
- *Wunden mit Desinfektionsmitteln, Puder, Salben oder Sprays zu behandeln*
- *Wunden auszuwaschen*
- *Fremdkörper zu entfernen.*

Ausnahmen sind:
- *Kühlung von Verbrennungen* (S. 361) *mit Wasser*
- *u. U. eine Spülung bei Verätzungen* (S. 372) *mit Wasser.*

Fremdkörper in Wunden • Fremdkörper – egal, ob es sich um kleine Verunreinigungen oder große Gegenstände im Rahmen einer Pfählungsverletzung (S. 345) handelt – dürfen aus Wunden bis zur endgültigen Versorgung in der Klinik **nicht entfernt** werden.

Der Fremdkörper sollte z. B. mit Mullbinden **gut unterpolstert** werden, um zusätzliche Druckschädigungen des umgebenden Gewebes und eine Bewegung des Fremdkörpers zu vermeiden. Der angelegte Verband sollte den Fremdkörper **umschließen** und **sicher befestigt** werden, die eigentliche Wundfläche möglichst steril bedeckt sein.

RETTEN TO GO

Wundarten

Wunden entstehen, wenn die Oberfläche von Haut oder Schleimhaut beschädigt oder gar durchtrennt wird. Die Schutzfunktion der Haut entfällt und Keime können leichter in den Körper gelangen. Abhängig vom Entstehungsmechanismus unterscheidet man **Schürf-, Stich- und Schnittwunden. Riss-Quetschwunden** entstehen häufig bei stumpfer Gewalteinwirkung. **Biss-, Schuss-, und Ablederungswunden** sind eher selten.

Wundversorgung

Verbände gewährleisten einen **mechanischen Schutz** und schützen vor (weiterer) **Kontamination mit Krankheitskeimen** oder groben Verschmutzungen. Sie saugen **Wundsekrete** auf und können **Schmerzen mindern**. Zur **Blutstillung** können Verbände lebensrettend sein. **Verbandmittel** können ein Wundschnellverband, sterile Kompressen, Verbandtücher und -päckchen sein. Zur **Fixierung** kommen ein Dreieckstuch, Mullbinden oder Pflasterstreifen infrage. Wunden dürfen nicht berührt, ausgewaschen oder mit Desinfektionsmitteln, Puder, Salben oder Sprays behandelt werden. Fremdkörper muss man immer in der Wunde belassen.

Blutungen und Blutstillung

Fallbeispiel Blutungsschock

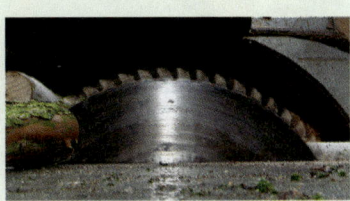

© TwilightArtPictures – Fotolia.com

An einem Samstagvormittag wird das Rettungsteam zu einem häuslichen Unfall gerufen. Das Einsatzstichwort lautet „Hand in Kreissäge" – was schon zu einer gewissen Nervosität beim Rettungspersonal führt.

Beim Eintreffen werden Sie mit ihren Kollegen von einem älteren Herrn zu einer hinter dem Haus liegende Scheune geführt, wo schon einiges „Kleinholz" liegt. Mittendrin sitzt ein ca. 40-

jähriger Mann, der seine bereits mit einem durchbluteten Handtuch umwickelte rechte Hand mit der linken Hand stützt und hochhält. „Wir haben Scheitholz für den Winter gesägt und ich habe ihm noch gesagt, er soll den Sicherheitsschalter nicht festklemmen!", gibt der ältere Herr an. Die Rettungsassistentin versichert sich, dass keine gefährlichen Gegenstände umherliegen und die Säge auch sicher vom Strom getrennt ist (Eigensicherung!), und beginnt dann mit der Versorgung nach ABCDE-Schema. Die Atemwege sind frei (A) und der Patient – Herr Winter – atmet mit ca. 24 Atemzügen pro Sekunde (B). Er ist schweißgebadet und der Puls liegt bei 120/min. Der Blutdruck beträgt systolisch 110 mmHg und die SpO$_2$ liegt bei 99 %. Den Unfallhergang kann Herr Winter klar schildern: Beim erneuten Hintreten zur „überbrückten" Kreissäge führte ein bereits gesägter Scheit zum Stolpern „in die Säge". Er gibt an, sich „schummrig" zu fühlen und es sei ihm auch „flau" im Magen.

Einführung

! *Merken* **Blutstillung**

*Eine lebensbedrohliche Blutung zu stillen ist eine der **wichtigsten Basismaßnahmen im Rettungsdienst**. Um einem hämorrhagischen Schock (S. 272) vorzubeugen, müssen das Blutvolumen möglichst gut erhalten und Blutverluste gering gehalten werden.*

Leicht blutende Wunden sistieren in den meisten Fällen ohne Hilfe. Um die Fahrt ins Krankenhaus zu überbrücken, genügt es, sie mit einer sterilen Kompresse abzudecken und zu verbinden.

Starke Blutungen sind in 90 % der Fälle durch Druck von außen zu stillen: zunächst durch **Hochlagerung** der Extremität und **manuelle Kompression** und die anschließende **Anlage eines Druckverbands**.

ACHTUNG

Die Kleidung des Patienten (Motorradkombi, wasserdichte Kleidung) kann (sogar starke) Blutungen verdecken.

Prinzipien der Blutstillung

Manuelle Kompression • Bei der manuellen Kompression werden die Hände entweder direkt auf die Wunde (am Kopf oder am Rumpf) oder auf die zuführende Arterie gedrückt. So lässt sich am **Arm** die **A. brachialis** komprimieren (▶ Abb. 15.6). Dazu wird die A. brachialis am hochgelagerten Arm gegen den Oberarmknochen gedrückt. Blutungen am **Bein** lassen sich durch Abdrücken der **A. femoralis** stillen (▶ Abb. 15.6). Dies erfordert aber aufgrund des größeren Weichteilmantels deutlich mehr Kraft als die Kompression der A. brachialis.

Eine Besonderheit stellt die **Halsarterie** dar (= Arteria carotis). Bei Blutungen am Hals müssen sowohl der proximale als auch der distale Schenkel des verletzten Gefäßes komprimiert werden (▶ Abb. 15.6), da hier über einen Umgehungskreislauf, den Circulus arteriosus Wilisii (S. 111), auch der abführende Teil des Gefäßes stark durchblutet wird.

Ist es nicht möglich, das verletzte Blutgefäß zu komprimieren (z. B. **Bauchschlagader**), dann sind der schnellstmögliche Transport in eine Klinik und eine Notoperation die einzige Überlebenschance.

Anlage eines Druckverbands • Zunächst wird das Wundgebiet mit einer **sterilen Wundauflage abgedeckt** und mit einigen Umwicklungen einer Binde fixiert (▶ Abb. 15.7). Anschließend wird ein **elastisches Druckpolster** (z. B. Verbandpäckchen) aufgelegt und mit weiteren Bindengängen unter etwas stärker werdendem Zug fixiert. Dabei muss man darauf achten, die Wunde (wenn möglich) weiter über Herzniveau zu halten, bis der Verband vollständig angelegt ist. Bei anhaltender Blutung muss über dem ersten Druckverband ein zweiter angelegt werden.

Abb. 15.6 Manuelle Kompression von Gefäßen.

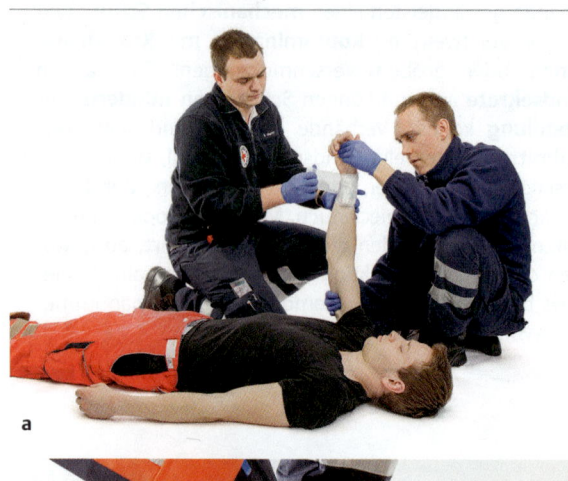
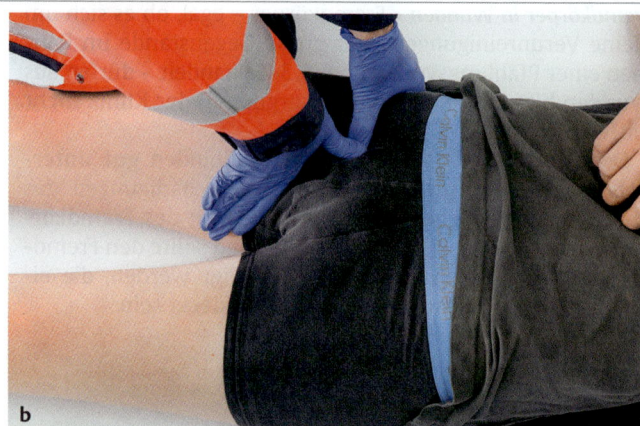
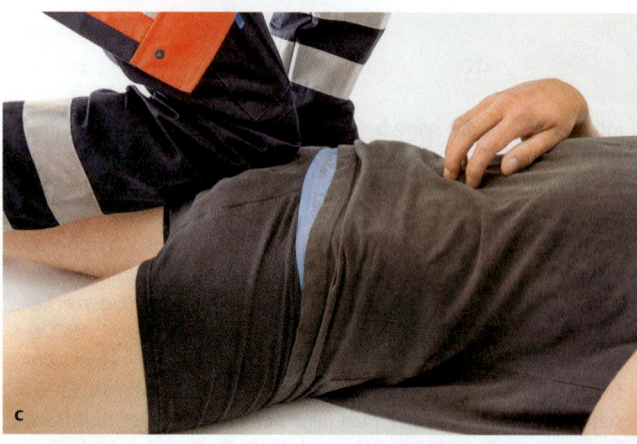
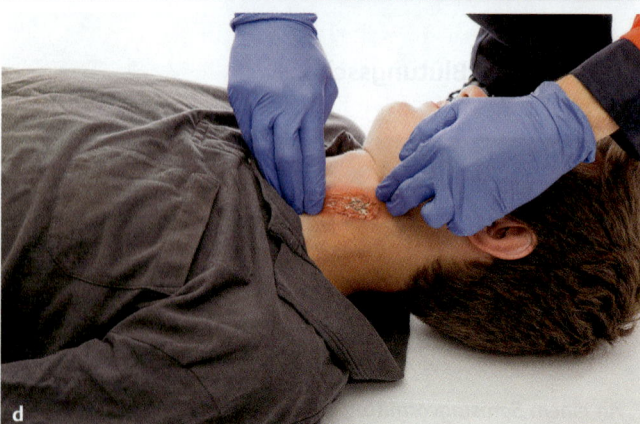

a Kompression der A. brachialis mit Anlage eines Druckverbands.
b Kompression der A. femoralis mit den Daumen.
c Alternativ ist bei Erfolglosigkeit eine Kompression der A. femoralis mit dem Knie möglich.
d Kompression der A. carotis (proximaler und distaler Schenkel des Gefäßes).
Fotos: Kirsten Oborny

Abb. 15.7 Druckverband.

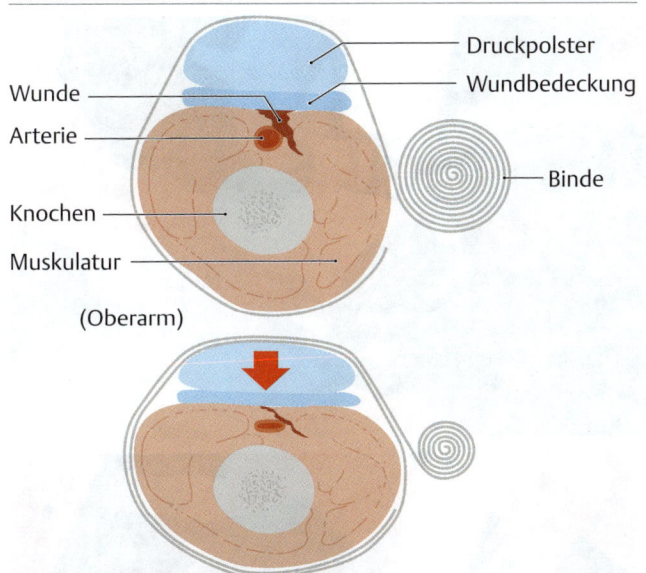

Wunde — Arterie — Knochen — Muskulatur — (Oberarm) — Druckpolster — Wundbedeckung — Binde

Schematische Darstellung der Anlage eines Duckverbands. Das verletzte Gefäß wird durch den Vernad komprimiert. *Nach: Secchi A, Ziegenfuß T. Checkliste Notfallmedizin. Thieme; 2009*

Blutungen an Kopf und Rumpf lassen sich häufig trotz mehrerer Druckpolster nicht ausreichend stillen, sodass man hier zusätzlich dauerhaft manuell komprimieren muss.

ACHTUNG
Der Druckverband sollte in jedem Fall erst in der Klinik wieder geöffnet werden.

Ein Druckverband sollte den venösen Rückfluss aus dem verletzten Bereich nicht behindern. Sollten Zeichen einer venösen Stauung auftreten (verstärkte Blutung aus der Wunde, bläuliche Verfärbung der Extremität, hervortretende Venen), muss der Verband ggf. etwas gelockert werden.

Abbindung einer Extremität • In Ausnahmefällen kann eine starke Blutung einer Extremität durch Hochlagern, Kom-

Video

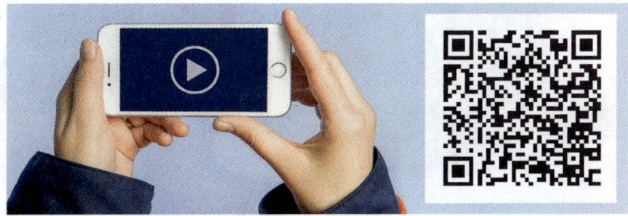

Über die Anlage eines Druckverbands gibt es auch ein Video!

pression und Anlagen eines Druckverbandes nicht kontrolliert werden (großflächig zerfetzte Wunden, stark blutende offene Frakturen, Fremdkörper, die die Anlage eines Druckverbands verhindern). Dann muss die jeweilige Gliedmaße abgebunden werden, um das Leben des Patienten zu retten – auch, wenn er die Gliedmaße dadurch vielleicht verliert. Hier gilt „life before limb", also „Leben vor Gliedmaße".

Die Abbindung erfolgt mit einem speziellen Tourniquet (breites Stauband, ▶ Abb. 15.8). Alternativ kommen breite Dreieckstücher oder RR-Manschetten, die etwa 40 mmHg über den systolischen Blutdruck aufgepumpt werden, zum Einsatz. Die Abbindung sollte nicht über Gelenken und nicht direkt über einer Fraktur angebracht werden. Bei erfolgreicher Abbindung ist der Puls in der Extremität nicht mehr zu tasten.

! Merken Abbinden
Das Abbinden ist immer mit dem möglichen Verlust der Extremität verbunden und ist daher nur die Ultima Ratio (letzte Möglichkeit). Ein zügiger Transport in die Klinik ist unerlässlich. Zeitpunkt der Abbindung dokumentieren!

Volumenersatztherapie

Parallel zur Blutstillung ist der Ersatz des verlorenen Blutvolumens essenziell. Dazu sollten zwei großlumige Zugänge (mind. 18 G, besser 16 G) gelegt und großzügig Vollelektrolytlösung infundiert werden, vgl. Therapie und Prophylaxe des hämorrhagischen Schocks (S. 272).

Fallbeispiel Fortsetzung – Blutungsschock

Die erhöhte Herzfrequenz in Verbindung mit einem für einen gesunden Mann, der gerade noch schwer gearbeitet hat, relativ erniedrigten Blutdruck ist ein Hinweis auf einen möglichen Schock – in diesem Fall wohl einen Volumen-Mangel-Schock. Sie helfen Herrn Winter beim Hinlegen und legen seine Beine auf den Hocker (Schocklagerung). Den verletzten Arm platzieren Sie vorsichtig außerhalb des Gesichtsfelds von Herrn Winter ab. Ihre Kollegin inspiziert die Wunde: Die Säge ist offenbar beim Versuch, sich abzustützen, auf Höhe des Handgelenks in der Nähe der Arteria radialis längs tief in die Unterarm eingedrungen. Beim Entfernen des Handtuches erkennt sie eine deutlich pulsierende Blutung. Währenddessen machen Sie am anderen Arm die Nagelbettprobe und berichten: „Rekapillarisierungszeit ca. 4 Sekunden" – das ist zu lange und spricht wie der niedrige Blutdruck für eine schlechte Kreislauffunktion (C). Am anderen Arm legt der zweite Rettungsassistent einen großlumigen i. v.-Zugang.

„Herr Winter senior!", wendet sich Ihre Kollegin an den Herrn, der sie zum Unfallort geführt hat. „Bitte rufen Sie noch

einmal die 112 an und sagen Sie, dass hier ein Notarzt benötigt wird." Sie wendet sich Herrn Winter zu und sagt: „Ich kann erkennen, dass eine Blutung vorliegt, die wir jetzt als Erstes versorgen. Geht es Ihnen im Liegen besser?" – „Na ja ... mir ist nicht mehr so flau ... aber das Herz schlägt mir bis zum Hals."

„Mein Kollege wird Ihnen jetzt eine Infusion anlegen und dann noch einen zweiten Zugang legen, während ich mich hier um Ihre Wunde kümmern werde." Herr Winter nickt zögerlich. Ihr Kollege legt einen weiteren Zugang, während Sie die Infusionen richten, die „im Schuss" verabreicht wird. Die Wunde komprimiert Ihre Kollegin mit einem sterilen Tupfer, was für Herrn Winter schmerzhaft ist. Leider kann sie nicht genug Druck ausüben, um die Blutung zu stoppen. Daher sucht sie an der Innenfläche des Oberarmes nach der Stelle zwischen Bizeps und Trizeps und drückt fest zu. „Das gibt es jetzt ein kribbelndes, vielleicht auch unangenehmes Gefühl im Arm, aber ich habe sonst keine Möglichkeit, die Blutung zu stoppen", erklärt sie dem Patienten.

Abb. 15.8 Anlegen eines Tourniquets.

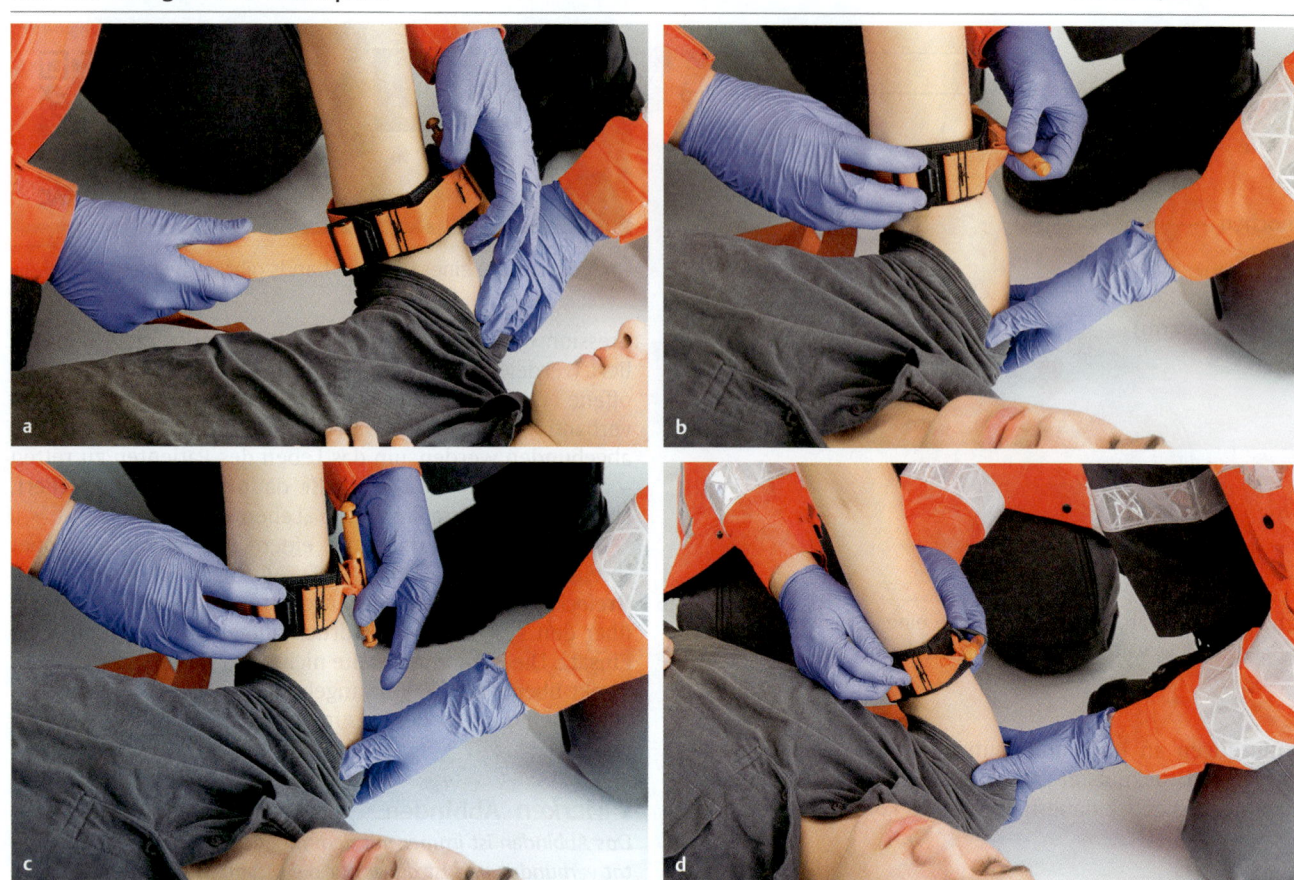

a Das Anlegen eines Tourniquets muss immer gelenkfern erfolgen. Zunächst wird das Band straff angelegt.
b Anschließend wird es durch Rotation festgezurrt.
c Weitere Rotation bis zur Blutstillung. Alle anderen Strukturen werden dabei sehr schmerzhaft komprimiert!
d Schließlich Fixierung z. B. mittels Klemmhaken. Uhrzeit der Abbindung dokumentieren!

Fotos: Kirsten Oborny

RETTEN TO GO

Blutungen und Blutstillung

Eine lebensbedrohliche Blutung zu stillen ist eine der **wichtigsten Basismaßnahmen im Rettungsdienst**. Leicht blutende Wunden sind mit einer sterilen Kompresse zu verbinden. Starke Blutungen sind durch **Hochlagerung**, **manuelle Kompression** und die **Anlage eines Druckverbands** zu versorgen: Bei der **manuellen Kompression** wird Druck direkt auf die Wunde bzw. auf die zuführende Arterie ausgeübt. Ein **Druckverband** wird mithilfe einer sterilen Wundauflage, elastischer Druckpolster und mit einer Binde unter etwas stärker werdendem Zug umwickelt. Als letzte Möglichkeit, wenn die Blutung nicht kontrolliert werden kann, muss die jeweilige Gliedmaße **abgebunden** werden („life before limb"). Eine großzügige Volumentherapie kompensiert den Volumenverlust.

Amputationen

Definition Amputation

Unter einer Amputation versteht man die teilweise (subtotale Amputation) oder vollständige (totale Amputation) Abtrennung einer Extremität vom Körper.

Abb. 15.9 Subtotale Amputation.

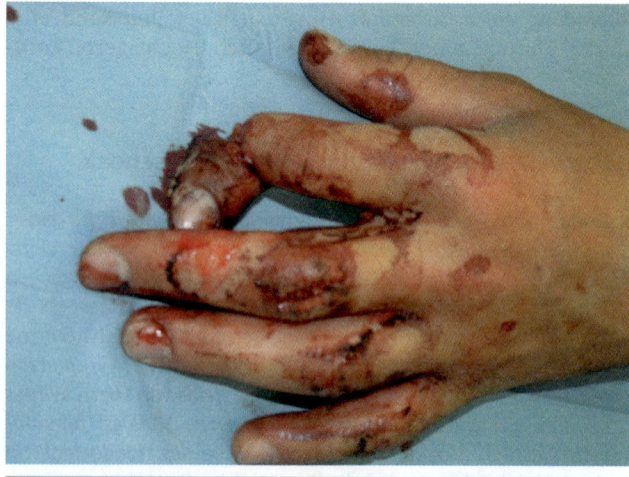

Aus: Ziring E, Ishaque B, Ruchholtz S. Präklinisches Management der Amputationsverletzung. Notfallmedizin up2date (2009; 4(01): 25–37)

Versorgung des Patienten

Bei einer Amputationsverletzung (▸ Abb. 15.9) stehen zunächst das **Stillen der Blutung** mit Hochlagern der Extremität/des Stumpfes, Kompression der Wunde oder des zuführenden Gefäßes und Anlegen eines Druckverbands als Sofortmaßnahme im Vordergrund.

Abb. 15.10 Replant-Set

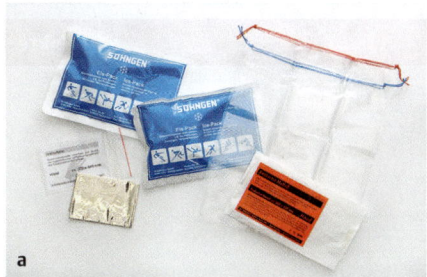 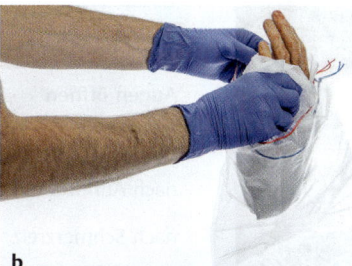 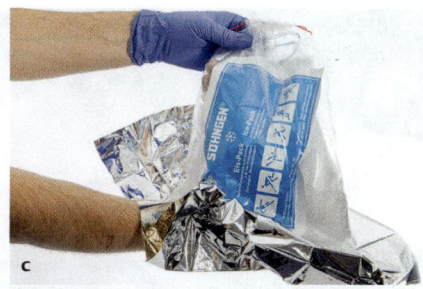

a Das Replant-Set beinhaltet zwei wasserdichte Beutel, Kühlmittel (z. B. coolPack©), sterile Kompressen und einen Wärmeschutz (z. B. Rettungsfolie).
b Das Amputat wird möglichst steril verpackt in den Innenbeutel gelegt.
c Der Innenbeutel wird dann in den Außenbeutel gelegt, der mit Kühlmittel gefüllt wurde. Wichtig: Frostfreiheit das Außenbeutels und Wasserdichtigkeit des Innenbeutels beachten!

Fotos: Kirsten Oborny

ACHTUNG

Blutungen bei Amputationen können verzögert auftreten, da eine Vasokonstriktion im Stumpf eine stärkere Blutung zunächst drosselt.

Im Rahmen der Versorgung wird außerdem das **ABCDE-Schema** (S. 191) abgearbeitet. Eine große Rolle spielt die frühzeitige **Schockprophylaxe** mit entsprechender Lagerung und Anlage mehrerer großlumiger i. v.-Zugänge.

Versorgung des Amputats

Besteht eine **subtotale Amputation**, darf eine **Hautbrücke** (so klein sie auch sein mag) **keinesfalls durchtrennt** werden. Über sie wird das Amputat möglicherweise noch durchblutet.

Das Amputat soll ohne Wasch- oder Reinigungsversuche in sterile Kompressen verpackt werden und in einem sog. **Replant-Set** (► Abb. 15.10) kühl transportiert werden. Hierfür wird das Amputat trocken in den inneren Beutel gelegt und der Beutel fest verschlossen. Der äußere Beutel wird mit kaltem Wasser oder (künstlichem) Eis gefüllt und ebenfalls verschlossen. So hat das Amputat im besten Fall eine Temperatur von 4 °C. Dadurch steigt die Chance auf eine erfolgreiche Replantation (Wiederverpflanzung).

Vorsicht

Das Amputat darf im Replant-Set keinen Kontakt zum Eis haben. Es kommt sonst zu Kälteschäden, die die Möglichkeiten einer Replantation verschlechtern.

Über die Möglichkeit der Replantation sollte präklinisch keine vorschnelle Aussage getroffen werden, denn das entscheidet sich erst während der Operation. Sicher aber ist, dass die primäre Auswahl der Klinik (**Replantationszentrum**) für das Outcome des Patienten von entscheidender Bedeutung ist.

Amputate, die erst gefunden werden, wenn der Patient bereits in der Klinik ist, müssen hinterhergebracht werden, egal, in welchem Zustand sie sind.

Sonderfall Zahntrauma

Versorgung des Amputats • Durch ein Trauma abgebrochene oder ausgeschlagene Zähne sollten (wie andere Amputate auch) **grundsätzlich sichergestellt** (asserviert) werden. Hierfür werden sie in sterile, mit NaCl angefeuchtete Kompressen eingepackt und im **Replantatbeutel** gesichert.

Manchmal ist eine spezielle „**Zahnbox**" im RTW vorhanden. Alternativ kann ein mit NaCl 0,9 % gefüllter **Spritzenkolben** genutzt werden. Freie Zähne dürfen keinesfalls desinfiziert oder „trocken" gemacht werden.

Versorgung des Patienten • Lockere oder ganz ausgebrochene Zähne können angeatmet (aspiriert) werden. Außerdem bluten Verletzungen des Zahnapparates häufig stark. Daher sollte schnell eine sterile Kompresse auf die Wunde gedrückt werden. Sind die Schmerzen nicht beherrschbar, muss eine adäquate Analgesie erfolgen. Bei Kollapsneigung/drohendem Schock ist eine Volumengabe angezeigt.

Das Zielkrankenhaus sollte eine zahnmedizinische Versorgung gewährleisten, ggf. unter Infkaufnahme eines längeren Transportweges.

RETTEN TO GO

Amputation

Unter einer Amputation versteht man die teilweise (**subtotale Amputation**) oder vollständige (**totale Amputation**) Abtrennung einer Extremität vom Körper. Die **Blutstillung** als Sofortmaßnahme steht im Vordergrund (Hochlagern, Kompression der Wunde bzw. der zuführenden Arterie und Anlegen eines Druckverbands).

Besteht eine **subtotale Amputation** darf eine **Hautbrücke** keinesfalls durchtrennt werden. Das Amputat soll unverzüglich in sterile Kompressen verpackt und in einem sog. **Replant-Set** kühl transportiert werden.

Pfählungsverletzung

Definition Pfählungsverletzungen

Verletzungen, bei denen es zu einem Durchspießen des Gewebes durch einen Fremdkörper gekommen ist, nennt man Pfählungsverletzungen. Dabei ist es unerheblich, ob sich der Fremdkörper noch im Patienten befindet oder nicht. Daher zählen letztlich auch Schusswunden (S. 339) zu den Pfählungsverletzungen.

Bei Pfählungsverletzungen ist es immer sehr schwierig, das Verletzungsausmaß richtig einzuschätzen. **Unter keinen Umständen darf der Fremdkörper aber aus der Wunde entfernt werden**: Eventuell verletzte Gefäße werden möglicherweise durch den Gegenstand noch „verschlossen" (► Abb. 15.11). Ein Herausziehen würde eine starke Blutung

Abb. 15.11 Fremdkörper in der Wunde.

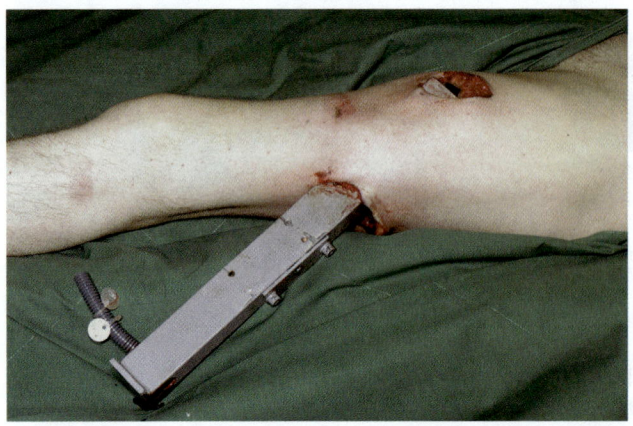

Aus: Seekamp A, Mahlke L. Verletzungsbedingte Notfälle. In: Scholz J et al. Notfall-medizin. Thieme; 2013

aus der Tiefe zur Folge haben, die an der Unfallstelle oft nicht zu beherrschen ist und für den Patienten tödlich enden kann. Außerdem könnten beim Herausziehen durch ein Verhaken/Verkanten weitere Verletzungen entstehen.

Die Versorgung des Patienten erfolgt nach dem üblichen ABCDE-Schema, wobei dem Volumenersatz eine tragende Rolle zukommt. Der Fremdkörper wird an der Eintrittsstelle mit sterilem Material umpolstert und so fixiert, dass eine Bewegung des Fremdkörpers nicht mehr möglich ist.

Ist der Gegenstand zu groß, um ihn sinnvoll zu transportieren, ist eine Kürzung oder Befreiung durch die Feuerwehr notwendig.

15.2.3 Schädel-Hirn-Trauma

Grundlagen

Definition Schädel-Hirn-Trauma

Ein Schädel-Hirn-Trauma (SHT) ist eine Verletzung durch spitze oder stumpfe Gewalteinwirkung auf den Schädel oder das Gehirn. Auch indirekte Gewalt, z. B. ein Beschleunigungstrauma beim Auffahrunfall, kann ein SHT verursachen.

*Man unterscheidet ein **geschlossenes SHT**, bei dem die harte Hirnhaut (Dura mater) intakt geblieben ist, von einem **offenen SHT**. Dabei ist die Dura mater eröffnet, das Gehirn hat also eine Verbindung nach außen. Krankheitserreger können dann leicht eindringen und schwere Infektionen verursachen.*

Pathophysiologie • Bei einem SHT können zunächst Gehirn und/oder Hirngefäße oder -häute direkt verletzt werden (**primäre Hirnschädigung**). Diese Schädigung ist i. d. R. irreversibel und therapeutisch nicht beeinflussbar – im Unterschied zu den **sekundären Hirnschäden**, die Minuten oder auch erst Wochen nach dem eigentlichen Trauma auftreten können. Hierzu zählen Schwellungen, Durchblutungsstörungen oder Blutungen. Diese Folgeerscheinungen eines SHT haben schwerwiegende Folgen, wenn sie nicht rechtzeitig – auch schon am Notfallort! – behandelt werden.

Eine wichtige Rolle bei der Pathophysiologie des SHT spielt auch der **intrakranielle Druck**: Da der knöcherne Schädel um Gehirn und Liquorräume eine feste Begrenzung bildet, die sich beim Erwachsenen nicht ausdehnen kann, führt eine intrakranielle Volumenzunahme (z. B. durch eine Blutung oder eine Schwellung) schnell zum Anstieg des intrakraniellen Drucks (**ICP** = intracranial pressure). Eine weitere Druckschädigung des Gehirns ist möglich. Gleichzeitig

Tab. 15.3 Glasgow-Coma-Score

Kriterium	Punkte
Augen öffnen	
spontan	4
nach Aufforderung	3
nach Schmerzreiz	2
keine Reaktion	1
Verbale Antwort	
orientiert, verständlich, prompt	5
desorientiert	4
einzelne unverständliche Worte	3
Stöhnen, unverständliche Laute	2
keine Reaktion	1
Motorische Reaktion	
befolgt Aufforderungen	6
gezielte Abwehr nach Schmerzreiz	5
ungezielte Abwehr nach Schmerzreiz (beugen, wegziehen)	4
abnorme Beugung der Extremitäten („Beuge-synergismen") nach Schmerzreiz	3
plötzlich auftretende Streckbewegungen („Streck-synergismen") nach Schmerzreiz	2
keine Reaktion	1
Summe: Max. 15	

nimmt bei Zunahme des intrakraniellen Drucks die Durchblutung ab, da der Druck, der im Gefäß herrscht, gegenüber dem intrakraniellen Druck zu gering wird.

Einteilung

AVPU-Schema

Die Ersteinschätzung des Bewusstseinszustandes des Patienten mit SHT und der erforderlichen Basismaßnahmen erfolgt am schnellsten anhand des AVPU-Schemas (▶ Tab. 8.2).

Glasgow-Coma-Score

Ist die Basisversorgung des Patienten abgeschlossen, sollte zeitnah der **Glasgow-Coma-Score** (Glasgow Coma Scale = GCS, ▶ Tab. 15.3) erhoben werden. Sie ist ein „feineres" Tool, um das Ausmaß der Schädigung zu beurteilen. Er sollte immer wieder kontrolliert werden, um eine Verschlechterung des Zustands des Patienten früh zu erkennen.

! Merken Glasgow-Coma-Score

Je niedriger der GCS, desto schwerer das SHT:
- *Leichtes SHT → GCS 13–15*
- *Mittelschweres SHT → GCS 9–12*
- *Schweres SHT → GCS < 9*

Ab einem GCS < 9 ist das Bewusstsein so stark eingeschränkt, dass die Schutzreflexe nicht mehr greifen und der Patient intubiert werden muss (S. 215).

Gradeinteilung nach Symptomen

Das SHT kann außerdem anhand der Dauer der Bewusstlosigkeit und der Schwere der Symptome eingeteilt werden.

SHT Grad I: Gehirnerschütterung = Commotio cerebri • Die Patienten sind weniger als 15 min bewusstlos. Anschließend sind sie häufig verlangsamt und verwirrt und können sich nicht mehr an den Unfallhergang erinnern (= retrograde Amnesie). Zusätzlich können vegetative Symptome wie Übelkeit, Erbrechen und Schwindel auftreten.

SHT Grad II: Gehirnprellung = Contusio cerebri • Bei einer Contusio cerebri ist die Hirnsubstanz geschädigt (mit Bildgebung in der Klinik nachweisbar). Es liegt eine Bewusstseinsstörung von länger als 15 min bis zu 24 h vor. Die vegetative und neurologische Symptomatik kann bis zu drei Wochen andauern.

SHT Grad III: Gehirnquetschung = Compressio cerebri • Bei der schwersten Form des SHT ist das Hirngewebe stark geschädigt. Die Bewusstlosigkeit dauert mehr als 24 h bis Wochen. Zusätzlich bestehen langfristig neurologische Ausfallerscheinungen, oft sind diese irreversibel.

Verletzungsformen beim SHT

Intrakranielle Blutungen

Beim SHT kommt es (primär oder im Verlauf) häufig zu intrakraniellen Blutungen (Hämatome), die man anhand der Blutungslokalisation (▶ Abb. 15.12) einteilt.

! Merken   Hirnblutungen
Besonders häufig und schwerwiegend sind Hirnblutungen bei Patienten, die gerinnungshemmende Medikamente (z. B. ASS, Marcumar®) einnehmen. Also möglichst vor Ort noch gezielt danach fragen!

Epidurales Hämatom (EDH) • Dabei kommt es zu einer Blutung zwischen Dura mater und Schädelknochen (also auf der Dura). Meist verursacht durch eine Zerreißung der mittleren Hirnhautarterie (**A. meningea media**) im Rahmen

einer Schädelfraktur (S. 346). Typisch für eine epidurale Blutung ist eine **kurze initiale Bewusstlosigkeit** mit nachfolgendem **freiem Intervall** (symptomfreie Zeit über meist 1–3 h). Anschließend trübt der Patient wieder ein.

Subdurales Hämatom (SDH) • Die Blutung entsteht dabei unterhalb der Dura mater, also zwischen Dura mater und Arachnoidea. Ursache ist meist eine Zerreißung von im Subduralraum verlaufenden **Brückenvenen**. Ein **akutes Subduralhämatom** entsteht bei schweren Schädelverletzungen und führt früh zu Bewusstseinsstörungen und Hemiparese (Halbseitenlähmung). **Chronische Subduralhämatome** können (besonders nach einem leichten SHT) noch nach Wochen auftreten. Eine genaue Anamnese (Stürze in den letzten Wochen?) ist wegweisend.

Intrazerebrale Blutung (ICB) • Bei einer intrazerebralen Blutung kommt es zu einer Einblutung in die **Hirnsubstanz**. Sie äußert sich früh durch halbseitige Lähmungen und Hirndruckzeichen. Intrazerebrale Blutungen haben eine besonders schlechte Prognose, vor allem wenn sie sich bis in das Ventrikelsystem ausbreiten.

ACHTUNG
Präklinisch spielt die Unterscheidung der verschiedenen Blutungsarten keine wesentliche Rolle. Entscheidend ist es, die Symptome des SHT zu erkennen und den Patienten zügig in eine Klinik mit neurochirurgischer Abteilung zu bringen (RTH-Transport erwägen).

Schädelfrakturen

Kalottenfraktur • Der Bruch der Schädelaußenplatte (lat. = Kalottenfraktur) birgt zwei Gefahren: Einerseits kann der **Blutverlust** über die gut durchblutete Kopfhaut enorm sein und in einem Volumenmangelschock münden (Skalpierungsverletzung ▶ Abb. 15.13). Andererseits kann sich eine **intrakranielle Blutung**, vor allem ein Epiduralhämatom (S. 347), entwickeln, da die Schädelsplitter (oft auch erst im Verlauf) intrakranielle Blutgefäße verletzen.

Abb. 15.12 Schematische Darstellung intrakranieller Blutungen.

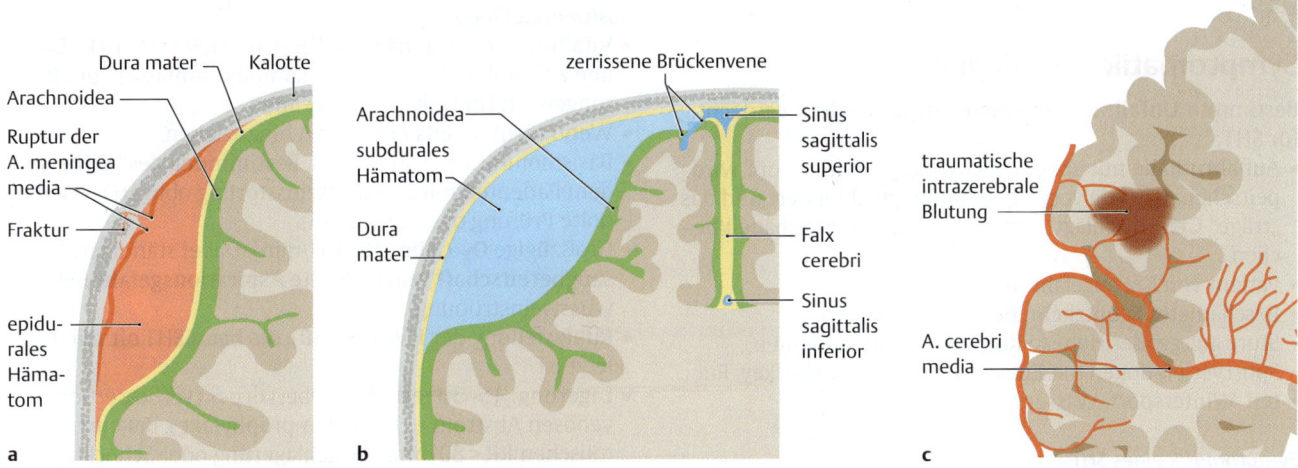

a Epidurales Hämatom durch Zerreißen der A. meningea media.
b Subdurales Hämatom bei Blutung aus Brückenvenen.
c Traumatische intrazerebrale Blutung.

Nach: Schünke M, Schulte E, Schumacher U. Prometheus LernAtlas der Anatomie. Thieme; 2015. Grafiker: M. Voll

Abb. 15.13 Skalpierungsverletzung.

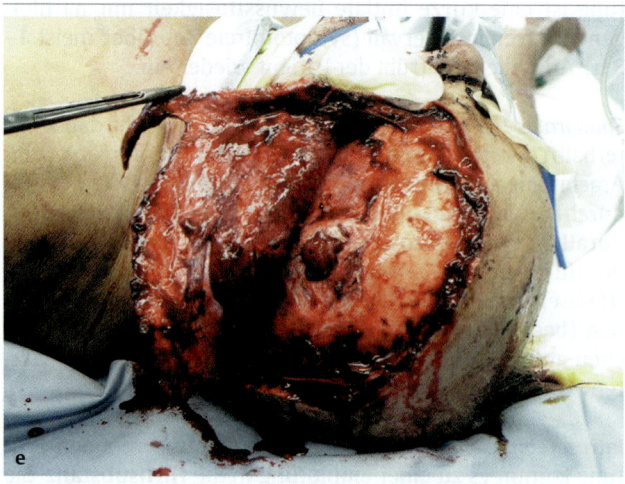

Aus: Piatek, S. Wundarten. In Lippert H. Wundatlas. Thieme; 2012

Schädelbasisfraktur • Bei einem Schädelbasisbruch ist meistens die Dura mater mitverletzt (also **offenes SHT!**). Von außen sind jedoch kaum Verletzungszeichen sichtbar, sodass eine Schädelbasisfraktur leicht übersehen werden kann. Wichtige Hinweise sind eine **Rhinoliquorrhö** oder **Otoliquorrhö**, d.h., Liquor läuft aus der Nase oder dem Ohr, evtl. unter Beimischung von Blut. Der Patient zieht meist unablässig die Nase hoch. Präklinisch kann man zur Abgrenzung Liquor/Nasensekret einen BZ-Test (S.202) des Ausflusses machen. Ist dieser positiv, spricht das für Liquor. Eine sichere Diagnose ist so aber nicht möglich, im Zweifelsfall muss man die schwerwiegendere Verletzung annehmen.

Mittelgesichtsfraktur • Typisch für Brüche des Mittelgesichts/Gesichtsschädels (S.106) sind ausgeprägte Schwellungen im Gesicht und ein Monokel- oder Brillenhämatom (Hämatom einer oder beider Augenhöhlen). Begleitend können starke Blutungen aus Mund und Nase auftreten, die zum Volumenmangelschock oder zur Aspiration führen können. Häufig sind Mittelgesichtsfrakturen mit Verletzungen der HWS (S.349) kombiniert.

ACHTUNG
Ein Blutverlust aus Mund und Nase wird häufig unterschätzt, da das meiste Blut „nach hinten" runterläuft und verschluckt wird.

Symptomatik und Diagnostik

Bestimmte **Unfallmechanismen** sind besonders verdächtig für SHT:
- Auffahrunfälle mit hoher Geschwindigkeit (der Kopf wird peitschenartig von vorne und hinten geschleudert und das „träge" Gehirn schlägt „von innen" gegen den Schädelknochen).
- Patient von Kfz angefahren.
- Beschädigter Schutzhelm bei Zweiradfahrern.
- Sturz aus großer Höhe (> Körperlänge des Patienten).
- Sportverletzungen mit Einsatz des Kopfes (Eishockey, Reiten, Wintersport, Wassersport).

Symptomatik eines SHT
- Bewusstseinsstörung bis zur Bewusstlosigkeit, evtl. erneute Eintrübung nach freiem Intervall (S.378). Erinnerungslücken.
- Kopfschmerzen, Schwindel.

- Übelkeit, Erbrechen.
- Sprachstörungen, Sehstörungen, Lähmungen, Gefühlsstörungen.
- Pupillendifferenz.
- Eventuell Krampfanfälle.
- Tast- oder sichtbare Stufenbildung am Schädel, evtl. sichtbare Hirnsubstanz.
- Ausfluss von Liquor aus Ohr oder Nase.
- Monokel-/Brillenhämatome, Hämatome hinter den Ohren als Zeichen einer Schädelbasisfraktur.

ACHTUNG
Bei alkoholisierten oder unter Drogen stehenden Patienten werden Symptome häufig fehlgedeutet oder maskiert. Im Zweifelsfall lieber Überwachung in der Klinik veranlassen. Zusätzlich sind SHT-Patienten oft nicht mehr „geschäftsfähig", weswegen eine Mitfahrtverweigerung nicht ohne Weiteres akzeptiert werden kann.

Akut steigender Hirndruck („Einklemmung") • Steigt der Hirndruck im weiteren Verlauf beim SHT massiv an, besteht die Gefahr, dass das Hirngewebe z.B. im Foramen magnum (S.105) eingeklemmt wird. Dabei werden lebenswichtige Strukturen wie das Atemzentrum geschädigt.

Symptome einer (drohenden) Einklemmung sind die Entwicklung einer **weiten, lichtstarren Pupille** (die Pupille „blendet auf"), während die Pupille der anderen Seite auf Lichteinfall „normal" reagiert (sich also zusammenzieht). Auch lichtstarre Pupillen beidseits sind möglich. Weitere möglich Zeichen sind ein erhöhter Muskeltonus (**Streck- oder Beugekrämpfe**) oder völliger **Verlust des Muskeltonus** (= schlaffe Lähmung), eine vegetative Überfunktion (z.B. **schwallartiges Erbrechen**) und ein **Ausfall der Hirnstammreflexe** (Kornealreflex, Pupillenreflex, Würgereflex, Hustenreflex). Letztlich kommt es zu einem **Versagen der Atmungs- und Kreislaufregulation** mit Atemstörung bis zum völligen Ausfall der Atmung, Hypotonie und Bradykardie.

Versorgung des Patienten

! Merken Therapie des SHT
Frühzeitige Maßnahmen des Rettungsdienstes können die Entwicklung sekundärer Hirnschäden (S.346) verhindern und sind für die Prognose von entscheidender Bedeutung.

Basismaßnahmen
- Vitalfunktionen gemäß ABCDE sicherstellen (S.191). Dabei den Kopf mit beiden Händen komplett umfassen, um Blutungen am Hinterkopf zu erkennen.
- Wenn nicht bereits erfolgt, NA hinzuziehen.
- Basismonitoring (S.200), inkl. Bestimmung des BZ (bei jedem Patienten mit Bewusstseinsstörung obligat!). Wiederholte Prüfung des GCS (S.346).
- Großzügige **O₂-Gabe** (10–15 l/min). Dabei ständig in **Absaugbereitschaft** sein (**erhöhte Aspirationsgefahr** bei Bewusstseinstrübung).
- Ruhigstellung der HWS (S.350), die beim SHT oft mitverletzt ist.
- Lagerung: 15–30° erhöhter Oberkörper (verbessert den venösen Abstrom → Hirnödemprophylaxe). Bei einem systolischen RR < 80 mmHg Flachlagerung oder Schocklage, da ansonsten der Druck für die Hirndurchblutung (zerebraler Perfusionsdruck) zu gering wird.
- Wärmeerhalt (S.238).

- Vorbereiten von i. v.-Zugang, VEL und Medikation. Wunden steril abdecken, wenn nötig Kopfverband (▶ Abb. 15.5). Sollte Hirnmasse ausgetreten sein, keinesfalls reponieren. Bei stark blutenden Wunden Druckverband (S. 342).
- Gegebenenfalls Intubation vorbereiten (Indikation zur Intubation wird wegen erhöhter Gefahr der Aspiration oder bei Blutungen aus dem Nasen-Rachen-Raum bei Mittelgesichtsfrakturen großzügig gestellt).
- Transport auf Spineboard oder Vakuummatratze.

Erweiterte Maßnahmen • Der Kreislauf sollte so gut wie möglich stabilisiert werden. Hierzu werden kristalloide Infusionen und ggf. kreislaufunterstützende Medikamente verabreicht. Der **Zieldruck** beim SHT ist **120 mmHg**, Werte bis 180 mmHg werden toleriert. RR-Abfälle unter 90 mmHg müssen unbedingt vermieden werden. An Medikamenten kommen meist **Analgetika** und **Sedativa** zum Einsatz. Der Transport sollte möglichst mit RTH in eine Klinik mit Neurochirurgie erfolgen.

ACHTUNG

Bei der kontrollierten Beatmung von Patienten mit SHT sollte der Patient nicht hyperventiliert werden, da dies die Hirndurchblutung verschlechtert. Falls vorhanden, Kapnometrie (S. 203).

RETTEN TO GO

Schädel-Hirn-Trauma

Ein Schädel-Hirn-Trauma (SHT) ist eine Verletzung durch spitze oder stumpfe Gewalteinwirkung (direkt oder indirekt) auf den Schädel oder das Gehirn. Das geschlossene SHT (Dura mater intakt) wird von dem offenen SHT (Dura mater eröffnet, hohe Infektionsgefahr!) unterschieden.

Der Bewusstseinszustand wird mithilfe des **AVPU-Schemas** und des **Glasgow-Coma-Score** eingeschätzt. Die Schwere eines SHT wird anhand der Symptome eingeteilt, von **Grad I** (Gehirnerschütterung) zu **Grad II** (Gehirnprellung) bis **Grad III** (Gehirnquetschung).

Beim SHT kann es zu **intrakraniellen Blutungen** kommen. Patienten, die gerinnungshemmende Medikamente einnehmen, sind besonders häufig betroffen!

Symptome eines SHT können Bewusstseinsstörungen, Erinnerungslücken, Übelkeit, Erbrechen, Sprach- und Sehstörungen, Lähmungen, Pupillendifferenz sein. Symptome für einen akut steigenden Hirndruck sind: weite, lichtstarre Pupille, auffälliger Muskeltonus, Ausfall der Hirnstammreflexe und letztlich das Versagen der Atmungs- und Kreislaufregulation.

Die **Basismaßnahmen** umfassen neben der Sicherstellung der Vitalfunktionen eine großzügige O₂-Gabe mit Absaugbereitschaft, Ruhigstellung der HWS mit Oberkörperhochlagerung (15–30°) zur Hirnödemprophylaxe. Transport auf Spineboard oder Vakuummatratze. Zu den **erweiterten Maßnahmen** zählen die Gabe von kristalloiden Infusionen und ggf. kreislaufunterstützende Medikamente. Der systolische Blutdruck sollte zwischen 120 und 180 mmHg liegen. Hyperventilation vermeiden!

15.2.4 Wirbelsäulentrauma
Grundlagen

Definition Wirbelsäulentrauma
Durch eine Gewalteinwirkung von außen können Frakturen oder Luxationen von Wirbelkörpern oder eine Verletzung des Rückenmarks entstehen.

! *Merken* Gefahr Querschnitt
Ein Wirbelsäulentrauma birgt immer die Gefahr einer Querschnittslähmung, die den Patienten ein Leben lang beeinträchtigt. Daher haben die fachgerechte Rettung und der achtsame Umgang mit dem Verletzten oberste Priorität!

Pathophysiologie

Wirbelkörperfrakturen • Die Art der Fraktur hängt von Art und Richtung der Gewalteinwirkung ab: Wird die Wirbelsäule gestaucht und dabei ein Wirbelkörper zusammengedrückt (komprimiert), spricht man von **Kompressionsfraktur**. Wenn die Wirbelsäule rotiert und flektiert wird, kann das zu einer **Luxationsfraktur** führen. Bei jeder Wirbelkörperfraktur besteht die Gefahr, dass abgescherte Knochenteile das Rückenmark verletzen.

Rückenmarksverletzungen • Schädigungen des Rückenmarks entstehen durch abgesprengte oder verlagerte Knochenteile bei Frakturen oder Luxationen (s. o.) oder aber durch **direkte Erschütterung, Quetschung oder Prellung**. Dabei kann es zu **Blutungen in den Spinalkanal** kommen, die das Rückenmark weiter schädigen. Eine Verletzung oder Durchtrennung des Rückenmarks führt zu den Symptomen einer **inkompletten** (Sensibilität oder Motorik teilweise erhalten) **oder kompletten Querschnittslähmung** (vollständiger Verlust von Sensibilität und Motorik).

Abhängig von der Höhe des Traumas kommt es zu unterschiedlichen Lähmungen:
- **Verletzungen des Halsmarks** führen zu einer Lähmung beider Arme und Beine (**Tetraplegie**). Unmittelbar lebensbedrohlich sind dabei Verletzungen des Rückenmarks **oberhalb des 4. Halswirbels**, da es durch eine Lähmung des N. phrenicus zu einer Atemlähmung kommen kann. Frakturiert der 1. oder 2. Halswirbel (**Atlas- oder Axisfraktur**), können Bruchstücke der Knochen die Medulla oblongata und damit das Atemzentrum schädigen und unmittelbar zum Tod führen.
- **Verletzungen des Brustmarks** führen zur Lähmung beider Beine bei freier Beweglichkeit der Arme (**Paraplegie**).

Ursachen

Jedes Unfallgeschehen, das mit **starken Scher- oder Stauchungskräften** einhergeht, kann zum Wirbelsäulentrauma führen. Typische Unfälle oder Unfallmechanismen sind:
- Stürze oder Sprünge aus großer Höhe (häufig in suizidaler Absicht), Kopfsprung ins flache Wasser, Reitunfall.
- Polytrauma, Überrolltrauma, eingeklemmte Person nach Verkehrsunfall.
- SHT (geht häufig mit HWS-Verletzung einher).
- Auffahrunfall mit Dezelerationstrauma (v. a. bei fehlender Kopfstütze, der Kopf wird peitschenschlagartig nach vorne und hinten geschleudert).
- (Versuchtes) Erhängen oder Erwürgen.

! *Merken* **Wirbelsäulentrauma**

Bei jedem Traumapatienten mit Bewusstseinstrübung muss man von einer Wirbelsäulenverletzung ausgehen.

Bei **vorgeschädigter Knochenstruktur**, z. B. durch Knochenentkalkung (Osteoporose), kann auch ein **leichtes Trauma** zu einer Wirbelkörperfraktur führen.

Symptomatik

Symptome einer Wirbelsäulenverletzung können sein:
- Schmerzen (können aber auch fehlen!).
- Bei HWS-Beteiligung Nackensteifigkeit, Kopfschmerzen, Tinnitus (Ohrgeräusch), Schwindel.
- Prellmarken über der Wirbelsäule.
- Tastbare knöcherne Fehlstellungen (Stufenbildung).
- Muskuläre Verspannung (Hartspann) im traumatisierten Bereich.
- Gefühlsstörungen wie Taubheit, Kribbeln („Ameisenlaufen"), Gefühllosigkeit. Lähmungen.

Bei einer plötzlichen Durchtrennung des Rückenmarks kommt es zu Zeichen eines **spinalen Schocks** (S. 276) mit dem plötzlichen Ausfall der motorischen, sensiblen und vegetativen Rückenmarksfunktionen. Typische Symptome eines spinalen Schocks sind:
- Komplette schlaffe Lähmung.
- Unkontrollierter Abgang von Stuhl und Urin.
- RR-Abfall. Herzfrequenz normal bis bradykard.
- Extremitäten unterhalb der Verletzung warm und rosig. Der restliche Körper hingegen zentralisiert.

Versorgung des Patienten

Das oberste Ziel ist nach der Sicherung der Vitalfunktionen die Immobilisation des Patienten. Durch eine sachgerechte Rettung können schwere Schäden wie eine Querschnittslähmung abgewendet werden. Jede unnötige Bewegung ist unbedingt zu vermeiden.

Basismaßnahmen
- Vitalfunktionen gemäß ABCDE sicherstellen (S. 191). Aber Vorsicht: Hals zur Atemkontrolle nicht überstrecken, stattdessen **Esmarch-Handgriff** (S. 210) durchführen.
- **„In-line"-Stabilisation** mit zwei Händen durchführen (▸ Abb. 15.24).
- Basismonitoring (S. 200): RR, Puls, EKG, SpO₂.
- **O₂-Gabe**, initial 2–4 l/min, Flow je nach SpO₂ anpassen (Ziel 94–98 %).
- Kontrolle von DMS (S. 338).
- **Immobilisation:**
  - Ansprechbare Patienten werden aufgefordert, sich nicht zu bewegen. Ein evtl. vorhandener Motorradhelm wird fachgerecht abgenommen (S. 228). Dann beginnt die Immobilisation mit der (evtl. lebensrettenden!) **Ruhigstellung der HWS** über den Halsschienengriff und die Anlage eines HWS-Stützkragens (S. 231), z. B. Stiffneck®.
  - Die **Immobilisation der übrigen gesamten Wirbelsäule** geschieht durch Umlagern mit einer Schaufeltrage auf eine Vakuummatratze oder ein Spineboard (S. 230). Wichtig ist es hierbei, dem wachen Patienten das Vorgehen zu erklären und ihn somit zu beruhigen.
  - Bei Gelegenheit (z. B. während des Umlagerns auf Krankentrage mit Schaufeltrage oder Spineboard) Rücken und Wirbelsäule auf Blutung, Hämatome, Schwellung, Stufenbildung und Verletzung inspizieren.

  - Rettung mit Rettungskorsett (S. 232), z. B. KED®-System, falls der Patient im Kfz sitzt. Beachte: nur bei kreislaufstabilen, nicht kritischen Patienten, da Zeitverlust!

ACHTUNG
Auch beim zunächst harmlos erscheinenden „Schleudertrauma" (HWS-Distorsion) nach Auffahrunfall kann man präklinisch nie eine Fraktur ausschließen. Die HWS also auf jeden Fall ruhigstellen.

- Vorbereiten von i. v.-Zugang, VEL und ggf. Medikation.
- Eventuell Intubation und/oder Narkose vorbereiten. Die Halskrause sollte zur Intubation geöffnet werden. Der Kopf muss dann aber durch einen Helfer „in-line" (also achsengerecht) stabilisiert werden.
- Wärmeerhalt (S. 238) zur Schockprophylaxe.

Erweiterte Maßnahmen • An Medikamenten kommen **Analgetika** und **Sedativa** zum Einsatz. Ein extrem schonender Transport in ein Zentrum mit Wirbelsäulenchirurgie ist zwingend notwendig (RTH auch nachts anstreben).

Sonderfall Erhängen oder Strangulation • Beim Erhängen oder bei der Strangulation/dem Erwürgen kann es zu Frakturen der HWS (S. 349) kommen. Der Tod tritt aber meist durch Verletzungen/Kompression der großen Halsgefäße (A. carotis, V. jugularis) oder der Atemwege (Trachea, Schild- und Ringknorpel) ein. Die Folgen sind eine Unterversorgung des Gehirns mit Sauerstoff und eine Hypoxie. Ein erhängter Patient sollte, sofern keine sicheren Todeszeichen (S. 240) erkennbar sind, sofort aus dieser Lage befreit werden. Dabei muss man sicherstellen, dass der Patient nicht fällt und sich möglicherweise weiter verletzt. Anschließend ist neben den üblichen rettungsdienstlichen Maßnahmen immer eine **HWS-Immobilisation** erforderlich.

Findet man einen Toten, sollte der Rettungsdienst nach sicherer Todesfeststellung (S. 240) darauf bedacht sein, möglichst wenig Spuren zu verwischen.

 RETTEN TO GO

Wirbelsäulentrauma

Durch eine Gewalteinwirkung von außen können Frakturen oder Luxationen von Wirbelkörpern oder eine Verletzung des Rückenmarks entstehen. Dabei besteht immer die **Gefahr eines Querschnitts**! Ursache können z. B. Stürze aus großer Höhe, ein Reitunfall oder ein Verkehrsunfall sein. Bei jedem Traumapatienten mit Bewusstseinstrübung muss man von einer Wirbelsäulenverletzung ausgehen!

Mögliche **Symptome** sind Kopfschmerzen, Tinnitus (Ohrgeräusch), Schwindel, Prellmarken über der Wirbelsäule, Sensibilitätsstörungen, Lähmungen. Zeichen eines **spinalen Schocks** können eine komplette schlaffe Lähmung, unkontrollierter Abgang von Stuhl und Urin, RR-Abfall und ggf. Bradykardie sein.

Die **Basismaßnahmen** umfassen neben der Sicherstellung der Vitalfunktionen die DMS-Kontrolle bei V. a. eine Wirbelsäulenverletzung die **Immobilisation der gesamten Wirbelsäule** mittels Vakuummatratze oder Spineboard. Der Transport sollte möglichst schonend (RTH) in ein Zentrum mit Wirbelsäulenchirurgie erfolgen.

15.2.5 Thoraxtrauma

Grundlagen

Definition Thoraxtrauma

*Als Thoraxtrauma bezeichnet man eine **Verletzung des Brust-korbs oder der darin befindlichen Strukturen**. Es treten dabei Rippenfrakturen, Sternumfrakturen, Verletzungen der Weichteile, aber auch des Herzen, der Lunge oder der Pleura auf. Thoraxtraumen sind mit einer **hohen Sterblichkeit** verbunden, da sie mit erheblichen **Blutverlusten** einhergehen können, Verletzungen der **lebenswichtigen Organe** Herz, Lunge und große Gefäße beinhalten und letztlich die O_2-Versorgung des Körpers beeinträchtigen (**Hypoxie**). Sie kommen meist im Rahmen einer Mehrfachverletzung (S. 358), d. h. eines **Polytraumas**, vor. Thoraxtraumen werden relativ häufig nicht erkannt oder unterschätzt.*

*Man unterscheidet das **stumpfe Thoraxtrauma** (meist geschlossene Verletzung, stumpfe Gewalteinwirkung) vom **spitzen Thoraxtrauma**, bei dem eine offene Verletzung vorliegt.*

Verletzungen des Brustkorbs

Verletzungsmuster • Die häufigsten Verletzungen des Brustkorbs sind **Rippenfrakturen**. Sie entstehen meist infolge eines stumpfen Traumas, z. B. bei Lenkradaufprall oder Sturz. Man unterscheidet dabei **isolierte Rippenfrakturen** von einer oder zwei Rippen von **Rippenserienfrakturen**, bei denen mind. 3 nebeneinanderliegende Rippen gebrochen sind.

Frakturen des Sternums (Brustbeins) treten ebenfalls bei Anpralltraumen auf und sind oft mit Rippenfrakturen kombiniert.

Die **Weichteile** der Brustwand sind beim Thoraxtrauma häufig mit verletzt. Hier zeigen sich **Prellungen**, **Abschürfungen** oder **Quetschungen**. Auch **Stichverletzungen** (▸ Abb. 15.14) kommen am Thorax relativ häufig vor – das Ausmaß der Verletzung innerer Organe wird hierbei häufig unterschätzt.

Symptomatik und Komplikationen • Rippenfrakturen führen zu **starken, atemabhängigen Schmerzen**. Außerdem besteht die Gefahr eines erheblichen **Blutverlusts** (auch in den Brustkorb). Dies kann die Atmung und somit die O_2-Versorgung des Patienten beeinträchtigen. Spitze Knochenteile können die Pleura oder die Lunge verletzen und so einen **Pneumothorax** (S. 352) verursachen. Rippenserienfrakturen und Sternumfrakturen führen häufig zu einer Störung der **Atemmechanik** (S. 66): Die Stabilität der Thoraxwand geht verloren. Der für die Einatmung nötige Unterdruck im Brustkorb kann nicht mehr erzeugt werden. Es resultiert eine sog. **paradoxe Atmung** (▸ Abb. 15.15). Rippenfragmente der unteren Rippen können Leber oder Milz verletzen und zu intraabdominellen Blutungen führen (S. 321). Beim Thoraxtrauma kann es außerdem zu massiven **Blutverlusten** in den Brustkorb kommen (**Hämatothorax**) und so letztlich zu einem **hämorrhagischen Schock** (S. 272) mit RR-Abfall und Pulsfrequenzanstieg.

ACHTUNG

Besonders bei Jugendlichen und Kindern ist der Thorax so elastisch, dass auch bei geringen äußeren Traumazeichen erhebliche intrathorakale Verletzungen vorliegen können!

Abb. 15.14 Stichverletzung.

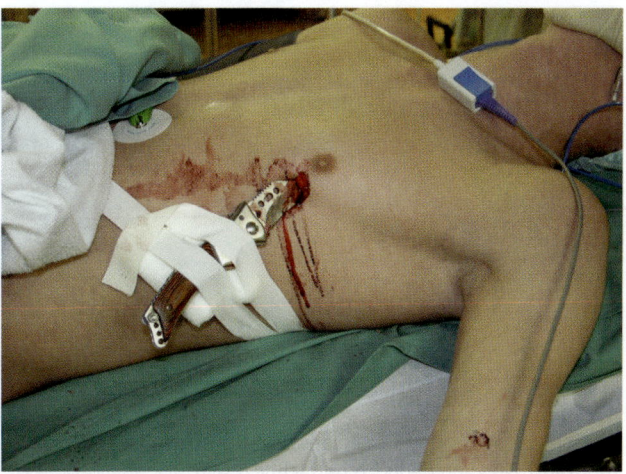

Thorakale Stichverletzung. Stichrichtung und Eindringtiefe sind unklar. *Aus: Hildebrand P et al. Abdominaltrauma – Teil 1. Allgemein- u. Viszeralchirurgie up2date (2012; 6(03): 163–175)*

Abb. 15.15 Paradoxe Atmung.

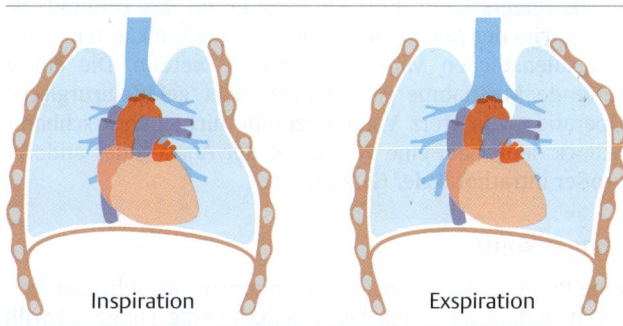

Inspiration   Exspiration

Die verletzten Teile des instabilen Thorax senken sich bei der Einatmung und heben sich bei der Ausatmung. In der Folge werden die Lungenabschnitte im Bereich der Rippenserienfraktur nicht mehr ausreichend belüftet, eine lebensbedrohliche Hypoxie mit massiver Atemnot kann die Folge sein. *Nach: Adams HA, Flemming A, Friedrich L, Ruschulte H. Traumatologie. In Adams HA et al. Taschenatlas Notfallmedizin. Thieme; 2016*

Verletzungen von Thoraxorganen

Herzkontusion und Herzbeuteltamponade

Pathophysiologie • Durch einen starken Aufprall kann das Herz auf der Innenseite des Thorax geprellt werden (**Herzkontusion**). Dies schädigt entweder das Herzgewebe oder es kommt zum Einriss von Gefäßen. Das Blut sickert dann in den Herzbeutel, der als relativ feste Struktur das Herz umgibt. Bei zunehmender Blutfüllung (bereits ab etwa 100 ml Blut!) hat das Herz dann nicht mehr genügend Platz, um sich in der Diastole ausreichend zu füllen (S. 53). Diese sog. „Herzbeuteltamponade" kann (ebenso wie die direkte Gewebeschädigung) zum vollständigen Pumpversagen mit Herz-Kreislauf-Stillstand führen, s. kardiogener Schock (S. 273).

Symptomatik • Präklinische Hinweise auf eine Verletzung des Herzens bei Thoraxtrauma sind eine rasch einsetzende **Hypotonie** mit **Tachykardie**, die anders nicht erklärbar ist. Auch eine **Dyspnoe**, **gestaute Halsvenen** und **EKG-Veränderungen** (Rhythmusstörungen bis zum Kammerflimmern) sind wegweisend.

Abb. 15.16 Seat-Belt-Sign.

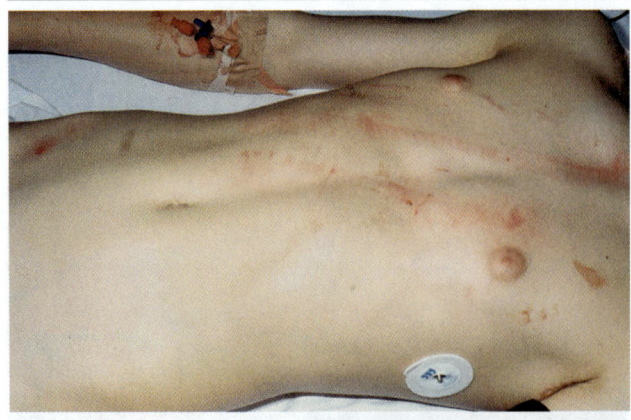

Die von außen sichtbare Prellmarke wirkt unscheinbar – das Verletzungsausmaß kann dennoch beträchtlich sein. *Aus: Seekamp A, Mahlke L. Verletzungsbedingte Notfälle. In: Scholz J et al. Notfallmedizin. Thieme; 2013*

Aortenruptur

Eine gefürchtete Komplikation bei stumpfen Thoraxtraumata (besonders beim direkten Aufprall auf das Lenkrad) ist der **Einriss der Aorta** (Aortenruptur). Sie kann kaum mit rettungsdienstlichen Mitteln überbrückt werden. Die einzig rettende Maßnahme ist die herz- oder gefäßchirurgische Operation. Ein trotz Volumenzufuhr nicht beherrschbarer Schock deutet auf eine Verletzung der Aorta (oder anderer großer intrathorakaler Gefäße) hin.

Lungenkontusion

Eine Prellung der Lunge (= **Lungenkontusion**) führt im weiteren Verlauf zu einem Lungenödem (= die Lunge schwillt an). Dies verschlechtert den Gasaustausch, der Patient wird **hypoxisch** und klagt über Luftnot. Oft entwickelt sich eine **Zyanose** (blau-livide Hautverfärbung) und der Patient hustet Blut oder blutiges Sekret ab. Von außen erkennt man allerdings höchstens eine Prellmarke (engl. = „Seat-Belt-Sign", dt. = Gurt-Zeichen, ▶ Abb. 15.16).

Die Maximalform der Quetschung des Brustkorbs ist das **Perthes-Syndrom** (traumatische Asphyxie): Durch eine massive Druckerhöhung im Thorax, z. B. bei Verschüttung oder Überrolltwerden wird schlagartig Blut aus dem Brustkorb in Kopf und Hals gepresst. Die starke Druckerhöhung im Schädel kann zu **Sehstörungen** (bis zur **Erblindung**) und **intrakraniellen Blutungen** führen. Typische Symptome sind Einblutungen in die Augenbindehaut, punktförmige Einblutungen in die Haut (Petechien) und eine Zyanose im Kopf-Hals-Bereich. Begleitverletzungen von Thorax und Abdomen sind sehr häufig.

Pneumothorax

Definition Pneumothorax

*Als **Pneumothorax** bezeichnet man die Ansammlung von Luft im **Pleuraspalt**. Die Lunge kann dadurch ganz oder teilweise kollabieren.*

Pathophysiologie • Die Pleura (= Brustfell) besteht aus der **Pleura visceralis** und der **Pleura parietalis**, also dem Lungenfell und dem Rippenfell (S.66). Zwischen beiden Pleurablättern, im **Pleuraspalt**, herrscht normalerweise ein **Unterdruck**. Er sorgt dafür, dass sich die Lunge im Thorax „aufspannt" und so belüftet werden kann. Wenn durch eine Ver-

Abb. 15.17 Pathophysiologie beim Pneumothorax.

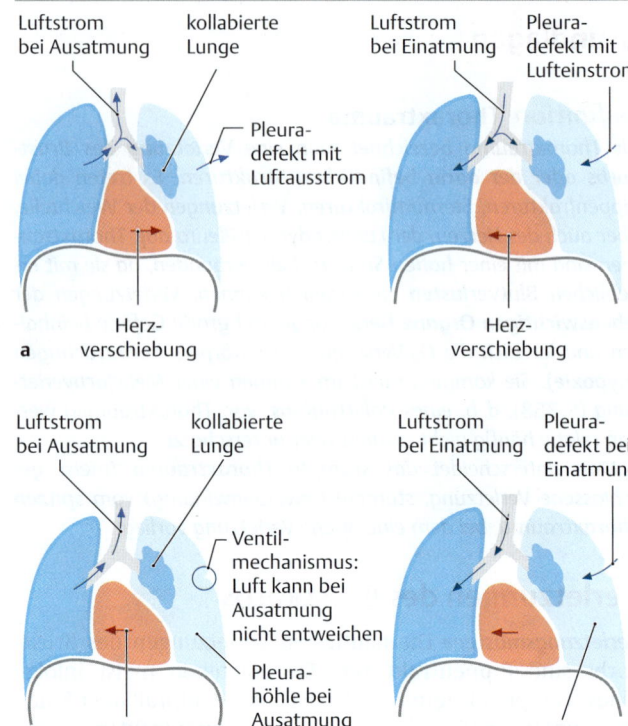

a Beim „einfachen" Pneumothorax kann die Luft und somit der Überdruck während der Exspiration aus dem Pleuraraum entweichen.

b Beim Spannungspneumothorax ist dies durch einen Ventilmechanismus nicht möglich: Bei jeder Einatmung erhöht sich der Druck im Pleuraraum. Diese Druckerhöhung führt zur gefährlichen Verlagerung des Mediastinums zur Gegenseite.

Nach: Schünke M, Schulte E, Schumacher U. Prometheus LernAtlas der Anatomie. Thieme; 2015. Grafiker: M. Voll

letzung Luft in diesen Spalt eindringt, wird der Unterdruck aufgehoben und das Lungengewebe „kollabiert" (fällt zusammen). Es steht für den Gasaustausch nicht mehr zur Verfügung. Dadurch nimmt die O$_2$-Konzentration im Blut ab (**Hypoxämie**). Gleichzeitig erhöht sich der Durchblutungswiderstand im kollabierten Lungenflügel, das rechte Herz muss gegen einen größeren Widerstand anpumpen.

Stammt die Luft im Pleuraspalt bei einem Pneumothorax von außen, spricht man von einem **offenen Pneumothorax**. Bei einem **geschlossenen Pneumothorax** besteht hingegen keine Verbindung zur Außenluft.

Die gefährlichste Form des Pneumothorax ist der **Spannungspneumothorax** (▶ Abb. 15.17). Hierbei entsteht durch die Verletzung ein **Ventilmechanismus**: Beim Einatmen tritt Luft in den Pleuraspalt ein. Beim Ausatmen hingegen verschließt sich das Loch (z. B. durch ein kleines loses Stück Thoraxwand) und die Luft kann nicht mehr entweichen. Bei zunehmendem intrathorakalem Druck wird das Mediastinum mit Herz und (venösen) Gefäßen zur gesunden Seite hin verschoben und komprimiert, ebenso die gesunde Lunge. Es resultieren eine massive **Hypoxie** und eine **verminderte Auswurfleistung** des Herzens sowie ein **verminderter venöser Rückstrom**.

! *Merken* Spannungspneumothorax

Ein Spannungspneumothorax ist immer ein lebensbedrohlicher Notfall!

Ursachen • Ursachen für einen traumatischen Pneumothorax sind häufig **Rippenfrakturen**, bei denen spitze Knochenstücke die Pleura visceralis verletzen. Auch bei thorakalen **Stich- bzw. Schussverletzungen** (S. 339) kann ein Pneumothorax entstehen. Eine weitere Ursache sind **massive stumpfe Gewalteinwirkungen**, die zu einer Druckerhöhung im Thorax und somit zur Verletzung von Lungengewebe führen. Ein Pneumothorax kann außerdem als Komplikation im Rahmen einer **Reanimation** (S. 298) entstehen.

Eine Sonderstellung nimmt der **Spontanpneumothorax** ein. Dieser entsteht ohne vorheriges Trauma praktisch „aus dem Nichts". Er tritt entweder ohne Vorerkrankung (v. a. bei jungen schlanken Männern) oder bei vorbestehender Lungenerkrankung, z. B. COPD oder Lungenemphysem (S. 252), auf. Die Symptome sind **plötzliche einseitige Schmerzen im Brustkorb** und evtl. **Luftnot** (Dyspnoe).

Symptomatik • Das „Kardinalsymptom" (fast beweisendes Symptom) des Pneumothorax ist das **abgeschwächte Atemgeräusch auf der verletzten Lungenseite**. Die Lunge muss daher immer im Seitenvergleich abgehört werden. Auch die Atembeweglichkeit des Thorax kann auf der erkrankten Seite vermindert sein, die Atemfrequenz ist erhöht. Je nach Größe des Pneumothorax und Zustand der „Restlunge" bestehen meist eine **Dyspnoe** und möglicherweise eine **Zyanose**.

Im Gegensatz zum „einfachen" Pneumothorax hat ein **Spannungspneumothorax** Einfluss auf die **Herz-Kreislauf-Funktion**. Neben einer massiven Dyspnoe und Zyanose (der Patient „schnappt nach Luft") zeigen sich daher **gestaute Halsvenen**, die eine Erhöhung der Vorlast (S. 49) bewirken, und eine **Hypotonie** durch die verminderte kardiale Auswurfleistung. Im Verlauf können sich **Herzrhythmusstörungen** und ein **kardiogener/kardialer Schock** entwickeln. Aufgrund des hohen intrathorakalen Drucks kann die intrathorakale Luft in die Thorax- und Halsweichteile gedrückt werden und sich dort sammeln (**Hautemphysem**). Die Weichteile schwellen an, der Patient sieht „wie aufgeblasen" aus. Beim Betasten ist ein Knistern der Weichteile charakteristisch.

! Merken Plötzlich steigender Beatmungsdruck
Wird ein Patient mit Thoraxtrauma beatmet, so ist ein plötzlich ansteigender Beatmungsdruck ein Alarmzeichen, das auf einen Spannungspneumothorax hindeuten kann.

Versorgung des Patienten mit Thoraxtrauma

Basismaßnahmen
- Vitalfunktionen gemäß ABCDE (S. 191) sicherstellen und Monitoring (S. 200): RR, Puls, EKG, SpO$_2$, CRF, um einen Schock frühzeitig zu erkennen.
- Vergleichende Auskultation beider Lungen, um einen Pneumothorax frühzeitig zu erkennen.
- Frühzeitig O$_2$-Gabe: Liegt die SpO$_2$ < 96 %, zügig hochdosiert O$_2$ (8–15 l/min).
- Vorbereiten von i. v.-Zugang, VEL und ggf. Medikation.
- Lagerung: wachen Patienten mit erhöhtem Oberkörper lagern, möglichst auf die verletzte Thoraxseite. Dies verbessert die Belüftung der gesunden Lunge. Eventuell ist dazu eine Analgesie (s. u.) notwendig. Ausnahme: Besteht der Verdacht auf eine begleitende Wirbelsäulenverletzung, Immobilisation der gesamten Wirbelsäule in Rückenlage anstreben.
- Wärmeerhalt (S. 238) zur Schockprophylaxe.

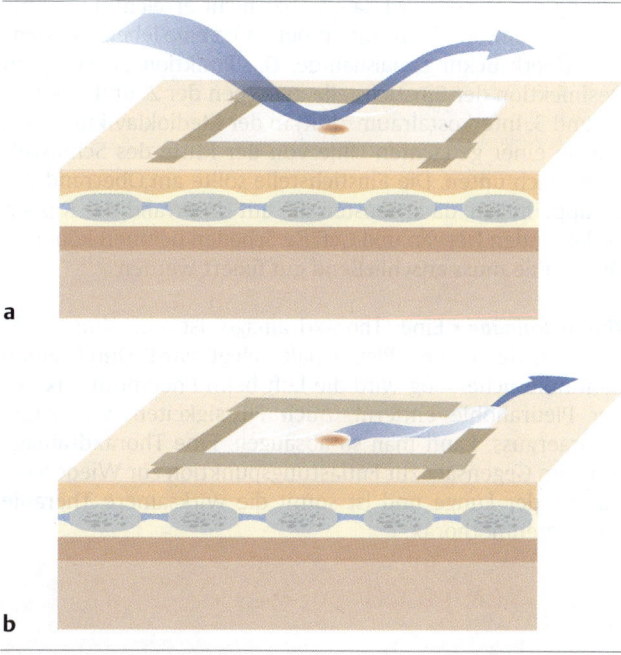

Abb. 15.18 Abdichtung offener Thoraxwunden.

a Beim Einatmen sorgt der Unterdruck im Thorax dafür, dass die Folie eng anliegt und keine Luft von außen in den Thorax eindringen kann.
b Beim Ausatmen kann der evtl. Überdruck durch die „freie Ecke" im Verband entweichen. Dies beugt einem Spannungspneumothorax vor.

- NA hinzuziehen, falls nicht bereits parallel alarmiert.
- Bei Ateminsuffizienz Intubation und/oder Narkose vorbereiten.
- Eventuell Fremdkörper (Messer etc.) nicht entfernen, sondern nur locker unterpolstern (S. 340).
- Thoraxwunden versorgen. Große, möglicherweise luftsaugende Wunden können mit einer sterilen Plastikfolie (z. B. von der Umverpackung des Infusionssystems) versorgt werden. Diese wird so auf die Thoraxwunde geklebt, dass sie 3 Seiten geschlossen und an einer offen ist. So kann ggf. Luft aus dem Pleuraraum entweichen, aber es wird keine Luft angesaugt (▸ Abb. 15.18).

ACHTUNG
Der Verband von Thoraxwunden darf nicht luftdicht sein. Ansonsten besteht die Gefahr, dass bei einem Pneumothorax die Luft nicht entweichen kann und ein Spannungspneumothorax entsteht.

Erweiterte Maßnahmen • Zur Schockprophylaxe oder -therapie wird ein i. v.-Zugang gelegt und **kristalloide und evtl. kolloidale Infusionslösungen** verabreicht. Da Verletzungen des Thorax häufig sehr schmerzhaft sind, ist eine ausreichende **Analgesie** z. B. mit Esketamin (Ketanest S®) und evtl. **Sedierung** mit Midazolam (z. B. Dormicum®) essenziell.

Bestehen Symptome eines **Spannungspneumothorax** (S. 352), ist eine sofortige **Entlastungspunktion** oder **Thoraxdrainage** notwendig. Eine **Herzbeuteltamponade** führt unbehandelt schnell zum Tode des Patienten. Schnellstmöglichen Transport anstreben.

Entlastungspunktion • Bei einer Entlastungspunktion wird über eine möglichst großlumige Kanüle die Luft aus dem Pleuraspalt abgelassen und bei einem Spannungspneumothorax die Ventilfunktion aufgehoben. So kann man den gefährlichen Überdruck im Thorax beheben – eine Wiederentfaltung der Lunge wird damit aber nicht erreicht. Eine Entlastungspunktion ist somit immer „nur" eine lebensnotwendige Überbrückungsmaßnahme. Die Punktion erfolgt nach Desinfektion der Einstichstelle zwischen der 2. und 3. Rippe (2. und 3. Interkostalraum = ICR) in der Medioklavikularlinie, also in einer gedachten Linie von der Mitte des Schlüsselbeins nach unten. Die Einstichstelle sollte am Oberrand der 3. Rippe liegen, da ansonsten die am Unterrand der Rippen verlaufenden Nerven und Gefäße Schaden nehmen könnten. Die Kanüle muss anschließend gut fixiert werden.

Thoraxdrainage • Eine Thoraxdrainage ist ein Kunststoffkatheter, der in den Pleuraspalt gelegt wird. Durch einen kontinuierlichen Sog wird die Luft beim Pneumothorax aus der Pleurahöhle entfernt. Auch Flüssigkeiten, wie einen Pleuraerguss, kann man so absaugen. Eine Thoraxdrainage führt im Gegensatz zur Entlastungspunktion zur Wiederentfaltung der Lunge und ist somit die wirksamere Therapie eines Pneumothorax.

 RETTEN TO GO

Thoraxtrauma

Unter einem Thoraxtrauma versteht man eine Verletzung des Brustkorbs oder der darin befindlichen Strukturen, wie z. B. Herz, Lunge oder Pleura. Ein Thoraxtrauma hat eine hohe Sterblichkeit.

Verletzungen des knöchernen Brustkorbs (z. B. Rippenfrakturen) führen zu atemabhängigen Schmerzen und häufig Luftnot. Mögliche **Komplikationen** sind ein Pneumothorax, ein Hämatothorax, die Verletzung von Milz und Leber mit intraabdominellen Blutungen oder ein hämorrhagischer Schock.

Zu den **Verletzungen von Thoraxorganen** zählen die Herzkontusion und die akut lebensbedrohliche Herzbeuteltamponade. Hinweise darauf kann eine rasch einsetzende Hypotonie mit Tachykardie mit Dyspnoe sein. Eine Prellung der Lunge führt zum Lungenödem mit Dyspnoe und Zyanose sowie Husten mit blutigem Sekret. Wird die Lunge verletzt, kollabiert sie und man spricht von einem **Pneumothorax**. Die gefährlichste Form ist der **Spannungspneumothorax**, der mit einem Ventilmechanismus einhergeht: Beim Einatmen gelangt Luft in den Thorax, die beim Ausatmen nicht mehr entweichen kann. Zeichen eines Pneumothorax sind einseitigen Schmerzen im Brustkorb, Dyspnoe und Zyanose, beim Spannungpsneumothorax zusätzlich ein RR-Abfall und gestaute Halsvenen. Bei der Untersuchung fällt ein **einseitig abgeschwächtes Atemgeräusch** auf.

Die **Basismaßnahmen** umfassen neben der Sicherstellung der Vitalfunktionen die frühzeitige O$_2$-Gabe. Thoraxwunden nie luftdicht verbinden, um keinen Ventilmechanismus zu schaffen. Zu den **erweiterten Maßnahmen** zählen Schockprophylaxe oder -therapie. Bei einem Spannungspneumothorax ist eine sofortige **Entlastungspunktion** oder **Thoraxdrainage** notwendig.

15.2.6 Bauchtrauma
Grundlagen

Fallbeispiel **Voll auf die Leber**

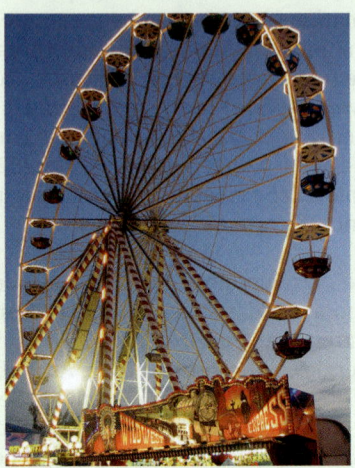

© Renate Stockinger – Thieme Verlagsgruppe

An einem späten Samstagabend werden Sie mit dem RTW zu einem lokalen „Kartoffelfest" gerufen. Es ist Frühherbst, die Temperatur ist schon auf etwa 5 °C gesunken. An der Einsatzstelle steht eine Menschentraube um einen gekrümmt am Boden liegenden jungen Mann. Auf Ansprache öffnet er die Augen und deutet schmerzerfüllt auf seinen Bauch: „Ich hab voll eine auf die Leber gekriegt! Dieser Assi ... oh ... ich glaub mir wird schlecht ...". Geräuschvoll erbricht der junge Mann im Strahl. Sie und Ihr Kollege achten darauf, dass das Erbrochene nicht die Atemwege behindert. Währenddessen erkundigen Sie sich bei den Umstehenden, was passiert sei. Niemand gibt an, etwas gesehen zu haben, aber es geht das Gerücht um, der junge Mann sei aufmüpfig gewesen und von einigen anderen hinter dem Zelt „zur Ordnung" gerufen worden. Diejenigen seien jetzt aber im Trubel des Volksfestes verschwunden. Aufgrund der sehr kühlen Temperaturen entscheidet Ihr Kollege, den Patienten zur weiteren Versorgung erst einmal in den RTW zu bringen.

Definition **Bauchtrauma**
*Unter dem Begriff Bauchtrauma (Abdominaltrauma) versteht man eine Gewalteinwirkung auf den Bauchraum, die zu **Verletzungen von Bauchorganen** wie Leber, Milz und Darm führen kann.*

*Man unterscheidet dabei das **stumpfe Bauchtrauma**, bei dem die Bauchdecke intakt ist, vom **perforierenden (spitzen, offenen) Bauchtrauma**. Bei diesem liegt eine abdominelle Wunde vor, also eine Verbindung zwischen Bauchraum und Außenwelt mit Gefahr einer Infektion des Bauchraumes und Bauchfells (Peritonitis).*

Ursachen

Die häufigsten Ursachen für **stumpfe Bauchtraumata** sind Anprallverletzungen (Lenkrad, Airbag), Einklemmungen und Verschüttungen. Typisch ist auch ein Sturz auf den Motorrad- oder Fahrradlenker oder auf den Skistock. Auch sog. Dezelerationsverletzungen sind möglich: Durch das schnelle Abbremsen des Körpers beim Aufprall schlagen die Abdominalorgane an der Bauchwand an oder reißen an ihrem Haltestrukturen ab.

Perforierende Bauchtraumata sind meist Stichverletzungen, Schussverletzungen oder andere Pfählungsverletzungen im Rahmen von Arbeits- oder Verkehrsunfällen.

Allgemeine Symptome beim Bauchtrauma

ACHTUNG

Im Gegensatz zu perforierenden Bauchtraumata lassen sich stumpfe Bauchtraumata häufig nur schwer erkennen: Bewusstlose äußern keine Bauchschmerzen, auch Prellmarken und Blutergüsse sind nur bei etwa 20 % der Patienten mit stumpfem Bauchtrauma zu sehen. Eine unversehrte Bauchdecke sagt also nichts über den Zustand im Bauch aus! Bei entsprechendem Unfallmechanismus (Anpralltrauma) also unbedingt daran denken!

Folgende Symptome deuten bei entsprechendem Unfallmechanismus auf ein Abdominaltrauma hin:

- **Starke Schmerzen im Abdomen:** Die Patienten ziehen oft reflektorisch die Beine an, um die Bauchdecke zu entlasten und die Schmerzen zu mindern. Schmerzen im **linken Oberbauch** können dabei auf eine **Milzruptur** (s. u.) hindeuten. Bei Schmerzen im **rechten Oberbauch** muss man an eine Leberverletzung (s. u.) denken.
- **Beim stumpfen Bauchtrauma:** auf evtl. Prellmarken, Schürfwunden, Hämatome achten.
- **Beim perforierenden Bauchtrauma:** offene Wunde, evtl. mit Austritt von Bauchorganen (meist Darm). Auch bei scheinbar geringfügigen Stichverletzungen muss man damit rechnen, dass Bauchorgane, v. a. Magen und Darm, verletzt sind.
- **Häufig Zeichen eines Schocks:** RR ↓, HF ↑, Kaltschweißigkeit, CRF ↑.
- **Palpation:** Bauchdecke bretthart → Abwehrspannung.
- **Auskultation:** evtl. abgeschwächte Darmgeräusche (Lähmung des Darms durch das Trauma oder direkte Verletzung des Darms).

Häufige abdominelle Verletzungen

Milzruptur

Beim stumpfen Bauchtrauma ist die häufigste Verletzung die **Milzruptur** (Einriss der Milz). Die Milz kann dabei direkt durch die akute **intraabdominelle Druckerhöhung** bersten oder die Milz wird (begünstigt durch ihre Lage im linken Oberbauch) bei **Rippenfrakturen** (S. 351) durch spitze, häufig auch verlagerte, Knochenteile verletzt.

Die Milz ist von einer recht festen Kapsel aus Bindegewebe umgeben. Je nachdem, zu welchem Zeitpunkt die Kapsel reißt, unterscheidet man **zwei Formen der Milzruptur:**

- **Einzeitiger Milzriss:** Direkt durch die Verletzung reißen Milzgewebe (Parenchym) und Milzkapsel ein. Die Folge sind eine **sofortige Blutung in den Bauchraum** und (bei entsprechendem Blutverlust) das zügige Auftreten eines hämorrhagischen Schocks (S. 272).
- **Zweizeitiger Milzriss:** Reißt bei der Verletzung zunächst nur das Milzgewebe ein und bleibt die Kapsel intakt, bildet sich ein Bluterguss innerhalb der Milzkapsel (**„subkapsuläres Hämatom"**). Bei zunehmendem Druck reißt die Kapsel dann Stunden, Tage oder – im Extremfall – auch nach mehreren Wochen auf und es kommt zu einer häufig massiven Blutung in den Bauchraum.

Leberverletzung (Leberruptur)

Verletzungen des Lebergewebes oder der Leberkapsel sind beim stumpfen Bauchtrauma ebenfalls häufig, meist in Verbindung mit Verletzungen der unteren rechten Thoraxhälfte. Auch bei Stichverletzungen ist die Leber durch ihre oberflächliche Lage recht häufig betroffen. Leberverletzungen können in unterschiedlichen Schweregraden vorliegen – vom kleinen Hämatom unterhalb der Kapsel bis hin zur Zerstörung ganzer Leberlappen.

Da die Leber sehr gut durchblutet ist, kommt es bei Verletzungen des Organs (auch schon bei kleinen Einrissen!) schnell zu **lebensbedrohlichen Blutverlusten**. Werden Gallenwege verletzt, kann der Austritt der Gallenflüssigkeit im Verlauf zu einer **Bauchfellentzündung** (Peritonitis) führen. Präklinisch kann eine Leberverletzung nicht versorgt werden, ein schnellstmöglicher Transport in die Klinik hat oberste Priorität!

ACHTUNG

Im Abdomen kann sich sehr viel Blut befinden, ohne dass der Bauchumfang zunimmt. Lassen Sie sich also nicht täuschen!

Magen-Darm-Verletzung

Magen oder Darm sind beim perforierenden Bauchtrauma recht häufig verletzt, da sie mittig im Bauchraum liegen und nicht durch Brustwandanteile geschützt sind. Diese Verletzungen sind **anfangs häufig eher symptomarm** und werden von den Patienten oft bagatellisiert. Allerdings können auch durch kleine Einrisse Verdauungssäfte, Nahrungsbestandteile und/oder Stuhlgang austreten, was im weiteren Verlauf zu einer Entzündung des gesamten Bauchfells führen kann. Eine solche Bauchfellentzündung (**Peritonitis**) ist eine schwere Erkrankung, die häufig in einen **septischen Schock** (S. 275) mündet und in etwa 40 % der Fälle tödlich verläuft.

Verletzung des Pankreas

Das Pankreas (Bauchspeicheldrüse) liegt recht gut geschützt in der Tiefe des Abdomens (S. 76). Beim stumpfen Bauchtrauma kann es aber gegen die Wirbelsäule gedrückt werden und teilweise oder komplett reißen. Pankreasverletzungen verlaufen anfangs oft ohne Symptome. Im weiteren Verlauf kommt es allerdings durch den Austritt von Verdauungsenzymen zu einer Entzündung (**Pankreatitis**) und im schlimmsten Fall zu einer **Blutvergiftung mit septischem Schock**.

Versorgung des Patienten

! **Merken** **Bauchtrauma – keine Zeit verlieren!**
Rettungsmaßnahmen am Unfallort sollten sich beim Bauchtrauma auf ein Minimum beschränken. Der Transport in die Klinik muss schnellstmöglich erfolgen, denn nur dort können lebensbedrohliche Blutungen sicher erkannt und operativ versorgt werden („Golden hour of trauma").

Basismaßnahmen

- Rettung des Patienten. Immobilisation bei V. a. gleichzeitiges Wirbelsäulentrauma (S. 349). Eine Lagerung auf Spineboard oder Vakuummatratze minimiert außerdem Erschütterungen und lindert so die Schmerzen.
- Vitalfunktionen gemäß ABCDE (S. 191) sicherstellen und Basismonitoring (S. 200): RR, Puls, EKG, SpO_2.
- O_2-Gabe, initial 2–4 l/min, Flow je nach SpO_2 ggf. anpassen (Ziel 94–98 %).

Abb. 15.19 Perforierendes Bauchtrauma (Stichverletzung) mit Vorfall von mesenterialem Fettgewebe

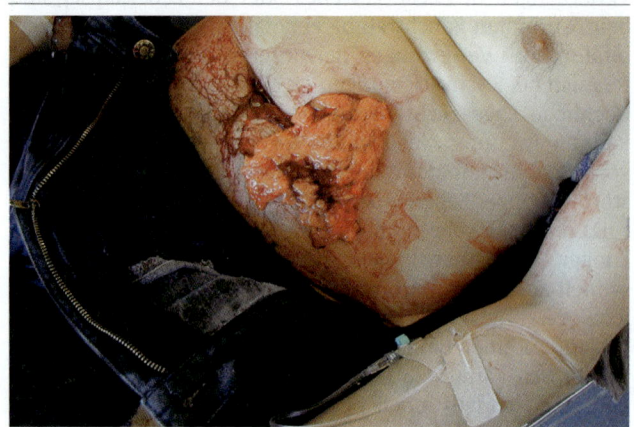

Aus: Seekamp A, Mahlke L. Verletzungsbedingte Notfälle. In: Scholz J et al. Notfallmedizin. Thieme; 2013

- Lagerung: s. o., ansonsten Oberkörper leicht erhöht (20°), Beine angezogen, Knierolle, nicht bei Extremitätenverletzungen oder V. a. Beckenfraktur (S. 356). Gegebenenfalls Schocklage, bei Bewusstlosigkeit angepasste stabile Seitenlage (S. 210).
- Vorbereiten von i. v.-Zugang, VEL, ggf. kolloidaler Infusionslösung und Medikation.
- Wunden steril abdecken, Fremdkörper belassen und abpolstern. Eventuell vorgefallene Bauchorgane (meist Darm oder Mesenterium, ▶ Abb. 15.19) mit sterilen Kompressen bedecken und ggf. noch mit sterilen Flüssigkeiten (Infusionslösungen) befeuchten. Unter keinen Umständen dürfen Teile des Abdominalinhalts „zurückgedrückt" (reponiert) werden!
- Bei starken Blutungen Wunde komprimieren, wenn möglich Druckverband.
- Eventuell Intubation und/oder Narkose vorbereiten.
- NA nachfordern, falls nicht bereits erfolgt.
- Wärmeerhalt zur Schockprophylaxe.

Erweiterte Maßnahmen • Über mehrere großlumige i. v.-Zugänge werden 1000–1500 ml VEL, ggf. selten auch kolloidale Infusionslösungen verabreicht und evtl. kreislaufunterstützende Medikamente wie Noradrenalin (z. B. Arterenol®) oder Akrinor®. Eine Flüssigkeitsgabe sollte aber insbesondere bei nicht beherrschbaren Blutungen differenziert erfolgen: Ein systolischer Blutdruck von 90 mmHg reicht aus, um das Gehirn ausreichend mit Blut zu versorgen (sog. permissive Hypotonie). Steigt der Blutdruck übermäßig, besteht die Gefahr, dass sich die Blutungen noch verschlimmern. Zur Kontrolle unstillbarer Blutungen v. a. im Abdominalbereich kann außerdem Tranexamsäure (Cyklokapron®) gegeben werden (bewirkt eine Blutgerinnung und soll somit dem Volumenverlust entgegenwirken).

Zur Analgosedierung erhalten Patienten mit Bauchtrauma häufig Esketamin (z. B. Ketanest S®) und Midazolam (z. B. Dormicum®). Kommt es durch den starken Blutverlust zu einer Verschlechterung der Bewusstseinslage des Patienten, ist eine Intubation erforderlich, um eine Aspiration zu verhindern. Eine Intubation darf den Transport in die Klinik auf keinen Fall relevant verzögern. Eine Vorabmeldung an die aufnehmende Klinik ist wichtig. Selten kommen mobile Ultraschallgeräte zum Einsatz: Innerhalb von Minuten kann man damit eine intraabdominelle Blutung erkennen, was besonders bei Patienten mit geringen Symptomen von Vorteil ist.

Fallbeispiel **Fortsetzung – Voll auf die Leber**

Im RTW legen Sie die SpO$_2$ und das EKG an, während Ihr Kollege nochmals die Atemwege und die Atmung überprüft. Die Sättigung liegt bei 98 % und Puls sowie EKG zeigen eine Frequenz von 110/Minute. Ihr Kollege erwägt kurz, beim Patienten eine Halskrause anzulegen. Da er aber keine Schmerzen am Hals angibt und auch beim Abtasten und genauer Inspektion des Kopfes kein Trauma feststellbar ist, verzichtet er auf diese Maßnahme: Es ist wahrscheinlich, dass der Patient noch einmal erbricht. Durch die Halskrause könnte eine Aspiration begünstigt werden. Sie messen den Blutdruck (100/60 mmHg) und bereiten einen großlumigen i. v.-Zugang mit VEL vor, während Ihr Kollege den Patienten vorsichtig am ganzen Körper untersucht. Im rechten Unterbauch findet er eine deutliche Prellmarke, die beim Betasten massive Schmerzen auslöst – dies erhärtet den Verdacht auf eine Leberblutung. Sie alarmieren den Notarzt nach, während Ihr Kollege zwei i. v.-Zugänge legt. Als die Zugänge liegen und die Infusion im Schuss läuft, ist der Notarzt noch nicht vor Ort. Der RTW fährt ihm schließlich entgegen – die Vitalparameter des Patienten werden engmaschig kontrolliert, er bleibt während der Fahrt stabil.

 RETTEN TO GO

Bauchtrauma

Es handelt sich um eine Gewalteinwirkung auf den Bauchraum, die zu **Verletzungen von Bauchorganen** wie Leber, Milz und Darm führen kann. Ein **stumpfes Bauchtrauma** (Bauchdecke intakt) entsteht häufig bei Auto- oder Motorradunfällen, Einklemmungen oder Verschüttungen. **Perforierende Bauchtraumata** (Bauchdecke eröffnet, Infektionsgefahr!) sind meist Stichverletzungen, Schussverletzungen oder andere Pfählungsverletzungen. Starke Schmerzen im linken Oberbauch weisen auf eine Milzverletzung, Schmerzen im rechten Oberbauch auf eine Leberverletzung hin. Neben abgeschwächten Darmgeräuschen und einer „brettharten" Bauchdecke kann eine Schocksymptomatik vorliegen.

Der **Transport** in die Klinik muss **schnellstmöglich** erfolgen, Rettungsmaßnahmen am Unfallort auf ein Minimum beschränken. Neben der Sicherstellung der Vitalfunktionen stehen die frühzeitige O$_2$-Gabe und die Volumentherapie im Vordergrund. Immobilisation des Patienten auf Spineboard oder Vakuummatratze. Wunden verbinden, Fremdkörper belassen.

15.2.7 Beckentrauma

Grundlagen

Der knöcherne Beckenring ist sehr stabil, kann aber bei ausreichend starker Gewalteinwirkung brechen (▶ Abb. 15.20). Beckenfrakturen gehören zu den **schwerwiegendsten Verletzungen** und sind sehr schwer zu beherrschen, da bei Beckenfrakturen nahezu das gesamte Blutvolumen des Patienten verloren gehen kann. Das liegt daran, dass das Knochenmark des Beckenknochens **sehr gut durchblutet** ist (es dient auch beim Erwachsenen noch der Blutbildung). Außerdem liegt direkt am hinteren Beckenring das tiefe Beckenvenengeflecht mit großen Venen.

Meist im Rahmen von Beckenfrakturen (selten auch direkt) können außerdem die Organe des kleinen Beckens wie Harnleiter, Harnröhre und Uterus verletzt werden. Eine volle Harnblase kann durch ein entsprechendes Trauma platzen.

Typische Unfallmechanismen für ein Beckentrauma sind Überrollen, Verschüttung oder ein Sturz aus großer Höhe.

Symptomatik

Beim bewusstseinsklaren Patienten stehen meist zunächst die **Schmerzen im Becken oder in der Hüfte** im Vordergrund. Bei Nervenschäden sind auch „Ameisenlaufen" (Parästhesien) oder Lähmungen der Beine möglich. Bei V. a. Beckenfrakturen ist es daher wichtig, die **DMS** zu testen (S. 338) – die Motorik ist allerdings aufgrund der Schmerzen oft eingeschränkt.

Rasch entwickeln sich bei einer Beckenfraktur **Anzeichen eines hämorrhagischen Schocks** (CRF > 2 s, RR↓, HF↑). Beim **Body-Check** (S. 196) kann ein gebrochener Beckenring durch eine **Rotationsinstabilität** auffallen. Dabei muss man das Becken immer zuerst „zusammendrücken" (also Kompression seitlich in Richtung Körpermitte, ▶ Abb. 15.21). Ist dieser Untersuchungsschritt auffällig, muss sofort eine Beckenschlinge zu Kompression und Stabilisation angelegt werden (▶ Abb. 15.22). Wird zuerst von oben gedrückt, kann im schlimmsten Fall eine Beckenfraktur verschlimmert werden (das Becken klappt vorne auf → „open book"-Fraktur).

ACHTUNG
Äußert der Patient bereits spontan (d. h. ohne manuelle Manipulation) Schmerzen, muss sofort eine Beckenschlinge angelegt werden. Eine manuelle Manipulation muss dann unterbleiben!

Verletzungen der ableitenden Harnwege (Ureter, Blase, Harnröhre) können zu rötlich-**blutigem Urin** (S. 444) führen. Ein **starker Harndrang** ohne Abgang von Urin, Schmerzen und evtl. eine Vorwölbung im Unterbauch deuten auf eine Blasenruptur hin. Eine **Blutung aus dem Anus** lässt auf eine Verletzung des Enddarms schließen.

Versorgung des Patienten

Basismaßnahmen
- Vitalfunktionen gemäß ABCDE (S. 191) sicherstellen und Basismonitoring (S. 200): RR, Puls, EKG, SpO$_2$.
- O$_2$-Gabe, initial 2–4 l/min, Flow je nach SpO$_2$ ggf. anpassen (Ziel 94–98 %).
- Vorbereiten von i. v.-Zugang, VEL, evtl. kolloidaler Infusionslösung und ggf. Medikation.
- Bei V. a. Beckenringfraktur manuelle Kompression (▶ Abb. 15.21) und Anlage einer Beckenschlinge (▶ Abb. 15.22). Die Beine sollten in leichter Außenrotation und leicht angewinkelt zusammengebunden werden, so dass eine gewisse Immobilisation entsteht.

Erweiterte Maßnahmen • Über mind. 2 großlumige i. v.-Zugänge werden VEL und als letzte Alternative ggf. kolloidale Infusionslösungen verabreicht. Eine ausreichende Analgesie mit Opioiden, z. B. Sufentanyl (= Sufenta®) ist wichtig (RR-Abfall möglich!). Möglicherweise wird auch eine Sedierung, ggf. Narkose mit Intubation, durchgeführt.

Schnellstmöglich Transport (ggf. mit RTH) in eine geeignete Klinik – am besten ein überregionales Traumazentrum: Eine definitive Versorgung des Patienten ist nur operativ möglich.

Abb. 15.20 Beckenringfraktur.

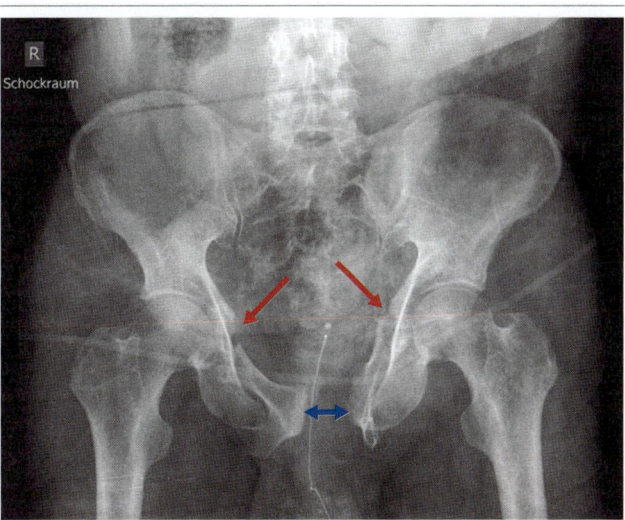

Das Becken ist im vorderen Beckenring zweimal gebrochen (rote Pfeile). Außerdem liegt eine Sprengung der Symphysenfuge vor (blauer Pfeil). *Aus: Beck L, Gottschalk A, Rehberg S. Beckenverletzungen. In: Waurick K, Schülke C. Radiologie für Anästhesisten. Thieme; 2014*

Abb. 15.21 Manuelle Kompression einer Beckenfraktur.

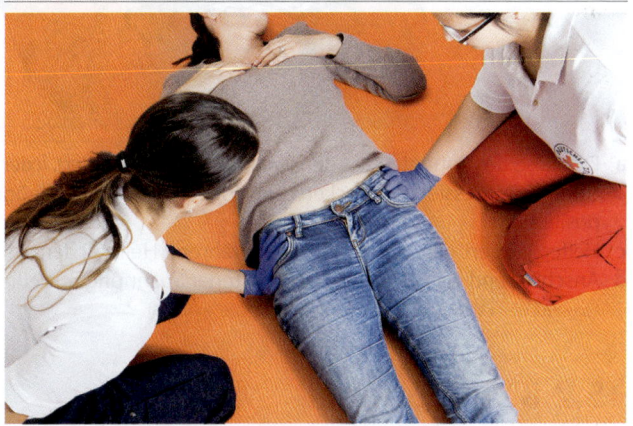

2 Helfer üben auf den großen Rollhügel des Femurs (Trochanter major) kräftigen Druck aus. *Foto: Kirsten Oborny*

RETTEN TO GO

Beckentrauma

Eine Beckenfraktur ist eine schwerwiegende Verletzung, die häufig mit **starken Blutungen** einhergeht. Harnleiter, Harnröhre, Uterus und Blase können mit verletzt sein. Ein Beckentrauma entsteht typischerweise bei Überrollen, Verschüttung oder einem Sturz aus großer Höhe.

Schmerzen, „Ameisenlaufen" und Lähmungserscheinungen sind möglich, daher sollte eine DMS-Kontrolle erfolgen. Ein gebrochener Beckenring kann durch eine **Rotationsinstabilität** auffallen und muss „zusammengedrückt" werden. Alternativ kann eine Beckenschlinge zu Kompression und Stabilisation verwendet werden. Auf Anzeichen eines **hämorrhagischen Schocks** muss mit Volumengabe reagiert werden. Ein schnellstmöglicher Transport in ein überregionales Traumazentrum ist anzustreben.

Abb. 15.22 Anlegen einer Beckenschlinge (Beckengurt).

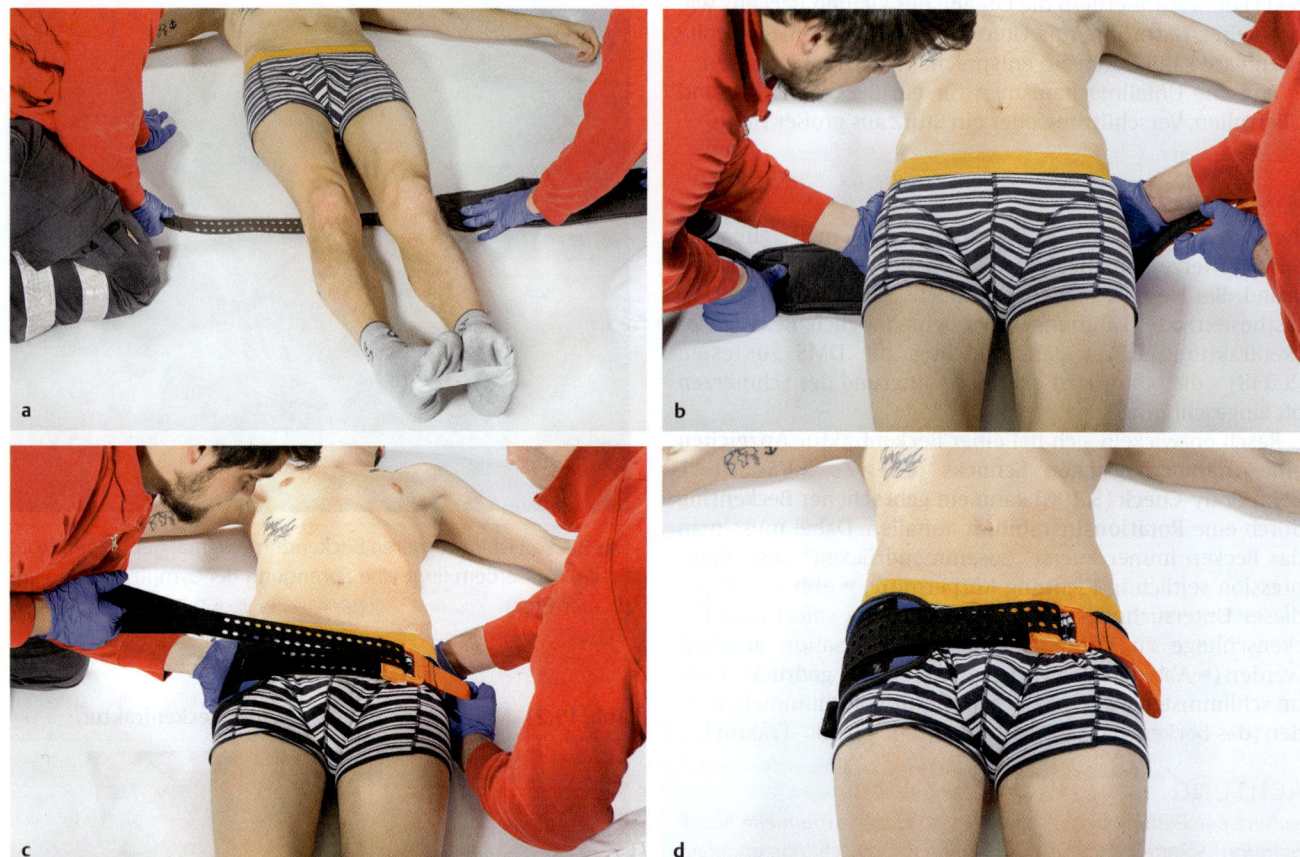

a Die Füße des Patienten werden leicht nach außen rotiert fixiert. Die Beckenschlinge wird unter die Kniekehlen geschoben.
b Unter Kompression des Beckens auf Höhe der großen Rollhügel (Trochanter major des Femur) wird die Beckenschlinge korrekt positioniert.
c Helfer 1 fixiert den orangenen Gurt, während Helfer 2 den schwarzen Gurt festzieht, bis ein "Klicken" hörbar wird.
d Anschließend wird der Gurt bei gehaltener Spannung mit einem Klettverschluss fixiert.

Fotos: Kirsten Oborny

15.2.8 Polytrauma

Grundlagen

Definition **Polytrauma**
Unter einem Polytrauma (Mehrfachverletzung) versteht man die gleichzeitige Verletzung mehrerer Körperregionen oder Organsysteme, von denen eine Verletzung allein oder die Kombination mehrerer lebensbedrohlich ist.

Ein Polytrauma ist im rettungsdienstlichen Alltag zwar eher selten (max. 5 % der Einsätze). Dennoch – oder auch gerade deshalb – stellt es immer eine enorme Herausforderung an das Rettungsfachpersonal dar: Um dem Patienten bestmöglich zu helfen, muss sehr strukturiert, gut koordiniert und zielgerichtet gearbeitet werden. Dabei gilt: „**Treat first what kills first**" – behandele also zuerst, was den Patienten als Nächstes umbringt. Man versucht also, das Leben des Patienten zu retten, möglicherweise ohne Diagnose und Anamnese genau zu kennen.

Ursachen

Ein Polytrauma ist meist Folge eines Verkehrsunfalls. Arbeitsunfälle, häusliche Unfälle und Tötungs- bzw. Suizidversuche sind seltener die Ursache.

Besonders folgende Unfallmerkmale können Anzeichen für schwere Verletzungen sein:
- Kfz-Frontalaufprall mit erheblicher Fahrzeugdeformierung
- getötete oder aus dem Fahrzeug geschleuderte weitere Fahrzeuginsassen
- Unfall mit Fußgänger oder Zweiradfahrer, v. a. bei Kollision > 30 km/h
- Sturz aus großer Höhe (> 3 m).

Häufige Verletzungen beim Polytrauma sind Frakturen, SHT, Bauchtraumata, Thoraxtraumata und Verletzungen der Wirbelsäule.

ACHTUNG

Bei bewusstlosen Patienten müssen alle Erkrankungen bedacht werden, die zu einem Bewusstseinsverlust führen können (z. B. Krampfanfall, die Entgleisung des Blutzuckers, Intoxikationen). Möglicherweise ist der Unfall passiert ist, weil der Patient gekrampft hat oder in den Unterzucker gekommen ist – die Bewusstlosigkeit wäre dann nicht Folge, sondern Ursache der schweren Verletzungen.

Versorgung des Patienten

! Merken Zeit als wesentlicher Faktor

Für die Versorgung eines Patienten mit Polytrauma gilt die sog. „golden hour of trauma" (dt. = „goldene Stunde des Traumas"), d. h., zwischen der Verletzung und der Einweisung des Patienten in eine Klinik (am besten per RTH in ein Traumazentrum) sollte höchstens 1 Stunde liegen. Transportfähig sollte der Patient bereits innerhalb von 10–15 min sein.

ACHTUNG

Achten Sie gerade an unübersichtlichen Unfallstellen auf einen ausreichenden Eigenschutz!

Ein polytraumatisierter Patient wird strikt nach **Trauma-ABCDE** (S. 192) behandelt. Diese **4 Säulen der Polytraumaversorgung** sollten innerhalb von 20 min umgesetzt sein.

- **Stoppen einer kritischen (ggf. arteriellen) Blutung** und **Volumensubstitution** zur Vermeidung eines hämorrhagischen Schocks (S. 272) bei intraabdomineller/thorakaler Blutung oder Beckenfraktur.
- **Oxygenierung und Beatmung**, s. Intubation bei Ateminsuffizienz (S. 215), ggf. Entlastung eines Spannungspneumothorax (S. 352).
- **Analgesie** (Narkose).
- **Immobilisation** (Stiffneck und Spineboard/Vakuummatratze).

Außerdem muss man wie bei jedem Traumapatienten auf den Wärmeerhalt (S. 238) achten, da eine Hypothermie die Schocksymptomatik verstärken und die Blutgerinnung verschlechtern kann.

! Merken Nachbereitung

Natürlich können schwerstverletzte Patienten auch noch an der Unfallstelle sterben, ohne dass man von rettungsdienstlicher Seite Fehler gemacht hat. Eine Nachbereitung und Besprechung solcher Vorfälle sind für alle Beteiligten sinnvoll und sollten außerhalb der Dienstzeiten („in geschütztem Rahmen") erfolgen.

RETTEN TO GO

Polytrauma

Unter einem Polytrauma versteht man die gleichzeitige Verletzung mehrerer Körperregionen oder Organsysteme, von denen eine Verletzung allein oder die Kombination mehrerer lebensbedrohlich ist. Beim Polytrauma gilt: **„Treat first what kills first"**. Ein Polytrauma ist meist Folge eines Verkehrsunfalls. Zwischen der Verletzung und der Einweisung des Patienten in eine Klinik (am besten per RTH in ein **Traumazentrum**) sollte **höchstens 1 Stunde** liegen. Ein polytraumatisierter Patient wird strikt nach **Trauma-ABCDE** behandelt. Außerdem sollten innerhalb von 20 min die **4 Säulen der Polytraumaversorgung** umgesetzt werden: Stoppen einer kritischen Blutung und Volumensubstitution, Oxygenierung und Beatmung, Analgesie, Immobilisation.

15.2.9 Einklemmungstrauma

Grundlagen

Die Rettung eingeklemmter Personen aus Kraftfahrzeugen oder Maschinen erfordert immer ein gemeinsames, gut aufeinander abgestimmtes Vorgehen von Rettungsdienstpersonal und Feuerwehr.

ACHTUNG

Eigensicherung beachten. Ist das Fahrzeug vor Wegrollen/Umkippen gesichert? Ist die Feuerwehr alarmiert? Vorher keine Rettungsversuche unternehmen!

! Merken Eingeklemmte Person

Bei einer eingeklemmten Person muss man bis zum Beweis des Gegenteils von einem Polytrauma mit Wirbelsäulenverletzung ausgehen.

Zunächst ist der Zustand des Patienten einzuschätzen. Hierfür ist beim Kfz ein **Erstzugang**, z. B. über ein Seiten- oder Heckfenster, notwendig. Hierüber können dann die **Vitalfunktionen geprüft und gesichert werden.** Bei allen weiteren Maßnahmen sollte nun die betroffene Person durch eine schwer entflammbare Decke und wenn möglich auch einen Helm vor herabfallenden Teilen geschützt werden. Die Situation, eingeklemmt zu sein, und der gesamte Rettungsvorgang mit der begleitenden Geräuschkulisse bedeuten für den Patienten enormen Stress. Von entscheidender Bedeutung ist daher auch die bestmögliche **psychische Betreuung**: Sie sollten dem Patienten das Gefühl vermitteln, nicht allein zu sein und die einzelnen Schritte angemessen erklären. Der Zustand des Patienten entscheidet nun über das weitere Vorgehen und das notwendige Tempo der Rettung.

Schnelle (schonende) Rettung

Ist der Patient in einem stabilen Zustand, findet die medizinische Erstversorgung, soweit möglich und nötig, im Fahrzeugwrack statt. Diese besteht zunächst aus der Oxygenierung und Stabilisierung der HWS, der Blutstillung, einer evtl. Infusionstherapie und Analgesie.

Gleichzeitig schafft die Feuerwehr Stück für Stück eine sog. **Rettungsöffnung**. Hierbei wird im Idealfall das Fahrzeugdach komplett entfernt (▶ Abb. 15.23). Dabei ist eine **enge Abstimmung** zwischen Rettungspersonal und Feuerwehr notwendig: wenn medizinische Maßnahmen nötig sind, technische Rettungsmaßnahmen evtl. kurz unterbrechen. Außerdem kann z. B. ein zu rasches Wegziehen von Wrackteilen dazu führen, dass Blutvolumen plötzlich umverteilt wird oder „versackt". Dies kann schwere Kreislaufprobleme verursachen.

Über die Rettungsöffnung erfolgt dann schließlich die **achsengerechte Rettung** des Patienten unter Zuhilfenahme von Immobilisationshilfen wie **Spineboard** oder nach Anlage eines **Rettungskorsetts** (S. 232), z. B. KED®-System, zur Immobilisierung der Wirbelsäule.

! Merken Überwachung

Während der gesamten Rettungsaktion muss der Zustand des Patienten immer wieder kritisch überprüft werden, um ggf. bei Verschlechterung des Zustands zu einer Crashrettung (s. u.) wechseln zu können.

Abb. 15.23 Schonende Rettung.

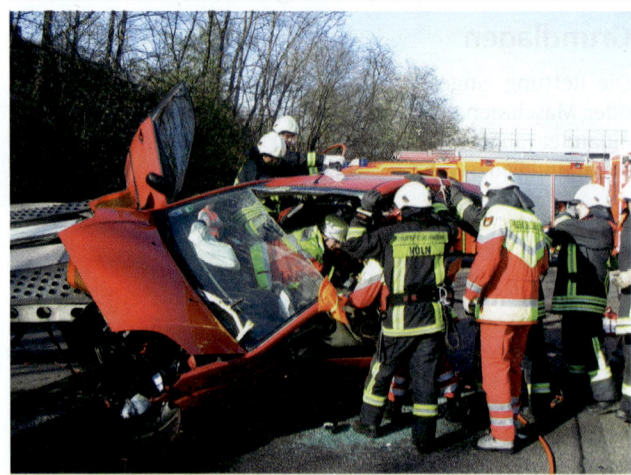

Nach Nach Durchtrennung der Säulen ermöglicht die Dachabnahme die Befreiung des Patienten. Eine notfallmedizinische Versorgung war über die gesamte Dauer der technischen Rettung möglich. *Aus: Notfallmedizin up2date (2012; 3: 211–227, Titel: Aktionsplan für die Rettung des eingeklemmten Patienten. Autoren: S. Brandt, P. Hessemer, R. Blomeyer. Bildstelle Feuerwehr Köln*

Sofortrettung

Unter einer Sofortrettung (auch „Crashrettung", Notrettung) versteht man die **Befreiung des Patienten unter erheblichem Zeitdruck und absoluter Lebensgefahr**. Gründe hierfür sind eine in der Einklemmungssituation nicht beherrschbare Verletzung, die innerhalb weniger Minuten zum Tode führen würde, oder eine Gefahrenquelle von außen (z. B. Brand, Explosionsgefahr, Einsturzgefahr). Bei der Sofortrettung werden – um das Leben des Patienten zu erhalten – also evtl. durch die Rettung auftretende weitere Verletzungen in Kauf genommen. Dennoch sollte (wenn möglich) eine **HWS-Immobilisation** mittels Stützkragen oder manuell (▶ Abb. 15.24) durchgeführt werden. Über den **Rautek-Rettungsgriff** (S. 229) wird der Patient dann so achsengerecht wie möglich aus der Einklemmungssituation befreit und weiter versorgt.

RETTEN TO GO

Einklemmungstrauma

Die Rettung eingeklemmter Personen aus Kraftfahrzeugen oder Maschinen erfordert immer ein gut aufeinander abgestimmtes Vorgehen von Rettungsdienstpersonal und Feuerwehr. Dabei ist die Eigensicherung strikt zu beachten! Bei eingeklemmten Personen geht man zunächst immer von einem **Polytrauma mit Wirbelsäulenverletzung** aus.

Beim ersten Kontakt müssen die Vitalfunktionen überprüft und gesichert werden. Bei stabilen Patienten erfolgt die **schnelle (schonende) Rettung**. Sie umfasst die Oxygenierung des Patienten und die Stabilisierung der HWS, eine evtl. Blutstillung und psychische Betreuung. Eine achsengerechte Rettung mit Spineboard und ggf. Rettungskorsett zur Immobilisation der Wirbelsäule erfolgt unter kontinuierlicher Überwachung des Kreislaufs des Patienten.

Befindet sich der Patient in absoluter Lebensgefahr, muss eine **Sofortrettung** erfolgen, wobei evtl. Folgeverletzungen hinzunehmen sind. Eine HWS-Immobilisation sollte dennoch wenn irgend möglich erfolgen. Die Befreiung erfolgt möglichst achsengerecht über den Rauteck-Rettungsgriff.

15.2.10 Verbrennung, Verbrühung

Grundlagen

Definition **Verbrennung, Verbrühung**
Unter einer Verbrennung oder Verbrühung versteht man eine Schädigung des Gewebes durch lokale Hitzeeinwirkung. Je nach Ausmaß der Schädigung kann eine lokale Verbrennung zu einer systemischen Verbrennungskrankheit führen.

Ursachen • Die häufigsten Ursachen für Verbrennungen und Verbrühungen sind:
- offene Flammen, Grillverletzungen, Stichflammen
- Explosionen (Feuerwerkskörper, Industrieunfälle)
- Kontakt mit Gegenständen wie Herdplatte oder Bügeleisen
- Verbrühungen durch heiße Flüssigkeiten oder Wasserdampf
- starker elektrischer Strom (z. B. Hochspannung oder Blitzschlag)
- Strahlung (Sonne, atomare Strahlung, Röntgenstrahlung)
- chemische Verbrennungen durch Säuren oder Laugen
- mechanische Reibung (z. B. Seil, Rutschen über Oberflächen).

Abb. 15.24 Manuelle Stabilisierung der HWS beim sitzenden Patienten.

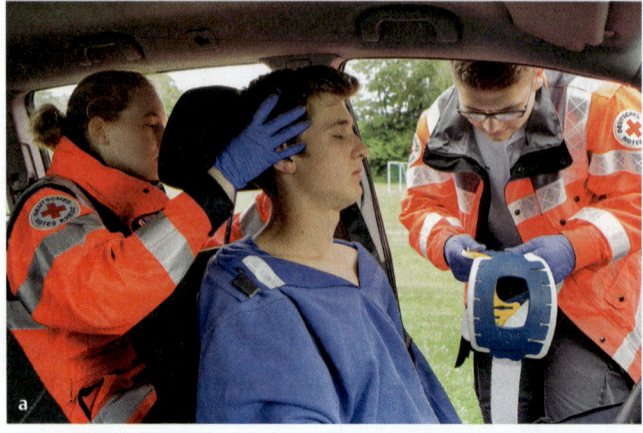
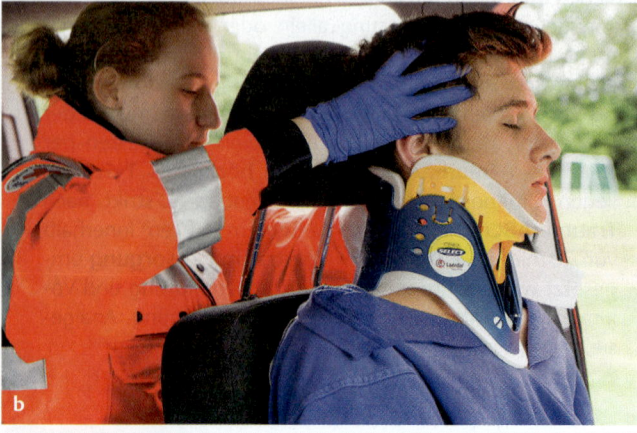

a Die manuelle Stabilisierung der HWS sollte „in-line", also in der Achse der HWS erfolgen.
b Erst nach Anlage eines Stützkragens kann die manuelle Stabilisierung gelöst werden.
Fotos: Kirsten Oborny

Die Schwere der Verbrennung ist abhängig von der **Dauer und Intensität der einwirkenden Hitze** sowie der **Tiefe** der Verbrennung und ihrer **Ausdehnung** bezogen auf die Körperoberfläche.

Pathophysiologie • Verbrennungen führen zu zahlreichen Veränderungen an der Hautoberfläche und im Körper. Einerseits wird die Funktion der Haut als **Schutzbarriere** vermindert oder aufgehoben, sodass sich Infektionen leichter entwickeln können. Andererseits schädigt der Gewebeschaden den gesamten Organismus: Das zerstörte Gewebe gibt Flüssigkeit und Eiweiße ab (sichtbarer Flüssigkeitsfilm über den verbrannten Hautbereichen). Als Reaktion darauf schüttet der Körper **Gewebehormone** wie Prostaglandin und Histamin aus → die Gefäße weiten sich und werden durchlässiger → Volumen geht verloren: Gefürchtete Folge ist der **Volumenmangelschock** mit gestörter Mikrozirkulation. Innerhalb der nächsten Tage und Wochen können sich aufgrund dieser initialen Mikrozirkulationsstörung Funktionsstörungen verschiedener Organe entwickeln, was man als **Verbrennungskrankheit** bezeichnet.

Innerhalb der ersten Stunden ist es also das Ziel, das Verletzungsausmaß einzugrenzen und dem Verbrennungsschock nachhaltig entgegenzuwirken. Dies verbessert die Prognose des Patienten entscheidend.

Symptome und Verbrennungsausmaß

Verbrennungstiefe • Die Tiefe der Verbrennung wird in **Grade** eingeteilt (▶ Tab. 15.4, ▶ Abb. 15.25). Oft liegen bei einem Patienten mehrere Verbrennungsgrade vor. Verbrennungen werden, besonders bei starken Schmerzen, häufig von ausgeprägten vegetativen Symptomen (Übelkeit, Schwindel) begleitet.

! *Merken* Schmerzen bei Verbrennungen
Bei großflächigen Verbrennungen gilt: je geringer die Schmerzen, umso tiefer die Verbrennung und umso schlechter die Prognose.

Bestimmung der verbrannten Körperoberfläche (KOF) • Die verbrannte Körperoberfläche wird anhand der „Neuner-Regel" nach Wallace bestimmt und in % der Körperoberfläche angegeben (▶ Abb. 15.26). Alternativ kann die **Handflächenregel** angewandt werden: Die Handfläche (des Patienten!) entspricht etwa 1 % seiner Körperoberfläche.

! *Merken* Verbrannte KOF
Bei bis zu 5 % verbrannter Körperoberfläche hat der Erwachsene eine gute Prognose. Bei 5–20 % verbrannter Körperoberfläche (Grad II–III) ist mit schweren Komplikationen wie z. B. Infektionen zu rechnen. Sind mehr als 20 % seiner KOF verbrannt, sollte er in einer Brandverletztenklinik behandelt werden.

Säuglinge und Kleinkinder können bereits ab Verbrennungen von 5–10 % der Körperoberfläche Schocksymptome entwickeln, jenseits von 30 % besteht akute Lebensgefahr.

Inhalationstrauma • Oft kommt es bei Verbrennungen zu begleitenden Inhalationstraumen. Dabei wird heiße Luft oder Brandrauch eingeatmet. Die große Hitze schädigt die Schleimhaut der Atemwege bis hinunter in die Alveolen. Die Folge ist eine Hypoxie mit Atemnot.

Ein Inhalationstrauma erkennt man meist an Rußpartikeln im Mund/Rachenraum und Verbrennungen im Gesicht. Leider wird ein Inhalationstrauma oft erst erkannt, wenn die Patienten über schwere Atemnot klagen und/oder blutig abhusten.

Rauchgasintoxikation • Besteht der V. a. eine Inhalation von Rauchgasen, muss man immer auch an eine Rauchgasintoxikation (S. 456) denken.

Versorgung des Patienten

Basismaßnahmen • Wird eine brennende Person oder eine Person mit brennender Kleidung vorgefunden, muss der Brand initial gelöscht werden (Überwerfen einer Decke, Rollen der Person auf dem Boden, Feuerlöscher oder Wasser einsetzen).

ACHTUNG
*Bei Verbrennungen stets **Eigenschutz** beachten!*

Abb. 15.25 Verbrennungen unterschiedlichen Grades.

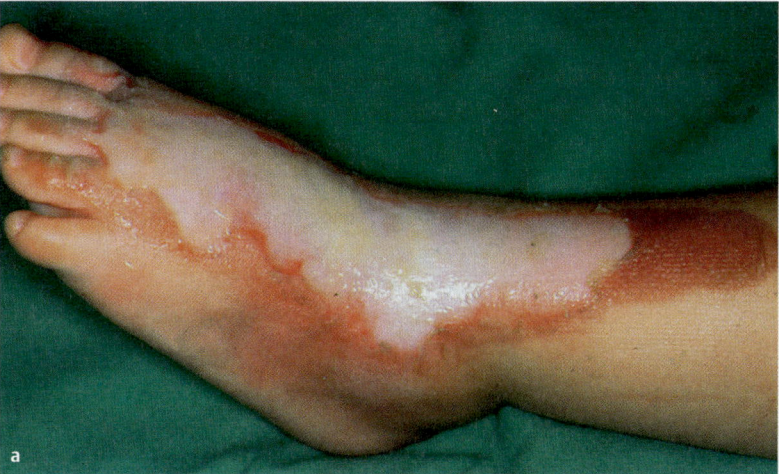
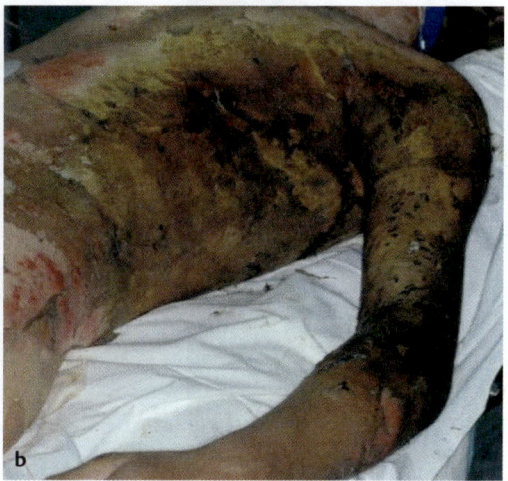

a Tiefe zweitgradige Verbrennung (IIb) am Fußrücken und über dem Sprunggelenk.
b Verbrennung Grad IV nach Hochspannungsunfall.

a aus: Wagemann W. Pathogenese und Therapie der Verbrennung. In Lippert H. Wundatlas. Thieme; 2012. b aus: Lederer W. Stromunfälle. In: Scholz J et al. Notfallmedizin. Thieme; 2013.

Tab. 15.4 Verbrennungsgrade, Symptome und Prognose

Verbrennungsgrad	geschädigter Hautabschnitt	Symptome	Abheilung
I	Oberhaut *Nach: I care – Krankheitslehre. Thieme; 2015*	Hautrötung, keine Blasen, Schmerzen vorhanden	spontan und narbenfrei nach ca. 1 Woche
IIa	Oberhaut und obere Anteile der Lederhaut *Nach: I care – Krankheitslehre. Thieme; 2015*	Hautrötung, Schwellung, Blasenbildung, feuchter, gut durchbluteter Wundgrund, starke Schmerzen. Schmerzen bei Berührung verstärkt (Sensibilität erhalten)	spontane narbenfreie Abheilung nach ca. 2 Wochen wahrscheinlich
IIb	Ober- und Lederhaut weitgehend zerstört *Nach: I care – Krankheitslehre. Thieme; 2015*	Hautrötung, Schwellung und Schmerz. aufgeplatzte Blasen mit weißem, trockenem Wundgrund. Schmerzen bei Berührung unverändert (Sensibilität verloren)	langsame Heilung, Narbenbildung
III	Ober- und Lederhaut vollständig zerstört, Schmerzrezeptoren zerstört *Nach: I care – Krankheitslehre. Thieme; 2015*	Haut meist gräulich bis schwarz, keine Schmerzen	langsame Heilung, Narbenbildung
IV	Zerstörung von Muskeln, Sehnen und/oder Knochen *Nach: I care – Krankheitslehre. Thieme; 2015*	keine Schmerzempfindung, Verkohlung	keine Heilung möglich

Abb. 15.26 Neuner-Regel nach Wallace.

Erwachsener (> ca. 15 Jahre)

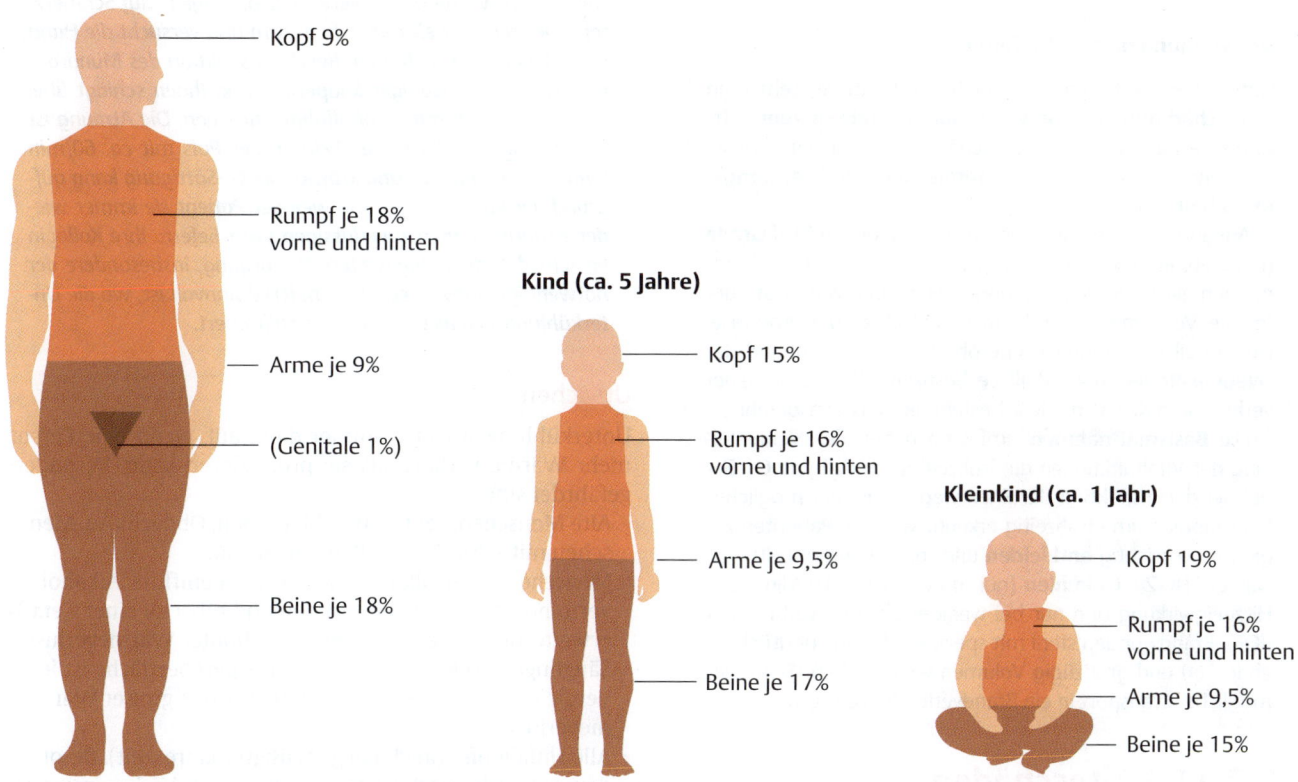

Kopf 9%

Rumpf je 18%
vorne und hinten

Arme je 9%

(Genitale 1%)

Beine je 18%

Kind (ca. 5 Jahre)

Kopf 15%

Rumpf je 16%
vorne und hinten

Arme je 9,5%

Beine je 17%

Kleinkind (ca. 1 Jahr)

Kopf 19%

Rumpf je 16%
vorne und hinten

Arme je 9,5%

Beine je 15%

Die Abschätzung der verbrannten KOF ist vom Alter des Patienten abhängig. *Nach: I care – Krankheitslehre. Thieme; 2015*

- Vitalfunktionen gemäß ABCDE (S. 191) sicherstellen. Hierbei ist die **Inspektion der Atemwege (= A)** besonders wichtig, um ein **Inhalationstrauma** frühzeitig zu erkennen.
- **Patienten zügig, aber vorsichtig vollständig entkleiden.** Eventuell festgebrannte Kleidungsstücke oder festgebranntes Brandmaterial belassen.
- **Basismonitoring** (S. 200): RR, Puls, EKG, SpO$_2$.
- Frühzeitige **O$_2$-Gabe** (8–10 l/min), besonders bei V. a. Inhalationstrauma.
- **Kühlung:** mit sauberem Leitungswasser (18–24 °C) bis zur Schmerzlinderung, maximal für 2–3 min und nicht bei großflächigen (> 30 % KOF) Verbrennungen.

ACHTUNG

Das Kühlen von Brandwunden ist nur in den ersten 2–3 min nach Hitzeeinwirkung sinnvoll. Danach kann sich die Gewebedurchblutung verschlechtern. Außerdem besteht die Gefahr der Unterkühlung, besonders bei großflächigen Verbrennungen, Verbrennungen am Stamm und unverletzten Körperregionen

- **Lagerung:** erhöhter Oberkörper bei bewusstseinsklaren Patienten. Schocklage bei RR-Abfall, bei Bewusstlosigkeit stabile Seitenlage.
- **Wundversorgung:** Brandwunden steril abdecken und vor weiterer Kontamination (Verschmutzung/Infektion) schützen. Wundbedeckung mit metallbedampften Verbandmitteln verwenden oder spezielle Brandwundentücher (z. B. Burn Pac®) einsetzen. Wunden nicht reinigen! Keine „Brandsalben" o. Ä. anwenden. Festgebrannte oder verklebte Fremdkörper belassen.

- Vorbereiten von mehreren großlumigen i. v.-Zugängen, großzügig VEL und ggf. Medikation.
- Eventuell Intubation vorbereiten, besonders bei V. a. Inhalationstrauma.
- **Wärmeerhalt** (S. 238): nach Wundversorgung Patienten in Wärmeschutzfolie einhüllen.

Erweiterte Maßnahmen • Sind bei einem Patienten mehr als 10 % der KOF mind. zweitgradig verbrannt, besteht **akute Schockgefahr** durch Übertritt von Volumen aus den Blutgefäßen in die verbrannten Areale. Daher ist eine **großzügige Volumengabe** in Form von **kristalloiden Infusionslösungen** unabdingbar.

ACHTUNG

*Verbrennungsopfer dürfen **keine kolloidalen Infusionslösungen** erhalten: Diese würden dem bereits „ausgetrockneten" Gewebe zusätzlich Wasser entziehen.*

Eine gute **Analgesie** mit Opioiden wie Piritramid (z. B. Dipidolor® i. v.) oder eine **Analgosedierung** mit Esketamin und Benzodiazepin (z. B. Ketanest S® und Dormicum®) sind wichtig. Gegebenenfalls **Narkose** und **Intubation**. Bei schwerer Verbrennung und/oder V. a. Inhalationstrauma ist ein luftgebundener Transport in ein **Brandverletztenzentrum** nötig. Betten für Brandverletzte werden über eine zentrale Anlaufstelle in Hamburg koordiniert: Tel. 040 4 2851–3 998, Kontakt stellt Rettungsleitstelle her.

RETTEN TO GO

Verbrennung und Verbrühung

Unter einer Verbrennung oder Verbrühung versteht man eine **Schädigung des Gewebes durch lokale Hitzeeinwirkung**. Je nach Ausmaß der Schädigung kann eine lokale Verbrennung zu einer **systemischen Verbrennungskrankheit** führen.

Anhand ihrer Tiefe werden Verbrennungen in **fünf Grade** (I, IIa, IIb, III und IV) eingeteilt. Bei großflächigen Verbrennungen gilt die Regel: je geringer die Schmerzen, desto tiefer die Verbrennung und umso schlechter die Prognose. Der Anteil verbrannter Körperoberfläche wird anhand der **„Neuner-Regel"** nach Wallace bestimmt (in %). Bei einer verbrannten KOF von > 30 % besteht akute Lebensgefahr.

Die **Basismaßnahmen** umfassen neben der Sicherstellung der Vitalfunktionen die frühzeitige großzügige O_2-Gabe. Bei der Inspektion der Atemwege muss ein mögliches Inhalationstrauma frühzeitig erkannt werden. Patienten zügig und vorsichtig **entkleiden** und mit sauberem Leitungswasser (18–24 °C) **kühlen** (nur in den ersten 10 Min. nach Hitzeeinwirkung und nur bei weniger als 30 % verbrannter KOF). Brandwunden steril mit speziellen Brandwundtüchern abdecken und großzügig Volumen verabreichen. Schnellstmöglicher Transport in ein Brandverletztenzentrum.

15.2.11 Kälteschäden

Definition Unterkühlung und Erfrierung
*Bei Kälteschäden unterscheidet man zwischen einer **systemischen Unterkühlung** und **lokalen Erfrierungen**. Eine Unterkühlung bezeichnet **Störungen der Organfunktion**, die durch ein Absinken der Körpertemperatur unter 35 °C verursacht werden. Erfrierungen sind **lokale Schädigungen** exponierter Körperstellen (Finger, Zehen, Nase, Ohren), ohne dass die Körperkerntemperatur absinkt.*

Unterkühlung (Hypothermie)

Fallbeispiel Hilflose Person

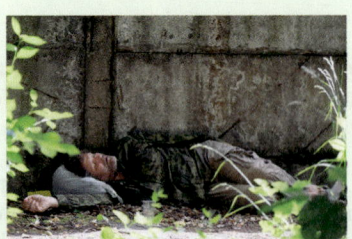

© Dmitry Vereshchagin – Fotolia.com

Mitte Februar werden Sie mit Ihrer Kollegin um die Mittagszeit von der Leitstelle zu einer „hilflosen Person" alarmiert. Es ist Karnevalszeit und es wird viel gefeiert. Die Außentemperatur beträgt 2 °C. Hin und wieder handelt es sich bei diesen Einsätzen um Obdachlose, die von Passanten gefunden werden und nicht ansprechbar sind – so auch in diesem Fall. Um nichts zu übersehen, geht Ihre Kollegin auch diesmal strikt nach dem Trauma-ABCDE vor und stellt sich und ihre Kollegen zunächst mit Namen vor – auch wenn sie nicht

glaubt, dass der Obdachlose sie hört. Sein Alter lässt sich schwer schätzen, sein Allgemeinzustand ist schlecht. Auf Ansprache antwortet er nur verwaschen, reagiert auf Schmerzreiz aber sehr gezielt mit seinem Arm und versucht die Hand Ihrer Kollegin zu entfernen. Bei der Inspektion des Mundraumes ist er noch weniger kooperativ und Ihnen schlägt übel riechender Atem mit Alkoholfahne entgegen. Die Atmung ist regelmäßig und flach, ca. 12/min, der Puls mit ca. 60/min langsam, rhythmisch und kräftig. Die O_2-Sättigung kann aufgrund der kalten Finger und weil der Patient sie immer wieder entfernt, keinen zuverlässigen Wert liefern. Ihre Kollegin entscheidet, dass eine weitere Versorgung, insbesondere der notwendige Body-Check, nur im RTW sinnvoll ist, wo die Unterkühlung sich nicht weiter verschlimmert.

Ursachen

Unterkühlungen treten immer dann auf, wenn eine Person mehr Wärme verliert, als sie produzieren kann. Besonders gefährdet sind:
- Alte Menschen, sehr dünne Menschen, Obdachlose, Menschen mit schlechtem Allgemeinzustand.
- Menschen unter Alkohol- oder Drogeneinfluss. Alkohol vermindert das Kälteempfinden und führt zu einer Gefäßerweiterung in der Peripherie → erhöhter Wärmeverlust.
- Säuglinge und Kleinkinder: Ihre Körperoberfläche ist im Vergleich zur Körpermasse relativ hoch → großer Wärmeverlust.
- Alle Unfallopfer (auch bei gemäßigter Jahreszeit). Besonders gefährdet sind Patienten mit Schock, Verbrennungen, Polytrauma, da ihre Kompensationsmöglichkeiten aufgrund der schweren Verletzung stark reduziert sind.
- Stürze ins kalte Wasser.
- Alle bewusstlosen/bewusstseinsgestörten Patienten (z. B. auch mit Nachschlafphase nach Krampfanfall).
- Sedierte/bewusstlose Patienten während Transport in unzureichend geheiztem RTW. Es gilt: Die Temperatur im Rettungswagen sollte für den Patienten angenehm sein – nicht für das Personal.

! *Merken* Akzidentelle Hypothermie
Von einer akzidentellen Hypothermie spricht man, wenn die Unterkühlung sozusagen „aus Versehen", z. B. durch einen unzureichenden Wärmeerhalt bei Unfallopfern, verursacht wurde. Eine akzidentelle Hypothermie ist also vermeidbar.

ACHTUNG
Bei einer Person mit Alkoholintoxikation ist auf den ersten Blick nicht ersichtlich, woher die Bewusstseinsstörung kommt – Unterkühlungen werden in diesen (mitunter unangenehmen) Situationen leicht übersehen.

Symptome

Abhängig von der **Körperkerntemperatur** (KKT) unterscheidet man verschiedene Stadien der Unterkühlung, die durch bestimmte Symptome gekennzeichnet sind (▶ Tab. 15.5). Im Verlauf der Unterkühlung tritt im **Abwehrstadium** zunächst Muskelzittern auf, mit dem der Körper versucht, über eine Steigerung des Muskelstoffwechsels Wärme zu produzieren. Die Durchblutung der Extremitäten und der Haut wird über eine Aktivierung des Sympathikus vermindert, der Körper zentralisiert (S. 269). Die Atemfrequenz und -tiefe steigen, um das aus dem Muskelstoffwechsel vermehrt anfallende

Tab. 15.5 Stadien der Unterkühlung

Stadium der Unterkühlung (KKT)	Bewusstsein	Atmung	Herz/Kreislauf	weitere Symptome
I: Abwehrstadium (34–35 °C)	wach (GCS 15), aber unruhig, erregt	schnell und tief	Tachykardie, erhöhter Blutdruck	Muskelzittern, Kältegefühl, Schmerzen in den Extremitäten
II: Erschöpfungsstadium (34–30 °C)	schläfrig (GCS 12–10), verwirrt, teilnahmslos	verlangsamt, flach und unregelmäßig	Puls langsam, Herzrhythmusstörungen möglich, Blutdruck erniedrigt	Muskel- und Gelenkstarre, Nachlassen der Schmerzen
III: Lähmungsstadium (30–27 °C)	bewusstlos (GCS 9–4), keine Reaktion auf Schmerzreize	sehr langsam	Herzrhythmusstörungen, Blutdruck stark erniedrigt	Erweiterung der Pupillen, Muskelschwäche
IV: Scheintod oder Tod (27–22 °C)	bewusstlos (GCS 3), Reflexe erloschen	extrem langsam oder Apnoe (Atemstillstand)	kein Puls tastbar, PEA oder Asystolie (s. ▶ Tab. 12.1) → Herz-Kreislauf-Stillstand	weite, lichtstarre Pupillen, schlaffe Lähmung der Muskeln

CO_2 abzuatmen. Insgesamt steigt der O_2-Verbrauch des Körpers stark an.

Sinkt die KKT trotz dieser Gegenmaßnahmen weiter, werden die Muskeln langsam steif, das Zittern lässt nach und die Atmung wird flacher (**Erschöpfungsstadium**). In diesem Stadium kann es zum Phänomen des **„paradoxen Entkleidens"** kommen: Lässt im Erschöpfungsstadium die Sympathikusaktivierung und damit die Zentralisation nach, gelangt das relativ warme Blut in den Körperkern. Dem Betroffenen wird warm und er entkleidet sich trotz Unterkühlung.

Spätestens im folgenden **Lähmungsstadium** besteht akute Lebensgefahr: Der Patient wird bewusstlos, die Herz-Kreislauf-Funktion verschlechtert sich massiv. Unterhalb von 28 °C sind die Lebensvorgänge maximal reduziert (**Scheintod**, Vita reducta, Vita minima), bis schließlich der Herz-Kreislauf-Stillstand eintritt.

Versorgung des Patienten

Basismaßnahmen
- Patienten aus der Gefahrenzone retten, dabei Gefahr von **After-Drop** und **Bergetod** beachten.

ACHTUNG
Werden Menschen mit fortgeschrittener Unterkühlung unvorsichtig bewegt, wird extrem kaltes Blut aus den Extremitäten in den Körperkern „zurückgespült", was zur weiteren Absenkung der KKT führen kann (After-Drop). Im schlimmsten Fall führt das zum Herz-Kreislauf-Stillstand, dem „Berge-" oder „Rettungstod".

- Daher ab Stadium II **Immobilisation** (z. B. mit Vakuummatratze), Extremitäten nicht bewegen, nicht abreiben und nicht wärmen. Kalte Arme vom Oberkörper abspreizen.
- Vitalfunktionen gemäß ABCDE (S. 192) sicherstellen und Basismonitoring (S. 200): Temperatur, RR, Puls, EKG (wichtig wegen Gefahr der Herzrhythmusstörungen!), SpO_2, Blutzucker.
- Patienten möglichst in warme, windstille Umgebung bringen (idealerweise ca. 25 °C warmer RTW: Türen schließen, Innenraumheizung anschalten). Nasse Kleidung entfernen. Bei weiterem Aufenthalt draußen und niedriger Außentemperatur Patienten in Rettungsdecke einhüllen.

ACHTUNG
Rettungsdecken erhalten die Körperwärme des Patienten durch Reflexion und schützen vor einem Wärmeverlust durch Verdunstung. Sie sind daher bei Unterkühlung nur bei kalten Außentemperaturen sinnvoll – im warmen RTW verhindern sie hingegen eher das Erwärmen des Körpers.

- O_2-Gabe, initial 2–4 l/min, Flow je nach SpO_2 ggf. anpassen (Ziel 94–98 %).
- Psychische Betreuung und Beruhigung des Patienten (unterstützt die wichtige körperliche Ruhe und die Kooperation des Patienten).
- Bewusstseinsklare Patienten können warme, gezuckerte Getränke erhalten.
- i. v.-Zugang und VEL vorbereiten.
- Ab Erschöpfungsstadium zwingend NA nachfordern.

Erweiterte Maßnahmen • Die Infusion einer **auf 37 °C vorgewärmten VEL** ist sinnvoll. Vorgewärmte Infusionsflaschen können auch am Patienten gelagert werden, um so eine sanfte Erwärmung zu erreichen.

Kommt es im Rahmen einer Unterkühlung (z. B. beim Ertrinkungsunfall) zu einer **Reanimation**, muss diese fortgeführt werden, bis die **normale Körpertemperatur erreicht** ist und darf präklinisch nicht abgebrochen werden – auch wenn die Betroffenen leblos erscheinen. Das Hirngewebe ist nämlich ab einer Temperatur von etwa 32 °C aufgrund eines reduzierten O_2-Verbrauchs geschützt, sodass bei unterkühlten Menschen mehr Zeit zur erfolgreichen Wiederbelebung bleibt als bei normaler Körpertemperatur. Erst wenn bei normaler Körperkerntemperatur kein Spontankreislauf wieder einsetzt, dürfen die Reanimationsbedingungen eingestellt werden.

! Merken Reanimation bei Unterkühlung
Niemand ist tot, solange er nicht warm und tot ist.

Nach einiger Überzeugungsarbeit und deutlicher Mitteilung, was nun passiert, wird der Patient ein wenig kooperativer und lässt sich auf die Trage legen und in den RTW bringen.

Dort leiten Sie zunächst ein EKG ab, da bei einer Unterkühlung Rhythmusstörungen ja häufig sind. Beim Patienten ist das EKG aber unauffällig. Beim anschließenden bodycheck findet sich kein Hinweis auf eine Verletzung. Der BZ ist mit 107 mg/dl ebenfalls unauffällig, die Pupillen isokor und lichtreagibel. Die mit Ohrthermometer gemessene Temperatur beträgt 31,8 °C. Obwohl die Messwerte am Ohr häufig etwas zu niedrig anzei-

gen, liegt dennoch eine Hypothermie Grad II vor – die Symptome des Patienten passen ja auch dazu.

Der durch die Verbringung in den RTW nun etwas wachere Patient öffnet spontan die Augen und beginnt zu zittern. Zwischenzeitlich gelingt auch die Messung der SpO$_2$ (99 %), HF 72/min. Einigermaßen freiwillig lässt sich der Patient in die Seitenlage bringen. Sie decken ihn noch mit einer Wolldecke zu und schützen mit einer weiteren Decke auch den Kopf vor Auskühlung (wichtig!). Bei stabilen Vitalparametern wird der Patient nun schonend in das nächste Krankenhaus mit adäquater Versorgung gebracht.

Erfrierungen

Grundlagen

Pathophysiologie • Lokale Erfrierungen treten meist an exponierten Körperstellen, den sog. **Akren**, auf (Finger, Zehen, Ohren, Nase, ▶ Abb. 15.27). In diesen Körperregionen kommt es bei längerer Kälteeinwirkung zu einer **Engstellung der Gefäße**. Der Körper versucht dadurch, ein **Auskühlen des Körperinneren zu verhindern**, und nimmt die Minderversorgung der Körperperipherie in Kauf (Zentralisation). Die Engstellung der Gefäße führt zu einem O$_2$-Mangel im Gewebe mit Verlangsamung des Blutflusses (Gefahr der Bildung von Blutgerinnseln).

Symptomatik • Erfrierungen werden anhand der Symptome in vier Grade eingeteilt (▶ Tab. 15.6).

Tab. 15.6 Erfrierungsgrade

Grad	Symptome	Symptome nach Wiedererwärmen
I	blasse Haut, dann zunehmende Rötung und Schmerzen	Rötung, Juckreiz, wieder einsetzende Sensibilität, Schmerzen
II	blasse, bläuliche Haut, Schmerzen, Blasenbildung, Schwellung	schmerzhafte Frostbeulen
III	dunkelrote Haut, Absterben der Haut (sog. „Nekrose"), Einblutungen	ein Wiedererwärmen zeigt keine Wirkung mehr, die erfrorene Körperregion stirbt ab
IV	Totalvereisung des Gewebes mit Kristallbildung	keine Reaktion oder Zerfall des Gewebes, letztlich Fäulnis

Versorgung des Patienten

Basismaßnahmen
- Vitalfunktionen gemäß ABCDE (S. 192) sicherstellen und Basismonitoring (S. 200): RR, Puls, EKG, SpO$_2$.
- Vorbereiten von i. v.-Zugang, VEL und ggf. Medikation.
- O$_2$-Gabe, initial 2–4 l/min, Flow je nach SpO$_2$ ggf. anpassen (Ziel 94–98 %).

Abb. 15.27 Erfrierung.

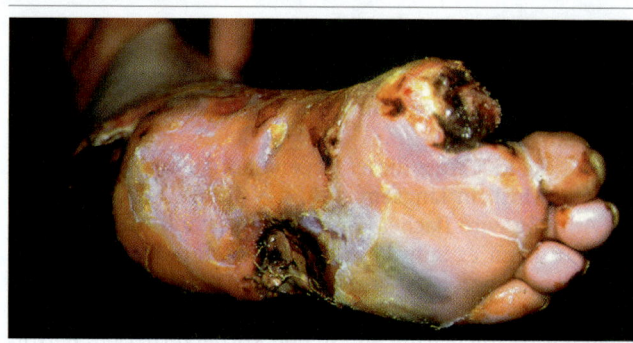

Zweit- und drittgradige Erfrierungen am Fuß mit Verlust der Großzehe. *Aus: Piatek, S. Wundarten. In Lippert H. Wundatlas. Thieme; 2012*

! *Merken* **Unterkühlung vor Erfrierung**
Die o. g. allgemeinen Basismaßnahmen sind vor allem dann von Bedeutung, wenn die Erfrierung mit einer Unterkühlung (S. 364) *einhergeht. Grundsätzlich sollte man eine mögliche zusätzliche* **Unterkühlung** *immer vorrangig behandeln!*

- **Lagerung:** je nach Bewusstseinslage. Erfrorene Extremitäten nicht bewegen.
- **Wiedererwärmen:** Der Patient sollte in eine warme Umgebung gebracht werden, nasse Kleidung wird entfernt. Die erfrorenen Körperteile werden warm eingepackt (Wolldecke oder Rettungsdecke).

ACHTUNG
Eine **aktive Wiedererwärmung** *(z. B. durch mechanische Manipulation wie Reiben) führt zur zusätzlichen Schädigung des schon geschwächten Gewebes und* **muss unterbleiben.**

- **Psychische Betreuung** mit Beruhigung des Patienten (Situation wird oft als bedrohlich empfunden).
- **Wundversorgung:** Abdecken und Abpolstern der Wunden mit sterilen Verbänden.

Erweiterte Maßnahmen • Als erweiterte Maßnahmen steht die Infusion einer auf **37 °C vorgewärmten VEL** (aus dem Wärmefach) an erster Stelle. Auch eine ausreichende **Analgesie** durch Opioide (Piritramid, z. B. Dipidolor®) ist erforderlich (besonders beim Wiedererwärmen häufig starke Schmerzen).

RETTEN TO GO

Unterkühlung

Eine Unterkühlung bezeichnet **Störungen der Organfunktion**, die durch ein Absinken der Körpertemperatur unter 35 °C verursacht werden. Unterkühlungen treten immer dann auf, wenn eine Person mehr Wärme verliert, als sie produzieren kann. Gefährdet sind z. B. Alte, sehr dünne Menschen, Menschen unter Alkohol- oder Drogeneinfluss, Säuglinge und Kleinkinder, Unfallopfer oder sedierte/bewusstlose Patienten. Anhand der Körperkerntemperatur (KKT) lässt sich eine Unterkühlung in 4 Grade einteilen. Sie hat immer Auswirkungen auf das **Bewusstsein**, auf die **Atmung** und auf die **Herz-Kreislauf-Situation**. Ab Grad II sollten die Patienten vollständig immobilisiert werden. Ansonsten besteht die Gefahr, dass das kalte Blut aus den Extremitäten abrupt ins Körperinnere gelangt und Herzrhythmusstörungen auslöst (sog. **Bergetod**). Außerdem gilt: Patienten nicht abreiben, kalte Arme vom Oberkörper abspreizen. Vitalfunktionen sicherstellen, in warme, windstille Umgebung bringen, nasse Kleidung entfernen, ggf. in Rettungsdecke hüllen. Infusion vorgewärmter VEL.

Erfrierung

Erfrierungen sind **lokale Schädigungen exponierter Körperstellen** (Finger, Zehen, Nase, Ohren), ohne dass die KKT absinkt. Erfrierungen werden anhand der Symptome in vier Grade eingeteilt. Die rettungsdienstlichen Maßnahmen umfassen neben der Sicherstellung der Vitalfunktionen die Immobilisation und das warme Einpacken der betroffenen Extremität sowie die Infusion einer vorgewärmten VEL, ggf. Analgesie und Sedierung.

15.2.12 Strom- und Blitzunfälle

Grundlagen

Definition **Direkter und indirekter Stromschlag**
*Fließt Strom durch den **menschlichen Körper**, wird dieser als Leiter Teil des Stromkreises, was den Körper auf unterschiedliche Weise schädigen kann. Man unterscheidet dabei den **direkten Stromschlag**, bei dem es zu einem Kontakt mit dem Stromleiter kommt, vom **indirekten Stromschlag**, bei dem dies nicht der Fall ist.*

Einführung und Pathophysiologie

Stromunfälle sind im Rettungsdienst nicht alltäglich. Gerade deshalb und weil sie mit einer erheblichen Gefährdung des Opfers und der Helfer einhergehen können, sind sie eine besondere Herausforderung. Grundsätzlich unterscheidet man **Niederspannungsunfälle** (Spannung < 1000 Volt) und **Hochspannungsunfälle** (Spannung > 1000 Volt). 90 % der Elektrounfälle sind Niederspannungsunfälle.

Bei Hochspannungsunfällen und Blitzeinschlägen kommen gefährliche **Lichtbogenüberschläge**, also ein Übertragen des elektrischen Stroms auf den Körper ohne Berühren der Stromquelle, vor. Außerdem kann der Körper bei Blitzeinschlägen aber auch bei z. B. auf dem Boden liegenden Teilen einer Hochspannungsleitung durch die sog. **Schrittspannung** geschädigt werden. Darunter versteht man die elektrische Spannung, die zwischen zwei Punkten (z. B. zwei Beinen) entsteht, die auf einem von starkem Strom durchflossenen Bodenbereich stehen (▶ Abb. 15.28).

Abb. 15.28 Schrittspannung.

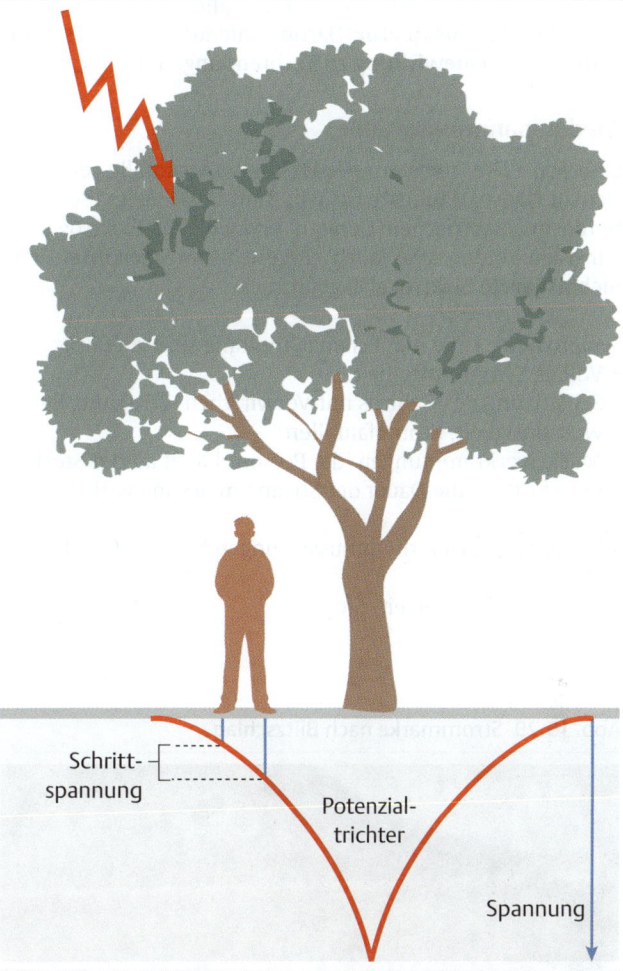

Je näher man dem Ort des Blitzeinschlags steht und je größer der Abstand zwischen den Füßen ist, desto größer ist die Schrittspannung.

ACHTUNG
Eigenschutz geht bei jedem Elektrounfall vor! Im Zweifelsfalle den Gefahrenbereich meiden und auf technische Rettung warten!

Die **Schwere der Verletzung** durch den Strom ist abhängig von:
- der Stärke des Stromes (in Ampere)
- der Spannung (im Haushalt derzeit 230 Volt, Eisenbahnoberleitung 15 000 V)
- der Frequenz bei Wechselspannung (im Haushalt derzeit 50 Hz)
- der Größe der Berührungsfläche (in m²)
- dem Weg, den der Strom durch den Körper nimmt (und ob das Herz „auf diesem Weg" liegt)
- dem Widerstand der Haut (in Ohm). Dieser hängt u. a. vom Flüssigkeits- und Elektrolytgehalt ab: Knochen und trockene Haut weisen einen hohen elektrischen Widerstand auf, wohingegen der Widerstand von Muskelgewebe, Nervengewebe und Blutgefäßen sehr niedrig ist (das erklärt die Häufigkeit neurologischer Symptome bei Stromunfällen). Auch bei feuchten oder verschmutzten Händen oder Personen im Wasser ist der Widerstand gering und der Strom kann sich ungehindert ausbreiten.
- der Dauer der Stromeinwirkung. In den meisten Haushalten gibt es Fehlerstromschutzschalter = FI-Schutzschalter, die den Strom bei einem Stromunfall nach wenigen Millisekunden unterbrechen.

Die **Auswirkungen** des Stroms auf den Körper sind grundsätzlich vielfältig, betreffen aber vor allem das **Nervensystem und die Muskulatur**. Darüber hinaus kann die **strombedingte Wärmewirkung** zu Verbrennungen führen.

Niederspannungsunfälle

Ursachen • Die meisten Niederspannungsunfälle ereignen sich zu Hause. Häufigste Ursache sind unsachgemäßes Hantieren an elektrischen Geräten und defekte Elektrogeräte. Für Kleinkinder sind auch ungesicherte Steckdosen und nicht isolierte Elektrokabel gefährlich.

Symptomatik • Die möglichen Symptome sind vielfältig:
- Völlige Symptomfreiheit.
- Schädigung des Gehirns mit Verwirrtheit, Erregung, Bewusstlosigkeit, Krampfanfällen.
- Muskelverkrampfungen (die Person „hängt an der Steckdose fest") → die Dauer der Stromeinwirkung verlängert sich.
- Tachykardie, Herzrhythmusstörungen bis zum Kreislaufstillstand.
- Angst, Panik, Übelkeit, Atemnot.

Abb. 15.29 Strommarke nach Blitzschlag.

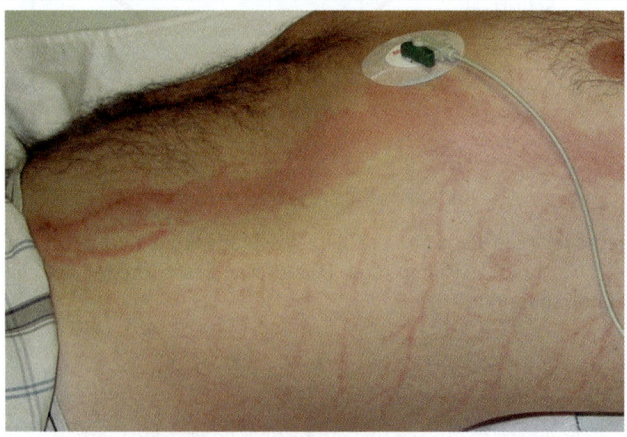

Die Form der Verbrennung ist typisch für einen Blitzschlag. *Aus: Lederer W. Stromunfälle. In: Scholz J et al. Notfallmedizin. Thieme; 2013*

Abb. 15.30 Blitzschlag am Fuß.

- Verbrennungen an den Stromeintritts- und -austrittsstellen (sog. Strommarken). Strommarken sind übrigens umso ausgeprägter, je größer der Widerstand der Haut ist – im Wasser fehlen sie daher häufig.

Hochspannungsunfälle

Ursachen • Hochspannungsunfälle sind selten. Sie treten an Hochspannungsleitungen der Eisenbahn, Überlandleitungen oder Elektrizitätswerken auf. Meist entstehen sie im Rahmen von Arbeitsunfällen, Freizeitunfällen (z. B. Drachenflieger) oder in suizidaler Absicht (Sprung von Eisenbahnbrücke). Auch sog. „Taser"-Waffen geben mit Pfeilelektroden einen elektrischen Hochspannungsimpuls ab. Dieser führt zwar in den seltensten Fällen zum Tod, bereitet aber extreme Schmerzen und kann Bewusstseinsstörungen verursachen.

Eine besondere Form des Hochspannungsunfalls ist der **Blitzschlag**: Nach elektrostatischer Aufladung der Wolken kommt es zu einem kurzzeitigen Lichtbogen zwischen den Wolken und der Erde. Hier entstehen eine Spannung von bis zu 50 Megavolt (50 000 000 Volt) und Temperaturen von 30 000–50 000 Grad Celsius. Weitere Gefahren eines Blitzschlags sind die begleitende Druckwelle (Gefahr von Trommelfellriss oder Hörschäden bis in 100 Meter Entfernung!) und die fotoelektrische Wirkung (Gefahr von Sehstörungen bis zur Erblindung). Direkte Blitzeinschläge in Menschen enden oft tödlich, v. a. bei stärkeren Blitzen.

Symptomatik • Bei Hochspannungsverletzungen stehen die **Verbrennungen** im Vordergrund (▶ Abb. 15.29, ▶ Abb. 15.30 und ▶ Abb. 15.31). Die dabei von außen sichtbaren Schäden stellen unter Umständen nur „die Spitze des Eisbergs" dar, der Großteil der Schäden kann im Körperinneren „versteckt" sein. Der Strom „verkocht" das Gewebe sozusagen auf seinem Weg durch den Körper. Außerdem kann es zu schweren **Herzrhythmusstörungen** bis hin zum Herz-Kreislauf-Stillstand kommen.

Differenzialdiagnosen • Sind die Anamnese und der Unfallhergang nicht eindeutig, müssen die häufigsten anderen Ursachen für eine evtl. vorliegende Bewusstlosigkeit ohne sichtbare Verletzung (Intoxikation, intrakranielle Blutung, Blutzuckerentgleisung, Krampfanfall) ausgeschlossen werden.

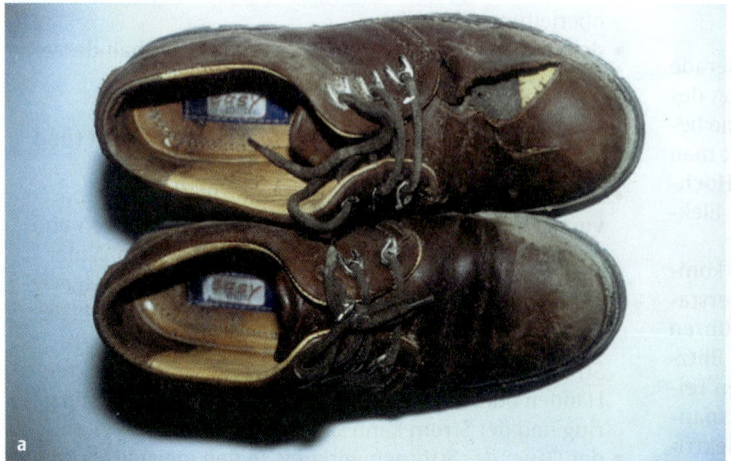
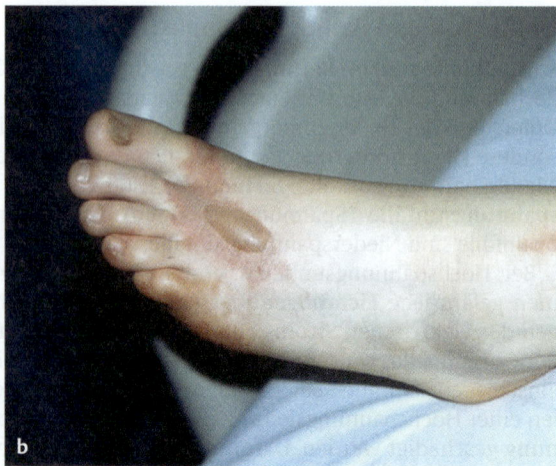

a Zerfetzter Schuh: An dieser Stelle ist der Blitz ausgetreten.
b Der Blitzschlag verursachte diese Verbrennung Grad IIa.

Aus: Duppel H, Löbermann M, Reisinger E. Aus heiterem Himmel vom Blitz getroffen. DMW Dt. Med. Wochenschrift (2009; 134(23): 1214–1217)

Abb. 15.31 Hochspannungsunfall.

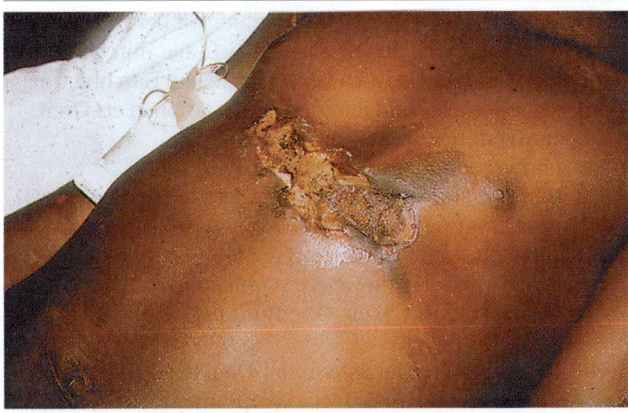

Verbrennung nach Kontakt mit einer Hochspannungsleitung.

Aus: Piatek, S. Wundarten. In Lippert H. Wundatlas. Thieme; 2012

Versorgung des Patienten

Basismaßnahmen • Die erste Maßnahme ist zugleich die wichtigste: der „Eigenschutz".

! *Merken* Eigenschutz Niederspannung

- *Sicherung entfernen, FI-Schutzschalter auf 0 stellen.*
- *Gerät abschalten, Netzstecker ziehen.*

Gerade bei Unfällen zu Hause müssen die Sicherungen gegen irrtümliches Wiedereinschalten durch Dritte gesichert werden („Es war so dunkel in der Garage, da wollte ich das Licht wieder einschalten!"). Es sollte jemand vor dem Sicherungskasten postiert werden, der das verhindert.

! *Merken* Eigenschutz Hochspannung

- *Warten! Sicherheitsabstand einhalten, mind. 4 m!*
- *Rettung oder Bergung können erst erfolgen, wenn die Spannungsfreiheit von Fachpersonal (z. B. Bahnmitarbeiter, Mitarbeiter E-Werk) sichergestellt ist.*

Geht keine Gefahr mehr von der Unfallstelle aus, werden die weiteren Basismaßnahmen ergriffen:

- Vitalfunktionen gemäß ABCDE (S. 192) sicherstellen und Basismonitoring (S. 200): RR, Puls, EKG (wichtig, da Gefahr der Herzrhythmusstörungen groß), SpO_2.
- Vorbereiten von i. v.-Zugang, VEL und ggf. Medikation.
- O_2-Gabe (zunächst 2–4 l/min), je nach SpO_2 anpassen, Ziel: 94–98 %.
- Lagerung: erhöhter Oberkörper, bei Bewusstlosigkeit stabile Seitenlage.
- Verbrennungen (S. 361) evtl. kühlen und steril abdecken.
- Eventuell vorliegende Begleitverletzungen versorgen, ggf. Immobilisation (z. B. bei Sturz von Leiter).
- Falls nicht bereits erfolgt, NA nachfordern.
- Eventuell Intubation und/oder Narkose vorbereiten.

Erweiterte Maßnahmen • Eine intravenöse Gabe von VEL und ggf. Analgetika (Piritramid, z. B. Dipidolor®) ist indiziert. Herzrhythmusstörungen werden je nach Art der Störung medikamentös behandelt, bei Kammerflimmern erfolgt eine Defibrillation. Je nach Zustand des Patienten Narkose und Intubation.

Liegen schwere Verbrennungen vor, sollte der Patient möglichst schnell in ein **Brandverletztenzentrum** gebracht werden.

RETTEN TO GO

Strom- und Blitzunfälle

Stromunfälle sind selten. Der **Eigenschutz** steht bei jedem Stromunfall an erster Stelle! Die Schwere der Verletzung ist bei Stromunfällen von vielen Faktoren, u. a. der Stromstärke, der Spannung und dem Hautwiderstand, abhängig. Man unterscheidet grundsätzlich Hoch- und Niederspannungsunfälle. **Niederspannungsunfälle** passieren meist zu Hause. Die Symptome reichen von völliger Symptomfreiheit über Krampfanfälle bis zu Herzrasen und Herzrhythmusstörungen. Manchmal kommt es zu Verbrennungen an der Stromeintritts- oder -austrittsstelle (sog. Strommarken). **Hochspannungsunfälle** treten meist an Hochspannungsleitungen als Arbeitsunfälle oder in suizidaler Absicht auf. Auch ein Blitzschlag ist ein Hochspannungsunfall. Bei Hochspannungsunfällen muss kein direkter Kontakt zur Stromquelle gegeben sein – es genügt, in die Nähe der Stromquelle zu gelangen (**Lichtbogenüberschlag**). Häufig liegen bei Hochspannungsunfällen schwere Verbrennungen vor. Jeder Stromunfall muss in der Klinik behandelt werden – auch wenn zunächst keine Symptome vorliegen.

15.2.13 Tauchnotfälle

Die zunehmende Popularität des Tauchsports führt hierzulande zu vermehrten Tauchunfällen unerfahrener Freizeittaucher in Stauseen und anderen Badegewässern. Man unterscheidet beim Tauchen verschiedene Techniken:

- **Apnoetauchen:** Der Taucher hält die Luft an und verwendet keine Tauchgeräte.
- **Schnorcheln:** Der Taucher atmet über den Schnorchel an der Wasseroberfläche Umgebungsluft ein.
- **Gerätetauchen:** Der Taucher führt ein mit Druckluft gefülltes Tauchgerät mit sich, über das er mit Atemgas versorgt wird. So sind Tauchgänge von mehreren Stunden und in großen Tiefen möglich.

Physiologie und Pathophysiologie des Tauchens

Tauchgänge unterteilt man in 3 Phasen:

- **Abtauchen (Kompression):** Mit zunehmender Tauchtiefe erhöht sich der Umgebungsdruck. Das Volumen der eingeatmeten Gase und der luftgefüllten Räume im Körper hingegen nimmt entsprechend ab (Boyle-Mariotte-Gesetz: Das Produkt aus Druck und Volumen bleibt stets konstant). Besteht eine Druckdifferenz zwischen Umgebung und luftgefülltem Organ wird diese Differenz normalerweise über die Lunge oder die eustachische Röhre (S. 115) ausgeglichen. Fehlt aber der Druckausgleich zwischen luftgefüllten Organen und Umgebung, kann es zum **Barotrauma** (s. u.) kommen. Die Folge sind Verletzungen der Lunge, ein Riss des Trommelfells oder Verletzungen der Nasennebenhöhlen.

- **Aufenthalt in der Tiefe (Isopression):** Hier herrschen mehr oder weniger konstante Druckbedingungen. Eine mögliche Gefahr liegt allerdings in der Anreicherung des Atemgases Stickstoff (N_2) im Körper: Es wird (anders als O_2) nicht verstoffwechselt und kann durch Anreicherung im Gehirn zum sog. **Tiefenrausch** führen. Dieser schränkt das Urteils- und Entscheidungsvermögen des Tauchers stark ein, was zu schwerwiegenden Fehlentscheidungen führen kann.
- **Auftauchen (Dekompression):** Beim Auftauchen sinkt der Umgebungsdruck. Bei fallendem Druck kann weniger Gas gelöst werden (Henry-Dalton-Gesetz). Das im Körpergewebe angereicherte Gas (v. a. Stickstoff) wird also frei und nach und nach über die Lungen abgeatmet. Dafür sind allerdings regelmäßige Dekompressionspausen, also ein langsames stückweises Auftauchen, erforderlich. Taucht allerdings ein Anfänger oder ein in Panik geratener Taucher zu schnell auf (und hält dabei noch die Luft an), wird der Stickstoff nicht ausreichend abgeatmet und die Lunge überbläht. Im Blut und im Gewebe bilden sich Gasblasen, der Stickstoff „perlt aus". Die Folge ist die sog. **Dekompressionskrankheit** (s. u.). Anschaulich wird das Henry-Dalton-Gesetz übrigens beim Aufschrauben einer CO_2-haltigen Sprudelflasche: Öffnet man die Flasche, sinkt der Druck, die CO_2-Blasen lösen sich und der Sprudel „blubbert".

Spezielle Gefahren des Tauchens

Die Gefahren des Tauchens sind vielfältig. So kann es beim **Apnoetauchen** durch den niedrigen pCO_2 zum verminderten Atemantrieb kommen, wenn der Taucher vor dem Tauchgang hyperventiliert (also schnell geatmet) hat, um länger „durchhalten" zu können. Die Folge ist eine O_2-Unterversorgung des Gehirns mit Bewusstlosigkeit und Ertrinken (S. 257). Auch beim **Schnorcheln** lauern Gefahren: Manchmal werden zu lange Schnorchel verwendet bzw. der Schnorchel eigenmächtig verlängert, um größere Tiefen erreichen zu können. Dabei atmet der Taucher aber immer wieder die Luft im Schnorchel ein (Pendelatmung) und der CO_2-Gehalt der eingeatmeten Luft steigt. Die Folge ist auch hier eine O_2-Unterversorgung mit Bewusstlosigkeit und Ertrinken.

Im Folgenden werden die spezifischen Tauchunfälle Barotrauma und Dekompressionskrankheit näher erläutert.

Barotrauma

Die **Symptome** beim Barotrauma sind vom verletzten Organsystem abhängig:
- **Bei Verletzung der Lunge:** Hämoptoe (Bluthusten, oft schaumig), Atemnot, Brustschmerzen, Symptome eines Pneumothorax (S. 352) durch Zerreißung der Lunge bis hin zum Schock bei Entwicklung eines Spannungspneumothorax (S. 352).
- **Bei Riss des Trommelfells:** Blutungen aus dem Ohr, Hörverlust, Schwindel, Übelkeit, Gleichgewichtsstörungen durch Ausfall des Gleichgewichtorgans.
- **Bei Verletzung der Nasennebenhöhen:** Schmerzen in Gesicht und Kopf. Blutung aus der Nase.
- **Bei Beteiligung von Magen und Darm:** Kolikartige Bauchschmerzen, Blähungen.

Als **Differenzialdiagnose** sollte man bei Kopfschmerzen und einer Blutung aus dem Ohr an einen Schädelbasisbruch (S. 347) denken.

Dekompressionskrankheit (Caisson-Krankheit)

Die Symptome der Dekompressionskrankheit bei zu schnellem Auftauchen sind vielfältig. Sie lassen sich alle durch die ausperlenden Gase und dadurch hervorgerufenen Durchblutungsstörungen, Schmerz- und Entzündungsreaktionen erklären.
Die **häufigsten Symptome** sind:
- Ohrschmerzen, Ohrensausen, Gehörverlust.
- Atemnot mit atemabhängigen Schmerzen und Hustenreiz, Erstickungsangst.
- „Taucherflöhe": juckende, gerötete Flecken in der Haut.
- Knochen-, Muskel- und Gelenkschmerzen.
- Apathie, Bewusstlosigkeit, Orientierungslosigkeit, Verwirrtheit, Müdigkeit.
- Vegetative Symptome: Schwindel, Übelkeit, Erbrechen.
- Luftblasenembolie im Gehirn: Symptome wie beim Schlaganfall (Sprachstörungen, Sehstörungen, Lähmungen).

ACHTUNG

Meist treten die Symptome einer Dekompressionskrankheit in direktem zeitlichem Zusammenhang mit dem Auftauchen auf, selten liegen aber Stunden oder sogar Tage zwischen dem Tauchgang und den Beschwerden. Eine genaue Anamnese hilft dann auf die richtige Spur!

Versorgung des Patienten

Basismaßnahmen
- **Rettung des Patienten:** an mögliche Begleitverletzungen denken, bei Rettung aus dem Wasser Spineboard (S. 230) verwenden.
- Vitalfunktionen gemäß ABCDE (S. 192) sicherstellen und Basismonitoring (S. 200): RR, Puls, EKG, SpO_2, Temperatur. Es besteht immer die Gefahr einer zusätzlichen Hypothermie (S. 364)!
- Gabe von 100 %igem O_2, Flow 6–8 l/min, damit die überschüssigen Gase etwas schneller abgeatmet werden können.
- **Lagerung:** je nach Bewusstseinszustand. Bewusstseinsklare Patienten flach lagern.
- **Wärmeerhalt:** Taucheranzug öffnen, Patienten mit Woll- oder Rettungsdecke warm zudecken.
- Vorbereiten von i. v.-Zugang, VEL und ggf. Medikation.
- Gegebenenfalls Narkose und/oder Intubation vorbereiten.
- NA nachfordern, falls nicht bereits erfolgt.

Erweiterte Maßnahmen • Die Indikation zur Intubation und PEEP-Beatmung sollte großzügig gestellt werden. Über einen i. v.-Zugang werden **VEL** verabreicht. Bei Schmerzen erfolgt die **Analgesie** mit Morphin i. v., was zusätzlich beruhigt. Ein symptomatischer Pneumothorax oder Spannungspneumothorax (S. 352) muss schnellstmöglich mit einer **Thoraxdrainage** entlastet werden.

Die einzige effektive Therapie der Dekompressionskrankheit besteht in einer **Überdruckbehandlung** (Rekompression, hyperbare Oxygenierung, HBO) in einer Druckkammer: Dabei wird der Patient in einer Kammer mit hohem Umgebungsdruck mit 100 % O_2 beatmet, um im Gewebe und im Blut eine möglichst hohe O_2-Anreicherung zu erzielen.

Auf keinen Fall sollen Taucher nochmals abtauchen, um die Caisson-Krankheit mit Druck zu beheben – es droht ein Bewusstseinsverlust unter Wasser!

ACHTUNG

Kann man präklinisch nicht zwischen einem Barotrauma und einem Dekompressionsunfall unterscheiden, sollte man von einem Dekompressionsunfall ausgehen und eine Überdruckbehandlung anstreben.

Der Transport sollte möglichst **nicht mit dem Hubschrauber** erfolgen (da der niedrige Luftdruck in großer Flughöhe die Dekompressionskrankheit verschlimmert). Ist ein Transport mit RTH (z. B. in eine weiter entfernte Druckkammer) notwendig, sollte die Flughöhe unter 300 m bleiben. Erschütterungen sind zu vermeiden, da ansonsten Gasblasen verschleppt werden könnten. Der Tauchcomputer und das übrige Tauchgerät sollten sichergestellt werden, da sich dadurch möglicherweise wichtige Hinweise auf den Hergang des Unfalls ergeben.

Neben dem offensichtlich Betroffenen sind auch **alle weiteren Taucher** als potenziell verletzt einzustufen, die in gleicher Geschwindigkeit mit aufgetaucht sind – auch wenn keine Symptome aufweisen.

Das Divers Alert Network (DAN) informiert telefonisch rund um die Uhr über Tauchnotfälle und Druckkammereinrichtungen: Tel. 001 919 684–9 111 (über die zuständige Rettungsleitstelle erreichbar).

RETTEN TO GO

Tauchnotfälle

Beim Tauchen stehen zwei Verletzungsmechanismen im Vordergrund: das **Barotrauma**, das entsteht, wenn zwischen dem in großen Tiefen steigendem Umgebungsdruck und den luftgefüllten Hohlräumen im Körper **kein Druckausgleich** stattfindet; luftgefüllte Räume wie die Lunge, das Mittelohr, die Nasennebenhöhlen und Magen/Darm können dann verletzt werden. Die Symptome sind Atemnot und Bluthusten, Gleichgewichtsstörungen, Schmerzen in den Nasennebenhöhlen, Bauchschmerzen. Die andere Verletzungsform ist die **Dekompressionskrankheit**. Sie entsteht bei zu schnellem Auftauchen durch **im Blut ausperlende Gase** (v. a. Stickstoff). Die Symptome sind vielfältig, am gefährlichsten unter Wasser sind ein Verlust der Orientierung und Bewusstlosigkeit. Die Therapie besteht neben der Sicherung der Vitalfunktionen bei einem Pneumothorax in einer **Thoraxdrainage**. Die Dekompressionskrankheit erfordert eine **Überdruckbehandlung** in einer Druckkammer. Der **Transport** sollte bei Tauchunfällen **möglichst nicht mit RTH** erfolgen, da der niedrige Luftdruck eine Dekompressionskrankheit verschlimmern kann.

15.2.14 Verätzungen

Grundlagen

Definition Verätzungen
Verätzungen sind Verletzungen, die durch den Kontakt von Gewebe mit Säuren (pH-Wert < 6) oder Laugen (pH-Wert > 8) entstehen. Am häufigsten sind Verätzungen der Haut, der Schleimhäute, des Auges, des Magen-Darm-Traktes oder der Atemwege bei Inhalation ätzender Substanzen.

Pathophysiologie • Säuren entziehen den Zellen sehr schnell Wasser. Es bildet sich eine abgestorbene Schicht, die sog. „Koagulationsnekrose" (lat. Koagulation = Gerinnung). Diese geschlossene Schicht („Ätzschorf") erschwert ein weiteres Eindringen der Säure in das tiefer liegende Gewebe und verlangsamt so die weitere Verätzung.

Laugen hingegen bilden „Kolliquationsnekrosen" (lat. Kolliquation = Verflüssigung). Sie weichen dabei die Hautzellen eher auf und dringen wesentlich tiefer ein, sodass die Hautbarriere mit zunehmendem Eindringen der Lauge immer schwächer wird. Eine Laugenverätzung ist somit potenziell gefährlicher als eine Säureverätzung.

Neben den lokalen Schäden führen manche Säuren und Laugen auch zu Vergiftungserscheinungen an den Organen (meist Lunge, Leber oder Niere).

ACHTUNG
Einige Säuren sind brennbar oder leicht entzündlich!

Ursachen • Verätzungen kommen zumeist im Haushalt vor, v. a. früher nahmen Kleinkinder häufig fruchtig riechende Haushaltsreiniger zu sich. Durch Zusatz von extremen Bitterstoffen und Sensibilisierung der Eltern werden diese Unfälle seltener und die eingenommen Mengen sind oft gering.

Verätzungen der Augen kommen außerdem häufig im gewerblich-industriellen Bereich vor und werden im Kapitel Augenverletzungen (S. 412) ausführlich beschrieben.

Symptome

Anhand der Anamnese und der Akutsituation mit Identifikation der ursächlichen Substanz lässt sich die Diagnose Verätzung schnell stellen.

Typische Symptome bei **Verätzungen der Haut** (▶ Abb. 15.32) sind ein brennender Schmerz und sichtbare Verätzungen. Diese lassen sich ähnlich wie Verbrennungen anhand der Verletzungstiefe in drei Schweregrade unterteilen.

Symptome bei Verätzungen des oberen Verdauungstraktes sind Speichelfluss, Heiserkeit, Übelkeit, Bauchschmerzen, blutiges Erbrechen und blutige Durchfälle. Schlimmstenfalls kommt es zum Eröffnen in die Körperhöhlen, also z. B. zu einem Durchbruch des Magens mit akutem Abdomen (S. 316), oder einer „Durchätzung" der Speiseröhre mit Verletzung des benachbarten Perikards oder gar des Herzens.

Bei **Verätzungen der Atemwege** durch Anatmen von ätzenden Gasen kommt es zu Husten oder Erbrechen mit Gefahr der Aspiration (besonders, wenn das Bewusstsein schon eingeschränkt ist). Innerhalb kurzer Zeit können die Schleimhäute der Atemwege anschwellen und es kommt im weiteren Verlauf zu einem Lungenödem mit Atemnot.

Bei allen Verätzungen können **Schocksymptome** wie Blässe, Kaltschweißigkeit, Tachykardie und RR-Abfall auftreten.

Abb. 15.32 Laugenverätzung der Haut.

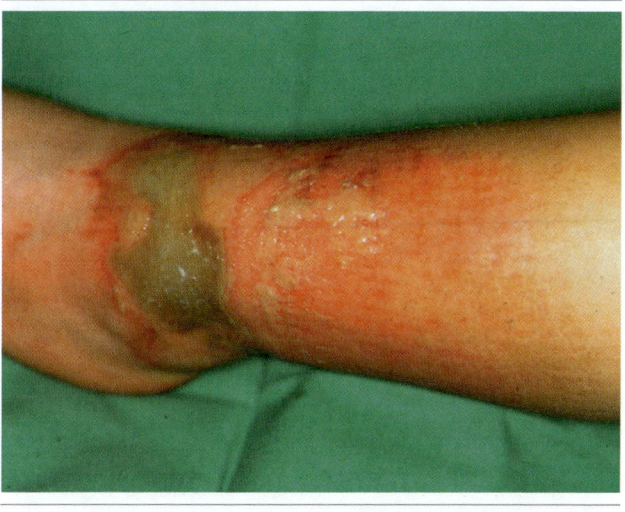

Ursache der Verätzung am Sprunggelenk war Industriereiniger.
Aus: Piatek, S. Wundarten. In Lippert H. Wundatlas. Thieme; 2012

Differenzialdiagnosen • Verätzungen können äußerlich Verbrennungen ähneln – die Anamnese macht eine Unterscheidung aber leicht. Nach oraler Aufnahme einer ätzenden Substanz kommen alle Differenzialdiagnosen des akuten Abdomens (S. 316) infrage.

Versorgung des Patienten

Basismaßnahmen
- Kontaminierte Kleidung entfernen.
- Ätzende Substanz mit Tupfern, Tüchern oder Verbandmaterial abtupfen.
- Sicherstellung der Vitalfunktionen gemäß ABCDE (S. 192) und Basismonitoring (S. 200): RR, Puls, EKG, SpO_2.
- Bei Verätzungen von Haut und Schleimhaut, falls vorhanden grobe Partikel entfernen und betroffene Stellen möglichst kontinuierlich **mit klarem Wasser spülen**, ohne dabei weitere Hautareale zu benetzen und dadurch zu verletzen. Wunden anschließend steril abdecken.

- Zur „Reinigung" des Mund-Rachen-Raumes ist bei kooperativen, bewusstseinsklaren Patienten Gurgeln mit Wasser möglich.
- Ist der Patient nicht mehr vollständig bei Bewusstsein (= eingetrübt), so darf er nichts mehr zu trinken oder zu gurgeln bekommen, da eine erhöhte Aspirationsgefahr besteht.
- Gegebenenfalls Intubation vorbereiten.
- Bei Ingestion **kein Erbrechen auslösen**, da die Gefahr besteht, dass die Speiseröhre oder der Mundraum erneut verätzt werden. Bewusstseinsklare Patienten können kleine Mengen zur „Verdünnung" trinken (Kinder 10–15 ml/kgKG, Erwachsene max. 250 ml). Keine Hausmittel wie Milch o. Ä. anwenden!
- Falls noch nicht erfolgt, NA nachfordern.

Erweiterte Maßnahmen • Auch hier ist **Volumenersatz** mit einem oder zwei möglichst großlumigen i. v.-Gefäßzugängen notwendig. Starke Schmerzen erfordern eine ausreichende **Analgesie**, z. B. mit Piritramid (z. B. Dipidolor®). Bei sehr aufgeregten Patienten ggf. **Sedierung** z. B. mit Midazolam (z. B. Dormicum®). Bei Bewusstseinstrübung **Schutzintubation**.

Bundesweit stehen bei Unsicherheit zum weiteren Vorgehen „Gift-Notruf-Zentralen" zur Verfügung. Diese Notrufnummern sind auch allen Leitstellen bekannt.

RETTEN TO GO

Verätzungen

Verätzungen sind **Schäden des Gewebes** durch **Säuren** oder **Laugen**. Sie kommen im Haushalt, aber auch im gewerblich-industriellen Bereich vor. Die Symptome bei Verätzungen der Haut ähneln einer Verbrennung. Bei Verätzungen des Magen-Darm-Traktes stehen Speichelfluss, Übelkeit, blutiges Erbrechen und blutige Durchfälle im Vordergrund. Eine Inhalation ätzender Substanzen kann zu schwerer Atemnot führen. Bei der Versorgung des Patienten Eigenschutz beachten! Die Haut sollte **mit klarem Wasser gespült** werden (Ausnahme: Verätzung mit ungelöschtem Kalk!). **Kein Erbrechen auslösen**, keine „Hausmittel" anwenden! Bei Unsicherheit im Umgang helfen die Gift-Notruf-Zentralen weiter.

16 Neurologischer Befund

16.1 Einführung

16.2 Anamnese und Untersuchung

16 Neurologische Notfälle

16.1 Einführung

Die vielfältigen Aufgaben des Nervensystems (S. 109), wie Gedächtnis, Denken und Bewusstsein, sowie die Steuerung der Bewegungen und der Organfunktionen können durch eine Vielzahl unterschiedlicher Erkrankungen gestört werden und sich in verschiedensten Symptomen äußern. So können das gesamte Gehirn, einzelne Hirnareale oder auch nur einzelne periphere Nerven betroffen sein.

16.2 Anamnese und Untersuchung

- Situationsabhängig gehört zu einer adäquaten Untersuchung des Patienten die Anamnese, um schnellstmöglich das bestehende Problem erkennen zu können. Um alle Informationen strukturiert in einer Notfallsituation zu erfassen, eignet sich das **SAMPLER-Schema** (S. 198).
- Hinsichtlich der Fragestellung eines neurologischen Defizits ist im Rahmen des ABCDE-Schemas die Beurteilung von „D" (**Disability**) wesentlich (S. 195).
- Eine orientierende Prüfung des Bewusstseins **erfolgt** initial grob anhand des **AVPU-Schemas** (▶ Tab. 8.2). Eine detailliertere Bewusstseinsprüfung kann mittels des **Glasgow-Coma-Score** vorgenommen werden. Dieses Bewertungsschema kann bei neurologischen Erkrankungen und Verletzungen, vorrangig nach einem Schädel-Hirn- oder Polytrauma, maßgeblich zielführend sein und wird im Kapitel „Traumatologie" (S. 346) genauer beschrieben.

- Die grob **orientierende neurologische Untersuchung** umfasst die Prüfung
  - hinsichtlich der **Orientierung** des Patienten (zeitlich, örtlich, situativ, zur eigenen Person). Eine Einschätzung ist hier oft schon durch die erste **Kommunikation** mit dem Betroffenen möglich. Hierbei können auch gleich evtl. bestehende **Sprech- oder Sprachstörungen** auffallen. Bei V. a. eine diesbezügliche Störung sollte man den Patienten einen **Satz nachsprechen** lassen. Gelingt dies dem Patienten nicht oder unzureichend, kann dies ein Hinweis auf eine Durchblutungsstörung oder Schädigungen im Bereich des Sprachzentrums sein.
  - Die Überprüfung der **Pupillenreaktion** auf Lichteinfall kann bei gestörter Reaktion (Pupillendifferenz oder fehlende Lichtreaktion) auf ein intrakranielles Geschehen hinweisen (S. 195).
  - Neben einer seitenvergleichenden **Sensibilitätsprüfung** (S. 377) wird die **Motorik** grob wie folgt geprüft: Zum Erkennen einer **Kraftminderung** der **Arme** wird der **Kreuzgriff** durchgeführt (▶ Abb. 16.1). Beim sog. **Arm-Vorhalte-Versuch** soll der Patient die Arme nach vorne strecken, bei nach oben zeigenden Handflächen und dabei die Augen schließen. Bei einer Schädigung des ZNS dreht sich die Hand nach innen unten und der Arm sinkt. Zur Überprüfung der **Beinmotorik** lässt man den Patienten die Beine anheben, die Oberschenkel gegen Widerstand nach oben heben (→ also in der Hüfte beugen), die Zehenspitzen in Richtung Nasenspitze ziehen und die Hand des Untersuchers mit den Füßen wegdrücken (als würde man beim Autofahren Gas geben). Eine einseitige Kraftminderung einer Extremität kann z. B. auf einen Schlaganfall (S. 381) hinweisen.

Weitere Einzelheiten finden sich im Kapitel Leitsymptome (S. 375), spezielle Symptome und die Versorgung des Patienten bei den einzelnen Krankheitsbildern.

Abb. 16.1 Kreuzgriff zur Kraftüberprüfung.

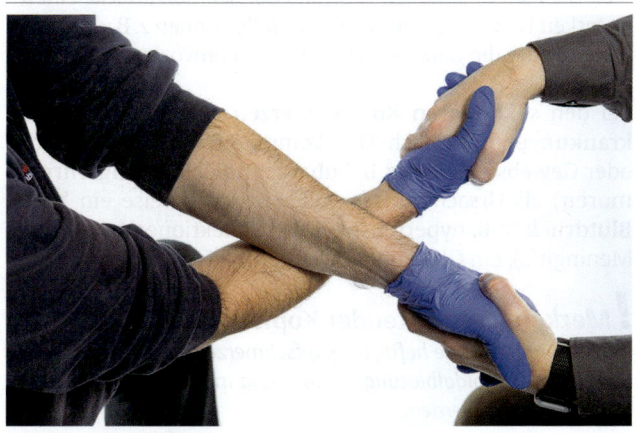

Beim sog. Kreuzgriff überkreuzt man selbst die Arme und greift die Hände des Betroffenen, der so fest wie möglich die ergriffenen Hände drücken soll. Eine einseitige Kraftminderung kann z. B. auf einen Schlaganfall hinweisen. *Foto: Kirsten Oborny*

RETTEN TO GO

Neurologische Untersuchung

Zu einer grob **orientierenden neurologischen Untersuchung** gehören die Überprüfung von: **Bewusstsein**, anhand des AVPU-Schemas oder des **„Glasgow-Coma-Score"**, **Orientierung** (zeitlich, örtlich, situativ, zur Person), **Pupillenreaktion**, **Sprech- oder Sprachstörungen** (z. B. Satz nachsprechen lassen), **Sensibilität und Motorik** (z. B. Kreuzgriff).

16.3 Leitsymptome

Zu den **wichtigsten neurologischen Leitsymptomen** zählen:
- Bewusstseinsstörungen (s. u.)
- Meningismus (Nackensteifigkeit) (S. 375)
- Kopfschmerzen (S. 376)
- Rückenschmerzen (Lumbago) (S. 377)
- Lähmungen (S. 377)
- Sensibilitätsstörungen (S. 377) und Schwindel (S. 407).

16.3.1 Bewusstseinsstörungen

Das Bewusstsein gehört, neben der Atmung und dem Kreislauf, zu den Vitalfunktionen, siehe auch BAK-Schema (S. 301), Bewusstseinsstörungen müssen daher immer ernst genommen werden und an eine Schädigung des Gehirns bzw. des ZNS denken lassen. Die Ursachen einer Bewusstseinsstörung sind sehr **vielseitig** und können sowohl **endogen** (z. B. Schlaganfall) als auch **exogen** (z. B. Schädel-Hirn-Trauma) bedingt sein. Aufgrund dessen kann eine Bewusstseinsstörung auch für den Rettungsdienst eine erhebliche Herausforderung darstellen. Zu Details siehe Kap. Bewusstseinsstörung und Bewusstlosigkeit (S. 378).

16.3.2 Meningismus

Definition **Meningismus**

Durch eine Reizung der Hirnhäute kommt es zu einer schmerzhaften „Nackensteifigkeit". Der Kopf des liegenden Patienten kann nicht mehr oder nur unter Schmerzen und Widerstand in Richtung Brustbein gebeugt werden (► Abb. 16.2).

Abb. 16.2 Meningismus (schmerzhafte Nackensteife).

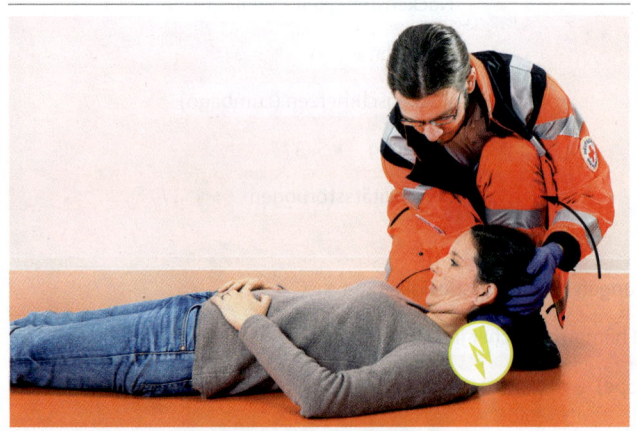

Schmerzen oder ein Widerstand, bei passiver Beugung des Kopfes in Richtung Brustbein, deuten auf eine Hirnhautreizung hin.

Foto: Kirsten Oborny

Ursachen und Begleitsymptome • Zu häufigen Ursachen zählen u. a. die Hirnhautentzündung (Meningitis), die Subarachnoidalblutung (S. 380) und der Sonnenstich (S. 388).

Eine Meningitis hat fast immer eine infektiöse Ursache und kann durch Bakterien oder (häufiger) Viren (z. B. Übertragung von FSME-Viren durch Zeckenstich → Frühsommer-Meningoenzephalitis = FSME) ausgelöst werden. Neben der **Nackensteife** äußert sich die **bakterielle Meningitis** u. a. in **Kopfschmerzen**, hohem **Fieber**, **Lichtüberempfindlichkeit**, Übelkeit und Erbrechen sowie RR- und Herzfrequenz-Veränderungen. Geht die Meningitis mit einer Bewusstseinstrübung oder mit zerebralen Krampfanfällen einher, deutet dies auf eine Mitbeteiligung des Hirngewebes hin (sog. Meningoenzephalitis). Bei einer **viralen Meningitis** finden sich ähnliche, aber schwächer ausgeprägte Symptome.

Differenzialdiagnosen • Differenzialdiagnostisch ist an Erkrankungen der Halswirbelsäule, wie z. B. Fraktur (S. 349) oder Bandscheibenvorfall im HWS-Bereich (S. 385) und Muskelverspannungen oder -entzündungen zu denken. Auch eine Migräne kann ähnliche Symptome hervorrufen.

Wichtige Fragen
- Besteht oder bestand vor Kurzem eine Infektionserkrankung (z. B. Influenza ["Grippe"])?
- Ist die Symptomatik rasch vorangeschritten und besteht hohes Fieber (z. B. bakterielle Meningitis → bei Verdacht NA hinzuziehen)?
- Ist die Symptomatik schlagartig aufgetreten und mit heftigen Kopfschmerzen verbunden (z. B. Subarachnoidalblutung → bei Verdacht NA hinzuziehen)?
- War der Betroffene starker Sonneneinstrahlung ausgesetzt (z. B. meningeale Reizung durch Sonnenstich)?
- Besteht zusätzlich eine Bewusstseinstrübung (→ dann immer NA hinzuziehen)?

ACHTUNG
Bei Verdacht auf eine bakterielle Meningitis sind entsprechende Infektionsschutzmaßnahmen (nach gültigen Hygienestandards) einzuleiten.

16.3.3 Kopfschmerzen

Kopfschmerzen sind ein sehr häufiges und meist harmloses Symptom, können aber auch Ausdruck einer ernsthaften, bedrohlichen Erkrankung, z. B. im Rahmen einer Subarachnoidalblutung, sein.

Einteilung und Ursachen • Kopfschmerzen können in primäre und sekundäre Kopfschmerzen eingeteilt werden.

Bei **primären Kopfschmerzen** bestehen **keine organischen** bzw. strukturellen Schäden (Läsionen). Unter den vielfältigen Ursachen spielen im Rahmen des rettungsdienstlichen Einsatzes v. a. die schwere Migräne und die sog. "Clusterkopfschmerzen" eine Rolle.
- Eine **Migräneattacke** äußerst sich typischerweise in **einseitigen intensiven Kopfschmerzen**, die oft einen pulsierenden Charakter haben und 4–72 h andauern. Begleitend treten **vegetative Symptome** wie Übelkeit und Erbrechen sowie eine Überempfindlichkeit gegen Licht und Lärm hinzu. Die Beschwerden verschlechtern sich durch körperliche Belastung. Daher ziehen sich die Patienten meist in einen abgedunkelten Raum zurück und legen sich hin. Bei zusätzlichen Symptomen, wie z. B. Seh- (z. B. Lichtblitze) und Sprachstörungen, spricht man von einer **Migräne mit Aura**.
- **Clusterkopfschmerzen** sind durch sehr starke, anfallsartig auftretende **streng einseitige Kopfschmerzattacken** gekennzeichnet, die oft **nachts** auftreten (aus dem Schlaf heraus), meist hinter dem Auge lokalisiert sind und im Durchschnitt 15–180 min andauern. Begleitend finden sich charakteristische **vegetative Symptome** wie Augentränen, Augenrötung, Lidödem und ein Anschwellen der Nasenschleimhaut, aber nur einseitig **auf der betroffenen Kopfseite**. Die Patienten haben während der Schmerzattacke einen starken **Bewegungsdrang**. Die Anfälle können z. B. durch Alkohol oder die Gabe von Nitroglycerin provoziert werden.

Bei den **sekundären Kopfschmerzen** sind **organische Erkrankungen** ursächlich. Hier kommen z. B. zerebrale Gefäß- oder Gewebsschäden (z. B. **Subarachnoidalblutung, Hirntumoren**) als Ursache infrage oder beispielsweise ein **hoher Blutdruck** (z. B. hypertensive Krise), Infektionen (z. B. eitrige Meningitis), ein Glaukomanfall oder Stoffwechselstörungen.

! Merken **Vernichtender Kopfschmerz**
Plötzlich auftretende heftigste Kopfschmerzen sind verdächtig auf eine Subarachnoidalblutung (S. 380) und müssen immer neurologisch abgeklärt werden.

Wichtige Fragen
- Wie sind der Schmerzcharakter, die Lokalisation (z. B. einseitig oder beidseitig?) und Intensität des Kopfschmerzes (z. B. vernichtender Schmerz = V. a. Subarachnoidalblutung, dann NA hinzuziehen)?
- Sind Vorerkrankungen bekannt (z. B. Migräne, Bluthochdruck, bekannte Tumorerkrankung [z. B. Hirnmetastasen ursächlich?])
- Ist der Symptomatik ein besonderes Ereignis oder ein Trauma (z. B. körperliche Belastung, Sturz auf den Kopf) vorangegangen? Auch nach zeitlich mehrere Tage bis Wochen zurückliegenden Stürzen sollte gefragt werden, da hier ein chronisches Subduralhämatom (S. 347) ursächlich sein kann.
- Bestehen Begleitsymptome (z. B. vegetative Symptome, Fieber) bzw. neurologische Symptome, wie z. B. eine Meningismus (S. 375) oder eine Pupillendifferenz, Lähmungserscheinungen, Krampfanfall?
- Besteht zusätzlich eine Bewusstseinstrübung (→ NA hinzuziehen)?

16.3.4 Rückenschmerzen

Einteilung und Ursachen • Rückenschmerzen sind heutzutage ein sehr häufiges Symptom mit vielfältigen Ursachen. Neben der Einteilung in akute und chronische Rückenschmerzen ist zu unterscheiden, ob diese tatsächlich durch **Erkrankungen an der Wirbelsäule** hervorgerufen werden, wie beispielsweise einen Bandscheibenvorfall (S. 385) oder eine Ischialgie (S. 386), oder ob deren Ursache woanders liegt, der **Schmerz aber in den Rücken projiziert** wird, wie dies z. B. bei einem Herzinfarkt, einer Lungenembolie oder Aortendissektion der Fall sein kann.

Wichtige Fragen

- Ist der Symptomatik ein besonderes Ereignis (z. B. Heben schwerer Lasten, „falsche" Bewegung?) oder ein Trauma (z. B. Sturz, ggf. V. a. Fraktur) vorausgegangen?
- Wo ist der Schmerz lokalisiert (z. B. oberer oder unterer Rücken), strahlt er aus (z. B. Wurzelkompression) und wie sind Schmerzcharakter bzw. -ausprägung?
- Ist der Schmerz bewegungsabhängig?
- Finden sich begleitend Lähmungen, Sensibilitätsstörungen und/oder Blasen- und Mastdarmstörungen (z. B. Kauda-Syndrom)?
- Sind Vorerkrankungen bekannt (beispielsweise Z. n. Bandscheibenvorfall?)

Zu den Faktoren, die das Risiko, wirbelsäulenbedingte Rückenschmerzen zu erleiden, erhöhen, zählen neben Bewegungsmangel, einseitiger Sitzhaltung und Stress u. a. auch das Tragen und Heben schwerer Lasten. Daher sind Rettungskräfte aufgrund ihrer regelmäßigen berufsbedingten körperlichen Belastung selber gefährdet, Rückenschmerzen zu entwickeln und somit Patienten zu werden. Wichtig sind hier u. a. **prophylaktische Maßnahmen**, wie z. B. das „Richtige Heben und Tragen" (S. 234).

16.3.5 Lähmungen

Bei einer Lähmung (Parese) können Muskeln oder Muskelgruppen nicht mehr willkürlich bewegt werden. Abhängig vom Ort der Schädigung unterscheidet man eine **zentrale** und **periphere Lähmung**.

Bei einer **zentralen Lähmung** führt eine **Schädigung im Gehirn**, z. B. durch einen Schlaganfall, zu einer Lähmung auf der **gegenüberliegenden (kontralateralen) Seite**; also z. B. Hirninfarkt links → Lähmung rechts. Ist die **Schädigung im Hirnstamm oder Rückenmark** lokalisiert findet sich die **Lähmung** auf der **gleichen (ipsilateralen) Körperseite**. Auslösend sind hier beispielsweise Rückenmarkstraumen. Im **Akutstadium** einer zentralen Lähmung findet sich eine **schlaffe Lähmung**, die im weiteren Verlauf spastisch wird. Die Muskeleigenreflexe fehlen zu Beginn, im weiteren Verlauf sind sie gesteigert. Es finden sich meistens **Pyramidenbahnzeichen** (S. 111), wie z. B. ein positiver **Babinski-Reflex** (das Bestreichen des äußeren Fußrandes führt zu einer Großzehenbewegung nach oben). Weitere Details siehe auch unter „Schlaganfall" (S. 380) und „Wirbelsäulentrauma" (S. 349).

Periphere Lähmungen führen zu **schlaffen Lähmungen**. Ursächlich sind z. B. Verletzungen **peripherer Nerven** (z. B. Druckschädigungen) oder eine **Nervenwurzelkompression**, z. B. durch einen Bandscheibenvorfall (S. 385). Das Verteilungsmuster der Ausfälle wird durch die Lokalisation der Schädigung bestimmt. Die Muskeleigenreflexe sind abgeschwächt.

16.3.6 Sensibilitätsstörungen

Bei einer Sensibilitätsstörung sind „Gefühlsqualitäten" wie z. B. **Berührung** oder **Schmerz** gestört (S. 338). Die Berührungsempfindung kann z. B. mit den Fingern durch Bestreichen der Haut geprüft werden und sollte im **Seitenvergleich** erfolgen.

Schädigungen bestimmter Hirnareale, z. B. im Rahmen eines Schlaganfalls, führen zu einem **Sensibilitätsausfall auf der gegenüberliegenden Körperseite**. Bei einem **kompletten Querschnitt** des Rückenmarks sind **alle sensiblen Qualitäten** unterhalb des Querschnitts gestört. Sensibilitätsstörungen aufgrund einer zentralen Schädigung gehen oft mit Lähmungserscheinungen einher. Bei **Nervenwurzelschädigungen**, z. B. durch einen Bandscheibenvorfall, treten Sensibilitätsstörungen im betroffenen Dermatom (= sensibles Versorgungsgebiet der betroffenen Nervenwurzel) auf.

RETTEN TO GO

Neurologische Leitsymptome

Zu den wichtigsten neurologischen Leitsymptomen zählen:

- **Bewusstseinsstörungen:** Deren Ursachen können sehr **vielseitig** und sowohl **endogen** (z. B. Schlaganfall) als auch **exogen** (z. B. Schädel-Hirn-Trauma) bedingt sein.
- **Meningismus:** eine schmerzhafte Nackensteifigkeit, zu deren häufigsten Ursachen die Hirnhautentzündung (Meningitis), die Subarachnoidalblutung und der Sonnenstich zählen.
- **Kopfschmerzen:** Unter deren vielfältigen Ursachen spielen im rettungsdienstlichen Einsatz v. a. die schwere Migräne, der sog. Clusterkopfschmerz, die SAB und Bluthochdruckkrisen eine Rolle.
- **Rückenschmerzen:** Bei diesem „Volksleiden" ist zu unterscheiden, ob die Rückenschmerzen durch **Erkrankungen an der Wirbelsäule** hervorgerufen werden, wie z. B. einen Bandscheibenvorfall, oder ob der **Schmerz in den Rücken projiziert** wird, aber eigentlich von einer anderen Stelle ausgeht, z. B. Herzinfarkt oder Lungenembolie.
- **Lähmungen:** Abhängig vom Ort der Schädigung unterscheidet man **zentrale** und **periphere** Lähmungen. Bei einer **zentralen Lähmung** führt eine **Schädigung im Gehirn** zu einer Lähmung auf der **gegenüberliegenden Körperseite**.
- **Sensibilitätsstörungen:** Hier sind „Gefühlsqualitäten" wie z. B. das **Berührungsempfinden** gestört, oft z. B. bei einem Schlaganfall.
- **Schwindel:** Dieses häufige Symptom hat vielfältige Ursachen, die sowohl **im** als auch **außerhalb des Gleichgewichtsorgans** (z. B. im Herz-Kreislauf-System) liegen können.

16.4 Notfälle und Erkrankungen

16.4.1 Bewusstseinsstörung und Bewusstlosigkeit

Fallbeispiel Eingetrübt

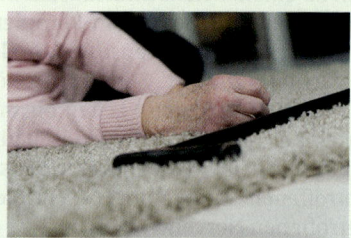

© Picture-Factory – Fotolia.com

Sie werden mit Ihrem Kollegen, einem Rettungsassistenten, an einem Sonntagnachmittag zu einem älteren Ehepaar in die Häuslichkeit zum Einsatz gerufen. Von der Rettungsleitstelle erhalten Sie das Einsatzstichwort „unklarer Bewusstseinszustand". Beim Eintreffen an der Einsatzstelle werden sie von einem älteren Herrn in Empfang genommen, der Sie aufgeregt ins Haus führt: „Wie gut, dass Sie da sind. Kati geht es gar nicht

gut, sie ist gerade so zusammengesunken. Oje, ich mache mir solche Sorgen. Im Wohnzimmer finden Sie die 75-jährige, leicht adipöse Katharina Meissner auf den Boden liegend vor. Sie wirkt benommen, ist blass und kaltschweißig und trübt zusehends ein. Sie reagiert nicht auf Ansprache und auf einen gesetzten Schmerzreiz nur ungezielt. Sie überprüfen daraufhin Atmung und Puls. Nach Überstrecken des Kopfes stellen sie eine ausreichende Atemfrequenz und Atemzugtiefe fest. Der Karotispuls ist ebenfalls tastbar, mit einer Frequenz von 110/min ist die Patientin tachykard. Sie bringen Frau M. in die stabile Seitenlage und überprüfen erneut Atmung und Puls. Beim anschließend durchgeführten Body-Check stellen Sie Einstichstellen fest und fragen den Ehemann nach Vorerkrankungen. Herr Meissner antwortet: „Kati hat diese Zuckerkrankheit und muss seit Kurzem Insulin spritzen. Heute hatte sie aber wenig Appetit und fast nichts gegessen." Auf Nachfrage gibt er noch an, dass sie dennoch ihr Insulin gespritzt habe. Sie messen sofort den Blutzucker und stellen einen Wert von 25 mg/dl fest.

Grundlagen

Definition Bewusstseinsstörung

Bewusstseinsstörung ist der Oberbegriff für alle Veränderungen der Bewusstseinslage. Man unterscheidet eine qualitative von einer quantitativen Bewusstseinsstörung.

Einteilung

- **Quantitative Bewusstseinsstörungen:** Beeinträchtigung der Wachheit (Synonym: Vigilanz), deren schwerste Form das Koma ist (▶ Tab. 16.1).
- **Qualitative Bewusstseinsstörungen:** Patient ist nicht in der Lage, Informationen aus der Umwelt inhaltlich richtig zu deuten (Bewusstseinseintrübung, -einengung und -verschiebung). Diese Form der Bewusstseinsstörung findet sich häufig bei psychiatrischen Erkrankungen.

Pathophysiologie und Ursachen • Eine Bewusstseinsstörung ist immer Ausdruck einer **akuten Gesundheitsstörung** und kann für den Patienten eine lebensbedrohliche Situation darstellen. Reizaufnahme und Steuerungsfunktionen des ZNS sind dann reduziert und **Schutzreflexe**, wie z. B. der Hustenreflex, **können ausfallen** (→ Aspirationsgefahr). Kommt es zu Muskelerschlaffung im Zungen- bzw. Rachenbereich, kann diese bei bewusstlosen Patienten in Rückenlage zu einer Atemwegsverlegung führen.

Wesentlichen Ursachen zeigt ▶ Abb. 16.3.

Beurteilung des Bewusstseinszustandes

Der **Grad einer Bewusstseinsstörung** kann initial grob durch das sog. **AVPU-Schema** erfasst werden (▶ Tab. 8.2).

Zur genaueren Beurteilung des Bewusstseinszustandes wird im Rettungsdienst der **Glasgow-Coma-Score** (GCS) genutzt: Augen öffnen, beste verbale Kommunikation und beste motorische Reaktion des Patienten werden mittels Punkten bewertet (S. 346). Die Summe der ermittelten Punktzahl liegt zwischen 3 (tiefes Koma) und 15 Punkten (bewusstseinsklar). Um eine evtl. Zustandsänderung des Patienten frühzeitig zu bemerken, sind engmaschige **Verlaufsbeobachtungen** notwendig. Bei tiefkomatösen Patienten (**GCS < 9** Punkte) sind die Schutzreflexe (Husten-, Schluck- und Würgereflex) nicht mehr vorhanden und es besteht die Gefahr der Aspiration und Atemwegsverlegung (→ **Intubationsindikation**).

Da der GCS wegen Kommunikationsschwierigkeiten bei **Kindern unter 3 Jahren** nur bedingt einsetzbar ist, wurde für diese Altersgruppe eine modifizierte Variante der GCS entwickelt. So gelten z. B. Plappern und Brabbeln als angemessene Reaktion (5 Punkte), bei Stöhnen oder unverständlichen Lautäußerungen werden 2 Punkte, bei keinerlei verbaler Reaktion 1 Punkt vergeben.

Tab. 16.1 Klassifizierung quantitativer Bewusstseinsstörungen

Wachheitsstufe	Symptome
Benommenheit	• Person benommen, aber leicht erweckbar durch Ansprache bzw. Anfassen
Somnolenz	• Person wirkt schläfrig, durch Ansprache bzw. Weckreize kann Schläfrigkeit aber unterbrochen werden • Konzentration und Aufmerksamkeit reduziert
Sopor	• Person befindet sich im tiefschlafähnlichen Zustand und ist nur noch unter Anwendung starker Reize (z. B. Schmerzreiz) erweckbar (Abwehrreaktionen)
Koma	• Person auch unter Anwendung starker äußerer Reize nicht mehr erweckbar • keine sprachlichen Äußerungen, zunehmende Reflexausfälle

Abb. 16.3 Ursachen für eine Bewusstseinsstörung.

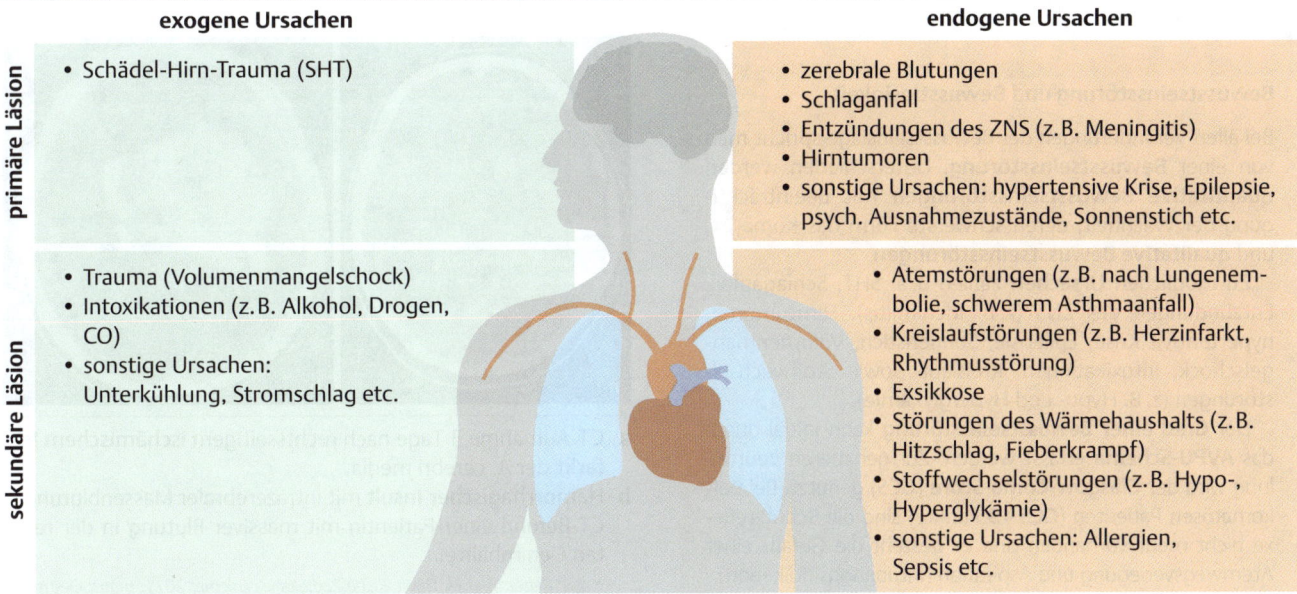

exogene Ursachen	endogene Ursachen
primäre Läsion • Schädel-Hirn-Trauma (SHT)	• zerebrale Blutungen • Schlaganfall • Entzündungen des ZNS (z.B. Meningitis) • Hirntumoren • sonstige Ursachen: hypertensive Krise, Epilepsie, psych. Ausnahmezustände, Sonnenstich etc.
sekundäre Läsion • Trauma (Volumenmangelschock) • Intoxikationen (z.B. Alkohol, Drogen, CO) • sonstige Ursachen: Unterkühlung, Stromschlag etc.	• Atemstörungen (z.B. nach Lungenembolie, schwerem Asthmaanfall) • Kreislaufstörungen (z.B. Herzinfarkt, Rhythmusstörung) • Exsikkose • Störungen des Wärmehaushalts (z.B. Hitzschlag, Fieberkrampf) • Stoffwechselstörungen (z.B. Hypo-, Hyperglykämie) • sonstige Ursachen: Allergien, Sepsis etc.

Nach: Kuhnke R, Caratiola Ch. Ursachen der Bewusstlosigkeit – So engen Sie die Verdachtsdiagnose ein. retten! 2013; 2(05): 316–324

Versorgung des Patienten

Basismaßnahmen

- **Inspektion** des Umfeldes, um mögliche Gefahrenquellen (z.B. Gasintoxikation) zu erfassen → an **Eigenschutz** denken!
- **Vitalfunktionen** prüfen: Ob bei einem bewusstlosen Patienten ein HKS vorliegt, sollte anhand des **BAK-Schemas** (S.301) überprüft werden. B steht dabei für die **Bewusstseinskontrolle**, die initial durch das **AVPU-Schema** erfasst werden kann (▸ Tab. 8.2, zur genaueren Kontrolle kommt der GCS zum Einsatz, s. o.). Reagiert der Patient bei der Bewusstseinskontrolle normal, kann die Erstbeurteilung anhand des **ABCDE-Schemas** (S.192) weitergeführt werden. Reagiert der Patient nicht, muss eine **A**temkontrolle und ggf. eine Beatmung bzw. CPR erfolgen.
- Bewusstseinsgestörte Patienten beruhigen, um weiterem Stress und einer Zustandsverschlechterung vorzubeugen.
- Die stabile Seitenlage ist die Lagerung der Wahl.
- Basismonitoring (RR, Puls, SpO$_2$), **inkl. BZ-Bestimmung** (obligat bei Patienten mit Bewusstseinsstörung!) und kontinuierliche Überwachung.
- Zügige **O$_2$-Gabe** (S.212) je nach SpO$_2$, Flow im Verlauf ggf. anpassen (Ziel 94–98 %).

- Nach der Sicherung der Vitalfunktionen, wenn möglich, **Eigenanamnese und ggf. Fremdanamnese** einholen (z.B. Dauer der Bewusstlosigkeit? Vorerkrankungen? Unfallgeschehen? Hinweise auf Intoxikation?). Für eine strukturierte und vollständige Anamnese ist auch hier die Anwendung des **SAMPLER-Schemas** (S.198) zu empfehlen.
- Notarzt nachfordern, sofern noch nicht angefordert.
- Engmaschige Verlaufsbeobachtung anhand des GCS und Dokumentation.
- Bei GCS < 9 Punkte Intubation vorbereiten.
- Vorbereiten von i. v.-Zugang, VEL und ggf. Medikamenten.

! Merken Bewusstseinsstörung

Bei bewusstseinsgestörten Patienten:
- *Eigenschutz beachten,*
- *NA nachfordern,*
- *Blutzuckerkontrolle durchführen!*

Erweiterte Maßnahmen • Die weiteren Maßnahmen ergeben sich aufgrund der Ursache bzw. Befunde. Der Patient ist unter ständiger Kontrolle der Vitalparameter und unter ständiger Absaugbereitschaft (wegen Aspirationsgefahr) zur weiteren Abklärung in die Klinik zu transportieren.

Fallbeispiel Fortsetzung – Eingetrübt

*Gemäß dem ABCDE-Schema besteht hier also vorrangig ein „D"-Problem aufgrund einer deutlichen **Hypoglykämie**. Sie fordern bei der Rettungsleitstelle einen Notarzt nach, der aber voraussichtlich erst in ca. 10 min zur Verfügung stehen kann. Ihr Kollege entscheidet daher, von der Notkompetenz Gebrauch zu machen. Unter Monitoring und regelmäßiger Kontrolle von Atmung und Puls bereiten sie die Anlage eines i. v.-Zuganges vor. Als der Zugang gelegt ist, sichern sie diesen. Ihr Assistent trägt ihnen auf, 2 Ampullen G40 (Glukose 40 % = 4 g) und 2 Ampullen NaCl 0,9 % in 2 Spritzen (à 20 ml) aufzuziehen, die er dann appliziert. Im Anschluss wird mit NaCl 0,9 % nachgespült, da Glukose sehr venenreizend ist.*

Nach wenigen Minuten klart die Patientin auf. Um eine weitere Glukosezufuhr zu gewährleisten, wird noch eine glukosehaltige Infusion angehängt. Auf dem Weg in die Klinik wird erneut der BZ kontrolliert. Die Patientin ist während der kompletten Fahrt am Monitor überwacht, kreislaufstabil und ansprechbar, sodass aktuell keine weitere Glukosezufuhr erfolgen muss. Die Patientin wird in der Klinik aufgenommen, um unter ärztlicher Anleitung die genaue Einstellung ihres Diabetes mellitus vorzunehmen.

16.4.2 Ischämischer und hämorrhagischer Insult

Grundlagen

Definition **Ischämischer und hämorrhagischer Insult**
*Der **Schlaganfall** (früher: Apoplex, Syn.: Apoplektischer Insult, Hirnschlag) beschreibt eine schlagartig, also plötzlich (apoplektisch) einsetzende **neurologische Symptomatik** aufgrund einer kritischen **lokalen Durchblutungsstörung des Gehirns**.*
*Ob diese Symptomatik durch eine **Minderdurchblutung** (ischämischer Insult = unblutiger Schlaganfall) des Gehirns oder durch eine **Blutung** (hämorrhagischer Insult = blutiger Schlaganfall) ausgelöst wurde, kann letztlich erst in der Klinik mittels Bildgebung (CT/MRT) sicher festgestellt werden.*

Pathophysiologie und Ursachen

Ischämischer Insult • Dieser ist mit ca. 85 % der Fälle die mit Abstand **häufigste Form** eines Schlaganfalls. Dabei kommt es aufgrund einer **Gefäßverengung** oder eines kompletten **Gefäßverschlusses** zu einer Minderversorgung des Gehirns mit Blut (= Ischämie) und damit zu einer O$_2$-Unterversorgung. Ein O$_2$-Mangel wird von den Hirnnervenzellen nur sehr begrenzt toleriert; stirbt Nervengewebe ab (und ist dies in der CT/MRT nachweisbar), spricht man von einem **ischämischen Infarkt** (▸ Abb. 16.4a). Die neurologischen Ausfallerscheinungen (z. B. Halbseitenlähmung, Sehstörung, Sprachstörung, s. u.) bilden sich dann nicht mehr oder nur teilweise zurück.

Von einer sog. „**TIA**" (Transitorische Ischämische Attacke) spricht man, wenn sich die neurologische Symptomatik innerhalb von 1 h vollständig zurückbildet und im MRT keine Schädigung nachweisbar ist. Oft geht eine TIA einem Insult bzw. Infarkt voraus, ist daher als Warnzeichen zu werten und muss wie ein Schlaganfall unverzüglich abgeklärt werden!

Abb. 16.4 CT-Befunde nach ischämischem bzw. hämorrhagischem Insult.

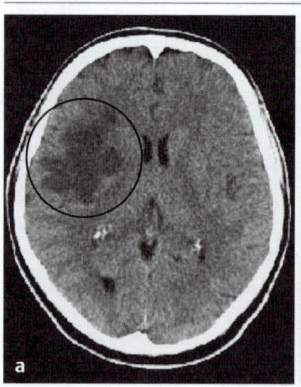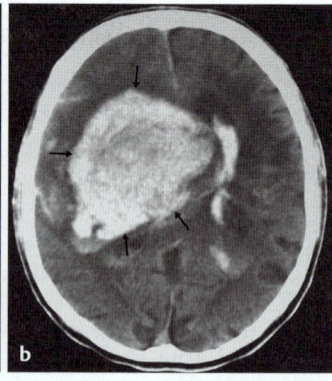

a CT-Aufnahme 3 Tage nach rechtsseitigem **ischämischem Infarkt** der A. cerebri media.
b **Hämorrhagischer Insult** mit intrazerebraler Massenblutung. CT-Befund einer Patientin mit massiver Blutung in der rechten Gehirnhälfte.
a aus: Reiser M et al. Duale Reihe Radiologie. Thieme; 2011. b aus: Oestmann JW. Radiologie. Thieme; 2005.

Bei den meisten Ischämien spielt die Arteriosklerose eine wichtige Rolle. Zu den wichtigsten **Risikofaktoren**, die eine Arteriosklerose begünstigen, zählen **Bluthochdruck**, Diabetes mellitus, Nikotinkonsum und erhöhte Blutfettwerte.

Ursächlich für die Entstehung einer Ischämie bzw. eines Infarkts sind meist **arteriosklerotisch bedingte Gefäßverengungen** hirnversorgender Arterien. Daneben sind sog. arterioarterielle Embolien, z.B. aus der A. carotis oder der A. vertebralis, bedeutsam. Hier löst sich ein Teil einer arteriosklerotischen Ablagerung aus diesen Gefäßen und kann so ein hirnversorgendes Gefäß „verstopfen". Weiterhin sind Embolien aus dem Herzen (= **kardiale Embolien**, z. B. bei Vorhofflimmern) und **Mikroangiopathien** (Verschlüsse kleinster Hirngefäße) für einen ischämischen Insult oder Infarkt verantwortlich. Selten und v. a. beim jüngeren Patienten ist eine sog. **Dissektion** der A. carotis ursächlich (Einreißen der Gefäßinnenhaut, wodurch das „echte" Gefäßlumen verschlossen bzw. eingeengt wird).

Hämorrhagischer Insult • Etwa 15 % der Schlaganfälle sind hämorrhagisch bedingt, d.h., aufgrund einer **Gefäßzerreißung** kommt es zu einer intrakraniellen Blutung (▸ Abb. 16.4b). **Hauptrisikofaktor** ist ein arterieller **Bluthochdruck**. Auch eine Therapie mit **blutverdünnenden Medikamenten** (z.B. Antikoagulationstherapie mit Marcumar® oder Xarelto®), insbesondere in Verbindung mit einem Bluthochdruck oder zerebrale **Gefäßfehlbildungen**, wie z.B. Angiome, kommen als Auslöser infrage. Es kommt zu einer Blutung in das Hirngewebe und/oder in die Hirnkammern (Ventrikeleinblutung).

Kommt es zu einer Einblutung in den Subarachnoidalraum (S. 112), führt dies zu einer sog. **Subarachnoidalblutung** (SAB), deren häufigste Ursache die Ruptur eines zerebralen Aneurysmas ist (▸ Abb. 16.5).

Auch nach einem SHT (z.B. durch Sturz, Verkehrsunfall) kann es zu einer intrazerebralen Blutung oder zur Ausbildung eines epi- oder subduralen Hämatoms kommen (S. 347).

Durch die Blutung kommt es zu einer Raumforderung und, in Abhängigkeit vom Ausmaß der Blutung, zu einem **Druckanstieg innerhalb des Schädels** (S. 346), der das Hirngewebe komprimiert bzw. quetscht und somit zusätzlich irreversibel schädigen kann.

Abb. 16.5 Subarachnoidalblutung bei einer 38-jährigen Frau.

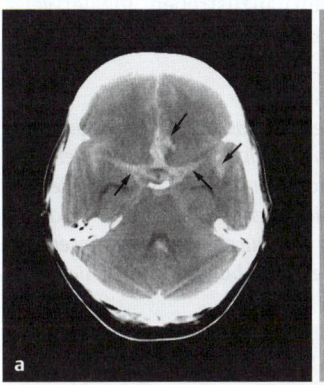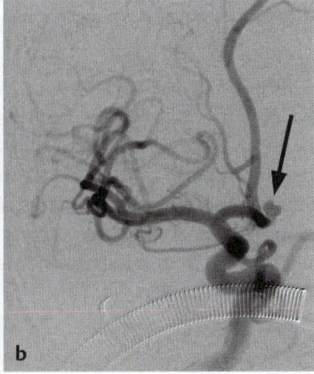

a Im CT ist eine frische Einblutung erkennbar.

b Bei der intrazerebralen Gefäßdarstellung zeigt sich ein Aneurysma der A. communicans anterior (Pfeil).

Aus: Knauth M. Kopfschmerzen – mehr als nur Sinusitis. Radiologie up2date 2011; 11(3): 231–246

Symptomatik

Die plötzlich einsetzenden Symptome hängen von der Lokalisation des Gefäßverschlusses bzw. von der Lokalisation und Stärke der Einblutung (→ intrakranielle Druckerhöhung, ICP) ab. Bei **ischämischer Genese** treten sie oft nach einer Ruhepause (z. B. gegen Morgen) auf. Bei einer **intrakraniellen Blutung** meist tagsüber unter physischer oder psychischer Belastung.

Zu möglichen Symptomen zählen je nach Ursache und betroffenem Gefäßstromgebiet:

- Kopfschmerzen und Schwindelgefühl (ggf. erste Warnsymptome).
- Akute Lähmung einer kompletten Körperseite (**Hemiparese**), oft bein- oder armbetont, mit Lähmung einer Gesichtshälfte (**faziale Parese**) mit herabhängendem Mundwinkel (dieser kann beim "Zähne zeigen lassen" nur wenig mitbewegt werden) und unkontrolliertem Speichelfluss.
- **Sensibilitätsstörungen** (meist einseitig auf der gelähmten Seite).
- Sogenannte „drop attacks" (Sturzanfälle, Blitzsynkopen).
- **Sehstörungen** (z. B. Doppelbilder, Gesichtsfeldausfall, Blindheit).
- **Pupillendifferenz.**
- Unwillkürliche, rhythmische Augenbewegungen (**Nystagmus**).
- **Herdblicksymptomatik** (der Patient blickt in Richtung der betroffenen Hirnhälfte).
- Sprachstörungen (**Aphasie**), z. B. Wortfindungsstörungen, Sprachverständnis- und Sprachproduktionsstörungen; Sprechstörungen (**Dysarthrie**), z. B. verwaschene Sprache.
- Störung zielgerichteter Handlungen (**Apraxie**).
- Störung der Gleichgewichts- und Bewegungskoordination (**Ataxie**).
- **Bewusstseinsstörungen** bis hin zum Koma.
- Unkontrollierter Abgang von Stuhl und Urin.

! Merken Lähmung kontralateral

Eine Schädigung der rechten Hirnhälfte geht mit einer linksseitigen Lähmung einher und umgekehrt; siehe auch Pyramidenbahnfasern (S. 111).

Beim **ischämischen Insult** geht z. B. ein Verschluss der **A. cerebri anterior** typischerweise mit einer kontralateralen beinbetonten schlaffen Hemiparese, ein Verschluss der **A. cerebri media** (sog. Mediainfarkt) mit einer gesichts- und armbetonten kontralateralen schlaffen Hemiparese sowie einer Sensibilitätsminderung der von der Lähmung betroffenen Körperseite einher. Beim Mediainfarkt kommen oft Sprachstörungen hinzu, v. a. wenn die sprachdominante (meist linke) Gehirnhälfte betroffen ist. Bei einem Verschluss der **A. cerebri posterior** finden sich u. a. charakteristischerweise kontralaterale Gesichtsfeldausfälle.

Beim **hämorrhagischen Insult** sind Erbrechen, eine Pupillendifferenz und Bewusstseinsstörungen, als Zeichen eines **gesteigerten Hirndrucks** (S. 346), häufiger zu finden als beim Ischämisch bedingten.

Eine **SAB** geht typischerweise mit plötzlichen, **extremen Kopfschmerzen**, erstmalig mit bis dahin nicht gekanntem Ausmaß (S. 376), Meningismus und Bewusstseinsstörungen einher. Fokal neurologische Ausfälle wie Lähmungen und Sprachstörungen sind nicht die Regel, können aber auftreten.

! Merken FAST-Test

Bei Verdacht auf einen Schlaganfall ist die Anwendung des FAST-Test hilfreich:

F (face): Patienten lächeln lassen (Gesicht verzieht sich einseitig?).

A (arm): Arm-Vorhalte-Versuch (S. 374) durchführen lassen (pathologisches Ergebnis mit Absinken eines Arms?).

S (speech): Patienten einen einfachen Satz nachsprechen lassen (Sprache verwaschen? Patient kann nicht mehr sprechen oder nutzt falsche Worte?).

T (time): jede Minute zählt – ist einer der o. g. Punkte pathologisch, besteht ein hochgradiger Verdacht auf einen Schlaganfall!

RETTEN TO GO

Ischämischer und hämorrhagischer Insult – Ursachen und Symptomatik

Der Schlaganfall beschreibt eine **schlagartig** einsetzende **neurologische Symptomatik** aufgrund einer lokalen **Durchblutungsstörung des Gehirns**.

Der **ischämische Insult** ist die häufigste Form eines Schlaganfalls. Durch eine Gefäßverengung oder einen Gefäßverschlusses kommt es zu einer O_2-Unterversorgung des Gehirns, die eine neurologische Symptomatik nach sich zieht. Bei einer sog. „**TIA**" (Transitorische Ischämische Attacke) bildet sich die Symptomatik innerhalb von 1 h vollständig zurück. Ursächlich sind meist **arterioscklerotische Gefäßverengungen** hirnversorgender Arterien, arterioarterielle Embolien, **kardiale Embolien** oder **Mikroangiopathien** (Verschluss kleinster Hirngefäße).

Etwa 15 % der Schlaganfälle sind **hämorrhagisch** bedingt, d. h., aufgrund einer **Gefäßzerreißung** kommt es zu einer intrakraniellen Einblutung. Ursächlich ist meist ein arterieller **Bluthochdruck**. Die Ruptur eines zerebralen Aneurysmas führt zu einer **Subarachnoidalblutung** (SAB). Durch die Blutung kommt es zu einer Raumforderung und je nach Ausmaß zu einem intrakraniellen Druckanstieg.

Zu möglichen **Symptomen** zählen, in Abhängigkeit von der Stärke und Lokalisation der Blutung bzw. Ischämie: Lähmung einer kompletten Körperseite (**Hemiparese**) und/oder einer Gesichtshälfte (**faziale Parese**), Sensibilitäts-, Seh-, Sprach- (**Aphasie**) und Sprechstörungen (**Dysarthrie**), plötzlich auftretende stärkste **Kopfschmerzen** sowie **Bewusstseinsstörungen** bis hin zum Koma. Bei V. a. einen Schlaganfall ist die Anwendung des **FAST-Test** hilfreich: F (face), A (arm), S (speech), T (time).

Versorgung des Patienten

! *Merken* Time is brain

- *Die Prognose ist für den Patienten umso günstiger, je früher Therapiemaßnahmen eingeleitet werden, da dann ggf. noch Hirnnervenzellen zu retten sind! Die möglichst **zügige** weitere Versorgung des Patienten, am besten in einer **Stroke Unit** (z. B. medikamentöse Thrombolyse bei ischämischem Insult), ist daher prognoseentscheidend.*
- *Der Rettungsdienst hat damit v. a. eine weichenstellende Funktion, **vorrangiges Ziel** sind das schnelle Erkennen des Schlaganfalls (eine plötzlich auftretende Lähmung, akute Sprach- oder Sehstörungen, plötzliche heftigste Kopfschmerzen und Störungen der Wachheit gelten als Warnhinweise!) und ein **zügiger Transport in die Klinik** (die definitive Therapie erfolgt erst nach der bildgebenden Diagnostik in der Klinik).*
- *Für die weitere klinische Versorgung sind bei der Übergabe des Patienten an die Klinik u. a. die Angabe des **Symptombeginns** und ob der Patient **gerinnungshemmende Medikamente** einnimmt (und wenn ja, welche), wesentlich.*

! *Merken* Präklinische Versorgung

*Die präklinische Versorgung eines ischämischen bzw. hämorrhagischen Insults **unterscheidet sich nicht**, zudem ist anhand der Symptome keine sichere Unterscheidung zwischen beiden Formen möglich.*

Basismaßnahmen

- Sicherung der Vitalfunktionen gemäß ABCDE (S. 192).
- Dokumentation über Beginn der Symptomatik (bspw. wichtig wegen Lysetherapiefenster von 4,5 h bei gefäßverschlussbedingtem ischämischem Insult!).
- Atemwege freihalten.
- Lagerung:
  - Bewusstseinsgestörte oder bewusstlose Patienten in stabiler Seitenlage lagern.
  - Bewusstseinsklare Patienten mit zerebraler Schädigung und/oder hohem Blutdruck (> 150 mmHg) in 30° Oberkörper hochlagern (sofern Kreislaufsituation dies zulässt).
  - Bewusstseinsklare Patienten mit niedrigem Blutdruck flach lagern.
- Basismonitoring (S. 200): RR, Puls, AF, SpO$_2$, EKG, inkl. **BZ-Kontrolle** (Letztere immer bei unklarer Bewusstseinstrübung, zum Ausschluss einer Unterzuckerung!).
- Frühzeitige O$_2$-Gabe (S. 212), Flow je nach SpO$_2$ anpassen (Ziel 94–98 %).
- Vorbereiten von i. v.-Zugang, Infusion und ggf. Medikation.
- NA nachfordern.

ACHTUNG
Den Patienten nicht auf die gelähmte Seite lagern! Das Monitoring (wie auch das Legen eines i. v.-Zugangs) sollten auf der nicht betroffenen Seite erfolgen.

Erweiterte Maßnahmen • Nach Legen eines i. v.-Zugangs (am nicht gelähmten Arm), wird je nach weiteren Befunden ggf. eine medikamentöse Therapie gestartet. Bei starker Hypertonie beispielsweise eine behutsame RR-Senkung mit einem Antihypertensivum, z. B. Ebrantil® (wobei der systolische Wert von 180–200 mmHg nicht unterschritten werden sollte). Bei einer Hypotonie sind RR-steigernde Maßnahmen, wie die Gabe einer VEL, evtl. z. B. Akrinor®, ggf. auch Katecholamine, indiziert. Gegebenenfalls kann eine leichte Sedierung (z. B. Midazolam) oder Analgesie (z. B. Esketamin) in Erwägung gezogen werden. Unter Kontrolle der Vital-

parameter ist der **möglichst zügige Transport in die Klinik** (mit Sonder- und Wegerechten) anzustreben, idealerweise mit Stroke Unit (Voranmeldung).

! *Merken* Penumbra

Bei einem ischämischen Insult besteht das Therapieziel darin, den ischämischen Bereich im Gehirn möglichst klein zu halten. Um den Infarktkern gibt es Areale, sog. Penumbra, in denen die Nervenzellen anfangs noch nicht irreversibel geschädigt sind. Bei einer raschen Wiederherstellung der Durchblutung in diesem Bereich (z. B. durch medikamentöse Thrombolyse) können sich diese Zellen ggf. erholen.

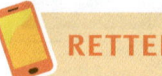

RETTEN TO GO

Maßnahmen bei V. a. Insult

Time is brain → Die Prognose ist für den Patienten umso günstiger, je früher Therapiemaßnahmen eingeleitet werden. Die möglichst **zügige** weitere Versorgung des Patienten, am besten in einer **Stroke Unit**, ist daher prognoseentscheidend!

Vorrangiges Ziel ist das schnelle **Erkennen des Schlaganfalls** (eine plötzlich auftretende Lähmung, akute Sprach- oder Sehstörungen, plötzliche heftigste Kopfschmerzen und Störungen der Wachheit gelten als Warnhinweise!) und ein zügiger Transport in die Klinik.

Zu den **Basismaßnahmen** zählen, neben der Sicherung der **Vitalfunktionen** gemäß ABCDE, die **symptomorientierte Lagerung**, wobei der Patient nicht auf die gelähmte Seite gelagert werden sollte; **Dokumentation** des Symptombeginns (u. a. wegen Lysetherapiefenster), **Basismonitoring** inkl. BZ-Kontrolle, frühzeitige **O$_2$-Gabe** und **NA nachfordern**. Zu den **erweiternden Maßnahmen** zählen, je nach weiteren Befunden, ggf. eine medikamentöse Therapie, wie z. B. eine RR-Senkung bei starker Hypertonie. Unter Kontrolle der Vitalparameter ist der **möglichst zügige Transport in die Klinik** anzustreben, idealerweise mit Stroke Unit (Voranmeldung).

16.4.3 Synkope (Ohnmacht)

Grundlagen

Definition Synkope
*Eine Synkope ist ein plötzlicher, spontan einsetzender und **reversibler Bewusstseinsverlust**, der auf einer **Minderdurchblutung des Gehirns** beruht und mit einem **Tonusverlust der Skelettmuskulatur** einhergeht.*

Ursachen und Pathophysiologie • Synkopen können je nach Ursache unterteilt werden in:
- Reflexvermittelte (vasovagale) Synkopen
- Kreislaufbedingte (orthostatische) Synkopen
- Vom Herzen ausgehende (kardiogene) Synkopen

Reflexvermittelte (vasovagale) Synkopen: Durch einen Reflex werden die Blutgefäße erweitert (Vasodilatation) und die Herzfrequenz verringert (Bradykardie). Zu Ursachen siehe ▶ Tab. 16.2. Eine Besonderheit sind sog. „pressorische Synkopen". Sie treten vor allem beim Entleeren des Darms und der Blase (Defäkationssynkope und Miktionssynkope) auf. Aber auch ein starker Hustenreiz, heftiges Lachen sowie ein stark erhöhter Druck im Brust-/Bauchraum (sog. Valsal-

Tab. 16.2 Unterteilung von Synkopen, deren Ursachen und anamnestische Hinweise

Verdachtsdiagnose	Ursachen und anamnestische Hinweise
Vasovagale Synkope	Schreck, Schmerz, Kälte, Lärm, emotionaler (z. B. „banale" Blutung) oder kreislaufbedingter Stress (langes, unbewegtes Stehen, Fieber), übermäßige Nahrungsaufnahme („Überfressen") oder starker Harn- oder Stuhldrang. Die Patienten berichten z. B. von „weichen Knien", „flauem Gefühl im Bauch".
Orthostatische Synkope	Synkope unmittelbar nach dem Aufstehen oder nach zügigem Lagerungswechsel begünstigt z. B. durch Flüssigkeitsmangel oder Krampfadern (Varikosis). Die Patienten berichten, wie bei der vasovagalen Synkope, oft von „weichen Knien", Schwindel und Schweißausbrüchen im Vorfeld.
Kardiogene Synkope	• **Rhythmogene Synkopen:** durch Herzrhythmusstörungen. Ein Beispiel ist der sog. Adam-Stokes-Anfall, der je nach Dauer der zerebralen Hypoxie zur Synkope, zum zerebralen Krampfanfall oder zum Atemstillstand führen kann. Die Patienten berichten evtl. von Herzstolpern oder Herzrasen. • **Mechanische Synkopen:** z. B. bei Aortenklappenstenose, durch Myokardinfarkt; tritt oft nach körperlicher Belastung und rezidivierend auf. Anamnestisch können z. B. Angina-pectoris-Beschwerden, die vor der Synkope bemerkt wurden, hinweisend sein.

va-Press-Manöver) können, über eine Reizung des N. vagus (X. Hirnnerv) und dadurch bedingte Aktivierung des Parasympathikus, zum Absinken von Herzfrequenz und Blutdruck und damit zu einer Synkope, im schlimmsten Fall zum Herzstillstand, führen.

ACHTUNG
Eina vasovagale Synkope mit Bradykardien kann auch durch manuelle Kompression (also durch Drücken) der Halsschlagader herbeigeführt werden.

Kreislaufbedingte (orthostatische) Synkope: Diese tritt häufig im Rahmen des Wechsels von einer liegenden, sitzenden oder knienden in eine aufrechte Position (Orthostase) auf. Dabei verlagert sich das Blut in die tieferen Körperpartien (in die Kapazitätsgefäße → Venen). Durch mangelhafte Gegenregulation des vegetativen Nervensystems versackt bis zu einem Viertel des Blutes in den Venen der unteren Körperhälfte und es kann nicht mehr ausreichend Blut zum Gehirn transportiert werden. Zu Ursachen siehe ▶ Tab. 16.2.
Kardiogene Synkope: Hier beruht der Bewusstseinsverlust auf einer Störung des Herzens. Unterschieden werden „rhythmogene Synkopen" von „mechanischen Synkopen". **Rhythmogene Synkopen** haben ihre Ursache in einer Herzrhythmusstörung, wobei es zu einem starken Abfall des Herzzeitvolumens kommt und somit zur Minderdurchblutung des Gehirns. **Mechanische Synkopen** beruhen auf einer Begrenzung der Herzauswurfleistung, z. B. durch eine Aortenklappenstenose (▶ Tab. 16.2).

Symptomatik und Differenzialdiagnosen

Symptomatik • Meist sind die Patienten nach einer Synkope schon wieder bei Bewusstsein, reagieren also auf Ansprache, wenn der Rettungsdienst eintrifft. Dass die kurze Bewusstlosigkeit eine, evtl. harmlose, Synkope war, muss der Rettungssanitäter aus der Schilderung der Symptome ziehen. Die Betroffenen berichten oft, dass sie „weiche Knie bekommen" haben, ihnen „schwarz vor Augen" oder schwindelig wurde oder alles „weit weg" schien. **Blasse, kaltschweißige Haut** und eine **Tachykardie** sind typische Symptome *nach* einer Synkope (während der Synkope besteht eher eine Bradykardie). Sobald der Patient in die „Schocklagerung" gebracht wird, verschwinden i. d. R. die Symptome.
An eine **kardiogen bedingte Synkope** ist z. B. zu denken, wenn der Patient anamnestisch von Angina-pectoris-Beschwerden berichtet und/oder ein unregelmäßiger Puls zu

tasten ist. Diese kann je nach Ursache in einen Schock übergehen (z. B. durch lebensbedrohliche Rhythmusstörungen).

! Merken Synkope und Schock
Eine blasse, kaltschweißige Haut in Verbindung mit einer Tachykardie kann auch auf ein Schockgeschehen durch eine lebensbedrohliche Erkrankung hindeuten. Die Symptome nach einer Synkope bessern sich im Unterschied zu einem Schockgeschehen aber schnell!

ACHTUNG
Bei ca. 20 % der Patienten kommt es infolge einer Synkope zu Begleitverletzungen → daran denken und gezielt danach suchen. Meist handelt es sich zwar nur um Bagatelltraumen (z. B. Platzwunde), aber auch schwere Verletzungen (z. B. SHT) sind möglich.

Differenzialdiagnosen • Zu denken ist an Krampfanfälle bei Gehirnblutungen oder bei Epilepsie, an Gehirntumoren wie auch an eine Hypoglykämie (bei Letzterer oft plötzliche Wesensveränderungen, Patienten aggressiv, teilnahmslos oder bewusstseinsgetrübt).

Versorgung des Patienten

Eine ausführliche Anamnese (Eigen- und Fremdanamnese) kann bereits wegweisend sein (vgl. auch ▶ Tab. 16.2).

Basismaßnahmen
• Vitalfunktionen sichern nach ABCDE (S. 192).
• Je nach Bewusstseinslage:
– wacher Patient: Beine hochlagern, d. h. „Schocklagerung".
– bei Bewusstseinstrübung: stabile Seitenlage.
• Basismonitoring (S. 200): Puls, RR, SpO$_2$, EKG, BZ-Test (BZ-Test zum Ausschluss einer Hypoglykämie).
• Den wachen Patienten zunächst erholen und dann mit Hilfe langsam aufstehen lassen (Gefahr der erneuten Kollapsneigung bei zu schnellem Aufstehen).
• Ist der Patient kreislaufinstabil oder bewusstlos, NA nachfordern.

Erweiterte Maßnahmen • Bei persistierender Hypotonie i. v.-Zugang legen, Gabe eine VEL sowie initiale O$_2$-Gabe (S. 212) von 2–4 l/min, Flow je nach SpO$_2$ ggf. anpassen. Liegt eine Bradykardie vor, kann ein Parasympatholytikum wie Atropin die Herzfrequenz anheben.

! *Merken* **Krankenhauseinlieferung bei Synkope**

Zur Abklärung der auslösenden Ursache sollten Patienten nach einer Synkope immer in ein Krankenhaus gebracht werden. Kardiogene Synkopen haben ohne entsprechende diagnostische und therapeutische Maßnahmen ein hohes Mortalitätsrisiko.

RETTEN TO GO

Synkope (Ohnmacht)

Eine Synkope ist ein plötzlicher, spontan einsetzender und reversibler Bewusstseinsverlust, bedingt durch eine **Minderdurchblutung des Gehirns**, der mit einem Tonusverlust der Skelettmuskulatur einhergeht.

Ursachen sind:
- Reflexvermittelte (vasovagale) Synkopen: z. B. durch Schreck, Schmerz, Stress.
- Kreislaufbedingte (orthostatische) Synkopen: z. B. nach dem Aufstehen.
- Vom Herzen ausgehende (kardiogene) Synkopen: z. B. durch Herzrhythmusstörungen oder Herzklappenfehler.

Die Betroffenen berichten oft, dass ihnen „schwarz vor Augen" oder schwindelig wurde. **Blasse, kaltschweißige Haut** und eine **Tachykardie** sind typische **Symptome** *nach* einer Synkope. Sobald der Patient in die „Schocklagerung" gebracht wird, verschwinden i. d. R. die Symptome. Bei ca. 20 % der Betroffenen finden sich **Begleitverletzungen**!

Die **Anamnese** kann bereits wegweisend sein. Zu den **Basismaßnahmen** zählen neben dem Sichern der Vitalfunktionen gemäß ABCDE: **Lagerung** entsprechend der Bewusstseinslage, **Basismonotoring**, inkl. **BZ-Messung**! Bei kreislaufinstabilen oder bewusstlosen Patienten NA nachfordern! Zur Abklärung der auslösenden Ursache sollten Patienten **nach einer Synkope immer in ein Krankenhaus** gebracht werden.

16.4.4 Epileptische Anfälle und Epilepsie

Grundlagen

Definition **Epileptische Anfälle**

Der epileptische Anfall ist durch eine unkoordinierte, gesteigerte Aktivität zerebraler Nervenzellen (Neurone) gekennzeichnet. Er geht oft mit anfallsweisen motorischen (krampfartigen und/oder zuckenden) Symptomen oder aber auch mit sensiblen, sensorischen, vegetativen und/oder psychischen Symptomen einher. Epileptische Anfälle können einmalig auftreten. Erst bei sich wiederholenden Anfällen und/oder einer strukturellen Ursache (z. B. Zustand nach Schlaganfall), die das Auftreten weiterer epileptischer Anfälle begünstigen, spricht man von einer Epilepsie.

Ursprung und Ursachen • Üblicherweise werden Epilepsien nach der Art ihres Ursprungs und nach ihren Ursachen eingeteilt.

Je nachdem wo im Gehirn die Entladungen stattfinden, werden **fokale** von **generalisierten Anfällen** unterschieden.
- **Fokale Anfälle** gehen von einer bestimmten Hirnregion, einem sog. „Herd" aus (focus = Herd).
- Bei **generalisierten Anfällen** sind primär beide Hirnregionen von den Entladungen betroffen.

Entsprechend ihrer **Ursache** kann man **genetische** von **erworbenen** (sog. **symptomatischen**) und **nicht klassifizierten** (unbekannte Ursache) Epilepsien unterscheiden.

Zu den **erworbenen** Ursachen zählen:
- **strukturelle Veränderungen** (z. B. Hirntumor, Einblutung, Narbe nach SHT) und
- **metabolische Veränderungen** (z. B. Krampfanfall bei Alkoholentzug, Intoxikationen, Eklampsie oder Hypoglykämie).

Von einem **Gelegenheitsanfall** spricht man, wenn es sich um einen einmaligen epileptischen Anfall handelt, ausgelöst durch Überschreiten der „Krampfschwelle", z. B. durch Medikamente oder Fieber; **Fieberkrampf** (S. 390).

Krampfanfälle können auch durch das Absetzen von Medikamenten bei bekannter Epilepsie auftreten.

Symptomatik und Differenzialdiagnosen

Symptomatik • Je nachdem welche Hirnbereiche betroffen sind, variieren die Symptome.

Fokale Anfälle können sich in motorischen, also die Muskulatur betreffenden (z. B. Krampfanfall einer Extremität) oder sensiblen (z. B. Parästhesien), sensorischen (z. B. Geruchseindrücke) oder vegetativen Symptomen mit oder ohne Bewusstseinsstörungen äußern. Die Anfälle können sich auf die andere Gehirnhälfte ausbreiten und damit zu einem (sekundär) generalisierten Anfall werden.

Bei den **generalisierten Anfällen** finden sich häufig kombinierte tonisch-klonische Anfälle, deren häufigste Form der sog. „**Grand-mal-Anfall**" (= großes Übel) ist. Bei dieser Anfallsform findet sich in der Regel folgender typischer Ablauf:
- Er beginnt oft mit dem sog. „**Initialschrei**", dem ggf. eine **Aura** vorangehen kann (der Patient fühlt sich kurz vor dem eigentlichen Anfall ängstlich, unruhig, „komisch" oder hat evtl. olfaktorische oder visuelle Halluzinationen).
- Der Betroffene wird dann **bewusstlos** und sackt zu Boden und es kommt zu **tonischen Krämpfen** (= Streckkrämpfe), die oft schon nach wenigen Sekunden in **klonische Krämpfe** übergehen, die sich als rhythmische Zuckungen des gesamten Körpers zeigen und meist 2 min andauern. Während des Krampfanfalls besteht eine Apnoe. Zungenbiss (▶ Abb. 16.6), Inkontinenz (also der unkontrollierte Abgang von Urin oder Stuhl) und ein verstärkter Speichelfluss mit Schaum vor dem Mund sind weitere mögliche Symptome.
- In der sich anschließenden sog. „**postiktalen**" Phase (= Terminalschlafphase), die mehrere Stunden andauern kann, erschlafft die Muskulatur, die Atmung setzt wieder ein und der Betroffene ist benommen bis desorientiert, ggf. motorisch unruhig und klagt evtl. über Kopfschmerzen.

Abb. 16.6 Lateraler Zungenbiss nach Grand-mal-Anfall.

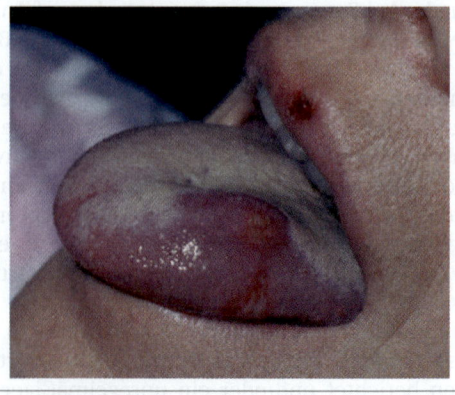

Aus: Mattle H, Mumenthaler M. Kurzlehrbuch Neurologie. Thieme; 2015

Ein Grand-mal-Anfall kann sich zu einem **Status epilepticus** entwickeln, d. h., die Grand-mal-Anfälle wiederholen sich, ohne dass der Patient zwischenzeitlich das Bewusstsein erlangt, oder halten durchgehend > 5 min an. Da es zu einer O_2-Unterversorgung des Gehirns kommt, besteht Lebensgefahr!

Differenzialdiagnosen • Von epileptischen Anfällen abzugrenzen sind „**nicht epileptische anfallsartige Störungen**", die epileptischen Anfällen ähneln können, aber anderen Erkrankungen zugeordnet werden. Hierzu zählen z. B.:
- **synkopale Anfälle** (S. 382), wie z. B. der Adam-Stokes-Anfall.
- **Affektkrämpfe** (S. 391), die bei Kleinkindern z. B. durch Wut auftreten können.
- „**Sturzattacken**", z. B. bei Morbus Menière (s. ▶ Tab. 18.1).
- **Hyperventilationstetanie** (S. 258).
- **Psychogene Krampfanfälle**, treten bei psychogenen Störungen auf und zeigen keinen typischen Ablauf.

Versorgung des Patienten

Basismaßnahmen
- NA nachfordern.

Während des Anfalls
- Der Patient muss vor Verletzungen geschützt werden (d. h. gefährliche Gegenstände wie scharfe oder spitze Dinge müssen aus dem Umfeld entfernt, der Kopf möglichst unterpolstert werden).
- Patienten nicht festhalten (Gefahr von Frakturen o. Ä.)!

! Merken   Durchgemachter Grand-mal-Anfall
Der Rettungsdienst trifft oft erst ein, wenn der Krampfanfall bereits vorbei ist, sodass hier die Fremdanamnese wichtig ist. Zudem können folgende Zeichen auf einen durchgemachten Anfall hindeuten: Wangenschleimhaut- oder Zungenbiss, Urin- oder Stuhlabgang, Patient schläfrig (Terminalschlafphase), ggf. Begleitverletzungen.

Im Anschluss an den Anfall
- Sicherstellung der Vitalfunktionen gemäß ABCDE (S. 191).
- Basismonitoring (S. 200): RR, Puls, SpO_2, BZ-Messung (Ausschluss Hypoglykämie), EKG.
- O_2-Gabe, initial 2–4 l/min, Flow je nach SpO_2 ggf. anpassen (Ziel 94–98 %).
- Der bewusstlose bzw. bewusstseinsgetrübte Patient wird in der stabilen Seitenlage, der bewusstseinsklare Patient mit erhöhtem Oberkörper (30°) gelagert.
- Vorbereiten von i. v.-Zugang, Infusion und Medikamenten.

Erweiterte Maßnahmen • Anlage eines i. v.-Zugangs, der mit VEL offengehalten wird. Bei persistierendem oder erneutem Krampfanfall wird Midazolam (z. B. Dormicum®) i. v. verabreicht. Bei fehlendem i. v.-Zugang ist auch die Gabe von Diazepam (z. B. Valium®) als Rektiole oder Lorazepam (z. B. Tavor®) sublingual möglich. Nach evtl. durch den Krampf verursachten Verletzungen (z. B. Kopfanprall) muss gesucht und diese entsprechend behandelt werden. Der Patient ist zur weiteren Abklärung in eine Klinik, möglichst mit neurologischer Abteilung zu transportieren. Auf eine kontinuierliche Monitorüberwachung während des Transports ist zu achten.

Bei therapieresistentem **Status epilepticus** muss der Patient narkotisiert, intubiert und beatmet werden.

16.4.5 Bandscheibenvorfall (Diskusprolaps)

Grundlagen

Definition **Bandscheibenvorfall**
Der Bandscheibenvorfall ist eine Erkrankung der Wirbelsäule, bei der Teile des Bandscheibengewebes in den Wirbelkanal vortreten.

Pathophysiologie • Die Bandscheiben (S. 106), die aus dem äußeren Faserring (Anulus fibrosus) und dem inneren Gallertkern (Nucleus pulposus) bestehen, degenerieren im Laufe des Lebens. Dies bewirkt eine Höhenreduktion der Bandscheiben, die dazu führen kann, dass der innere Gallertkern dem Druck ausweicht und in die Risse des Faserrings eindringt. Bei einer Vorwölbung des Gallertkerns spricht man von einer **Protrusio** (▶ Abb. 16.7a), beim Durchtritt durch den Faserring nach außen von einem **Prolaps** (▶ Abb. 16.7b). Der Gallertkern kann **seitlich** auf eine austretende Nervenwurzel drücken, was zu ziehenden, in die Extremität ausstrahlenden Schmerzen und zu entsprechenden Ausfallerscheinungen führen kann (= sog. **Wurzelkompressionssyndrom**). Kommt es zu einem **medialen** Bandscheibenvorfall, kann das Rückenmark geschädigt werden.

Abb. 16.7 Bandscheibenvorfall.

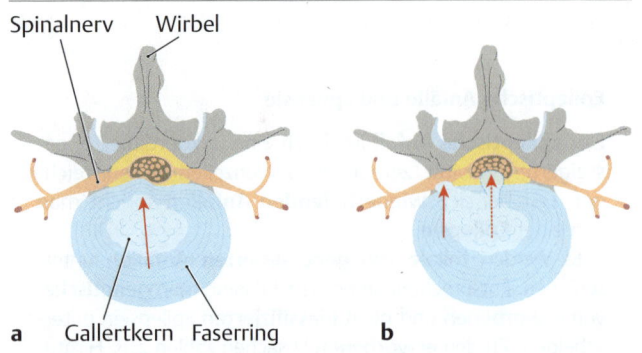

a Gallertkern Faserring   b

a **Protrusion:** Vorwölbung des Gallertkerns in den Faserring (Pfeil).

b Lateraler (Pfeil) und medialer (gestrichelter Pfeil) Bandscheibenprolaps.

Nach: Wülker N, Taschenlehrbuch Orthopädie und Unfallchirurgie. Thieme; 2015

Einschub: neurogener Schmerz • Grundsätzlich unterscheidet man 3 Schmerzarten: den **somatischen**, den **viszeralen** und den **neurogenen** Schmerz. Der neurogene Schmerz entsteht durch die direkte Reizung von Nervenfasern, -wurzeln oder -bahnen und geht nicht primär, wie der somatische und viszerale Schmerz (S. 316), von Nozizeptoren aus.

Man unterscheidet unterschiedliche Ausprägungen des **neurogenen Schmerzes**:
- den elektrisierenden Schmerz (z. B. nach Anstoßen des Ellenbogens → Reizung des N. ulnaris)
- den brennenden Schmerz (z. B. bei Polyneuropathie) und
- den einschießenden Schmerz (z. B. bei Bandscheibenvorfall).

Wird neurogener Schmerz chronisch spricht man auch von **neuropathischem Schmerz**.

Lokalisation • Bandscheibenvorfälle finden sich am häufigsten im LWS-Bereich, seltener im HWS-Bereich und sehr selten im Bereich der Brustwirbel.

Ursachen bzw. Risikofaktoren • Oft sind **Übergewicht** oder eine **einseitige Belastungen**, z. B. durch andauernde, schwere körperliche Arbeit, bei Vorschädigung der Bandscheiben ursächlich. Weitere Risikofaktoren sind **Bewegungsmangel** oder Wirbelsäulenverkrümmungen. Ein Bandscheibenvorfall kann aber auch ohne äußeren Anlass auftreten.

Symptomatik

Oft berichten die Betroffenen, schon seit längerer Zeit Rückenschmerzen gehabt zu haben (bei Beschwerden im LWS-Bereich spricht man von einer **Lumbalgie**), die sich akut – z. B. nach dem Sport oder der Arbeit im Garten – verschlechtert habe. Drückt die Bandscheibe auf eine Nervenwurzel, treten Sensibilitätsstörungen im betroffenen Dermatom und einseitige, meist einschießende, **ziehende Schmerzen** auf. Ist der Vorfall im **LWS-Bereich** lokalisiert, **ziehen die Schmerzen ins Bein**, man spricht von einer **Ischialgie** (da der N. ischiadicus betroffen ist). Ein Bandscheibenvorfall im **HWS-Bereich** imponiert durch starke **Schmerzen im Arm** und einer eingeschränkte Beweglichkeit des Halses. In beiden Fällen kann es aufgrund starker Schmerzen auch zu **vegetativen Symptomen** wie RR-Abfall und Übelkeit bis hin zum Kreislaufkollaps kommen.

Treten **neurologische Ausfälle** in Form von **Lähmungserscheinungen** hinzu, ist ein Notfall gegeben. Lähmungserscheinungen finden sich in der von der betroffenen Nervenwurzel versorgten Muskulatur (z. B. Nervenwurzel L 5 → Fußheberlähmung, S 1 → Fußsenkerlähmung). Die sog. **Reithosenanästhesie**, ein Taubheitsgefühl in der Genitalregion und Oberschenkelinnenseite, eine Stuhl- und Urininkontinenz in Verbindung mit einer Lähmung der Beine weist auf einen tiefen Querschnitt, das sog. **Kauda-Syndrom** hin (medialer Bandscheibenvorfall mit Kompression der Nervenwurzeln unterhalb von L 1) und ist ein absoluter Notfall (umgehende Operationsindikation).

! Merken **Neurologische Ausfälle = Alarmzeichen**
Neurologische Ausfälle, wie beginnende (akute) Lähmungserscheinungen, stellen einen Notfall dar. Ebenso eine Reithosenanästhesie und Blasen- und Mastdarmstörungen → Operationsindikation.

Versorgung des Patienten

Basismaßnahmen
- Sicherstellung der Vitalfunktionen gemäß ABCDE (S. 191) und soweit möglich Notfallanamnese mittels SAMPLER-Schema sowie Kraft- und Sensibilitätsprüfung.
- Wesentlich sind die **Umlagerung** mittels Schaufeltrage und die Lagerung des Patienten auf einer Vakuummatratze (unter **Immobilisation** der Wirbelsäule). Bei V. a. einen zervikalen Bandscheibenvorfall kommt zusätzlich ein **HWS-Stützkragen** zum Einsatz (▶ Abb. 16.8).
- Basismonitoring (S. 200): RR, Puls, SpO$_2$.
- Gegebenenfalls Vorbereiten von i. v.-Zugang, Infusion und Medikamenten.
- Notarzt nachfordern, sofern eine Analgesie erforderlich wird, oder bei neurologischen Ausfällen.

Erweiterte Maßnahmen • Bei starken Schmerzen kommen Analgetika zum Einsatz (bevorzugt Opioide, z. B. Fentanyl®). Der Patient muss so schonend wie möglich und unter Immobilisation in die Klinik transportiert werden, idealerweise mit orthopädisch-neurochirurgischer Abteilung.

Abb. 16.8 Lagerung des Patienten bei V. a. einen Bandscheibenvorfall im HWS-Bereich.

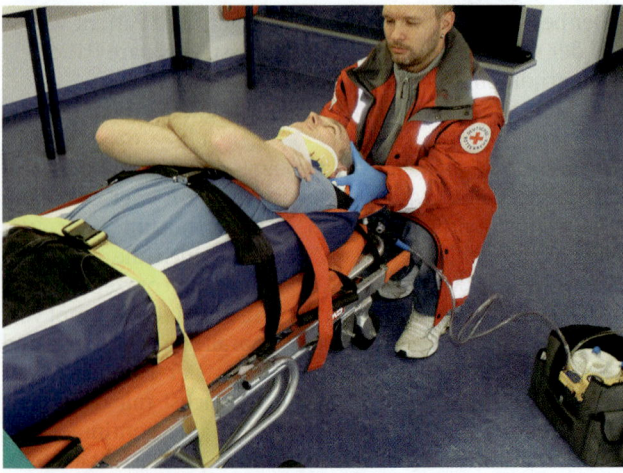

Der Patient wird immobilisiert und erhält einen HWS-Stützkragen. *Aus: Hess A. Schaufeltrage und Vakuummatratze anwenden. retten! 2013; 2(01): 58–61*

16.4.6 Hitzenotfälle

Von den **thermischen Schädigungen** (S. 360) müssen die **Hitzenotfälle** (Syn.: Hitzeerkrankungen, „Überwärmungen") abgegrenzt werden. Dazu zählen der **Hitzekrampf**, die **Hitzeerschöpfung**, der **Hitzschlag** und der **Sonnenstich** (▶ Tab. 16.3). Sie treten vermehrt auf, wenn die Umgebungstemperatur über einen längeren Zeitraum erhöht ist, also v. a. im Sommer, bei heißen Temperaturen. Ein erhöhtes Risiko, eine Hitzeerkrankung zu erleiden, haben insbesondere ältere Menschen, Demenzkranke, Säuglinge und Kleinkinder, chronisch Kranke wie auch Menschen mit Behinderung, Suchtkranke (v. a. Alkohol, Drogen), bestimmte Berufsgruppen (z. B. Tätigkeit im Freien) und Sportler.

ACHTUNG

Sobald neurologische Symptome auftreten, sollte der Betroffene einem Arzt vorgestellt werden, da sich im weiteren Verlauf z. B. ein Hirnödem entwickeln kann.

Hitzekrampf

Definition Hitzekrampf

Hitzekrämpfe entstehen bei starker Schweißproduktion, also einem Flüssigkeitsverlust in Verbindung mit deutlichen Elektrolytverlusten (v. a. Natriummangel) und Flüssigkeitsersatz durch elektrolytarmer Getränke (▶ Tab. 16.3). Es entsteht demnach eine hypotone Dehydratation.

Symptomatik • Typischerweise kommt es bei schwerer körperlicher Anstrengung und heißer Umgebungstemperatur zu harmlosen, aber **schmerzhaften Muskelkrämpfen** (keine zerebralen Krämpfe!) und **-faszikulationen** (Zuckungen). Begleitend können Schwäche, Übelkeit und Kopfschmerzen auftreten. Die Körperkerntemperatur ist normal.

Maßnahmen • Der Patient sollte an einen **kühlen Ort** gebracht, beengende Kleidung entfernt und der Betroffene flach gelagert werden. In der Regel ist die orale Zufuhr **elektrolythaltiger Flüssigkeiten** therapeutisch ausreichend, in schweren Fällen (dann NA nachfordern) ist eine Infusionstherapie indiziert (VEL).

Hitzeerschöpfung

Definition Hitzeerschöpfung

Eine Hitzeerschöpfung entsteht, wenn bei warmer Umgebungstemperatur (→ Schwitzen) weniger Flüssigkeit aufgenommen wird, als der Körper braucht. Es kommt zu Wasser- und Elektrolytverlusten und damit zu einer Dehydratation (▶ Tab. 16.3), also einer Abnahme des extrazellulären Flüssigkeitsvolumens.

Situationen, in denen eine Hitzeerschöpfung auftreten kann, sind z. B. sportliche Aktivitäten und körperliche Arbeit im Sommer mit vermehrter Schweißproduktion bei gleichzeitig unzureichender Flüssigkeitszufuhr.

Symptomatik • Die Symptome reichen je nach Ausprägung von Schwindel, Schwäche, Kopfschmerzen, **Tachykardie** und **Hypotonie**, flacher und **schneller Atmung** über **Desorientiertheit** bis hin zu **Bewusstlosigkeit** und **Kreislaufversagen** aufgrund des **Volumenmangels**. Die Patienten sind oft durstig. Die anfangs warme, rote Haut wird im Verlauf blass, feucht und kühl. Die Körperkerntemperatur ist normal bis leicht erhöht.

Eine Hitzeerschöpfung kann bei Versagen der Thermoregulation bzw. bei nicht adäquater Therapie in einen Hitzschlag (s. u.) übergehen.

Versorgung des Patienten

Basismaßnahmen

- Sicherstellung der Vitalfunktionen gemäß ABCDE (S. 191).
- Beengende Kleidung öffnen, Patienten möglichst in eine **kühle Umgebung** bringen und **oral Flüssigkeit** zuführen. Ziele sind v. a. ein Ausgleich des Flüssigkeitsdefizits und eine Kreislaufstabilisierung!
- Bewusstseinsklare Patienten flach lagern, ggf. Schocklagerung, bei Bewusstlosigkeit stabile Seitenlage.
- Basismonitoring (S. 200): RR, Puls, SpO_2, BZ, EKG und Temperatur messen.
- Bei Bewusstseinsstörungen oder Kreislaufinstabilität NA nachfordern, in diesen Fällen ist auch eine O_2-Gabe (S. 212) indiziert.
- Je nach Schweregrad Vorbereiten von i. v.-Zugang, Infusion und Medikamenten.

Erweiterte Maßnahmen • Sofern eine orale Flüssigkeitssubstitution nicht ausreicht oder möglich ist, i.v-Zugang legen und Flüssigkeits- und Elektrolytersatz mittels VEL. Bei Schocksymptomatik entsprechende Schocktherapie beginnen (S. 271). Je nach Schweregrad ist der Patient dem behandelnden Hausarzt vorzustellen oder in eine Klinik zu transportieren.

Hitzschlag

Grundlagen

Definition Hitzschlag

Diese äußerst bedrohliche Erkrankung wird durch eine erhöhte Wärmezufuhr bzw. -produktion bei gleichzeitig unzureichender Wärmeabgabe ausgelöst. Letztlich geht ein Hitzschlag mit einer gestörten Thermoregulation und einem Anstieg der Körperkerntemperatur (KKT) auf > 40 °C einher und kann unbehandelt zum Tode führen (▶ Tab. 16.3).

Einteilung • Der **klassische Hitzschlag**, der sich aus einer Hitzeerschöpfung entwickeln kann, betrifft häufiger ältere Menschen, die sich beispielsweise in warmer, feuchter Umgebung aufhalten, wenig Flüssigkeit zu sich nehmen und ggf. noch entwässernde Medikamente (Diuretika) einnehmen.

Der **anstrengungsinduzierte Hitzschlag** hingegen betrifft eher sportlich aktive oder körperlich arbeitende Menschen (z. B. Straßenbau), die durch extreme Muskelarbeit vermehrt Wärme produzieren, ohne diese adäquat abgeben zu können (z. B. durch feucht-schwüle Umgebungsluft oder Tragen isolierender bzw. inadäquater Kleidung).

Symptomatik

Die **Haut** ist zunächst rot, warm und trocken (oft keine Schweißbildung), später eher blass und grau. Die **KKT steigt auf > 40 °C** an. Es besteht eine **Tachykardie**. Die Patienten können bedingt durch den Volumenmangel **Schocksymptome** entwickeln (S. 272). Durch die Entwicklung eines **Hirnödems** zeigen sich Hirndruckzeichen mit Kopfschmerzen, Übelkeit und Erbrechen, Atem- und Bewusstseinsstörungen bis hin zur Bewusstlosigkeit. **Krampfanfälle** sind ebenfalls möglich. Bei **Zellschädigungen** durch eine stark erhöhte KKT droht die Gefahr eines **Multiorganversagens**.

Betroffen sind überwiegend ältere Menschen sowie Personen nach langer körperlicher Anstrengung in feuchtwarmer Umgebung. Begünstigend wirken u. a. Alkohol und einige Medikamente (z. B. Diuretika).

Versorgung des Patienten

Basismaßnahmen

- Sicherstellung der Vitalfunktionen gemäß ABCDE (S. 191).
- Bei Vorliegen eines Hitzschlags ist die schnelle **Senkung der Körperkerntemperatur** entscheidend! Der Patient ist daher an einen kühlen, schattigen Ort zu bringen, die Kleidung zu öffnen und die Körperoberfläche mit feuchten Tüchern oder ggf. Eispackungen unter engmaschiger Überwachung der KKT zu kühlen (fiebersenkende Medikamenten wirken nicht!).
- Lagerung: mit leicht erhöhtem Oberkörper, bei Bewusstlosigkeit stabile Seitenlage.
- Basismonitoring (S. 200): RR, Puls, SpO$_2$, EKG, inkl. BZ-Kontrolle und **Temperaturmessung** (die KKT soll durch o. g. Maßnahmen auf kleiner 38,5 °C gesenkt werden).

- Bei Bewusstseinsstörungen oder Kreislaufinstabilität frühzeitige O$_2$-Gabe (S. 212), initial mind. 10 l/min.
- NA nachfordern, da Patient vital gefährdet ist und ggf. eine medikamentöse Therapie und/oder Intubation notwendig wird.
- Vorbereiten von i. v.-Zugang, Infusion (VEL) und Medikamenten und Intubationsbereitschaft herstellen.

Erweiterte Maßnahmen • Legen eines oder mehrerer i.v-Zugänge, um eine adäquate und zügige Flüssigkeitssubstitution zu gewährleisten, die je nach Kreislaufsituation zügig oder als Druckinfusion verabreicht werden sollte. Daneben sind Begleitsymptome zu therapieren, z. B. antikonvulsive Therapie (S. 130) bei zerebralen Krampfanfällen. Der Patient ist unter Intubationsbereitschaft zügig und unter engmaschiger Kontrolle der Vitalparameter in eine Klinik mit Intensivstation zu transportieren.

Sonnenstich

Grundlagen

Definition **Sonnenstich**

*Der Sonnenstich (Syn.: Insolation) entsteht durch länger andauernde, starke Sonneneinstrahlung auf den unbedeckten bzw. wenig behaarten Kopf (▸ Tab. 16.3). Die isolierte Überwärmung von Gehirn und Hirnhäuten führt zur **Hirnhautreizung** und birgt die Gefahr der Entwicklung eines Hirnödems.*

Gefährdet sind v. a. **Säuglinge, Kleinkinder und ältere Menschen** mit spärlicher Kopfbehaarung.

Symptomatik

Zu den Symptomen, die **oft zeitlich verzögert** nach Sonnenexposition auftreten, zählen ein **hochroter, heißer Kopf**, wobei die Körperkerntemperatur i. d. R. nicht erhöht und der restliche Körper eher kühl und kaltschweißig ist. Weiterhin kommt es zu Übelkeit und Erbrechen, Schwindel, starken **Kopf- und Nackenschmerzen**, einer Tachykardie und ggf. auch zu einer **Nackensteifigkeit** = Meningismus (S. 375). Bei schweren Verlaufsformen kann es zu einem Hirnödem, Krampfanfällen und zur Bewusstlosigkeit bis hin zum Kreislaufversagen kommen (▸ Abb. 16.9).

Abb. 16.9 Hitzschlag und Sonnenstich.

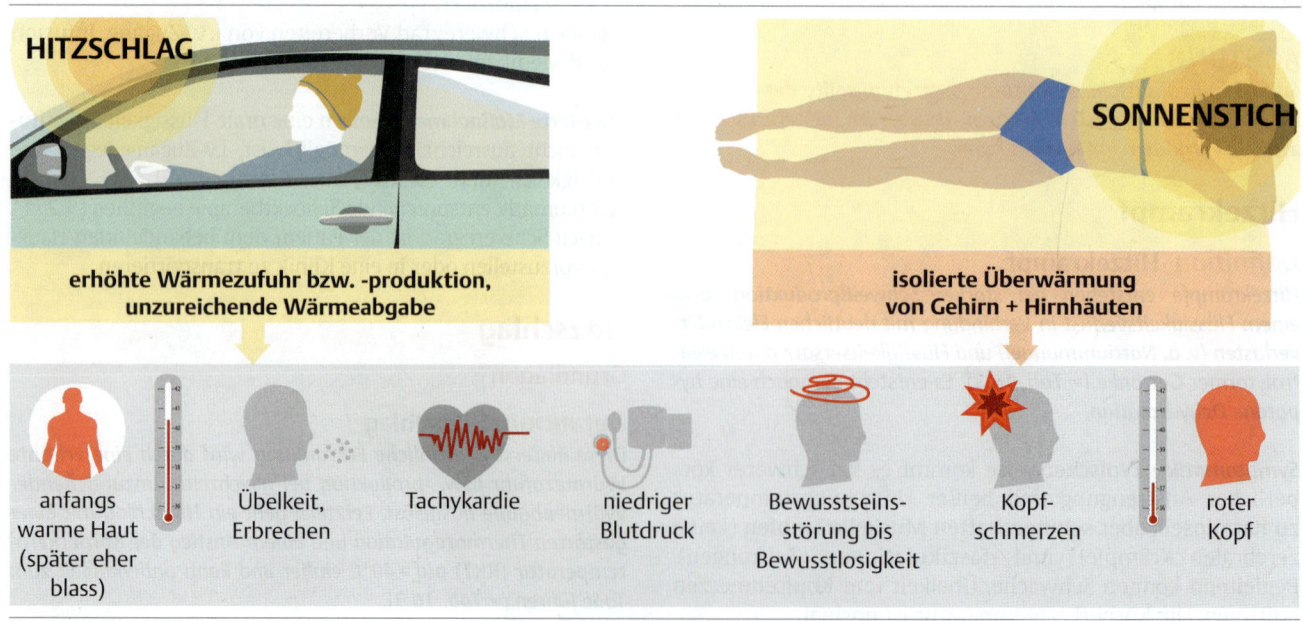

HITZSCHLAG

erhöhte Wärmezufuhr bzw. -produktion, unzureichende Wärmeabgabe

anfangs warme Haut (später eher blass) | Übelkeit, Erbrechen | Tachykardie | niedriger Blutdruck

SONNENSTICH

isolierte Überwärmung von Gehirn + Hirnhäuten

Bewusstseinsstörung bis Bewusstlosigkeit | Kopfschmerzen | roter Kopf

Nach: I care – Krankheitslehre. Thieme; 2015

Tab. 16.3 Gegenüberstellung von wesentlichen Ursachen und Symptomen bei Hitzenotfällen

Form des Hitzenotfalls	Ursache	Symptome (Auswahl)	Bemerkungen
Hitzekrämpfe	starkes Schwitzen und Flüssigkeitsersatz durch elektrolytarme Getränke (hypotone Dehydratation)	schmerzhafte Muskelkrämpfe, KKT normal	keine Bewusstseinsstörung, i. d. R. harmlos
Hitzeerschöpfung	Wasser- und Elektrolytverlust mit Dehydratation aufgrund unzureichender Flüssigkeitszufuhr	Schwindel, Schwäche, Durstgefühl, Hypotonie, ggf. Schocksymptomatik KKT normal bis mäßig erhöht	kann in einen Hitzschlag übergehen
Hitzschlag	erhöhte Wärmezufuhr bzw. -produktion bei gleichzeitig unzureichender Wärmeabgabe → gestörte Thermoregulation	KKT > 40 °C, Tachykardie, ggf. Schocksymptomatik, Hirnödem, Bewusstseinstrübung bis Bewusstlosigkeit, ggf. Multiorganversagen	besonders bedrohlicher und ernst zunehmender Hitzenotfall
Sonnenstich	isolierte Überwärmung von Gehirn und Hirnhäuten → Hirnhautreizung	hochroter, heißer Kopf, Kopfschmerzen, Nackensteifigkeit, ggf. Hirnödem, Krampfanfälle und/oder Bewusstlosigkeit, KKT normal	oft zeitlich verzögertes Auftreten, *nach* direkter Sonneneinstrahlung auf den Kopf

Versorgung des Patienten

Basismaßnahmen

- Sicherstellung der Vitalfunktionen gemäß ABCDE (S. 191).
- Der Patient sollte möglichst umgehend aus der Sonne an einen **kühlen Ort** bzw. schattigen Ort gebracht und der Kopf mit **kalten Tüchern** gekühlt werden.
- Lagerung mit leicht erhöhtem Oberkörper, bei Bewusstlosigkeit stabile Seitenlage.
- Basismonitoring (S. 200): RR, Puls, Atemfrequenz, SpO₂, BZ, KKT messen.
- Bei Bewusstseinsstörungen und Kreislaufinstabilität frühzeitige O₂-Gabe, dann – wie auch bei Bewusstseinsstörungen/Bewusstlosigkeit oder neurologischen Symptomen – muss der NA nachgefordert werden.
- Vorbereiten von i. v.-Zugang, Infusion und ggf. Medikamenten.

Erweiterte Maßnahmen • Je nach Schweregrad i. v.-Zugang legen und Gabe einer VEL. Bei Übelkeit und Erbrechen können Antiemetika verabreicht werden. Bei Auftreten eines Krampfanfalls ist die Gabe eines Benzodiazepins (z. B. Diazepam-Lipuro®) indiziert. Zum Vorgehen bei Bewusstlosigkeit siehe dort (S. 379). Je nach Zustand des Patienten ist dieser dem Hausarzt vorzustellen oder zur stationären Aufnahme in eine Klinik zu transportieren.

RETTEN TO GO

Hitzenotfälle

Von den **thermischen Schädigungen** müssen die **Hitzenotfälle** abgegrenzt werden. Sie treten vermehrt auf, wenn die Umgebungstemperatur über einen längeren Zeitraum erhöht ist, also v. a. im Sommer, bei heißen Temperaturen.

- **Hitzekrämpfe** entstehen bei starker Schweißproduktion und Flüssigkeitsersatz durch **elektrolytarme** Getränke und gehen mit schmerzhaften **Muskelkrämpfen** einher. Meist ist die **orale Zufuhr elektrolythaltiger** Flüssigkeit therapeutisch ausreichend.
- Eine **Hitzeerschöpfung** kann auftreten, wenn bei warmem Klima weniger Flüssigkeit aufgenommen wird, als der Körper braucht → Wasser- und Elektrolytverluste mit **Dehydratation**. Letztlich resultiert ein **relativer Volu-**

menmangel mit entsprechenden Symptomen wie blasser, kaltschweißiger Haut, Tachykardie, niedriger RR ggf. bis hin zu Schocksymptomen. Der Patient sollte in eine kühle Umgebung gebracht werden und **Flüssigkeit** erhalten. Je nach Schweregrad muss er in die Klinik transportiert werden.

- Der **Hitzschlag** ist ein besonders bedrohlicher Hitzenotfall. Durch eine erhöhte Wärmezufuhr bzw. -produktion bei unzureichender Wärmeabgabe kommt es zu einer **gestörten Thermoregulation**. Die Patienten bekommen **hohes Fieber (> 40 °C)**, werden tachykard und können Schocksymptome, ein Hirnödem und/oder ein Multiorganversagen entwickeln. Wesentlich ist die schnelle **Senkung der Körperkerntemperatur** (Patienten an schattigen Platz bringen, mit feuchten Tüchern oder ggf. Eispackungen kühlen). Bei Schocksymptomatik entsprechende Schocktherapie beginnen. Der Patient ist unter Intubationsbereitschaft zügig und unter engmaschiger Kontrolle der Vitalparameter in eine Klinik zu transportieren.
- Bei einem **Sonnenstich** führt die isolierte Überwärmung von Gehirn und Hirnhäuten zu einer **Hirnhautreizung**. Die Patienten haben einen hochroten Kopf und entwickeln eine **Nackensteife**, ggf. kommt es zu Krampfanfällen und/oder einer Bewusstlosigkeit. Die Symptome treten oft erst *nach* direkter Sonneneinstrahlung auf. Wesentlich ist es, den Patienten aus der Sonne zu bringen und den Kopf mit feuchten Tüchern zu kühlen. Je nach Schweregrad ist der Patient ggf. in die Klinik zu transportieren.

16.4.7 Dehydratation und Exsikkose

Grundlagen

Definition **Dehydratation und Exsikkose**
Eine Verminderung der Flüssigkeit im Extrazellularraum wird als **Dehydratation**, *deren extreme Form als* **Exsikkose** *bezeichnet.*

Ursache • Eine verminderte Flüssigkeitszufuhr und/oder ein gesteigerter Flüssigkeitsverlust führen zur Dehydratation. Zu Details siehe Kap. „Wasser- und Elektrolythaushalt" (S. 82). Wesentliche Ursachen sind beispielsweise:

Abb. 16.10 „Stehende" Hautfalte bei Exsikkose.

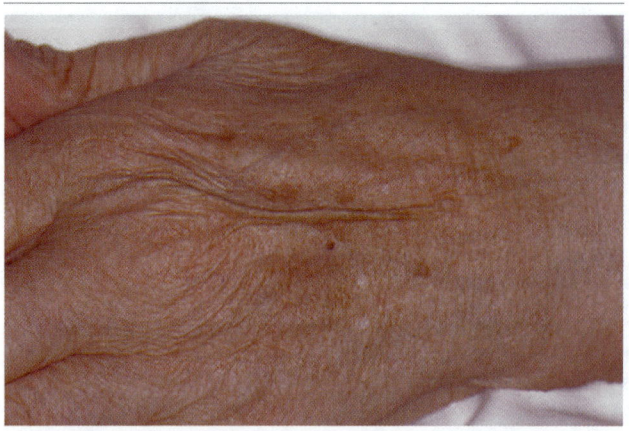

Eine auf dem Handrücken frisch gezogenen Hautfalte verstreicht nicht von selbst wieder, sondern bleibt stehen. *Aus: Füeßl H, Middeke M. Duale Reihe Anamnese und Klinische Untersuchung. Thieme; 2014*

- Anhaltende Durchfallerkrankungen oder rezidivierendes Erbrechen (besonders gefährdet sind ältere Menschen und Säuglinge).
- Unzureichende Flüssigkeitszufuhr durch mangelndes Durstempfinden bzw. mangelhafte Flüssigkeitsaufnahme (häufiges Problem im Alter und/oder bei Demenz).
- Starkes Schwitzen: z. B. bei hohen Umgebungstemperaturen, sportliche Aktivität (ohne adäquaten Flüssigkeitsersatz, z. B. Hitzeerschöpfung).
- Ausgedehnte Verbrennungen: Volumenverlust (S. 273).
- Polyurie, d. h. vermehrtes Wasserlassen (S. 449), bei Diabetes mellitus (durch den erhöhten Glukosespiegel im Blut kommt es zu einer sog. osmotischen Diurese).

Symptomatik

Wasser- und Elektrolythaushalt sind eng miteinander gekoppelt. Die Symptome sind v. a. von den Elektrolytverschiebungen und hier insbesondere von der Natriumkonzentration abhängig (S. 84).

Zu den möglichen Symptomen zählen v. a.:
- „Stehende" Hautfalten (▶ Abb. 16.10).
- Trockenheit von Haut und Schleimhäuten („belegte" Zunge).
- Durst, Leistungsminderung.
- Oligurie (verminderte Harnausscheidung) bis hin zur Anurie (mangelhafte Harnausscheidung).
- Hypotonie und Tachykardie.
- Schwindel, ggf. Entwicklung einer Schocksymptomatik (S. 270).
- Verwirrtheit, Somnolenz („Benommenheit") bis hin zur Bewusstlosigkeit.
- Krampfanfälle.

Versorgung des Patienten

!Merken Exsikkose
Entscheidend ist die adäquate Flüssigkeitszufuhr.

Basismaßnahmen
- Vitalfunktionen gemäß ABCDE (S. 192) sicherstellen.
- Basismonitoring (S. 200): RR, Puls, SpO$_2$, ggf. EKG, BZ und Temperatur messen.
- O$_2$-Gabe (S. 212) bei SpO$_2$ < 94 %.

- Lagerung je nach Bewusstseinslage und Kreislaufsituation (S. 237).
  - Bei Bewusstseinstrübung/Bewusstlosigkeit stabile Seitenlage, bei zusätzlichen Anzeichen eines Schocks in Kombination mit einer Schocklagerung.
- Frühzeitiges Vorbereiten von i. v.-Zugang und Infusion (VEL).
- Je nach Ausprägung NA nachfordern (immer bei Schockzeichen oder Bewusstseinsstörungen).

Erweiterte Maßnahmen • Wesentlich ist eine adäquate Flüssigkeitssubstitution, die in der Regel (sofern eine orale Substitution nicht ausreicht) durch die intravenöse Gabe von kristalloiden Infusionslösungen erfolgt. Der Patient ist in eine Klinik zu transportieren.

RETTEN TO GO

Dehydratation/Exsikkose

Eine Verminderung der Flüssigkeit im Extrazellularraum wird als **Dehydratation**, deren extreme Form als **Exsikkose** bezeichnet. Ursächlich sind verminderte Flüssigkeitszufuhr und/oder ein gesteigerter Flüssigkeitsverlust. Zu den **Symptomen** gehören stehende Hautfalten, Durst, Oligurie bis hin zur Anurie, Hypotonie, Tachykardie, Schwindel, ggf. Verwirrtheit, Somnolenz („Benommenheit") bis hin zu Bewusstlosigkeit, Krampfanfällen, Schocksymptomatik.

Wesentlich ist eine adäquate orale oder **i. v.-Flüssigkeitssubstitution in Abhängigkeit vom Schweregrad**. Der Patient ist in eine Klinik zu transportieren.

16.4.8 Besonderheiten bei Kindern

Zu allgemein zu beachtenden Besonderheiten bei pädiatrischen Patienten siehe entsprechendes Kapitel (S. 462).

Fieberkrampf

Grundlagen

Definition Fieberkrampf
Ein Fieberkrampf ist ein zerebraler Gelegenheitsanfall (S. 384), der bei Kindern in Verbindung mit einem hochfieberhaften Infekt (z. B. Atemwegsinfekt oder Mittelohrentzündung) auftritt.

!Merken Häufiger Notfall
Fieberkrämpfe zählen zu den häufigsten Notfällen im Säuglings- und Kindesalter!

Pathophysiologie • Durch eine erhöhte Körperkerntemperatur, insbesondere zu Infektbeginn und **während des raschen Temperaturanstiegs**, sinkt die Krampfschwelle und es kommt zu generalisierten (den ganzen Körper betreffenden) tonischklonischen (ruckartigen) Krampfanfällen (▶ Abb. 16.11). Betroffen sind v. a. Kinder im Alter zwischen 6 Monaten und 4 Jahren (die Krampfschwelle ist in diesem Alter besonders niedrig) mit einem **Häufigkeitsgipfel im 18. Lebensmonat**. Es bestehen eine familiäre Veranlagung und eine Neigung zum wiederholten Auftreten (**Rezidivneigung**).

Abb. 16.11 Fieberkrampf.

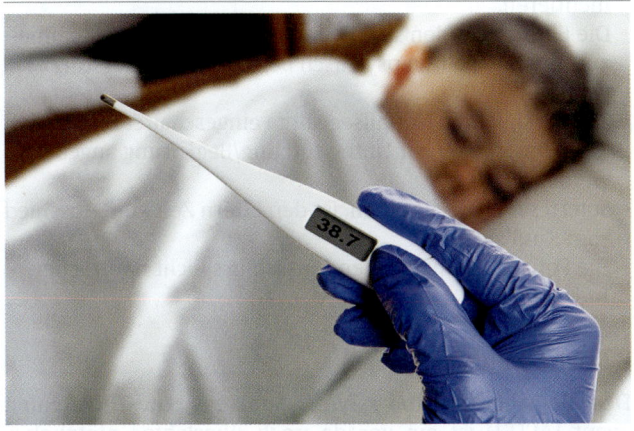

Jeder hochfieberhafte Infekt kann einen Fieberkrampf auslösen.
© Olexandr – Fotolia.com

Symptomatik und Differenzialdiagnosen

Symptomatik • Da die Krämpfe i.d.R. nur **wenige Minuten** (ca. 2–5) andauern, sieht man im Rettungsdienst die meisten Fieberkrämpfe nicht mehr. Die Krämpfe, bei denen das Kind **bewusstlos** ist, enden i.d.R. spontan und gehen in eine meist kurze Benommenheit (**Nachschlafphase**) über, in der das Kind erweckbar ist.

Für die Eltern ist insbesondere der erste Fieberkrampf ein meist sehr beängstigendes Ereignis. Es kann sein, dass ihnen die aufgeregten Eltern an der Tür ein schläfriges und/oder zyanotisches Kind in die Hand drücken, das sich sehr warm anfühlt.

Differenzialdiagnosen • Krampfanfälle anderer Ursache müssen ausgeschlossen werden, was nur in der Klinik sicher möglich ist. Insbesondere eine Epilepsie, entzündliche Erkrankungen des ZNS (z.B. Meningitis, Enzephalitis), aber auch Intoxikationen oder ein SHT können mit Krampfanfällen einhergehen. Auch an eine Unterzuckerung (Hypoglykämie) muss gedacht werden.

Bei sog. **Affektkrämpfen** handelt es sich nicht um einen zerebralen Krampfanfall, sondern um eine kurzzeitige Bewusstlosigkeit, die durch ein äußeres Ereignis (z.B. Wut oder Schmerz) ausgelöst wird.

Versorgung des Patienten

Basismaßnahmen
- Sicherstellung der Vitalfunktionen gemäß ABCDE (S. 192).
- Wenn das Kind **noch krampft**:
  – NA nachfordern, sofern noch nicht geschehen.
  – Kind vor Verletzungen schützen.
  – Kein Fixieren oder Festhalten, kein gewaltsames Öffnen des Mundes (kein „Beißschutz").
  – Krampfdauer erfragen.
- Bei **Bewusstlosigkeit** (nach dem Krampfanfall):
  – Stabile Seitenlage und Atemwege freihalten.
  – NA nachfordern, sofern noch nicht geschehen.
- Bei Bewusstlosigkeit und einer O$_2$-Sättigung < 94 % frühzeitige O$_2$-Gabe (S. 212), Flow je nach SpO$_2$ ggf. anpassen (Ziel SpO$_2$: 94–98 %).
- Basismonitoring (S. 200): Neben SpO$_2$ vorrangig BZ-Kontrolle (Ausschluss Hypoglykämie, bei Säuglingen aus der Ferse) und Körperkerntemperatur messen (rektal).
- Wichtig ist die Anamnese, um Dauer und Art des Krampfes (generalisiert oder fokal) zu erfahren und ob es sich um einen erstmaligen oder wiederholten Anfall handelt. Bei

einem Anfallsrezidiv sind die Eltern i.d.R. gut informiert und verfügen meist auch über entsprechende Notfallmedikamente.

Erweiterte Maßnahmen • Wenn das Kind noch **krampft**, ist die Gabe eines Benzodiazepins wie Diazepam (z.B. Diazepam-Desitin® Rektaltube) zur Krampfdurchbrechung angezeigt. Bei anhaltendem Krampanfall erneute Benzodiazepingabe nach weiteren 5–10 min. Zur Temperatursenkung kann Kleidung entfernt werden, daneben kommen physikalische Maßnahmen, wie z.B. kühlende Wickel, zum Einsatz und/oder fiebersenkende Zäpfchen (z.B. Paracetamol, Ben-u-ron®).

Weiterhin muss nach **Begleitverletzungen** gesucht und diese ggf. versorgt werden. Anfallsmuster und Anfallsdauer sind zu dokumentieren. Das Kind sollte zur weiteren Abklärung in eine Kinderklinik gebracht werden.

> **! Merken** **Abklärung in Kinderklinik**
> *Kinder müssen nach einem Fieberkrampf zur Abklärung der Ursache in einem Krankenhaus, möglichst einer Kinderklinik, vorgestellt werden.*

RETTEN TO GO

Fieberkrampf

Ein Fieberkrampf ist ein **zerebraler Gelegenheitsanfall**, der bei Kindern in Verbindung mit einem hochfieberhaften Infekt, insbesondere **während des raschen Temperaturanstiegs**, auftritt. Der **Krampfanfall** betrifft den ganzen Körper, das Kind ist während des Anfalls bewusstlos. **Differnzialdiagnostisch** sind Krampfanfälle anderer Ursache (z.B. bei Epilepsie, Meningitis, Intoxikation) und ein Affektkrampf auszuschließen.

Das **noch krampfende Kind** ist vor Verletzungen zu schützen und der NA nachzufordern, der Diazepam als Rektiole verabreichen kann. **Nach dem Krampfanfall** sollte das Kind symptomorientiert gelagert werden, bei Bewusstlosigkeit zudem frühzeitige O$_2$-Gabe, Basismonitoring und Körperkerntemperatur messen. Daneben kommen physikalische Maßnahmen und ggf. medikamentöse Fiebersenkung zum Einsatz; zudem ist nach Begleitverletzungen zu suchen. Das Kind ist in eine Kinderklinik zu transportieren.

Plötzlicher Kindstod

Definition Plötzlicher Kindstod
Der plötzliche Kindstod (Syn.: Sudden Infant Death Syndrome [SIDS], plötzlicher Säuglingstod, Krippentod) beschreibt den plötzlichen und unerwarteten Tod eines Säuglings, der vorher noch gesund war. Bei der Obduktion lässt sich keine andere Todesursache erkennen.

Ursachen und Risikofaktoren • Die Ursachen des SIDS sind bis heute nicht ganz klar, die meisten Fälle ereignen sich im Schlaf. Betroffen sind v.a. Säuglinge im ersten Lebensjahr, das Häufigkeitsmaximum liegt im 2.–4. Lebensmonat, Jungen sind ca. 1,5-mal häufiger betroffen als Mädchen.

Zu den **endogenen Risikofaktoren** zählen u.a. Frühgeborene (< 33. SSW), Mangelgeborene (Geburtsgewicht < 2 500g), Kinder junger Mütter (< 18 J.) und Kinder drogenabhängiger

Abb. 16.12 Plötzlicher Kindstod.

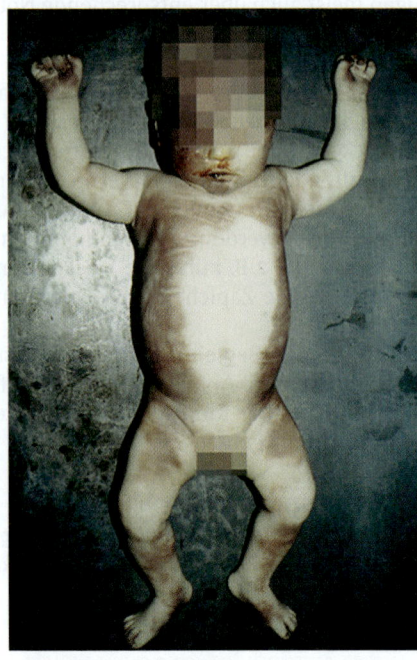

Das Kind wurde in Bauchlage aufgefunden, daher die Aussparungen der Totenflecke auf der ventralen Körperseite. *Aus: Gortner L, Meyer S, Sitzmann FC. Duale Reihe Pädiatrie. Thieme; 2012*

Mütter sowie Geschwisterkinder eines SIDS-Opfers. Auch ein ähnliches, früheres Ereignis („gerade noch überlebter plötzlicher Kindstod") erhöht das SIDS-Risiko.

Zu den **exogenen Risikofaktoren** zählen u. a. das Schlafen in Bauchlage, Rauchen der Mutter während der Schwangerschaft, Überwärmung des Kindes im Schlaf (Kleidung, Raumtemperatur), gefährliche Schlafsituationen (z. B. wenn das Kind mit dem Kopf unter das Kopfkissen geraten kann).

Auffindesituation • Die Säuglinge werden mit den Zeichen eines Herz-Kreislauf-Stillstandes (S. 309) und meist in Bauchlage liegend aufgefunden. Es besteht ein Atemstillstand und die Hautfarbe ist blass bis zyanotisch (▶ Abb. 16.12). Oft finden sich bereits sichere Todeszeichen (S. 240).

Maßnahmen
- NA nachfordern, sofern noch nicht geschehen.
- Der Säugling ist bei Eintreffen des RD oft bereits mehrere Stunden tot und es lassen sich schon sichere Todeszeichen feststellen. Sofern keine sicheren Todeszeichen vorliegen bzw. bei jedem Zweifel, ist jedoch unverzüglich eine Reanimation (S. 298) zu beginnen.

- Die Auffindesituation des Kindes ist sorgfältig zu dokumentieren.
- Die Eltern befinden sich in einem psychischen Ausnahmezustand und sollten psychisch betreut bzw. unterstützt werden.
- Zudem sollte die Notfallseelsorge eingeschaltet und/oder Kontaktadressen zur Unterstützung/Begleitung angeboten werden.
- Sofern sie dies wünschen, ist den Eltern Zeit zum Abschied vom Kind zu geben.
- Die Polizei ist hinzuziehen (Ausschluss nicht natürlicher Todesursache).

Beinahe-Kindstod (ALTE)

Der Beinahe-Kindstod (Syn.: Apparent Life-Threatening Event [ALTE]) ist ein **gerade noch überlebter plötzlicher Kindstod** im Säuglingsalter. Es kommt plötzlich zu **Atemstillstand**, **Muskeltonusveränderungen** (meist zum Erschlaffen der Muskulatur), **Blässe** oder Blaufärbung der Haut und zur **Bradykardie**. Durch eine Stimulation des Säuglings kann dieser meist wieder zum Atmen bewegt werden, andernfalls sind Reanimationsmaßnahmen einzuleiten. Das Kind ist zur weiteren Abklärung und Versorgung schnellstmöglich in die nächstgelegene Kinderklinik zu transportieren.

RETTEN TO GO

Plötzlicher Kindstod

Hierbei handelt es sich um den **plötzlichen und unerwarteten Tod eines Säuglings**, der vorher noch gesund war. Bei der Obduktion lässt sich keine andere Todesursache erkennen. Betroffen sind v. a. Säuglinge im 1. Lebensjahr. Zu den **endogene Risikofaktoren** zählen: Frühgeborene (< 33. SSW), Mangelgeborene (Geburtsgewicht < 2 500g), Kinder junger Mütter (< 18 J.) und Kinder drogenabhängiger Mütter sowie Geschwisterkinder. **Exogene Risikofaktoren** sind u. a. Schlafen in Bauchlage, Rauchen der Mutter während der Schwangerschaft, Überwärmung des Kindes im Schlaf, gefährliche Schlafsituationen. Die Eltern sind psychisch und notfallseelsorgerisch zu betreuen und die Polizei hinzuziehen.

Der „**Beinahe-Kindstod**" ist ein **gerade noch überlebter plötzlicher Kindstod** im Säuglingsalter. Durch eine Stimulation des Säuglings kann dieser wieder zum Atmen bewegt werden, andernfalls sind Reanimationsmaßnahmen einzuleiten.

17 Psychiatrische Notfälle

17.1 Einführung

Definition **Psychiatrie**
*Die **Psychiatrie** bezeichnet das ärztliche Fach, das sich mit der Prävention, Diagnostik und Therapie psychischer Erkrankungen sowie mit deren Erforschung und Lehre beschäftigt.*

Etwa jeder 10. Rettungsdiensteinsatz in Deutschland (mit steigender Tendenz) erfolgt aufgrund einer psychischen Ausnahmesituation. Einsätze aufgrund eines psychiatrischen Notfalls sind fast so häufig wie traumatologische oder neurologische Notfälle.
Zu den häufigsten Ursachen zählen:
- **Alkohol und drogenassoziierte Störungen**, v. a. Alkoholintoxikationen (S. 458)
- **akute Erregungszustände** (S. 396)
- **Suizidversuche** (S. 399).

Weitere, seltenere Ursachen sind u. a. Depressionen (S. 398), bipolare Störungen (S. 398) oder Angst- und Panikstörungen (S. 396).

17.2 Anamnese und Untersuchung

Die Rettungsdienstmitarbeiter sind i. d. R. als Erste vor Ort, um den Patienten zu versorgen. Sie spielen bei der Behandlung von Patienten, die sich in einem psychischen Ausnahmezustand befinden, daher eine wichtige Rolle und können sowohl den Patienten als auch die Situation gegebenenfalls maßgeblich beeinflussen.

Eigenschutz und Lageeinschätzung • Zunächst ist der **Eigenschutz** zu beachten, der je nach Lage und Situation vor Ort Vorrang hat (so werden z. B. unter Alkohol- oder Drogeneinfluss stehende Patienten evtl. aggressiv). Zu nennen sind hier Maßnahmen wie **Sicherheitsabstand** wahren, auf mögliche gefährliche Gegenstände im Umfeld des Patienten achten (und diese möglichst entfernen) und früh- bzw. rechtzeitig **Notarzt** und/oder **Polizei** nachfordern. Weiterhin ist einzuschätzen, ob eine Eigengefährdung besteht oder der Patient vital gefährdet ist.
Neben der **Einschätzung der akuten Lage** ist die **Gesprächsführung** mit dem Patienten wesentlich. Diese sollte verständnisvoll, empathisch und authentisch sein (S. 23). Die Mitarbeiter des Rettungsdienstes sollten dem Patienten gegenüber Sicherheit ausstrahlen und ruhig, aber bestimmt auftreten. Jegliche Provokationen, wie z. B. Vorwürfe oder Anschuldigungen, sind zu vermeiden. Gelingt es den Patienten verbal zu beruhigen (sog. **„talk down"** = „Herunterreden") kann eine angespannte, aggressive oder erregte Situation oft entschärft werden.

Besteht **Eigen- oder Fremdgefährdung** bzw. ist der Patient nicht bereit sich in die Klinik transportieren zu lassen, obwohl dies erforderlich wäre, muss ein (Not)Arzt und/oder die Polizei hinzugezogen werden. Ein Rettungsdienstmitarbeiter darf niemanden gegen seinen Willen transportieren. Steht eine Zwangseinweisung an, ist immer ein Arzt hinzuzuziehen. Zu weiteren Details siehe Kapitel "Rechtliche Grundlagen für das Handeln im Rettungsdienst" (S. 488).

Anamnese und körperliche Untersuchung • Bei psychischen Verhaltensauffälligkeiten ist die professionelle Anamneseerhebung zielführend, dabei darf sich das RD-Personal nicht von Stigmatisierungen lenken lassen (z. B. „Alkoholiker", „Drogenabhängiger").

Um **psychopathologische Symptome**, die unterschiedlichste pathophysiologische Ursachen haben können, effektiv zu erfassen sollte auf Störungen bzw. pathologische Befunde in folgenden Bereichen geachtet werden:
- Bewusstsein (S. 375) und Orientierung.
- Aufmerksamkeit und Konzentration, Auffassung, Merkfähigkeit, intellektuelle Fähigkeiten.
- Denk- und Wahrnehmungsstörungen (z. B. Denkverlangsamung, Denkeinengung, Halluzinationen), Wahn (z. B. Größenwahn), Ich-Störungen (z. B. Gedankeneingebung).
- Affektivität (z. B. Affektarmut, Gereiztheit), Zwänge und Phobien, Antrieb (z. B. motorische Unruhe, Aggressivität).

Anamnestisch sollte auch nach Alkohol- und Drogenkonsum, psychische Erkrankungen in der Familie sowie nach bereits stattgefunden Suizidversuchen gefragt werden.

Bei der **körperlichen Untersuchung** gemäß ABCDE ist immer auch, soweit der Patient dies zulässt, an die Bestimmung des **Blutzuckers** zu denken (eine Hypoglykämie kann den Patienten z. B. unruhig und aggressiv werden lassen).

Eine zeitnahe Kontaktaufnahme mit einer **fachpsychiatrischen Abteilung** ist unbedingt anzustreben.

RETTEN TO GO

Psychiatrische Anamnese und Untersuchung

Grundsätzlich ist der **Eigenschutz** zu beachten. Besteht **Eigen- oder Fremdgefährdung** bzw. ist der Patient nicht bereit, sich in die Klinik transportieren zu lassen, obwohl dies erforderlich wäre, muss ein Arzt und/oder die Polizei hinzugezogen werden. Steht eine Zwangseinweisung an, ist immer ein Arzt hinzuzuziehen.

Grundsätze zur Gesprächsführung: empathisch, authentisch; Sicherheit ausstrahlen, ruhig, aber bestimmt auftreten. Patienten verbal beruhigen (**„talk down"**). Wichtig ist die **Anamneseerhebung**. Zur Erfassung psychopathologischer Symptome ist v. a. zu achten auf: Bewusstsein, Orientierung, Aufmerksamkeit und Konzentration, Denken und Wahrnehmung sowie Affektivität. Bei der **körperlichen Untersuchung** ist immer auch an die Bestimmung des Blutzuckers zu denken!

17.3 Notfälle und Erkrankungen

17.3.1 Alkoholintoxikation

Siehe Kap. „Intoxikationen" (S.458).

17.3.2 Akuter Erregungszustand

Grundlagen und Symptomatik

Für Erregungszustände können die meisten **psychischen Störungen** (z.B. Psychosen wie Manie und Schizophrenie oder auch Persönlichkeitsstörungen), akute Belastungsreaktionen wie auch **organische Erkrankungen** (z.B. Unterzuckerung, Hyperthyreose) ursächlich sein. Häufig sind Intoxikationen oder Entzugssyndrome (Alkohol, Medikamente, Drogen) auslösend.

Die Patienten zeigen i.d.R. eine **Antriebssteigerung** (Steigerung der Psychomotorik, laufen z.B. ständig hin und her), sind **enthemmt**, sprechen viel oder schreien und Erleben einen **Kontrollverlust**. Hinzu kommen oft **Gereiztheit** und aggressive Äußerungen, die schnell in Gewalttätigkeit umschlagen können.

Versorgung des Patienten

Basismaßnahmen
- Eigenschutz beachten (Patienten können aggressiv und gewalttätig sein oder werden)!
- Bei Eigen- oder Fremdgefährdung ist ärztliche und/oder polizeiliche Unterstützung anzufordern.
- Vitalfunktionen prüfen und sichern gemäß ABCDE (S.191).
- Basismonitoring (S.200): RR, Puls, SpO$_2$, **inkl. BZ-Bestimmung.**
- Da eine Eigenanamnese kaum möglich ist, sollte eine **Fremdanamnese** erhoben werden.
- Soweit möglich beruhigend auf den Patienten einwirken („talk down").
- Gegebenenfalls Notarzt nachfordern und Vorbereitung von: i.v.-Zugang und Medikation.

Erweiterte Maßnahmen • Je nach Ursache und Schweregrad werden **Medikamente** erforderlich, z.B. Sedierung mit einem Benzodiazepin (z.B. Lorazepam®) und der Patient ist in eine internistische (z.B. bei Intoxikation) oder psychiatrische Klinik zu transportieren.

RETTEN TO GO

Akuter Erregungszustand

Ursächlich sind psychische Störungen, akute Belastungsreaktionen, organische Erkrankungen (z.B. Unterzuckerung, Intoxikationen oder Entzugssyndrome). Die Patienten sind antriebsgesteigert, enthemmt, sprechen viel oder schreien. Hinzu kommen oft Gereiztheit und aggressive Äußerungen.

Zu den **Basismaßnahmen** zählen: Eigenschutz beachten, ggf. NA und/oder Polizei anfordern. Wesentlich ist es, beruhigend auf den Patienten einzuwirken („talk down"). Vitalfunktionen prüfen und Basismonitoring (inkl. BZ-Bestimmung!). Zu den ggf. erfoderlich werdenden **erweiternden Maßnahmen** zählt die medikamentöse Therapie (z.B. Sedativa).

17.3.3 Angst- und Panikstörung

Grundlagen und Symptomatik

Definition **Angst- und Panikstörungen**
Sie sind durch starke Angstreaktionen charakterisiert, die auftreten, ohne dass eine akute Gefahr oder Bedrohung besteht.

Begleitend zu dem **Symptom Angst oder Panik** treten **körperliche Symptome** wie Schwitzen, Zittern, Tachykardie, Tachypnoe, evtl. bis hin zur Hyperventilation (S.258), trockener Mund sowie Erbrechen und Durchfall auf. **Panikattacken** können z.B. durch Menschenmengen oder bei Aufenthalt in engen, geschlossenen Räumen (z.B. im Fahrstuhl) ausgelöst werden und gehen mit einer **Angst zu sterben** oder **Angst vor Kontrollverlust** einher, weswegen dann oft von den Patienten der RD alarmiert wird.

Versorgung des Patienten

- Wesentliche Maßnahme ist, **beruhigend und verständnisvoll** auf den Patienten einzuwirken und seine Ängste ernst zu nehmen, auch wenn diese objektiv nicht begründet sind.
- Alle Maßnahmen, wie Basismonitoring, sind zu erklären.
- Der Patient sollte nicht allein zu Hause gelassen werden, ggf. ist der Hausarzt hinzuzuziehen oder der Patient in eine Klinik zu transportieren.

RETTEN TO GO

Angst- und Panikstörung

Diese sind durch starke Angstreaktionen charakterisiert, die ohne eine akute Gefahr oder Bedrohung auftreten. Angst oder Panik geht mit körperlichen **Symptomen** (z.B. Zittern, Tachykardie, Tachypnoe) einher; bei Panikattacken zusätzlich Angst zu sterben oder vor Kontrollverlust.

Wesentliche **Maßnahmen** sind: beruhigend und verständnisvoll auf den Patienten einwirken und seine Ängste ernst nehmen. Alle Maßnahmen genau erklären, Patienten nicht allein lassen, ggf. Hausarzt hinzuzuziehen oder Kliniktransport.

17.3.4 Delir (Verwirrtheitszustand)

Fallbeispiel Ich muss sofort nach Hause!

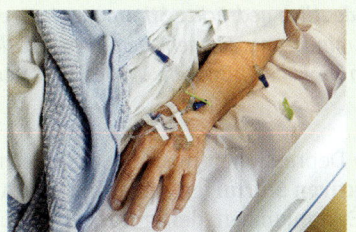

© dplett – Fotolia.com

Sie machen gerade Ihr 4-wöchiges Klinikpraktikum für den Rettungssanitäter, in der letzten Woche sind Sie auf der Intensivstation eingeteilt und haben dort heute Spätdienst.

An diesem Abend verhält sich Herr Müller, den Sie schon von den letzten beiden Tagen kennen, anders ... Herr Müller wurde vor 2 d an der Hüfte operiert. Bis gestern war er total nett, freundlich und gut gelaunt. Heute Abend kommt er Ihnen irgendwie merkwürdig vor. Er nestelt an der Bettdecke herum, wirkt abwesend, zieht immer wieder an seinen Kathetern und

ist leicht aggressiv. Im Verlauf des Abends versucht er mehrfach sein Bett zu verlassen und entfernt sich das EKG und die RR-Manschette. Als Sie ihn darauf hinweisen, dass er sich wieder ins Bett legen soll, schreit er Sie an: „Lassen Sie mich gefälligst in Ruhe, ich muss jetzt sofort nach Hause gehen." Sie informieren sofort die zuständige Pflegefachkraft und den diensthabenden Arzt. Dieser meint: „Oh, Herr Müller hat bestimmt ein postoperatives Delir. Gemeinsam gehen Sie an sein Bett. Auf genauere Nachfrage ist Herr Müller nicht orientiert, weiß nicht, wo er ist, welchen Monat wir haben und warum er im Krankenhaus ist. Er ist weiterhin aggressiv und möchte in Ruhe gelassen werden. Mit sehr viel Geduld und beruhigendem Zureden gelingt es, dass Herr Müller sich wieder in seinem Bett hinlegt. Der Arzt verabreicht ihm daraufhin ein Neuroleptikum, das den Patienten etwas zur Ruhe kommen und schlafen lässt. Er wird per Monitoring engmaschig überwacht, die anfänglich leichte Tachykardie und Hypertonie normalisieren sich bald und die weiteren Vitalparameter bleiben unauffällig. Am nächsten Morgen, als Sie wieder zum Frühdienst kommen, kann sich Herr Müller an nichts erinnern, er ist freundlich und nett wie zuvor.

Grundlagen

Definition Delir (Verwirrtheitszustand)
Beim Delir handelt es sich um ein akute psychische Störung aufgrund einer akuten körperlichen Erkrankung (= organisch bedingtes Psychosyndrom) in Verbindung mit einer Bewusstseinsstörung.

Ursachen • Die Ursachen reichen von Alkoholentzug bis hin zu Hirn- oder Allgemeinerkrankungen, wie z. B. ein SHT oder Stoffwechselentgleisungen im Rahmen eines Diabetes (▶ Abb. 17.1).

Symptomatik

Die Symptome treten zumeist rasch auf, können im Verlauf aber schwanken. Es kommt charakteristischerweise zu einer Bewusstseinsstörung und zu Beeinträchtigungen des Gedächtnisses und der Konzentration. Der Betroffene ist nicht mehr in der Lage, neue Informationen geordnet wahrzunehmen und zu verarbeiten. Es besteht eine Desorientiertheit. Zudem treten Halluzinationen (vor allem optische) und Wahnvorstellungen auf. Die Patienten sind häufig motorisch unruhig, schreckhaft, reizbar und/oder aggressiv.

Abb. 17.1 Ursachen des Delirs.

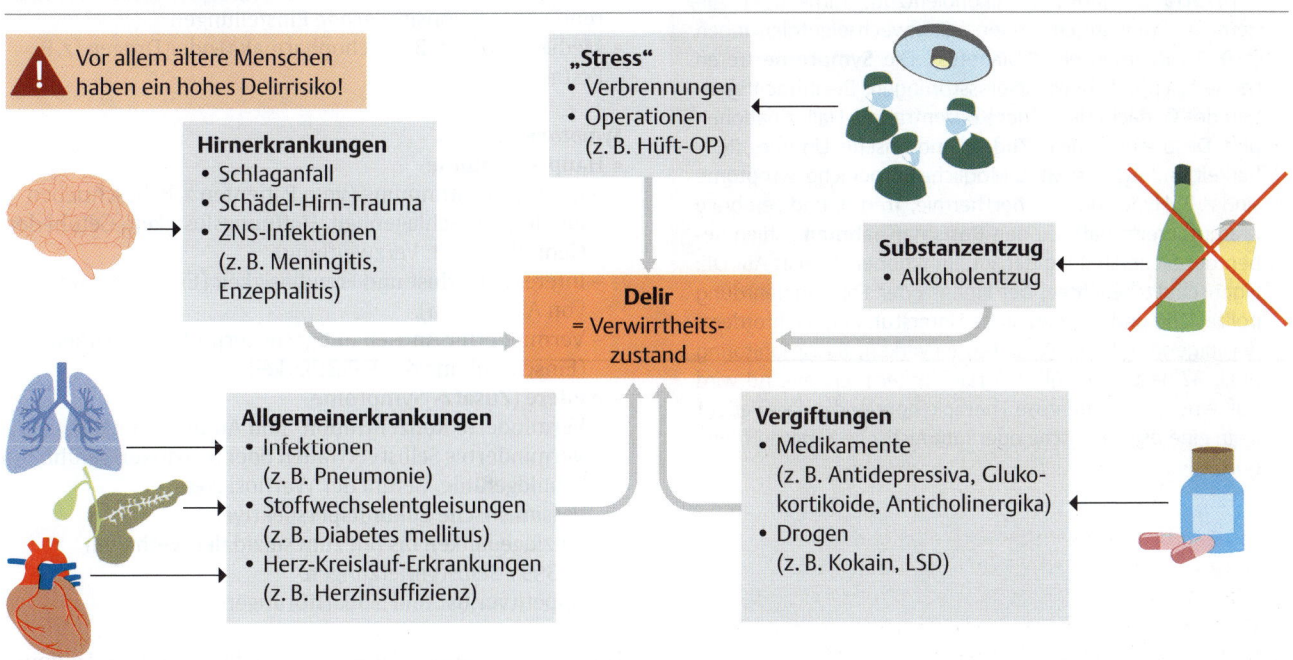

Aus: I care – Krankheitslehre. Thieme; 2015

Körperliche Symptome sind z. B. Hypertonie, Hyperthermie, Tachykardie, Tremor, Übelkeit, starkes Schwitzen (vegetative Störungen) und zerebrale Krampfbereitschaft.

! Merken Delir = lebensbedrohlich

Das Delir ist ein akuter, vital bedrohlicher Zustand.

Versorgung des Patienten

Basismaßnahmen
- **Eigenschutz** beachten!
- Bei Eigen- oder Fremdgefährdung ist polizeiliche und/oder ärztliche Unterstützung anzufordern.
- Vitalfunktionen prüfen und sichern gemäß ABCDE (S. 192).
- Basismonitoring (S. 200): RR, Puls, SpO$_2$, **inkl. BZ-Bestimmung** (obligat bei Patienten mit Bewusstseinsstörung!), Temperaturkontrolle, EKG und kontinuierliche Überwachung.
- Soweit möglich **beruhigend** auf den Patienten einwirken.
- Oberkörperhochlage bzw. wenn möglich Wunsch des Patienten bei der Lagerung berücksichtigen.
- Bei evtl. bestehender Hyperthermie **Haut kühlen** (feuchte Tücher).
- Notarzt nachfordern und Vorbereitung von i. v.-Zugang, VEL und Medikation.

Erweiterte Maßnahmen • Intravenösen Zugang (ggf. Laborblutentnahme) legen und mit VEL offenhalten. Bei psychomotorischer Unruhe oder Erregungszuständen kommen Neuroleptika wie beispielsweise Haloperidol (z. B. Haldol®) oder Benzodiazepine (z. B. Lorazepam®) in einer therapeutisch geeigneten Applikationsform zum Einsatz. Der Patient ist zur weiteren Behandlung in eine Klinik mit psychiatrischer oder internistischer Abteilung einzuweisen.

RETTEN TO GO

Delir (Verwirrtheitszustand)

Beim Delir handelt es sich um eine **akute psychische Störung** aufgrund einer akuten körperlichen Erkrankung in Verbindung mit einer **Bewusstseinsstörung**.

Ursächlich sind z. B. Alkoholentzug, Hirn- oder Allgemeinerkrankungen oder Stoffwechselentgleisungen (z. B. im Rahmen eines Diabetes). Die **Symptome** treten meist rasch auf: Bewusstseinsstörungen, Beeinträchtigungen des Gedächtnisses, der Konzentration, Halluzinationen und Desorientiertheit. Zudem motorische Unruhe, Reizbarkeit und Aggressivität. Mögliche körperliche Symptome sind z. B. Hypertonie, Hyperthermie, Tremor und zerebrale Krampfbereitschaft. Zu den **Basismaßnahmen** zählen neben der Sicherstellung der Vitalfunktionen gemäß ABCDE: Eigenschutz beachten, bei Eigen- oder Fremdgefährdung polizeiliche und/oder ärztliche Unterstützung nachfordern. Beruhigend auf den Patienten einwirken, Basismonitoring (inkl. BZ-Bestimmung!), NA nachfordern. Erweiternd wird ggf. eine medikamentöse Therapie notwendig. Der Patient ist in eine psychiatrische oder internistische Klinik zu transportieren.

17.3.5 Depression
Grundlagen und Symptomatik

Definition Depression

Eine Depression ist gekennzeichnet durch eine über einen längeren Zeitraum anhaltende deutlich gedrückte Stimmung, Interessenlosigkeit und Antriebsminderung. Sie geht demnach mit tief greifenden Veränderungen im Fühlen, Denken, Wollen und Handeln einher.

Einteilung und Verlauf • Depressionen werden unter dem großen Begriff der „**affektiven Störungen**" eingegliedert. Affektive Störungen sind Erkrankungen, deren Hauptkennzeichen **Veränderungen von Stimmungen** (= Affektivität) und **Antrieb** sind. Die Einteilung der Depressionen erfolgt nach dem **klinischen Verlauf** und dem **Schweregrad** (leicht, mittel, schwer).

Depressionen können dabei zeitlich begrenzt sein und werden dann als „**depressive Episode**" bezeichnet. Zwischen den einzelnen Episoden können krankheitsfreie bzw. krankheitsarme Intervalle von Monaten bis Jahren liegen. Hält eine depressive Episode mehr als 2 Jahre an, spricht man von einer chronisch verlaufenden (**anhaltenden**) **depressiven Störung**.

Bei einer sog. **bipolaren Störung** wechseln sich depressive und manische Episoden (= Phasen mit euphorischer Stimmungslage), im Gegensatz zu den hier beschriebenen „unipolaren" Störungen, ab. Bipolare Störungen stellen ein eigenes Krankheitsbild dar.

Ursachen • Man geht heute davon aus, dass die Ursachen einer Depression **multifaktoriell** sind. Das bedeutet, dass in der Regel **mehrere Faktoren** in unterschiedlichem Ausmaß an der Entstehung einer Depression beteiligt sind: psychogene, anlagebedingte (genetische) und organisch-körperliche.

Mögliche Ursachen bzw. „Auslöser" sind:
- Verluste, Belastungen und Überforderungen
- seelische Verletzbarkeit
- biochemische Veränderungen im Gehirn
- traumatische (Kindheits-)Erlebnisse und daraus resultierende depressionsfördernde Einstellungen
- Medikamente (z. B. Psychopharmaka) oder Drogen (z. B. Ecstasy).

Symptomatik
- **Hauptsymptome**
  - Depressive Stimmung (vom Patienten z. B. beschrieben als Niedergeschlagenheit, Hoffnungslosigkeit, Gefühl der Gefühllosigkeit, Verzweiflung).
  - Interessenverlust und Freudlosigkeit (Einschränkung von Aktivitäten).
  - Verminderter Antrieb mit gesteigerter Ermüdbarkeit (Einschränkung der Belastbarkeit).
- **weitere (Zusatz-)Symptome**
  - Verminderte Konzentration- und Aufmerksamkeit.
  - Vermindertes Selbstvertrauen oder Selbstwertgefühl.
  - Schuldgefühle, Gefühl der Wertlosigkeit.
  - Pessimistische Zukunftsperspektive.
  - Suizidgedanken bis hin zum suizidalen Verhalten (S. 399), Selbstverletzungen.
  - Appetitverlust und Schlafstörungen.

Für die betroffenen Patienten besteht ein hoher **Leidensdruck**.

Versorgung des Patienten

- Wichtig sind psychische Betreuung und **beruhigender Zuspruch** (möglichst vertrauensvolle Atmosphäre schaffen).
- Gegebenenfalls Versorgung von z. B. selbst herbeigeführten Wunden.
- Geeignete Klinikwahl, möglichst mit psychiatrischer Abteilung.
- Bei Eigen- oder Fremdgefährdung ist polizeiliche und/oder ärztliche Unterstützung anzufordern.

RETTEN TO GO

Depression

Depression ist definiert als deutlich gedrückte Stimmung, Interessenlosigkeit und Antriebsminderung über einen längeren Zeitraum. Depressionen zählen zu den **„affektiven Störungen"**. Die **Ursachen** sind **multifaktoriell**: psychogen, anlagebedingt und organisch-körperlich. „Auslöser" können z. B. Überforderungen, traumatische Erlebnisse, Medikamente oder Drogen sein.

Zu den **Hauptsymptomen** zählen: depressive Stimmung, Interessenverlust, Freudlosigkeit sowie verminderter Antrieb mit gesteigerter Ermüdbarkeit. **Zusatzsymptome** sind u. a. verminderte Konzentration und Aufmerksamkeit, Suizidgedanken und Selbstverletzungen.

Bei der Patientenversorgung sind v. a. wichtig: **psychische Betreuung** und **beruhigender Zuspruch**. Geeignete **Klinikwahl**, möglichst mit psychiatrischer Abteilung.

17.3.6 Suizidalität

Grundlagen

Definition Suizidalität
Die Suizidalität wird bestimmt durch Wünsche, Gedanken, Handlungen und Absichten, die darauf abzielen, das eigene Leben durch Selbsttötung zu beenden.

In Deutschland stirbt ungefähr jede Stunde ein Mensch durch Suizid (▶ Abb. 17.2, ▶ Abb. 17.3). Im Jahr 2012 haben sich in Deutschland ca. 10 000 Menschen das Leben genommen. Die Zahl der Suizidversuche ist deutlich höher.

Ursachen • Nur der Mensch ist in der Lage, das eigene Leben zu beenden, da er auch als einziges Lebewesen sein eigenes Leben reflektieren kann. Suizidale Krisen können aus fast jeder psychischen Erkrankung hervorgehen. Wichtige Risikofaktoren sind:
- Psychische Erkrankungen (z. B. Depression, Psychosen).
- Suchterkrankungen (Alkohol, Drogen).
- Frühere Suizidversuche.
- Negative Erfahrungen/Erlebnisse (gescheiterte Partnerbeziehung; Arbeitsplatz, Vereinsamung).
- Gestörtes Selbstwertgefühl.
- Suche nach Anerkennung bzw. das Bedürfnis, die Umwelt auf sich aufmerksam zu machen.

Abb. 17.2 Suizid.

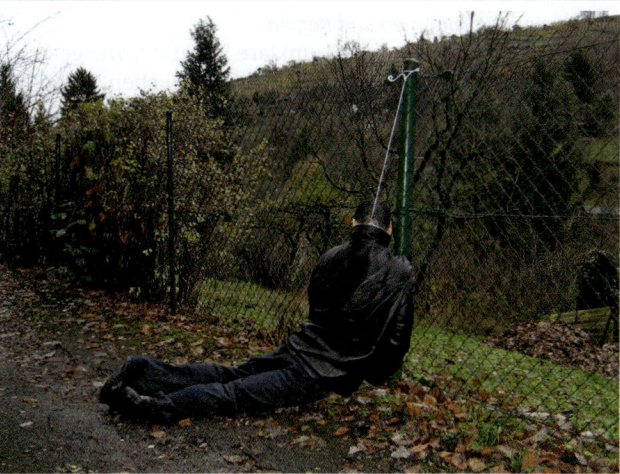

Sogenannte „harte Suizidmethoden" wie **Erhängen** (oder auch Erschießen oder Sturz aus großer Höhe) werden häufiger von Männern angewendet und von den sog. „weichen Methoden", wie z. B. Tabletteneinnahme, unterschieden. *Aus: Psychiatrische Notfälle – richtig einschätzen und reagieren. retten! (2012; 1(03): 218–226) Bildnachweis: Polizeipräsidium Stuttgart*

Abb. 17.3 Abschiedsbrief einer zum Suizid Entschlossenen.

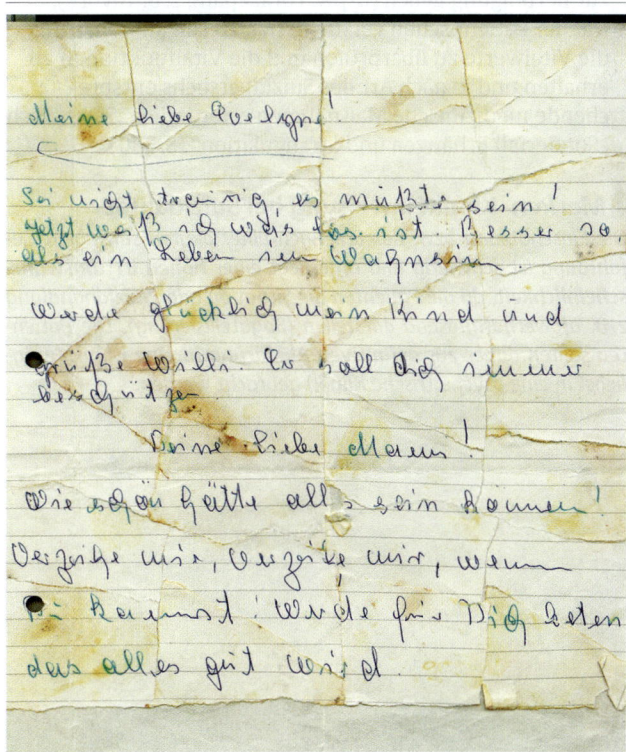

Aus: Möller HJ, Laux G, Deister A. Duale Reihe Psychiatrie, Psychosomatik und Psychotherapie. Thieme; 2015

Versorgung des Patienten

Allgemeine Maßnahmen und Regeln

- **Eigenschutz** beachten (z. B. unklare Situation, wie geschlossener Raum in Verbindung mit möglichen Gasen oder Bereitschaft für gewalttätiges Verhalten).
- Bei akuter Eigen- oder Fremdgefährdung ist ärztliche und/oder polizeiliche Unterstützung anzufordern.
- Vorsichtige **Annäherung** an den Patienten.
- Kooperative Gesprächsführung, dabei unnötige Ratschläge und Vorurteile vermeiden.
- **Aktives Zuhören** und **Empathie** zeigen, nicht bagatellisieren (also z. B. *nicht* „alles halb so wild", sondern eher: „Sie wollten sich umbringen, lassen Sie sich helfen, wir können Sie zu jemandem bringen, der Sie professionell unterstützt").
- Respekt entgegenbringen und keine abweisende Reaktion dem Patienten gegenüber aufbringen.
- Suizidale Patienten **nie allein lassen** und möglichst beruhigend einwirken.
- Ziel ist es, den Betroffenen zu motivieren bzw. davon zu überzeugen, sich freiwillig in eine psychiatrische Klinik bringen zu lassen. Dem Patienten kann auch ein Krisenmanager/Notfallseelsorger angeboten werden.
- Wenn der Patient sich nicht überzeugen lässt mitzukommen, muss ein (Not)Arzt hinzugezogen werden.
- Bei extremer Erregung kann der NA dem Patienten etwas zur Beruhigung geben (bspw. Lorazepam, z. B. Tavor®).
- Hat der Patient schon versucht, sich zu suizidieren, sind die Vitalwerte zu überprüfen und die Vitalfunktionen zu erhalten und je nach Art des Suizidversuchs entsprechende medizinische Maßnahmen erforderlich. Siehe auch „Sonderfall Erhängen und Strangulation" (S. 350).

! Merken Klinikeinweisung bei Suizidalität

*Die Einschätzung bzw. das Erkennen einer akuten suizidalen Gefährdung ist schwierig und unterliegt einer **hohen Irrtumswahrscheinlichkeit**, da die Patienten die Situation oder Suizidhandlung z. B. oft verharmlosend darstellen (Bagatellisierung). Die Patienten sollten daher zur **definitiven Abklärung in eine Klinik** (möglichst in eine psychiatrische Klinik) gebracht werden.*

RETTEN TO GO

Suizidalität

Die Suizidalität wird bestimmt durch Wünsche, Gedanken, Handlungen und Absichten, die darauf abzielen, das eigene Leben durch Selbsttötung zu beenden. Suizidale Krisen können aus fast jeder psychischen Erkrankung hervorgehen. **Risikofaktoren** können z. B. psychische und Suchterkrankungen, frühere Suizidversuche, negative Erfahrungen/Erlebnisse sein.

Zu den **Maßnahmen** und Regeln zählen: vorsichtige Annäherung und kooperative Gesprächsführung, aktives Zuhören, Empathie, nicht bagatellisieren. Gegebenenfalls NA und Polizei hinzuziehen.

Grundsätzlich gilt:

- Eigenschutz beachten.
- Suizidale Patienten nie allein lassen.
- Jede Suizidankündigung und jeden Suizidversuch ernst nehmen.
- Bei V. a. suizidale Gedanken Patienten offen danach fragen.
- Patienten sollten zur definitiven Abklärung in eine Klinik transportiert werden.

17.4 Zwangseinweisung

Eine Zwangseinweisung oder auch zwangsweise Unterbringung bezeichnet die Unterbringung und Behandlung einer psychisch kranken Person in einer geschlossenen psychiatrischen Klinik **gegen ihren Willen**. Sie darf nur dann erfolgen, wenn der Patient durch eine psychische Erkrankung eine Gefahr für sich selbst oder die öffentliche Sicherheit und Ordnung darstellt (= **Selbst- oder Fremdgefährdung**). Die Voraussetzungen dazu sind in den **Unterbringungsgesetzen** geregelt (UBG und PsychKG), wobei zwischen den einzelnen Bundesländern deutliche Unterschiede bestehen. Details siehe Kap. Rechtliche Grundlagen für das Handeln im Rettungsdienst (S. 488).

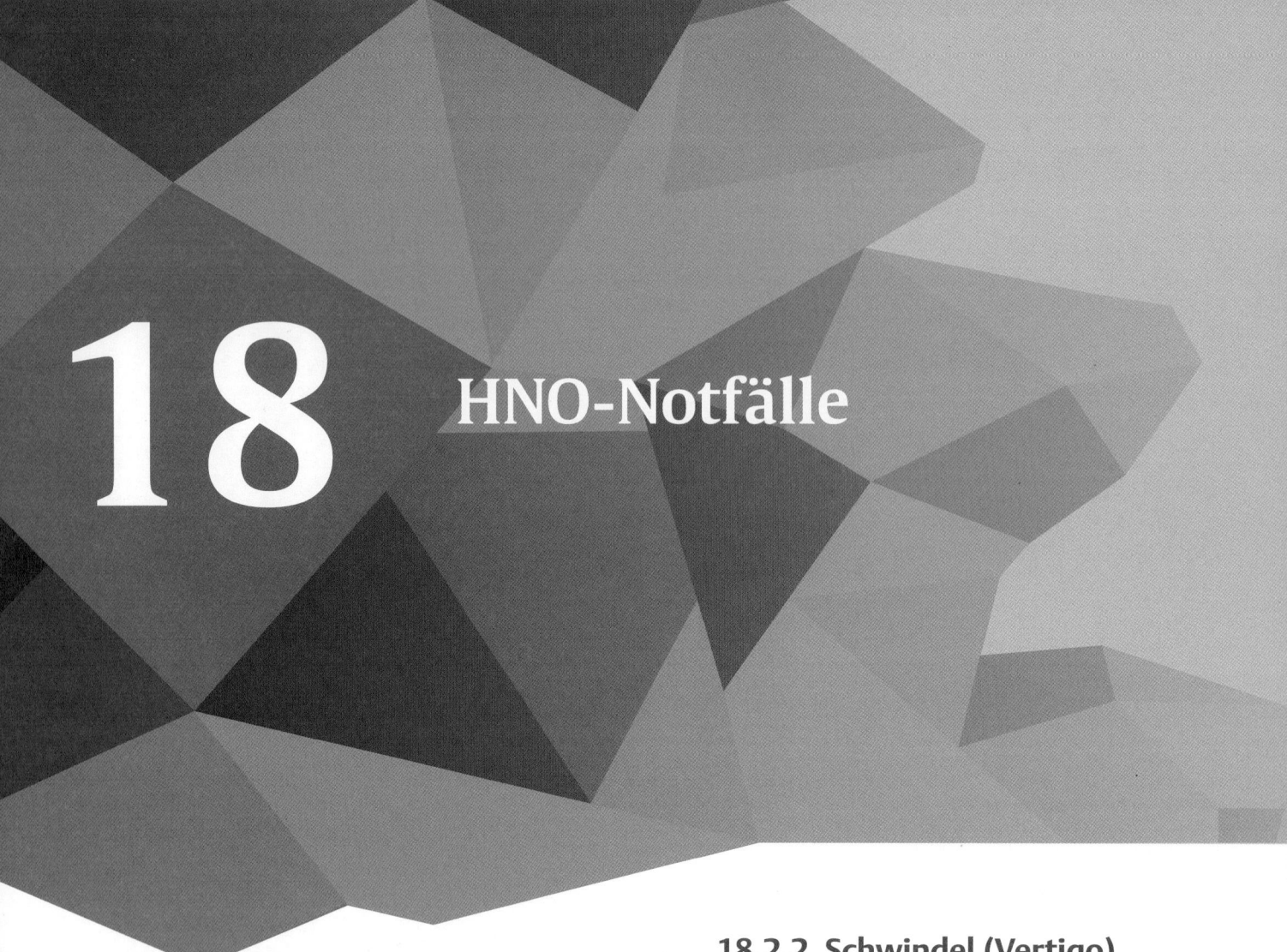

18 HNO-Notfälle

18.1 Einführung

Die meisten HNO-Notfälle sind nicht unmittelbar vital bedrohlich, aber einige Notfallsituationen, wie schwere Blutungen im Hals-Nasen-Ohren(HNO)-Bereich oder eine akute Verlegung der oberen Atemwege können sich zu einem lebensbedrohlichen Zustand entwickeln.

18.2 Leitsymptome

18.2.1 Blutungen (HNO-Bereich)

Bei Blutungen aus Mund, Nase und/oder Ohr sind die **Stärke der Blutung** und/oder deren Ursache (Notfallanamnese!) entscheidend für deren Gefährlichkeit. Sie können z.B. von leichtem infektbedingtem Nasenbluten bis hin zu starken lebensgefährlichen Blutungen durch einen Tumor reichen. Die Blutungsstärke ist abhängig von Art (arteriell/venös), Anzahl und Größe der verletzten Gefäße. Ab einem Blutverlust von ca. 1 Liter ist beim Erwachsenen von einer lebensbedrohlichen Blutung auszugehen. Bei Kindern können schön deutlich geringere Blutverluste hämodynamisch relevant werden (kleines absolutes Blutvolumen)! Zu Details siehe Blutungen aus Nase (S. 404), Ohr (S. 407) und Mund (S. 406).

18.2.2 Schwindel (Vertigo)

Dieses sehr häufige Symptom hat vielfältige Ursachen (► Tab. 18.1), die sowohl im als auch außerhalb des Gleichgewichtsorgans (z. B. im Herz-Kreislauf-System) liegen können. Schwindel kann dabei Zeichen einer eher harmlosen Störung sein, wie z. B. Höhenschwindel, aber auch auf eine akute, ggf. lebensbedrohliche Ursache hinweisen (z. B. einen Apoplex). Bei schwerwiegenderen Ursachen ist Schwindel meist mit weiteren Symptomen (S. 407) assoziiert.

18.2.3 Dyspnoe bei Verlegung der oberen Atemwege

Mechanische Verlegungen (z. B. durch Fremdkörper, Tumoren, Verletzungen) und **Entzündungen** (z. B. Epiglottitis) der oberen Atemwege sowie **Schleimhautirritationen** durch Schadstoffe (z. B. Ozon, Lösungsmittel) wie auch **allergische Reaktionen** sind die häufigsten Ursachen akuter Atemnot (Dyspnoe) im HNO-Bereich. Da auch pulmonale, kardiale oder zentral bedingte Atemregulationsstörungen Ursache für eine akute Dyspnoe sein können, müssen diese differenzialdiagnostisch abgegrenzt werden. Zu Details siehe Kap. „Respiratorische Notfälle" (S. 246).

18.2.4 Liquorrhö

Liquorrhö bezeichnet den Austritt wasserklaren Sekrets aus Nase oder Ohr und zeigt eine Verletzung der harten Hirnhaut (Dura mater) an, sodass durch ein „Leck" Hirnflüssigkeit (Liquor cerebrospinalis) austreten und durch Nase oder Ohr ablaufen kann. Ursächlich ist meist eine **Schädelbasisfraktur**, oft sind das Siebbeindach oder das Felsenbein ge-

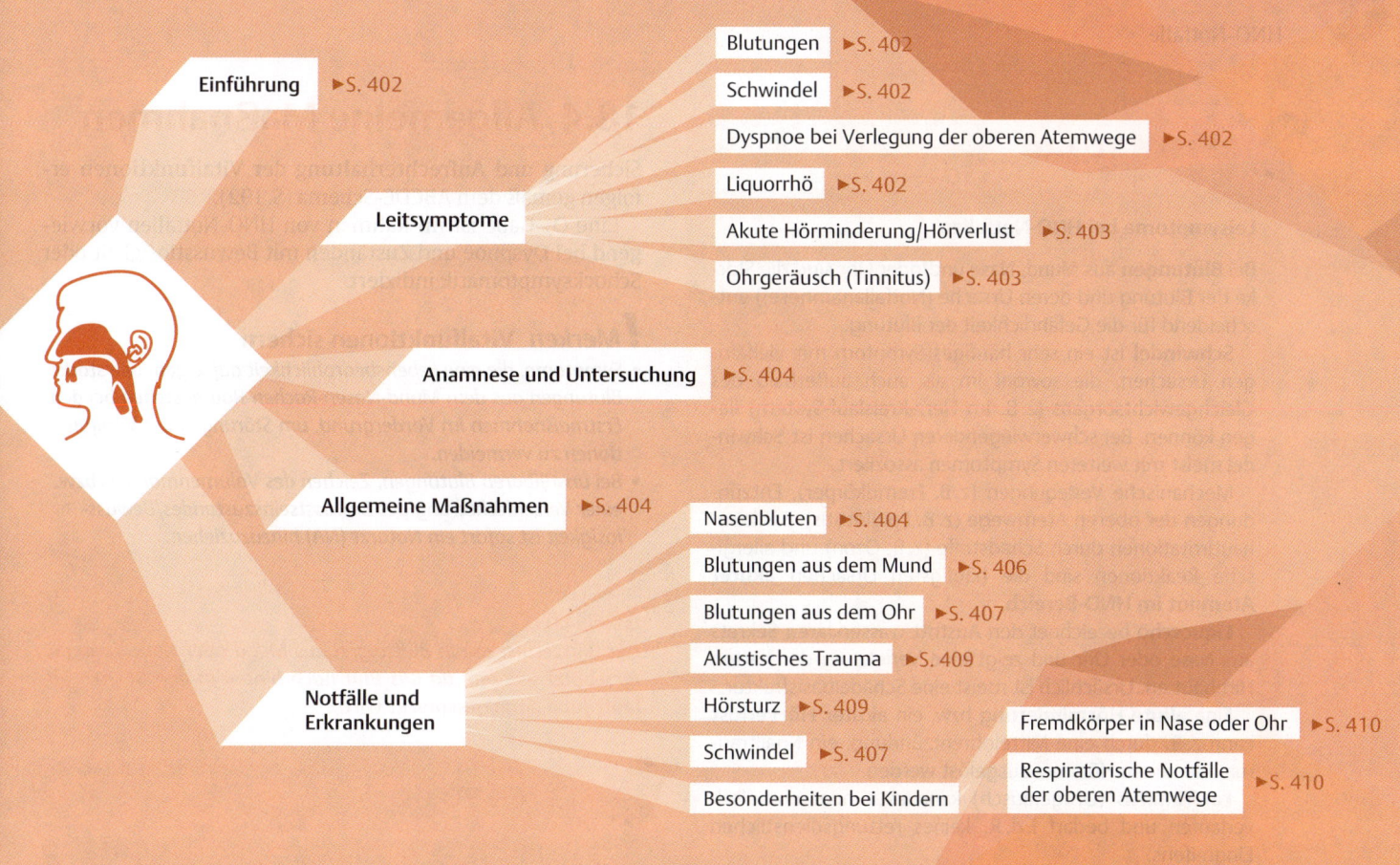

brochen. Aber auch im Rahmen von Nasennebenhöhlen-Operationen oder neurochirurgischen Eingriffen kann es zur Verletzung der Dura mater kommen.

Anamnestisch hinweisend sind ein zurückliegendes Trauma oder eine vorangegangene Schädel-OP.

! Merken Liquorrhö – Gefahr im Verzug
Der Austritt von Liquor aus Nase oder Ohr bedeutet eine Verletzung der Dura mater und damit eine offene Verbindung aus der (unsterilen) Nase oder dem Ohr ins Gehirn, die mit einer hohen Infektionsgefahr einhergeht.

18.2.5 Akute Hörminderung/Hörverlust

Eine Hörminderung oder ein Hörverlust kann viele Ursachen haben. Sie können von einer „harmlosen" Verstopfung des Gehörgangs durch Ohrenschmalz bis hin zu einem Knalltrauma reichen. Wesentlich ist insbesondere die Frage an die Betroffenen, ob die Symptome **akut** aufgetreten sind (chronische Ursachen, wie eine Altersschwerhörigkeit, stellen keine Akutsituation dar). Durch eine genaue Anamnese können die Differenzialdiagnosen eingegrenzt werden.
- Entzündung der Ohrtrompete (**Tubenkatarrh**) und/oder des Mittelohrs (**Otitis media**), die mit Ohrenschmerzen und ggf. eitrigem Ohrausfluss einhergehen.
- Verletzungen mit **Trommelfellperforation**, z. B. durch **Barotrauma** (= plötzliche Änderung des Umgebungsdrucks, z. B. beim Landeanflug, Tauchunfall oder durch Schlag auf das Ohr), oder durch **direkte Gewalteinwirkung** bzw. Manipulationen (z. B. mit Wattestäbchen).
- **Knall- oder Explosionstrauma** (S. 409): Akute Hörminderung in Verbindung mit Ohrensausen.

- **Hörsturz** (S. 409)**:** Oft von Tinnitus (s. u.) und ggf. Schwindel begleitet (ohne pathologischen Gehörgangs- und Trommelfellbefund).
- Bei Kindern an einen **Fremdkörper** im Ohr (S. 410) denken!

18.2.6 Ohrgeräusch (Tinnitus)

Tinnitus (lat. „Klingeln") bezeichnet ein Symptom, bei dem ständig oder in immer wieder auftretenden Abständen **Geräusche** in einem oder in beiden Ohren wahrgenommen werden (oft Pfeifen, Piepsen, Zischen oder Rauschen), denen keine äußeren Schallquellen zugeordnet werden können (= **subjektiver**, nur vom Betroffenen hörbarer Tinnitus). Beim sehr viel selteneren **objektiven** Tinnitus sind die Störgeräusche messbar bzw. auch vom Arzt hörbar.
- **Subjektiver Tinnitus:** z. B. nach Knalltrauma, Hörsturz, Barotrauma oder Mittelohrentzündung. Unter Stress oder bei psychisch schlechtem Befinden werden vermehrt Ohrgeräusche wahrgenommen.
- **Objektiver Tinnitus:** z. B. bei Bluthochdruck, Gefäßmissbildungen.

Die Ohrgeräusche können **akut** (< 3 Monate, verschwinden dann spontan) oder **chronisch** (> 3 Monate) verlaufen. Als Folge eines Tinnitus kann es zu psychisch bedingten Zusatzbeschwerden (z. B. Schlafstörungen, Depressionen) kommen.

Der Tinnitus bedarf i. d. R. keines rettungsdienstlichen Eingreifens. Die Patienten sollten beruhigt werden und sich zur weiterführenden Diagnostik zeitnah bei einem HNO-Arzt vorstellen.

18.3 Anamnese und Untersuchung

Die Anamnese wird nach dem **SAMPLER-Schema** (S.198) durchgeführt und umfasst zusätzlich die möglichst **exakte Evaluation der Leitsymptome**.

Bei **Blutungen** aus dem HNO-Bereich oder einer **Liquorrhö** ist anamnestisch entscheidend, ob diesen Symptomen eine Schädelverletzung oder Schädeloperation vorangegangen ist.

Bei **Verletzungen bzw. Erkrankungen des Ohrs** sind folgende Fragen hilfreich:
- Ohrenschmerzen (Entzündung? Verletzung?) und/oder Ohrausfluss (blutig, eitrig, klar)?
- Hörminderung (akut/chronisch)?
- Tinnitus und/oder Schwindel?

Schwindel (S.407) ist anamnestisch durch die **Art** des Schwindels einzugrenzen: Drehschwindel weist auf Beteiligung des Gleichgewichtsorgans, Schwankschwindel eher auf eine Ursache ohne Beteiligung des Gleichgewichtsorgans im Ohr hin.

Die Vorgehensweise für die Feststellung einer vitalen Bedrohung sowie die rettungsdienstlichen Maßnahmen gibt das **ABCDE-Schema** (S.191) vor. Die definitive Diagnostik mit bildgebenden Verfahren und spezifischen Untersuchungstechniken ist einer HNO-ärztlichen Einrichtung vorbehalten.

18.4 Allgemeine Maßnahmen

Sicherung und **Aufrechterhaltung der Vitalfunktionen** erfolgen gemäß dem ABCDE-Schema (S.192).

Eine O_2-Gabe ist im Rahmen von HNO-Notfällen vorwiegend bei Dyspnoe und Zuständen mit Bewusstlosigkeit oder Schocksymptomatik indiziert.

! Merken **Vitalfunktionen sichern**
- *Symptome, die eine Lebensbedrohlichkeit aufzeigen, wie starke Blutungen aus dem Mund-Nasen-Rachen-Raum, stehen bei den Erstmaßnahmen im Vordergrund, um Störungen der Vitalfunktionen zu vermeiden.*
- *Bei unstillbaren Blutungen, Zeichen des Volumenmangels bzw. einer Verschlechterung des Bewusstseinszustandes/Bewusstlosigkeit ist sofort ein Notarzt (NA) hinzuzuziehen.*

ACHTUNG
Der Blutverlust durch Blutungen aus Mund oder Nase kann unterschätzt werden, da das Blut nach hinten in den Rachen abläuft (und dann geschluckt wird).

18.5 Notfälle und Erkrankungen

18.5.1 Nasenbluten (Epistaxis)

Fallbeispiel **Nasenbluten durch „Ellenbogencheck"**

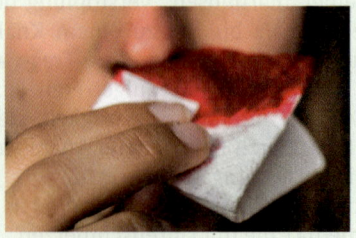

© animaflora – Fotolia.com

Sie werden gegen 16:00 Uhr zu einem 25-jährigen Mann mit einer starken Blutung aus der Nase gerufen. Er hat beim Fußballspiel den Ellenbogen eines Mitspielers ins Gesicht bekommen. Der Nasenrücken ist stark angeschwollen, und nachdem sie das Taschentuch entfernt haben, stellen Sie eine fließende Blutung aus dem rechten Nasenloch fest.

Grundlagen

Definition Nasenbluten

*Beim Nasenbluten handelt es sich um eine **plötzliche** Blutung aus Gefäßen der Nasenhöhle.*

Ursachen • Es werden lokale und systemische Blutungsursachen unterschieden. Zu **lokalen Ursachen** zählen trockene Nasenschleimhäute (Heizung, Klimaanlage), Fremdkörper oder Verletzungen in der Nase wie auch (gefäßreiche) Nasentumoren. Beim Nasenbluten als **Symptom einer Allgemeinerkrankung** (= systemisch) sind häufig Infektionskrankheiten (oft bei Kindern) oder Allergien (z. B. „Heuschnupfen") ursächlich, u. a. bedingt durch Nasenschleimhautreizungen durch ständiges Niesen oder Schnäuzen. Auch eine **Hypertonie** (v. a. bei älteren Patienten daran denken!) kann, durch das Einreißen der kleinen Gefäße in der Nasenschleimhaut, zum Nasenbluten führen. Weiterhin können Gerinnungsstörungen, die Einnahme blutgerinnungshemmender Medikamente (z. B. ASS®) oder maligne Erkrankungen (z. B. Leukämie) eine, dann auch i. d. R. wiederkehrende, Epistaxis auslösen.

Symptomatik und Differenzialdiagnosen

Neben dem Leitsymptom Blutung aus der Nase kann es zum Bluterbrechen (durch verschlucktes Blut) kommen. Der Patient ist ggf. unruhig, ängstlich und tachykard. Je nach Menge des Blutverlustes können Schwindel, Schwäche und eine beginnende Schocksymptomatik auftreten.

Eventuell vorhandene Begleitsymptome, wie eine Nasenatmungsbehinderung, können auf einen Fremdkörper oder ein Tumorgeschehen hinweisen.

Vom „Pseudo-Nasenbluten" spricht man, wenn die Blutungsquelle nicht die Nase ist, obwohl das Blut aus der Nase austritt. Es kommt u. a. vor bei Blutungen aus der Speiseröhre (= Ösophagusvarizenblutung), Tumorblutungen aus dem Rachen oder nach einer Schädelbasisfraktur. Hier sind Anamnese (z. B. Unfall, Vorerkrankungen) und Begleitsymptome oft wegweisend.

Versorgung des Patienten

Nasenbluten ist oft harmlos und erscheint meist auch dramatischer, als es ist. In Ausnahmefällen kann Nasenbluten aber zu schweren Blutverlusten bis hin zum Verbluten führen! Die **Anamnese** kann hier zur Ursachenklärung bereits zielführend sein; der Blutverlust sollte möglichst quantifiziert werden (z. B. Verletzung? Vorangegangene Operationen? Hat die Blutung bis zum Eintreffen des RD sistiert oder ist sie seit Alarmierung des RD gleich stark?).

!Merken Blutungsquelle oft therapieentscheidend
Blutungen aus Gefäßen im Bereich des vorderen Nasenseptums sind oft nicht so schwer und sistieren meist schnell nach Kompression der Nasenflügel. Lässt die Blutung sich auf diese Weise nicht stillen, liegt die Blutungsquelle oft weiter hinten in der Nasenhöhle und es werden weitere Maßnahmen erforderlich.

Basismaßnahmen
- Patienten **beruhigen** (Blutung wird oft als bedrohlich empfunden).
- Der Patient sollte sitzend gelagert werden, am besten mit **nach vorne gebeugtem Kopf**, damit das Blut nicht in den Rachen fließt (▶ Abb. 18.1). Dies ist wichtig, um eine Verlegung der Atemwege und eine Aspiration zu verhindern.

Abb. 18.1 Maßnahmen bei Nasenbluten.

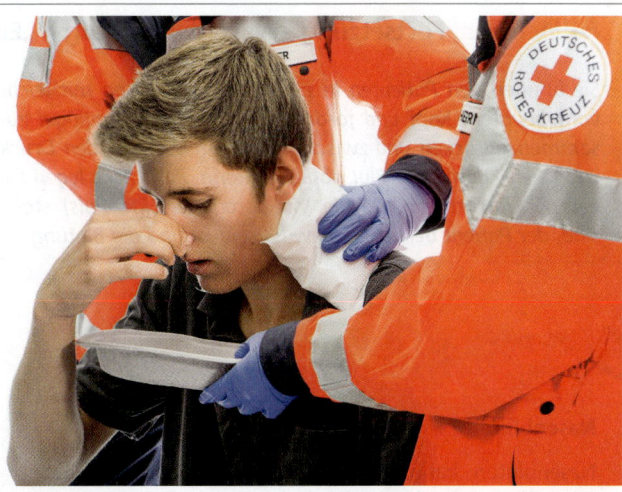

Patient wird mit leicht nach vorn gebeugtem Kopf hingesetzt. Zur Vasokonstriktion wird eine Eiskrawatte angelegt. Der Patient drückt selbst die Nasenflügel gegen das Nasenseptum, um die Blutung zum Stillstand zu bringen. *Foto: Kirsten Oborny*

- Nasenflügel mit Daumen und Zeigefinger zusammendrücken (um die Blutung schneller zum Stillstand zu bringen; kann der Patient i. d. R. selber machen).
- Zwischendurch sollte das Blut ungehindert abfließen können (d. h. zwischendurch keinen Druck auf die Nasenflügel ausüben).
- Den Patienten das **Blut ausspucken** lassen; nicht hinunterschlucken, da Gefahr des Erbrechens (geschlucktes Blut wirkt stark emetisch!) bzw. der Aspiration von Blut besteht.
- Lokale Gefäßverengung der kleinen Arterien/Arteriolen (Vasokonstriktion) durch Anlegen einer **Eiskrawatte** im Nacken herbeiführen.
- Basismonitoring (S. 200): insbesondere frühestmöglich **RR-Messung**, um eine Hypertonie oder eine bedrohliche Blutung mit beginnendem Volumenmangelschock zu erkennen.
- Wärmeerhalt mit Rettungsdecke (wegen evtl. Schockentwicklung).
- Ständige Kontrolle der Vitalparameter nach ABCDE (S. 192).
- Bei stärkerer Blutung i. v.-Zugang, Infusion (VEL) und Medikamente, entsprechend Anordnung sowie ggf. Nasentamponade vorbereiten.
- Bewusstlosen Patienen in stabile Seitenlage bringen und darauf achten, dass das Blut abfließt.
- Gegebenenfalls Mundraum absaugen (vorsichtig, bei V. a. Verlegung der Atemwege durch das Blut).
- Bei starker bis unstillbarer Blutung, Zeichen des Volumenmangels oder bei Bewusstseinseintrübung/Bewusstseinsverlust ist sofort der Notarzt hinzuzuziehen; siehe Schocktherapie (S. 271).

Erweiterte Maßnahmen • Lässt sich das Nasenbluten durch o. g. Maßnahmen nicht stillen, sollte ein i. v.-Zugang gelegt und eine VEL (z. B. Sterofundin®) verabreicht werden. Bei erhöhtem Blutdruck ist die medikamentöse RR-Senkung mit Urapidil (z. B. Ebrantil®) indiziert. Auch die Gabe vasokonstriktorisch wirkender Nasentropfen ist in Betracht zu ziehen (z. B. Xylametazolin, Otriven®). Bei hartnäckigen Blutungen kann eine **Nasentamponade** mit Adrenalin-Lösung (1 : 10 000) eingelegt werden (Achtung: RR-Anstieg!). Die Patienten sind je nach Erfolg der durchgeführten Maßnahmen und auslösender Ursache einem HNO-Arzt oder Internisten (z. B. RR-Einstellung) vorzustellen bzw. in eine Klinik zu transportieren.

RETTEN TO GO

Nasenbluten

Nasenbluten kann **lokal** (z. B. trockene Schleimhäute, Fremdkörper, Verletzung) oder **systemisch** (z. B. Hypertonie, Infektionskrankheiten) bedingt sein. Je nach Stärke und Ursache können begleitend Schwindel, Schwäche, Unruhe, Schocksymptomatik und/oder Bluterbrechen auftreten. Die **Basismaßnahmen** umfassen, neben der Sicherung der Vitalfunktionen gemäß ABCDE: Patienten beruhigen, sitzend lagern, Kopf nach vorne, Nasenflügel zusammendrücken, Blut ausspucken lassen, Eiskrawatte anlegen, RR-Messung, Kontrolle der Vitalparameter, NA bei unstillbarer Blutung und/oder Schocksymptomatik hinzuziehen. An **erweiternden Maßnahmen** muss ggf. eine Infusion angehängt, RR-senkende Medikamente verabreicht oder eine Nasentamponade eingelegt werden.

18.5.2 Blutungen aus dem Mund

Grundlagen

Definition Blutung aus dem Mund
Die Blutungsquelle befindet sich in der Mundhöhle oder im Rachenbereich.

Ursachen • Die häufigsten Ursachen sind Nachblutungen nach Operationen im Mund- und/oder Rachenbereich, z. B. nach **Tonsillektomie** (Entfernung der Gaumenmandeln) oder nach **Zahnextraktion** (v. a. bei Einnahme blutgerinnungshemmender Medikamente). Ein Bluthochdruck kann eine postoperative Nachblutung auslösen. Zu einer Nachblutung nach Tonsillektomie kommt es meist am OP-Tag oder am 6.–8. postoperativen Tag, wenn die Wundbeläge (Fibrinbeläge) abgestoßen werden. Auch der Zungenbiss nach einem **epileptischen Anfall** sowie Gefäßverletzungen durch **Tumoren** oder **Unfälle** z. B. mit Mittelgesichtsfrakturen (S. 348) können starke Blutungen aus dem Mund hervorrufen. Oft ist die Anamnese für die Ursachenklärung schon wegweisend (z. B. nach Tonsillektomie).

Symptomatik und Differenzialdiagnose

Neben dem Leitsymptom **Blutung** aus dem Mund kann es zum **Bluterbrechen** durch verschlucktes Blut kommen. Der Patient ist ggf. unruhig, ängstlich und tachykard. Je nach Menge des Blutverlustes können Schwindel, Schwäche und eine beginnende Schocksymptomatik (hypovolämischer Schock) auftreten. Differenzialdiagnostisch ist an eine Ösophagusvarizen- oder Tumorblutung zu denken.

Versorgung des Patienten

Basismaßnahmen • Diese entsprechen denen bei Nasenbluten (S. 404), bis auf die Kompression der Nasenflügel, die bei einer Blutung aus dem Mund natürlich nicht notwendig ist, dafür ggf. Kompresse (Stiltupfer) vorbereiten.

Erweiterte Maßnahmen • Vorrangig und fortlaufend ist auf die Freihaltung und Sicherung der Atemwege zu achten. Bei stärkeren Blutungen sollte ein **Absaugkatheter** mit leichtem Sog in den Mund eingelegt werden. Zudem ist, nach Legen eines i. v.-Zugangs, mit einer Infusionstherapie (VEL, z. B. Sterofundin®) zu beginnen. Bei einer bestehenden oder sich entwickelnden Schocksymptomatik sind entsprechende Schockmaßnahmen (S. 271) einzuleiten. Bei hypertoniebedingten Blutungen sind **RR-senkende Medikamente** (z. B. Ebrantil®) sowie eine zurückhaltende Volumensubstitution indiziert. Lässt sich die Blutungsquelle lokalisieren, ist gut einsehbar und vorne im Mund (keinesfalls „blindes Stochern!"), kann ggf. eine **Kompression** mit einem Tupfer versucht werden (Aspirationsgefahr beachten!, ggf. Schutzintubation). Je nach auslösender Ursache und Blutungsstärke sind die Patienten einem HNO-Arzt vorzustellen bzw. (z. B. bei V. a. Tumorblutung, Mittelgesichtsfraktur) schnellstmöglich in eine Klinik mit chirurgischer Abteilung zu transportieren (bei postoperativer Nachblutung idealerweise in die Klinik, die operiert hat).

RETTEN TO GO

Blutungen aus dem Mund

Diese werden bspw. durch **Nachblutungen** nach einer OP im Mund- und/oder Rachenbereich (z. B. nach Tonsillektomie, Zahnextraktion), Zungenbiss nach epileptischem Anfall oder Gefäßverletzungen durch Unfälle verursacht. **Begleitsymptomatik** je nach Ursache und Blutungsintensität: z. B. Schwindel, Schwäche, beginnende Schocksymptomatik sowie evtl. Bluterbrechen durch verschlucktes Blut. Zu den **Basismaßnahmen** zählen neben der Sicherstellung der Vitalfunktionen Patienten beruhigen, sitzend lagern, Kopf nach vorne, Blut ausspucken lassen, RR-Messung, Kontrolle der Vitalparameter, ggf. Vorbereitung von Stiltupfer zur Kompression, NA bei unstillbarer Blutung und/oder Schocksymptomatik hinzuziehen. An **erweiternden Maßnahmen** ist ggf. Blut abzusaugen, eine VEL-Gabe und RR-Senkung notwendig, bei Schocksymptomatik entsprechende Maßnahmen.

18.5.3 Blutungen aus dem Ohr

Grundlagen

Ursachen • Blutungen aus dem Ohr stehen oft mit Verletzungen des Schädels (Schädelbasisfraktur, oft Felsenbeinfraktur) durch direkte oder indirekte Gewalteinwirkung in Verbindung (S. 346). Aber auch eher „harmlose" Ursachen, wie z. B. eine Verletzung des Trommelfells (▶ Abb. 18.2) bei der Reinigung des Ohrs mit einem Wattestäbchen oder auch ein Knall- oder Barotrauma (▶ Abb. 18.3) können zu Blutungen aus dem Ohr führen. Mittelohrentzündungen mit Perforation des Trommelfells können gelegentlich auch Blutungen hervorrufen. Wegweisend ist die (Unfall-)Anamnese!

! Merken An Schädelbasisfraktur denken

Das Mittelohr ist nur über einen dünnen Knochen der Schädelbasis und die Hirnhäute vom Gehirn getrennt. Eine Blutung aus dem Ohr im Rahmen eines SHT erfordert die Verdachtsdiagnose einer Schädelbasisfraktur. Fremdkörper, die sich im Ohr befinden, dürfen nicht entfernt werden!

Symptomatik

Neben dem Symptom Blutung aus dem Ohr, die oft nur gering ist, können je nach Ursache begleitend Schwindel (bei Innenohrbeteiligung), Schwerhörigkeit (bei Verletzung des Trommelfells), Ohrschmerzen oder ein Tinnitus (z. B. nach Knalltrauma) vorhanden sein. Nach einem SHT können z. B. Kopfschmerzen, Schwindel, Krämpfe und/oder einer Liquorrhö (S. 402) auftreten, ggf. sind auch Schädelverletzungen sichtbar.

Versorgung des Patienten

Basismaßnahmen
- Sicherstellung der Vitalfunktionen gemäß ABCDE (S. 192) – Schocksymptomatik beachten!
- Notfallanamnese zur Klärung der Unfallursache.
- Patienten **beruhigen**.
- Patienten **sitzend lagern** (prophylaktische Druckentlastung). Bei Bewusstseinseintrübung **stabile Seitenlage** mit leicht erhöhten Kopf.

- Wärmeerhalt mit Rettungsdecke (wegen evtl. Schockentwicklung).
- Basismonitoring (S. 200): RR, Puls, SpO_2, EKG sowie BZ-Bestimmung. Bei V. a. SHT Bewertung nach GCS (S. 346).
- Ohr mit einer **sterilen Kompresse** locker abdecken.
- Bei V. a. ein SHT, Zeichen des Volumenmangels oder bei Bewusstseinseintrübung/Bewusstlosigkeit großzügige O_2-Gabe (Zielsättigung 94–98 %) und sofort Notarzt hinzuzuziehen.
- Gegebenenfalls vorbereiten von i. v.-Zugang, Infusion und Medikation.

Erweiterte Maßnahmen • Intravenösen Zugang legen und Kreislaufstabilisierung (S. 271). Bei V. a. SHT zügiger Transport, möglichst mit dem RTH, in eine Klinik mit neurochirurgischer Abteilung. Je nach sonstiger auslösender Ursache sind die Patienten einem HNO-Arzt oder in der Klinik vorzustellen.

RETTEN TO GO

Blutungen aus dem Ohr

Sie treten z. B. in Verbindung mit **Schädelbasisverletzungen** durch direkte oder indirekte Gewalteinwirkung oder direkte **Gewalteinwirkung auf das Trommelfell** (z. B. durch Knalltrauma) oder mechanische Manipulation am äußeren Gehörgang mit **Trommelfellperforation** auf. **Begleitsymptome** je nach Ursache (z. B. Schwindel bei Innenohrbeteiligung oder Liquorrhö nach SHT), ggf. sind Schädelverletzungen sichtbar. Zu den **Basismaßnahmen** zählen neben der Sicherstellung der Vitalfunktionen: Patienten beruhigen, sitzend lagern, Basismonitoring. Bei V. a. SHT Bewertung nach GCS und NA hinzuziehen (NA auch bei unstillbarer Blutung und/oder Zeichen des Volumenmangels), Ohr steril abdecken. **Erweiternd** werden ggf. Infusionen zur Kreislaufstabilisation notwendig. Kliniktransport bei V. a. SHT möglichst mit RTH. Sonst je nach Ursache HNO-Arzt oder Klinikeinweisung.

18.5.4 Schwindel (Vertigo)

Fallbeispiel Plötzlicher Schwindel

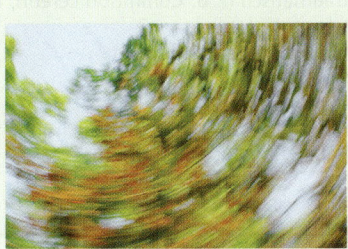

© tampakto – Fotolia.com

Sie werden gegen 06:30 Uhr in eine Bäckerei gerufen, weil sich dort eine Person befindet, die nicht mehr in der Lage ist, selbstständig zu gehen. Es handelt sich um Frau K., 52 Jahre alt und Angestellte in der Bäckerei. Sie äußert: „Wenn ich den Kopf bewege, verschwindet der Fußboden unter meinen Füßen. Alles dreht sich." Ihr Hautbild ist fahl und kaltschweißig und sie hat schon mehrfach erbrochen.

Abb. 18.2 Blutung aus dem Ohr nach penetrierender Verletzung des Trommelfells.

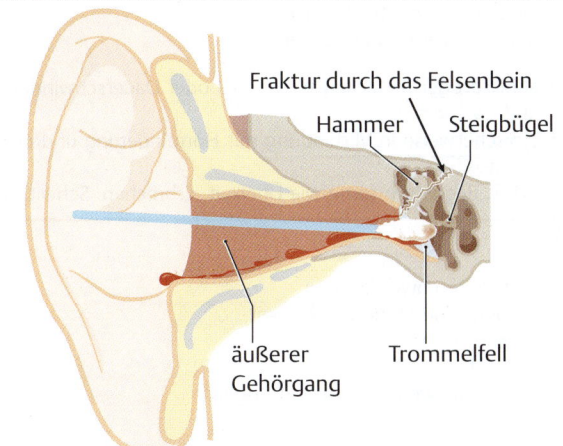

Fraktur durch das Felsenbein

Hammer Steigbügel

äußerer Gehörgang

Trommelfell

Verletzung des Trommelfells ausgelöst z. B. durch ein Wattestäbchen oder nach Schädelbasisfraktur mit begleitender Trommelfellperforation.

Grundlagen und Symptomatik

Definition Schwindel

Subjektiv empfundene Scheinbewegungen zwischen dem eigenen Körper und der Umwelt.

Einteilung • Ist der Schwindel auf eine Störung des Gleichgewichtssystems zurückzuführen, spricht man vom **vestibulären Schwindel** (=**systemischer** Dreh-, Schwank- oder Liftschwindel, Letzterer geht mit dem Gefühl einer Auf- und Abbewegung einher). Dieser lässt sich wiederum unterteilen in einen **zentral-vestibulären** und einen **peripher-vestibulären** Schwindel. Ein **nicht vestibulärer Schwindel** (=**unsystemischer** oder ungerichteter Schwindel) geht nicht von Erkrankungen des Gleichgewichtsorgans aus (▶ Tab. 18.1).

Ursachen und Symptomatik • **Vestibulärer Schwindel** ist z. B. auf erhöhten Alkoholkonsum, einen Hirntumor oder Lagerungsschwindel zurückzuführen. Ursachen **nicht vestibulär bedingten Schwindels** können beispielsweise eine Hypertonie, Augenerkrankungen oder Höhenschwindel sein (▶ Tab. 18.1).

Versorgung des Patienten

Die Therapie der Vertigo hat sich primär nach der zugrunde liegenden Erkrankung zu richten. Die Abklärung kann oft erst in der Klinik erfolgen. Bis dahin sind die aufgeführten Maßnahmen und symptomatischen Behandlungen durch den Rettungsdienst durchzuführen.

Basismaßnahmen

- Sicherstellung der Vitalparameter nach ABCDE (S. 192).
- **Notfallanamnese** zur Klärung der möglichen Ursache:
  - Welche Art von Schwindel liegt vor (systemisch/unsystemisch)?
  - Ist der Schwindel auslösbar (z. B. lagerungsabhängig)?
  - Bestehen Begleitsymptome (z. B. Erbrechen, Schwitzen)?
  - Bekannte Vorerkrankungen (z. B. Herzrhythmusstörungen, Bluthochdruck, Diabetes mellitus, Morbus Menière)?
- Patienten **beruhigen** und ggf. psychisch betreuen (z. B. wegen Angst, Orientierungsproblemen).
- Nach Wunsch lagern, bei Erbrechen mit erhöhtem Oberkörper und ggf. Unterstützung (Aspirationsgefahr beachten); bei Bewusstseinseintrübung in die **stabile Seitenlage** bringen.
- Basismonitoring (S. 200): v. a. BZ-Messung und RR-Kontrolle.
- Gegebenenfalls Vorbereiten von i. v.-Zugang, Infusion und Medikation.
- Der NA ist i. d. R. anzufordern, da die Ursache des Schwindels auch akut bedrohlich werden bzw. sein kann (z. B. durch Herzrhythmusstörungen).

Erweiterte Maßnahmen • Bei starker Übelkeit oder Erbrechen Antiemetikagabe (z. B. Vomex A®, i. v.-Applikation wegen Erbrechen). Die weitere Therapie hat sich nach der Ursache zu richten. Zur Abklärung daher Transport in Notaufnahme mit neurologisch-internistischer Abteilung oder Vorstellung bei einem HNO-Arzt.

> *Fallbeispiel* **Fortsetzung – Plötzlicher Schwindel**
>
> *Sie bringen die Patientin in eine für sie angenehme Position und achten darauf, dass ihr Oberkörper leicht erhöht ist, um eine Aspiration bei erneutem Erbrechen zu vermeiden. Die Patientin wirkt ängstlich und teils orientierungslos. Sie beruhigen sie und kontrollieren Blutdruck, Puls und BZ. Da die Patientin weiterhin stark erbricht und der Puls leicht erhöht ist, bereiten Sie einen venösen Zugang und die Infusion (VEL) vor. Zur Abklärung der Ursache bringen Sie die Patientin in das nächstgelegene Krankenhaus.*

Tab. 18.1 Schwindelformen und ihre Ursachen (Auswahl)

Schwindelart	mögliche Erkrankung	Symptome und Befunde
vestibulärer Schwindel		
zentral-vestibulär	• toxisch (z. B. Alkoholintoxikation) • traumatisch (z. B. Commotio cerebri, Hirnverletzung) • tumorös (z. B. Hirntumor)	• i. d. R. Dauerschwindel • oft zusätzlich Bewusstseinsstörung • evtl. neurologische Ausfälle • ggf. Übelkeit und Erbrechen
peripher-vestibulär	• Morbus Menière* • Lagerungsschwindel (gutartiger anfallsartiger) • Verletzung des Ohrlabyrinths	• anfallsartiger (Attacken-)Schwindel oder Dauerschwindel und Nystagmus • typischerweise in Verbindung mit Hörminderung und/oder Tinnitus • i. d. R. Begleitsymptome wie Übelkeit, Erbrechen, Schwitzen
nicht vestibulärer Schwindel		

	• psychischer Schwindel (z. B. bei Phobie mit Schwankschwindel und Fallangst)
	• Höhenschwindel
	• Reisekrankheit (Kinetose)
	• kardiovaskulärer Schwindel (z. B. Hypertonie, Herzrhythmusstörungen)
	• Augenerkrankungen
		• diffuse Beschwerden wie
		  – Gang- und Standunsicherheit
		  – Taumeln oder Torkeln
		  – Angst
		  – „Schwarzwerden" vor den Augen

* typische **Symptomtrias**: Schwindel, Schwerhörigkeit, Tinnitus mit anfallsartigem Auftreten, über einige Minuten bis Stunden andauernd, Anfallshäufigkeit sehr variabel (von mehrmals wöchentlich bis 2-mal jährlich). Ursächlich ist eine Druckerhöhung der Endolymphe im häutigen Labyrinth in der Gehörschnecke.

18.5.5 Akustisches Trauma

Grundlagen

Formen und Ursachen • Es werden verschiedene Formen definiert, die abhängig sind von Dauer, Begleitumständen und Intensität des Lärms (gemessen in dB).

- **Knalltrauma** – Innenohrschädigung durch Haarzellschädigung, ausgelöst durch eine sehr kurz andauernde (1–3 ms) und laute Schalldruckwelle (≥ 150 dB), Trommelfell und Gehörgang bleiben intakt.
- **Explosionstrauma** – Schädigung des Innen- und Mittelohrs (in der Regel mit Trommelfellperforation, ▶ Abb. 18.3), durch > 3 ms dauernde Schalldruckwelle ≥ 160–190 dB.
- **Akutes Lärmtrauma** – Innenohrschädigung durch hohe Schallstärken über einige Minuten.

Abb. 18.3 Explosionstrauma mit Trommelfellperforation.

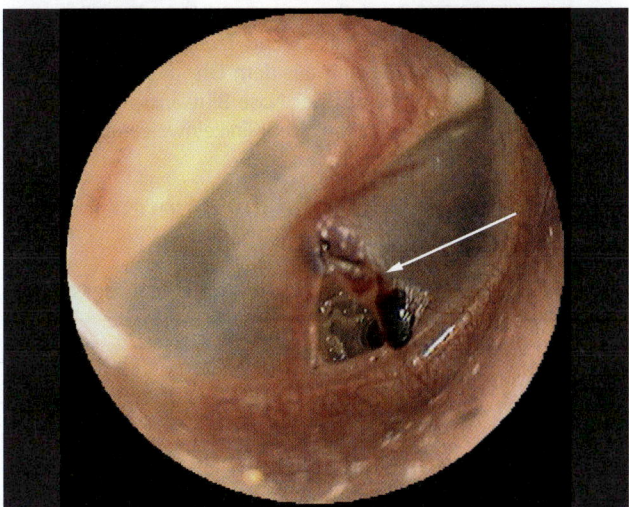

Die Ohrspiegelung (Otoskopie) zeigt unregelmäßige Trommelfellränder mit Blutbesatz. *Aus: Behrbohm H, Kaschke O, Nawka N. Kurzlehrbuch Hals-Nasen-Ohren-Heilkunde. Thieme; 2012*

Symptomatik

- **Knalltrauma**: Akute Schwerhörigkeit beidseits mit hochfrequentem Tinnitus, ggf. Gefühl dumpfen Hörens.
- **Explosionstrauma**: Akute Schwerhörigkeit beidseits mit stechenden Ohrschmerzen, blutiger Otorrhö (durch Trommelfellperforation und Mittelohrbeteiligung) und Tinnitus beidseits, gelegentlich Vertigo.
- **Akutes Lärmtrauma**: Sofort nach Beendigung der Lärmeinwirkung (z. B. Rockkonzert) kommt es zur beidseitigen Schwerhörigkeit mit hochfrequentem Tinnitus.

Versorgung des Patienten

Basismaßnahmen

- **Notfallanamnese** zur Klärung der Unfallursache und Patienten beruhigen.
- Patienten in eine **sitzende Position** bringen, nicht flach lagern. Bei Bewusstseinseintrübung ist der Patient in die **stabile Seitenlage** mit leicht erhöhtem Kopf zu bringen.
- Kontrolle der Vitalparameter nach ABCDE (S. 192) und Basismonitoring (S. 200): RR, Puls, SpO$_2$.
- Bei blutiger Otorrhö Ohr mit **steriler Kompresse** locker abdecken.

Erweiterte Maßnahmen • Patient muss HNO-Arzt vorgestellt werden bzw. ggf. Klinikeinweisung mit HNO-Abteilung.

! Merken Frühzeitige Therapie!
*Nach einem **Knalltrauma** verbessert eine möglichst frühzeitige Therapie die Prognose erheblich, daher Patienten möglichst schnell einem HNO-Arzt vorstellen! Beim **Explosionstrauma** sind Innenohrschädigungen und Tinnitus oft irreversibel.*

18.5.6 Hörsturz

Definition Hörsturz
Akut auftretender, einseitiger, schmerzloser Hörverlust aus völligem Wohlbefinden heraus, i. d. R. begleitet von einem Tinnitus.

Pathophysiologie/Ursachen • Pathogenetisch wird eine Mikrozirkulationsstörung in der Endstrombahn der Innenohrgefäße vermutet (z. B. Gefäßspasmen der Arteriolen). Virusinfektionen, Stress oder Stoffwechselstörungen werden als Auslöser in Erwägung gezogen. Betroffen sind meist Erwachsene im Alter von 50–60 Jahren.

Symptomatik und Maßnahmen • Einseitige Innenohrschwerhörigkeit, die oft mit Tinnitus und ggf. mit einem „dumpfen

Gefühl" auf dem Ohr und mit Schwindel einhergeht und innerhalb von Sekunden bis wenigen Minuten entstanden ist.

Der Hörsturz bedarf i. d. R. keines rettungsdienstlichen Eingreifens. Die Patienten sollten beruhigt werden und sich zur weiterführenden Diagnostik zeitnah bei einem HNO-Arzt vorstellen.

RETTEN TO GO

Hörsturz

Akut auftretender, einseitiger, **schmerzloser Hörverlust aus völligen Wohlbefinden** heraus, i. d. R. mit Tinnitus. Der Hörsturz bedarf meist keines rettungsdienstlichen Eingreifens.

18.5.7 Besonderheiten bei Kindern

Zu HNO-Notfällen bei Kindern zählen unter anderem Fremdkörper in der Nase oder im Ohr sowie respiratorische Notfälle der oberen Atemwege.

Fremdkörper in Nase oder Ohr

Krabbel- und Kleinkinder erkunden die Gegenstände oft mit dem Mund. Kleine Dinge wie z. B. Knöpfe oder Spielsteinchen stecken sie sich aus Forscherdrang z. T. auch in Nase oder Ohr.

Wichtigste Anzeichen für Fremdkörper in der Nase:
- Nasenatmungsbehinderung (einseitig)
- evtl. Juckreiz, Niesen
- akuter Schmerz, evtl. Nasenbluten bei spitzen Gegenständen
- Sekretabsonderung aus der Nase
- übel, fauliger Geruch mit eitrigem Sekret, wenn der Fremdkörper über einen längeren Zeitraum im Nasengang ist.

Wichtigste Anzeichen für Fremdkörper im Ohr (▶ Abb. 18.4):
- akuter Ohrenschmerz (einseitig)
- akute Hörminderung (einseitig)
- evtl. Blutung aus dem Ohr – Verletzung des äußeren Gehörgangs oder des Trommelfells mit einem spitzen Gegenstand.

Versorgung des Kindes
- **Notfallanamnese** zur Klärung der Unfallursache.
- Kind und Eltern (!) **beruhigen**.
- Kontrolle der **Vitalparameter** nach ABCDE (S. 192) und ggf. Basismonitoring (S. 200).
- Das Kind möglichst nicht flach lagern, um tieferes Eindringen des Fremdkörpers zu vermeiden (sitzende Position oder nach Wunsch des Kindes z. B. auf Arm der Begleitperson belassen).
- Bei Blutungen aus dem Ohr: dieses mit einer **sterile Kompresse** leicht abdecken.
- Bei Blutung aus der Nase: **Blut** nicht hinunterschlucken, sondern **ausspucken** lassen, der Kopf des Kindes sollte nach Möglichkeit nach vorn gebeugt sein.

Abb. 18.4 Fremdkörper im Ohr.

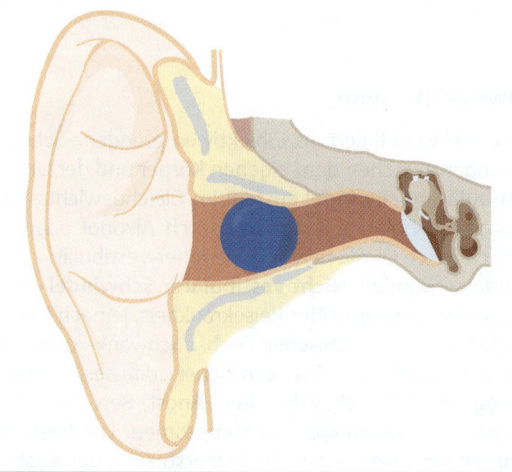

- Fremdkörper nicht mit einer Pinzette o. Ä. versuchen zu greifen, da auch hier die Gefahr besteht, dass der Fremdkörper dadurch tiefer geschoben und die Nasenschleimhaut oder das Trommelfell verletzt wird.
- Das Kind ist im Anschluss an die Basisversorgung einem HNO-Arzt vorzustellen, der den Fremdkörper entfernt.

ACHTUNG
Fremdkörper sollen nicht durch den Rettungsdienst entfernt werden!

RETTEN TO GO

Besonderheiten bei Kindern – Fremdkörper in Nase oder Ohr

Anzeichen für Fremdkörper in der Nase: einseitige Nasenatmungsbehinderung, Schmerzen, evtl. Nasenbluten, evtl. Sekretabsonderung und fauliger Geruch.

Anzeichen für Fremdkörper im Ohr: einseitige akute Ohrenschmerzen, Schwerhörigkeit, evtl. Blutung aus dem betroffenen Ohr.

Versorgung: Neben der Sicherstellung der Vitalfunktionen gemäß ABCDE: Notfallanamnese zur Ursachenklärung, Kind beruhigen, möglichst sitzend lagern, Fremdkörper *nicht* entfernen, bei Blutung aus dem Ohr dieses steril abdecken, bei Blutungen aus der Nase Blut ausspucken lassen, bei HNO-Arzt vorstellen oder Klinikeinweisung.

Respiratorische Notfälle der oberen Atemwege

- Besonderheiten pädiatrischer Patienten – Atmungssystem (S. 463) und Reanimation beim Kind (S. 309)
- Fremdkörperaspiration (S. 259)
- Pseudokrupp (S. 265)
- Epiglottitis (S. 264)

19 Augennotfälle

19.1 Leitsymptome

Augennotfälle gehören zwar nicht zu den schweren, vital bedrohlichen Notfällen, können aber zur irreversiblen Beeinträchtigung des Sehvermögens bis hin zur Erblindung führen. Neben typischen Verletzungsmustern gibt es augenspezifische Erkrankungen mit zum Teil sehr unterschiedlich ausgeprägten Symptomkonstellationen. Die nachfolgend beschriebenen Leitsymptome geben eine Orientierung mit dem Ziel, eine schnelle und zielgerichtete Behandlung zu ermöglichen.

19.1.1 Plötzlicher Sehverlust

Die visuelle Wahrnehmung entsteht durch die Interaktion zwischen den Augen und dem Gehirn. Mögliche Ursachen für Störungen dieses komplexen Prozesses können im Auge selbst liegen, aber auch z. B. die Folge von Durchblutungsstörungen des Gehirns sein – Sehstörungen können also auch ein Symptom für eine ggf. schwerwiegende neurologische Schädigung sein (S. 374).

! Merken Plötzliche Sehstörung
Bei jeder plötzlichen Sehstörung immer auch an eine Hirnschädigung als mögliche Ursache denken!

Eine plötzliche Sehstörung kann nach einem Trauma oder spontan auftreten. Wenn kein Trauma als Ursache vorliegt, dann sollte für die Einschätzung der Notfallrelevanz differenziert werden, ob die Sehbeeinträchtigung schon länger bestand oder neu aufgetreten ist.

Die Symptome erlauben einen Rückschluss auf den Ort der Störung:

- Typisch für eine Beteiligung von **Netzhaut und Sehnerv** sind plötzliche dunkle Schatten, Lichtblitze, schwarze Punkte o. Ä. Mögliche Ursachen sind Gefäßverschlüsse im Bereich der Netzhaut bzw. des Sehnervs, entzündliche Prozesse des Nervengewebes und – häufig traumatisch bedingt z. B. durch einen Schlag auf den Augapfel – eine Netzhautablösung oder ein Netzhauteinriss (▶ Abb. 19.1).
- Typisch für eine Beteiligung von **Hornhaut, Linse und Glaskörper** sind „Trübung", unscharfes Sehen und Farbringe.

Meist tritt eine plötzliche Sehstörung nur bei einem Auge auf – und wird dann manchmal gar nicht sofort bemerkt, weil das andere Auge „kompensiert" (insbesondere dann, wenn nur Randbereiche und nicht das Sehzentrum betroffen ist).

Ist die Sehstörung nur von kurzer Dauer (sog. Amaurosis fugax), dann deutet dies auf eine Minderdurchblutung des Auges bzw. der Netzhaut hin, sie kann aber auch ein Hinweis auf eine vorübergehende Durchblutungsstörung des Gehirns sein (sog. transitorisch ischämische Attacke, TIA) mit drohendem Hirninfarkt (S. 380) sein.

Da die sehr empfindlichen Sinneszellen der Netzhaut eine Unterbrechung der Blutversorgung nur wenige Stunden überstehen, sollte beim **plötzlichen Sehverlust** und beim Verdacht auf eine Schädigung der Netzhaut umgehend eine Vorstellung in der Augenklinik erfolgen; die Augenarztpraxis ist aufgrund der eingeschränkten Therapiemöglichkeiten bei diesem Notfallbild nur die zweite Wahl. Länger dauernde Durchblutungsstörungen können zu einer irreversiblen Schädigung der Netzhaut oder des Sehnervs und damit zu einem bleibenden Sehverlust führen. Durch eine rechtzeitige Behandlung kann ein Fortschreiten der Erkrankung im Regelfall vermieden werden.

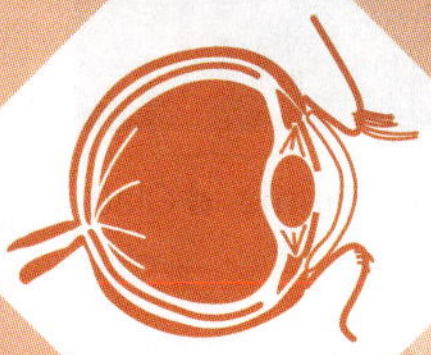

Abb. 19.1 Netzhauteinriss und Netzhautablösung.

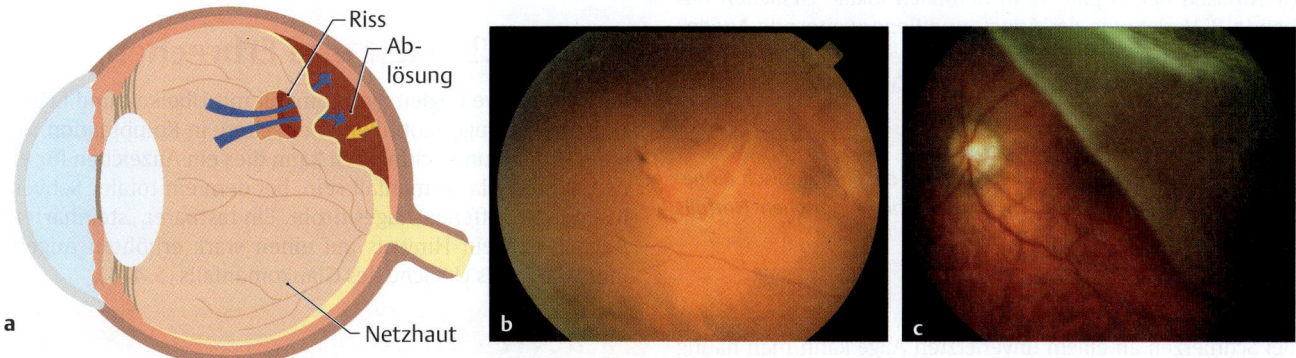

Riss
Ab-
lösung
Netzhaut

a Schematische Darstellung.
b Netzhauteinriss (Augenhintergrund).
c Netzhautablösung (Augenhintergrund).

Aus: Hahn GA. Kurzlehrbuch Augenheilkunde. Thieme; 2012

19.1.2 Rotes Auge

Die möglichen Ursachen für ein rotes Auge sind vielfältig (▶ Abb. 19.2). Meist handelt es sich um eine **Reizung (Entzündung) der Bindehaut** (**Konjunktivitis**). Auslöser können Fremdkörper, Allergene, reizende Substanzen oder eine Infektion sein. Die Reizung der Bindehaut führt zu einer vermehrten Füllung der Bindehautgefäße, was dann als „rotes Auge" sichtbar wird. Bindehautentzündungen sind sehr häufig, spielen aber aufgrund der meist erträglichen Symptomatik (Juckreiz, Lichtscheue, Fremdkörper- bzw. Druckgefühl) in der Notfallmedizin nur eine untergeordnete Rolle.

Eine Bindehautunterblutung auf dem Boden eines **geplatzten Blutgefäßes** äußert sich in einer lokal begrenzten und meist etwas dunkleren Rötung (Fachbegriffe hierfür sind subkonjunktivale Blutung und Hyposphagma). Neben den traumatischen Einwirkungen auf das Auge werden diese meist ausgelöst durch körperliche Anstrengung oder hohen Blutdruck (S. 60), begünstigende Faktoren sind dabei Gefäßschädigung (Arteriosklerose) und erhöhte Blutungsneigung (z. B. durch Einnahme von Thrombozytenaggregationshemmern oder Gerinnungshemmern).

Augenverletzungen und ein plötzlicher Anstieg des Augeninnendrucks (**Glaukomanfall**) sind weitere Ursachen eines roten Auges.

Abb. 19.2 Beispiele für Ursachen eines roten Auges.

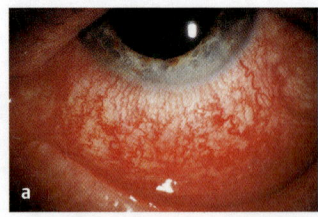 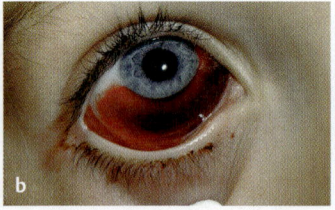 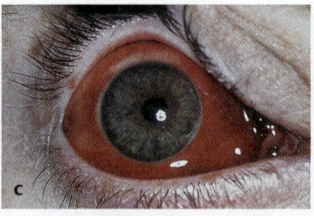 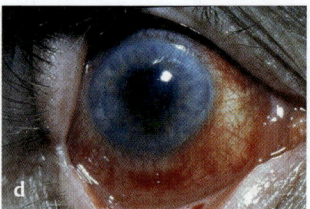

a Bindehautentzündung (Konjunktivitis). **b** Subkonjunktivale Blutung (Hyposphagma). **c** Bindehautunterblutung nach Trauma. **d** Glaukomanfall. *a aus: Lang GK. Augenheilkunde. Thieme; 2014. b aus: Hahn GA. Kurzlehrbuch Augenheilkunde. Thieme; 2012. c aus: Sachsenweger. Duale Reihe Augenheilkunde. Thieme; 2002. d aus: Hahn GA. Kurzlehrbuch Augenheilkunde. Thieme; 2012*

19.1.3 Vermehrter Tränenfluss

Eine vermehrte Produktion von Tränenflüssigkeit tritt bei **Augenreizungen** auf (z. B. durch Fremdkörper, Entzündungsprozesse und oberflächliche Verletzungen). Auch eine **Abflussstörung** im Bereich der Tränenwege führt zu einem „Überschuss" von Tränenflüssigkeit und deren Überlaufen über die Lidkante (z. B. bei Schnupfen). Die Patienten berichten über eine meist leichte Sehstörung durch den vermehrten Tränenfluss/-film, evtl. verbunden mit einem Fremdkörpergefühl. Nach Beseitigung des auslösenden Reizes reguliert sich der Tränenfluss meist von selbst.

19.1.4 Pupillendifferenz (Anisokorie)

Normalerweise sind beide Pupillen gleich groß (isokor) und sie reagieren seitengleich auf Lichteinfall in das Auge, indem sie sich verengen (Pupillenreflex). Die Einstellung der Pupillenweite erfolgt über die Irismuskulatur, die vom vegetativen Nervensystem innerviert wird. Eine einseitige Weitstellung (Mydriasis) der Pupille kann demnach lokale Ursachen haben (z. B. Verletzung des Auges, pupillenerweiternde Augentropfen, Glaukomanfall), aber auch einen Hinweis geben auf ernst zu nehmende neurologische Notfälle (z. B. Apoplex).

! Merken Pupillendifferenz

Jede Pupillendifferenz (▶ Abb. 19.3) muss als pathologisch eingestuft und wegen der Möglichkeit eines neurologischen Notfalls abgeklärt werden.

19.1.5 Schmerzen

Bei Schmerzen an einem unverletzten Auge kann man häufig anhand der Schmerzqualität auf mögliche Ursachen schließen:

- **Allmählich zunehmende** Schmerzen sind typisch für entzündliche Prozesse. Wenn die Augenmuskeln oder der Sehnerv betroffen sind, dann können die Schmerzen durch Augenbewegung oder Naheinstellung des Auges provoziert werden.
- **Drückende, stechende, brennende** Schmerzen im vorderen Augenabschnitt treten typischerweise bei einer Bindehaut-/Hornhautreizung auf (z. B. durch Fremdkörper), können aber auch Folge eines kritisch erhöhten Augeninnendrucks sein.
- Ein **tief hinter dem Auge** sitzender Schmerz ist ein Hinweis auf eine Blutung hinter dem Augapfel oder eine Entzündung der knöchernen Augenhöhle.

19.1.6 Lichtscheu

Das Auge steuert den Lichteinfall durch die automatische Größeneinstellung der Pupille (Pupillenreflex). Findet keine ausreichende Anpassung statt, kommt es zum Gefühl der

Abb. 19.3 Pupillendifferenz (Anisokorie).

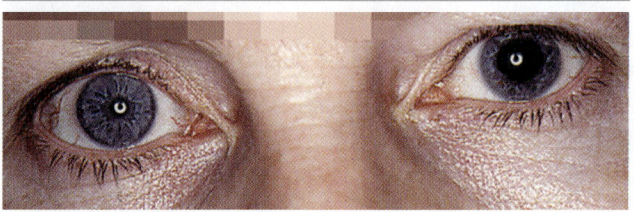

Die rechte Pupille reagiert normal auf Lichteinfall, die linke Pupille ist weitgestellt (Mydriasis). *Aus: Füeßl H, Middeke M. Duale Reihe Anamnese und klinische Untersuchung. Thieme; 2014*

Blendung und erhöhten Lichtempfindlichkeit, meist verbunden mit einer Rötung des Auges und einem erhöhten Tränenfluss. Typische Ursachen sind eine Entzündung, Hornhauttrübung oder eine weit gestellte, lichtunempfindliche Pupille (typischerweise nach einem Augenarztbesuch), aber auch neurologische Erkrankungen kommen als Ursachen in Betracht, z. B. eine Migräne oder Hirnhautentzündung.

19.1.7 Übelkeit und Erbrechen

Eine vegetative Begleitsymptomatik mit Übelkeit und Erbrechen ist bei Augennotfällen eher selten. In Kombination mit einer Rötung und Schmerzen kann dies ein Anzeichen für einen akuten Glaukomanfall sein, bei dem ein totaler Sehverlust des betroffenen Auges droht. Ein tastbarer „steinharter" Augapfel ist ein Hinweis auf einen stark erhöhten Augeninnendruck als Ursache des Glaukomanfalls (S. 415).

RETTEN TO GO

Leitsymptome

Plötzlicher Sehverlust: v. a. durch Störungen im Auge selbst (v. a. Netzhaut) oder der „Sehbahn" im Gehirn (z. B. bei einem Schlaganfall).

Rotes Auge: v. a. bei Bindehautreizungen, Blutungen, Verletzungen und erhöhtem Augeninnendruck.

Vermehrter Tränenfluss: v. a. bei Augenreizungen und Tränenabflussstörung.

Pupillendifferenz: v. a. durch Störungen im Auge selbst (z. B. Verletzung) oder im Gehirn (z. B. bei einem Schlaganfall).

Schmerzen: v. a. bei Entzündung, Reizung, erhöhtem Augeninnendruck, Verletzungen.

Lichtscheu: Fehlende Lichtreaktion (Verengung der Pupille), z. B. medikamentös oder durch Verletzungen oder neurologische Störung.

Übelkeit und Erbrechen: z. B. bei erhöhtem Augeninnendruck (Glaukomanfall).

19.2 Anamnese und Untersuchung

19.2.1 Anamnese

Primär ist zu klären, ob es sich um einen isolierten Augennotfall handelt oder ob die Beschwerden von einer systemischen, v. a. neurologischen Erkrankung ausgelöst werden. Ein Augennotfall kann anamnestisch eingegrenzt werden, indem man die lokal am Auge bestehenden Beschwerden und Befunde sowie Angaben zum Notfallgeschehen ermittelt (Zeitpunkt, Dauer, Begleitsymptomatik). Man sollte dabei immer auch nach dem Zustand vor dem Notfallgeschehen fragen, z. B. hinsichtlich einer Fehlsichtigkeit (Brillenträger?), bekannter Augenerkrankungen, kürzlich stattgefundener operativer Eingriffe am Auge sowie zu eventuellen Augenimplantaten (z. B. Kunstlinse).

Bei einer **Augenverletzung** gibt die Anamnese einen ersten Anhaltspunkt für Art und Ausmaß der Schädigung (typische Beispiele siehe ▶ Tab. 19.1).

19.2.2 Inspektion und Palpation

Inspektion • Bei der Inspektion wird das betroffene Auge sorgfältig und im Seitenvergleich betrachtet.

- Die **Umgebung des Auges** kann dabei schon erste Hinweise auf den Augennotfall geben. Auffällig können hier z. B. Schwellung um das Auge, Schwellung oder Verletzung der Augenlider, eine Hämatombildung, anhaltender Tränenfluss oder eine versengte Augenbraue sein. Bei starker Schwellung im Augenbereich ist eine weitere Inspektion nur eingeschränkt möglich.
- **Stellung des Augapfels:** Sofern das Oberlid angehoben werden kann, ist es möglich, die Augenposition und die Lage des Augapfels in der Augenhöhle im Seitenvergleich zu beurteilen (dabei ist eine leichte Ausrichtung der Augen in Richtung Nase bei Naheinstellung physiologisch). Zur groben „Tiefenkontrolle" des Augapfels blickt man am besten von oberhalb des Kopfes Richtung Kinn des Patienten und kann dann prüfen, ob ein Auge hervorsteht bzw. in die Augenhöhle zurückweicht.
- **Binde- und Hornhaut:** Sind Blutungen, Risse oder Fremdkörper erkennbar, ist die Hornhaut klar oder getrübt, sind die Pupillen seitengleich (isokor)? Bei klarer Hornhaut ist es möglich, eine Blutung in der vorderen Augenkammer, eine entrundete Pupille oder eine verzogene Regenbogenhaut zu erkennen. Durch seitliche Beleuchtung des Auges mit einer Diagnostiklampe sind oberflächliche Veränderungen meist noch besser erkennbar.

Palpation
- **Knochen:** Verletzungen im Gesichtsbereich können zu einem Bruch der knöchernen Augenhöhle führen (Orbitafraktur). Durch Palpation der Orbitakante, des Jochbeins und des Nasenbeins kann man Instabilitäten und u. U. auch ein Hautemphysem (Luftansammlung in der Haut, wenn durch die Fraktur eine Verbindung zu Nasennebenhöhlen besteht) feststellen. Eine Sensibilitätsstörung im Bereich von Nasenflügel, Wange und Oberlippe ist ein Hinweis auf einen möglichen Bruch des Orbitabodens, bei dem sensible Nerven in Mitleidenschaft gezogen wurden.
- **Augapfel:** Wenn keine Verletzung der Augen vorliegt, kann man durch Palpation der Augäpfel den Augeninnendruck abschätzen. Hierfür richtet die Person den Blick nach unten und mit leichtem Druck auf die Oberlider prüft man im Seitenvergleich, wie weich bzw. hart die Augäpfel sind.

Tab. 19.1 Anamnese bei Augenverletzungen.

Ursache	typische Verletzung am Auge
Flex- und Schleifarbeiten	(heißer) Metallspan in die Hornhaut eingedrungen bzw. eingebrannt
Arbeiten mit Hammer und Meißel	Splitter in Hornhaut oder tiefere Strukturen eingedrungen
zersplittertes Brillenglas	Glassplitter in Hornhaut oder tiefere Strukturen eingedrungen
Lichtbogen bei Schweißarbeiten	„Verblitzen" der Augen
Kontakt zu flüssigen Reinigungsmitteln	Reizung oder Verätzung der Hornhaut oder tieferer Strukturen
Faustschlag auf das Auge	Quetschung, Blutung oder Ruptur

Ein „steinharter" Augapfel weist auf einen erhöhten Augeninnendruck (Glaukomanfall) hin.

19.2.3 Funktionsprüfung

Prüfung der Sehfähigkeit

Die orientierende Prüfung der Sehfähigkeit (Visusprüfung) muss für jedes Auge getrennt erfolgen, am besten indem man das jeweils andere abdeckt. Typische **subjektive** Äußerungen sind: „Ich sehe unscharf, trüb, einen dunklen Bereich, schwarze Flecken, Farbringe um Lichtquellen, Lichtblitze", ggf. sogar bei geschlossenen Augen. Beim Blick mit beiden Augen werden evtl. Doppelbilder geschildert. Zur **objektiven** Feststellung (starker) Sehstörungen nutzt man das Erkennen von Handbewegungen bzw. das Zeigen einer bestimmten Anzahl von Fingern im Nahbereich des betroffenen Auges.

Wenn möglich sollte man immer auch das **Gesichtsfeld** des Patienten prüfen (▶ Abb. 19.4). Das Gesichtsfeld ist der Bereich, den man „überblickt", während die Augen auf einen Punkt gerichtet sind und sich nicht bewegen. Das horizontale Gesichtsfeld beider Augen kann man sich als Halbkreis vorstellen, wobei das monokulare Sichtfeld schläfenwärts ca. 90 Grad und zur Nase hin ungefähr 60 Grad beträgt. Das vertikale Sichtfeld beträgt ca. 60 Grad nach oben und unten, insgesamt also rund 120 Grad. Beim Bewegen eines ein Meter entfernten Gegenstandes seitlich der Person sollte dieser im Randbereich des Sichtfelds wahrnehmbar sein.

Abb. 19.4 Orientierende Gesichtsfeldprüfung.

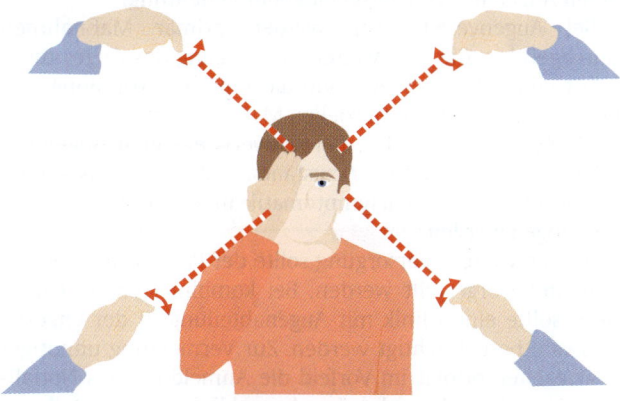

Manuelle Prüfung des Gesichtsfeldes isoliert an jedem Auge in den vier Gesichtsfeldquadranten. *Aus: Mattle H. Kurzlehrbuch Neurologie. Thieme; 2015*

Prüfung der Augenbewegung

Zur Funktionskontrolle der **Augenbewegung** bittet man den Patienten, z. B. den Zeigefinger oder einen Stift mit den Augen in alle acht Blickrichtungen zu verfolgen: oben, unten, rechts oben/unten, links oben/unten, rechts, links. Die Blickfolgebewegungen sollten synchron und mit demselben Bewegungsumfang erfolgen. Abweichungen sind ein Hinweis auf eine lokale Schädigung (z. B. Orbitafraktur) oder eine mögliche neurologische Störung (z. B. Lähmung eines Augenmuskels).

Darüber hinaus kann man zusätzlich noch die **Naheinstellung** der Augen prüfen, indem man den Finger oder Stift auf das Gesicht zubewegt. Dabei sollten sich die Augen zur Nase hin ausrichten („einwärts schielen") und physiologischerweise kommt es dabei zu einer Verengung der Pupillen.

Prüfung der Pupillenreaktion

Mit der Diagnostikleuchte wird die **Lichtreaktion** der Pupillen geprüft (▸ Abb. 19.5). Dazu wird das zu kontrollierende Auge abgedeckt, damit sich die Pupille in der dunklen Umgebung weitstellen kann. Die Person soll mit dem anderen Auge einen Punkt in der Ferne fixieren. Anschließend leuchtet man von schräg unten auf das zuvor abgedeckte Auge. Normalerweise kommt es dabei zu einer **reflektorischen Engstellung** der Pupillen (Pupillenreflex) *beider* Augen. Man sollte darauf achten, dass dabei wirklich nur das untersuchte Auge belichtet wird. Die Pupillenkontrolle sollte immer mehrfach und im Seitenwechsel durchgeführt werden.

> **RETTEN TO GO**
>
> **Untersuchungen am Auge**
>
> **Anamnese:** Isolierter Augennotfall oder systemische Erkrankung? Ablauf, Fehlsichtigkeit, Vorerkrankungen, Vortherapie?
>
> **Inspektion und Palpation:** Blutung, Verletzungen, Fremdkörper, Bulbus- und Lidstellung, tastbare Knochenbrüche, Härte des Augapfels?
>
> **Funktionsprüfung:** Sehfähigkeit, Beweglichkeit, Pupillenreaktion?

19.3 Basismaßnahmen

Oberstes Ziel bei Augennotfällen ist es, eine weitere Schädigung des Auges zu vermeiden und die Gefahr eines Sehverlustes zu reduzieren. Dafür sind geeignete Sofortmaßnahmen am Notfallort und eine zügige Weiterbehandlung durch einen Augenarzt von entscheidender Bedeutung.

Bei Augenverletzungen werden primär Maßnahmen durchgeführt, die eine weitere Schädigung des Auges möglichst verhindern – meist sind das eine Augenspülung und ein Augenverband; zu speziellen Maßnahmen siehe das Kap. Augenverletzung (S.418). Bei schwerwiegenden Augenverletzungen, starken Schmerzzuständen oder einer ausgeprägten vegetativen Begleitsymptomatik muss ein Notarzt hinzugezogen werden.

Für die weitere Versorgung sollte der Patient in einer Augenklinik vorgestellt werden. Bei kombinierten Notfallbildern sollte eine Klinik mit Augenabteilung in der engeren Auswahl berücksichtigt werden. Zur Vermeidung unnötiger Wartezeiten erfolgt im Vorfeld die Anmeldung des Notfallpatienten. Befindet sich keine Augenklinik in unmittelbarer Nähe, kann die Weiterbehandlung des isolierten Augennotfalls auch von einem niedergelassenen Augenarzt übernom-

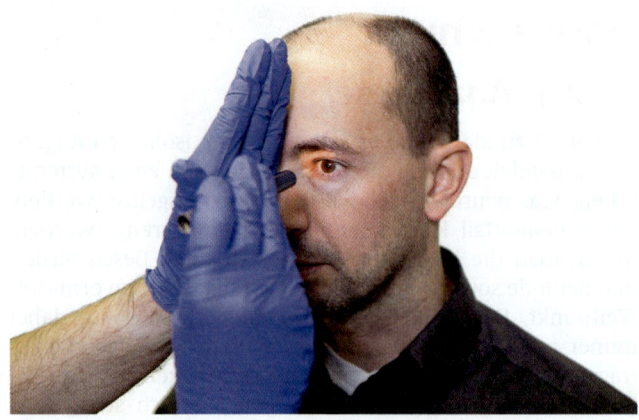

Abb. 19.5 Prüfung der Lichtreaktion.

Man sollte darauf achten, dass nur das untersuchte Auge beleuchtet wird. Nur so kann man beurteilen, ob die Engstellung und damit der Pupillenreflex auf direkten Lichteinfall funktioniert.

men werden. Hier sollte jedoch vorher telefonisch abgeklärt werden, ob die Augenarztpraxis zur Versorgung geeignet ist.

19.3.1 Augenspülung

Augenspülungen sind notwendig, wenn es zu einem Kontakt des Auges mit Säuren, Laugen oder mit anderen reizenden Fremdstoffen gekommen ist. Für die Spülung können gebrauchsfertige Augenspülflaschen verwendet werden, alternativ kann auch eine Ringer-Laktat-Lösung mit aufgesetztem Entnahme-Spike zum Einsatz kommen. Kunststoffflaschen haben den Vorteil, dass der Spülstrahl mit nur einer Hand gut dosiert werden kann. Im zeitkritischen Notfallgeschehen kann auch ein Gefäß mit schmaler Ausflussöffnung und Leitungswasser verwendet werden, sogar eine Flasche stilles Mineralwasser wäre denkbar.

! Merken Augenspülung
Eine improvisierte Augenspülung kann mit jeder neutralen wässrigen Lösung durchgeführt werden!

Eventuelle vorhandene Kontaktlinsen sollten vor einer Spülung entfernt werden, nach Möglichkeit durch die Notfallperson selbst. Für die Durchführung der Spülung muss unterschieden werden, ob es sich um eine aggressive Substanz handelt oder ob sich Fremdkörper auf dem Auge bzw. unter dem Augenlid befinden.

Augenspülung bei aggressiven Substanzen • Der Kopf muss so positioniert werden, dass die Spülflüssigkeit nicht über das Gesicht oder das gegenüberliegende Auge läuft (▸ Abb. 19.6). Das nicht betroffene Auge sollte aber dennoch mit einem Kompressenpolster vor Spritzern geschützt werden. Noch vorhandene größere Substanzmengen werden mit einer Kompresse mechanisch vom geschlossenen Auge entfernt; dabei muss jeder Wischvorgang mit einer neuen Kompresse und beginnend an der Nasenwurzel durchgeführt werden. Auch die Augenspülung erfolgt **vom inneren Augenwinkel nach außen**. Zuerst sollte der Hautbereich um das Auge und die verletzungsbedingt geschlossenen Augenlider kurz abgespült werden. Anschließend wird der Betroffene aufgefordert, das Auge zu öffnen. Ist dies aufgrund eines Lidkrampfes nicht möglich, werden die Augenlider passiv von einem Helfer mit Daumen und Zeigefinger gespreizt. Dazu zieht man die Haut unterhalb des Auges nach unten und die Augenbraue nach oben. Aus ca. 10 cm Entfernung lässt man reichlich Spülflüs-

Abb. 19.6 Augenspülung.

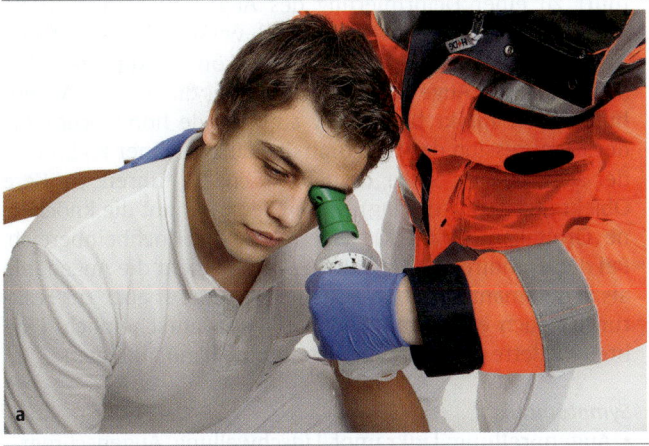 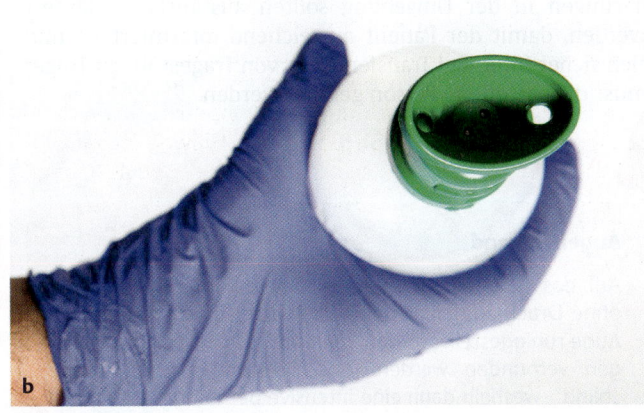

a Augenspülung mit spezieller Augenspülflasche. Aufgrund der seitlichen Öffnungen muss die Flasche von unten angesetzt werden.

b Durch die seitlichen Öffnungen der Augenspülflasche kann die Spülflüssigkeit austreten und nach unten ablaufen. Auf diese Weise ist das kontralaterale Auge nicht gefährdet.

Fotos: Kirsten Oborny

Video

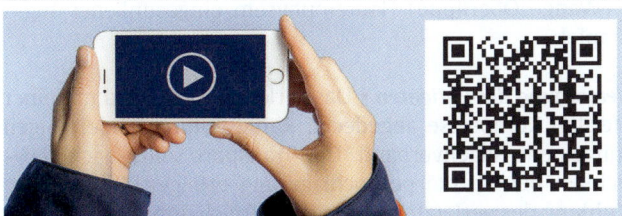

Über die Augenspülung gibt es auch ein Video!

sigkeit vom inneren Augenwinkel über das Auge laufen. Während des Spülens wird der Patient aufgefordert, nacheinander nach rechts und nach links, dann nach oben und nach unten zu sehen. Hierdurch gelangt die Spülflüssigkeit an die gesamte Augenoberfläche bis zu den Bindehautwinkeln. Die Spülprozedur sollte initial mind. 10–15 min erfolgen und wird anschließend auf dem Weg in die Klinik fortgesetzt.

Augenreinigung (bei Fremdkörpern im Auge) • Das Auge wird bei geöffneten Augenlidern entsprechend dem natürlichen Tränenfluss **von außen in Richtung Nasenwurzel** gespült. Der Kopf wird so positioniert, dass das betroffene Auge sich oberhalb befindet. Lose Partikel können vorsichtig mit einem sterilen feuchten Watteträger aufgenommen werden. Zur besseren Reinigung des Lidbereichs kann dieser umgestülpt werden. Nach Entfernung des Fremdkörpers tupft man das Auge trocken.

RETTEN TO GO

Augenspülung

Immer notwendig bei Kontakt mit aggressiven Substanzen (Säuren, Laugen) sowie bei anderen reizenden Fremdstoffen. Es gibt spezielle Augenspülflaschen, aber prinzipiell kann jede nicht reizende Flüssigkeit verwendet werden. Das Auge sollte geöffnet sein, man spült dann (bei Kontakt mit aggressiven Substanzen) vom inneren Augenwinkel nach außen, bei oberflächlichen, losen Fremdkörpern von außen nach innen. Die Spülflüssigkeit sollte möglichst ohne Kontakt zu anderen Strukturen nach unten abtropfen, das gegenüberliegende Auge sollte mit einer Kompresse geschützt werden. Vor allem bei aggressiven Substanzen ausreichend lange durchführen.

19.3.2 Augenverband

Der Augenverband schützt das geschädigte Auge bis zur Weiterversorgung (▶ Abb. 19.7). Bei geschlossenem Auge legt man locker ein (steriles) Kompressenpolster auf das Auge und fixiert es mit Pflasterstreifen. Das Ziel der Ruhigstellung des Auges kann aufgrund der synchronen Bewegungen beider Augen aber nur erreicht werden, wenn ein beidseitiger druckfreier Augenverband angelegt wird.

! Merken Augenverband

Zur Ruhigstellung des verletzen Auges müssen beide Augen verbunden werden. Besonders bei Augenverletzungen mit vorhandenen Fremdkörpern muss auf eine optimale Abschirmung der Augen geachtet werden, um eine weitere Schädigung durch Augenbewegungen zu vermeiden.

Ein beidseitiger Augenverband stellt für den Patienten eine vollständige Beeinträchtigung der visuellen Wahrnehmung dar und steigert zusätzlich die bereits vorhandenen notfallbedingten Ängste. Der Patient muss deshalb intensiv betreut werden – es sollte immer eine Kontaktperson in der Nähe

Abb. 19.7 Augenverband.

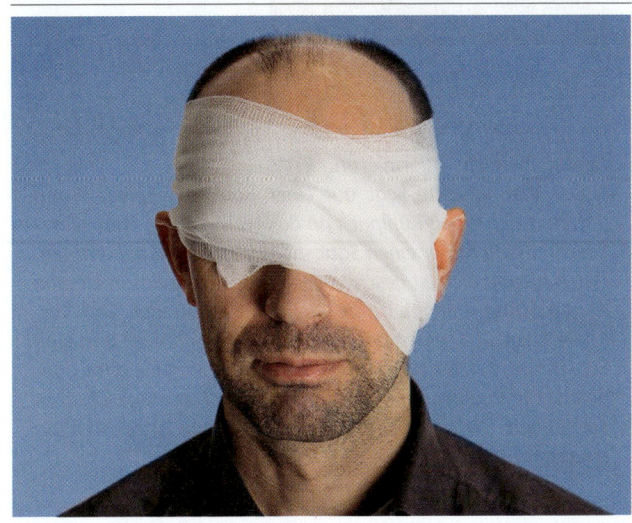

Beidseitiger druckfreier Augenverband zur Ruhigstellung beider Augen.

417

sein und manchmal ist auch ein zusätzlicher leichter Körperkontakt sinnvoll. Alle geplanten Maßnahmen und Veränderungen in der Umgebung sollten ausführlich erläutert werden, damit der Patient ausreichend informiert ist und sich sicher fühlt. Bei Transfers (z. B. von Tragestuhl zu Trage) muss die betroffene Person geführt werden.

RETTEN TO GO

Augenverband

Auf das geschädigte Auge wird mit Kompressenpolster ohne Druck aufgelegt und mit Pflaster fixiert. Damit das Auge ruhiggestellt werden kann, müssen immer beide Augen verbunden werden. Anschließend ist der Patient „blind", weshalb dann eine intensive Betreuung besonders wichtig ist.

19.4 Notfälle und Erkrankungen

19.4.1 Augenverletzung

Abhängig von der Ursache können folgende Augenverletzungen unterschieden werden:
- Stumpfe Augenverletzung (S. 418).
- Fremdkörperverletzung (S. 419).
- Perforierende Augenverletzung (S. 419).
- Augenverätzung (S. 420).
- Augenverbrennung (S. 421).
- Verblitzung, Schneeblindheit (S. 421).

Stumpfe Augenverletzungen

Fallbeispiel Der Squashball ging ins Auge

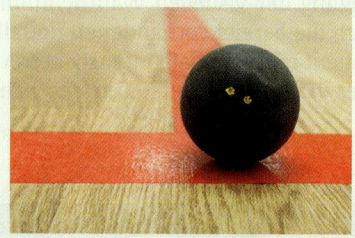

© Làszlo Regoczy – Fotolia.com

Einsatzmeldung: Sportunfall – eine Person – Verletzung im Gesichtsbereich – Alarmierung RTW.

Der Verunglückte liegt auf einer Bank am Spielfeldrand und hält sich einen Kühlpack an das rechte Auge. Laut seiner Beschreibung hat er einen Squashball ins Gesicht bekommen. Der Augenbereich ist geschwollen. Bei der Inspektion ist eine Augenrötung erkennbar, die Pupille ist entrundet. Der Verletzte klagt über einen anhaltenden Augenschmerz und eine Sehstörung („Alles ist trüb und ich sehe irgendwie alles doppelt"). Die Pupillenreaktion auf Lichteinfall ist eingeschränkt vorhanden. Die koordinierte Augenbewegung ist rechtsseitig eingeschränkt.

Grundlagen • Eine stumpfe Gewalteinwirkung auf das Auge führt zu einer Deformierung des Augapfels (▶ Abb. 19.8). Kleinere Objekte (z. B. Squashball) wirken direkt auf den Augapfel ein. Die auftretenden Kräfte können Rupturen aller Strukturen im Auge verursachen, wobei die äußere Augenhülle meist intakt bleibt. Der auftretende hohe Druck bei der Kompression des Orbitainhalts kann zu einer Fraktur an der schwächsten Stelle, dem Orbitaboden, führen. Größere Objekte (z. B. Faustschlag) wirken verstärkt auf die knöcherne Orbitakante bzw. Mittelgesichts- und Jochbeinbereich. Bei dieser indirekten Gewalteinwirkung dient die Augehöhle als Schutzmantel für den Augapfel. Kommt es aber zur Fraktur, ist auch eine Orbitabodenfraktur wahrscheinlich. Eine breite Palette verschiedener Symptome kann auftreten.

Symptomatik
- **Augenprellung:** Lidkrampf, Lidschwellung, Augenschmerzen, Monokelhämatom, Augenrötung, Tränenfluss, Bindehautunterblutung, Irisabriss, Pupillenentrundung, Pupillendifferenz, Vorderkammerblutung, Hornhauttrübung, Lichtscheu, Sehstörung, hervortretender Augapfel.
- **Orbitafraktur:** Bewegungseinschränkung des Augapfels, Wahrnehmung von Doppelbildern, Sensibilitätsstörung (Wange, Oberlippe), Hautemphysem, eingesunkener Augapfel.

Versorgung des Patienten • Das verletzte Auge wird mit einer sterilen Kompresse abgedeckt, Ruhigstellung beider Augen mit einem Augenverband. Der Transport sollte nach Möglichkeit bei Oberkörperhochlagerung erfolgen. Eine leichte Kühlung des verletzten Auges ist hilfreich, um die auftretende Schwellung zu begrenzen und die Schmerzen zu lindern. Bei jeder Augenprellung sollte ein Augenarzt konsultiert werden, um ernsthafte Verletzungen der inneren Augenstruktur auszuschließen.

! Merken Augenprellung

Gestörte Augenbewegung nach Augenprellung lassen Verletzungen der Augenhöhle vermuten!

Fallbeispiel Fortsetzung – Der Squashball ging ins Auge

Anhand der Symptomatik wurde die Arbeitsdiagnose „schwere Augenprellung" aufgestellt. Die routinemäßige Erhebung der Vitalwerte war unauffällig, ein Notarzt wurde daher nicht hinzugezogen. Nach eingehender Begutachtung des Auges wurde dieses mit einer sterilen Kompresse abgedeckt, ein beidseitiger Augenverband wurde angelegt. Den Verletzten führte man anschließend zum Rettungswagen, wobei er von den Rettungsdienstmitarbeitern beidseitig untergehakt wurde. Besonderer Wert galt hierbei der Betreuung des Verunglückten. Im Fahrzeug erfolgte die Lagerung auf der Krankentrage mit erhöhtem Oberkörper. Dem Verletzten wurde eine Kältekompresse zur weiteren selbstständigen Kühlung des Auges in die Hand gegeben. Für die Kreislaufüberwachung während des Transports kam das Standard-Monitoring (Puls, RR, SpO₂) zum Einsatz. Auf die einzelnen Maßnahmen wurden der Patienten durch ausführliche Erklärung vorbereitet. Aufgrund einer möglichen Orbitafraktur erfolgte der Transport in eine Klinik mit Augen- und HNO-Abteilung.

Abb. 19.8 Beispiele für stumpfe Augenverletzungen.

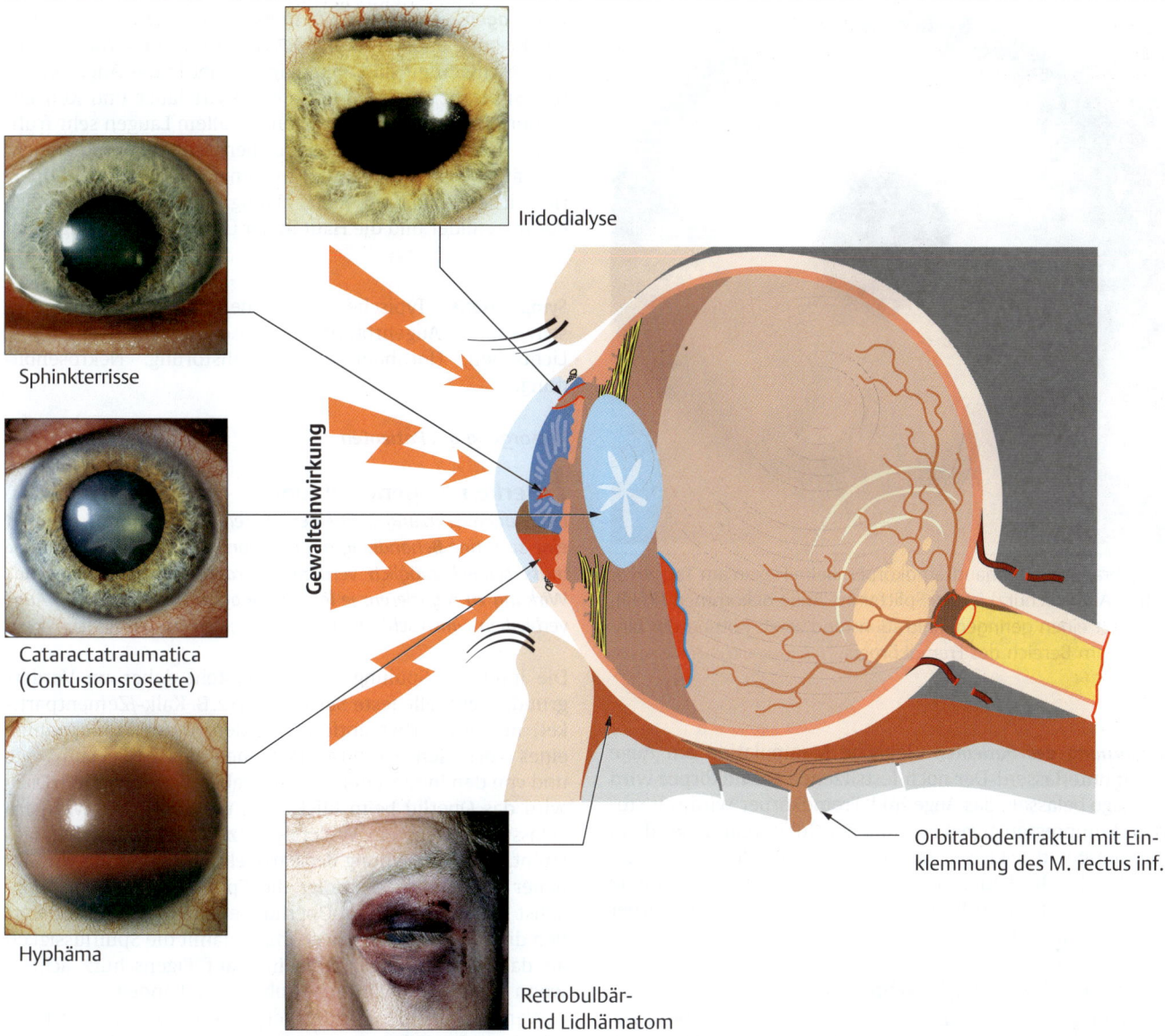

Sphinkterrisse

Cataractatraumatica (Contusionsrosette)

Hyphäma

Iridodialyse

Gewalteinwirkung

Orbitabodenfraktur mit Einklemmung des M. rectus inf.

Retrobulbär- und Lidhämatom

Nach: Lang GK. Augenheilkunde. Thieme; 2014

Fremdkörperverletzung

Grundlagen • Das Vorgehen hängt von der Art des Fremdkörpers ab (▸ Abb. 19.9). Bei spitzen oder scharfkantigen Fremdkörpern (z. B. Glassplitter, Metallspan) muss von einer Verletzung der Binde- oder Hornhaut ausgegangen werden. Der Fremdkörper ist sehr wahrscheinlich in das Auge eingedrungen (s. u.). Handelt es sich um einen oberflächlichen Fremdkörper, der auf das Auge gelangt ist oder sich unter dem Lid befindet, sorgt häufig bereits der natürliche Tränenfluss für das Ausspülen des Fremdkörpers. Vielfach wird dies vom Betroffenen durch Wischbewegungen in Richtung Nase unterstützt.

Symptomatik • Typische Symptome sind Lidkrampf, Augenrötung, Augenschmerzen, Tränenfluss, Lichtscheu, Fremdkörpergefühl.

Versorgung des Patienten • Mittels Augenspülung oder durch Abtupfen mit einem sterilen, feuchten Watteträger kann man versuchen, harmlose oberflächliche Fremdkörper zu entfernen. Auch wenn die Entfernung des Fremdkörpers ge-

lungen ist, sollte der Patient einem Augenarzt vorgestellt werden, um evtl. Binde- oder Hornhautverletzungen auszuschließen. Für den Transport deckt man das Auge mit einer sterilen Kompresse ab, zur Ruhigstellung wird ein beidseitiger Augenverband angelegt.

Perforierende Augenverletzung

Grundlagen • Bei perforierenden Augenverletzungen ist der Augapfel eröffnet und die Fremdkörper dringen in das Auge ein (▸ Abb. 19.10). Zu den Ursachen zählen dabei Stichverletzungen, Glassplitterverletzungen, Pfählungsverletzungen, Explosions-, Hammer-Meißel- oder Flexverletzungen. Je nach Eintrittsstelle und -tiefe treten sehr unterschiedliche klinische Zeichen auf. Wenn der Fremdkörper durch den Augapfel hindurchgeht, sind schwerwiegende Verletzungen der Augenhöhle möglich.

Symptomatik • Typische Symptome sind Lidkrampf, Lidschwellung, Augenrötung, Augenschmerzen, Tränenfluss, Lichtscheu, Pupillenentrundung, Bindehautunterblutung, Vorderkammerblutung, Hornhauttrübung, Sehstörung.

Abb. 19.9 Fremdkörperverletzung.

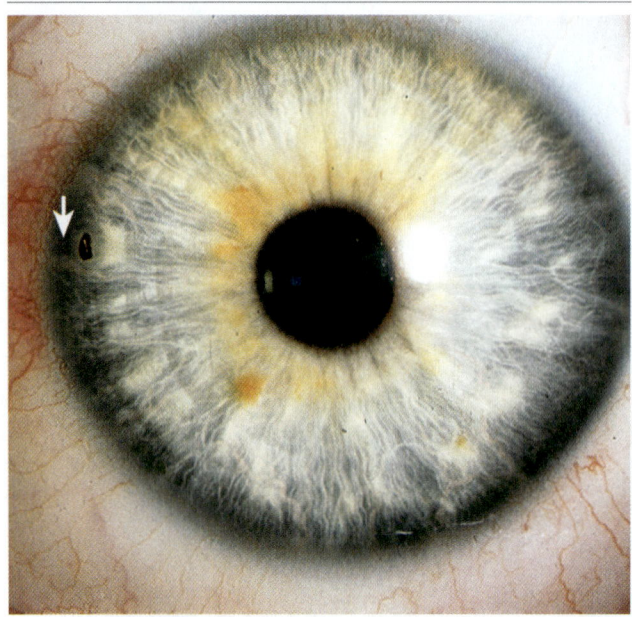

Eingebrannter Hornhautfremdkörper: Beim Flexen am Tag zuvor (ohne Augenschutz) ist ein Splitter ins Auge gekommen (Pfeil), der jetzt einen geringen Infiltrationsrand zeigt. Rötung der Bindehaut im Bereich des Fremdkörpers. *Aus: Lang GK. Augenheilkunde. Thieme; 2014*

Versorgung des Patienten • Jegliche Manipulation am Auge ist zu unterlassen! Der noch festsitzende Fremdkörper wird im Auge belassen, das Auge inkl. Fremdkörper wird mit sterilen Kompressen abgedeckt und zur Ruhigstellung wird ein beidseitiger druckfreier Augenverband angelegt. Anschließend sollte der Patient in Oberkörperhochlagerung in eine Augenklinik transportiert werden, damit der Fremdkörper operativ entfernt werden kann.

! **Merken** **Kein Druckverband am Auge**
Bei Blutungen am oder aus dem Auge keinesfalls einen Druckverband anlegen, da keine Verblutungsgefahr besteht und hierdurch vielmehr die empfindlichen Strukturen des Auges zusätzlich geschädigt werden.

Augenverätzung

Grundlagen • Aggressive Chemikalien können zu einer starken Reizung und Verätzung des Auges führen (▶ Abb. 19.11). Die Beschwerden sind abhängig von der in das Auge geratenen Substanz sowie von deren Einwirkdauer und Konzentration. Typischerweise dringen vor allem Laugen sehr frühzeitig in das Auge ein und erreichen auch tiefere Regionen; bei Säureverätzungen findet tendenziell eine schwere oberflächliche Schädigung statt. Häufig sind auch der Bereich der Augenlider und die Haut in der Umgebung des Auges betroffen.

Symptomatik • Typische Symptome sind Lidkrampf, Lidschwellung, Augenrötung, Augenschmerzen, Tränenfluss, Lichtscheu, Hornhauttrübung, Sehstörung, Nekrosenbildung.

Versorgung des Patienten

! **Merken** **Augenverätzung**
Eine Augenverätzung stellt einen akuten Notfall dar und erfordert eine sofortige Behandlung am Unfallort. Die Chemikalie im Auge muss schnellstmöglich verdünnt werden, um die schädigende Wirkung zu reduzieren; je länger die aggressiven Stoffe im Auge verbleiben, umso schlechter ist die Prognose für das Auge.

Die intensive Spülung des Auges steht daher im Vordergrund. Eventuelle feste Substanzen (z. B. Kalk-/Zementpartikel) müssen vorher entfernt werden. Unter Zuhilfenahme eines **trockenen** Watteträgers können die Partikel vom Auge und von den Innenseiten der Lider abgewischt werden. Dazu wird das Oberlid beim Blick nach unten an den Wimpern gefasst und über ein Widerlager (z. B. Watteträger) umgestülpt. Nach Entfernung der Partikel und Entnahme vorhandener Kontaktlinsen erfolgt die Spülung des Auges möglichst bei umgestülptem Oberlid. Bei einem Lidkrampf werden die Augenlider passiv geöffnet, damit die Spülflüssigkeit an das Auge gelangt. Unbedingt auf Eigenschutz achten, wenn es sich um gefährliche Substanzen handelt.

Wenn möglich sollte die Verpackung bzw. ein Rest der schädigenden Substanz zum Augenarzt mitgenommen werden, damit diese exakt bestimmt werden kann. Während des zügigen Transports wird die Augenspülung fortgesetzt.

Abb. 19.10 Perforierende Augenverletzung.

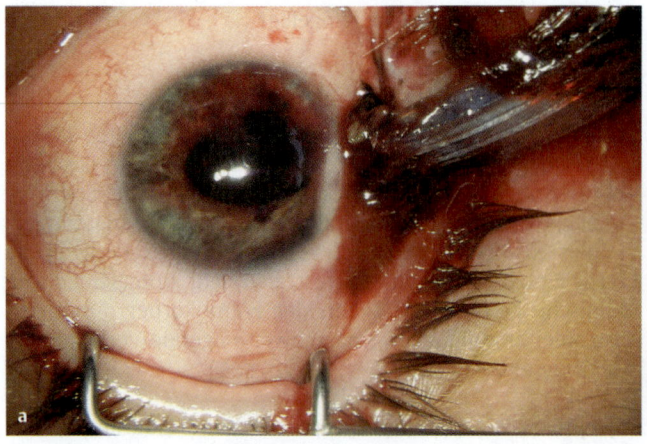 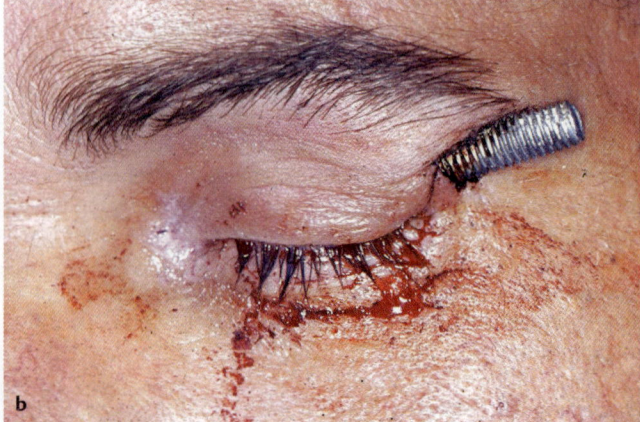

a Eingedrungener Splitter einer Kunststoffflasche.
b Eingedrungener Gewindestift.
Fotos: Dr. Thomas Neß, Uniklinik Freiburg

Abb. 19.11 Augenverätzung.

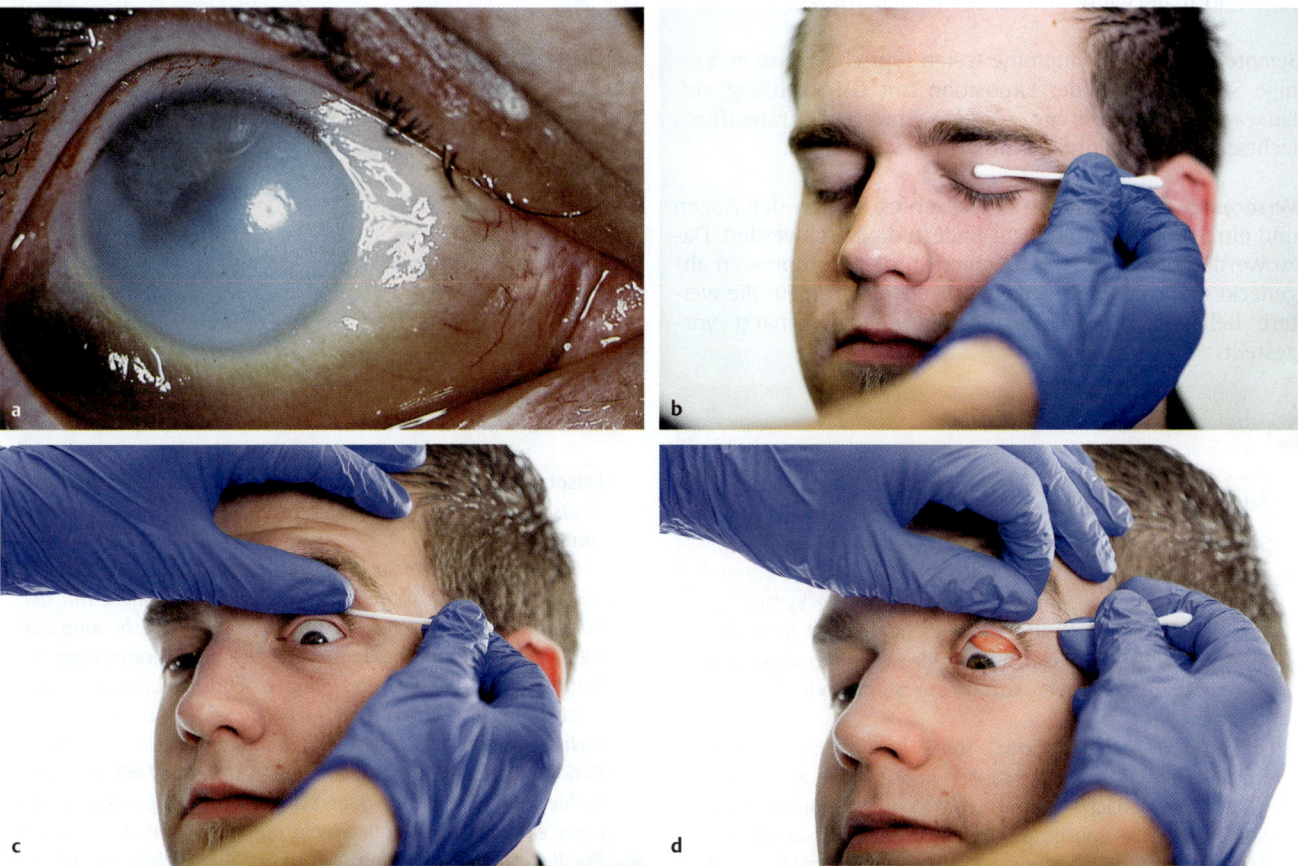

a Zustand nach Verätzung mit Trübung der Hornhaut. *Aus: Sachsenweger. Duale Reihe Augenheilkunde. Thieme; 2002*
b Umstülpen des Oberlides (Ektropionieren). Ansetzen des Wattestäbchen als Umlenkpunkt.
c Oberlid an den Wimpern und um das Wattestäbchen anheben.
d Das Oberlid ist erfolgreich umgestülpt.

Bei Unfällen mit Chemikalien kann es auch zum Einatmen von aggressiven Dämpfen kommen, sodass es über die offensichtliche Augenschädigung hinaus auch noch zu lebensbedrohlichen Lungenschäden (S. 256) kommen kann. Aufgrund dieser Kombination aus lokaler Schädigung und Gefahr eines Inhalationstraumas sind Chemikalienunfälle immer notarztpflichtig.

Im gewerblich-industriellen Bereich gibt es besondere Vorkehrungen für Augenverätzungen: Spezielle Augenduschen und Spülpräparate sind in den Gefährdungsbereichen vor Ort, die Ersthelfer sind in der sachgerechten Anwendung geschult. Zu jeder gefährlichen Substanz existiert ein Sicherheitsdatenblatt, das für den Notfall griffbereit vorliegen sollte. Im Datenblatt ist ein Bereich für Erste-Hilfe-Maßnahmen aufgeführt, der auch Hinweise zu ärztlichen Maßnahmen enthält. Das Sicherheitsdatenblatt sollte für die weitere klinische Behandlung mitgeführt werden.

Augenverbrennung

Grundlagen • Durch thermische Einwirkungen wie heiße Flüssigkeiten und Dämpfe, Stichflammen oder glühende Kohlestücke tritt eine Augenschädigung primär im vorderen Augenbereich (Hornhaut) auf. In Fällen leichter Verbrennung bilden die Augenlider eine Art schützende Jalousie (Lidschlussreflex), wodurch eine Verletzung tieferer Augenabschnitte verhindert werden kann. Bei direkter Einwirkung der Hitze auf den Gesichtsbereich sind im Regelfall beide Augen betroffen. Wegen des Lidschlussreflexes ist das Au-

genlid immer mit geschädigt. Neben der Augenverletzung können auch Verbrennungen im Gesichtsbereich (S. 360) und evtl. ein Inhalationstrauma vorhanden sein.

Symptomatik • Typische Symptome sind Lidkrampf, Lidschwellung, versengte Wimpern/Augenbraue, Augenrötung, Augenschmerzen, Tränenfluss, Lichtscheu, Hornhauttrübung, Sehstörung, Nekrosenbildung.

Versorgung des Patienten • Eine sofortige Augenspülung reduziert hier primär die Temperatur im Gewebe und sorgt dafür, dass entzündungsfördernde Stoffe von der Augenoberfläche abgespült werden. Bei schweren Verbrennungen sollte der Lidbereich möglichst umgestülpt werden, oberflächliche Schmutzpartikel sind zu entfernen. Die Notfallperson wird zur weiteren Versorgung der isolierten Augenverbrennung in einer Augenklinik vorgestellt. Während des Patiententransports wird eine mäßige Spülung weitergeführt (Empfehlung: 30 Tropfen/min).

Verblitzung, Schneeblindheit

Grundlagen • Auch eine starke UV-Strahlung führt zur Schädigung des Auges. Häufige Ursachen sind der Aufenthalt in schneereichen, höher gelegenen Gebieten bei Sonnenschein und ohne ausreichenden Augenschutz (Sonnen- bzw. Gletscherbrille) – sog. Schneeblindheit – oder beim Schweißen als sog. Verblitzen der Augen. Die energiereiche UV-Strahlung wird überwiegend von der Hornhaut und Bindehaut absorbiert, was zu sonnenbrandähnlichen Verbrennungen führt. Normalerweise sind beide Augen betroffen.

Symptomatik • Die Symptome treten typischerweise erst einige Stunden nach der Exposition mit UV-Strahlung auf: Lidkrampf, Augenrötung, Augenschmerzen, Tränenfluss, Lichtscheu, Fremdkörpergefühl.

Versorgung des Patienten • Ein dezentes Kühlen der Augen und ein Schutz vor Tageslicht lindern die Beschwerden. Dazu werden die Augen mit feuchten sterilen Kompressen abgedeckt und mit einem Augenverband versorgt. Für die weitere Behandlung wird der Patient dem Augenarzt vorgestellt.

RETTEN TO GO

Augenverletzungen

Stumpfe Augenverletzung: Durch stumpfe Gewalteinwirkung auf den Augapfel können alle Strukturen verletzt werden inkl. der knöchernen Augenhöhle. Die Symptome sind deshalb sehr vielfältig und entscheidend ist die Abklärung durch einen Augenarzt. Beide Augen ruhigstellen, das verletzte mit einer Kompresse steril abdecken und leicht kühlen.

Fremdkörperverletzung: Spitze oder scharfkantige Fremdkörper sind wahrscheinlich in das Auge eingedrungen. Oberflächliche Fremdkörper werden häufig durch den Tränenfluss „ausgespült", ggf. unterstützt durch eine Augenspülung. Auch hier steril abdecken, ruhigstellen und den Patienten anschließend einem Augenarzt vorstellen.

Perforierende Augenverletzung: Fremdkörper sind in das Auge eingedrungen, ggf. sogar hindurch. Die Symptome sind vielfältig. Nicht am Auge oder Fremdkörper manipulieren, sondern steril abdecken, ruhigstellen und den Patienten zur operativen Versorgung in einer Augenklinik vorstellen.

Augenverätzung: Durch den Kontakt mit der ätzenden Substanz ist das Auge akut gefährdet. Entscheidend ist die rasche Verdünnung der Chemikalie durch eine intensive Augenspülung. Vorstellung in einer Augenklinik.

Augenverbrennung: Nach Kontakt mit heißen Flüssigkeiten und Dämpfen sollte eine Augenspülung durchgeführt werden, Vorstellung in einer Augenklinik.

Verblitzung, Schneeblindheit: Ursache ist eine Schädigung durch UV-Strahlen (z. B. Gletscher, Schweißen). Wichtig sind Kühlung und Schutz vor Tageslicht. Vorstellung bei einem Augenarzt.

19.4.2 Glaukomanfall

Grundlagen • Unter Glaukom (häufig und eigentlich fälschlicherweise auch als „Grüner Star" bezeichnet) fasst man verschiedene Augenerkrankungen zusammen, bei denen es zur Schädigung des Sehnervs kommt. Eine häufige Ursache hierfür ist ein erhöhter Augeninnendruck. Dieser entsteht, wenn Kammerwasser nicht mehr ungehindert über den sog. Kammerwinkel abfließen kann. Das Glaukom entsteht meist schleichend und bleibt lange Zeit symptomlos, erst im fortgeschrittenen Stadium zeigen sich Sehstörungen als Hinweis auf eine bereits bestehende Schädigung des Sehnervs.

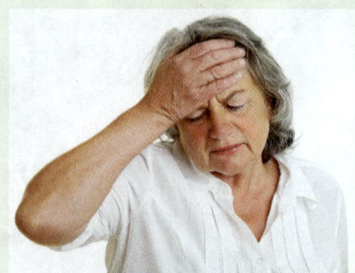
Einsatzmeldung: Häuslicher Notfall – 64-jährige Patientin – Kopfschmerzen, Übelkeit, mehrfaches Erbrechen – Alarmierung RTW.

Die Patientin wird in ihrer häuslichen Umgebung sitzend vorgefunden. Ihr Kollege führt eine kurze Anamnese mit der Patientin durch, parallel beginnen Sie mit der Erhebung der Vitalwerte. Im Anamnesegespräch stellt sich heraus, dass die Symptomatik plötzlich und ohne ersichtliche Ursache eingesetzt hat. Im Vordergrund steht dabei ein unerträglicher rechtsseitiger Kopfschmerz mit anhaltender Übelkeit. Beim Blick ins Licht beschreibt die Patientin störende Farbringe, das rechte Auge ist auffällig gerötet. Bei der Pupillenkontrolle kann eine weite und nur wenig auf Lichteinfall reagierende Pupille festgestellt werden. Das andere Auge zeigt bei der Kontrolle eine normale Lichtreaktion. Durch einzelnes Abdecken der Augen stellt sich heraus, dass eine Sehstörung auf dem geröteten Auge vorhanden ist. Mit leichtem Druck auf die Oberlider ertasten Sie rechtsseitig einen steinharten Augapfel.

Bei einem Glaukomanfall kommt es zu einer plötzlichen kompletten Verlegung des gesamten Abflussbereiches im Kammerwinkel (▶ Abb. 19.12). Eine Weitstellung der Pupille (medikamentös, Dunkelheit) führt zu einer Einengung des Kammerwinkels und kann deshalb einen Glaukomanfall auslösen. Da weiterhin Kammerwasser produziert wird, dieses jedoch nicht mehr abfließen kann, steigt der Augeninnendruck innerhalb weniger Minuten stark an. Neben der ausgeprägten Beschwerdesymptomatik besteht eine akute Gefahr für das Sehvermögen, denn durch die starke Druckerhöhung kann der Sehnerv schnell und dauerhaft geschädigt werden.

Abb. 19.12 Glaukomanfall.

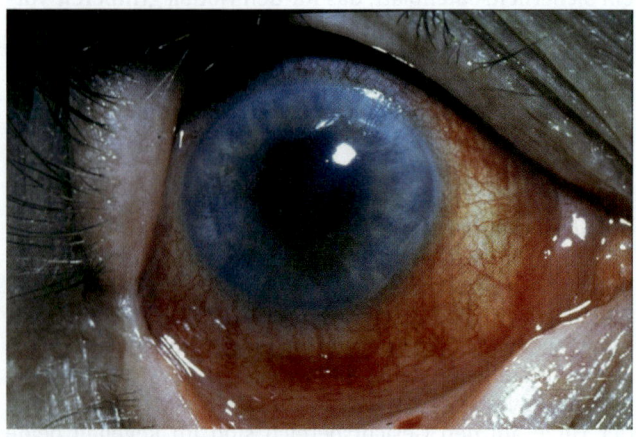

Stark gerötetes Auge mit Trübung der Hornhaut, die Pupille reagiert nicht adäquat auf Lichteinfall.

Symptomatik • Typische Symptome sind Augenrötung, starke Augenschmerzen, Tränenfluss, Lichtscheu, Sehstörung, lichtstarre weite Pupille, harter/praller Augapfel, vegetative Begleitsymptome (Übelkeit, Erbrechen, Kopfschmerzen). Die vegetative Begleitsymptomatik wird von den Betroffenen meist als sehr unangenehm und belastend empfunden und steht deshalb häufig klinisch im Vordergrund.

! Merken Glaukomanfall

Einseitig rotes Auge mit Kopfschmerz und Erbrechen ist höchst verdächtig für einen Glaukomanfall!

Versorgung des Patienten • Oberstes Therapieziel ist die möglichst rasche Senkung des Augeninnendrucks in den Normbereich. Je länger ein ausgeprägter erhöhter Augeninnendruck besteht, umso stärker ist der durch die Druckerhöhung am Sehnerv bedingte Schaden. Um einen irreversiblen Verlust der Sehkraft möglichst zu verhindern, muss der Betroffene für die Akuttherapie umgehend einem Augenarzt vorgestellt werden.

Die Maßnahmen in der Notfallversorgung beschränken sich dabei auf den fachgerechten zügigen Transport des Patienten zur nächstgelegenen Augenklinik bzw. Augenarzt. Vorzugsweise erfolgt der Transport in sitzender oder halbsitzender Position. Die Verabreichung von Sauerstoff über die Nasensonde/Maske sollte mit 4–6 l/min erfolgen. Das Standard-Monitoring (Puls, RR, SpO$_2$, EKG) dient zur Überwachung besonders bei einer ausgeprägten vegetativen Symptomatik. Bei einer sehr ausgeprägten vegetativen Begleitsymptomatik muss ein Notarzt hinzugezogen werden. Bis zum Eintreffen des Notarztes kann ein intravenöser Zugang vorbereitet werden.

RETTEN TO GO

Glaukomanfall

Bei einem Glaukomanfall ist der Augeninnendruck pathologisch erhöht, sodass es zur Druckschädigung des Sehnervs kommen kann. Die Patienten haben Augenschmerzen, Sehstörungen, eine weite lichtstarre Pupille und einen „steinharten" Augapfel. Häufig kommt es zu einer massiven vegetativen Begleitsymptomatik mit Übelkeit und Erbrechen. Zum Schutz des Sehnervs muss der Augeninnendruck so rasch wie möglich gesenkt werden, dafür den Patienten so rasch wie möglich zur nächstgelegenen Augenklinik/Augenarzt transportieren.

19.5 Besonderheiten bei Kindern

Säuglinge und Kleinkinder können eine Sehstörung und evtl. Ursachen (z. B. Unfallhergang) nur sehr eingeschränkt mitteilen. Möglicher Anhaltspunkt ist ein auffälliges Verhalten des unruhigen Kindes, das wiederholt zum Auge greift oder versucht im Auge zu reiben. Bei sichtbarer Rötung und Tränenfluss oder einer erkennbaren Schwellung im Augenbereich sollte das Auge genauer untersucht werden. Bei einer Verletzung im Kopfbereich müssen Augen und Augenumfeld routinemäßig untersucht werden. Im Zweifelsfall muss das Kind beim Augenarzt vorgestellt werden.

Fallbeispiel **Fortsetzung – Plötzlich Kopfschmerzen, Übelkeit und Erbrechen**

Mit der Arbeitsdiagnose „Akuter Glaukomanfall" sollte primär entschieden werden, ob ein Notarzt hinzugezogen werden muss und ob dies unter den gegebenen Umständen sinnvoll ist. Im konkreten Fall wurde von der Patientin ein Schmerzempfinden anhand der Schmerzskala (0–10) von 7 benannt, die erhobenen Kreislaufwerte (Puls und Blutdruck erhöht) waren angesichts der Situation akzeptabel und deuteten nicht auf eine vitale Bedrohung hin. Im Beisein des Rettungsdienstes trat kein weiteres Erbrechen auf und die Patientin gab an, den Transport ohne Schmerzmedikation zu tolerieren. Angesichts der kurzen Entfernung zu einer Augenarztpraxis wurde zugunsten dieser entschieden und eine telefonische Notfallanmeldung durchgeführt. Währenddessen wurde die Patientin bereits zum Rettungswagen geführt und mit erhöhtem Oberkörper auf der Krankentrage gelagert. Über eine Nasensonde bekam die Patientin 4 l/min Sauerstoff. Darüber hinaus erfolgte die Kreislaufüberwachung (Puls, RR, SpO$_2$) für den Transport. Unter Verwendung von Sonder- und Wegerechten wurde die Augenarztpraxis angefahren.

20 Geburtshilfliche und gynäkologische Notfälle

20.1 Einführung

Ungefähr 1 % aller Einsätze im Rettungsdienst sind auf gynäkologische und geburtshilfliche Notfälle zurückzuführen. Diese setzen sich einerseits aus schwangerschaftsassoziierten Notfällen sowie der Geburtshilfe und möglichen Geburtskomplikationen und andererseits aus Erkrankungen der weiblichen Geschlechtsorgane zusammen. Durch die meist regelmäßigen Vorsorgeuntersuchungen werdender Mütter sind Einsätze wegen Schwangerschaftskomplikationen im Rettungsdienst zwar selten, dann aber unter Umständen für Mutter und/oder das ungeborene oder neugeborene Kind lebensgefährlich.

20.2 Anamnese und Untersuchung

Eine **genaue Anamnese** kann wertvolle Hinweise auf die Ursache der Beschwerden geben und wird nach dem SAMPLER-Schema (S. 198) durchgeführt. Bei gynäkologischen Notfällen sollte immer an die **Möglichkeit einer Schwangerschaft gedacht** und nach der **letzten Regelblutung** gefragt werden. Im Fall einer Schwangerschaft ist immer nach dem **Mutterpass** (S. 427) zu fragen.

Nach der Überprüfung der Vitalfunktionen gemäß ABCDE bietet sich zur weiterführenden Untersuchung das **IPPA(F)-Schema** an.

Gynäkologische Untersuchungen sind den meisten Patientinnen unangenehm, ein angepasstes und taktvolles Verhalten ist daher bei entsprechenden rettungsdienstlichen Einsätzen wichtig. Im Rettungsdienst sind überwiegend männliche Kollegen im Einsatz, das Hinzuziehen einer (weiblichen) **Vertrauensperson** kann bei der Untersuchung, wie auch aus juristischen Gründen, dann von Vorteil sein. Sofern möglich, sollten nur die **notwendigsten Maßnahmen** durchgeführt und diese vorher angekündigt und erläutert werden. So muss die Untersuchung von Vulva und/oder Scheideneingang i. d. R. nur bei Verdacht auf **Traumata im Intimbereich** (Ausschluss penetrierender Verletzungen mit Gefahr begleitender Gefäßverletzungen, ▶ Abb. 20.3) und bei **beginnender Geburt** (S. 438) (Beurteilen des Geburtsfortschritts) erfolgen. Weitere Details finden sich bei den Leitsymptomen (S. 426) bzw. bei den einzelnen Krankheitsbildern.

20.3 Allgemeine Maßnahmen

Die durchzuführenden **Maßnahmen** sind abhängig von der Symptomatik und der jeweiligen Verdachtsdiagnose und werden detailliert bei den einzelnen Krankheitsbildern beschrieben.

- Die Sicherstellung und Aufrechterhaltung der **Vitalfunktionen** gemäß dem ABCDE-Schema (S. 192), die kontinuierliche Überwachung per Monitoring (RR, Puls, SpO_2, ggf. EKG) sowie die sättigungsabhängige Gabe von **Sauerstoff** sind im Grunde bei allen Patientinnen mit geburtshilflichen oder gynäkologischen Notfällen indiziert.
- Bei vaginalen Blutungen kommt die **Lagerung nach Fritsch** (▶ Abb. 20.1) und bei Notfällen schwangerer Patientinnen ab dem 2. Trimenon die **Linksseitenlage** (▶ Abb. 20.2) zum Einsatz.

Abb. 20.1 Fritsch-Lagerung.

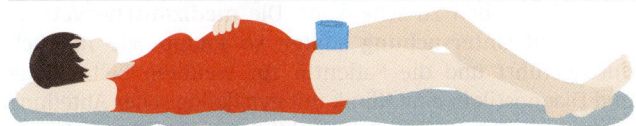

Die Patientin liegt auf dem Rücken, die Beine werden etwa auf Höhe des Kniegelenke überkreuzt und sterile Vorlagen vor die Vulva gelegt (Infektionsschutz, plus Beurteilung der Menge abgehenden Blutes möglich). *Nach: Adams HA. Taschenatlas Notfallmedizin. Thieme; 2016*

Abb. 20.2 Linksseitenlagerung.

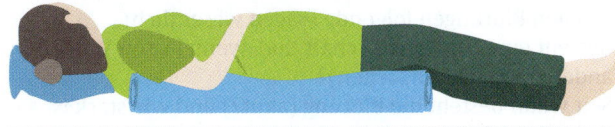

Die Patientin liegt leicht auf der linken Seite, durch eine Decke oder ein Kissen wird die Position unterstützt. Bei Bedarf kann diese Lagerung mit der Lagerung nach Fritsch und/oder mit einer Kopftieflagerung (bei Schocksymptomatik) kombiniert werden.

- Je nach Kreislaufsituation und Medikamentenbedarf werden Vorbereiten und Legen eines i. v.-Zugangs notwendig.
- In der Regel muss der **Notarzt**, bei geburtshilflichen Notfällen möglichst auch eine **Hebamme**, nachgefordert werden. Bei den meisten Schwangerschaftskomplikationen ist die Patientin (ggf. rasch) ins Krankenhaus zu transportieren. Ein akutes Abdomen wie auch starke vaginale Blutungen stellen immer einen Notfall dar, der des Hinzuziehens

des NA, eines schnellen Transports in die Klinik und einer stationären Behandlung bedarf.

! Merken Lagerungsmöglichkeiten

- *Fritsch-Lagerung: bei vaginalen Blutungen* (S. 426) (▶ Abb. 20.1).
- *Linksseitenlagerung* (▶ Abb. 20.2): *ab dem 2. Trimenon der Schwangerschaft (bei Schock zusätzlich Oberkörper tieflagern).*
- *Bauchdeckenentspannende Lagerung* (S. 237): *bei abdominellen Schmerzen/akutem Abdomen.*
- *Nach Möglichkeit auf Lagerungswunsch der Patientin eingehen.*

RETTEN TO GO

Anamnese, Untersuchung, Maßnahmen

Die Anamneseerhebung erfolgt nach dem **SAMPLER-Schema**. Fragen Sie bei gynäkologischen Notfällen immer nach der **letzten Regelblutung** und ziehen Sie eine **mögliche Schwangerschaft** in Betracht. Untersuchen Sie Vulva und Vagina nur, wenn unbedingt notwendig (V. a. penetrierende Verletzung, beginnende Geburt). Neben dem Sichern der Vitalfunktionen gemäß **ABCDE** kommt bei gynäkologisch/geburtshilflichen Notfällen mit vaginaler Blutung oft die **Lagerung nach Fritsch** und bei Notfällen schwangerer Patientinnen ab dem 2. Trimenon die **Linksseitenlage** zum Einsatz. In der Regel muss der NA, bei geburtshilflichen Notfällen ggf. auch eine Hebamme nachgefordert werden.

20.4 Leitsymptome

Übelkeit und Erbrechen, Blutungen sowie akute Unterbauchschmerzen gehören zu den wichtigsten Leitsymptomen im Rahmen gynäkologischer bzw. geburtshlicher Notfälle.

20.4.1 Übelkeit und Erbrechen in der Schwangerschaft

Vor allem in den **ersten 3 Schwangerschaftsmonaten** leiden viele Frauen unter Übelkeit und Erbrechen, das u. a. durch die hohen Konzentrationen des Schwangerschaftshormones **β-hCG** verursacht wird. In einigen Fällen kann das Erbrechen so ausgeprägt und unstillbar sein, dass eine stationäre Behandlung mit Flüssigkeitszufuhr notwendig wird (= sog. **Hyperemesis gravidarum**). Daneben können Stimmungsschwankungen, Müdigkeit und vermehrter Speichelfluss auftreten (sog. **Frühgestose**). Übelkeit und Erbrechen zu einem **späteren Zeitpunkt der Schwangerschaft** können auf die **Spätgestosen** Präklampsie und Eklampsie (S. 432) oder auf ein **Vena-cava-Kompressionssyndrom** (S. 431) hinweisen. Auch an schwangerschaftsunabhängige Ursachen (z. B. Gastroenteritis) ist zu denken.

20.4.2 Genitale Blutungen

Genitale Blutungen während der Schwangerschaft

Genitale Blutungen können zu jedem Zeitpunkt der Schwangerschaft auftreten. In der **Frühschwangerschaft** finden sich vaginale Blutungen insbesondere bei einer **Extrauteringravidität** (S. 428) und beim **Abort** (S. 430), oft in Verbindung mit Unterleibsschmerzen. Blutungsursachen in der **Spätschwangerschaft** können z. B. eine **Placenta praevia** (S. 435) oder eine **vorzeitige Plazentalösung** (S. 436) sein. Näheres zu geburtsbedingten Blutungen, wie z. B. einer **Uterusruptur** (S. 436) oder zu **postpartalen Blutungen** (S. 442), findet sich in den entsprechenden Teilkapiteln.

Genitale Blutungen außerhalb einer Schwangerschaft

Genitale Blutungen **ohne** Vorliegen einer Schwangerschaft sind oft nicht so stark und eher selten lebensbedrohlich. Sie können symptomatisch für **unterschiedlichste Krankheitsbilder** sein, wobei die Ursachen je nach **Alter der Patientin** variieren. Im Kindesalter ist vorrangig an Fremdkörper, Pfählungsverletzungen oder auch an eine Vergewaltigung zu denken. Bei Patientinnen in der Menopause, mit erneuter vaginaler Blutung, muss v. a. an einen Tumor gedacht werden.

Mögliche Blutungsursachen, ohne Vorliegen einer Schwangerschaft, sind:
- **Menstruationsstörungen**, mit verlängerter Blutung oder überperiodenstarker Blutung (sog. **Hypermenorrhoe**).
- **Entzündungen**, wie z. B. eine Eierstockentzündung (Adnexitis).
- **Tumoren** im Unterleib können, v. a. im fortgeschrittenen Krankheitsstadium, zu stärksten Blutungen führen. Dazu zählen **gutartige** Tumoren wie Gebärmuttermyome, aber v. a. auch **bösartige** Tumoren, z. B. das Zervixkarzinom (Gebärmutterhalskarzinom, ▶ Abb. 20.3).
- **Traumen** (z. B. Pfählung, Vergewaltigung, stumpfes Unterbauchtrauma).

Abb. 20.3 Zervixkarzinom.

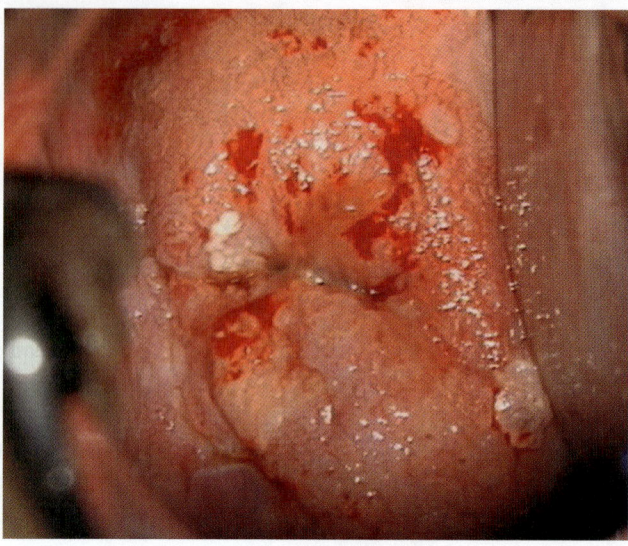

Karzinom des Gebärmutterhalses, das leicht blutet. *Aus: Kreuzer KA, Beyer J. Hämatologie und Onkologie. Thieme; 2016*

> **! Merken Vaginale Fremdkörper**
> *Vaginale Fremdkörper dürfen, wie Fremdkörper im Allgemeinen, wegen Blutungsgefahr nie am Unfallort, sondern erst in der Klinik entfernt werden (hier auch Ausschluss von Verletzungen benachbarter Organe).*

Sonderfall Vergewaltigung • Nach einer Vergewaltigung steht die **psychische Betreuung** der Patientin, am besten durch eine Kollegin, im Vordergrund. Der Patientin ist in dieser Situation „Glauben zu schenken". Die **medizinische Versorgung** und **Untersuchung** sollten **so knapp wie möglich** durchgeführt und die Patientin zur weiteren Behandlung und Diagnostik in eine Klinik mit gynäkologischer Abteilung gebracht werden. Der Rettungsdienst **dokumentiert** ausführlich den Patientenbericht, die Auffindesituation der Patientin und evtl. Besonderheiten (z. B. im Umfeld) und übergibt diese Informationen an die weiterbehandelnde Klinik (die auch z. B. Verletzungen dokumentiert, die Polizei hinzuzieht etc.).

Wichtige Fragen und Maßnahmen

Um zu klären, ob es sich um einen Notfall handelt, sind bei vaginalen Blutungen folgende Fragen wesentlich:
- Besteht eine Schwangerschaft und, wenn ja, seit wann (→ andere mögliche Ursachen)?
- Seit wann besteht die Blutung (akut?) und wie stark ist sie (Schockgefahr)?
- Gibt es Hinweise auf zusätzliche innere Blutungen (Abwehrspannung, Schocksymptomatik)?
- Ist der Kreislauf stabil oder finden sich Schocksymptome?
- Bestehen zusätzlich Schmerzen (z. B. vorzeitige Plazentalösung)?

Bei Blutungen steht neben der **Kreislaufstabilisierung** (S. 271) die **Blutstillung** im Vordergrund. Die Patientin wird **nach Fritsch** (▶ Abb. 20.1) gelagert. Von einer vaginalen Tamponade ist abzusehen, da die Blutung dadurch verstärkt werden kann. Eine definitive Blutstillung bei geburtshlichen und gynäkologischen Ursachen kann i. d. R. erst in der Klinik erfolgen. Innere Blutungen können zudem nur indirekt bemerkt werden (z. B. harter Bauch, Schocksymptomatik) und werden oft unterschätzt. Entscheidend ist der zügige Transport in die Klinik unter kontinuierlichem Monitoring, bei Anzeichen eines Schocks NA hinzuziehen und Schocktherapie (S. 271) einleiten.

20.4.3 Unterleibschmerzen

Die Ursachen akuter Unterleibschmerzen sind vielfältig. Es müssen schwangerschaftsassoziierte von gynäkologischen, nicht schwangerschaftsbedingten Unterleibschmerzen unterschieden werden. Daneben gibt es zahlreiche andere Erkrankungen (z. B. internistisch oder urologisch bedingt), die Unterbauchschmerzen auslösen können und die auszuschließen sind, vgl. „Akutes Abdomen" (S. 316).

Unterleibschmerzen während der Schwangerschaft

Schmerzen in der **Frühschwangerschaft** können durch das **Wachstum des Uterus** und die zunehmende **Dehnung der Mutterbänder** hervorgerufen werden und finden sich relativ häufig. Aber auch ein (bevorstehender) Abort (S. 430) kann Schmerzen hervorrufen. Bei Frauen im gebärfähigen Alter sollte, v. a. bei plötzlich auftretenden Unterbleibschmerzen, immer auch an eine extrauterine Gravidität (S. 428) gedacht werden. Zu einem **fortgeschrittenen Zeitpunkt der Schwangerschaft** können z. B. eine vorzeitige Plazentalösung (S. 436), einsetzende Wehen (S. 433) oder eine Uterusruptur (S. 436) zu mitunter starken Bauchschmerzen führen.

! *Merken* **Unterleibschmerzen und Schwangerschaft**
Unterleibschmerzen in der Schwangerschaft müssen gynäkologisch abgeklärt werden. Bei jeder Frau im gebärfähigen Alter mit Abdominalschmerzen muss auch an eine extrauterine Gravidität gedacht werden.

Unterleibschmerzen außerhalb einer Schwangerschaft

Gynäkologische, aber nicht schwangerschaftsbedingte akute Unterleibschmerzen können z. B. durch **Ovarialzysten** oder **gutartige** oder **bösartige Ovarialtumoren** ausgelöst werden. Insbesondere Ovarialzysten können eine Stieldrehung des Eierstocks auslösen und damit zum akuten Abdomen führen. Kennzeichnend ist der plötzlich einsetzende, einseitige heftige Unterleibschmerz (oft nach schnellen Drehbewegungen). Daneben führen **entzündliche Erkrankungen** im Bereich des kleinen Beckens (z. B. Adnexitis, Salpingitis) zu akuten Unterleibschmerzen. Hierbei handelt es sich oft um aus der Vagina aufsteigende Infektionen, die insbesondere bei jungen, sexuell aktiven Frauen auftreten. Besteht begleitend hohes Fieber bei schwerem Krankheitsgefühl, deutet dies auf eine Ausbreitung der Entzündung auf das Bauchfell (S. 355) hin.

Natürlich müssen auch **nicht gynäkologische Ursachen** wie z. B. eine Appendizitis oder ein Harnwegsinfekt differenzialdiagnostisch in Erwägung gezogen werden. Traumatische Ursachen ergeben sich aus der Anamnese bzw. dem Unfallmechanismus.

RETTEN TO GO

Gynäkologische Leitsymptome

Übelkeit und Erbrechen, **genitale Blutungen** sowie **akute Unterleibschmerzen** gehören zu den wichtigsten Leitsymptomen im Rahmen von gynäkologischen bzw. geburtshilflichen Notfällen.

Wichtig ist es zu unterscheiden, ob die Beschwerden schwangerschaftsbedingt oder schwangerschaftsunabhängig bestehen.

20.5 Schwangerschaft

20.5.1 Einteilung und Dauer

Eine Schwangerschaft dauert vom 1. Tag der letzten Menstruation (post menstruationem, p. m.) 40 Wochen und wird in 3 gleichlange Abschnitte (Trimena) unterteilt. Im **1.** Trimenon (= SSW 1–12, sog. Frühschwangerschaft) sind die Zeichen der hormonellen Umstellung mit erhöhtem β-hCG vorherrschend. Viele Frauen leiden unter vermehrter Übelkeit und Erbrechen (S. 426). Im **2.** Trimenon (SSW 13–27) lassen diese Beschwerden nach. Im **3.** Trimenon (SSW 28–40) gehören zu den typischen Beschwerden der Spätschwangerschaft u. a. Sodbrennen, Atemnot bei Belastung und häufiger Harndrang. Wichtig ist es, diese Befindlichkeitsstörungen von „echten" krankhaften Veränderungen zu unterscheiden. **Schwangerschaftsbedingte Komplikationen** entwickeln sich besonders im **1. und 3. Trimenon**.

Die **aktuelle Schwangerschaftsdauer** wird durch die Angabe der Anzahl der abgeschlossenen SSW plus der Anzahl der Tage der angefangenen Woche angegeben und ist u. a. für das Einsatzprotokoll relevant (z. B. **34 + 2 SSW** = Schwangerschaft besteht seit 34 Wochen und 2 Tagen = 35. SSW).

Details zu Befruchtung, Einnistung und Entwicklung siehe dort (S. 91).

20.5.2 Mutterpass

Bei einer schwangeren Patientin sollte man sich **immer den Mutterpass ansehen**, da hier wesentliche Daten rund um die Schwangerschaft im Rahmen der Vorsorgeuntersuchungen notiert werden (▶ Abb. 20.4). Dazu zählen:
- Anamnese und allgemeine Befunde, **Risikofaktoren**
- Blutgruppe, Antikörpersuchtest, Röteln-, Lues-, HIV-Serologie
- **Daten zu vorangegangenen Schwangerschaften**
- Zyklusanamnese mit **berechnetem Entbindungstermin**
- **besondere Befunde im Schwangerschaftsverlauf** (z. B. Placenta praevia)
- allgemeine körperliche Untersuchung mit Gewicht, **Blutdruck**, Hb, Urinbefunde (z. B. **Proteinurie**).
- **Letzte gynäkologische Untersuchung** mit SSW, Befund der vaginalen Untersuchung, aktuelle Kindslage (z. B. BEL).

Wichtige **Abkürzungen im Mutterpass** sind: CTG: Kardiotokografie, EGT: errechneter Geburtstermin, ET: Entbindungstermin, EUG: Extrauteringravidität, MM: Muttermund, BEL: Beckenendlage, QL = Querlage, SL = Schädellage, SSL: Scheitel-Steiß-Länge, SSW: Schwangerschaftswoche, SP = Spontangeburt.

Abb. 20.4 Mutterpass.

Auszug einer Seite mit Gravidogramm = Untersuchungen zum Schwangerschaftsverlauf.

! Merken Mutterpass ansehen
- Machen Sie sich im Vorfeld mit dem Mutterpass vertraut (Abkürzungen beachten).
- Bei schwangeren Patientinnen immer den Mutterpass ansehen und (mit der eigenen Dokumentation) mit in die Klinik nehmen!

ACHTUNG
Achten Sie darauf, dass Sie die Informationen der aktuellen Schwangerschaft ansehen (es können mehrere Schwangerschaften in einem Mutterpass dokumentiert sein)!

RETTEN TO GO

Schwangerschaft und Mutterpass

Schwangerschaftsdauer: Eine Schwangerschaft dauert vom 1. Tag der letzten Menstruation 40 Wochen und wird in 3 gleichlange Abschnitte (Trimena) unterteilt. Die aktuelle Schwangerschaftsdauer wird durch die Anzahl der abgeschlossenen SSW plus der Anzahl der Tage der angefangenen Woche angegeben (z. B. 34 + 2 SSW).

Schwangerschaftsbedingte Komplikationen entwickeln sich besonders im **1. und 3. Trimenon**.

Bei einer schwangeren Patientin sollte man sich **immer** den Mutterpass ansehen.

20.6 Notfallsituationen während der Schwangerschaft

20.6.1 Komplikationen in der Frühschwangerschaft

Extrauteringravidität (EUG)

Fallbeispiel Starke Unterleibschmerzen

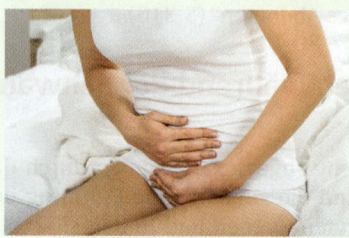

© Andrey Popov – Fotolia.com

Sie werden um 8:10 Uhr mit der Einsatzmeldung „Abdominale Schmerzen" zu einer 25 Jahre alten Patientin gerufen. Bei Ankunft am Einsatzort öffnet die Mutter der Patientin die Haustür und führt sie zu der Tochter mit den Worten „Gut, dass Sie da sind. Ich weiß mir bei den starken Schmerzen von Tina nicht mehr zu helfen. Wir haben schon Ibuprofen und Wärmeflasche versucht, was ihr sonst immer gut hilft, aber ohne Erfolg." Tochter Tina M. liegt mit angezogenen Beinen auf der Couch und ist mit einer Decke zugedeckt. „Guten Morgen, mein Name ist Müller und das ist mein Kollege Schmidt, wir kommen vom Rettungsdienst. Was für Beschwerden haben Sie denn?", stellen Sie sich zunächst bei der Patientin vor. Frau M. antwortet: „Mein Bauch tut seit ca. 5 Uhr sehr weh. Es hilft nichts, was sonst immer taugt. Ich kenne ja Regelschmerzen, aber das ist nicht vergleichbar." Auf die Frage nach der letzten Periode antwortet sie: „Keine Ahnung, ich habe einen sehr unregelmäßigen Zyklus. Es könnte vor 6 Wochen gewesen sein. Ach, ich weiß nicht …" Sie erkundigen sich daraufhin nach der genauen Lokalisation der Schmerzen. „Rechts unten, so wie es war, als ich als Teenager eine Blinddarmentzündung hatte", antwortet die Patientin.

Grundlagen

Definition Extrauteringravidität
Bei einer EUG nistet sich die befruchtete Eizelle nicht innerhalb (intrauterin), sondern außerhalb (extrauterin) der Gebärmutterhöhle (z. B. im Eileiter) ein; sog. ektope Schwangerschaft.

Pathophysiologie und Ursachen • Reifungs- und Transportstörungen der Eizelle (z. B. durch Verwachsungen nach Eileiterentzündungen) können zu einer EUG führen. In den meisten Fällen erfolgt die Einnistung (= Nidation) der Eizelle dann im **Eileiter** (= Tubargravidität), wesentlich seltener in der Bauchhöhle oder im Ovar (► Abb. 20.5a). Bei einer Tubargravidität kommt es durch das rasche Fruchtwachstum zu Unterleibschmerzen und später zur (lebensbedrohlichen) Eileiterruptur. Eine EUG kann sich nur wenige Tage bis Wochen entwickeln, dann stirbt der Embryo ab (► Abb. 20.5b).

Symptomatik

Die Symptome können stark variieren und sind u. a. von Schwangerschaftsdauer und Lage der Frucht abhängig. Die Patientinnen entwickeln oft **einseitige Unterleibschmerzen**

Abb. 20.5 Extrauteringravidität.

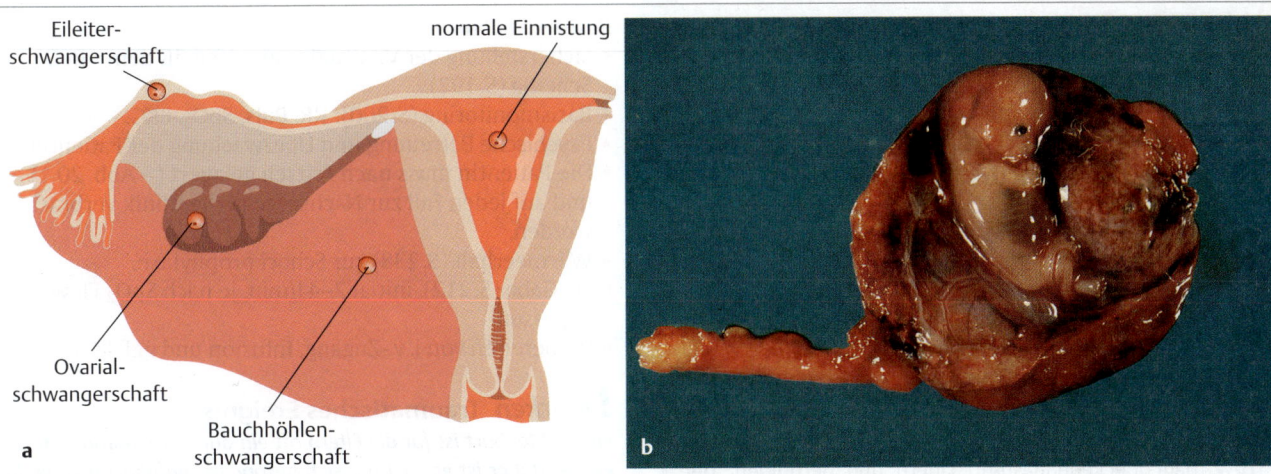

a Mögliche Einnistungsorte.
b Operationspräparat nach Tubargravidität.

a nach: Gätje R et al. Kurzlehrbuch Gynäkologie und Geburtshilfe. Thieme; 2015. b aus: Weyerstahl Th, Stauber M. Duale Reihe Gynäkologie und Geburtshilfe. Thieme; 2013.

und evtl. eine **Schmierblutung**. Gegebenenfalls finden sich Symptome der Frühschwangerschaft (S. 427).

Die Anamnese kann wegweisend sein (positiver Schwangerschaftstest?, letzte Regelblutung?).

Bei einer Eileiterruptur (**Tubarruptur**) treten die Schmerzen **plötzlich** auf (Zerreißungsschmerz). Die Patientinnen können kollaptisch werden. Blutungen in die freie Bauchhöhle führen zum Bild des **akuten Abdomens** (S. 316) mit Abwehrspannung der Bauchdecke. Es besteht die Gefahr der Entwicklung eines **hypovolämischen Schocks** (S. 272), da es in kürzester Zeit zu großen Blutverlusten kommen kann!

❗ Merken EUG mit Tubarruptur

Ein akutes Abdomen, das sich plötzlich aus völligem Wohlbefinden entwickelt, muss bei einer Frau im gebärfähigen Alter immer an eine EUG mit Eileiterruptur denken lassen und zügig klinisch abgeklärt werden – die Symptomatik kann Lebensgefahr bedeuten!

Versorgung der Patientin

Basismaßnahmen

- Sicherstellung der Vitalfunktionen gemäß dem ABCDE-Schema (S. 192).
- Basismonitoring (S. 200): RR, Puls, EKG, SpO₂, v. a. frühzeitige **Puls- und RR-Messung**, um eine bedrohliche Blutung mit beginnendem Volumenmangelschock zu erkennen!
- Patientin beruhigen und je nach Schwere des Symptomatik **flach lagern**, ggf. Beine anwinkeln (Bauchdeckenentlastung) oder Schocklagerung.
- Wärmeerhalt mit Rettungsdecke (wegen evtl. Schockentwicklung).
- Der Notarzt ist immer nachzualarmieren bei: akut vitaler Bedrohung, V. a. auf Schock bzw. bei starken Schmerzen zur Analgesie.
- Eine O₂-Gabe (S. 212) ist je nach Zustand der Patientin und O₂-Sättigung indiziert.
- Vorbereiten von i. v.-Zugang, Infusion und Medikation.

Erweiterte Maßnahmen • Je nach Kreislaufsituation muss nach Legen eines oder mehrerer **venöser Zugänge** Volumen substituiert werden (VEL), vgl. Schocktherapie (S. 271). Bei stärkeren Schmerzen ist eine **Analgesie**, z. B. mit Metamizol (z. B. Novalgin®) oder Opioiden, durch den NA angezeigt. Die Patientin ist zügig in die nächste Klinik mit gynäkologischer Abteilung zu transportieren. Bei akutem Abdomen „load and go", Voranmeldung in Klinik.

Fallbeispiel Fortsetzung – Starke Unterleibschmerzen

Als die Mutter kurz den Raum verlässt, erzählt die Patientin rasch und besorgt: „Ich habe seit 8 Wochen einen neuen Freund. Meine Mutter ist gegen die Beziehung. Vorhin habe ich einen Schwangerschaftstest gemacht, der war positiv. Hoffentlich geht es dem Baby gut!" Sie antworten beruhigend: „Frau M., wir werden Ihnen jetzt zunächst ein Pulsoximeter anlegen und Ihnen den Blutdruck messen." Das Pulsoximeter zeigt eine Herzfrequenz von 110/min, die Sättigung liegt bei 98 %, der gemessene Blutdruck beträgt 110/80 mmHg.

Da die Patientin weiterhin über stärkste Schmerzen klagt und die Herzfrequenz erhöht ist (als Hinweis auf ein evtl. beginnendes Schockgeschehen), entschließen Sie sich, den NA nachzufordern.

Sie erläutern der Patientin, dass der Notarzt gleich kommen wird, um ihr etwas gegen die Schmerzen zu geben, und der Kollege nun die Transporttrage holen geht, damit sie zur weiteren Abklärung ins Krankenhaus gebracht werden kann. Sie bereiten daraufhin alles für einen peripheren Zugang und eine Infusion vor und melden die Patientin in der Klinik an.

Die Mutter kommt in diesem Moment zurück und fragt: „Was machen Sie jetzt mit ihr? Wo ist Ihr Kollege hin?" Sie antworten: „Wir haben den Notarzt angefordert, damit er Ihrer Tochter etwas gegen die Schmerzen geben kann, dann werden wir sie mit ins Krankenhaus nehmen, dort wird man weitere Untersuchungen durchführen, um die Ursache für die Schmerzen zu finden. Mein Kollege ist gerade an den Rettungswagen und holt die Trage."

Der nach wenigen Minuten eintreffende NA legt den peripher-venösen Zugang und spritzt Frau M. das Opioid-Analgetikum Piritramid, woraufhin die Schmerzen schnell besser werden. Während des Transports in die Klinik erhält die Patientin Sauersoff (4 l/min) und eine VEL. Der zügige Transport in die Klinik verläuft problemlos, die engmaschig gemessenen Vitalparameter halten sich auf dem im Vorfeld gemessenen Niveau. Bei den Untersuchungen im Krankenhaus stellt sich heraus, dass die Ursache für die Unterleibsschmerzen eine Eileiterschwangerschaft ist, die Patientin muss operiert werden.

RETTEN TO GO

Extrauteringravidität (EUG)

Bei einer EUG nistet sich die befruchtete Eizelle **außerhalb der Gebärmutter** ein. **Ursächlich** sind Reifungs- und Transportstörungen der Eizelle (z. B. durch Verwachsungen nach Eileiterentzündungen). Die Einnistung erfolgt in den meisten Fällen im **Eileiter**. Die **Symptome** können stark variieren, die Patientinnen entwickeln oft einseitige Unterleibschmerzen und Schmierblutungen. Nach Tubarruptur oft „Zerreißungsschmerz" mit Entwicklung eines akuten Abdomens und Schocksymptomatik. Die **Basismaßnahmen** umfassen neben der Sicherstellung der Vitalfunktionen gemäß ABCDE und Basismonitoring: Patientin flach bzw. bauchdeckenentlastend lagern und beruhigen, bei Zeichen des Schocks Schocklagerung und NA nachalarmieren, ggf. O₂-Gabe und Vorbereitung von i. v.-Zugang, Infusion sowie Medikation. Zu den **erweiterten Maßnahmen** zählen die Volumensubstitution (VEL), bei Schock forcierte Volumengabe und bei stärkeren Schmerzen die Analgesie. Die Patientin ist zügig in die nächste Klinik zu transportieren!

Fehlgeburt (Abort)

Grundlagen

Definition Fehlgeburt
Als Fehlgeburt (Abort) bezeichnet man die vorzeitige und ungewollte Beendigung der Schwangerschaft vor der 24. SSW.

Häufigkeit und Ursachen • Der Abort ist die häufigste Schwangerschaftskomplikation und betrifft ca. 20 % aller festgestellten Graviditäten. Etwa 80 % aller Fehlgeburten ereignen sich in den ersten 12 SSW (am häufigsten in den ersten 5 SSW), mit zunehmender Schwangerschaftsdauer kommt ein Abort deutlich seltener vor. Die Ursachen sind vielfältig und reichen von Fehlentwicklungen des Fetus (Chromosomenanomalien) über Infektionen bis hin zu Gebärmutterfehlbildungen. Oft lässt sich die Ursache nicht ausmachen.

Symptomatik und Differenzialdiagnosen

Symptomatik • Ein **Frühabort** (Fehlgeburt vor der 12. SSW) verläuft häufig unbemerkt. Bei einem symptomatischen Abort finden sich mäßige (bis starke) **vaginale Blutungen**, evtl. mit Abgang von Blut- oder Gewebsklumpen und ggf. in Verbindung mit **wehenartigen Schmerzen**. Vor allem ein **Spätabort** (Fehlgeburt nach der 12. SSW) kann mit starken Blutungen einhergehen (→ ggf. Volumenmangelschock). Bei einem unvollständigen Fruchtabgang ist im weiteren Verlauf die Entwicklung eines septischen Schocks möglich.

Differenzialdiagnosen • In der Frühschwangerschaft kann auch ein sog. **drohender Abort** (Abortus imminens) auftreten. Darunter versteht man eine vaginale Blutung und/oder Wehentätigkeit bei intakter Embryonalanlage und geschlossenem Gebärmutterhals. Es ist hier also noch nicht zum Schwangerschaftsabbruch gekommen. Im Zweifelsfall ist immer von einer noch intakten Schwangerschaft auszugehen und eine zügige Klinikeinweisung zur weiteren Abklärung, Diagnostik und Therapie angezeigt!

Versorgung der Patientin

Basismaßnahmen
- Sicherstellung der Vitalfunktionen gemäß dem ABCDE-Schema (S. 192).
- Basismonitoring (S. 200): RR, Puls, SpO₂, EKG.
- Psychische Betreuung und Überwachung der Patientin.
- Die Patientin muss **nach Fritsch gelagert** (▶ Abb. 20.1) und auf jeden Fall zur Nachsorge in die Klinik verbracht werden.
- Wärmeerhalt (S. 238) zur Schockprophylaxe.
- O₂-Gabe (S. 212), initial 2–4 l/min, je nach SpO₂ Flow ggf. anpassen.
- Vorbereiten von i. v.-Zugang, Infusion und ggf. Medikation.

! *Merken* Traumatisches Ereignis
Eine Fehlgeburt ist für die Eltern oft ein äußerst traumatisches Ereignis, daher ist es wichtig, sich besonders einfühlsam zu verhalten.

Erweiterte Maßnahmen • Insbesondere bei einem Frühabort sind die Blutungen i. d. R. nicht so stark, dass kreislaufstabilisierende Maßnahmen erforderlich werden. Gegebenenfalls können aber eine **Volumensubstitution** (VEL) und die Verabreichung von kreislaufunterstützenden Medikamenten zur Schocktherapie (S. 272) notwendig werden, dann ist der NA anzufordern. Bei lebensgefährlicher Blutung und/oder sichtbarem Abortgewebe wird der NA die Gabe eines Kontraktionsmittels (z. B. Oxytocin) in Betracht ziehen. Bei Schmerzen können Analgetika zum Einsatz kommen. Die Patientin ist in eine gynäkologisch-geburtshilfliche Klinik zu transportieren.

ACHTUNG
Keine Manipulationen am Uterus wegen der Möglichkeit des Einbringens von kindlichen oder plazentaren Bestandteilen in den venösen Blutkreislauf der Mutter mit der Gefahr der Blutgerinnselbildung und Embolie.

RETTEN TO GO

Fehlgeburt (Abort)

Bei einer vorzeitigen und ungewollten Beendigung der Schwangerschaft vor der 24. SSW spricht man von einem Abort. Eine Fehlgeburt ist die **häufigste Schwangerschaftskomplikation**. Rund 80 % aller Fehlgeburten ereignen sich in den ersten 12 SSW. Die **Ursachen** sind vielfältig (z. B. Chromosomenanomalien, Infektionen). Oft lässt sich auch keine Ursache finden. Wird ein **Frühabort** (Fehlgeburt vor der 12. SSW) symptomatisch, finden sich meist mäßige vaginale **Blutungen**, evtl. auch **wehenartige Schmerzen**. Ein **Spätabort** (> 12. SSW) kann mit starken Blutungen einhergehen → Gefahr des Volumenmangelschocks. Die **Basismaßnahmen** umfassen neben der Sicherstellung der Vitalfunktionen gemäß ABCDE, Basismonitoring, Wärmeerhalt, Lagerung der Patientin nach Fritsch (▶ Abb. 20.1) und psychische Betreuung. An **erweiternden Maßnahmen** kommen ggf. Volumensubstitution und Schocktherapie, bei starken Schmerzen Analgetika zum Einsatz.

20.6.2 Komplikationen bei fortgeschrittener Schwangerschaft

Vena-cava-Kompressionssyndrom

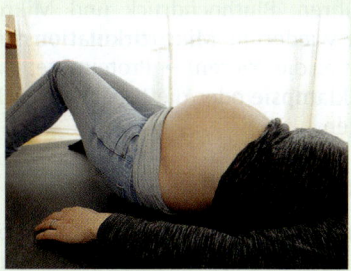

Fallbeispiel **Mir ist so schlecht**

An einem heißen Julinachmittag werden Sie um 14:23 Uhr mit der Einsatzmeldung „Synkope" in ein Wohngebiet gerufen. Der Partner der Patientin, der auch angerufen hat, erwartet sie mit den Worten „Meiner Susi geht es gar nicht gut. Machen Sie schnell!" empfangen. Sie finden die Patientin auf der Couch liegend vor. Die Frau namens Semmler ist schweißgebadet, kreidebleich und hochschwanger. Ihre Lippen sind blass und sie klagt auf die Frage, was denn passiert sei: „Mir war schon heute früh nicht gut, ich habe mich sogar übergeben müssen. Ich habe mich extra hingelegt, aber das hat auch nichts geholfen, im Gegenteil. Mir ist jetzt so schlecht!" Herr Semmler berichtet daraufhin, dass seine Frau gestern noch bei ihrer Frauenärztin war, und mit der Kleinen sei alles okay gewesen! Sie sei nun im 8. Monat und bisher war immer alles gut. „Schauen Sie, da liegt der Mutterpass von Susi."

Definition **Vena-cava-Kompressionssyndrom**

Vor allem im 3. Trimenon kann es durch das zunehmende Gewicht des Uterus zu einer vermehrten Kompression der V. cava inferior (untere Hohlvene), insbesondere in Rückenlage, kommen. Der venöse Rückstrom zum Herzen wird behindert (→ Abnahme der zirkulierenden Blutmenge), die Schwangere wird hypoton, wodurch es in Folge ggf. zur Unterversorgung des Ungeborenen kommt.

Symptomatik

Bei der Schwangeren kann dieses Syndrom (▶ Abb. 20.6) zu **RR-Abfall**, Schwäche, Tachykardie, kaltschweißiger Haut, Atemnot und Schocksymptomen führen, bei zerebraler Minderperfusion können Bewusstseinsstörungen bis hin zur Bewusstlosigkeit auftreten. Die Minderdurchblutung des Uterus kann einen **O_2-Mangel beim Kind** bewirken!

„Einschub" Plazentainsuffizienz • Durch eine Verminderung des Blutflusses in der Plazenta reicht der Austausch von Nährstoffen und O_2 zwischen Plazenta und Fetus nicht mehr vollständig aus und es droht eine Minderversorgung des Kindes. Eine **akute Plazentainsuffizienz** kann durch eine Hypotonie der Mutter, z. B. durch ein Vena-cava-Kompressionssyndrom entstehen oder beispielsweise auch durch eine vorzeitige Plazentalösung oder eine Placenta-praevia-Blutung ausgelöst werden. Die akute Form stellt einen absoluten Notfall dar, da die akute O_2-Minderversorgung eine **vitale Bedrohung** für das Ungeborene bedeutet (→ pathologische CTG-Befunde)!

Abb. 20.6 Vena-cava-Kompressionssyndrom.

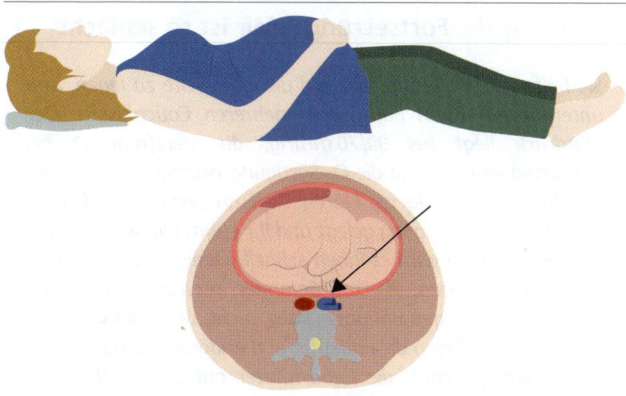

In Rückenlage kann es zu einer Kompression der V. cava inferior (Pfeil) mit entsprechenden Symptomen kommen.

Versorgung der Patientin

Basismaßnahmen

- Die Patientin ist unverzüglich in **Linksseitenlage** zu bringen (→ Entlastung der rechts von der Wirbelsäule gelegenen V. cava), wodurch meist innerhalb weniger Minuten eine Zustandsbesserung eintritt!
- Sicherstellung der Vitalfunktionen gemäß dem ABCDE-Schema (S. 192) und Basismonitoring (S. 200).
- O_2-Gabe, initial 2–4 l/min, je nach SpO_2 Flow ggf. anpassen.
- Tritt durch die Lagerungsmaßnahme keine rasche Besserung ein, ist der NA nachzufordern!
- Gegebenenfalls Vorbereiten von i. v.-Zugang, Infusion und Medikation.

Erweiterte Maßnahmen • Im Normalfall handelt es sich um einen relativen Volumenmangel und es kommt nach Lageänderung zu einer raschen Normalisierung des Blutdrucks, sodass i. d. R. keine Volumensubstitution erforderlich wird. Bei persistierender Symptomatik trotz Linksseitenlage ist neben der Volumensubstitution (z. B. Jonosteril®) bei einem fortbestehendem RR systolisch < 100 mmHg die medikamentöse Kreislaufstabilisierung indiziert (Theoadrenalin/Cafedrin, z. B. Akrinor®).

! Merken **Kontrolle des Ungeborenen**

Auch wenn sich der Zustand der Patientin durch die durchgeführten Maßnahmen stabilisiert, sollte immer eine geburtshilfliche Abklärung erfolgen, um einen O_2-Mangel des Fetus auszuschließen.

! Merken **Linksseitenlage**

Alle schwangeren Patientinnen sollten ab dem 2. Trimenon grundsätzlich in ca. 15° Linksseitenlage gelagert (bei Schock zusätzlich Oberkörper tieflagern) und transportiert werden (▶ Abb. 20.2).

Fallbeispiel Fortsetzung – Mir ist so schlecht

Sie helfen der Patientin, sich auf die linke Seite zu legen, und unterpolstern ihren Bauch mit mehreren Couchkissen. Der Blutdruck liegt bei 90/70 mmHg, die Herzfrequenz bei 110 Schlägen/min und die O₂-Sättigung beträgt 98 %. Da der Blutdruck zu niedrig ist, klären Sie Frau Semmler auf, dass nun ein venöser Zugang gelegt und ihr etwas Flüssigkeit gegeben wird. „Dann wird es Ihnen schnell wieder ...", können sie gerade noch sagen, als Frau Semmler losweint. „Ich mache mir so große Sorgen um unser Baby, nicht, dass ihm was passiert." Sie beruhigen die Patientin und erklären ihr, dass durch die Schwangerschaft die Gebärmutter auf die Bauchgefäße drückt und es dadurch, insbesondere in Rückenlage, zu einem niedrigen Blutdruck kommen kann. „Dadurch, dass wir Sie jetzt auf die linke Seite gedreht haben, wird Ihr Blutdruck wieder steigen und es müsste Ihnen gleich besser gehen." Frau Semmler geht es dann auch tatsächlich schnell besser und der Blutdruck stabilisiert sich bei 120/80 mmHg. Sie fahren die Patientin aber trotzdem mit dem Rettungswagen in die Klinik, damit der Zustand des ungeborenen Kindes kontrolliert werden kann. Dazu lagern Sie Frau Semmler zunächst auf ein Tragetuch und unten am Rettungswagen auf die Transporttrage (weiterhin in Linksseitenlage) um. Nach erneuter RR-Messung erfolgt der komplikationslose Transport ins Krankenhaus.

RETTEN TO GO

Vena-cava-Kompressionssyndrom

Durch das zunehmende Gewicht des Uterus kann es, v. a. im 3. Trimenon und bei Rückenlage, zu einer vermehrten **Kompression der V. cava inferior** (untere Hohlvene) und damit zu einer **Hypotonie** der Schwangeren und ggf. zur Unterversorgung des Ungeborenen kommen. Mögliche **Symptome** bei der Schwangeren sind: Schwäche, Tachykardie, RR-Abfall, kaltschweißige Haut und Atemnot bis hin zum Bewusstseinsverlust. Beim Ungeborenen kann die Minderdurchblutung des Uterus einen O₂-Mangel bewirken!

Neben der Sicherstellung der Vitalfunktionen gemäß ABCDE ist die Patientin unverzüglich in **Linksseitenlage** zu bringen, weiterhin sind ein Basismonitoring und die Gabe von O₂ angezeigt. Tritt durch die Lagerungsmaßnahme keine rasche Zustandsbesserung ein, ist der NA nachzufordern! Bei persistierender Symptomatik der Schwangeren trotz Linksseitenlage: Volumensubstitution und medikamentöse Kreislaufstabilisierung. In jedem Fall **geburtshilfliche Abklärung**, um einen O₂-Mangel des Fetus auszuschließen.

Schwangerschaftsinduzierte Hypertonie (SIH) und (Prä-)Eklampsie

Grundlagen

Definition SIH, Präeklampsie und Eklampsie

Man spricht von einer schwangerschaftsinduzierten Hypertonie (SIH, Synonym: Gestationshypertonie), wenn nach der 20. SSW RR-Werte > 140/90 mmHg gemessen werden (bei vorheriger Normotonie). Kommt es zusätzlich zu einer erhöhten Eiweißausscheidung über den Urin (Proteinurie), nennt man dies Präeklampsie. Treten bei einer Präeklampsie tonisch-klonische Krampfanfälle hinzu, spricht man von einer Eklampsie (in ca. 50 % d. F. tritt diese ohne schwere Hypertonie auf). Eine schwere und akut verlaufende Variante der Präeklampsie ist das HELLP-Syndrom (S. 433).

Ursachen/Pathophysiologie • Die Ursachen sind im Detail unklar. Im Verlauf der Schwangerschaft steigen Atem- und Herzfrequenz sowie Herzzeitvolumen als Folge von Anpassungsreaktionen des Körpers an. Der **Anstieg des HZV** ist vermutlich Auslöser für eine **SIH**. Die **Präeklampsie** entsteht wahrscheinlich durch eine Immunreaktion im Bereich des Endothels der Schwangeren, die zu einer Ausschüttung von Stoffen führt, die eine **Vasokonstriktion** und damit eine Hypertonie bewirken. Diese **Endothelschäden** können zu kleinen **Mikrothromben** führen. Bluthochdruck und Mikrothromben können dann wiederum **Mikrozirkulationsstörungen** bewirken und u. a. die Nieren → Proteinurie; das ZNS → Krampfanfälle = **Eklampsie** oder die Leber → HELLP-Syndrom (S. 433) schädigen.

Symptomatik und Differenzialdiagnosen

Durch den erhöhten Blutdruck leiden die Patientinnen oft unter **Kopfschmerzen**. Die Präeklampsie ist zusätzlich durch **Ödeme** gekennzeichnet, die neben Unterschenkelödemen Hände und Gesicht betreffen. **Warnsymptome** einer **drohenden Eklampsie**, die mit **tonisch-klonischen Krämpfen** (mit oder ohne Bewusstseinsverlust) einhergeht, sind ein weiterer Blutdruckanstieg, Kopfschmerzen, Sehstörungen (z. B. Flimmern vor den Augen), Ohrensausen, Übelkeit und Erbrechen, motorische Unruhe und gesteigerte Muskeleigenreflexe. Cave: Atemstillstand und Bewusstlosigkeit durch zerebralen Krampfanfall!

! Merken Eklampsie = vitale Bedrohung
*Eine Eklampsie stellt eine **vitale Bedrohung** für Kind und Mutter dar, u. a. durch eine O₂-Unterversorgung des Ungeborenen über die Plazenta und einen zerebralen O₂-Mangel der Mutter während eines Krampfanfalls!*

Bedingt durch die Mikrozirkulationsstörungen kann es fast an allen Organsystemen zu **Komplikationen** kommen (z. B. akutes Nierenversagen, Lungenödem). Der erhöhte Blutdruck birgt zudem die Gefahr der Ausbildung eines retroplazentaren Hämatoms (→ vorzeitige Plazentalösung). Eine Unterversorgung der Plazenta (Plazentainsuffizienz) führt zu einem erhöhten Risiko für Früh- und Fehlgeburten.

Andere Gründe für Krampfanfälle (S. 384) sind zu bedenken.

Versorgung der Patientin

! Merken Präklinisch – symptomatische Therapie
*Einzig **kausale Therapie** der Präeklampsie und Eklampsie ist die **Entbindung**. Die präklinisch durchzuführenden Maßnahmen richten sich nach den vorliegenden Symptomen bzw. Befunden.*

Basismaßnahmen
- Sicherstellung der Vitalfunktionen gemäß dem ABCDE-Schema (S. 192).
- Basismonitoring (S. 200): neben Herzfrequenz, Puls, RR und SpO₂ ist der BZ-Spiegel zu bestimmen.
- Patientin in **Linksseitenlage** (▸ Abb. 20.2) bringen (Prophylaxe eines Vena-cava-Kompressionssyndroms), bei Bewusstseinstrübung/Bewusstlosigkeit „echte" stabile Seitenlage.
- Mutterpass zeigen lassen (Befunde wie Hypertonie oder Proteinurie sind hier vermerkt).
- **Akustische und optische Reizabschirmung** (diese können krampfauslösend wirken).
- Bei bestehendem Krampfanfall (S. 384): **Schutz vor Verletzungen.**

- O$_2$-Gabe bei diesen Patientinnen gut abwägen (da O$_2$ die Krampfschwelle senken kann) und nur bei respiratorischen Defiziten oder beginnender Bewusstseinsstörung verabreichen.
- NA bei hohen RR-Werten (syst. > 180 mmHg), bei Krampfanfall und/oder Bewusstseinsstörungen nachfordern.
- Vorbereiten von i. v.-Zugang, Infusion und Medikamenten.

Erweiterte Maßnahmen • Zu den erweiterten Maßnahmen zählt das Legen eines venösen Zugangs, der mit VEL offengehalten wird. Bei bereits eingetretenem Krampfanfall Versuch der **medikamentöse Krampfdurchbrechung** mit **Magnesiumsulfat** (Achtung: evtl. Atemdepression). Wenn dies keine ausreichende krampflösende Wirkung zeigt, Therapieversuch mit **Antikonvulsiva oder Benzodiazepinen** (z. B. Dormicum®). Eine **antihypertensive Therapie** ist bei exzessiven RR-Werten > 200/100 mmHg mit einem Antihypertonikum, z. B. Urapidil (z. B. Ebrantil®), indiziert (vorsichtige RR-Senkung, nicht auf Werte < 150/100 mmHg, ansonsten Gefahr der plazentaren Minderversorgung mit Schädigung des Ungeborenen).

SpO$_2$, Atmung, RR und Puls müssen fortlaufend kontrolliert werden. Die Patientin ist in der Klinik mit geburtshilflicher Abteilung voranzumelden (Sectiobereitschaft!); bei schwerer Präeklampsie/Eklampsie ist eine intensivmedizinische Versorgung notwendig.

HELLP-Syndrom

Das HELLP-Syndrom ist eine schwere, lebensbedrohliche Variante der Präeklampsie mit **H**ämolyse, **e**rhöhten **L**eberwerten und erniedrigten Thrombozytenzahlen (**L**ow **P**latelets). Neben den Symptomen einer Präeklampsie (S. 432) klagen die Patientinnen über **rechtsseitige Oberbauchschmerzen** (durch Leberkapseldehnung) sowie unspezifische Symptome wie Übelkeit und Sehstörungen. Es kann zu **lebensbedrohlichen Komplikationen** kommen (z. B. akutes Nierenversagen, Leberruptur).

Neben den unter Präeklampsie erwähnten Basismaßnahmen (S. 432) sind der möglichst rasche Transport in eine geburtshilfliche Klinik (Voranmeldung!) und eine möglichst **zügige Entbindung** anzustreben.

RETTEN TO GO

Schwangerschaftsinduzierte Hypertonie (SIH) und Präeklampsie

Definitionen: SIH: RR > 140/90 mmHg nach der 20. SSW. **Präeklampsie:** Zusätzlich erhöhte Eiweißausscheidung über den Urin (Proteinurie). Lebensbedrohliche Variante ist das HELLP-Syndrom (Trias: Hämolyse, erhöhte Leberwerte, Thrombozytopenie). **Eklampsie:** Im Rahmen einer Präeklampsie zusätzlich auftretende **tonisch-klonische Krampfanfälle.**

Die **Symptome** sind abhängig vom Schweregrad: Die Hypertonie geht oft mit Kopfschmerzen einher. Die **Präeklampsie** ist zusätzlich durch **Ödeme** gekennzeichnet. **Warnsymptome** einer **drohenden Eklampsie**, die mit **tonisch-klonischen Krämpfen** einhergeht, sind ein weiterer **RR-Anstieg** und das Auftreten neurologischer Symptome (z. B. Flimmern vor den Augen und motorische Unruhe).

Neben der Sicherstellung der Vitalfunktionen gemäß ABCDE ist die Patientin in **Linksseitenlage** zu bringen und für eine akustische und optische **Reizabschirmung** zu sorgen. Im Krampfanfall Patientin vor Verletzungen schützen,

---

bei hohen RR-Werten NA nachfordern, ggf. vorsichtige O$_2$-Gabe (Abwägung!), Vorbereitung von i. v.-Zugang, Infusion und Medikation. Zu den **erweiterten Maßnahmen** zählen die VEL-Gabe, bei bereits eingetretenem Krampfanfall Versuch der Krampfdurchbrechung mit **Magnesiumsulfat.** Bleibt die krampflösende Wirkung aus, Therapieversuch mit **Benzodiazepinen**. Bei exzessiven RR-Werten vorsichtige **antihypertensive Therapie**. SpO$_2$, Atmung, RR und Puls fortlaufend kontrollierte und die Patientin in einer geburtshilflichen Klinik voranmelden (Sectiobereitschaft!).

Vorzeitige Wehen/(drohende) Frühgeburt

Grundlagen und Symptomatik

Definition Vorzeitige Wehen/Frühgeburt

Vorzeitige Wehen: Beginnende regelmäßige Wehen vor der 37. SSW.

Frühgeburt: Beendigung einer Schwangerschaft vor Vollendung der 37. SSW (post menstruationem nach WHO) bzw. nach weniger als 259 d Tragzeit.

Ursachen und Symptomatik • Klagt eine Schwangere vor der 37. SSW über regelähnliche Beschwerden wie Unterleibschmerzen, Rückenschmerzen und eine immer wieder fest werdende Bauchdecke, muss an vorzeitige Wehen gedacht werden. Sind die Wehen muttermundwirksam, kann es zur Frühgeburt kommen.

5–10 % aller Geburten sind Frühgeburten. Ein erhöhtes Risiko für eine Frühgeburt besteht z. B. bei Teenagern, Nikotinkonsum, bei aus der Vagina aufsteigenden Infektionen, hypertensiven Erkrankungen, chronischer Plazentainsuffizienz und Mehrlingsschwangerschaften.

Eine Frühgeburt kündigt sich i. d. R. durch zunehmende Wehentätigkeit und/oder einen vorzeitigen Blasensprung → Fruchtwasserabgang (S. 434) an.

Versorgung der Patientin

Basismaßnahmen
- Patientin **beruhigen** und psychisch betreuen.
- Kurze Anamnese (Fruchtwasserabgang?, Wehenabstände?, Pressdrang?) und Mutterpass ansehen.
- Basismonitoring (S. 200) mit kontinuierlicher, engmaschiger Kontrolle: Puls, RR, EKG und SpO$_2$.
- O$_2$-Gabe (S. 212) zur Erhöhung des O$_2$-Angebots entsprechend SpO$_2$; O$_2$-Versorgung wesentlich für das ungeborene Kind!
- Patientin nicht mehr laufen lassen! In **Linksseitenlage** bringen (► Abb. 20.2), Becken leicht erhöht lagern.
- Befindet sich die Patientin bereits in der **Pressperiode**, sind in jedem Fall der NA und (sofern verfügbar) eine Hebamme, wenn möglich auch ein Pädiater bzw. Baby-NAW anzufordern, die Fahrt zu unterbrechen und die Schwangere auf die bevorstehende Geburt vorzubereiten und Geburtshilfe (S. 438) zu leisten.
- Vorbereitung von i. v.-Zugang, Infusion und Medikation.

Erweiterte Maßnahmen • Venenzugang legen, Gabe einer VEL und Patientin schonend und **schnellstmöglich** in eine **geburtshilfliche Klinik** bzw. ein **Perinatalzentrum** (nach Voranmeldung) transportieren. Bei drohender Frühgeburt ggf. noch am Notfallort Wehenhemmung (Not-Tokolyse) mit einem β-Sympathomimetikum beginnen (Fenoterol, z. B. Partusisten®; Risikoabwägung! Not-Tokolyse nur durch er-

fahrenen NA!). Durch die Wehenhemmung kann Zeit gewonnen werden, um die Klinik noch vor Entbindung zu erreichen (→ günstigere Versorgungsbedingungen).

RETTEN TO GO

Vorzeitige Wehen/Frühgeburt

Vorzeitige Wehen sind Wehen vor der 37. SSW. Von einer **Frühgeburt** spricht man, wenn eine Schwangerschaft vor Vollendung der 37. SSW endet. Ein erhöhtes Risiko für eine Frühgeburt besteht z.B. bei Teenagern, Nikotinkonsum, aufsteigenden Infektionen und Mehrlingsschwangerschaft.

Symptome sind: zunehmende Wehentätigkeit und/oder vorzeitiger Blasensprung (→ Fruchtwasserabgang). Zu den **Basismaßnahmen** gehören: Patientin **beruhigen,** Mutterpass ansehen, Basismonitoring, **Immobilisation** der Patientin und **Linksseitenlage**, O_2-Gabe. Bei Presswehen NA, Hebamme, ggf. Pädiater nachfordern und Geburtshilfe leisten. Zügiger Transport in geburtshilfliche **Klinik,** möglichst mit Perinatalzentrum.

Vorzeitiger Blasensprung

Grundlagen

Definition **Vorzeitiger Blasensprung**

*Man spricht von einem **vorzeitigen Blasensprung**, wenn die Fruchtblase vor Beginn der Geburtswehen (= vor muttermundwirksamen Eröffnungswehen) einreißt und es zum Abgang von Fruchtwasser kommt. Davon abgegrenzt werden müssen der frühzeitige Blasensprung (während der Eröffnungsphase) und der rechtzeitige Blasensprung (bei vollständig eröffnetem Muttermund).*

Ursachen • Am häufigsten wird der vorzeitige Blasensprung durch aufsteigende Infektionen ausgelöst (→ Infektion der Eihäute = Hülle der Fruchtblase); er stellt ein erhöhtes Risiko für eine Fehl- oder Frühgeburt (S. 433) dar.

Versorgung der Patientin

!*Merken* **Hauptgefahr Nabelschnurvorfall**

*Wird der RD wegen eines **vorzeitigen Blasensprungs** gerufen, handelt es sich oft um Patientinnen, die sich kurz vor oder schon um den errechneten Geburtstermin herum befinden. Die **Hauptgefahr** bei diesem Ereignis besteht in einem **Nabelschnurvorfall**, den es zu verhindern gilt. Die Patientin darf daher nicht mehr aufstehen (liegend mit Beckenhochlage transportieren)!*

Basismaßnahmen
- Patientin beruhigen und psychisch betreuen.
- **Beckenhochlagerung, Linksseitenlage** und Patientin nicht mehr aufstehen bzw. laufen lassen (da Gefahr des Nabelschnurvorfalls)!
- Basismonitoring (S. 200): RR, Puls, SpO_2, EKG.
- Vorbereitung von i. v.-Zugang und Infusion.

Erweiterte Maßnahmen • Venösen Zugang legen und Klinikeinweisung. Beim vorzeitigen Blasensprung handelt es sich, sofern er nicht mit einem Nabelschnurvorfall (S. 434) einhergeht, um keine notfallmedizinische Situation.

RETTEN TO GO

Vorzeitiger Blasensprung

Man spricht von vorzeitigem Blasensprung bei Einreißen der Fruchtblase und Abgang von Fruchtwasser *vor* Beginn der Geburtswehen. **Ursächlich** sind meist aufsteigende Infektionen.

Versorgung: Patientin beruhigen, **Becken hochlagern, Linksseitenlage,** Immobilisation, Basismonitoring und Klinikeinweisung.

Nabelschnurvorfall

Grundlagen

Definition **Nabelschnurvorfall**

Durch den Fruchtwasserabgang rutscht die Nabelschnur zwischen den vorangehenden Kindsteil, i. d. R. den tiefer tretenden Kopf des Kindes und den mütterlichen Beckenring und wird komprimiert. Infolge dessen kommt es zu einer O_2-Minderversorgung des Fetus (▶ Abb. 20.7).

Der Nabelschnurvorfall nach vorzeitigem Blasensprung (S. 434) ist zwar eine seltene Geburtskomplikation (etwa 0,1 % aller Geburten), stellt aber durch die eintretende O_2-Unterversorgung eine absolute Lebensgefahr für das Kind dar.

Versorgung der Patientin

Basismaßnahmen
- Patientin **beruhigen** und psychisch betreuen.
- Primäres Therapieziel ist die Entlastung der Nabelschnur → Patientin in extreme **Beckenhochlage** bringen, um Druck auf die Nabelschnur zu reduzieren; ggf. zusätzliche Linkslagerung.

Abb. 20.7 Nabelschnurvorfall nach erfolgtem Blasensprung.

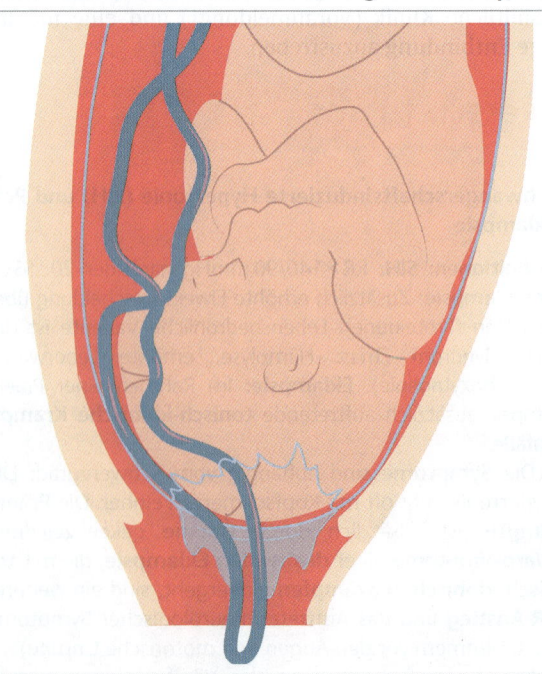

Die Nabelschnur wird zwischen dem mütterlichen Becken und dem Kopf des Kindes eingeklemmt. Es resultiert eine O_2-Mangelversorgung des ungeborenen Kindes. *Nach: Gätje R et al. Kurzlehrbuch Gynäkologie und Geburtshilfe. Thieme; 2011*

- Basismonitoring (S. 200): RR, Puls, EKG, SpO_2 und NA nachfordern.
- O_2-Gabe (S. 212) zur Optimierung der O_2-Versorgung, initial 2–4 l/min (Flow ggf. je nach SpO_2 anpassen).
- Bei aus der Vagina ausgetretener Nabelschnur diese sauber abdecken und mit NaCl 0,9 % befeuchten.
- Vorbereitung von i. v.-Zugang, Infusion und ggf. Medikation.

Erweiterte Maßnahmen • Manuelle **Dekompression der Nabelschnur**, durch vorsichtiges „Nach-oben-Drücken" des kindlichen Kopfes, um eine weitere Nabelschnurkompression zu verhindern. Das **Wiedereinsetzen der Pulsation** nach Dekompression ist ein Zeichen, dass das Vorgehen erfolgreich war. Der kindliche Kopf muss bis zum Notkaiserschnitt in dieser Position hochgehalten werden! Zudem venösen Zugang legen und ggf. Akuttokolyse (Fenoterol, z. B. Partusiten®) beginnen. Die Patientin ist zügig mit NA-Begleitung in eine geburtshilfliche Klinik zu bringen (Voranmeldung, Sectiobereitschaft).

ACHTUNG
Die Gefahr eines Nabelschnurvorfalles besteht v. a. bei mobilen (herumlaufenden) Patientinnen nach Blasensprung → Patientin liegend (in Beckenhochlage) und wenn möglich in Linksseitenlage transportieren.

RETTEN TO GO

Nabelschnurvorfall

Durch Fruchtwasserabgang rutscht die Nabelschnur zwischen den tiefer tretenden Kopf des Kindes und den mütterlichen Beckenring und wird komprimiert → O_2-Minderversorgung des Fetus. Zu den **Basismaßnahmen** zählen: Patientin beruhigen, **Becken hochlagern**, Basismonitoring, O_2-Gabe und NA nachfordern. **Erweiternde Maßnahmen** sind: manuelle Dekompression der Nabelschnur, ggf. Tokolyse und Patientin zügig mit NA-Begleitung in die Klinik bringen.

Placenta praevia

Grundlagen und Symptomatik

Definition Placenta praevia
Abnorme tief sitzende Lokalisation der Plazenta, die ganz oder teilweise vor dem inneren Muttermund liegt und nicht, wie dies normalerweise der Fall ist, an der Uterusvorder- bzw. -hinterwand. Je nach Ausprägung werden 3 Schweregrade unterschieden (▶ Abb. 20.8).

Symptomatik • Plötzlich aus völliger Beschwerdefreiheit heraus auftretende, **schmerzlose**, hellrote **vaginale Blutungen** am wehenlosen, weichen Uterus im 3. Trimenon. Je nach Blutungsintensität können Zeichen des hämorrhagischen Schocks auftreten. Wehen bei Placenta praevia sind sehr gefährlich, da jede Wehe zu starken Blutungen führen kann.

Versorgung der Patientin

Basismaßnahmen
- Sicherstellung der Vitalfunktionen gemäß dem ABCDE-Schema (S. 192).
- Basismonitoring (S. 200): RR, Puls, O_2-Sättigung, EKG; insbesondere frühzeitige **RR- und Pulsmessung** (Hinweis auf Volumenmangelschock?).

Abb. 20.8 Placenta praevia.

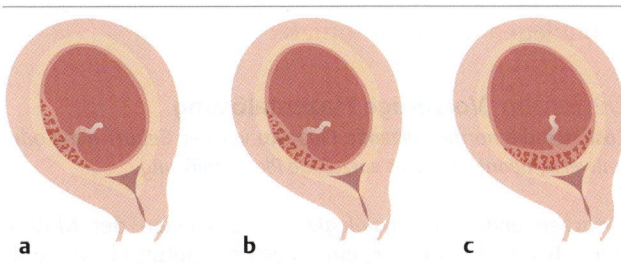

a   **b**   **c**

a Placenta praevia marginalis (Plazenta erreicht den inneren Muttermund).
b Placenta praevia partialis (Plazenta überlagert den inneren Muttermund teilweise).
c Placenta praevia totalis (Plazenta liegt zentral über dem inneren Muttermund).

Nach: Gätje R et al. Kurzlehrbuch Gynäkologie und Geburtshilfe. Thieme; 2015

- O_2-Gabe (S. 212) von 10–15 l/min, Flow je nach SpO_2 ggf. anpassen.
- Kurzanamnese und **Mutterpass** ansehen (bei bekanntem Befund im Mutterpass vermerkt!).
- Patientin auf der linken Seite in **Kopftieflage lagern** in Kombination mit der Lagerung nach Fritsch (▶ Abb. 20.1).
- Wärmeerhalt mit Rettungsdecke (wegen evtl. Schockentwicklung).
- Vorbereitung von i. v.-Zugang, Infusion und Medikation.
- NA nachfordern (ggf. entgegenfahren).

ACHTUNG
Keine vaginalen oder rektalen Tastuntersuchungen, da diese massive Blutungen auslösen können!

Erweiterte Maßnahmen • Ein oder mehrere venöse Zugänge legen und ggf. **Schocktherapie** (S. 271) mit adäquater Volumensubstitution beginnen. Gegebenenfalls ist eine Tokolyse mit Fenoterol (z. B. Partusisten®) angezeigt. Die Patientin ist **unverzüglich in eine Klinik** mit geburtshilflicher Abteilung zu transportieren (Voranmeldung). Je nach Schweregrad, Blutungsstärke, CTG-Befund und Reifegrad des Kindes wird die weitere Therapie in der Klinik festgelegt (z. B. Notfall-Sectio).

ACHTUNG
Es können im Uterus größere Blutmengen vorhanden sein, die nicht abfließen. Die äußere vaginale Blutung spiegelt dann nur einen Teil des Gesamtblutverlustes wider (→ akute Verblutungsgefahr!).

RETTEN TO GO

Placenta praevia

Abnorme tief sitzende Lokalisation der Plazenta, die ganz oder teilweise vor dem inneren Muttermund liegt. Plötzlich auftretende, **schmerzlose**, **vaginale Blutungen** am wehenlosen, weichen Uterus sind hinweisend.

Zu den **Basismaßnahmen** zählen, neben der Sicherstellung der Vitalfunktionen, Basismonitoring, Mutterpass ansehen, auf Schocksymptomatik achten (!), Patientin in Kopftieflage und nach Fritsch lagern, O_2-Gabe, Wärmeerhalt und NA nachfordern. **Erweiternde Maßnahmen** sind: i. v.-Zugang legen, ggf. Schocktherapie, ggf. Tokolyse, unverzüglicher Transport in Klinik mit geburtshilflicher Abteilung.

Vorzeitige Plazentalösung

Grundlagen und Symptomatik

Definition Vorzeitige Plazentalösung

Löst sich die normal sitzende Plazenta vor der Geburt ganz oder teilweise, nennt man dies vorzeitige Plazentalösung.

Ursachen und Pathophysiologie • Erkrankungen der Mutter, wie z. B. eine Hypertonie, ein Diabetes mellitus, ein vorzeitiger Blasensprung oder Traumata (z. B. stumpfe Gewalteinwirkung auf den Bauch) können, wie auch eine äußere Wendung bei BEL, ursächlich sein. Durch Blutungen aus uterinen Gefäßen kommt es zur Ausbildung eines Hämatoms hinter der Plazenta (sog. **retroplazentares Hämatom**) (▸ Abb. 20.9).

! Merken Vitale Bedrohung für Mutter und Kind

Es besteht für das Kind die Gefahr der akuten Minderversorgung (O_2-Mangel), für die Mutter die Gefahr eines massiven Blutverlustes.

Symptomatik • Kennzeichnend sind **plötzlich** einsetzende **Bauchschmerzen** sowie eine schmerzhafte **Dauerkontraktion** des brettharten und druckempfindlichen Uterus. Gegebenenfalls kommt es zur vaginalen Blutung (dunkelrotes Blut). Die nach außen tretende Blutmenge ist nicht repräsentativ für den tatsächlichen Blutverlust, da sich das Hämatom nur zum Teil nach außen entleert (vaginale Blutung). Bei einer ausgeprägten Blutung kommt es zur **Hypotonie** hin zum **hypovolämischen Schock**.

Versorgung der Patientin

Basismaßnahmen

- Sicherstellung der Vitalfunktionen gemäß dem ABCDE-Schema (S. 192).
- Schocklagerung auf die linke Seite mit Kopftieflage ggf. in Kombination mit der Lagerung nach Fritsch (▸ Abb. 20.1).
- Großzügige frühzeitige O_2-Gabe (S. 212) von 10–15 l/min, Flow je nach SpO_2 ggf. im Verlauf anpassen.
- Basismonitoring (S. 200): neben SpO_2 vorrangig RR, Puls, EKG, insbesondere frühzeitige **Puls- und RR-Messung** (Blutung mit beginnendem Volumenmangelschock?)!
- Wärmeerhalt mit Rettungsdecke (wegen evtl. Schockentwicklung).
- Vorbereitung von i. v.-Zugang, Infusion und Medikation.
- Voranmeldung (Notsectio) und NA nachfordern (ggf. entgegenfahren).

ACHTUNG

Eine vaginale Untersuchung ist kontraindiziert (Blutung kann dadurch verstärkt werden)!

Erweiterte Maßnahmen • Venösen Zugang legen und VEL zügig laufen lassen. Bei Schocksymptomatik 2 großlumige Zugänge und entsprechende Volumen- bzw. Schocktherapie (S. 272). Zügiger Transport in geburtshilfliche Klinik mit Sondersignal!

! Merken Absoluter Notfall

Die vorzeitige Plazentalösung ist ein gefürchteter Notfall (hohe kindliche Mortalität!). Der schnellstmögliche Transport in eine geburtshilfliche Klinik zur Entbindung hat, neben der Stabilisierung der Vitalparameter, höchste Priorität!

Abb. 20.9 Vorzeitige Plazentalösung.

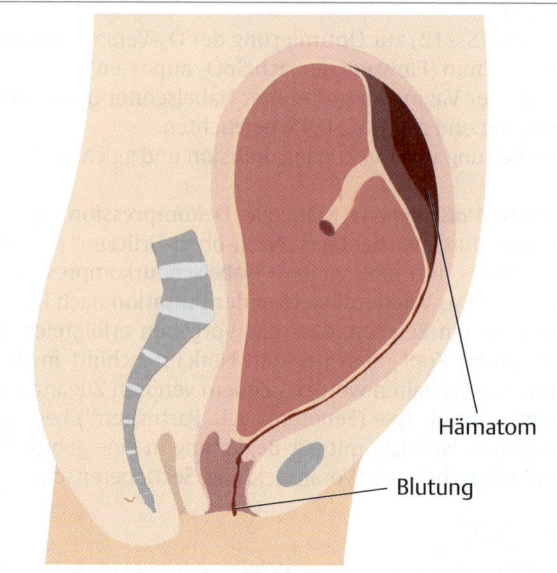

Hämatom

Blutung

Nach: Breckwoldt M, Kaufmann M, Pfleiderer A. Gynäkologie und Geburtshilfe. Thieme; 2008

RETTEN TO GO

Vorzeitige Plazentalösung

Die normal sitzende Plazenta löst sich vor der Geburt ganz oder teilweise ab. **Ursächlich** sind z. B. Hypertonie, Diabetes mellitus, Bauchtraumen.

Es kommt zur Ausbildung eines Hämatoms hinter der Plazenta (**retroplazentares Hämatom**) mit **plötzlichen Bauchschmerzen**, **Dauerkontraktion** des brettharten Uterus und ggf. vaginaler Blutung. Bei einer ausgeprägten Blutung → **Hypotonie** bis hin zum **hypovolämischen Schock**. Große Gefahr einer O_2-Unterversorgung beim Kind (hohe kindliche Mortalität!).

Die **Basismaßnahmen** umfassen neben dem Sichern der Vitalfunktionen Basismonitoring, auf Schocksymptomatik achten, großzügige O_2-Gabe, Patientin in Kopftieflage lagern, Wärmeerhalt und NA nachfordern. **Erweiternde Maßnahmen** sind: i. v.-Zugang legen, bei Schocksymptomatik Schocktherapie, schnellstmöglicher Transport in eine geburtshilfliche Klinik.

Uterusruptur

Definition Uterusruptur

Zerreißung der Gebärmutterwand, bedingt durch ein Missverhältnis zwischen Belastbarkeit der Uteruswand und tatsächlicher Wandbelastung.

Bei dieser sehr seltenen Komplikation können z. B. die **Größe** des Fetus, kindliche **Lageanomalien**, z. B. Querlage (S. 441) oder auch äußere Einwirkungen (z. B. ein Verkehrsunfall) ursächlich sein. Eine drohende Uterusruptur äußert sich durch eine zunehmende Wehentätigkeit bis hin zum sog. Wehensturm. Die Gebärende hat stärkste Schmerzen. Nach erfolgter Ruptur entwickelt sich ein akutes Abdomen, die Wehentätigkeit hört plötzlich auf. Die Patientin entwickelt Zeichen des hypovolämischen Schocks. Die kindlichen Herztöne nehmen ab oder sind nicht mehr nachweisbar. Bei bereits eingetretener Ruptur haben Schocktherapie und eine schnellstmögliche Notsectio höchste Priorität!

20.7 Geburt und Neugeborenes

20.7.1 Allgemeines

Das sog. „termingeborene" Kind kommt zwischen der 37. und 42. SSW auf die Welt. Bei > 42 SSW spricht man von einer „Übertragung" (Geburt wird dann künstlich eingeleitet), Näheres zur Frühgeburt siehe dort (S. 433).

20.7.2 Ablauf der normalen Geburt

Die Geburt (▶ Abb. 20.10) unterteilt sich in 3 Phasen:

Eröffnungsphase • Sie beginnt mit dem Auftreten regelmäßiger und **starker Wehen** mind. alle 5–20 min oder mit dem Platzen der Fruchtblase. Die Wehen nehmen in dieser Phase zu und treten in immer kürzeren Abständen auf. Der Schleimpfropf, der zuvor den Gebärmutterhals (Zervix) verschlossen hat, wird (sofern noch nicht vorher geschehen) ausgestoßen (sog. **Zeichnen**). Mit dem Tiefertreten des Kopfs des Ungeborenen kommt es zu einer Erweiterung des Muttermundes, bis dieser vollständig geöffnet ist. Die Eröffnungsphase dauert bei Erstgebärenden ca. 7–10 (–12) bei Mehrgebärenden ca. 2–6 (–8) h.

Austreibungsphase • Diese beginnt mit der **vollständigen Eröffnung des Muttermundes** (ca. 10 cm ø) und dem Eintreten des kindlichen Kopfes in das Becken. In der Austreibungsphase treten Wehen alle 4–10 min auf, diese Phase dauert bei Erstgebärenden bis zu ca. 50 min, bei Mehrgebärenden meist nur einige bis 20 min. Das Kind muss sich auf seinem Weg durch den Geburtskanal mehrmals drehen. Diese Drehungen sind bei der vaginalen Untersuchung (und bei Schädellage) anhand der Lage der Schädelnähte und Fontanellen nachvollziehbar.

Drückt der kindliche Kopf auf den Beckenboden hat die Gebärende ein Gefühl wie beim Stuhlgang (Pressdrang), die **Presswehen**, als letzter Teil der Austreibungsphase, beginnen dann. Wird der kindliche Kopf während einer Wehe in der Vulva sichtbar, nennt man dies **Einschneiden** (▶ Abb. 20.10a), vom **Durchschneiden** spricht man, wenn der Kopf auch in der Wehenpause sichtbar bleibt. Nun sollte der sog. **Dammschutz** beginnen: mit einer Hand den Damm umgreifen, um das Dammgewebe zu stützen, mit der anderen der Kopf des Kindes umfassen, damit dieser nicht zu schnell austritt (Verletzungsprophylaxe, damit der Damm der Gebärenden nicht einreißt und damit der kindliche Kopf nicht zu schnell entwickelt wird, ▶ Abb. 20.10b).

Sobald der Kopf geboren ist (▶ Abb. 20.10c), kommt es zu einer inneren Drehung der Schultern, die sich in einer äußeren Drehung des Kopfes zur Seite zeigt. Die Entwicklung der vorderen, Richtung Symphyse zeigende Schulter wird sodann durch Senken des kindlichen Kopfes unterstützt (▶ Abb. 20.10d). Durch anschließendes Anheben des kindlichen Kopfes folgen die Entwicklung der hinteren Schulter und dann des restlichen Körpers (▶ Abb. 20.10e). Mit der Geburt des Kindes endet die Austreibungsphase.

! Merken Pressphasendauer

Eine > 30–40 min andauernde Pressphase ist, wegen der Unterbrechung des Blutflusses durch die Nabelschnur während einer Wehe, kritisch, da es zur O_2-Minderversorgung des ungeborenen Kindes kommt. Die Dauer der Pressphase kann durch Fehllagen oder Missverhältnis zwischen Kindsgröße und Geburtsweg verlängert sein.

Nachgeburtsphase • Nach der vollständigen Entwicklung des Kindes beginnt die Nachgeburtsphase mit der Abnabelung des Kindes (S. 440) und endet mit der **Ausstoßung der Plazenta** und der Eihäute (▶ Abb. 20.10f). Sie dauert etwa 10–30 min. Die **Plazenta muss** immer durch einen Gynäkologen oder eine Hebamme auf Vollständigkeit **überprüft werden** (→ daher aufheben und mitnehmen!).

Abb. 20.10 Physiologische Geburt.

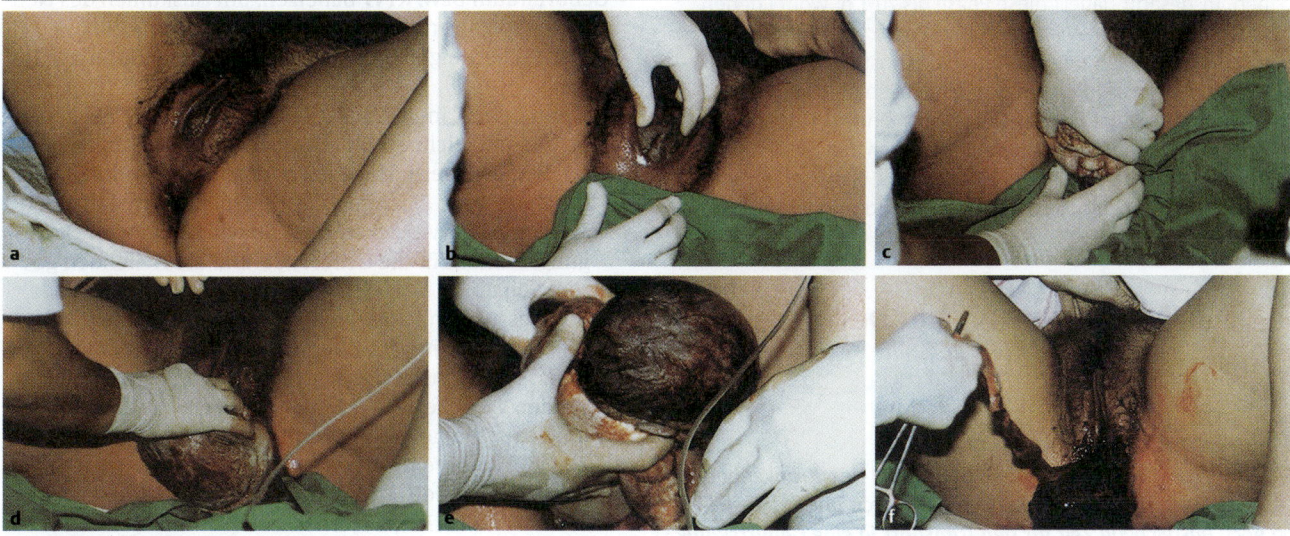

a Einschneiden des kindlichen Kopfes.
b Dammschutz durch zeitlich kontrollierten Kopfdurchtritt (Achtung: Damm sollte nicht mit einem Tuch abgedeckt werden!).
c Das Gesicht des Kindes ist geboren.
d Nach Geburt des zur Seite blickenden Kopfes wird dieser, mit den flach aufgelegten Händen gefasst und zur Geburt der vorderen Schulter, nach unten geführt.
e Nach Geburt der vorderen Schulter wird der Kopf nach oben geführt und in der nächsten Wehe die hintere Schulter und dann der restliche Körper entwickelt. Bei unkompliziertem Geburtsverlauf wird das Neugeborene der Mutter direkt nach der Geburt auf den Bauch gelegt, ggf. abgesaugt und dann abgenabelt.
f Geburt der Plazenta durch leichten Zug an der Nabelschnur (sog. Cord traction) und gleichzeitigen Druck auf die Bauchdecke.

Aus: Breckwoldt M et al. Gynäkologie und Geburtshilfe. Thieme; 2008

Video

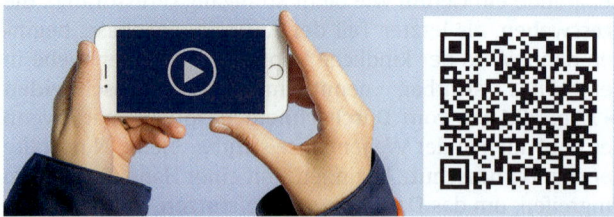

Zu einer (regelrechten) Spontangeburt gibt es auch ein Video!

Während der Nachgeburtsphase kommt es oft zum **größten Blutverlust** bei der Mutter (ein Blutverlust bis ca. 300 ml ist normal). Dauert die Nachgeburtsphase > 30 min oder liegt der Blutverlust bei > 500 ml, bestehen die Gefahr eines hypovolämischen Schocks und **Verblutungsgefahr.**

❗ Merken Blutverlust

Besonders gefährlich ist eine Kontraktionsschwäche der Gebärmutter (sog. Uterusatonie), die zu starken Blutungen führen kann.

ACHTUNG
Die Nachgeburtsphase stellt die gefährlichste Phase der Geburt für die Mutter dar!

RETTEN TO GO

Ablauf der normalen Geburt

Die **Eröffnungsphase** beginnt mit regelmäßigen, starken Wehen (zu Beginn mind. alle 20 min, später häufiger) oder dem Blasensprung. Sie endet, wenn der Muttermund vollständig (auf ca. 10 cm Durchmesser) geweitet ist. Ihre Dauer beträgt mehrere Stunden.

In der **Austreibungsphase** wird das Kind durch kräftige Wehen (alle 4–10 min) durch den Geburtskanal geschoben. Insgesamt dauert diese Phase bis zu 1 h, wobei gegen Ende Presswehen auftreten. Die Phase der Presswehen sollte 40 min nicht überschreiten, da sonst die Gefahr einer O_2-Minderversorgung für das Kind besteht. Die Austreibungsphase endet mit der Geburt des Kindes.

In der **Nachgeburtsphase** wird durch die Nachwehen die Nachgeburt (Plazenta, Eihäute und Nabelschnurrest) ausgestoßen. Normalerweise geschieht das innerhalb von 20 min.

20.7.3 Maßnahmen bei beginnender (ungeplanter) Geburt

❗ Merken Ungeplante Geburt

Beginnt eine Geburt ungeplant außerhalb des Krankenhauses (=„Notgeburt"), gilt es v. a. Ruhe zu bewahren und festzustellen, ob noch ausreichend Zeit für den Transport in eine Geburtsklinik vorhanden ist oder die Geburt im Rettungswagen bzw. am Ort des Antreffens der Schwangeren notwendig wird.

In der Eröffnungsphase (S. 438) ist oft noch ausreichend Zeit, um die Patientin zügig (aber schonend) in eine geburtshilfliche Klinik zu transportieren. Besteht bei der Patientin bereits Pressdrang bzw. der kindliche Kopf ist schon in der Scheide zu sehen, befindet sich die Patientin in der fortgeschrittenen Austreibungsphase (S. 438), dann ist kein Transport mehr möglich und Geburtshilfe zu leisten.

Versorgung der Patientin in der Eröffnungsphase (normaler Geburtsablauf)

Basismaßnahmen

- Notfallanamnese (z. B. Dauer der Wehentätigkeit? Wehenintervall? Vorerkrankungen?) und Patientin beruhigen.
- Ist die Fruchtblase bereits geplatzt (S. 434), Patientin nicht mehr laufen lassen (Gefahr des Nabelschnurvorfalls).
- Patientin in Linksseitenlage bringen und Becken etwas hochlagern.
- Mutterpass ansehen (u. a. schauen nach: berechneter ET? Risikofaktoren (z. B. Lageanomalie, Placenta praevia)?).
- Basismonitoring (S. 200): RR, Puls, SpO_2 und ggf. O_2-Gabe, EKG.
- Vorbereitung von i. v.-Zugang und Infusion.

Erweiterte Maßnahme • Kliniktransport in geburtshilfliche Klinik unter Kontrolle der Vitalparameter (Mutterpass mitnehmen!). NA nachfordern und diesem entgegenfahren, sofern rasch einsetzende Geburt zu erwarten (Wehenabstände beachten!).

Versorgung der Patientin in der Austreibungsphase (normaler Geburtsablauf)

Berichtet die Patientin über Pressdrang und ist der kindliche Kopf in der Scheide zu sehen → Geburtshilfe leisten. Befindet sich die Patientin schon im RTW, Fahrt unterbrechen und an sicherer Stelle anhalten!

Ist mit Komplikationen vor, während oder nach einer Geburt zu rechnen, daran denken, dass ggf. Mutter **und** Kind intensivster Betreuung bedürfen, daher rechtzeitig an Nachforderung eines 2. RTW oder Baby-NAW denken.

Maßnahmen

- NA und wenn möglich Hebamme (idealerweise die Hebamme, die die Patientin während der bestehenden Schwangerschaft betreut) nachfordern.
- Geburtsraum bzw. RTW beheizen, um Auskühlen des Neugeborenen zu vermeiden.
- Patientin beruhigen und auf sauberer sterile Unterlage **lagern**:
  – wenn Geburt im RTW: Patientin möglichst in Rückenlage und mit leicht erhöhtem Oberkörper mit angewinkelten Beinen lagern. Trage in Fahrtrichtung umdrehen, dadurch ist mehr Platz im RTW (normalerweise fährt der Patient im RTW „rückwärts"). So wird die meiste Bewegungsfreiheit für die Gebärende und die Helfenden geschaffen.
  – Bei Presswehen Patientin auffordern, die angewinkelten, gespreizten Beine am Oberschenkel mit den Händen zu umfassen, Kinn auf die Brust legen und bei jeder einsetzenden Wehe feste 2–3 Mal mitzupressen. Patientin möglichst einige **Wehen veratmen lassen** (Hecheln), um Zeit zur Vorbereitung zu gewinnen.
- „Geburtsutensilien" (Notgeburtbesteck) bereitlegen: warme, trockene Tücher, 2 sterile Nabelklemmen, sterile Scheren für Dammschnitt sowie für Nabelschnurdurchtrennung, sterile Vorlagen, Orosauger für NG, Tuch oder Rettungsdecke und Silberwindel zum Wärmeerhalt sowie Stethoskop zur Auskultation des NG.
- Möglichst **Blase** entleeren lassen (volle Blase → reflektorische Wehentätigkeit).
- Genitalbereich äußerlich reinigen sowie Händedesinfektion und sterile Handschuhe anziehen.

- Wenn der Muttermund vollständig eröffnet ist und der Kopf auf dem Beckenboden steht, sollte die Patientin pressen (Patientin dazu auffordern, vorher bei Pressdrang Wehe veratmen lassen).
- Während der Wehenpausen sollte sich die Patientin ausruhen.
- Dammschutz (S. 437) beim Durchschneiden des Kindes beachten, ggf. Dammschnitt (Episiotomie).
- Ist der kindliche Kopf sichtbar, die Fruchtblase aber noch nicht geplatzt, diese manuell einreißen.
- Ist der kindliche Kopf geboren, Vorgehen wie unter „Austreibungsphase (S. 438)" beschrieben, siehe auch ▶ Abb. 20.10.
- Nach Geburt des Kopfes Geburt zeitnah zu Ende bringen (sonst Gefahr der Nabelschnurkompression).
- Setzen der Nabelklemmen und Durchtrennung der Nabelschnur (▶ Abb. 20.12).
- Zeitpunkt der Geburt (= Durchtrennung der Nabelschnur) notieren und Ort dokumentieren.
  Weiteres zur Nachgeburtsphase siehe dort (S. 437).
- Schonender Transport von Mutter und Neugeborenem in die Klinik. Zu Erstversorgung des Kindes und Wärmerhalt, siehe Erstversorgung und Beurteilung des Neugeborenen (S. 439).

Sonderfall „Überstürzte Geburt" und „Sturzgeburt"

Vor allem bei Mehrgebärenden kann es zu einer sog. **überstürzten Geburt** kommen. Hierunter versteht man eine < 2 h verlaufende, ansonsten aber normale Geburt. Die Eröffnungswehen sind wenig schmerzhaft und werden daher ggf. nicht als solche bemerkt. Die Gebärende wird dann von plötzlich auftretenden **Presswehen überrascht**. In diesen Fällen wird das Kind häufig im Rettungswagen oder im Bett geboren. Davon zu unterscheiden ist die sog. **Sturzgeburt** (= Stürzen des Kindes aus dem Geburtskanal) mit großer **Verletzungsgefahr** für das Neugeborene. Daher sollten Gebärende in der Pressphase, trotz Stuhldrangs, die Toilette nicht mehr aufsuchen.

RETTEN TO GO

Maßnahmen bei beginnender (ungeplanter) Geburt

Zunächst **Geburtsphase** klären (Wehenabstand? Blasensprung?). In der **Eröffnungsphase** ist ein Transport in die Klinik oft noch problemlos möglich, in der **Austreibungsphase** meist nicht mehr.

Transport: Anamnese erheben (Vorerkrankungen, Schwangerschafts- und bisheriger Geburtsverlauf, Mutterpass lesen und mitnehmen), Linksseitenlagerung und Basismonitoring. Bei kleiner werdenden Wehenabständen ggf. NA nachfordern und ihm entgegenfahren. Sobald bei der Patientin Pressdrang einsetzt und/oder der kindliche Kopf in der Scheide sichtbar wird, anhalten und Geburtshilfe leisten.

Geburtshilfe: NA und Hebamme nachfordern, ggf. auch 2. RTW oder Baby-NAW. Dann:
- Raum heizen. Warme, trockene Tücher, 2 sterile Nabelklemmen, sterile Schere und Vorlagen, Orosauger und Rettungsdecke bereitlegen.
- Gebärende mit leicht erhöhtem Oberkörper auf sauberer Unterlage lagern, Genitalbereich reinigen. Die eigenen Hände desinfizieren und sterile Handschuhe anziehen.

- Bis der kindliche Kopf auf dem mütterlichen Beckenbogen steht und der Muttermund vollständig geöffnet ist, sollte die Patientin die Presswehen veratmen (hecheln), danach bei jeder Wehe 2 bis 3 Mal mitpressen.
- Bei Durchtritt des Kopfes Dammschutz gewährleisten, ggf. Fruchtblase mit den Fingern öffnen. Schultern entwickeln. Geburt zügig zu Ende bringen.
- Nabelschnur durchtrennen und Kind erstversorgen. Zeitpunkt und Ort dokumentieren.

20.7.4 Versorgung des Neugeborenen

Erstversorgung und Beurteilung des Neugeborenen (APGAR-Score)

Die meisten reifgeborenen Neugeborenen (NG) passen sich schnell an das Leben außerhalb des Uterus an und beginnen i. d. R. ohne Unterstützung zu atmen und zu schreien (▶ Abb. 20.11). Das vorsichtige **Abtrocknen (Abreiben)** des NG dient nicht nur dem Wärmeerhalt, sondern bietet meist auch eine ausreichende Stimulation, um eine effektive Spontanatmung anzuregen. Zum Wärmeerhalt ist das NG unmittelbar nach der Geburt in warme, trockene Tücher oder eine Rettungsdecke und für den Transport zusätzlich in eine Silberwindel zu wickeln, um eine Auskühlung zu vermeiden (Köpfchen mit bedecken, Gesicht des Kindes muss frei bleiben).

In den ersten Lebensminuten des NG wird, v. a. anhand von Herzfrequenz (Auskultation), Spontanatmung sowie Muskeltonus und Aussehen (Hautkolorit), der Zustand des Kindes eingeschätzt und die Entscheidung zur Durchführung von ggf. notwendigen Reanimationsmaßnahmen getroffen. Diese Beurteilung erfolgt anhand des sog. **APGAR-Scores** (▶ Tab. 20.1), der während der 1., 5. und 10. Lebensminute erhoben wird. Mithilfe dieser standardisierten Werte können eine akute Gefährdung des NG erkannt und weitere diagnostische und therapeutische Schritte eingeleitet werden.

Bei **ausreichender Atmung, gutem Muskeltonus und einer Herzfrequenz > 100/min** kann das Kind **ohne weitere Maßnahmen auf den Bauch bzw. an die Brust der Mutter gelegt werden** (Achtung: NG kann durch die Käseschmiere „rutschig" sein). Bei **unzureichender Spontanatmung, schlaffem Muskeltonus, Bradykardie oder fehlender Herz-

Abb. 20.11 Lebensfrisches Neugeborenes.

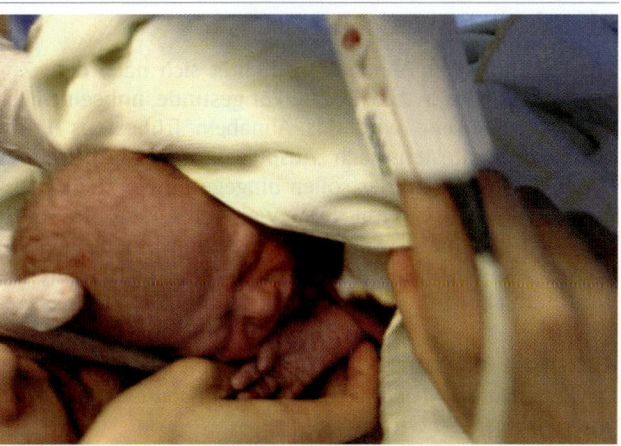

Gewickelt in warme, trockene Tücher wird es der Mutter auf die Brust gelegt.

Tab. 20.1 APGAR-Score*

Merkmal	2 Punkte	1 Punkt	0 Punkte
Aussehen	rosige Hautfarbe an Rumpf und Gliedmaßen	rosige Hautfarbe am Rumpf, Gliedmaßen bläulich	Rumpf und Gliedmaßen blass und bläulich
Puls	>100/min	<100/min	kein Puls messbar
Grimassieren	Schreien, Husten, Niesen	Verziehen des Gesichts	kein Grimassieren
Aktivität	aktiv, spontane Bewegungen	Arm- und Beingelenke gebeugt	schlaff
Respiration	kräftiges Schreien	langsame, unregelmäßige Atmung	keine Atmung

*Je nach Ausprägung werden für das jeweilige Merkmal 0–2 Punkte vergeben:
9–10 Punkte: unauffälliges Neugeborenes
7–8 Punkte: noch normales Neugeborenes
4–6 Punkte: mäßig beeinträchtigtes Herz-Kreislauf-System
0–3 Punkte: hochgradig beeinträchtigtes Herz-Kreislauf-System.

aktion (NG sind dann oft sehr blass) muss das NG nach Eröffnen der Atemwege direkt **mit Maske beatmet** und ggf. mit **Thoraxkompressionen** (TK) (TK: Beatmung = 3 : 1) begonnen sowie entsprechende Medikamente verabreicht werden. Details siehe NG-Reanimation (S. 309).

! Merken APGAR-Werte
- *Bei weniger als 5 APGAR-Punkten besteht Lebensgefahr und es muss mit der NG-Reanimation (S. 309) begonnen werden.*
- *Der beste klinische Parameter zur Beurteilung des Zustandes eines NG ist die Herzfrequenz, die auch am besten den Erfolg der Reanimationsmaßnahmen zeigt. Sie lässt sich mit dem Stethoskop über der Herzspitze auskultieren (zuverlässig beurteilbar ist nur eine Herzfrequenz > 100/min).*

RETTEN TO GO

Erstversorgung des Neugeborenen

Kind in trockene, warme Tücher wickeln und vorsichtig abreiben, um die Spontanatmung anzuregen. In der 1., 5. und 10. Lebensminute **APGAR-Score** erheben. Bei gutem Ergebnis das Neugeborene der Mutter auf den Bauch legen, andernfalls entsprechende Maßnahmen einleiten. Bei < 5 Punkten muss mit der Reanimation begonnen werden.

Abnabelung und Absaugen

Der Zeitpunkt der **Abnabelung** richtet sich nach dem Zustand des Kindes (▶ Abb. 20.12). Für **gesunde**, unbeeinträchtigte **Neugeborene** wird das Abnabeln frühestens **1 min postpartal**, spätestens nach „Auspulsation" der Nabelschnur empfohlen. **Risikokinder** sollen hingegen **unverzüglich** abgenabelt werden, um mit deren weiterer Versorgung sofort beginnen zu können (z. B. bei Reanimationspflicht oder bei Rhesus-Inkompatibilität). Das kindnahe Nabelschnurende wird steril abgedeckt und mit einer Mullbinde fixiert.

! Merken Abnabelung = Geburtszeitpunkt
Der Zeitpunkt der Abnabelung ist auch der Geburtszeitpunkt und muss dokumentiert werden.

Abb. 20.12 Die Abnabelung.

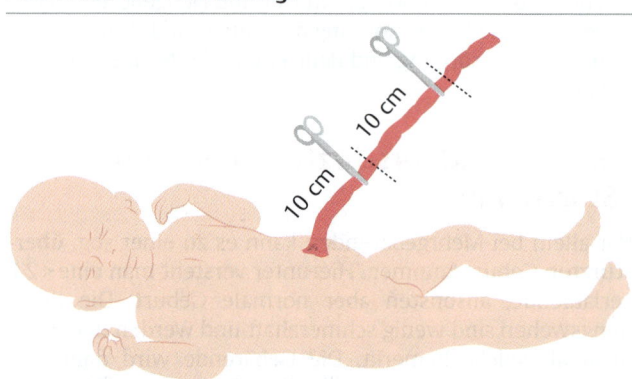

Diese erfolgt mit 2 sterilen Klemmen, wobei die erste Klemme ca. 10 cm vom Bauch des NG, die 2. Klemme noch mal 10 cm weiter distal platziert und die Nabelschnur dazwischen mit einer sterilen Schere durchtrennt wird. *Nach: Ziegenfuß T. Checkliste Notfallmedizin. Thieme; 2009*

Das **Absaugen** des NG ist nur bei einer Verlegung der Atemwege (z. B. Mekoniumaspiration) oder bei Atemstillstand indiziert. Man saugt mit einem sog. Orosauger (geringerer Sog als bei sonst gebräuchlichen Saugern) und i. d. R. oral (nur ggf. nasal) ab.

! Merken Absaugen
Beim spontan atmenden NG ohne Verlegung der Atemwege sollte auf das Absaugen verzichtet werden, da dies zu Schleimhautläsionen führen und reflektorische Bradykardien und Apnoen verursachen kann.

RETTEN TO GO

Abnabelung und Absaugen

Gesunde Neugeborene werden **frühestens 1 min** nach der Geburt abgenabelt, Risikokinder sofort. Der Zeitpunkt der Abnabelung gilt als Geburtszeitpunkt.

Absaugen ist nur bei verlegten Atemwegen oder Atemstillstand notwendig und wird i. d. R. oral mit einem Orosauger durchgeführt.

Tab. 20.2 Lageanomalien

Lageanomalie	Wie liegt das Kind?	Probleme	Therapieziel
Beckenendlage (BEL) (▶ Abb. 20.13)	Das Kind tritt mit dem Steiß (oder auch Steiß und Fuß, Knien oder Füßen) ins mütterliche Becken ein. BEL finden sich bei 3–4 % aller Reifgeburten.	Aufgrund der verzögerten Eröffnung des Muttermundes kommt es zu einem verzögerten (protrahierten) Geburtsverlauf. Kompression der Nabelschnur durch den kindlichen Kopf beim Eintritt ins Becken möglich. → bei aus BEL geborenen Kindern treten vermehrt Hypoxien und Azidosen auf.	Bei noch nicht eingetretener Geburt rascher Transport ins Krankenhaus und Entbindung in der Klinik, da deutlich höheres Risiko für im RD nicht beherrschbare Komplikationen. Bei unaufhaltsamer Geburt muss, wenn der Steiß geboren ist, eine schnelle Entwicklung des Kopfes erfolgen, um eine Hypoxie des Kindes zu verhindern.
Querlage und Schräglage	Mütterliche und kindliche Körperachse stehen nicht parallel: • bei der Querlage steht die kindliche Körperachse quer zu derjenigen der Mutter • bei der Schräglage schneidet die kindliche Körperachse die der Mutter im spitzen Winkel	Nach erfolgtem Blasensprung kann es zum Armvorfall kommen. Ein Armvorfall bei Querlage kann zur Einkeilung der kindlichen Schulter im Becken führen = sog. **verschleppte Querlage** mit Gefahr der Uterusruptur.	Quer- und Schräglage sind geburtsunmögliche Lagen → keine Geburtsversuche. Zur Minimierung von kindlichen (Hypoxie!) und mütterlichen Risiken → Sectio.

Erstes Stillen nach der Geburt

Der Mutter sollte nach der Geburt ein möglichst frühzeitiger Kontakt zum Kind ermöglicht werden. Der direkte Körperkontakt zur Mutter hilft dem Kind, seine Körpertemperatur zu halten. Je nach Zustand/Wunsch der Mutter und Verfassung des Kindes kann das NG bereits direkt nach der Entbindung, eingewickelt in ein warmes Tuch, an die Brust angelegt werden. Das Saugen an der Brust stimuliert die physiologische **Oxytocin-Ausschüttung** und damit die **Milchabgabe** aus der Brustdrüse sowie die **Rückbildung des Uterus** (→ Blutstillung).

20.8 Komplikationen während und nach der Geburt

20.8.1 Fehllagen des Kindes

Hierzu zählen Lage-, Haltungs- und Einstellungsanomalien. Bei den **Lageanomalien** (Beckenendlage, Quer- und Schräglage) ist nicht der Kopf, sondern z. B. der Steiß führend (Näheres zu BEL und Querlage s. ▶ Tab. 20.2). Normalerweise erfolgt eine Geburt aus der **vorderen Hinterhauptslage** (Hinterhaupt des Kindes ist Richtung mütterliche Symphyse gerichtet). Bei den **Haltungsanomalien** (z. B. Stirn- oder Gesichtslage) weicht der kindliche Kopf aus seiner regelrechten Haltung während der Geburt ab. Bei **Einstellungsanomalien** (z. B. Schulterdystokie, Extremitätenvorfall) kommt es zu einer abweichenden bzw. regelwidrigen Einstellung des Kindes. Fehllagen des Kindes lassen i. d. R. keine regelrechte Geburt zu, sind mitunter sogar geburtsunmöglich (z. B. Querlage) und können für Mutter und Kind lebensbedrohlich werden. Die Entbindung in einer geburtshilflichen Klinik ist hier unbedingt anzustreben.

Abb. 20.13 Beckenendlage.

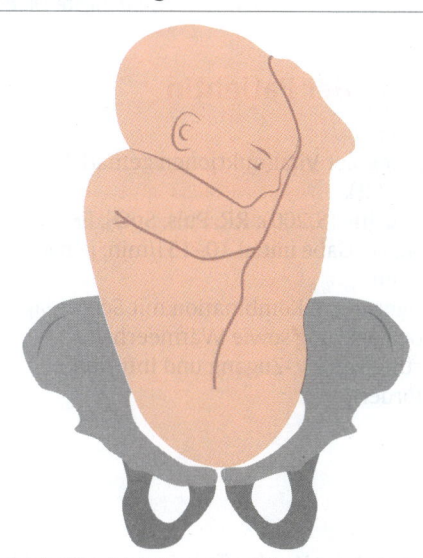

Nach: Feige A, Halle H. Beckenendlage, Querlage, Nabelschnurvorfall. In Feige A et al. Kreißsaal-Kompendium; 2014

 RETTEN TO GO

Lage-, Haltungs- und Einstellungsanomalien

Die normale Lage und Haltung des Kindes zum Geburtszeitpunkt ist die **vordere Hinterhauptslage** (Kopf liegt unten, Hinterhaupt zeigt zur mütterlichen Symphyse). Durch Lage- (Beckenendlage, Querlage, Schräglage), Haltungs- (Kopf weicht aus regelrechter Haltung ab) und Einstellungsanomalien (Schultern oder Extremitäten blockieren den Geburtsweg) kann die Geburt stark verzögert oder unmöglich werden (Gefahr für Mutter und Kind).

Die Entbindung in einer geburtshilflichen Klinik ist unbedingt anzustreben.

20.8.2 Postpartale Blutungen
Grundlagen

Definition **Postpartale Blutungen**
Hierunter werden Blutungen aus dem Genitaltrakt von ≥ 500 ml nach vaginaler Geburt bzw. von ≥ 1000 ml nach Sectio caesarea verstanden.

Ursachen
- **Uterusatonie.**
- **Geburtstraumata:** z. B. Dammriss, Zervixriss, Uterusruptur.
- **Fehlende Plazentalösung** (wenn > 30 min nach der Geburt des Kindes keine komplette Plazentalösung stattfindet oder die Plazenta aufgrund eines Spasmus (Krampf) der Zervix nicht ausgestoßen wird) oder im Uterus verbliebene Plazentareste.
- Schwangerschaftsinduzierte Gerinnungsstörungen, sog. **Koagulopathien** (z. B. bei HELLP-Syndrom, Präeklampsie, Fruchtwasserembolie).

!Merken **Kurz nach der Geburt**
Über 60 % aller lebensbedrohlichen postpartalen Blutungen ereignen sich in den ersten 4 h nach Geburt, häufigste Ursache ist die Uterusatonie.

Versorgung der Patientin

Basismaßnahmen
- Sicherstellung der Vitalfunktionen gemäß dem ABCDE-Schema (S. 192).
- Basismonitoring (S. 200): RR, Puls, SpO_2, EKG.
- Frühzeitige O_2-Gabe initial 10–15 l/min, je nach SpO_2 Flow ggf. anpassen.
- Fritsch-Lagerung in Kombination mit Schocklagerung mit Beckenhochlagerung sowie Wärmeerhalt.
- Vorbereitung von i. v.-Zugang und Infusion.
- NA nachfordern.

Erweiterte Maßnahmen • **Schocktherapie:** abhängig von Blutungsstärke und klinischen Symptomen 1–2 venöse Zugänge legen und Volumensubstitution mit VEL oder bei Bedarf auch mit kolloidalen Lösungen.

Bei **Rissblutungen** an Vagina oder Damm: lokale Kompression. Bei höher liegenden Blutungsquellen ggf. Kompression der Aorta abdominalis (▶ Abb. 20.14a). Bei **Plazentalösungsstörungen** findet der sog. **Credé-Handgriff** (▶ Abb. 20.14c) Anwendung. Ultima Ratio bei fortbestehender starker Blutung, trotz o. g. Maßnahmen, ist die **manuelle Plazentalösung** (vorsichtiger Zug an der Nabelschnur [sog. cord traction], bei gleichzeitigem supraphysärem Gegendruck). Bei bereits ausgestoßener Plazenta und **atonischen Nachblutungen** findet der **Hamilton-Handgriff** (▶ Abb. 20.14b) Anwendung. Bei Uterusatonie kommt medikamentös zudem Oxytocin (kontraktionsfördernd) zum Einsatz.

Je nach Blutungsintensität und klinischen Symptomen zügiger Transport in geburtshilfliche Klinik, ggf. mit Sondersignal.

RETTEN TO GO

Postpartale Blutungen

Darunter versteht man vaginale Blutungen ≥ 500 ml nach Geburt bzw. ≥ 1000 ml nach Sectio. **Ursachen** sind z. B. Uterusatonie (am häufigsten), Verletzungen im Geburtsweg, fehlende Plazentalösung, Koagulopathien.

Zu den **Basismaßnahmen** zählen neben dem Sichern der Vitalfunktionen: Basismonitoring, Fritsch-Lagerung mit Schocklagerung und Beckenhochlagerung, frühzeitige O_2-Gabe, NA nachfordern. **Erweiternde Maßnahmen** umfassen die Volumensubstitution (Schocktherapie), zudem bei Uterusatonie: Oxytocin-Gabe und Hamilton-Handgriff, bei Störungen der Plazentalösung: Credé-Handgriff oder als Ultima Ratio: manuelle Plazentalösung, bei Rissblutungen lokale Kompression. Zügiger Transport in die Klinik.

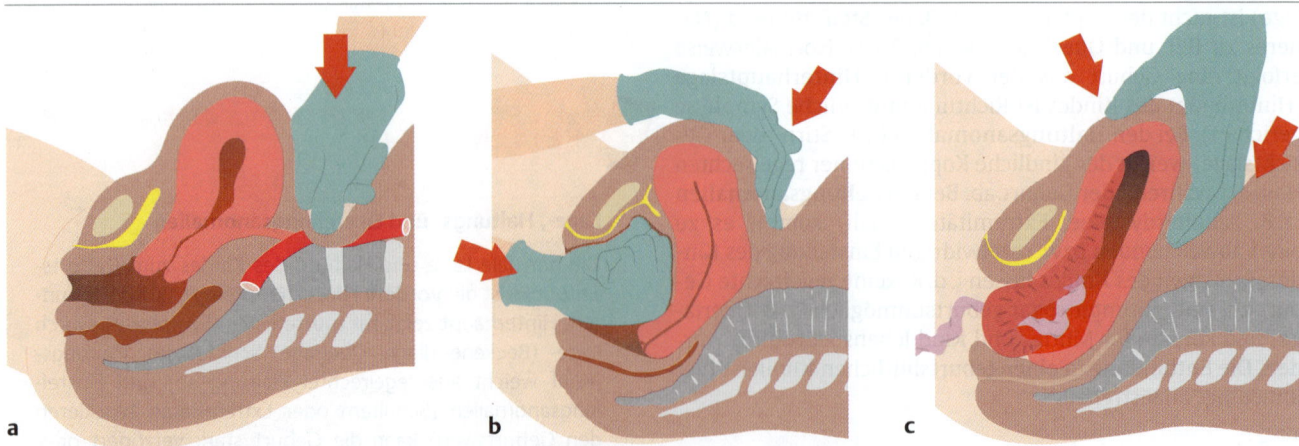

Abb. 20.14 Mögliche Handgriffe bei postpartalen Blutungen.

a **Aortenkompression:** Aorta wird mit der geballten Hand gegen die Wirbelsäule gedrückt.
b **Hamilton-Handgriff:** Uterus wird mit einer in der Scheide gebildeten Faust von innen und mit der anderen Hand von außen komprimiert (hierdurch wird fast immer eine Blutstillung erreicht).
c **Credé-Handgriff:** Uterus von oben umfassen und vorsichtig in kaudaler Richtung „ausdrücken".

b und c nach: Gätje R et al. Kurzlehrbuch Gynäkologie und Geburtshilfe. Thieme; 2015

20.9 Wochenbett

Das Wochenbett beginnt nach der Geburt und endet 6 Wochen postpartum. Es umfasst die Phase der **Rückbildung der genitalen und extragenitalen Schwangerschaftsveränderungen** sowie den Beginn der **Laktation**. Durch die sog. Wochenbettwehen werden Blutungen aus der Gebärmutterwunde gestillt und das Wundsekret (sog. **Wochenfluss**) nach außen befördert. Zu den Krankheitsbildern im Wochenbett zählen u. a. der **Lochialstau** (sistierender Wochenfluss) und die **Mastitis puerperalis** (Brustentzündung), die der Rettungsdienst aber i. d. R. nicht zu sehen bekommt.

Eine **Wochenbettpsychose**, die sich innerhalb der ersten 8 Wochen nach der Geburt bei der Mutter entwickelt, kann zu einem Notfall werden und eine Gefahr für das Leben der Mutter und des Kindes darstellen (Selbstmordgefahr; ggf. Gefahr der Kindstötung). Der Rettungsdienst muss hier v. a. die Gefahr erkennen, beruhigend auf die Patientin einwirken, ggf. den NA alarmieren und für die weitere Behandlung in einer psychiatrischen Klinik Sorge tragen.

Näheres zu „Postpartaler Blutung" (S. 442) und Phlebothrombose (S. 294) siehe jeweils dort.

RETTEN TO GO

Wochenbett

Im Wochenbett (bis 6 Wochen nach der Geburt) bilden sich die schwangerschafts- und geburtsbedingten Veränderungen zurück. In dieser Zeit kann auch eine **Wochenbettpsychose** auftreten, die im Extremfall mit Suizidgefahr und Gefahr der Kindstötung einhergeht. Der Rettungsdienst muss hier v. a. die Gefahr erkennen, beruhigend auf die Patientin einwirken, ggf. den NA alarmieren und für die weitere Behandlung in einer psychiatrischen Klinik Sorge tragen.

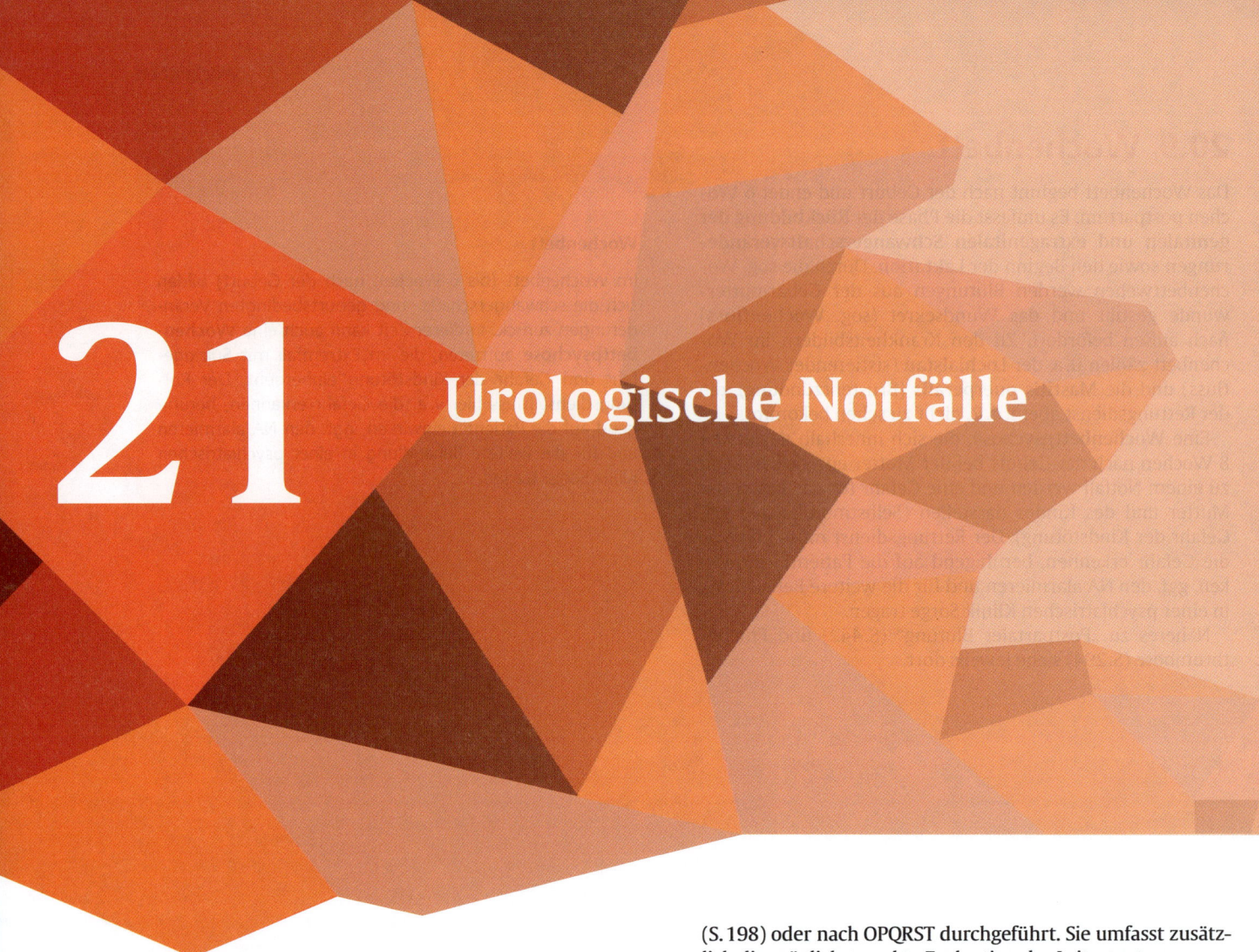

21 Urologische Notfälle

21.1 Einführung

Die meisten urologischen Notfälle sind nicht akut lebensbedrohlich. Allerdings können bei vielen Erkrankungen irreversible Organschädigungen resultieren; durch eine rasche Diagnose und die Einleitung einer zielgerichteten Therapie können Nieren- und Blasenfunktionsstörungen sowie Störungen der Sexualfunktion vermieden werden.

Für den RD ergibt sich somit eine weichenstellende Funktion, da die definitive Versorgung oft erst in der Klinik erfolgen kann.

Verletzungen des Urogenitaltraktes treten meistens im Rahmen eines Polytraumas (S. 358) auf und können so lebensbedrohlich sein. Auch die Urosepsis (S. 448) ist ein schwerwiegendes urologisches Krankheitsbild, das im RD vorkommt.

21.2 Leitsymptome

21.2.1 Schmerzen

Schmerzen sind ein häufiges Symptom im Zusammenhang mit urologischen Erkrankungen. Sie treten meist in der **Lumbalgegend** auf und strahlen gegebenenfalls nach bauchwärts (ventral) aus (sog. **Flankenschmerzen**). Auch eine Schmerzausstrahlung in das Skrotum oder die Schamlippen ist möglich.

Eine **genaue Anamnese** kann Hinweise auf die Ursache der Schmerzen geben und wird nach dem SAMPLER-Schema (S. 198) oder nach OPQRST durchgeführt. Sie umfasst zusätzlich die möglichst exakte Evaluation der Leitsymptome.

So können abrupt beginnende kolikartige Schmerzen auf eine Urolithiasis (S. 447) hinweisen, während eher dumpfe Schmerzen in der Lendengegend mit begleitendem Fieber eine Nierenbeckenentzündung wahrscheinlich machen.

21.2.2 Hämaturie

Definition **Hämaturie**
Unter einer Hämaturie versteht man eine Ausscheidung von Erythrozyten im Urin. Im Rettungsdienst relevant ist dabei nur die Makrohämaturie, bei der je nach Ausmaß der Blutung eine Braun- bis Rotfärbung des Urins mit dem bloßen Auge sichtbar ist. Bei einer Mikrohämaturie hingegen kann das Blut nur mikroskopisch oder mit Urinteststreifen (Urinstix) festgestellt werden.

Wichtige Fragen, um die Ursache einer Hämaturie einzugrenzen, sind:
- Besteht eine urologische Grunderkrankung (z. B. Tumorleiden, Steinleiden)?
- Nimmt der Patient gerinnungshemmende Medikamente ein (z. B. Marcumar®)?
- Bei welcher Gelegenheit ist die Hämaturie aufgetreten (z. B. nach Trauma oder Katheterisierung)?

! *Merken* **Hämaturie als Notfall**
Eine schmerzhafte Hämaturie mit Anzeichen eines Schocks (S. 268) ist ein Notfall, der einer sofortigen Versorgung bedarf (NA anfordern).

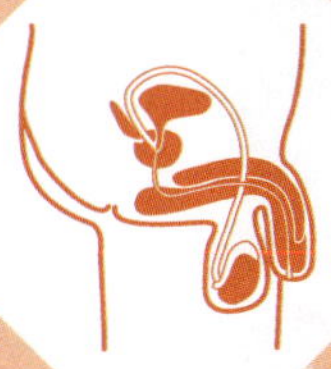

Einführung ▶S. 444

Leitsymptome
- Schmerzen ▶S. 444
- Hämaturie ▶S. 444
- Anurie und Oligurie ▶S. 445

Untersuchung des Patienten ▶S. 445

Notfälle und Erkrankungen
- Akuter Harnverhalt (Ischurie) ▶S. 446
- Urolithiasis und Nieren-/Harnleiterkolik ▶S. 447
- Akutes Nierenversagen (ANV) ▶S. 449
- Akutes Skrotum ▶S. 450
- Priapismus ▶S. 452
- Paraphimose ▶S. 452

Besonderheiten bei Kindern ▶S. 453

ACHTUNG

Durch eine Kontamination mit Menstrualblut kann eine Hämaturie vorgetäuscht werden. Auch nach Genuss von Roter Bete kann der Urin rot verfärbt sein, ohne dass eine Hämaturie vorliegt. Das Gleiche gilt für einige Medikamente oder Vitamintabletten.

21.2.3 Anurie und Oligurie

Definition **Anurie und Oligurie**

Als Anurie bezeichnet man eine Urinausscheidung von weniger als 100 ml Urin/d. Bei der Oligurie wird weniger als 500 ml Harn/d ausgeschieden.

Wichtige Fragen bei einer Abnahme der Harnmenge sind:
- Wie viel Harn konnte in den letzten 24 h in etwa ausgeschieden werden?
- Sind Trübungen oder Ausflockungen erkennbar (als Hinweis auf begleitende Infektion der Harnwege)?

Die **häufigste Ursache** einer Abnahme der Harnmenge ist ein unzureichendes Flüssigkeitsangebot durch Exsikkose, Schock oder Herzinsuffizienz (**prärenale** Ursache). Auch Erkrankungen der Niere selbst (**renale** Ursache) oder ein Abflusshindernis in den ableitenden Harnwegen (Tumor, verstopfter Katheter, Harnsteine = **postrenale** Ursache) können zur Anurie/Oligurie führen (vgl. dazu ▶ Tab. 21.1).

RETTEN TO GO

Leitsymptome urologischer Erkrankungen

Schmerzen bei Erkrankungen der Nieren sind meist in der Flankengegend und treten häufig kolikartig auf. Auch eine Ausstrahlung in die Hoden oder Schamlippen ist häufig. Unter einer **Hämaturie** versteht man eine Beimischung von Blut zum Urin. Dabei kann das Blut entweder mit bloßem Auge sichtbar sein (**Makrohämaturie**) oder man erkennt es nur unter dem Mikroskop (**Mikrohämaturie**). Unter einer **Oligurie** versteht man eine verminderte Urinausscheidung auf weniger als 500 ml/d. Bei einer **Anurie** beträgt die Urinausscheidung weniger als 100 ml/d.

21.3 Untersuchung

ACHTUNG

Urologische Notfälle im Rettungsdienst sind den Patienten oft unangenehm. Achten Sie also auf ein angepasstes, taktvolles Verhalten und (wenn möglich) eine adäquate Distanz.

Die definitive Diagnostik mit Urinuntersuchung, bildgebenden Verfahren und spezifischen Untersuchungstechniken ist einer fachurologischen Einrichtung vorbehalten. Der Rettungsdienst kann durch folgende Untersuchungen die möglichen Ursachen eingrenzen:
- **Palpation des Abdomens:** Eine rundliche, druckschmerzhafte Vorwölbung der Bauchdecke oberhalb der Symphyse kann auf einen akuten Harnverhalt, d. h. auf eine Ischurie (S. 446), hindeuten.

- **Perkussion:** Ein Klopfschmerz über dem Nierenlager (beidseits seitlich der Lendenwirbelsäule) kann auf eine Nierenbeckenentzündung (Pyelonephritis) oder einen Harnstau hinweisen. Da bereits kleinste Erschütterungen Schmerzen hervorrufen können, soll die Perkussion zunächst vorsichtig erfolgen und dem erfahreneren Untersucher vorbehalten bleiben.
- **Inspektion:** Gibt es bei Anurie oder Oligurie Hinweise auf eine Exsikkose (stehende Hautfalten, trockene Schleimhäute, borkige Zunge)? Sind Skrotum oder Penis verändert? Schwellung, Verfärbung und Überwärmung sind Hinweise auf ein akutes Skrotum (S. 450) oder Priapismus (S. 452) bzw. Paraphimose (S. 452).

21.4 Notfälle und Erkrankungen

21.4.1 Akuter Harnverhalt (Ischurie)

Grundlagen

Definition **Akuter Harnverhalt**

Bei einem akuten Harnverhalt kann der Patient die (bei normaler Urinproduktion) gefüllte Harnblase nicht entleeren, obwohl ein quälender schmerzhafter Harndrang besteht.

Ursachen
- **Mechanisches Hindernis:** Verlegung der Harnblase oder Harnröhre durch Prostatahyperplasie (gutartige Vergrößerung der Prostata) oder Prostatakarzinom (bösartiger Tumor der Prostata), in Blasenausgang oder Harnröhre eingeklemmter Blasenstein, verstopfter Blasenkatheter.
- **Medikamente:** bestimmte Medikamente wie Butylscopolamin (z. B. Buscopan®) oder Opioide können die Blasenentleerung hemmen.
- **Neurogen:** Bei einer Querschnittslähmung, einer Multiplen Sklerose oder einem Bandscheibenvorfall können die Nerven, die die Harnblasenentleerung steuern, ausfallen.

! *Merken* **Harnverhalt bei älteren Männern**
Eine gutartige Vergrößerung der Prostata ist häufig bei älteren Männern Ursache eines akuten Harnverhalts.

Symptomatik und Differenzialdiagnosen

Symptomatik • Typischerweise sehen Sie einen **unruhigen Patienten** mit starken **Schmerzen im Unterbauch**. Oft gehen den Schmerzen ein zunehmender Blasendruck und Harndrang voraus. Die **prall gefüllte Blase** lässt sich evtl. als rundliche Vorwölbung der Bauchdecke tasten (▶ Abb. 21.1) Vorsichtig palpieren, da schmerzhaft!. Kommt es zu unkontrolliertem tröpfchenweisem Urinabgang, spricht dies für eine Überlaufinkontinenz (die Blase „läuft über").

Begleitend können aufgrund der schmerzbedingten Katecholaminausschüttung Blässe und Kaltschweißigkeit vorliegen, auch Übelkeit und Erbrechen sind möglich.

Differenzialdiagnosen • Die wichtigste Differenzialdiagnose ist die **Anurie**, d. h. die fehlende Urinproduktion (S. 445). Bei Koliken kann es schmerzbedingt reflektorisch zum Harnverhalt kommen. Ein akutes Abdomen (S. 316), insbesondere bei atypischen Symptomen, sollte ebenfalls in Betracht gezogen werden.

Abb. 21.1 Vorgewölbter Unterbauch bei akutem Harnverhalt.

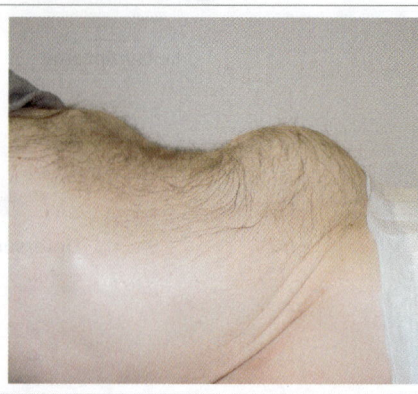

Aus: Kirschner-Hermanns R, Giewer L, Wiedemann A. Harninkontinenz. In: Willkomm M. Praktische Geriatrie. Thieme; 2015

Versorgung des Patienten

Basismaßnahmen
- Sicherstellung der Vitalfunktionen gemäß ABCDE-Schema (S. 192) und Basismonitoring (S. 200): RR, Puls, ggf. EKG, SpO$_2$, Temperatur messen.
- Lagerung des Patienten nach seinen Wünschen. Eine Entlastung der Bauchdecke durch eine Knierolle wird oft als angenehm empfunden.
- Gegebenenfalls Vorbereiten von i. v.-Zugang, VEL und Medikation.

Erweiterte Maßnahmen • Wird als erweiterte Maßnahme ein **i. v.-Zugang** gelegt, soll nur eine **geringe Infusionsmenge** verabreicht werden. Ein liegender **Harnblasenkatheter** könnte verstopft sein. Durch **Anspülen des Katheters** mit NaCl 0,9 % oder Aqua dest. kann dieser evtl. wieder durchgängig gemacht werden. Die Blase sollte bei Erfolg langsam entleert werden, da es bei einer schnellen Entleerung zu Blasenblutungen und Kreislaufproblemen kommen kann.

Je nach Ausmaß der Schmerzen ist eine **Analgesie**, z. B. mit Metamizol (z. B. Novalgin®) oder Piritramid (z. B. Dipidolor®) angezeigt. Auch ein **Antiemetikum** (z. B. Vomex®) oder ein **Spasmolytikum** wie Buscopan® können indiziert sein.

Die ursächliche **Therapie** des Harnverhalts besteht in der Entlastung der Harnblase. Hierzu wird unter sterilen Bedingungen ein **Harnblasenkatheter** in die Harnröhre eingeführt und der Urin in einen Urinbeutel abgelassen. Grundsätzlich ist jede Klinik in der Lage, eine Blase zu entlasten. Für die anschließende Ursachenforschung kann es sinnvoll sein, eine Klinik mit urologischer Abteilung anzufahren. Sind die Schmerzen des Patienten nicht zu verantworten und die Transportzeiten unverhältnismäßig lang, sollte präklinisch eine Katheterisierung erfolgen.

ACHTUNG
Eine zu hohe Infusionsmenge oder Diuretika verstärken die Harnmenge und damit den Harndrang und die Schmerzen! Sie sind beim Harnverhalt kontraindiziert.

Akuter Harnverhalt (Ischurie)

Definition: Trotz Harndrang ist der Patient nicht in der Lage, die gefüllte Harnblase zu entleeren.

Ursachen: Meist mechanisch durch Verlegung der Harnblase oder Harnröhre durch eine vergrößerte Prostata, einen Blasenstein oder verstopften Blasenkatheter. Außerdem hemmen manche Medikamente die Blasenentleerung. Auch bei einer Querschnittslähmung oder einer Multiplen Sklerose kann die Harnblasenentleerung gestört sein.

Symptomatik: Schmerzen im Unterbauch, prall gefüllte Harnblase ohne Urinentleerung. Gegebenenfalls begleitende vegetative Symptomatik mit Kaltschweißigkeit, Übelkeit, Erbrechen.

ToDo Basis: Lagerung mit Entlastung der Bauchdecke, Vitalfunktionen überwachen, ggf. iv.-Zugang, VEL, Medikamente vorbereiten.

ToDo Erweitert: Gegebenenfalls i. v.-Zugang: Infusionsmenge gering halten! Gegebenenfalls Analgetikum, Spasmolytikum, Antiemietikum. Ein verstopfter Blasenkatheter kann mit NaCl 0,9 % angespült werden → Urin langsam ablassen. Gegebenenfalls bei langen Transportzeiten und entsprechender Ausstattung des RTW Anlage eines Blasenkatheters.

21.4.2 Urolithiasis und Nieren-/ Harnleiterkolik

Fallbeispiel **Unerträgliche Flankenschmerzen**

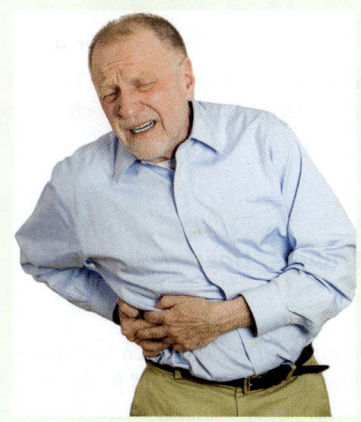

© pathdoc – Fotolia.com

Sie werden als Rettungssanitäter zu einem Mann mit akuten Bauchschmerzen gerufen. Nach erstem Eindruck und Untersuchung nach ABCDE-Schema besteht kein Anhalt für einen unmittelbar lebensbedrohlichen Zustand. Allerdings klagt der Patient über starke Schmerzen in der rechten Flanke, die in den Unterbauch und den Hoden ausstrahlen. Diese dumpfen Schmerzen hätten vor etwa einer halben Stunde plötzlich begonnen und kämen „in Wallungen". Während der Mann dies berichtet, läuft er unruhig im Raum auf und ab und krümmt sich immer wieder.

Grundlagen

Definition **Urolithiasis und Harnleiterkolik**

Unter einer Urolithiasis versteht man die Bildung von Steinen (Konkrementen) in der Niere und den ableitenden Harnwegen (Harnleiter, Harnblase und Harnröhre). Je nach Steinlokalisation unterscheidet man folglich
- *Nierensteine (Nephrolithiasis),*
- *Harnleitersteine (Ureterolithiasis) und*
- *Harnblasen- (Zystolithiasis) und Harnröhrensteine (selten).*

Als Folge einer Urolithiasis kann es zu einer Nieren- oder Harnleiterkolik kommen. Die akut auftretenden, starken Schmerzen entstehen aufgrund einer Verlegung der ableitenden Harnwege durch Steine (oder selten einen Tumor oder Blutkoagel).

Pathophysiologie • Harnsteine sind in den Industrienationen häufig (ca. 5 % der Bevölkerung). Sie entstehen, wenn sich bestimmte Substanzen (meist Kalziumoxalat oder Harnsäure) in zu hoher Konzentration im Urin ansammeln und Kristalle bilden. Diese können wenige Millimeter oder auch groß wie ein Tennisball sein (Harnblasenstein). Ursachen sind u. a. eine geringe Trinkmenge, Bewegungsmangel und übermäßiger Fleischkonsum (hoher Gehalt an Harnsäure). Darüber hinaus begünstigen eine gewisse Veranlagung (genetische Dispositon) sowie anatomische Fehlbildungen des Urogenitaltrakts die Bildung von Harnsteinen (▶ Abb. 21.2).

Schmerzen entstehen, wenn sich ein vormals festsitzender Nierenstein löst und in den ableitenden Harnwegen (meistens im Harnleiter) hängen bleibt. Die glatte Muskulatur arbeitet dann gegen das Abflusshindernis an und verursacht dabei die Schmerzen.

Abb. 21.2 Lokalisation und Form von Harnsteinen.

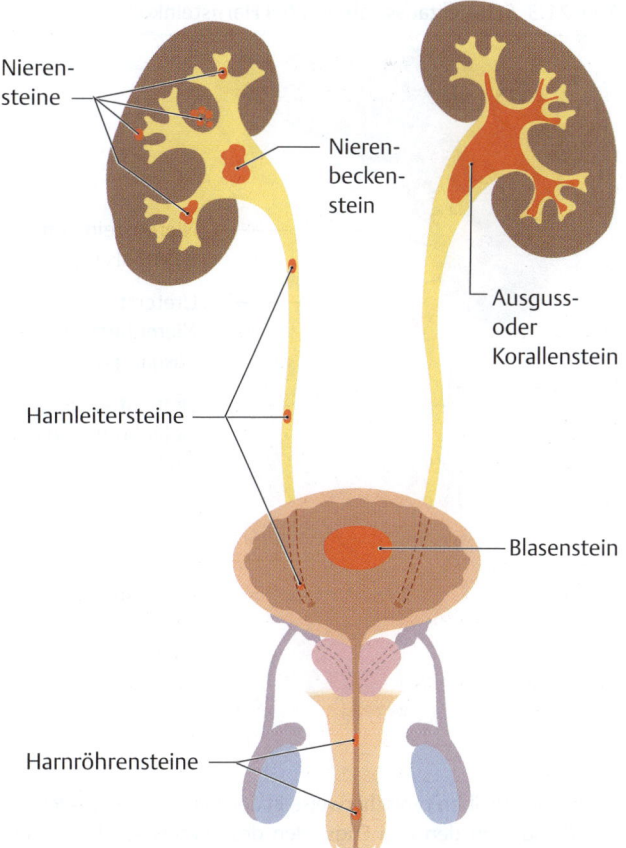

Nieren-steine

Nieren-becken-stein

Ausguss- oder Korallenstein

Harnleitersteine

Blasenstein

Harnröhrensteine

Harnsteine können unterschiedlich groß und unterschiedlich geformt sein – je nachdem, wo im Harntrakt sie entstehen. *Nach: Sökeland J, Rübben H. Taschenlehrbuch Urologie. Stuttgart: Thieme; 2007*

Symptomatik und Differenzialdiagnosen

Symptomatik • Das Leitsymptom der Nieren-/Harnleiterkolik ist der einseitige, schlagartig einsetzende, krampfartige, typischerweise wellenförmige **Schmerz in der Flankengegend** (▸ Abb. 21.3). Die Intensität des Schmerzes wird von den Patienten typischerweise als „noch nie da gewesen" beschrieben. Er kann in den Rücken und Unterbauch ausstrahlen. Auch eine Schmerzausstrahlung in die Leiste, das Skrotum bzw. die Schamlippen ist (besonders bei Steineinklemmung im unteren Harntrakt) typisch. Die Patienten versuchen häufig, ihren Schmerz durch Bewegung (Umherlaufen) zu lindern, oder nehmen vornübergebeugt eine Schonhaltung ein.

Häufig treten begleitend vegetative Symptome wie Übelkeit und Erbrechen sowie Kaltschweißigkeit und Tachykardie auf. Harndrang und blutiger Urin, d. h. Hämaturie (S. 444), sind weitere begleitende Symptome.

Oft wissen die Patienten von ihren Harnsteinen. Bei der Untersuchung fallen ein Klopfschmerz in der Flankengegend (S. 445) und Schmerzen bei der Palpation der Bauchdecke auf.

! Merken Urologischer Notfall

Die Kombination aus Beschwerden im Urogenitaltrakt und Fieber kann auf eine Nierenbeckenentzündung oder Urosepsis hindeuten. Das macht den Transport in eine Klinik unbedingt erforderlich.

Differenzialdiagnosen • Differenzialdiagnostisch kommen insbesondere bei rechtsseitiger Harnleiterkolik eine **Gallenkolik** (S. 324) oder auch eine **Appendizitis** (S. 322) in Betracht. Bei Schmerzen auf der linken Seite muss man an eine

Sigmadivertikulitis (S. 323) denken. Bei Frauen kann außerdem eine gynäkologische Erkrankung wie die **Adnexitis** ursächlich sein. Die Schmerzen bei entzündlichen Erkrankungen nehmen im Vergleich zur Harnleiterkolik i. d. R. jedoch stetig zu und treten nicht plötzlich auf.

Weitere mögliche Ursachen sind Erkrankungen und Verletzungen der **Wirbelsäule**, z. B. ein Bandscheibenvorfall (S. 385) oder die Lendenwirbelkörperfraktur (S. 349). Ein Zerreißungsschmerz mit Ausstrahlung in den Rücken könnte darüber hinaus auf ein **rupturiertes Aortenaneurysma** (S. 326) hindeuten.

Versorgung des Patienten

Basismaßnahmen

- Sicherstellung der Vitalfunktionen gemäß ABCDE-Schema (S. 192) und Basismonitoring (S. 200): RR, Puls, EKG, SpO₂. Temperatur messen (Fieber kann auf Harnwegsinfektion hindeuten).
- Patient beruhigen und seinem Wunsch entsprechend lagern. Es ist dabei nicht ungewöhnlich, dass sich Patienten während der Versorgung und des Transports immer wieder in eine neue Position bringen möchten.
- Vorbereiten von i. v.-Zugang, VEL und ggf. Medikation. O₂-Gabe, initial 2–4 l/min, Flow je nach SpO₂ (Ziel 94–98 %).
- Bei starken Schmerzen NA nachfordern.
- Kommt es zum spontanen Abgang von Steinen, sollen diese aufgehoben und dem Klinikpersonal zur weiteren Diagnostik überreicht werden.

Erweiterte Maßnahmen • An erweiterten Maßnahmen stehen die i.v-Gabe von VEL und eine **ausreichende Analgesie** mit Metamizol (z. B. Novalgin®) und ggf. ergänzend Piritramid (z. B. Dipidolor®) im Vordergrund. Auch eine **Spasmolyse** mit Butylscopolamin (z. B. Buscopan®) ist möglich. Ergänzend wird häufig ein **Antiemetikum** (Dimenhydrinat, z. B. Vomex A®) und/oder ein **Sedativum** (Diazepam, z. B. Valium®) verabreicht.

ACHTUNG

Eine übermäßige Infusionstherapie und die Gabe von Diuretika sind kontraindiziert, um eine Harnstauung nicht noch zu verstärken.

Fallbeispiel Fortsetzung – Unerträgliche Flankenschmerzen

Der Notfallsanitäter stellt aufgrund der typischen Symptome die Verdachtsdiagnose einer Harnleiterkolik und fordert aufgrund der starken Schmerzen einen Notarzt nach. Sie versuchen währenddessen, den Patienten zu beruhigen, und bereiten einen intravenösen Zugang und 500 ml Ringer-Lösung als Infusion vor. Die Vitalparameter lauten AF: 22/min, SpO₂: 99 %, RR: 150/85 mmHg, HF: 96/min. Fieber besteht nicht.

Die kurz darauf eintreffende Notärztin legt den intravenösen Zugang und injiziert 1 g Metamizol, zusätzlich hängt sie 1,5 g Metamizol als Kurzinfusion an. Die Schmerzen lassen schon bald deutlich nach und die Notärztin entscheidet sich, den Transport nicht zu begleiten. Während der Fahrt in eine Klinik mit urologischer Abteilung kommt der junge Mann ein wenig zur Ruhe.

Abb. 21.3 Schmerzausstrahlung bei Harnsteinkolik.

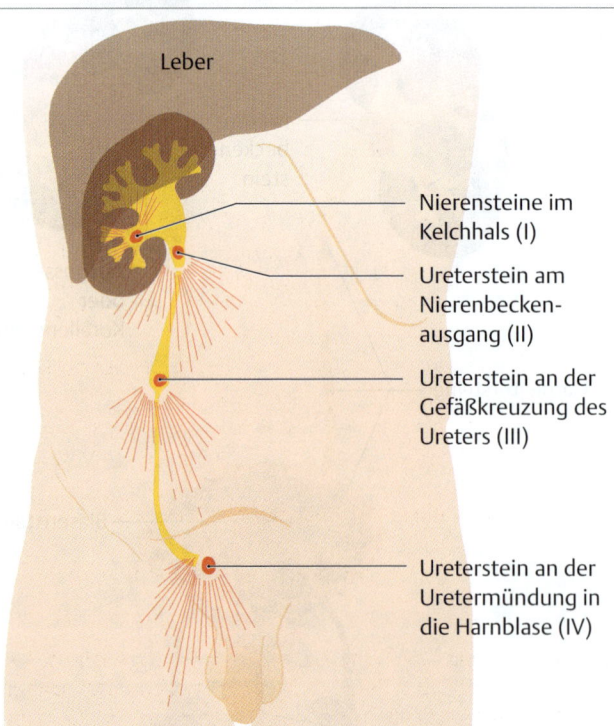

Nierensteine im Kelchhals (I)

Ureterstein am Nierenbeckenausgang (II)

Ureterstein an der Gefäßkreuzung des Ureters (III)

Ureterstein an der Uretermündung in die Harnblase (IV)

Leber

Harnsteine bleiben typischerweise in den Nierenbeckenkelchhälsen (I) oder an den drei Engstellen des Ureters stecken. Diese Engstellen sind am Nierenbeckenausgang (II), im mittleren Drittel bei Überkreuzung der Beckengefäße (III) und an der Einmündung in die Harnblase (IV). *Nach: Sökeland J, Rübben H. Taschenlehrbuch Urologie. Stuttgart: Thieme; 2007*

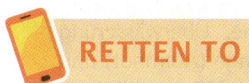

RETTEN TO GO

Urolithiasis und Nieren-/Harnleiterkolik

Definition: Urolithiasis bezeichnet die Bildung von Steinen (Konkrementen) in der Niere und den ableitenden Harnwegen (Harnleiter, Harnblase und Harnröhre). Es gibt Nierensteine (Nephrolithiasis), Harnleitersteine (Ureterolithiasis) und Harnblasensteine (Zystolithiasis) und selten Harnröhrensteine. Lösen sich diese Steine und wandern in den Harnwegen weiter, kann es zu einer Nieren- oder Harnleiterkolik kommen.

Ursachen: Die Bildung von Harnsteinen wird durch eine geringe Trinkmenge, Bewegungsmangel und hohen Fleischkonsum begünstigt. Auch eine genetische Veranlagung spielt eine Rolle.

Symptomatik: Eine Urolithiasis verursacht keine spezifischen Symptome. Die Nieren-/Harnleiterkolik äußert sich in nie da gewesenen, einseitigen Flankenschmerzen, die wellenförmig, ähnlich wie Wehen, auftreten. Die Patienten sind unruhig. Häufig sind vegetative Begleitsymptome wie Übelkeit und Erbrechen.

ToDo Basis: Vitalfunktionen sicherstellen, Basismonitoring inkl. Temperatur messen. Gegebenenfalls O₂-Gabe. Lagerung nach Wunsch des Patienten, Positionswechsel ermöglichen. Eventuell abgehende Steine asservieren. Gegebenenfalls i.v-Zugang, VEL; Medikamente vorbereiten.

ToDo Erweitert: i. v.-Zugang für Analgesie, Spasmolyse, ggf. Antiemetikum oder Sedierung.

21.4.3 Akutes Nierenversagen (ANV)

Fallbeispiel Auf dem Trockenen

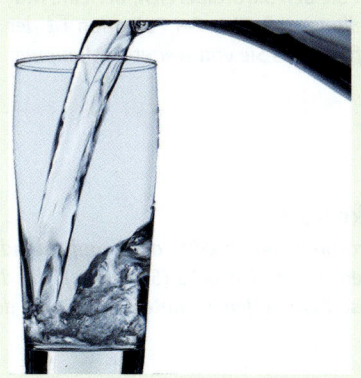

© Gina Sanders – Fotolia.com

Sie werden an einem heißen Sommerabend zu einer 70-jährigen Patientin in ein Altenwohnheim gerufen. Laut Pflegedienst habe sich deren Allgemeinzustand innerhalb der letzten 3 Tage verschlechtert. Nun sei sie nur noch auf laute Ansprache erweckbar und wirke apathisch. Die Atemfrequenz ist mit 26/min beschleunigt. Während der Untersuchung bemerken Sie eine borkige Zunge sowie stehende Hautfalten. Die Patientin hat einen Blasenkatheter. Im Urinbeutel ist nur eine geringe Flüssigkeitsmenge mit gelb-oranger Färbung zu sehen. Auf Nachfrage erfahren Sie, dass die Patientin in den letzten Tagen weniger getrunken habe als für sie üblich.

Grundlagen

Definition Akutes Nierenversagen

Das akute Nierenversagen (ANV, akute Niereninsuffizienz) bezeichnet einen plötzlichen (teilweisen oder kompletten) Ausfall der Nierenfunktion (▶ Tab. 21.1). Dieser ist i. d. R. innerhalb von Wochen bis Monaten reversibel. Jedes akute Nierenversagen kann unbehandelt in eine chronische Niereninsuffizienz übergehen, die dann nicht mehr reversibel ist.

Pathophysiologie

Tab. 21.1 Pathophysiologie und Ursachen des akuten Nierenversagens

prärenal (ca. 60 %)	renal (ca. 35 %)	postrenal (ca. 5 %)*
Volumenverlust: Exsikkose, Dehydratation, hypovolämischer Schock	spezifische Nierenerkrankungen wie Glomerulonephritis, Nierengefäßerkrankungen	Obstruktion der ableitenden Harnwege durch • Harnleiter-, Blasentumoren • Prostatahypertrophie • Nieren-/Harnsteine
verminderte Nierendurchblutung: septischer, anaphylaktischer oder kardiogener Schock (S. 273), Volumenmangel	Medikamente (z. B. Antibiotika oder Röntgenkontrastmittel)	
Hitzschlag (S. 387)		

*Streng genommen handelt es sich nur beim postrenalen Nierenversagen um einen urologischen Notfall – die anderen Ursachen sind Erkrankungen der Inneren Medizin.

Symptomatik

Leitsymptom des akuten Nierenversagens ist meist die **Abnahme der Urinmenge** auf < 500 ml/24 h, sog. **Oligurie** (S. 445), bzw. < 100 ml/24 h, sog. **Anurie** (S. 445). In der Folge sammeln sich harnpflichtige Substanzen (u. a. Kreatinin) im Blut an. Selten kommt es beim akuten Nierenversagen auch zu einer **Polyurie** (vermehrte Harnausscheidung).

Abhängig von dem Stadium der Nierenschädigung kommen außerdem folgende Symptome vor:

• Retention von Wasser mit Ödembildung (z. B. Beinödeme), ggf. Lungenödem (Atemnot) oder Hirnödem (Apathie, Somnolenz).
• Juckreiz, Wadenkrämpfe, Myoklonien (Muskelkontraktionen).
• Tiefe Atmung, evtl. Foetor uraemicus (Körpergeruch nach Urin).

Durch Verschiebungen des Elektrolytgleichgewichtes besteht außerdem die Gefahr von **Herzrhythmusstörungen** (S. 288), insbesondere durch einen Anstieg der K⁺-Konzentration.

Aufgrund des Rückstaus von harnpflichtigen Substanzen kann es im Verlauf zur **Vergiftung des eigenen Körpers** kommen (**Urämie**). Die typischen Symptome sind dann ein geblähtes Abdomen sowie Azetongeruch in der Ausatemluft und Bewusstseinsstörungen. Außerdem ist die Gefahr von Infektionen gesteigert.

Versorgung des Patienten

Basismaßnahmen

- Sicherstellung der Vitalfunktionen gemäß ABCDE-Schema (S. 192) und Basismonitoring (S. 200): RR, Puls, EKG (obligat, da Gefahr von Herzrhythmusstörungen. Beatmungs- und Defibrillationsbereitschaft müssen sichergestellt sein). SpO_2, Temperatur. Bei Bewusstseinsstörungen BZ!
- NA nachfordern.
- Lagerung: Oberkörper leicht erhöht, O_2-Gabe (10–12 l/min, SpO_2-abhängig).
- Vorbereiten von i. v.-Zugang, Infusion und ggf. Medikation. Gegebenenfalls Intubation vorbereiten.

Erweiterte Maßnahmen • Bei respiratorisch oder hämodynamisch instabilen Patienten ist evtl. eine **Intubationsnarkose** indiziert. Die intravenöse Gabe von **kaliumfreien Infusionslösungen** (z. B. NaCl 0,9 %) hat bei Volumenmangel beziehungsweise im Schock zu erfolgen. Kolloidale Infusionslösungen werden nicht empfohlen, da sie die Nierenfunktion negativ beeinflussen und somit die Sterblichkeit erhöhen können. An **Medikamenten** kommen **Diuretika** wie Furosemid (z. B. Lasix®) zur Steigerung der Diurese und bei Schmerzen Analgetika zur Anwendung.

Zügiger Transport in eine Klinik mit nephrologischer und intensivmedizinischer Abteilung. Dort erfolgt die eigentliche Behandlung der zugrunde liegenden Ursache. Gegebenenfalls ist eine **Dialyse** erforderlich, um Komplikationen wie eine Hyperkaliämie und metabolische Azidose auszugleichen.

Fallbeispiel Fortsetzung – Auf dem Trockenen

Aufgrund der Bewusstseinstrübung fordern Sie einen Notarzt nach. Das nächste NEF startet von einem weiter entfernten Standort und benötigt relativ lange an die Einsatzstelle. Ihr Kollege (Notfallsanitäter) und Sie gehen von einer ausgeprägten Dehydratation mit prärenalem Nierenversagen aus. Aufgrund der Somnolenz stellen Sie sich an den Kopf der Patientin und überwachen die Atmung. Darüber hinaus verabreichen Sie der Patientin 10 l O_2/min über eine Inhalationsmaske. Ihr Kollege entscheidet sich für die Anlage eines intravenösen Zuganges (18 G) und schließt eine kaliumfreie NaCl 0,9 % zur Kreislaufstabilisierung an. Über ein EKG wird der Herzrhythmus kontinuierlich überwacht.

Nach Eintreffen des Notarztes erfolgt der Transport in die nächste Klinik mit interdisziplinärer Intensivstation und Nephrologie, die etwa 20 min entfernt ist.

📱 RETTEN TO GO

Akutes Nierenversagen

Definition: Plötzlicher kompletter oder teilweiser Ausfall der Nierenfunktion.

Ursachen: Prärenale Ursachen sind eine verminderte Nierendurchblutung z. B. bei Schock oder Volumenverlust. Auch Nierenerkrankungen oder bestimmte Medikamente können ursächlich sein (renale Ursachen). Postrenale Ursachen wie eine vergrößerte Prostata oder Harnsteine verhindern den Harnabfluss und führen so letztlich zu einem Nierenversagen.

Symptomatik: Oligurie oder Anurie. Überwässerung mit Ödemen an den Beinen, in der Lunge (Atemnot) und evtl. dem Gehirn (Bewusstseinsstörungen). Eventuell Herzrhythmusstörungen, Juckreiz, Wadenkrämpfe.

ToDo Basis: Vitalfunktionen sicherstellen, Basismonitoring inkl. Temperatur und BZ (v. a. bei Bewusstseinsstörungen). O_2-Gabe. Oberkörper leicht erhöht lagern. Gegebenenfalls Vorbereiten von i. v.-Zugang, VEL, Medikamenten.

ToDo Erweitert: Gegebenenfalls Gabe von Diuretika, NaCl i. v. Bei instabilen Patienten ggf. Narkose und Intubation.

21.4.4 Akutes Skrotum

Fallbeispiel Fußballspiel mit Folgen

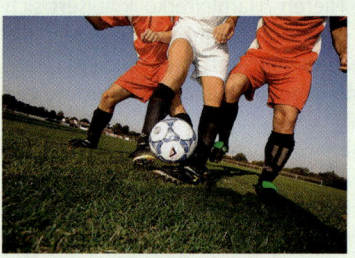

© MEV

Sie werden zu einem Fußballplatz alarmiert. Ein 15-jähriger Jugendlicher habe sich während des Spiels in der Leistenregion verletzt. Der Patient wurde bereits in den Sanitätsraum gebracht. Er gibt an, aus heiterem Himmel starke Schmerzen im Hodensack verspürt zu haben. Zudem würden die Schmerzen in die Leiste ausstrahlen und ihm sei schlecht. Ein Schlag oder Tritt durch einen Mitspieler wird glaubhaft verneint. Diskret inspizieren Sie den Skrotalbereich, der eine mäßige Rötung und Schwellung aufweist. Bei Palpation ist der Hoden druckschmerzhaft, sodass Sie von weiteren Manipulationen absehen.

Grundlagen

Definition Akutes Skrotum

Der Begriff „akutes Skrotum" beschreibt akut auftretende, schmerzhafte Erkrankungen des Hodensacks (Skrotums), die die Gefahr einer Hodennekrose bergen. Jedes akute Skrotum ist daher ein Notfall.

Ursachen

Hodentorsion

Eine häufige Erkrankung bei akutem Skrotum ist die **Samenstrangtorsion** (Hodentorsion). Dabei dreht sich der Hoden um den Samenstrang, was die Blutzufuhr und somit die O_2-Versorgung des Hodens unterbricht – im schlimmsten Fall bis zur Hodennekrose mit Organverlust (▶ Abb. 21.4). Betroffen sind vor allem Jungen im Säuglings- und Kleinkindalter sowie männliche Jugendliche ab der Pubertät bis etwa zum 20. Lebensjahr. Ausgelöst wird die Hodentorsion meistens durch abrupte Bewegungen beim Sport (ohne direkte Gewalteinwirkung). Manchmal genügt aber auch schon eine Drehung im Schlaf.

Abb. 21.4 Infarzierter Hoden.

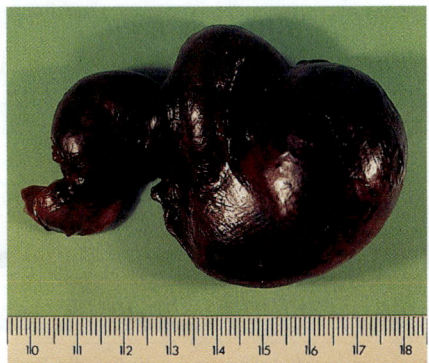

Die Schwarzfärbung zeigt, dass der Hoden nekrotisch (abgestorben) ist. *Aus: Sökeland J, Rübben H. Taschenlehrbuch Urologie. Stuttgart: Thieme; 2007*

Nebenhodenentzündung (Epididymitis)

Die Nebenhodenentzündung (Epididymitis) geht auf Bakterien wie E. coli oder Chlamydien zurück (▶ Abb. 21.5). Ursprung sind meist Infektionen aus Harnröhre oder Prostata, die auf den Nebenhoden übergreifen. Betroffen sind vor allem Männer im mittleren und höheren Lebensalter.

Symptomatik und Differenzialdiagnosen

Symptomatik • Leitsymptome des akuten Skrotums sind **starke Schmerzen** sowie **Rötung und Schwellung der Skrotalregion**. Die Schmerzen können in den Unterbauch oder die Leiste ausstrahlen. Typischerweise treten die Schmerzen bei einer Hodentorsion schlagartig, bei einer Epididymitis eher langsam auf.

Übelkeit, ggf. Erbrechen sowie eine Tachykardie und Kaltschweißigkeit als vegetative Begleitsymptome sind häufig. Begleitendes Fieber deutet auf eine entzündliche Genese hin (muss aber nicht zwingend vorhanden sein).

Differenzialdiagnosen • Differenzialdiagnostisch kommt in erster Linie das Hodentrauma in Frage. Eine Schmerzausstrahlung in den Bauch und die vegetative Begleitsymptomatik (Übelkeit, Erbrechen) können einem akuten Abdomen (S. 316) ähneln.

Versorgung des Patienten

! Merken Akutes Skrotum

Der Transport in die Klinik hat beim akuten Skrotum oberste Priorität! Die Inanspruchnahme von Sonder- und Wegerechten kann angezeigt sein, da bei einer Hodentorsion der Hoden nach spätestens 6 h abstirbt.

Basismaßnahmen

- Sicherstellung der Vitalfunktionen gemäß ABCDE-Schema (S. 192) und Basismonitoring (S. 200): RR, Puls, ggf. EKG, SpO₂.
- Bei starken Schmerzen und/oder Schockzeichen NA hinzuziehen.
- Vorbereiten von i. v.-Zugang, VEL und ggf. Medikation.
- O₂-Gabe, initial 2–4 l/min, Flow je nach SpO₂ (Ziel 94–98 %).
- Lagerung: Hoden evtl. unterpolstern und hochlagern (Mullbinde, Watte).
- Eventuell lokale Kühlung des Hodens, die von einigen Patienten als schmerzreduzierend empfunden wird.

Abb. 21.5 Epididymitis.

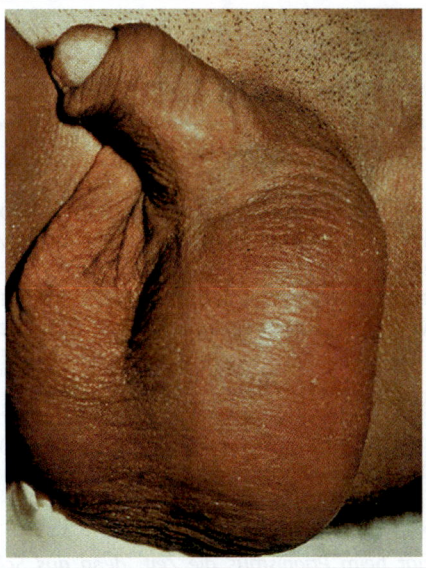

Der Hodensack ist geschwollen und gerötet. *Aus: Neurath MF, Lohse AW. Checkliste Anamnese und klinische Untersuchung. Stuttgart: Thieme; 2015*

Erweiterte Maßnahmen • An erweiterten Maßnahmen stehen die **Analgesie** mit Metamizol (z. B. Novalgin®) oder auch einem Opioid (z. B. Dipidolor®) im Vordergrund. Gegebenenfalls **Sedierung** bei sehr agitierten Patienten.

Fallbeispiel Fortsetzung – Fußballspiel mit Folgen

Die Anamnese und das Alter des Jungen sprechen für eine Hodentorsion. Sie erkennen die Gefahr des Organverlustes und leiten unverzüglich den Transport in eine Klinik mit Urologie ein. Die Eltern werden durch den Trainer über den Notfall informiert und fahren separat in die Klinik. Bei der sofort eingeleiteten operativen Freilegung des Hodens kann die Diagnose zweifelsfrei bestätigt und die Torquierung dauerhaft behoben werden.

RETTEN TO GO

Akutes Skrotum

Definition: Akut auftretende, schmerzhafte Erkrankung des Hodensacks mit Gefahr einer Hodennekrose.

Ursachen: Meist Samenstrangtorsion oder Epididymitis (Entzündung des Nebenhodens).

Symptomatik: Starke Schmerzen im Hoden mit Rötung und Schwellung. Die Schmerzen können in den Unterbauch oder die Leiste ausstrahlen. Die Schmerzen treten bei einer Hodentorsion meist schlagartig auf, bei einer Epididymitis entwickeln sie sich langsam. Häufig vegetative Begleitsymptomatik.

ToDo Basis: Vitalfunktionen sicherstellen, Monitoring. Hoden unterpolstern und hochlagern, evtl. lokal kühlen. Gegebenenfalls i. v.-Zugang und Infusion vorbereiten.

ToDo Erweitert: Analgesie, ggf. Sedierung.

21.4.5 Priapismus

Grundlagen

Definition Priapismus

Als Priapismus bezeichnet man eine schmerzhafte Dauererektion von länger als 2 h ohne sexuelle Erregung.

Ursache • Oft ist keine Ursache zu finden („idiopathisch"). Verschiedene Medikamente oder Drogen (z. B. Marihuana und Kokain) können außerdem einen Priapismus auslösen. Selten führen eine Bluterkrankung (Sichelzellanämie) oder eine Schwellkörperautoinjektionstherapie zum Priapismus.

Symptomatik

Symptomatik • Es findet sich eine Dauererektion, evtl. ist der Penis nach oben verkrümmt und livide verfärbt.

! *Merken* Notfall Priapismus

Meist drängt beim Priapismus die Zeit, denn aus Schamgefühl wird der Rettungsdienst oft erst spät alarmiert. Die Gefahr einer dauerhaften Störung der Sexualfunktion ist groß.

Versorgung des Patienten

Basismaßnahmen

- Sicherstellung der Vitalfunktionen gemäß ABCDE-Schema (S. 192) und Basismonitoring (S. 200): RR, Puls, EKG, SpO$_2$.
- Patienten flach lagern, Penis evtl. unterpolstern. Penisbasis vorsichtig mit umwickelter Kompresse kühlen (wenn vom Patienten angenehm empfunden).
- Vorbereiten von i. v.-Zugang und VEL.
- Bei starken Schmerzen und/oder Schockzeichen NA hinzuziehen.

Erweiterte Maßnahmen • **Analgesie:** Opioide, z. B. Tramadol (Tramal®) oder Morphin i. v. Eventuell **Sedierung.**

RETTEN TO GO

Priapismus

Definition: Schmerzhafte Dauererektion ohne sexuelle Erregung.

Ursachen: Meist keine Ursache zu finden, ggf. Drogen/Medikamente.

Symptomatik: Starke Schmerzen im erigierten Penis, der verkrümmt oder bläulich gefärbt sein kann.

ToDo Basis: Vitalfunktionen sicherstellen, Monitoring. Penis unterpolstern und hochlagern, evtl. lokal kühlen. Gegebenenfalls i.v-Zugang und Infusion vorbereiten.

ToDo Erweitert: Analgesie, ggf. Sedierung.

Abb. 21.6 Paraphimose.

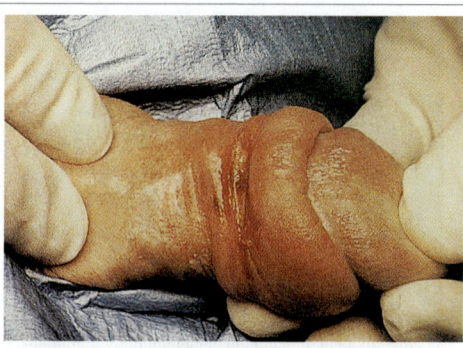

Die Vorhaut ist angeschwollen und schnürt die Penisspitze ab.
Aus: Sökeland J, Rübben H. Taschenlehrbuch Urologie. Stuttgart: Thieme; 2007

21.4.6 Paraphimose

Grundlagen

Definition Paraphimose

Als Paraphimose (oder „Spanischer Kragen") bezeichnet man die Abschnürung der Penisspitze bei relativer Vorhautenge.

Ursache • Bei der Paraphimose liegt eine sog. relative Phimose vor, d. h., die Vorhaut ist zu eng. Dies fällt jedoch nicht auf, solange sie nicht hinter die Eichel zurückgezogen wird. Sobald die zu enge Vorhaut über die Eichel zurückgezogen wird (meist bei einer Erektion, aber z. B. auch beim Legen eines Katheters), kann sie hinter der Eichel sozusagen eingeklemmt bleiben und diese abschnüren.

Symptomatik

Symptomatik • Die freiliegende Eichel ist schmerzhaft geschwollen und evtl. bläulich verfärbt. Die zurückgestreifte Vorhaut ist als Schnürring erkennbar und ebenfalls deutlich geschwollen (▶ Abb. 21.6).

Versorgung des Patienten

Basismaßnahmen

- Sicherstellung der Vitalfunktionen gemäß ABCDE-Schema (S. 192) und Basismonitoring (S. 200): RR, Puls, ggf. EKG, SpO$_2$.
- Patienten seinem Wunsch entsprechend lagern, Hoden und Penis evtl. unterpolstern.
- Vorbereiten von i. v.-Zugang, VEL und ggf. Medikation.
- Bei starken Schmerzen und/oder Schockzeichen NA hinzuziehen.

Erweiterte Maßnahmen • **Analgesie** (z. B. Morphin i. v.). Eventuell Versuch der **manuellen Reposition der Vorhaut** (durch erfahrenen NA). Dabei wird die Eichel über 5 min komprimiert und die Vorhaut anschließend wieder über die Eichel gestreift.

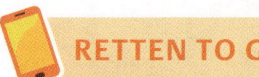

Paraphimose

Definition: Abschnürung der Penisspitze durch zu enge Vorhaut.

Ursachen: Nach Zurückziehen der Vorhaut (z. B. bei Erektion oder Legen eines Katheters) lässt sie sich nicht zurückstreifen und klemmt die Penisspitze ein.

Symptomatik: Schmerzhafte Schwellung der Eichel, evtl. bläulich verfärbt. Geschwollene Vorhaut als Schnürring erkennbar.

ToDo Basis: Vitalfunktionen sicherstellen, Monitoring. Hoden und Penis evtl. unterpolstern. Gegebenenfalls i.v-Zugang und Infusion vorbereiten.

ToDo Erweitert: Analgesie. Gegebenenfalls manuelle Reposition der Vorhaut.

21.5 Besonderheiten bei Kindern

Die Hodentorsion tritt bei männlichen Kindern beziehungsweise Jugendlichen auf und ist damit eine typische Erkrankung dieser Patientengruppe. Grundsätzlich kommt der Anamnese bei urologischen Notfällen große Bedeutung zu, die bei Kleinkindern jedoch nur eingeschränkt möglich ist. Auch projizieren Kinder Schmerzen häufig in den Bauchraum (S. 327). Eine klare Unterscheidung zwischen akutem Abdomen (S. 316) und urologischem Notfall ist somit nicht immer möglich.

22 Intoxikationen

22.1 Allgemeine Toxikologie

22.1.1 Einführung

Definition *Intoxikation*

Unter einer Intoxikation (Vergiftung) versteht man die Aufnahme von schädlich wirkenden Substanzen in den Körper. Die Substanzen können dabei durch Verschlucken, Einatmen, über die Haut/Schleimhaut oder intravenös aufgenommen werden – und zwar absichtlich oder unabsichtlich.

Man unterscheidet grundsätzlich abhängig von der Einwirkzeit des Gifts **akute und chronische Vergiftungen**. Chronische Vergiftungen entstehen durch die dauerhafte Aufnahme für sich allein nicht giftiger Mengen einer bestimmten Substanz. Beispiele sind z. B. der langjährige Alkoholabusus oder eine Giftexposition am Arbeitsplatz. Im Rettungsdienst spielen chronische Vergiftungen eine untergeordnete Rolle, daher werden im Weiteren hauptsächlich akute Vergiftungen detailliert besprochen. Sie sind charakterisiert durch eine einmalige oder in kurzen Abständen wiederholte Aufnahme hoher Dosen einer giftigen Substanz.

Der **Schweregrad der Vergiftung** ist von verschiedenen Faktoren abhängig: Zunächst sind Art und Giftigkeit der Noxe entscheidend. Je größer dann die aufgenommene Menge und je schneller das Gift aufgenommen wird, desto schlechter. Ein weiterer wichtiger Faktor ist die Möglichkeit der Elimination des Giftes: Je langsamer das Gift aus dem Organismus entfernt werden kann, desto schlechter für den Betroffenen.

Dosis sola venenum facit – die Dosis macht das Gift. Schon Paracelsus (1493–1541) wusste um den Sachverhalt, dass fast jede Substanz – abhängig von der Dosis – als Gift wirken kann. Entsprechend vielfältig sind die Substanzen, mit denen Menschen sich vergiften. Die häufigsten sind:

- Alkohol, Drogen (Heroin, Kokain, Ecstasy, Cannabis, Amphetamine wie Crystal Meth).
- Arzneimittel aller Art (v. a. Hypnotika, Sedativa, Psychopharmaka, Antiepileptika, Analgetika, Herz-Kreislauf-Medikamente, Antidiabetika).
- Haushaltschemikalien (z. B. Frostschutzmittel, Klebstoffe, Reinigungsmittel).
- Pflanzenschutz- und Schädlingsbekämpfungsmittel (z. B. E605).
- Pflanzliches Gift (z. B. Tollkirsche, Herbstzeitlose, Knollenblätterpilz).
- Tierische Gifte (z. B. Schlangenbiss).

22.1.2 Aufnahme des Giftes

Gift kann auf verschiedene Wege in den Körper und letztlich ins Blut gelangen.

Oral aufgenommen werden Medikamente (Tabletten oder Tropfen), Drogen (z. B. Ecstasy), Alkohol und Pflanzen (wie Pilze oder Nachtschattengewächse, Wild- und Zierpflanzen). Auch Pflanzenschutzmittel sowie Haushaltschemikalien gelangen über das Verschlucken in den Körper.

Durch **Inhalation** aufgenommene Gifte nennt man Atemgifte. Beispiele sind Blausäure (Zyanide), Kohlenstoffmonoxid (CO), Kohlenstoffdioxid (CO_2), Schwefelwasserstoff oder „Schnüffelstoffe" (z. B. Klebstoff oder Lösungsmittel etc.). Eine Vergiftung mit CO und CO_2 wird ausführlich im Kapitel Atemstörungen (S. 261) besprochen.

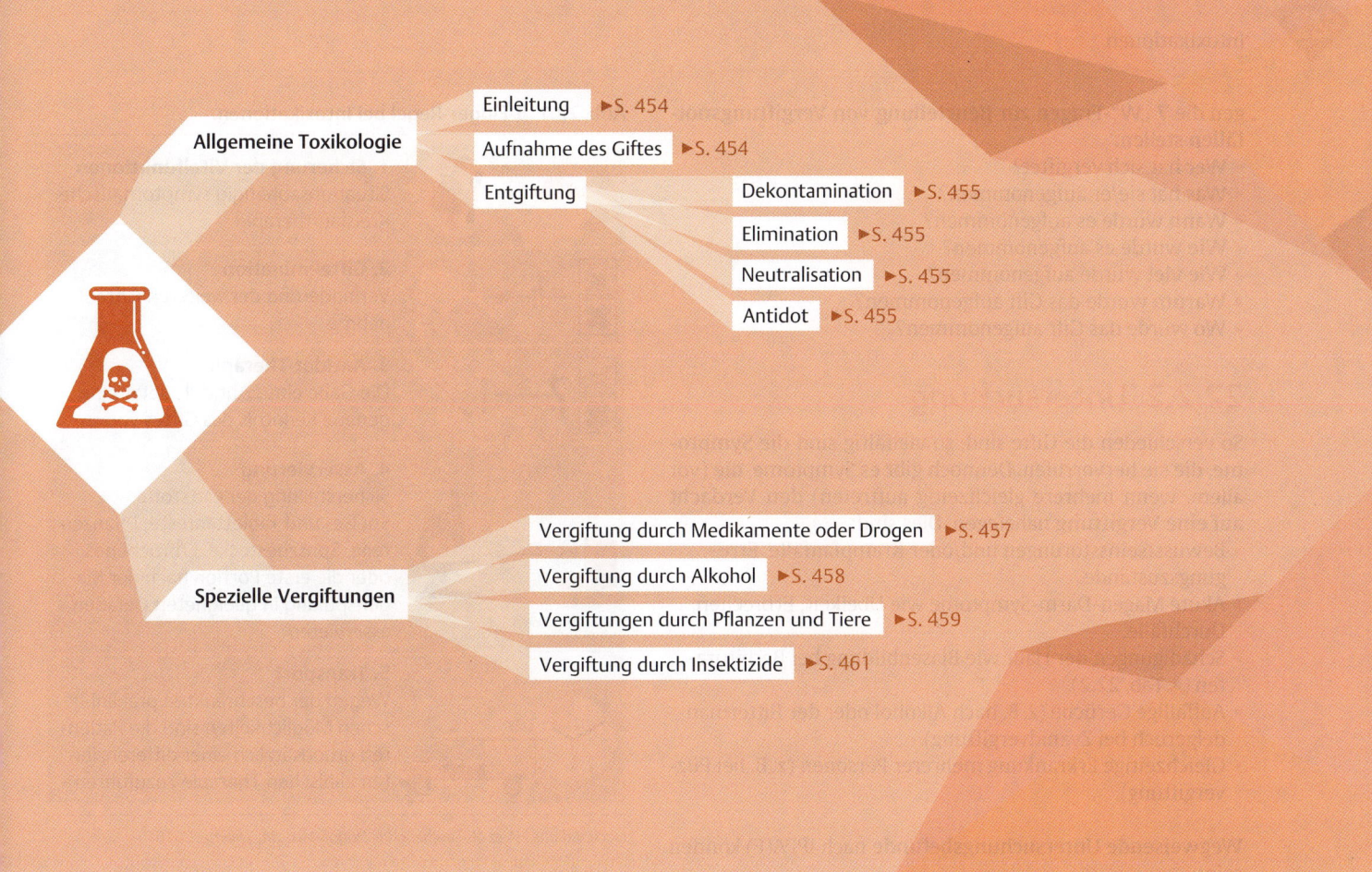

Allgemeine Toxikologie
- Einleitung ▸S. 454
- Aufnahme des Giftes ▸S. 454
- Entgiftung
  - Dekontamination ▸S. 455
  - Elimination ▸S. 455
  - Neutralisation ▸S. 455
  - Antidot ▸S. 455

Spezielle Vergiftungen
- Vergiftung durch Medikamente oder Drogen ▸S. 457
- Vergiftung durch Alkohol ▸S. 458
- Vergiftungen durch Pflanzen und Tiere ▸S. 459
- Vergiftung durch Insektizide ▸S. 461

Über die Haut bzw. Schleimhaut aufgenommene Gifte nennt man **transdermale** Gifte. Beispiele sind Medikamente wie Opioide („Schmerzpflaster" mit Fentanyl), aber auch Drogen wie Kokain oder Crystal Meth, die geschnupft und über die Nasenschleimhaut resorbiert werden.

Die direkte **intravenöse** Aufnahme findet sich bei Drogen (z. B. Heroin) oder durch ein Biss von einem Tier (z. B. Schlange).

22.1.3 Entgiftung

Dekontamination

Ziel der Dekontamination ist es, die Giftaufnahme zu beenden und die Einwirkdauer des Giftes zu reduzieren. In erster Linie zählt dazu die **Reinigung der Haut** mit Wasser und Seife bei transdermaler Giftaufnahme. Alle möglicherweise kontaminierten Kleidungsstücke müssen entfernt werden.

Elimination

Unter Elimination versteht man den Versuch, das einwirkende Gift möglichst schnell aus dem Körper des Patienten zu entfernen. Dazu zählt die (nur selten präklinisch durchgeführte) **Magenspülung** bei oraler Giftaufnahme. Induziertes Erbrechen findet nicht mehr statt. Bei einer Inhalation giftiger Substanzen sollte der Patient an die **frische Luft** gebracht werden.

Neutralisation

Unter Neutralisation versteht man, wenn giftige Substanzen durch Medikamente so umgewandelt werden, dass sie weniger oder nicht mehr giftig sind oder nicht mehr resorbiert

werden können. Wichtigstes Beispiel ist die **Aktivkohle**: Durch sie wird oral aufgenommenes Gift gebunden, in einen nicht resorbierbaren Komplex verwandelt und über den Stuhlgang ausgeschieden. Bei einer Vergiftung mit Schaumbildnern (z. B. Spülmittel) können sogenannte **Entschäumer**, meist Si- oder Dimeticon, eingesetzt werden. Diese wandeln große Schaumblasen in kleinere um, indem sie die Oberflächenspannung zerstören.

Antidot

Unter einem Antidot (Gegengift) versteht man einen Stoff, der **speziell gegen den Giftstoff wirkt** und diesen inaktiviert. Dies geschieht entweder direkt, indem das Antidot an das Gift bindet und es neutralisiert. Oder das Antidot besetzt denselben Rezeptor wie der Giftstoff (natürlich ohne die schädigende Wirkung) und schwächt so die Giftwirkung ab. Antidote kommen v. a. bei intravenös verabreichten Giftstoffen zum Einsatz (vgl. ▸ Tab. 4.36).

22.2 Untersuchung und Versorgung des Patienten

22.2.1 Anamnese

Die Diagnose einer Vergiftung erfolgt in erster Linie über die Anamnese, also durch Befragen des Betroffenen und/oder von Zeugen/Angehörigen. Auch die Auffindesituation und evtl. Utensilien wie Tablettenpackungen oder Flaschen mit Chemikalien geben wichtige Hinweise.

Das Rettungsdienstpersonal muss im Verlauf des Einsatzes bei Vergiftungsfällen dem Patienten oder Zeugen/Angehörigen die **7 „W"-Fragen zur Beurteilung von Vergiftungsnotfällen** stellen:

- **Wer** hat sich vergiftet?
- **Was** hat sie/er aufgenommen?
- **Wann** wurde es aufgenommen?
- **Wie** wurde es aufgenommen?
- **Wie viel** wurde aufgenommen?
- **Warum** wurde das Gift aufgenommen?
- **Wo** wurde das Gift aufgenommen?

22.2.2 Untersuchung

So verschieden die Gifte sind, so vielfältig sind die **Symptome**, die sie hervorrufen. Dennoch gibt es Symptome, die (vor allem, wenn mehrere gleichzeitig auftreten) den **Verdacht auf eine Vergiftung** nahelegen. Dies sind:

- Bewusstseinsstörungen und/oder Krampfanfälle, Erregungszustände.
- Akute Magen-Darm-Symptome wie Übelkeit, Erbrechen, Durchfälle.
- Schädigungen der Haut wie Blasenbildung bei Barbituraten (▶ Tab. 22.2).
- Auffällige Gerüche (z. B. nach Alkohol oder der Bittermandelgeruch bei Zyanidvergiftung).
- Gleichzeitige Erkrankung mehrerer Personen (z. B. bei Pilzvergiftung).

Wegweisende Untersuchungsbefunde nach IPPA(F) können sein:

- **Inspektion:**
  - Ein Blick in die **Pupillen** kann bei V. a. eine Drogenintoxikation wegweisend sein (geweitet: Hinweis auf Kokainkonsum; eng, „stecknadelgroß": Hinweis auf Opiatintoxikation).
  - Blick in den **Mundraum** und die **Nasenlöcher**: Bei stattgehabtem Brand sind Rußauflagerungen ein Hinweis auf ein Inhalationstrauma und auf eine Inhalation von Rauchgasen (Rauchgasintoxikation). Zu dieser kommt es, wenn der Brandrauch mit Zyaniden, Säuren, Ammoniak, Nitrosegasen, Schwefelwasserstoff, Kohlenstoffmonoxid und -dioxid vergiftet ist.

! Merken Rauchgasintoxikationen

Rauchgasintoxikationen sind für 80 % der Todesfälle bei Verbrennungen verantwortlich.

- **Auskultation:**
  - Bei Inhalation von Reizgasen ggf. inspiratorischer Stridor (verursacht durch ein Laryngo- bzw. Bronchospasmus).
  - Feuchte Rasselgeräusche als Indiz für ein beginnendes toxisches Lungenödem.

22.2.3 Versorgung des Patienten

Basismaßnahmen

ACHTUNG

Bei V. a. eine Vergiftung gilt vor und bei jeder Maßnahme: Eigenschutz geht vor! Manche Gifte werden über die Haut resorbiert: Nie ohne Handschuhe irgendetwas anfassen (weder den Patienten noch Gegenstände).

Abb. 22.1 5-Finger-Regel bei Intoxikationen.

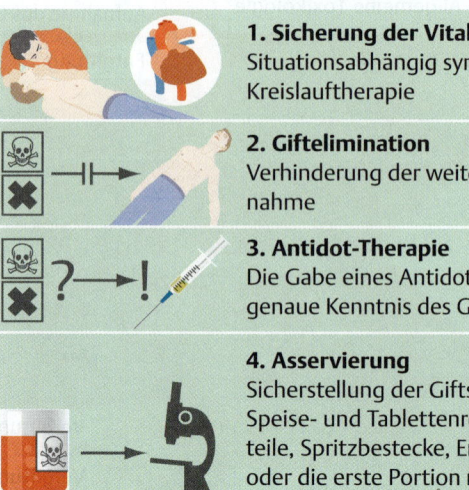

1. Sicherung der Vitalfunktionen
Situationsabhängig symptomatische Kreislauftherapie

2. Giftelimination
Verhinderung der weiteren Giftaufnahme

3. Antidot-Therapie
Die Gabe eines Antidots setzt eine genaue Kenntnis des Giftes voraus

4. Asservierung
Sicherstellung der Giftstoffe. Speise- und Tablettenreste, Pflanzenteile, Spritzbestecke, Erbrochenes oder die erste Portion nach der Magenspülung in geeigneten Gefäßen asservieren

5. Transport
Wegen der beschränkten präklinischen Möglichkeiten sind die Patienten grundsätzlich einer differenzierten klinischen Therapie zuzuführen

Nach: Adams HA et al. Taschenatlas Notfall-Medizin, Thieme; 2016

- **Situation einschätzen:** Sind weitere Rettungskräfte notwendig (z. B. Feuerwehr bei Rauchgasen oder Polizei bei Suizidversuch? Falls notwendig umherstehende Personen warnen. Gegebenenfalls durch Feuerwehr CO-Messung.

! Merken Fünf-Finger-Regel

Die Fünf-Finger-Regel bei Vergiftungen lautet: lebensrettende Basismaßnahmen, Giftentfernung, Antidot, Asservierung, zügiger Transport (▶ Abb. 22.1).

- **Lebensrettende Basismaßnahmen:** Vitalfunktionen gemäß ABCDE sicherstellen (S. 192), ggf. Body-Check.
- Basismonitoring (S. 200): RR, Atemfrequenz, Puls, EKG, SpO_2 (Vorsicht: bei CO-Intoxikationen werden falsch hohe Werte gemessen!). BZ-Messung.
- Hoch dosierte O_2-Gabe über Maske mit Reservoir (vor allem bei Rauchgasintoxikationen!).
- Lagerung, je nach Patientenzustand und -wille (bei Schock Schocklagerung; bei Bewusstlosigkeit stabile Seitenlage).
- Vorbereiten eines i. v./i.o.-Zuganges mit Blutentnahme sowie einer VEL, ggf. Antidot vorbereiten.
- Gegebenenfalls Intubation vorbereiten und anreichen.
- Wärmeerhalt, Beruhigung des Patienten.

Erweiterte Maßnahmen

Die erweiterten Maßnahmen bestehen zunächst aus dem Legen eines i. v.-Zuganges, einer Blutentnahme und der Infusion einer VEL. Gegebenenfalls wird ein Antidot oder Aktivkohle verabreicht. Eine Magenspülung wird präklinisch nur sehr selten durchgeführt.

Der Transport sollte zügig eingeleitet werden und (abhängig von der Transportzeit) möglichst in eine Klinik der Maximalversorgung erfolgen.

Weitere Empfehlungen zur speziellen Therapie erhalten Sie von Giftexperten der Giftinformationszentralen (▶ Tab. 22.1).

Tab. 22.1 Giftinformationszentralen (GIZ)

Ort	Tel.
Berlin	030 19 240
Bonn (Pädiatrie)	0 228 19 240
Erfurt	0 361 730 730
Freiburg	0 761 19 240
Göttingen	0 551 19 240
Homburg/Saar (Pädiatrie)	06 841 19 240
Mainz	06 131 19 240
München	089 19 240

Die Anfragestatistik ist unter http://www.ggiz-erfurt.de/pdf/anfragestatistik_2005_2014.pdf einzusehen.

RETTEN TO GO

Allgemeine Toxikologie, Untersuchung und Versorgung des Patienten

Zu einer **Intoxikation** (Vergiftung) kommt es bei der Aufnahme schädlicher Substanzen in den Körper. Diese Aufnahme des Giftes kann oral, über die Haut, über die Atemwege oder direkt intravenös erfolgen. Eine **Entgiftung** kann, je nach Art und Aufnahme des Giftes, aus mehreren Komponenten bestehen. Bei der **Dekontamination** wird das Gift mechanisch, z. B. durch Abwaschen entfernt. Zur **Elimination** dienen eine Magenspülung (selten präklinisch!) und die Inhalation von O_2. Zur **Neutralisation** werden Aktivkohle oder Entschäumer eingesetzt. Bei vielen Giften existieren außerdem spezifische **Antidots** (Gegengifte).

Bei der Untersuchung des Patienten kommt der Anamnese und den **7 „W"-Fragen** eine besondere Bedeutung zu: **Wer** hat sich vergiftet? **Was** hat sie/er **wann** und **wie** aufgenommen? **Wie viel** und **warum** wurde das Gift aufgenommen? Und **wo** ist es passiert?

Verschiedene **Symptome** können außerdem den Verdacht auf eine Vergiftung nahelegen, z. B. Bewusstseinsstörungen unklarer Ursache verbinden mit gastrointestinalen Beschwerden. Bei V. a. Intoxikationen steht der **Eigenschutz** an erster Stelle. Die Versorgung des Patienten erfolgt dann grundsätzlich nach der **5-Finger-Regel** (lebensrettende Basismaßnahmen, Giftentfernung, Antidot, Asservierung, zügiger Transport). Ein **Giftinformationszentrum** (GIZ) kann Empfehlungen zu speziellen Vergiftungen geben.

22.3 Spezielle Vergiftungen

22.3.1 Vergiftung durch Medikamente oder Drogen

Fallbeispiel **Ist doch nur ein Pflaster**

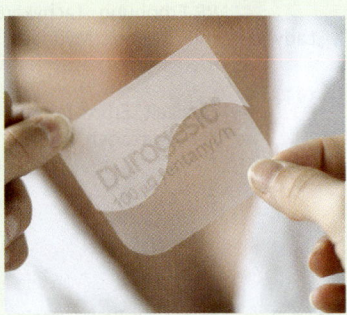

Aus: I Care – Pflege. Thieme; 2015

Sie treten Ihren ersten Tag als frischgebackener Rettungssanitäter auf der Rettungswache an. Nach dem erfolgten Fahrzeugcheck und dem Kennenlernen Ihres Kollegen werden Sie auch schon zum ersten Einsatz „unklare Bewusstseinsstörung" gerufen. Ein Notarzt sei momentan nicht verfügbar. Am Einsatzort angekommen öffnet Ihnen ein älterer Herr, Herr Weber, die Tür, der Sie zu einer schläfrigen älteren Dame, seiner Ehefrau, ins Wohnzimmer führt.

Während Ihr Kollege die Ersteinschätzung nach ABCDE-Schema durchführt, legen Sie sowohl die RR-Manschette als auch den SpO_2-Sensor an, bereiten das EKG vor und kleben dieses auf. Auf dem Monitor lassen sich nun bereits erste Auffälligkeiten im Herzrhythmus erkennen: leichte Arrhythmie mit einer Herzfrequenz um die 62/min. Außerdem besteht eine Hypotonie von 90/50 mmHg.

Ihr Kollege fasst das Ergebnis der Ersteinschätzung so zusammen:

A – Atemwege frei, kein Erbrochenes, Schutzreflexe erhalten, Erwägung Wendl-Tubus.

B – Bradypnoe bei einer Atemfrequenz von 5 bis 7/min, Atemtiefe flach, Erwägung assistierter Beatmung bzw. O_2-Gabe via Maske mit Reservoir.

C – flacher, teilweise unregelmäßiger Puls, jedoch an der A. radialis noch palpabel, beginnend bradykard, CRF < 2 s

D – stecknadelkopfgroße Pupillen, bewusstlos, BZ 6,4 mmol/l

E – keine auffälligen Verletzungen, Temperatur aurikulär 38,6 Grad Celsius

Im Zuge der weiteren Anamnese berichtet der Ehemann, dass seine Ehefrau seit Jahren unter starker Kniegelenksarthrose leide, die mit Schmerzmitteln behandelt wird. Eine OP wurde bis dato abgelehnt. Ihr Kollege überfliegt den Medikamentenzettel: Frau Weber wird mit einem stark wirksamen Opioid, nämlich einem Durogesic®-Pflaster, behandelt.

Medikamente und Drogen sind Substanzen, die im Organismus eine bestimmte Wirkung entfalten sollen (z. B. einen Rausch oder Schmerzfreiheit). Werden sie jedoch dem Körper stetig in erhöhter Dosierung zugeführt, kommt es (je nach Substanz) zu **Toleranzentwicklung** und **Abhängigkeit**. Je nach der Konzentration der Substanz und der Verträglichkeit führt dieses Arznei- oder Suchtmittel zur Vergiftung. Dabei sind Vergiftungen mit Medikamenten am häufigsten und geschehen **meist in suizidaler Absicht**. In ca. 50 % der Fälle liegt bei

Tab. 22.2 Auswahl häufiger Intoxikationen mit Drogen und Medikamenten

Substanz (mögliche Handelsnamen oder „Szenesprache")	spezifische Symptome	Besonderheiten
Opioide (z. B. Fentanyl®) Heroin („H", „Hero", „Schnore", „Smack")	Dämpfung des Atemzentrums → respiratorische Insuffizienz (Bradypnoe, Apnoe); Miosis: stecknadelkopfgroße Pupillen	**Antidot:** Naloxon (Narcanti®). Wirkt kürzer als die meisten Opioide → ggf. mehrmals injizieren.
Kokain („C",„Cokie", „Crack", „Koks", „Schnee", „White Lady") LSD („Acid", „Deep Purple", „Lady")	zerebrale Krampfanfälle und Blutungen; RR-Erhöhung, Tachykardie, Hyperthermie, Tremor; Mydriasis	Bei LSD ist ein sog. Horror-Trip mit Wahnvorstellungen und starken Angstzuständen möglich → „talking down", also die psychische Betreuung hat einen besonderen Stellenwert.
Paracetamol	Übelkeit, Erbrechen, führt letztlich zum Leberversagen	übliches, nicht verschreibungspflichtiges Schmerzmittel, Vergiftungen häufig in suizidaler Absicht oder auch als unabsichtliche Überdosierung bei Schmerzen/Infekten, bei Kleinkindern ist schon die „normale" Erwachsenendosis von 1 g tödlich! **Antidot:** Acetylcystein (im RTW nicht regelhaft vorgehalten)
„Schlafmittel" wie Barbiturate (z. B. Luminal®) oder Benzodiazepine (z. B. Valium®, „Benzos")	frühzeitig Bewusstseinsstörungen, ggf. bis zum „Scheintod" → Rettungsmaßnahmen nicht frühzeitig beenden!	**Antidot bei Benzodiazepinen:** Flumazenil (z. B. Anexate®). HWZ geringer als die der Benzodiazepine → ggf. mehrmals injizieren.
Antiarrhythmika (z. B. Rhythmonorm®), Digitalispräparate (z. B. Lanicor®)	alle Herzmedikamente können schwere Herzrhythmusstörungen verursachen	hohe Sterblichkeit, **Antidot:** Digitalis-Antitoxin ist in der Klinik vorhanden

Vergiftungen mit Drogen und/oder Medikamenten gleichzeitig eine Alkoholintoxikationen vor (**Mischintoxikation**). Nimmt eine Person regelmäßig mehrere Drogen- und Medikamentenarten zu sich, spricht man von **Polytoxikomanie**. ▶ Tab. 22.2 zeigt eine (natürlich unvollständige) Auswahl von Vergiftungen mit Drogen und Medikamenten und listet Besonderheiten bezüglich der Versorgung der Betroffenen auf.

ACHTUNG

Besonders bei Vergiftungen mit Drogen und auch mit Alkohol kommt es häufig zu enthemmtem aggressivem Verhalten. Mitunter reagieren die betroffenen Personen höchst agitiert, wenn ihnen z. B. durch eine Antagonisierung der Rausch genommen wird.

Fallbeispiel **Fortsetzung – Ist doch nur ein Pflaster**

Der Verdacht liegt nahe, dass die Bewusstseinsstörung mit dem Opioid etwas zu tun hat, dass eine Überdosierung vorliegt. Wie kam es dazu? Nun, seit mehreren Tagen plagt die Patientin ein grippaler Infekt mit hohem Fieber. Da bei Fieber die Haut viel besser durchblutet ist, ist auch die Aufnahme des Wirkstoffes über die Haut erhöht. Weitere typische Anwendungsfehler, die zu einer Überdosierung von Opioiden aus „Schmerzpflastern" führen, sind z. B., dass ein neues Pflaster aufgeklebt wird, das alte aber auf der Haut vergessen wird. Man sollte also in solchen Situationen auch immer nach alten, noch aufgeklebten Schmerzpflastern suchen.

Frau Weber erhält einen intravenösen Zugang und nach erfolgter Blutabnahme für das Krankenhaus bittet Ihr Kollege Sie, die Gabe von Naloxon 0,4 mg vorzubereiten, um das Opioid zu antagonisieren. Sie greifen sich die Ampulle, verdünnen diese auf 10 ml NaCL 0,9 % und reichen diese unter Nennung des Namens und der Verdünnung an. Sobald das Naloxon verabreicht wurde, klart die Patientin etwas auf, die Atemfrequenz normalisiert sich. Sie wird schließlich in den RTW verbracht und – da nach wie vor kein Notarzt verfügbar ist – von Ihnen und Ihrem Kollegen in die Notaufnahme gefahren.

22.3.2 Vergiftung durch Alkohol

Stadien und Symptome

Alkoholvergiftungen (umgangssprachlich auch C_2-Intox) gehören zu den häufigsten Einsätzen im Rettungsdienst. Abhängig von der Blutalkoholkonzentration (in ‰) unterscheidet man verschiedene Stadien der Alkoholvergiftung (▶ Tab. 22.3). Diese Stadien sind aber nicht absolut zu sehen, sondern abhängig von der Konstitution und der Alkoholgewöhnung der Person. Manche Personen sind bereits ab 3‰ in Lebensgefahr, während andere noch „auf den Beinen" sind.

Von der Alkoholvergiftung ist das Delir beim akuten Alkoholentzug abzugrenzen (S. 397).

Tab. 22.3 Stadien und Symptome der Alkoholvergiftung

Stadium	Alkoholgehalt im Blut in ‰	Symptome
euphorisches Stadium (Exzitation)	0,5–1,5	Euphorie, Benommenheit, verwaschene Sprache, leichte Gangunsicherheit, Enthemmung
Rauschstadium (Hypnose)	1,5–2,5	schwere Gangunsicherheit, ggf. Aggression oder beginnende Müdigkeit, ggf. Übelkeit und Erbrechen
Narkosestadium	2,5–3,5	Bewusstseinsverlust – Somnolenz bis Bewusstlosigkeit, ggf. Hypoglykämie, „Schmerzfreiheit"
asphyktisches Stadium	ab 3,5	komatös mit Ausfall der Schutzreflexe, Atemlähmung möglich, ggf. Cheyne-Stokes-Atmung, ggf. Herz-Kreislauf-Versagen

Besonderheiten bei der Versorgung des Patienten

Neben den üblichen Maßnahmen (s. o.) müssen bei der Versorgung von Personen mit Alkoholintoxikation einige Aspekte besonders beachtet werden:

- **Hypoglykämie:** Alkohol erniedrigt den Blutzuckerspiegel → frühzeitig BZ bestimmen.
- **Unterkühlung:** Alkohol führt zu einer Erweiterung der peripheren Gefäße. So geht die Körperwärme überdurchschnittlich schnell verloren, obwohl die Personen nicht frieren → Maßnahmen zum Wärmeerhalt ergreifen.
- **Hypovolämie:** Alkohol fördert die Wasserausscheidung über den Harn, außerdem geht ggf. über Erbrechen weiteres Wasser verloren → an Volumenersatz denken.
- **Aspiration:** Die Bewusstseinsstörung und Erbrechen erhöhen die Gefahr einer Aspiration → frühzeitig Atemwege freimachen und sichern.

RETTEN TO GO

Vergiftung durch Medikamente, Drogen, Alkohol

Vergiftungen durch Medikamente oder Drogen sind häufig. Sie geschehen v. a. bei Medikamenten durch **Verwechslung** oder in **suizidaler Absicht**, bei Drogen häufiger im Rahmen einer versehentlichen oder in suizidaler Absicht mutwilligen **Überdosierung**. Wurde zusätzlich zu Medikamente und/oder Drogen Alkohol konsumiert, spricht man von einer **Mischintoxikation**. Die Symptome bei Vergiftungen mit Medikamenten und/oder Drogen sind vielfältig und abhängig von der eingenommenen Substanz. Bei einigen Medikamenten existieren spezifische Antidots.

Die **Alkoholvergiftung** verläuft in spezifischen Stadien. Diese reichen von einer anfänglichen **Euphorie** über den **Rausch** zum **Narkosestadium**. Im Endstadium, dem **asphyktischen Stadium**, besteht bei Ausfall der Schutzreflexe akute Lebensgefahr.

Eine Alkoholvergiftung führt außerdem häufig zu einer **Hypoglykämie**, einer **Unterkühlung** und einer **Hypovolämie** – bei der Versorgung des Patienten muss dem entgegengewirkt werden.

22.3.3 Vergiftungen durch Pflanzen und Tiere

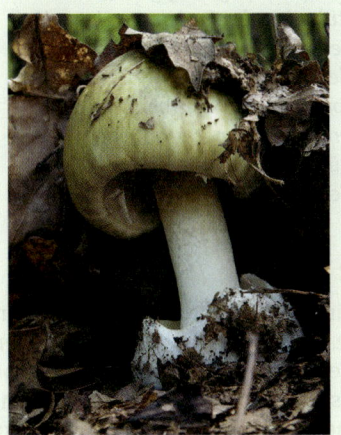

© Martin Filzwieser – Fotolia.com

Fallbeispiel **Verheerender Festschmaus**

Für Herrn und Frau Meier beginnt mit dem Herbst der Höhepunkt des Jahres – sie sind Pilzsammler. Dank eines kühlen und feuchten Sommers schießen die Fruchtkörper im wahrsten Sinne des Wortes „wie Pilze aus dem Boden". Als die beiden von ihrer Sammeltour zurückkommen, kann es Frau Meier kaum erwarten, die Pilze zuzubereiten. „Lecker. Fabelhaft", spricht Herr Meier voll des Lobes nach dem Mittagsmahl. Die Tochter, die Pilzen gegenüber kritisch eingestellt ist, verzichtet. Doch irgendetwas sollte dieses Mal gänzlich anders laufen als sonst. Am Abend peinigt quälender Bauchschmerz nicht nur Herrn Meier. Auch seine Ehefrau hat bereits mehrfach erbrochen und wässrige Durchfälle. Ein leiser Verdacht regt sich, den Herr Mei-

er jedoch abwiegelt. Als in den folgenden Tagen die Beschwerden jedoch massiv zunehmen und Herr Meier schließlich bewusstlos zusammenbricht, entschließt sich die Tochter, den Notruf zu wählen.

Sie und Ihr Kollege werden bereits an der Haustür von der Tochter empfangen: „Schnell, so beeilen Sie sich doch!" Die Angst steht ihr ins Gesicht geschrieben. In der Wohnung angekommen, schildert sie, dass ihr Vater vor ein paar Minuten bewusstlos zusammengebrochen sei. Auch der Mutter ginge es schlecht. Im Wohnzimmer sehen sie einen blassen Mann auf dem Fußboden liegen. Die Ehefrau stützt sich im Badezimmer auf dem Waschbecken ab. Sie denken sofort: „Hier herrscht Lebensgefahr!"

Ihr Kollege bittet Sie, nach der Ehefrau zu sehen. In einem ersten kurzen Gespräch erfahren Sie, dass es Frau Meier nicht ganz so schlimm gehe wie dem Ehemann. Sie bitten die Tochter, einen Augenblick bei der Mutter zu bleiben. Zurück im Wohnzimmer hat Ihr Kollege bereits die Ersteinschätzung durchgeführt. Er fasst zusammen:

A – Atemwege frei, kein Erbrochenes, keine Halsvenenstauung, Guedel-Tubus wird toleriert, Erwägung HWS-Immobilisation (die Tochter gab aber an, dass Vater von Couch gerutscht und nicht aus dem Stand zusammengebrochen sei).

B – Tachypnoe bei einer Atemfrequenz von 24/min, hochdosierte O₂-Gabe über Maske mit Reservoir

C – flacher, tachykarder Puls, an A. radialis nicht mehr tastbar (RR sys < 80 mmHg), A. carotis noch tastbar, CRF > 2 s

D – Pupillen isokor, lichtreagibel, BZ 4,4 mmol/l, GCS 3

E – keine auffälligen Verletzungen

Abb. 22.2 Giftpflanzen in unseren Gärten.

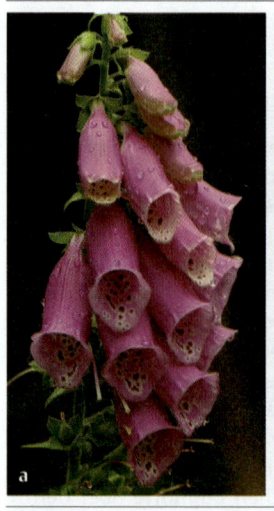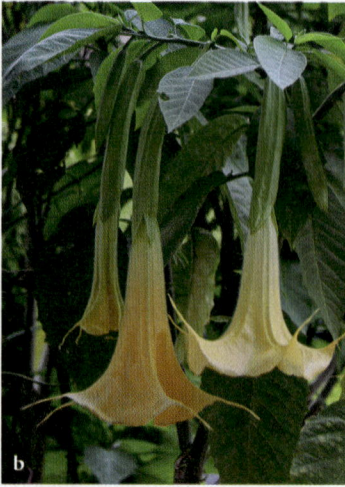

a Fingerhut.
b Engelstrompete.
© Renate Stockinger – Thieme Verlagsgruppe

Pflanzliche Giftstoffe

Giftstoffe unterschiedlicher Gefährlichkeit sind in vielen Pflanzen enthalten. Je nach Giftigkeit kommt es meist lediglich zu Unverträglichkeitsreaktionen mit Unwohlsein und Übelkeit. Einige Pflanzen sind jedoch sehr giftig. Beispiele dafür sind die **Nachtschattengewächse** Tollkirsche, Bilsenkraut und Engelstrompete (▶ Abb. 22.2). Sie können als Tee konsumiert werden und führen dann zu rauschähnlichen Zuständen (Halluzinogene). Auch einige **Pilze** wie der Knollenblätterpilz sind sehr giftig. An **Zierpflanzen** ist z. B. der Fingerhut zu nennen: Er enthält das Gift Digitalis, das zu massiven Herzrhythmusstörungen führen kann. In der Pharmakologie hingegen macht man sich diese Wirkung (in geringer Dosierung) bei den Digitalisglykosiden zunutze. Weitere typische Symptome bei Vergiftungen mit Pflanzen sind Übelkeit und Erbrechen, Bewusstseinsstörungen oder Krampfanfälle. Einige Pflanzen (z. B. der Riesenbärenklau) führen zu Entzündungen der Haut, die besonders nach Sonneneinstrahlung auftreten (phototoxische Dermatitis).

Besonderheiten bei der Versorgung des Patienten • Die gefährlichsten Pilzvergiftungen sind die, bei denen die Pilzmahlzeit bereits mehr als 4 h, manchmal auch länger, zurückliegt: Das Gift hat den Magen dann bereits passiert und ist über den Dünndarm in die Blutbahn gelangt. Fragen Sie also bei verdächtigen Symptomen immer auch nach länger zurückliegenden Pilzmahlzeiten, von denen die Patienten möglicherweise nicht sofort berichten.

Treten die (meist gastrointestinalen) Beschwerden frühzeitig, also während oder kurz nach der Pilzmahlzeit auf, handelt es sich meist um harmlosere Unverträglichkeiten, die aber zur Sicherheit ebenfalls in der Klinik abgeklärt werden müssen. Alle Speisereste (auch Erbrochenes) müssen sichergestellt und ggf. von einem toxikologischen Labor auf verursachendes Gift untersucht werden.

! Merken Pilzvergiftung

Bei V. a. eine Pilzvergiftung müssen alle Personen, die die Pilze konsumiert werden, in die Klinik gebracht werden.

Fallbeispiel Fortsetzung – Verheerender Festschmaus

Aufgrund der prekären Situation entschließt Ihr Kollege sich, einen Notarzt und einen zweiten RTW für die Ehefrau nachzufordern. Noch bevor Sie sich um das Monitoring kümmern, bringen Sie den Patienten mithilfe eines Stuhles in Schocklagerung. Ihr Kollege versucht nun, einen peripher-venösen Zugang zu legen. Der erste Punktionsversuch am Handrücken scheitert jedoch. Weiter proximal stellt sich eine Vene in der Ellenbeuge einigermaßen gut dar. Hier wird ein großlumiger Zugang erfolgreich gelegt und rasch eine Vollelektrolytlösung infundiert. In Ermangelung eines Infusionsständers bitten Sie die Tochter, einen Kleiderbügel zu holen. Improvisation! Die Infusion wird an den Haken des Bügels gehängt und dieser an die Deckenlampe. Das Monitoring zeigt, dass beim Patienten ein Schock vorliegt: RR 70/50 mmHg, HF 108/min, SpO$_2$ peripher nicht messbar. Ihr Kollege bittet Sie, den Patienten weiter zu überwachen, bis der Notarzt und der zweite RTW eintreffen. Sie hören aus dem Badezimmer, wie Ihr Kollege versucht, Details der Umstände in Erfahrung zu bringen – vor allem, warum es ebenfalls Frau Meier schlecht geht. Noch vor Eintreffen des Notarztes fällt der wichtige Hinweis auf die Pilzmahlzeit. Der Notfallsanitäter versucht außerdem, die Tochter zu beruhigen, und erklärt das weitere Prozedere.

Die Übergabe an den Notarzt erfolgt zügig. Im RTW entschließt sich dieser zur Intubation des Patienten. Unter Nutzung des Sonder- und Wegerechtes werden Herr und Frau Meier in der Notfallzentrale unter dem Stichwort „Amatoxin-Syndrom" angemeldet. Trotz intensivmedizinischer Maßnahmen stirbt Herr Meier wenige Tage später an einem Leberversagen. Seine Ehefrau überlebt die verhängnisvolle Pilzmahlzeit ohne bleibende Schäden.

Tierische Giftstoffe

Einige Tiere wie z. B. Spinnen, Skorpione und vor allem Schlangen enthalten Gifte, die in unseren Körper injiziert werden können – entweder durch einen Stich (z. B. Skorpion) oder durch einen Biss (z. B. Schlange). Insgesamt sind das aber Raritäten, die hauptsächlich bei der Arbeit mit exotischen Tieren auftreten. Die einzigen heimischen Giftschlangen sind die Aspisviper und die Kreuzotter, deren Gift aber nur für alte Menschen und Kinder lebensgefährlich ist.

Tierische Giftstoffe führen lokal an der Bissstelle zu einer Schwellung, Rötung und Schmerzen. Systemisch wirken sie häufig toxisch auf die Blut- und Nervenzellen. Außerdem können sie allergische Reaktionen (z. B. Wespengift) hervorrufen, die letztlich zum Schock führen können.

Besonderheiten bei der Versorgung des Patienten • Nach einem Biss eines giftigen Tiers muss man (neben der üblichen Versorgung des Patienten) darauf achten, dass die Körperregion, die gebissen wurde, absolut ruhiggestellt wird. Es dürfen keine Manipulationen an der Wunde vorgenommen werden. Keinesfalls wird die Bissstelle ausgesaugt oder eingeschnitten. So schnell wie möglich muss die GIZ kontaktiert werden, um Informationen über das weitere spezifische Vorgehen (z. B. Antidot) zu erhalten. Halter von Giftschlangen haben häufig ein spezifisches Antiserum bevorratet.

RETTEN TO GO

Vergiftungen durch Pflanzen oder Tiere

Bei den Vergiftungen durch Pflanzen sind **Pilzvergiftungen** am häufigsten – meist durch eine Verwechslung giftiger Doppelgänger mit essbaren Pilzen. Dabei gilt, dass Pilzvergiftungen besonders dann als gefährlich einzustufen sind, wenn die Beschwerden länger als 4 h nach dem Pilzkonsum auftreten (das Gift ist dann bereits aus dem Magen-Darm-Trakt ins Blut übergegangen). Manchmal werden auch giftige Pflanzen konsumiert – entweder bei Kleinkindern aus Versehen oder mit dem Bestreben, einen Rausch zu provozieren. Im Rahmen der Versorgung des Patienten müssen **alle Pflanzenreste**, auch Erbrochenes, **asserviert und toxikologisch untersucht** werden.

Vergiftungen durch Tiere sind Raritäten, zu denen es meist im Umgang mit exotischen Tieren kommt. Hier sollte so schnell wie möglich das **Giftinformationszentrum** kontaktiert werden, das Informationen über eine spezifische Therapie bereithält.

22.3.4 Vergiftung durch Insektizide

Alkylphosphate (syn. Organophosphate, z.B E605®) sind zwar mittlerweile EU-weit verboten, dennoch kommen aus Altbeständen oder illegaler Verwendung immer noch Vergiftungen mit diesen Stoffen vor. Da diese Alkylphosphate zu einer **pathologischen Steigerung des Parasympathikus** (S. 55) führen, kommt es zu einer Verlangsamung der Herzfrequenz, einem starken Speichelfluss und verengten Pupillen. Oftmals finden sich ein **knoblauchähnlicher Geruch** oder eine gelbbräunliche **Verfärbung des Mundes oder der Zunge**. Das liegt daran, dass die eigentlich farblosen Organophosphate meist als Sicherheitsvorkehrung eingefärbt sind. Letztlich kann es bei sinkendem Blutdruck zu einem Herz-Kreislauf-Versagen kommen.

ACHTUNG
Alkylphosphate werden über die Haut aufgenommen, geringe Mengen reichen für eine Vergiftung aus. Eigenschutz!

23 Besondere Patientengruppen

Das vorliegende Kapitel beschreibt **Besonderheiten bezüglich Anatomie und Physiologie** bei Kindern, älteren sowie stark übergewichtigen Patienten (= pädiatrische, geriatrische, adipöse Patienten) und daraus resultierende Abweichungen ihrer Behandlung im Notfall. Besonderheiten bezüglich der Kommunikation mit diesen Patientengruppen sind im Kap. „Kommunikation und Verhalten" (S. 180) dargestellt.

23.1 Besonderheiten pädiatrischer Patienten

23.1.1 Grundlagen im Umgang

Definition **Pädiatrie**

Die Kinder- und Jugendmedizin (= Pädiatrie) befasst sich mit der Entwicklung des kindlichen und jugendlichen Körpers, seinen Erkrankungen und ihrer Behandlung.

Pädiatrische Notfälle sind mit ca. 4–5 % aller Einsätze im Rettungsdienst eher selten, jedoch in vielerlei Hinsicht besondere Ereignisse:
- Kinder sind **keine „kleinen Erwachsenen"** und deshalb auch nicht so zu behandeln.
- Pädiatrische Notfälle können eine **psychische Belastung** für alle Beteiligten und natürlich auch für die Rettungsdienstmitarbeiter sein.
- Beim Versorgen von kranken oder verletzten Kindern hat man in der Regel **3 Beteiligte**: Kind, Mutter und Vater. El-

tern stellen sich ggf. sogar schützend zwischen die Retter und ihr Kind, was die Hilfeleistung erschweren oder gar verhindern kann. Bei der medizinischen Versorgung ist es daher notwendig, ein Vertrauensverhältnis zum Kind und zu dessen Eltern aufzubauen.
- Das Kind sollte möglichst nicht von seinen **Bezugspersonen** getrennt werden.
- Vor allem **Kleinkinder** sind **oft nicht kooperativ** (Abwehrhaltung), da sie die Situation nicht verstehen. Außerdem ruft die Bekleidung des medizinischen Personals beim Kind i. d. R. Angst und Abneigung hervor.
- Kleine Geschichten und ein Lächeln können Wunder bewirken, auch **Stofftiere** oder bemalte, aufgeblasene Handschuhe **lenken von der Situation ab**. Medizinische Geräte sollten, wenn möglich, spielerisch erklärt werden.
- **Aufregung** ist so weit möglich **fernzuhalten**. Dazu gehört es auch, den anwesenden Personenkreis so klein wie möglich zu halten und einen Wechsel des Personals zu vermeiden.
- Kinder können, im Gegensatz zum Erwachsenen, oft nicht genau sagen, wo sie Schmerzen exakt empfinden, und haben einfach Angst und/oder weinen. Eine ungestörte körperliche Untersuchung ist daher oft nicht möglich. Auch deshalb ist es hilfreich, die **Eltern mit einzubeziehen** und generell **ruhig und besonnen aufzutreten**, dem Kind (und den Eltern) das Vorgehen zu erklären und auf „Gewaltmaßnahmen" zu verzichten, da sonst das Problem verschärft oder die Behandlung unmöglich wird.

Grundlage für die korrekte Behandlung von pädiatrischen Patienten sind folglich Kenntnisse kommunikativer (S. 180) sowie anatomischer und physiologischer Besonderheiten in Abhängigkeit vom Alter des Kindes.

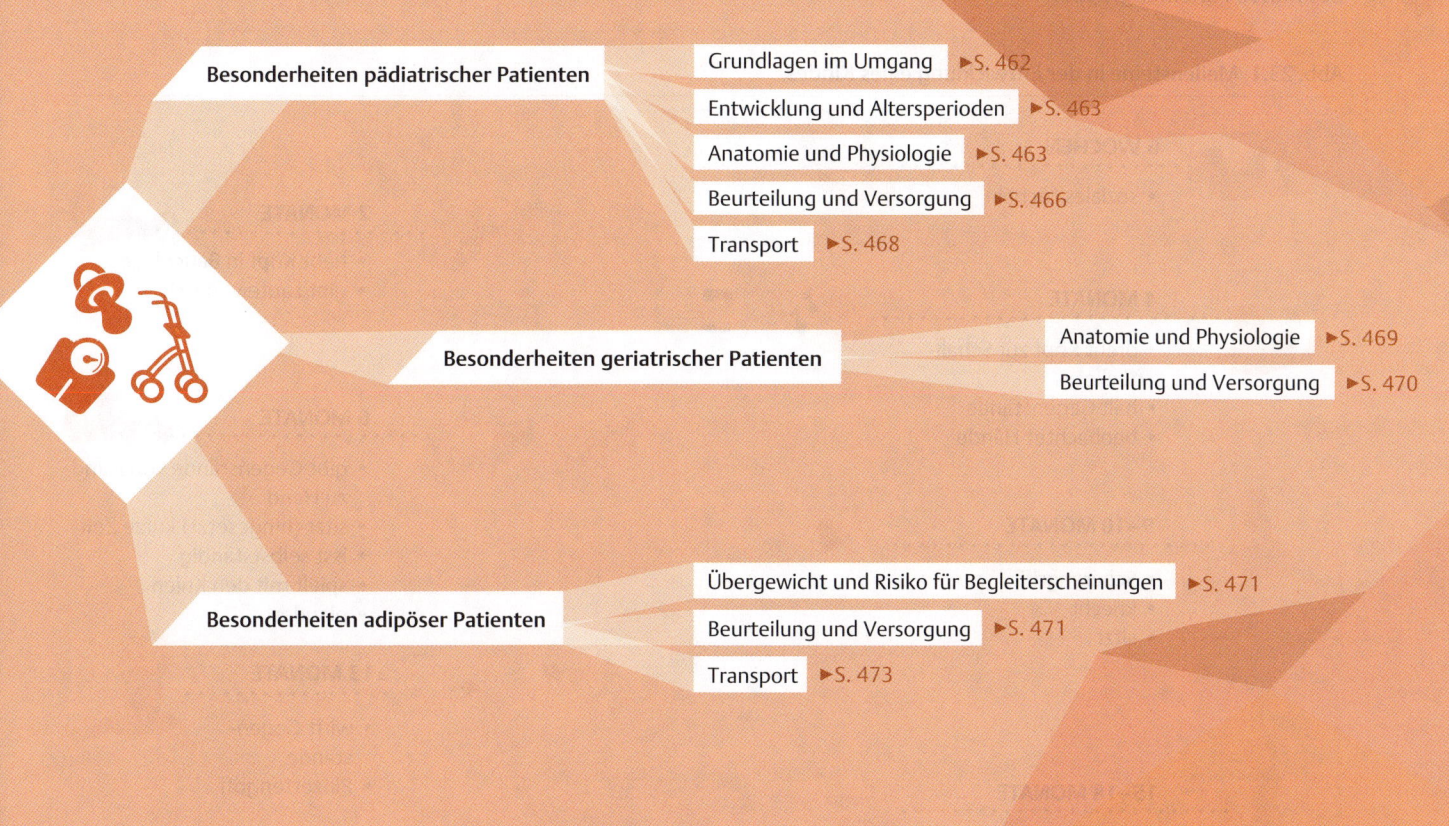

23.1.2 Entwicklung und Altersperioden

Altersperioden

Die Entwicklung vom Säugling zum Erwachsenen dauert ca. 20 Jahre und unterliegt einem stetigen Wandel. Dieser kontinuierliche Entwicklungsprozess wird in verschiedene Phasen eingeteilt:

- **Frühgeborenes:** Geburt vor der 37. Schwangerschaftswoche (SSW)
- **Neugeborenes:** 0.–28. Lebenstag
- **Säugling:** 28 d–12 Monate
- **Kleinkind:** 1–3 Jahre
- **Kind:** 4–13 Jahre
- **Jugendlicher:** 13–18 Jahre

Während dieser Phasen durchlebt ein Kind entscheidende körperliche, geistige und soziale Entwicklungsschritte. Fähigkeiten, die ein normales Kind in einem bestimmten Alter erreicht haben sollte, werden als Meilensteile in der Entwicklung bezeichnet (▶ Abb. 23.1). Dabei darf man aber nicht vergessen, dass sich jedes Kind unterschiedlich schnell entwickelt und nicht jede Abweichung von den Meilensteinen unnormal oder ein Hinweis auf eine Erkrankung ist.

Normwerte

Mit dem Alter variieren auch die physiologischen Normwerte des Kindes. Sowohl die Meilensteine in der Entwicklung als auch die physiologischen Normwerte eines Kindes sind für die rettungsdienstliche Diagnostik und Beurteilung des Gesundheitszustandes entscheidende Orientierungspunkte. Durch die Seltenheit der pädiatrischen Notfälle und den Umfang der verschiedenen Normwerte ist es hilfreich, bei Kindern **pädiatrische Notfalllineale** (▶ Abb. 23.2) einzusetzen. Mit ihnen kann man das Alter über die Größe ermitteln und anschließend relevante Werte zuordnen (▶ Tab. 23.1).

23.1.3 Anatomie und Physiologie

Atmungssystem

Der Bau der Atemwege (S. 61) ist bei Kindern im Vergleich zu Erwachsenen teilweise unterschiedlich (▶ Abb. 23.3). Unter anderem treten deswegen Atemwegsschwierigkeiten bei Kindern eher auf als bei Erwachsenen. Bei Kindern sind folgende anatomische und physiologische Besonderheiten im Atmungssystem zu finden:

- Die **Schleimhäute der Atemwege** reagieren auf Entzündungen und mechanische Reize deutlich empfindlicher, schwellen schneller an als die von Erwachsenen und verursachen daher sehr viel schneller Atemprobleme, evtl. schon bei einer geringfügigen „Erkältung".
- Neugeborene und Säuglinge sind „**obligate Nasenatmer**". Bereits ein leichter Schnupfen kann somit die Atmung beeinflussen.
- Die **Zunge** ist relativ groß und fällt leichter zurück als beim Erwachsenen, was bei der Intubation berücksichtigt werden muss.
- Die engste Stelle der Atemwege ist bei Kindern der **subglottische Raum**, bei Erwachsenen stellen die Stimmritzen die engste Stelle dar. Dadurch kommt es bei Schwellungen im subglottischen Bereich zu einer Atemnot (z. B. Krupp-Syndrom).
- Der **Kehlkopf** liegt bei Kindern höher als bei Erwachsenen und ist nach ventral gekippt, wodurch bei einer Beatmung keine Überstreckung des Kopfes nötig ist. Stattdessen bietet sich hier der Esmarch-Handgriff bzw. die Schnüffelstellung an.

Abb. 23.1 Meilensteine in der Entwicklung eines Kindes.

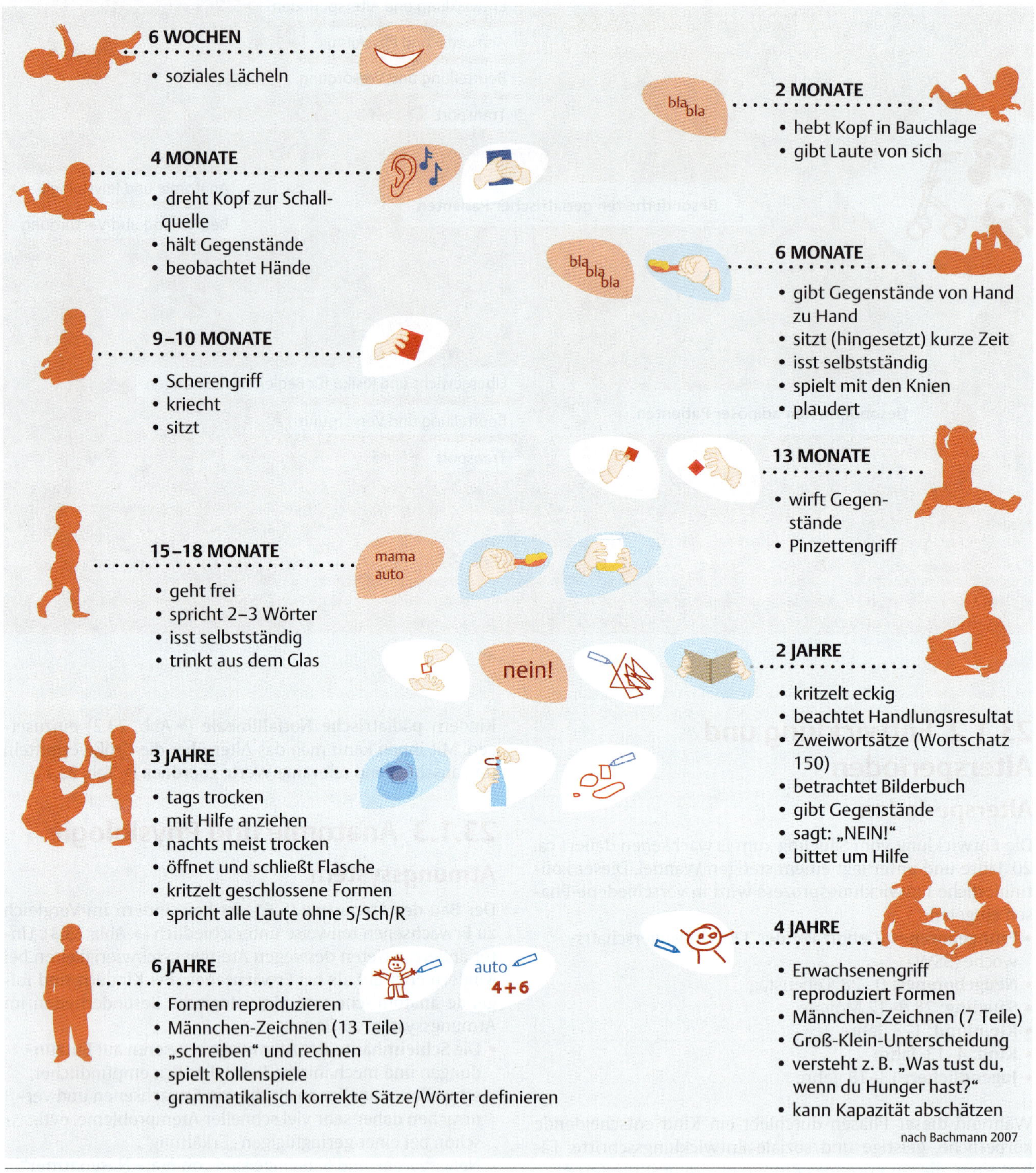

6 WOCHEN
- soziales Lächeln

2 MONATE
- hebt Kopf in Bauchlage
- gibt Laute von sich

4 MONATE
- dreht Kopf zur Schallquelle
- hält Gegenstände
- beobachtet Hände

6 MONATE
- gibt Gegenstände von Hand zu Hand
- sitzt (hingesetzt) kurze Zeit
- isst selbstständig
- spielt mit den Knien
- plaudert

9–10 MONATE
- Scherengriff
- kriecht
- sitzt

13 MONATE
- wirft Gegenstände
- Pinzettengriff

15–18 MONATE
- geht frei
- spricht 2–3 Wörter
- isst selbstständig
- trinkt aus dem Glas

2 JAHRE
- kritzelt eckig
- beachtet Handlungsresultat
- Zweiwortsätze (Wortschatz 150)
- betrachtet Bilderbuch
- gibt Gegenstände
- sagt: „NEIN!"
- bittet um Hilfe

3 JAHRE
- tags trocken
- mit Hilfe anziehen
- nachts meist trocken
- öffnet und schließt Flasche
- kritzelt geschlossene Formen
- spricht alle Laute ohne S/Sch/R

4 JAHRE
- Erwachsenengriff
- reproduziert Formen
- Männchen-Zeichnen (7 Teile)
- Groß-Klein-Unterscheidung
- versteht z. B. „Was tust du, wenn du Hunger hast?"
- kann Kapazität abschätzen

6 JAHRE
- Formen reproduzieren
- Männchen-Zeichnen (13 Teile)
- „schreiben" und rechnen
- spielt Rollenspiele
- grammatikalisch korrekte Sätze/Wörter definieren

nach Bachmann 2007

Aus: I care – Anatomie und Physiologie. Thieme; 2015

- Die **Trachea** ist im Vergleich zum Erwachsenen **relativ kurz und sehr eng**, was eine einseitige Fehlintubation begünstigt und der Tubus bei leichten Kopfbewegungen eines Säuglings trotz Fixierung leichter verrutscht.
- Die **Knorpelspangen der Trachea** sind bei einem Neugeborenen noch **sehr elastisch** und die **Halsmuskulatur** ist noch **nicht so kräftig**. Um eine Verlegung der Atemwege durch „Abknicken" zu verhindern, muss der Kopf des Kindes daher beim Tragen unterstützt werden.
- Bei Neugeborenen und Säuglingen ist der **Rippenstand** eher horizontal, wodurch eine Behinderung der Zwerchfellatmung (z. B. aufgetriebenes Abdomen) schlechter kompensiert wird.

- Kinder sind anfälliger für Atemwegsinfektionen, da die oberen Luftwege noch verhältnismäßig kurz und die Schleimhäute empfindlicher sind.
- Im Laufe der Entwicklung nimmt die Totalkapazität der Lunge beachtlich zu. Sie verdreifacht sich bei einem 5-jährigen Kind durch Zunahme des Lungengewebes im Vergleich zu der eines Jugendlichen von 1,4 l auf 4,5 l. Das Ein- und Ausatmen wird dadurch maßgeblich erleichtert.
- Bedingt durch den größeren O_2-Bedarf aufgrund des erhöhten Stoffwechsels bei Kindern, ist die **Atemfrequenz** zügiger als die eines Erwachsenen (▸ Tab. 23.1). Die Atemfrequenz ist bei der Geburt noch recht schnell, ab dem 10. Lebensjahr nähert sie sich der Frequenz eines Erwachsenen an.

Abb. 23.2 Notfalllineal der Firma MeetB.

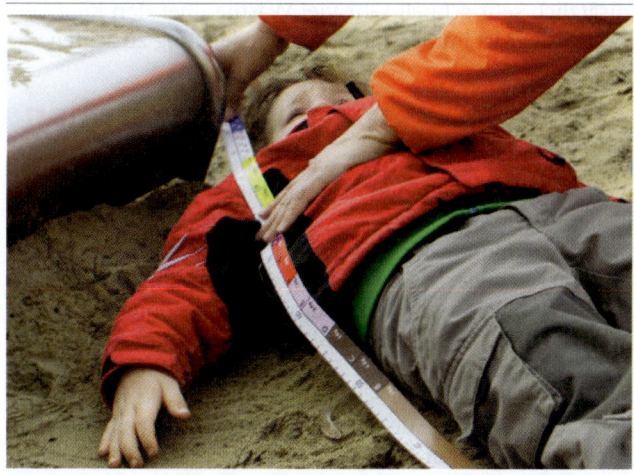

Das Notfalllineal lässt sich ausklappen (ähnlich wie ein Zollstock) und dann neben das jeweilige Kind legen. Auf diese Weise lässt sich z. B. die Körpergröße des Kindes schnell feststellen. Auf dem Lineal sind außerdem altersentsprechende Normwerte vermerkt oder Dosierungsempfehlungen für Medikamente, die häufig in der Notfallrettung eingesetzt werden, sowie die jeweils passende Größe von Beatmungsmasken oder Tuben. *Aus: Trappe, U. et al. Aktionsplan sichere Notfallnarkose. Der Notarzt 5, Thieme; 2016*

Abb. 23.3 Anatomie der Atemwege beim Erwachsenen und beim Kind.

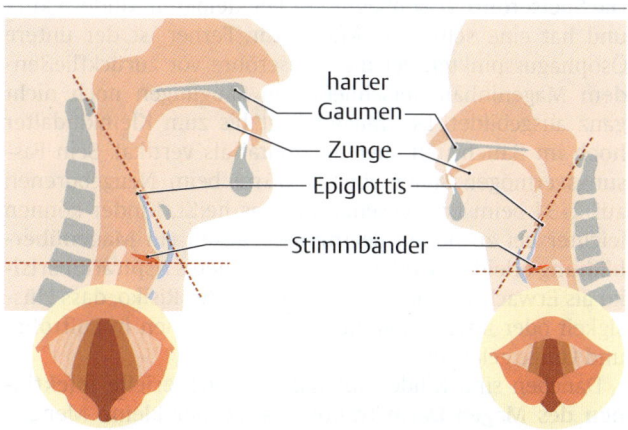

harter
Gaumen
Zunge
Epiglottis
Stimmbänder

Die Atemwege von Kindern und Erwachsenen unterscheiden sich anatomisch. Aus diesem Grund kommt es bei Kindern manchmal schneller zu Atemwegsschwierigkeiten oder auch zu Problemen bei der Versorgung im Rettungsdienst, z. B. bei der Intubation. Horizontale Linien: Projektion der Glottis auf die Halswirbelsäule; schräge Linien: Winkel zwischen Epiglottis und Glottisebene. *Nach: Kuhnke R. Besonderheiten der Anatomie und Physiologie. retten! 2012; 1(05): 328–329*

Tab. 23.1 Normwerte Kinder

Altersstufe	Länge in cm	Gewicht in kg	Atemfrequenz/min	Atemzugvolumen (AZV) in ml	Herzfrequenz in Schlägen/min	Blutdruck in mmHg sys./dia.	Blutvolumen in ml
Frühgeborenes (Geburt vor der 37. SSW)	≤ 45	≤ 2,5	30–60	15–35	140–160	50/30	≥ 160
Neugeborenes (0.–28. Lebenstag)	45–55	2,5–4,5	30–60	20–40	120–140	65/40	160–400
Säugling	55–75	4,5–10	25–45	30–70	110–130	80/50	320–1 000
Kleinkind	75–100	10–18	20–35	55–110	100–120	100/55	770–2 400
Kind	100–160	15–60	12–30	80–420	80–110	110/60	1 200–3 700
Jugendlicher (Pubertät und Adoleszenz)	≥ 150	> 60	10–18	300–600	60–80	120/80	> 3 600

Die angegebenen Werte sind Anhaltswerte, Abweichungen sind möglich

All diese Besonderheiten lassen Kinder Atmungseinschränkungen nur kurz ausgleichen und führen deshalb schnell zu einem lebensbedrohlichen Zustand.

Kardiovaskuläres System

Um den kindlichen Körper mit ausreichend Blut zu versorgen, wird die geringere Herzkraft und somit kleinere Auswurfleistung mit einer **erhöhten Herzfrequenz** ausgeglichen. Das heißt ebenso, dass bei körperlicher Aktivität die Herzfrequenz weiter steigen muss, um den O_2-Bedarf zu decken. Somit ist auch die maximale Herzfrequenz eines Kindes (ca. 200 Schläge/min) höher als die eines Erwachsenen. Im Verlaufe der kindlichen Entwicklung nehmen Kontraktionskraft und Schlagvolumen des Herzens zu und die Herzfrequenz sinkt ab (▶ Tab. 23.1).

Da das Herzmuskelgewebe mit zunehmendem Alter des Kindes wächst und stärker wird, steigt auch der **Blutdruck**

an. Im Alter von 10 Jahren werden langsam die RR- und Herzfrequenz-Werte eines Erwachsenen erreicht (▶ Tab. 23.1).

Betrachtet man das **Blutvolumen** im Verhältnis zum Körpergewicht, verfügen Kinder über ein vergleichsweise höheres Blutvolumen als Erwachsene (▶ Tab. 23.1).

ACHTUNG
Absolut gesehen ist das Blutvolumen aber geringer als das eines Erwachsenen, sodass bei Kindern bereits scheinbar geringe Blutverluste zum Schock (S. 277) führen können.

Zum besseren Verständnis ein **Beispiel**: Wenn ein Erwachsener mit 80 kg und ca. 5 Liter Blutvolumen ein Glas voll Blut (ca. 200 ml) verliert, befindet er sich noch weit unter 20 % Blutverlust. Bei einem Kleinkind mit 15 kg und ca. 1 l Blutvolumen wäre dies schon ein Verlust von 20 % seines Blutvolumens und das Kind könnte in den Schock abgleiten.

Verdauungssystem

Die **Speiseröhre (Ösophagus)** ist bei kleineren Kindern kurz und hat eine **schwache Muskultur**. Ferner ist der untere Ösophagusspinkter, der die Speiseröhre vor zurückfließendem Mageninhalt verschließt, bei Säuglingen noch nicht ganz ausgebildet. Der **Magen** liegt bis zum Kleinkindalter **hoch im Bauch** und eher horizontal als vertikal. Sein Fassungsvermögen steigt von 30–90 ml beim Neugeborenen auf 2–3 l beim Erwachsenen an. Das heißt, Kinder können leichter bei zu hohen Beatmungsdrücken ein **Magenüberblähung** erleiden, wodurch sie eine höheres **Aspirationsrisiko** als Erwachsene haben (also ein höheres Risiko, dass Flüssigkeit oder feste Bestandteile durch Anatmen in Luftröhre und Lunge gelangen).

Daneben sind Kinder anfälliger für **bakterielle Infektionen des Magen-Darm-Traktes**, da sie nur kleine Mengen Magensäure produzieren und somit die Bakterien schlechter abgetötet werden.

Außerdem weisen Kinder in den ersten Lebenstagen den sog. **Neugeborenenikterus** auf, weil die Leber in ihren Funktionen noch nicht völlig ausgereift ist und es dadurch beim Abbau des fetalen Hämoglobins zu einer Gelbfärbung der Haut kommt. Diese Färbung sollte sich bis zum 10. Lebenstag zurückgebildet haben.

Wasserhaushalt

Kinder verlieren mehr Flüssigkeit als Erwachsene. Dies liegt zum einen an den noch nicht voll funktionsfähigen Nieren, die verhältnismäßig mehr Wasser ausscheiden als die von Erwachsenen, zum anderen an der im Vergleich zum Körpergewicht des Erwachsenen 2- bis 3-mal größeren Körperoberfläche. Zudem haben Kinder einen höheren Körperwasseranteil als Erwachsene (Kind: 75 % – Erwachsener: ca. 60 %). Dementsprechend ist auch der **Erhaltungsbedarf des Wasser-Elektrolyt-Haushaltes klar größer** als bei Erwachsenen. Betrachtet man die Wasseraufnahme eines Säuglings gegenüber der eines Erwachsenen, so nehmen Säuglinge täglich ein Sechstel ihres Körpergewichts auf und Erwachsene weniger als ein Zwanzigstel. Kinder benötigen also prozentual gesehen deutlich mehr Wasser als Erwachsene. Eine mögliche Folge einer Dehydratation (also eines übermäßigen Wasserentzugs) ist ein **Volumenmangelschock**, der – zu spät erkannt oder unbehandelt – zum Tod führen kann.

Wärmehaushalt

Die Wärmeregulation von Kindern und insbesondere von Neugeborenen und Säuglingen unterscheidet sich deutlich von der eines Erwachsenen. Kinder reagieren viel schneller auf eine Abweichung der Umgebungstemperatur von gewohnten Werten als Erwachsene. Dies liegt u. a. daran, dass Neugeborene und Säuglinge über **deutlich weniger wärmeproduzierende Skelettmuskulatur** verfügen als Erwachsene und ältere Kinder. Diese entwickelt sich erst durch aktive Bewegung. Säuglinge können deshalb einer **Unterkühlung (Hypothermie)** nicht durch Kältezittern (Muskelkontraktionen, um die Körpertemperatur zu erhöhen) entgegenwirken. Um dennoch Wärme zu erzeugen, haben Neugeborene und Säuglinge spezielles braunes Fettgewebe zur Wärmeproduktion. Für einen (unbekleideten) Säugling stellt eine Umgebungstemperatur von unter 23 °C einen kritischen Wert dar. Dementsprechend ist der **Wärmeerhalt mit Rettungsdecken** bei Kindern unter einem Jahr **besonders wichtig**. Da außerdem der Kopf bei Kindern und ganz besonders bei Neugeborenen und Säuglingen im Verhältnis zum restli-

chen Körper deutlich größer ist als bei Erwachsenen, geht zusätzlich sehr schnell sehr viel Wärme über den Kopf verloren. Daher ist immer auf die **Kopfbedeckung** zu achten.

23.1.4 Beurteilung und Versorgung

Durch die geringere Größe, das geringere Blutvolumen, die kleineren Blutgefäße und die anatomischen Besonderheiten, insbesondere der Atemwege, ist das präklinische Management erkrankter oder verletzter Kinder anspruchsvoll und technisch schwierig. Eine adäquate Versorgung der pädiatrischen Notfallpatienten erfordert entsprechend **„kleines" Material** (z. B. passende O_2-Masken, Beatmungsbeutel, Tuben, Zugänge, Stethoskope, RR-Manschetten). Das Vorhandensein einer **kindgerechten Ausrüstung** ist wesentlich, denn der Versuch, unpassendes Material zu verwenden, kann mehr schaden als nützen. Wie bei allen Notfallpatienten erfolgt die Erstbeurteilung auch bei Kindern mit Hilfe des ABCDE-Schemas.

Airway

Kinder weisen – wie unter dem Punkt „Atmungssystem" beschrieben – **anatomische Merkmale** auf, **die das Atemwegsmanagement erschweren** und die **Gefahr der Atemwegsverlegung** (Atemwegsobstruktion) im Vergleich zum Erwachsenen **erhöhen**. Darüber hinaus haben Kinder ein **höheres Aspirationsrisiko,** das mit zunehmendem Alter sinkt. Ursachen für diese erhöhte Aspirationsgefahr sind:

- der höher liegende Kehlkopf
- die mangelnde Kaufähigkeit
- ein unzureichend entwickelter Schluckakt
- die noch ungewohnte Mundatmung, die Kinder bei Atemwegsinfekten einsetzen
- die Tatsache, dass Säuglinge und Kinder ihre Umgebung mit dem Mund erkunden, also alles in den Mund nehmen (= orale Umgebungserkundung)
- die guten motorischen Fähigkeiten bei mangelndem Verständnis/Bewusstsein für Gefahren.

Die kindlichen Atemwege sind im Notfall am besten in der sog. **„Schnüffelstellung"** geschützt. Diese Position verhindert, dass der im Verhältnis zum Rest des Körpers große und damit schwere Kopf des Kindes die Halswirbelsäule „nach vorne biegt" (Vorneigung des Kopfes) und damit die Atemwege versperrt. Um dem entgegenzuwirken, kann man Kindern auch ein 2–3 cm dickes Tuch unter den Rücken legen und so das Offenhalten der Atemwege unterstützen (▶ Abb. 13.10).

Wenn ein Kind nicht bei Bewusstsein ist, kann ein **oropharyngealer Tubus**, z. B. ein Guedel-Tubus (S. 210), oder ein **supraglottisches Hilfsmittel** wie z. B. ein Larynxtubus (S. 219) genutzt werden. Beide lösen allerdings häufig Erbrechen aus, insofern die Schutzreflexe des Kindes nicht erloschen sind.

Beim **Absaugen von Sekret**, das die Atemwege verlegt, muss der Sog vorher kontrolliert und möglichst unter 0,2 bar gehalten werden, da sonst die Gefahr besteht, dass der zu starke Sog die Schleimhaut verletzt. Bei **endotrachealem Absaugen** können Atelektasen (zusammengefallene Lungenbläschen/-abschnitte) erzeugt werden. Um dieses Risiko einzudämmen, empfiehlt es sich, das Kind im Anschluss mit einem Beatmungsbeutel 1- bis 2-mal zu beatmen. Aufgrund der Tatsache, dass kleine Kinder obligate Nasenatmer sind, sollten beim Absaugen **auch die Nasenhöhlen vorsichtig abgesaugt** werden. Nur im äußersten Notfall sollte bei einem Kind durch einen Notarzt die endotracheale Intubation vorgenommen werden.

Breathing

Säuglinge lassen sich Atemnot (Dsypnoe) nicht so deutlich anmerken wie Erwachsene. **Anzeichen von Atemnot** können sein: **Nasenflügeln** (Nasenflügel bewegen sich rasch auf und ab), **Stöhnen und Einziehungen des Thorax beim Atmen.** Kleinkinder versuchen einer Hypoxie mit einer erhöhten Atemfrequenz und vermehrter Atemarbeit entgegenzuwirken. Diese Anstrengung kann zu schweren Erschöpfungszuständen bis hin zum Atemversagen führen, weil zur Bewältigung der Atemarbeit eine Steigerung der Herzleistung nötig ist. Bei Dyspnoe oder einer gesteigerten Atemarbeit sollte assistiert (also unter Zuhilfenahme von einem Beatmungsbeutel) beatmet werden, da jederzeit die Möglichkeit besteht, dass sich der Zustand des Patienten akut verschlechtert. Dabei muss auf die Verwendung eines entsprechend kleinen Beatmungsbeutels, einer korrekten Filter- und Maskengröße geachtet werden. Sonst besteht die Gefahr einer Magenüberblähung und eines Barotraumas (S. 370). Der Zielwert der SpO_2-Messung liegt bei ≥ 95 %.

Circulation

Kinder kompensieren Kreislaufbeschwerden sehr unauffällig. Selbst bei starken Blutungen wird der Kreislauf nicht sofort sichtbar instabil. Wenn er allerdings instabil wird, ist der Zustand des betroffenen Kindes meist bereits so schlecht, dass kaum noch Hilfe möglich ist.

! Merken Vitalparameter

Bei pädiatrischen Notfallpatienten müssen die Vitalparameter engmaschig kontrolliert werden (ca. alle 2–5 min), um eine Verschlechterung des Zustands rechtzeitig zu erkennen und gegensteuern zu können.

Der periphere Puls bei Neugeborenen und Kindern ist an der A. brachialis tastbar. Schon bei Kindern über 1 Jahr kann man außerdem versuchen, den Radialispuls zu tasten. Die Stellen der zentralen Pulsmessung (Hals- und Beinschlagader) sind wie beim Erwachsenen nutzbar. Eine **Bradykardie** (verlangsamter Herzschlag unter den jeweiligen altersabhängigen Normwert, Tab. 23.3) bei Kindern weist i. d. R. auf eine **Atemstörung** hin. Eine **Tachykardie** (beschleunigter Herzschlag, über den altersspezifischen Wert, Tab. 23.3) kann ein Anzeichen von Stress, Angst oder Schmerzen sein. Allerdings ist die Herzfrequenz bei Kindern generell höher, sodass eine Frequenz von > 100 Schläge/min nicht besorgniserregend sein muss, wohingegen **60 Schläge/min bei einem Neugeborenen bedrohlich** langsam ist.

Zur orientierenden Einschätzung des **Volumenstatus** ist die Beurteilung des Hautturgors wie beim Erwachsenen durchzuführen. Ergänzend dazu kann bis zum Ende des 2. Lebensjahres eine **Palpation der Stirnfontanelle** vorgenommen werden. Ist diese Fontanelle erhaben, deutet dies auf eine Hirndruckerhöhung hin, wohingegen eine eingefallene Fontanelle auf eine Dehydratation hinweist und Volumen substituiert werden sollte.

Disability

Zur neurologischen Beurteilung liefert der **Glasgow-Coma-Score, GCS** (S. 346), aussagekräftige Informationen, genau wie beim Erwachsenen. Jedoch muss die verbale Reaktion bei Kindern unter 4 Jahren anders bewertet werden als bei Erwachsenen, da das Sprachvermögen i. d. R. noch sehr eingeschränkt ist. Ersatzweise ist dann anstelle der sprachlichen Äußerungen das Verhalten des Kindes zu beurteilen. Für Kinder gibt es außerdem eine **modifizierte GCS** (S. 374).

Um auszuschließen, dass ein Kind aufgrund einer Unterzuckerung (Hypoglykämie) bewusstlos ist (und nicht aufgrund eines neurologischen Problems) oder nicht auf Ansprache reagiert, sollte auch bei Kindern der **Blutzucker (BZ) gemessen werden**. Ein zu niedriger Blutzuckergehalt kann z. B. infolge längerer Ernährungspausen oder auch durch Erbrechen verursacht werden. Bei Kindern unter 1 Jahr wird das Blut für die BZ-Messung an der Außenseite der Ferse entnommen. Um das Schmerzerleben des Kindes dabei zu mindern, sollte es Hautkontakt zur Mutter haben und/oder ein paar Tropfen Zuckerlösung (möglichst unter Saugen, z. B. über ein getränktes Wattestäbchen) bekommen.

Exposure and Environment

Kinder sollten unbedingt auf weitere, möglicherweise lebensbedrohliche Verletzungen hin untersucht werden. Dabei ist mit einem unter Umständen verängstigten Kind zu rechnen.

Die **Gefahr der Unterkühlung** (S. 364) ist bei Kindern deutlich größer als bei Erwachsenen, da bei Frieren z. B. das Zittern als deutliches Zeichen fehlt (Kältezittern noch nicht möglich) und so als Zeichen einer möglichen Unterkühlung leicht übersehen werden kann. Darüber hinaus sind Kinder aufgrund ihrer vergleichsweise großen Körperoberfläche anfälliger für eine Unterkühlung als Erwachsene, denn über die Haut gibt der Körper Wärme nach außen ab. Je größer die Oberfläche der Haut, umso höher ist der Wärmeverlust. Um dies zu verdeutlichen, ein keiner Vergleich: Ein entkleidetes Neugeborenes kann seine Körpertemperatur nur bei einer Außentemperatur von 32–34 °C problemlos aufrechterhalten. Einem Erwachsenen ist dies noch bei 27–29 °C möglich. Sinkt jetzt die Außentemperaturen auf unter 23 °C, versagen schließlich die Regulationsmechanismen von Neugeborenen, d. h., es droht die akute Gefahr der Unterkühlung.

! Merken Säuglinge und Kinder zudecken

Säuglinge und Kinder nach der Untersuchung unverzüglich wieder zudecken, um keinen Wärmeverlust und somit eine Unterkühlung zu riskieren.

Im Falle einer **Hyperthermie (Überhitzung)** sollte auf beengende Kleidung verzichtet werden, um keinen Wärmestau zu provozieren und das Kreislaufsystem zu stark zu belasten.

Secondary Survey

Auf die initiale Beurteilung und die Einschätzung, ob ein kritischer oder nicht kritischer pädiatrischer Notfallpatient zu versorgen ist, folgt die differenzierte Diagnostik. Sie besteht aus der Anamnese, der apparativen und detaillierten körperlichen sowie der neurologischen Untersuchung. Bei Kindern **bis zum 4. Lebensjahr** steht die **Fremdanamnese** im Vordergrund. Das macht es schwieriger zu beurteilen, ob eine Schmerztherapie überhaupt notwendig ist oder eine laufende effektiv ist. Siehe Näheres zur Schmerzbeurteilung bei Kindern (S. 129).

Besonderheiten bei der **apparativen Diagnostik** liegen in der Verwendung entsprechend kleiner Materialien, um die exakten Vitalwerte zu erheben. Im Kindernotfallkoffer sind kleinere Stethoskope, EKG-Elektroden, Defibrillationselektroden, SpO_2-Sensoren und RR-Manschetten zu finden.

! *Merken* **RR-Messung**

Die RR-Messung ist bei Kindern im Notfall erst ab dem 3. Lebensjahr sinnvoll.

Die RR-Messung ist bei Kindern im Notfall mäßig zuverlässig, technisch schwierig, zeitraubend und belastend. Außerdem tritt ein RR-Abfall bei Kindern (S. 295) erst kurz vor dem Kreislaufversagen auf. Deshalb sollte man sich zur Kontrolle der Durchblutung (Perfusionskontrolle) vorrangig auf die **Nagelbettprobe** (S. 194) **bei Raumtemperatur** konzentrieren. Es gilt dabei wie beim Erwachsenen, dass bei einer Rekapillarisierungszeit von über 2 s möglicherweise ein Schock vorliegt. Auch Blässe ist hierfür ein Alarmsignal.

Wenn man bei einem Kind dennoch den Blutdruck misst, sollte die RR-Manschette zwei Drittel des Oberarmes einnehmen. Die speziellen Kindermanschetten sind meistens bunt gestaltet und wirken nicht so abschreckend. Um das Kind nicht noch unnötig einzuschüchtern, sollte das Stethoskop vor Gebrauch durch leichtes Reiben angewärmt werden.

23.1.5 Transport

Für Kinder werden für den Transport i. d. R. RTWs, KTWs, aber auch **Spezialfahrzeuge** (z. B. Baby-NAW, ▶ Abb. 23.4a) und **Transportinkubatoren** (spezielles Transportsystem für Neugeborene, ▶ Abb. 23.4b) genutzt. Vor und während des Transports ergeben sich dabei logistische Herausforderungen. Im Vordergrund sollte immer die Sicherheit des Kindes stehen, die mit folgenden Grundsätzen gewährleistet werden kann:

- Das Kind sollte nicht von den Eltern auf dem Arm zum Fahrzeug getragen werden, wenn aufgrund eines Traumas (z. B. bei Wirbelsäulentrauma) eine Immobilisation erforderlich ist.
- Säuglinge und Kinder dürfen nur mit speziell dafür vorgesehenen **Kinderrückhaltesystemen** transportiert werden und nicht in den Armen oder auf dem Schoß der Mutter oder des Vaters. Ein Elternteil bzw. eine Bezugsperson sollte aber in der Nähe des Kindes sein, um Körperkontakt zur Beruhigung zu ermöglichen.
- Bei sehr aufgeregten Eltern/Bezugspersonen, die die Versorgung des Kindes beeinträchtigen, ist eine alternative Transportmöglichkeit zu schaffen.

! *Merken* **Kinder immer gesichert transportieren!**

Häufig wird die Meinung vertreten, Kinder müssten für einen kurzen Transport nicht gesichert werden: „Bei der kurzen Fahrstrecke geht das schon, fährst du halt ein bisschen vorsichtiger …"

Es gilt jedoch: Der Fahrer eines Fahrzeuges ist immer verantwortlich für die Sicherheit der Insassen. Diese Verantwortung kann weder auf andere Personen im Fahrzeug übertragen noch von diesen übernommen werden.

RETTEN TO GO

Besonderheiten pädiatrischer Patienten

Pädiatrische Notfälle sind **selten**, aber besonders, da Kinder nicht „kleine Erwachsene" sind, sondern sich im Hinblick auf Normwerte und Körperbau von ihnen unterscheiden. Um die physiologischen Normwerte einzuschätzen, können **pädiatrische Notfalllineale** hilfreich sein.

Erstbeurteilung im Notfall wie bei Erwachsenen mithilfe des **ABCDE-Schemas** mit folgenden **Besonderheiten**:
- **Airway: erhöhtes Aspirationsrisiko.** Deshalb am besten **„Schnüffelstellung"**. Bei einem bewusstlosen Kind kann ein **oropharyngealer Tubus** oder ein **supraglottisches Hilfsmittel** genutzt werden. Beim **Absaugen** von Sekret sollte der Sog unter 0,2 bar gehalten werden.
- **Breathing:** Säuglinge lassen sich Atemnot (Dsypnoe) nicht so deutlich anmerken. **Dyspnoezeichen** beim Säugling können sein: Nasenflügeln, Stöhnen und Einziehungen des Thorax beim Atmen. Kleinkinder versuchen einer Hypoxie mit einer erhöhten Atemfrequenz und vermehrter Atemarbeit entgegenzuwirken.
- **Circulation:** Puls bei Neugeborenen an der **A. brachialis**, bei Kindern über 1 Jahr auch an der **A. radialis** tastbar. **Bradykardie** weist i. d. R. auf **Atemstörung** hin, **Tachykardie** kann Anzeichen von Stress, Angst oder Schmerzen sein.
- **Disability:** Neurologische Beurteilung mithilfe des **Glasgow-Coma-Score** oder des **modifizierten GCS**. Blutzucker messen, um Unterzuckerung auszuschließen!
- **Exposure and Environment:** Kinder unbedingt auf weitere **Verletzungen** hin untersuchen. Zudem sind Kinder anfälliger für eine **Unterkühlung**. Auf evtl. Zeichen einer Unterkühlung achten!

Säuglinge und Kinder dürfen nur mit speziellen **Kinderrückhaltesystemen** transportiert werden!

Abb. 23.4 Baby-Notarztwagen und Transportinkubator.

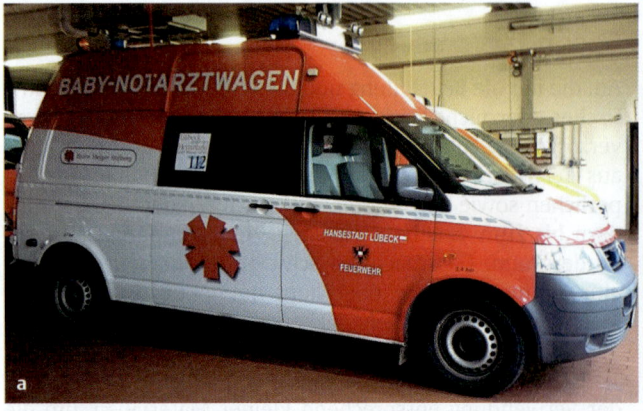
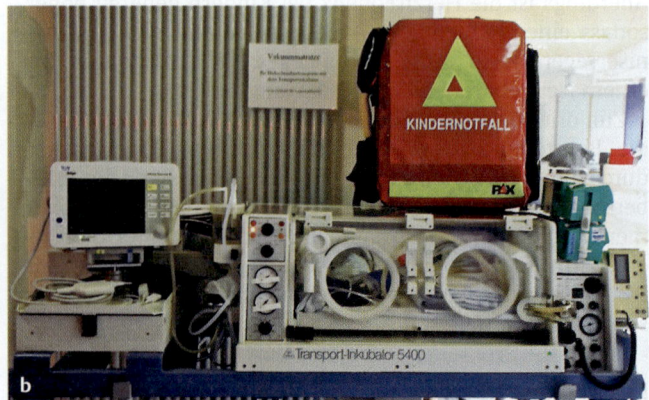

a Baby-Notarztwagen.
b Einsatzbereiter Transportinkubator der neonatologischen und pädiatrischen Intensivstation der Universitätskinderklinik Lübeck. (Folienabdeckung für die Aufnahme entfernt).

a: Baby-Notarztwagen der Berufsfeuerwehr Lübeck. Aus: Jung P, Herting E. Aufgaben des Neugeborenen-Notarzt-Systems. Neonatologie Scan 2016; 05(02): 139–151.
b aus: Jung P, Herting E. Aufgaben des Neugeborenen-Notarzt-Systems. Neonatologie Scan 2016; 05(02): 139–151

23.2 Besonderheiten geriatrischer Patienten

Definition Geriatrische Patienten

Nach der Definition der Deutschen Gesellschaft für Geriatrie (= Lehre von den Krankheiten des alten Menschen) gibt es zwei Kriterien, warum ein Patient als geriatrischer Patient einzustufen ist:

1. *Der Patient ist multimorbide, leidet also gleichzeitig an verschiedenen Krankheiten und hat ein bestimmtes Alter (meist über 70 Jahre). Hier ist die Multimorbidität entscheidender als das kalendarische Alter – oder:*
2. *Der Patient ist älter als 80 Jahre und aufgrund dieses Alters besteht ein erhöhtes Risiko, dass eine Erkrankung bei ihm kompliziert verläuft, Folgeerkrankungen nach sich zieht (geriatrietypische Vulnerabilität, wörtlich „Verletzlichkeit") und chronisch wird (Gefahr der Chronifizierung). Zudem ist bei dieser Patientengruppe mit einer erhöhten Gefahr des Verlustes der Selbstbestimmungsfähigkeit (Autonomie) zu rechnen, begleitet von einer Verschlechterung des Selbsthilfestatus.*

Fachärzte für ältere Menschen (Geriater) unterteilen Menschen ab einem Alter von 60 Jahren folgendermaßen:
- Ältere: 60- bis 75-Jährige
- Alte: 75- bis 90-Jährige
- Hochbetagte: 90- bis 100-Jährige und
- Langlebige: > 100-Jährige

Die Gruppe der älteren Menschen ist in Deutschland die zahlenmäßig am schnellsten wachsende Altersgruppe. Viele ältere Erwachsene führen ein gesundes und aktives Leben, andere sind jedoch von chronischen Gesundheitsproblemen geplagt. Durch die ständig wachsende Zahl der älteren Menschen mit deren alterstypischen Veränderungen stellen sie gerade bei der Versorgung und dem Transport für den Rettungsdienst eine größere Herausforderung dar als jüngere Erwachsene. Insbesondere Kenntnisse über physiologische Veränderungen, Vorerkrankungen und Dauermedikationen geriatrischer Patienten sind wichtig für einen guten Einsatzablauf.

23.2.1 Anatomie und Physiologie

Das Altern selbst ist ein natürlicher biologischer Prozess und beginnt bereits Mitte 20. In dieser Phase sind alle Organsysteme ausgereift und es ist ein physiologisches Optimum erreicht. In den darauffolgenden Jahren fällt es dem Körper zunehmend schwer, das innere physiologische Gleichgewicht (Homöostase) beizubehalten. Das späte Lebensalter ist dann meist mit Gebrechlichkeit und verschlechterten geistigen, körperlichen und seelischen Fähigkeiten verbunden sowie mit chronischen und degenerativen Erkrankungen, z.B. der Knochen, die sich dann u.a. in Gelenkschmerzen, z.B. am Knie äußern können.

Die generell zunehmende „Gebrechlichkeit" kann im Rahmen der rettungsdienstlichen Versorgung zu spezifischen Problemen führen, die im folgenden Abschnitt erklärt werden.

Atmungssystem

Mit steigendem Lebensalter nimmt die Atemfunktion ab, zum einen weil sich der Thorax nicht mehr so gut ausdehnen und zusammenziehen kann, zum anderen weil die Brustwirbelsäule z.B. durch Osteoporose stärker gekrümmt wird. Durch die damit **nachlassende Atemleistung** müssen sich ältere Menschen mehr anstrengen, um die Herausforderungen des Alltags zu bewältigen. Daneben verringert sich ab dem 30. Lebensjahr die für den Gasaustausch zur Verfügung stehende Oberfläche in den Alveolen, und zwar alle 10 Jahre um ca. 4%. Zusätzlich zu dieser **verringerten O_2-Aufnahmefähigkeit** sinkt auch die Fähigkeit, Hämoglobin mit Sauerstoff zu beladen.

Dieser verringerten Funktionalität des Atmungssystems versucht der Körper mit höheren Atemfrequenzen und vermehrter Zwerchfellatmung entgegenzuwirken. Dadurch werden die Patienten aber auch empfindlicher für Änderungen des intraabdominellen Drucks (z.B. durch Rückenlage, üppige Mahlzeiten und Fettleibigkeit). Dies bedeutet, dass ältere Patienten im Vergleich zu Jüngeren Erkrankungen und Verletzungen insgesamt weniger gut kompensieren können, insofern das Atmungssystem deren Verlauf beeinflussen kann (z.B. Lungenembolie und Polytrauma).

Kardiovaskuläres System

Auch ohne das Vorliegen einer koronaren Herzkrankheit oder einer Arteriosklerose verändern sich mit steigendem Alter die Eigenschaften der Gefäße und des Herzens:
- Die **Elastizität der Arterien** nimmt ab. Dies führt zu einem Anstieg des peripheren Widerstands. Um dem entgegenzuwirken, **steigt der systolische Blutdruck** stetig an. Ein 70 Jahre alter Mensch hat einen durchschnittlichen systolischen Blutdruck von ca. 140 mmHg.
- Auch die **Dehnungs- und Reaktionsfähigkeit von Herzmuskulatur und Blutgefäßen** (Arterien und Venen) nimmt mit dem Alter ab. Das Herz-Kreislauf-System kann die Blutzirkulation und damit die Versorgung des Körpers mit Sauerstoff und Nährstoffen immer weniger effektiv aufrechterhalten. Insbesondere verringert sich die Eigenschaft des Herzens, bei einem plötzlichen Absinken des Blutdrucks (z.B. durch zu schnelles Aufstehen), bei Blutverlusten oder bei besonderer körperlicher Belastung angemessen zu reagieren. Ursachen dafür sind die **sinkende maximale Herzfrequenz** (220 S/min minus Lebensalter), die **Abnahme des Herzminutenvolumens** (um ca. 50% mit 80 Jahren) und die **abnehmende Sensibilität der Hormonrezeptoren** (v.a. für Katecholamine) im Alter. Die eingeschränkte Blutzirkulation trägt zudem bei älteren Menschen zur zellulären Hypoxie bei. Folgen davon können Herzrhythmusstörungen, akutes Herzversagen oder der plötzliche Herztod sein.
- Zusätzlich zur abnehmenden Leistungsfähigkeit des Herz-Kreislauf-Systems **verringert** sich das **zirkulierende Blutvolumen** u.a. durch die zu geringe Flüssigkeitsaufnahme, weil das Durstgefühl nachlässt, wodurch im Falle eines Blutverlustes weniger Reserven zur Verfügung stehen.

Nervensystem

Hirnmasse und Neuronenanzahl nehmen während des Alterungsprozesses ab. Mit Mitte 20 erreicht unser Gehirn sein Maximalgewicht von ca. 1,4 kg. Ein 80-Jähriger hingegen hat ein ca. 10% leichteres und kleineres Hirn. Der vergrößerte hirnfreie Raum erklärt auch, warum bei Älteren mehr Blut symptomfrei in die Schädelhöhle gelangen kann.

Neben der Hirnmasse sinkt auch die **Nervenleitgeschwindigkeit.** Es entstehen ein unsicherer Gang und ein Tremor. Zu beachten ist, dass der normale Alterungsprozess des Nervensystems keinen Hinweis auf eine zerebrale Erkrankung darstellt. Die normalen Veränderungen können das Gedächtnis beeinflussen, die Persönlichkeit verändern sowie andere Funktionsverluste zur Folge haben. Trotzdem müssen Sie bei der Diagnostik eines älteren Notfallpatienten im Falle einer neurologischen Auffälligkeit davon ausgehen, dass diese aus seiner aktuellen Erkrankung oder Verletzung resultiert.

!Merken **Neurologische Auffälligkeiten**

Neurologische Auffälligkeiten wie z. B. Vergesslichkeit und eine kurzzeitige Desorientiertheit können auch im Alter Hinweis auf eine Erkrankung oder Verletzung sein. Denn nicht zwangsläufig ist man im Alter in seinen intellektuellen Fähigkeiten beschränkt. Ein zunehmender Abbau dieses Könnens ist meist krankhaft und nicht Ausdruck normalen Alterns.

Weitere Veränderungen

Mit fortschreitendem Alter nehmen die Zahl sowie die Funktionsfähigkeit der weißen Blutkörperchen ab. Dadurch treten vermehrt Infekte auf. Die Leber- und Nierenfunktion sinken ebenso, was bei der Wahl und Dosierung von Medikamenten berücksichtigt werden sollte, da deren Wirkung i. d. R. eher eintritt und länger anhält. Der Gesamtkörperwasseranteil fällt von ca. 70 % bei einem jungen Erwachsenen auf etwa 50 % bei einem älteren Menschen, was die Gefahr einer Exsikkose steigert. Die Wahrnehmung und Verarbeitung von Sinneseindrücken unterliegen ebenfalls einer altersbedingten Degeneration, was u. a. zu Mobilitätseinschränkungen führt. Eine Hürde ist durch das gesunkene Seh- und Tastvermögen im Alter schon die Bezahlung des Einkaufes mit Münzen aus dem Geldbeutel. Zu guter Letzt sei auch die reduzierte Muskelmasse erwähnt, die zu einer geringeren Wärmeproduktion führt. Somit wird die Temperaturregulation beeinträchtigt und ältere Notfallpatienten sind empfindlicher gegenüber Wärmeverlusten.

Zusammengefasst bedeuten die Veränderungen für den Rettungsdienst, dass physiologisches Älterwerden sich v. a. in einer **eingeschränkten Kompensationsfähigkeit** des jeweiligen Menschen äußert. Dadurch können schnell und unerwartet Komplikationen auftreten.

23.2.2 Beurteilung und Versorgung

Die präklinische Beurteilung und Versorgung älterer Notfallpatienten verläuft grundsätzlich so wie die aller Notfallpatienten. Dennoch sind dabei Besonderheiten zu berücksichtigen, die im folgenden Abschnitt behandelt werden.

Airway

Zahnprothesen sollten im Mund belassen werden, sofern sie sitzen, um eine bessere Abdichtung der Maske zu erzielen. Sobald sich jedoch eine Prothese verschiebt oder die Atemwege verlegt, ist sie zu entfernen. Schwache Schleimhäute in Nase und Rachen sowie die Einnahme von Antikoagulanzien im Alter führen zu einer größeren Blutungsgefahr bei der Verwendung von Tuben zur Atemwegssicherung. Die Schluck- und Hustenreflexe sind im Verhältnis zu jüngeren Erwachsenen reduziert, wodurch eine Aspiration begünstigt wird.

Breathing

Bei älteren Menschen besteht die Gefahr, dass ein Versagen der Atmung und damit ein akuter O_2-Mangel nicht rechtzeitig erkannt werden. Grund ist die verzögerte Reaktion älterer Patienten auf Azidose, Hypoxie oder Hyperkapnie.

Grundsätzlich ist eine O_2-Sättigung von über 95 % zu halten.

Die Versteifung der Thoraxwand und die Schwächung der Brustmuskulatur älterer Erwachsener führen schneller zu einer respiratorischen Insuffizienz als bei Jüngeren. Infolge der verknöcherten Thoraxwand ist bei älteren Notfallpatienten, die ein Thoraxtrauma haben, außerdem mit einer höheren Anfälligkeit für Rippen- und Sternumfrakturen zu rechnen.

Circulation

Sowohl bei ganz jungen als auch bei ganz alten Menschen müssen Vitalparameter vorsichtig interpretiert werden. **Bei älteren Patienten können Vitalparameter „normal" sein, auch bei schwerster Minderdurchblutung.** Einen Schock (S. 268) zu erkennen ist durch die reduzierten funktionellen Reserven und bestehende Begleiterkrankungen erschwert. Das heißt z. B., dass es unter Einnahme von Betablockern nicht zur Tachykardie kommt oder RR-Werte „normal" sind – trotz bestehender arterieller Hypertonie.

Ältere Patienten tolerieren einen Blutverlust schlechter als jüngere Erwachsene aufgrund des ohnehin reduzierten Blutvolumens und Wasseranteils in ihrem Körper. Essenziell sind deshalb eine schnelle Blutungskontrolle, eine zügige Versorgung und ein schneller Transport in die Zielklinik.

Disability

Die Erhebung der GCS sollte bei Älteren besonders sorgfältig erfolgen. Gleiches gilt für die Orientierung zu Zeit, Ort und Person. Eine Verwirrung kann auf eine schlechte Oxygenierung, ein SHT oder einen Schock hindeuten. Bedeutende neurologische Erkrankungen und Verletzungen sollten möglichst angesichts der vor dem Ereignis bestehenden Beeinträchtigungen beurteilt werden. Wobei im Secondary Survey über eine Fremdanamnese Vergleichswerte ermittelt werden können. Wenn keiner am Einsatzort den Normalzustand des Patienten beschreiben kann, muss man davon ausgehen, dass die Ursache im aktuellen Notfallgeschehen zu suchen ist.

Außerdem schließen ein normales Bewusstsein und fehlende neurologische Defizite bei einem älteren Notfallpatienten eine bedeutsame intrakranielle Blutung nicht aus. Die Ursache für fehlende neurologische Symptome kann z. B. das im Verhältnis zu einem Jüngeren geringere Hirnvolumen in der Schädelhöhle sein, wodurch das Blut mehr Platz hat.

Exposure und Environment

Ältere Erwachsene reagieren empfindlicher auf Veränderungen ihrer Umwelt. Sie können schlechter Wärme produzieren. Durch dieses **Problem mit der Thermoregulation** sind ältere Patienten stärker als jüngere Erwachsene durch Hypothermie und deren Folgen gefährdet, aber auch durch Infektionen. Bei Infektionen kann der Körper seine Temperatur nicht mehr so deutlich anheben wie bei Jüngeren, was zu Fehlbeurteilungen führen kann. **Wärmeverlust** sollte dementsprechend **bei Älteren unbedingt vermieden werden.** Vorbeugen kann man diesen Wärmeverlusten durch ein vorgeheiztes Auto und durch die entsprechende Verwendung von Einmaldecken.

Secondary Survey

Akute medizinische Probleme bei Älteren sind nicht identisch mit denen jüngerer Notfallpatienten, da die Symptome oft atypisch sind (z. B. ausschließlich Luftnot bei einem akuten Herzinfarkt, schlechter Allgemeinzustand, aber kein Fieber bei einer Pneumonie). Das bedeutet, hinter unspezifischen Beschwerden kann eine akute, schwere Erkrankung stecken.

Eine Demenz oder ein Delir erschweren oft das Erheben der Anamnese. Dies behindert und verzögert dann nachfolgend auch die Beurteilung. Daher ist es wichtig, eine **Fremdanamnese** durchzuführen.

Geriatrische Patienten nehmen trotz veränderter körperlicher Funktionen im Durchschnitt mehr als 4 Medikamente täglich ein. Kenntnisse über die von Patienten eingenommenen Medikamente können äußert relevant sein. Diese Medikamente sind bei älteren Patienten von besonderem Interesse:

- β-Blocker – Herzfrequenzanstieg im Schock ggf. nicht möglich.
- Kalziumantagonisten – unterbinden ggf. periphere Gefäßverengung zur Kompensation von z. B. Flüssigkeitsverlusten.
- NSAR und Antikoagulanzien – verhindern die Hämostase und verstärken damit Blutungen.
- Pflanzliche Mittel – häufig nicht angegeben, haben auch Nebenwirkungen, z. B. Ginkgo verstärkt Blutungen ähnlich wie Gerinnungshemmer.

Ebenso können Vorerkrankungen Menschen für Notfälle prädisponieren. Da die Häufigkeit von chronischen Erkrankungen im Alter unverkennbar ansteigt, sind gerade geriatrische Patienten von Erkrankungen oder Verletzungen als Folge ihres Grundleidens häufiger betroffen als Jüngere. Ein Beispiel ist hier das höhere Risiko für einen Schlaganfall bei einem bekannten Vorhofflimmern oder die gesteigerte Frakturgefahr bei bestehender Osteoporose.

Natürlich können auch Menschen, die sich um einen pflegebedürftigen Partner kümmern, Notfallpatienten werden. In diesen Fällen ist es manchmal nötig, ein zusätzliches Rettungsmittel anzufordern, um außer dem Notfallpatienten selbst auch den pflegebedürftigen Partner in ein geeignetes Krankenhaus oder eine andere Versorgungseinrichtung zu transportieren. Es liegt dann eine offensichtliche soziale Indikation für diesen Transport vor.

RETTEN TO GO

Besonderheiten geriatrischer Patienten

Geriatrische Patienten sind multimorbide, ältere sowie generell Patienten älter als 80 Jahre. Kenntnisse über physiologische Veränderungen, Vorerkrankungen und Dauermedikationen sind wichtig. Die Erstbeurteilung wie bei allen Notfallpatienten mit Hilfe des **ABCDE-Schemas** mit folgenden **Besonderheiten**:

- **Airway: Zahnprothesen** im Mund belassen, sofern sie gut sitzen, sonst entfernen. Bei der Verwendung von Tuben zur Atemwegssicherung ist die größere **Blutungsgefahr** in Nase und Rachen zu berücksichtigen. Das **Aspirationsrisiko** ist höher, da Schluck- und Hustenreflexe reduziert sind.
- **Breathing:** Ältere Menschen reagieren verzögert auf Azidose, Hypoxie oder Hyperkapnie. Grundsätzlich ist eine O$_2$-Sättigung von über **95 %** zu halten.
- **Circulation:** Bei älteren Patienten können Vitalparameter „normal" sein, auch bei schwerster Minderdurchblutung. Ein **Blutverlust wird schlechter toleriert** als bei jüngeren Erwachsenen. Dies erfordert: schnelle Blutungskontrolle, zügige Versorgung und schnellen Transport in die Zielklinik.
- **Disability:** Die Erhebung des **Glasgow-Coma-Score** sollte bei Älteren besonders sorgfältig erfolgen. Eine Desorientierung (zu Zeit, Ort, Person) kann auf eine schlechte Oxygenierung, ein SHT oder einen Schock hindeuten.
- **Exposure and Environment:** Ältere Erwachsene reagieren empfindlicher auf Veränderungen ihrer Umwelt. **Wärmeverlust** ist **unbedingt zu vermeiden** (z. B. durch vorgeheiztes Auto, Decken).

Akute medizinische Probleme bei Älteren sind nicht identisch mit denen jüngerer Notfallpatienten, da die Symptome oft atypisch sind. Hinter unspezifischen Beschwerden kann eine akute, schwere Erkrankung stecken.

23.3 Besonderheiten adipöser Patienten

23.3.1 Übergewicht und Risiko für Begleiterkrankungen

Definition **Übergewicht, Adipositas und BMI**
Unter Adipositas versteht man eine krankhafte (pathologische) Vermehrung des Körperfetts. Wie ausgeprägt die Vermehrung des Körperfetts ist, ob es sich „nur" um Übergewicht oder tatsächlich um eine pathologische Adipositas handelt, lässt sich mithilfe des Body-Mass-Index (BMI) bestimmen. Der BMI errechnet sich aus: Körpergewicht/Körpergröße (m)². Von Übergewicht spricht man ab einem BMI von 25 kg/m², von Adipositas ab einem BMI von ≥ 30 kg/m².

Die Adipositas ist in Deutschland weit verbreitet: Über die Hälfte aller Erwachsenen ist übergewichtig. So versorgt man im Rettungsdienst immer häufiger adipöse Patienten, bei denen präklinisch Besonderheiten zu berücksichtigen sind. Die Ursachen für Übergewicht sind vielfältig (z. B. Lebensstil, psychische und hormonelle Erkrankungen, Gendefekte etc.). Deshalb ist bei Einsätzen mit Schwergewichtigen grundsätzlich zu beachten, dass es nicht zu den rettungsdienstlichen Aufgaben gehört zu beurteilen, warum ein Mensch dick geworden ist und welches Maß an „Schuld" ihn trifft.

23.3.2 Beurteilung und Versorgung

Patienten mit Adipositas stellen besondere Anforderungen an die Rettungsdienstmitarbeiter. Sie leiden häufiger unter Begleiterkrankungen als Normalgewichtige (▶ Abb. 23.5). Diese zusätzlichen Erkrankungen können nicht nur schnell lebensbedrohlich werden, sondern auch die normale körperliche Kompensationsfähigkeit, z. B. bei einem plötzlichen Volumenmangel infolge hohen Blutverlustes, deutlich einschränken. Spezielle Kenntnisse im Umgang mit diesen Patienten sind daher unbedingt nötig.

Besonders wichtig bei der rettungsdienstlichen Versorgung ist die **initiale Lagebeurteilung**, u. a.: Wo befindet sich der Patient? Wie schwer übergewichtig ist er? Vielleicht muss der adipöse Patient aus einer Wohnung oder aus einem Fahr-

Abb. 23.5 Präklinisch relevante Begleiterkrankungen bei Adipositas.

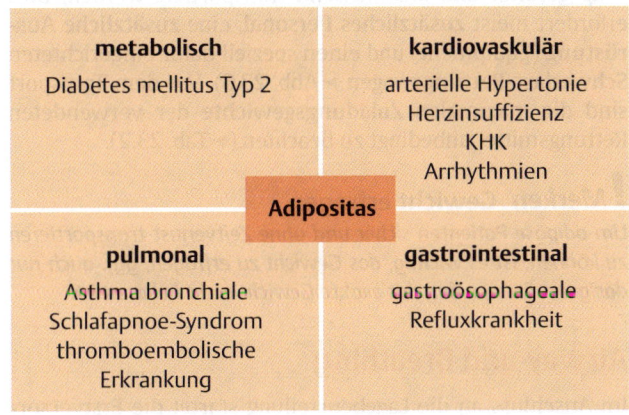

metabolisch	kardiovaskulär
Diabetes mellitus Typ 2	arterielle Hypertonie Herzinsuffizienz KHK Arrhythmien
Adipositas	
pulmonal	**gastrointestinal**
Asthma bronchiale Schlafapnoe-Syndrom thromboembolische Erkrankung	gastroösophageale Refluxkrankheit

Diese Krankheiten können im Rettungsdienst rasch eine bedeutende Rolle spielen, da sie unter Umständen lebensbedrohlich werden. *Nach: Kruska P et al. Adipositas im Rettungsdienst – Was ist zu beachten? AINS 2012; 47(09): 556–562*

Tab. 23.2 Maximale Zuladungsgewichte von Rettungsmitteln

Rettungsmittel	max. zulässiges Gewicht	Anmerkung
Tragestuhl	113–160 kg	Sitzbreite bis max. 51 cm
Krankentrage	150–180 kg	Breite der Liegefläche max. 55 cm
spezielle Krankentrage	230–250 kg	z. B. Stryker M 1
Krankentragegestell	180 kg	
Krankentragetisch	200 kg	
Tragetuch	150 kg	Breite 70 cm Länge 200 cm
Hubschrauber Typ EC 135	130 kg	Patiententunnel: 35 × 58 cm
Aus: Kruska P, Kappus S, Kerner T. Adipositas im Rettungsdienst – Was ist zu beachten, AINS 2012; 47(9): 556–562		

Abb. 23.6 Schwerlast-Krankentrage.

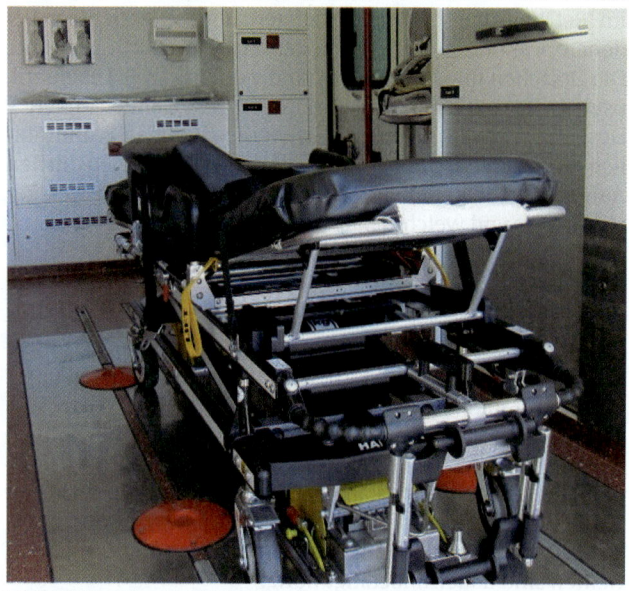

Mithilfe einer solchen speziellen Trage, die bis zu 400 kg Gewicht verkraftet, lassen sich auch stark übergewichtige (adipöse) Patienten schonend transportieren. *Aus: Kruska P, Kappus S, Kerner T. Adipositas im Rettungsdienst – Was ist zu beachten, AINS 2012; 47(9): 556–562; Bildnachweis: G. Savinsky*

zeug gerettet und anschließend transportiert werden. Dies erfordert meist **zusätzliches Personal**, eine **zusätzliche Ausrüstung** (Equipment) und einen speziell dafür eingerichteten **Schwerlast-Rettungswagen** ▸ Abb. 23.6). Vor dem Transport sind die maximalen **Zuladungsgewichte** der verwendeten Rettungsmittel unbedingt zu beachten (▸ Tab. 23.2).

! *Merken* Gewicht erfragen

Um adipöse Patienten sicher und ohne Zeitverlust transportieren zu können, ist es wichtig, das Gewicht zu erfragen, ggf. auch nur das geschätzte, wenn das exakte Gewicht nicht bekannt ist.

Airway und Breathing

Im Anschluss an die Lagebeurteilung startet die Erstversorgung des adipösen Patienten. Die Sicherung des Atemwegs und die Beatmung können aufgrund des überschüssigen Gewebes im Kehlkopf-, Kinn- und Halsbereich erschwert sein.

! *Merken* Beatmung

Bei adipösen Patienten lässt sich aufgrund überschüssigen Gewebes, z. B. im Halsbereich der Kopf oft nicht ausreichend überstrecken, so dass eine gute Masken-Beutel-Beatmung kaum möglich ist. Darüber hinaus muss aufgrund des vermehrten Fettgewebes am Körperstamm mit höheren Beatmungsdrücken gearbeitet werden als bei normalgewichtigen Patienten, was wiederum das Aspirationsrisiko vergrößert.

Im Falle einer Beatmungspflicht ist daher bei stark übergewichtigen Patienten die Intubation durch einen Notarzt anzustreben.

Circulation

Auch das Herz-Kreislauf-System weist bei Adipösen Besonderheiten auf. Im Vergleich zu Normalgewichtigen sind Schlagvolumen und Herzzeitvolumen bei stark übergewichtigen Patienten erhöht, der periphere Widerstand ist dagegen erniedrigt. Dies ist nötig, um die Versorgung des Gewebes sicherzustellen. Resultat dieser dauerhaften Anstrengung, v. a., wenn gleichzeitig der Blutdruck erhöht ist, sind Herzinsuffizienz, Herzrhythmusstörungen und evtl. sogar der plötzliche Herztod. Adipöse Patienten können außerdem aufgrund der genannten Veränderungen des Herz-Kreislauf-Systems rasche Volumenänderungen (z. B. durch akuten Blutverlust, periphere Vasodilatation, überschießende Volumengabe) oft schlecht kompensieren.

Secondary Survey

Nach Sicherung der Vitalfunktionen hat das Monitoring aufgrund der eben beschriebenen Herz-Kreislauf-Belastung bei adipösen Patienten besondere Bedeutung. Hierbei ist zu beachten, dass der Armumfang bei Adipösen deutlich größer ist als bei Normalgewichtigen, sodass zu schmale RR-Manschetten falsch hohe Werte liefern. Auch der diagnostische Aussagewert des EKGs ist oft eingeschränkt, da zusätzliches Weichteilgewebe die korrekte Anlage der Elektroden behindert und die Signalqualität verschlechtert.

! *Merken* RR-Messung

Beim RR-Messen unbedingt eine ausreichend lange und breite Manschette verwenden.

Sehr relevant ist gerade im Rahmen von Traumata bei Adipösen eine detaillierte körperliche Untersuchung, um z. B.

größere Verletzungen festzustellen oder auszuschließen. Stark Übergewichtige können nach verhältnismäßig geringen Traumata durchaus schwerwiegende Verletzungen erleiden, da sich durch die Körpermasse die Aufprallenergie erhöht. Fällt beispielsweise ein 200 kg schwerer Patient aus dem Bett, können untypisch viele Knochen brechen, weil sein Übergewicht die Aufprallenergie entsprechend stark gesteigert hat. Außerdem können Verletzungen und Erkrankungen leichter übersehen werden, da Weichteilgewebe unter Umständen die Auskultation, Palpation und Funktionsprüfung beeinträchtigt.

Transport

Die Rettung, Immobilisierung bzw. Lagerung adipöser Patienten mit einem herkömmlichen Tragetuch, Spineboard, einer Vakuummatratze oder einer Halskrause sowie Trage kann unmöglich werden, wenn Körperteile über die Abmessungen hinausragen. Auch die Versorgung im Fahrzeug ist unter solchen Umständen nicht leicht, da durch die engen Platzverhältnisse z. B. Zugänge oder Tuben nur schwer oder gar nicht zu erreichen sind. Aus diesen Gründen sei nochmals betont, wie wichtig eine rechtzeitige Nachforderung von Personal und Equipment sowie eines Schwerlast-RTWs sind, um einen sicheren und zügigen Transport in die Zielklinik zu gewährleisten. Bei der Auswahl der Zielklink müssen bei übergewichtigen Patienten im Unterschied zu normalgewichtigen Patienten neben der Fachrichtung auch andere Kriterien beachtet werden. So sollte das Krankenhaus z. B. über **Schwerlastbetten** und **spezielle CT-Geräte** mit größerer Tragelast und größerem Innendurchmesser verfügen, um eine optimale Diagnostik und Therapie sicherzustellen.

! Merken Patientengewicht

Unabdingbar ist eine frühestmögliche Information der gewählten Klinik über das Patientengewicht, damit auch in der Klinik entsprechendes Equipment auf die Station gebracht werden kann.

RETTEN TO GO

Besonderheiten adipöser Patienten

Adipositas bezeichnet die krankhafte Vermehrung des Körperfetts. Festgestellt wird Adipositas mithilfe des **Body-Mass-Index** (BMI; Adipositas besteht ab von ≥ 30 kg/m²). Der BMI errechnet sich aus: Körpergewicht/Körpergröße (m)².

Besonders wichtig ist die **initiale Lagebeurteilung**: Immer das Gewicht erfragen, um bei Bedarf zusätzliches Personal, eine zusätzliche Ausrüstung und/oder einen Schwerlast-Rettungswagen anzufordern. Vor dem Transport sind die **maximalen Zuladungsgewichte** der verwendeten Rettungsmittel unbedingt zu beachten.

Die Erstbeurteilung im Notfall erfolgt mithilfe des **ABCDE-Schemas.** Besonderheiten bei adipösen Patienten:

- **Airway und Breathing:** Die **Sicherung des Atemwegs** und die **Beatmung** können **erschwert** sein aufgrund überschüssigen Gewebes. Es sind **höhere Beatmungsdrücke** nötig, was das **Aspirationsrisiko erhöht**.
- **Circulation:** Schlagvolumen und Herzzeitvolumen sind erhöht, der periphere Widerstand ist dagegen erniedrigt. Daher können adipöse Patienten rasche Volumenänderungen (z. B. durch akuten Blutverlust) oft schlecht kompensieren.

Beim **RR-Messen** unbedingt eine ausreichend lange und breite Manschette verwenden, um Messfehler zu vermeiden.

Die **Zielklinik** muss unbedingt über das **Patientengewicht** informiert werden.

24 Spezielle Einsatzsituationen

24.1 Einsätze mit einer großen Anzahl von Verletzten

24.1.1 Definition und MANV-Stufen

Definition **MANV**

Als Massenanfall von Verletzten/Erkrankten (MANV/MANVE) bezeichnet man Einsatzlagen, bei denen die Anzahl von Verletzten oder Erkrankten die Anzahl der zur Verfügung stehenden Rettungsmittel des Regelrettungsdienstes übersteigt, sog. Großschadensereignisse, wie z. B. ein Zugunglück (▶ Abb. 24.1).

Ereignisse mit einer großen Anzahl von Verletzten oder erkrankten Personen gehören zu den selteneren Einsatzszenarien im Rettungsdienst. Dennoch kann ein Massenanfall von Verletzten oder Erkrankten grundsätzlich immer dort entstehen, wo eine größere Menschenmenge vorhanden ist. Mögliche Auslöser für ein MANV-Ereignis sind u. a. Brände, Verkehrsunfälle (primär Bus-, Bahn- und Flugzeugunfälle), Gefahrgutunfälle oder Energieausfälle, die meist ohne eine großflächige Zerstörung von Infrastruktur und regional begrenzt auftreten. Auch Epidemien gehören zu den möglichen Ursachen eines Massenanfalls von Erkrankten. Seit den Anschlägen vom 11. September 2001 in New York wächst auch die Bedeutung von Terroranschlägen als mögliche Ursache für einen MANV.

In der gesamten Bundesrepublik Deutschland gibt es grundlegend ähnliche Vorkehrungen zur Bewältigung eines Massenanfalls von Verletzten oder Erkrankten mit bis zu 300 Betroffenen. Dabei unterscheidet man insgesamt **4 MANV-Stufen**:

Abb. 24.1 Massenanfall von Verletzten.

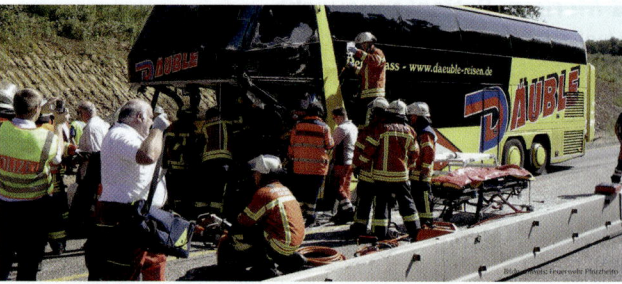

Sogenannte Großschadensereignisse wie Busunglücke können zu einer großen Anzahl von Schwerstverletzten führen. Sie sind eine enorme organisatorische und menschliche Herausforderung für den Rettungsdienst. *Aus: Beneker J. Ü-MANV – Überörtliche Hilfe beim Massenanfall von Verletzten. Notfallmedizin up2date 2007; 2(03): 237–252*

- die **MANV-Stufen 1–3** sind mit örtlich verfügbaren Rettungsmitteln zu bewältigen,
- die **MANV-Stufe 4** oder Ü-MANV („Ü" für überörtlich) nur mit zusätzlicher überörtlicher Hilfe.

Ab wann und in welcher Stufe eine MANV-Einsatzlage ausgelöst wird, entscheiden die jeweils örtlichen MANV-Pläne der Landkreise oder kreisfreien Städte. Auch Art und Umfang der jeweils benötigten Einsatzmittel sind im gültigen MANV-Plan der Kommunen definiert. Dazu stehen bundesweit flächendeckend erweiterte Strukturen des Rettungsdienstes zur Verfügung. Diese bilden sich u. a. in Form von **Schnelleinsatzgruppen (SEG)** oder **Einsatzeinheiten der Hilfsorganisationen** und gewährleisten eine schnelle, mit dem Regelrettungsdienst vergleichbare Versorgung von Notfallpatienten.

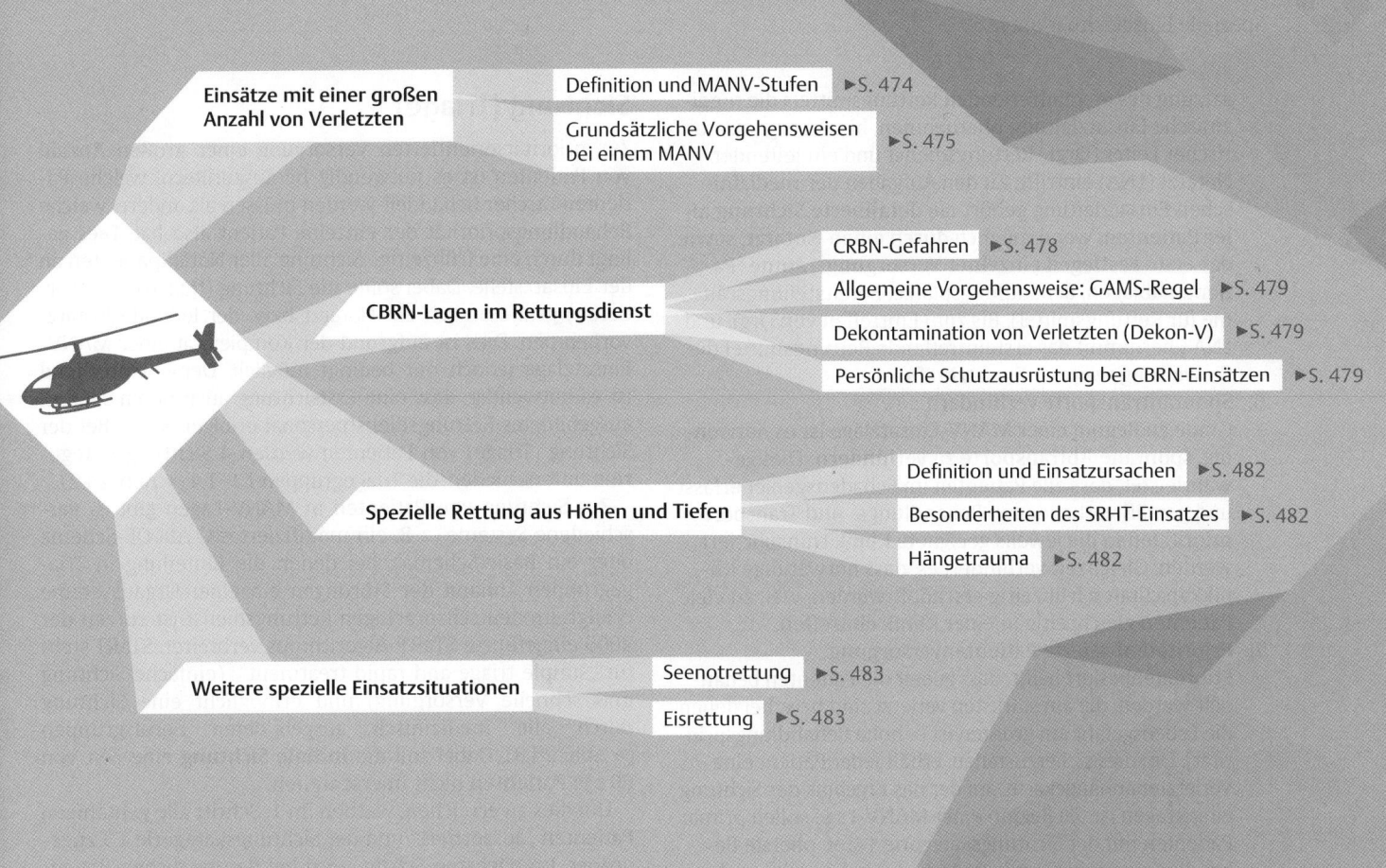

24.1.2 Grundsätzliche Vorgehensweise bei einem MANV

Im Gegensatz zu einem normalen Einsatz des Rettungsdienstes, bei dem das Verhältnis von Patienten und Rettungsmitteln 1 : 1 ist, sind die ersteintreffenden Rettungsteams bei einer MANV-Einsatzlage mit einer großen Anzahl von Patienten konfrontiert. Oberstes Ziel der Versorgung in solchen Einsatzlagen ist es, alle Patienten zu erfassen, entsprechend der Behandlungspriorität zu versorgen und in weiterführende medizinische Versorgungseinrichtungen zu transportieren.

Maßnahmen des ersteintreffenden Rettungsmittels

Das Team des ersteintreffenden Rettungsmittels steht vor der Herausforderung, die große Anzahl von Notfallpatienten und unverletzten Betroffenen zu überblicken und entsprechend zu kategorisieren. Um diese Herausforderungen zu bewältigen, werden bei MANV-Lagen folgende 10 Schritte empfohlen:

1. **Organisation der Einsatzstelle**
   Die Besatzung des ersteintreffenden Rettungsmittels muss sich zunächst einen groben Überblick über die Einsatzstelle verschaffen und sie organisieren. Da die Anzahl der Verletzten größer ist als die Anzahl der verfügbaren Rettungsmittel, sollen zu diesem Zeitpunkt **noch keine Patienten behandelt werden**. Die Behandlung beginnt erst, wenn klar ist, wie viele und welche Patienten wie schwer verletzt sind. Dies stellt sicher, dass sich die Gesamtabarbeitung des Einsatzes zeitlich nicht verzögert und vital bedrohte Patienten auch zuerst behandelt werden.

2. **Erstrückmeldung an die Leitstelle**
   Nachdem sich das ersteintreffende Rettungsmittel einen ersten groben Überblick über die Einsatzlage verschafft hat, erfolgt die erste Rückmeldung an die Leitstelle. Sie beinhaltet eine grobe Lageübersicht sowie eine grobe Abschätzung der Patientenzahl. Durch diese Lagemeldung ist es der Leitstelle möglich, eine **MANV-Stufe** (MANV-1 bis MANV-4/Ü-MANV) **festzulegen** und die notwendigen Rettungsmittel zu alarmieren.

3. **Lageerkundung durchführen**
   Eine gründliche Lageerkundung ist entscheidend für den weiteren Einsatzverlauf. Die Besatzung des ersteintreffenden Rettungsmittels erkennt mögliche **Gefahren an der Einsatzstelle** und legt dementsprechend fest, wie viele **Spezialkräfte** von Feuerwehr, THW und Polizei der Einsatz erfordert. Zur Lageerkundung gehört es auch, die **exakte Anzahl** verletzter und erkrankter Personen im Schadensgebiet zu ermitteln. Gleichzeitig erfolgt eine Erstsichtung aller Patienten zur **Abschätzung der Schwere von Verletzungen und Erkrankungen**. Eine solche Erstsichtung kann in Form des STaRT-Schemas (= **S**imple **T**riage **a**nd **R**apid **T**reatment = einfache Triage, also Sichtung, und rasche Behandlung) durchgeführt werden (▶ Abb. 24.3). Auch während der Lageerkundung soll die Behandlung einzelner Patienten weitgehend vermieden werden, da dies zu einer Zeitverzögerung bei der Gesamtabarbeitung des Einsatzes führt.

4. **Detaillierte, 2. Lagemeldung an die Leitstelle**
   Unmittelbar nach der Lageerkundung erfolgt eine 2., detaillierte Rückmeldung an die Leitstelle. Diese detaillierte Lagemeldung beinhaltet v. a. die **genaue Anzahl der Verletzten und betroffenen Patienten** sowie eine erste **Einteilung nach dem Schweregrad der Verletzungen** (Sichtungskategorie 1–4). Darüber hinaus werden die Anzahl an **benötigten Rettungsmitteln** und **Spezialkräften** sowie mögliche **Anfahrtswege** an die Leitstelle übermittelt.

5. **Leitung übernehmen**
   Da weiterhin ein Missverhältnis zwischen benötigten und vorhandenen Rettungsmitteln besteht, muss die Be-

satzung des ersteintreffenden Rettungsmittels die medizinische Einsatzleitung übernehmen, bis ein organisatorischer Leiter (OrgL) Rettungsdienst und ein leitender Notarzt (LNA) eintrifft. Zu den Aufgaben der medizinischen Einsatzleitung gehört die **detaillierte Sichtung aller Patienten,** wenn möglich **durch einen Notarzt,** sowie das erste **Festlegen einzelner Versorgungsräume** (Patientenablagen, Behandlungsplätze, Bereitstellungsräume für Rettungsmittel). Bis zum Eintreffen von OrgL und LNA übernimmt das ersteintreffende Rettungsmittel die Einweisung weiterer Einsatzkräfte.

6. **Spontantransporte verhindern**
Grade zu Beginn einer MANV-Einsatzlage ist es notwendig, **spontane Abtransporte zu verhindern.** Dies gewährleistet, dass alle Patienten im Schadensgebiet erfasst und gemäß vorhandenen Behandlungs- und Transportprioritäten in die jeweils geeignete Klinik transportiert werden. Gleichzeit verhindert es, dass notwendige Klinikkapazitäten frühzeitig erschöpft werden, weil zu viele Patienten gleichzeitig in einer Klinik eintreffen.

7. **Prioritätenbasierte Patientenversorgung**
Prioritätenbasiert heißt, dass zuerst die Patienten behandelt werden, die am stärksten verletzt sind bzw. bei denen die Lebensgefahr am größten ist (= hohe Behandlungspriorität). Um dies sicherzustellen, erhält jeder Patient eine Verletztenanhängekarte, auf der das Ergebnis der Sichtung eingetragen ist. Zu Beginn einer MANV-Lage sollen primär Patienten mit der Sichtungskategorie 1 (rot, oberste Behandlungspriorität, vitale Bedrohung) behandelt werden.

8. **Nachrückende Einsatzkräfte einweisen**
Sobald weitere Rettungsmittel an der Einsatzstelle eintreffen, müssen sie in die Einsatzlage eingewiesen werden und bestimmte Funktionen erhalten. Primär sollten Abschnittsleiter für jeweils eine Patientenablage, einen Behandlungsplatz sowie einen Bereitstellungsraum (in dem z. B. weitere Rettungsmittel zur Verfügung stehen) ernannt werden. Dies führt zur Führungsentlastung des ersteintreffenden Rettungsmittels.

9. **Transport vital bedrohter Patienten initiieren**
In Absprache mit einem Notarzt/dem LNA wird zuerst der Transport vital bedrohter Patienten (Sichtungskategorie 1 – rot) in umliegende Kliniken organisiert und durchgeführt. Erst wenn alle vitalbedrohten Patienten abtransportiert sind, erfolgt der Abtransport weiterer Patienten aus dem Schadensgebiet.

10. **Lageübergabe an den LNA/OrgL**
Sobald OrgL und LNA an der Einsatzstelle eingetroffen sind, wird die Einsatzführung an diese übergeben. Dies erfolgt detailliert mit Angabe der Anzahl der Patienten, der Einsatzkräfte, der Einsatzabschnitte (Patientenablage, Behandlungsplätze …) und der bereits durchgeführten Maßnahmen.

! Merken **10 Schritte des ersteintreffenden Rettungsmittels bei MANV-Lagen**

1. *Organisation der Einsatzstelle.*
2. *Erstrückmeldung an die Leitstelle.*
3. *Lageerkundung durchführen.*
4. *Detaillierte, 2. Lagemeldung an die Leitstelle.*
5. *Leitung übernehmen.*
6. *Spontantransporte verhindern.*
7. *Prioritätenbasierte Patientenversorgung durchführen.*
8. *Nachrückende Einsatzkräfte einweisen.*
9. *Transport vital bedrohter Patienten initiieren.*
10. *Lageübergabe an den LNA/OrgL.*

Sichtung (Triage)

Zur prioritätsorientierten Versorgung einer großen Anzahl von Patienten ist es notwendig herauszufiltern, welche Patienten rascher behandelt werden müssen als andere, welche Behandlungspriorität der einzelne Patient also hat. Dies gelingt durch eine frühzeitige Sichtung aller Notfallpatienten an der Einsatzstelle. Dabei sollte die Sichtung (frz.: Triage – sortieren) grundsätzlich ein Notarzt bzw. der leitende Notarzt vornehmen. Dies ist aufgrund der Komplexität einer MANV-Einsatzlage jedoch nur bedingt möglich. Dementsprechend ist es notwendig, dass eine Erstsichtung auch durch speziell ausgebildetes Rettungsdienstpersonal erfolgen kann. Bei der Sichtung (Triage) von Patienten werden **4 Sichtungskategorien** unterschieden, die Triagegruppen T 1–T 4 (► Abb. 24.2).

Zur Sichtung von Patienten in MANV-Lagen gibt es verschiedene Systeme (z. B. ein modifiziertes C-ABCDE-Schema oder ein Basic-Schema), bei denen die Einteilung in Triagegruppen anhand der Störungen einzelner Organsysteme erfolgt. Im deutschsprachigen Rettungsdienst ist zurzeit der 2005 eingeführte STaRT-Algorithmus verbreitet. STaRT steht für „simple triage and rapid treatment" (einfache Sichtung und schnelle Versorgung) und ermöglicht eine Sichtung durch alle medizinisch ausgebildeten Berufsgruppen (► Abb. 24.3). Dabei soll die **initiale Sichtung** eine Zeit von **60 s je Patienten** nicht überschreiten.

Um dies zu erreichen, werden im 1. Schritt alle gehfähigen Patienten „aussortiert" und der Sichtungskategorie T 3 zugeordnet. Im nächsten Schritt wird bei den restlichen Patienten eine zügige ABCDE-Untersuchung durchgeführt. Wird dabei ein Problem festgestellt, das ohne große Zeitverzögerung behandelt werden kann (z. B. Blutungen), erfolgt die Eingruppierung in die Sichtungskategorie T 1. Wird ein in dieser Einsatzlage nicht behandelbares Problem festgestellt, wie ein Atemstillstand nach dem Freimachen der Atemwege, erfolgt die Eingruppierung in die Sichtungskategorie T 4. Bei diesen Patienten erfolgt eine sog. **abwartende Behandlung**, da die Behandlungsressourcen in einer MANV-Einsatzlage begrenzt sind. Alle übrigen, nicht gehfähigen und nicht vital bedrohten Patienten werden der Sichtungskategorie T 2 zugeordnet. Das Ergebnis der Sichtung wird auf einer **Verletztenanhängekarte** (► Abb. 24.4) notiert.

Die **Erstsichtung** erfolgt meist an einer Patientenablage. Eine **2. Sichtung** kann an einem Behandlungsplatz vor der eigentlichen medizinischen Versorgung erfolgen. Eine **letzte Sichtung** des Notfallpatienten erfolgt i. d. R. vor dem Abtransport in eine weiterführende medizinische Versorgungseinrichtung. Wichtige Begriffe zum MANV fasst ► Tab. 24.1 zusammen.

Abb. 24.2 Sichtungskategorien.

Sichtungs-kategorie	Beschreibung	Versorgungs-priorität
T1	akute, vitale Bedrohung	sofortige Behandlung
T2	schwer verletzt, schwer erkrankt	verzögerte, aber dringende Behandlung
T3	leicht verletzt, leicht erkrankt	abwartende Behandlungspriorität/ Betreuungspriorität
T4	ohne Überlebens-chance	abwartende Behandlung

Abb. 24.3 STaRT-Algorithmus.

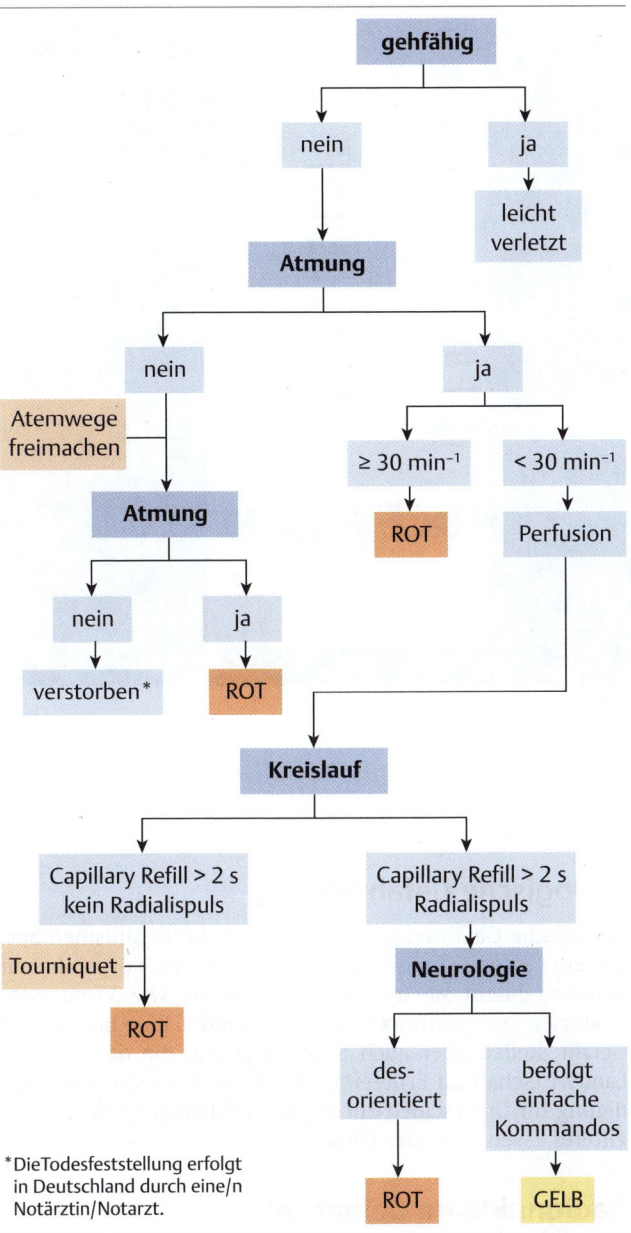

*Die Todesfeststellung erfolgt in Deutschland durch eine/n Notärztin/Notarzt.

STaRT steht für Simple Triage and Rapid Treatment = einfache Sichtung und schnelle Versorgung und ermöglicht eine Sichtung der Notfallpatienten durch alle medizinisch ausgebildeten Berufsgruppen. *Aus: Notfallmedizin up2date (2012; 7(03): 181–197). Entwickelt von Hoag Hospital Newport Beach, Newport Beach Fire Department; info@start-triage.com, mit freundlicher Genehmigung*

Behandlung und Transport

Die Behandlung von Patienten in einer MANV-Einsatzlage erfolgt in Abhängigkeit von der jeweiligen Sichtungskategorie. Dabei liegt die absolute Behandlungspriorität bei Patienten der Sichtungskategorie T 1. Ist eine sofortige Behandlung des Patienten nicht am Behandlungsplatz möglich, wie z. B. bei inneren Blutungen, ist durch den LNA und den OrgL Rettungsdienst ein sofortiger Transport in eine weiterführende medizinische Versorgungseinrichtung (Klinik) zu organisieren.

Den Abtransport vom Behandlungsplatz koordinieren LNA und OrgL Rettungsdienst. Dabei entscheiden Sichtungskategorie, Aufnahmekapazitäten der Kliniken und Verfügbarkeit von Rettungsmitteln über den jeweiligen Zielort und die Reihenfolge, in der die Patienten zu einer bestimmten Klinik transportiert werden.

RETTEN TO GO

MANV/MANVE – grundsätzliches Vorgehen

„**M**assen**a**nfall **v**on **V**erletzten/**E**rkrankten (MANV/MANVE)" bedeutet: Die Anzahl verletzter oder erkrankter Personen übersteigt die Anzahl der zur Verfügung stehenden Rettungsmittel des Regelrettungsdienstes (= sog. Großschadensereignis, wie z. B. ein Zugunglück).

4 MANV-Stufen. Die **MANV-Stufen 1–3** sind mit örtlich verfügbaren Rettungsmitteln zu bewältigen, die **MANV-Stufe 4** oder **Ü**-MANV („Ü" für überörtlich) nur mit zusätzlicher überörtlicher Hilfe.

Das Rettungsdienstteam, das zuerst am Einsatzort eintrifft, muss die Anzahl von Notfallpatienten und unverletzten Betroffenen grob sichten, zahlenmäßig erfassen und kategorisieren. Dabei helfen **10 Schritte**, von der 1. Sichtung bis zur Übergabe an den Leitenden Notarzt oder den OrgL „Rettungsdienst".

Die **1. Sichtung (Triage)** der Patienten soll max 60 s dauern. Je nach Schwere der Verletzung (von gehfähig bis verstorben) unterscheidet man 4 Sichtungskategorien: **Triagegruppen T 1–T 4**. Die Einteilung erfolgt meist entsprechend **STaRT-Algorithmus** (= **S**imple **T**riage **a**nd **R**apid **T**reatment = einfache Sichtung und schnelle Versorgung). Er ermöglicht eine **Sichtung durch alle medizinisch ausgebildeten Berufsgruppen**. Das Ergebnis wird auf einer **Verletztenanhängekarte** notiert.

Den **Abtransport der Patienten vom Behandlungsplatz** koordinieren Leitender Notarzt und OrgL „Rettungsdienst". Wohin und in welcher Reihenfolge die einzelnen Patienten transportiert werden, richtet sich nach Sichtungskategorie, Aufnahmekapazitäten der Kliniken und Verfügbarkeit von Rettungsmitteln.

Tab. 24.1 Übersicht Begriffe MANV

Begriff
Patientenablagen sind Stellen an denen Patienten aus dem Schadensgebiet übernommen und erstversorgt werden, bevor ein Weitertransport und eine Weiterbehandlung zu einem Behandlungsplatz oder einer weiterführenden medizinischen Versorgungseinrichtung erfolgen.
Behandlungsplätze sind Einrichtungen mit einer vergebenen Struktur, zur Behandlung von Notfallpatienten gemäß ihrer Sichtungskategorie. Nachdem die Transportfähigkeit hergestellt wurde, erfolgt vom Behandlungsplatz ein koordinierter Abtransport von Patienten in eine weiterführende medizinische Versorgungseinrichtung.
Der **leitende Notarzt (LNA)** übernimmt die medizinische Einsatzleitung in einer MANV-Einsatzlage. Er koordiniert, leitet und überwacht alle medizinischen Aufgaben am Schadensort.
Der **organisatorische Leiter Rettungsdienst (OrgL)** unterstützt den LNA und übernimmt organisationstechnische Führungsaufgaben.

Abb. 24.4 Verletztenanhängekarte des Deutschen Roten Kreuzes.

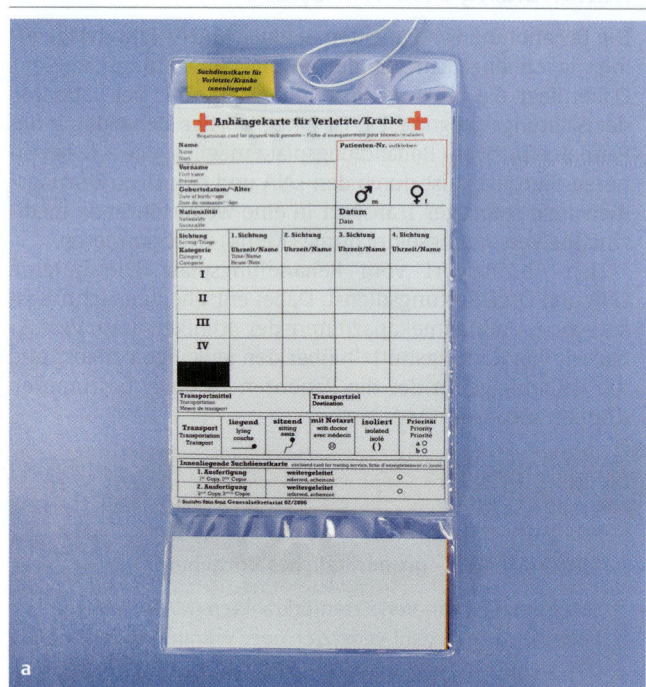
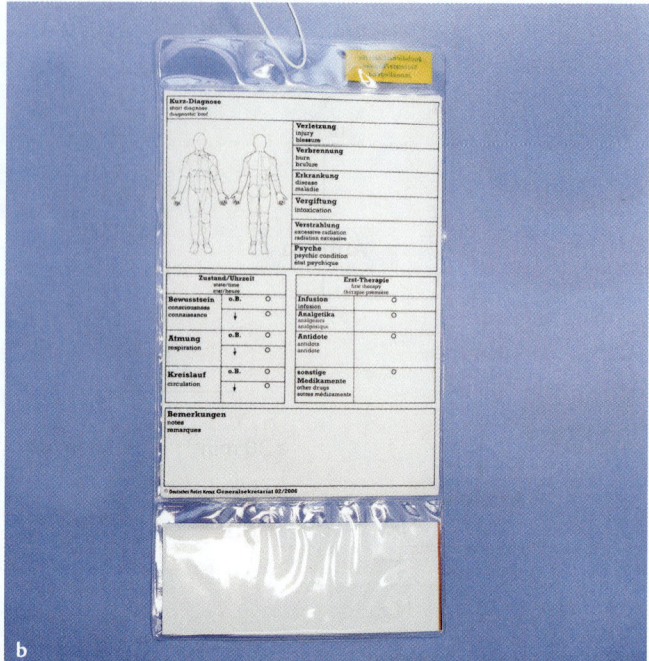

Die Ergebnisse der Sichtung werden in der Verletztenanhängekarte festgehalten.
a Vorderseite.
b Rückseite.

Fotos: Kirsten Oborny

24.2 CBRN-Lagen im Rettungsdienst

Merken CBRN-Lagen

CBRN steht für chemisch, biologisch, radioaktiv und nuklear. CBRN-Lagen im Rettungsdienst beschreiben also Einsatzsituationen, in denen die Gefahr von chemischen, biologischen, radioaktiven oder nuklearen Stoffen ausgeht.

Diese Stoffe können absichtlich als Kampfmittel eingesetzt oder nicht absichtlich als Folge eines Unfalls freigesetzt werden. Die Bedrohung durch CBRN-Stoffe nimmt insgesamt zu, nicht nur durch Unfälle (z. B. in der chemischen Industrie, in Atomkraftwerken), sondern auch, weil die Gesellschaft immer mobiler wird und biologische Krankheitserreger (Viren, wie z. B. das Ebola-Virus oder Bakterien) sich schnell über ein großes Gebiet ausbreiten können. Auch die Zunahme von terroristischen Anschlägen erhöht heute die Wahrscheinlichkeit einer CBRN-Einsatzlage im Rettungsdienst.

24.2.1 CBRN-Gefahren

Chemische Gefahren

Sie gehen z. B. von Industriechemikalien aus, die bei einem Unfall in die Umwelt gelangen, oder auch von absichtlich eingesetzten chemischen Kampfstoffen (Kriegshandlung, terroristischer Anschlag). Diese chemischen Stoffe, wie Atemgifte, können z. B. die Atemwege reizen oder verätzen oder insgesamt zur Vergiftung (Kontamination) mit tödlichem Ausgang führen.

Biologische Gefahren

Biologische Gefahren gehen u. a. von Mikroorganismen aus, die eine giftige (toxische) Wirkung auf den Körper haben können, indem sie Infektionen auslösen, wie Viren oder Bakterien (z. B. Anthrax oder „Milzbrand"). Eine biologische Gefahr stellen aber auch Schädlinge dar, die dann in der Landwirtschaft zu Ernteeinbußen führen (= indirekte Schädigung im Unterschied zur direkten Schädigung durch vergiftetes Essen und/oder Trinken).

Radionukleare Gefahren

Sie entstehen durch die Energiefreisetzung beim Zerfall von instabilen Atomkernen. Neben der Gefahr eines Unfalls mit radionuklearen Stoffen, die z. B. in der Medizin zu diagnostischen Zwecken (CT, Röntgen) oder als nukleare Stoffe (Uran) zur Energiegewinnung eingesetzt werden, besteht auch hier die Gefahr eines terroristischen Einsatzes. Dabei werden sog. „schmutzige Bomben" mit radionuklearen Bestandteilen versehen, um ein möglichst großes Gebiet zu kontaminieren.

Die schädigende Wirkung auf den Menschen wird allgemein als Verseuchung oder Kontamination (Vergiftung) bezeichnet und ist abhängig von der Art der Strahlung. Man unterscheidet α-, β- und γ-Strahlen sowie von Neutronen ausgehende Strahlen:

- **α-Strahlung** kann die Haut nicht durchdringen, ihre primäre Gefahr besteht in Form einer direkten Zellschädigung beim Einatmen oder bei der Einnahme (über kontaminierte Nahrungsmittel) von α-Teilchen.
- **β-Strahlung** kann in die unteren Hautschichten eindringen und dort zu lokalen Strahlenverletzungen führen.
- **γ-Strahlung**, die eine ähnliche Wirkung wie Röntgenstrahlung hat, kann den ganzen Körper durchdringen und zu Strahlungsschäden im gesamten Körper führen (Ganzkörperexposition).

- Die **Strahlung von Neutronen** kann das Gewebe mit einer 20-fach höheren Energie als γ-Strahlung durchdringen und hat eine schwerwiegende Schädigung des gesamten Körpers zur Folge.

24.2.2 Allgemeine Vorgehensweise: GAMS-Regel

Besteht die Möglichkeit, dass CBRN-Gefahren am Einsatzort vorhanden sind, ist dies unmittelbar der Leitstelle zu melden. Sie alarmiert Spezialkräfte der Feuerwehren, die die nötige Schutzausrüstung haben, um direkt im Gefahrenbereich tätig zu werden. Grundlegend werden solche Einsatzlagen nach der GAMS-Regel abgearbeitet.

! Merken GAMS-Regel

G – Gefahr erkennen
A – Absperrmaßnahmen durchführen
M – Menschenrettung durchführen
S – Spezialkräfte anfordern

Gefahr erkennen

Für Einsatzkräfte des Rettungsdienstes bedeutet das, mögliche CBRN-Gefahren rechtzeitig festzustellen. Diesbezüglich können **Gefahrgutzettel**, die im gewerblichen Güterverkehr auf eine mögliche CBRN-Gefahr hinweisen, eine Entscheidungshilfe sein.

Absperrmaßnahmen durchführen

Um die Sicherheit für Einsatzkräfte und Unbeteiligte zu gewährleisten, ist es notwendig, den **Gefahrenbereich großräumig abzusperren** (▶ Abb. 24.6). Dies führen i. d. R. Einsatzkräfte der Feuerwehr durch. Dabei wird ein Bereich von mind. 50 Metern um die Gefahrenquelle herum abgesperrt. Innerhalb dieses Gefahrenbereiches wirken die schädlichen Substanzen der CBRN-Gefahr direkt auf Mensch und Technik, sodass dieser Bereich nur mit entsprechender Schutzausrüstung betreten werden darf.

Um den Gefahrenbereich herum wird ein weiterer Bereich im minimalen Radius von 100 Metern abgesperrt. Dieser Bereich ist die **Behandlungszone**. Innerhalb der Behandlungszone besteht keine CBRN-Gefahr mehr für die Einsatzkräfte.

Zwischen Behandlungszone und Gefahrenbereich gibt es fest definierte **Übergangszonen**, in denen Verletzte und Einsatzmaterial übergeben werden. Ist eine **Dekontamination** („Entgiftung") notwendig, findet sie in der Übergangszone statt. Art und Umfang der Absperrmaßnahmen sind abhängig von der Art und Größe der CBRN-Gefahr, den räumlichen Gegebenheiten und den Wettereinflüssen.

Menschenrettung durchführen

Die Menschenrettung im Gefahrgutbereich ist Aufgabe der Spezialkräfte der Feuerwehr (sog. ABC-Einheit; **A** für **a**tomar, **B** für **b**iologisch, **C** für **c**hemisch). Diese Einheiten verfügen über die dafür notwendige Schutzausrüstung.

! Merken Eigenschutz

Ist es dem Rettungsdienstpersonal nicht möglich, eine Person aus dem Gefahrenbereich zu retten, ohne sich selbst in Gefahr zu bringen, ist das oberste Ziel der Eigenschutz.

Spezialkräfte nachfordern

Ist die Beteiligung von CBRN-Stoffen bis zum Eintreffen des Rettungsdienstes an der Einsatzstelle unbekannt, muss der Rettungsdienst diese Gefahr erkennen. Selbst wenn der Leitstelle und der Feuerwehr mögliche CBRN-Gefahren bereits bekannt sind, ist es sinnvoll, der Leitstelle nach einer Lageerkundung mitzuteilen, um welchen Gefahrenstoff es sich ganz genau handelt. Die Leitstelle kann dann aufgrund der übermittelten Gefahrgutsymbole (▶ Abb. 24.5) und der Beobachtungen gezielt Spezialkräfte von Feuerwehr und THW nachfordern.

24.2.3 Dekontamination von Verletzten (Dekon-V)

Bei einem CBRN-Einsatz müssen Betroffene (Verletzte), die sich innerhalb der Gefahrenzone aufgehalten haben, möglicherweise „entgiftet" (dekontaminiert) werden. Diese Art der Dekontamination wird auch als Dekon-V (V steht hier für Verletzte) bezeichnet und von speziell ausgebildeten und ausgestatteten Einsatzkräften der Feuerwehr oder des Rettungsdienstes durchgeführt. Auch Einsatzkräfte, die sich innerhalb der Gefahrenzone aufgehalten haben, sind zu dekontaminieren. Hierzu wird eine Dekon-Stelle am Übergang vom Gefahrenbereich in die Übergangszone errichtet, in der jede Person ohne passende persönliche Schutzausrüstung (PSA) dekontaminiert wird, bevor sie die Behandlungszone betritt.

24.2.4 Persönliche Schutzausrüstung bei CBRN-Einsätzen

Bei CBRN-Einsätzen benötigen die Einsatzkräfte eine besondere **p**ersönliche **S**chutz**a**usrüstung (PSA). Ohne entsprechende PSA darf die Einsatzkraft den Gefahrenbereich nicht betreten. In Deutschland werden Art und Umfang der PSA u. a. durch die Feuerwehrdienstvorschrift FwDV500 – Einheiten im ABC-Einsatz geregelt (▶ Abb. 24.7). Sie unterscheidet 3 Formen des Körperschutzes:

- Die **Körperschutzform 1** bietet **Schutz gegen feste Stoffe**, sie ist weder flüssigkeits- noch gasdicht, bietet jedoch einen begrenzten Spritzschutz und Schutz gegen thermische Einflüsse.
- Die **Körperschutzform 2** gibt es in verschiedenen Ausführungen, als Kontaminations-, Infektions- oder Flüssigkeitsschutzanzug. Sie ist **flüssigkeitsundurchlässig und bedingt gasdicht**. Wird die Schutzform als Infektionsschutzanzug getragen, sollen alle Übergänge zu weiteren Teilen der Schutzbekleidung (Handschuhe oder Einsatzstiefel) abgedichtet werden. Die kann durch ein Verkleben mit Klebeband geschehen.
- Die **Körperschutzform 3** wird auch als Chemikalienschutzanzug (CSA) bezeichnet. Sie ist flüssigkeits- und gasdicht und **schützt vor** einer Kontamination mit **festen, flüssigen und gasförmigen Stoffen**. Diese Schutzform wird in den Typ Ia und Typ Ib unterscheiden. Beim Typ Ia erfolgt die Versorgung mit Atemluft innerhalb des Schutzanzuges. Beim Typ Ib erfolgt die Atemluftversorgung außerhalb des Schutzanzuges. Diese Schutzausrüstung schützt selbst vor aggressiven gasförmigen Stoffen.

Abb. 24.5 Gefahrgutzettel und Warntafel.

1. Gefahrzettel (Aufkleber/Schild): Auf der Spitze stehendes Quadrat mit Gefahrensymbol
‣ Gegebenenfalls Angabe der Gefahrklasse durch Zahl an der unteren Spitze
‣ Mindestens 10 cm x 10 cm an Containern, Tanks und Versandstücken
‣ Mindestens 25 cm x 25 cm bei Transport in Tankfahrzeugen usw. (Großzettel, Placards)

Klasse 1 – Explosive Stoffe

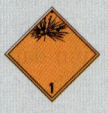 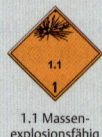 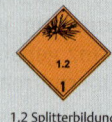 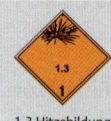 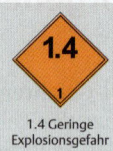 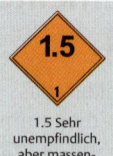 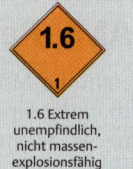

1.1 Massenexplosionsfähig | 1.2 Splitterbildung | 1.3 Hitzebildung | 1.4 Geringe Explosionsgefahr | 1.5 Sehr unempfindlich, aber massenexplosionsfähig | 1.6 Extrem unempfindlich, nicht massenexplosionsfähig

‣ Bei Brand an Fahrzeugen mit Gefahrzettel der Gefahrenklasse 1 ist die Unfallstelle großflächig zu räumen und Deckung zu nehmen
‣ Entstehungsbrände mit allen Mitteln bekämpfen
‣ Brandstelle schnellstmöglich verlassen und Sicherheitsabstand einhalten (lagegerecht 150–1.500 m)

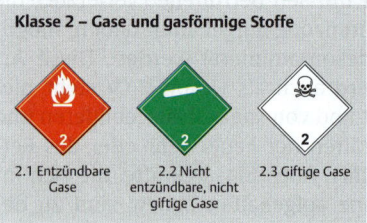

Klasse 2 – Gase und gasförmige Stoffe

2.1 Entzündbare Gase | 2.2 Nicht entzündbare, nicht giftige Gase | 2.3 Giftige Gase

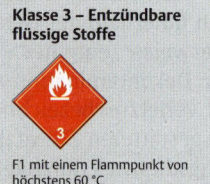

Klasse 3 – Entzündbare flüssige Stoffe

F1 mit einem Flammpunkt von höchstens 60 °C
F2 mit einem Flammpunkt über 60 °C

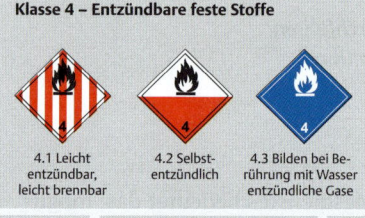

Klasse 4 – Entzündbare feste Stoffe

4.1 Leicht entzündbar, leicht brennbar | 4.2 Selbstentzündlich | 4.3 Bilden bei Berührung mit Wasser entzündliche Gase

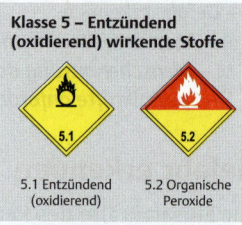

Klasse 5 – Entzündend (oxidierend) wirkende Stoffe

5.1 Entzündend (oxidierend) | 5.2 Organische Peroxide

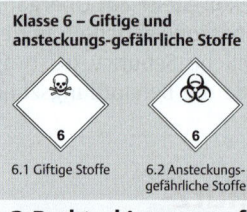

Klasse 6 – Giftige und ansteckungs-gefährliche Stoffe

6.1 Giftige Stoffe | 6.2 Ansteckungsgefährliche Stoffe

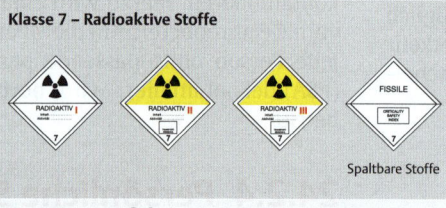

Klasse 7 – Radioaktive Stoffe

Spaltbare Stoffe

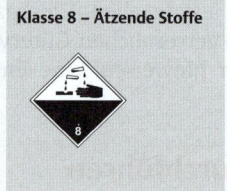

Klasse 8 – Ätzende Stoffe

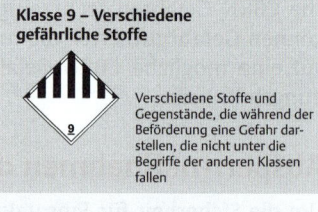

Klasse 9 – Verschiedene gefährliche Stoffe

Verschiedene Stoffe und Gegenstände, die während der Beförderung eine Gefahr darstellen, die nicht unter die Begriffe der anderen Klassen fallen

2. Rechteckige orangefarbene Warntafel

Ggf. sind an der Warntafel 2 *Kennzeichnungsnummern* angegeben, die das Gefahrgut und sein Gefahrenpotenzial spezifizieren:

a) Die obere Zahl (Gefahrnummer oder Kemler-Zahl) benennt die Gefahr – es bedeuten allgemein:

1 Gefahr durch Explosion
2 Entweichen von Gas (Druck/chemische Reaktion)
3 Entzündbarkeit von Flüssigkeiten und Gasen
4 Entzündbarkeit von Feststoffen
5 Oxidierende (brandfördernde) Wirkung
6 Giftigkeit/Ansteckung
7 Radioaktivität
8 Ätzwirkung
9 Gefahr einer spontanen heftigen Reaktion
X Gefährliche Reaktion mit Wasser
▶ Die Verdoppelung einer Ziffer bedeutet eine Zunahme der entsprechenden Gefahr
▶ Wenn die Gefahr eines Stoffes ausreichend von einer einzigen Ziffer angegeben werden
   kann, wird dieser Ziffer eine „0" angefügt

b) Die untere Zahl (UN-Nummer; UN = United Nations) besteht aus 4 Ziffern und bezeichnet das Gefahrgut.
   Diese Zahl ist im Gefahrenfall an die Feuerwehr weiterzugeben; diese identifiziert den Stoff anhand der UN-Code-Liste,
   informiert den RettD und gibt Hinweise für geeignete Maßnahmen

X = Der Stoff reagiert in gefährlicher Weise mit Wasser ⎯⎯⎯⎯ Gefahrnummer (Kemler-Zahl)

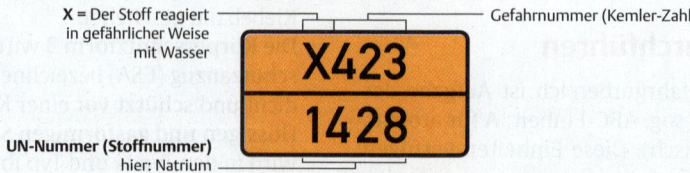

UN-Nummer (Stoffnummer) hier: Natrium

Der Gefahrgutzettel enthält Symbole für die unterschiedlichsten Gefahren, wie z. B. Giftgas. Die Warntafel (orange mit schwarzer Umrandung) zeigt an, dass es sich um gefährliche Güter handelt. Dabei ist die Zahl in der oberen Hälfte (2 oder 3 Ziffern) die sog. Gefahrnummer, die Zahl in der unteren Hälfte die UN- oder Stoffnummer (UN = United Nations = Vereinte Nationen). Die Gefahrnummer zeigt an, welche Gefahr von der jeweils geladenen Substanz ausgeht, anhand der Stoffnummer lässt sich feststellen, um welchen Substanz es sich genau handelt. *Aus: Adams HA et al. Taschenatlas Notfall-Medizin, Thieme; 2016*

Abb. 24.6 Absperrbereich bei einem Unfall mit Gefahrstoffen.

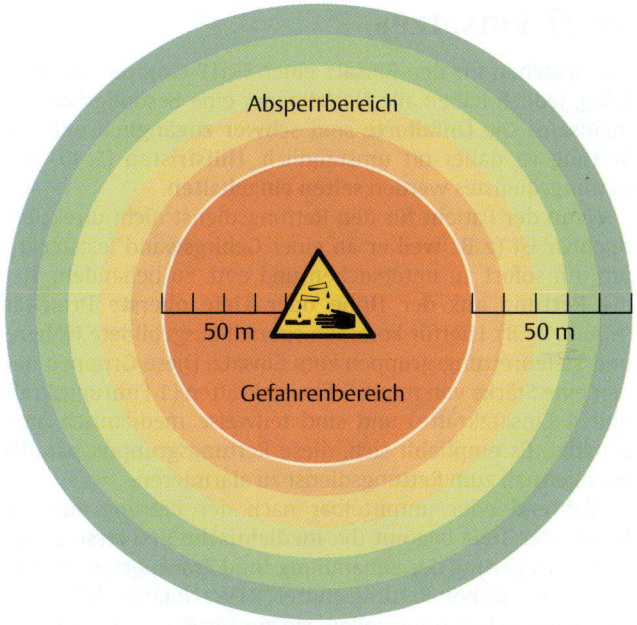

Um die Gefahrenquelle herum wird ein Bereich von mind. 50 Metern abgesperrt. In diesem Bereich muss Schutzausrüstung getragen werden. Ein weiterer Bereich im minimalen Radius von 100 Metern ist die sog. Behandlungszone, in der für die Einsatzkräfte keine CBRN-Gefahr mehr besteht. *Nach: Notfallmedizin up2date (2013; 8(04): 285–299)*

RETTEN TO GO

CBRN-Einsatzlagen

Bei CBRN-Lagen im Rettungsdienst geht die Gefahr von **c**hemischen, **b**iologischen, **r**adioaktiven oder **n**uklearen Stoffen aus. Mögliche CBRN-Gefahren am Einsatzort sind **sofort der Leitstelle** zu **melden**.

CBRN-Einsatzlagen werden entsprechend der sog. **GAMS-Regel** abgearbeitet: **G** – Gefahr erkennen, **A** – Absperrmaßnahmen durchführen, **M** – Menschenrettung durchführen, **S** – Spezialkräfte anfordern.

Die **p**ersönliche **S**chutz**a**usrüstung (PSA), über die die Spezialkräfte verfügen, gibt es in 3 Ausführungen. Dabei schützt:

- **Körperschutzform 1** vor **festen Stoffen**, begrenzt auch vor flüssigen (Spritzschutz).
- **Körperschutzform 2** vor **flüssigen** Stoffen, begrenzt auch vor gasförmigen.
- **Körperschutzform 3** (auch als Chemikalienschutzanzug = CSA) bezeichnet, vor **festen, flüssigen** und **gasförmigen Stoffen**.

Alle Personen, die sich innerhalb der Gefahrenzone (= Bereich von 50 Metern um die Gefahrenquelle herum) aufgehalten haben (Verletzte wie auch andere Personen), müssen möglicherweise **„entgiftet"** (dekontaminiert) werden.

Abb. 24.7 Persönliche Schutzausrüstung für CBRN-Einsätze.

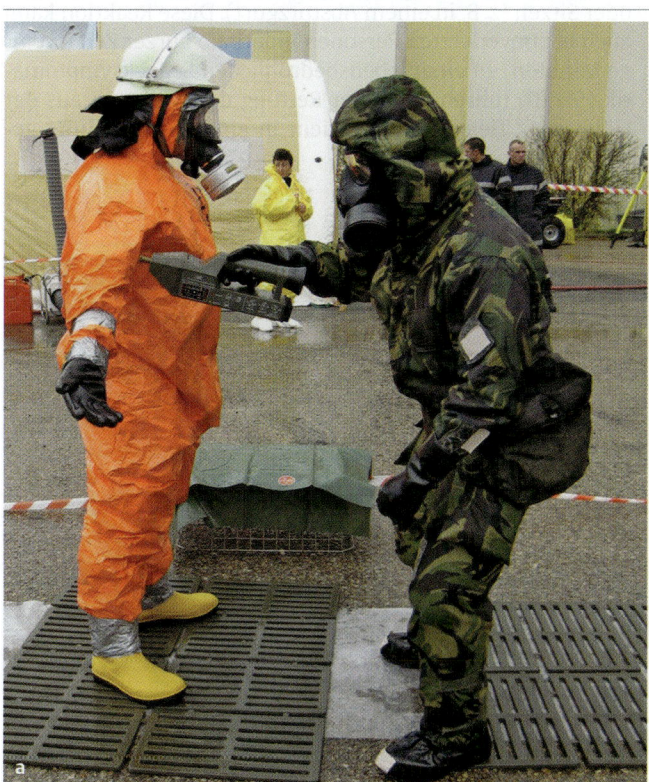 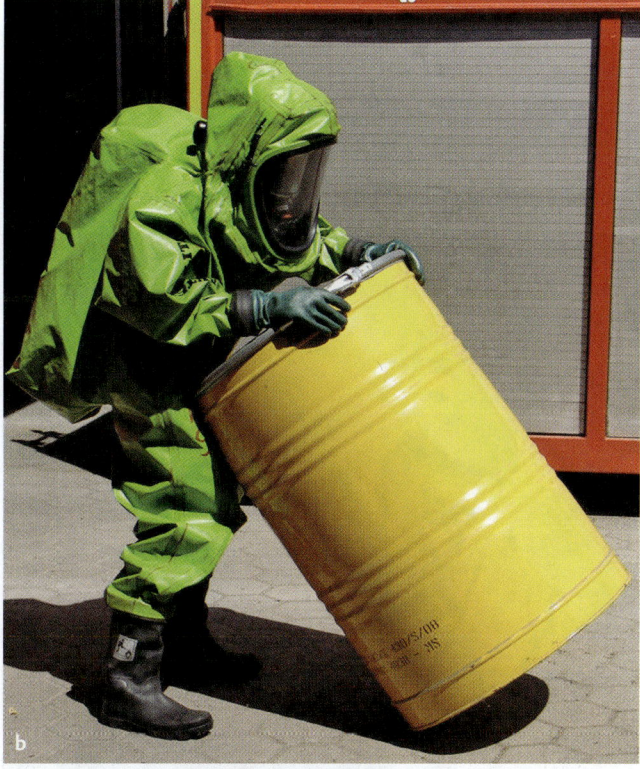

a Körperschutzform 2: Die persönliche Schutzausrüstung mit Kontaminationsschutzanzug, Gummistiefeln, Gummihandschuhen und Atemschutz (links die Ausführung für die Feuerwehr, rechts die für das Militär).
b Körperschutzform 3, auch als Chemikalienschutzanzug (CSA) bezeichnet, mit Atemschutzgerät.

Aus: Reifferscheid F, Kaiser G, Freudenberg M et al. Verletzungen durch Säuren, Laugen und Gefahrstoffe. Notfallmedizin up2date (2013; 8(04): 285–299)

24.3 Spezielle Rettung aus Höhen und Tiefen

24.3.1 Definition und Einsatzursachen

Definition **Spezielle Rettung aus Höhen und Tiefen**
Die spezielle Rettung aus Höhen und Tiefen (SRHT) umfasst das Aufsuchen und Befreien (die Evakuierung) von verletzten und schwer erkrankten Personen aus großen Höhen oder Tiefen sowie ihre rettungsdienstliche bzw. notärztliche Erstversorgung.

Die **häufigste Einsatzursache** sind Arbeitsunfälle, gefolgt von Unfällen im häuslichen Umfeld und in der Freizeit. Eine nationale Befragung von 131 Höhenrettungsgruppen ergab, dass 33 % aller Einsätze von SRHT-Gruppen einen traumatologischen Hintergrund haben. Nach den Traumata waren Suizidversuche und internistische Notfälle die häufigsten Ursachen. Durch die wachsende Anzahl großer Industrieanlagen und alternativer Energiequellen (Windräder) und durch eine Zunahme an Freizeitaktivitäten im Gebirge wachsen die Herausforderungen an die Rettung aus Höhen und Tiefen. So sind Windräder z. B. häufig in sog. Offshore-Parks im Meer angeordnet, die nur mit zeitlicher Verzögerung für den Rettungsdienst zu erreichen sind.

In Deutschland gibt es für diese Rettung **speziell ausgebildete SRHT-Gruppen**. Sie sind bei den Feuerwehren und Hilfsorganisationen (wie der Bergwacht) angesiedelt. Die Ausbildung dieser SRHT-Gruppen umfasst 80 h und orientiert sich an den Empfehlungen der Arbeitsgemeinschaft der Leiter der Berufsfeuerwehren in Deutschland (AGBF).

24.3.2 Besonderheiten des SRHT-Einsatzes

Die Ursachen für den Einsatz einer SRHT-Gruppe sind vielfältig, jedoch haben alle Notfallbilder eine Besonderheit gemeinsam: Die **Unfallorte** sind **schwer zugänglich** und die Rettung ist daher oft umständlich. **Hilfsfristen** (S. 30) des Rettungsdienstes werden **selten eingehalten**.

Wenn der Patient für den Rettungsdienst nicht direkt erreichbar ist (z. B., weil er an einer Gebirgswand feststeckt), um ihn sofort zu untersuchen und evtl. zu behandeln, hat die **Rettung aus der Höhe oder Tiefe oberste Priorität** (▸ Abb. 24.8). Hierfür kommen speziell ausgebildete Höhen- und Tiefenrettungsgruppen zum Einsatz. Diese Gruppen haben eine Stärke von mind. 5 Einsatzkräften (1 Führungskraft und 4 Einsatzkräfte) und sind teilweise medizinisch ausgebildet. Es empfiehlt sich, diese Rettungsgruppen parallel oder zeitnah zum Rettungsdienst zu alarmieren.

Während oder unmittelbar nach der Rettung aus der Höhe oder Tiefe beginnt die **medizinische Erstversorgung**. Zur Verringerung der Behandlung- und Transportzeiten sollen alle möglichen Rettungsmittel (RTW, Notarzt, RTH) zeitnah alarmiert werden, sodass sie zur Verfügung stehen, sobald die verunglückte oder erkrankte Person durch die SRHT-Gruppe gerettet wurde.

24.3.3 Hängetrauma

Ein spezielles und selten vorkommendes Notfallbild bei der Rettung aus Höhen und Tiefen ist das **Hängetrauma**. Beim Hängetrauma kommt es zu einer orthostatischen Reaktion („Ohnmacht") im Körper durch bewegungsloses Hängen oder Sitzen (z. B. in einem Absturzgurt). Diese Reaktion kann auch bei unverletzten Personen innerhalb kurzer Zeit (wenige Minuten) zu einer lebensbedrohlichen Schocksymptomatik (S. 270) führen. Nach der Rettung des Patienten aus der Höhe oder Tiefe soll der Patient in eine **Kauerstellung** ge-

Abb. 24.8 Rettung eines Verletzten aus großer Höhe.

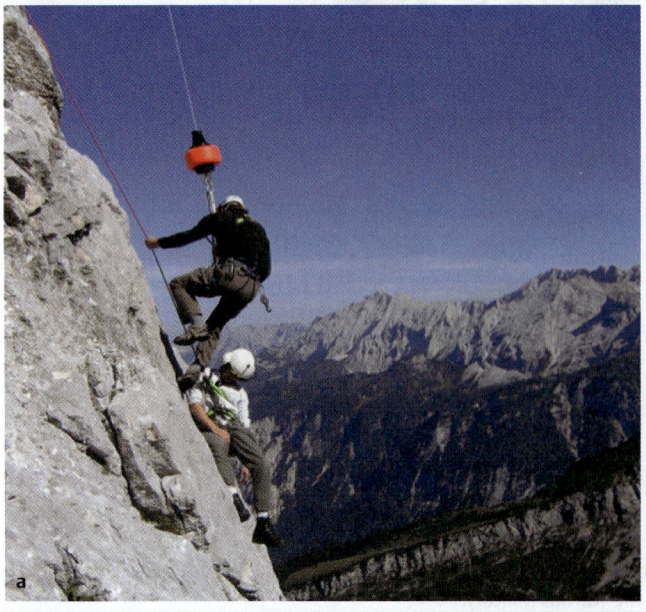
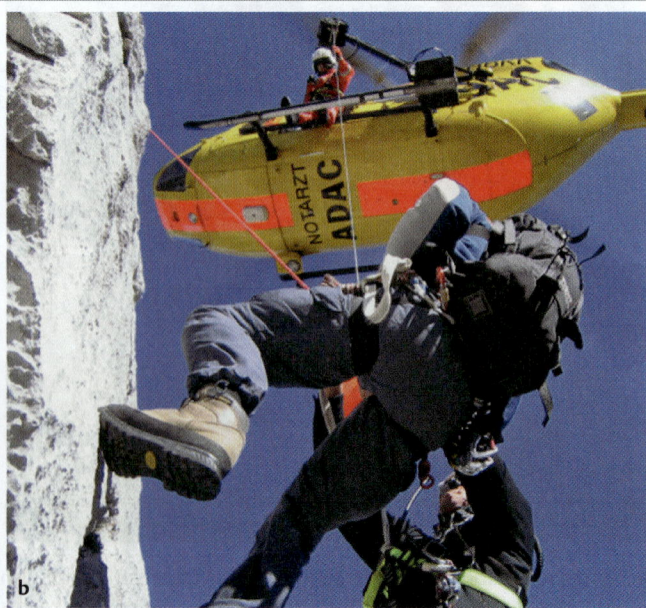

a Zunächst muss die Rettungskraft durch Abwinschen mit einer Seilwinde zum Verletzten gelangen.
b Nach Sicherung des Verletzten erfolgt das Aufwinschen von Verletztem und Bergretter.

Aus: Zobel A, Wagner F, van Boemmel T: Rettung im Gebirge unter erschwerten Bedingungen. Notfallmedizin up2date 2014; 9(01): 61–76

Abb. 24.9 Kauerstellung bei Hängetrauma.

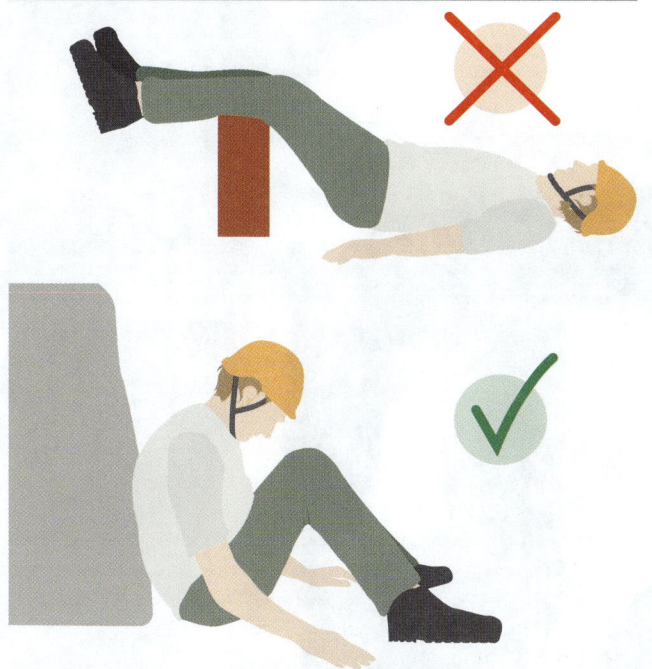

a Ein Patient, der aufgrund eines Hängetraumas bewusstlos ist, darf nicht mit erhöhten Beinen gelagert werden.

b Stattdessen ist er in die sog. Kauerstellung, wie hier dargestellt, zu bringen und weiterhin intensivmedizinisch zu betreuen.

bracht werden (▶ Abb. 24.9), **nicht in die Schocklage** mit hochgelagerten Beinen, da dies das Herz erst recht belasten würde (akute Volumenbelastung des Herzens mit hypoxischem Blut). Die Kauerstellung verhindert einen Kreislaufstillstand. Dazu sitzt der Patient mit angewinkelten Beinen. Patienten mit einem Hängetrauma gelten als vital bedroht und müssen im weiteren Verlauf der Behandlung intensivmedizinisch überwacht werden.

24.4 Weitere spezielle Einsatzsituationen

24.4.1 Seenotrettung

Für die Seenotrettung an den deutschen Küsten werden primär Seenotrettungskreuzer der Deutschen Gesellschaft zur Rettung Schiffbrüchiger (DGzRS) eingesetzt. Die DGzRS wird dabei durch Schiffe und seeflugtauglicher Rettungshubschrauber mit Seilwinden der Küstenwache und Marine eingesetzt. Die Gefahr bei Schiffsunglücken ist, dass über Bord gegangene Personen im Wasser treiben und ertrinken können. Darüber hinaus werden die Rettungsarbeiten oft durch widrige Wetterbedingungen erschwert. Oberstes Ziel der Seenotrettung ist es, im Wasser treibende Personen so schnell wie möglich zu retten, bevor diese durch die Aspiration von Flüssigkeiten ertrinken. Im Falle einer Havarie mit mehreren Personen an Bord eines Schiffes hat ein Notarzt zu entscheiden, ob die Personen zu ihrer eigenen Sicherheit auf dem Schiff verbleiben, bis sie kontrolliert gerettet werden können. Da nur einen begrenzte Anzahl an Rettungshubschraubern zur Verfügung steht, ist es das oberste Ziel, die Patienten zügig an Land zu bringen und dort an den bodengebunden Rettungsdienst zu übergeben.

24.4.2 Eisrettung

Die Rettung von Personen, die auf dem Eis verunglücken, ist eins der häufigen Notfallbilder der winterlichen Wasserrettung. Neben der Gefahr des Ertrinkens besteht die Gefahr einer Unterkühlung (Hypothermie) und weiterer Verletzungen durch Einbruch ins Eis. Bei der Rettung von Personen, die einen Unfall auf dem Eis haben, steht auch der **Eigenschutz der Einsatzkräfte** im Vordergrund. Bei der Feststellung eines Eisunfalls ist es von Vorteil, Spezialkräfte von Feuerwehr, Wasserwacht, DLRG oder DGzRS nachzufordern. Diese Spezialkräfte können die verunglückte Person mit speziellen Rettungsgeräten wie Eisrettungsschlitten oder Leitern aus dem Eis befreien, bevor eine rettungsdienstliche Versorgung möglich ist.

Siehe Näheres zu **Tauch-** (S. 369) und **Ertrinkungsnotfällen** (S. 257).

🔸 **RETTEN TO GO**

Rettung aus Höhen und Tiefen, Seenot- und Eisrettung

Spezielle Rettung aus Höhen und Tiefen (SRHT): Aufsuchen und Befreien (Evakuieren) von verletzten und schwer erkrankten Personen aus großen Höhen oder Tiefen sowie ihre rettungsdienstliche bzw. notärztliche Erstversorgung, in Deutschland durch **speziell ausgebildete SRHT-Gruppen** der Feuerwehren und Hilfsorganisationen (Bergwacht). Häufigste Einsatzursache sind **Arbeitsunfälle**, gefolgt von Unfällen im häuslichen Umfeld und in der Freizeit. Das Einhalten der Hilfsfristen ist meist nicht möglich, da die **Unfallorte** oft **schwer zugänglich** sind. Die **Medizinische Erstversorgung** beginnt während oder (wenn dies nicht möglich ist) unmittelbar nach der Rettung. Generell gilt: Patienten ggf. erst retten, dann medizinisch versorgen. RTW, Notarzt, Rettungshubschrauber zeitnah alarmieren! Achtung: Bewegungsloses Hängen oder Sitzen (z. B. in einem Absturzgurt) kann innerhalb weniger Minuten, selbst bei unverletzten Personen, zum **Hängetrauma (= orthostatische Reaktion, „Ohnmacht")** mit **Schockgefahr** führen! Nach Rettung des Patienten besonders wichtig: **Auf keinen Fall Schocklagerung** mit höher gelegten Beinen, sondern **Kauerstellung**: Patient sitzt mit angewinkelten Beinen. Patienten mit Hängetrauma gelten als **vital bedroht**: Intensivmedizinische Überwachung im weiteren Behandlungsverlauf!

Seenotrettung und Eisrettung: Weitere spezielle Einsatzsituationen sind **Seenotrettung** (primär durch die Deutsche Gesellschaft zur Rettung Schiffbrüchiger = DGzRS) und **Eisrettung** (im Winter recht häufig). Gefahren sind (außer Ertrinken) Unterkühlung (Hypothermie) sowie Verletzungen durch Einbruch ins Eis. Wichtig: An den **Eigenschutz der Einsatzkräfte** denken und für die Rettung ggf. Spezialkräfte von Feuerwehr, Wasserwacht, DLRG oder DGzRS nachfordern, die über spezielle Rettungsgeräte (z. B. Eisrettungsschlitten) verfügen.

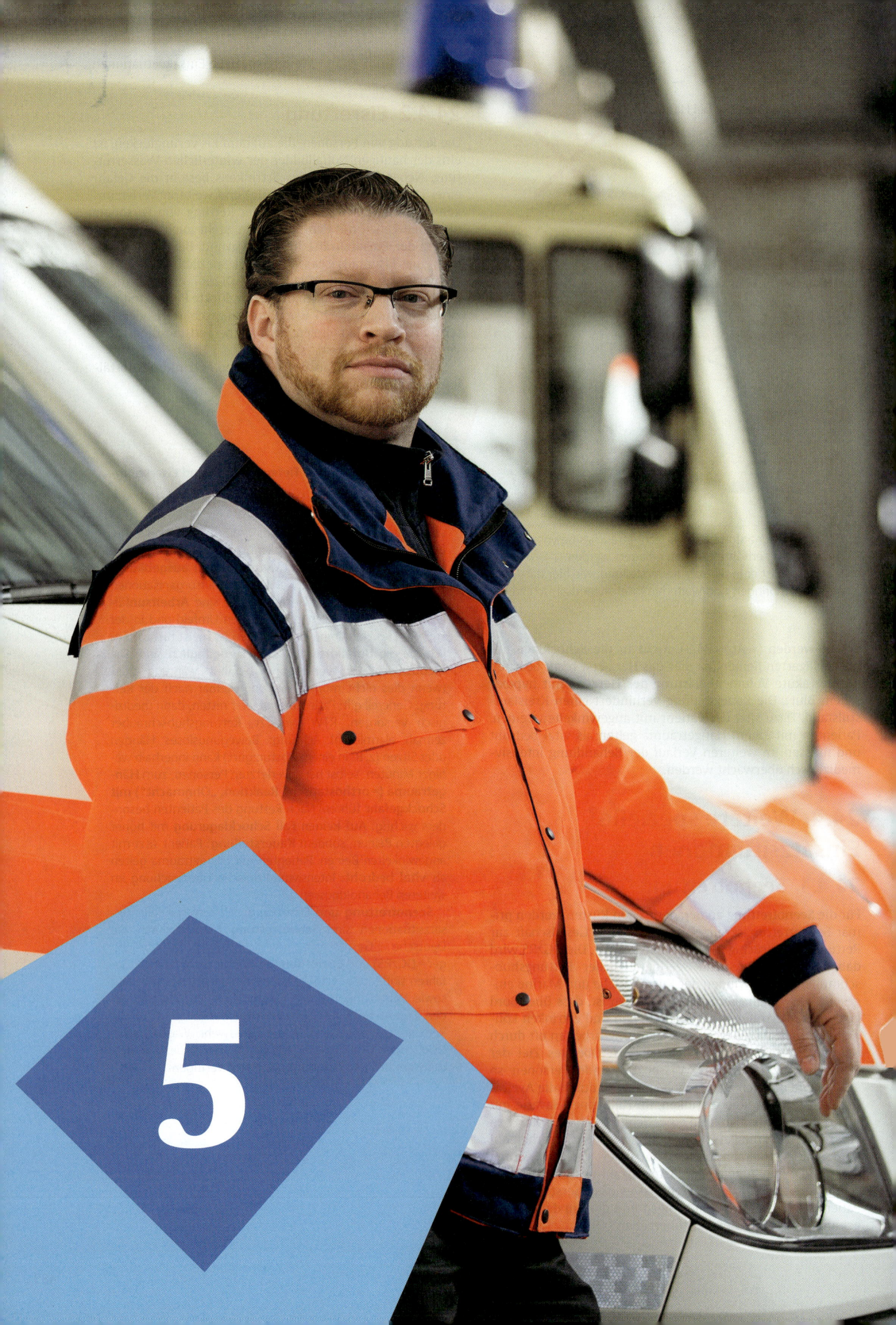

Rahmenbedingungen

25 Rechtliche Rahmenbedingungen und Qualitätsmanagement

25.1 Grundlagen der staatlichen Ordnung in Deutschland

25.1.1 Verfassungsgrundsätze

Artikel 20 des Grundgesetzes (GG) formuliert für den deutschen Staat folgende Verfassungsgrundsätze:

- *(1) Die Bunderepublik Deutschland ist ein demokratischer und sozialer Bundesstaat.*
- *(2) Alle Staatsgewalt geht vom Volke aus. Sie wird vom Volke in Wahlen und Abstimmungen und durch besondere Organe der Gesetzgebung, der vollziehenden Gewalt und der Rechtsprechung ausgeübt.*
- *(3) Die Gesetzgebung ist an die verfassungsmäßige Ordnung, die vollziehende Gewalt und die Rechtsprechung sind an Gesetz und Recht gebunden.*
- *(4) Gegen jeden, der es unternimmt, diese Ordnung zu beseitigen, haben alle Deutschen das Recht zum Widerstand, wenn andere Abhilfe nicht möglich ist.*

Nachfolgend ein paar vereinfachte Erläuterungen zu diesem Artikel des Grundgesetzes. Deutschland ist ein **Bundesstaat**, es ist in 16 Bundesländer (Baden-Württemberg, Bayern, Thüringen etc.) eingeteilt, die jeweils eigene Befugnisse („Rechte") haben. Auf diese Weise wird die Macht auf diese 16 Bundesländer verteilt und eine allzu große Konzentration der Macht verhindert. Deutschland ist eine **Republik** (und z. B. keine Monarchie, in der ein auf Lebenszeit gewählter König regieren würde) und eine **Demokratie**, d. h., es wird von mehreren Volksvertretern (Abgeordneten) regiert.

Diese Abgeordneten wählt das Volk selbst, und zwar auf begrenzte Zeit. **Sozial** ist die Bundesrepublik, da sie soziale Unterschiede zu einem gewissen Maße ausgleicht, also sozial Schwächere, die u. a. weniger Geld zur Verfügung haben, unterstützt und so für soziale Gerechtigkeit sorgt.

Gesetze, die in Deutschland gelten, dürfen nicht gegen das Grundgesetz verstoßen und alle, egal ob Politiker, Richter, Polizisten, Angehörige der Verwaltung usw., müssen sich an Recht und Gesetz halten und dürfen nicht willkürlich entscheiden und handeln. Deutschland ist damit auch ein **Rechtsstaat**.

Die Verfassung der Bundesrepublik Deutschland, das Grundgesetz von 1949, wird als ein äußerst schützenswertes Gut angesehen. Daraus ergibt sich Punkt 4 des oben zitierten Artikels 20, das **Recht zum Widerstand**. Dieses Recht gilt jedoch nur in absoluten Ausnahmefällen, wenn das Fortbestehen der Demokratie gefährdet ist. Ein solcher Extremfall ist seit Aufnahme dieses Satzes in das Grundgesetz 1968 nicht eingetreten.

25.1.2 Merkmale eines Rechtsstaats

Aus den Artikeln des Grundgesetzes ergeben sich folgende Merkmale eines Rechtsstaates:
- Der Staat hat die persönliche Freiheit jedes Einzelnen zu sichern (**Freiheitssicherung**). Jeder Einzelne hat dasselbe Anrecht auf persönliche Freiheit.
- Der Staat darf nicht willkürlich handeln, sondern muss sich an geltendes Recht und geltende Gesetze halten wie jeder Einzelne auch. Die Gesetze gelten für ihn genauso wie für jeden einzelnen Bürger (**Rechtssicherheit**).
- Vor dem Gesetz sind alle gleich, egal, welcher Bevölkerungsschicht oder welchem Geschlecht sie angehören, egal, ob sie arm oder reich sind (**Rechtsgleichheit**).

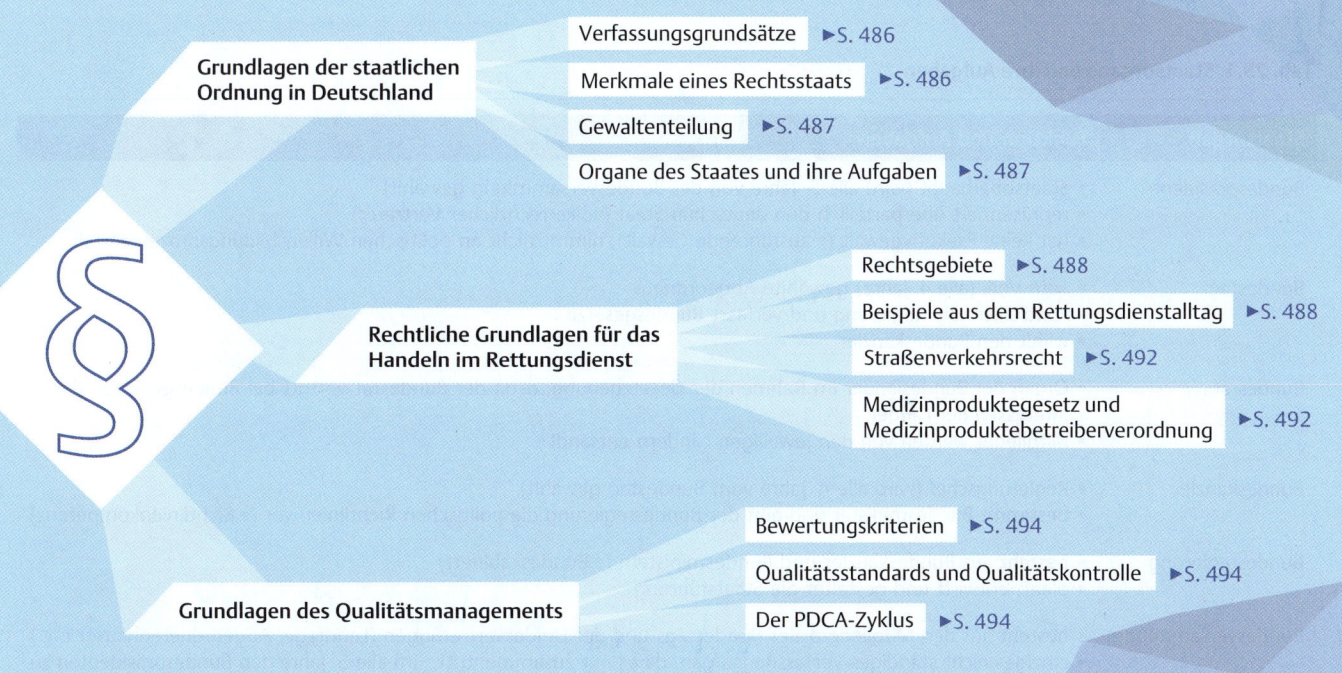

25.1.3 Gewaltenteilung

Aus Artikel 20 Abs. 2 Satz 2 GG ergibt sich die sog. Gewaltenteilung. Durch die Gewaltenteilung (▸ Abb. 25.1) sollen sich die **3 Staatsgewalten** (Legislative, Judikative und Exekutive, also gesetzgebende, rechtsprechende und ausführende Gewalt) sowohl auf Bundes- als auch auf Landesebene gegenseitig überwachen und kontrollieren ("Check and balance").

RETTEN TO GO

Verfassungsgrundsätze und Rechtsgebiete

Die Verfassung der Bundesrepublik Deutschland ist das **Grundgesetz von 1949**. Es enthält im § 20 u. a. (hier vereinfacht formuliert), folgende Grundsätze:

- Deutschland ist ein **Bundesstaat** (mit 16 Bundesländern).
- Nach den Grundsätzen der **Demokratie** wird Deutschland von Volksvertretern (Abgeordneten) regiert. Diese Volksvertreter wählt das Volk auf begrenzte Zeit in freier und geheimer Wahl.
- Soziale Unterschiede werden zu einem gewissen Maß ausgeglichen **(Sozialstaat)**.
- Deutschland ist auch ein **Rechtsstaat,** d. h., an geltende Gesetze müssen sich alle halten (Rechtssicherheit), vor dem Gesetz sind alle gleich (Rechtsgleichheit) und der Staat muss die Freiheit jedes Einzelnen sichern (Freiheitssicherung).
- Durch die **Gewaltenteilung** (= Aufteilung der Macht auf die **3 Staatsgewalten** Legislative, Judikative und Exekutive, also gesetzgebende, rechtsprechende und ausführende Gewalt) sowohl auf Bundes- als auch auf Landesebene sollen sich diese 3 Staatsgewalten gegenseitig überwachen und kontrollieren ("Check and balance").

Abb. 25.1 Gewaltenteilung.

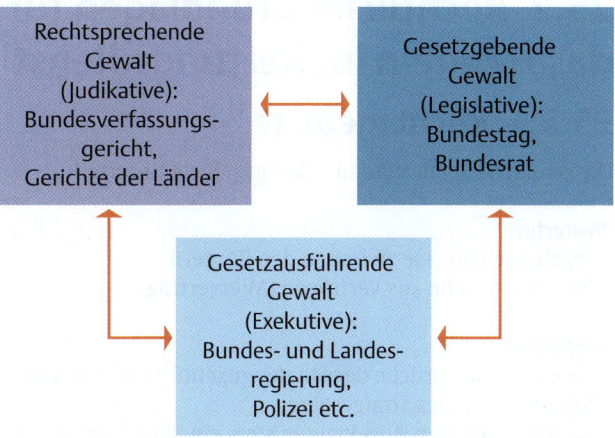

In Deutschland sind Legislative, Judikative und Exekutive 3 voneinander getrennte Staatsgewalten, die sich sowohl auf Bundes- als auch auf Landesebene gegenseitig überwachen und kontrollieren.

25.1.4 Organe des Staates und ihre Aufgaben

Die Staatsorgane, ihre Funktionen und Aufgaben sowie die Häufigkeit, mit der sie gewählt werden, fasst ▸ Tab. 25.1 zusammen.

Tab. 25.1 Staatsorgane und ihre Aufgaben

Staatsorgan	Funktion und Aufgaben
Bundespräsident	• Staatsoberhaupt (wird alle 5 Jahre von der Bundesversammlung gewählt) • repräsentiert überparteilich den deutschen Staat (völkerrechtlicher Vertreter) • hat keine Exekutivgewalt (= ausführende Gewalt), nimmt nicht an politischen Willensbildungsprozessen teil
Bundestag	• vom Volk (alle 4 Jahre) gewählte Abgeordnete • kontrolliert die Regierung und verfasst Bundesgesetze • wählt den Bundeskanzler
Bundesrat	• Organ der Bundesländer im Rahmen der Gesetzgebung, d. h., der Bundesrat vertritt bei Bundesgesetzen die Interessen der Länder • Mitglieder werden von den jeweiligen Ländern entsandt
Bundeskanzler	• Regierungschef (wird alle 4 Jahre vom Bundestag gewählt) • bestimmt Bundesminister und gibt der Bundesregierung die politischen Richtlinien vor (= Richtlinienkompetenz)
Bundesregierung	• besteht aus Bundeskanzler und Bundesministern (= Bundeskabinett) • plant, entwirft und gestaltet die Staatsführung
Bundesversammlung	• besteht aus den Mitgliedern des Bundestags und der Landesvertretungen (Landtage, Abgeordnetenhäuser etc.) • einziges nicht ständiges Verfassungsorgan, da es nur zusammentritt, um alle 5 Jahre den Bundespräsidenten zu wählen
Bundesverfassungsgericht (BVerfG)	• überwacht, ob alle staatlichen Stellen (Bundesrat, Bundestag, Gerichte) die Vorgaben des Grundgesetzes einhalten • fällt Entscheidungen bei Streitigkeiten zwischen den Staatsorganen, wobei das Urteil des BVerfG stets bindend ist • jeder Bürger kann beim BVerfG Verfassungsbeschwerde einreichen, um überprüfen zu lassen, ob seine Grundrechte evtl. verletzt wurden (z. B.: Verletzung des Versammlungsrechtes, wenn die Polizei eine Demonstration nicht genehmigt)
Bundesgerichtshof	• oberster Gerichtshof für Zivil- und Strafsachen • oberste Revisionsinstanz bei Urteilen der Landgerichte und Oberlandesgerichte

25.2 Rechtliche Grundlagen für das Handeln im Rettungsdienst

25.2.1 Rechtsgebiete

Das deutsche Recht wird in 3 Rechtsgebiete unterteilt:

Zivilrecht:
• regelt Verhältnisse zwischen den Bürgern
• Bsp.: Ansprüche aus Verträgen (Mietvertrag etc.)

Strafrecht:
• regelt Strafansprüche des Staates gegenüber Bürgern bei Verletzungen des Strafgesetzes
• hierbei steht dem Angeklagten stets ein Staatsvertreter gegenüber (Staatsanwalt)
• Bsp.: Körperverletzungen, Diebstähle

Öffentliches Recht:
• regelt Verhältnis zwischen Bürger und Staat
• Bsp.: Sozialrecht (soziale Ansprüche des Bürgers wie Arbeitslosengeld etc.), Verwaltungsrecht, Grundrechte

25.2.2 Beispiele aus dem Rettungsdienstalltag

Nachfolgend werden anhand von Fallbeispielen einige den Rettungsdienst betreffende Gesetzmäßigkeiten erläutert.

> **Fallbeispiel Fall 1 – Unterlassene Hilfeleistung**
>
> *Rettungssanitäterin Sabine und Rettungssanitäter Karl befinden sich mit dem KTW auf dem Weg von einem Krankenhaus zurück zur Rettungswache. Sie bemerken auf dem Fahrradweg eine am Boden liegende, regungslose Person. Neben ihr liegen zwei Fahrräder. Eine weitere Person läuft hektisch und ziellos umher.*
>
> *Nach kurzer Überlegung fahren Sabine und Karl mit dem Gedanken „Da hilft ja schon jemand, außerdem haben wir seit einer halben Stunde Feierabend."*

Es stellt sich die Frage, ob Sabine und Karl rechtmäßig gehandelt haben.

!Merken Unterlassene Hilfeleistung
§ 323c des Strafgesetzbuches (StGB) besagt: „Wer bei Unglücksfällen oder gemeiner Gefahr oder Not nicht Hilfe leistet, obwohl dies erforderlich [...] ist, wird mit Freiheitsstrafe bis zu einem Jahr oder mit Geldstrafe bestraft."

Obwohl es Sabine und Karl möglich war, Hilfe zu leisten (besonders in Bezug auf ihre berufliche Qualifikation), haben sie es unterlassen. Der Gesetzgeber spricht im Sinne des § 323c StGB von einer unterlassenen Hilfeleistung.

Die beiden hätten sich zumindest vergewissern müssen, dass die andere Person ausreichend Hilfe leistet. Da diese Person allerdings hektisch und augenscheinlich hilflos wirkte, hätten die beiden anhalten müssen, da sie mit der mitgeführten notfallmedizinischen Ausrüstung in der Lage gewesen wären, professionelle Hilfe zu leisten.

Fallbeispiel Fall 2 – Die Verpflichtung, Hilfe zu holen

Der Rettungssanitäter Paul macht mit seiner Freundin einen Winterspaziergang um einen zugefrorenen See. Plötzlich vernehmen die beiden Hilferufe, die vom See zu kommen scheinen. Nach kurzer Suche bemerken sie einen offensichtlich eingebrochenen Eisangler, der verzweifelt mit den Armen wedelt und aus Leibeskräften um Hilfe ruft.

Müssen die beiden versuchen zu dem Angler zu gelangen, um ihn zu befreien und sich somit nicht wie im Fallbeispiel 1 beschrieben der unterlassenen Hilfeleistung strafbar zu machen?

Nein, an dieser Stelle muss der bereits oben beschriebene § 323c StGB Unterlassene Hilfeleistung genauer betrachtet werden: „Wer bei Unglücksfällen oder gemeiner Gefahr oder Not nicht Hilfe leistet, **obwohl dies erforderlich und ihm den Umständen nach zuzumuten, insbesondere ohne erhebliche eigene Gefahr und ohne Verletzung anderer wichtiger Pflichten** möglich ist, wird mit Freiheitsstrafe bis zu einem Jahr oder mit Geldstrafe bestraft."

! Merken Unterlassene Hilfeleistung

§ 323c StGB, Unterlassene Hilfeleistung, besagt auch, dass man nicht das eigene Leben „aufs Spiel setzen" muss, um selbst aktiv Hilfe zu leisten. Man ist jedoch zumindest verpflichtet, geeignete Hilfe zu holen.

In diesem Falle ist den beiden aktive Hilfestellung (Bsp.: das Eis betreten und den Angler herausziehen) nicht zu zumuten, da eine Gefahr für das eigene Leben besteht. Jedoch sind Paul und seine Freundin in jedem Falle gemäß § 323c StGB verpflichtet, Hilfe zu holen!

Fallbeispiel Fall 3 – Kein Straftatbestand trotz Sachbeschädigung

Die Rettungssanitäter Friedrich und Martina sollen einen 82-jährigen dialysepflichtigen Herrn mit dem KTW zum Dialysetermin in eine Arztpraxis transportieren. Ein solcher Transport findet 3-mal wöchentlich statt, der 82-Jährige ist den beiden bestens bekannt. Normalerweise öffnet er selbst die Tür und kann mit Unterstützung zum KTW laufen. Diesmal öffnet jedoch niemand auf das Klingeln.

Martina und Friedrich entscheiden sich, das Grundstück zu betreten und im Garten nachzusehen. Hierbei entdecken sie den älteren Herrn im Wintergarten auf dem Fußboden liegend. Trotz lauten Rufens und starken Klopfens an die Glasscheiben reagiert er nicht. Nachdem die beiden Rettungssanitäter alle Türen und Fenster zu öffnen versucht haben, entschließen sie sich, die Glastür des Wintergartens einzuschlagen, da sie wissen, dass es sich bei dem Patienten um einen insulinpflichtigen Diabetiker handelt.

Haben sich Martina und Friedrich der Straftatbestände der Sachbeschädigung oder des Hausfriedensbruchs schuldig gemacht, weil sie die Fensterscheibe eingeschlagen haben, um zu dem Patienten zu gelangen?

Die Antwort lautet nein, denn § 34 StGB besagt: „Wer in einer gegenwärtigen, **nicht anders abwendbaren Gefahr** für Leben, Leib, Freiheit, Ehre, Eigentum oder ein anderes Rechtsgut eine **Tat begeht, um die Gefahr von sich oder einem anderen abzuwenden, handelt nicht rechtswidrig,** wenn bei Abwägung der widerstreitenden Interessen, namentlich der betroffenen Rechtsgüter und des Grades der ihnen drohenden Gefahren, das geschützte Interesse das beeinträchtigte wesentlich überwiegt. Dies gilt jedoch nur, soweit die Tat ein **angemessenes Mittel** ist, die Gefahr abzuwenden."

! Merken Sachbeschädigung

Eine Sachbeschädigung, wie das Einschlagen einer Fensterscheibe, ist kein Straftatbestand, wenn sie zwingend notwendig ist, um ein Leben zu retten, und auch ein angemessenes Mittel darstellt, um dieses Leben zu retten.

Das, was § 34 StGB schildert, bedeutet einfacher ausgedrückt: Im Fall 3 liegt zwar eine „Sachbeschädigung" vor, jedoch haben die beiden Rettungssanitäter die Fensterscheibe nur eingeschlagen, um einem Menschen in Lebensgefahr zu helfen. Somit haben sie für diese Sachbeschädigung einen Rechtfertigungsgrund. Das sog. „geschützte Interesse" (das Leben des Patienten) überwiegt eindeutig das sog. „beeinträchtigte Interesse" (hier der Schutz der Glasscheibe) – ganz vereinfacht gesagt: Es ist wichtiger, ein Menschenleben zu retten, als dafür zu sorgen, dass eine Glasscheibe heil bleibt. Das Zerschlagen der Scheibe war außerdem zwingend notwendig, um zum Patienten zu gelangen und sein Leben zu retten, und auch ein angemessenes Mittel (Prinzip der Verhältnismäßigkeit), um dieses Ziel zu erreichen.

Fallbeispiel Fall 4 – Straftatbestand Körperverletzung

Die Rettungssanitäter Karsten und Marko werden zum Einsatzstichwort „Z. n. Sturz" gerufen. Am Einsatzort (Sporthalle) finden die beiden einen 25-jährigen Mann, der starke Schmerzen im rechten Unterschenkel hat. Es stellen sich deutliche Zeichen einer Unterschenkelfraktur heraus. Die beiden entschließen sich, eine Schiene (SamSplint) anzulegen, dazu halten sie das Bein unter Zug und bringen die Schiene an. Während der Lagerung (unter Zug) schreit der Patient schmerzhaft aus: „Halt, hören Sie auf, das tut zu sehr weh!" RS Marko äußert dazu: „Tschuldigung, is gleich vorbei, wir dürfen kein Schmerzmittel geben!"

Nachdem die Schiene angelegt ist, gibt der Patient an, jetzt immer noch starke Schmerzen zu haben. RS Karsten: „Wir fahren jetzt mal ins Krankenhaus, da können sie ein Schmerzmittel kriegen, wir sind in 5 min da, ehe der Arzt hier ist, dauerts länger. Ein Knochenbruch tut nun mal weh!"

An dieser Stelle haben sich die beiden RS den Straftatbestand der **Körperverletzung** erfüllt, denn wer Schmerzen zufügt, erfüllt die Tatbestandsmerkmale des § 223 StGB:

- „(1) Wer eine andere Person körperlich misshandelt oder an der Gesundheit schädigt, wird mit Freiheitsstrafe bis zu fünf Jahren oder mit Geldstrafe bestraft.
- (2) Der Versuch ist strafbar."

! Merken Körperverletzung

Das Wohlbefinden bzw. der Gesundheitszustand der Patienten ist bei jeder therapeutischen oder diagnostischen Maßnahme zwingend zu beachten!

Die beiden RS haben trotz ihrer guten Absicht, die Fraktur zu schienen, dem Patienten Schmerzen zugefügt und ihn körperlich misshandelt. Stattdessen hätten sie einen Notarzt anfordern müssen. Dieser hätte zunächst eine Analgesie durchgeführt. Anschließend hätte man dem Patienten die Schiene anlegen können.

Manche Straftatbestände, wie z. B. der der Körperverletzung, können auch fahrlässig begangen werden. **Fahrlässiges Handeln** bedeutet, dass man Schäden zwar für möglich gehalten, auf deren Nichteintritt jedoch vertraut hat. Eine fahrlässige Handlung liegt also vor, wenn man die notwendige Sorgfalt außer Acht lässt.

Vorsätzlich handelt nur derjenige, dem **Wissen und Wollen** der Verwirklichung des objektiven Tatbestandes oder der Folgen des Tatbestandes nachgewiesen werden können. Also nur der, der bewusst und absichtlich handelt, handelt vorsätzlich.

Auf diesen Fall bezogen bedeutet das, dass die beiden vorsätzlich gehandelt haben, da sie wissentlich die Schienung weiter durchgeführt haben, obwohl der Patient einerseits Schmerzen geäußert hat und außerdem mit dem Zusatz *„Halt, hören Sie auf, das tut zu sehr weh!"* seine Einwilligung in die Behandlung zurückgenommen hat.

Fallbeispiel Fall 5 – Schweigepflicht

RS Mirko und RS Yvonne werden zu einem Verkehrsunfall alarmiert. Vor Ort stellen sie fest, dass ein PKW in eine Reihe parkender PKWs gefahren ist. Bei allen PKWs sind lediglich Bagatellschäden zu erkennen. Die Polizei ist nicht vor Ort. Der mutmaßliche Unfallverursacher schildert Schmerzen im Thorax und Nacken. Nach entsprechender Versorgung wird der Patient in die nächstgelegene Notaufnahme verbracht. Während der Fahrt bemerkt RS Yvonne eine deutliche Alkoholfahne bei dem Patienten.

Es stellt sich hierbei die Frage, ob die beiden RS der Polizei mitteilen müssen, dass der Patient den Unfall unter Alkoholeinfluss verursacht hat.

Der Gesetzgeber hat dazu den § 203, Verletzung von Privatgeheimnissen, im StGB formuliert:

„(1) Wer unbefugt ein fremdes Geheimnis, namentlich ein zum persönlichen Lebensbereich gehörendes Geheimnis oder ein Betriebs- oder Geschäftsgeheimnis, offenbart, das ihm als

1. Arzt, Zahnarzt, Tierarzt, Apotheker oder **Angehörigen eines anderen Heilberufs**, der für die Berufsausübung oder die Führung der Berufsbezeichnung eine staatlich geregelte Ausbildung erfordert,[...] anvertraut worden oder sonst bekannt geworden ist, wird mit Freiheitsstrafe bis zu einem Jahr oder mit Geldstrafe bestraft.

Abs. 3: Den in Absatz 1 und Satz 1 Genannten stehen ihre berufsmäßig **tätigen Gehilfen und die Personen gleich, die bei ihnen zur Vorbereitung auf den Beruf tätig sind."**

Rettungssanitäter sind nach Abs. 3 „Gehilfen des (Not)arztes" und unterstehen daher ebenso wie er der Schweigepflicht. Es wird deutlich, dass die beiden die Tatsache, dass der Unfallverursacher alkoholisiert war, nicht der Polizei mitteilen dürfen.

! Merken Schweigepflicht
Von der sog. Schweigepflicht kann man grundsätzlich nur von der betroffenen Person selbst entbunden werden.

Wenn man von der Schweigepflicht entbunden wird, ist man, wie jede Privatperson, verpflichtet, die Wahrheit zu sagen (vgl. §§ 64 und 65 Strafprozessordnung). Liegt keine solche Entbindung vor, hat der Arzt und auch der Rettungssanitäter ein **Zeugnisverweigerungsrecht** (vgl. § 53 StPO).

Fallbeispiel Fall 6 – Keine Behandlung gegen den Willen des Patienten

RA Schulz und RS Schultze werden zu einem älteren Herrn unter dem Stichwort „Brustschmerz" alarmiert. Durch die Anamnese und v. a. durch das EKG bestätigt sich die Diagnose eines Herzinfarktes. Der Patient lehnt die Weiterbehandlung in einem Krankenhaus und den Transport dorthin trotz intensiver Aufklärung ab. Ein Notarzt ist laut Leitstelle aktuell nicht verfügbar.

Fälle wie diese stellen das Rettungsdienstpersonal oftmals vor eine schwere Entscheidung. Einerseits hat der Patient eine akut lebensbedrohliche Erkrankung, andererseits befindet er sich offensichtlich im Vollbesitz seiner geistigen Kräfte und lehnt einen Transport ins Klinikum ab.

Der Verfassungsgeber positioniert sich hier eindeutig. Artikel 1 des deutschen GG lautet: „Die Würde des Menschen ist unantastbar. Sie zu achten und zu schützen ist Verpflichtung aller staatlichen Gewalt." Dies ist in diesem Fall in Verbindung mit Artikel 2 Satz 1 GG zu betrachten: „Jeder hat das Recht auf die freie Entfaltung seiner Persönlichkeit, soweit er nicht die Rechte anderer verletzt und nicht gegen die verfassungsmäßige Ordnung oder das Sittengesetz verstößt."

Das Bundesverfassungsgericht hat hierzu zusätzlich folgende Ansicht: „Dem Schutz der Menschenwürde liegt die Vorstellung vom Menschen als einem geistig-sittlichen Wesen zugrunde, das darauf angelegt ist, sich in Freiheit selbst zu bestimmen und zu entfalten." (BVerfG, 2 BvE 2/08 vom 30. Juni 2009, Absatz-Nr. (1–421), Absatz-Nr. 364; vgl. auch: BVerfGE 45, 187 ff., 227.)

! Merken Schutz der Menschenwürde
Der Wille des Menschen steht über seinem Wohl! Grundsätzlich darf niemand gegen seinen Willen behandelt werden, egal wie (lebens)gefährlich seine Erkrankung oder Verletzung ist.

Auf den Patienten im Beispiel oben bezogen, bedeutet dieser Satz, dass der Wille dieses Patienten zu akzeptieren und zu tolerieren ist. In einem solchen Fall muss das Rettungsdienstteam den Patienten deutlich verständlich über mögliche Folgen der Erkrankung im Zusammenhang mit ausbleibender ärztlicher Behandlung **aufklären** und die **Transportverweigerung dokumentieren**. Dies sollte nach Möglichkeit **unter Zeugen** geschehen! Außerdem muss das Rettungsteam sicherstellen, dass der Patient die Aufklärung auch verstanden hat. Man sollte in solchen Gesprächen unbedingt auf evtl. unverständliche Fachbegriffe verzichten und jedem Patienten die möglichen Folgen so **verständlich** wie nur möglich schildern.

Fallbeispiel Fall 7 – Zwangseinweisung in eine psychiatrische Klinik?

RS Regina und RA Günter werden zu einem 25-jährigen Mann mit dem Stichwort „hilflose Person" gerufen. Vor Ort werden sie durch die Schwester empfangen. Sie schildert, dass sie mit ihrem Bruder telefoniert hat, da gestern seine Freundin die Beziehung zu ihm beendet habe. Dabei habe er mehrfach betont, sich das Leben nehmen zu wollen. Sie sei sofort zu ihm gefahren, hier habe er wieder mehrfach geäußert, im Leben keinen Sinn mehr zu sehen und sein Leben beenden zu wollen. Daraufhin habe sie den Rettungsdienst gerufen. Im ersten Gespräch mit dem Rettungsteam erklärt der Mann, sich vor den nächsten Zug werfen zu wollen. Eine psychiatrische Behandlung lehnt er ab.

In diesem Fall stellt sich die Frage, wie man einsatztaktisch in einem rechtlich vertretbaren Rahmen vorgeht. Da eindeutig suizidale Absichten im Raum stehen, der Patient jedoch eine weitere Behandlung in einer entsprechenden Einrichtung ablehnt, muss geklärt sein, inwieweit man sich über den Willen des Patienten hinwegsetzen darf.

Hierbei greift das **Psych**isch-**K**ranken-**G**esetz (PsychKG). Allerdings gilt hierbei Landesrecht, d. h., das PsychKG unterscheidet sich von Bundesland zu Bundesland sowohl hinsichtlich der Formulierungen als auch der Umsetzung.

! Merken Zwangseinweisung

Inwieweit und in welchen Fällen man sich im Rettungsdienst über den Willen eines Patienten hinwegsetzen darf, regelt das Psychisch-Kranken-Gesetz (PsychKG) des jeweiligen Bundeslandes. Es ist daher zwingend erforderlich, sich über das PsychKG des jeweiligen Bundeslandes zu informieren!

Als Beispiel dient hier das Brandenburgische PsychKG: „Eine Unterbringung im Sinne dieses Gesetzes liegt vor, wenn eine Person aufgrund ihrer psychischen Krankheit oder seelischen Behinderung gegen ihren Willen, in willenlosem Zustand oder gegen den Willen ihrer gesetzlichen Vertretungsperson oder gerichtlich bestellten Betreuungsperson nicht nur vorübergehend in eine Einrichtung der psychiatrischen Versorgung nach § 10 Abs. 1 eingewiesen und dort festgehalten wird" (§ 8 BrbgPsychKG).

Psychisch kranke Personen sind Personen, „[…] die an einer Psychose (= schwere psychische Erkrankung), einer psychischen Störung, die in ihren Auswirkungen einer Psychose gleichkommt, oder einer mit dem Verlust der Selbstkontrolle einhergehenden Abhängigkeit von Suchtstoffen leiden und bei denen ohne Behandlung keine Aussicht auf Heilung oder Besserung besteht" und „[…] geistig behinderte Menschen, die aufgrund hinzutretender psychischer Störungen im Sinne des Absatzes 2 besonderer Hilfen bedürfen". (vgl. § 1 Abs. 2 und 3 BrbgPsychKG).

In § 12, Einstweilige Unterbringung, wird formuliert, dass der **sozialpsychiatrische Dienst** eine **Zwangseinweisung** in eine psychiatrische Klinik anordnen darf. Ist der sozialpsychiatrische Dienst nicht verfügbar, „[…] so hat die integrierte Leitstelle des Rettungsdienstes eine Notärztin oder einen Notarzt zu der betroffenen Person zu entsenden. Die Notärztin oder der Notarzt kann unter den Voraussetzungen des Absatzes 1 die einstweilige Unterbringung der Person anordnen und zur Ausführung dieser Anordnung die Polizei um Vollzugshilfe ersuchen" (§ 12 Abs. 4 BrbgPsychKG).

Für den Fall 7 bedeutet dies, dass das Rettungsteam zunächst über die Leitstelle erkunden muss, ob der sozialpsychiatrische Dienst verfügbar ist bzw. bei dessen Nichtverfügbarkeit einen Notarzt nachfordern muss.

Voraussetzungen für eine Einweisung durch den sozialpsychiatrischen Dienst oder den Notarzt sind Fremd- und/ oder Eigengefährdung.

Beispiele für Eigengefährdung:
- Gefahr der Selbsttötung
- gesundheitliche Gefahr durch erhebliche Müllansammlung
- planloses Herumirren im öffentlichen Straßenverkehr.

Beispiele für Fremdgefährdung:
- Morddrohung
- gewalttätige Übergriffe
- erhebliche Stalking-Attacken.

Ob es sich letztlich um eine der aufgeführten Gefährdungen handelt, darf endgültig nur der sozialpsychiatrische Dienst oder der Notarzt entscheiden. Jedoch obliegt es selbstverständlich dem Rettungssanitäter, einen Verdacht kundzutun!

RETTEN TO GO

Recht im Rettungsdienstalltag (Beispiele)

Unterlassene Hilfeleistung ist grundsätzlich **strafbar** (Freiheitsstrafe von bis zu 1 Jahr oder Geldstrafe, § 323c des Strafgesetzbuches, kurz StGB). **Ausnahme:** Wenn die eigene **aktive** Hilfeleistung damit verbunden ist, dass man das eigene Leben aufs Spiel setzt (z. B., wenn man jemanden retten muss, der ins Eis eingebrochen ist), muss man **nicht** selbst aktiv helfen, ist aber verpflichtet, geeignete Hilfe zu holen.

Sachbeschädigung, z. B. das Einschlagen einer Fensterscheibe, ist grundsätzlich strafbar. Nicht strafbar ist sie (so § 34 StGB), wenn die Sachbeschädigung notwendig und ein angemessenes Mittel ist, um ein Leben zu retten (z. B., wenn man durch die eingeschlagene Fensterscheibe – und nur auf diesem Weg – zu einem Menschen in Lebensgefahr gelangen und ihn so retten kann).

Körperverletzung liegt z. B. vor, wenn man anderen **Schmerzen** zufügt (§ 223 StGB). Dies gilt auch im Rettungsdienst: Das Wohlbefinden bzw. der Gesundheitszustand eines Patienten ist bei jeder therapeutischen oder diagnostischen Maßnahme zwingend zu beachten! Das heißt z. B.: Auch als Rettungssanitäter kann man nicht einfach einen Knochenbruch schienen, wenn dies dem Patienten zusätzlich Schmerzen verursacht. Stattdessen: Notarzt nachalarmieren, der vor der Schienung ein Schmerzmittel verabreicht.

Verletzung der Schweigepflicht: Rettungssanitäter sind nach § 203 Abs. 3 „Gehilfen des (Not)arztes" und unterstehen wie er grundsätzlich der Schweigepflicht. Das heißt z. B., dass Rettungsdienstmitarbeiter der Polizei nicht mitteilen dürfen, dass ein Unfallverursacher alkoholisiert war, auch, wenn die Polizei danach fragt. Sie haben ein sog. **Zeugnisverweigerungsrecht.** Nur, wenn der Unfallverursacher selbst den Rettungsdienstmitarbeitern erlaubt, diese Information an die Polizei weiterzugeben, sind diese von der Schweigepflicht befreit (man sagt auch „entbunden").

> **Schutz der Menschenwürde:** Der Wille des Menschen steht über seinem Wohl (Grundgesetz), d.h. auch: **Niemand darf gegen seinen Willen behandelt werden**, egal wie (lebens)gefährlich seine Erkrankung oder Verletzung ist. Das Rettungsdienstteam muss einen Patienten, der die Behandlung verweigert, jedoch eindeutig verständlich **über mögliche Folgen** seiner Verweigerung **informieren** und die Verweigerung **unter Zeugen dokumentieren**. **Ausnahmen** hiervon bilden **psychisch kranke Personen.** Inwieweit und in welchen Fällen man sich bei psychisch Kranken im Rettungsdienst über den Willen des Patienten hinwegsetzen darf (sog. Zwangsmaßnahmen), regelt das Psychisch-Kranken-Gesetz (PsychKG) des jeweiligen Bundeslandes. Es ist daher zwingend erforderlich, sich über das PsychKG des jeweiligen Bundeslandes zu informieren.

25.2.3 Straßenverkehrsrecht

Einsatzfahrzeuge des Rettungsdienstes, der Feuerwehr und der Polizei haben bekanntlich besondere Rechte im Straßenverkehr. Zunächst werden sog. Sonderrechten von Wegerechten unterschieden:

Sonderrechte besagen, dass übliche Verbote wie z.B. in zweiter Reihe zu parken, aufgehoben sind. Hierbei sind allerdings nachfolgende Paragrafen der Straßenverkehrsordnung zu beachten:

- § 35 Abs. 5a) besagt: „Fahrzeuge des Rettungsdienstes sind von den Vorschriften dieser Verordnung befreit, wenn höchste Eile geboten ist, um Menschenleben zu retten oder schwere gesundheitliche Schäden abzuwenden."

Aber

- StVO § 35 Abs. 8 besagt: „Die Sonderrechte dürfen nur unter gebührender Berücksichtigung der öffentlichen Sicherheit und Ordnung ausgeübt werden."

Diese Regelungen bedeuten, dass Rettungsmittel beispielsweise rote Ampel überfahren dürfen und an jeder nicht beampelten Kreuzung Vorfahrt haben. Jedoch müssen sich die Mitarbeiter vorsichtig an eine Kreuzung herantasten und dürfen die Kreuzung erst passieren bzw. andere Autos überholen, nachdem sie sich vergewissert haben, dass alle übrigen Verkehrsteilnehmer ihnen Vorfahrt gewähren.

ACHTUNG

Wenn man Sonderrechte für sich in Anspruch nimmt, muss stets gewährleistet sein, dass dadurch keine Verkehrsteilnehmer (Auto, Krad, Fahrrad oder Fußgänger) gefährdet sind!

Auf das Parken in zweiter Reihe bezogen bedeutet dies, dass Rettungsdienste dieses Sonderrecht nur in Zusammenhang mit ihren hoheitlichen Aufgaben in Anspruch nehmen dürfen, also nur während des Einsatzes bei Gefahr für Leib und Leben!

In diesem Zusammenhang müssen noch die oben bereits erwähnten **Wegerechte** des § 38 der StVO betrachtet werden:

„(1) Blaues Blinklicht zusammen mit dem Einsatzhorn darf nur verwendet werden, wenn höchste Eile geboten ist, um Menschenleben zu retten oder schwere gesundheitliche Schäden abzuwenden, eine Gefahr für die öffentliche Sicherheit oder Ordnung abzuwenden, flüchtige Personen zu verfolgen oder bedeutende Sachwerte zu erhalten. Es ordnet an: Alle übrigen Verkehrsteilnehmer haben sofort freie Bahn zu schaffen."

Die übrigen Verkehrsteilnehmer müssen also gemäß Abs. 1 durch blaues Blinklicht gemeinsam mit einem Einsatzhorn gewarnt werden, um ihnen zu signalisieren, dass sie einem Rettungsmittel Vorfahrt gewähren müssen.

„(2) Blaues Blinklicht allein darf nur von den damit ausgerüsteten Fahrzeugen und nur zur Warnung an Unfall- oder sonstigen Einsatzstellen, bei Einsatzfahrten oder bei der Begleitung von Fahrzeugen oder von geschlossenen Verbänden verwendet werden."

Abs. 2 besagt, dass blaues Blinklicht allein lediglich der Warnung und Sicherung an Einsatzstellen dient. Auch blaues Blinklicht allein fordert nicht zwingend andere Verkehrsteilnehmer auf, freie Bahn zu schaffen. Geschlossene Verbände sind z.B. bei Einsatzfahrten der Bundeswehr oder der Polizei zu finden, die sich mit mehreren hintereinanderfahrenden Fahrzeugen zu einem Einsatz verbinden.

 RETTEN TO GO

Straßenverkehrsrecht

Einsatzfahrzeuge des Rettungsdienstes, der Feuerwehr und der Polizei haben sog. Sonder- und Wegerechte.

Ein **Sonderrecht** ist z.B., dass Rettungsmittel im Einsatz (bei Gefahr für Leib und Leben eines Patienten) in zweiter Reihe parken dürfen, allerdings nur für die Dauer des Einsatzes. Außerdem muss die öffentliche Sicherheit und Ordnung in jedem Fall berücksichtigt werden! Das heißt: Wenn man Sonderrechte für sich in Anspruch nimmt, muss stets gewährleistet sein, dass andere Verkehrsteilnehmer (Auto, Fahrrad, Fußgänger ...) dadurch nicht gefährdet sind!

Wegerechte besagen z.B., dass Rettungsmittel im Einsatz Vorfahrt an jeder nicht beampelten Kreuzung haben und rote Ampeln überfahren dürfen. Wenn ein Rettungsmittel dieses Recht beanspruchen möchte, muss es dies jedoch den anderen Verkehrsteilnehmern **signalisieren**: durch **blaues Blinklicht zusammen mit Einsatzhorn.** Blaues Blinklicht allein dient laut Straßenverkehrsordnung (StVo) lediglich der Warnung und Sicherung an Einsatzstellen.

25.2.4 Medizinproduktegesetz und Medizinproduktebetreiberverordnung

Am 2. August 1994 hat der Deutsche Bundestag mit Zustimmung des Bundesrates das Gesetz über Medizinprodukte (MPG) beschlossen und damit die EG-Richtlinien 90/385 und 93/42 in nationales Recht umgesetzt. Das MPG und die Medizinproduktebetreiberverordnung (MPBetreibV) stellen den rechtlichen Rahmen für den Umgang mit Medizinprodukten dar.

An dieser Stelle sollen einige Begriffe und Bestimmungen erörtert werden, die durch das MPG und die MPBetreibV festgelegt sind.

Medizinprodukte

Definition Medizinprodukte

Medizinprodukte sind Apparate, Vorrichtungen, Instrumente und Stoffe, die
- *Krankheiten erkennen, verhüten, überwachen, behandeln oder lindern,*
- *Verletzungen oder Behinderungen erkennen, verhüten, überwachen, kompensieren oder lindern,*
- *anatomische Strukturen und physikalische Vorgänge untersuchen, ersetzen oder verändern,*
- *die Empfängnis regeln.*

Medizinprodukte sind keine pharmakologischen oder immunologischen Stoffe (vgl. § 3 Nr.1 MPG).

Es werden 3 verschiedene Arten von Medizinprodukten unterschieden:

Aktive Medizinprodukte:
- Medizinprodukte mit eigener Energiequelle
- z. B.: Defibrillator, Pupillenleuchte
- Für diese Produkte muss ein sog. **Medizinproduktebuch** geführt werden, in dem evtl. Fehlfunktionen, die regelmäßigen sicherheitstechnischen Kontrollen und die Einweisung des Personals in die Bedienung dieser Produkte festgehalten werden.

Nicht aktive Medizinprodukte:
- Medizinprodukte ohne eigene Energiequelle
- z. B.: Skalpell, Rollator

Medizinprodukte mit Messfunktion:
- können sowohl aktive als auch nicht aktive sein
- z. B.: Fieberthermometer, oszillometrisches RR-Messgerät

Anwender

Definition Anwender

Anwender sind diejenigen Personen, die das Medizinprodukt in Betrieb nehmen und anwenden (nicht zum Eigenbedarf!).

Pflichten des Anwenders:
- Anwendung des Produkts nur nach Zweckbestimmung und vorheriger Einweisung in das Produkt.
- Prüfung der Funktionsfähigkeit vor jeder Anwendung.
- Kontrolle, ob die sicherheitstechnische – und messtechnische – Kontrolle (STK und MTK) stattgefunden haben und aktuell sind. Eventuell festgestellte Widrigkeiten hierbei führen dazu, dass das Gerät sofort außer Betrieb genommen wird und der MPG-Beauftragte bzw. der Wachleiter informiert werden.
- Prüfen, ob Medizinproduktebuch und Bedienungsanweisung vorhanden und zugänglich sind.
- Prüfen, ob notwendiges Zubehör (z. B. Gurte einer Trage, EKG-Kabel am Defibrillator) vorhanden, zugelassen und funktionstüchtig ist.

Betreiber

Definition Betreiber

Betreiber sind diejenigen Personen, die im Besitz des Medizinproduktes sind und die tatsächliche Sachherrschaft innehaben. Der Bertreiber ist nicht zwingend dem Eigentümer gleichzusetzen.

Der Betreiber eines Medizinprodukts ist z. B. der Leiter des Rettungsdienstbereiches, der Eigentümer ist jedoch der Landkreis, die kreisfreie Stadt oder die Hilfsorganisation, die mit der Durchführung des Rettungsdienstes (S. 30) beauftragt ist.

Pflichten des Betreibers:
- Prüfen, ob es eine Funktionskontrolle und Ersteinweisung durch den Hersteller stattgefunden hat und ob dies im Produktebuch dokumentiert ist, d. h., der Betreiber oder eine von ihm beauftragte Person (MPG-Beauftragter) muss vor Inbetriebnahme des jeweiligen Medizinprodukts vom Hersteller in das Produkt eingewiesen werden.
- Prüfen der fachlichen Kompetenz des Personals, die für die Anwendung notwendig ist.
- Einweisung des Personals durch Hersteller bzw. durch eine beauftragte Person, die durch Hersteller eingewiesen ist (MPG-Beauftragter).
- Einhalten der Fristen für sicherheitstechnische und messtechnische Kontrolle (STK und MTK).
- Einhalten der Zweckbestimmung des Medizinproduktes.
- Ein Medizinproduktebuch führen, falls es sich um ein sog. **aktives Medizinprodukt** handelt. Das Medizinproduktebuch wird dem Betreiber durch den Hersteller übergeben.

RETTEN TO GO

Medizinprodukte

Dies sind u. a. Apparate, Instrumente und Stoffe, die Krankheiten, Verletzungen oder Behinderungen erkennen, verhüten, überwachen, behandeln oder lindern. Medizinprodukte sind aktiv oder nicht aktiv (eigene Energiequelle, wie ein Defibrillator, oder keine, wie ein Skalpell) und/oder haben eine Messfunktion (z. B. Fieberthermoter). Pharmakologische oder immunologische Stoffe sind keine Medizinprodukte.

Den Umgang mit Medizinprodukten regeln das **Medizinproduktegesetz (MPG)** und die **Medizinproduktebetreiberverordnung (MPBetreibV)**. Hierzu gehören u. a. die sachgerechte Wartung und der sachgerechte Einsatz von Medizinprodukten durch entsprechend qualifiziertes Personal.

Die Gesetze gelten für Anwender wie für Betreiber von Medizinprodukten. **Anwender** sind diejenigen, die ein MP tatsächlich in Betrieb nehmen und benutzen (also z. B. ein RS, der einen Defibrillator einsetzt), **Betreiber** sind diejenigen, die das jeweilige MP verwalten. Der Betreiber muss nicht der Eigentümer sein. Eigentümer könnte z. B. das DRK sein, Betreiber aber der Leiter eines Rettungsdienstbereiches.

25.3 Grundlagen des Qualitätsmanagements

25.3.1 Bewertungskriterien

Wie viele andere Unternehmen aus verschiedenen Sektoren ist auch der Rettungsdienstbetrieb daran interessiert, die Qualität seiner Arbeit zu prüfen, zu erhalten und ggf. zu verbessern. Da es sich jedoch um Arbeit von Menschen an Menschen handelt, ist die Prüfbarkeit der Qualität erschwert. Schließlich gibt es kein maschinelles, mit Zahlen arbeitendes Messinstrument für die nachfolgend aufgelisteten Aufgaben des Rettungsdienstes:

- Notfallrettung
- Krankentransport
- Intensivtransport
- Luftrettung
- Blut- und Organtransport
- Wasserrettung

Um die Qualität der rettungsdienstlichen Arbeiten bewertet zu können, beurteilt man sie nach folgenden Kriterien:

- fachlich kompetent und bedarfsgerecht
- zeitnah (Einhalten der Hilfsfristen (S. 30)!)
- zweckmäßig
- wirtschaftlich
- dauerhaft
- flächendeckend

In jedem Rettungsdienstbereich sorgen Mitglieder des Qualitätsmanagements dafür, dass diese Kriterien ausführlich formuliert, den Mitarbeitern kommuniziert und entsprechend überprüft werden.

25.3.2 Qualitätsstandards und Qualitätskontrolle

Qualitätsmanagement ist nur möglich, wenn man sich auf bestimmte Standards einigt, die dann für alle im Rettungsdienst Tätigen verbindlich sind. Dazu gehören u. a. standardisierte Arbeitsabläufe (z. B.: vorgeschriebene regelmäßige Überprüfung der Arbeitsmaterialien auf Vollständigkeit und Funktion) oder eine standardisierte Ausstattung von Rettungswagen (ein KTW z. B. verfügt überall in Deutschland über eine ganz bestimmte Ausstattung). Nur, wenn es solche allgemeingültigen Qualitätsstandards gibt, ist es möglich, in regelmäßigen Abständen zu kontrollieren, ob sie auch von allen eingehalten werden (Qualitätskontrolle) und evtl. Mängel bei der Versorgung von Patienten im Rettungsdienst nach und nach zu beseitigen oder überhaupt erst aufzudecken. Der Rettungsdienst orientiert sich hinsichtlich der Qualitätsstandards an der **europäischen Normenreihe DIN-EN-ISO-9 000** (momentan gilt die Norm ISO 9 001 aus dem Jahr 2008).

Das Qualitätsmanagement gliedert sich in die nachfolgend beschriebenen **Subtypen**.

- **Strukturqualität:**
  - Qualifikation, Kompetenz, Anzahl des zur Verfügung stehenden Personals
  - technisch einheitliche Voraussetzungen der Rettungsmittel des jeweiligen Rettungsdienstbereiches
  - bestimmte bauliche Voraussetzungen der Rettungswachen des jeweiligen Rettungsdienstbereiches
  - Standorte der Rettungswachen, z. B. um Hilfsfristen (S. 30) gerecht zu werden.

- **Prozessqualität:**
  - Versorgungs- und Behandlungsstandards (z. B. Algorithmen zur Reanimation)
  - Abläufe der Dienstplanung (z. B. wann der Dienstplan den Mitarbeitern vorliegen muss)
  - Abläufe der Leistungserfassung (z. B. jährliche Abnahme der Reanimationskenntnisse durch den ärztlichen Leiter „Rettungsdienst")
  - Führungsabläufe (Wer ist Ansprechpartner für welches Problem während der Arbeit i. S. eines Organigramms)
  - Qualifizierungsverfahren
  - Abläufe zur Behebung von Störungen
  - Beschwerdemanagement
  - Fehlermanagement.

- **Ergebnisqualität:**
  - Ergebnis der Patientenversorgung, z. B. durch Auswertung von Reanimations- oder Traumaregistern
  - subjektive Eindrücke der Patienten/Angehörigen.

25.3.3 Der PDCA-Zyklus

Die Grundlage des Qualitätsmanagements und des Problemlösungsprozesses ist der PDCA (**P**lan-**D**o-**C**heck-**A**ct)-Zyklus, der auf den Mathematiker William Edwards Deming (1900–1993) zurückgeht (▶ Abb. 25.2):

- **Plan:** Führe eine Ist-Analyse der Situation durch und suche nach Ursachen für Probleme im Arbeitsablauf und nach Informationen für eine Optimierung der Situation.
- **Do:** Präsentiere den Plan allen relevanten Parteien und setze die im QM-Handbuch beschriebene Maßnahme um.
- **Check:** Evaluiere die Maßnahme, erhebe Ergebnisse und prüfe, ob die Maßnahme zum Erfolg geführt hat.
- **Act:** Reflektiere die Maßnahme. Bei Erfolg standardisiere sie, bei ausbleibendem Erfolg, fange wieder bei „Plan" an.

Durch sog. **interne** oder **externe Audits** (Untersuchungsverfahren zum Soll-Ist-Abgleich) werden die Maßnahme auf Erfolg oder Misserfolg geprüft. Diese Audits werden durch Prüfer aus dem Unternehmen (intern) oder von anderweitigen Qualitätsfachgesellschaften (extern) durchgeführt. Sämtliche qualitätsverbessernde bzw. erhaltende Maßnahmen sind in den jeweiligen QM-Handbüchern festgehalten.

Abb. 25.2 PDCA-Zyklus.

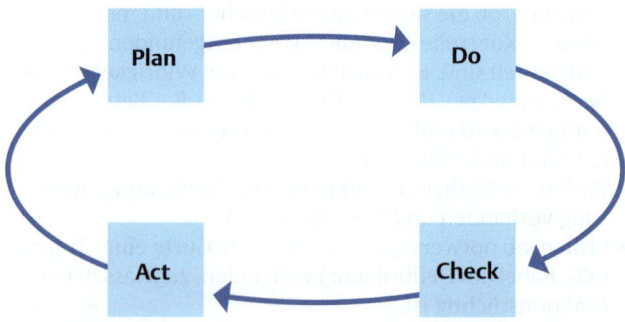

Der sog. PDCA-Zyklus ist ein Instrument des Qualitätsmanagements. Er lässt sich beliebig oft wiederholen und führt so zur Qualitätssteigerung.

RETTEN TO GO

Qualitätsmangement

Qualitätsmanagement setzt **Qualitätsstandards** voraus, wie standardisierte Arbeitsabläufe (z. B.: regelmäßige Überprüfung der Arbeitsmaterialien auf Vollständigkeit und Funktion) oder eine standardisierte Ausstattung von Rettungswagen (ein KTW z. B. verfügt überall in Deutschland über eine ganz bestimmte Ausstattung). Der Rettungsdienst orientiert sich hinsichtlich der Qualitätsstandards an der **europäischen Normenreihe DIN-EN-ISO-9 000**.

Regelmäßige **Qualitätskontrollen** stellen sicher, dass die Qualitätsstandards von allen eingehalten bzw. evtl. Mängel bei der Versorgung von Patienten im Rettungsdienst behoben werden.

Die **Grundlage des Qualitätsmanagements** und des Problemlösungsprozesses ist der **PDCA**(= **P**lan-**D**o-**C**heck-**A**ct)-**Zyklus**, der beliebig oft wiederholt werden kann. Er beginnt mit einer genauen Analyse des Ist-Zustands und endet damit, eine Maßnahme, die sich als erfolgreich erwiesen hat, zu standardisieren oder zu verwerfen und erneut bei „Plan" anzufangen.

26 Dokumentation im Rettungsdienst

26.1 Stellenwert der Dokumentation

Die Dokumentation im Rettungsdienst ist mehr als der reine Nachweis der getroffenen Maßnahmen. Sie dient der weiterbehandelnden Einrichtung als Indiz für die erste Beurteilung des Patienten, ist Grundlage für die Einsatzabrechnung und kann zu einer Qualitätssicherung im Rettungsdienst führen.

26.2 Rechtliche Grundlagen

Sozialgesetzbuch • Rettungsdienstliche Leistungen sind derzeit (Stand Ende 2016) nach dem Sozialgesetzbuch Fünftes Buch (SGB V) noch als reine Transportleistung beschrieben. Im Selbstverständnis der am Rettungsdienst beteiligten Personen werden sie jedoch aufgrund der steigenden Komplexität und der immer weitergehenden Ausbildung des Rettungsdienst-Personals als medizinische Leistung bewertet. Die lückenlose und auswertbare Dokumentation nimmt daher einen ebenso wichtigen Stellenwert ein wie die Patientenversorgung selbst.

Berufsordnung für Ärzte • Die Dokumentationspflicht der Ärzte wird in der (Muster-)Berufsordnung für die in Deutschland tätigen Ärztinnen und Ärzte näher beschrieben.

Bürgerliches Gesetzbuch (BGB) • Grundlage für die Dokumentationspflicht aller Behandelnden, folglich auch des nichtärztlichen Personals, bildet bereits das Bürgerliche Gesetzbuch. Hier wird im sog. Patientenrechtegesetz unter §630f „Dokumentation der Behandlung" der rechtliche Rahmen definiert und die notwendigen Maßnahmen beschrieben. §630f Absatz 1 besagt:

„Der Behandelnde ist verpflichtet, zum Zweck der Dokumentation in unmittelbarem zeitlichen Zusammenhang mit der Behandlung eine Patientenakte in Papierform oder elektronisch zu führen. Berichtigungen und Änderungen von Eintragungen in der Patientenakte sind nur zulässig, wenn neben dem ursprünglichen Inhalt erkennbar bleibt, wann sie vorgenommen worden sind. Dies ist auch für elektronisch geführte Patientenakten sicherzustellen."

Darüber hinaus führt das Patientenrechtegesetz unter §630h die „Beweislast bei Haftung für Behandlungs- und Aufklärungsfehler" auf. Hier wird deutlich, dass eine nicht dokumentierte Maßnahme als nicht durchgeführt gilt bzw. die Beweislast beim Behandelnden liegt. Bei einem möglichen Rechtsstreit muss dieser nachweisen, dass eine Maßnahme durchgeführt wurde, auch wenn diese nicht dokumentiert ist. Gelingt ihm dies nicht, kann er das Verfahren ggf. alleine aufgrund der unvollständigen Dokumentation verlieren, ohne einen Behandlungsfehler begangen zu haben.

Rettungsdienstgesetze • In den einzelnen Rettungsdienstgesetzen der Länder wird das Thema Dokumentation ebenfalls benannt. Hier gibt es jedoch mitunter starke Unterschiede.

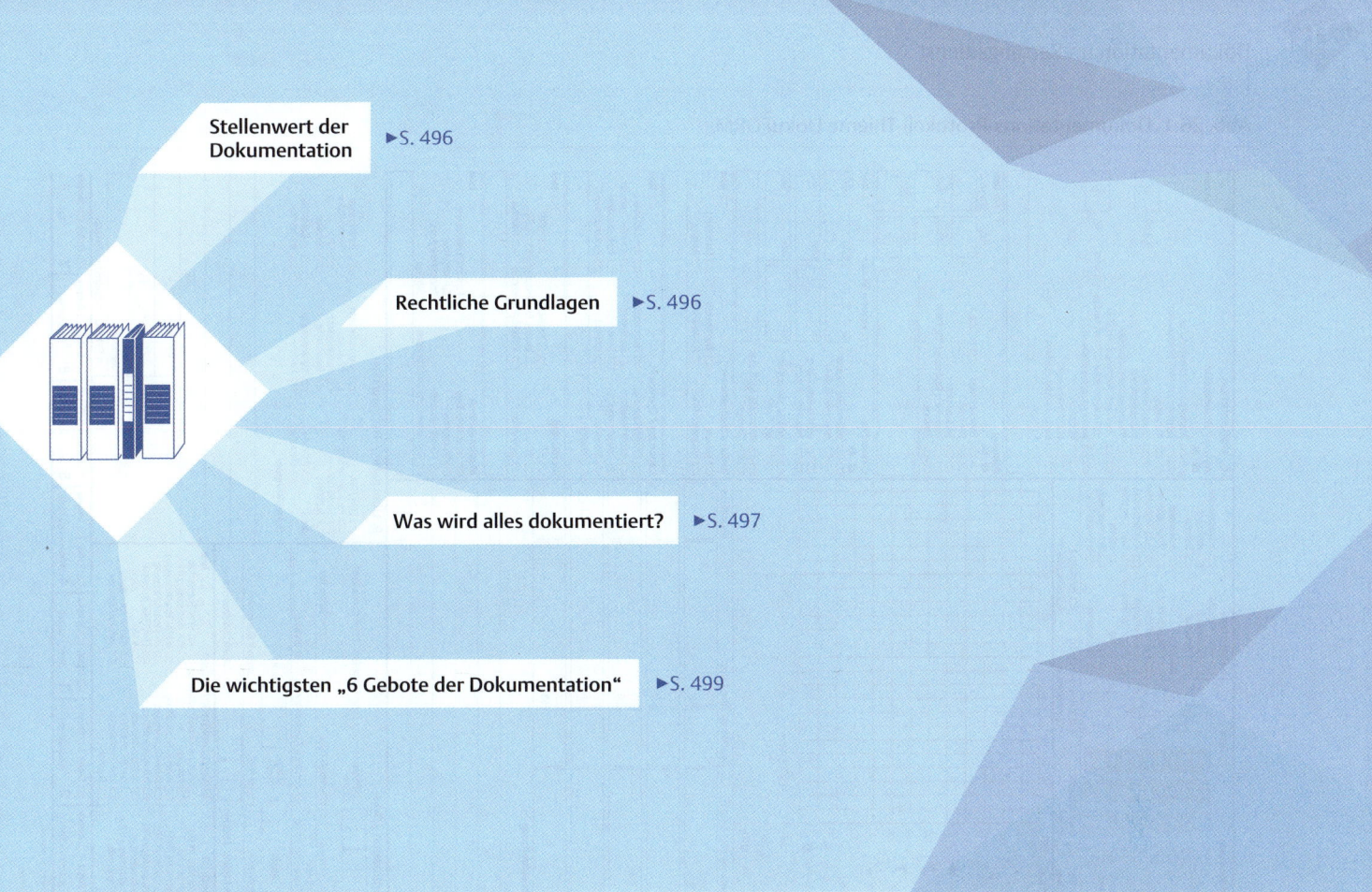

! *Merken* **Landesrettungsdienstgesetz**

Aufgrund länderspezifischer Unterschiede sollte sich jeder Rettungsdienstmitarbeiter mit dem für ihn relevanten Landesrettungsdienstgesetz auseinandersetzen, um die örtlichen Besonderheiten zu kennen.

Datenschutzgesetze • Darüber hinaus gelten die rechtlichen Rahmenbedingungen, die sich aus dem Bundesdatenschutzgesetz und den Datenschutzgesetzen der Länder ergeben.

26.3 Was wird alles dokumentiert?

Welche Daten im Rettungsdienst erfasst werden sollen, wird ebenfalls im §630f Absatz 2 BGB und den Rettungsdienstgesetzen der Länder näher beschrieben. Nach aktuellem wissenschaftlichem Stand bildet der sog. „Minimale Notarztdatensatz" (MIND) von der Deutschen Interdisziplinären Vereinigung für Intensiv- und Notfallmedizin (DIVI) die Grundlage der zu erhebenden Daten. Im Juli 2015 ist der MIND 3.1 Datensatz erschienen. Um den aktuellen Anforderungen, auch im Hinblick auf das Notfallsanitätergesetz (NotSanG) zu entsprechen, wurde der MIND 3 Datensatz aus dem Jahr 2013 angepasst.

Die ► Abb. 26.1 zeigt ein Protokoll der Firma Thieme DokuFORM GmbH auf MIND 3.1 Basis, das seit 2016 erhältlich ist. In ► Tab. 26.1 sind die im Protokoll genannten Punkte näher erläutert.

Elektronische Datenerfassung • Neben der papierbasierten Dokumentation ist auch die elektronische Datenerfassung möglich. Von der reinen Tablet-Variante auf verschiedenen Endgeräten über den digitalen Stift bis hin zu hybriden Lösungsansätzen gibt es ein breites Spektrum von Möglichkeiten und auch hier wird die Technologisierung weiter voranschreiten (► Abb. 26.2). Um den aktuellen Anforderungen gerecht zu werden, gibt es bereits jetzt Möglichkeiten der **rechtssicheren digitalen Datenerhebung**. Dabei spielen neben dem BGB, den Rettungsdienstgesetzen und den Datenschutzgesetzen auch das Medizinproduktegesetz, verschiedene Normen (z. B. die DIN EN 1789 zum Thema Ladungssicherung oder Technische Richtlinien, wie die BSI-TR-03 125 „Beweiswerterhaltung kryptografisch signierter Dokumente") zum Thema Archivierung ein entscheidende Rolle.

Abb. 26.1 Dokumentations-Protokoll Thieme DokuFORM.

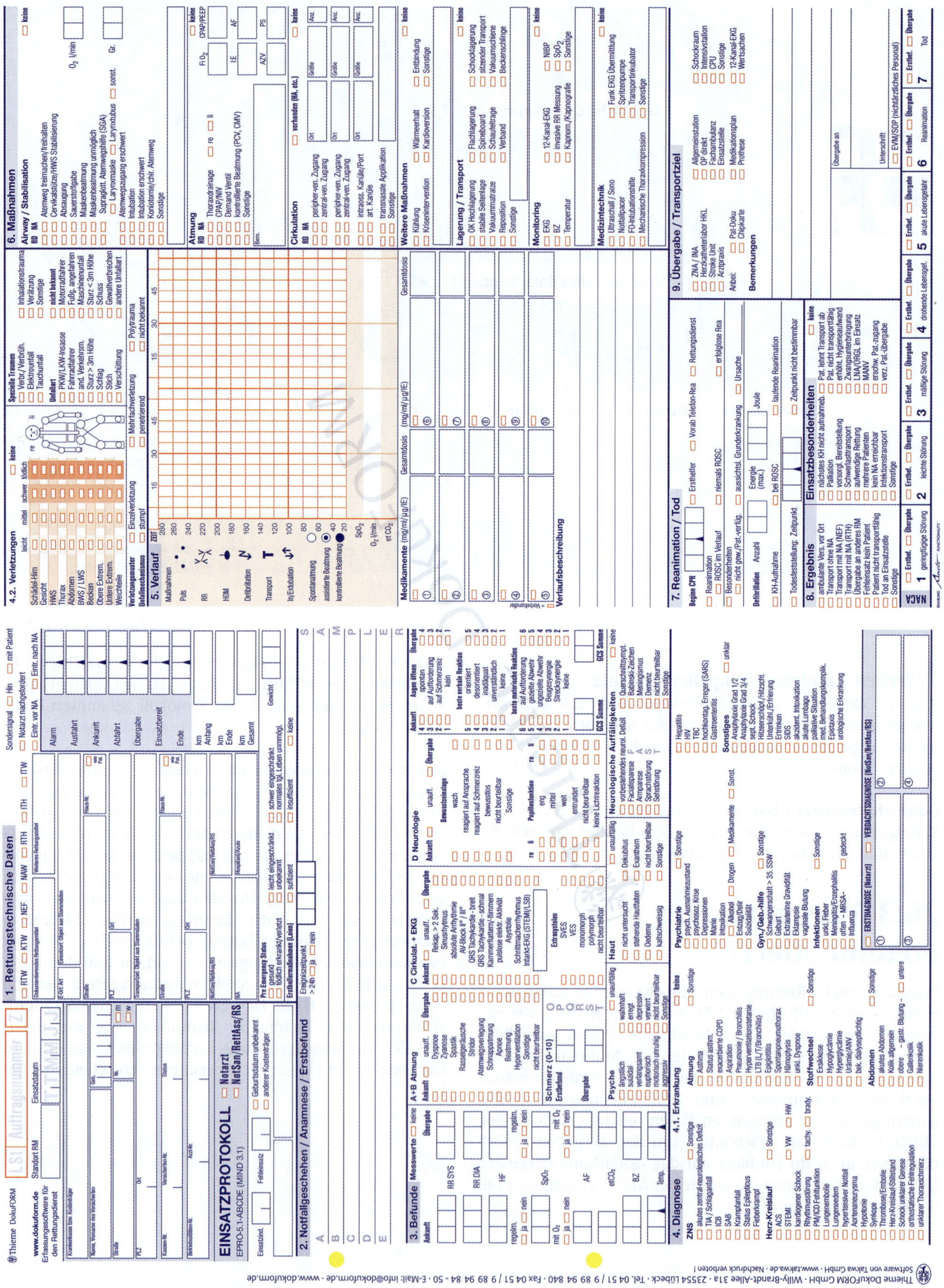

Tab. 26.1 Im Einsatzprotokoll relevante Punkte

Punkt im Protokoll	Rubrik	Details
	Patienten-/Stammdaten	Name, Adresse, Krankenkasse/Kostenträger
Punkt 1	Rettungstechnische Daten	Rettungsmittel, Einsatzort, Zeiten
Punkt 2	Notfallgeschehen, Anamnese, Erstbefund	Beschwerdebeginn, Unfallzeitpunkt, ABCDE-Schema, SAMPLER-Schema
Punkt 3	Befunde	Neurologie (GCS-Score), Messwerte (RR, HF, Temperatur, BZ, AF, SpO_2, O_2, $etCO_2$), EKG, Atmung, psychischer Zustand, Haut, OPQRST-Schema, FAST
Punkt 4	Diagnose	• Erkrankungen (ZNS, Herz/Kreislauf, Atmung, Stoffwechsel, Abdomen, Psychiatrie, Gyn./Geb.-Hilfe, Infektionen, Sonstiges) • Verletzungen
Punkt 5	Verlaufsbeschreibung	inkl. Medikamentengabe
Punkt 6	Maßnahmen	Airway/Atmung/Beatmung, Herz/Kreislauf, Spezielle Maßnahmen, Monitoring, Medizintechnik, Lagerungs-/Rettungstechnik
Punkt 7	Reanimation/Tod	vermutete Ursache, Informationen zur Durchführung
Punkt 8	Ergebnis	RD-Versorgung, NACA-Score, Zielklinik, Einsatzbesonderheiten, Einsatzart
Punkt 9	Übergabe, Transportziel	Messwerte (GCS, RR, HF, Temperatur, BZ, AF, SpO_2, $etCO_2$), EKG, Atmung, psychischer Zustand, Verlauf, Hausarzt, EVM/SOP

Abb. 26.2 Elektronische Datenerfassung.

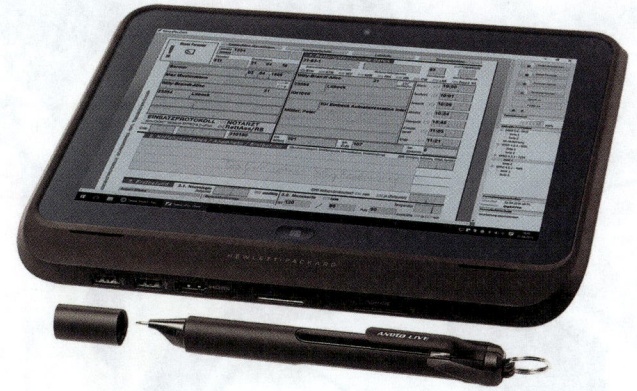

Vorne ePen, hinten Tablet-Lösung.

26.4 Die wichtigsten „6 Gebote der Dokumentation"

! Merken Dokumentation

Die Dokumentation wird oft als lästiges Beiwerk für die Abrechnung der Einsätze gesehen, doch mit einer lückenlosen und vollständigen Dokumentation helfen Sie dem Patienten, die optimale Versorgung zu bekommen, der weiterbehandelnden Einrichtung ein Gesamtbild der Situation darzustellen, und Ihnen persönlich, um bei Rückfragen adäquat antworten zu können.

- **Den vorgefundenen Ort/die Situation erfassen!** Neben den Patienten- und einsatztaktischen Daten gehört die vorgefundene Situation in die Beschreibung eines Datensatzes. Nur wer vor Ort war, kann wiedergeben, was vorgefunden wurde.
- **Notfallprotokolle benutzen!** Vordefinierte Vorlagen können helfen, der weiterbehandelnden Einrichtung einen Gesamtüberblick zu geben. Notfallprotokolle helfen dabei, einen vollständigen Datensatz zu bekommen.
- **Alle Maßnahmen dokumentieren!** Jeder Behandelnde ist zur Dokumentation verpflichtet. Alle getroffenen Maßnahmen müssen aufgeführt werden.
- **Auch die digitale Dokumentation muss rechtlich sauber erfolgen!** Digitale Erfassungssysteme können die Dokumentation unterstützen. Auf die Erfüllung von Gesetzen, Normen und Richtlinien muss geachtet werden.
- **Notfallprotokoll sorgfältig ausfüllen!** Das Protokoll muss gewissenhaft ausgefüllt werden. Erhobene Daten werden oft ausgewertet, um eine Qualitätssteigerung im Rettungsdienst zu ermöglichen.
- **Notfallprotokoll vollständig ausfüllen!** Ihre Protokolle werden mind. 10 Jahre archiviert. Der Datensatz muss vollständig ausgefüllt werden, um den Einzelfall auch zu einem späteren Zeitpunkt nachvollziehen zu können.

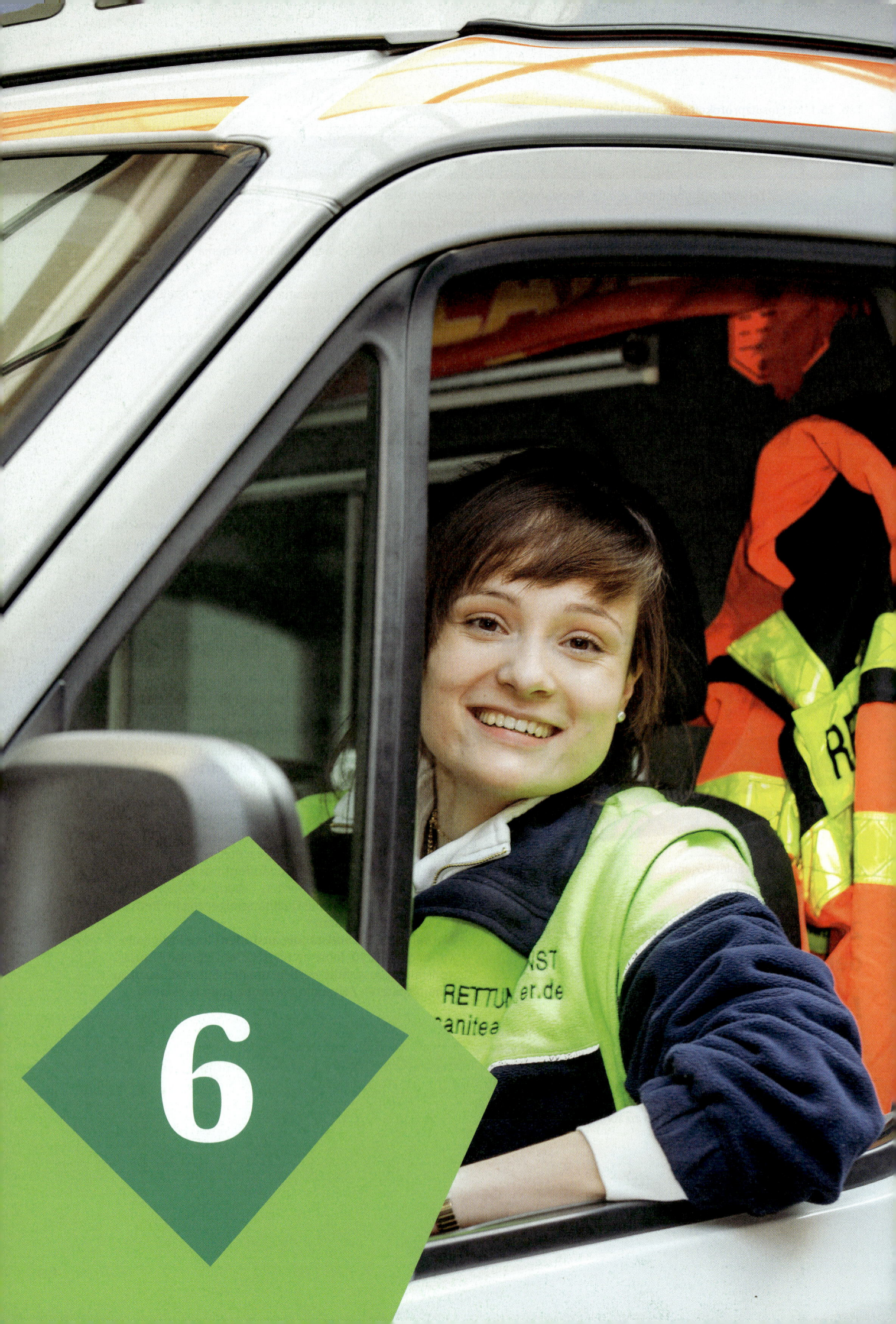

6

Interessantes zum Schluss

27 Orientierungshilfen, Begriffe, Abkürzungen, Größen und Einheiten

27.1 Orientierungshilfen am menschlichen Körper

Zur Orientierung am menschlichen Körper sollte man die **Körperachsen** und **-ebenen** kennen (▶ Abb. 27.1).

Körperachsen (es gibt 3 Hauptachsen)
- **Longitudinalachse** = Längsachse: von oben nach unten und umgekehrt.
- **Transversalachse** = Querachse: von rechts nach links und umgekehrt.
- **Sagittalachse** = Pfeilachse: von vorn nach hinten und gekehrt.

Körperebenen (es gibt 3 Hauptebenen)
- **Frontalebene:** Ebene, die entsteht, wenn man sich die flache Hand vor die Augen hält.
- **Transversalebene:** Ebene, die entsteht, wenn man die Hand waagerecht an die Stirn legt.
- **Sagittalebene:** Ebene, die entsteht, wenn man die senkrecht gehaltene Hand zwischen den Augen auf die Nase legt. Die Ebene kann auch rechts und links von der Mitte durch den Körper gehen. Befindet sie sich genau in der Mitte des Körpers, spricht man von der Medianebene.

Abb. 27.1 Achsen und Ebenen.

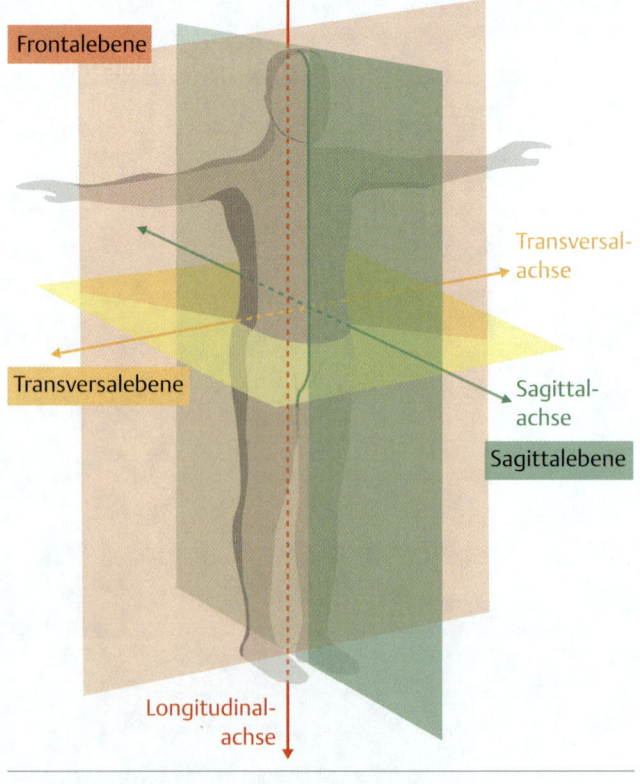

Aus: I care – Anatomie und Physiologie. Thieme; 2015

Richtungsangaben • Um Richtungen zu bezeichnen, gibt es in der anatomischen Terminologie konkrete Begriffe (▶ Abb. 27.2).

- **Longitudinalebene:**
  - kranial (von cranium = Schädel): nach oben (kopfwärts).
  - superior: obenliegend.
  - kaudal (von cauda = Schwanz): nach unten (steiß- bzw. fußwärts).
  - inferior: untenliegend.
- **Sagittalebene:**
  - anterior oder ventral (von ventrum = Bauch): vorne (zur Bauchseite hin).
  - posterior oder dorsal (von dorsum = Rücken): hinten (zum Rücken hin).
  - frontal: zur Stirn hin.
  - okzipital: zum Hinterhaupt hin.
  - volar/palmar: zur Handfläche hin.
  - plantar: zur Fußsohle hin.
- **Transversalebene:**
  - sinister: links.
  - dexter: rechts.
  - lateral: außen.
  - medial: zur Mitte hin.
  - median: in der Körpermitte.
  - tibial: zum Schienbein hin (am Unterschenkel).
  - fibular: zum Wadenbein hin (am Unterschenkel).
  - radial: zur Speiche hin (an der Hand bzw. am Unterarm).
  - ulnar: zur Elle hin (an der Hand bzw. am Unterarm).

27.2 Wichtige medizinische Begriffe und Silben

Abb. 27.2 Richtungsangaben.

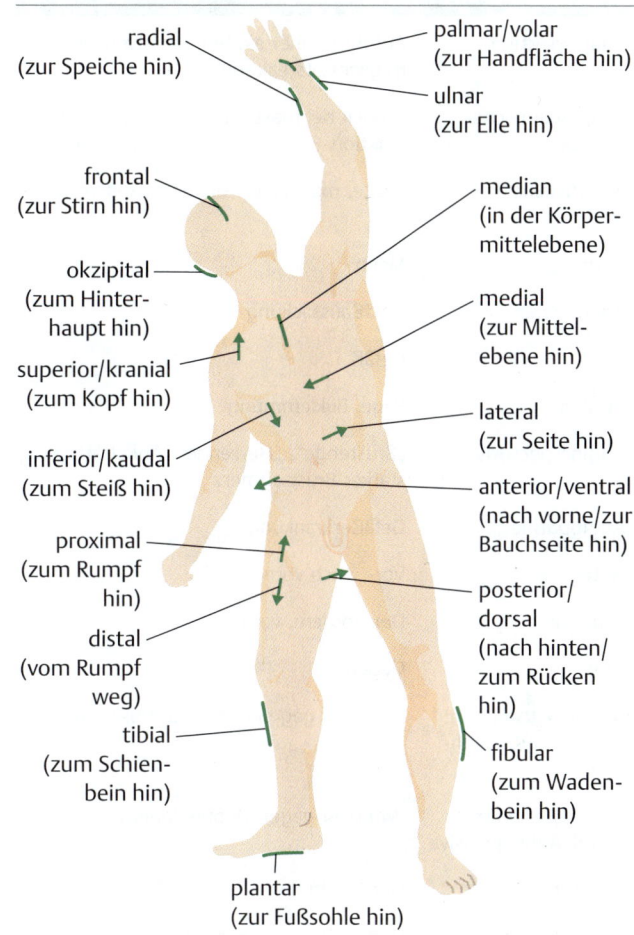

- radial (zur Speiche hin)
- palmar/volar (zur Handfläche hin)
- ulnar (zur Elle hin)
- frontal (zur Stirn hin)
- median (in der Körpermittelebene)
- okzipital (zum Hinterhaupt hin)
- medial (zur Mittelebene hin)
- superior/kranial (zum Kopf hin)
- lateral (zur Seite hin)
- inferior/kaudal (zum Steiß hin)
- anterior/ventral (nach vorne/zur Bauchseite hin)
- proximal (zum Rumpf hin)
- posterior/dorsal (nach hinten/zum Rücken hin)
- distal (vom Rumpf weg)
- tibial (zum Schienbein hin)
- fibular (zum Wadenbein hin)
- plantar (zur Fußsohle hin)

Aus: I care – Anatomie und Physiologie. Thieme; 2015

Tab. 27.1 Wichtige medizinische Begriffe und Silben

Begriff, Abkürzung	Bezeichnung bzw. Bedeutung
A.; Plural: Aa.	A. = Arteria (Arterie); Aa. = Arteriae (Arterien)
Abdomen	Bauch (Bauchhöhle)
Abdominal	Im Bauchraum oder zum Bauchraum gehörend
Abort	Vorzeitige Beendigung einer Schwangerschaft
Absence	Kurzzeitige Bewusstseinsstörung
Abszess	Eiter-Ansammlung in neu gebildetem Hohlraum
Abusus	Missbrauch
Adhäsion	Haftungskraft
Adipositas	Übergewicht, Fettleibigkeit
Adnex	Anhangsgebilde
Adnexitis	Entzündung von Eileiter und/oder Eierstock (Adnexe)
Aerob	Abhängig von der Verfügbarkeit von Sauerstoff
Akren	Vom Rumpf am weitesten entfernten Körperteile (z. B. Hände/Finger, Füße/Zehen, Nase)

Begriff, Abkürzung	Bezeichnung bzw. Bedeutung
Akutes Nierenversagen	Plötzlicher teilweiser oder kompletter Ausfall der Nierenfunktion
Akzidentell	Zufällig, unwesentlich
Albumin	Bluteiweißstoff
-algie, -odynie	Schmerz
Alveole	Lungenbläschen
Amnesie	Gedächtnis-/Erinnerungsstörung
Amputat	Abgetrenntes Körperteil
Amputation	Abtrennung einer Gliedmaße
An-	Fehlen von
Anaerob	Unabhängig von der Verfügbarkeit von Sauerstoff
Analgesie	Schmerzausschaltung
Analgetikum; Plural: Analgetika	Schmerzmittel
Analgosedierung	Kombination aus Schmerzreduktion und Dämpfung/Beruhigung
Anamnese	Systematische Befragung zur Erfassung des Gesundheitszustands

Begriff, Abkürzung	Bezeichnung bzw. Bedeutung
Anaphylaktisch	Auf Basis einer akuten, massiven Unverträglichkeitsreaktion
Anaphylaktischer Schock	Schock bei massiver Unverträglichkeitsreaktion
Anaphylaxie	Akute, massive Unverträglichkeitsreaktion
Andr-	Mann
Aneurysma	Gefäßaussackung
Angi-	Gefäß
Angina	Enge, Beklemmung
Angina pectoris	„Brustenge", „Herzenge", Anfallsartiger starker Brustschmerz
Angiopathie	Gefäßerkrankung
Ante-	Vor-, nach vorn
Anterior	Der Vordere, vorne
Anti-	Gegen
Antiarrhythmikum; Plural: Antiarrhythmika	Wirkstoff gegen Herzrhythmusstörungen
Antidepressivum; Plural: Antidepressiva	Wirkstoff gegen Depressionen
Antidot	Gegenmittel
Antihistaminikum; Plural: Antihistaminika	Wirkstoff gegen durch Histamin ausgelöste allergische Reaktion
Antihypertensivum; Plural: Antihypertensiva	Wirkstoff gegen Bluthochdruck
Antikonvulsivum; Plural: Antikonvulsiva	Wirkstoff gegen Krampanfälle
Antipyretikum; Plural: Antipyretika	Wirkstoff gegen Fieber
Antisepsis	Maßnahmen zur Reduzierung infektiöser Keime
Anurie	Ausscheidung von weniger als 100 ml Urin/Tag
Anus	Darmausgang, After
Anus praeter	Künstlicher Darmausgang
Aorta	Hauptschlagader
Aorta abdominalis	Bauch-Abschnitt der Hauptschlagader
Aorta ascendens	Aufsteigender Teil der Hauptschlagader
Aorta descendens	Absteigender Teil der Hauptschlagader
Aortenaneurysma	Krankhafte Erweiterung der Hauptschlagader
Aortendissektion	Aufspaltung der Wandschichten der Aorta
Apathie	Teilnahmslosigkeit

Begriff, Abkürzung	Bezeichnung bzw. Bedeutung
Apex	Spitze
Apicalis	Zur Spitze gehörend (spitzenwärts)
Apnoe	Atemstillstand
Apoplex, Apoplektischer Insult	Schlaganfall
Appendix vermiformis	Wurmfortsatz des Blinddarms
Appendizitis	Entzündung des Wurmfortsatzes des Blinddarms
Applikation	Verabreichung
Arachnoidea	Spinnwebenhaut (mittlere Hirnhaut)
Arcus	Bogen
Arcus aortae	Aortenbogen
Arrhythmie	Rhythmusstörung, Unregelmäßigkeit
Art.; Plural: Artt.	Art. = Articulatio (Gelenk); Artt. = Articulationes (Gelenke)
Arteria (A.); Plural: Arteriae (Aa.)	Arterie, Schlagader
Arteria brachialis	Oberarmschlagader
Arteria carotis	Halsschlagader
Arteria coronaria dextra/sinistra	Rechte/linke Herzkranzarterie
Arteria dorsalis pedis	Fußrückenarterie
Arteria iliaca	Beckenschlagader/Leistenschlagader
Arteria meningea media	Mittlere Hirnhautarterie
Arteria poplitea	Kniekehlenarterie
Arteria pulmonalis	Lungenarterie
Arteria radialis	Speichenschlagader
Arteria subclavia	Schlüsselbeinarterie
Arteria tibialis posterior	Hintere Schienbeinschlagader
Arteriola; Plural: Arteriolae	Schlagäderchen
Arteriosklerose	Verhärtung der Schlagadern („Arterienverkalkung")
Articulatio; Plural: Articulationes	Gelenk
Ascendens	Aufsteigend
Asepsis	Arbeitsweise zum Schutz vor potenziell infektiösen Bakterien, Viren oder Pilzen
Aspiration	Anatmung von körpereigenem oder -fremdem Material („Verschlucken")
Asservierung	Sicherstellung und Aufbewahrung

Begriff, Abkürzung	Bezeichnung bzw. Bedeutung
Assistiert	Unterstützend
Asystolie	Herzstillstand mit fehlender elektrischer Aktivität des Herzens
Atelektase	Unbelüfteter Lungenabschnitt aufgrund kollabierter Lungenbläschen
Atherosklerose	Verhärtung der Schlagadern („Arterienverkalkung")
Atlanto-okzipitales Gelenk	Gelenk zwischen erstem Halswirbel und Hinterhaupt
Atlas	1. Halswirbel
Atonie	Schlaffheit
-atresie	Angeborener oder erworbener Verschluss
Atrioventrikularknoten (AV-Knoten)	Dem Sinusknoten nachgeschaltetes Schrittmacherzentrum und somit Teil der Erregungsbildung des Herzens
Atrium; Plural: Atria	Vorhof
Auskultation	Basistechnik der körperlichen Untersuchung: Abhören (meist mit dem Stethoskop)
Autonom	Unabhängig, Beispiel: autonomes vegetatives Nervensystem
Avital	Leblos
AV-Knoten (Atrioventrikularknoten)	Dem Sinusknoten nachgeschaltetes Schrittmacherzentrum und somit Teil der Erregungsbildung des Herzens
Axialis	Auf die Achse bezogen; zum Axis gehörend
Axillar	In der Achselhöhle gelegen, zu dieser gehörig
Axis	2. Halswirbel
Axon	Fortsatz einer Nervenzelle, der elektrische Impulse weiterleitet
Azidose	Übersäuerung des Blutes mit Erniedrigung des pH-Wertes
Bakterizid	Bakterien abtötend
Barbiturat	Arzneistoff mit beruhigender und schlaffördernder Wirkung
Basalis	An der Basis gelegen
Belastungsdyspnoe	Atemnot unter normaler körperlicher Belastung
Bi-	Zweifach, zwei
Bifurkation	Gabelung
Bikuspidalklappe	Segelklappe im Herzen zwischen linkem Vorhof und linker Kammer (entspricht der MitralklappAe)
Bilirubin	Gelbliches Abbauprodukt des roten Blutfarbstoffes
Blut-Hirn-Schranke	Physiologische, selektiv durchlässige Schranke zwischen Blutkreislauf und ZNS

Begriff, Abkürzung	Bezeichnung bzw. Bedeutung
Brachium; Plural: Brachia	Arm
Brachial	Am Arm
Brachy-	Kurz
Brady-	Langsam
Bradykardie	Niedrige Herzfrequenz
Bradypnoe	Niedrige Atemfrequenz
Bronchial	An den Bronchien
Bronchien	Frühe größere Abzweigungen der Luftröhre
Bronchiolen	Späte kleinere Abzweigungen der Luftröhre
Bronchospasmolytikum	Medikament, das die Bronchien erweitert
Bronchospasmus	Verkrampfung der glatten Muskulatur und so Verengung der Bronchien
Butterfly	Kanüle mit zwei biegsamen Flügeln zur Blutentnahme
Caecum	Blinddarm
Caput; Plural: Capita	Kopf
Caput medusae	Hervortreten von venösen Gefäßen um den Bauchnabel infolge einer Erhöhung des Drucks in der Pfortader (z. B. bei Leberzirrhose)
Carriermolekül	Trägermolekül
Cartilago; Plural: Cartilagines	Knorpel
Caudalis	Richtung Steiß gelegen (schwanzwärts gelegen), unten
Cavum; Plural: Cava	Höhle
Cavum medullare	Im Innern eines Knochens gelegene Markhöhle, die das Knochenmark enthält
Cavum pelvis	Beckenhöhle
Centralis	Im Mittelpunkt liegend
Chemorezeptor	Rezeptor, der auf chemische Signale (z. B. bestimmte Moleküle) reagiert
Chronische Niereninsuffizienz	Dauerhafte Verminderung oder Ausfall der Nierenfunktion
Chymus	Nahrungsbrei
Clipping	Chirurgische Versorgung einer Gefäßaussackung mittels eines Metallclips
Colon	Dickdarm
Coma hepaticum	Koma, das bei einem Organversagen der Leber auftritt
Compliance	Therapietreue oder Kooperationsbereitschaft eines Patienten

Begriff, Abkürzung	Bezeichnung bzw. Bedeutung
Compliance, pulmonale	Dehnbarkeit der Lunge
Con-	Gemeinsam, zusammen
Contra-	Gegen
Cor	Herz
Coronar	„Kranzförmig", auf die Herzkranzgefäße (Koronargefäße) bezogen
Cor pulmonale	Vergrößerung der rechten Herzkammer als Folge einer Lungenerkrankung, die den Druck im Lungenkreislauf erhöht
Corpus luteum	Gelbkörper
Corpus uteri	Gebärmutterkörper
Cortex	Rinde
Cranialis	Zum Kopf gehörend, kopfwärts gelegen
Cranium	Schädel
Cutis	Obere Hautschicht
Dehydratation	Wasser- und/oder Elektrolytmangel des Körpers
Dekompensation	Zustand, in dem der Körper erkrankungsbedingte Probleme nicht mehr ausreichend ausgleichen kann
Delir	Bewusstseins- und Wahrnehmungsstörung
Denaturierung	Strukturveränderung von Proteinen oder DNA z. B. durch Hitze
Dendrit	Fortsatz einer Nervenzelle, der vorwiegend elektrische Signale empfängt und in Richtung des Zellkörpers weiterleitet
Dens axis	Zahnähnlicher Knochenfortsatz des 2. Halswirbels
Derma-	Haut
Dermatophyten	Fadenpilze, die eine Pilzinfektion der Haut verursachen können
Dermis	Lederhaut
Descendens	Absteigend
Desinfektion	Hygienemaßnahme zur Verhinderung einer Ausbreitung von Krankheitserregern
Dexter (-tra, -trum)	Rechts (vom Patienten aus betrachtet)
Di-	Doppelt, zwei
Diabetes mellitus	Erkrankung des Zuckerstoffwechsels
Diaphragma	Zwerchfell
Diaplanzentar	Durch die Plazenta (Mutterkuchen) hindurch
Diarrhö	Durchfall
Diastole	Aktionsphase des Herzens, in der es sich entspannt und füllt

Begriff, Abkürzung	Bezeichnung bzw. Bedeutung
Diffusion	Physikalischer Prozess, bei dem es durch die gleichmäßige Verteilung von Teilchen zu einer Durchmischung zweier Stoffe kommt
Digitus, digital	Finger; zum Finger gehörend oder mit dem Finger
Dilatation	Erweiterung, Aufweitung
Disaccharide	Zweifachzucker aus zwei miteinander verknüpften Einfachzuckern
Diskonnektion	Trennung einer Verbindung, z. B. Trennung der Infusionsleitung vom venösen Zugang
Disloziert	Verschoben, fehlgelagert
Disponibel	Verfügbar
Disposition	Anfälligkeit für bestimmte Krankheiten
Dissektion	Aufspaltung der Wandschichten arterieller Gefäße
Dissoziation	Trennung
Distal	Rumpffern, von der Körpermitte entfernt gelegen
Distorsion	Verstauchung
Distress	Schädlicher Stress
Dorsal	Hinten, zum Rücken hin gelegen, kann auch auf Hand- bzw. Fußrücken bezogen sein
Ductus; Plural: Ductus	Gang
Ductus choledochus	Hauptgallengang, mündet in den Zwölffingerdarm
Ductus hepaticus	Lebergallengang, mündet in den Hauptgallengang
Ductus pancreaticus	Ausführungsgang der Bauchspeicheldrüse
Duodenum	Zwölffingerdarm, erster Dünndarmabschnitt
Dura mater	Harte Hirnhaut
Dialyse	Blutwäsche
Dys-	Gestört, schlecht, falsch
Dyskrinie	Produktion abnormalen Schleims
Dyspnoe	Atemnot, Kurzatmigkeit
Eifollikel	Eibläschen
Eklampsie	Schwere Erkrankung von Schwangeren, die mit Krampfanfällen einhergeht
-ektomie	Operative Entfernung, herausschneiden
Elimination	Beseitigung
Embolie	Verschluss eines Blutgefäßes durch eingeschwemmtes Material

Begriff, Abkürzung	Bezeichnung bzw. Bedeutung
Embolus; Plural: Emboli	Mit dem Blut eingeschwemmtes Material (z. B. Blutgerinnsel)
Emphysem	Übermäßiges oder ungewöhnliches Vorkommen von Luft
Endobronchial	Über die Bronchien
Endogen	Von innen, im Körper selbst entstanden
Endokard	Herzinnenhaut, innerste Schicht der Herzwand
Endokarditis	Entzündung der Herzinnenhaut
Endotoxine	Bestandteile der äußeren Zellmembran bestimmter Bakterien, die eine Entzündungsreaktion hervorrufen können
Enteral	Über den Darm
Enzephalon	Gehirn
Enzephalitis	Entzündung des Gehirns
Epi-	Oben, auf
Epidermis	Oberhaut
Epididymitis	Entzündung des Nebenhodens
Epidural	Zwischen harter Hirnhaut und Schädel gelegen
Epiglottis	Kehldeckel
Epiglottitis	Entzündung des Kehldeckels
Epikard	Herzaußenhaut, äußerste Schicht der Herzwand
Epithel	Gewebe, das innere und äußere Körperoberflächen auskleidet
Erythrozyt	Rotes Blutkörperchen
Eu-	Gut
Eustress	„Guter Stress"
Ex-	Nach außen, heraus
Exanthem	Hautausschlag
Exogen	Von außen, durch äußere Einflüsse entstanden
Exposition	Ausgesetztsein
Exsikkose	Austrocknung des Körpers
Exspiration	Ausatmung
Exspiratorischer Stridor	Pfeifendes oder brummendes Atemgeräusch beim Ausatmen
Exspiratorisches Reservevolumen	Luftvolumen, das nach normaler Ausatmung noch zusätzlich forciert ausgeatmet werden kann
Extension	Streckung
Extensor	Der Strecker
Externus (-a, -um)	Außen, an der Oberfläche
Extra-	Außerhalb

Begriff, Abkürzung	Bezeichnung bzw. Bedeutung
Extrasystole	Herzschlag außerhalb des eigentlichen Herzrhythmus
Extrauteringravidität	Eine befruchtete Eizelle hat sich außerhalb der Gebärmutterhöhle eingenistet (Bsp.: Eileiterschwangerschaft)
Extrazellulärraum	Raum, der sich außerhalb der Zellen befindet
Extremitäten	Gliedmaßen
Extrinsisches Asthma	Allergisches Asthma
Fascia; Plural: Fasciae	(Muskel-)Faszie
Faszie	Derbes Bindegewebe, das verschiedene Körperstrukturen umhüllt (z. B. Muskeln)
Fäzes	Kot, Stuhl
Femoral	Am Oberschenkel
Femur	Oberschenkelknochen
Fibrillation	Spontane Zuckungen von einzelnen Muskelfasern der Skelettmuskulatur oder rasche, ungleichmäßige Herzkontraktionen (Flimmern)
Fibula	Wadenbein
Fibularis	Wadenbeinseitig gelegen, zur Fibula gehörend
Fissur	Spalte, Furche, Riss
Flexor	Der Beuger
Foetor	Übler Geruch
Foetor uraemicus	Körpergeruch nach Urin bei Patienten mit Nierenerkrankungen
Fokal	Einen Herd betreffend, von einem Herd ausgehend
Foramen; Plural: Foramina	Loch, Öffnung
Foramen magnum	„Großes Loch", bezieht sich auf die Öffnung des Schädels, durch die das verlängerte Mark tritt und in das Rückenmark übergeht
Fossa; Plural: Fossae	Grube, Vertiefung
Fraktioniert	Unterteilt
Fraktur	Knochenbruch
Frontal	Von vorne, an der Vorderseite
Frontalis	Zur Stirn gehörend
Fungizid	Pilztötend
Gangrän	Meist durch Minderdurchblutung untergegangenes Gewebe, das sich schwärzlich verfärbt (häufig am Fuß)
Gaster	Magen
Gastrointestinaltrakt	Verdauungstrakt

Begriff, Abkürzung	Bezeichnung bzw. Bedeutung
Gefäßendothel	Zellschicht, die die Gefäße von innen auskleidet
Generalisiert	Prozess, der den ganzen Körper betrifft
Genetisch	Erblich bedingt
Gestose	Schwangerschaftsbedingte Erkrankung
Glandula; Plural: Glandulae	Drüse
Glomerulonephritis	Entzündung der Nierenkörperchen
Glomerulus; Plural: Glomeruli	Nierenknäuelchen (Teil der Nierenkörperchen)
Glomus aorticum	Nervenknäuel am Aortenbogen, das bestimmte chemische Messwerte des Blutes erfasst (z. B. pH-Wert)
Glomus caroticum	Nervenknäuel an der Aufzweigung der Halsschlagader, das bestimmte chemische Messwerte des Blutes erfasst (z. B. pH-Wert)
Glukoneogenese	Fähigkeit u. a. der Leber, Traubenzucker selbst herzustellen
Glukose	Traubenzucker
Glukosurie	Vermehrte Ausscheidung von Glukose mit dem Urin (z. B. bei Diabetes mellitus)
Glykogen	Speicherform von Glukose
-grafie	Aufzeichnung
Granulozyten	Weiße Blutkörperchen, die Teil der Immunabwehr sind
Gravidität	Schwangerschaft
Gynäkomastie	Vergrößerung der Brustdrüse beim Mann
Hämatom	Bluterguss
Hämatothorax	Blutansammlung in der Brusthöhle
Hämaturie	Blut im Urin
Hämodynamik	Beschäftigt sich mit den Strömungseigenschaften des Blutes
Hämoglobin	Roter Blutfarbstoff in den Erythrozyten, ermöglicht den Sauerstofftransport
Hämolyse	Auflösung von roten Blutkörperchen
Hämorrhagischer Schock	Schockzustand ausgelöst durch starken Blutverlust (Volumenmangelschock)
Hauptbronchus	Erste Aufzweigung der Luftröhre
Hautemphysem	Luftansammlung innerhalb der Haut
Hautturgor	Hautspannung (bei Austrocknung vermindert)
Hemi-	Halb
Hemiparese	Lähmung, die nur eine Körperhälfte betrifft
Hepar	Leber

Begriff, Abkürzung	Bezeichnung bzw. Bedeutung
Hepatisch	An der Leber oder zur Leber gehörend
Herzinsuffizienz	Funktionsminderung des Herzens, Herzschwäche
Hetero-	Verschieden, anders
Histamin	Gewebshormon, spielt wichtige Rolle bei allergischen Reaktionen
Hitzesynkope	Plötzliche, kurze Bewusstlosigkeit durch Hitze
Holo-	Ganz, völlig
Homo-	Gleich
Homöostase	Aufrechterhaltung eines Gleichgewichts durch den Körper
Horizontalis	Waagerecht gelegen
Humerus	Oberarmknochen
Hydrozephalus	„Wasserkopf", krankhafte Erweiterung der Liquorräume des Gehirns
Hyper-	Über, oberhalb, (zu) viel
Hyperglykämie	Erhöhter Blutzuckerspiegel
Hyperkaliämie	Erhöhte Kaliumkonzentration im Blutserum
Hyperkapnie	Erhöhter Kohlendioxidgehalt des Blutes
Hyperkrinie	Vermehrte Schleimproduktion der Drüsen der Bronchialschleimhaut
Hypernatriämie	Erhöhte Natriumkonzentration im Blutserum
Hyperpyrexie	Sehr starkes Fieber über 41 °C durch eine Fehlregulation der Körpertemperatur
Hypertonie	Bluthochdruck
Hyperventilation	Zu tiefe und meist auch zu schnelle Atmung
Hyperventilationstetanie	Muskelkrämpfe und Missempfindungen durch eine zu tiefe und schnelle Atmung
Hypo-	Unter, unterhalb, (zu) niedrig
Hypoglykämie	Unterzuckerung, Blutglukosekonzentration ist erniedrigt
Hyponatriämie	Erniedrigte Natriumkonzentration im Blutserum
Hypothermie	Unterkühlung
Hypotonie	Niedriger Blutdruck
Hypovolämie	Verminderung der Blutmenge, die im Körper zirkuliert
Hypovolämischer Schock	Volumenmangelschock (z. B. bei starkem Blutverlust)
Hypoxämie	Erniedrigter Sauerstoffgehalt des arteriellen Blutes
Hypoxie	Mangelversorgung des ganzen Körpers oder einzelner Teile mit Sauerstoff

Begriff, Abkürzung	Bezeichnung bzw. Bedeutung
Hypoxietoleranz	Fähigkeit eines Gewebes, mit Sauerstoffmangel umzugehen
-iasis	Krankhafter Zustand
Iatrogen	Durch einen Arzt verursacht
Idiopathisch	Ohne erkennbare Ursache
Ikterus	Gelbfärbung der Haut, der Schleimhäute und der inneren Organe durch Bilirubin (Gelbsucht)
Ileum	Krummdarm, letzter Dünndarmabschnitt
Iliakal	Im Beckenraum gelegen (am Darmbein gelegen)
Iliosakralgelenk	Gelenk zwischen Darmbein und Kreuzbein
Immobilisation	Ruhigstellung
Immunsuppressivum	Medikament, das die Immunantwort des Körpers unterdrückt
Immunsystem	Abwehrsystem des Körpers
In-	Hinein, in, „Verneinung" (nicht, kein)
Indikation	Grund für den Einsatz bestimmter medizinischer Maßnahmen bei bestimmten Krankheitsbildern; bei Arzneimitteln: Anwendungsgebiet
Indisponibel	Unveräußerlich
Infektion	Ansteckung mit Krankheitserregern
Inferior	Unten, weiter unten gelegen
Inhalation	Einatmung von Gasen oder Schwebeteilchen
Inhalativ	Über die Atemwege durch Einatmung
Inkorporation	Einverleibung
Insolation	Sonnenstich
Inspiration	Einatmung
Inspiratorischer Stridor	Pfeifendes oder brummendes Atemgeräusch beim Einatmen
Inspiratorisches Reservevolumen	Luftvolumen, das nach normaler Einatmung noch zusätzlich eingeatmet werden kann
Insuffizient	Nicht ausreichend, eingeschränkt funktionsfähig
Interkostalgefäße	Blutgefäße, die am Unterrand der Rippen verlaufen
Interkostalraum	Zwischenrippenraum
Intermedius (-a, -um)	Dazwischen liegend
Internus (-a, -um)	Innen, innen gelegen
Interstitium	Zwischenraum zwischen Zellen, Geweben, Organen
Interzellularsubstanz	Substanz zwischen den Zellen

Begriff, Abkürzung	Bezeichnung bzw. Bedeutung
Intoxikation	Vergiftung
Intra-	Innerhalb
Intraabdominell	In der Bauchhöhle
Intraarteriell	In einer Arterie
Intrakraniell	Im Schädel
Intrakutan	In der Haut, in die Haut
Intramuskulär	In einem Muskel, in einen Muskel
Intraossär	In einem Knochen, in einen Knochen
Intrathorakal	In der Brusthöhle
Intrauterin	In der Gebärmutter
Intravasal	In einem Gefäß, in ein Gefäß
Intravaskulär	In einem Gefäß, in ein Gefäß
Intravenös	In einer Vene, in eine Vene
Intrazellulärraum	Raum in den Zellen
Intrazerebral	Im Gehirn
Intrinsic Asthma	Nichtallergisches Asthma
Invasiv	In den Körper eindringend
Ion	Atom oder Molekül, das elektrisch geladen ist
Ipsilateral	Auf der gleichen Seite
Irreversibel	Nicht umkehrbar
Ischämie	Minderdurchblutung
Ischurie	Akuter Harnverhalt
Isoton	Gleicher osmotischer Druck wie das Blut
-itis	Entzündung
Jejunum	Leerdarm, mittlerer Dünndarmabschnitt
Kallus	Schwiele, neu gebildetes Knochengewebe nach einem Bruch
Kalotte	Knöchernes Schädeldach
Kammerflimmern	Akut lebensbedrohliches Pumpversagen des Herzens
Kapillaren	Kleinste Blutgefäße
Kardial	Das Herz betreffend, wegen des Herzens
Kardinalsymptom	Leitsymptom
Karotissinussyndrom	Überempfindlichkeit der Blutdruckrezeptoren im Bereich der Gabelung der Halsschlagader, die zu einem verlangsamten Herzschlag bis hin zum Herzstillstand führt
Katabol	Nahrungsstoffe oder körpereigene Substanzen abbauend
Katecholamine	Körpereigene oder synthetische Stoffe, die den Sympathikus aktivieren und somit anregend auf das Herz-Kreislauf-System wirken (z. B. Adrenalin, Noradrenalin, Dobutamin)

Begriff, Abkürzung	Bezeichnung bzw. Bedeutung
Kaudal	Richtung Steiß gelegen (schwanzwärts gelegen), unten
Ketoazidose	Übersäuerung des Blutes durch eine zu hohe Konzentration von Ketonkörpern (häufig bei Diabetes mellitus Typ 1)
Ketonkörper	Saure chemische Verbindungen, die bei Kohlenhydratmangel in den Leberzellen gebildet werden
Kinine	Gewebshormone mit Einfluss u. a. auf Blutdruck und Schmerz
Klavikula	Schlüsselbein
Klonisch	Krampfhaft zuckend
Koagel	Blutpfropf
Koagulations-nekrose	Häufigste Form des Gewebeuntergangs, die vor allem eiweißreiches Gewebe betrifft (Gerinnungsnekrose)
Koitus	Geschlechtsverkehr
Kolik	Stärkste, wellenförmige Schmerzen, die durch krampfartige Kontraktionen der glatten Muskulatur z. B. von Darm, Gallenblase oder ableitenden Harnwegen ausgelöst werden
Kollabieren	Zusammenbrechen
Kollateralen	Gefäße, die einen Umgehungskreislauf ausgebildet haben (z. B. bei Verschluss des Hauptgefäßes)
Kolliquations-nekrose	Form des Gewebeuntergangs, die vor allem fettreiches Gewebe betrifft (insbesondere das Gehirn, sog. Verflüssigungsnekrose)
Kolloidal	In einer Flüssigkeit oder in einem Gas fein verteilt
Kolon	Grimmdarm, längster Teil des Dickdarms
Kolorit	Färbung
Koma	Schwerster Grad der Bewusstlosigkeit mit Ausfall der Atemfunktion
Kompression	Ausübung von Druck
Konduktion	Wärmeleitung (durch direkten Kontakt)
Koniotomie	Luftröhrenschnitt zur Schaffung eines künstlichen Zugangs zur Luftröhre in Höhe des Kehlkopfes bei akuter Erstickungsgefahr
Konjunktiva	Bindehaut des Auges
Konjunktivitis	Bindehautentzündung des Auges
Konstriktion	Zusammenschnürung, Verengung
Kontagiös	Ansteckend
Kontamination	Verunreinigung
Kontra-	Gegen

Begriff, Abkürzung	Bezeichnung bzw. Bedeutung
Kontraindikation	Faktor, der gegen eine bestimmte medizinische Maßnahme spricht (Gegenanzeige)
Kontraktion	Zusammenziehen
Kontralateral	Auf der anderen Seite
Kontrollierte Beatmung	Vollständige künstliche Beatmung durch ein Beatmungsgerät
Kontusion	Prellung
Konvektion	Wärmemitführung (z. B. über Luft oder Wasser)
Korium	Lederhaut, Dermis
Koronar	„Kranzförmig", auf die Herzkranzgefäße (Koronargefäße) bezogen
Koronararterie	Herzkranzarterie
Kortikalis	Äußere, kompakte Schicht des Knochens
Kranial	Oben, kopfwärts gelegen
Krepitation	Knistern (z. B. bei Reibung von Knochenbruchstücken aneinander)
Kristalloide Infusion	Elektrolytlösung
Laktat	Negativ geladenes Ion der Milchsäure, das als Endprodukt des Glukoseabbaus ohne Sauerstoff entsteht
Lamina; Plural: Laminae	Schicht, Blatt
Laryngoskop	Hilfsinstrument zur Betrachtung des Kehlkopfes über die Mundhöhle
Laryngospasmus	Krampfartiges Zusammenziehen der Kehlkopfmuskulatur
Larynx	Kehlkopf
Läsion	Verletzung, Schädigung
Lateral	Außen, seitlich
Letalität	„Tödlichkeit" einer Erkrankung
Leukozyt	Weißes Blutkörperchen
Lienalis	Zur Milz gehörend
Ligamentum (Lig.); Plural: Ligamenta (Ligg.)	Band
Lipid	Fett
Lipolyse	Fettabbau
Liquor	Gehirn- und Rückenmarksflüssigkeit
-loge, -iater	-facharzt
-logie, -iatrie	-heilkunde, Lehre von
Longitudinal	In Längsrichtung
Lumbal	Im Bereich der Lendenwirbelsäule (unterer Teil der Wirbelsäule)

Begriff, Abkürzung	Bezeichnung bzw. Bedeutung
Lumen	Das Innere eines Hohlraumes
Luxation	Verrenkung
Luxationsfraktur	Knochenbruch mit gleichzeitiger Verrenkung
Lyse	Auflösung
M.; Plural: Mm.	M. = Musculus (Muskel); Mm. = Musculi (Muskeln)
Makro-	Groß, lang
Makromolekül	Chemische Verbindung, die aus sehr vielen Atomen besteht
Makrophage	Fresszelle
Mal-	Störung
Mamille	Brustwarze
Manometer	Druckmessgerät
Manus; Plural: Manus	Hand
Medial	Innen, zur Mitte hin
Medianus (-a, -um)	In der Mitte liegend
Mediastinum	In der Mitte der Brusthöhle liegender Raum (enthält u. a. das Herz)
Mediator	Botenstoff, Vermittler
Medius	Der Mittlere
Medulla oblongata	Verlängertes Mark (zwischen Mittelhirn und Rückenmark)
Medulla	Mark
Medusenhaupt	Hervortreten von venösen Gefäßen um den Bauchnabel infolge einer Erhöhung des Drucks in der Pfortader (z. B. bei Leberzirrhose)
Mega-	Groß, stark
Meningismus	Schmerzhafte Nackensteifigkeit bei Erkrankungen der Hirnhäute
Meningitis	Hirnhautentzündung
Meningoenzephalo-myelitis	Entzündung der Hirnhäute, des Gehirns und des Rückenmarks
Menstruation	Regelblutung
Mesenterium	Gekröse (Verdoppelung des Bauchfells)
Metabolisch	Stoffwechselbedingt
Metabolisierung	Verstoffwechselung
Metastase	Absiedelung eines bösartigen Tumors, Tochtergeschwulst
-metrie	Messung
Mikro-	Klein
Mikrozirkulation	Durchblutung der kleinsten Gefäße, stellt Verbindung zwischen arteriellem und venösem System her

Begriff, Abkürzung	Bezeichnung bzw. Bedeutung
Mitose	Zellteilung
Mitralklappe	Segelklappe im Herzen zwischen linkem Vorhof und linker Kammer
Mono-	Allein, einzeln, ein
Monosaccharid	Einfachzucker (z. B. Glukose)
Mortalität	Sterblichkeit
Multiorganversagen	Akut lebensbedrohlicher Ausfall mehrerer Organe
Musculus; Plural: Musculi	Muskel
Myelinscheide	Fettreiche Schicht, die die Axone von Nervenzellen umgibt
Myo-	Muskel
Myokard	Herzmuskel, bildet den größten Teil der Herzwand
Myokardinfarkt	Herzinfarkt
Myoklonie	Kurze unwillkürliche Muskelzuckung
Myosin	Protein, das aktive Bewegungen innerhalb von Zellen ermöglicht (z. B. die Kontraktion der Muskelfaser)
N.; Plural: Nn.	N. = Nervus (Nerv); Nn. = Nervi (Nerven)
Nasal	Die Nase betreffend
Nasus	Nase
Nekrose	Krankhaftes Absterben einzelner Zellen bis hin zum Gewebeuntergang
Nephro	Niere
Nervus; Plural: Nervi	Nerv
Nervus vagus	Zehnter Hirnnerv, u. a. größter Nerv des Parasympathikus
Neuro-	Nerven betreffend
Neurogen	Vom Nervensystem ausgehend
Neuroglia	Gesamtheit der Zellen, die das Stützgewebe des Nervensystems bilden
Neuroleptikum; Plural: Neuroleptika	Arzneistoff, der u. a. bei Wahnvorstellungen, Halluzinationen und als Beruhigungsmittel eingesetzt wird (Antipsychotikum)
Neuron	Nervenzelle
Neuropathie	Oberbegriff für Erkrankungen der Nerven, die mit Schmerzen oder Gefühlsstörungen einhergehen können
Neurotoxisch	Giftig für das Nervensystem
Neurotransmitter	Stoffe, die Reize von einer Nervenzelle zur nächsten weitergeben
Nl.; Plural: Nll.	Nl. = Nodus lymphoideus (Lymphknoten); Nll. = Nodi lymphoidei (mehrere Lymphknoten)
Nidation	Einnistung einer befruchteten Eizelle in die Gebärmutterschleimhaut

Begriff, Abkürzung	Bezeichnung bzw. Bedeutung
Niereninsuffizienz	Verminderte Funktionsfähigkeit der Niere
Nodus; Plural: Nodi	Knoten
Nodus lymphoideus/lymphaticus; Plural: Nodi lymphoidei/lymphatici	Lymphknoten
Nonverbal	Ohne Verwendung von Sprache
Normofrequent	Mit normaler Frequenz (Häufigkeit)
Normotonie	Normgerechter Blutdruck
Normovolämie	Normgerechte Blutmenge
Nosokomiale Infektion	Infektion, die im Zuge einer Behandlung in einem Krankenhaus oder in einer Pflegeeinrichtung auftritt
Nukleus	Zellkern
Nystagmus	unwillkürliche, rhythmische Augenbewegungen
Obligat	Zwingend notwendig
Obstruktion	Vollständiger Verschluss
Occipitalis	Zum Hinterhaupt gehörend
Ödem	Gewebeschwellung aufgrund einer Einlagerung von Flüssigkeit aus den Blutgefäßen
Okzipital	Am Hinterhaupt gelegen
Olecranonluxation	Ausrenken des Ellenbogens
Oligo-	Wenig
Oligurie	Verminderte Ausscheidung von Urin
-om	Geschwulst, Schwellung, Tumor
Oral	Zum Mund gehörend, über den Mund
Orbita; Plural: Orbitae	Augenhöhle
Os; Plural: Ora	Mund
Os; Plural: Ossa	Knochen
Os frontale	Stirnbein
Os ilium	Darmbein
Os occipitale	Hinterhauptsbein
Os parietale	Scheitelbein
Os sacrum	Kreuzbein
Os temporale	Schläfenbein
-osis/-ose	Krankheit
Ösophageal	Die Speiseröhre betreffend
Ösophagus	Speiseröhre
Ösophagusvarizen	Krampfadern unter der Schleimhaut der Speiseröhre, die bei einem Hochdruck in der Pfortader der Leber entstehen

Begriff, Abkürzung	Bezeichnung bzw. Bedeutung
Os longum	Röhrenknochen (z. B. der Oberschenkelknochen)
Os planum	Platter Knochen (z. B. das Schulterblatt)
Osteomyelitis	Knochenmarkentzündung
Osteoporose	Knochenschwund (verminderte Knochendichte führt zu einer erhöhten Bruchgefahr)
Östrogen	Weibliches Sexualhormon
Ovar; Plural: Ovarien	Eierstock
Ovulation	Eisprung
Päd-	Kinder, Kindesalter betreffend
Pädiatrie	Kinderheilkunde
Palmar	Zur Hohlhandseite hin, auf der Hohlhandseite gelegen, an der Handfläche
Palpation	Basistechnik der körperlichen Untersuchung: Abtasten, Ertasten
Pankreas	Bauchspeicheldrüse
Pankreatitis	Entzündung der Bauchspeicheldrüse
Para-	Neben
Paramedian	Neben der Mitte (Medianebene) gelegen
Paraparese	Unvollständige Lähmung beider Beine ohne Beteiligung der Arme
Parasit	Organismus, der auf Kosten eines Wirtes lebt
Parästhesie	Unangenehme Missempfindung (z. B. Taubheit, Kribbeln)
Paralyse	Vollständige Lähmung
Parasympathikus	Teil des vegetativen Nervensystems, Gegenspieler des Sympathikus („rest and digest")
Paravenös	Neben einer Vene
Parenchym	Der Teil eines Organs, der die für die Funktion wichtigen Zellen enthält
Parenteral	Am Darm vorbei, unter Umgehung des Darms
Parese	Unvollständige Lähmung
Pars; Plural: Partes	Teil
-pathie	Krankhafte Veränderung
Pathogen	Eine Krankheit auslösend
Pathologisch	Krankhaft
Partialdruck	Teildruck eines Gases in einem Gasgemisch, Konzentration eines Gases in einer Flüssigkeit
-penie	Verminderung
Penumbra	Bereich um einen Hirninfarkt, der noch überlebensfähige Zellen enthält

Begriff, Abkürzung	Bezeichnung bzw. Bedeutung
Per	Durch, über
Perforation	Durchstoßen, Durchbruch
Perfusion	Durchblutung, Durchfluß
Perfusor®	Spritzenpumpe, die die kontinuierliche Verabreichung von Medikamenten über die Vene ermöglicht
Peri-	Um, herum
Perichondrale Ossifikation	Art des Dickenwachstums langer Röhrenknochen
Perikard	Herzbeutel
Perinatalzentrum	Einrichtung zur Versorgung von Neu- und Frühgeborenen
Periost	Knochenhaut
Peripher	Vom Körperzentrum oder einem Organzentrum entfernt liegend
Periphericus	Zur Oberfläche des Körpers hin
Peritoneum	Bauchfell
Peritonitis	Entzündung des Bauchfells
Perkussion	Basistechnik der körperlichen Untersuchung: Abklopfen
Perkutan	Über die Haut
Permanent	Anhaltend, dauernd
Permeabilität	Durchlässigkeit
Peroral	Über den Mund (z. B. die perorale Gabe von Medikamenten)
Pertrochantäre Fraktur	Bruch des Oberschenkelknochens zwischen den beiden Trochantern
Petechiale Blutung	Kleine punktförmige Haut- oder Schleimhautblutung
Phagozyt	Fresszelle
Pharynx	Rachen, Schlund
Phlebothrombose	Verschluss tief gelegener Venen durch ein Blutgerinnsel (am häufigsten ist die tiefe Beinvenenthrombose)
Physiologisch	Natürlich, ohne Krankheitswert
Pia mater	Weiche Hirnhaut
Plantar	Zur Fußsohle hin
Plantaris	Zur Fußsohle gehörend
-plasie	-bildung, Neubildung
Plasma	Flüssiger Anteil des Blutes
Plasmalemma	Zellmembran
-plastik	Wiederherstellung, Wiederaufbau
Plazenta	Mutterkuchen
-plegie	Vollständige Lähmung
Pleura	Brustfell

Begriff, Abkürzung	Bezeichnung bzw. Bedeutung
Pleura parietalis	Äußeres Blatt des Brustfells (Rippenfell)
Pleura visceralis	Inneres Blatt des Brustfells, das die Lungen umhüllt (Lungenfell)
Pleuraspalt	Spalt zwischen innerem und äußerem Blatt des Brustfells
Plexus; Plural: Plexus	Geflecht
Pneumonie	Lungenentzündung
Pneumothorax	Eintritt von Luft in den Pleuraspalt (z. B. durch einen Rippenbruch)
Poliomyelitis	Viruserkrankung (Kinderlähmung)
Poly-	Viel
Polydipsie	Krankhaft gesteigertes Durstgefühl
Polysaccharide	Mehrfachzucker (z. B. Stärke)
Polytrauma	Notfallbild einer gleichzeitigen Verletzung mehrerer Organe oder Körperregionen, wobei eine der Verletzungen oder ihre Kombination lebensbedrohlich ist
Polyurie	Krankhaft gesteigerte Urinausscheidung
Portocavaler Shunt	Venöse Kurzschlussverbindung als Umgehungskreislauf der Leber zwischen Pfortader und unterer oder oberer Hohlvene (V. cava superior), z. B. bei Leberzirrhose
Post-	Nach
Posterior	Hinterer, weiter hinten
Postfinal	Kurz vor dem Tod
Prä-	Vor
Pressorezeptor	Druckrezeptor
Priapismus	Schmerzhafte Dauererektion von länger als 2 Stunden ohne sexuelle Erregung
Primär	Zuerst, vorrangig
Pro-	Vor
Proc.; Plural: Procc.	Proc. = Processus (Vorsprung); Procc. = Processus (Vorsprünge)
Processus; Plural: Processus	Vorsprung
Profundus (-a, -um)	Tief liegend
Progesteron	Gelbkörperhormon
Prokinetikum	Arzneimittel, das die Beweglichkeit des Magen-Darm-Trakts fördert
Prophylaxe	Vorbeugung
Prostaglandine	Gewebshormone, die u. a. bei Entstehung von Schmerz und Entzündung eine Rolle spielen
Prostata	Vorsteherdrüse, produziert Anteile des Spermas
Prostatahyperplasie	Gutartige Vergrößerung der Prostata

Begriff, Abkürzung	Bezeichnung bzw. Bedeutung
Prostatakarzinom	Bösartige Neubildung der Prostata
Protein	Eiweiß
Protozoen	Einzeller, veraltet „Urtierchen"
Proximal	Näher zur Körpermitte hin gelegen
Pulmo; Plural: Pulmones	Lunge
Pulmonal	Die Lunge betreffend, zur Lunge gehörend
Pulmonalvenen	Lungenvenen, transportieren O_2-reiches Blut zum Herzen
Pulsoxymetrie	Verfahren zur Messung von Puls und Sauerstoffsättigung des arteriellen Blutes
Purkinje-Fasern	Letzter Abschnitt des Erregungsleitungssystems des Herzens an der Innenseite der Herzkammern
Pyelonephritis	Entzündung der Niere und des Nierenbeckens
Pylorus	Schließmuskel am Übergang vom Magen zum Darm (Magenpförtner)
Pyrogene	Stoffe, die Fieber erzeugen
R.; Plural: Rr.	R. = Ramus (Ast, Abzweigung); Rr. = Rami (Äste, Abzweigungen)
Radial	Zum Radius hin gelegen, zu diesem gehörend
Radialis	Zum Radius hin gelegen, zu diesem gehörend
Radius	Speiche
Ramus; Plural: Rami	Ast, Abzweigung
Ramus circumflexus (RCX)	Ast der linken Herzkranzarterie
Ramus interventricularis anterior (RIVA)	Ast der linken Herzkranzarterie
Re-	Zurück
Reanimation	Wiederbelebung
Reflektorisch	Durch einen Reflex bedingt, unwillkürlich
Refraktärphase	Zeitspanne nach einer Erregung, in der die Zellen nicht erneut erregbar sind
Regurgitation	Krankhafter Rückfluss (z. B. der Rückfluss von Speisebrei aus der Speiseröhre in den Mund)
Reklination	Streckung der Wirbelsäule
Rektal	Zum Mastdarm gehörend oder im Mastdarm
Rektum	Mastdarm
Relaxans; Plural: Relaxanzien	Arzneimittel, die eine vorübergehende Entspannung der Muskulatur bewirken
Relaxierend	Entspannend
Ren; Plural: Renes	Niere

Begriff, Abkürzung	Bezeichnung bzw. Bedeutung
Renal	Zur Niere gehörend oder an der Niere gelegen
Reperfusion	Wiederherstellung des Blutflusses
Repetition	Wiederholung
Reposition	Zurückbringen in die ursprüngliche Lage
Residualvolumen	Luftvolumen, das nach stärkster Ausatmung noch in der Lunge verbleibt und nicht abgeatmet werden kann
Resistenz	Widerstandsfähigkeit
Resorption	Aufnahme
Respiration	Atmung
Respiratorisch	Die Atmung betreffend
Retikuläres Bindegewebe	Bindegewebe, das wie ein Netz aufgebaut ist
Retinopathie	Erkrankung der Netzhaut des Auges
Retro-	Zurück
Retrograde Amnesie	Gedächtnisverlust, der den Zeitraum vor einem bestimmten Ereignis (z. B. Unfall) betrifft
Retroperitoneal	Hinter der vom Bauchfell ausgekleideten Höhle gelegen
Retrosternal	Hinter dem Brustbein gelegen
Reversibel	Umkehrbar
Rhinitis allergica	Heuschnupfen
Rostral	An der Kopfvorderseite gelegen, „schnabelwärts"
-rrhagie	Austritt von Flüssigkeit
-rrhö	Fluss
Ruhetonus	Spannungszustand der Muskulatur in Ruhe
Ruptur	Riss
Sagittal	Von vorne nach hinten (lat. sagitta = Pfeil)
Sanitation	Über eine normale Reinigung hinausgehende Maßnahmen zur Verminderung von Keimen
Schizophrenie	Schweres psychisches Krankheitsbild, das u. a. Wahnvorstellungen und das Hören von Stimmen beinhalten kann
Sectio caesarea	Kaiserschnitt
Sedativum; Plural: Sedativa	Beruhigungsmittel
Sedierung	Behandlung mit Beruhigungsmitteln
Sekretorisch	Absondernd
Semipermeabel	Halbdurchlässig, meist auf Membranen bezogen
Sensibilität	Fühlen, Empfindlichkeit

Begriff, Abkürzung	Bezeichnung bzw. Bedeutung
Sepsis	Blutvergiftung, systemische Entzündungsreaktion des Körpers
Septischer Schock	Lebensbedrohlicher Schockzustand aufgrund einer Blutvergiftung
Septum cordis	Herzscheidewand
Shunt	Verbindung zwischen zwei normalerweise getrennten Strukturen
Sigmadivertikulitis	Entzündung von Ausstülpungen der Darmwand im Colon sigmoideum = „Sigma" (S-förmiger Teil des Dickdarms)
Sinister (-tra, -trum)	Links
Sinus; Plural: Sinus	Hohlraum, Höhle, auch verwendet für venöse Gefäße
Sinusknoten	Vorrangiges Schrittmacherzentrum des Herzens, an der Regulation der Herzfrequenz beteiligt
Sinusthrombose	Verschluss einer großen Hirnvene durch ein Blutgerinnsel
-skopie	Spiegelung
Skrotum	Hodensack
Somnolenz	Benommenheit mit abnormer Schläfrigkeit
Sopor	„Tiefer Schlaf", Patient reagiert z. B. nur noch auf Schmerzreize
Spasmolytikum; Plural: Spasmolytika	Arzneimittel zum Lösen von Krämpfen der glatten Muskulatur
Spasmus	Krampf
Spider naevus	Rote, spinnenartig aussehende Erweiterung arterieller Hautgefäße (sog. Leberhautzeichen, tritt vornehmlich bei Lebererkrankungen auf)
Spongiosa	Das Innere eines Knochens, das aus feinen Knochenbälkchen besteht
Sporozid	Sporen von Mikroorganismen abtötend
Sputum	Auswurf
-stase	Stillstand
Stenose	Verengung
Sterilisation	Hygienemaßnahme mit dem Ziel der vollständigen Keimbeseitigung oder ein medizinischer Eingriff zur Unfruchtbarmachung
Sternum	Brustbein
Stoma	Künstlich angelegte Körperöffnung
-stomie	Operative Anlage einer künstlichen Körperöffnung
Stratum papillare	Schicht der Dermis (Lederhaut)
Stratum reticulare	Schicht der Dermis (Lederhaut)
Stridor	Pfeifendes oder brummendes Atemgeräusch, das durch Verengung der Atemwege entsteht
Stroke Unit	Schlaganfallstation in einem Krankenhaus

Begriff, Abkürzung	Bezeichnung bzw. Bedeutung
Stroma	Bindegewebiges Gerüst eines Organs
Sub-	Unter
Subarachnoidal	Unter der Arachnoidea (Spinngewebshaut des Gehirns) gelegen
Subdural	Unter der Dura (harte Hirnhaut) gelegen
Subgaleal	Unter der Kopfschwarte gelegen
Subglottisch	Unter der Stimmritze gelegen
Subkutan	Unter der Haut, unter die Haut
Subkutis	Unterhaut
Sublingual	Unter der Zunge, unter die Zunge
Subtotale Amputation	Nicht vollständige Abtrennung eines Körperteils
Suction Booster	Verstärker für Absauggeräte
Suffizient	Ausreichend
Suizid	Selbsttötung
Suizidalität	Gefahr der Selbsttötung, „Lebensmüdigkeit"
Superficialis	Oberflächlich gelegen
Superfizial	Oberflächlich
Superior	Weiter oben gelegen, der Obere
Suppositorium (Supp.)	Zäpfchen
Supraventrikulär	Oberhalb der Herzkammern, im Bereich der Vorhöfe
Sympathikus	Teil des vegetativen Nervensystems, Gegenspieler des Parasympathikus („fight or flight")
Symphyse	Verwachsung von Knochen, meist bezogen auf die Schambeinfuge
Syn-	Zusammen
Synapse	Kontaktstruktur zur Reizübertragung zwischen zwei Nervenzellen oder zwischen einer Nervenzelle und einer anderen Zelle (z. B. Muskelzelle)
Synkope	Kreislaufkollaps, kurzer Bewusstseinsverlust
Synthese	Herstellung, Neubildung, Zusammensetzen
Systole	Aktionsphase des Herzens, in der es sich anspannt und so Blut in die Gefäße pumpt
Tachy-	Schnell
Tachyarrhythmie	Schneller, unregelmäßiger Herzschlag
Tachykardie	Erhöhte Herzfrequenz, „Herzrasen"
Tachypnoe	Erhöhte Atemfrequenz
Tamponade	Ausfüllung von Hohlräumen oder Öffnungen mit Verbandmaterial, was meist der Blutstillung dient, aber auch mit Blut (z. B. bei der Herzbeuteltamponade)

Begriff, Abkürzung	Bezeichnung bzw. Bedeutung
Temporal	Zur Schläfe hin, an der Schläfe
Temporär	Zeitlich begrenzt
Tendo; Plural: Tendines	Sehne
Tensid	Oberflächenaktive Substanz, Benetzungsmittel
Testis; Plural: Testes	Hoden
Tetraparese	Unvollständige Lähmung aller vier Gliedmaßen
Thorakal	Im Brustkorb gelegen oder zum Brustkorb gehörend
Thorakotomie	Operative Eröffnung des Brustkorbs
Thorax	Brustkorb
Thrombophlebitis	Entzündung oberflächlich gelegener Venen mit Bildung von Blutgerinnseln
Thrombose	Gefäßerkrankung, bei der sich in einem Blutgefäß ein Blutgerinnsel (Thrombus) bildet
Thrombozyten	Blutplättchen
Thrombozytenaggregationshemmer	Arzneimittel, das das Verklumpen der Blutplättchen verhindern soll
Thrombozytenthrombus	Blutgerinnsel, das hauptsächlich aus Blutplättchen besteht (entsteht im Rahmen der Blutstillung)
Thrombus; Plural: Thromben	Blutgerinnsel, Blutpfropf
Tibia	Schienbein
Tibialis	Zum Schienbein gehörend, am Schienbein
Tokolyse	Wehenhemmung
-tomie	Operative Durchtrennung, Schnitt
Tonisch	Steif, starr
Toxin	Gift
Toxisch	Giftig
Trachea	Luftröhre
Tractus iliotibialis	Seitlich außen am Oberschenkel gelegene Sehnenplatte
Trans-	Hindurch, durch
Transmitter	Überträgerstoff
Transplantation	Verpflanzung von lebendem Material (z. B. Zellen, Organe) eines Spenders zu einem Empfänger
Transversalis	Quer zur Achse liegend
Transversus (-a, -um)	Quer
Trauma	Verletzung
Tri-	Dreifach, drei

Begriff, Abkürzung	Bezeichnung bzw. Bedeutung
Triage	Sichtung, Verfahren zur Einschätzung der Behandlungsdringlichkeit bei einer großen Anzahl an Verletzten
Trikuspidalklappe	Segelklappe im Herzen zwischen rechtem Vorhof und rechter Kammer
Truncus; Plural: Trunci	Stamm
Truncus pulmonalis	Gemeinsamer Stamm der Lungenarterien
Tuberkulose	Infektionskrankheit, die durch Mykobakterien ausgelöst wird (Schwindsucht)
Tuberkulozid	Tuberkuloseerreger abtötend
Tubulus; Plural: Tubuli	Röhrchen
Tunica interna	Zellschicht, die das Innere von Blut- und Lymphgefäßen auskleidet
Tunica media	Schicht aus glatten Muskelzellen, die v. a. Blutgefäße umgibt (Gefäßmuskulatur)
Ulkus; Plural: Ulzera	Geschwür
Ulna	Elle
Ulnar	Zur Ulna hin gelegen, zu dieser gehörend
Ulnaris	Zur Ulna hin gelegen, zu dieser gehörend
Urämie	Schädliche Ansammlung von Substanzen im Blut, die eigentlich mit dem Urin ausgeschieden werden müssten
Ureter; Plural: Ureteren	Harnleiter
Urogenitaltrakt	Harn- und Geschlechtsorgane
Urolithiasis	Bildung von Harnsteinen in der Niere, in den Harnleitern oder in der Blase
Urosepsis	Systemische Entzündungsreaktion des Körpers, die vom Urogenitaltrakt ausgeht (z. B. durch eine Blasenentzündung)
Urtikaria	Nesselsucht, mit Quaddeln einhergehende Hauterkrankung
Uterus	Gebärmutter
V.; Plural: Vv.	V. = Vena (Vene); Vv. = Venae (Venen)
Vagal	Den Nervus vagus (u. a. größter Nerv des Parasympathikus) betreffend
Vagina	Scheide
Vaginal	Zur Scheide gehörend oder in der Scheide
Varize	Krampfader (krankhaft erweiterte oberflächliche Vene)
Vas; Plural: Vasa	Gefäß
Vasodilatation	Erweiterung eines Gefäßes
Vasokonstriktion	Verengung eines Gefäßes
Vasospasmus	Krampfartige Engstellung eines Gefäßes (Gefäßkrampf)

Begriff, Abkürzung	Bezeichnung bzw. Bedeutung
Vegetatives Nervensystem	Der willkürlichen Kontrolle entzogenes Nervensystem (autonomes Nervensystem, Sympathikus und Parasympathikus)
Vena; Plural: Venae	Vene
Vena basilica	Große oberflächliche Vene, die Blut von der Hand und dem Unterarm sammelt
Vena cava inferior	Untere Hohlvene, mündet von unten in den rechten Vorhof
Vena cava superior	Obere Hohlvene, mündet von oben in den rechten Vorhof
Vena cava	Hohlvene
Vena femoralis	Oberschenkelvene
Vena jugularis externa	Äußere Drosselvene des Kopf-Hals-Bereichs
Vena jugularis interna	Innere Drosselvene des Kopf-Hals-Bereichs
Vena saphena	Große oberflächliche Beinvene
Vena subclavia	Schlüsselbeinvene
Vene	Blutgefäß, das Blut zum Herzen hinführt
Venole	Kleines venöses Blutgefäß
Venter	Bauch
Ventilation	Lungenbelüftung
Ventral	Vorne (zur Bauchseite hin)
Ventralis	Bauchwärts gelegen
Ventriculus; Plural: Ventriculi	Magen, Kammer (bauchförmige Leerräume)
Ventrikel	V. a. Herzkammer oder Hirnkammer
Ventrikulär	Die Kammer betreffend (meist auf die Herzkammer bezogen)
Ventrikuläre Tachykardie	Erhöhte Herzfrequenz, deren Ursache in den Herzkammern liegt
Vertebra; Plural: Vertebrae	Wirbel

Begriff, Abkürzung	Bezeichnung bzw. Bedeutung
Vertebral	Die Wirbelsäule betreffend
Verticalis	Senkrecht gelegen
Vesica; Plural: Vesicae	Blase
Virus; Plural: Viren	Kleinste infektiöse Partikel
Viruzid	Virustötend, -inaktivierend
Viszeral	Zu den Eingeweiden gehörend, die Eingeweide betreffend
Vitalparameter	Messwerte, die einen Eindruck von den lebenswichtigen Grundfunktionen des Körpers liefern (z.B. Herzfrequenz, Blutdruck)
Vita minima	Scheintod
Vitalfunktionen	Lebensnotwendige Körperfunktionen (z.B. Atmung, Kreislauf)
Volar	Zur Hohlhandseite hin, auf der Hohlhandseite gelegen, an der Handfläche
Vulnerabel	Verletzlich
Vulnerable Phase	Phase der Herzaktion, in der eine abnormale Erregung (z.B. durch einen Stromschlag oder geschädigte Herzmuskelzellen) zum Kammerflimmern führen kann
Vulva; Plural: Vulvae	Schamlippe
Zellorganellen	Funktionseinheiten einer Zelle
-zentese	Einstich, Punktion
Zentral	Im Zentrum
Zerebral	Das Gehirn betreffend
Zervix uteri	Gebärmutterhals
Zyanose	Bläuliche Verfärbung von Haut und Schleimhäuten
Zytoplasma	Inhalt einer Zelle, der von der Zellmembran umschlossen wird

27.3 Wichtige in der Medizin verwendete physikalische Größen und Einheiten

Tab. 27.2 Physikalische Größen und Einheiten.

Größe	Einheit	Einheiten-Symbol
Drehmoment	Newtonmeter	Nm
Druck	Pascal; üblich für Blutdruck: Millimeter Quecksilbersäule	Pa; für Blutdruck: mmHg
Energie	Joule (Kalorien)	J (cal)
Fläche	Quadratmeter	m^2
Frequenz	Hertz	Hz
Geschwindigkeit	Meter pro Sekunde	m/s
Kraft	Newton	N
Länge	Meter	m
Leistung	Watt	W
Lichtstärke	Candela	cd
Masse	Gramm, Kilogramm	g, kg
Spannung, elektrisch	Volt	V
Stoffmenge	Mol	mol
Stromstärke, elektrisch	Ampere	A
Temperatur	Kelvin (Celsius)	K (C)
Volumen	Kubikmeter	m^3
Widerstand, elektrisch	Ohm	Ω
Zeit	Sekunden	s

Sachverzeichnis

Fette Seitenzahlen verweisen auf Hauptfundstellen.

Sachverzeichnis

Sachverzeichnis

Sachverzeichnis

Sachverzeichnis